成人髋关节置换术

（第3版）

Third Edition

The Adult Hip

Hip Arthroplasty Surgery

上册

Volume 1

主 编 （美）约翰·J.卡拉汉（John J. Callaghan）
（美）亚伦·G. 罗森博格（Aaron G. Rosenberg）
（美）哈里·E. 鲁巴什（Harry E. Rubash）
（美）约翰·C. 克洛西（John C. Clohisy）
（加）保罗·E. 波莱（Paul E. Beaulé）
（美）克雷格·J. 德拉·瓦莱（Craig J. Della Valle）

主 审 胡懿郃 曹 力 黄 伟

主 译 谢 杰 张晓岗 胡 宁
柴 伟 张国强 马建兵

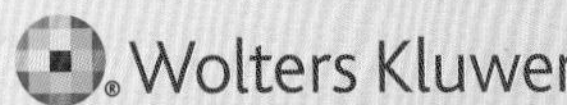

北方联合出版传媒（集团）股份有限公司

辽宁科学技术出版社

沈 阳

This is translation of The Adult Hip: Hip Arthroplasty Surgery, 3e
Author: John J. Callaghan , Aaron G. Rosenberg MD, Harry E. Rubash MD, John Clohisy MD, Paul Beaule MD, Craig DellaValle MD
ISBN: 9781451183696

（声明：书中提供了准确指导、不良反应和药物配量表，但有发生变化的可能。读者必须参照所提及药物生产商在包装上印刷的信息数据。作者、编辑、出版人或者发行商对因为误解或者忽略书中信息的行为造成的后果不负任何责任。作者、编辑、出版人或者发行商对由本书使用引发的任何伤害或者损失不负任何责任。Wolters Kluwer Health 并未参与本书的翻译，对译文不当和错误之处免责。）

图书在版编目（CIP）数据

成人髋关节置换术：第3版：上、下册 /（美）约翰·J.卡拉汉（John J.Callaghan），（美）约翰·C. 克洛西（John C.Clohisy），等主编；谢杰等主译. —沈阳：辽宁科学技术出版社，2021.3
ISBN 978-7-5591-1420-4

Ⅰ. ①成… Ⅱ. ①约… ②约… ③谢… Ⅲ. ①髋关节置换术 Ⅳ. ①R687.4

中国版本图书馆CIP数据核字（2019）第275517号

出版发行：辽宁科学技术出版社
（地址：沈阳市和平区十一纬路25号 邮编：110003）
印 刷 者：辽宁新华印务有限公司
经 销 者：各地新华书店
幅面尺寸：210mm×285mm
印 张：89
插 页：8
字 数：2000千字
出版时间：2021 年 3 月第 1 版
印刷时间：2021 年 3 月第 1 次印刷
责任编辑：吴兰兰 凌 敏
封面设计：颖 溢
版式设计：颖 溢
责任校对：王春茹

书 号：ISBN 978-7-5591-1420-4
定 价：998.00 元（上、下册）

投稿热线：024-23284372
邮购热线：024-23284357
E-mail:13194200992@163.com
http://www.lnkj.com.cn

译者名单

主　审

胡懿郃（中南大学湘雅医院）

曹　力（新疆医科大学第一附属医院）

黄　伟（重庆医科大学附属第一医院）

主　译

谢　杰（中南大学湘雅医院）

张晓岗（新疆医科大学第一附属医院）

胡　宁（重庆医科大学附属第一医院）

柴　伟（中国人民解放军总医院）

张国强（中国人民解放军总医院）

马建兵（西安交通大学附属红会医院）

译　者（按姓名首字笔画排序）

丁　冉（中日友好医院）

于德刚（上海交通大学医学院附属第九人民医院）

王卫国（中日友好医院）

王　飞（河北医科大学第三医院）

王若禺（华中科技大学同济医学院附属协和医院）

王　波（上海长征医院）

王祎楠（中南大学湘雅医院）

王建朋（西安交通大学附属红会医院）

王胜群（吉林大学中日联谊医院骨科）

王　健（南方医科大学南方医院）

王浩一（中南大学湘雅医院）

毛新展（中南大学湘雅二医院）

孔祥朋（中国人民解放军总医院）

卢　玮（中南大学湘雅医院）

史冬泉（南京大学医学院附属鼓楼医院）
朱诗白（北京协和医院）
刘力铭（陆军军医大学西南医院）
刘东昊（中国医科大学附属盛京医院）
刘保一（大连大学附属中山医院）
许伟华（华中科技大学同济医学院学院附属协和医院）
孙　立（贵州省人民医院）
纪　刚（河北医科大学第三医院）
康慧君（河北医科大学第三医院）
李飞龙（重庆医科大学附属第一医院附属大足医院）
李俊成（中国人民解放军总医院）
李　辉（中南大学湘雅医院）
李慧武（上海交通大学第九人民医院）
杨　帆（大连大学附属中山医院）
杨俊骁（中南大学湘雅医院）
杨敏之（中国人民解放军总医院）
吾湖孜·吾拉木（新疆医科大学附属第一医院）
肖　骏（华中科技大学同济医学院学院附属同济医院）
肖　瑜（天津医院）
吴　东（中国人民解放军总医院）
汪　龙（中南大学湘雅医院）
张经纬（上海交通大学医学院附属第九人民医院）
张　珺（陆军军医大学新桥医院）
张维杰（西安交通大学附属红会医院）
张　瑗（陆军军医大学新桥医院）
陈群群（广州中医药大学第三附属医院关节中心）
陈　樑（中南大学湘雅医院）
陈　曦（北京协和医院）
郑清源（中国人民解放军总医院）
赵　辉（唯医互联网骨科医院）
秦磊磊（重庆医科大学附属第一医院）
钱文伟（北京协和医院）
倪　明（中国人民解放军总医院）
徐兴全（南京大学医学院附属鼓楼医院）
郭文涛（新疆医科大学附属第一医院）
郭　林（陆军军医大学西南医院）
郭　奇（中南大学湘雅医院）
郭　虎（南京大学医学院附属鼓楼医院）
郭盛杰（北京积水潭医院）
黄　诚（中日友好医院）
黄　勇（北京积水潭医院）
龚　松（华中科技大学同济医学院学院附属协和医院）
蒋其宏（长沙市中心医院）
曾　敏（中南大学湘雅医院）
雷　凯（陆军军医大学西南医院）
雷鹏飞（中南大学湘雅医院）
廖润智（中南大学湘雅医院）

感谢我的妻子Kim和我们的孩子Patrick和Katharine，感谢他们的爱、友谊和无限的支持，以及他们使我保持平衡和沉下心境的出色能力

—JJC

对带头的外科医生；勇敢而无私的开拓者，他们的奉献精神继续激励着我们同胞。对我们的学生：渴望从我们许多同事那里产生的智慧中学习，并代表他们在这里认真收集。对我们的患者而言，他们对我们能力的信任会成为我们对改善人类状况的贡献。

—AGR

给过去，现在和将来和在麻省综合医院（Massachusetts General Hospital）以及哈佛联合骨科住院医师（Harvard Combined Orthopaedic Residency）项目的所有关节科医生。与你们中的许多人一起进行骨科培训是我的荣誉和荣幸。希望我们在各自的旅途中都能相互发现智慧和谅解。还有我那充满爱心和在背后支持我的妻子Kimberly和我的孩子Bradley、Steven和Kristin。我爱你们。

—HER

感谢我的妻子Justyna，因为她无尽的耐心，爱心和支持。

—CJDV

对我的孩子Justine、Vincent和Camille来说，你们的爱每天都使我振作起来，使我更加努力地做到最好。

—PEB

我的妻子Mary拥有令人难以置信的爱，友谊，支持和见识，而我们的孩子John、Tim、Matthew和Patrick则拥有非凡的爱心，榜样力量，对生活充满着热情，对未来充满着希望。

—JCC

前言

《成人髋关节置换术》第3版的发布在一个展示了髋关节手术的活力以及现代髋关节手术的丰富传统如何继续发展的时代。自从1998年第1版的《成人髋关节置换术》问世以来，已经过去了18年，并且学科领域发生了深刻的变化。保髋手术的领域已经出现并于现在开花。初次髋关节置换已从植入物松动率高且表面磨损持续存在问题的手术，转变为与植入物松动次数少和表面磨损率极低相关的手术。髋关节置换术已经从通常不成功的手术转移到了更为一致的成功和耐用的手术，甚至可以成功地解决一些最棘手的问题。自2007年第2版以来，髋关节外科手术中许多最重要的变化都围绕围手术期管理。血液保存，疼痛控制和快速康复方案减轻了大多数患者髋部手术的生理压力，从而显著降低了发病率，死亡率，并显著加快了康复速度。我们已经了解在世代变革之际从磨损表面学到了许多临床结果。可以肯定的是，在这本书的3个版本所涵盖的两个10年中，髋关节外科手术经历的前进并不是一帆风顺的。喷砂水泥式的股骨柄，金属对金属髋关节表面，金属对金属髋关节表面置换术，股骨双组配式组件以及一些“微创”的髋关节手术令人失望，在某些情况下甚至会倒行逆施。目前尚未解决所有髋关节问题。我们没有预防早期髋关节炎发展的良好疗法，髋部股骨头坏死仍然只能提供有限的治疗方法来保护股骨头头部，而髋关节置换术仍然存在感染和不稳定的未解决问题。最后，髋关节置换术的有效性已使大量患者受益于全髋关节置换术，但他们也面临着相关问题的风险，例如后期假体周围骨折，不稳定，感染和植入失败。《成人髋关节置换术》第3版为读者提供了难得的机会。关于髋关节保留手术的完整内容是有史以来针对该主题的最全面的参考。在另外两卷中，读者可以在得当的基础材料中进行选择，这些基础材料包括髋关节外科手术的历史，髋关节解剖学，手术方法，生物力学，生物材料，髋关节病理学和最新材料等重要主题，其讨论了当今最热门的话题，例如髋关节如何暴露，腐蚀以及对初次和翻修髋关节手术中棘手问题的最新处理。新版本还涵盖了近年来对髋关节外科医生越来越重要的新主题：质量，预后测量，经济成本和价值。《成人髋关节置换术》得益于3位主编，他们是同辈中最出色，最聪明的髋外科医生，并在这一领域做出了巨大贡献，此外还受益于众多有才华和有组织的作者。他们来自世界各地，这一点很重要，因为他们为髋关节问题提供了多种国际视角、思想和治疗方法。本书采用基于案例的学习方法在某些章节中介绍主题，从而开拓了新的领域。该书还利用了最新技术，包括针对多个平台和视频链接的增强型电子书，与传统媒体相比，该书可以更有效地阐明主题。

—Daniel J. Berry, MD

序言

第3版《成人髋关节置换术》的前一个版本出版是8年前，第1版是17年前。我们的目标一直如1998年所指出的那样，“……为提供有关成人髋关节病理学和治疗的全面，有条理的文字”。尽管我们整理本文的最初目的没有改变，但在过去的20年中，许多常见的骨科成人髋关节手术方法发生了巨大变化。在以前的版本中还指出，对于那些想要了解这一最重要关节的人来说，缺少单一的综合教育资源，我们在吸引该领域大多数最受尊敬的研究人员，分享他们的专业知识方面给我们。这两方面在本版中均保持。但是，其他方面已经发生了巨大变化。新版《成人髋关节置换术》反映了过去10年中临床实践中发生的许多变化。最重要的是，髋关节急诊手术的发展以及对这些复杂的年轻髋关节疾病患者的处理原则和程序进行有针对性的彻底检查的需要，所以第3版应运而生，名为《成人髋关节置换术》。本册着重于在年轻患者中遇到髋部疼痛的外科医生可用的基础科学，临床技能，解剖学细节和外科手术技术，从而减少了一段时间内（或至少推迟）进行髋关节置换的可能性。该卷继续为多种目的服务。它为新手提供了一种很好的体外学习手段，同时，即使是最有经验的外科医生，也能获得知识，以了解处理早期髋部疾病患者的原则。另外，本卷将帮助外科医生辨别哪些治疗方式（不止于髋关节置换）将为潜在患者提供最大的益处。该书还为希望采用现代髋关节保留治疗方法来照顾这些患者的外科医生提供了完整的参考。尽管某些原始文本已在保存髋关节方面迁移到新的版本，但其余文本却以几种方式更新。基础科学章节已更新，以反映我们当前对金属离子生成及其系统分布的理解。讨论了制造和修改其他材料和材料组合（包括陶瓷和聚乙烯）的最新进展。考虑到严重并发症的发生以及对头部锥度和双锥度腐蚀的最新进展，对金属对金属关节的患者的评估越来越受到重视。成像技术的改进以及其他测试方式仍然是新版本的重点。新版本反映了锥形柄在初次和翻修手术中的日益普及，以及对诊断，预防和治疗感染的现代方法的日益重视。外科手术方法的变化已反映在学生可使用的技术上甚至更大的变化上。因此，我们很高兴能够利用此技术通过Inkling以电子方式提供文本，并通过多种数字设备以完整的形式提供该书。我们希望我们的撰稿人为此版本慷慨提供的工作能够像我们以前的努力一样受到欢迎，并且这些版本成为所有关心髋关节疾病患者的人值得信赖的资源。

John J. Callaghan, MD

Aaron G. Rosenberg, MD

Harry E. Rubash, MD

Craig J. Della Valle, MD

Paul E. Beaulé, MD

John C. Clohisy, MD

致谢

《成人髋关节置换术》大约有20年的历史，当时会认为有必要传播有关成人髋关节置换术的新知识。正如这3版共188章的内容所证明的那样，本书需要重新发行。我有许多要承认的事：我的已故父亲Don和我一直鼓舞人心的母亲Jeanne，他们提倡对知识的好奇心和对真理的追求。我从我的老师身上，学到了从灵感中获取专业的热爱；Emil T. Hofman，University of Notre Dame的教授；Wilton H. Bunch，Loyola Stritch医学院的教授；Richard C. Johnston，我的父亲从事髋关节手术，并在University of Iowa任教；我的髋关节外科导师，特殊外科医院的老师Eduardo A. Salvati；我在髋关节协会和国际髋关节协会的朋友和同事；我的学生经历了我对髋关节的理解和对这种认识的传播的热情；我的秘书Lori Yoder，在本书编写过程中处理了所有复杂问题。我忠实的研究助理和朋友Steve Liu，负责传真，消息和手稿的所有协调工作，这些工作对于及时完成本书以及大部分副本编辑至关重要；Dave Murphy，Indu Jawwad和Wolters Kluwer出版社处理了编辑过程的每个细节，并确保按时提交稿件，对于这本书的制作而言，这确实是一项艰巨的任务。最后，最重要的是作者，他们在编写本文时付出了时间和精力。

—John J. Callaghan, MD

妻子Iris和我的孩子AJ, Jess, Becca和Cody的支持，理解和信任激发了我的一切。我的外科导师Henry Mankin，Jorge Galante，Ron Dewald和William Harris帮助我看到了自己作为外科医师的成长潜力，其素质继续指导着我的医学实践。我还要感谢所有选择与我一起度过一些教育生活并激励我继续学习的人。对于我在实践中的同事，Regina Barden和Melissa使我的工作井井有条。

—Aaron G. Rosenberg, MD

许多人在第3版《成人髋关节置换术》的完成过程中发挥了作用：我89岁的母亲对家庭的奉献精神继续激励着我；William H. Harris博士，他的同情心和天才引领了关节置换术领域超过40年，他继续教会我成为一名教育者，一名调查员，一位绅士和一位领导者的含义。我的居民和研究员们宽容了我从事这个重要项目的决心；我的项目协调员Aimee Lydon在MGH我们办公室的辛勤工作和奉献精神为她所做的一切；以及为这一最新版本的《成人髋关节置换术》的成功做出贡献的众多作者和合著者。

—Harry E. Rubash, MD

如此艰巨的工作，有太多值得感谢的地方，仅用几句话就很难做到公平。但是，我必须感谢我的父母John和Joan Della Valle，他们支持我的教育并为我提供了学术成就的基本要素。在大学和医学院，我很幸运地受到许多人的深刻影响，这些人包括David Weiner，Bill Williams、John Cuckler和Bill Bora，这些人给了我第一次研究经验。同样，我在医院也很幸运得到了包括Paul DiCesare和Joe Zuckerman在内的出色导师。我的奖学金和现在的合作伙伴为我提供了学术成功的途径。最后，我必须感谢参与了无数研究的患者以及本书中许多章节的作者以及我的共同编辑，他们使本书成为现实。

—Craig J. Della Valle, MD

能够为《成人髋关节置换术》第3版的出版工作贡献自己的一分力量是一件真正荣幸的事情。我想感谢我的父母Ghislaine和Paul，他们为我付出了一切，我的职业生涯也因此卓有成绩。致我骨科手术的老师和导师：Mervyn Letts在我职业生涯的早期就给予我信任，并向我展示了有效管理临床研究和实践的方法；Harlan C. Amstutz为我提供了在骨科领域进行研究和知识翻译的动力；Joel M. Matta介绍并教会了我保髋手术的原理。对于为我的临床和研究工作做出贡献的所有住院医生，研究员和合作者，感谢您们的努力和支持。最后，对于本书的共同编辑和作者，没有他们的贡献，这将是不可能的。

—Paul E. Beaulé, MD

我想感谢那些为使这本书成为现实并提供帮助的人：我的父母Warren和Marguerite，他们大力鼓励我对学术的追求，但更重要的是灌输了我诚实、正直和奉献的价值观；我众多的老师，导师和同事，他们对知识的追求始终是动力。我的导师Bill Harris，教我关于在学术骨科各个领域不懈追求卓越的知识；我的朋友和导师Reinhold Ganz和他的同事们做出了卓越的贡献，并为保髋手术“打开了大门”。我的朋友兼导师Perry Schoenecker和他的同事从事保髋手术，因为他们继续致力于改善关节炎前期髋关节疾病的护理；我的朋友和导师John Callaghan在我的学术生涯中给予的指导和支持；我的兄弟兼导师Denis Clohisy的见解，鼓励是骨科医师的榜样。我的学生，包括许多管床医生，因为他们的兴趣，精力和发人深省的问题；我的秘书Debbie Long对本书的完成持坚定不移的承诺。本书的共同编辑和作者，感谢他们的时间，精力和对本书的杰出贡献。

—John C. Clohisy, MD

编者名单

Matthew P. Abdel, MD
Assistant Professor of Orthopedic Surgery
Department of Orthopaedic Surgery

Mayo Clinic
Rochester, Minnesota
Hesham Abdelbary, MD, FRCSC
Assistant Professor of Orthopedic Surgery
Orthopedic Division
Ottawa Hospital
University of Ottawa
Ottawa, Canada

Mansour Abolghasemian, MD
Assistant Professor of Orthopaedic Surgery
Iran University of Medical Sciences
Tehran, Iran

Muyibat A. Adelani, MD
Assistant Professor of Orthopaedic Surgery
Department of Orthopaedic Surgery
Washington University School of Medicine
Saint Louis, Missouri

Abass Alavi, MD
Director, Research Education
Division of Nuclear Medicine
Hospital of the University of Pennsylvania
Philadelphia, Pennsylvania

Derek F. Amanatullah, MD, PhD
Fellow
Department of Orthopaedic Surgery
Mayo Clinic
Rochester, Minnesota

David W. Anderson, MD, MS
Assistant Professor
Attending Physician
Department of Orthopedic Surgery
University of Kansas School of Medicine
Kansas City, Kansas

Michael J. Archibeck, MD
New Mexico Center for Joint Replacement Surgery
New Mexico Orthopaedics
Albuquerque, New Mexico

Joseph B. Assini, MD, FRCSC
Fellow
Adult Reconstruction & Joint Replacement
Hospital for Special Surgery
New York, New York

Samer Attar, MD
Assistant Professor
Department of Orthopaedic Surgery
Northwest University, Fineberg School of Medicine
Chicago, Illinois

Matthew S. Austin, MD
Professor of Orthopaedic Surgery
Sidney Kimmel Medical College
Adult Reconstruction Division Chief
Adult Reconstruction Fellowship Director
Rothman Institute
925 Chestnut St., 5th Floor
Philadelphia, Pennsylvania

David C. Ayers, MD
Chair
Department of Orthopedics and Physical Rehab.
University of Massachusetts School of Medicine
North Worcester, Massachusetts

Debora Azevedo, MD
Research Fellow in Radiology
Massachusetts General Hospital
Harvard Medical School
Boston, Massachusetts

David Backstein, MD, FRCSC
Associate Professor of Surgery
Division of Orthopaedics
University of Toronto
Toronto, Canada

Erin Baker, MPT
Rehabilitation Coordinator
Rubin Institute for Advanced Orthopedics
Sinai Hospital of Baltimore
Baltimore, Maryland

Kamal Bali, MBBS, MS (Orthopaedics), DNB
(Orthopaedics), MNAMS, Dip SICOT
Fellow in Adult Joint Reconstruction
Department of Surgery (Division of Orthopaedics)
Schulich School of Medicine, Western University
London Health Sciences Center, University Hospital
London, Ontario, Canada

Tim Band, MBA, F.I.Manf, (Dip.I.Manf), MCQI, CQP
Smith & Nephew Orthopaedics Ltd
Warwick, United Kingdom

Samik Banerjee, MD
Research Fellow
Center for Joint Preservation and Replacement
Rubin Institute for Advanced Orthopedics

Sinai Hospital of Baltimore

Baltimore, Maryland
Regina M. Barden, BSN, RN, ONC
Department of Orthopaedics
Rush University Medical Center
Chicago, Illinois

John W. Barrington, MD
Surgeon
Texas Center for Joint Replacement
Director, Joint Replacement Institute
Texas Health Plano
Plano, Texas

Sandip Basu, MD
Head, Nuclear Medicine Academic Programme
Radiation Medicine Centre
Bhabha Atomic Research Centre
Tata Memorial Center Annex
Mumbai, India

Christopher P. Beauchamp, MD
Associate Professor
Department of Orthopaedic
Mayo Clinic
Scottsdale, Arizona

Paul E. Beaulé, MD
Professor
Department of Surgery
University of Ottawa
Chief
Division of Orthopedic Surgery
The Ottawa Hospital
Ottawa, Ontario, Canada

Hany S. Bedair, MD
Hip and Knee Replacement Orthopaedic Surgeon
Massachusetts General Hospital
Assistant Professor of Orthopedic Surgery
Harvard Medical School
Boston, Massachusetts

Benjamin Beecher, MD
Adult Reconstruction Fellow
Department of Orthopaedic Surgery
Massachusetts General Hospital
Boston, Massachusetts

Keith R. Berend, MD
Joint Implant Surgeons, Inc
New Albany, Ohio

Michael E. Berend, MD
Center for Hip and Knee Surgery
Joint Replacement Surgeons of Indiana Research Foundation
St. Francis Hospital Mooresville
Mooresville, Indiana

Richard Berger, MD
Assistant Professor
Department of Orthopaedic Surgery
Rush University Medical Center
Chicago, Illinois

Thomas L. Bernasek, MD
Florida Orthopaedic Institute
Tampa, Florida

Daniel J. Berry, MD
Professor
Department of Orthopaedic Surgery
Mayo Clinic
Rochester, Minnesota

Anil Bhave, PT
Divisional Head Rehabilitation
Director
Wasserman Movement Analysis Laboratory
Rubin Institute for Advanced Orthopedics
Sinai Hospital of Baltimore
Baltimore, Maryland

Diana I. Bitar, MD
Orthopaedic Surgeon Research Fellow
Rothman Institute at Thomas Jefferson University
Philadelphia, Pennsylvania

Kevin Bozic, MD, MBA
Chair
Department of Surgery and Perioperative Care
University of Texas at Austin
Austin, Texas

Declan Brazil, PhD
Co-Director, Research
Joint Implant Surgery & Research Foundation
Managing Director, Signature Orthopaedics Co.
Chatswood, New South Wales, Australia

Nicholas M. Brown, MD
Resident, Department of Orthopaedic Surgery
Rush University Medical Center
Chicago, Illinois

Thomas D. Brown, BS, MS, PhD
Professor of Biomedical Engineering
Professor of Orthopaedics
Carver College of Medicine
University of Iowa
Iowa City, Iowa

Chad Brummett, MD
Director, Pain Research
Department of Anesthesiology
University of Michigan Health System
Ann Arbor, Michigan

William D. Bugbee, MD
Joint Replacement/Lower Extremity Reconstruction
Cartilage Transplantation/Restoration
Division of Orthopaedic Surgery
Scripps Clinic
La Jolla, California

Pieter Buma, MD
Professor, Head of the Orthopaedic Research Lab
Department of Orthopaedics
Radboud University Medical Center
Nijmegen, The Netherlands

Alissa J. Burge, MD
Assistant Attending Radiologist
Hospital for Special Surgery
Assistant Professor of Radiology
Weill Cornell Medical College
New York, New York

Asokumar Buvanendran, MD
Professor and Director of Orthopedic Anesthesia
Department of Anesthesiology
Rush University Medical Center
Chicago, Illinois

Miguel E. Cabanela, MD
Professor of Orthopaedic Surgery
Mayo Clinic
College of Medicine
Rochester, Minnesota

John J. Callaghan, MD
Lawrence and Marilyn Dorr Chair
Professor
Departments of Orthopaedic Surgery and Biomedical Engineering
University of Iowa
Iowa City, Iowa

William Capello, MD
Department of Orthopaedic Surgery
Indiana University Medical Center
Indianapolis, Indiana

Joshua T. Carothers, MD
New Mexico Center for Joint Replacement Surgery
New Mexico Orthopaedics
Albuquerque, New Mexico

Ryan Caufield, MD
Department of Orthopaedic Surgery
Rush University Medical Center
Chicago, Illinois

Rajit Chakravarty, MD
Orthopaedic Surgery Resident
Department of Orthopaedic Surgery
Drexel University College of Medicine
Philadelphia, Pennsylvania

Kim Chandler, RN, BSN, ONC
Department of Orthopaedics
Rush University Medical Center
Chicago, Illinois

Shaun E. Chandran, MD
Department of Orthopaedic Surgery
Massachusetts General Hospital
Boston, Massachusetts

John Charity, MD, MRCS
Associate Specialist
The Hip Unit, Princess Elizabeth Orthopaedic Centre
Royal Devon and Exeter Hospital
Exeter, United Kingdom

Vikram Chatrath, MD
Avera Medical Group Marshall
Marshall, Minnesota

Darwin Chen, MD
Assistant Professor
Department of Orthopaedic Surgery
Mount Sinai Hospital
New York, New York

Jonathan Christy, MD
Joint Replacement Institute
Central DuPage Hospital
Winfield, Illinois

John C. Clohisy, MD
Daniel C. and Betty B. Viehmann Distinguished Professor
Department of Orthopaedic Surgery
Washington University School of Medicine
St. Louis, Missouri

Joanna L. Cole, MD
Rush University Medical Center
Chicago, Illinois

David N. Conrad, MD
Colorado Joint Replacement
Denver, Colorado

Michael Cooley, MD
Clinical Assistant in Radiology
Massachusetts General Hospital
Harvard Medical School
Boston, Massachusetts

Michael B. Cross, MD
Assistant Attending Orthopedic Surgeon
Hospital for Special Surgery
Clinical Instructor of Orthopaedic Surgery
Weill Cornell Medical College
New York, New York

Francis P. Cyran, MD
Orthopedic Surgeon
Department of Orthopaedic Surgery
University of California Los Angeles
UCLA Orthopaedic Center Santa Monica
Santa Monica, California

James D'Antonio, MD
Greater Pittsburgh Orthopaedic Associates
Moon Township, Pennsylvania

Matthew J. Deitz, MD
Harris Orthopaedic Laboratory and Department of Orthopaedics
Massachusetts General Hospital
Boston, Massachusetts

Craig J. Della Valle, MD
Professor
Director, Adult Reconstructive Fellowship
Department of Orthopaedic Surgery
Rush University Medical Center
Chicago, Illinois

Douglas A. Dennis, MD
Colorado Joint Replacement

Denver, Colorado
Adjunct Professor
Department of Biomedical Engineering
University of Tennessee
Adjunct Professor of Bioengineering
University of Denver
Assistant Clinical Professor
Department of Orthopaedics
University of Colorado School of Medicine
Aurora, Colorado

Pingal Desai, MBBS
Fellow in Metabolic Bone Diseases
Hospital for Special Surgery
New York, New York

Paul E. Di Cesare, MD
Director
Total Joint Arthroplasty
New York Hospital Queens
Flushing, New York

Lawrence D. Dorr, MD
Professor
Department of Orthopaedic Surgery
University of Southern California
Los Angeles, CA

Clive P. Duncan, MD, MSc, FRCSC
Professor and Emeritus Head
Department of Orthopaedics
University of British Columbia
Vancouver, British Columbia, Canada

Maureen K. Dwyer, PhD, ATC
Kaplan Center for Joint Reconstruction
Newton Wellesley Hospital
Newton, Massachusetts

Jeffrey J. Eckardt, MD
Chair
Department of Orthopaedic Surgery
Ronald Reagan UCLA Medical Center
UCLA Medical Center
Santa Monica, California

Timothy E. Ekpo, DO
Adult Hip and Knee Reconstruction Fellow
Joint Implant Surgeons
New Albany, Ohio

Roger H. Emerson, Jr, MD
Medical Director, Joint Replacement Institute
Texas Health Plano
Plano, Texas

C. Anderson Engh, Jr, MD
The Anderson Orthopaedic Clinic
Arlington, Virginia

Kenneth A. Estrera, MD
Department of Orthopaedic Surgery
University of Texas Southwestern Medical School
Dallas, Texas

David Fabi, MD
San Diego Orthopaedic Associates Medical Group
San Diego, California

Dr. Alfons Fischer, Ing, PhD
Professor
Materials Science and Engineering
University of Duisburg-Essen
Duisburg, Germany

Jared R. H. Foran, MD
Orthopaedic Surgeon
Panorama Orthopaedics and Spine Center
Golden, Colorado

Esteban Franco-Garcia, MD
Geriatric Medicine Fellow
Massachusetts General Hospital | Senior Health
Clinical Research Fellow
Harvard Medical School
Boston, Massachusetts

Patricia D. Franklin, MD, MBA, MPH
Professor
Department of Orthopedics and Physical Rehab.
University of Massachusetts School of Medicine
North Worcester, Massachusetts

Andrew Freiberg, MD
Vice Chair, Department of Orthopaedic Surgery
Chief, Hip & Knee Replacement Service
Massachusetts General Hospital
Associate Professor of Orthopaedic Surgery
Harvard Medical School
Boston, Massachusetts

Nicholas Frisch, MD
Chief Resident
Department of Orthopaedic Surgery
Cleveland Clinic
Cleveland, Ohio

Benjamin M. Frye, MD
Department of Orthopaedics
West Virginia University
Morgantown, West Virginia

Donald S. Garbuz, MD, MHSc, FRCSC
Professor and Head
Division of Lower Limb Reconstruction and Oncology
Department of Orthopaedics
University of British Columbia
Vancouver, British Columbia, Canada

Jean W. M. Gardeniers, MD
Orthopaedic Surgeon
Department of Orthopaedics
Radboud University Medical Center
Nijmegen, The Netherlands

Kevin L. Garvin, MD
Professor and Chairman
Department of Orthopaedic Surgery and Rehabilitation
University of Nebraska Medical Center
Omaha, Nebraska

Thorsten Gehrke, MD
Professor
Senior Consultant
Medical Director
Orthopaedics, Orthopaedic Surgery and Sports Medicine
ENDO-Klinik
Hamburg, Germany

Jeffrey A. Geller, MD
Associate Professor of Orthopedic Surgery
Department of Orthopedic Surgery
New York Presbyterian---Columbia University Medical Center
New York, New York

Graham A. Gie, MB ChB, FRCS (Ed), FRCS Ed (Orth)
Consultant Orthopaedic Surgeon
The Hip Unit, Princess Elizabeth Orthopaedic Centre
Royal Devon and Exeter Hospital
Exeter, United Kingdom

Jeremy L. Gilbert, PhD
Professor of Biomaterials
Editor-in-Chief of the Journal of Biomedical Materials Research
Syracuse Biomaterials Institute and Department of Biomedical and Chemical Engineering College of Engineering and Computer Science
Syracuse University
Syracuse, New York

Stephanie L. Gold, BA
Hospital for Special Surgery
New York, New York

Stuart B. Goodman, MD, PhD
Orthopaedic Research Laboratories
Stanford University School of Medicine
Stanford, California

Dr. Peter Griss, MD
Professor
Klinik für Orthopäedie
Phillipps---Universität Marburg
Marburg, Germany

Allan E. Gross, MD, FRCSC
Professor of Surgery
Division of Orthopaedics
University of Toronto
Toronto, Canada

Fares S. Haddad, MD
Professor of Orthopaedic Surgery
University College of London Hospitals
London, United Kingdom

Moussa Hamadouche, MD, PhD
Professor of Orthopaedic Surgery
Department of Orthopaedic Surgery and Traumatology
Hôpital Cochin, APHP, Université
Paris, France

William Hamilton, MD
Anderson Orthopaedic Research Institute
Alexandria, Virginia

Timothy J. Hannon, MD, MBA
Chief Medical Officer
Strategic Healthcare Group LLC
Indianapolis, Indiana

Erik N. Hansen, MD
Department of Orthopaedic Surgery
University of California San Francisco
San Francisco, California

Arlen D. Hanssen, MD
Consultant and Professor of Orthopedic Surgery
Department of Orthopedic Surgery
Mayo Clinic
Rochester, Minnesota

William H. Harris, MD
Director Emeritus
Harris Orthopaedics Laboratory
Massachusetts General Hospital
Boston, Massachusetts

Curtis W. Hartman, MD
Assistant Professor
Department of Orthopaedic Surgery and Rehabilitation
University of Nebraska Medical Center
Omaha, Nebraska

Munif Hatem, DO
Universidade Federal do Paraná
Paraná, Brazil

William L. Healy, MD
Professor of Orthopaedic Surgery
Kaplan Joint Center
Newton Wellesley Hospital
Massachusetts General Hospital
Boston, Massachusetts

Michael D. Hellman, MD
Resident
Department of Orthopedic Surgery
Rush University Medical Center
Chicago Illinois

Amanda Hernandez, MD
Geriatric Medicine Fellow
Massachusetts General Hospital | Senior Health
Clinical Research Fellow
Harvard Medical School
Boston, Massachusetts
Ricardo J. Heros, Ing
CeramTec GmbH
Plochingen, Germany

Francis Hornicek, Jr, MD, PhD
Chief
Orthopaedic Oncology Service
Co-Director
Center for Sarcoma and Connective Tissue Oncology
Professor of Orthopedic Surgery
Harvard Medical School
Boston, Massachusetts

Patrick Horst, MD
Department of Orthopaedics
University of California---San Francisco
San Francisco, California

Donald W. Howie, MBBS, PhD, FRACS
Professor, Clinical Director, and Head of Department
Department of Orthopaedics and Trauma, Royal Adelaide Hospital and Discipline of Orthopaedics and Trauma, University of Adelaide
Royal Adelaide Hospital
Adelaide, Australia

William J. Hozack, MD
Professor
Department of Orthopaedic Surgery
Thomas Jefferson University
Philadelphia, Pennsylvania

James I. Huddleston, MD
Associate Professor
Med Center Line
Department of Orthopaedic Surgery
Medical Director
Total Joint Replacement Center
Stanford Hospital and Clinics
Associate Residency Program Director
Department of Orthopaedic Surgery
Stanford University School of Medicine
Redwood City, California

Stephen J. Huffaker, MD, PhD
Resident
Harvard Combined Orthopaedics
Boston, Massachusetts

Michael H. Huo, MD
Department of Orthopaedic Surgery
University of Texas Southwestern Medical School
Dallas, Texas

Ryan M. Ilgenfritz, MD, MS
Clinical Assistant Professor
Department of Orthopaedics and Rehabilitation
University of Iowa Health Care
Iowa City, Iowa

Kimona Issa, MD
Research Fellow
Rubin Institute for Advanced Orthopedics
Center for Joint Preservation and Replacement
Sinai Hospital of Baltimore
Baltimore, Maryland

David J. Jacofsky, MD
Chairman
The CORE Institute
The Center for Orthopedic Research and Education
Phoenix, Arizona

Murali Jasty, MD
Orthopaedic Biomechanics Laboratory
Massachusetts General Hospital
Boston, Massachusetts

Amir-Reza Jenabzadeh, MBBS, BSc, FRCS (Tr&Orth)
Joint Arthroplasty Fellow
Specialist Orthopaedic Group
Wollstonecraft, New South Wales, Australia

William J. Jiranek, MD
Professor
Department of Orthopaedic Surgery
Virginia Commonwealth University
School of Medicine
Richmond, Virginia

Vaibhav Kanawade, MD
Dorr Arthritis Institute at Good Samaritan Hospital
Los Angeles, California

Arun Kannan, MD
Fellow
Department of Orthopaedic Surgery
Virginia Commonwealth University
School of Medicine
Richmond, Virginia

Bhaveen H. Kapadia, MD
Research Fellow
Rubin Institute for Advanced Orthopedics
Center for Joint Preservation and Replacement
Sinai Hospital of Baltimore
Baltimore, Maryland

John M. Keggi, MD
Clinical Surgical Advisor
Joint Implant Surgery & Research Foundation
Orthopaedics New England
Middlebury, Connecticut

Daniel O. Kendoff, MD
Professor
Consultant
Orthopedics, Trauma Surgery, Emergency Medicine
ENDO-Klinik
Hamburg, Germany

Louis Keppler, MD
Clinical Surgical Advisor
Joint Implant Surgery & Research Foundation
Co-Director
The Spine & Orthopaedic Institute at St. Vincent Charity Medical Center
Cleveland, Ohio

Dr. Heino Kienapfel, MD
Professor
Spezielle Orthopädische Chirurgie und Unfallchirurgie
Berlin, Germany

Raymond H. Kim, MD
Colorado Joint Replacement
Adjunct Associate Professor of Bioengineering
University of Denver
Denver, Colorado

Shin-Yoon Kim, MD, PhD
Professor and Chairman
Department of Orthopedic Surgery

School of Medicine
Kyungpook National University
Daegu, Korea

Gregg Klein, MD
Vice-Chairman
Department of Orthopaedic Surgery
Hackensack University Medical Center
Hackensack, New Jersey

Martin Kosztowski, MD
Resident
University of California School of Medicine
San Francisco, California

Sharat Kusuma, MD
Associate
McKinsey & Company
Prior Associate Director Adult Reconstruction
Grant Medical Center
McKinsey & Company
Atlanta, Georgia

Young-Min Kwon, MD, PhD
Harris Orthopaedic Laboratory and Department of Orthopaedics
Massachusetts General Hospital
Boston, Massachusetts

Joseph M. Lane, MD
Professor of Orthopedic Surgery
Chief of Metabolic Bone Diseases Service
Hospital for Special Surgery
New York, New York
Lauren Lebrun

Project Director, MGH/MGPO
Massachusetts General Hospital
Massachusetts General Physicians Organization
Boston, Massachusetts

Philipp Leucht, MD
Assistant Professor
Department of Orthopaedic Surgery
New York University School of Medicine
New York, New York

Brett R. Levine, MD, MS
Assistant Professor
Residency Program Director
Rush University Medical Center
Chicago, Illinois

Harlan B. Levine, MD
Co-Director, Hip and Knee Service
Hackensack University Medical Center
Hackensack, New Jersey

David G. Lewallen, MD
Professor
Department of Orthopaedic Surgery
Mayo Clinic
Rochester, Minnesota

Kathleen A. Lewicki, PhD Candidate
Thayer School of Engineering
Dartmouth College
Hanover, New Hampshire

Guoan Li, PhD
Director, The Bioengineering Laboratory
Massachusetts General Hospital
Associate Professor, Harvard Medical School
Senior Lecturer
Massachusetts Institute of Technology
Boston, Massachusetts

David Licini, MD
Department of Orthopaedic Surgery
Indiana University Health
Southern Indiana Physicians
Bloomington, Indiana

Steve S. Liu, MD
Department of Orthopaedics
University of Iowa Health Care
Iowa City, Iowa

Adolph V. Lombardi, Jr, MD, FACS
President
Joint Implant Surgeons
Attending Surgeon
Mount Carmel Health System
Clinical Assistant Professor
Department of Orthopaedics
The Ohio State University
New Albany, Ohio

Brett M. Lurie, MD
Hospital for Special Surgery
New York, New York

Steven T. Lyons, MD
Florida Orthopaedic Institute
Tampa, Florida

Andrew D. MacDowell, MA, FRCS
Lecturer
Department of Orthopaedics and Trauma
University of Adelaide
Royal Adelaide Hospital
Adelaide, South Australia

Wes Madsen, MD
Orthopaedic Center
Tanner Clinic
Layton, Utah

Ormonde M. Mahoney, MD
Associate Clinical Professor
Georgia Regents University
School of Medicine in Athens
Athens, Georgia

Erik Malchau, MD
Harris Orthopaedic Laboratory
Department of Orthopedics
Massachusetts General Hospital
Boston, Massachusetts

Henrik Malchau, MD, PhD
Harris Orthopaedic Laboratory
Department of Orthopedics
Massachusetts General Hospital
Boston, Massachusetts
Department of Orthopedics
Sahlgrenska University Hospital
Mölndal, Sweden

Ajay Malviya, MD
Consultant Orthopaedic Surgeon
Northumbria Healthcare NHS Foundation Trust
Ashington, United Kingdom

David W. Manning, MD
Associate Professor
Department of Orthopaedic Surgery
Northwestern University, Feinberg School of Medicine
Chicago, Illinois

John M. Martell, MD
Professor of Surgery
Department of Orthopaedics
University of Chicago
Chicago, Illinois

Hal David Martin, DO
Oklahoma Sports Science and Orthopaedics
Oklahoma City, Oklahoma

Bassam A. Masri, MD, FRCSC
Professor and Chairman
Department of Orthopaedics
University of British Columbia
Vancouver, British Columbia, Canada

Joel M. Matta, MD
Hip and Pelvis Institute
Saint John's Health Center
Santa Monica, California

Robert E. Mayle, Jr, MD
Attending Orthopaedic and Spine Surgeon
California Pacific Medical Center
San Francisco, California

Richard W. McCalden, MD, FRCSC
Associate Professor, Department of Surgery (Division of Orthopaedics)
Schulich School of Medicine, Western University
Consultant Orthopaedic Surgeon, Joint Replacement Institute
London, Ontario, Canada

Joseph McCarthy, MD
Department of Orthopaedic Surgery
Massachusetts General Hospital
Boston, Massachusetts

William A. McGann, MD
St. Mary's Medical Center
San Francisco, California

Margaret A. McGee, BSc, MPH
Senior Medical Scientist
Department of Orthopaedics and Trauma, Royal Adelaide Hospital and Discipline of Orthopaedics and Trauma,
University of Adelaide
Adelaide, Australia

Margaret A. McNulty, PhD
Department of Comparative Biomedical Sciences
School of Veterinary Medicine
Louisiana State University
Baton Rouge, Louisiana

Edward J. McPherson, MD, FACS
Board Member
Joint Implant Surgery & Research Foundation
Director of Orthopaedic Surgery
L.A. Orthopaedic Institute
Los Angeles, California

Timothy McTighe, Dr. H.S. (hc)
Executive Director
Joint Implant Surgery & Research Foundation
Chagrin Falls, Ohio

Morteza Meftah, MD
Adult Reconstruction Research Fellow
Weill Medical College of Cornell University
Hospital for Special Surgery
New York, New York

R. Michael Meneghini, MD
Department of Orthopaedic Surgery
Indiana University School of Medicine
Indianapolis, Indiana

Michael A. Mont, MD
Director
Rubin Institute for Advanced Orthopedics
Center for Joint Preservation and Replacement
Sinai Hospital of Baltimore
Baltimore, Maryland

Bernard F. Morrey, MD
Professor of Orthopaedic Surgery
Mayo Clinic
Rochester, Minnesota
Professor of Orthopaedic Surgery
University of Texas Health Science Center
San Antonio, Texas

Matthew C. Morrey, MD
Associate Professor of Orthopaedic Surgery
University of Texas Health Science Center
San Antonio, Texas

Javad Mortazavi, MD
Joint Reconstruction Research Center
Tehran University of Medical Sciences
Tehran, Iran

Mohamed E. Moussa, MD
Clinical Fellow
Adult Reconstruction and Joint Replacement
Hospital for Special Surgery
New York, New York

Jacob T. Munro, MBChB, FRACS
Clinical Fellow
Department of Orthopaedics
University of British Columbia
Vancouver, British Columbia, Canada

Orhun Muratoglu, PhD
Harris Orthopaedic Laboratory
Massachusetts General Hospital
Orthopaedic Surgery
Harvard Medical School
Boston, Massachusetts

Douglas D. R. Naudie, MD, FRCSC
Associate Professor, Department of Surgery (Division of Orthopaedics)
Schulich School of Medicine, Western University
Head, Adult Reconstruction Clinical Teaching Unit
Consultant Orthopaedic Surgeon, Joint Replacement Institute
London Health Sciences Center, University Hospital
London, Ontario, Canada

Christophe Nich, MD, PhD
Orthopaedic Research Laboratories
Stanford University School of Medicine
Stanford, California
Laboratoire de Biomécanique et Biomatériaux Ostéo-Articulaires
Faculté de Médecine---Université Paris
Department of Orthopaedic Surgery
European Teaching Hospital, Assistance Publique -- Hôpitaux de Paris -- Université Paris
Paris, France

Ryan M. Nunley, MD
Assistant Professor of Orthopedic Surgery
Washington University in St. Louis
St. Louis, Missouri

Michael Olsen, MD, PhD
Division of Orthopaedic Surgery, Department of Surgery
University of Toronto, St. Michael's Hospital
Toronto, Ontario, Canada

Alvin C. Ong, MD
Clinical Instructor
Assistant Professor
Thomas Jefferson University Hospital
Philadelphia, Pennsylvania

Julius K. Oni, MD
Attending Orthopaedic Surgeon
Department of Orthopaedic Surgery
Einstein Medical Center
Philadelphia, Pennsylvania

Ebru Oral, PhD
Harris Orthopaedic Laboratory
General Hospital
Orthopaedic Surgery
Harvard Medical School
Boston, Massachusetts

Fabio Orozco, MD
Assistant Professor
Thomas Jefferson University Hospital
Philadelphia, Pennsylvania

Douglas E. Padgett, MD
Chief, Hip Service
Adult Reconstruction & Joint Replacement
Hospital for Special Surgery
New York, New York

Alexandre Pagé, MD, FRCSC
Fellow, Adult Reconstruction
Division of Orthopaedic Surgery, University of Ottawa
The Ottawa Hospital
Ottawa, Canada

Ian James Palmer, PhD
Oklahoma Sports Science and Orthopaedics
Oklahoma City, Oklahoma

William Palmer, MD
Director, Musculoskeletal Imaging and Intervention
Massachusetts General Hospital
Harvard Medical School
Boston, Massachusetts

Brian T. Palumbo, MD
Florida Orthopaedic Institute
Tampa, Florida

Panayiotis J. Papagelopoulos, MD, PhD
Professor of Orthopaedics
First Department of Orthopaedic Surgery
Athens University, Medical School
ATTIKON University General Hospital
Attica, Greece

Wayne G. Paprosky, MD
Department of Orthopaedic Surgery
Rush University Medical Center
Chicago, Illinois
Director Joint Replacement Institute
Central DuPage Hospital
Winfield, Illinois

Javad Parvizi, MD, FRCS
Professor
Department of Orthopaedic Surgery
Jefferson Medical College
Director and Vice Chairman of Research
Clinical Research
Rothman Institute
Philadelphia, Pennsylvania

Ronak M. Patel, MD
Department of Orthopaedic Surgery
Feinberg School of Medicine
Northwestern University
Chicago, Illinois

Gregory Pauly
Chief Operating Officer
Massachusetts General Physicians Organization
Senior Vice President
Massachusetts General Hospital
Boston, Massachusetts

Vincent D. Pellegrini, Jr, MD
John A. Siegling Professor and Chair
Medical University of South Carolina
Charleston, South Carolina

Christopher E. Pelt, MD
Assistant Professor
Department of Orthopaedics
University of Utah
Salt Lake City, Utah

Bradley L. Penenberg, MD
Director
Hip and Knee Service
Orthopaedic Surgery
Cedars-Sinai Medical Center
Los Angeles, California

Colin T. Penrose, MD
Resident
Department of Orthopaedics
Duke University School of Medicine
Durham, North Carolina

Gavin C. Pereira, MBBS, FRCS
Department of Orthopaedic Surgery
University of California---Davis Medical Center
Sacramento, California

Kevin I. Perry, MD
Resident
Mayo Clinic College of Medicine
Rochester, Minnesota

Christopher L. Peters, MD
Professor
Department of Orthopaedics
University of Utah Health Care
Salt Lake City, Utah

Ong-Art Phruetthiphat, MD
Department of Orthopaedics and Rehabilitation
University of Iowa
Iowa City, Iowa

Corrado Piconi, MSc
Professor
Clinical Orthopedics Department
Catholic University "Sacre Cuore"
Roma, Italy

Jeffery L. Pierson, MD
St. Francis Medical-Group Joint Replacement Surgeons
Carmel, Indiana

Robert Pivec, MD
Research Fellow
Rubin Institute for Advanced Orthopedics
Center for Joint Preservation and Replacement
Sinai Hospital of Baltimore
Baltimore, Maryland

Darren R. Plummer, MD
Adult Joint Reconstructive Clinical Research Fellow
Department of Orthopaedic Surgery
Rush University Medical Center
Chicago, Illinois

Gregory G. Polkowski, MD
Associate Professor of Orthopaedics & Rehabilitation
Vanderbilt Orthopaedic Institute
Nashville, Tennessee

Zachary Post, MD
Assistant Professor
Jefferson University Hospital
Rothman Institute
Philadelphia, Pennsylvania

Hollis G. Potter, MD
Chairman, Department of Radiology and Imaging
Coleman Chair in MRI Research
Hospital for Special Surgery
New York, New York

Robin Pourzal
Section of Tribology
Department of Orthopedic Surgery
Rush University Medical Center
Chicago, Illinois

Andrew J. Pugely, MD
Assistant Professor
Department of Orthopaedics and Rehabilitation
University of Iowa Hospitals and Clinics
Iowa City, Iowa

Sergio Pulido, DO
Rowan University School of Osteopathic Medicine
Stratford, New Jersey

Amar S. Ranawat, MD
Associate Professor of Orthopaedic Surgery
Weill Medical College of Cornell University
Hospital for Special Surgery
New York, New York

Chitranjan S. Ranawat, MD
Professor of Orthopaedic Surgery
Weill Medical College of Cornell University
Hospital for Special Surgery
New York, New York

Mohammad R. Rasouli, MD
Orthopaedic Surgery Research Fellow
Thomas Jefferson Medical College
Rothman Institute
Philadelphia, Pennsylvania
Carina Reinhardt
CeramTec GmbH
Plochingen, Germany

Bernardo J. Reyes, MD
Assistant in Medicine
Massachusetts General Hospital | Senior Health
Instructor in Medicine
Harvard Medical School
Boston, Massachusetts

Michael D. Ries, MD
Tahoe Fracture & Orthopedic Medical Clinic
Carson City, Nevada

Wim H. C. Rijnen, MD
Orthopaedic Surgeon
Department of Orthopaedics
Radboud University Medical Center
Nijmegen, The Netherlands

Aaron G. Rosenberg, MD
Professor
Department of Orthopedic Surgery
Rush Medical College
Chicago, Illinois

Ryan D. Ross, PhD
Department of Anatomy & Cell Biology
Rush Medical College
Rush University Medical Center
Chicago, Illinois

Richard H. Rothman, MD, PhD
Founder of the Rothman Institute
The James Edwards Professor of the Department of Orthopaedic Surgery
Jefferson Medical College
Thomas Jefferson University
Philadelphia, Pennsylvania

Harry E. Rubash, MD
Edith M. Ashley Professor
Harvard Medical School
Chief
Department of Orthopaedic Surgery
Massachusetts General Hospital
Boston, Massachusetts

Oleg Safir, MD, FRCSC
Associate Professor of Surgery
Division of Orthopaedics
University of Toronto
Toronto, Canada

Vasileios I. Sakellariou, MD, PhD
Mayo Clinic
Rochester, Minnesota

Adam Sassoon, MD, MS
Assistant Professor
Department of Orthopaedics and Sports Medicine
University of Washington Medicine
Seattle, Washington

Thomas Satterly, DO
Adult Reconstruction Specialist
The CORE Institute
The Center for Orthopedic Research and Education
Phoenix, Arizona

Emil H. Schemitsch, MD, FRCS(C)
Division of Orthopaedic Surgery, Department of Surgery
University of Toronto, St. Michael's Hospital
Toronto, Ontario, Canada

Eric Schiffman, MD
Adult Reconstruction Fellow
Department of Orthopaedic Surgery
Massachusetts General Hospital
Boston, Massachusetts

Dr. Norbert Schneider, PhD
CeramTec GmbH
Plochingen, Germany

B. Willem Schreurs, MD
Orthopaedic Surgeon
Department of Orthopaedics
Radboud University Medical Center
Nijmegen, The Netherlands

Matthew D. Schur, BA
Medical Student
Keck School of Medicine
Los Angeles, California

Joseph Schwab, MD
Orthopaedic Spine Center
Massachusetts General Hospital
Boston, Massachusetts

Adam J. Schwartz, MD
Assistant Professor of Orthopaedics
Mayo Clinic
Phoenix, Arizona

John Segreti, MD
Professor
Rush University Medical Center
Chicago, Illinois

Roshan P. Shah, MD
Adult Reconstruction Fellow
Department of Orthopedic Surgery
Rush University Medical Center
Chicago, Illinois

Peter F. Sharkey, MD
Professor of Orthopaedic Surgery
Thomas Jefferson University Hospital
Director
Rothman Institute at Riddle Hospital's Center of Orthopaedic Excellence
Philadelphia, Pennsylvania

Andrew Shinar, MD
Associate Professor of Orthopaedics & Rehabilitation
Vanderbilt Orthopaedic Institute
Nashville, Tennessee

Rafael J. Sierra, MD
Associate Professor of Orthopedics
Department of Orthopedics
The Mayo Clinic
Rochester, Minnesota

Nanna H. Sillesen, MD
Harris Orthopaedic Laboratory
Department of Orthopedics
Massachusetts General Hospital

Boston, Massachusetts
Department of Orthopedics
Copenhagen University Hospital
Hvidovre, Denmark

Craig D. Silverton, DO
Department of Orthopaedic Surgery
Henry Ford Hospital
Detroit, Michigan

Franklin H. Sim, MD
Professor of Orthopaedics
Mayo Clinic
Rochester, Minnesota

Wllliam Skakun, DO
Orthopaedic Surgery Resident
Ohio University
St Vincent Mercy Medical Center
Toledo, Ohio

Lucian B. Solomon, MD, PhD, FRACS
Associate Professor
Department of Orthopaedics and Trauma, Royal Adelaide
Hospital and Discipline of Orthopaedics and Trauma,
University of Adelaide
Adelaide, South Australia, Australia

Mark J. Spangehl, MD
Assistant Professor of Orthopaedics
Mayo Clinic
Phoenix, Arizona

Lawrence M. Specht, MD
Director of Adult Reconstruction
Department of Orthopaedic Surgery
Lahey Hospital and Medical Center
Burlington, Massachusetts

Scott M. Sporer, MD
Department of Orthopaedic Surgery
Rush University Medical Center
Chicago, Illinois
Director
Joint Replacement Institute
Central DuPage Hospital
Winfield, Illinois

Jeffrey B. Stambough, MD
Orthopaedic Resident
Washington University---St. Louis
St. Louis, Missouri

Robert M. Streicher, PhD
CeramTec GmbH
Plochingen, Germany
Universita degli studi dell'Insubria
Varese, Italy

Louis S. Stryker, MD
Department of Orthopaedic Surgery
Mayo Clinic
Rochester, Minnesota

S. David Stulberg, MD
Professor of Clinical Orthopaedic Surgery
Department of Orthopaedic Surgery
Feinberg School of Medicine
Northwestern University
Chicago, Illinois

Edwin P. Su, MD
Associate Attending Orthopaedic Surgeon
Hospital for Special Surgery
Associate Professor of Orthopedic Surgery
Weill Cornell Medical College
New York, New York

Rick R. Sumner, PhD
Department of Anatomy & Cell Biology
Department of Orthopaedic Surgery
Rush Medical College
Rush University Medical Center
Chicago, Illinois

Dylan Tanzer, DEC
Jo Miller Orthopaedic Laboratory
Division of Orthopaedic Surgery
McGill University
Montreal, Canada

Michael Tanzer, MD, FRCSC
Jo Miller Chair of Orthopaedic Surgery
Professor and Vice Chair of Surgery
McGill University
Montreal, Canada

John V. Tiberi, MD
Orthopedic Fellow
Harvard Combined Residency Program
Boston, Massachusetts

A. John Timperley, MB ChB, FRCS (Ed), D Phil (Oxon)
Consultant Orthopaedic Surgeon
The Hip Unit, Princess Elizabeth Orthopaedic Centre
Royal Devon and Exeter Hospital
Exeter, United Kingdom

Nicholas T. Ting, MD
Department of Biochemistry and Molecular Biology
The University of Calgary
Calgary, Alberta, Canada

Krishna R. Tripuraneni, MD
New Mexico Center for Joint Replacement Surgery
New Mexico Orthopaedics
Albuquerque, New Mexico

Anders Troelsen, MD, PhD, DMSc
Harris Orthopaedic Laboratory
Department of Orthopedics
Massachusetts General Hospital
Boston, Massachusetts
Department of Orthopedics
Copenhagen University Hospital, Hvidovre
Hvidovre, Denmark

Tsung-Yuan Tsai, PhD
Research Specialist

Department of Orthopaedic Surgery
Massachusetts General Hospital
Harvard Medical School
Boston, Massachusetts

Jon C. Uggen, DO
Anderson Orthopaedic Research Institute
Alexandria, Virginia

Thomas Parker Vail, MD
Department of Orthopaedic Surgery
University of California, San Francisco
San Francisco, California

Douglas W. Van Citters, PhD
Assistant Professor of Engineering
Thayer School of Engineering
Dartmouth College
Hanover, New Hampshire

Johannes M. van der Merwe, MD
Department of Orthopaedics
University of British Columbia
Vancouver, British Columbia, Canada

Nico Verdonschot, MD
Professor, Head of the Biomechanical Lab
Department of Orthopaedics
Radboud University Medical Center
Nijmegen, The Netherlands

Mihai H. Vioreanu, MD, MCh, FRCSI(Tr&Orth)
Clinical Fellow
Department of Orthopaedics
University of British Columbia
Vancouver, British Columbia, Canada

Parth A. Vyas, MS, MBBS
Fellow in Metabolic Bone Diseases
Hospital for Special Surgery
New York, New York

William A. Walter, MBBS, FRACS (Orth), PhD
Associate Professor
Specialist Orthopaedic Group
Wollstonecraft, New South Wales, Australia

Zhinian Wan, MD
Dorr Arthritis Institute at Good Samaritan Hospital
Los Angeles, California

Ray C. Wasielewski, MD
Medical Director
Bone and Joint Center
Grant Medical Center
Ohio Health
Columbus, Ohio
Adjunct Professor of Mechanical Aerospace and Biomedical Engineering
University of Tennessee
Knoxville, Tennessee

Stuart L. Weinstein, MD
Ignacio V. Ponseti Professor of Orthopaedic Surgery
Professor of Pediatrics
University of Iowa Hospitals and Clinics
Iowa City, Iowa

S. Douglas Werner, DO
Adult Reconstruction Specialist
The CORE Institute
The Center for Orthopedic Research and Education
Phoenix, Arizona

Richard E. White, Jr, MD
New Mexico Center for Joint Replacement Surgery
New Mexico Orthopaedics
Albuquerque, NM

Markus A. Wimmer, MD
Associate Professor
Section of Tribology
Department of Orthopedic Surgery
Rush University Medical Center
Chicago, Illinois

Philip Z. Wirganowicz, MD
Department of Orthopaedic Surgery
Kaiser Permanente
Sunnybrook Medical Office
Clackamas, Oregon

Antonia Woehnl, MD
Fellow
Orthopaedic Surgery
Cedars-Sinai Medical Center
Los Angeles, California

Erik N. Zeegen, MD
Valley Hip & Knee Institute
Tarzana, California

Navid M. Ziran, MD
Hip and Pelvis Institute
Saint John's Health Center
Santa Monica, California

Stefan Zwingenberger, MD
Orthopaedic Research Laboratories
Stanford University School of Medicine
Stanford, California
Department of Orthopaedics
University Hospital Carl Gustav Carus at Technical University Dresden
Dresden, Germany

目录

上册

第1章　髋关节手术发展史……………………… 1

第1篇　解剖和手术入路 ……………… 33

第2章　髋关节的大体解剖 ……………………… 35
第3章　后侧入路 ………………………………… 51
第4章　Watson-Jones 入路……………………… 56
第5章　直接外侧入路 …………………………… 64
第6章　转子间截骨用于初次全髋关节置换术 … 69
第7章　前路 ……………………………………… 90
第8章　前入路（普通手术床） ………………… 104
第9章　髂腹股沟入路，髂腹股沟扩展入路和联合入路…………………………………… 128

第2篇　基础科学 ……………………… 135

第一部分　生物力学和运动学…………………… 137
第10章　髋关节生物力学……………………… 137
第11章　髋关节运动学………………………… 145
第二部分　生物材料…………………………… 161
第12章　生物材料概述………………………… 161
第13章　陶瓷的基本科学性质………………… 175
第14章　聚乙烯在关节置换领域的基础科学性质………………………………… 189
第15章　矫形外科金属材料…………………… 210
第16章　骨水泥基础科学概述………………… 225
第三部分　磨损及其后遗症…………………… 236
第17章　摩擦学………………………………… 236
第18章　磨损的临床评估……………………… 250
第19章　陶瓷关节面…………………………… 259
第20章　金属对金属关节……………………… 269
第21章　磨屑的生物学反应…………………… 281

第3篇　临床医学（术前和围手术期）……293

第一部分　髋关节评估 ……………………… 295
第22章　病史和体格检查……………………… 295
第23章　髋关节的影像学评估………………… 316
第24章　髋关节的放射性核素成像和pet扫描 …341
第25章　髋关节的磁共振成像………………… 351
第二部分　围手术期考虑……………………… 367
第26章　术前医疗评估………………………… 367
第27章　麻醉和围手术期疼痛管理…………… 376
第28章　全关节置换中的血液管理…………… 383
第29章　全髋关节置换术后的静脉血栓栓塞…… 388
第30章　髋关节置换患者的护理……………… 401
第31章　髋关节疾病的物理疗法……………… 413
第32章　髋关节置换的经济学………………… 421
第33章　髋关节手术的结果评估……………… 425
第34章　全髋关节置换术后的临床路径……… 431

第三部分 髋关节病理学……438
第35章 儿童髋关节疾病后遗症……438
第36章 累及髋关节病变的系统性疾病……459
第37章 股骨头坏死：关节置换术的选择……473
第38章 代谢性骨病……487
第39章 髋部肿瘤和肿瘤样病变……493
第40章 髋部转移性肿瘤……516
第41章 髋关节炎与炎症性疾病……525
第42章 原发性髋关节化脓性关节炎……539
第43章 髋关节周围的软组织问题……545

第4篇 全髋关节置换术……559

第一部分 关节置换术的基本原理……561
第44章 假体设计与评价的工程学方法……561
第45章 失败与创新的交替……572
第46章 利用骨长入进行固定……577
第47章 利用甲基丙烯酸甲酯实施固定……588
第48章 髋关节植入物周围骨改建……599
第二部分 临床考虑……610
第49章 全髋关节置换术的适应证和禁忌证……610
第50章 术前计划……619
第51章 预防全髋关节置换围手术期感染……630
第三部分 髋臼假体……635
第52章 初次全髋关节置换髋臼假体概述……635
第53章 骨水泥型髋臼假体……643
第54章 生物型髋臼假体……652
第四部分 股骨组件……659
第55章 初次全髋股骨主要组件的概述……659
第56章 骨水泥型股骨组件……664
第57章 股骨颈部的非水泥组配型组件……679
第58章 非骨水泥组配型股骨假体……691
第59章 具有广泛涂层的股骨假体……701
第60章 羟磷灰石涂层股骨组件……715
第61章 干骺端固定型股骨柄……722
第62章 扁平楔形锥度股骨柄……735
第63章 全髋关节置换术的短柄设计：干骺端固定股骨假体……744
第64章 THA的短柄设计：颈稳定型股骨假体 760
第65章 全髋关节置换术的韩国经验……786

David W. Anderson
Harry E. Rubash
With Commentary by William H. Harris

1

第1章　髋关节手术发展史

介绍

在当代医学发展的早期，由于缺乏合适的麻醉方式以及不合理的抗感染技术应用，即使最简单的髋部手术操作起来都非常困难。在引入麻醉和抗感染方法前，髋部手术的成功率极低，并且仅限于严重创伤或广泛感染的治疗。1847年麻醉出现了，即使按照当前的标准，当时的麻醉方式也十分原始，但也能使得手术更为广泛地开展。Lister在1865年引入了抗感染方法，使得医生不必再担心患者遭受早期手术中常见的感染困扰。围手术期感染发生率的持续降低仍然是当代外科学教学和临床实践发展的标志。

当军事医学博物馆在19世纪70年代开始对其大量解剖和手术样本藏品进行分类时，发现了许多早期髋关节手术相关问题的证据。许多样本揭示了在战争中导致残疾和死亡的损伤和疾病。Otis在1878年描述了当时出现髋部骨髓炎患者的普遍特点。“在1872年1月，出现在大腿，约在髋关节下方3英寸（7.62cm），局部发黄、呈水样，有时像带血牛排样的硬块，有时像瘀青的凝血块。从髋关节下方的开口排出一些骨块。最大块约为小指大小，接近0.25英寸（0.64cm）厚。医生告诉我应当去医院，将腿切开并且刮骨，他们认为通过这些方法能够使我好起来。他们说应该由一名对此有丰富经验的医生施行手术，但我不知道如何选择，因此希望您能够就此给我最好和最诚挚的建议。最终，该患者接受了股骨近端切除手术，其手术过程被简明记录如下。“11月18日，患者在氯仿麻醉下，由Hunter McGuire教授施行了股骨头和上部（近端部分）切除，手术持续了一个半小时。伤口使用按1：40稀释的石碳酸和橄榄油浸湿的麻絮覆盖”。术后过程几乎与手术一样艰苦，每6小时使用“威士忌和半量吗啡”镇痛。Otis在1872年描述的这一场景进一步阐述了严重精神抑郁的发生，进而发生感染、菌血症和患者最终死亡，这些发生在术后仅12天。当代髋关节手术的进展，包括麻醉、术前护理和术后护理、抗生素、深静脉血栓预防，尤其是无菌手术室的使用成为常规，极大程度地降低了髋部手术的风险。虽然上述进展使得髋部择期手术大量开展，但是当代髋关节外科医生仍然应当谨记，在当代进展出现前，即使最激进的外科医生仍然对髋部手术心存恐惧。

髋部手术的发展与结核病的治疗紧密相关。在第二次世界大战末期有效抗生素被引入之前，结核性关节疾病是除创伤和偶发的急性血源性关节炎外最常见的髋关节手术治疗的适应证。自19世纪早期即有报道表明大关节结核在诊断和手术治疗上的困难。医学界对于保留关节活动和使关节强直进行了多种尝试。当然，全身结核的出现会对髋关节结核的手术死亡率、术后死亡率以及长期生存率产生巨大影响。

儿科髋关节手术的指征包括先天性髋关节脱位的切开复位、感染、股骨头和股骨颈的急性骨折和骨折不愈合的治疗。与成人一样，儿童髋关节手术的发展与髋关节和骨盆结核的治疗一致。影像学的发展极大地推动了成人和儿童手术适应证和手术技术。在抗生素和麻醉进展以及手术室技术出现前，髋关节结核的治疗仍以保守治疗为主。1948年的文献描述，主流治疗包括“延长休息时间、固定关节、良好的食物供给、新鲜空气、阳光以及其他辅助治疗以改善全身状况并抵抗感染”。日前，髋关节结核占世界骨关节结核总数的约15%。治疗包括12～18个月多联抗结核药物化疗以及在治愈期经专业人员指导的主动辅助非负重活动。如果药物治疗4～5个月仍未改善，则需要手术干预。手术治疗包括滑膜切除和早期清创，如果效果欠佳，后续可行切除成形术。除非疾病静息至少10年，否则不应考虑进行关节置换。近期，免疫功能不全的患者越发增多，导致世界范围内诊断结核的数量增加。过去一个世纪治疗髋关节结核的经验已经记载于早期文献和骨科手术学课本中。

随着人类寿命延长和所谓的“生育高峰期”一代的成熟，慢性髋关节疾病的增加导致人工关节置换需求进一步上升。在第二次世界大战后，不同关节炎性疾病导致的疼痛和残疾继续得到治疗，使得手术得到了发展和改进，包括截骨术、骨折固定以及关节置换，以助于这些疾病的治疗。当代髋关节手术根植于19世纪，但仅在过去半个世纪就获得了巨大进展。

髋关节截肢术

对于18世纪和19世纪的外科医生来说，经髋关节的下肢截肢手术从理念和实践上都是巨大的挑战。Sauveur Francois Morand作为一名Cheselden的学生和巴黎La Charite的外科医生，在1729年首先深入考虑了开展此类截肢手术的可能性。在后续的几十年里，大量病例报道和病例系列研究对施行髋关节截肢的可能性以及降低并发症发生和死亡率进行了尝试报道。除此之外，针对这种危险的毁损性手术的伦理性也进行了大量讨论。接下来为治疗创面和感染，尤其是结核而进行的髋关节离断术出现了。如1812年，Larrey描述了一例成功的经髋关节截肢手术，患者是一名骑兵队军官，在莫斯科的一场战斗中被榴弹打伤。Astley Cooper在1824年成功地对一名40岁的全股骨近端慢性感染患者施行了择期髋关节离断术。美国内战（1861—1865）在许多骨科手术早期原则的建立和发展中扮演了重要角色。在战争时期，骨外科在美国尚未成为独立的医学分支。战争在抗生素、液体复苏、外科内植物和诊断工具如影像学检查尚未完善的时代开始。这个时代针对肢体创伤的研究和治疗为当今的基础骨科技术提供了许多支持，包括Buck牵引和石膏支具。髋关节损伤在所有骨骼损伤中的死亡率最高，其死亡率接近90%。截止至1867年，111例择期髋关节离断的患者中仅46名幸存，其死亡率为57%。在美国内战期间，19例导弹伤的初期髋关节离断患者死亡率为95%，9例二期髋关节离断患者死亡率为78%，而7例二次截肢患者的死亡率为43%。典型的患者和优良预后的病例举例于图1.1。在未来的一个世纪中，所有髋关节离断手术的死亡率持续降低，在第二次世界大战后降至可接受的水平。髋关节离断术仍然是控制骨与软组织恶性肿瘤以及极少数创伤的首要外科手段。Boyd在1947年描述了手术的基本技术。

髋关节切除术

虽然髋关节离断术并不常见，但是在18世纪，由于创伤和感染而进行的其他截肢手术应用广泛。结核感染是18世纪报道的髋关节慢性感染和感染相关死亡的主要原因。然而，一些有想法的外科医生开始考虑施行保肢手术的可能性。1769年2月9日，在一次皇家会议上，Charles White描述了一例14岁的男童病例，左肩部巨大脓肿，考虑为结核感染。他采用脓肿引流和切除肱骨上部坏死部分进行治疗。治疗结果好到令人惊讶，不仅保留了上肢，同时保留了其大部分的功能。White从未对在世患者施行髋关节切除术，然而，他对尸体施行过该手术，证实了其可行性的满意程度。采用关节切除替代截肢手术得到了Park和Moreau的推广。James Syme虽极力倡导关节切除术，但他确信该手术不适用于髋关节。直到1822年，Anthony White在伦敦的Westminster医院为一名9岁的慢性脓肿男性患者施行了髋关节切除术。术后，患者的畸形得到纠正，并按照开放骨折的治疗策略，使用长腿支具进行了固定。虽然这种治疗导致患者残留一侧肢体略为短缩，但保留了关节的活动度。12个月以后，伤口愈合，患者重新获得了不错的功能。有趣的是，Anthony White被认为是最先关注“股白肿”，或肢体深静脉血栓的医生。他在1849年Lancet（柳叶刀）杂志上所发表的著作使得同时代的外科医生将其尊称为“英格兰北部

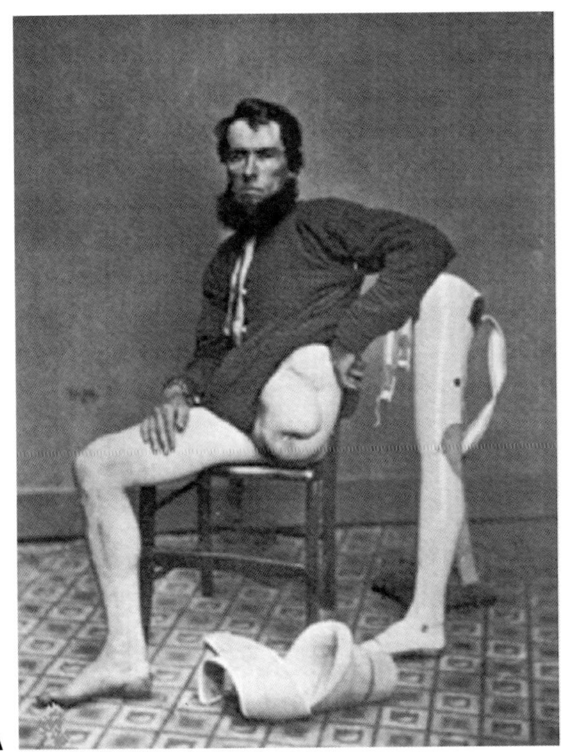

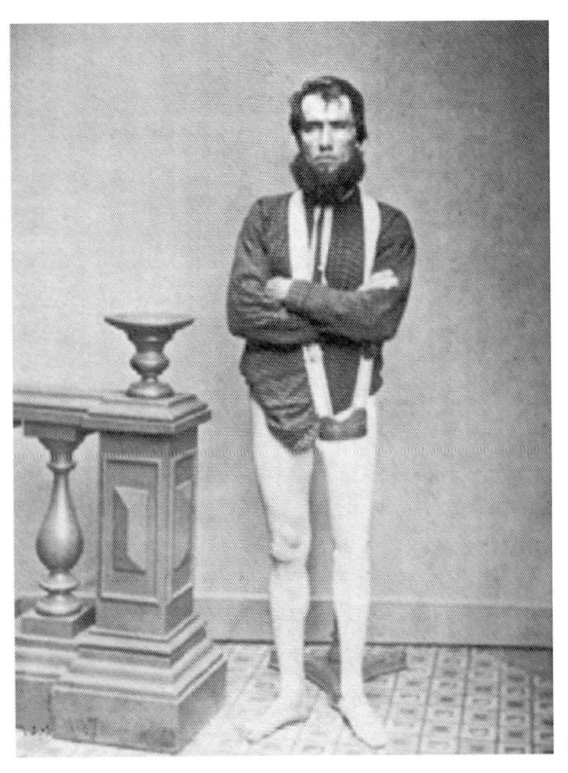

图1.1 A. 二等兵James Kelly在1863年4月29日发生于拉帕汉诺克河的一场小规模冲突中受伤。他接受了髋关节离断术。在术后治疗过程中，他被捕并关押在联盟监狱中。后来他得到交换，并在联合医院接受治疗，经过使用含溴和含氯苏打的治疗控制感染，二者均为抗感染药物。B. 同一名患者使用假肢。文献记载患者“使用人造肢体行走良好”。

最杰出的外科医生”。

关节切除术是第一种使用特殊器械的骨科手术。Moreau使用了一种可折叠锯片，“有着像表链一样的关节”，由英国的一家器械制造商在1790年制作。通过使用大的缝针将锯片环绕骨骼。Wurzburg的Bernhard Heine在1832年将这一理念进一步推广，发展出了“链式骨刀”。这种工具是当前随处可见的链锯的鼻祖，被认为是一项真正的技术进展，因为它的出现使得医生可以通过小切口快速截断骨骼。1935年，Heine在巴黎被授予了重要的蒙松（Monthyon）奖章。Heine同时进行了大量的动物实验研究骨组织在切除后的再生过程。来自法国里昂的Louis Ollier同样使用切除术作为研究患者及实验动物骨骼再生和骨膜功能的方法。他所进行的双线工作对患者髋关节切除术后进行了细致描述。截止到19世纪中期，髋关节切除术被广泛接受，Erichsen将其描述为“不难施行的”手术。术后患者需要佩戴长腿石膏。

在美国，Lewis Sayre是慢性感染行髋关节切除术的主要拥护者。他在1854年首次施行了该类手术，患者为一名“髋关节病”的9岁女童，考虑患有结核。在其文献中对该病例进行了详细描述。与病例同时报道的是其59例髋关节切除术中39名幸存者的分析。8名患者在术后早期死亡。其余死者因晚期并发症死亡，通常为结核。Sayre游历欧洲对髋关节切除术进行讨论，并因其在此方面的努力而受到了挪威皇室的嘉奖。在1876年费城举行的国际医学会议上，Sayre在包括Lister在内的众多外科医生面前演示了该手术。Gibney在纽约宣布支持Sayre并认识到手术对于预防甚至逆转“淀粉样退变”进展或继发淀粉样变性这一骨与关节结核常见死因的假肢。来自莱比锡城的Volkmann则更为保守，他相信髋关节切除术仅应在挽救生命的情况下施行。来自法国的外科医生同样对于采用髋关节切除术治疗结核持极为保守的态度，Calot相信这一手术是极为不好的选择。

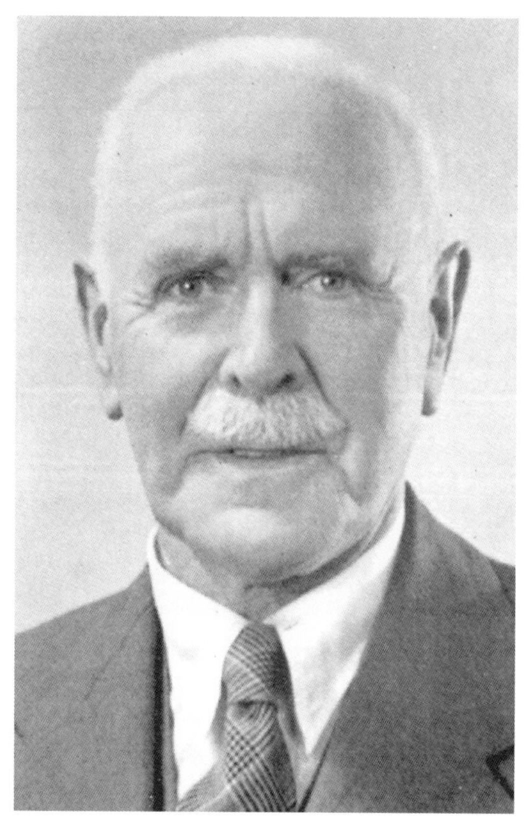

图1.2 Gathorne Robert Girdlestone（1881—1950）

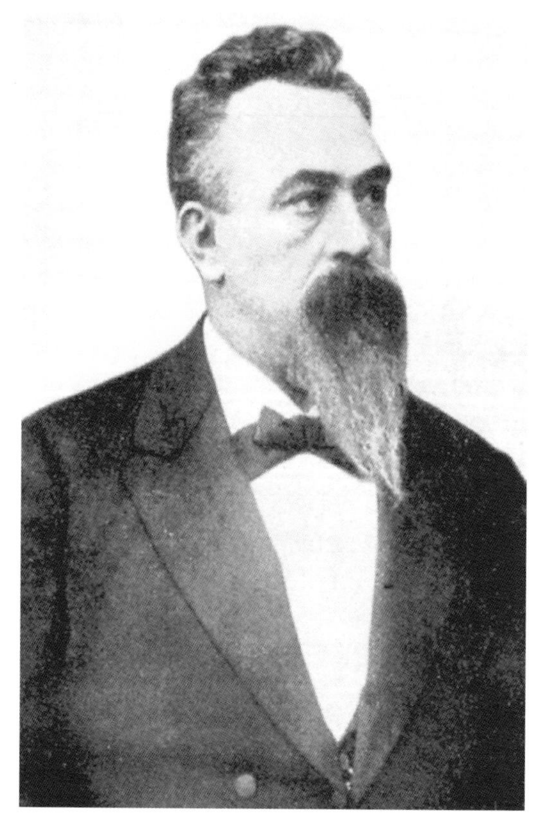

图1.3 Eduard Albert（1841—1900）

在近代，最为支持髋关节切除术的医生是来自牛津的Gathorne Robert Girdlestone（图1.2）。在其1940年出版的关于骨与关节结核的著作中，Girdlestone明确了该手术的必要步骤：①完全显露关节的前方和上方；②切除关节囊和滑膜；③将止于大粗隆的所有结构进行分离；④脱位残余的股骨头并清理髋臼；⑤根据疾病部位（通常在小粗隆上方）横行截骨。术后患者在骨科框架病床上进行牵引治疗。使用抗生素药物控制结核使得该手术的手术指征仅剩下假体感染的保肢治疗一条。除结核和其他感染病例外，Girdlestone也将其用于一些严重的双侧髋关节骨关节炎患者的治疗，仅对股骨头和股骨颈进行切除以获得髋关节活动度。

关节融合术

虽然髋关节融合术可能对于当代年轻骨科医生而言并不熟悉，但其通过固定关节提供稳定性并保留功能的理念在1882年即由Eduard Albert（图1.3）提出，当时他为一名脊髓灰质炎的麻痹形患者施行了踝关节融合术。这一理念很快被其他外科医生所接受。1885年，Heusner和Lampugnani对陈旧性先天性髋关节脱位行髋关节融合术的病例进行了报道。然而，髋关节融合术最初的最大应用是对于关节结核的治疗。临床医生观察到，经过很长的一段时间，结核性关节疾病偶尔会在受累关节僵直后停止进展。大量保守治疗策略采用石膏和固定架造成关节自发性强直。Hugh Owen Thomas（图1.4）基于“绝对的、无干扰的长时间制动”这一名言治疗髋关节疾病，认为其治疗的最终良好结果是髋关节强直于最可能的功能位。

结核性关节的手术融合直到1911年才由纽约的Russel Hibbs（图1.5）首次报道，接受手术的是一名膝关节结核的患者。在膝关节中，可以将关节软骨手术切除，并将相互匹配的松质骨表面进行融合。然而，髋关节在去除股骨头和髋臼软骨后所留给外科医生进行融合的松质骨区域十分有限。由于结核属于感染性疾病，建议避免在操作时进入关节。这也促使许多髋关节融合的关节外方法得以发展。Hibbs在1926年报道了结核性髋关节性囊外融合的初步结果，通过将大粗隆上提与骨盆进行融合。许多

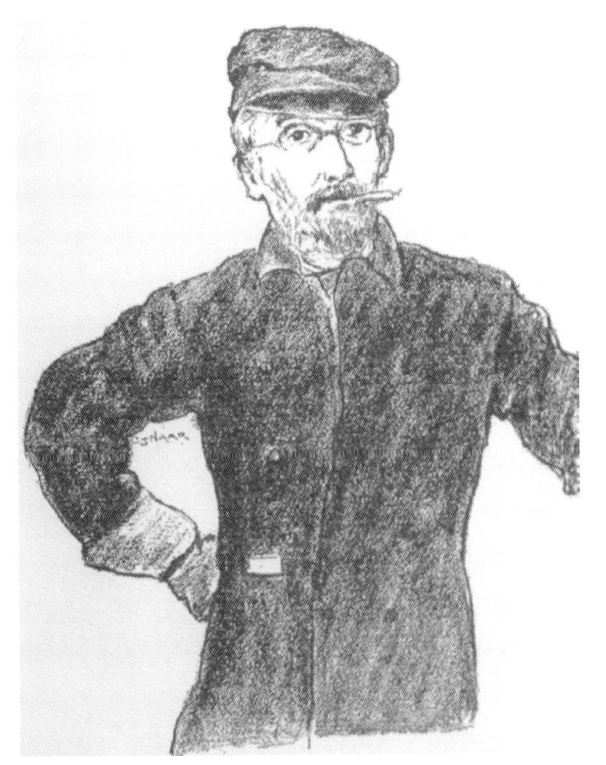

图1.4 Hugh Owen Thomas（1834—1891）

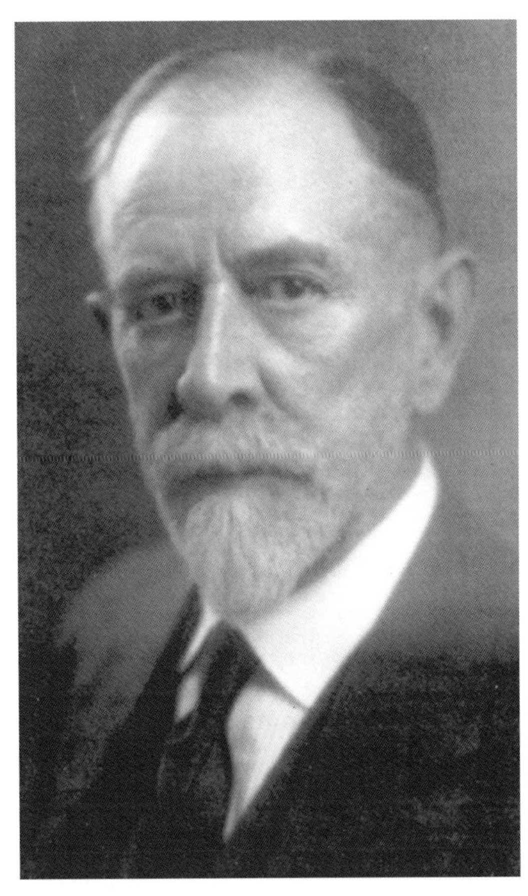

图1.5 Russel A. Hibbs（1869—1932）

外科医生报道了通过粗隆部或髂骨植骨桥接大粗隆和髂骨翼之间间隙的不同技术。从生物力学上讲，所有植骨材料均在张力下植入。由于张力技术的失败，很快发展出了对植骨材料进行加压的关节外髋关节融合技术和器械。

如果不存在感染，可以进行关节内融合，其手术指征包括晚期骨关节炎和陈旧性先天畸形。历史上值得进行讨论注意的髋关节融合技术有很多。最简单的技术是Watson-Jones技术，通过简单地将三翼钉经股骨颈跨越关节穿入髋臼而进行。这种技术仅适用于活动量和畸形非常小的患者。图1.6显示了Watson-Jones在1956年所描述的这一髋关节融合技术。John Charnley（图1.7）将这一技术进行了改进，通过修整股骨头形状并将其向中心脱位进入髋臼上的孔洞，这一手术被称为髋关节中心性稳定。虽然大多数患者的临床结果是令人满意的，但也会发生并发症，包括局部不适、股骨颈骨折以及骨性愈合失败。骨折内固定的进展以及很大的接骨板的引入极大地促进了髋关节融合技术，包括眼镜蛇（Cobra）接骨板，从而为髂骨与股骨干上段提供了优异的固定效果。当代不同的髋关节融合技术各有优势和局限性。其总体长期效果取决于合理的手术技术、恰当的髋关节位置、最低程度的下肢不等长以及合适的患者选择。

截骨术

在髋关节手术发展的历史长河中，手术适应证已经远不止感染和创伤。随着经验逐渐丰富，髋关节受累疾病所导致的畸形和/或功能缺陷使得外科医生逐步开展新手术。与截肢和切除术相反，髋关节截骨术可用于多种疾病的治疗，如有助于矫正畸形，也可以制造畸形，以改善功能。

来自费城的John Rhea Barton（图1.8）在1826年11月22日开展了第一例髋关节截骨术。他的患者是一名21岁的裁缝，20个月前坠海，其诊断包括髋关节挫伤、脱位或骨折。当患者就诊于Barton处时，其髋关节强直于严重的屈曲内收位，髋关节周围有明显肿胀。在住院观察几乎一年后，Barton施行了这一经过详细规划的手术。Barton在股骨上段的末端采用肌肉劈开切口，使用专门制作的窄锯片在股骨颈基

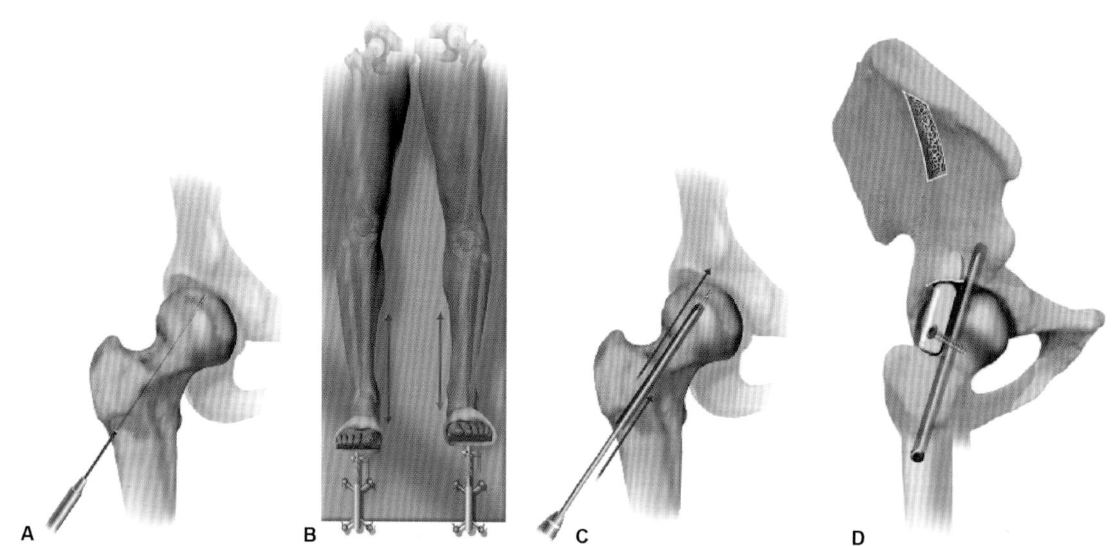

图1.6　Watson-Jones在1956年描述的髋关节融合术。在剥离髋臼和股骨头软骨后，使用导针在粗隆下水平打入直至其间断到达股骨头上部。接下来使用固定于手术台末端的特制足套调整肢体位置，使得双下肢外观长度相等，而通过外展患肢产生轻度的骨盆倾斜矫正真实的下肢短缩。经导针打入固定钉至骨盆。最后取髂骨填塞至髋臼内，并使用螺钉将髂骨与股骨颈固定

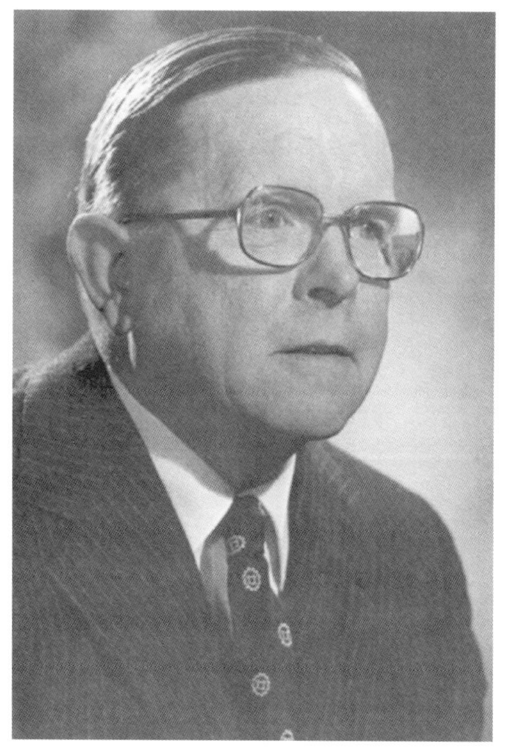

图1.7　John Charnley（1911—1982）

底部截骨。手术伤口由于一过性丹毒而获得二期愈合。畸形得到矫正后，医生采用了大量方法避免截骨部位发生骨性愈合，以产生假关节。手术后4个月患者可以行走，且髋关节具有有效的活动度。

Bernard Langenbeck作为同时代顶尖的德国外科医生，意识到Barton所做工作的重要性，基于其掌握知识和在1848年战争中所获得的骨科手术经验，发展了皮下截骨技术。经过小切口使用钻头在骨面打孔。使用尖锐的窄锯片插入钻孔并部分截断骨皮质。在骨强度已经足够低的时候，通过推拿制造截骨。Langenbeck使用这一方法治疗胫骨陈旧性佝偻病畸形。

Mayer在1856年就截骨术发表了一篇文章。他就其在Wurzburg诊所17名患者的经验进行了报道，其中包括一名8岁的女童因髋关节强直接受了高位股骨截骨。他借鉴了Delpech和Stromeyer介绍的皮下截骨手术方式，同时对欧洲和美国医生的经验进行了回顾。Lewis Sayre报道了1863年2例经粗隆区的截骨，旨在人为制造“具有艺术性的假关节”。

Richard Volkmann是Lister的好友兼仰慕者，他是首位采用无菌预防措施施行截骨术的外科医生。该技术在1875年报道。在1879年，William Adams回顾了在英格兰地区施行截骨术的目的。而仅在1876年来自阿伯丁的Ogston在英国首次施行此类手术后才接受了Lister的抗感染技术。来自伦敦的外科医生Gant是小粗隆下股骨截骨治疗髋关节固定畸形的先驱。Lorenz（图1.9）基于髋关节先天性脱位和第一次世界大战中陈旧性髋关节外伤的治疗经验，发展了双叉形截骨矫形技术以重建负重稳定性。来自纽约的Henry Milch（图1.10）对Lorenz的截骨技术十分感兴

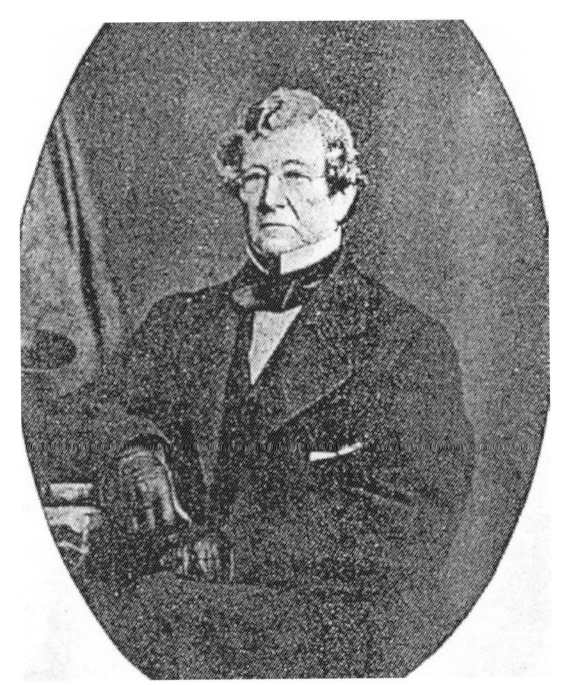

图1.8 John Rhea Barton（1796—1878）

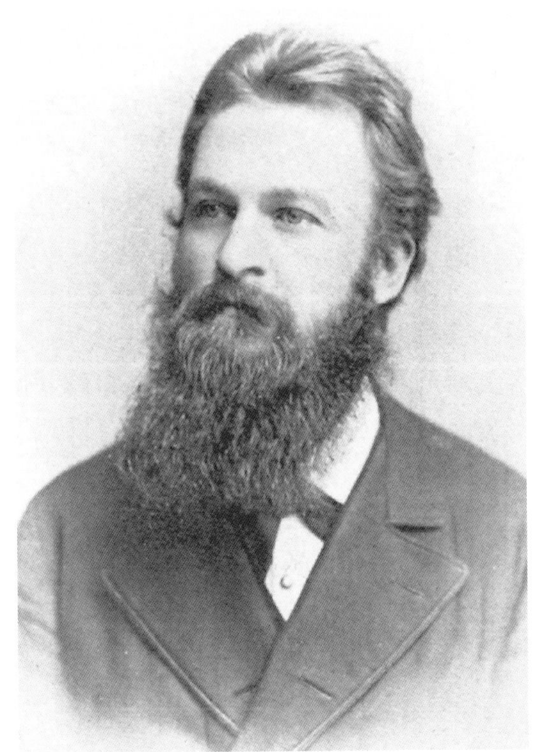

图1.9 Adolf Lorenz（1854—1946）

趣，并进行了大量的生物力学实验验证其可行性。1941年，Milch报道了2例髋关节强直患者通过切除股骨头颈部及高位股骨“骨盆支撑”截骨术重获活动度的病例。其他医生也成功施行了这一手术。通过其所开展的工作，这一手术成为骨科常用的技

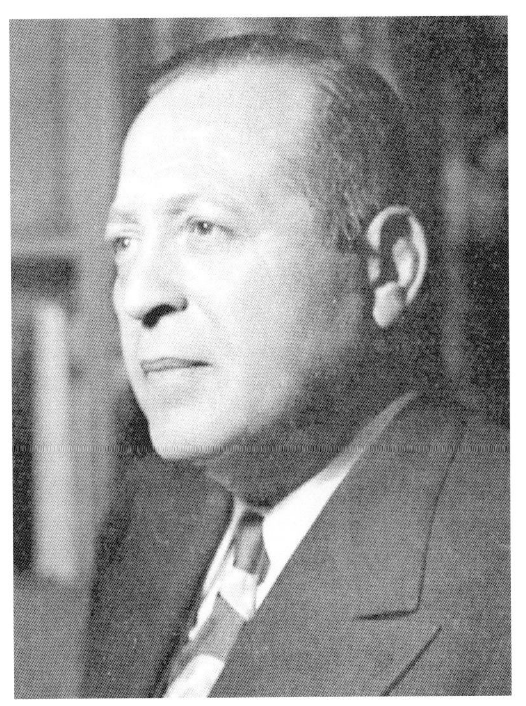

图1.10 Henry Milch（1895—1964）

术。这种截骨术得到了广泛应用并成为高位股骨骨盆支撑截骨术的雏形。

截骨骨块的骨性固定的发展相对较晚。在截骨术发展的早期，患者通过夹板、牵引或Paris敷料石膏进行制动。直到1924年，Schanz（图1.11）提出了使用骨外固定控制和制动截骨骨块。在分离截骨块之前，在截骨线上下各植入1枚较大的螺钉。截骨后，螺钉的末端突出创面外，使用特殊的钳子进行固定。这种形式的外固定能够提供良好的骨块控制，并为手术提供更高的精度，但仍然需要依靠Paris人字石膏。虽然这一手术最初是为先天性髋关节脱位所设计，Schanz很快将其应用于陈旧性股骨颈骨折不愈合的治疗。Schanz对不同患者所施行的股骨截骨水平各不相同，但基本均位于小转子下方。

来自密尔沃基的Blount（图1.12）在1943年首先描述了用于高位胫骨截骨的有效内固定系统。使用多种形态的角钢板，Blount能够精确计划并施行大量不同角度的截骨并进行有效固定，而不需要额外的夹板或“人”字石膏。患者在术后很快就可以借助助行器械下床活动。随着内固定技术的进展，截骨骨块的内固定越发可靠。这些内固定系统能够对最终的骨块成角和/或移动进行精确计划，避免在愈

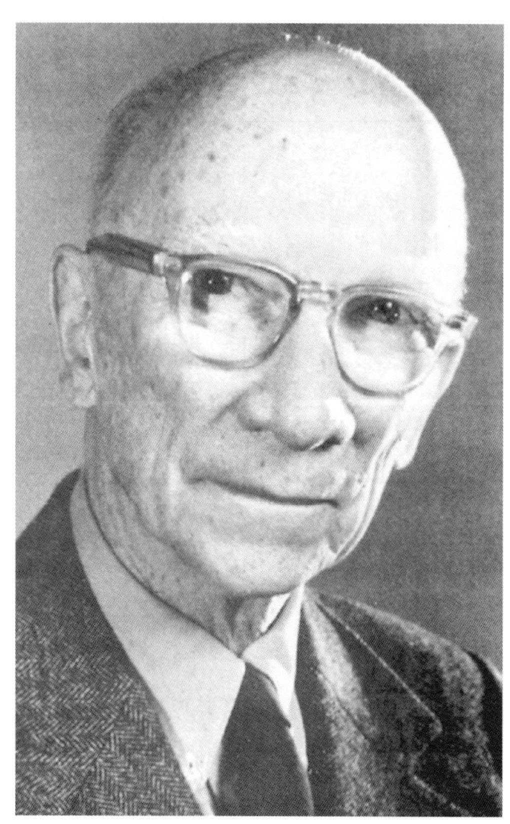

图1.11　Alfred Rives Schanz（1868—1931）

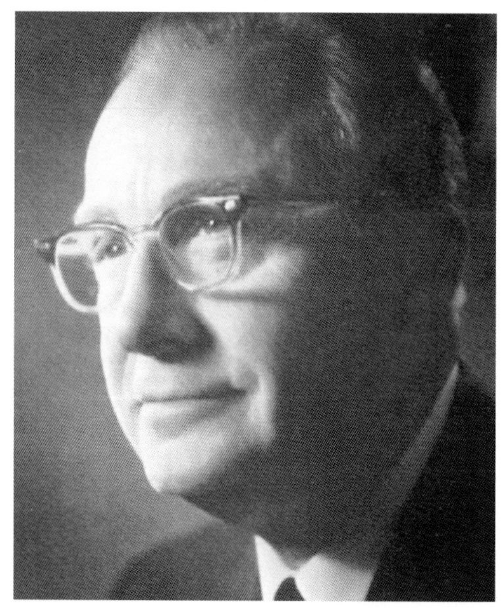

图1.12　Walter Putnam Blount（1900—1992）

合过程中发生任何变故，同时允许患者早期进行活动。

股骨和髋臼截骨术是先天性髋关节脱位的重要治疗方式。通过手术对陈旧先天性髋关节脱位进行复位最早由来自博洛尼亚的Alfonso Poggi在1880年所报道。髋关节先天性脱位的切开复位由Albert Hoffa进行了推广普及，他认为应当早期对低龄儿童进行治疗，而非拖延手术时机。Salter（图1.13）所描述的前方入路是进行切开复位最为常用的手术入路。Ludloff则发展了改良的内侧入路。这一入路至今仍是非常可行的选择。Swett介绍了股骨干短缩截骨技术以辅助复位。复位后同样可以进行截骨术纠正股骨近端的旋转畸形。

在20世纪早期，几乎没有先天性髋关节脱位的儿童患者接受切开复位手术，这是因为疾病的诊断通常是延后的，而晚期脱位的治疗效果并不令人满意。在引入X线的同时，进一步早期诊断的重要性，出生后第一年接受切开复位手术是无法进行闭合复位病例常用的治疗方法。

Adolf Lorenz的双叉形截骨术被广泛应用于较大年龄的髋关节脱位患者。在这一手术中，脱位的股骨头位置维持不变，而在髋臼水平进行斜行股骨截骨，将远端骨块的近端部分放入髋臼中。截骨愈合后，髋臼内的骨性突起萎缩，最终完成高位骨盆支撑截骨。Schanz在更为远端的股骨干进行截骨，通常选择坐骨结节水平。

先天性髋关节脱位的手术治疗同样也可在髋臼侧进行。首先可以通过向外侧延展髋臼顶部的边缘增加股骨头的覆盖，即所谓的“造盖术”。1915年，Albee（图1.14）对伴有瘫痪的先天性髋关节脱位的手术治疗进行了描述，包括向下翻转髋臼外缘并通过植骨维持截骨位置。在改良推广造盖术的外科医生中，来自宾夕法尼亚大学的Gill是绝对的先驱。虽然并不常用，但其长期结果却好得令人惊讶。Pemberton、Steele、Chiari和Salter的手术方式都是通过向下翻转髋臼外缘、内移髋臼或重新定位髋臼实现更好的股骨头覆盖。

股骨近端截骨除去可以用于婴幼儿髋关节疾病的治疗外，也被证明可以用于成人髋关节骨关节炎的治疗。在维也纳，Lorenz的同事Haas使用双叉形截骨术治疗髋关节骨关节炎，获得了一定成功。来自大不列颠的Malkin和McMurray也获得了类似的结果。

来自利物浦的McMurray（图1.15）被普遍誉为高位股骨截骨治疗骨关节炎的推广者。1939年，他报

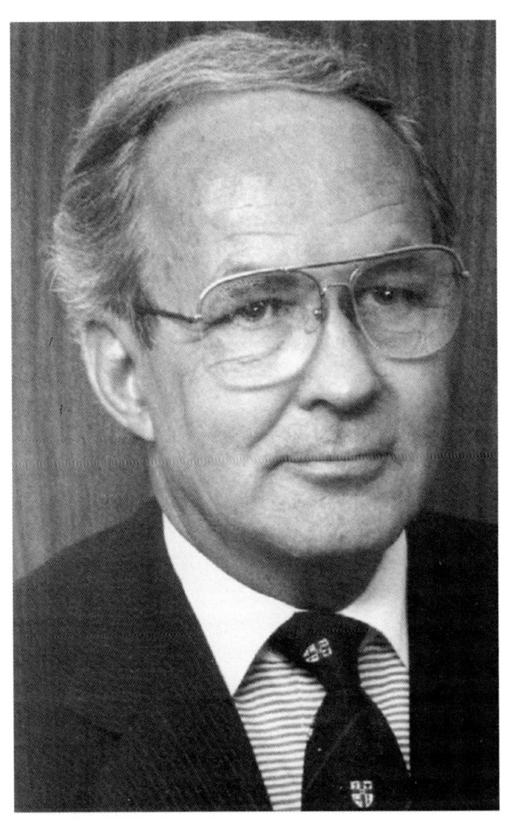

图1.13 Robert B. Salter（1924—2010）

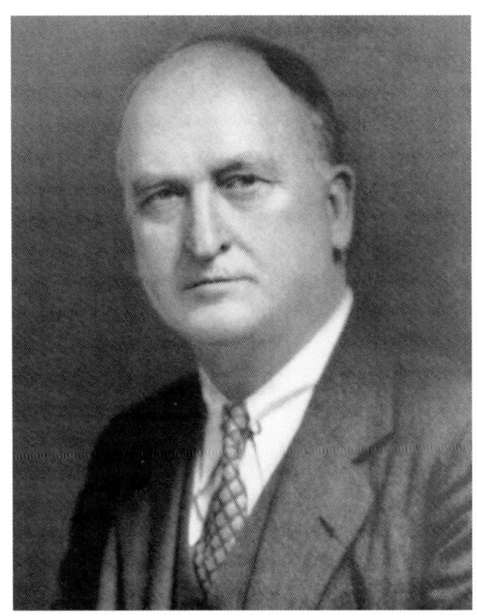

图1.14 Fred Houdlett Albee（1876—1945）

道了42名患者经股骨粗隆下区域斜行截骨并将远端骨块内移的治疗效果。他认为该手术会影响负重轴线，降低髋关节应力，并将股骨头的另一部分与髋臼形成关节。患者术后采用Paris髋人字石膏制动。有效内固定系统的引入很快使得人字石膏被摒弃，同时加速了恢复。多种高位股骨截骨技术被用于髋关节骨关节炎的治疗。通过改善关节匹配度和治理离线同时重新分布髋关节的应力，对于谨慎选择的患者，截骨术能够提供长期的症状改善，提供较人工全髋关节置换术更为生物性的治疗。

这些手术所带来的疼痛缓解通常令人满意且效果持久。有趣的是，手术的成功并非取决于截骨的移位程度。股骨的完全分离是其中的重要因素。上述因素与手术后髋关节疼痛的迅速缓解共同表明，近端骨块的循环改变才是症状改善的原因，而非机械因素。有良好的证据表明股骨头的软骨修复在截骨后数月甚至数年内发生。股骨高位截骨治疗髋关节骨关节炎的价值可以通过来自波士顿的知名人工关节外科William H. Harris的评价，他在1995年写道："基于其临床结果，同时由于年轻患者髋关节置换广为人知的不良反应，截骨仍然适用于年龄低于45岁且具有明确适应证的患者"。高位股骨截骨有效性引申出另一个问题，我们将在股骨颈骨折的治疗中进一步讨论。

髋部骨折

髋部骨折的治疗自希波克拉底（Hippocrates）时代即是医生进行治疗的一大难题。直到20世纪30年代内固定被用于股骨颈骨折移位的治疗以前，进行治疗必须了解一句谚语："我们经过骨盆的边缘来到这个世界，但却因股骨颈骨折而离开"。在影像学技术引入前，所有的髋部骨折被混为一谈，没有人明确了解为什么一些骨折得到了愈合，而另一些却没有。在1822年，Astley Cooper基于供血情况将髋部骨折分为关节内骨折或关节外骨折，而他本人从未见过关节内骨折获得愈合。Royal Whitman在20世纪早期描述了手法复位人字石膏固定的治疗方式，将骨折维持在外展和明显内旋位。Newton Schaffer可能是在1886年前后首位通过外展位支具治疗此类骨折的医生；但是，大多数骨折未能获得愈合。1857年，一名美国外科医生Frank Hastings Hamilton对39例髋部骨折进行了分析，包括关节内骨折和关节外骨折，发现治疗结果"并不完美"。两名知名医生在19世纪中期也进行了观察研究，这远早于影像学检

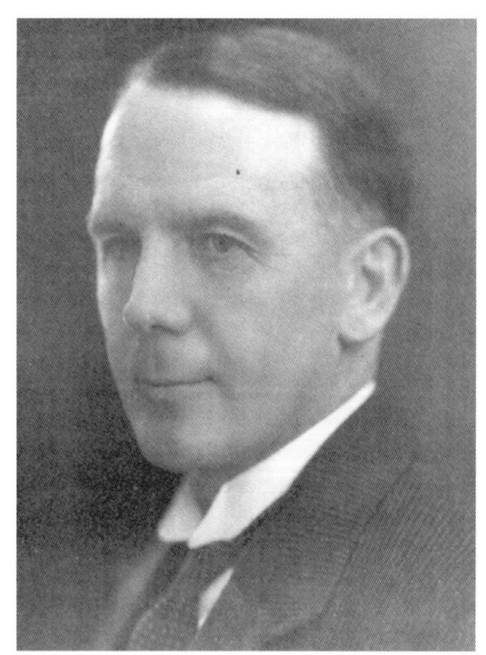

图1.15 T. P. McMurray（1887—1949）

查的出现，却有助于指导髋部骨折手术治疗的早期原则制定。Robert Smith在1854年写到："关节内骨折在骨折压缩嵌插后最可能获得骨愈合的结果。"麻省总院的Henry J Bigelow在1869年指出，骨折未压缩嵌插的最常见结果是假关节形成。此类研究对于当代髋关节骨折的内固定治疗原则形成至关重要。

在1878年4月举行的一次德国外科学大会上，Bernard Langenbeck报道了使用银质接骨板金属螺钉对髋关节关节外骨折不愈合行切开复位内固定的结果。在同一大会上，Friedrich Trendeleburg讲述了一例使用象牙桩治疗髋关节关节外新鲜骨折的男性病例。虽然类似报道偶有出现，但来自芝加哥的Nicolas Senn对治疗结果进行了总结：①髋部关节内骨折有时可以获得愈合；②家猫的此类骨折行内固定治疗能够获得愈合。基于1883年的报道，Senn将切开复位内固定作为治疗方式应用于关节内和关节外髋部骨折。然而，在所有同事强烈反对下，他放弃了这一提议。由于缺乏固定方法，切开手术难以获得良好的治疗结果，使得19世纪末期的学术界仍然对此类骨折的治疗结果持失败主义的态度。

1916年，纽约的Royal Whitman指出通过髋"人"字石膏对关节内骨折进行复位和固定能够获得一定数量的骨折愈合。笨重的石膏制动方式带来的普遍不满驱使外科医生寻找更好的治疗方法。1915年，纽约的Fred Albee开始使用前方和外侧切口对关节内骨折进行切开复位内固定。骨折通过患者腓骨植骨进行固定。布里斯托的Hey-Groves使用象牙桩和牛骨以及自体骨施行了类似的固定手术。1912年，Sherman将不锈钢引入了手术应用，其他固定材料逐渐被摒弃。1917年，来自波士顿的Smith-Petersen（图1.16）将前方和外侧切口合为一个较大切口，完全显露股骨近端。经过这一切口，可以对髋关节囊进行切开，复位骨折，经大粗隆外侧皮质插入固定钉。为了获得骨折固定，Smith-Petersen设计了三翼钉，能更为有效地对抗骨块的旋转。新的固定钉设计使得外科技术得到进步，手术室器械和手术床得到了改进。这也是第一次在手术中应用透视确定骨折块的位置，同时设计有助于骨折复位的手术床。Sven Johansson在传统的Smith-Petersen固定钉上增加了中央孔，可以通过小的外侧切口置入导针，经导针插入固定钉，极大地减少了置钉难度。这一改进的结果是使得股骨颈骨折闭合复位内固定成为标准治疗方法。

Schanz的学生Friedrich Pauwels是首位对髋关节囊内骨折进行详尽生物力学研究的医生，并提出了具有对预后具有预测价值的分型系统。该分型系统基于压力、张力和剪切应力对骨折愈合影响的相关知识。这些知识专门应用于股骨颈骨折在复位前后的特点，其所得到的结论是骨折端承受压力的病例较主要承受剪切力和张力的病例具有更好的预后。另外，Pauwels还强调了压力型骨折获得初始复位的重要性，如果无法获得初始复位或骨折不愈合，他建议实行高位股骨截骨将骨折转化为压力型。

即使股骨颈骨折的治疗已经获得了长足进步，其治疗结果仍远不及满意，这是因为其骨折不愈合和股骨头无菌性坏死的相关并发症。这些并发症在儿童股骨颈骨折中尤为突出。1934年，Kellogg Speed在全美外科医师协会临床大会上的骨折专题会议上做出演讲，提出髋部关节内骨折属于"未解决的骨折"。在19年后的1953年，James A. Dickson在其所属的美国骨科协会再次提出此类骨折属于"未解决

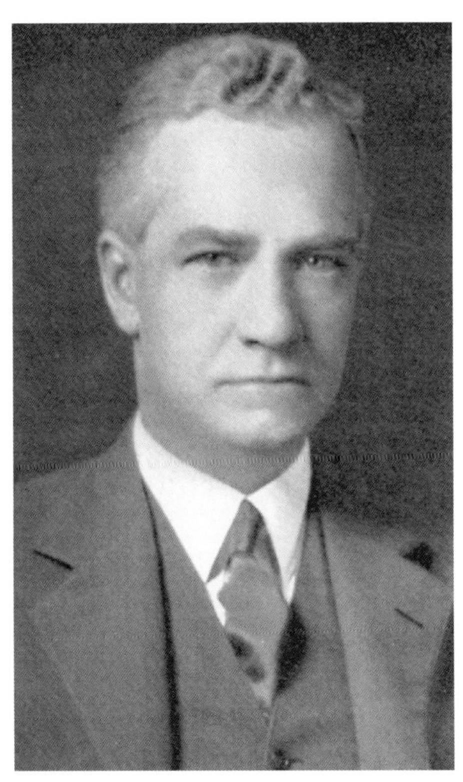

图1.16 Marius Nygaard Smith-Petersen（1886—1953）

的骨折”。

在20世纪早期，股骨颈骨折不愈合的外科治疗方法取决于股骨头活性、坏死和股骨颈吸收的不同情况，其处理有几种手术方式。在理想情况下，骨折能够获得最佳的复位并再次应用螺钉固定，有时可以同时进行自体植骨。如果股骨头仍具有活性，但是股骨颈出现吸收，可以施行Brackett手术。该手术对髋关节进行显露，切除纤维瘢痕，使用刮匙将股骨头基底部刮除至新鲜出血，并轻度内陷。切除残余的股骨颈，同时切除大粗隆。大粗隆的残余部分与股骨头相对并进行固定。Vernon Luck对Brackett手术进行了改进，将大粗隆截骨后向远端植骨，保留了外展功能。如果股骨头失去活性，则切除股骨头，向远端移位大粗隆后，将股骨残端放置于髋臼内。Whitman在1921年也对这一术式进行了描述。

McMurray和Schanz介绍的截骨术被广泛用于股骨头仍具有活性的股骨颈骨折不愈合的治疗。如果股骨头失去活性并进行了切除，可以施行多种关节成形术进行治疗。

由于早期诊断和重建骨坏死区域血运的困难，缺血性坏死导致的问题格外复杂。为了重建坏死区的血运，Bonfiglio和Voke设计了一种手术方式，将自体骨移植至股骨颈上方，进入股骨头坏死区域。Judet、Meyers和其他医生则建议使用带肌肉瓣的骨移植手术已促进愈合并对无菌性坏死进行治疗。

在可靠的关节置换假体引入前，外科医生尝试使用不同的占位器材料放置于关节面之间，协助维持截骨部位的活动度，同时避免局部成骨。表1.1按年代顺序列举了多种占位器材料。第一种有记录的占位器材料报道于1840年，由一名来自纽约的普外科医生J.M. Carnochan所报道。他在下颌骨关节面切除后放置了木块。而对于髋关节，早在1927年，Hey-Groves就已经使用象牙制作的假体进行了股骨头置换。Moore和Bohlman在1940年报道了骨巨细胞瘤切除后使用金属假体置换股骨头和股骨上段。1949年，法国的Judet兄弟使用丙烯酸股骨柄假体进行了76例关节置换。丙烯酸假体很快被引入了髋部关节内新鲜骨折的治疗中。McBride和Thomson设计了金属柄股骨头假体。很明显，这类设计稳定性不足，在经历了一段时间的试验和失误后，由Austin Moore和Frederick Thompson改良的假体柄成为了股骨颈新鲜骨折的治疗选择。这些早期假体所积累的经验对后续人工全髋关节置换假体带来了强烈影响。

虽然大多数关节外骨折都能够通过牵引获得愈合，但是老年患者长期卧床的死亡率很高。医学界很早就认识到仅使用内固定钉治疗髋部关节外骨折无法提供足够的固定效果。1914年，M.E. Preston使用螺钉和侧方接骨板固定此类骨折。使用对关节外骨折进行固定的内固定器材种类和数目快速增长。所有的内固定器材均包括固定近端骨块的螺钉和固定股骨干的侧方接骨板或髓内钉。在美国骨科医师协会（AAOS）骨科手术历史委员会1988年所提供的材料中，采集了超过80种不同设计的内固定器材，并且这份材料仍然远不完整（详见附录Ⅱ：髋关节假体历史）。

多年来，随着对内固定有效性的研究进展，越来越多的类似内固定系统得到了报道。由于关节外

表1.1 间隔物材料和医生编年史

手术医生	年份（年）	间隔物材料
J.M. Carnochan	1840	木块
A.S. Verneuil	1860	软组织
L. Ollier	1885	关节周围软组织
H. Helferich	1893	带蒂肌瓣
J.E. Pean	1894	薄铂金板
Foedre	1896	猪膀胱
J.B. Murphy	1902	阔筋膜
Homan	1906	骨膜
Lexer	1908	筋膜
R. Jones	1912	金箔
Loewe	1913	皮肤
Bae	1919	黏膜下含铬的猪膀胱
Putti	1920	阔筋膜

骨折的愈合倾向很高，只要运用得当，几乎任何种类的内固定都可以用于其治疗。

关节成形术

“关节成形术”（Arthroplasty）这一手术的最初目的是恢复强直关节的活动度。当前，关节成形术是用于制造或重建关节。这一概念的扩展包括可能情况下恢复患病关节的完整性和功能性。成功的关节成形术必须维持或恢复关节的稳定性。文献描述和应用的关节成形术有几种不同类型。关节切除成形术是最为简单的手术，通过切除关节的骨性表面和后续的纤维组织填塞关节间隙获得不稳定的关节和短缩的肢体。这一技术当前一般用于治疗感染或作为人工全髋关节置换术失败的最后治疗。关节占位成形术，通过多种技术重建关节外形后，使用假体插入关节间隙避免关节强直。半关节置换术是一种广泛用于股骨颈骨折治疗的术式，尤其常用于老年患者。该手术极少用于髋关节骨关节炎的初始治疗，因为髋臼软骨的侵蚀会导致手术快速发生失败。当代髋关节骨关节炎的手术治疗选择人工全髋关节置换术，同时对股骨头和髋臼进行置换。

虽然John Rhea Barton在1826年施行的是髋关节截骨术而非关节成形术，但是他对于该手术适应证的陈述同样可以应用于当今的髋关节成形术。

“我希望我的所作所为不要被理解成为对信念的坚持，因为这种治疗方式可以应用于所有关节强直的病例，并且这种治疗方式是明智的。我相信这一手术仅在下列情况下才是合理的：患者的一般健康状况良好，体格足够健壮；关节僵硬不受到软组织的限制；所有负责关节活动的肌肉和肌腱结构健康，并且没有与邻近结构发生粘连；导致畸形发生的疾病得到控制；手术可以通过原来的活动点或邻近部位施行，并且不会导致大多数肌腱和肌肉功能的丢失；最后，畸形或活动不便会导致患者遭受疼痛，不得不承受手术的风险”。

关节融合术的目的是在关节两侧制造松质骨面并进行坚强固定，而关节成形术的目的则是通过对骨骼末端的形态进行改造并维持其表面分离，几乎总是需要在骨块之间应用间隔材料。不同外科医生曾经使用过大量不同材料（表1.1）。在芝加哥，J.B. Murphy开发了一种可用于全身所有大关节的关节成形术，使用一片筋膜和脂肪放置于重新塑形的关节面之间。他所设计用于股骨头和髋臼的磨锉多年来被骨科医生用于该手术。1917年，William S. Baer（图1.17），约翰·霍普金斯医学院的监理人，报道了100例使用加铬条状猪膀胱作为间隔膜的关节成形术。在很短的一段时间内，“Baer氏膜”被广泛应用于关节成形术。从患者体内取下的阔筋膜也被用于髋关节成形术中的间隔膜。在治疗儿童陈旧性先天性髋关节脱位时，Colonna提出使用髋关节囊作为间隔膜并将髋关节复位的手术方式。来自赫尔辛基的Kallio在髋关节成形术中成功使用患者皮肤的真皮层作为间隔膜。

来自波士顿的Marius Nygaard Smith-Petersen在1923年开始研究用于髋关节成形术的其他材料。起初，他尝试使用玻璃臼杯，但是玻璃会破碎；接下来他使用被称为酚醛树脂（Bakelite）的早期塑料材料，同样遭受了失败。15年后，随着钴铬钼合金（活性合金）臼杯的应用，第一种没有生物反应的金属合金被用于骨科手术。Smith Petesen开展了被其称为“模具关节成形术”的手术，采用前外侧切口，同时对股骨头和髋臼缘进行处理。手术使用不同直径和深度的钴铬钼合金臼杯。手术后，患者会

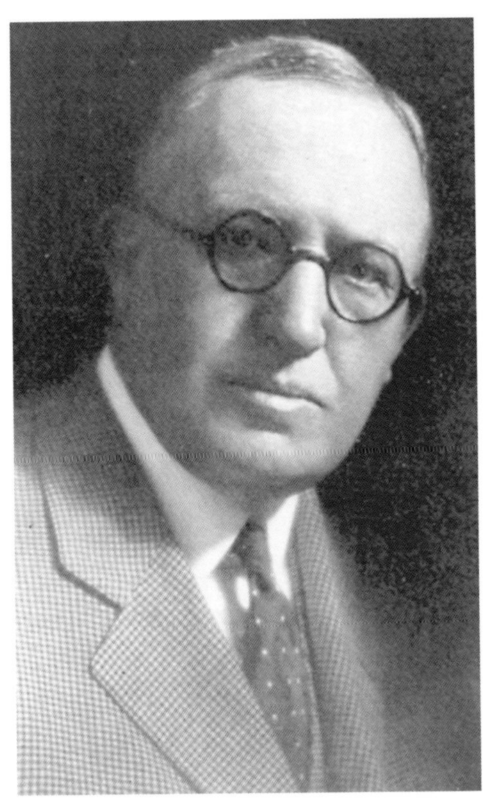

图1.17 William S. Baer（1872—1931）

长时间住院接受物理治疗和康复。术后康复的进展较当代慢得多，患者需要卧床超过3周，双腿之间需要夹枕头。手术的结果令人振奋：1000例患者中的82%获得了良好或满意的结果。Smith-Petersen的模具关节成形术成为髋关节成形术的首选。John Schwartzmann表明这一手术对于类风湿关节炎患者十分有效。

最为精巧的关节假体置换手术是由设计了双动假体的Bateman所提出的。与模具关节类似，双动假体能够提供两个活动表面：第一个关节面位于大的臼杯和髋臼之间；而第二个则位于股骨头假体和臼杯内的高密度聚乙烯表面之间。施行半髋关节置换术，使用假体替代股骨头和股骨颈，但是不对髋臼进行调整。这类假体最早在1974年引入，应用于成千上万的髋关节，获得了良好的结果，术后并发症极少。骨水泥双动半髋关节置换术用于治疗老年急性股骨颈骨折能够获得优异的假体生存率。其并发症发生率通常较低，且假体能够让大多数老年患者的余生得到满意的疼痛缓解。

早期的半髋关节假体系统为单动关节假体，在股骨头和股骨柄之间没有组配式设计，而当代半髋关节假体系统能够同时提供单动和双动的组件。理论上，双动关节假体的第二个关节能够增加活动范围，降低对本体髋臼的磨损。聚乙烯也可能引起磨损颗粒的释放，进而导致骨溶解发生。大量研究表明单动关节和双动关节的功能结果相当。双动关节通常花费更高，而估计出血量、住院时间、脱位发生率、翻修率、死亡率或感染则没有明显差异。表1.2展示了近期4个关于单动和双动半髋关节并发症和功能结果的随机前瞻研究结果。

人工全髋关节置换术

如上所述，对髋关节炎的手术治疗始于100多年以前。人工关节的早期失败是由于不佳的设计、质量欠佳的材料或机械失效，从而导致了20世纪60年代的进一步尝试，自此我们看到了人工全髋关节假体的革命性发展。在关节炎导致残疾的老年患者中，我们获得了优良的长期结果。当今，接受髋关节置换手术的年轻患者希望由此恢复生活质量和功能。

Judet兄弟的半髋关节假体和Smith-Petersen的间置模具假体为外科医生提供了髋关节重建手术的经验，刺激了新理念的形成，为改进技术和结果指引了方向。Judet兄弟在1950年如此描述他们所做的工作：

“本文的目的在于描述一种特殊的髋关节成形手术。我们将手术的理念称之为‘切除-重建’，切除病变的股骨头，使用合成塑料材料制成的人工股骨头进行置换，并将其牢固地与股骨上端进行固定。本研究基于过去三年半的300例病例数据进行”。

在他们最初发表的文章中所描述的手术过程包括切开关节、切除股骨头同时保留股骨颈，然后经股骨颈中心穿入假体，使假体股骨头与股骨颈产生铆钉。手术的早期效果良好，包括良好的疼痛缓解和活动度改善。随着早期结果被传为佳话，全世界的医生都开始使用Judet假体作为标准的髋关节置换术。在其1950年发表的第一篇文章中，Judet兄弟报道了良好的结果，半数患者在2～3个月内获得了优

表1.2 关于单动和双动半髋关节置换的随机前瞻性研究结果

作者	年份（年）	病例数	假体	并发症	功能结果
Calder等	1996	250	Cemented Thompson unipolar Cemented Monk bipolar	无明显差异	无明显差异
Cornell等	1998	47	Cemented Osteonics unipolar Cemented Osteonics bipolar	无明显差异	无明显差异
Davison等	2001	280	Cemented Thompson unipolar Cemented Monk bipolar	无明显差异	无明显差异
Raia等	2003	115	Cemented premise stem, Centrax bipolar, Unitrax unipolar	无明显差异	无明显差异

异的功能和疼痛缓解，而另一半患者的恢复较为缓慢，可能超过6个月。1952年的随访报道表明，65%因骨关节炎而接受重建的患者能够获得类似的成功率，结果优良或优异。兄弟二人自此开始撰写《髋关节切除-重建》一书，但是截止到该书的英文版在1954年的出版，问题开始出现。

Judet的髋关节假体没有遵循低摩擦假体的理念。但是，该假体仍然代表了当前应用的髋关节假体设计发展上重要的一步。

19世纪90年代工作于柏林的Themistocles Gluck表示，人体能够耐受很大的外来物体，并设计了象牙材质的人工全膝关节，使用树脂和巴黎浮岩或石膏混合物制备的水泥进行固定。Gluck的工作以长期的动物实验为基础。其临床病例来自结合或其他严重疾病造成的严重关节破坏。在1891年，Gluck是首位使用骨水泥改善象牙全膝关节假体固定效果的研究者。

不锈钢制作且相互匹配的髋臼和股骨假体直到1938年才由来自伦敦的Philip Wiles用于6名Still病患者的髋关节置换治疗。髋臼使用螺钉进行稳定，而股骨头假体合并假体并侧方接骨板和螺钉设计。随着第二次世界大战的爆发，Wiles并没有再继续坚持他的研究。

随着半髋关节置换越来越多地应用于髋关节囊内骨折的治疗，将手术扩展并包含髋臼组件变得符合逻辑。来自英格兰的McKee、Farrar和Ring以及来自美国的Haboush、Urist和McBride引入了全金属组合假体。虽然这些假体的应用给予医生更多关于全髋关节置换的经验，但由于假体松动和金属表面之间发生磨损所带来的问题，其结果并非完全令人满意。

John Charnley才是将人工全髋关节置换术发展成为有效手术的领路人——这一手术可以由任意接受良好训练的骨科医生在世界任何一个地方施行。Charnley的方法是实验室和临床多年辛勤工作的顶峰。成功实属不易。他的生活和工作在William Waugh撰写的专辑中得到完美体现。在最为重要的理智性图谱是关于低摩擦关节置换的理念。早前，所有的医生都使用与正常人类解剖相同尺寸的假体。Charnley极大地缩小了假体柄上股骨头的直径，使其直径仅为22mm，进而改善了摩擦扭矩。Muller等引入了32mm股骨头设计。来自洛杉矶的Leon Wiltsie引起了Charnley关于使用甲基丙烯酸甲酯骨水泥的关注，并且Charnley很快接受了这一观点。在最初使用聚四氟乙烯（特氟龙）材料作为关节面经历失败后，改用高分子聚乙烯获得了满意效果。随着设计、材料和技术成型，这一手术在全世界得到广泛开展，除了需要等待食品和药品监督管理局（FDA）认证丙烯酸骨水泥而被迫延迟应用的美国。在人工全髋关节发展早期的这一时间段会在本章节的“William H. Harris医生关于人工全髋关节发展史的评论”中进行强调。

Charnley在20世纪50年代普及了人工全髋关节假体固定中甲基丙烯酸丁酯的应用。虽然骨水泥的化学成分多年未变，骨水泥技术却得到了重要的发展。早期的骨水泥技术包含有限的骨床和髓腔准备。骨水泥顺行打入，除去手指填塞外几乎不进行加压。这一技术导致骨水泥渗透情况极差及假体的松动。理解了骨水泥不是作为胶水而是作为灌浆应用的特性后，骨水泥技术得到了改进。骨水泥的固定是通过机械互锁而非黏合获得的。当代骨水泥技术包括使用脉冲冲洗清理骨内、逆向植入以及加压以获得最优的完整、一体、互锁并可重复制备的骨水泥层。当代骨水泥技术的优势在瑞典髋关节登记系统中获得了优良的中长期结果。

最初，使用甲基丙烯酸甲酯作为骨水泥进行人工全髋关节置换术被认为是一项容忍度很高的手术。截骨和磨锉中出现的失误可以通过填塞更多骨水泥进行弥补。不幸的是，这会导致手术技术愈发精准，骨水泥技术则愈发严格。Robin Ling指出骨表面制备和通过加压将骨水泥压入骨内的重要性。低黏度骨水泥的引入改善了关节假体的固定效果。William Harris同样对改进的骨水泥技术应用进行了研究和推广。

Charnley对其第一代股骨柄相对较高的断裂发生率感到担忧。他认识到，远端固定良好的假体所发生的悬臂梁弯曲是导致断裂的原因。他发现改变假体横截面几何形状和总体维度能够制造出更为坚硬的股骨柄，产生不同失败的机制。随着类似发现而进行的假体设计或制作中的些许改变对假体长期效果产生了明显效果。应用骨水泥黏弹性和当代骨水泥技术而进行的当代骨水泥假体并设计改良获得了优异的中长期结果。

伴随着丙烯酸骨水泥反应所导致的问题促使更为生物的固定方法得到研究，避免骨水泥的应用，同时使用多孔表面股骨柄获得骨长入。Pilliar和Galante的研究组是这一方法的先驱。钛金属制造的股骨假体使得不使用骨水泥和多孔图层进行固定成为可能。非骨水泥假体的应用，包括股骨柄和髋臼假体，使得手术技术要求更高，手术更为精细。

使用第一代骨水泥技术植入的股骨柄发生早期失败十分普遍。这些失败源于局部骨溶解的发生。其原因最初被归结为由骨水泥颗粒引起的局部炎性反应，然而，使用非骨水泥假体后仍然没能解决这一问题。20世纪70年代，在骨水泥人工全髋关节置换术后发生的骨溶解缺损所取出组织进行的组织学检查中发现了聚甲基丙烯酸甲酯颗粒。正是由于这一发现，研究者们相信假体的早期松动是由“骨水泥病”所引起，这直接推动了非骨水泥假体的发展。

非骨水泥股骨和髋臼假体的发展关注于设计一种能够同时提供足够的初始稳定性和骨-假体整合能力的假体。股骨多孔涂层假体的早期设计为圆柱形，于股骨柄在股骨干的位置使用了广泛的涂层。这一设计能够获得良好的骨干部位骨长入；然而这会导致皮质骨萎缩和近端应力遮挡以及骨缺损的高发。患者也普遍主诉大腿疼痛，这可能是由于假体并和股骨之间的弹性不匹配。这一结果也使得假体设计中尝试获得更为生理性的股骨近端负荷。假体设计者开始关注假体干骺端部位的多孔长入表面设计，希望这一部位的生物长入能够增加生理性负荷，避免应力遮挡发生和股骨近端骨量减少。

一些早期设计的生物型股骨柄不具备环周多孔涂层，依靠前后方和内外侧的涂层斑片获得固定。这些“斑片”设计会产生大量的骨溶解从而导致此类假体频繁失败。Harris、Rubash和其他研究人员发现骨溶解的原因是聚乙烯颗粒移行至髓腔内的斑片涂层之间，从而增加了有效的关节间隙。这一理论使得假体设计产生革新，设计了环周涂层，消除了颗粒物质进入髓腔的可能。除了表面特性的类型和位置外，股骨假体设计的形状、材料和力学属性各不相同。当前市场上可以找到多种假体柄设计。这些设计可以分为三大类：解剖型、锥形和圆柱形。

非骨水泥髋臼的引入是为了解决骨水泥聚乙烯髋臼假体固定失效的问题。Charnley报道了术后12～15年，14%的患者发生了骨水泥臼杯周围连续放射学透亮线出现。年轻患者中的全聚乙烯骨水泥臼杯失败率最高。Barrack等报道了50岁以下年轻患者在12年随访时，44%发生了骨水泥臼杯的松动。非骨水泥臼杯设计为半球形或椭圆形，绝大多数设计了全多孔涂层以获得骨长入。假体通常通过压配获得初始稳定性。通过使用固定桩、假体嵴、螺钉或螺纹设计获得额外的假体附着力。压配式设计展现了优良的短期结果，使用附加螺钉固定能够获得96%的10年假体生存率。研究发现螺纹臼杯发生早期失败。随着聚乙烯磨损和骨溶解导致的失败事件得到关注，负重关节面的改进，包括高交联聚乙烯的应用，非骨水泥髋臼假体的长期生存率能够进一步获得改善。

更换负重关节面材料，包括硬对硬关节面（金属对金属以及金属对陶瓷）的开发，其目的在于降低磨损并提高全髋关节假体寿命。20世纪60年代首先使用了金属对金属关节面。材料缺陷和赤道关节面设计以及固定不良使得这些假体早期发生失败。金属关节面具有低磨损率，其磨损率仅为0.004mm/年，而聚乙烯的磨损率高达0.1mm/年。金属关节面的应用还有其他优势，包括假体厚度降低、更大直径的股骨头、更好的关节稳定性以及股骨颈与髋臼发生撞击前更大的髋关节活动度。同时有证据表明，这类关节面具有更好的摩擦学特性以及表面刮擦磨损后的自体抛光效应。由于金属关节面具有低磨损率和低脱位率，在过去10年间，针对金属关节面的兴趣再次提高。然而，金属离子的产生使得其应用存在严重的顾虑，包括钴离子和铬离子，这些离子可以在体内被检测发现。大量报道和研究关注金属关节面导致持续的软组织反应，在本文的其他章节中会进一步进行讨论。

骨料保留假体设计的出现致力于保留股骨头和股骨颈骨量。自20世纪70年代开始出现的假体改进改善了髋关节表面置换的结果；然而，对于金属对金属关节面产生的金属离子仍然存在顾虑。McMinn表明，金属对金属关节面和非骨水泥臼杯与骨水泥股骨柄匹配的混合固定方式能够获得可接受的中期结果。以任一假体组件翻修为研究终点，Treacy等报道了伯明翰髋关节表面置换假体在最少5年随访时能够获得98%的假体生存率。除了硬对硬关节面所带来的顾虑，股骨颈骨折以及年轻、活动量大的患者发生的早期失败同样影响了这种假体在美国的应用。

历史上，在20世纪70年代到80年代，患者通常在手术前1~2天入院，并在术后需要2~3天的卧床休息，术后6周内均需要部分负重，同时需要长期住院治疗。当时的手术并发症发生率高，包括感染和深静脉血栓。当前，微创和小切口手术逐渐成为趋势。除了微创手术所带来的影响外，许多有益于患者恢复的途径和方法的进展均为髋关节置换带来了有益的改变。这些改变包括综合围手术期麻醉和康复方案、术前教育、区域麻醉、多药物联合超前口服镇痛以及止吐治疗。微创手术的优势包括减少软组织损伤、避免手术显露过程中肌肉和肌腱的切割以及更好的稳定性。如果手术由经验丰富的医生施行，微创手术能否缩短恢复时间、减少失血、降低疼痛、缩短住院时间以及更快恢复功能仍然存疑。最终，微创手术的目的是改善患者的满意度和假体的寿命。计算机辅助骨科手术策略的进展改善了假体放置的最优位置选择。这些更新的微创技术是否能够改进假体长期寿命和患者满意度仍然需要长期随访确认。

当前，针对建立国家级关节登记系统的讨论繁多。关节登记系统是监测和改善预后的既有效又有力的监测系统。瑞典膝关节登记系统最初于1976年建立，1979年又进一步建立了瑞典髋关节登记系统。当前，澳大利亚、加拿大、丹麦、英格兰、威尔士、芬兰、新西兰、挪威、罗马尼亚、斯洛伐克和马拉维均建立了有效的关节登记系统。关节置换手术数量的预计增加和假体技术的成长需要规范化的客观监测方法以及来自于医生和患者的反馈。功能良好的国家级关节登记系统具有向医生和制造业提供实时反馈、提供潜在并发症预警、早期假体失效警示、降低患者死亡带来的经济负担以及基于真实时间对手术技术和假体设计进行监测的功能。逻辑上，组织控制、医生参与、数据管理和反馈机制共同存在。有趣的是，患者和总体经济所承担的翻修负担在登记系统监控国家（如挪威和瑞典）明显低于美国。经国家登记系统进行结果评估在不久的将来将成为大型关节置换更为重要的组成部分。

结论

自从Charnley关于低摩擦全髋关节假体的研究发表至今，已经过去超过50年了。这些年见证了髋关节手术的快速发展和改进，也带来了一系列的信息爆炸。关于髋膝关节手术的论文数量暴增，使得信息收集优化和骨科医生之间的交流越发必要。患者对于人工全髋关节置换手术的期望值发生了变化，更为年轻的患者对手术技术、康复和假体寿命提出了更严厉的要求。当今，髋关节置换领域已经远远超出了改善疼痛评分这一简单目标，跨入了一个崭新的领域，以满足患者对高活动量、高质量生活的需求。当代科技正尝试提供能够满足这些期望值的假体和技术，但这一目标并不是免费的午餐。当然，我们可以从过去和当今的假体系统中学到经验，包括当前关于金属对金属关节面的相关事宜。卫生经济学最终会发现在所有医疗系统中均可以使患者负担得起同时具有效价比的组合。通过年会和会员制组织，如美国骨科医师协会和髋关节协会，骨科医生能够继承先人留下的遗产并协助指导治疗，为我们的患者带来更大的利益。

附录

I 来自William H. Harris的评论

虽然许多人会将当代人工全髋关节置换诞生的日期定为1962年11月，Charnley首次使用超高交联聚乙烯作为关节面的日子，但是我们也不能忘记过去整整55年的发展，回溯至他首次将特氟龙作为关节面应用的日子，这一点十分重要。虽然使用特氟龙的经验不得不归结为严重的失败，首先应用特氟龙THR的300名患者无一例外地接受了髋关节切除成形术，这一经验也明确指导了后续工作的调整。首先，正是这些经验导致Charnley提出了低摩擦关节和很小直径股骨头的理念，这一理念影响了后续一个世纪的THR手术。另外，虽然特氟龙应用于THR的时间极短，其结果同样是关节材料进步的驱动力。虽然短期获得了成功，但是对高质量优秀结果的追求仍然使得研究者花费大量努力克服特氟龙样材料的缺陷。同时，对特氟龙材料的回顾也预示了接下来发生的第一代高分子聚乙烯THR的主要长期失败原因——假体周围骨溶解。巨噬细胞驱使的针对特氟龙颗粒碎屑的组织副反应导致广泛的骨溶解。虽然骨溶解发生的机制在当时完全不明，但是现在回忆起来，这确实也引起了我们的注意，而现在我们都知道这是骨溶解的原因。

同时，THR的发展是建立在以前的发明家和推动者在进行不同形式的髋关节重建手术中遭遇的挫折上的。截骨术曾经是一种部分成功的手术，但是THR所获得的显著成功严重地压缩了截骨术的适应证。与之类似，髋关节融合的内在局限性和手术难度代表了一批想象力丰富的髋关节医生所遭遇的挫折。因此，同样地，模具式关节成形术所需的长期住院和康复时间也造成了其相对的功能局限性。因此，只有THR在挫折中成长起来。

在早期，“金属对聚乙烯”和“金属对金属”是两种主要的人工全髋关节假体。每一种假体都能够提供大量震撼性的成功病例，但是在相对较短的时间内，金属对聚乙烯的匹配获得了胜利。回忆里，金属对金属THR在20世纪60年代没有被广泛接受，其原因与关节无关。金属对金属假体的早期失败主要是因为固定困难而不是金属对金属关节所造成的副反应。无论如何，金属对聚乙烯假体获得了成功。

值得一提的是，金属对聚乙烯THR手术的成功几乎完全归功于一个人的灵感和坚持，这个人就是John Charnley爵士。他可能是历史上最具有想象力的骨科医生了。他超凡的想象力和他超凡的“解决问题”的技巧相匹配，给医学界带来了大量的“温室”概念，包括降低术后感染、降低致死性肺栓塞的努力、大量具有想象力的手术器械的改良和发展、卓绝的设计理念，以及建立了人类关节软骨功能的独特见解，同时确定了超高分子聚乙烯作为特氟龙的替代材料制作关节面。

他开创性地使用甲基丙烯酸甲酯进行假体固定并获得了巨大成功，虽然这一成功是一系列严重误解的结果，但是这一成功同样具有巨大价值。他向一名在曼彻斯特的牙医学院从事聚合物化学研究的化学家Dennis Smith询问一种能够用于体内的灌浆材料。Dennis Smith并没有理解内环境和外环境的区别，给出了甲基丙烯酸甲酯这一答案。他的回答是建立在牙桥中丙烯酸的使用经验上。虽然牙桥用于口腔内，但并不属于身体内环境。Charnley接受了这一并不正确的答案，并进行应用，最终获得了巨大的成功。

类似地，意外发现在超高分子聚乙烯的选择中也扮演了独特而又决定性的角色。一名来自塑料公司Ruhr Chemie的销售员听说Charnley准备将塑料材料放置在人体内。他提出Ruhr Chemie制造的超高分子聚乙烯可能能够成为理想的人体内应用材料，之前这种材料被用于制造下水管。因为这种材料制造的下水管能够耐受尿便通过，它“一定”能够用于人体。这一辉煌的概念错误致使这名销售员联系Charnley，建议使用这种材料。Charnley在生物材料实验室对大多数聚乙烯材料进行了研究，但却没有研究超高分子聚乙烯。基于其他所有聚乙烯研究的失败，他拒绝了这名销售员。

Charnley的首席技术员在访谈中开了小差，在停车场与销售员见面并达成一致。这名首席技术员将在夜间，Charnley不在实验室的时候对这种材料进行研究。如果研究结果成立，这名技术员将召回销售人员。如果没有，则交易结束。

研究结果是成立的，并且在未来的38年中，这种材料意外地主宰了THR手术。

THR在20世纪60年代有3种主要的失败形式。最初的感染率非常高。Charnley报道的感染率高达9.6%。美国特种外科医院的 ·项研究报道了12%的感染率。Charnley自己主导了降低感染率的相关研究，包括经高效空气过滤器的单方向层流。Charnley能够将其感染率降低至1%以下。需要强调的是，他并没有预防性使用抗生素。

第二个主要的并发症是令人吃惊的发生率高达2%的致死性肺栓塞。也就是说，每50名因为良性疾病接受重建手术的患者中即有1名死亡。在后续的50年间，为了降低致死性肺栓塞的发生率而进行的大量工作获得了巨大进展，将其发生率降低至不足5‰。

早期第三个主要的失败机制是固定失效，无论是髋臼侧或是股骨侧。改善固定效果的工作成为了THR手术前25年的主要研究活动。

在研究中，追求良好固定效果的一项关键推动力是获得生物固定的理念提出，即不使用骨水泥进行假体固定。同时，骨床准备和使用甲基丙烯酸甲酯所获得的进展均获得了成功，除了骨水泥髋臼假体的远期松动问题。

早年间的另一个重要特点是翻修手术十分低的成功率，而感染翻修的成功率更低，许多翻修手术的不满意结果令人震撼。其原因是多样性的，包括高脱位率、高感染率以及高固定失效率。造成固定失效的潜在因素是假体植入5年以上发生的“奇怪的”骨丢失以及假体松动。

骨丢失最终得到认识，为假体周围骨溶解。事实上，这一因素被证实是独立的长期失败机制，也是人工关节假体植入后最为重要的副反应。

虽然过程缓慢且不情愿，但医学界开始认识到假体周围骨溶解带来的巨大不良影响。这一因素逐渐成为排名首位的失败机制，即使假体固定技术获得了如此之多的进展，松动仍然一如既往地发生。另外，业界最初坚持认为假体周围骨溶解仅发生在使用骨水泥的情况下，非骨水泥假体周围发生的骨溶解现象迫使业界对这一过程进行重新评估。

然而，随着时间的推移，越发明确的是，任何颗粒的产生都可能导致假体周围骨溶解发生，而聚乙烯颗粒产生的巨大影响被证实是主要原因，其效果甚至超过甲基丙烯酸产生的颗粒。

一项详细广泛的基础研究表明颗粒碎屑中的亚微米颗粒会被巨噬细胞吞噬。巨噬细胞无法降解或清除颗粒碎屑，因此进一步产生细胞因子和酶，以期从机体内清除这些颗粒碎屑。在这一过程中，成纤维细胞参与并产生过多的细胞因子和酶，最终这一新环境使得破骨细胞被激活。假体周围骨溶解由此发生。

THR 55年历史的第二阶段，是自超高分子聚乙烯被引入的1962年到世纪交汇的日子，与降低深部感染的进展、降低致死性肺栓塞的进展、获得长期股骨和髋臼假体固定的显著进展以及替代关节面的广泛引入密切相关。

第三阶段具有完全不同的特点。在第三阶段的第一个10年，两种替代关节面材料获得了十分优异的表现，包括金属对高交联聚乙烯和陶瓷对陶瓷关节面。这些旨在减少关节部位颗粒产生的进步与固定技术的超凡进展同时获得了高度的成功，能够缓解疼痛，恢复功能，并维持假体的耐久性。

而第三种替代性的关节面——金属对金属，则被证实是完全不同的问题。

奇怪的是，即使没有发生被业内广泛发现的颗粒碎屑副反应，使用金属对金属人工全髋关节假体的患者也要面对另一种危机。无论患者接受金属对金属表面置换或是传统的全髋关节置换手术，都不得不面临这类问题。问题在使用大直径球头的组配式金属对金属THR假体时格外突出。改用金属对金属关节面重新引起了业界对表面置换的兴趣，但金属对金属产生的碎屑反应明显减少了世界范围内表面置换的接受程度。

当前的数据表明边缘磨损是产生金属颗粒碎屑

的主要原因，加速的裂隙腐蚀是假体耳轴处成为产生金属碎屑主要部位的原因。

鉴于当前估计有100万人使用金属对金属THR行走，而金属颗粒导致的不良组织反映明显增加，二者共同带来了THA所需要面临的最具挑战性的问题。发生严重金属对金属碎屑反应的患者可能不仅要面对假体周围骨溶解的问题，同时还需要面对的问题包括大范围的肌群破坏和偶发的主要神经干破坏。罕见问题还包括全身金属中毒，累及脑、视觉和心脏。骨科协会和监管部门如何处理这一棘手问题将成为考量重建手术和监管部门质量和效率的重要因素。

附录

II 髋关节假体发展史图鉴

以下图片来自本书的先前版本。我们以前的作者，医学博士Leonard Peltier医生提供了这份精彩的展示图鉴，命名为“髋关节假体发展史图鉴”。这些图片最早由AAOS髋关节假体收藏所提供，展示在位于伊利诺伊州罗斯蒙特的学院大楼内。经AAOS同意，我们使用并展示这些图片，使当代骨科医生能够了解我们的先驱对当代人工全髋关节置换术设计理念所做出的贡献。我们同时感谢“髋关节手术发展史”章节的作者提供的大量图片。

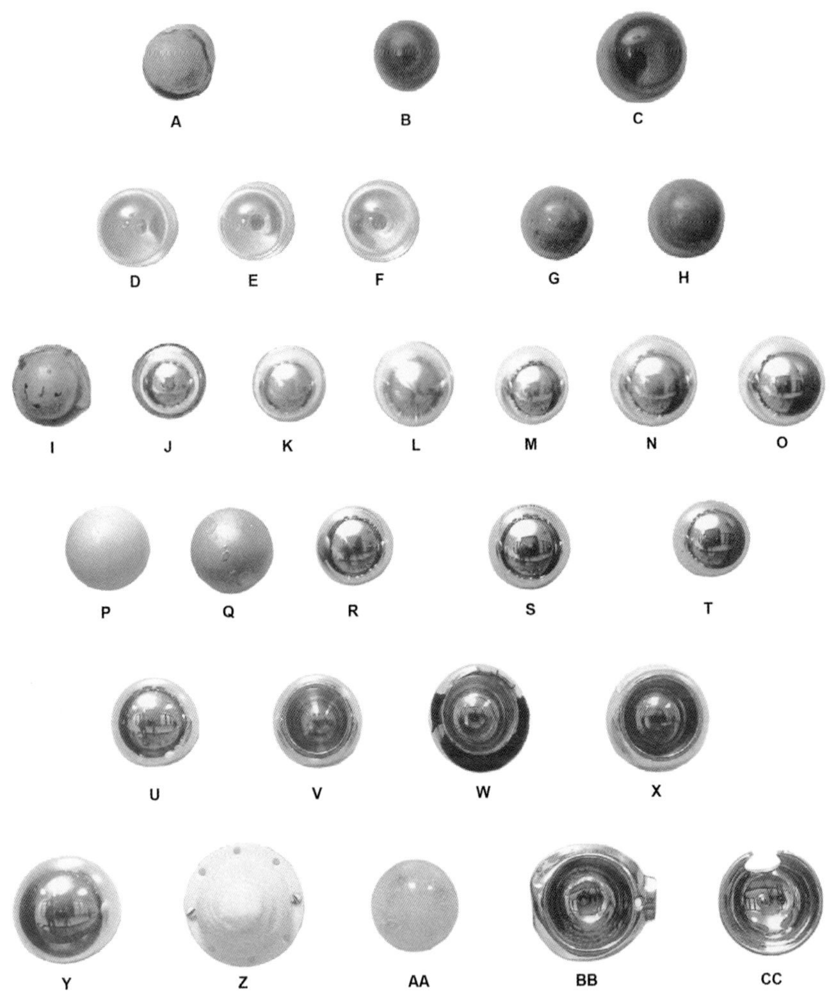

图1.1 臼杯成形术。虽然这不是美国首先应用的关节成形术，但是Smith-Peterson臼杯成形术是第一种髋关节表面置换的推广应用尝试。A. 1923年最初的Smith-Peterson臼杯石膏模型。使用蜡作为模板，利用石膏夹板制作玻璃模具。B、C. 由于最初使用赛璐璐材料（Viscaloid），这些臼杯经过试验和临床验证发现会产生严重的一体反应。这种材料遭到摒弃，并且经过8年时间才获得成功。D ~ F. 1933年到1936年的时间代表了玻璃材料的回归，其商品名为派热克斯（Pyrex）。D. 未成形模具，E. 无应力模具，F. 用于一名活动量明显的女服务生体内25个月后取出。臼杯取出后使用钴铬钼合金进行翻修，而与其他17例相比，这是唯一一例玻璃没有发生碎裂的臼杯。G、H. 未使用的和体内取出的人造橡胶臼杯。唯一一例植入的假体是一名加油站工人，利用髋关节产生的摩擦音提示他的客户需要润滑服务。I ~ K. Smith-Petersen博士的牙医，John Cooke博士推荐使用钴铬钼合金进行模具关节成形术。I. 最初的模具，结果并不令人满意。J. 带有外周边缘防止内陷的假体模型，但从未植入体内。K. 1938年到1952年正式使用的最终型号。L ~ O. 19年后取出。P ~ T. P是用于制造Q的熔蜡制造模型，采用未进行抛光的钴铬钼合金铸造。R是最终的产品，经过8小时的机械抛光。S、T. 分别为使用11年和20年。注意在使用后出现的高度抛光。U ~ X. 全髋关节置换假体出现前使用了数十年的类似臼杯置换假体。Y：Liang在1960年使用钛合金制造了相同的模具。Z、AA. 使用类似设计的后期模型。BB、CC. Albee和Pearson在1940年到1944年间设计并植入了钴铬钼合金的臼杯（BB），而Urist的设计自1951年开始应用（CC）

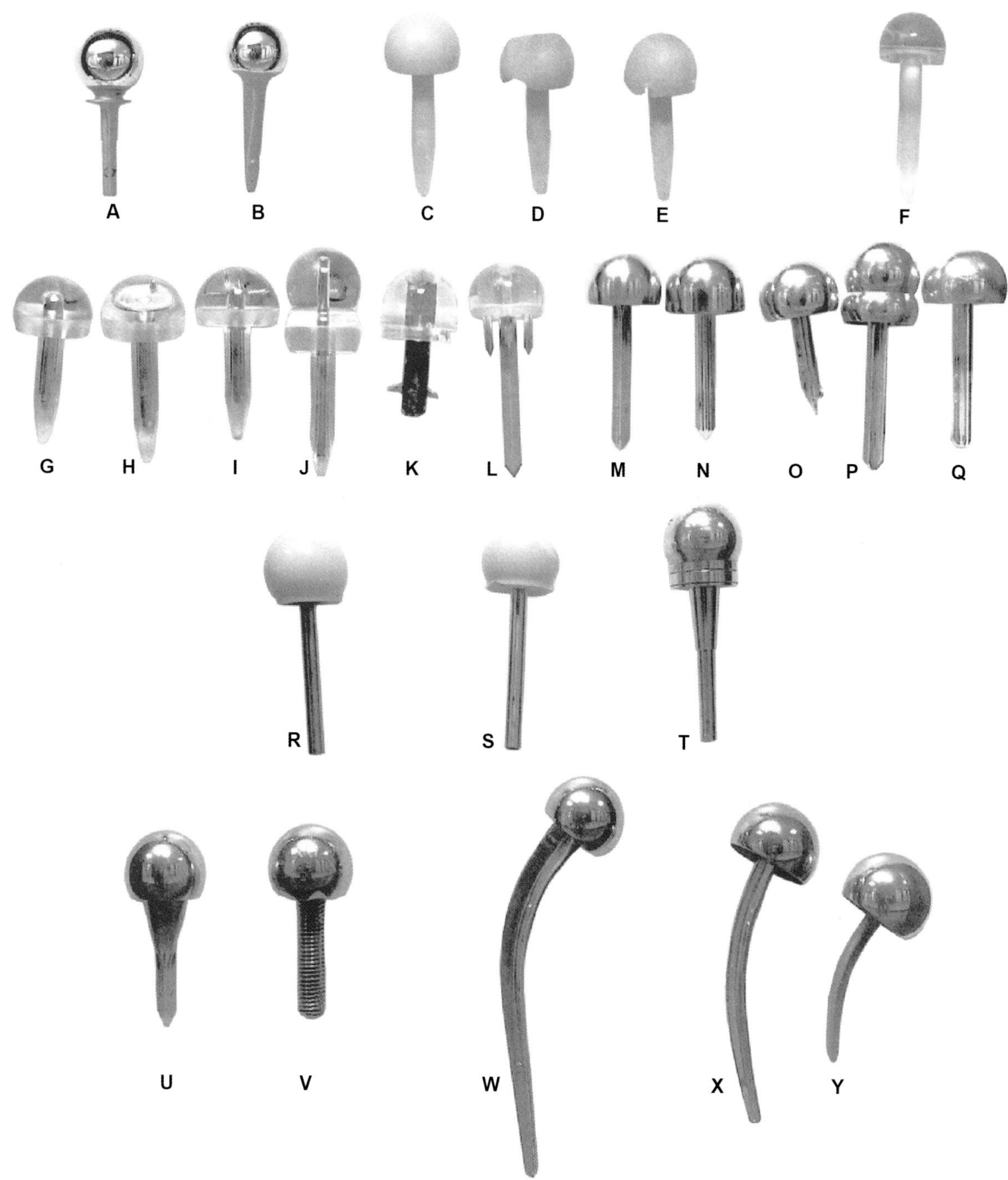

图1.2　短柄股骨头假体。短柄股骨头假体是人工全髋关节假体的重要组成部分。如Charnley所描述，这种假体在载荷能力上存在缺陷。A、B. 最初由Hohlman在1939年和1940年制造的钴铬钼合金假体，分为最初（A）和改进（B）版本。C ~ F. 约在1946年，Judet使用丙烯酸-聚甲基丙烯酸甲酯再次开始了短柄的设计。在室温下加压定模后，丙烯酸如图C所示并不透明。剪切应力导致股骨头腐蚀并造成髋臼唇悬出的部分发生典型磨损。D、E. 术后2年取出。F. 在更高的温度和压力下铸模成型能获得清澈的丙烯酸材料。G–L. 图示对最早的丙烯酸设计进行的改进，包括金属加强的股骨柄和辅助固定翼。M ~ Q. 这些假体柄未经设计者确认，但却是同时代的产物，属于将Smith–Petersen髓内钉与实心或中控股骨头臼杯进行焊接的假体。注意增加的固定翼和沿导针的插入孔。R ~ T. 这些假体柄代表了材料的调整。Roger Anderson设计了尼龙球头假体。不幸的是，尼龙可能会在体内发生抗张力强度的丢失并产生材料损失、维度形态改变和严重的相关组织反应。U、V. 这些假体在1950年由J. E. Thompson设计，因其形状而被称为电灯泡假体。注意实心的股骨头和短缩的光滑（U）和螺纹（V）假体柄设计。W ~ Y. 密歇根州休伦港的Charles Townley重新设计了基本的短柄股骨头置换获得更好的髓内固定。新设计很大程度地对最早的假体柄长度进行了短缩，并最终与髋臼假体合成了人工全髋关节假体

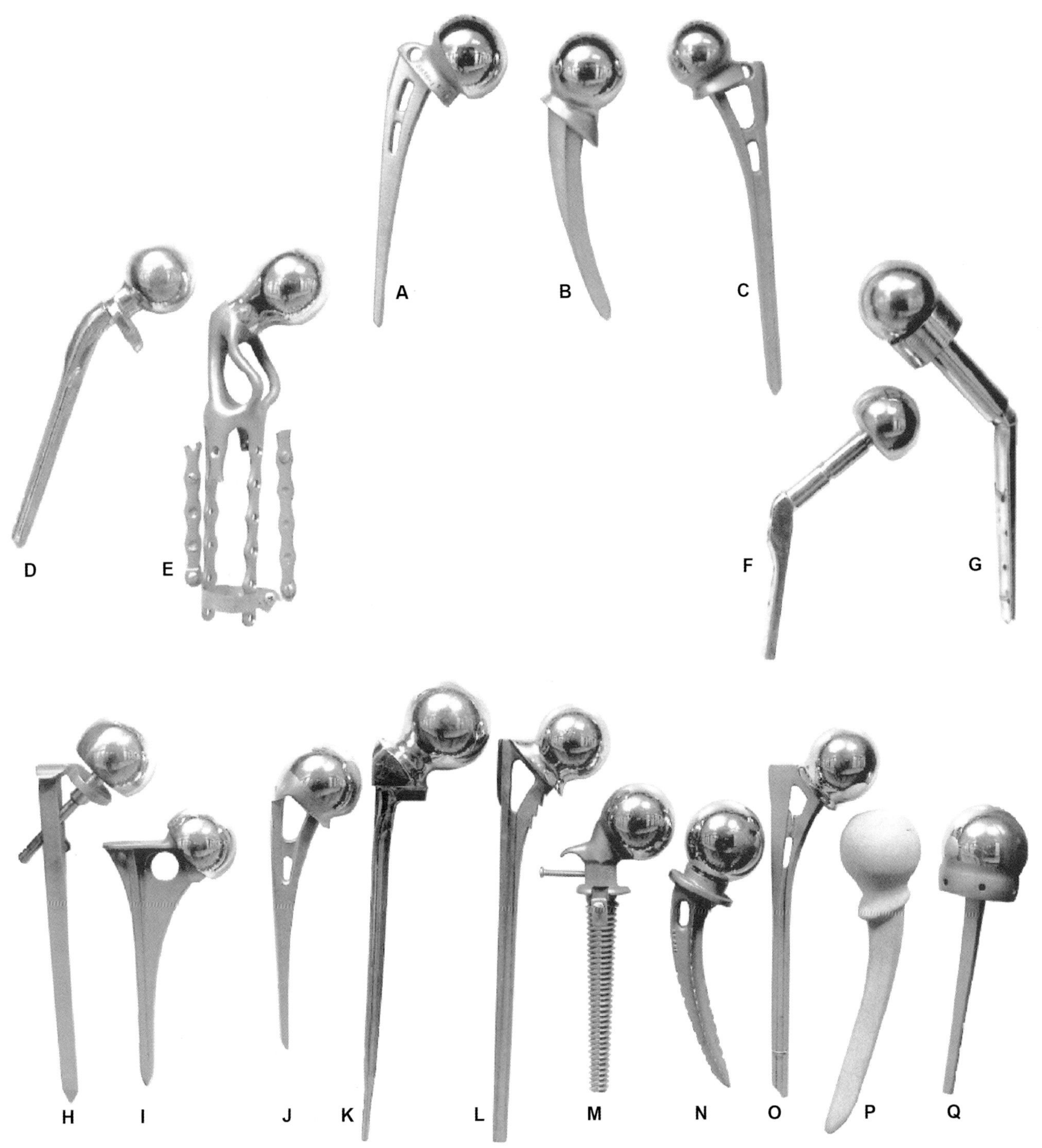

图1.3 长柄股骨头假体。长柄股骨头假体在20世纪50年代开始流行，出现了多种设计上的改变。A～C. 1950年，Moore基于Bohlman的经验在假体柄上开窗从而降低假体的重量（A）。1951年F. R. Thompson设计了类似的无开窗假体（B），1961年出现了Moore设计的改良（C）。长柄具有自锁定的优点，直行的工字梁假体柄植入弯曲的髓腔内，骨碎片会穿过假体柄的开窗，从而在植入后发生骨长入。D. Eicher在1951年设计的髓内假体柄。E. 1940年，Moore设计了股骨上端1/3的置换假体以治疗巨细胞肿瘤。Bohlman为设计提出建议以降低其总体重量。这一复制品由来自得克萨斯州圣安东尼奥的Walter G. Stuck博士用于一个类似病例的治疗。在假体柄远端发生骨折前，该假体在体内放置了20年。F、G. 知名的器械制造商Jaenichen和Collison设计了带有侧方接骨板的多段耳轴假体。H～O. 这些假体柄代表了对最早期提出概念进行的额外改进。1952年的Lippman假体（H），1960年的Jergensen假体（I），1947年的Michele内移假体（J），1947年的Leinbach假体（K），Townley假体（L），1948年的McBride带螺钉假体（M），Scuderi耳轴假体（N），Cathcart椭圆球头假体（O）。P、Q. Smith-Brown实验性陶瓷假体（P）和1973年的用于特定病例的Aufranc股骨干假体（Q）

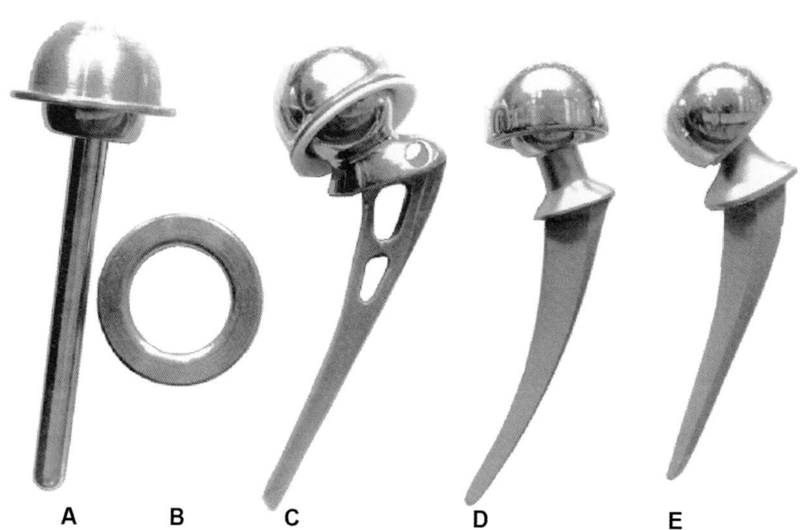

图1.4　双动假体。早在1950年就已出现的双动臼杯。早期使用特氟龙制作内衬，但是其不良的力学特性和后续的生物学反应引发了对更好关节面材料的探索。20世纪60年代，Charnley发现了高分子聚乙烯并将其用于多种关节设计。A ~ C. 1950年前后的McKeever-Collison产品。关节面（B）为特氟龙材料。Trease在1960年设计了这种特氟龙内衬臼杯（C）以匹配Moore股骨柄。D、E. Gilbert和Bateman设计了聚乙烯双动臼杯。这些设计来自1973年

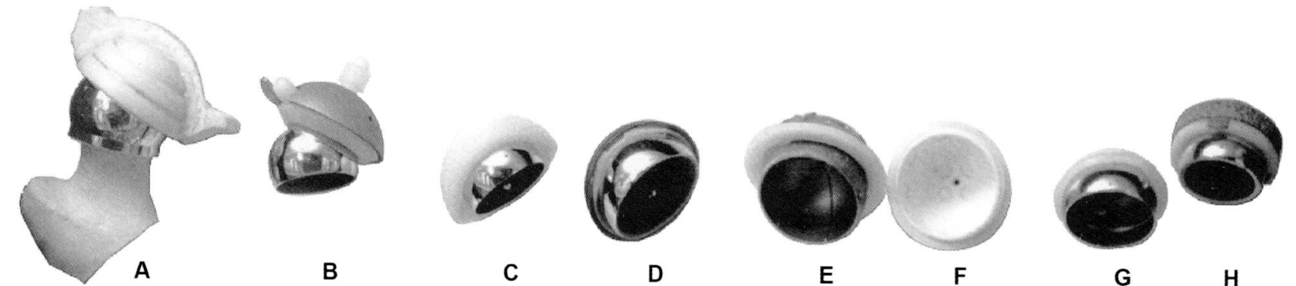

图1.5　表面置换假体。表面置换假体对股骨头和髋臼进行置换，但不进入股骨随迁，其研究探索始于20世纪70年代。关于保留表面置换股骨头的骨活性、大尺寸假体导致的髋臼骨缺损最终进展出现假体松动以及股骨颈骨折仍然是大多数研究中出现的问题。应当注意的是，在多孔骨长入涂层出现前，丙烯酸甲酯固定是最为常用的关节面固定方式。A. 1971年意大利的Paltrinieri-Tretani假体。B. 1979年M. A. R. Freeman设计的假体。注意带翼的聚乙烯假体桩的使用替代了臼杯的骨水泥固定。C、D. 在20世纪60年代晚期至70年代早期由来自印第安纳波利斯的Eicher设计的Indiana Conservative Cup假体，该假体在20世纪70年代后期由其学生William Capello重新设计。注意髋臼内衬的金属背衬。E、F. 最初的Wagner设计使用金属股骨头、金属背衬聚乙烯臼杯和低表面金属背衬。G、H. 来自UCLA的Harlan Amstutz在20世纪70年代后期对其THARIES骨水泥全聚乙烯臼杯表面置换假体（G）进行持续改良，直至90年代早期多孔骨长入的出现，如（H）图所示的臼杯固定表面

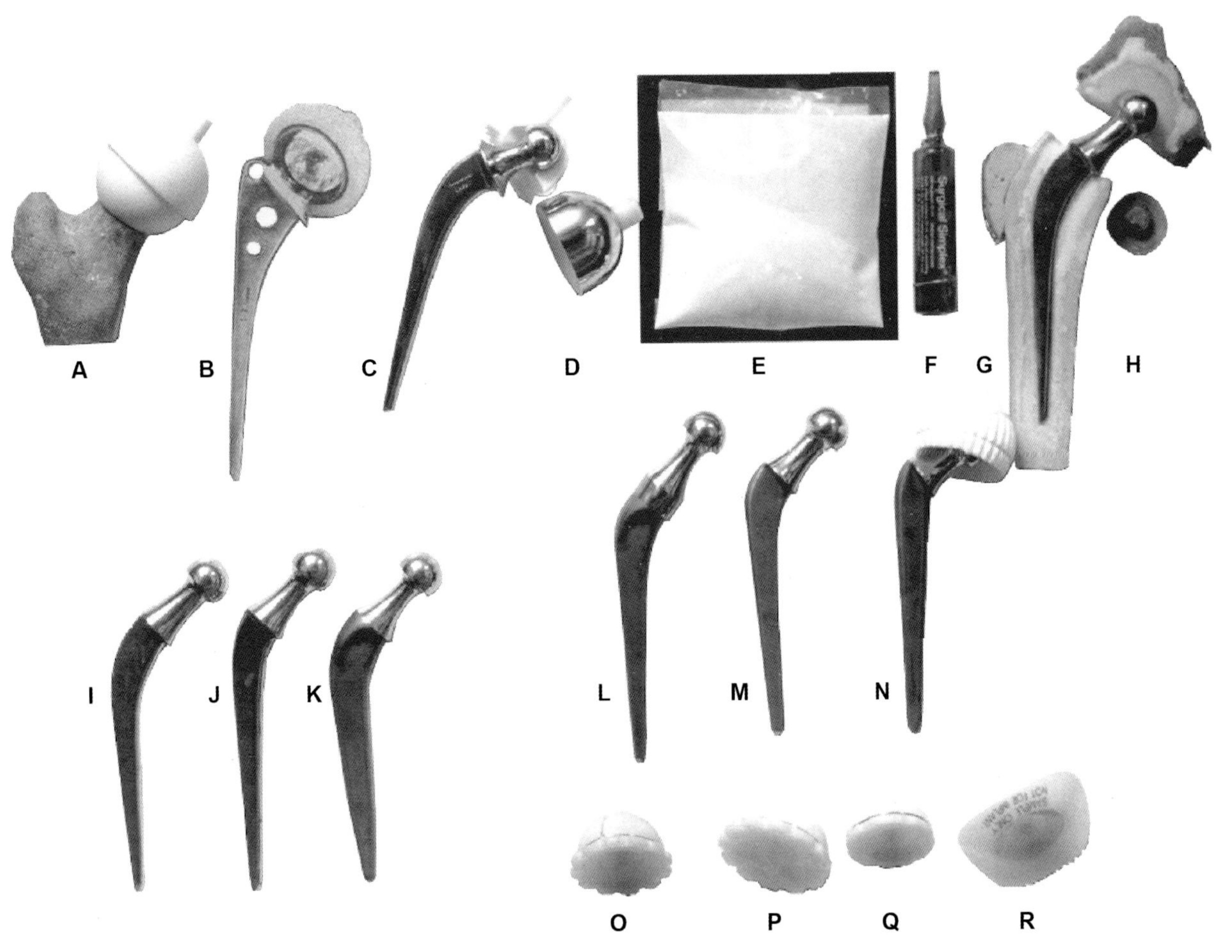

图1.6 Charnley人工全髋关节假体。John Charnley爵士对髋关节置换的众多方面进行了研究、普及，使其在某些方面达到完美。他对髋关节手术的科学和技术作出了许多最早期的贡献，包括使用的材料和假体固定方式以及假体的设计。他进行了艰辛的工作，以降低手术并发症和术后死亡率。他所提出的低摩擦人工关节的理念使其被称为人工全髋关节假体之父。A～C. 最初使用的特氟龙，这种聚合材料易碎且不实用。特氟龙会快速产生磨损碎屑，这种碎屑会产生明显的组织反映。A. 1958年最早的Charnley表面置换假体，采用压配固定。B. 采用大球头和压配固定假体柄，与特氟龙臼杯匹配（1958—1960）。C. 采用了较小的球头（22mm）可以产生较低的摩擦扭矩，这是由Charnley作为先驱在1960—1962年所提出的。图示取出的假体显示出纵向劈开的特氟龙臼杯产生了广泛的磨损。使用聚乙烯作为关节面（D）是Charnley的另一项明显贡献，在当代的人工全髋关节假体中仍然有所应用。1963年，一种压配式金属背衬聚乙烯臼杯得到应用。E、F. 最早使用的甲基丙烯酸甲酯粉末和单体，如今仍在应用。G. 骨水泥Charnley股骨柄和聚乙烯臼杯的断层。H. 墨西哥帽的线网设计用于插入髋臼内侧壁的中心孔，使得髋臼软骨锉位于中心。使用这一器械避免骨水泥溢出进入喷枪。I～K. 对最早的Charnley股骨柄进行的改进。I. 标准的圆形柄、直形柄（J）和在外侧肩区带有增加骨水泥加压效果前后翼的眼镜蛇形柄（K）。L～N. Charnley假体系统的进一步改良。O～R. 臼杯设计的改良包括增加放射学显影线（O）、延展后壁减少脱位（P）、较小尺寸的非同心内衬以增加预期磨损较大部位的材料厚度（Q）以及带有外周翼的Ogee臼杯设计，用以在假体置入过程中对骨水泥进行包容和加压（R）

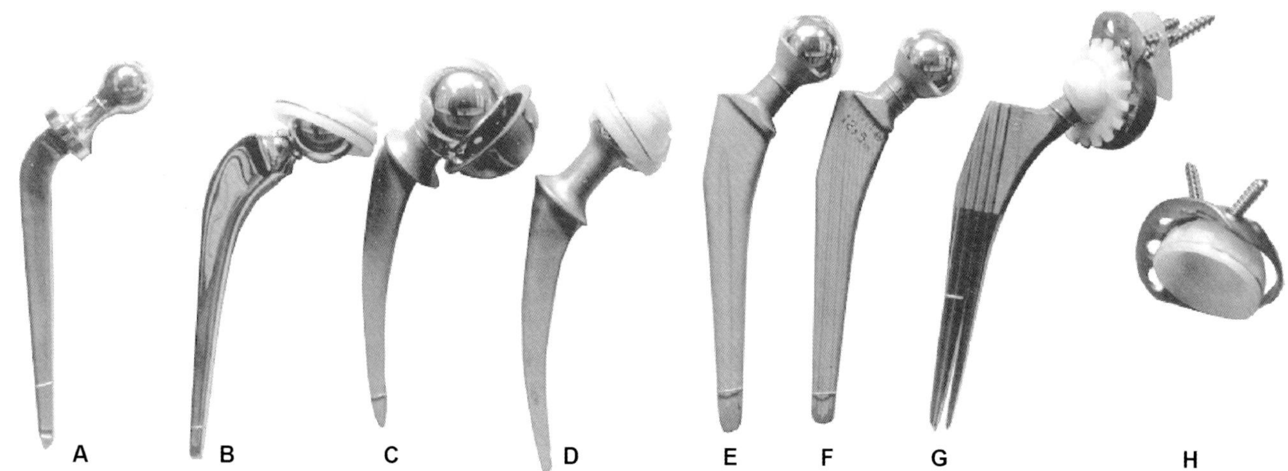

图1.7 Muller人工全髋关节假体。Maurice E. Muller在20世纪60年代对其假体设计进行了改进。A. 1961年，使用小直径股骨头的细直径弯曲假体柄和特氟龙内衬，压配固定。B. 1963年更换为聚乙烯关节面。假体采用骨水泥固定。注意股骨头下表面的开孔有聚拢磨损碎屑的作用。C. 金属对金属关节，可以使用聚乙烯内衬放置于标准股骨头和髋臼关节面之间。D. Charnley–Muller股骨柄具有香蕉的形状，同时使用聚乙烯臼杯，这种假体在20世纪70年代很流行。E、F. 1977年引入的两种改良的Muller直柄假体。此类股骨柄具有纵行的嵴。G. 1988年生产的非骨水泥自锁系统。该系统同时具有早期设计的嵴，同时增加了适应压配的远端涂层针、组配式假体领以及组配式钴铬合金或陶瓷股骨头，同时使用金属背衬多孔表面臼杯，辅助钛合金螺钉。H. 1977年开始使用的臼顶加强环，在髋臼骨量不足以把持骨水泥臼杯时，使用螺钉固定于髂骨和残余髋臼骨。使用骨水泥将聚乙烯臼杯固定于加强环

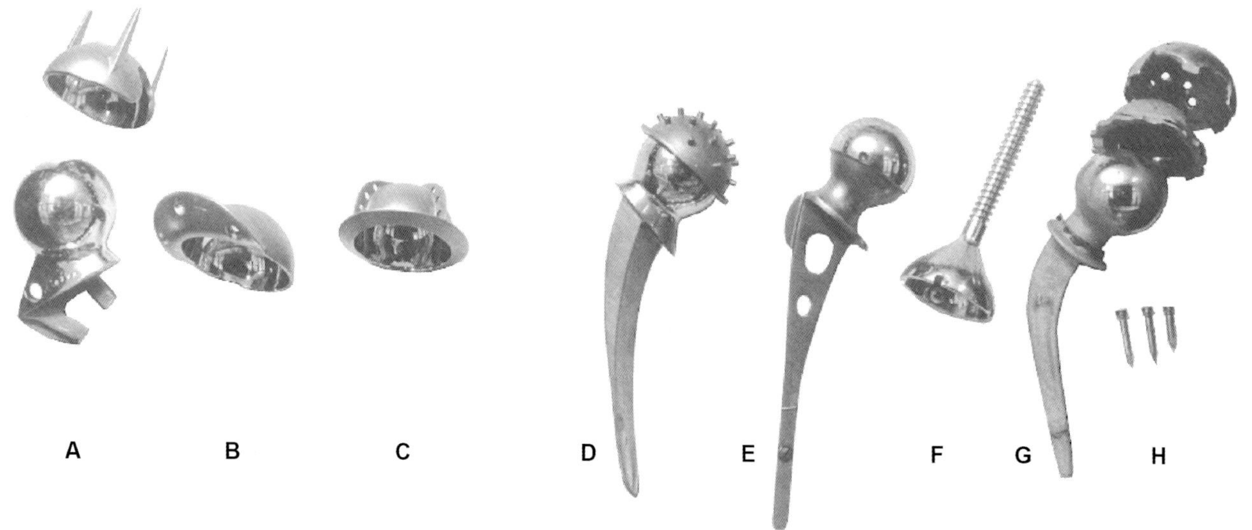

图1.8 金属对金属人工全髋关节假体。金属对金属关节最早出现于20世纪50年代，在20世纪60年代得到了进一步改进。在20世纪90年代，关于聚乙烯磨损碎屑的顾虑重新唤起了对这种关节的兴趣。A～C. 这些臼杯经机械固定于骨盆，最初设计用于髋臼假体。然而，这些假体也被用于无极Moore和Thompson假体的金属对金属关节面：Urist，1951（A），Gaenslen，1953（B），McBride，1961（C）。D. 第一种普遍应用的金属对金属全髋关节假体为McKee–Farar假体。E、F. Ring设计了一种带有粗大螺纹柄的髋臼假体，固定于髂骨，有时也横行穿过骶髂关节。G、H. Buff、Barclay和Scales设计的Stanmore髋关节使用两件式髋臼杯，在手术中进行组装

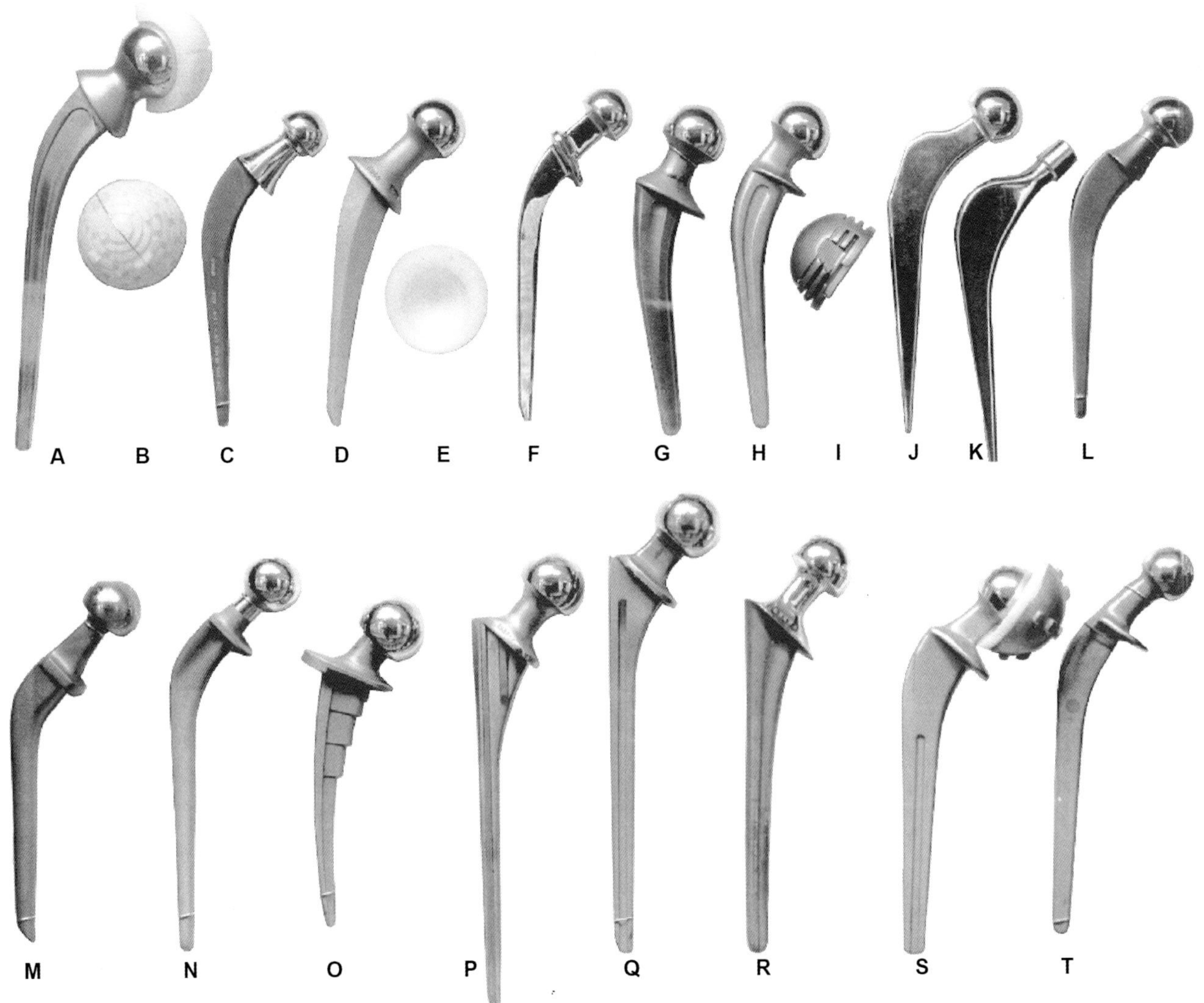

图1.9 骨水泥人工全髋关节假体。文献报道了百余种基于早期先驱性理念的骨水泥人工全髋关节假体设计。在20世纪70年代晚期，似乎每一项工程学发现都会带来新的假体柄设计的更新。A. 德国的Bucholz设计了这一款38mm球头、I形大梁假体柄的髋关节假体，假体柄的内弧度十分尖锐。髋臼直径比球头大1.5mm，在臼杯前部有椭圆形的凹陷。B. Bucholz的另一款臼杯设计。C. 来自加利福尼亚的Bechtol制造了美国第一款Charnley型假体柄。其股骨头尺寸为25mm。D. 波士顿的Otto Aufranc和Roderick Turner设计了Aufranc-Turner假体柄，其特点为32mm球头、椭圆形股骨颈截面以及股骨柄边角处的尖锐边缘处理。E. 图D中的聚乙烯臼杯设计。F. 加利福尼亚的Harlan Amstutz设计了Trapezoidal 28假体，其特点为头颈部的梯形截面。后期的设计使用了方形截面设计。G. CAD髋关节（计算机辅助设计）具有32mm球头和宽大的短柄设计，假体边缘的弧度更为平缓。H、I. HD-2股骨柄，由波士顿的William Harris博士设计和推广。这款股骨柄经过锻造成型，具有宽大的颈领和较小的假体柄外形。金属臼杯可以进行聚乙烯内衬的更换。J、K. 来自英国Exeter的Robin Ling设计了一款无领的假体柄（J），具有双平面的锥形表面。这一设计使得假体能够在骨水泥壳中下沉。后期的设计（K）则具有抛光的表面特点。L. 由Augusto Sarmiento博士设计的STH髋关节模拟了Charnley的设计，但使用钛金属进行制造，是美国首款使用钛金属制造的全髋关节股骨柄。M. 来自纽约的医学博士Phillip Wilson和理学博士Al Burstein设计了DF-80假体，旨在使用假体填充80%的髓腔直径。N. 与爱荷华大学的工程师共同设计的IOWA髋关节假体由同时身为外科医生和假体设计者的Richard Johnston进行了推广。这款假体的特点包括圆柱形的股骨柄远端以及圆形边缘，旨在减小骨水泥的张力集中。O. 密歇根的Charles Townley博士设计了这款具有异常宽大近端平台和颈领以及梯度锥度的股骨柄。P~R. 假体柄的疲劳断裂引发了使用I型大梁结构加强股骨柄强度的尝试。同时针对减小骨水泥张力进行了进一步改良，如Mitchetti-Brown（P）股骨柄。科罗拉多州丹佛市的Mack Clayton设计了具有远端锥度加强I型大梁的假体柄（Q），而Rocco Callundrucio博士设计的Titan股骨柄则具有扁椭圆形的截面特点。S. Indong Oh设计了这款假体柄，旨在向骨水泥提供压缩应力。T. 该股骨柄设计与Charnley股骨柄具有类似的几何形态，同时具有颈领。U~X. 20世纪80年代的假体改良表现为增加股骨柄的纹理以改善OC股骨柄与骨水泥之间的交锁。通过在假体柄远端增加中置器使得假体柄能够位于髓腔中央，这样能够形成均匀的骨水泥壳。另外，这一时期的假体设计引入了头颈组配式设计。自这一时期开始的许多设计改进一直沿用至今。虽然这些改进给手术医生提供了不少优势以及更多的假体选择，但最终还是发现了其缺点。这些缺点在本书的多个章节中均有所描述。精确的髋关节假体同时具有近端和远端中置器以及股骨柄近端的大纹理（U）

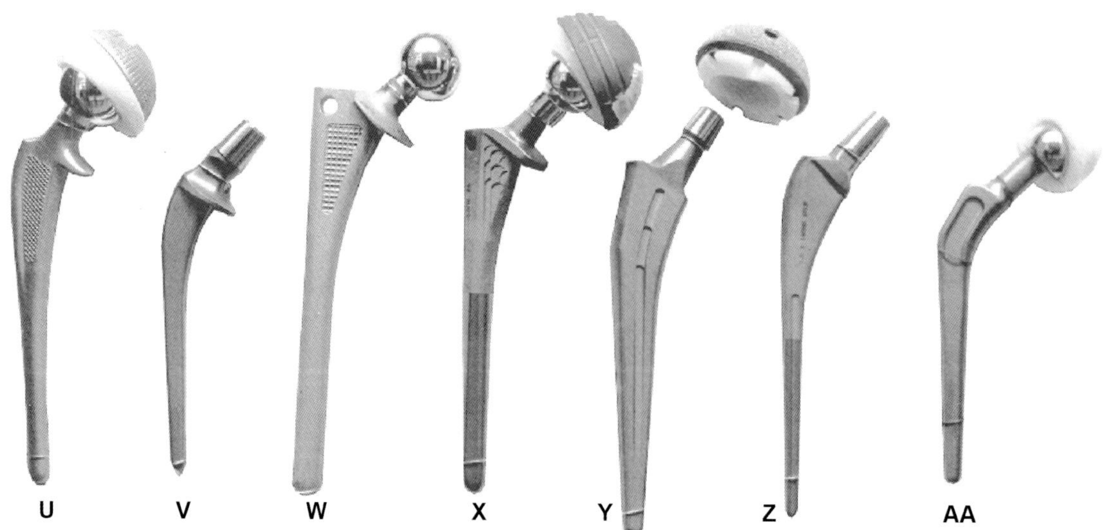

图1.9（续） V. 展示了一款与Charnley股骨柄几何形态相似但带有颈领的假体。骨水泥髓内锁定股骨柄（CML）（W）使用了预制的聚甲基丙烯酸甲酯中置器，同时具有类似于Proforma股骨柄（X）的近端大纹理。Y. 该股骨柄的特点包括圆盾的锥度外形以及抗旋转的纵行沟槽。注意该假体的无领设计。Z. 假体柄近端喷涂改善骨水泥与假体柄的结合是William Head博士和Thomas Mallory博士设计的Mallory-Head假体的特征。AA. 纽约的Nas Eftekhar博士对Charnley型假体的股骨颈角度和近端股骨柄进行了改良

图1.10 金属涂层的人工全髋关节假体。骨科医生对于终结骨水泥作为第二固定物质并获得骨与假体直接固定的尝试自20世纪70年代起至20世纪末都没有停止过。由于股骨柄稳定性的力学需求、骨假体相互位置关系以及界面生物学特性所提出的问题，定期对假体设计进行多方面改良才是延长假体使用寿命的方法。A~C. 法国的Gerald Lord设计了Madreporique假体（A），具有直视下的珠状表面和全长涂层。取出骨长入良好的股骨柄是一项艰巨的工程。该假体柄的后期版本结合了粗糙表面和纵行沟槽以提供旋转稳定性（B）。在20世纪70年代、80年代和90年代，欧洲的主流设计采用带螺纹臼杯进行髋臼固定。许多美国医生使用这种臼杯均得到了很高的移位和松动率。D、E. 佛罗里达的在20世纪70年代设计了这块不锈钢假体。股骨柄上的耳轴可以匹配聚乙烯球头，带有长嵴的髋臼假体具有多孔表面并匹配聚乙烯内衬。F~S. 第一代当代非骨水泥股骨柄具有多种不同的设计理念，有些理念甚至相悖。Emmet Lunceford博士是使用多孔表面股骨柄的先驱，他和Pillar以及Engh设计了解剖型髓腔锁定股骨柄（Anatomic Medullary Locking Stem）（F）。这款假体的特点是具有不同长度的多孔涂层（近端、图示的5/8以及全涂层）。该股骨柄与带有抗旋转加强嵴的多孔涂层臼杯匹配。其中一款获得了巨大商业成功的早期非骨水泥设计为多孔涂层解剖假体（PCA），由David Hungerford和Robert Kenna所设计（G）。这款假体具有解剖外形，在假体近端的1/3采用了环周的珠状表面处理。臼杯在其外上表面具有两个小的多孔固定桩，增加旋转稳定性。H. 另一种可以使用螺钉固定的螺纹臼杯。直柄股骨假体（波士顿的William H. Harris博士和芝加哥的Jorge O. Galante博士共同设计：H-G髋关节）使用了纤维金属作为多孔涂层（I）。涂层为非环周设计。这种设计使得关节磨损碎屑随着时间推移而进入髓腔。髋臼假体同样采用纤维金属骨长入表面处理。注意前方留置螺钉的钉孔。使用螺钉加强臼杯稳定性的特点是一种创新的举措，最终被多数髋臼假体设计采用，实践证明这一设计在髋臼假体翻修过程中格外使用。明尼苏达州明尼阿波利斯的Ramon Gustillo博士和Richard Kyle博士设计了Bias假体柄（J、K），同样在近端采用了斑片样纤维金属表面。其股骨柄长度较大多数其他第一代非骨水泥股骨柄设计更长，同时基于髓内钉的设计理念，假体柄具有弧度以适应髓腔峡部区域的形态。其臼杯特点包括光滑的固定桩和加强螺钉固定。法国的Roy-Camille设计的微型Madreporique股骨柄（L），与图1.10（A）中的Lord股骨柄相比，其表面珠状涂层的直径更小，涂层范围也较小。密歇根州Port Huron的Charles Townley博士未近端珠面涂层假体增加了侧翼以增加其旋转稳定性（M）。N中所示股骨柄的内外径十分宽大，采用无领设计，与Muller柄类似。密苏里州圣路易斯的Leo Whitesides设计了一款极近端涂层带侧翼的假体（O），如图1.10（M）所示。其他创新型改进包括预制的甲基丙烯酸甲酯袖套，可以在股骨柄远端放置，用于股骨干骺端格外宽大并与骨干髓腔不成比例的病例，以填充髓腔。同时注意髋臼内下方去除的部分。设计者认为这能够改善活动度，减少撞击发生。Perfecta股骨柄（P）采用钛金属喷浆作为近端骨长入表面，同时在髋臼周围应用小的侧翼以增加稳定性。Omniflex股骨柄（Q）在远端采用子弹样的尖端设计，应用组配理念，能够改善骨干的填充同时降低假体硬度，其设计理念与（O）图中的假体柄类似。R图是一款生物固定臼杯和组配式聚乙烯内衬的顶端视图。其解剖型股骨柄（S）设计用于匹配股骨近端的双弧度，改善干骺端的填充并增加旋转稳定性。多孔钛纤维金属涂层仅环周出现在假体近端1/3。T. Roy-Camille微型Madreporique非骨水泥通用股骨柄和臼杯。U. Omnifit股骨柄使用近端多孔涂层并匹配全新设计的臼杯。注意臼杯中心和外周部分的几何形态区别。没有采用螺钉孔或其他稳定性加强结构。该臼杯设计采用打压压配固定。V. 一款螺纹凹槽螺钉固定臼杯。W. 无领的解剖型近端置换假体（APR），由加利福尼亚州洛杉矶的Larry Dorr博士设计。该股骨柄的特点包括颈领和近端斑片涂层。X. 股骨柄的几何形态基于髓腔的维度适应性和大量的股骨尸体样本研究。Y、Z. Optifix是一款采用钛金属珠状表面涂层的无领假体柄

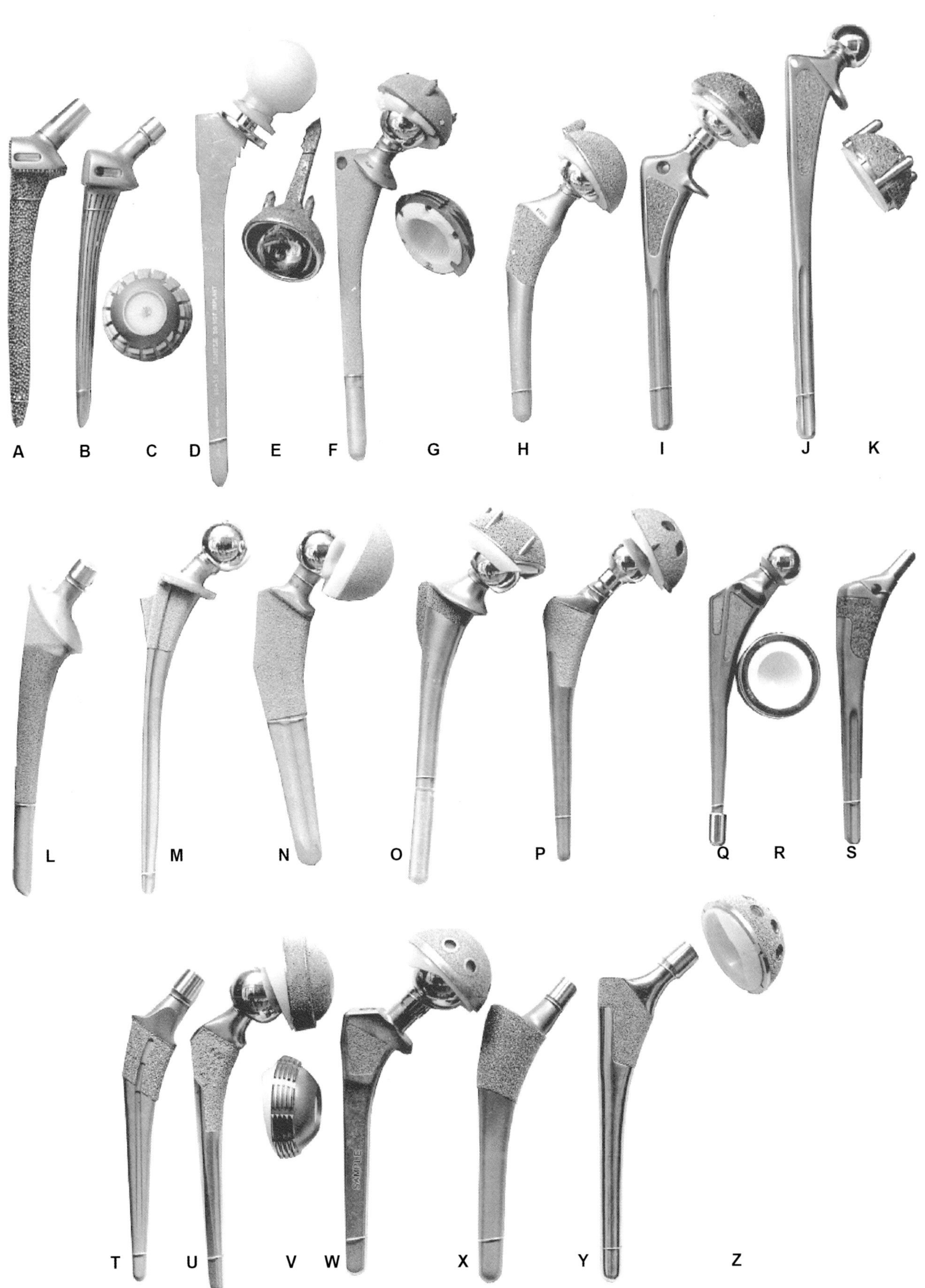
A
B
C
D
E
F
G
H
I
J
K
L
M
N
O
P
Q
R
S
T
U
V
W
SAMPLE
X
Y
Z

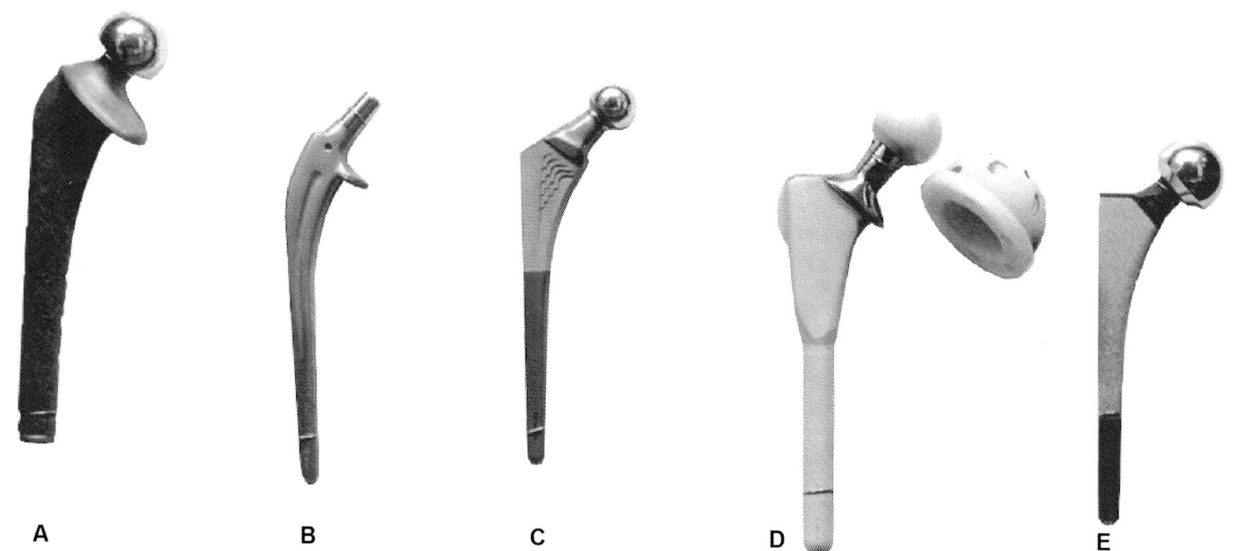

图1.11　非金属涂层人工全髋关节假体。设计人员进行了许多尝试，旨在为金属假体柄添加涂层，获得更好的假体柄与骨或骨水泥的结合，或者改变假体柄的力学特性。A. 1966年开始使用的Poplast股骨柄采用金属材质并辅以聚四氟乙烯涂层，由King博士、Homsy博士和Hugh Tullos博士设计。B. William H. Harris博士在钴铬合金股骨柄的近端1/3处使用了甲基丙烯酸甲酯涂层，旨在使得手术时植入的骨水泥与假体制造时附着在假体柄上的骨水泥产生化学结合。他认为这有助于防止股骨柄松动。C. 股骨柄近端1/2的羟基磷灰石涂层和干骺端标准化假体嵴。这些假体嵴被认为能够将剪切力部分转化为压力。D. Fulrong羟基磷灰石涂层股骨柄使用了有领设计和陶瓷球头，同时使用羟基磷灰石涂层臼杯。E. 该假体柄的设计特点包括采用钛金属制造，融合了工程级聚砜颗粒以和远端聚砜材质

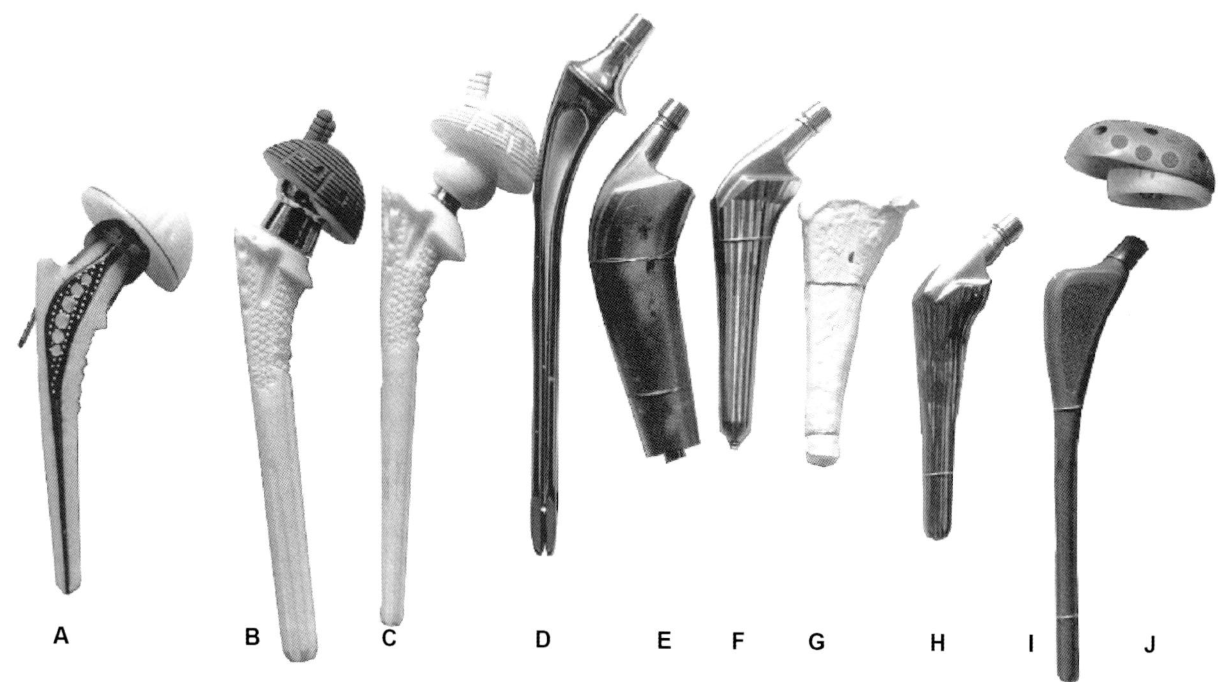

图1.12　低弹性和定制假体。在20世纪80年代，研究人员尝试匹配股骨假体和宿主骨的弹性模量。A ~ C. Bombelli、Moscher和Mathys设计了一款低弹性模量股骨柄，采用钢制（后期采用钛金属）内核和聚丙烯酸酯表面。A图显示假体柄的剖面和非骨水泥固定的全聚乙烯臼杯。多孔金属螺纹臼杯（B）和羟基磷灰石涂层聚乙烯臼杯（C）。D. 一体式锻造钢制股骨柄，远端配有4个固定柱。E ~ J. 假体定制的尝试发展出两种方式。术中定制见图（E–H）。E. 显示部分机加工钛金属假体。F. 裁切模具。G. 术中由髓腔定型的硅橡胶模具。按照硅橡胶模具的尺寸，使用放置在手术室的制造机器加工制造最终植入的假体柄（H）。I、J. 来自加利福尼亚州萨克拉门托的William Bargar博士和伊利诺伊州芝加哥的David Sulberg博士设计了定制股骨柄和臼杯（本图展示了基于CT扫描测量后用于骨缺损髋臼的假体）

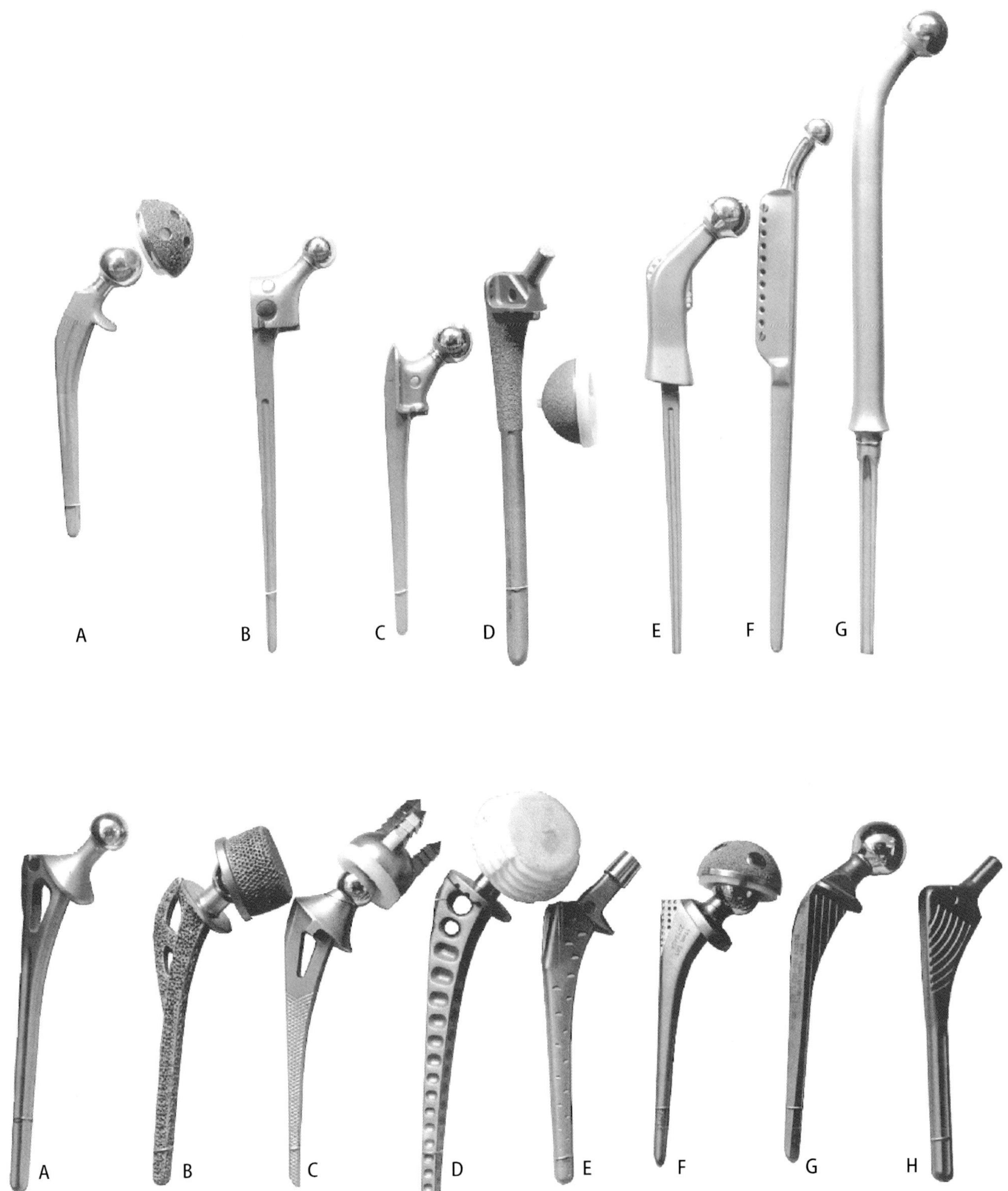

图1.13 混合式髋关节置换和骨替代假体。多种设计被应用于大块节段性骨替代。A. 标准股骨柄，用于与后图假体进行长度和颈长的对照。B、C. 骨水泥固定的股骨距替代假体柄。D. 用于近端多孔骨长入的股骨柄。F ~ G. 骨水泥固定假体柄，用于大块骨缺损，通常用于肿瘤切除后的治疗

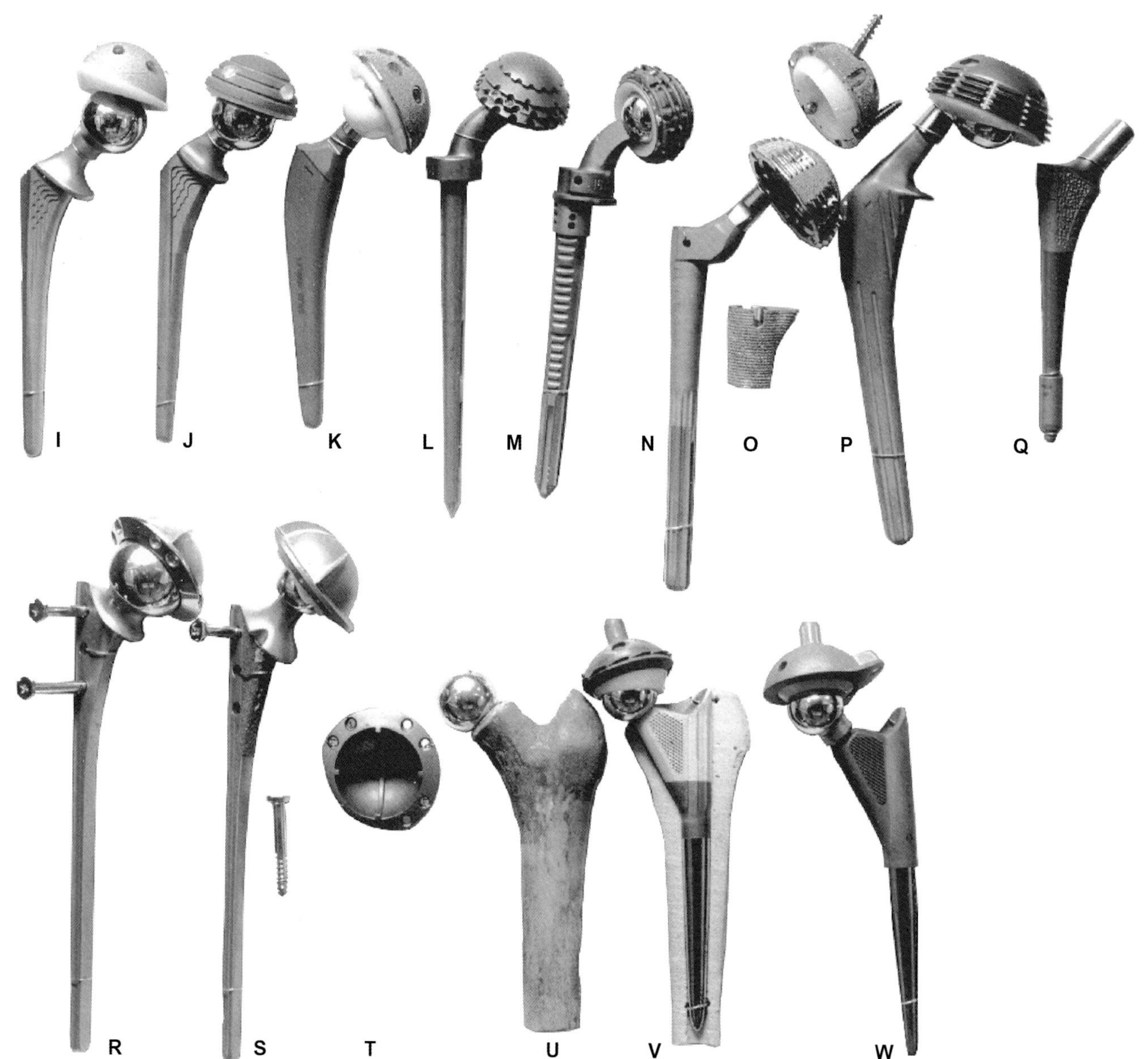

图1.13（续） 压配式人工全髋关节假体。多种提供交锁和压配的股骨柄。此类股骨柄的设计原则见第55章。A. Austin-Moore是最早的一款压配股骨柄。B. Judet假体的特点包括宽大的大粗隆侧翼和浇筑的粗糙表面。注意髋臼呈柱状。C. 这款股骨柄名为Itami，其特点为髋臼呈宝塔状，股骨柄进行了交叉影线处理。D. Mittelmeir假体设计于德国，在美国曾有短时间应用。其特点包括大纹理表面、陶瓷球头以及陶瓷螺旋形臼杯。E. Biofit股骨柄由Indong Oh设计，其特点包括大纹理股骨柄，带有扇形和外侧大粗隆侧翼，增强近端固定效果。F. 挪威的光滑表面假体柄具有供外展肌附着的开孔。在颈领下方覆盖有多孔涂层。G、H. McCutcheon（G）具有梯形截面和纵行沟槽。Macrofit股骨柄（H）的沟槽则为弯曲的形状。I、J. 这些假体柄具有阶梯状的标准化设计，将剪切力转化为压力，这在表面上有助于假体柄和骨之间（I）或股骨柄和骨水泥之间（J）的界面。K. 这款解剖型股骨柄被称为人体测量学全髋关节，由加利福尼亚州洛杉矶的Harlan Amstutz设计。L、M. 由俄罗斯设计的Sivash（L）采用一体式关节限制性臼杯。M. 增加骨水泥固定的设计改良。N、O. 加拿大的Hugh Cameron设计了这款组配式假体柄，采用多孔套袖，可放置于干骺端，经加工进行匹配。组配式股骨柄插入套袖，可以调整适应不同的前倾角需求，同时在远端进行了改良，如开槽或开口，以降低假体硬度。P、Q.（P）假体柄填充式设计，如图1.9Y所示，而Q图所示假体则尝试通过组配式套袖获得髓腔填充。R~T. 压配和全髋关节假体。Deyerle在1974年设计的这些假体柄（R、S）采用交锁固定预防假体下沉和旋转。这些应用于翻修股骨柄的交锁髓内钉理念在20世纪80年代十分流行，但几乎没有获得成功。这些理念在20世纪80年代应用于股骨骨折交锁髓内钉的设计中获得了更大的成功。髋臼假体（T）则同时提供环周侧翼和螺钉固定可能性。U~W. 来自英国伦敦的M. A. R. Freeman设计了这款股骨柄，以减少股骨颈截骨，利用了残留股骨颈对抗股骨柄周围旋转力（U）。将假体柄插入股骨颈的开槽，进入股骨颈前部和大粗隆（V）。该款假体柄设计了羟基磷灰石涂层以获得压配（V），同时也有骨水泥型的设计（W）

第1篇

解剖和手术入路

Ray C. Wasielewski
Sharat Kusuma
Aaron G. Rosenberg

2

第2章　髋关节的大体解剖

盆骨解剖

骨盆由骶骨和尾骨连接着两侧的无名骨（髋骨）构成，后者由3个独立的骨化中心融合而成：髂骨、坐骨、耻骨。除了这些初级骨化中心，髂嵴、髂前下棘、坐骨结节、耻骨联合和髋臼中心的Y形软骨也影响着骨盆最终的形状和结构。13~14岁时髂骨、坐骨和耻骨的大部分钙化的髂骨、坐骨和耻骨在髋臼汇合，形成一个Y形软骨，后者到15~16岁时趋于融合。20~22岁时其他的次级骨化中心也完成融合。

髋臼大约向尾侧倾斜45°，前倾15°。髋臼上缘几乎为环形，半球形的深度可以提供170°的股骨头覆盖。在髋臼内，股骨头的覆盖由髋臼缘环形附着的盂唇加强。在髋臼窝下缘盂唇增厚形成髋臼横韧带。髋臼前后各有坚强的柱体骨传导躯干和下肢之间的应力（图2.1）。前后柱在跨过髋臼时厚度会发生改变。

外科考量

总体而言通过磨锉扩大髋臼的直径超过原始直径的1/3（如将直径54mm的髋臼磨锉至72mm）有可能引发骨盆不连续，导致前后柱结构薄弱。全髋关节置换术（THA）中过度扩大髋臼也会影响髋臼周缘的环箍效应从而影响髋臼的压配。过度磨锉会使髋臼变浅，限制边缘和经髋臼的螺钉对骨骼的把持，从而影响髋臼假体的固定。将髋臼直径扩大1/4相对安全（例如将直径56mm的髋臼扩大至70mm），因为这样还可以保留前后柱横断面75%的骨量。

髋臼内或者关节成形术中重要的解剖标志包括髋臼前后缘，髋臼窝底和髋臼横韧带。髋臼前后缘可以帮助判断髋臼假体前倾和外展是否合适。髋臼窝底可以指导髋臼向内磨锉的程度。当髋臼内侧大骨赘使髋臼下缘模糊不清，准确定位髋臼窝底部就显得非常重要。不去除骨赘将不能充分磨锉髋臼内壁将引起髋臼外侧放置。然而，髋臼内置是炎症性关节病的禁忌证，后者通常伴有髋臼内陷，髋臼窝将随之消失。对于这种病例，仅需要扩大髋臼周缘，同时行髋臼底部颗粒植骨。

髋臼横韧带是术中帮助确定髋臼下缘的标志，尤其是对于髋臼发育不良患者。即使对于先天性髋关节脱位（CDH），股骨头从未位于髋臼内者，髋臼横韧带仍可以作为髋臼下缘的定位标志。对于髋臼顶部骨质硬化，髋臼横韧带也可以作为一个天然的限制防止髋臼锉向下漂移。然而，当髋臼横韧带骨化时，它也会使髋臼锉有上移的倾向，尤其是髋臼顶部骨质疏松者（例如，对于器官移植和使用激素的患者）。

理解髋臼内表面的关系

髂前上棘（ASIS）是一个髋臼外标志，有助于判断满足髋臼假体安放的充足骨量位置，也可以指导经髋臼螺钉的植入。必须注意的是：随着髋臼在前后柱之间上移，可供髋臼螺钉抓持的骨量就会减少，经髋臼螺钉的安全区也会减少。Wasielewski等描述的四分区系统，可以用于避免神经血管的损伤，将会在本章后面详述。

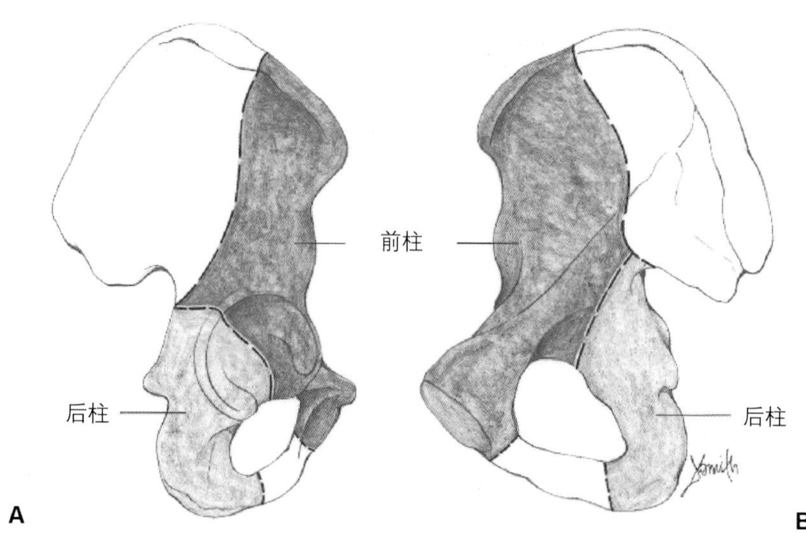

图2.1　A. 骨盆外面观示意图，显示前柱和后柱；B. 骨盆内侧观示意图，显示前柱和后柱

股骨

股骨是人体内最长和最坚强的骨骼。它的长度为完成步态的生物力学所必需，其强度为传导肌肉和负重力量所必需。在其全长范围内它基本上是圆柱体，在中段有向前和向外的弧度。近端干骺端和股骨颈相对于股骨后髁的连线前倾（相对于股骨长轴外旋）15°。

外科考量

股骨弓形的程度具有临床相关性，因为当弓形过度时用较长的没有弧度的内置物时必须明显减小型号。前倾角异常时使用固定柄（例如，非可调前倾角）就必须减小假体型号，或者采用截骨矫正旋转畸形。CT可用以THA术前计算前倾角的异常程度。过度前倾（如CDH）的患者采用前外侧入路可能更容易显露和脱位髋关节。相反地，过度后倾（陈旧的股骨头骨骺滑脱）可能使用后外侧入路更容易。

股骨干与股骨颈的颈干角大约是125°。在大多数髋关节，股骨头的中心平齐大转子的顶点。随着颈干角增加，股骨头中心上移至大转子顶点以上。颈干角过小导致髋内翻畸形。股骨头中心和转子外侧的距离也可以与颈干角无关（虽然髋外翻患者倾向于有较小的偏心距，而髋内翻有较大的偏心距）。这些变异是很重要的，因为对于正常解剖变异就必须通过同样的偏心距和颈干角重建它，而如果这些变异是病理性的，就必须矫正从而获得正常的髋关节运动学和下肢长度。

股骨近端干骺端的方向和形状变异很大。虽然股骨内部尺寸倾向于互相关联，除非手术前获得CT扫描，否则不太可能预测股骨的形状。而髋关节成形术中也只有在切除股骨颈之后才能得知并评估干骺端的几何形状。使用具有固定近端形态的非骨水泥柄时就会出问题。生物柄不仅需要在前后和内外侧均填充髓腔，还需要在髓腔以涂层与宿主骨获得最大的接触。术前影像学可以充分确定股骨近端的几何形状从而有利于术前计划。年龄相关的股骨峡部骨内径的扩大可以造成烟囱状的股骨髓腔。年轻患者的股骨近端髓腔倾向于喇叭形或香槟喇叭形。因为股骨近端的几何形状可能影响特定假体与宿主骨的接触，Dorr和Apotorno提出一系列指数用以评价近端股骨的形状。Dorr指数是小转子远端10cm的髓腔直径与小转子水平的髓腔直径的比值（图2.2）。当股骨距峡比（Dorr指数）接近1的时候，股骨近端的假体填充可能存在不足。烟囱状股骨的患者可能需要股骨假体表面更多的多孔喷涂以获得更多与宿主骨的接触，或者直接使用骨水泥假体。这些指数对假体生存率的影响仍在评估当中。Singh也发明了一个指数用以评价骨质疏松时小梁骨的丢失程度。因为在关节成形术中大部分的小梁骨都随着股骨颈被切除了，这种骨量减少的评价相比假体表面骨长入的质

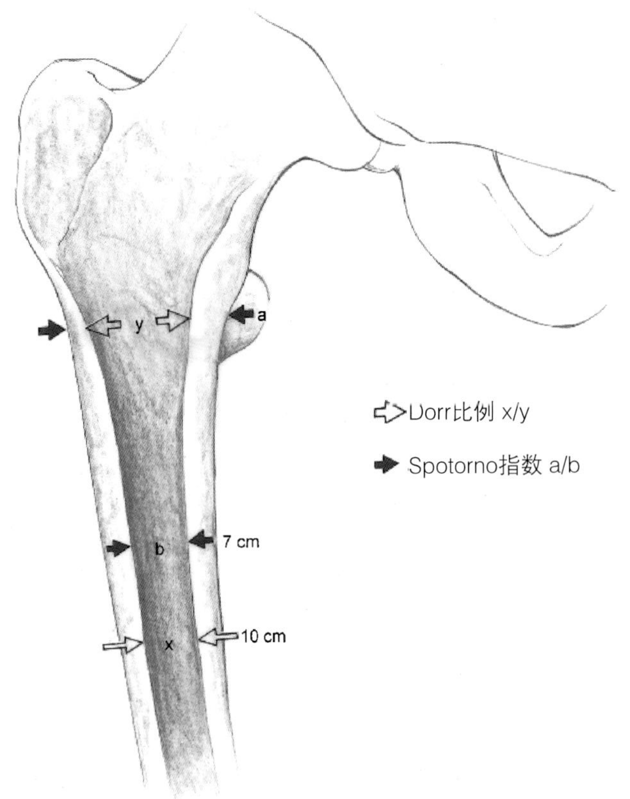

图2.2 股骨近端示意图，显示评价骨外形的Dorr和Spotorna指数

量是次要的。骨质量对髋关节置换假体生存率的影响也正在研究之中。

解剖的和髋高中心的四象限系统

经过髋臼和股骨近端周围的神经血管在本节和其他很多解剖和外科章节都有描述。通过髋臼四象限系统可以容易地理解髋臼解剖和周围的神经血管。使用这个系统可以让外科医生了解骨盆内部结构在髋臼内对应的点。对于初次或者翻修髋关节成形术，从髂前上棘（ASIS）到髋臼中心画一条线将髋臼分为前半部和后半部。通过髋臼中心引这条线的垂线之后就可以将髋臼分为四个象限。解剖的和髋高中心（HHC）的四象限系统（图2.3）可以被用来确定髋臼置钉的安全区和危险区，也可以被用来指导拉钩放置，髋臼植骨固定时螺钉的位置和方向，或者用以估计特定髋臼区域的骨质厚度。

在前半部放置髋臼螺钉或者植骨螺钉，放置拉钩有可能损伤髂外动脉和静脉，闭孔神经和动静脉。髂外血管通过前上象限，闭孔神经和血管通过前下象限。这些结构紧贴骨盆骨质，中间少有保护的软组织和肌肉。损伤的风险会因为前方骨缺损进一步加大（图2.4A）。突破髋臼内前半部的骨质应该避免，不管是骨水泥还是髋臼螺钉，应该尽可能避免。通过前柱放置拉钩也应该小心操作。

髋臼中心区骨质经常被过度磨锉、骨水泥锚定打孔或者经髋臼螺钉所损伤。髋臼假体内侧迁移也可偶尔发生在假体失效时。这个髋臼内侧中心区与通过髋臼四方区的髂外血管、闭孔神经和血管毗邻。损伤这些结构的风险随着年龄的增长而增大，年龄越大闭孔内肌相对越小，髋臼骨质也更薄。

坐骨神经和臀上神经血管行经后上象限，而臀下和阴部内神经血管从后下象限通过。不同于前半部较薄的骨质，后半部的骨质厚度达到或超过25mm（图2.4A）。螺钉和锚定孔在这个区域放置相对安全。此外，坐骨神经在放置拉钩和螺钉时可以被轻柔地拉开，降低损伤概率。坐骨切迹可以容易地被触摸到，臀上神经血管也可获得保护。臀下和阴部内神经血管在坐骨棘水平不能触摸到。它们具有相对较大的活动度，在拉钩放置于髋臼后柱骨质时可以被保护。

HHC四象限系统，虽然以类似方式构建，但与正常的生理髋臼的四象限系统大不相同。HHC四象限系统也是通过髂前上棘（ASIS）和重新定位的髋臼中心画第一条线。第二条线也是通过髋臼中心与第一条线的垂线（图2.3B）。

HHC髋臼后上象限和后下象限拥有可用的最好的骨量（图2.4B）和相对安全的髋臼螺钉安放区（图2.3B）。整个前上和前下HHC象限及后上和后下象限的髋臼中心区，都应该避免被破坏，因其与骨盆内结构的近距离和紧贴这些分区骨盆内壁保护肌肉的缺乏。

改良的HHC和解剖髋臼四象限系统提供了可复制的术中引导，以确定髋臼周围神经和血管结构的位置。知晓神经血管损伤的机制，加上确定解剖标志对应的这些结构可以帮助外科医生做THA时减少

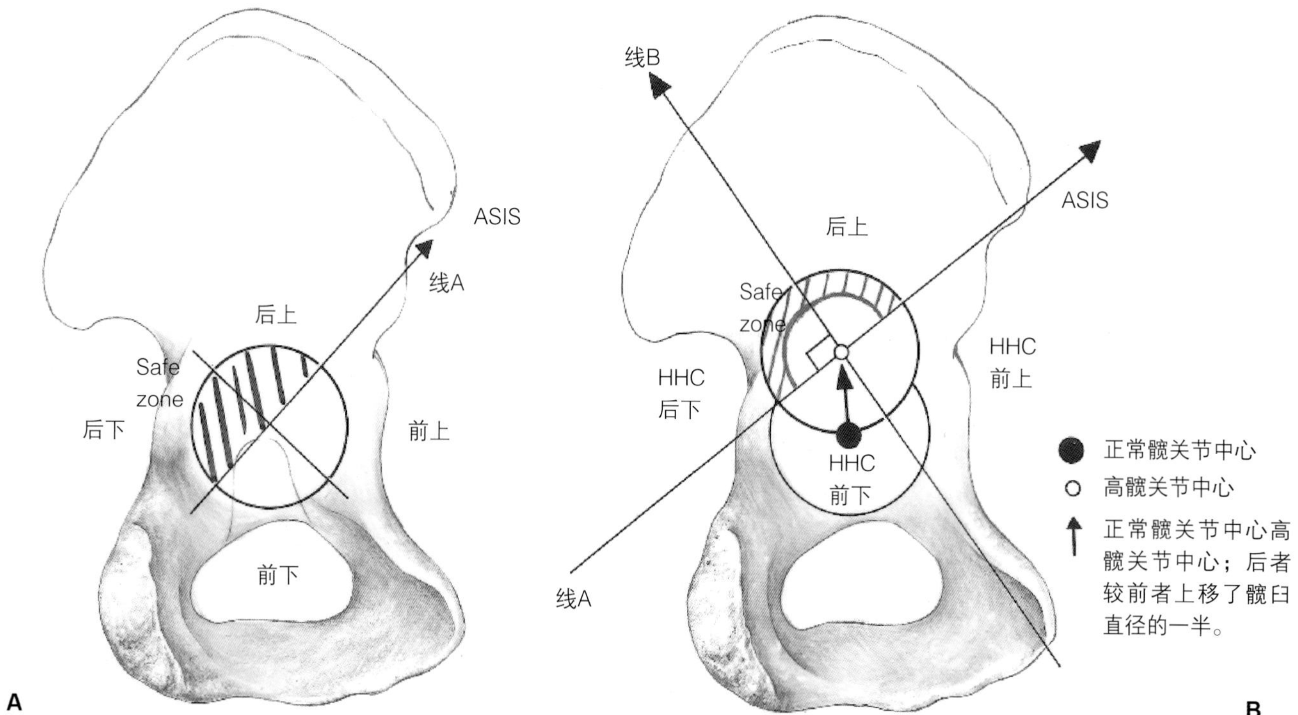

图2.3 A. 正常髋关节中心的四象限系统，全髋关节置换术中推荐于后上和后下象限螺钉固定；B. 高髋关节中心的四象限系统，显示髋关节中心上移正常髋臼直径的一半。高髋关节中心的（不安全的）前半部占据了生理中心的后上象限和后下象限，原来安全的后半部也不再安全

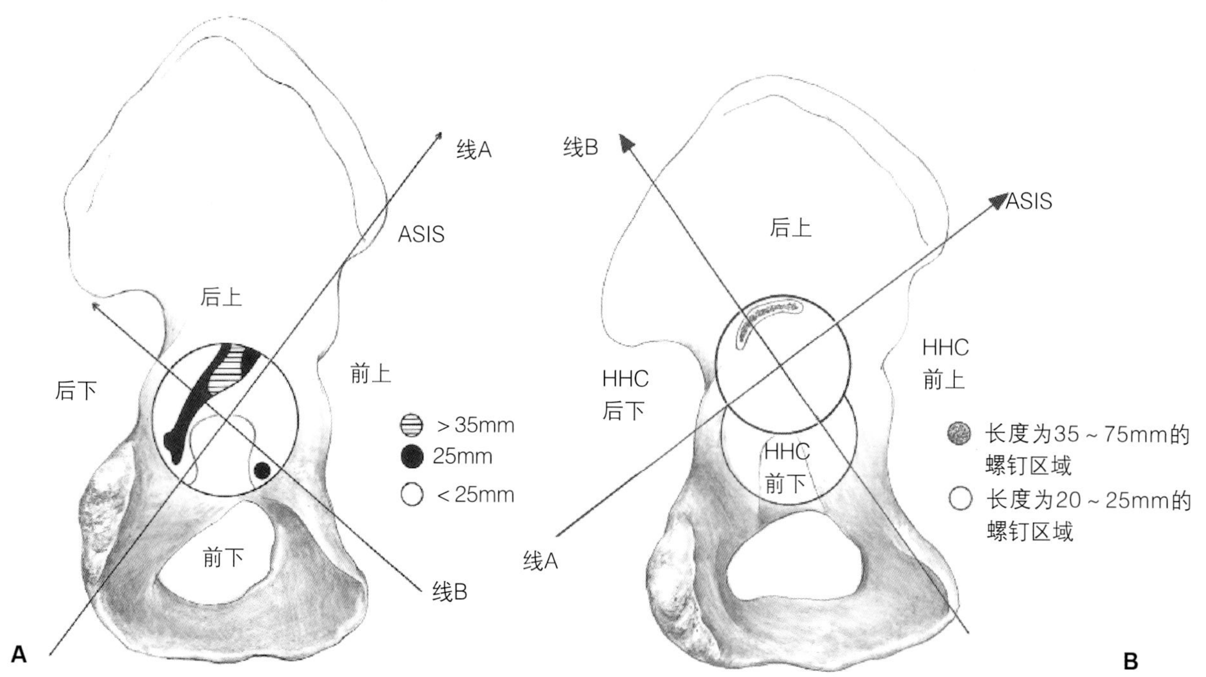

图2.4 A. 四象限内的骨厚度。后内和后上象限的中间区域骨质较厚，是植入髋臼螺钉完美的区域；B. 髋臼骨厚度的地形图。显示高髋臼中心的后半部可供植入25～35mm螺钉到髂骨内的区域

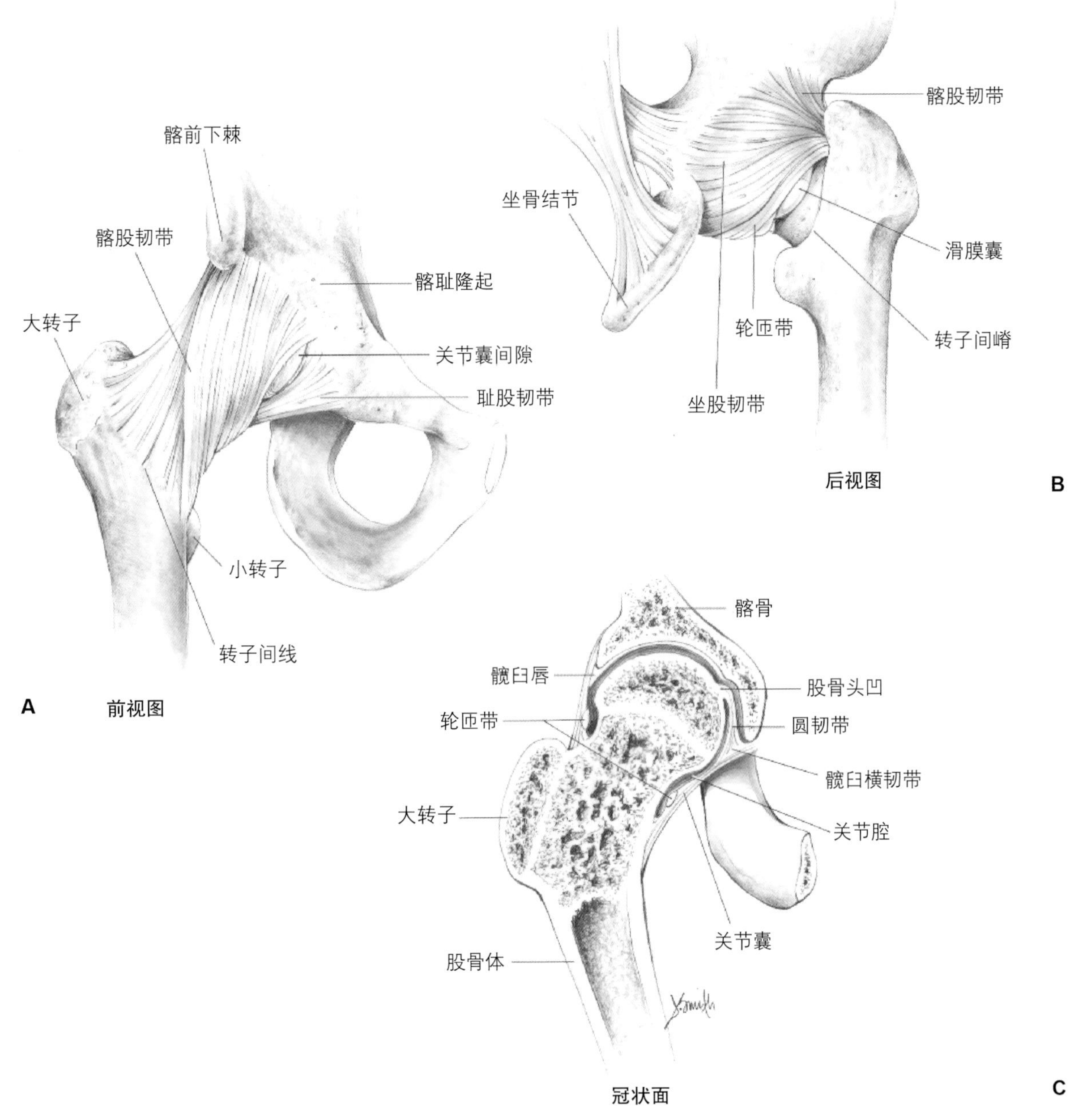

图2.5 髋关节周围韧带。A. 髋关节前视图；B. 髋关节后视图；C. 髋关节冠状面示意图

神经血管损伤的风险。

髋关节囊和韧带

髋关节囊很结实也很致密，对关节稳定性贡献很大（图2.5）。关节囊紧贴髋臼唇从前到后环形附着于髋臼唇周缘。从关节囊和髋臼唇之间做前方和后方的切口可以安全地放置拉钩。关节囊向远端从前方附着于转子间线，但是在后方有一个弓形的游离缘，所以后方只覆盖了部分股骨颈（图2.5B）。因此股骨颈前方是关节囊内的，而后方基底部和转子间嵴是关节囊外的。绝大部分关节囊纤维都是纵行排布的，因为它们起止于骨盆和股骨之间。除了髋关节后下部的轮匝带纤维是环形的。两个强大的辅助韧带，髂股和耻股韧带于前方加强关节囊，而

坐股韧带于后方加强关节囊。

外科考量

髂股韧带，常被称作Bigelow Y形韧带，是一个扇形展开成倒Y字形的韧带（图2.5A，B）。韧带的顶点附着在髂前下棘（AIIS）的下半部，分叉的纤维束呈Y形向下附着于转子间线。髂股韧带的纤维与髋关节完全伸直时变紧张，防止髋关节过度后伸。上半部分可以对抗过度外旋。当其挛缩的时候，屈曲/内旋挛缩可能就会产生，这在THA术中需要松解。尤其对于采用髋关节后路手术时这一点尤其重要（否则髋关节将产生固定内旋位）。所以，对于这种病人前路手术可能更合适，因为前入路显露本身就是松解。

耻股韧带（图2.5A）由前关节囊的前部和下部的增厚而成，髋关节前关节按那个起于髋关节囊的耻骨部和耻骨上支的闭孔部，向下包绕股骨颈，与髂股韧带的最下部融合。耻股韧带的纤维于髋关节伸直和外展时变紧张。当矫正髋关节内收畸形的时候，这些纤维可能需要被松解以获得充分的髋关节外展。

坐骨韧带加强起于髋臼缘的坐骨部的后方髋关节囊。塌陷纤维向外上旋转，弓形通过股骨颈与轮匝带融合。旋转的纤维于髋关节伸直时紧张，而屈曲时松弛。其他的纤维水平走行止于大转子的内侧面，限制过度髋关节内旋。

这些扭曲的纤维束为髋关节完全伸直时提供一个锁扣机制。髋关节伸直可使这些韧带变紧张，使关节于这个位置保有最大的稳定性。有趣的是，完全伸直时关节表面并不处于最大化的接触。髋关节最大的接触发生在屈曲、内收、外旋位置，这些韧带将变得松弛。因为关节在这个位置既不是最大化接合，也不是韧带最紧张的时候，所以创伤性脱位与屈曲和内收时最容易发生。

髋关节的肌肉系统

髋关节的肌肉系统工作类似于闭合的运动链系统。这些肌肉在较大的长度、较大横面积和较大的起止点方面独具特色（图2.6）。与髋关节较大的活动范围一起，造就了肌肉功能依赖于肢体位置（表2.1）。平均的髋关节正常活动度是屈曲120°，伸直30°，外展45°~50°，内收20°~30°，内旋35°，外旋45°。在平地上行走至少需要髋关节屈曲30°，过伸10°，外展、内收、内外旋各5°。在不平的地面或者台阶上行走将需要更大的活动范围，坐在椅子上或者交叉腿等运动也是如此。

屈髋肌

主要的屈髋肌包括髂腰肌，股直肌和缝匠肌。髋关节前部肌肉包括股四头肌（大腿前面的股外侧肌、股内侧肌和股中间肌以及股直肌），从而使股四头肌成为唯一同时跨越髋关节和膝关节的肌肉。股直肌有两个起点，直头起自AIIS，反折头起自髋臼唇和混合纤维。

髂腰肌包含两个独立的肌肉：髂肌和腰大肌，两者汇合成为同一肌腱止于小转子。髂腰肌起点广泛，包括髂嵴、髂窝、骶骨翼和髂腰韧带以及骶髂韧带（髂肌部分）；还包括T12～L4椎体、L1～L5横突和椎间盘（腰大肌部分）。肌腱常紧贴髋关节囊横行经过髋关节下极。当髋关节囊下部需要切除时，髂腰肌肌腱可以作为一个重要的解剖标志确定切除深度。如果这个肌腱过度紧张（继发于术前髋关节屈曲挛缩畸形或者术中过度的髋关节延长），髂腰肌肌腱部分可以从骨盆缘切断，包括肌肉部分完整。

股直肌同时跨越髋关节和膝关节。它有两个起点：直头起自AIIS，反折头起自髋臼缘前下部。这两个头融合成中央腱膜向下跨过大腿以共同的肌腱止于胫骨Gerdy结节。股直肌发挥着屈髋和伸膝的作用。屈髋时膝关节的位置对股直肌屈髋的力量有很大影响。当屈膝时产生最大的屈髋力。屈膝增加了股四头肌的前负荷，增大了跨越髋关节的肌肉力量。另一方面，屈髋的同时伸膝减小了肌肉长度，减小了肌肉长度进而弱化了屈髋能力。如果髋关节挛缩（或者THA术中延长了髋关节长度），松解反折头或者横行松解股直肌深层的筋膜有利于提高髋关节伸直时膝关节的屈曲度。经过适当的松解之后膝关节应于髋关节屈曲90°位时可屈曲到90°。

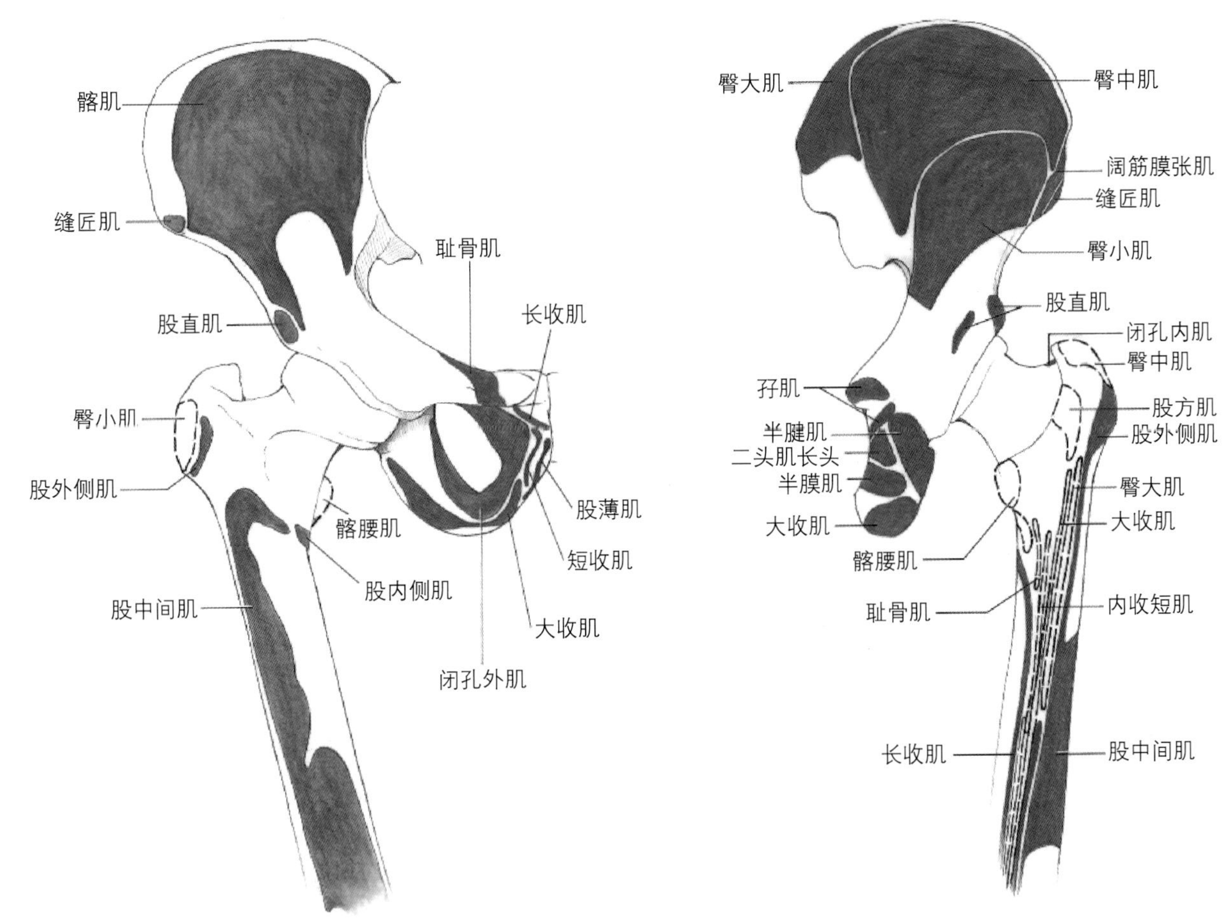

图2.6 A. 骨盆内面观骨盆和股骨近端，显示肌肉起止点；B. 骨盆外面观骨盆和股骨近端，显示肌肉起止点

缝匠肌起自ASIS。它也同时跨越髋关节和膝关节，与其他鹅足肌肉共同止于胫骨近端内侧。缝匠肌屈曲和外展髋关节，同时屈曲膝关节。虽然跨过膝关节，但膝关节位置对缝匠肌影响甚微，因为膝关节屈伸时缝匠肌长度变化不大。

阔筋膜张肌其余缝匠肌外侧的髂嵴前外侧唇。阔筋膜从前后方向包绕肌腹，向下融合成髂胫束。阔肌膜张肌屈曲、外展并微弱内旋髋关节，但其外展作用取决于髋关节屈曲程度，而且其最主要的作用可能是行走中保持膝关节的张力从而稳定膝关节。

其他次要的屈髋肌包括耻骨肌，内、大长收肌，股薄肌以及臀中肌和臀小肌的前半部纤维。每一个肌肉依髋关节的位置发挥不同的屈髋作用。同时跨越髋关节和膝关节的股薄肌在膝关节伸直时可发挥屈髋作用，而伸直时则无屈髋作用。

伸髋肌

臀大肌和腘绳肌是主要的伸髋肌，大收肌外侧纤维也可以发挥伸髋作用。臀大肌纤维从后方其余臀线、髂嵴、坐骨和尾骨的部分后表面、骶棘韧带和骶结节韧带的腱性部分以及臀肌腱膜的外侧部分。大约3/4的臀大肌与阔筋膜张肌的腱性部分融合成髂胫束的系带，于髂嵴结节和胫骨之间增厚并跨越髋关节和膝关节。这个系带隔着滑囊紧贴股骨大转子并于行走过程中稳定髋关节并主动外展髋关节。

表2.1 髋关节肌肉：肌肉功能及神经支配

屈髋肌	髂腰肌	支配髂腰肌的神经（L2，L3，L4的前半部）[a]
	耻骨肌	股神经（L2，L3，L4的后半部）[b]
	股直肌	股神经（L2，L3，L4的后半部）[b]
	缝匠肌	股神经（L2，L3，L4的后半部）[b]
		外展肌组
		臀大肌和臀小肌的前半部
		阔筋膜张肌
伸髋肌	臀大肌	臀下神经（L5，S1，S2的后半部）[b]
	半膜肌	胫神经（L4，L5，S1的后半部）[a]
	半腱肌	胫神经（L4，L5，S1的后半部）[a]
	股二头肌（长头）	胫神经（S1，S2，S3的前半部）[a]
	大收肌（坐骨股骨髁部）	胫神经（L4，L5，S1的后半部）[a]
外展肌	臀中肌	臀上神经（L4，L5，S1的后半部）[b]
	臀小肌	臀上神经（L4，L5，S1的后半部）[b]
	阔筋膜张肌	臀上神经（L4，L5的后半部）[b]
	缝匠肌	
内收肌	短收肌	闭孔神经（L2，L3的前半部）[a]
	长收肌	闭孔神经（L2，L3的前半部）[a]
	大收肌（前半部）	闭孔神经（L3，L4的前半部）[a]
	股薄肌	闭孔神经（L2，L3的前半部）[a]
	闭孔外肌	闭孔神经（L2，L3，L4的前半部）[a]
	耻骨肌	
	腘绳肌	
外旋肌	梨状肌	梨状肌神经（S1，S2的后半部）[b]
	股方肌	支配股方肌和孖下肌的神经（L4，L5，S1的前半部）[a]
	孖下肌	孖下肌
	孖上肌	支配股方肌和孖下肌的神经（L4，L5，S1的前半部）[a]
	闭孔内肌	
	髂腰肌	
	内收肌群	
内旋肌	臀中肌	臀上神经（L4，L5，S1的后半部）[b]
	臀小肌	臀上神经（L4，L5，S1的后半部）[b]
	阔筋膜张肌	臀上神经（L4，L5的后半部）[b]
	半膜肌	胫神经（L4，L5，S1的前半部）[a]
	半腱肌	胫神经（L4，L5，S1的前半部）[a]
	耻骨肌	
	大收肌（后半部）	

[a] 神经根分支的前部
[b] 神经根分支后部

1/4的臀大肌肌腱直接止于股骨近端的臀肌粗隆和外侧肌间隔（图2.7）从而发挥髋关节减速器的作用。

臀大肌于髋关节中立位时发挥最大的伸髋作用，同时外旋股骨并通过髂胫束稳定膝关节。

腘绳肌由股二头肌长头、半腱肌和半膜肌组成，也发挥着伸髋作用。腘绳肌起于坐骨结节，具有伸髋和屈膝的作用。然而，腘绳肌对伸髋的贡献小于臀大肌。腘绳肌伸髋的肌力随着髋关节屈曲增加，当屈髋超过中立位时其肌力逐渐下降。

外展肌

髋关节外展力主要由臀中肌与臀小肌产生。阔

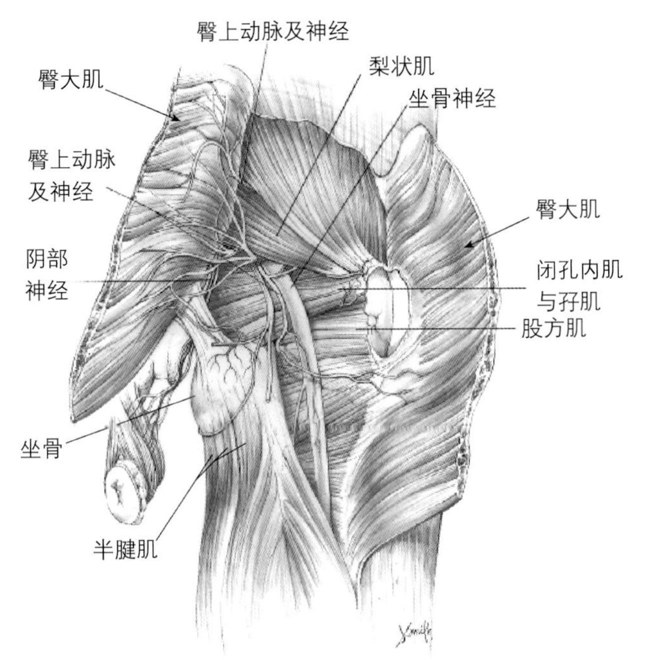

图2.7 骨盆后方血管与神经结构

筋膜张肌对外展也有重要作用，但仅仅在屈髋的同时起作用。臀中肌起自髂骨的外表面和阔筋膜张肌的下表面。臀中肌广泛的起源为肌肉提供强大的附着点，从髂骨翼经阔筋膜张肌和髂胫束来增加外侧张力来强化外展功能。臀中肌的前、中、后部分在髋关节的运动中协调一致工作。所有肌纤维均对髋关节外展起重要作用，但前部肌纤维还在屈髋及内旋活动中起作用，而后部分则在伸髋及外旋活动中也发挥作用。虽然臀中肌是主要的外展肌肉，但其前部在大粗隆上的附着位点使其也参与髋内旋。所以增加臀中肌张力的髋重建也可能导致髋内旋。其纤维斜向走行，据此可在该区域不同手术入路中与臀大肌及臀小肌相鉴别。

臀小肌位于臀中肌之下，提供1/5的髋外展力量。该肌肉起自髂骨臀前线和臀下线之间。在前关节囊前方移行为腱性部，部分止于关节囊上表面，然后深达大粗隆前方内侧止点。

手术注意

应用自由体公式（free-body formula），步态活动中保持髋关节平衡所需的外展肌力（FAB）为b/a×5 W/6，其中a为外展活动力臂，b为重心至髋中心的距离，W为体重。因此，FAB≈2.5W。THA术后，在外展肌足以产生该力量前，病人在单腿站立时将表现出Trendelenburg体征，而在步行时产生Trendelenburg蹒跚步态。Trendelenburg蹒跚是机体为代偿外展力量薄弱而将重心移向髋中心（如病人会倾向手术侧负重以减小力臂）。外展力量薄弱的病人将重心向患侧移动的距离与外展肌薄弱的程度成正比。有趣的是，THA使用的入路（如Kocker, Hardinge, 经转子入路）似乎并不影响术后Trendelenburg步态的发生率。

THA也会导致臀小肌紧张，由此导致内旋畸形，尤其是当髋关节由短缩挛缩需要延长时。可能需要从尾侧向头侧松解臀小肌的下表面，以允许适当的髋外旋，防止内旋倾向引起的髋关节后脱位。

内收肌

髋关节内收肌包括短收肌、长收肌、大收肌、耻骨肌，以及股薄肌。长收肌、短收肌、大收肌起自耻骨下支和坐骨支的外表面，随后向外侧散开，止于股骨后方的粗线。股薄肌起自耻骨支下表面和耻骨联合缘，止于胫骨近端内侧面，形成鹅足的一部分。

手术注意

内收肌群的合力（内收等长收缩扭力isometric torque of adduction）大于外展肌群。髋关节病理性的内收挛缩畸形甚为常见。因为内收畸形如果不处理将成为脱位的因素，在关节置换前常需要先通过独立的内侧切口行内收肌切断术来处理此问题。为彻底松解严重的内收畸形，显露髋关节时需要松解耻股韧带和下关节囊。

外旋肌

短外旋肌包括闭孔内肌、闭孔外肌、上孖肌、下孖肌、股方肌和梨状肌。股骨颈的前倾、粗隆翼的后突，赋予这些止于大粗隆后侧的肌肉以优异的髋外旋力学优势。闭孔内肌起于骨盆闭孔周缘内侧，延伸向坐骨小孔，止于大转子内表面。闭孔上、下孖肌与闭孔内肌紧密相关，与后者混合止于大粗隆。梨状肌起于坐骨大切迹，止于大粗隆的上方。周围的结构根据其位于梨状肌上方或下方来进行定位。坐骨神经往往经梨状肌下方位于短外旋肌表面（图2.7）。手术医生以缝线标记外旋肌，并牵向后方可以保护坐骨神经。然而，约10%的坐骨神经腓侧分支可以独立穿过梨状肌。闭孔外肌起自闭孔的周缘外侧，穿过髋关节后方，止于转子窝。其肌腱刚好经过后下关节囊表面，做后方切口可以用来加强后下关节囊。股方肌是一块方形的肌肉，起自坐骨结节，止于股骨的股方肌线（Quadrate Line），向尾侧经粗隆间顶部。切除该肌肉可以在确定股骨颈截骨水平时充分显露小转子。

内旋肌

产生髋内旋多是相关肌肉的次级作用，因为这些肌肉都有其他的主要功能。这些肌肉在整个正常髋关节活动范围中，均牵拉髋关节前方，直接由外向内产生内旋运动。更加恒定的内旋肌肉包括臀中肌和臀小肌的前部纤维，以及阔筋膜张肌。其他能产生内旋作用的肌肉见表2.1。

骨盆外血管

股总动脉

股总动脉由髂外动脉穿过腹股沟韧带下移行而来。直接经过髋关节囊的前方及内侧，以髂腰肌韧带为仅有的标记（图2.8）。股动脉近端从腹股沟韧带水平开始，远端止于股骨收肌腱裂孔。股三角界限：近端是腹股沟韧带，内侧为长收肌，外侧为缝匠肌，底部为髂肌、腰大肌、耻骨肌和短收肌，由内到外依次为股神经、股动脉及股静脉。

股动脉位于关节囊内下方股静脉的外侧，更容易受到损伤。股总静脉在穿过腹股沟韧带水平接收股深静脉和大隐静脉的血流后成为髂外静脉。

股深血管

股深血管于腹股沟韧带下3.5cm处起自股动脉外侧。其穿过股动脉后方，走行于耻骨肌与长收肌之间，然后于长收肌与短收肌之间，分为内旋支、外

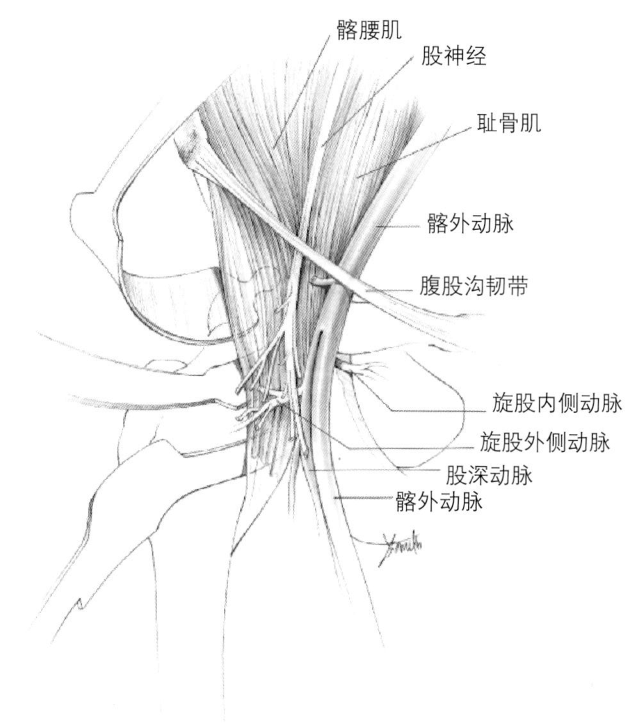

图2.8　股三角及髋臼拉钩常用位置。不正确的拉钩可损伤毗邻的神经与血管

旋支、穿支和肌支。

旋股外动脉起自股深动脉近端外侧。穿过缝匠肌和股直肌下方外侧，走行于股外侧肌之上，然后分为升支、降支与横支。升支沿股方肌缘、阔筋膜张肌下方与臀上动脉环汇合。该分支在前侧及前外侧入路中非常重要。横支在外侧入路中非常重要，于股外侧肌外侧穿过并走行于其内，远端终止于粗隆缘。横支可与内旋动脉及第一穿支动脉汇合。

旋股内动脉往往起自股深动脉后内侧，也可起自股动脉。其蜿蜒经耻骨肌和腰肌之间绕过股骨内侧，向后经粗隆间线，至股方肌的上界。旋股内动脉分出升支供应周围肌肉并与闭孔动脉汇合。横支供应部分内收肌。后支分为浅支、外支和深支，与臀下动脉、臀上动脉、旋股外动脉、第一穿支动脉于表面汇合。这一沟通被定义为十字汇合，表明下肢血供系统紧密协作。后深分支穿过并沿股方肌与臀动脉的分支于近端汇合。后深分支的髋臼支与闭孔支伴行进入髋臼窝。

臀上血管

臀上动脉是髂内动脉最大的分支，往往穿过腰

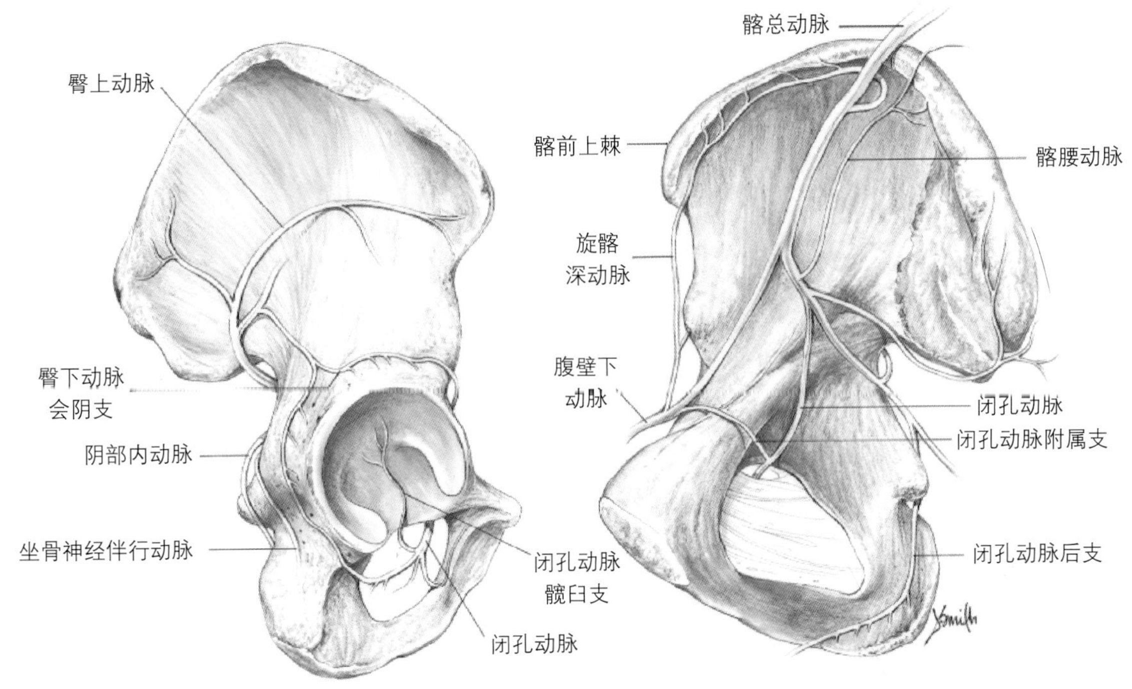

图2.9 骨盆内与骨盆外血管走行与骨性骨盆的关系

骶干和骶一神经之间，经坐骨大切迹出骨盆，到达梨状肌。浅支供应臀大肌，深支供应臀中肌、臀小肌和阔筋膜张肌，臀上动脉与臀下动脉的小分支在臀大肌深层和臀中肌浅层之间相互沟通，在髋关节诸多入路中，切开这两个肌肉时存在损伤风险。臀上动脉的深支走行深达臀中肌，沿臀小肌近端界，在髂前上棘（ASIA）水平与旋股外动脉升支及髂深旋动脉汇合。深支的下分支延伸穿过臀小肌至粗隆，在此与旋股外动脉的分支汇合。

臀神经与动脉、静脉伴行。这些结构在出坐骨小切迹时离髋臼后柱最近。它们出骨盆行经梨状肌上的位置相对固定（图2.7）。这些结构与髋臼后柱之间的周围脂肪及腹膜外组织可以提供2～10cm组织间隙。这些结构的终末分支位于臀小肌与臀中肌之间。

臀下及阴部内血管

臀下及阴部内血管是髂内动脉于梨状肌下出骨盆后的前分支的终末支，供应臀中肌。它们在坐骨棘水平离髋臼后柱最近。阴部内血管在绕过坐骨棘从坐骨小切迹再次进入骨盆时距离髋臼后柱最近（图2.9）。

臀下动脉后支沿梨状肌下界穿过坐骨神经。坐骨神经接受来自该分支的血供，命名为坐骨神经伴行动脉。臀下动脉继续向远端发出分支供应短旋肌肉。这些肌支对骨折块的充足血供起着重要的作用。

闭孔动脉

闭孔动脉由髂内动脉分出，在闭孔筋膜上闭孔神经与静脉之间，紧密贴近骨盆外侧壁。这些结构近端贴近髋臼内壁，使其穿过髋臼受损伤的风险较大，如髋关节置换及骨折固定植钉时。闭孔动脉通过闭孔，穿闭孔膜出骨盆。出闭孔后，闭孔动脉分为前支、后支。前支与后支、旋股内动脉汇合，供应闭孔外肌、闭孔耻骨肌、内收肌和股薄肌。后支与前支汇合并发出分支供应臀下血供。髋臼支从髋臼横韧带下方穿过，进入圆韧带，成为股骨头血供3个主要来源之一。

手术注意

THA相关的骨盆外血管结构损伤报道最多的是

股动脉。最常提及的机制是由手术入路中错误的拉钩放置所致（图2.8）。前外侧入路时，拉钩从髋臼前下缘放置时过于偏内则会损伤。大块同种异体骨移植用于髋臼重建、骨赘切除、切除髋臼前下方瘢痕组织同样也会导致骨动脉损伤。骨水泥髋臼固定时，前内侧挤出的多余的骨水泥会导致假性动脉瘤形成、血栓形成、外周股动脉血栓形成。热聚合过程导致的内膜损伤可能是其原因。骨水泥针状物导致外部压力延时，会引起血管烧蚀、假性动脉瘤形成，以及动静脉瘘形成。水泥凝固时在该区域放置折叠的衬垫，亦或在聚合反应前去除髋臼外前方的水泥，可以避免损伤的发生。

术中无大出血的情况下，严重血管硬化的病人THA术后可出现缺血症状。一旦怀疑有明显血管疾病时，THA术中应尽量减少肢体的牵拉。脱位及复位操作、肢体长度完全恢复、屈曲畸形矫正等必须小心操作。对于高风险患者（X线片可见钙化灶）术中应行体积描记监控（Plethysmographic Monitoring）。髋关节置换前踝关节多普勒超声小于50mmHg，或术前存在缺血临床证据者应行血管外科会诊。

THA术中也可能损伤股深动脉。拉钩离前内象限过于偏内会导致旋股内动脉假性动脉瘤形成（图2.8）。该区域挤出的多余水泥也可损伤旋股内动脉。股方肌上表面的股深动脉几乎很少引起损伤，除非损伤靠近其源头。Hohmann拉钩放置于髋关节关节囊前方和臀中肌会引起股深动脉和旋股外动脉撕裂，导致严重的动脉出血。翻修手术中切除瘢痕及关节囊也会损伤旋股外动脉。

坐骨切迹区域固定螺钉时会发生臀上动脉撕裂。髋臼钉拉钩止于切迹方向时也会导致损伤的发生。在此处臀上动脉距离骨仅2mm。为减少穿髋臼置钉时损伤臀上动脉的风险，应仔细触诊坐骨切迹，防止突出至该区域。

臀部血管从梨状肌下方穿过坐骨大孔的下部。髋臼假体固定时使用过长的髋臼螺钉会损伤这些血管。螺钉离后柱应保持至少5mm，因为这些结构离骨的距离就在这一距离。

骨盆内血管

髂外动脉和静脉

髂外动脉是髂总动脉在分出L5–S1椎间盘分支后的前部。它斜向下走行于腰大肌的内侧缘，在髂外静脉的前侧与外侧，在其与骨盆前柱的骨盆内表面之间分出肌支。插入的腰大肌量自近端沿弓状线向远端的髂耻隆起逐渐减少，因为肌肉在前上象限的对侧逐渐变为腱性。髂外静脉伴行于动脉。在近端，静脉在动脉的内侧和后侧。靠远端，在前上象限的对侧，静脉沿腰大肌的内侧缘走行于动脉的内侧和下侧，在其与骨盆缘之间仅有少量的肌性和筋膜组织填充。其在骨盆缘的位置相对恒定，位于前柱和壁腹膜。

闭孔血管

闭孔神经、动脉和静脉常一起伴行穿过骨盆的外侧壁（四边孔，Quadrilateral Surface），被壁腹膜覆盖，神经位于最上方，而静脉位于最下方。闭孔内肌和筋膜位于这些结构的外侧，在髋臼的前下象限的对策将其与四边孔表面（Quadrilateral Surface）分开。闭孔神经、动脉和静脉位系列地（In Contiguity）位于闭孔内的上部和外部，它们通过闭孔穿出真骨盆。后者的关系实际上是恒定的。这些结构在闭孔膜和周围壁腹膜的位置上是相对固定的，因其相对不移动。变异（附属的）动静脉也可从髂外血管跨过骨盆缘到达闭孔（图2.9）。

手术注意

全髋关节置换的各个阶段均有髂外动静脉损伤的报道，与静脉损伤相比，动脉损伤更常见。合并动脉粥样硬化疾病的病人可能导致下肢缺血，血栓形成或斑块栓塞导致的远端肢体梗死均可引起。手术入路中，这些血管位于骨盆内，髋臼显露时拉钩距离前柱太偏内时（图2.8）。近端拉钩沿前柱放置可降低这一风险，因为其间的腰肌可保护这些血管不受损伤。在准备骨水泥臼杯的植入时，过多的内侧磨锉、过多的关节外骨水泥、或骨水泥经异常的锚定孔挤入骨盆时均可损伤髂外动静脉。骨水泥聚合反应产热或直接压迫均可引起血管血栓形成，可能需要血栓切除术、搭桥、结扎和修复等手术。为避免过多的骨水泥挤入，骨水泥髋臼假体植入时推荐使用骨盆骨水泥限制器或骨移植。

非骨水泥髋臼假体往往需要髋臼钉来固定假体。螺钉置入时可损伤髂外静脉，继而导致大的腹膜后血肿，需要血肿清除和血管修复。在后侧象限置入螺钉可最大限度避免损伤的发生。

迟发性的髂外血管损伤可见于以下情况：臼杯移位、引起压迫性闭塞的骨水泥针状体、动脉瘤形成、假性动脉瘤形成、血管烧蚀。去除骨水泥型臼杯时，通过髋臼前上象限的孔道挤向髂血管方向的骨水泥可撕裂髂外血管。翻修术前推荐应用标准或斜位的影像学片、动脉造影和增强CT扫描来评价髋臼假体取出过程中血管损伤的概率。熟知髂腹股沟入路的骨科或血管外科医生可先初步显露腹膜后的髂外血管结构，再取出髋臼假体。

有学者报道一例闭孔动脉损伤的案例，翻修术取股骨头假体时（Mobilization Of The Head Of A Prosthesis），骨赘或骨水泥针状物可撕裂闭孔血管。理论上讲，只有在前下象限受到激惹或是拉钩放于髋臼横韧带之下穿入闭孔外上部分时，才可能损伤闭孔血管。

神经解剖

髋关节和骨盆受腰骶丛的神经支配。腰骶丛腰丛和骶丛在腹腔内形成。腰丛在腹部分为前支和后支。前支主要成为闭孔神经。后支则成为股神经。骶丛在骨盆内接受L4和L5神经根（即腰骶干）。后支支配臀部的肌肉，也形成坐骨神经的腓侧部分。前支形成坐骨神经的大部分胫侧部分。胫侧的坐骨神经支配大腿、小腿和足部的肌肉。

臀上神经和臀下神经起于腰骶丛的后支。臀上神经穿过坐骨大切迹，走行于梨状肌之上，然后移行深入达臀中肌。臀下神经以坐骨神经穿过坐骨切迹至梨状肌下缘，进入臀大肌。

股后皮神经（下坐骨神经）起于骶丛，深穿梨状肌，支配臀下部和大腿后侧的皮肤。

坐骨神经

坐骨神经是来自L4、L5、S1、S2和S3前分支和后分支的上骶丛神经根的延续。坐骨神经由两个包裹在同样结缔组织鞘的外周神经组成：胫神经（前支）和腓总神经（后支）（图2.10）。坐骨神经通过坐骨大切迹出骨盆时往往以单一的结构出现在梨状肌的前内侧。在梨状肌之下（梨状肌下凹），它从髋臼后柱的后外侧面之上穿过，从股骨大粗隆和坐骨结节之间下行，穿过闭孔内肌、孖肌、股方肌的背侧面（图2.7）。如果坐骨神经被包裹于因创伤或手术而形成的瘢痕内时，在近端股骨后外侧穿入臀大肌、外旋肌的远端更容易、更安全分辨坐骨神经。

坐骨神经从坐骨切迹出现时，其纤维已开始区域性分布，腓总神经纤维位于更外侧。高达10%的病例中，这两个分支（胫侧和腓侧）在从骶丛分出，在坐骨大孔水平被梨状肌明显分开。腓总神经比胫神经的下行更偏斜，因此腓总神经更表浅、也更容易受到损伤。腓总神经在坐骨结节和腓骨头的位置相对固定。因此，腓总神经包含被疏松结缔组织包围的大的条索组织，而胫神经包含则被更致密的组织包围的小条索组织。这导致坐骨神经胫侧部分能在出现神经损害前承受更大比例的延伸。

股神经

股神经由L2、L3、L4腰神经根的后支形成。在骨盆内，股神经位于髂腰肌之上，穿过坐骨三角（图2.8）进入大腿，直接位于髋关节的前侧和内侧，在此区域股神经容易受到损伤。股三角是由近端的腹股沟韧带、外侧的缝匠肌和内侧的长收肌形成。底部由髂腰肌和耻骨肌形成，顶部则由上方的前筋膜形成。股神经、动脉、静脉在穿过此区域时在近端彼此紧密相邻。这一空间相对坚硬，留给血肿和肿胀的空间十分有限。它支配髂肌、耻骨肌、缝匠肌和股四头肌群。其感觉神经支配股前内侧和腿内侧。

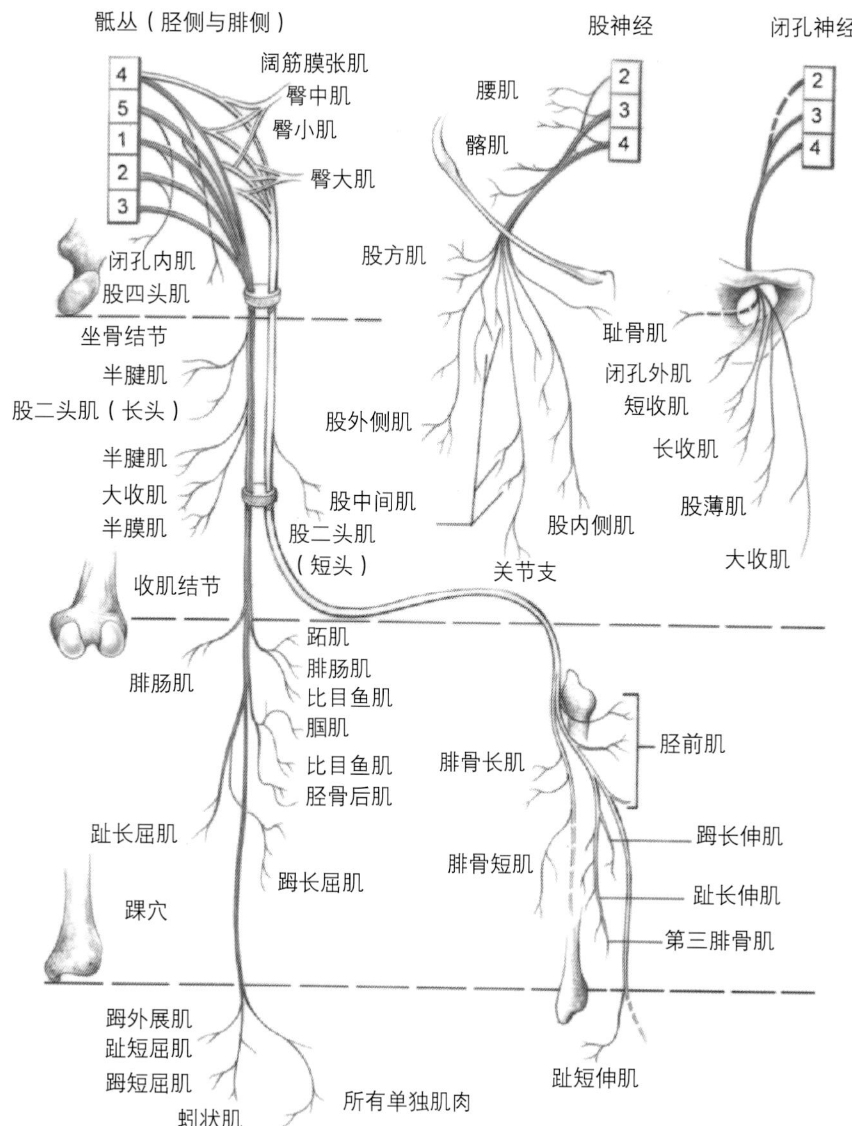

图2.10　骨盆与下肢运动神经分布图

股外侧皮神经

股外侧皮神经是腰丛的直接分支，源自L2、L3腰神经后支。从腰大肌外侧缘开始，跨过腰大肌深入其筋膜。然后朝髂前上棘向远端延伸，从腹股沟韧带下穿过——或浅或深层至缝匠肌。一般于阔筋膜张肌下缝匠肌外侧缘下行。在此过程中，其靠近阔筋膜张肌和缝匠肌的肌肉间隙下行，沿内侧部下行，在髋关节前入路时更容易受损。它支配大腿前外侧的感觉神经。

闭孔神经

闭孔神经（L2、L3、L4前支）与闭孔动脉、静脉一起穿过髋臼的四方区表面。闭孔外肌位于这些结构的外侧，将它们与骨表面分开。它们从闭孔的外上方的闭孔通道穿出骨盆。神经和血管结构在该位点固定牢靠。

股后侧皮神经

股后侧皮神经源自S1和S2的后支，S2和S3的前支。它穿过坐骨切迹，在臀部区域与坐骨神经伴行，继续向大腿后侧中线向远端延伸至阔筋膜张肌，分出分支配大腿后侧皮肤。更近端它分出臀下神经，支配臀部远端和外侧皮肤感觉，也发出会阴支支配臀部和会阴区域。

手术注意

坐骨神经和腓神经麻痹是THA术后最常见的外周神经损伤类型，报道的发生率在0.5%～2.0%。坐骨神经的解剖学走行使其在髋关节重建手术中髋臼后拉钩和磨挫时容易受到损伤。髋关节手术切口缩短时发生的几率更高。髋翻修手术、手术时间增加、出血增加、先天性髋脱位、下肢的延长和外移与坐骨神经麻痹发生相关。Edwards等报道称腓神经损伤的患者肢体平均延长2.7cm（平均，1.9～3.7cm），坐骨神经麻痹肢体平均延长4.4cm（平均，4.0～5.1cm）。有个案报道粗隆捆扎、聚甲基丙烯酸甲酯（PMMA）漏出引起的神经压迫、粗隆捆扎带破裂移位导致坐骨神经损伤。髋臼钉植入后侧象限相对安全，但在钻孔和植钉时直接触按坐骨结节时是不应该的。肥胖、年龄、手术入路和术前活动范围并不是坐骨神经和腓神经麻痹损伤的危险因素。

腓神经麻痹与坐骨神经麻痹可通过肌电图（EMG）和股二头肌短头的异常的肌纤维电势神经传导速度（NCV）来鉴别，股二头肌短头在关节线以上260mm和150mm之上层面受腓总神经两个分支的支配。腓肠肌的正常功能可以确认神经损伤发生在坐骨神经腓侧部分。

大量学者综述了THA术后坐骨神经和腓神经麻痹患者的神经恢复情况。腓神经比坐骨神经麻痹更常见。牵拉损伤恢复比直接损伤（拉钩、电刀烧灼、缝合与股骨术中骨折）效果差。预后与神经损伤的程度相关。术后恢复部分运动功能或住院期间恢复部分功能的患者获得良好康复的可能性更大。

与坐骨神经和腓神经麻痹相比，THA术后股神经损伤的概率少见报道。在一项发表的THA术后股神经麻痹系列研究中，Simmons等发现其连续440例THA术后发生率为2.3%。股神经麻痹可与坐骨神经麻痹合并出现。然而，临床表现（和真实发生率）可能会被术后助步器的使用所掩盖。另外，前侧入路微创手术时术者向内侧偏离过多会置股神经于危险之地。

股神经损伤的机制包括：骨水泥溢出、延长或牵拉、血肿、假性动脉瘤、以及更常见的拉钩放置。THA术后病人轻度屈曲髋关节可保护股神经免受术后牵拉伤。Goodfellow等指出制动对股神经麻痹有好的疗效，而Kettlekamp和Powers则主张手术减压。THA术后股神经麻痹可通过保守治疗和手术减压获得恢复。鉴于股三角的紧张限制，如果怀疑进行性的股神经麻痹由血肿所致，或者是手术减压的适应证。

THA术后股神经麻痹的预后与坐骨神经和腓神经损伤相似，提示相同的机制。股神经被骨水泥完全包裹预后较差，而继发于聚甲基丙烯酸甲酯（PMMA）骨水泥挤出所致的损伤和神经水解可恢复。牵拉所致的股神经损伤恢复效果不理想，但延伸程度的定量研究并不如坐骨神经和腓神经深入。与坐骨神经和腓神经损伤相反，血肿相关的股神经病变恢复良好。Solheim和Hagen，以及Wooten和McLaughlin（血肿引起）均报道了非手术治疗对股神经功能的良好恢复效果。然而，为放置进一步神经压迫和不可逆的损伤，涉及股三角的血肿应推荐手术减压。与坐骨神经和腓神经麻痹类似，拉钩引起的神经直接损伤似乎股神经功能恢复预后最佳。

由于大多数术者采用后侧或前外侧入路，距离股外侧皮神经近端较远，THA术后损伤并不常见。然而，近年来修正的Smith Peterson和Watson Jones入路的使用增加了这种损伤的风险。间隙不要偏向内侧和对内侧的肌肉加以保护可使该神经得到最大程度的保护。

闭孔神经损伤是THA的一个罕见并发症。需要以下证据来确诊此诊断：THA术后持续增加的疼痛、骨盆影像学片上的骨水泥挤出证据、闭孔肌肉力量的临床检查和阳性的肌电图（EMG）。大部分报道的闭孔神经病变继发于涉及骨盆内的钻孔和/或骨水泥。侵犯髋臼内侧壁及耻骨支缺损引起闭孔神经病变已被报道。术中用于防止骨水泥渗透如骨盆内结构的金属丝网被证实是不足的。所有怀疑的缺损骨移植都是适应证。未见螺钉植入引起闭孔神经损伤的报道，但鉴于闭孔神经距离髋臼四边孔表面较近，必须避免在髋臼前下象限内进行植钉或骨水泥漏出来避免此并发症的发生。

体感诱发电位和肌电图学

脊柱手术术中已广泛应用体感诱发电位（SSEPs）。该技术手术由Stone等报道首次应用于THA术中监测。腓神经是THA术中最常损伤的外周神经，也是术中最易诱发的。Black等报道了100例连续应用体感诱发电位（SSEPs）的THA，Nercession等研究了60例THA翻修或在手术中的使用情况。Pereles证实52个患者有8例诱发出电位的改变，大多在初次THA向前方或外侧牵拉股骨近端时发生。体感诱发电位（SSEPs）监测的高风险患者可包括：先天性髋关节脱位和翻修术肢体延长患者，以及腰椎管狭窄或脊柱发育异常外周神经高敏者。目前，翻修及复杂THA术中应用自发性的肌电图（EMG）防止神经损伤的有效性已得到评估。这种实时神经监测技术可监测到持续性的EMG活动，这种电活动在拉钩去除及肢体复位时可减弱，而威胁坐骨神经操作时则增强。

Morteza Meftah
Amar S. Ranawat
Chitranjan S. Ranawat

3

第3章　后侧入路

后侧入路的历史

后侧入路在髋部手术中广泛使用，其实是在全髋关节置换术。在1874年，Bernhard von Langenbeck在治疗战伤和髋部感染的过程中首次描述了后侧入路。在1907年，Kocher在通过延长尾侧切口的方法改良了Langenbeck的入路。从那开始，还有13种改良的方法先后被描述。另一个著名的后侧入路改良法也是Alexander Gibson在1950年首次描述的，他通过松解臀中肌和臀小肌这两个髋部主要的外展肌，而改良了髋部的暴露。

最著名的改良入路，也是目前临床应用最多的，是Austin Talley Moore在使用股骨假体后改良而生的。在这种经典、实用及可延伸的后侧入路中，切口可以从髂后上棘延伸到大粗隆后缘，然后再沿着股骨轴线向远端延伸10～13cm。这种方法对于后关节囊、髋臼后壁、坐骨及大转子都提供了非常广泛的暴露，甚至可以延长暴露至整个股骨。Iyer改良法是在Moore法的基础上保留了髋后部附着的软组织，行截骨术将大转子的一部分截掉并切断臀中肌的一部分。

Iyer的改良法与传统入路相比，使切开股骨至髋臼的过程得到了更好的暴露。然而，这也相应地导致了明显的并发症发生，如截骨部位的骨不愈合或导致明显的外展倾斜。在这一章中，我们的目的就是向大家介绍我们THA的后路技术及其具体方法。

适应证和禁忌证

后侧入路可以提供多次广泛的髋臼、股骨及髋部后侧软组织的暴露，可应用于绝大多数髋部手术，例如初次和翻修的THA，半髋置换术或者其他非置换类的手术入路，包括髋部感染的切开和灌洗，移除松动失效的假体或者髋关节后脱位的切开复位。而这种入路几乎没有禁忌证。

后侧入路相关的并发症

关节脱位一直以来是后侧入路最主要的并发症——包括4%后关节囊未得到修复和1%～2%关节囊得到修复者。尸体和电脑模拟模型都已经证明了当后侧入路得到充分的软组织修复和加强时，关节的脱位率可降低。一些研究发现恰当的后关节囊和外旋肌群的修复可以使术后脱位率下降至1%。后侧入路的早期脱位率在术后6周内是最高的，因为这时候伤口才逐渐开始愈合。MRI曾被用来显示外旋肌群肌腱瘢痕形成的愈合过程。Weeden等在应用这种技术治疗了945例初次THA后发现，在平均6.4年的随访中脱位率为0.85%。另一个后侧入路可能的并发症是坐骨神经麻痹，其发生率在0.09%～3.7%。在一项应用MRI的研究中，我们可以发现坐骨神经麻痹实际上是一种压迫性的神经损伤，是由于在行股骨准备过程中坐骨结节和臀大肌肌腱两者的压迫所致。因此，我们会在术中局部松解臀大肌肌腱。

患者体位及体表标志

首先，患者应呈侧卧位（图3.1）。骨盆被两块棉垫分别垫在耻骨支和骶尾部而固定在手术台上呈中立位。大转子应同肩部在一条纵轴线上。我们使用脊髓（和）或者硬膜外的局部低压麻醉来减少术中出血。骨性的解剖标志应该在皮肤上标示出来。髂后上棘（PSIS）、髂前上棘（ASIS）和髂棘最高

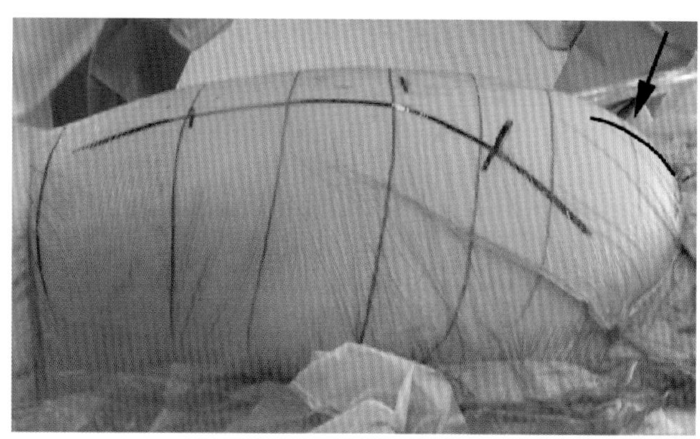

图3.1 将骨盆固定于中立位的侧卧患者。在标记出髂前和髂后上棘后，从髂嵴最高点画一条直线到大转子中点（黑色箭头）

点（HPIC）应该被首先标记出来。然后，大转子的顶点、中点、后侧壁也应通过髋部的内旋/外旋而确定。一条0.91m的曲线从髂棘最高点一直画到大转子的中点（图3.1）。手术台可稍向患者腹侧倾斜以将其大腿和膝关节固定于一个水平位置。

浅表解剖

切口可从大转子的后1/3处开始，沿着股骨干后1cm处向远端延长5～10cm，并以45°向斜上方延长5～10cm（图3.2）。切口的长度大约15～20cm，且可根据患者体型和脂肪组织来调节。足够的切口大小应该是在能够明显辨认骨性标志的同时降低组织的损伤，包括坐骨神经麻痹。这个切口可向近端和远端两侧延长以充分暴露髋臼和股骨。皮肤，连同脂肪、浅筋膜和深筋膜沿着已经标好长度的切口一起被切开。从臀大肌和阔筋膜张肌的间隙切开，进而向远端延长至臀大肌肌腱止点前2cm处。在近端，切口可从大转子一直延长到臀大肌纤维，每次对纤维组织的操作都应是纵向劈开而不是直接横断。

深部解剖

用Charnley式自动撑开器来暴露股骨近端、股外侧肌、大转子、臀中肌和臀小肌。深部的转子囊为了更好地暴露外旋肌群（包括梨状肌，上孖肌，闭孔内肌和下孖肌）也被切除（图3.3）。为了后期更好地修复臀大肌肌腱附着点，其被部分切开后保留了类似于袖套的肌腱残端。随后，将弯头的Hohmann拉钩被放置于臀中肌和臀小肌之间来显露臀中肌下的梨状肌肌腱（图3.4）。

可通过内旋髋关节的方法来增加暴露范围和短外旋肌群和关节囊的张力。使用电凝模式从梨状肌肌腱和臀小肌上缘开始，沿着股骨颈后缘依次切开来分离短外旋肌群和后关节囊（图3.5）。

从5点钟位置开始行关节囊下方切开术，并将后关节囊的软组织袖和外旋肌群向后侧翻起以保护坐骨神经。旋股内侧动脉的终末支被标记出来后进行

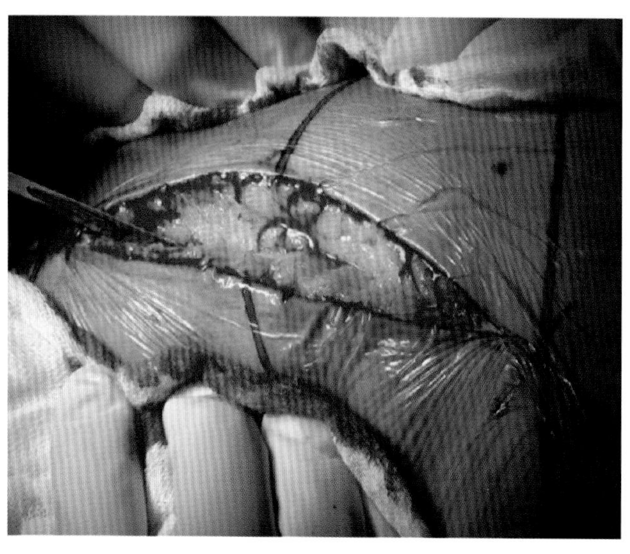

图3.2 切口至大转子处长约5～10cm，并以大转子斜上方45°沿着股骨干后1cm处向远端延长5～10cm

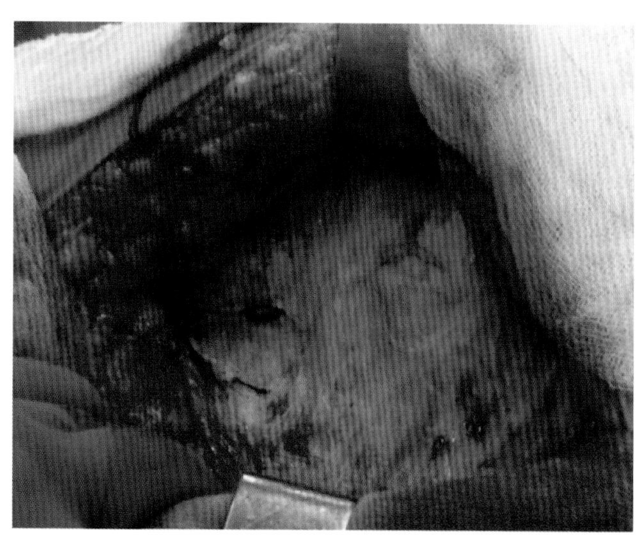

图3.3 在转子窝被切开后将短外旋肌群暴露出来，为了后期更好地修复臀大肌肌腱附着点，臀大肌肌腱被局部切断后保留了类似袖套的肌腱残端

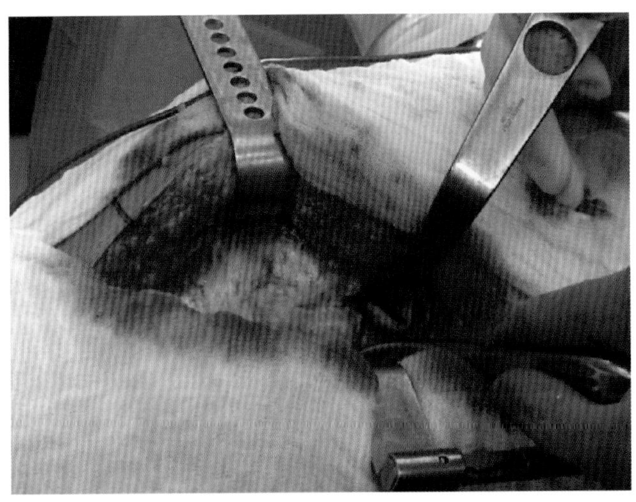

图3.4 将弯头的Hohmann拉钩放置于臀中肌和臀小肌之间来显露臀中肌下的梨状肌肌腱

电凝止血。这个技巧可以保留后关节囊的最大长度且便于缝合。继续用电刀松解股骨后侧的股方肌以更好地暴露小转子，在松解臀大肌肌腱时，可能会遇到股深动脉的第一支穿支动脉，此时应及时用电凝止血。恢复髋部的解剖几何关系涉及恢复下肢长度和偏心距。术中评估下肢长度应该早于脱位髋关节，可先从髋臼边缘槽的5点钟方向垂直地打入斯氏针，并在大转子上做标记后再行脱位（图3.6）。

这个用斯氏针固定好的标志应该在复位过程中能够被反复找到。随后股骨和手术台可被恢复至中立位。在植入股骨头试模后，以斯氏针在股骨上的标记为参考测量下肢长度。随后通过屈曲、内收和内旋的方法脱位髋部。股骨头的中心用能够跟股骨

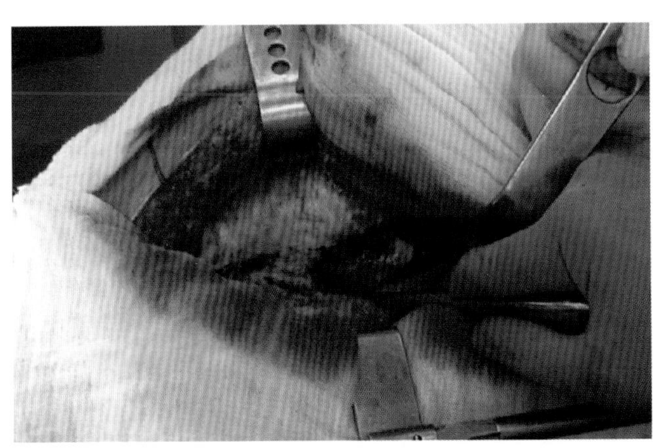

图3.5 沿着股骨颈后缘开始依次逐层分离梨状肌后缘、臀小肌直至短外旋肌群和后关节囊

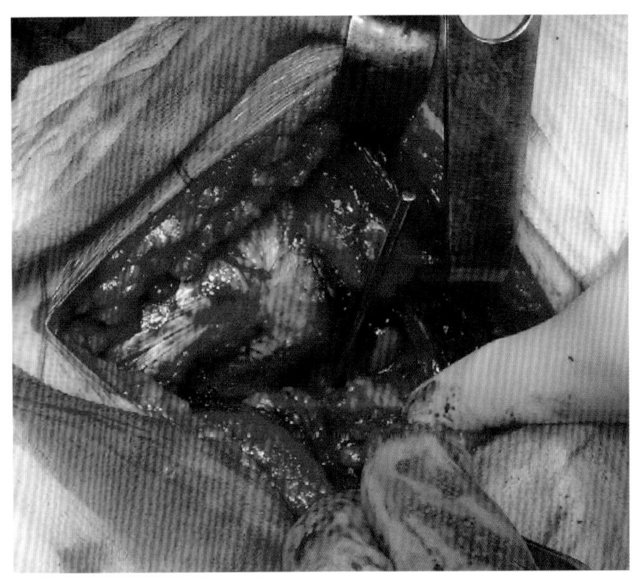

图3.6 术中评估下肢长度应该早于脱位髋关节，可先从髋臼边缘槽的5点钟方向垂直地打入斯氏针，并在大转子上做标记后再行脱位

头大小相匹配的髋臼试模标记出来，这个试模被放置在标记好的股骨头中心，并测量出股骨头中心到小转子最高点的距离（图3.7）。以股骨头中心到大转子的距离为参考计算出偏心距。股骨头的切除应参考术前模板，使用摆锯垂直于股骨颈切开，但不

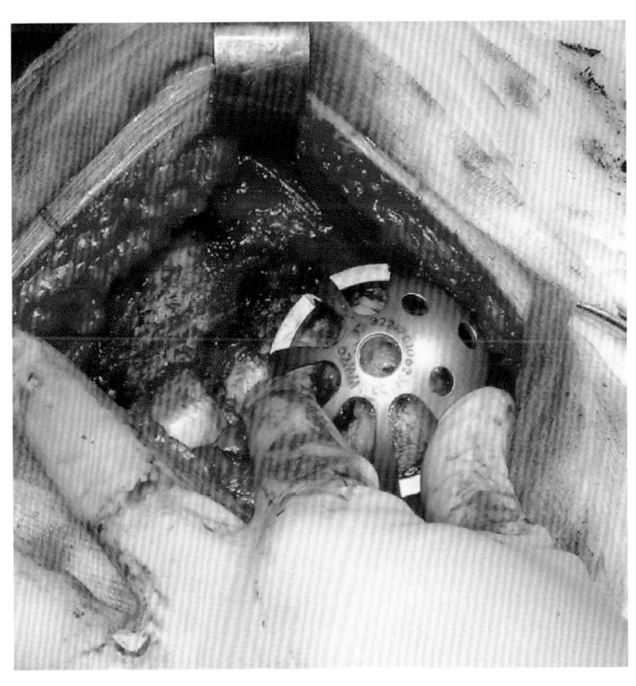

图3.7 股骨头的中心被用能够跟股骨头大小相匹配的髋臼试模标记出来，并测量出下肢长度和偏心距

要切到大转子。被切下来的股骨颈在模板测量允许的误差内可能比术前预计的长几毫米。多余的骨质可用股骨绞刀移除。

髋臼暴露

使用C形拉钩从前方牵拉股骨，这个拉钩在松解腹直肌斜头和关节囊后可以被放置于髋臼前下嵴上方的髋臼前壁。用小号的弯头Hohmannn拉钩放置于髋臼缘后侧的关节囊间，Aufranc拉钩放置于髋臼横韧带的前下侧，最后斯氏针放置于臀中肌的上方，而不是臀小肌（图3.8）。髋臼缘被移除，并用电凝从小凹处开始刮除枕区残留软组织，直至可以清楚地看到髋臼的前壁（图3.9）。小凹动脉（闭孔动脉的分支）在这一步被及时烧灼止血。随后下来的髋臼刨削步骤将在54章详细说明。

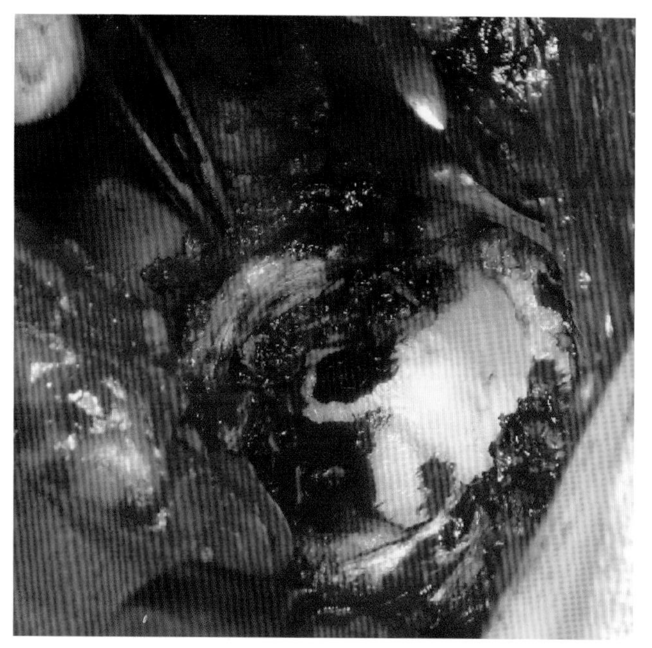

图3.9 在打磨髋臼之前，髋臼上唇和枕区残留软组织需要被清理，髋臼横韧带需要被标记出来

关节腔注射和伤口关闭

关节腔注射使用鸡尾酒配方，包括局部麻醉剂和类固醇类药物，它们都已被证明能够显著降低术后疼痛和麻醉药品的需求。在最终的股骨假体放置后再行深部的软组织注射。深部的注射点包括前关节囊，髂腰肌肌腱，臀中肌和臀小肌肌腱末端。复位后，表面注射被应用于髂胫束，臀大肌肌腱和皮下组织。在所有暴露组织都得到充分灌洗后，这些被牵拉的后方软组织开始被逐一修复。股方肌和臀大肌需要用不可吸收线从其肌腱止点开始修复。短外旋肌群和后方关节囊需要通过两个大约相隔2cm的钻孔固定于转子窝，非常靠近其止点。后关节囊和梨状肌肌腱也需通过上外侧使用不可吸收线缝合。第二层不可吸收线缝合则是通过关节囊的下外侧和联合腱开始进行（图3.10）。凭借缝合器的帮助，缝线可以通过钻孔并将大腿固定于轻度的外旋和外展位，帮助股骨更靠近各种后方结构并使皮瓣紧张。梨状肌上壁和臀中肌的间隙可由可吸收线缝合（图3.11）。

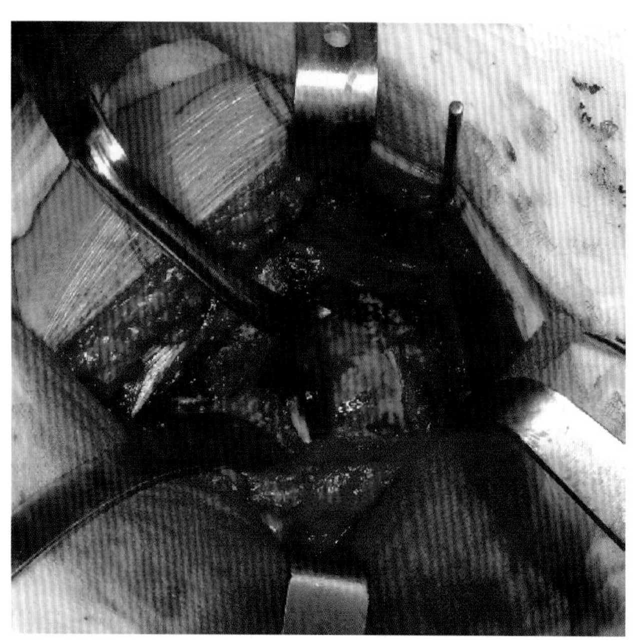

图3.8 髋臼拉钩放置的最终位置。一把C形拉钩放置于髋臼嵴上的髋臼前壁，弯头的Hohmannn拉钩放置于髋臼缘后侧的关节囊间，奥弗兰克拉钩放置于髋臼横韧带的前下侧，最后斯氏针放置于臀中肌的上方

术后康复

物理疗法是THA成功关键的组成部分。我们在术后当天即开始应用其能够耐受的重量进行理疗。预防髋关节脱位包括避免髋关节屈曲超过90°，患肢可外展枕固定于外展中立位。马桶座位应该升高以避免髋关节过伸超过90°。短外旋肌群和关节囊的愈合情况可以通过内旋测试来评价，在术后6周

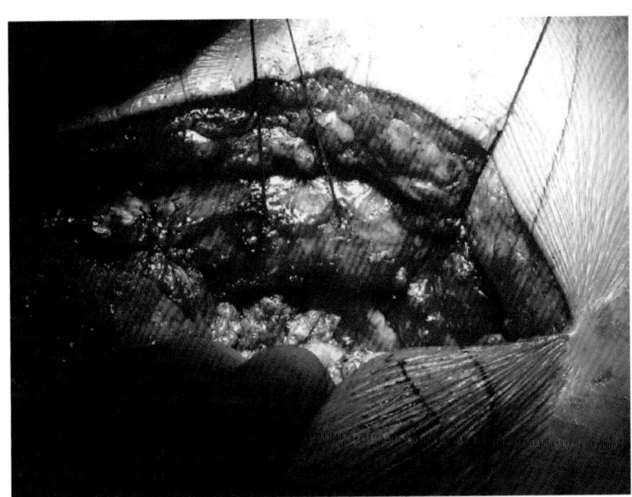

图3.10 股方肌和臀大肌需要用不可吸收线从其肌腱止点开始修复。短外旋肌群和后方关节囊需要通过两个大约相隔2cm的钻孔固定于转子窝。后关节囊和梨状肌肌腱也需通过上外侧使用不可吸收线缝合

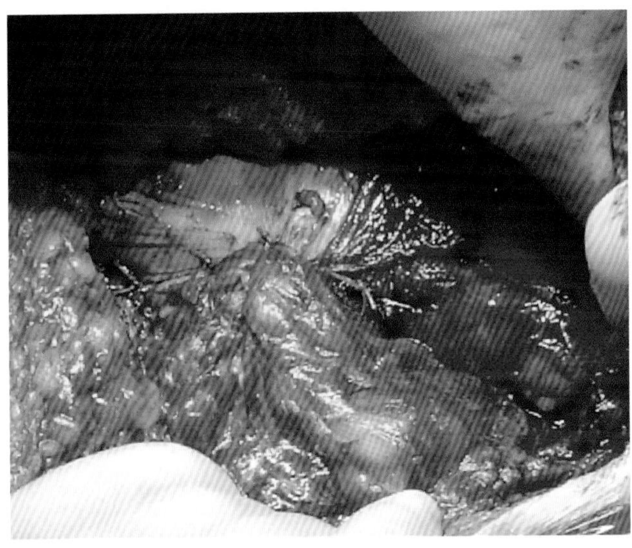

图3.11 梨状肌上壁和臀中肌之间深部的间隙由可吸收线缝合

时，患者仰卧在髋关节屈曲90° 时行15° 或更小角度的内旋活动。内旋测试阳性时，患者能够恢复所有的日常活动。在完全康复后，患者能够参加体育活动，例如步行、骑车、打保龄球、游泳、打高尔夫、网球和滑雪。强烈建议避免高强度活动，例如慢跑，赛跑和跳跃等。

提示、技巧和误区

- 患者体位和手术台朝向对于假体放置和单平面测试来说至关重要。
- 足够的切开长度（根据患者身体状态15～20cm不等）而没有过多的软组织损伤是更好暴露的关键。
- 部分松解臀大肌肌腱止点可预防坐骨神经麻痹。
- 在松解臀大肌止点的过程中，股深动脉第一支穿支的位置是必须被考虑到的。
- 弯头的Hohmannn拉钩放置于臀中肌和臀小肌之间可为梨状肌肌腱提供更好的视野。
- 用电凝对短外旋肌群和后关节囊分离，对软组织行单独的袖套状剥离斯氏针可放置于髋臼下凹位置，并以此作为测量下肢长度的参考。
- 松解股直肌的反折头可为髋臼提供更好的暴露。
- 弯头的Hohmannn拉钩放置于关节囊之间的后方来暴露髋臼盂唇以避免坐骨神经损伤。
- 短外旋肌群和后关节囊需要利用不可吸收线通过两个钻孔缝合于转子窝上，并紧贴于大转子。
- 在术后4～6周里髋部预防措施主要是关节后方软组织的修复，而IR实验可帮助去评价愈合情况。

4

Darwin Chen
Richard Berger

第4章　Watson-Jones入路

最初的髋部Watson-Jones前外侧入路，是由Reginald Watson-Jones在19世纪30年代推广的，是从阔筋膜张肌和臀中肌间隙进行手术的。后来又分别被Charnley，Harris和Muller改良，这种由肌间隙进入的入路为髋臼和股骨近端的骨折和置换术提供了极佳的暴露，而无须进行转子截骨。绝大多数Watson-Jones前外侧入路的版本都涉及改变外展肌的分离程度，然而，外展肌保留的改良术也得到了相应的发展。这种入路的主要优势是在保存后侧结构后继发的脱位率更低，主要的缺点则是破坏了外展肌群，可能会导致Trendelenburg跛行和外展肌无力。Watson-Jones入路凭借其众多的版本和改良可适用于较大的切口到微创切口。就如以前所提到的，其切口设计是从髂前上棘和大转子间连线的中点开始，逐渐向大转子做一弧形切口，再向远端平行于股骨干（图4.1）。

接下来皮下浅层解剖主要是髂胫束的筋膜分离，其方向可与最初的切口平行（图4.2）。随后，外展肌群，大转子和股外侧肌可被解剖暴露在视野下（图4.3），向后牵拉臀中肌和臀小肌可显露被脂肪所覆盖的前关节囊（图4.4）。

通过一个较短的横行切口可以从臀中肌的前1/3开始一直松解至大转子顶点，此时注意臀中肌前1/3的肌肉纤维走行是斜向前方的，这点十分重要，其可为髋关节提供屈曲和外展功能。向后牵拉臀中肌的大部分肌肉和剩余残端，之后标记并松解该肌肉，游离骨边缘1cm肌腱袖为后期修复做准备（图4.5）。

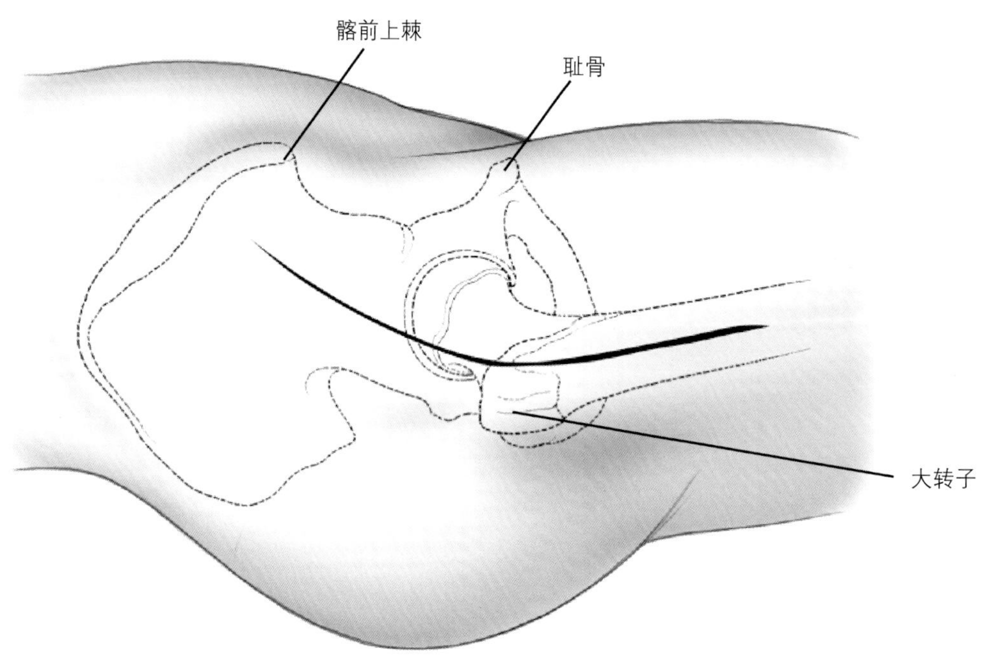

图4.1　最初的髋部Watson-Jones前外侧入路

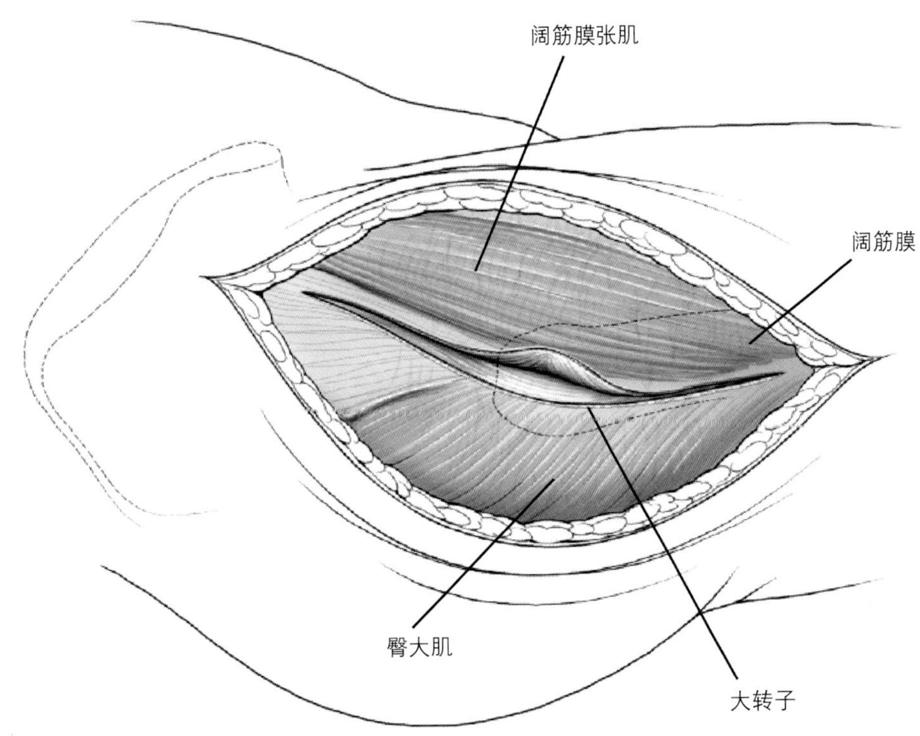

图4.2 浅层解剖主要是髂胫束的筋膜分离，其方向可与最初的切口平行

髋部前关节囊的暴露可以通过在关节外使用弯头Hohmann拉钩牵拉股骨颈的上方和下方来实现。另外一个拉钩被放置在髋臼前缘内侧，位在髂腰肌的深层，直接跟股直肌接触。放置拉钩的时候注意其必须放于肌肉深面，直接压在髋臼前柱的骨面上，这样可以避免股骨周围血管神经束的损伤。关节囊切开术（T形或H形切口）或者关节囊切除术（沿着股骨颈上缘和下缘，转子间嵴，髋臼前缘做方形切

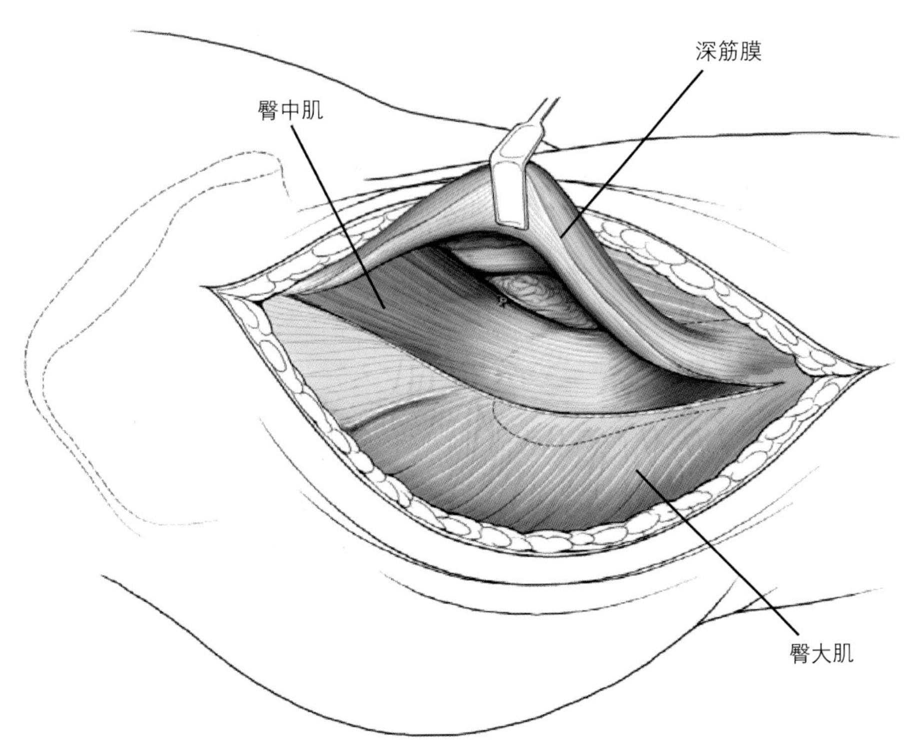

图4.3 外展肌群，大转子和股外侧肌可分别标记出来

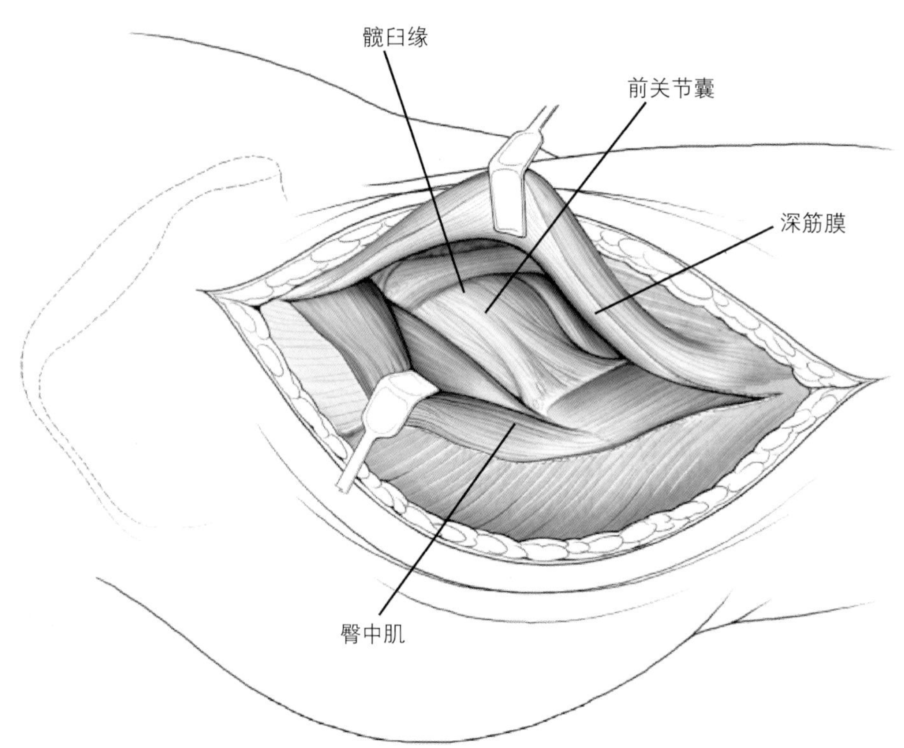

图4.4　向后牵拉臀中肌和臀小肌可显露被脂肪所覆盖的前关节囊

口）可以在这个时候尝试使用去暴露股骨头和股骨颈。髋关节可以通过外旋和外展大腿的帮助下从前方脱位出来，并依照术前计划在确定合适的水平行股骨颈截骨术，用摆锯切掉股骨颈并移除头–颈部的碎片。在外侧入路中，通过延长皮肤切口和沿着股骨干向远端分离阔筋膜的方法，能够很容易地延伸暴露股骨近端。股外侧肌和外侧缘被标记出来后，

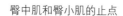

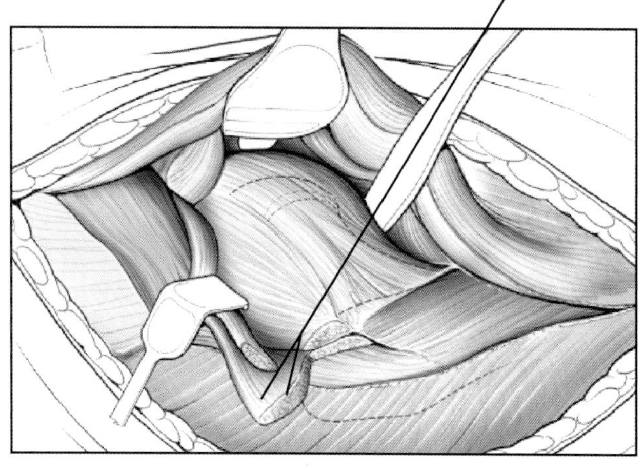

图4.5　在松解臀中肌的前1/3后，大转子、臀中肌也分别被松解，留离骨边缘1cm肌腱袖

股外侧肌可以连同其纤维一起沿纵轴劈开或者将内侧肌间隔向前方牵拉。然而在松解股外侧肌至肌间隔时，必须非常谨慎地止血，因为很多穿支血管都在其内走行。远端的操作步骤，整个股骨干的外侧面可以一直暴露到膝关节。前外侧入路来延伸暴露髋臼虽然是比较有难度的，但也是可行的。这种方式的实现需要松解额外的臀中肌一直到大转子并移动股骨，在行髋臼准备和打磨髋臼过程中可以允许髋关节向后方更大程度地收缩，还必须注意在外展关节的过程中不要损伤臀肌上部的血管神经束。在臀大肌和阔筋膜张肌的间隙中可以用一个斜行切口使阔筋膜张肌后方的肌瓣向近端更加地伸展。作为另一种选择，也可以尝试大转子截骨术，其可完全移动外展肌复合体而继续保留其在大转子上的附着。另一种Chevron转子截骨术也能够提供比直线或弧形截骨术更多的稳定性并增加了截骨术愈合的表面积。此外，松解髋关节下方的关节囊还能更多地移动股骨以获得更好地髋臼暴露。

Watson–Jones改良的微创术式

Bertin和Rottinger描述了一种改良后的微创前外侧入路，其和Watson–Jones 入路一样通过相同的

肌肉间隙，并全部保留了外展肌群。作者推断这种小范围的肌肉剥离加上减少后关节囊和外旋肌的损伤，可以提供一种更稳定的髋关节并能够使患者更快地康复。我们又更进一步地改良了这种术式，并将之应用于从事重体力劳动的患者，无论其身高和年龄。

定位

患者常规应用标准台式骨盆定位器固定于侧卧位。耻骨联合和对侧的髂前上棘从前方固定，而骶骨从后方固定。我们应用一种通用的Jupiter手术台，可将其下部单独地卸掉。去除台子的下半部分后可允许患肢伸直、内收和外旋并方便股骨的暴露。在暴露髋臼的过程中可用腿架将患肢保持外展15°（图4.6A、B）。脚用保护套覆盖后再用髋部束缚带将患者固定于标准体位。

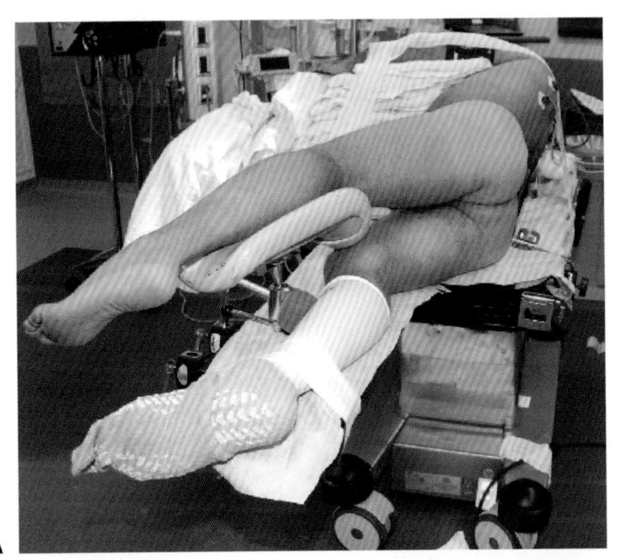

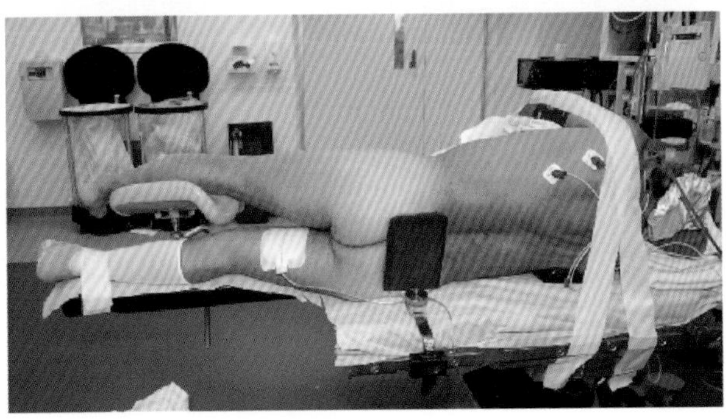

图4.6 A. 患者被摆放于侧卧位，骨盆处于中立位。手术台的下半部分被取掉，患肢放置于腿架上呈轻度外展位；B. 手术台和患者位置的后面观

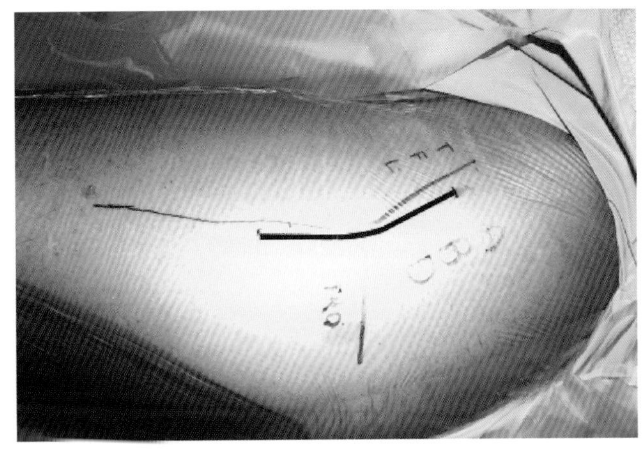

图4.7 Watson-Jones的曲线切口

入路

用腰麻针在股骨前缘和大转子后缘来标记方便后期辨认。用手摸到阔筋膜张肌和臀中肌的间隙后，近端切口起始稍向间隙后侧走行，随后稍微呈弧形，从大转子的前上角中间切过，而远端则继续平行走行并稍偏向股骨前缘，总长度106.7～121.9cm（图4.7）。

在切开后，电凝平行于切口仔细分离皮下脂肪至筋膜层，阔筋膜张肌和臀中肌筋膜的边缘被标记出来。从阔筋膜张肌中走行的穿支血管经常可以被认为是一个标志。通过辨认阔筋膜张肌薄层的蓝色筋膜后，从臀中肌的前缘切开筋膜直至大转子的前

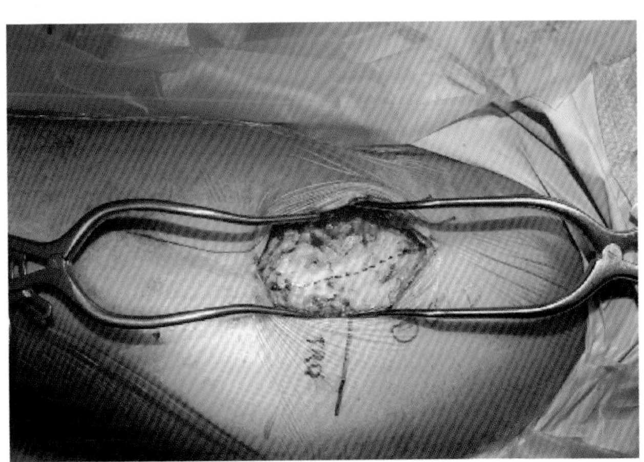

图4.8 从臀中肌的前缘切开阔筋膜张肌直至大转子的前缘

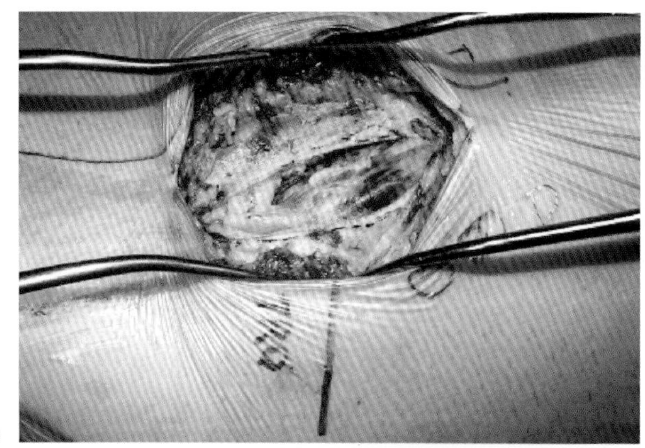

A

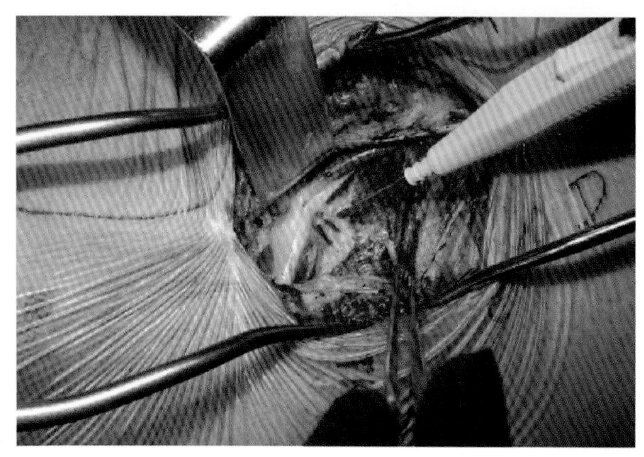

B

图4.9 A. 阔筋膜张肌和臀中肌的间隙被温柔分开；B. 在其间隙内迂曲走行的血管可以被看到并给予结扎

缘（图4.8）。从阔筋膜张肌和臀中肌的间隙分开，这时须注意止血以保护在脂肪中穿行的穿支血管（图4.9）。

随后，用小号的弯头Hohmann拉钩从关节外放置于股骨颈上方，牵拉臀中肌和臀小肌下方以保护外展肌复合体，而另一个小的拉钩则放置于股骨颈下方（图4.10）。

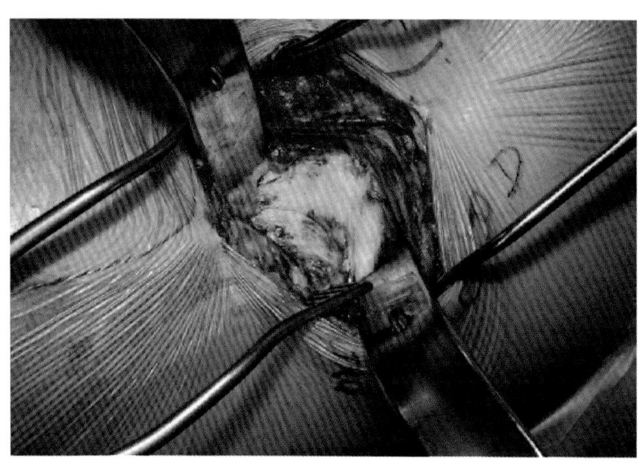

图4.10 拉钩被放置于股骨颈周围，更大地拉开间隙

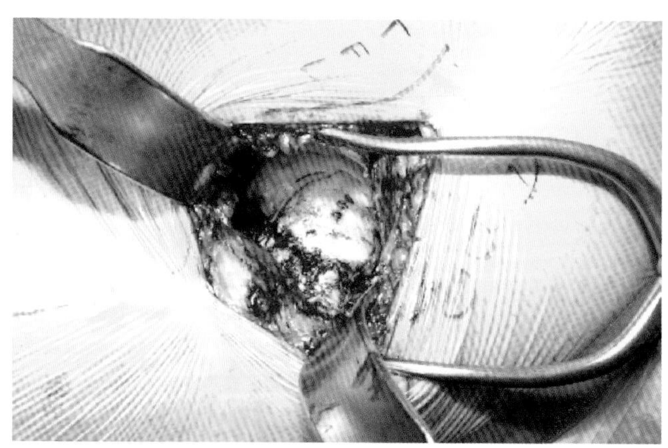

图4.11 行前路截骨术暴露股骨头和股骨颈

此时，通过拉钩的牵拉就可以辨认前关节囊。沿着股骨颈前上缘、粗隆间嵴和股骨颈下缘和髋臼缘行关节囊切开术。清楚辨认位于大转子内侧面和股骨颈上方基底之间的马鞍点，并清理残余的关节囊，因为其标记着股骨颈截骨术的外上缘。随后拉钩沿着髋臼缘被重新插入关节囊内，为股骨头和股骨颈截骨术做准备（图4.11）。

股骨颈截骨术

股骨头和股骨颈在无须脱位髋关节的情况下可以原位切下。用往复锯将股骨头有序地切成细的圆片。第一刀切下的薄片厚3～5mm，并沿着股骨头的上缘一直切到髋臼缘的下方（图4.12）。如果增加切除厚度则可呈2～3片的切片（图4.13），随后用薄层骨刀和有齿的血管夹将这些碎片移除，这样可以降低髋关节的张力（图4.14）。必须注意的是不能用往复锯猛冲髋臼。一旦股骨头被完全移除，股骨颈剩

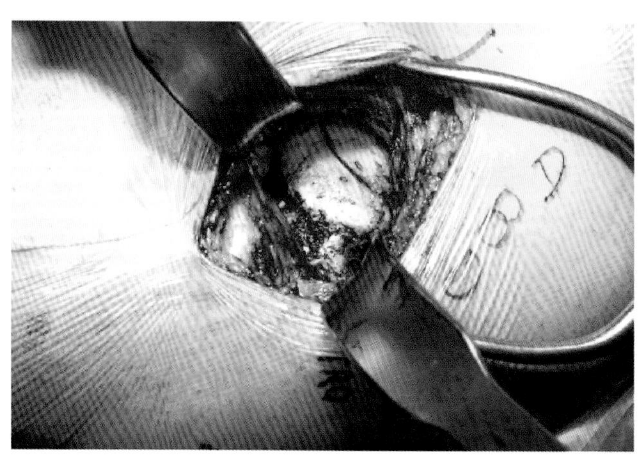

图4.12 股骨颈截骨术的第一刀应该在股骨头的圆顶下开始

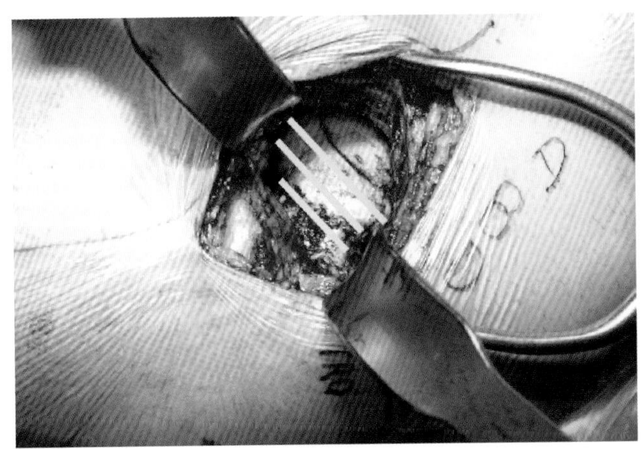

图4.13 依次切除股骨颈

余部分必须切除到术前模板计划的水平。小的双叉Mueller拉钩被放置于小转子下方。

将大腿摆成“4”字姿势，再将患足包入无菌髋关节袋中，保证髋关节能够做屈曲和外旋动作（图4.15）。将弯Hohmann拉钩放置于髋臼的前上缘，在股骨颈截骨时牵开外展肌。使用摆锯进行股骨颈截骨，截骨线从股骨颈鞍部延伸到模板测量时确定的小转子截骨水平。

髋臼准备

患肢从无菌袋中取出，放到腿支撑架上。双叉拉钩放置于髋臼的后缘将股骨推向后方。眼镜蛇拉钩放置于髋臼前下方并插入闭孔内。一个小宽弯Hohmann拉钩放置于髋臼后上缘牵开外展肌群。一旦髋臼的360°都暴露清楚，切除髋臼盂唇（图4.16）。可以开始用髋臼锉进行打磨，首先打磨马蹄窝的底部，然后扩大髋臼的边缘，直到达到良好的

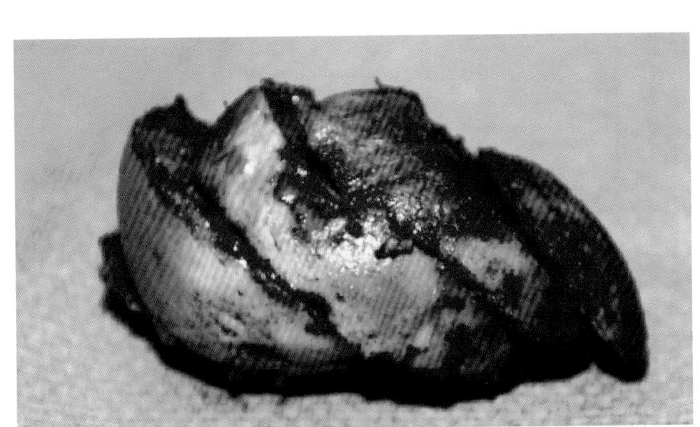

图4.14 将股骨头依次切成片后取出

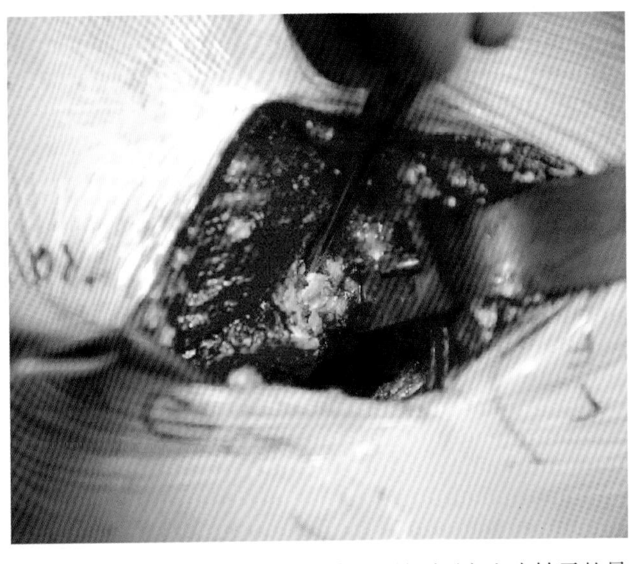

图4.15 大腿摆成“4”字姿势利于股骨颈下方和小转子的暴露

压配。可以使用偏心锉手柄，但髋屈曲和外展时使用直锉也可以完成操作（图4.17）。最终假体安装到合适的外展角和前倾角，使用或不使用髋臼螺钉，接着安装髋臼内衬（图4.18）。

股骨准备

将一个无菌的“袋鼠口袋”形状的布袋粘到助手的手术衣前方，再把患肢装入布袋中以便于屈曲、内收以及外旋（图4.19）。将一个薄弯单叉Hohmann拉钩插入梨状窝或跨过大转子，同时向前抬高股骨，将外展肌牵向后方。使用一把双叉拉钩放置于股骨距。另外一把厚弯Hohmann拉钩放置于股骨外侧，用于将股骨推向髋臼的前方。在梨状窝

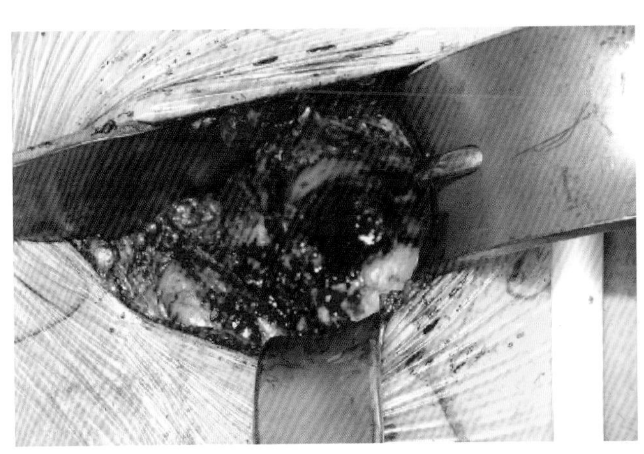

图4.16 髋臼360° 暴露

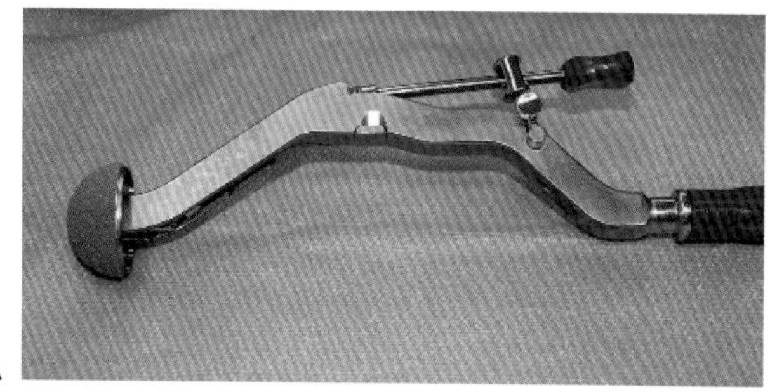

A

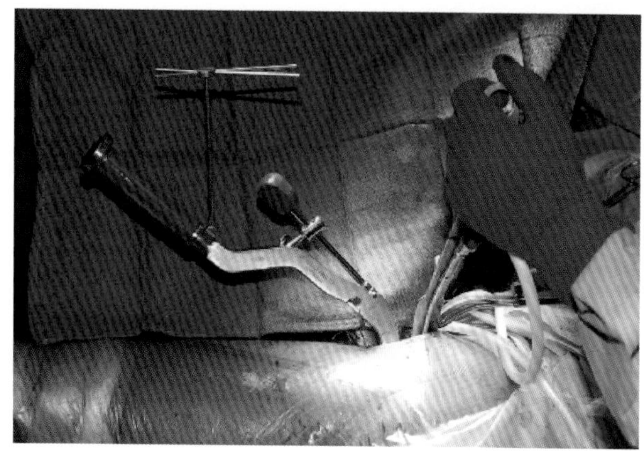

B

图4.17 使用偏心的撞击器放置髋臼假体。A. 偏心的撞击器安装上半球形外杯；B. 使用偏心的撞击器安装髋臼假体到合适的位置

顶部和大转子内侧松解后关节囊（图4.20），以利于进一步暴露股骨（图4.21）。一旦股骨暴露清楚，使用一个弧形锥子打开股骨髓腔。使用一个弧形更大的锥子钻出大转子内侧骨质，避免股骨柄的内翻安装。使用锥形股骨柄利于安装辅助装置，也可以在此入路暴露清楚后使用直圆柱状柄。使用偏心杆进

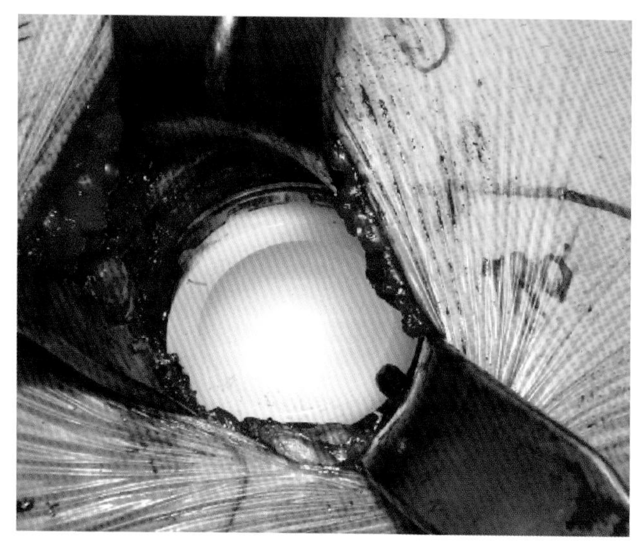

图4.18 安装髋臼内衬

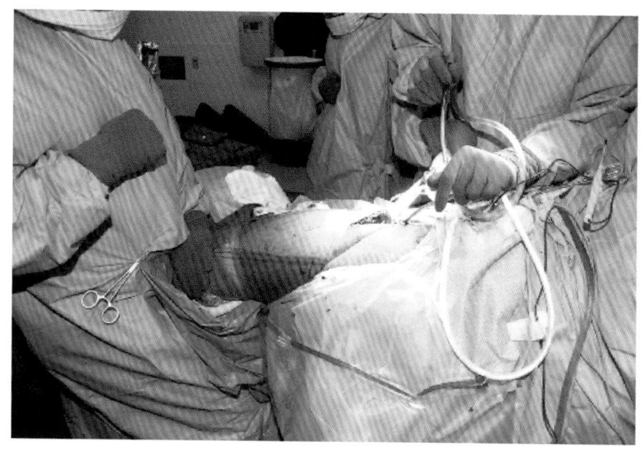

图4.19 一个无菌“袋鼠口袋”形状的布袋粘到助手的手术衣前方，再把大腿装入布袋中以便于屈曲、内收以及外旋

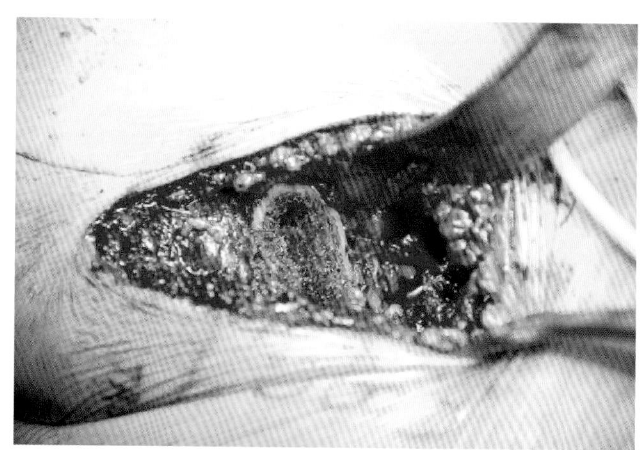

图4.20 股骨最终暴露

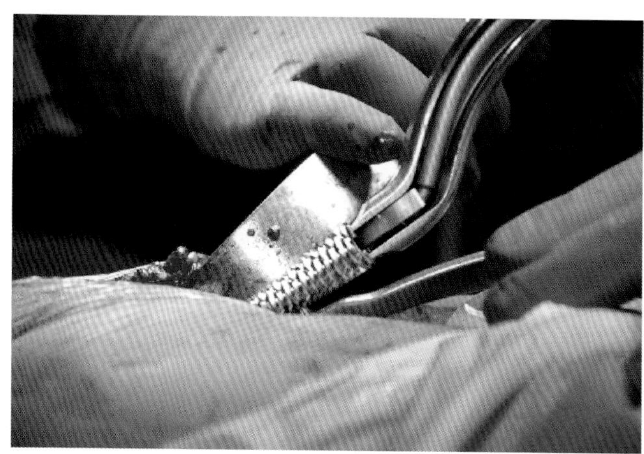

图4.21 使用偏心手柄进行扩髓

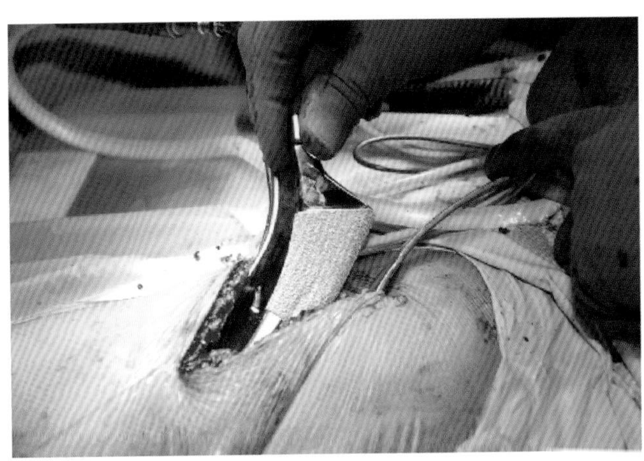

图4.22 植入股骨柄

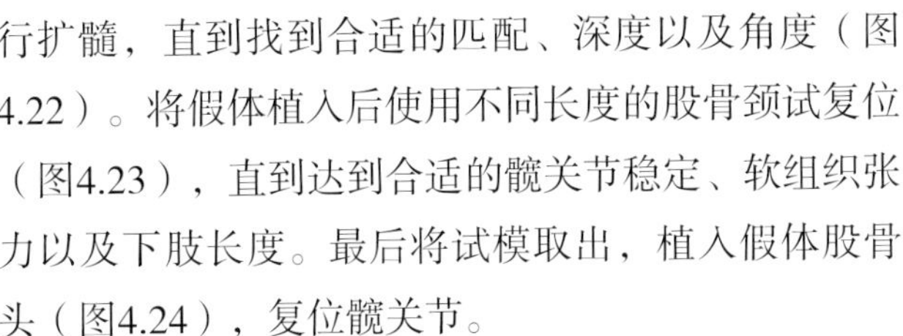

行扩髓，直到找到合适的匹配、深度以及角度（图4.22）。将假体植入后使用不同长度的股骨颈试复位（图4.23），直到达到合适的髋关节稳定、软组织张力以及下肢长度。最后将试模取出，植入假体股骨头（图4.24），复位髋关节。

结论

Watson-Jones髋关节前外侧入路是一项全面技术，既可用于全髋关节置换也可用于髋关节的其他手术。该入路可以改变为扩展入路和微创入路。由于保留了髋关节后关节囊和外展肌群，前外侧入路术后脱位的风险降低。尽管传统入路部分外展肌剥离会导致肌力减退和跛行，改良的不剥离外展肌的Rottinger入路可以减少外展肌的功能不全。Watson-Jones髋关节入路是一个经得起时间验证、可扩展的技术，可以应用于绝大多数的初次和翻修的髋关节手术病例。

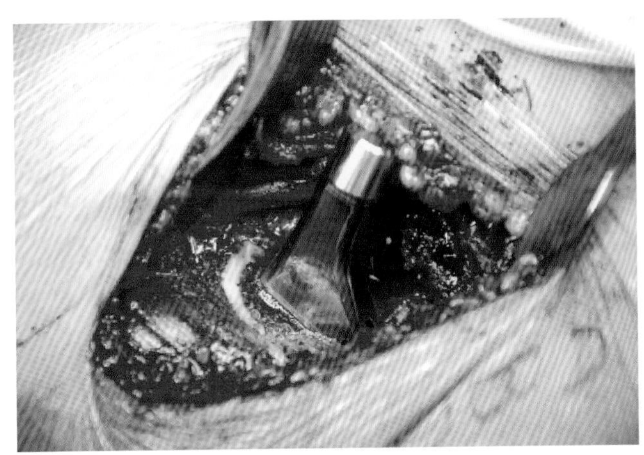

图4.23 股骨柄植入股骨髓腔中

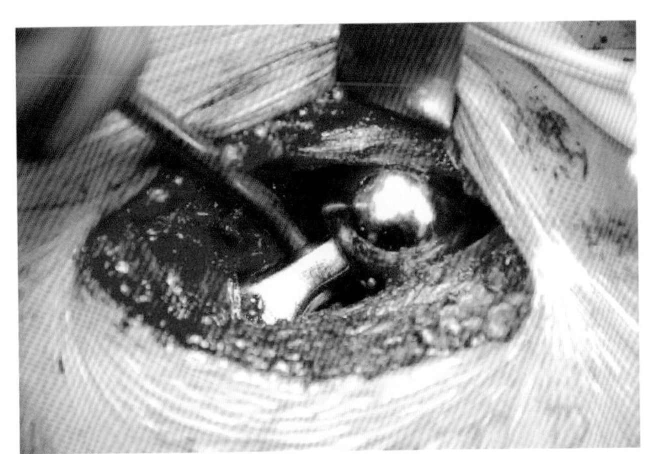

图4.24 最终将股骨头安装到股骨柄上

5

Eric Schiffman
Benjamin Beecher
Andrew Freiberg

第5章　直接外侧入路

背景

传统的全髋关节置换可以采用不同入路的20～30cm切口完成。1970年Charnley提出了经转子入路，即“掀起大转子的外侧入路”。Muller和Harris等医生认为不进行大转子截骨完成初次全髋关节置换术具有许多优势，比如更短的手术时间、更少的出血量、免除修复大转子的过程、避免大转子截骨的骨折不愈合和滑囊炎等并发症以及早期不需辅助即可负重。现代大转子截骨的替代入路包括前方入路（Smith-Peterson）、前外侧入路（Watson-Jones）、直接外侧入路（Hardinge）、后外侧入路（Moore）以及双切口。每个入路都有其优缺点以及相近的远期成功率。

近年来，来自患者、医院以及外科医生的压力促使患者更短的住院时间和更快恢复。这些因素促进微创外科和小切口全髋关节置换的发展。微创入路是切口≤10cm的各种入路，对软组织损伤较小，不切除肌肉的入路只限于前方入路和前外侧入路，但是微创手术原则上可以采用任何入路。

微创手术的成功不仅包括对于手术原理的深入理解以减少软组织损伤，也包括多模式镇痛以及早期干预。我们相信采用微创手术，患者可以获得更好的早期功能、更短的住院时间、更好地满意度。短期临床结果非常满意，长期的结果还需要进一步的临床验证。

微创全髋置换手术需要建立一个移动窗，以利于髋臼和股骨的单独暴露。有研究报道了采用微创手术更加美观以及使病人更加满意。尽管直接外侧入路在后来得到了广泛的应用，但最早是Smith-Peterson于1949年在模型关节置换术中描述的。患者取仰卧位，传统切口位于从髂前上棘到腓骨头连线的后缘将近2cm处，长约5～10cm。手术切开在神经间平面，在阔筋膜张肌和缝匠肌之间切开。优势在于术后疼痛较少，更快的恢复功能。缺点是全面性不足，需要特殊的手术台以及在学习曲线中存在的较高并发症。Woolson等回顾了连续的247例由经验有限的家庭医生进行的前方入路全髋置换术，主要并发症为9%，手术时间和出血量增加了两倍。2005年Matta等回顾了494例连续的在骨折手术床上进行的前方入路全髋置换，手术并发症3.4%，包括3例踝关节骨折、3例转子间骨折、2例股骨干骨折以及4例距骨骨折。Restrepo等在一项随机对照研究中发现，手术经验丰富的医生在行前方入路和前外侧入路的全髋关节置换的并发症没有明显差异。Siguier等回顾地分析了1037例前方入路的全髋关节置换，脱位翻修率0.77%～0.96%。类似的，Matta报道了506例连续的前方入路病例，认为前方入路是安全和有效的。

后方入路是美国采用最常用的入路。这个入路由Moore最早描述，需要剥离外旋肌和切开后方关节囊。微创后方入路切口小于10cm，1/3切口在股骨大转子尖的近端，2/3在大转子远端。其最大的缺点是脱位发生率高，但后关节囊修复后脱位率不到1%。

双切口入路可以采用微创后方入路植入股骨柄，微创前方入路植入髋臼假体。尽管这一入路是成功和安全的，但技术要求高，并且是不能扩展的。

经典的前外侧入路是由Watson-Jones在1936年描述的。它利用了臀中肌与阔筋膜张肌之间的肌间隙。患者取侧卧位，该切口在大转子处切开的。微创前外侧入路起于大转子前突处指向髂前上棘，长

6～8cm。该入路的优势在于避免外展肌功能的减退（与直接外侧入路相比），更低的脱位率（与后侧入路相比）。Bertin与Rottinger普及了该入路，报道了初期300例优良的短期临床结果。

前外侧入路与直接外侧入路的差异在讨论与文献中较难辨别。直接外侧入路是由Kocher描述，由Hardinge改良的。入路包括劈开臀中肌以及股外侧肌。有时，直接外侧入路也称为前外侧入路。但是，经典的前外侧入路是由臀中肌与阔筋膜张肌之间的肌间隙切开。尽管大部分前外侧入路要切开外展肌，但这些入路较直接外侧入路更靠前些。劈开外展肌的直接外侧入路报道了较低的脱位率，这一手术可以仅需要一名助手或无须助手完成，且可以避免坐骨神经的损伤。与已往文献报道临床结果不一，有些研究认为直接外侧入路会增加跛行，而有些报道不会明显增加跛行。Inaba等发现前外侧入路和直外侧入路术后1年在Harris髋关节评分、疼痛视觉评分、WOMAC和SF-36等方面没有明显差异。

后侧和前外侧入路的比较争论已久。经典的关节不稳定（后侧入路不修复关节囊）与跛行（前外侧入路没有进行良好修复）之间的比较，已经进行了广泛的争论。一项采用现代手术技术的系统性回顾研究结果提示，前外侧入路脱位发生率为0.70%，后侧入路修复关节囊脱位发生率为1.01%。近年外侧入路的改良也使得术后跛行的发生率明显降低。术后外展肌力的减弱会导致Trendelenburg步态，可能由外展肌修复不良或损伤臀上神经后使臀中肌和臀小肌失去神经支配。减小臀中肌近端截骨小于5cm可以减小损伤臀上神经的风险，减少从大转子尖剥离臀中肌的前束可以减小术后外展肌肌力减退的风险。

微创切口入路较传统直接外侧/前外侧入路导致的外展肌断裂更少。这种损伤更少的手术从理论上会减少术后外展肌肌力减退和跛行的发生。O’Brien回顾了一项连续的直外侧入路的全髋关节置换术的病例。34/87的患者做了微创切口，其余患者做了标准切口。两组平均外展角均为45°，两组都没有脱位、感染或伤口问题，在临床并发症和输血率方面也没有差异。

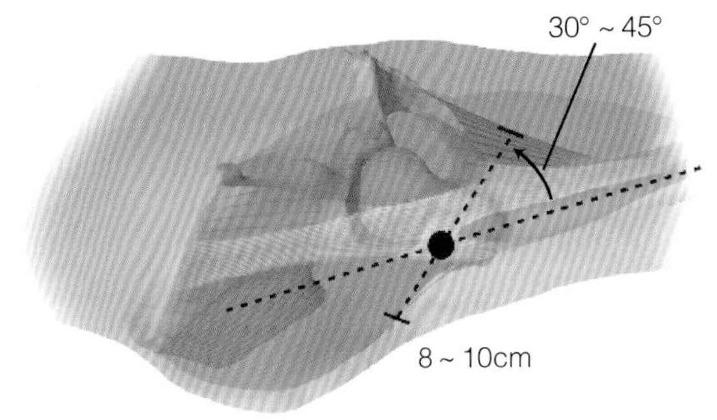

图5.1 术前计划切口。切口与股骨干长轴呈30°～45°

适应证与并发症

外科医生考虑使用微创切口应该是循序渐进的。开始是使用一个大的切口，对于肌肉和关节囊的暴露采用微创技术。这些步骤使得手术更容易完成，控制深部的暴露，而不会增加浅层组织的撞击。微创直接外侧入路的理想患者是肌肉不发达、体重指数较低的女性患者，而经验丰富后可使该入路用于所有初次全髋关节置换术的患者。禁忌证包括翻修手术和复杂初次置换需要行大转子截骨的患者。

手术技术

患者取侧卧位。要求在整个手术过程中保证患者的正确体位并维持好。患者的位置可以通过布袋、腿板以及钳子形状的位置器维持。消毒患髋，不包裹患肢。触及相关的骨性标志进行标记，包括髂前上棘、髂后上棘、大转子和股骨干。使用腰穿针或外展下肢以确定大转子尖。计划的切口中点应在大转子远端1cm处标记出来，中心位于股骨干中心偏前一点。切开一个长6～10cm斜形切口，与股骨干长轴呈30°～45°（图5.1）。这个角度可以根据切口的长度进行修整。切口越小，角度越接近于垂直于股骨干长轴，相反的，切口越大，越可以使用沿着长轴的切口。皮肤切开后，剩下的暴露使用电刀以减少出血。皮下组织在一个层面切开直到遇到阔筋膜。使用一个钝头的牵开器轻柔地从阔筋膜拉开皮下组织，以方便修复时使用。以大转子为中心用电刀切开阔筋膜。劈开远端的臀大肌（图5.2）。可

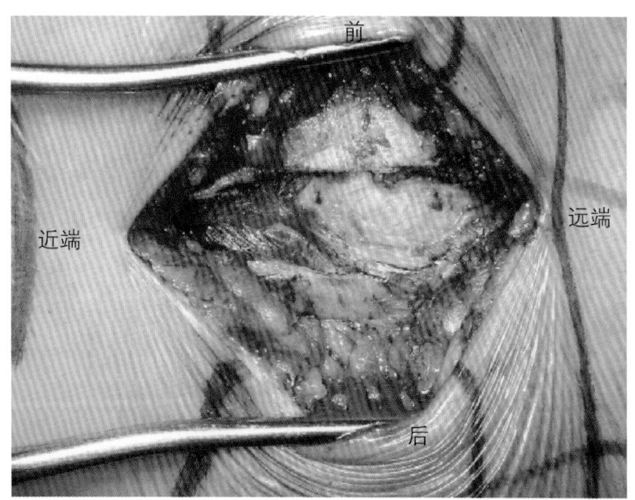

图5.2　切开皮肤和筋膜后，劈开臀大肌的远端

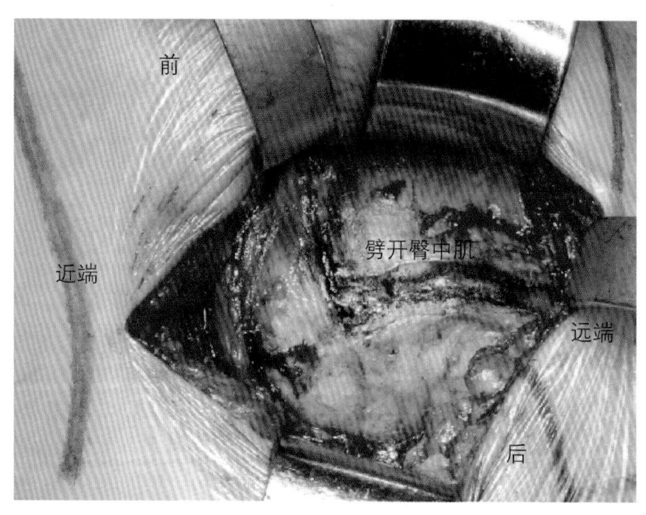

图5.4　臀中肌前缘标记出来，从大转子前方剥离下来

以使用自动拉钩以保持暴露。辨认臀中肌的下缘。这时需要决定翻开多少肌肉。使用一个圆钝的牵开器沿着肌肉纤维以辨认臀中肌窝。该方法可以分离10%～30%的臀中肌，暴露臀小肌（图5.3）。在瘦的患者和经验的积累可以更少的切开臀中肌。使用电刀将臀中肌前部从大转子前缘分离出来（图5.4和图5.5）。这个位置经常会有静脉丛。使用拉钩暴露臀小肌，使肌纤维斜向臀中肌和髋关节前关节囊。

使用一个长头的电刀，沿着股骨颈切开臀小肌。可以将拉钩放置于小切口处。在股骨颈中间切开前关节囊（图5.6）。然后轻轻外旋下肢，继续沿着臀中肌和臀小肌前缘向下切开股外侧肌前部。最终，在臀中肌下缘向内侧切开形成一个U形的肌瓣以便于将来缝合，并用缝线标记臀中肌以利于暴露关节囊和闭合时的辨认。在股骨颈上缘和下缘插入拉钩以暴露股骨颈。此外，可以在髋臼前缘插入一个拉钩利于更好的暴露。

下肢处于伸直和外旋位使关节囊紧张，切除剩余的关节囊（图5.7）。经常需要切除过多的关节囊下缘以便髋关节前脱位。同样的原理，前方撞击的骨赘在髋关节脱位前必须要去除。为了估计腿的长度，可以在切口近端皮肤固定缝线进行标记，在脱位前臀肌的边缘做标记的地方切断缝线。牵引、伸直并外旋下肢，轻柔脱位髋关节。股骨颈暴露至小

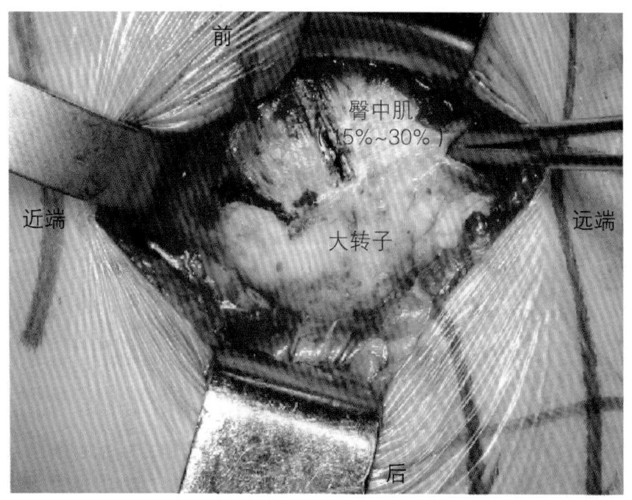

图5.3　辨认臀中肌的前缘（止血钳标记）。上方标记标出大转子前缘，分辨出将近30%的臀中肌肌纤维。电刀标记是臀中肌劈开的地方

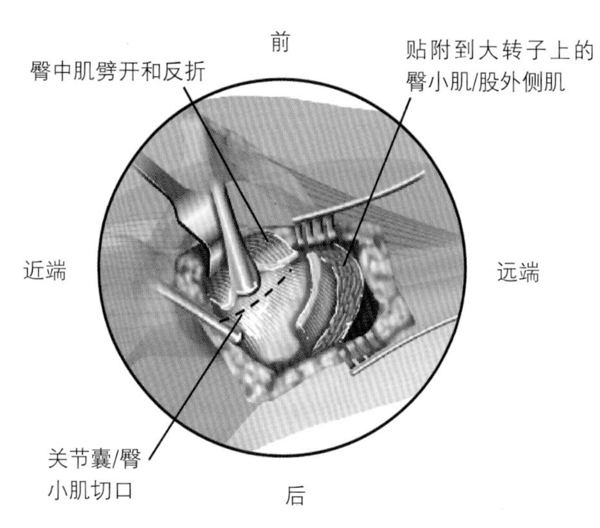

图5.5　显示深层的暴露

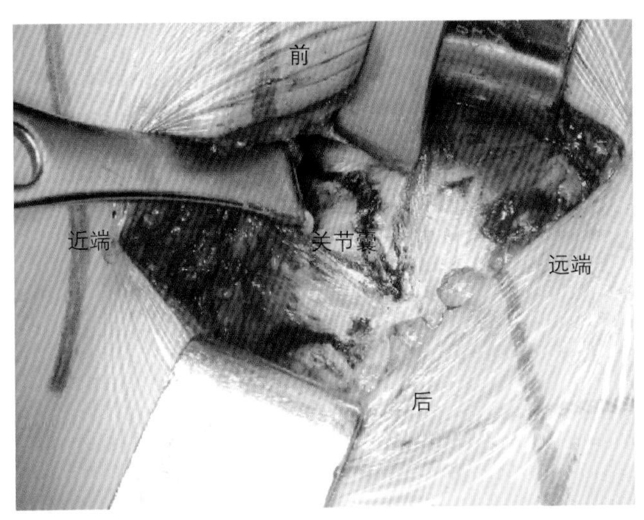

图5.6 拉钩放入臀小肌切口内。关节囊的切口标记出来

转子容易触及。仔细的术前模板测量和术中评估有助于确定决定截骨位置。可以使用导向截骨装置帮助确定股骨颈截骨方向。小心的进行股骨颈截骨，不要损伤大转子。股骨头和股骨颈去除后，髋臼就暴露了出来。

在手术床上大腿处于中立位，于髋臼边缘插入髋臼拉钩。后方拉钩牵开股骨干近端。前上和前下拉钩有助于分别保护臀大肌肌瓣和髂腰肌肌腱。余下的前关节囊可以向前安全的切除直至髂腰肌肌腱。去除剩下的关节囊、盂唇、骨赘以及髋臼枕软骨以暴露骨性髋臼。小心辨别髋臼前壁、后壁和内侧泪滴。

可以使用低剖面的髋臼锉来准备髋臼。现有多种形状设计的髋臼锉便于容易地插入小切口中。最

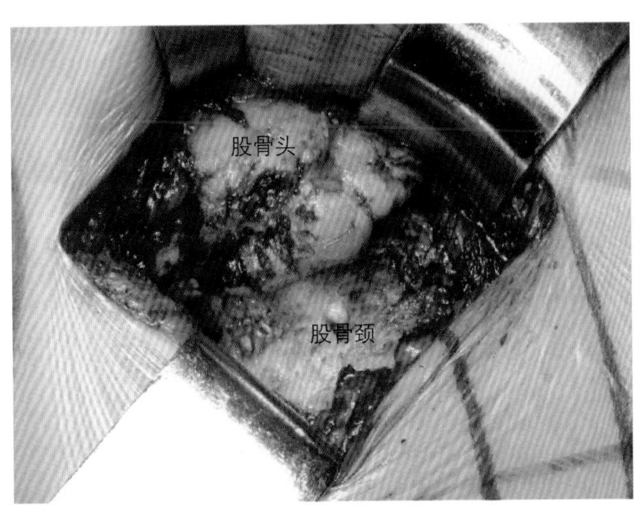

图5.7 下肢外旋和切开关节囊后显露股骨头和股骨颈

先使用最大号髋臼锉锉出髋臼的最低点，即内侧泪滴的位置。将髋臼锉摆放于预先设计的髋臼杯安装的角度。而且，使用小切口时需保证髋臼锉和髋臼杯的位置不受到周围软组织结构的影响。大腿的小幅活动能够显著增加暴露。循序渐进地进行髋臼磨锉直到达到合适的髋臼尺寸和见到软骨下骨的点状出血。

髋臼假体植入的方向依据于髋臼的形态，通常外展40°～45°，前倾10°～20°。使用大髋臼杯时可以安全地增加前倾角。可以安装导航装置以利于假体安装。小心地检查髋臼假体达到合适的位置，角度以及稳定性。为了增加稳定性可以使用髋臼螺钉，将承重面压紧。

术侧大腿屈曲、内旋和内收。插入股骨颈拉钩，此外，在股骨颈前方放置拉钩（图5.8）。这样可以使股骨得到最大的抬高和暴露。将大腿放入前方大腿袋内，过度内旋股骨以利于股骨扩髓和安装股骨柄（图5.9）。用盒状骨凿或咬骨钳用于开始准备股骨近端。特别要注意偏外侧开口和合适的股骨前倾角。使用一个锥形钻轻柔的以同心圆方式通过股骨干。可以使用一个钝尖、侧刃的绞刀方便股骨柄的偏外安装。如果需要，可以使用按次序的髓内绞刀扩开髓腔。此外，根据柄的设计，再使用按次序的凿开以便于良好的近端和远端的填充。为了得到合适的前倾角，可以在扩髓柄上安装对线工具。总的原则是，能将扩髓柄打入股骨颈截骨处5mm以下，提示应该使用更大号的扩髓柄。一旦得到良好的压配和填充以及旋转稳定，去除扩髓手柄，测试股骨偏心距。然后，安装试模复位。

内侧开有槽沟的股骨颈试模的设计便于从侧边插入，使扩髓柄容易安装。类似的，有些试模股骨头开有槽沟便于侧方插入和安装股骨颈。在大部分情况，可以使用传统的试模。使用合适的股骨颈和股骨头，髋关节轻柔的复位。几种评价的标准，包括下肢长度、稳定性、撞击、活动度以及外展肌张力。很重要的是，保证髋关节伸直和外旋时股骨假体的颈部不会撞击到髋臼假体的后缘。而且，任何在髋关节屈曲时，只要有可能会撞击的剩余的股骨和髋臼前方骨赘都应该去除。一旦这些标准成功达

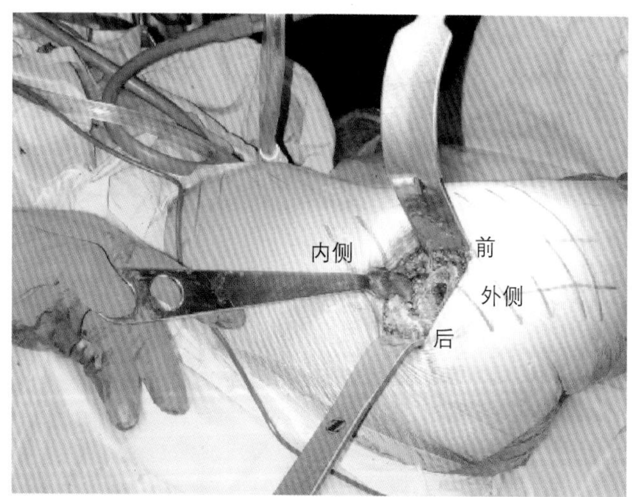

图5.8　股骨近端显露

到后，取出试模，安装股骨假体。如果使用骨水泥，使用三代骨水泥技术准备股骨髓腔。在大部分情况，应该小心地将股骨假体植入5°～10° 前倾。也可以使用试模股骨头再复位。合适的股骨头确认后，使用偏心股骨头撞击器打入一个股骨头假体。复位髋关节，最后一次完全检查下肢长度、稳定性、活动度以及外展肌张力。

伤口在闭合前应该使用抗菌液进行充分灌洗。最后进行仔细止血。辨认和分离先前标记的臀中肌

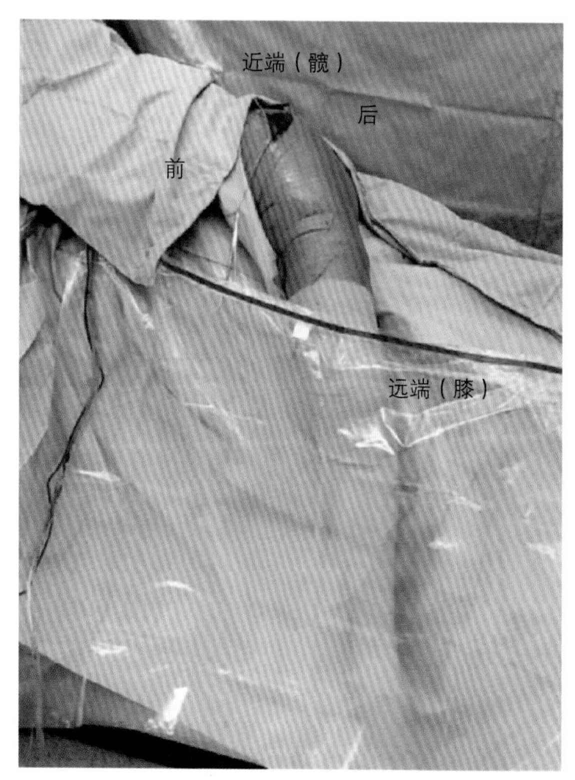

图5.9　下肢过度旋转装入下肢袋中便于股骨准备

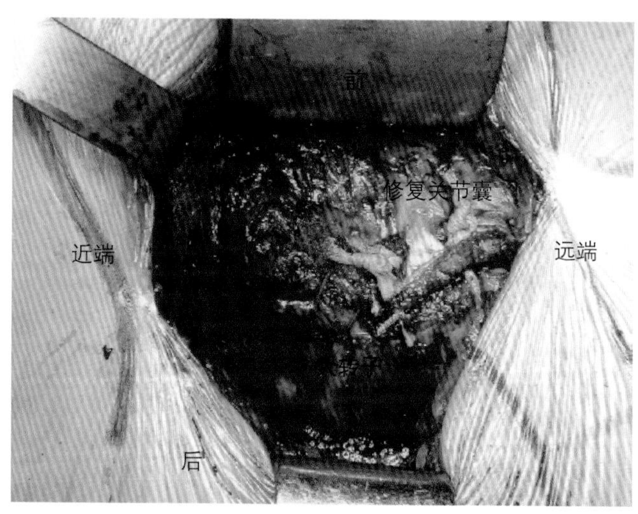

图5.10　完全修复外展肌纤维

和臀小肌的纤维。使髋关节内旋和外展，使用2.4mm的钻头在大转子前方钻两个孔。小心选择钻孔的位置以避免骨折和缝线切出。使用5mm的Mersilene线或粗的不可吸收线穿过钻孔，穿到前方臀肌肌瓣上将臀中肌和臀小肌进行再附着。或者用粗不可吸收线将包括臀中肌和臀小肌的前方臀肌肌瓣直接与大转子剩余的软组织（臀中肌和股外侧肌）缝合。此外，使用可吸收缝线修复剩余的臀肌纤维，要注意将大的缝线结节包裹避免滑囊炎的发生（图5.10）。如果需要，可以使用伤口引流管。在软组织中注射入一剂多种成分的麻醉剂，成分包括300mg罗哌卡因、30mg酮洛酸、1mg（1：1000）肾上腺素、0.08mg可乐宁与生理盐水配成150mL。我们发现注射入臀中肌的切口和修复处十分有效。修复阔筋膜。最后缝合皮下组织和皮肤。将患者转变成仰卧位，外科医生在离开手术室之前检查下肢长度和神经血管情况。

术后康复

理想的是，在术后当天即进行物理治疗。负重位评价股骨假体固定的稳定性和评价术后平片。推荐使用预防髋关节前脱位的措施和有目的的预防髋关节屈曲超过90° 。术前疼痛控制使用10mg盐酸羟考酮、1000mg泰诺、400mg西乐葆，术后使用泰诺、酮洛酸、口服麻醉药的复合镇痛方案或偶然短时间使用静脉麻醉药。术后即可允许外展肌锻炼。在初期4～6周使用保护性负重。

Nicholas Frisch
Craig D. Silverton

6

第6章 转子间截骨用于初次全髋关节置换术

全髋关节置换（Total Hip Arthroplasty， THA）是最成功的外科手术之一，其在全世界广泛使用，并且每年的手术量都在增长。1990—2002年之间，每100000人中接受初次THA的人数增加了46%，同时THA翻修的数量增加了60%。THA数量持续升高，据估计到2030年THA年手术量为572000例，与2005年的208600 例相比，增长了174%。与初次THA的情况相似，THA翻修的数量将从2005年的450000例增加到3480000例，增长率为673%。很明显随着接受初次THA的患者数量增加，THA翻修的数量也将增加。

长期以来转子截骨术被用于增加髋关节的显露。对于困难的初次髋关节置换和髋关节翻修，转子截骨术能够相对容易的显露整个髋关节，并且将手术时间和软组织损伤减少到最低。

B.M. Wroblewski是Sir John Charnley的学生，他在所有初次髋关节置换病例中使用转子截骨术。转子截骨术可以增强入路显露，使得在最困难的初次髋关节置换和翻修病例的手术成功率也很高。在使用转子截骨术时，术者的经验很重要，没有相关经验的医生发生截骨不愈合的概率会增高2 ~ 3倍。基于这个原因，十分重要的是医生要理解使用转子截骨术的时机、确定具体病例最适合的手术技术和确保截骨术后的稳定性将并发症的发生减少到最低。

本章节的主要内容是如何在初次髋关节置换和翻修病例适当地运用转子截骨技术。我们将讨论以下4个方面：①转子截骨术的适应证和禁忌证；②转子截骨技术；③截骨固定技术；④常见并发症。

适应证和禁忌证

根据Sir John Charnley的观点，他向Sir Harry Platt学习了转子截骨术，如果复位固定的大转子保证能在3周内愈合，并且术后不需要限制活动而影响功能康复，几乎没有医生不会使用这个方便、出色的外侧（经转子）入路显露髋关节。Charnley甚至反复强调运用这个技术的重要性：转子截骨术能在处理髋臼和股骨提供适当充分的显露，而且能够使植入假体更加容易。没有人能否认转子截骨术能够最彻底的显露髋关节。

基于术者的能力和为获得充分显露髋关节，转子截骨术的指征十分广泛。

当代初次髋关节置换术典型的入路有微创前侧入路、微创后侧入路或改良的直接外侧入路（Hardinge）。

对于存在髋关节强直、髋臼内陷、大量关节周围瘢痕或异位骨化（HO）的患者，股骨不可能内旋/外旋。

对于这类患者，选择使用微创入路会使手术十分困难，可能会导致灾难性的股骨螺旋形骨折。

而采用转子截骨术使得术者能充分显露髋关节以完成彻底的关节囊切除术，也能充分显露近侧股骨。

对于先天性髋关节脱位和髋臼发育不良的患者，可能需要使用转子截骨术以充分显露和延长短缩的股骨。

股骨近端和转子的畸形可能是先天性的、发育性的、创伤后的或者是继发于骨骼原发疾病的，例如Paget病或者纤维结构不良。

已经畸形愈合和旋转畸形的转子间骨折或转子下骨折会导致标准入路显露很困难，类似的情况还有同侧膝关节存在关节融合或者活动受限时。

在这些病例中，转子截骨可以使得暴露更加充分并且有助于股骨侧假体安放在合适的方向。

转子截骨的主要适应证仍然是髋关节翻修术，因为标准入路无法获得髋臼及股骨近端的充分显露。

在没有充分显露的情况下所进行的翻修手术都有很高风险导致坐骨神经损伤、医源性股骨骨折或者外展肌的撕脱伤。

另外，股骨髓腔偏心磨锉导致的股骨假体位置不良的常见并发症有股骨远端穿孔。

虽然转子截骨对于困难的初次全髋关节置换及翻修中的优势非常明显，但是转子不愈合或畸形愈合仍然是医生要面对的挑战而且也是最常见的并发症。

因此转子截骨的禁忌证是转子基底骨量不足和骨缺损可能会导致转子截骨块不可能再附着。

同理，对于任何在手术部位进行过放疗、有异位骨化高风险或者术后需要做放疗的患者，转子截骨会是相对禁忌证。最后，因非骨水泥型假体的骨长入需要充分的干骺端压配而导致扩髓后在转子区域只剩下一个薄层骨壳也是禁忌证。

转子截骨技术

Charnley教授最初推荐的经典的转子截骨仍然可以给困难初次以及翻修的髋关节置换术提供最好的入路。

完全截断转子将截骨块牵向近侧以暴露髋关节，之后将转子截骨块向其最初位置的外侧、远端牵拉。

这项技术有以下优势，包括使用缩短股骨颈的假体以降低股骨颈的力臂，从而在将力量传递至股骨干近端时保持外展肌适当的张力，可能会减少术后关节脱位的发生。

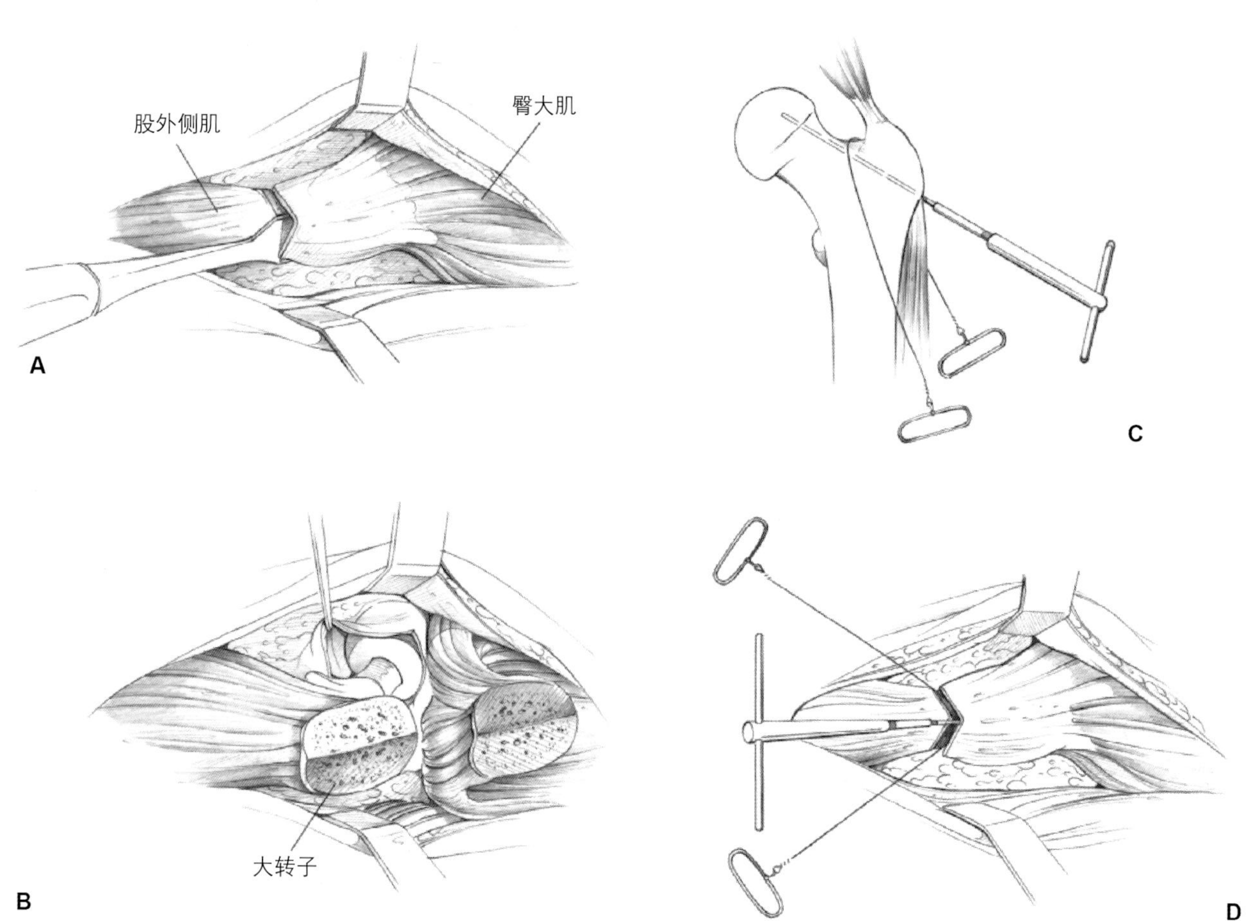

图6.1 A. 使用骨刀进行V形截骨；B. 双平面截骨提供截骨面的最大稳定性；C. 在斯氏针上用线锯进行双平面截骨；D. 用线锯向远端前后方向锯，形成一个双平面的截骨

我们将描述Charnley教授推广的经典的截骨方式，也会介绍其他可选的截骨方法来解决各种外科问题。

V形转子截骨

Charnley教授描述了一种经典转子截骨法：转子平面截骨，将截骨片移向远侧并固定。不久之后，外科医生就认识到了转子平面截骨固有的不稳定性。在1954年两位法国医生Debeyre和Duliveux使用在瑞士流行的双平面自稳定性截骨。

此方法有几项明显的优势：①旋转稳定性更好；②骨块接触面积更大；③更容易获得转子的解剖复位。

Weber对比了一组138例患者，其中69例进行传统的平面截骨，69例接受双平面（V形）截骨。他发现在传统截骨组假关节发生率为11%，而在双平面截骨组为1.5%。Berry和Müller报道了在53例初次全髋关节置换及74例全髋关节翻修术中使用V形截骨并单线缆固定，结果转子愈合率分别为98%和97%。

Wroblewski和Shelley报道了在包括50%翻修手术的222例髋关节置换术中使用V形截骨同样获得了98%的令人满意的愈合率。

技术：双平面V形截骨需要在标准后侧或者外侧切口进行。标记外旋肌并牵向后方来保护坐骨神经。截骨平面位于大转子尖端以远4～5cm，在股外侧肌起点远端接近1cm处将其分离以保留袖套样组织用来修复。截骨块的前后部分应该是同样大小，与旁矢状平面呈30° 形成一个凸向外侧的双平面截骨面。

可以使用摆锯或者直骨刀进行截骨（图6.1A，B）。常规使用此入路的外科医生大多数使用特殊的V形骨刀。另一种选择是向转子中心钻入4.0mm无螺纹斯氏针，从股肌边缘下面进入，方向与股骨干呈45°。然后将线锯套入股骨颈上面和转子之间的切迹。这样线锯就位于斯氏针近端并朝向远端，截除前方和后方，形成一个双平面截骨面（图6.1C，D）。

不管这种截骨的技术如何，最终的截骨形态类似于瑞士小木屋的屋顶。此时将截骨块向头端牵引，用牵引器或者斯氏针固定。如果术后没有将转子截骨块复位来恢复外展肌张力，可能会出现明显的肢体延长。

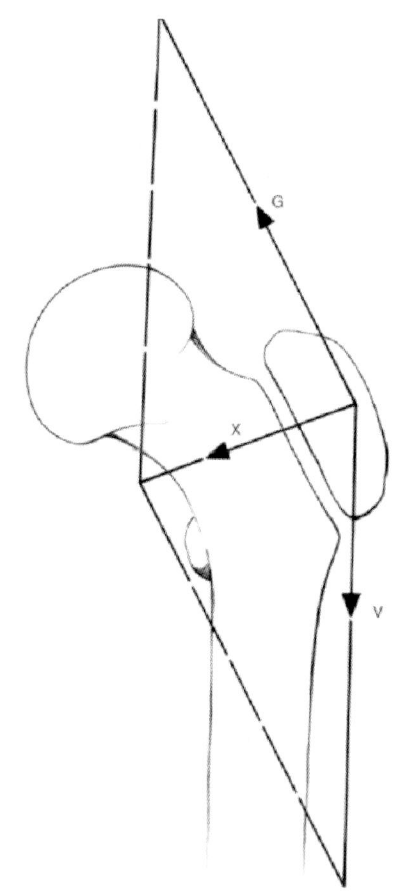

图6.2 保留臀肌和股肌与转子的连接可以形成一个向截骨面的压应力

转子截骨块可以使用很多种方法固定，最常用的是线缆固定。尽管每种固定方式都有各自的利弊（我们将在后面进行讨论），双平面截骨的自稳定效果才是成功固定的关键。尽管这样，对于THA翻修病例，这种自稳定效果的优势会被转子不良骨床或严重的骨缺损抵消。在这种情况下，需要额外的固定技术。

转子滑移

现在我们所熟知的转子滑移是English于1975年首先描述的。针对Ollier和Charnley所使用的经典的转子截骨技术的不足，English等报道了一种新的转子截骨方法，试图将截骨块所承受的张力转化为压应力（图6.2）。McFarland和Osborne（1954）首先描述了在保留臀中肌和股外侧肌腱部分完整性的同时从后方暴露髋关节。他们不进行转子截骨，取而代之的是用凿子或者刀将臀中肌和股外侧肌的起点剥离下来（图6.3A，B）。English将McFarland的技术做了改进，使得股外侧肌的一部分起点仍然与截骨块相连。让臀肌和股肌联合腱与短外旋肌相连，English认为这个肌肉肌腱混合软组织鞘可以对截骨部位产生压力，能防止骨块移位并促进快速愈合（图6.2）。截骨后将截骨块牵向前方，这时髋关节就可以后脱位。English报道了一组222例初次髋关节置换，其中120例使用线缆进行转子截骨固定，102例使用螺钉进行固定并植骨，不愈合率分别为4.35%和2.5%。

Fulkerson等对此项技术进行了小幅改良，将臀中肌和臀小肌向外侧翻转来进入两肌与股外侧肌起点的前方头之间的间隙（图6.4）。然后截骨就在这个前方入路进行，从而保持臀肌和股肌以及短外旋肌与转子的连接。像English所描述的那样，笔者认为将转子截骨块以及附着肌肉牵向后方而非前方，可以更容易、准确的暴露股骨髓腔。

由于1980年代对于髋关节翻修手术更良好暴露的需求增长，改善髋关节暴露的技术层出不穷。Glassman等描述了转子滑移截骨或者转子前滑移。这项技术和之前English所描述的类似，但是将外旋肌在止点附近切断，在转子复位以后再进行缝合连接。Glassman等最初报道了90例患者，其中88例为

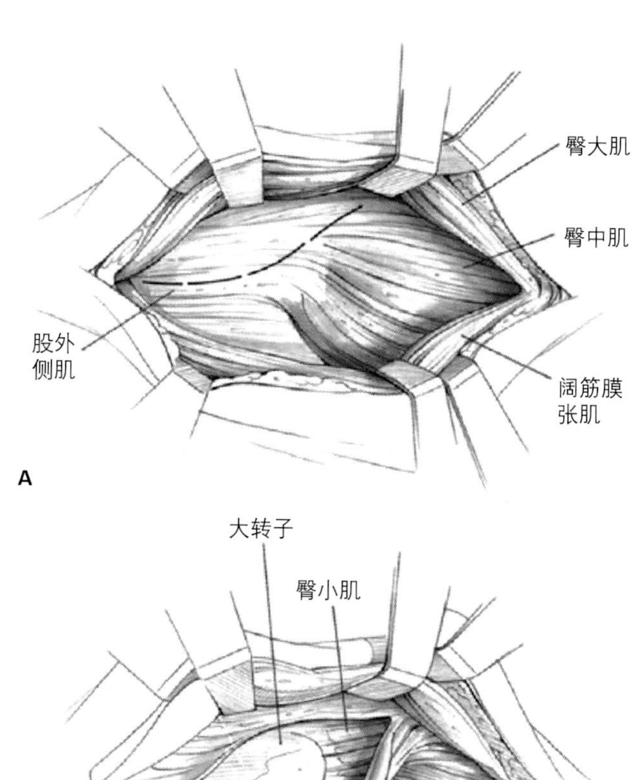

图6.3 A，B. 髋关节后入路，保持臀中肌和股外侧肌腱部分完整（McFarland）

翻修手术，结果有10%的不愈合率。7例发生线缆断裂，28%出现外展肌无力。平均21个月的随访未发现早期或晚期关节脱位。Glassman等最近报道了129例使用了转子滑移截骨进行的翻修手术，他们发现14%的不愈合率、21%的线缆断裂率、5%术后脱位

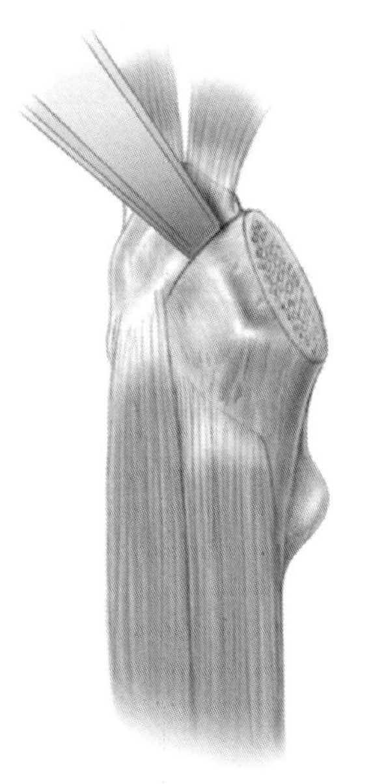
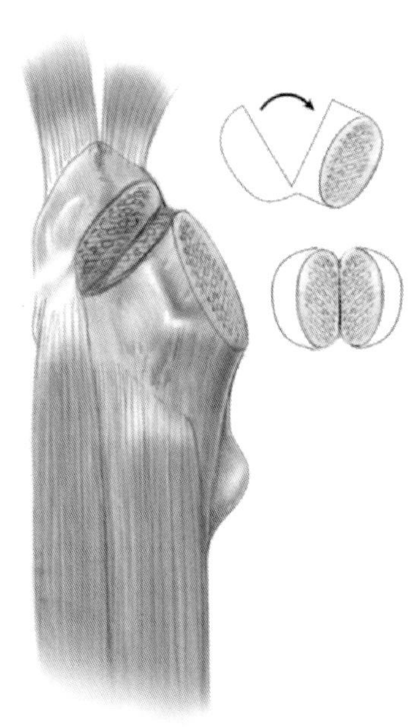
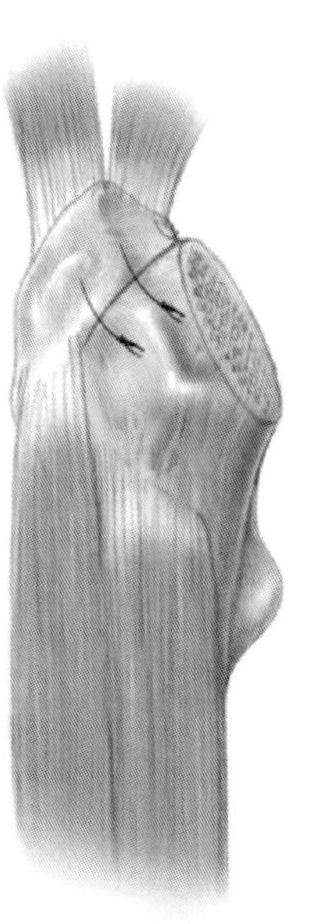

图6.4 Fulkerson等于1977年描述了这种通过前方入路的转子滑移截骨的改良方式。臀中肌和股外侧肌仍然与转子截骨块相连，然而，转子截骨块像“开书”一样被翻转回去，使得股骨近端进入伤口里

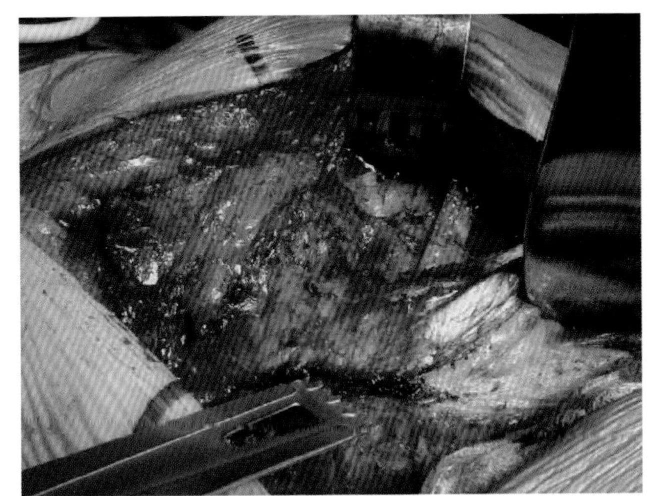

图6.5 截骨之前将股外侧肌从股骨外侧牵开。使用牵开器保持软组织张力

率和19%的持续性的外展肌无力率。

使用和Glassman相同的技术，Lindgen和Svenson报道了一组189例全髋关节置换（其中39例翻修）患者，2%的不愈合率，其中只有一例术后关节脱位。Romero等进行了一项研究，连续22例使用这项转子前滑移截骨技术的翻修手术，发现外展肌运动力臂和肌肉长度明显增加，改善了外展肌生物力学性能。更好的生物力学性能可以避免转子移位。Ackerman和Trousdale推荐的一种改良的转子前滑移截骨是三平面截骨，使得骨质前垂直缘完整保留来对抗截骨的前方应力。作者相信此项改进可以增强稳定性并且降低不愈合率。

另一种转子滑移截骨的改良涉及阶梯状截骨以防止截骨块移位以及限制截骨块活动。Leunig等对比了标准的片状滑移截骨和新的阶梯状截骨。使用合成骨和尸体标本，他们发现转子阶梯截骨更加稳定并且理论上能降低不愈合率和术后部分负重的时间。

比起Charnley经典转子截骨，这种改良所具有的巨大优势是保持了臀中肌和股肌的连续性，可以防止转子截骨块的移位。

技术

采用以大转子为中心的标准后侧入路。阔筋膜被切开分成前后两部分，顺臀大肌纤维近端进入。

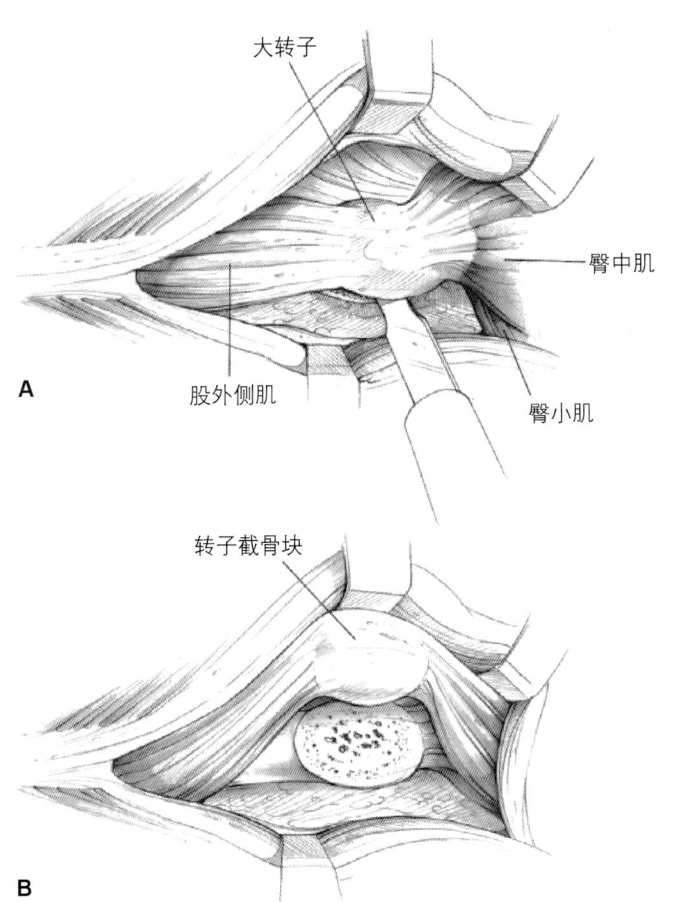

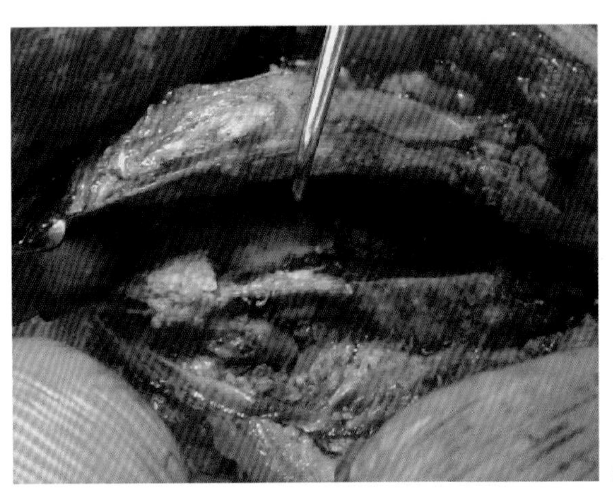

图6.6 A. 使用摆锯进行的转子滑移截骨，保留股外侧肌和臀中肌止点连续性（Glassman）；B. 转子截骨块被牵向前侧，暴露髋关节；C. 用骨钩将转子截骨块牵起来

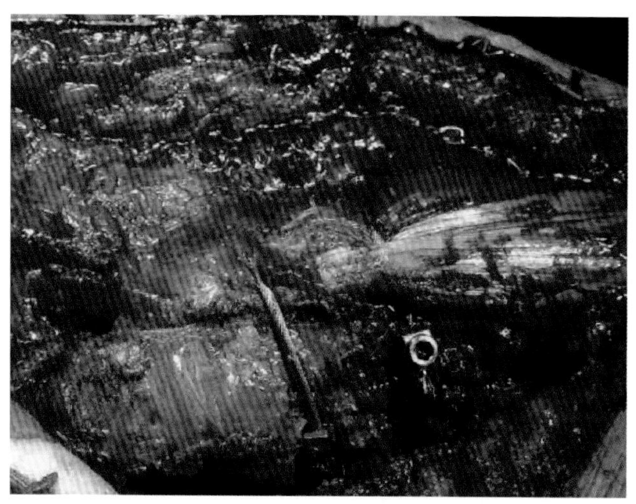

图6.7 髋关节重建完成后，使用线缆环扎术将转子截骨块固定。这张照片显示了股外侧肌和软组织水平的两根线缆

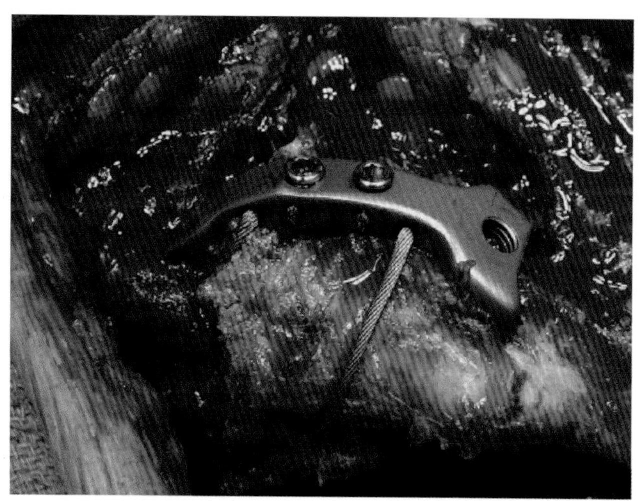

图6.8 尽管大多数时候不需要使用线缆稳定系统，这张图展示了线缆稳定系统可以提供更牢固的固定

从前方分开臀中肌和阔筋膜张肌之间的间隙，暴露并切开关节囊。内旋股骨，可以看到臀小肌和臀中肌在梨状肌肌腱上方，从后向前钝性将整个臀中肌从深层的髋关节囊上分离。分离、标记并切断外旋肌。将其牵向后方。于股肌隆起远端10～15cm及外侧肌间隔前方1cm处纵行切开股外侧肌。将肌肉从股骨干前外侧做骨膜下分离并用牵开器牵向前方（图6.5）。用摆锯从臀中肌止点后外侧开始截骨，得到一个1cm厚的转子截骨片并向近端牵引，截骨斜面在股肌粗隆远端约0.5cm（图6.6C）。臀小肌仍然与股骨近端连接。如果臀小肌与截骨的转子相连，可能会牵拉使得截骨块前移。转子修复以后，这种栓系效应在股骨外旋时可能导致一些问题。如果这种情况发生，可以很容易地对其腱性止点进行松解来解决。与臀中肌和股外侧肌相连的转子截骨块此时可以牵向前方，暴露髋关节囊（图6.6A，B）。另一种方法通过在肌肉止点外侧进行截骨，可以完整保留转子后方的外旋肌和梨状肌。这种方法的优势在于保留完整的后关节囊和肌肉悬吊装置，理论上可以防止后方不稳。

滑移截骨的修复传统上通过两根16号或18号线缆经过小转子上一个单独的钻孔完成。1.6mm线缆、5号非吸收性聚酯缝线或者聚合物线缆都已经临床应用成功（图6.7）。在股骨近端以及转子床的前后皮质上钻上下两个孔。不应该将线缆放置在假体颈部周围。其他的金属固定物或者转子线缆稳定装置通常不常规使用，除非截骨块有明显的延长并且无法复位到原来的截骨部位（图6.8）。Thakur等描述

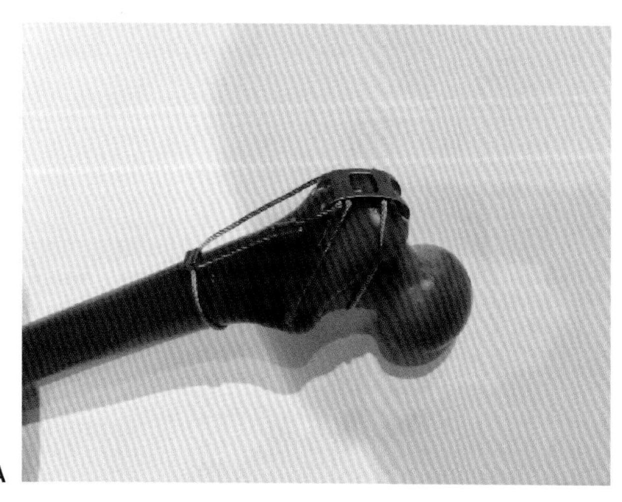

A

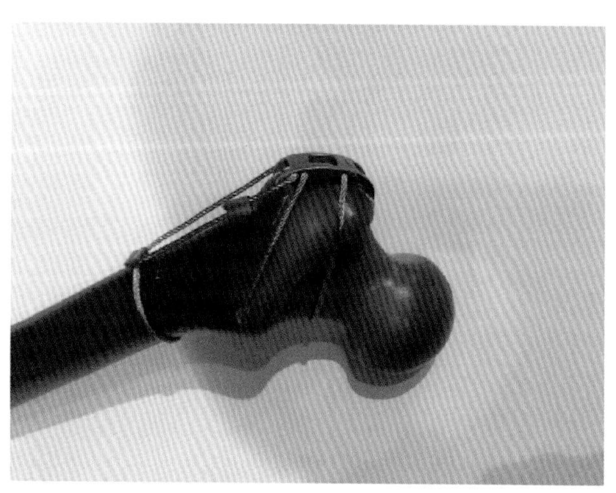

B

图6.9 小转子下方增加的第3根线缆

了一种新型的使用3根线缆装置固定转子截骨块的方法。相比Dall-Miles的双线缆结构，增加的固定在小转子下方的第3根线缆提供了上方的稳定性（图6.9）。尽管没有临床报道，对于高风险不愈合以及转子骨床被破坏的病例，这种固定方法可能会有帮助。

术后没有特别的注意事项。基于假体组件以及固定方法的稳定性，患者可以负重。

部分转子截骨

前方转子截骨拥有保持臀中肌和股外侧肌前部与部分转子附着的优势，无须干扰后部的臀中肌。这个经臀中肌的入路是Hardinge入路的改良。由于Hardinge直接外侧入路仅仅使用软组织间隙，Dall质疑了这种肌腱重建的完整性和强度。他认为骨-骨修复重建更优，不愈合率更低。Dall在69例初次全髋关节置换应用此项技术，未出现不愈合、滑囊炎或者外展肌无力。这种改良Hardinge入路也被称为利物浦入路。

这项技术的另一种改良是保留臀中肌止点完整，仅仅处理臀小肌和股外侧肌止点。此项改良的倡导者Ganz称可以获得外展肌肌力及步态的更快恢复。他们也称由于没有破坏臀中肌的连续性，可以降低臀上神经损伤的概率。这项技术保留了臀中肌与大转子的连接以及转子部位的血供。这种改良会使得暴露更困难，然而有时臀小肌肌腱会瘢痕化并挛缩。这样的话，需要松解臀小肌避免对其截骨块的栓系作用。

技术

在Dall的技术中，臀中肌和股外侧肌止点是从大转子前后边缘的中间断开的，向转子尖近端延伸不超过2cm。找到臀中肌前缘后，弯钳从臀中肌和臀小肌后方穿过跨越前关节囊，从臀中肌最初的切口出来。用线锯从股外侧肌、臀中肌及臀小肌的深部穿过，线锯两头都从切口穿出（图6.10）。转子部分截骨在髋关节内收、轻度屈曲及内旋状态下进行。线锯应该以尽可能向后的方向开始截骨以避免截骨块过小。由此可以获得大转子前部近似三角形的截骨块，其上连接着臀中肌、股外侧肌的前部及臀小肌的止点。此时可将髋关节前脱位。

髋关节复位以后，截骨块很容易复位。此种稳定的截骨可以通过多种不同入路完成。可以用5号线、线缆或者单股线固定截骨。其余的金属内固定

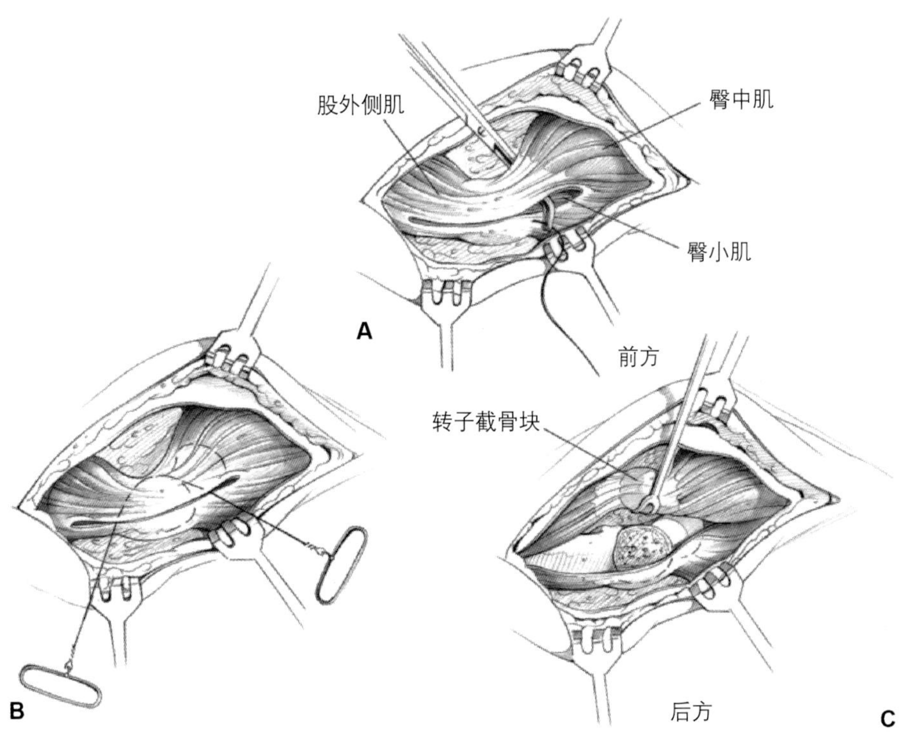

图6.10 A. 线锯穿过臀中肌和股外侧肌止点深面（Dall）；B. 截骨前应将髋关节置于内收、屈曲及内旋的位置；C. 关节脱位前先将转子截骨块牵向前方

或者转子固定装置不是必须使用的。双股线缆线或缝合就足够。在截骨块外侧皮质骨钻孔即可。金属内固定物应该避免放置于假体颈部。截骨块固定以后，应该反复测试关节最大活动度以确保髋关节足够的稳定性及避免转子前方的撞击。

Harris等报道了一种转子斜行截骨的类似技术。保留短外旋肌群在股骨上的止点，由浅入深至转子间线做截骨。前方做一个更大面积的包含臀中肌和臀小肌止点的截骨。

Menon等对100例骨水泥型初次全髋关节置换进行研究，其中50例采用大转子前方截骨（改良利物浦技术，与Dall类似），另外50例采用Charnley经转子截骨。大转子前方截骨组中单足站立试验（Trendelenburg征）阳性率为18%，Charnley截骨组为22%。截骨不愈合并截骨块移位超过3cm的发生率在两个组分别是8%和10%。另外，Charnley截骨组中85%的患者出现转子区疼痛或滑囊炎。笔者认为原因应该是Dall-Miles线缆固定装置的使用以及大转子

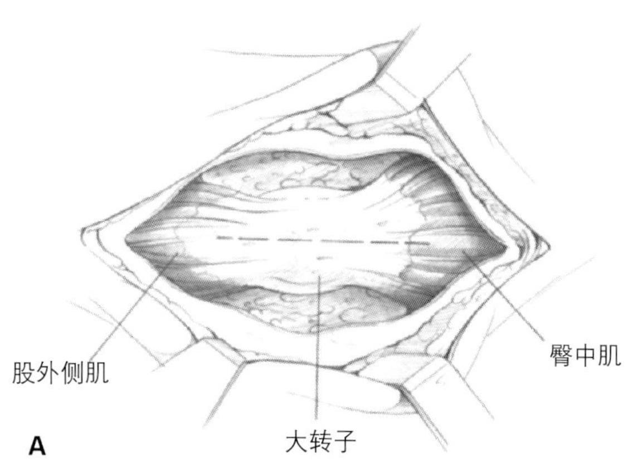

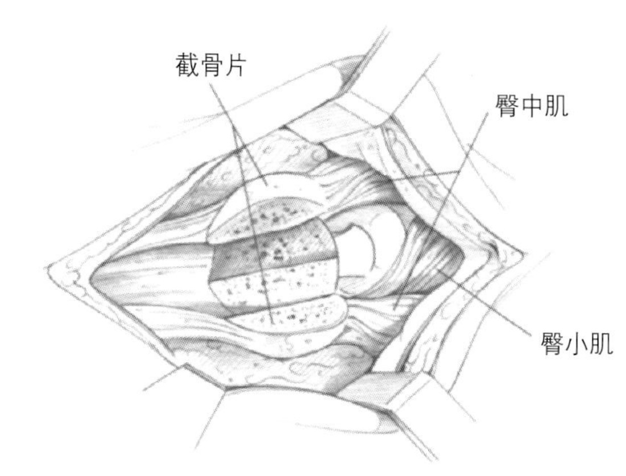

图6.11 A，B. 抬起带有臀中肌和股外侧肌的大转子前后方截骨块，可以很容易进入髋关节（Stracathro）

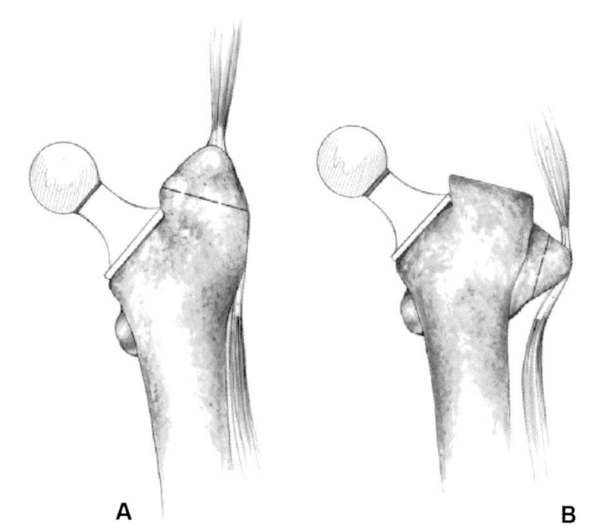

图6.12 A. 转子水平截骨适用于没有足够松质骨床的情况；B. 转子垂直截骨适用于曾行大转子截骨至股骨外侧皮质的翻修病例

重建部位的外科瘢痕。

文献中也可以看到其他转子部分截骨的技术，包括Stracathro技术（图6.11）和水平及垂直截骨（图6.12）。示意图展示的是各种外科技术的变异。总体来说，他们已被上述的技术或下面要讲到的大转子延长截骨技术（ETO）所取代。

股骨大转子延长截骨

全髋关节置换翻修手术中取出固定牢固的假体是非常困难且耗时的，有时是灾难性的过程。标准的大转子截骨没有对生物型假体的骨长入界面或水泥型假体中骨-水泥界面不能提供充分地暴露。植入翻修假体之前需要先把原来假体远端的骨水泥清除。传统的取出内置物及远端骨水泥塞的方法需要软骨刀、高速磨钻、超声装置和水泥取出导向器。每种工具操作都会导致现有骨量的丢失，包括股骨皮质穿孔、偏心磨锉、偶尔出现的股骨转子区与近端股骨干连续性的丢失。

1991年Cameron报道了应用向远端延长的大转子截骨来取出已经下沉并外移的Moore带领生物型假体。他认为这种情况下取出假体可能导致大转子的撕脱，使用经典的转子截骨会导致转子固定床不能被接受。

Cameron开始截骨前从标准后方或者前外侧暴露股骨，从大转子尖端延伸到做水平截骨的股外侧肌

结节。大转子截骨块包括股骨周长的1/4到1/3，保留臀中肌和臀小肌的连接。翻修结束以后，转子截骨块复位并用线缆环扎固定，如果需要可以同种异体骨板加强。

Emerson和Head使用类似技术进行骨水泥型股骨柄翻修。他们报道了21例大转子延长截骨，未出现转子截骨块移位或线缆断裂的。4例出现截骨延迟愈合，术后6个月所有病例均愈合。

在McFarland和Osborne最初截骨技术和Cameron所描述的改良技术基础上，Paprosky等描述了一种现在被称为ETO的技术，将包含了股骨近端前外侧部分的完整肌–股袖套分离，其中包括大转子、臀中肌和股外侧肌。这项技术的创新在于大转子截骨包括了以前外侧肌肉骨膜为铰链的可变长度的股骨干皮质。优势在于广泛的暴露有利于内植物的取出、股骨畸形的矫形和翻修假体的植入，同时可以让医生进行有效的骨缺损重建（图6.13）。ETO预期可以愈合，并且可以调节外展肌到合适张力以减小术后不稳。

ETO适应证很广，最基本的是取出固定牢固的水泥型或非水泥型股骨假体。对于牢固固定、多孔表面股骨假体的取出，它是唯一可以避免股骨近端严重并发症的入路。甚至对于某些松动的水泥型股骨假体，这种方法直接显露股骨髓腔缩短取出残余骨水泥的时间。类似于转子滑移截骨，外展肌–股肌袖套在手术暴露时保持完整性。这样可以保证截骨块血供，并且股外侧肌可以防止截骨块移位。ETO也适用于股骨内翻畸形，这类病例占到股骨假体失败病例的接近1/3。ETO允许畸形矫正并且使得翻修假体的置入更加方便。

术前规划对于试行ETO非常关键，可以在保留

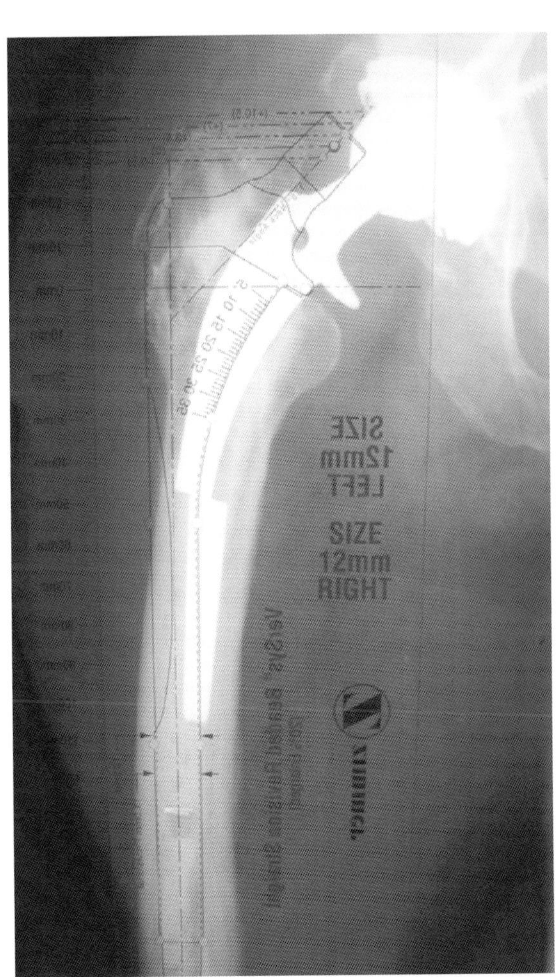

图6.13 大转子延长截骨（ETO）对于内翻畸形病例的股骨柄取出非常有用。它可以行畸形矫正并且有利于翻修假体的植入。图示当预期翻修假体柄的远端放置在股骨髓腔中心，近端将会位于股骨髓腔外，提示股骨内翻畸形的存在

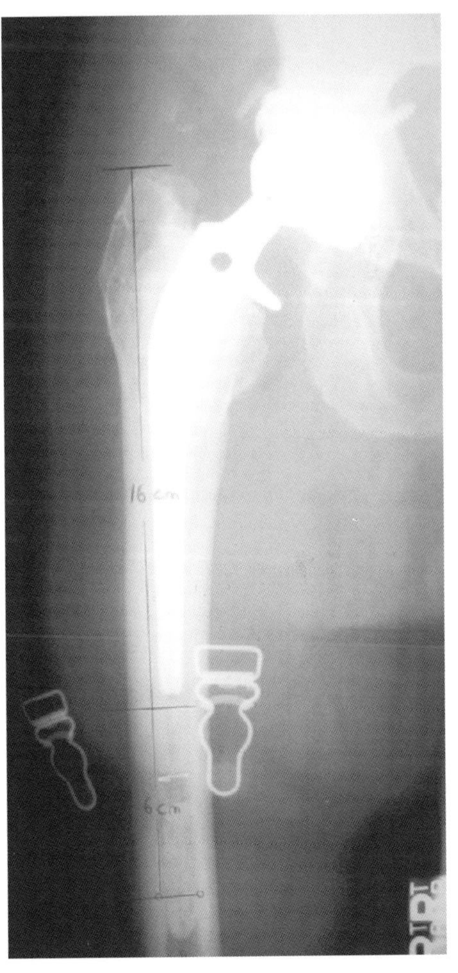

图6.14 从大转子尖端测量截骨所需长度，可以术前确定。截骨应该给全涂层多孔股骨假体柄留4～6cm的远端压配界面

远端固定所需的股骨峡部的同时，进行足够长度的截骨来取出固定牢固的股骨假体并矫正畸形（图6.14）。截骨的远端延长程度应该在术前谨慎决定，长度应该是进行移除骨水泥或者分离骨-水泥-假体界面所需的足够范围。在截骨远端要留至少4～5cm完整的股内膜腔来获得翻修股骨假体柄所需的合适固定界面。

我们之前提过的通过ETO的股骨重建使用的是全涂层多孔远端固定股骨假体。这些装置对于全髋关节置换翻修拥有良好长期随访结果并且外科技术简单并且适应于绝大多数翻修情况。由于灵活性和易用性，锥形长柄翻修股骨假体（Wagner类型）现在也和ETO配合使用。很多时候需用组配式假体在保证远端固定的情况下来调整偏距和前倾角。我们需要这项技术的长期随访结果来证实它在ETO情况下的实用性。对于股骨近端髓腔有巨大扩张的患者，英国医生更多使用打压植骨。我们通过研究发现打压植骨技术联合ETO的生物力学稳定性优良。最近的长期随访结果已经显示这项技术对于适应证患者是很好的选择。

ETO的术中时机应该充分考虑，可以在以下3个时机中选择：脱位前、脱位后及假体取出前、假体取出后。脱位前截骨适应于显露困难且髋关节无法脱位的患者，比如多次手术造成严重瘢痕、异位骨化形成或股骨假体下沉。脱位后但假体取出前截骨适应于固定牢固的水泥型、生物型假体柄或者大转子区骨痂过多导致不截骨无法安全取出股骨假体。股骨假体取出后行ETO最容易。

技术

标准的髋关节后入路需要切断大转子外旋肌和部分臀小肌止点。髋关节脱位并股骨极度内旋状态下容易进行ETO。根据截骨长度从股骨表面分离股外侧肌并用Bennett拉钩牵向前方。术前模板可以辅助外科医师决定从大转子尖端或者股外侧肌脊开始的截骨远端的延伸长度。对于股骨假体松动并且可以在截骨前取出的病例，这可以作为标志。截骨近端从大转子基底开始并向远端延伸，结束于预先设定的股骨干粗线前方。

使用往复锯或者铅笔尖样磨钻先做后方的纵行截骨。应该包括股骨周径的1/3和整个大转子（图6.15A）。截骨远端放置一把钝拉钩，用铅笔尖样磨钻做远端横行截骨，注意将交角磨圆（图6.15B）。也可以选择用往复锯做远端斜行截骨。然后用往复锯或铅笔尖样磨钻从近远两端同时向中间进行前方的纵行截骨（图6.15C）。很多后方截骨可以用锯通过前方截骨进行，尤其是对于在开始截骨前股骨假体就已经取出的患者。

切除大转子前方的假关节囊和瘢痕来暴露髋臼，同时避免牵拉大转子截骨块。此时用宽骨刀从后向前截骨并且凿开之前已经穿孔的前后方皮质，但保留软组织连接（图6.15D）。臀中肌、臀小肌和股外侧肌仍然和大转子相连，股骨外侧截骨片整体向前牵引。此时就可以直接进入骨髓腔了。在截骨远端可以给予预防性钢丝环扎来避免髓腔准备和假体置放时的骨折和截骨的过度延长。

在保证最终假体置放位置超过截骨远端5～7cm后，彻底清理截骨块上仍然存留的骨水泥并用高速磨钻打磨来完成股骨柄外侧覆盖。对于有内翻畸形的病例，关闭截骨处需要去掉较多骨质。此时固定截骨块，如果不稳定可以向远端滑移截骨块。必要时可以在截骨处植骨。固定后必须活动髋关节来确认股骨大转子与髋臼前壁无撞击且外展肌张力足够维持稳定性。固定截骨块的线缆种类很多（图6.16）。线-爪或线缆钢板较少用来固定截骨块。

我们标准的术后康复包括触地负重和至少6周避免主动外展。根据髋臼和股骨重建的复杂性来调整负重时间。术后全髋置换注意事项至少遵守3个月。

据报道ETO在全髋关节翻修术后有高达98%的高愈合率。Paprosky团队最初报道在31例采用ETO的全髋关节置换翻修手术，平均随访16个月。未发现截骨相关并发症、股骨假体移位、线缆断裂、术前Trendelenburg步态改变。截骨后出现预期的3个月临床及影像学愈合，大多数病例形成结实的骨痂。这个团队也观察了6例进行ETO的复杂初次髋关节置换，其中包括并发严重股骨畸形、骨内固定物取出并高脱位的髋关节发育不良。他们发现截骨对于股

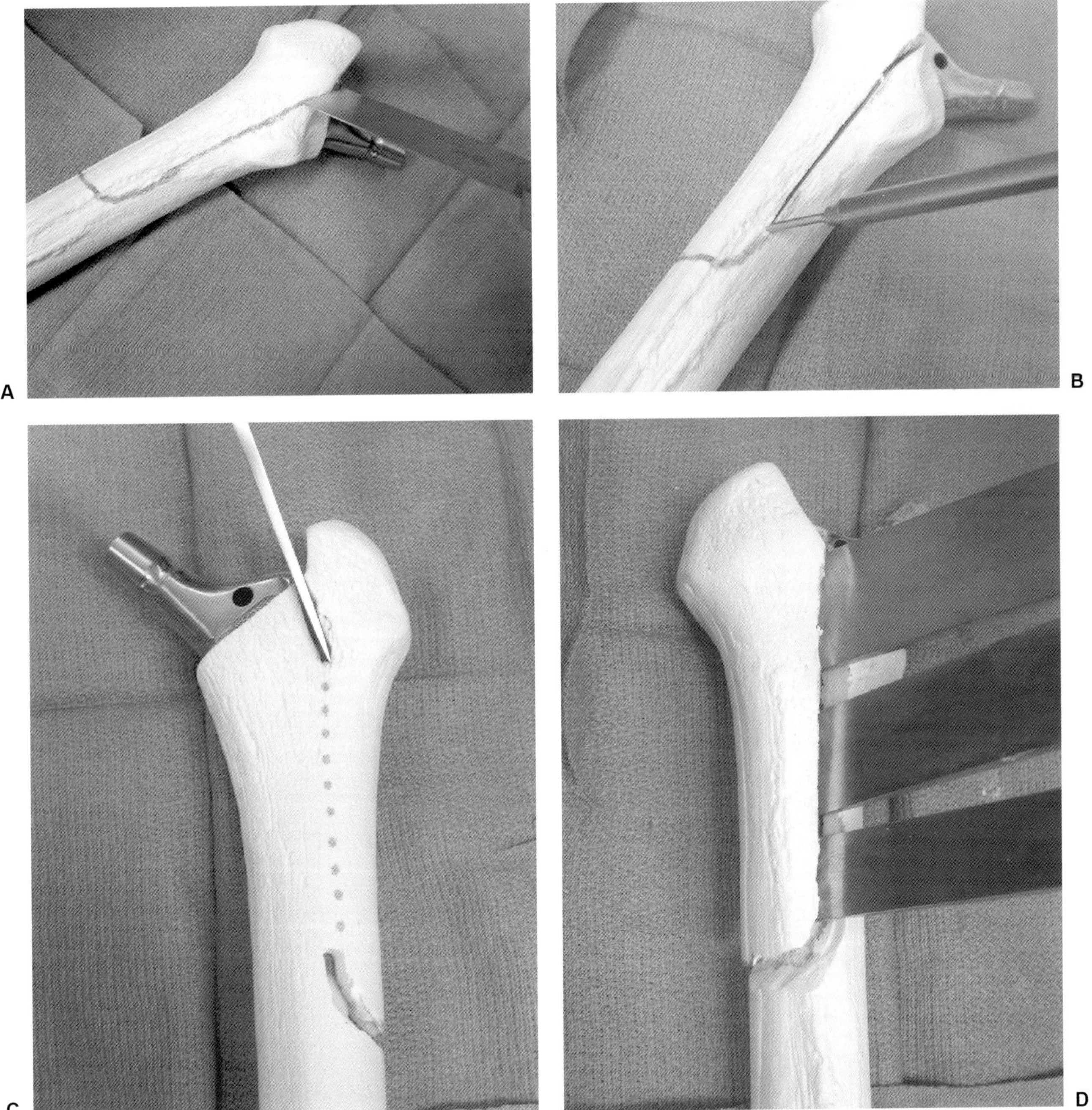

图6.15 A. 用往复锯开始行ETO，应该包括股骨周径的1/3和整个大转子；B. 用高速磨钻将交角打磨圆滑，并完成ETO的远端部分截骨；C. 前方截骨从近远端同时开始；D. 用宽骨刀从后向前截骨，截骨块要保留软组织附着

骨畸形矫正和内固定物取出有效。

Anderson骨科研究所的一项研究发现46例使用ETO的全髋关节置换翻修术后平均44个月随访结果截骨愈合率达98%。他们发现愈合时间与线缆数量、术前骨皮质厚度或术前大转子松质骨质量无显著关联。有趣的是，在髋关节异体骨板移植的病例骨痂连接时间会明显延长，这可能与更多的软组织剥离有关。

Morshed等在全髋关节置换感染病例的二期手术中使用延长截骨。他们植入抗生素骨水泥关节型骨水泥占位器并且将固定截骨的时间延迟到植入假体时，结果截骨愈合率100%，感染清除率77%。Levine等检验了在全髋关节置换翻修两期手术中使用ETO的效果。他们发现9%的术后脱位率，87%的感染清除率以及96%的截骨愈合率。

尽管这种截骨最初是设计从后入路进行，然而

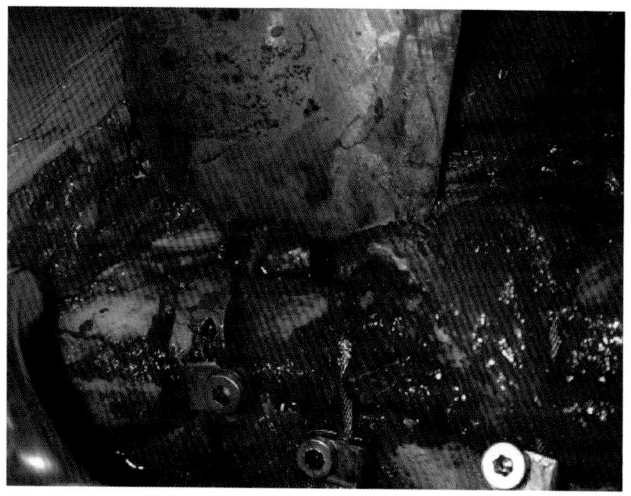

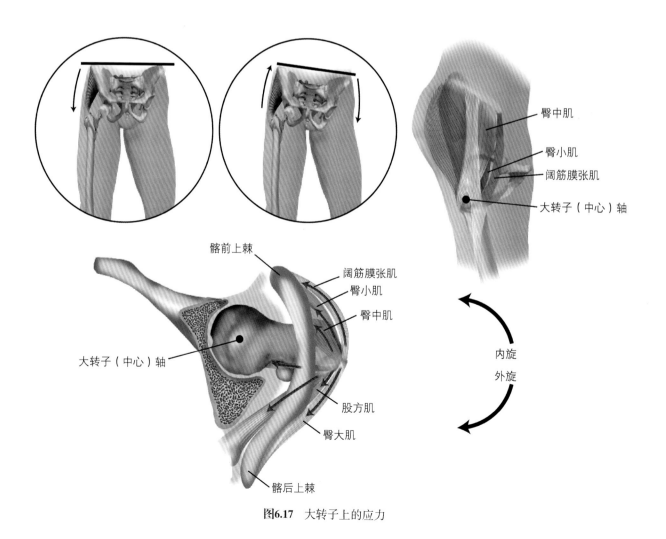

图6.16　线缆环扎确保了这种转子延长截骨。如果需要增强外展肌肌力，可以短缩截骨块远端部分

一种类似技术也可以从前外侧入路实施。McDonald等回顾了45例通过改良直接外侧入路进行的延长截骨。相比后入路，他们发现这种技术拥有更低的脱位率（1例患者）但是有更高转子骨折发生率（4%）及移位率（4%）。

固定技术

近年来，转子截骨后固定装置和技术层出不穷。如此多的新装置和新技术说明传统固定方法无法让人满意，不愈合和截骨块移位仍然是需要解决的问题。在使用一种特别技术之前，有必要了解一下作用在转子截骨块上的应力。一个普遍的错误观点认为：臀中肌和臀小肌只在近乎垂直的平面有作用力。因为它们都止于大转子的前上边缘，由此在前后平面上产生一个分离大转子的力量。髋膝关节屈曲时还产生一个旋转力量（图6.17）。任何固定系

图6.17　大转子上的应力

统要想达到稳定固定，必须抵抗这些平面上的力量同时通过松质骨面提供压应力。所使用的截骨类型或许协助控制这些应力。例如，股外侧肌在保持与大转子截骨块连接的情况下可以帮助避免向上方的移位。“V”形截骨通过其几何造型可以提供更多的摩擦阻力和旋转阻力。ETO拥有一部分股骨干外侧皮质来提供更多骨接触面积来促进愈合和固定稳定性。理解前述入路之间的本质区别后，才能在特定情况和患者使用合适的技术。

转子尺寸、形状、骨质量和软组织附着在固定和后续的愈合中都起到重要作用。任何固定系统想要成功，转子截骨界面必须保持连续并且应该有压应力作用。截骨部位不良血供导致的骨缺血与延迟愈合以及延迟再血管化有关。对于任何骨折固定装置，骨愈合和装置失效之间的赛跑从固定时就开始了。

关于如何固定转子截骨块是个历史性问题而且将持续讨论下去。Charnley使用了多种不同的线缆技术。此后还有线缆和爪钳装置。现在有多种金属的和合成的（非金属的）选择，包括张力带装置、接骨板和螺钉，另外还有声称能降低相关并发症率的第三代线缆装置。

单股线缆

Charnley教授在他于Wrightington 早期（1958—1962）髋关节置换手术中，坚持用转子截骨，完全分离转子截骨块并且用一根线缆将其固定在股骨外侧。患者打髋人字形石膏，未发现截骨不愈合。直到出现早期康复，不愈合才变成问题。Charnley研究认为旋转应力使得转子截骨块向前移位。他的线缆技术就是基于这些发现。他发现转子截骨不愈合是由于术后关键3周没有获得良好固定。这个过程分两阶段，第一阶段外展肌的拉力通过线缆下面坏死软组织的厚度来分离截骨，第二阶段发生于外展肌拉力改变方向时。这个拉力最初在髋关节伸直状态下是顺股骨轴线的，当髋关节屈曲时突然产生一个向前的拉力。大转子反复的前后向运动不仅会摩擦截骨的松质骨面，还会导致线缆的疲劳断裂。尽管Charnley做了上千例大转子截骨，他仍然有5%的影像学不愈合率。对于技术不纯熟的外科医生，有2~3倍不愈合率也就不足为奇。

使用2根、3根、4根线缆的多种技术均有报道，然而很难比较他们之间的效果和愈合率。Markoff等在新鲜尸体标本上测试了几种不同线缆技术后发现，施加27kg力量后所有的大转子都移位了。Harris方案使用3根线缆而Charnley方案使用4根线缆。尽管所用线缆数量不同，这些方案在反复加载载荷（0~27kg）后移位很小（0.7mm）。其他学者提出线缆植入方式对愈合率以及向近端移位大小影响很小。

由于强度、易于获得及低成本的原因，单股不锈钢线缆（16或18号）仍然是最常用的环扎材料。钴铬钼合金在屈服强度及机械特性方面更加有优势。钛合金线缆的支持者认为钛合金拥有更好的生物相容性和更低的弹性模量。对比3种材料在单股环扎线缆中的应用，钴铬合金线缆拥有更大强度的优势，虽然它更加僵硬并且使用更困难。另外，相比更加有弹性的不锈钢和钛合金线缆，钴铬合金在扭转时更容易破裂。由于其低弹性模量会导致过度延长和线缆强度减弱，钛合金似乎是最不适合做环扎的材料。缺口敏感性也是钛合金的一个劣势。

Charnley最早提出：“除了外科医生收紧的时候，线缆从来不会因为张力而断裂”。保持线缆足够张力的临床需求导致市场上出现各种各样的线缆收紧器。用克氏针牵引弓收紧线缆在牵拉并旋转线缆时难以释放张力。如果在旋转线缆时不释放张力，线缆处于过度延长状态并常常在第一次旋转时就会断裂。低弹性模量材料（比如不锈钢和钛合金）不容易发生骨折并且容错性更高。如果扭转前释放太多张力，环扎圈会变松，从而导致固定失败。完美的旋转应该是所有线缆进行2~3圈对称的旋转来使截骨部位保持张力。

Guadagni和Drummond对各种保证线缆固定方法进行了实验室研究来了解每种固定方法的强度。他们的研究结果显示方结和麻花结可承受力量最大（922N），这个优势相比对称扭转（516N）或双对称扭转（396N）显著提高（图6.18）。尽管方结的可承受负荷更高，打方结时保持线缆张力困难，因

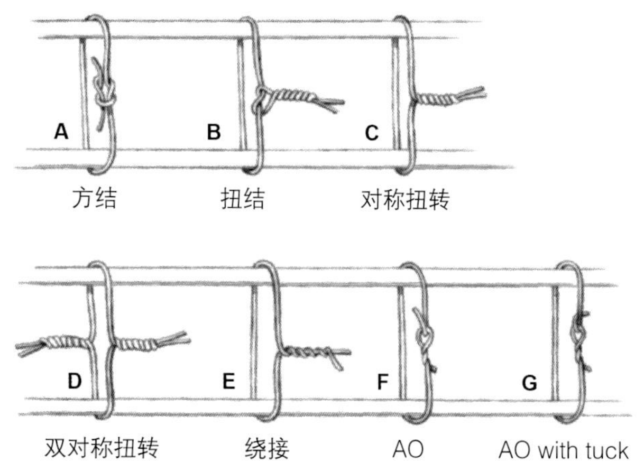

图6.18 尽管方结看起来比扭转更加优越，但是维持张力非常困难。扭转仍然是收紧单股线缆最稳定的方法

此结果并不一致。甚至在使用特殊线缆收紧器的情况下，在第一个结打好之后需要使用尖嘴钳来维持张力，很容易在线缆上开槽口。Oh展示了线缆上的一个占直径1%的槽口会导致其疲劳断裂时间缩短63%。

线缆或线缆抓持系统固定

鉴于似乎是更加安全的固定方式，多股线缆系统的想法非常吸引人。Des Dall博士团队和工程师Tony Miles设计了相比单股线缆具有明显优势的多股线缆系统，他具有更好的疲劳抵抗力和更高屈服及断裂强度。钴铬合金线缆联合转子抓持系统可以给转子截骨块提供安全的固定。使用特别设计的张力装置，这套系统可以使线缆每个末端保持相同应力。一系列的实验来对比这种系统和双线缆、三线缆及Charnley短夹系统（与三线缆系统联合使用）。垂直移位和前后移位在双线缆和三线缆系统最高，而在线缆抓持系统中明显更低。Hersh等通过三种转子固定方式的尸体研究也有类似的发现。使用16号单股钢丝、2.0mm线缆及Dall-Miles线缆抓持系统，他们指出使转子移位1cm的应力在线缆抓持系统（1397N）比16号单股钢丝（757N）或单独2.0mm线缆（771N）要大得多。

Liu等对比了包括软管夹、Dall-Miles线缆和单股钢丝等不同环扎技术所产生的压应力，结果软管夹产生最大的压应力。双束单股钢丝在聚砜模型上产生与1.6mmDall-Miles线缆类似的应力，在尸体模型上产生与1.6mm和2.0mmDall-Miles线缆类似的应力。在这个研究中，Liu和O’Connor推荐使用1.3cm不锈钢软管夹在固定延长截骨或者异体骨板时加压，然后安装双束单股钢丝并移除软管夹。Errico等展示了相比方结收紧线缆，使用标准钴铬合金压接套管收紧线缆会使环扎线缆系统的张力强度降低25%，这提示环扎线缆收紧技术与其结构特性同样起复杂作用。最后，结构的配置被证明对最终成功固定有着显著影响。虽然放置了传统的双线缆，一根在转子上一根在转子下，或者经骨隧道穿过了小转子，然而在股骨远端增加第三根线缆或许可以进一步增强这个结构并减小股骨近端移位。

Dall和Miles报道了321例使用线缆抓持系统的截骨病例，结果1.6mm线缆断裂率为6%而不愈合率为4%。随访使用了2.0mm线缆的130例患者4年，发现断裂率为3%且不愈合率为2%。不幸的是，报道没有将初次置换与翻修手术分开。Turner等报道使用Dall-Miles线缆抓持系统，发现在251例转子截骨病例中不愈合率为2%，其中43%发生在有截骨史的患者。

不幸的是，其他研究没有得出这么令人鼓舞的结果。Ritter等使用了不锈钢线缆的相同系统，结果不愈合率为38%，而且线缆断裂率为33%。Johnston和Kelley回顾了初次置换的322例截骨病例，162例使用不锈钢单股钢丝，160例使用1.5mm钴铬线缆。转子不愈合率钢丝组为25%，而线缆组为21%。钢丝断裂为43%而线缆断裂率为12%。Silverton等回顾了68例截骨（其中59例翻修）使用Dall-Miles系统进行修复，发现不愈合率为25%且线缆断裂率为22%。对比两组相似的初次Charnley髋关节置换病例，一组使用Dall-Miles 线缆抓持系统而另一组使用Wroblewski弹性钢丝技术，Teanby等发现每个组的不愈合率均为29%。McCarthy等报道了251例使用传统转子截骨或转子滑移截骨联合Dall-Miles线缆抓持系统的全髋关节翻修病例，发现91%的不愈合率和10%线缆断裂率。

一些研究已经反复提示更大更强的固定装置并不一定会带来更高的愈合率、更低的转子移位率。类似的发现在长骨不愈合中也被注意到：更大更强的接骨板并非总是带来更高的愈合率。骨折局部的骨骼生物学比固定装置对骨愈合产生更重要作用。转子固定也是这样。尽管线缆和线缆抓持装置比单股钢丝在板凳实验和静态负荷试验中表现更好，但这并不代表体内的情况，大量的不能让人接受的线缆断裂率和不愈合率的报道印证了这一点。

其他固定装置

尽管转子固定的主要方法仍然是简单且高可重复性的单股钢丝或者多股线缆，也有学者使用各种装置取得满意结果的。不幸的是，许多这类特别装置临床应用报道都是出自设计者之手，这些作者对测试产品都有着很大的经济学方面的兴趣。比较转子愈合率和并发症发生率是困难并且不可靠的。

意识到单股钢丝的机械局限性后，Volz等设计了螺栓装置来固定转子截骨。这套系统由四部分组成：一个弯曲的髓内螺栓放置于股骨近端外侧骨水泥部分，一个界面剪切清洗器，一个外置加压清洗器和一个自锁螺母（图6.19）。Volz和Turner报道了229例初次髋关节置换中3例转子不愈合（1.3%）。他们相信相比16号单股钢丝（41kg），螺栓的高屈服强度（340kg）是其高成功率的因素。Gottschalk等也设立了一种机械系统来固定转子。

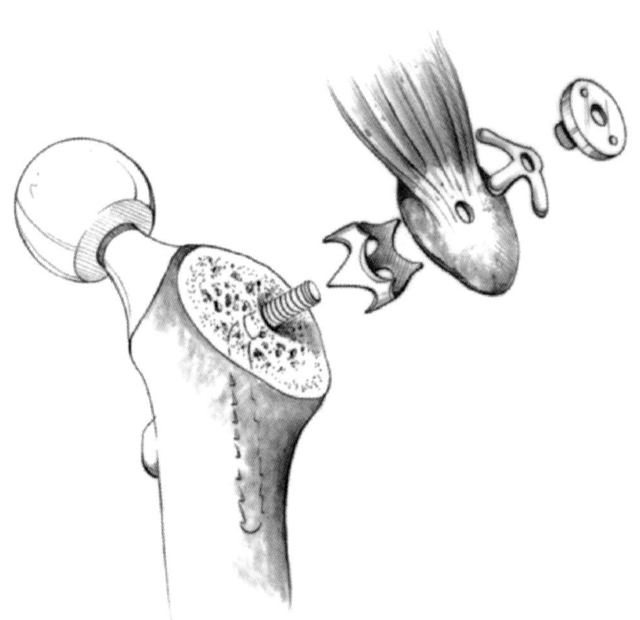

图6.19 一个弯曲螺栓安置于有骨水泥的股骨近端，转子截骨块用剪力垫圈、外垫圈及螺母固定

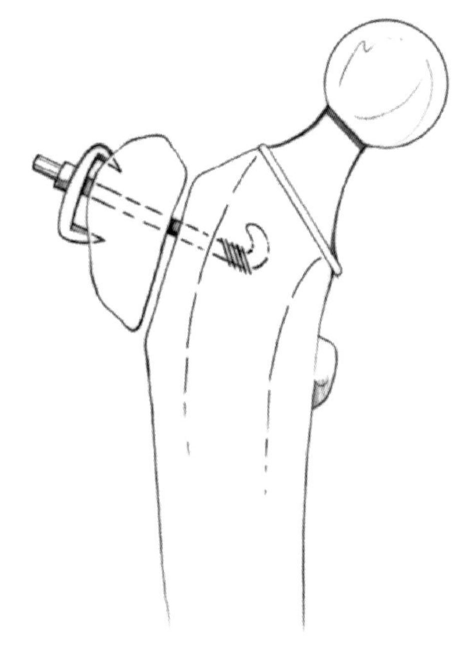

图6.20 使用U形螺栓来固定转子截骨块

他们的系统包括一个通过股骨假体柄肩部的U形螺栓，和一个齿镊以及两个螺母来获得牢固固定（图6.20）。他们发现任何大转子向上向内的倾斜都会导致截骨延迟愈及更高的不愈合率。他们得出结论：单纯稳定固定不能阻止转子截骨的不愈合。

Galline和Soria利用接骨板和线缆系统来固定转子，接骨板固定在股骨外侧皮质而两根垂直线缆加强转子截骨块的固定（图6.21）。他们报道在61例使用这套装置的患者这只有1例不愈合（1.6%）。

Scher和Jakim设计并使用一种新的大转子稳定固定方法在困难髋关节翻修手术中。固定系统使用2或3枚螺钉和两个可伸缩臂环抱转子截骨块来固定股骨干骺端，并且使用张力带原则稳定它（图6.22）。平均40个月的随访（1981—1988）后发现49例髋关节翻修后骨性愈合46例，未愈合的3例长出了稳定的纤维连接。未发现转子移位病例。Courpied和Postel报道使用类似装置，使用水平钢丝而非螺钉来固定股骨（图6.23）。他们用这套装置成功治疗19例不愈合。Courpied后报道使用相同装置处理72例转子不愈合病例，发现单独使用接骨板有25%的不愈合率（12/48），而接骨板联合垂直钢丝却未发生不愈合（0/24）。在这组困难病例获得合理的71%的总体骨性融合率。

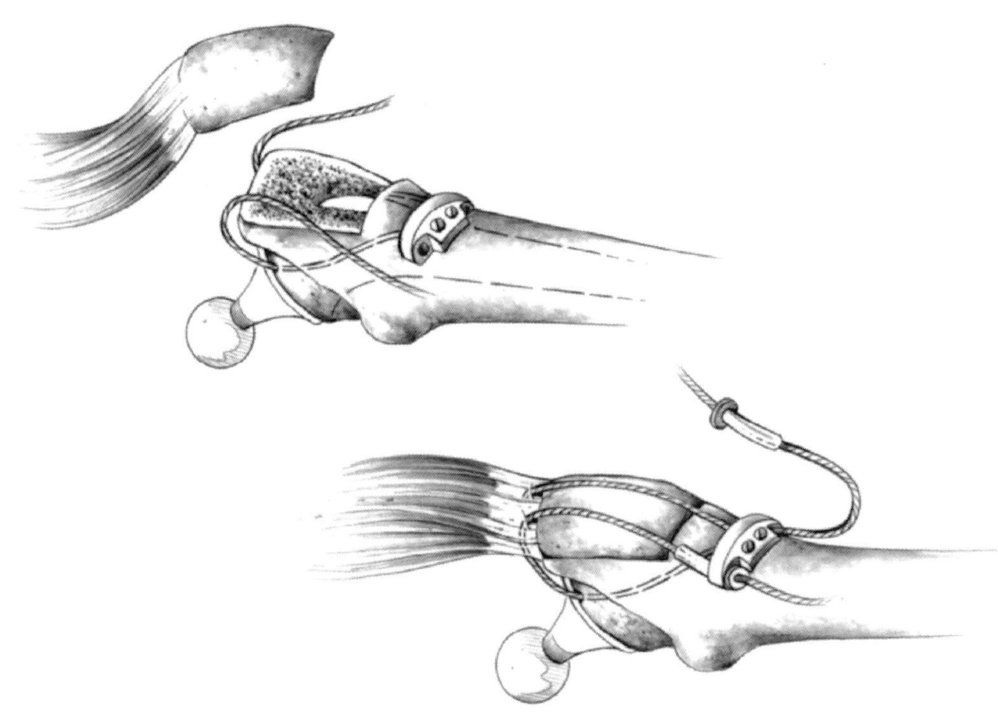

图6.21 一种线缆装置通过螺钉和向头端的叶片来提供股骨外侧皮质的固定

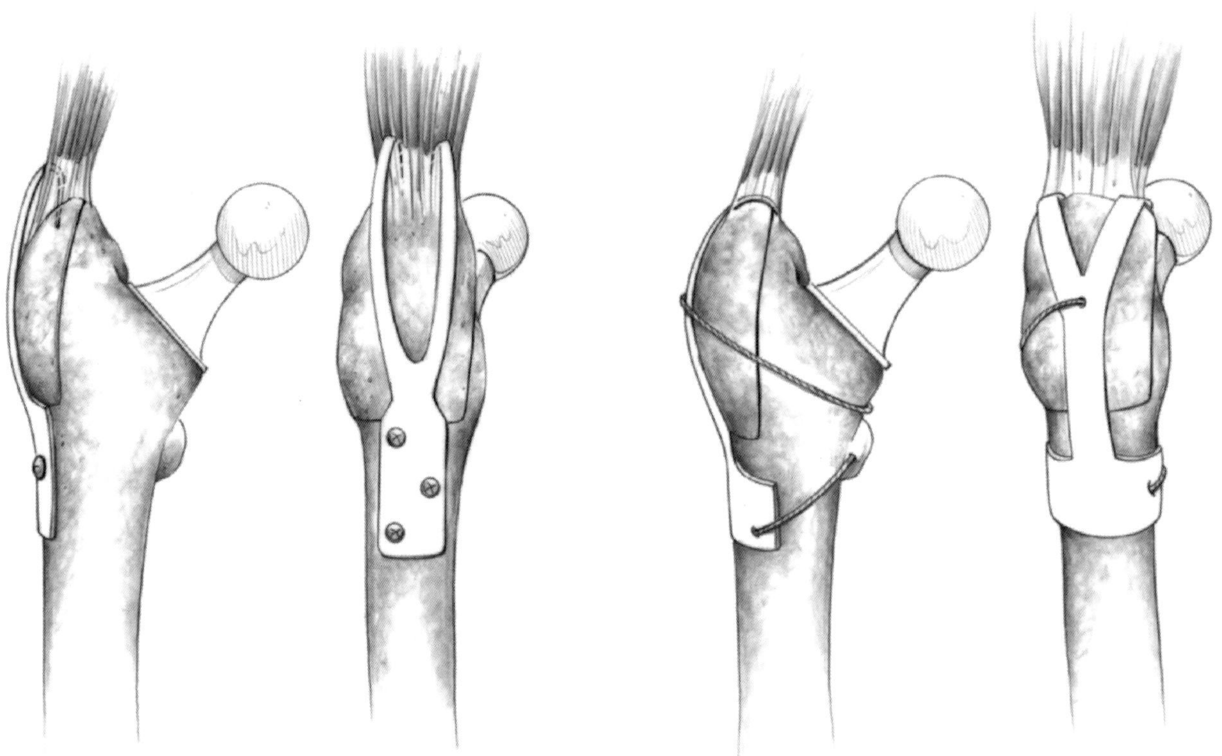

图6.22 一种特殊的包含两片可延长侧翼来环抱转子的转子固定装置，通过张力带原则来固定转子

图6.23 一种类似的通过环扎钢丝来固定转子的装置（图7.21）

Barrack和Butler在58例患者中使用新一代固定于股骨外侧皮质的线缆接骨板系统与第一代技术对比。他们的设计融合了更新的多股线缆（19×7），与第一代线缆束型（7×7）对比。新的束型设计得更强并且可以减少很多最初设计的并发症（断裂、磨损和碎裂）。除此之外，可以使用可测量张力的收紧器来反复收紧线缆。他们发现新一代先来更低的断裂率19%（8/42）和更低的不愈合率15%（7/42）。他们也注意到应用这套线缆接骨板系统得到更有效的外展肌功能。他们得出结论：这套系统固定转子相比第一代单股钢丝和线缆显示出更好的临床疗效。

Patel等设计了被称为第三代的线缆系统，它除了具有第二代的所有优点以外，还是进行了解剖适应性改良的线缆接骨板。不幸的是，他们的纳入标准中包括了新鲜的假体周围骨折（22/47）和大转子延长截骨（9/47）。这些病例不是常规需要这种固定装置。这导致了转子骨折不愈合（7/47），转子移位（3/47）和复杂翻修（6/47）。作者报道47例病例有37例骨愈合、6例完全愈合，2例不愈合。此研究的结果难以解释，因为他们的入选标准是纳入任何有这种装置植入的患者。

利用锁定接骨板技术的概念，Laflamme等处理了15例使用线缆抓持系统或线缆接骨板装置后转子不愈合的患者。他们使用3.5mm重建接骨板或者带结合孔的低接触动力加压接骨板固定在转子前外侧和后外侧面。在这一组复杂不愈合中，他们获得13例患者的愈合（13/15，87%）。

对于这些装置我们没有经验，但是因为这些装置笨重而且固定在股骨和转子的外侧皮质，所以不得不考虑的一个问题是大转子滑囊炎高发性。对于使用了异体骨板或合并转子区严重的骨床不良，使用这些线缆接骨板或者锁定接骨板或许是可选择的方法。

并发症

转子不愈合

转子截骨最常见的问题或许就是转子不愈合。翻修手术中转子不愈合率从5%～30%，与包括疼痛、跛行、不稳定、脱位等术后并发症有关。影像学上不愈合的存在并不一定总是与转子疼痛有关。有研究对比了良好愈合的与不愈合的转子，结果发现疼痛无差异。因为大多数不愈合患者实际上已经有了稳定的纤维愈合，更深一层的确定性原因应该被引出，比如转子区的低强度和与疼痛相关的不愈合骨块的活动。最后，其他来源的疼痛应该被排除。

转子不愈合患者持续的跛行并不是术后少见的现象。转子骨块移位程度是术后跛行的主要影响因素，而不是影像学的不愈合表现。Nutton和Checketts认为转子移位1cm或1cm以下常常会导致髋关节外展肌力不平衡。尽管这样，不论截骨是否愈合，移位超过1cm会导致外展肌无力和Trendelenburg步态。Amstutz和Maki报道了728例髋关节（5%不愈合率），发现了50%概率的外展肌无力。移位超过2cm外展肌无力会比较严重。Baker和Coventry回顾了40例合并疼痛、不稳定或外展肌无力的转子不愈合病例，他们可以获得66%的愈合率。这些报道提示，转子向近端移位的程度比影像学不愈合对于患者整体功能的影响更大。

转子不愈合被认为是导致术后脱位的原因之一，预测是由于经髋关节外展肌力的丢失或者减少。对于这一点还存在争议，一些学者报道转子不愈合病例的脱位率更高，其他学者发现脱位与不愈合没有联系。Woo和Morrey发现后入路的脱位率高于转子入路。一个解释是外侧入路显露需要移除转子，这样减少了假体位置不良的可能性，而假体位置不良仍然是导致术后早期脱位最常见原因。Woo和Morrey报道了8944例经转子截骨入路，转子不愈合194例（2.2%），其中34例脱位病例转子向近端移位至少2cm。未形成纤维连接并移位小于2cm的病例脱位率无升高。作者得出结论：转子移位大于2cm会使得术后不稳定的概率增加6倍。

全髋关节置换术后不稳定是一个复杂的、多因素的现象，原因不仅限于转子截骨。除转子不愈合以外，其他可能的因素包括：假体位置不良、软组织撞击、创伤、感染、假关节囊的拉伸和肌力不平衡。这些其他原因被排除后，转子不愈合被确定为问题所在，这时需要进行转子复位和固定。Kaplan等回顾了21例习惯性脱位的髋关节，除了外展肌无力没有其他确定的原因。所有的髋关节病例都接受了转子推移手术，17例消除了复发性脱位。

转子滑移能力和肌筋膜张力增加一直被认为是减少术后脱位的有效办法。新设计的假体可以提供更长的偏心距和组配股骨头来调整颈长，这使得转子滑移和肌筋膜张力增加的重要性有所下降。另外，对于稳定病例，转子滑移和固定不一定能改善临床预后，除非有明确的原因：患者存在原发的不愈合，否则二次手术的成功率很低。再次手术来解决转子不愈合和滑囊炎应该慎重。除非明确了疼痛、跛行或不稳定的原因，不然结果很难令人满意。外科医生应该使用所有可用的方法包括线缆和线缆抓持装置去处理移位转子的重新稳定的固定，同时也必须明白这些装置可能会导致转子滑囊炎。如果松质骨床条件较差，可以采用髂骨植骨。如果需要外展髋关节来放松转子和股骨干之间的张力，需要使用石膏或者支具外展髋至少6周。

可以尝试外展肌力的各种软组织松解来增加长度。锐性剥离可以将外展肌近端止点从髂嵴上移出来使得外展肌向远端滑移。这或许需要另外一个单独的切口。在试图对外展肌进行髂嵴的骨膜下剥离时可能会损伤臀上神经（位于大转子尖近端5cm以内）。推荐髋人字形石膏或支具固定6～8周来使得肌肉在新的骨床上瘢痕化。尽管在复杂髋臼骨折和那些重新获得外展肌功能的患者中偶尔需要外展肌的充分活动，但是合并假体周围瘢痕化组织及骨缺损的翻修患者仍然没有给转子和软组织的愈合提供一个理想的环境。研究显示大转子滑移合并软组织的近端分离，尤其是臀中肌和臀小肌，会导致大转子血运几乎完全被破坏。

Chin和Brick回顾了4例使用外展肌滑移技术治疗全髋关节翻修术后大转子移位不愈合的病例。他们根据臀上血管神经根，通过髂嵴上一个独立切口将臀大肌、臀中肌和臀小肌起点进行骨膜下松解来滑移外展肌。4例患者大转子骨块均愈合。2例患者仍然有轻中度Trendelenburg步态。尽管我们对于此项技术只有有限的经验，然而在某些病例使用这种滑移是可以完成大转子的重建的。

Trochanteric Bursitis转子滑囊炎

由于大转子和附近结构的解剖特点，使用任何固定装置都可能会导致转子区的突出（例如：钢丝、线缆、接骨板、螺栓、夹子、螺钉）。非常容易就可以看到这些机械性装置如何导致局部激惹，最常报道的就是转子滑囊炎。McCarthy报道了转子截骨术后有10%的转子滑囊炎发生率。很直观的解决此问题的方法包括在确认转子愈合后取出固定装置。有趣的是，尽管这样，疼痛缓解在取出固定物后并不是持续的。Bernard和Brooks报道了一组36例接受了转子固定钢丝取出的转子滑囊炎患者，成功获得疼痛缓解的少于一半。作者发现在完整钢丝取出与断裂钢丝取出或不愈合患者的疼痛缓解没有差别。他们得出结论：转子区疼痛可能源自于影像学上明显存在的转子固定异常之外。在转子周围疼痛的患者，局部进行实验性麻醉注射应该比其他外科性干预更加优先进行。对于取出装置患者不能肯定获得疼痛缓解的患者应该给予明确解释。

Trochanteric Bone Loss转子骨缺损

转子骨缺损或外展肌从转子的撕脱是一种特殊情况。通常髋关节稳定性被破坏且需要限制性假体。试图将小的骨块或剩余外展肌重新固定在转子骨床上是无效的。股骨短缩、臀中肌前份的旋转、外展肌从髂骨上骨膜下剥离和外展肌剩余部分与扩筋膜张肌后部的再连接都可以尝试。偶尔的，在股骨短缩后外展肌可以直接与股外侧肌止点连接。不论这些困难情况所使用什么方法，必须使用肌袖覆盖假体。需要髋人字形石膏固定3个月。

全髋关节置换术后外展肌撕脱是另外一个可能导致疼痛、跛行、Trendelenburg征阳性和功能受限的并发症。已有几种不同技术被描述用来处理外展肌撕脱或者大转子近端撕脱，包括一期修复和阔筋膜张肌固定术。Fehm等描述了使用带有同种异体跟骨的新鲜冰冻跟腱来进行重建。同种异体跟骨骨移植物的骨块修剪成形后，植入股脊远侧的大转子上相

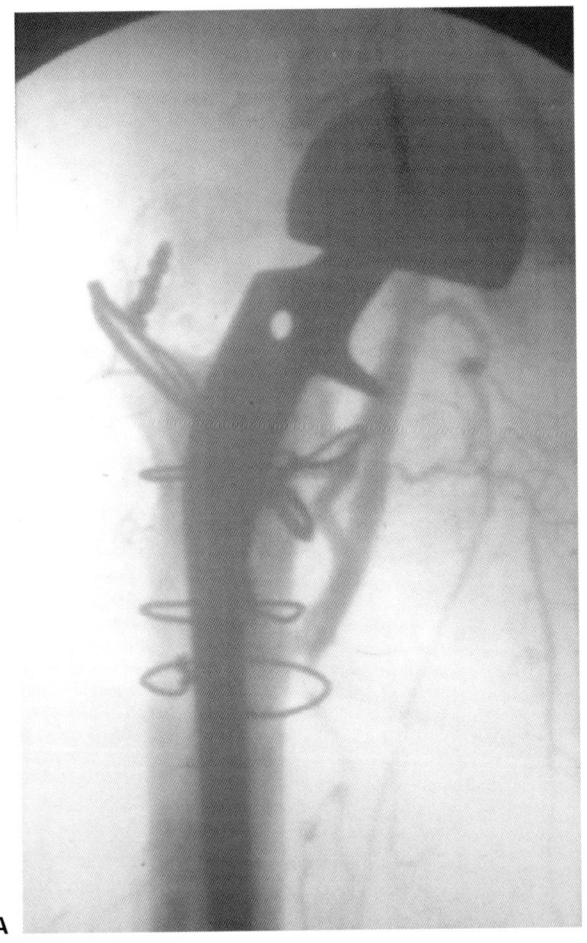
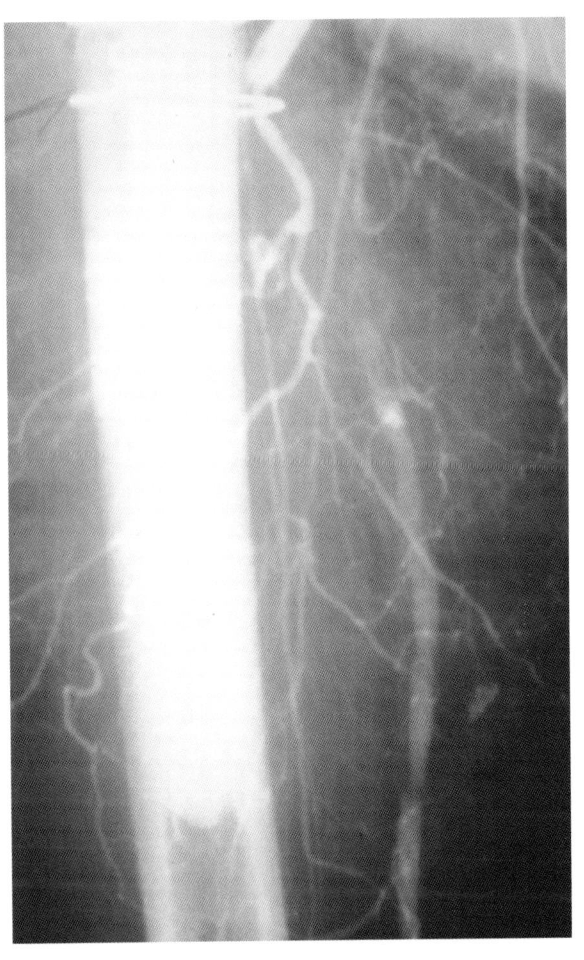

图6.24 A，B. 线缆或者钢丝的不当置放可能导致灾难性的后果，图示这个环扎钢丝损伤了股动脉

应大小的骨槽中，然后用钢丝或线缆固定。游离外展肌并将同种异体腱性部分从破裂端上方穿过完整的臀中肌并环绕固定。然后用不可吸收线缝合修复同种异体腱性部分。修复外展肌之后，患者需要制动于外展10° 、屈曲30° 6周，同时限制负重。

固定物相关并发症

自从20世纪50年代后期，单股钢丝已经成为转子的标准固定装置。钢丝的并发症报道较少。钢丝的合适置放非常重要，因为不经意间的软组织问题可能带来灾难性的后果（图6.24）。移位的钢丝断端曾报道过，但是他们的意义已经确定。全髋关节置换的影像学评估尽管已经表明甚至在转子愈合的情况也有相当一部分的钢丝断裂。有些作者报道钢丝断裂率高达33%。尽管如此，只有当固定物早期失效并且和转子复位丢失有关时才有意义。Clark等评价了92例使用钢丝固定的转子截骨患者，发现50%出现早期钢丝断裂（少于6周）并发转子移位。他们以及很多其他作者都认为，钢丝和其他固定装置在最初的6周以后的作用很小。

线缆抓持系统的发展源自更强固定装置需求的设想。尽管多股线缆比单股钢丝有明显更大的疲劳强度和静态张力强度，还没有学者在前瞻性随机对照研究中说明单股钢丝比线缆系统表现更差。尽管Dall和Miles报道了使用线缆抓持系统的愈合率为97%，只有一小部分是翻修手术。Harris等报道了在翻修手术中使用单股钢丝的愈合率为97%。在一项包含了1986—2003年6460例需要环扎固定全髋关节置换的回顾性研究中，钢丝（5.12%）和线缆（3.57%）的失败数量没有统计学差异，同样的Harris髋关节功能评分或疼痛评分也没有差异。另一项笔者所进行的花费分析，钢丝每根价值$29.79，线

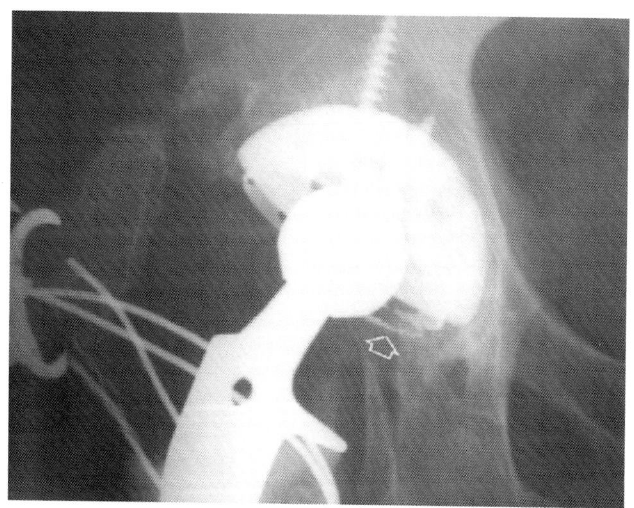

图6.25 大转子不愈合及移位，并发断裂线缆和大量金属碎屑聚集在髋臼假体下缘（箭头）

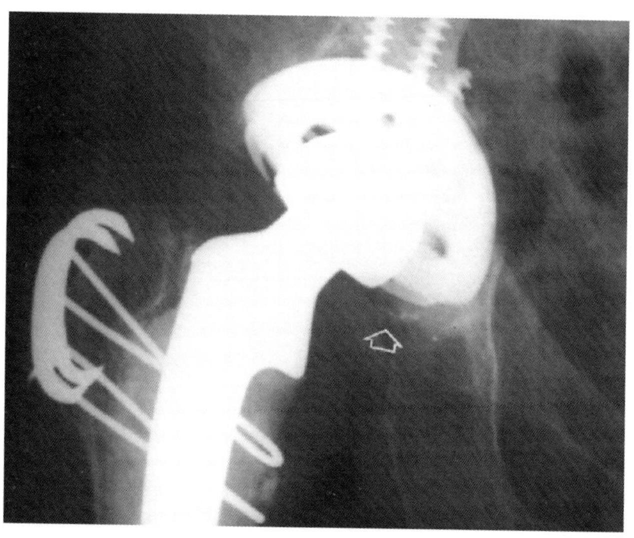

图6.26 线缆抓持装置完整的情况下大转子不愈合，继发于线缆线锯样作用的小转子骨溶解（箭头）

缆每根价值$275.40，与线缆相比，钢丝的经济性是需要考虑的。

如果单根钢丝或者线缆固定都可以获得同样的好结果，那么就该讨论这些固定的并发症。线缆特有的并发症主要是微动、线缆断裂和碎片位移。

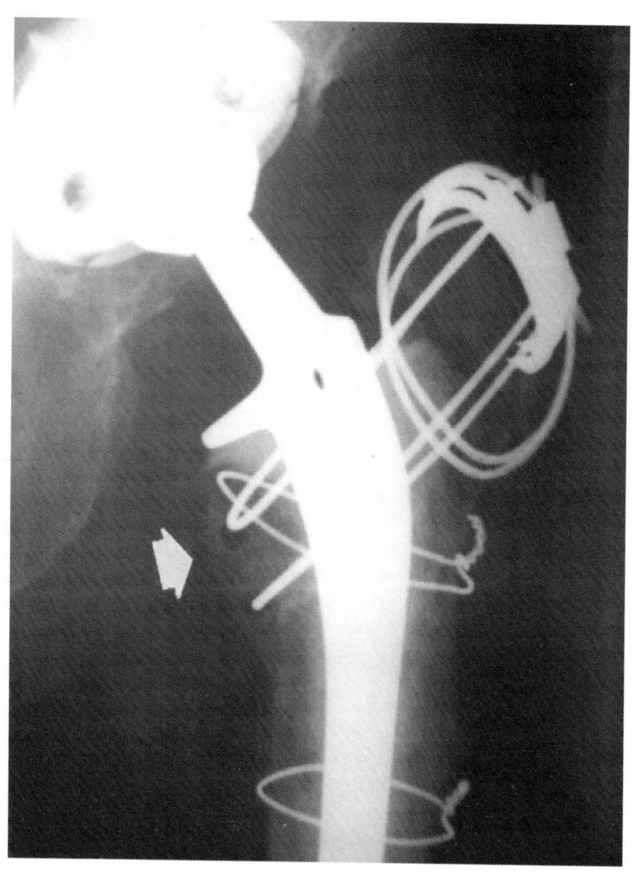

图6.27 良好愈合的转子合并无线缆断裂情况下髋臼下缘金属碎片（箭头）

Johnson和Kelley对比了两组接受了经转子入路初次全髋关节置换的患者。322例固定使用了不锈钢单股钢丝，322例使用3根钴铬合金线缆技术（2根垂直1根水平）。钢丝组转子愈合率是75%，线缆组是79%。钢丝断裂率是43%，线缆是12%。尽管这样，钢丝和线缆断段或碎片移位至髋臼切迹在钢丝组为8%，线缆组是16%。作者发现继发于线缆碎片的髋臼松动率更高。在另外一项68例转子截骨（59例翻修）的研究中，Silverton等发现在不愈合病例中大部分（88%）存在线缆的磨损及断裂，在转子愈合病例中这个比例为35%。在12%的髋关节中可以看到大的金属碎片沉积在髋臼下缘（图6.25）。另外的由线缆碎屑导致的聚乙烯三体磨损已有报道。

尽管多股线缆系统相比单股钢丝具有更加优越的机械特性，他们仍然会断裂。这不会阻止不愈合的发生，不会阻止转子截骨块的移位（图6.26）。甚至在转子愈合的情况下，断裂线缆的游离端能磨损和断裂，会有小碎片进入关节内（图6.27）。Bauer等报道了3例多股线缆断裂后出现髋臼内衬和股骨头磨损的病例。他们发现了多个出现在髋臼内衬负重区的钴铬合金线缆碎片。随着每一步股骨头被磨损变粗糙，这个界面所产生的聚乙烯碎片会增多并导致早期松动。

减少髋关节内或周围颗粒碎片的潜在来源是关节置换主要的关注点。尽管关节内钢丝碎屑的争议在过去有报道，但还是要警惕这些处在髋臼附近并嵌入聚乙烯内衬的金属碎屑。新型的非金属线缆已经开发出解决传统线缆相关的并发症，包括磨损、产生第三体和手术团队的伤害。一项29例在全髋关节置换初次及翻修手术中使用非金属线缆固定转子截骨、术中股骨近端骨折、同种异体骨板固定、温哥华B1型假体周围骨折的回顾性研究发现7%不愈合率，无假体的骨整合并且无线缆失败。

尽管存在相关并发症，线缆由于其更好的强度和易用性使得外科医生将它当作转子固定的重要工具。

Heterotopic Ossification异位骨化

全髋关节置换术后异位骨化的生成在某些特定的高风险患者中很常见。异位骨化的危险因素包括肥大性骨关节炎、强直性脊柱炎或异位Morrey et al. 骨化史。尽管文献报道一些研究提示使用转子截骨可能增加异位骨化的风险，Morrey等发现在初次全髋关节置换中，三种入路（前外侧、经转子和后侧）在异位骨化发生率的差异没有统计学意义。尽管这样，当经转子入路只在选择性的困难初次全髋关节置换和翻修手术中使用，发生率可能高达90%。因此，在高危患者推荐吃用预防性处理方法。外科医生应该选择可以在特定环境下给予最佳暴露的入路，不用考虑异位骨化的发生。

Summary总结

转子截骨是改善髋关节入路暴露常用的技术。鉴于全髋关节置换的初次及翻修手术将成几何数增长的预测，我们可以想象类似转子截骨这种技术的使用会越来越多。对于是移除部分转子、整个转子或转子连同外侧股骨皮质如何选择，是外科医生基于暴露需要、骨质量、可选择的重建方式来决定。固定装置相关并发症不应该是在合适情况下使用这些技术的禁忌证。

7

Navid M. Ziran
Joel M. Matta

第7章 前路

背景

Robert Judet于1947年在法国Raymond Poincaré医院进行了首例前路（AA）全髋关节置换。患者在骨科床（Judet）上仰卧位。此入路被称为Hueter入路，现在更多的被称为Smith-Petersen入路。前路全髋关节置换术在北美一直没被接受。1996年资深作者考虑接受前路全髋关节置换通过避免破坏外展肌来减少脱位风险。当时最常用的入路是后路和经臀肌（Hardinge）入路。使用后路的外科医生常说："我不喜欢Hardinge入路，因为有潜在跛行的风险"，而使用Hardinge入路的外科医生常说："我不使用后入路是因为潜在的脱位风险"。前入路提供了两种入路的优势同时避免了两种入路的劣势。对于最初的作者来说问题是：前入路技术上的可行性和安全性如何？资深作者第一次使用前入路进行手术很具有挑战性，常常使得手术时间延长。然而可以感受到的患者满意度比如更少疼痛情况下更好的早期功能，使得资深作者继续坚持这种入路。随着时间的推移，这项技术的改进，包括改良手术器械以及新式骨科床使得此项技术与其他技术一样有效、方便和安全。

在最初的发展时期以后，在过去的10年可以看到北美前路全髋关节置换术的稳步增加。前路已经被外科医生和患者接受并推崇。外科医生接受的理由包括更快的恢复、更低脱位率、更准确的臼杯位置和下肢长度。"口碑"作为获得医疗信息更大的途径，已经影响了患者的选择。我们期待着更多前路初次髋关节置换手术。

前入路相比其他进入髋关节的外科入路有很多优势。首先，使用前路相比后路髋关节离皮肤更近并且利用缝匠肌（股神经）和阔筋膜张肌（臀上神经）之间的界面进入。其次，前入路对肌肉进行了最大程度的保留。因此，可以最大限度地保留髋关节动态稳定性来获得最低的外展肌功能不良或术后跛行发生率。其他前入路的潜在优势包括更短时间的制动、更小疼痛和不限制的关节活动度，尽管这些仍然在讨论中。更进一步讲，由于更精确的内植物位置，脱位风险（0.1%）和不正常的磨损明显减少；更重要的是，肢体长度和偏心距更加精准的与对侧保持一致。

施行前路全髋关节置换可以使用或不使用骨科手术牵引床。骨科手术牵引床有助于下肢操作和股骨近端暴露，即使是肥胖患者也有效。因为可以操作手术台来获得水平的骨盆同时下肢可以固定在手术台上，使得透视辅助下精确置放假体更容易；这样就增强了精确置放臼杯、重建与对侧相同下肢长度和偏心距的能力。

本章作者展示了资深作者从1996年开始并一直改良细化至今的前路全髋关节置换术。对于大多数外科技术来说"细节决定成败"，作者希望这些细节和前路全髋关节置换技术作为一个整体全部传达给读者。

适应证

所有初次全髋关节置换术（无手术史的髋关节）的适应证包括出现疼痛的骨性关节炎、创伤性关节炎、类风湿性关节炎、先天性/成人髋关节发育不良继发关节炎、股骨颈或股骨头的缺血性坏死、髋关节失败手术、急性股骨头或颈骨折以及关节强直。前路翻修手术可以翻修髋臼和/或股骨假体，尽管这部分内容不在本章范围内。

禁忌证/限制性

外科医生在以下情况应该考虑其他入路：髋臼后部大型骨缺损和术前明显的异位骨化（除前方异位骨化以外）。

体位

患者被带入手术室并在推床上进行麻醉。全麻或者局麻均可，因为全麻可以提供更持续稳定的肌肉松弛，所以作者更喜欢全麻。然后将患者置于hana®手术床（OSI，Union城，CA）取仰卧位。会阴衬垫柱安放后将病人滑移下来抵住会阴柱。上肢放置于外展70°~80°，骨凸起部位放置衬垫，要保证尺神经未受压。患者的脚穿上内衬然后放入hana®手术靴中。靴子固定于手术床的牵引架上并锁定位置。牵引架应该屈曲大约5°~10°。下肢应该内旋接近15° 使股骨颈偏心距的影像最大化并且使手术入路中阔筋膜张肌更容易分辨。牵引架应该锁定好。备皮范围包括大腿中部、会阴和腹部。腹部（向上接近剑突）和髋关节应该准备并消毒至大腿中部。作者喜欢使用ChloraPrep® solution。患者体位在图7.1中有展示。

除了麻醉医生以外，手术团队包括外科医生、

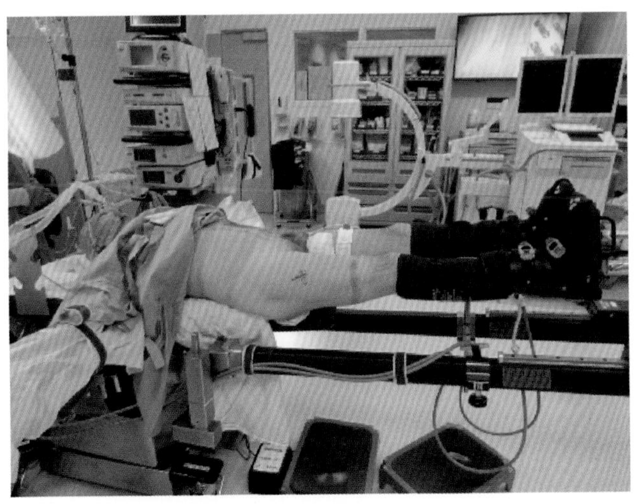

图7.1 患者在骨科手术床上取仰卧位。上肢处于外展90°位。安装会阴柱同时双下肢固定在牵引架上。下肢轻度内旋同时髋关节屈曲接近5°~10°

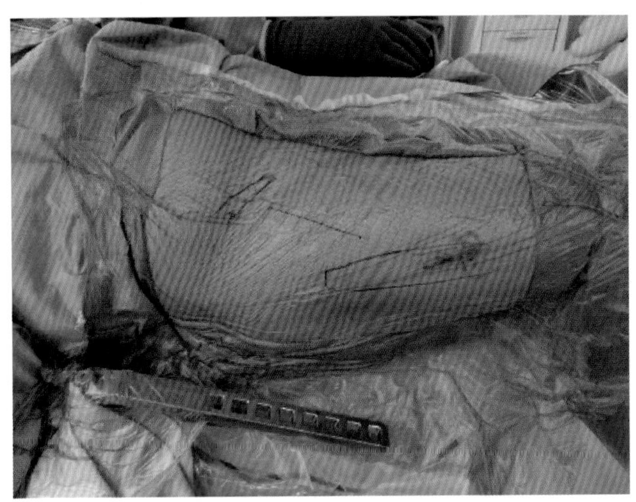

图7.2 前路髋关节置换术的切口。体表标志是髂前上棘和大转子。切口近端从髂前上棘外侧3cm远端1cm开始，直接斜行跨过张肌扩张部走向股骨近端

他/她的助理、刷手技师、巡回护士/手术床操作师和X线技师。如果需要，巡回护士应该接受正确操作骨科手术牵引床的培训。

切口和最初显露

前入路的标志是髂前上棘和大转子尖。切口起自髂前上棘远端1cm外侧3cm直接向远端后方斜行至股骨前方边缘。如果患者体型瘦，可以看到阔筋膜张肌的扩张部，尤其是下肢在轻度内旋位时。理想的切口位于肌肉后1/3和前2/3的交界处（图7.2）。锐性分离至阔筋膜。皮下组织可以用手指轻松地向远近端分离，但是不能向前后；太多的皮下分离会产生液体的潜在无效腔。如果需要此处可以使用皮肤保护套（Gyrus ACMI, Scarborough, Massachusetts）。有几项解剖标志可以有助于术者确认现在在阔筋膜张肌表面。首先，阔筋膜张肌表面筋膜比髂胫束更透明，且髂胫束位置更靠后。其次，阔筋膜张肌表面常常有一支小筋膜穿支血管需要电凝处理。最后，阔筋膜张肌的纤维方向与皮肤切口平行。阔筋膜张肌和皮肤保护套在图7.3中显示。

然后顺皮肤切口方向锐性切开阔筋膜张肌并且向皮肤切口近远端轻度延长。用Allis钳放置在阔筋膜前份，在内侧用手指轻柔地将肌肉向近远端分离，如图7.4所示。内侧有一个明确的平面，阔筋膜张肌包含在一个筋膜“枕头”中。此时，髂前下

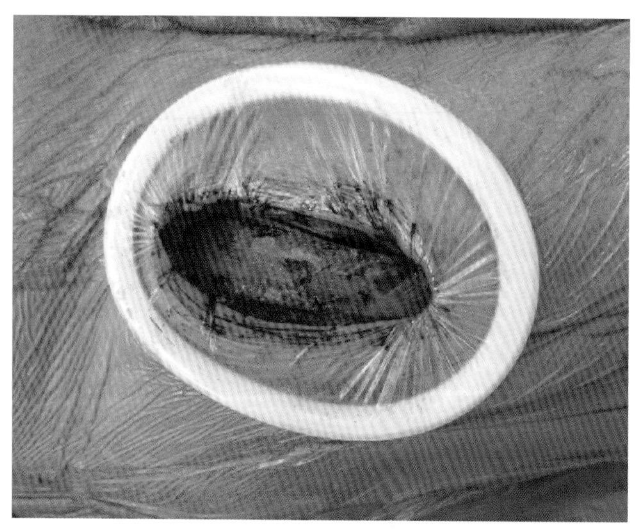

图7.3 切开皮肤以后，阔筋膜张肌表面筋膜就暴露了。典型的筋膜是半透明的并且有伴行静脉穿过筋膜。髂胫束位于后面且比阔筋膜张肌表面筋膜更厚。可以考虑使用皮肤保护套

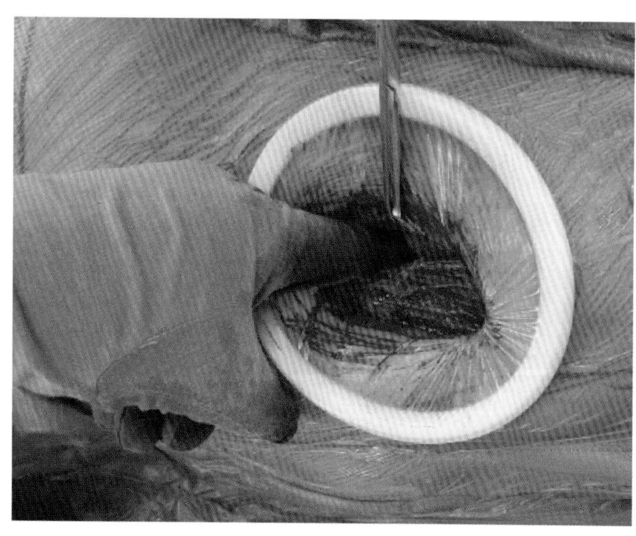

图7.4 切开以后，阔筋膜张肌于内侧向远近端钝性分离

棘可以用指头触及。股骨颈外侧在髂前下棘远端和直接后方。在明显关节炎/磨损或股骨颈缩短的病例中，股骨颈外侧的位置可能不同（比如更加偏近端）。这时用Cobra牵开器放置在这个股骨颈外侧、阔筋膜张肌和臀小肌内侧的"口袋"中（图7.5）。助手在牵拉时应该避免阔筋膜张肌上太大压力导致损伤。放置好以后，牵开器内侧应该没有肌肉。有时臀小肌的一小部分位于Cobra内侧。这种情况下，牵开器应该重新置放于臀小肌内侧。此时可以在股骨颈关节囊前方看到股直肌反折头。一把锐角Hohmann拉钩尖端置于股骨颈并且滑至股直肌下方到股骨颈前内方。这时前关节囊暴露出来了。Hibbs拉钩放置于阔筋膜张肌远部将其牵至外侧来暴露旋股外侧血管。图7.6显示股骨颈外侧的Cobra拉钩，股骨

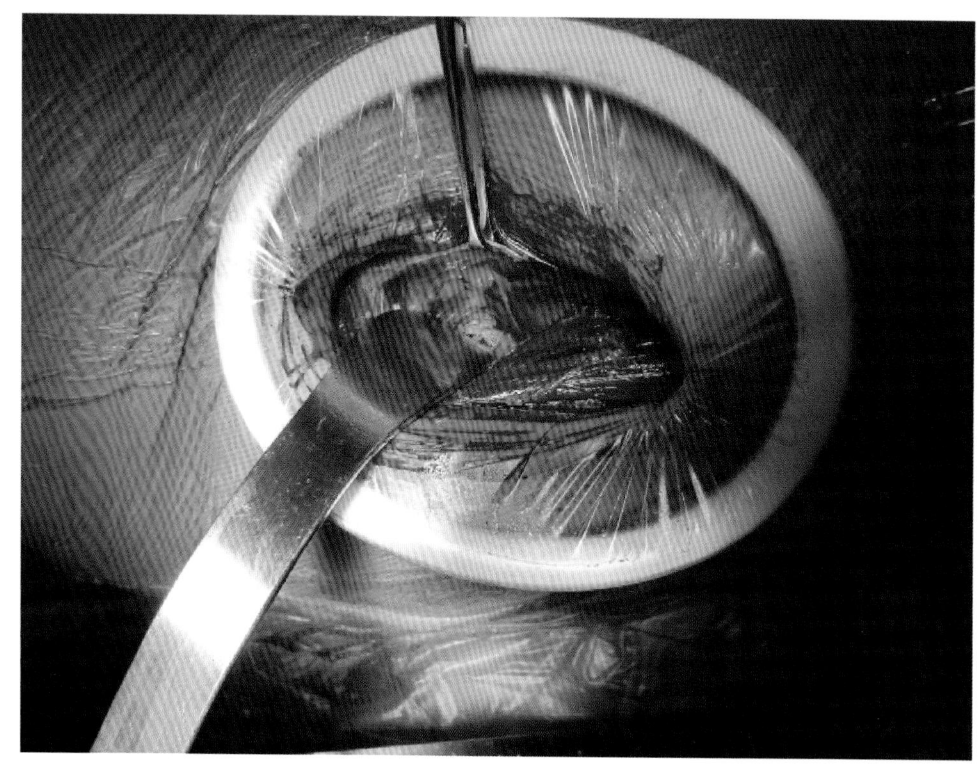

图7.5 Cobra拉钩放置在股骨颈外侧。拉钩放置在髂前下棘远端及外侧。如果拉钩内侧有肌肉，通常是臀小肌

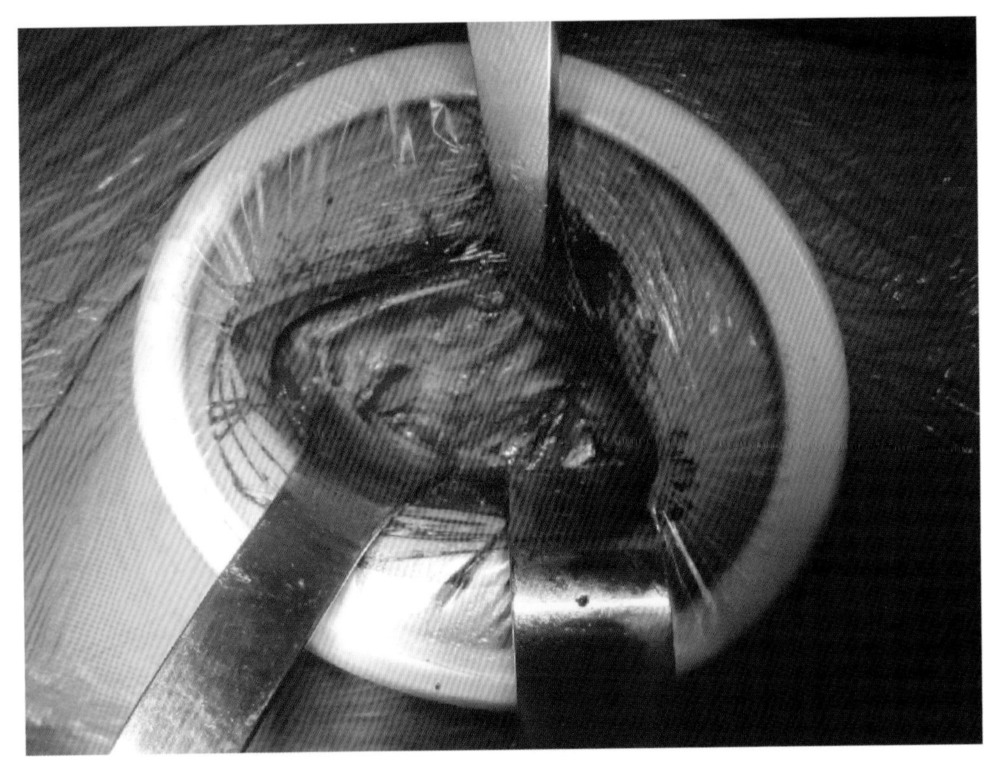

图7.6 Hohmann拉钩放置于股骨内侧、股直肌的后方。Hibbs拉钩放置在Cobra拉钩远侧并且牵拉阔筋膜张肌来观察旋股外侧血管

颈内侧的Hohmann和Hibbs拉钩轻拉阔筋膜张肌远部来暴露旋股外侧血管。旋股外侧血管束可能有两支交通支，一支近端一支远端。这些交通支可以电凝或缝扎。图7.7展示已电凝旋股外侧血管的断面。然后用Mayo剪刀松解股外侧肌表面筋膜，这可以游离股外侧肌而且更重要的是帮助可松解阔筋膜张肌。细致并有效的初始暴露对于剩下的手术程序非常关键。前入路最初的暴露需要大约5～10min。

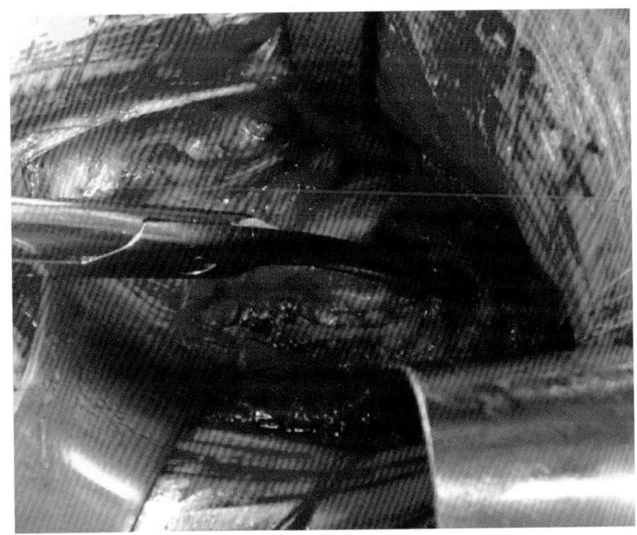

图7.7 旋股外侧血管被钳夹并烧灼或结扎。典型病例中这些血管有远端交通支也需要被烧灼

关节囊暴露

最初的暴露之后，用电刀“L”形切开股骨颈前关节囊。在近端，切口位于髂前下棘外侧。在远端，外科医生可以摸到大转子的前结节-切口应该在这个凸起的外侧份。然后切口应该顺股肌嵴向内侧远端延伸，在股外侧肌近端。然后用1号线标记前方及外侧关节囊如图7.8所示。Cobra拉钩代替Hohmann拉钩顺股骨颈内侧放置在关节囊内。股骨颈外侧的Cobra拉钩放置于关节囊内。髋关节现在被暴露出来了。

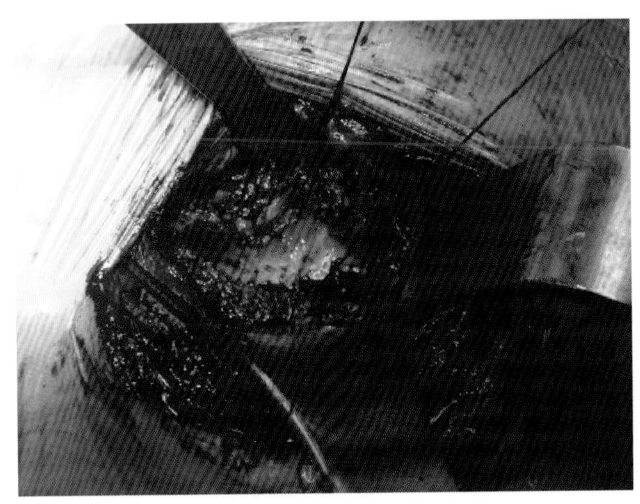

图7.8 用1号Vicryl缝线标记前方及外侧股骨颈关节囊

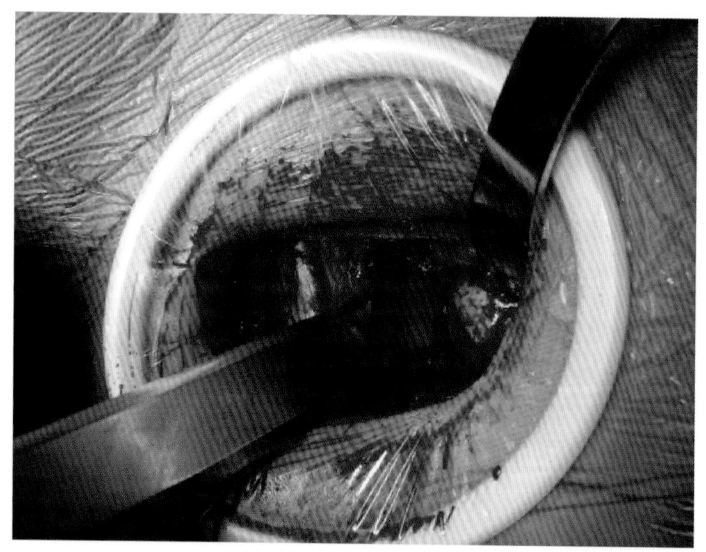

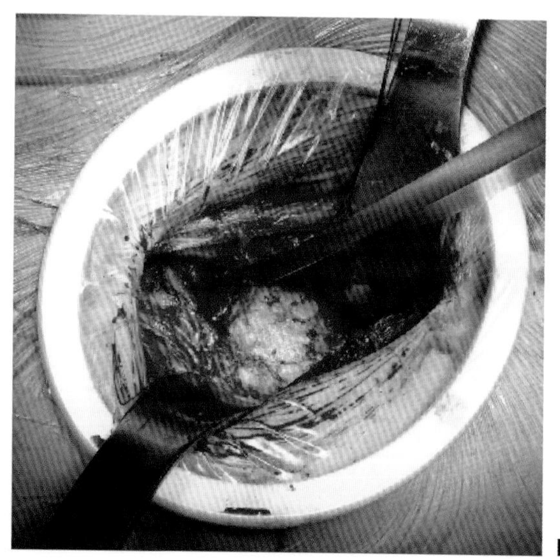

图7.9　A. 牵引下肢后用撬棍放置于关节间隙上方并撬拨来分离股骨头和髋臼顶；B. 撬棍放置于髋臼中股骨头内侧

股骨头脱位

用一把小Hohmann拉钩顺髋臼前缘放置在前关节囊下方来暴露骨赘和/或骨化的前方关节唇。用1.3cm直骨刀去除这些骨赘。牵引架牵拉下肢打开髋关节。如果关节没有打开，确认足部正确地放置在靴子里并且对侧下肢被牵引锁定。将一个撬棍首先放置在股骨头上方然后插入股骨头内侧，如图7.9A，B所示。在放置到股骨头内侧时，撬棍应该贴着股骨头放置从而进入关节腔内侧。然后将一把螺丝取头器钻入股骨头中心，最初进入时螺丝锥可以有角度，但是最终的位置必须是和地板垂直的，如图7.10所示。这个角度的重要性在于，当股骨头脱位并且取头器手柄外旋时，不会损伤阔筋膜张肌。牵引架的旋转没有锁定，下肢可以外旋大约25°。利用撬棍向外推动股骨头出来以造成脱位，同时用取头器将股骨头向外、向上拉出来（图7.11）。在一个操作中将股骨头向外、向上拉出来非常重要。作者发现与椎管内麻醉相比，全麻下髋关节脱位更容易。如

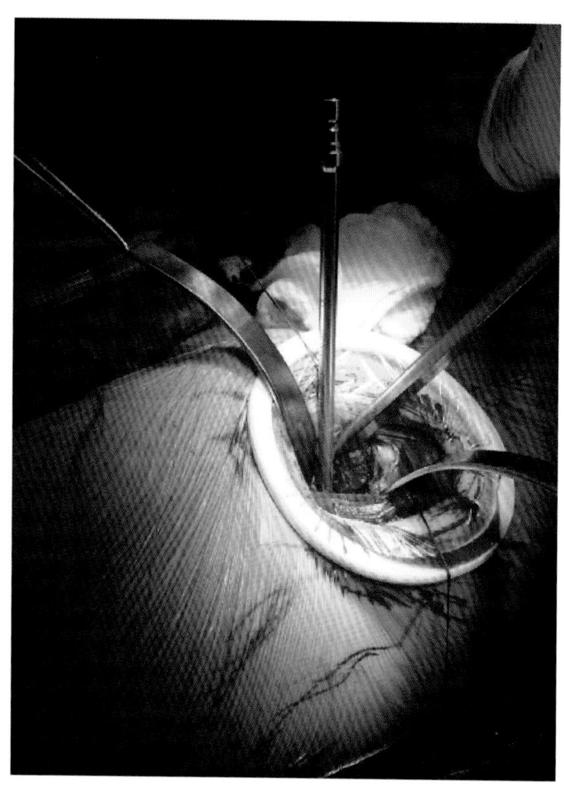

图7.10　螺丝取头器钻入股骨头，与地板垂直

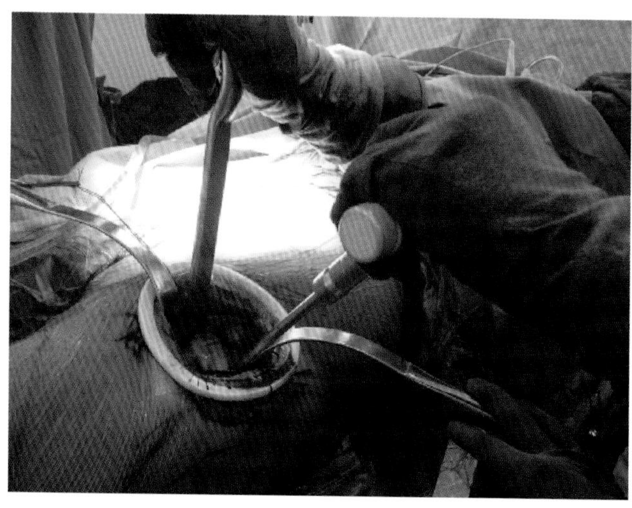

图7.11　使用牵拉股骨头向上向外而非单纯外旋来进行股骨头脱位。使用撬棍来推动股骨头出来。前壁无骨折风险，外科医生应该确认牵引架没有锁定旋转

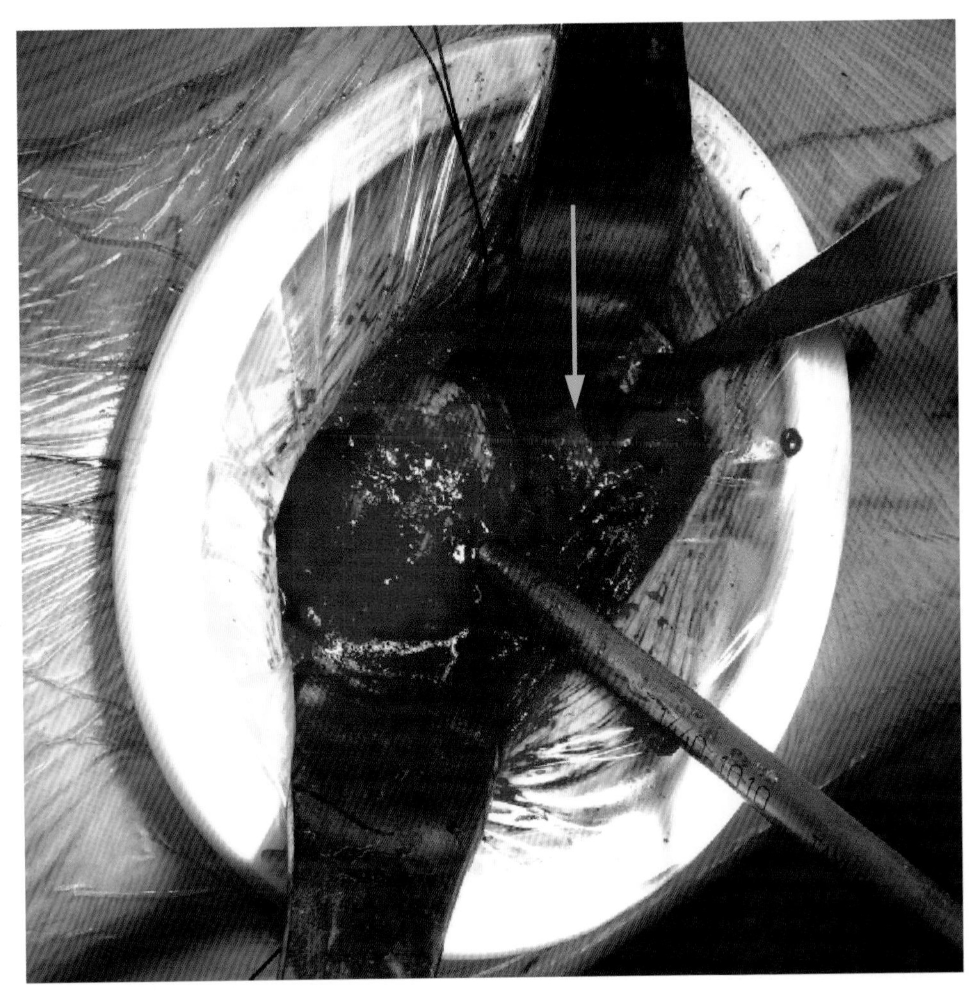

图7.12 股骨头脱位并旋转接近90°。通过更大角度的旋转来避免螺丝锥损伤阔筋膜张肌。放置一把小Hohmann拉钩在髋关节内下方（绿色箭头）和股外侧肌之间。外科医生看到和/或摸到小转子后电刀切开内下方关节囊。不应松解髂腰肌腱

果股骨头脱不出来，用1.9cm弯骨刀切断圆韧带。股骨头脱位可能会很困难。需要特别的注意，包括：取头器置放于股骨头中心、肌松和应用适当技术将股骨头拉出来（向上向外与单纯外旋相比更好）。

股骨头切除

脱位后下肢外旋接近90°。将一把小Hohmann拉钩顺股骨颈内下方放置在股骨颈关节囊前方和股外侧肌下面。用电刀将剩余的股骨颈内下方关节囊从骨上分离（图7.12）。之后应该摸到或看到小转子。然后内旋复位髋关节。放置在股骨颈外侧及内侧的两把Cobra拉钩应该用Hibbs拉钩代替。然后基于术前模板测量将股骨颈横行截断（图7.13）。锯应该轻度向后内侧瞄准来避免损伤大转子。资深外科医生更喜欢保留更多股骨颈，因为如果需要可以继续加截。股骨颈垂直部分的截骨（通过“马鞍区”）通过1.3cm直骨刀施行。截骨后，股骨头被旋出同时

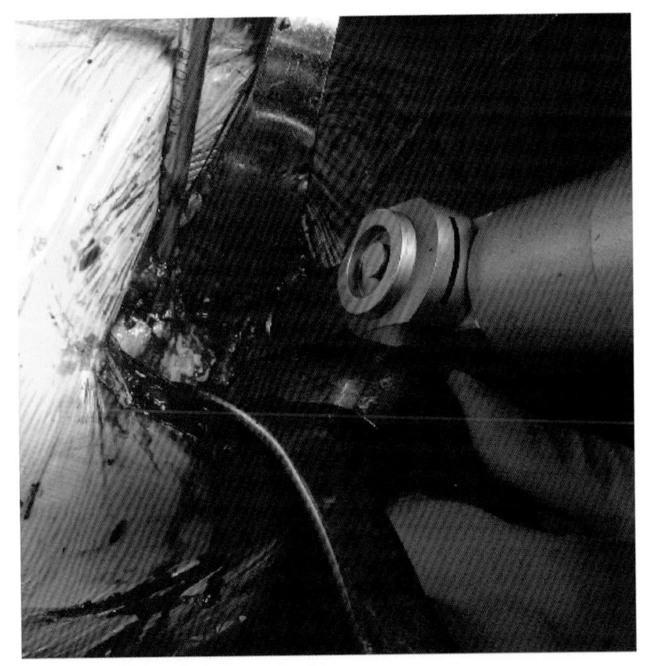

图7.13 髋关节脱位后，根据模板进行股骨颈截骨。通常，锯片朝向后内侧以避免损伤大转子。用骨刀通过“股骨颈马鞍区”完成截骨

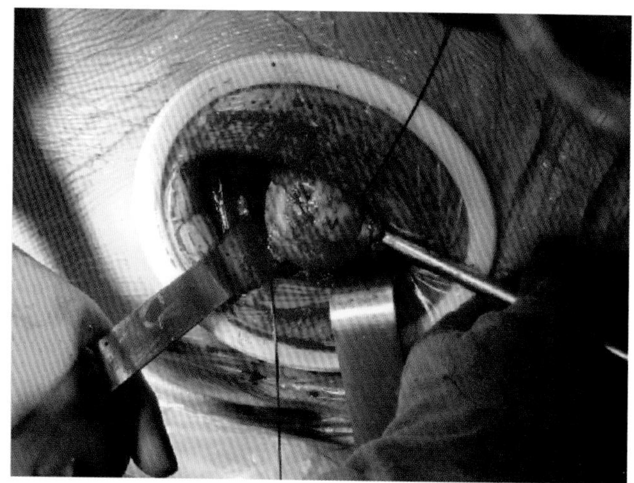

图7.14　通过将股骨头旋出髋臼来取出股骨头。股骨颈的尖锐边缘应该避开阔筋膜张肌。有时，圆韧带仍然连接着股骨头，可以用1.3cm弯骨刀截断

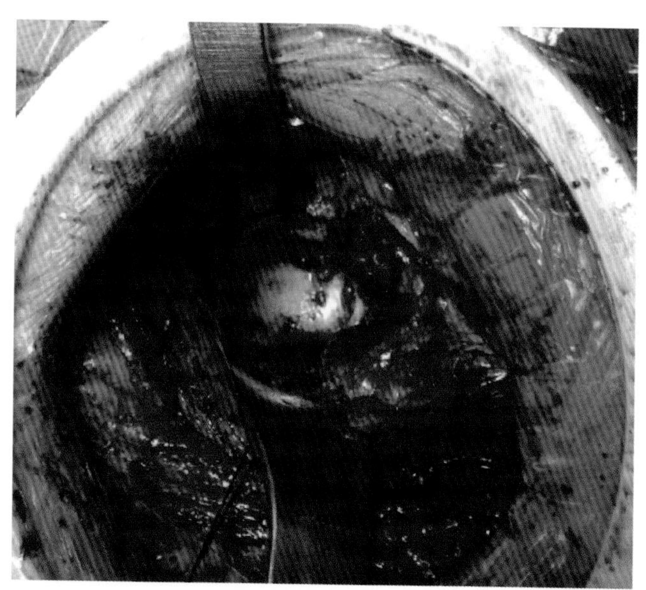

图7.15　髋臼唇前方的远侧半放置一把90° Hohmann拉钩，髋臼后方放置一把Cobra拉钩

保留后方Cobra和Hibbs拉钩来保护阔筋膜张肌（图7.14）。

另一种选择就是在不脱位的情况下进行原位股骨颈截骨，然后取出股骨头。作者更喜欢股骨颈截骨前进行脱位和复位，因为这样可以加强股骨活动度并更好地暴露股骨。

髋臼暴露及磨锉

使用一前一后2把拉钩来暴露髋臼。前方手持90° 弯的Hohmann拉钩，拉钩尖端放置于髋臼唇前方的远侧半至耻骨粗隆。顺髋臼唇后方放置一把Cobra拉钩。后方拉钩放置在后方关节囊内臼唇处。应去除髋臼唇周围的骨赘。图7.15显示了磨锉前的髋臼。纵向切开下方关节囊。从42mm髋臼锉开始磨锉。髋臼锉朝向内侧而非近侧，与水平面呈10°～15° 前倾轻轻地从前向后锉。髋臼锉朝向通常不与之后髋臼杯置入方向完全一致，而是更水平一些。最初的髋臼锉应该将内侧骨赘清除。逐步增大髋臼锉直到与术前模板测量相差1～2号。

在磨锉到最终试模尺寸之前，使用术中透视①来确认内侧磨锉已经足够；②检查髋臼锉近远端位置和最终臼杯位置；③根据髋臼锉位置评估最终臼杯尺寸。应该首先检查确认骨盆的水平位置。应确定骨盆为影像透照中心，以下标志可以用来确认骨盆位置：①尾骨应该指向耻骨联合；②闭孔显影应该完全相同（高度/形状）；③髂坐线相对于泪滴的位置相同。向右或向左倾斜手术桌知道这些标志匹配（图7.16）。C臂影像也应该旋转到骨盆看起来水平（横向解剖线水平）。然后将透视透照中心对准髋臼来避免视差，并且确定髋臼锉位置。一旦外科医生对髋臼锉尺寸、力矩反馈、影像透视表现满意，就可以置放臼杯假体。使用透视确认外展角和前倾角。可以通过观察评估植入物椭圆程度来预测前倾角。资深作者倾向于在外展40°～45°、前倾

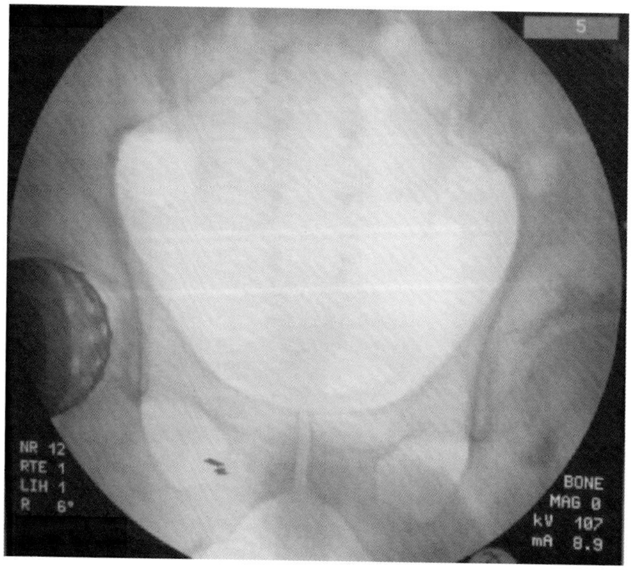

图7.16　使用透视影像调整骨盆为水平位。以下标志来确认骨盆是否水平：闭孔在大小和形状上相同，髂坐线相对泪滴的位置应该相同，尾骨应该正对耻骨联合

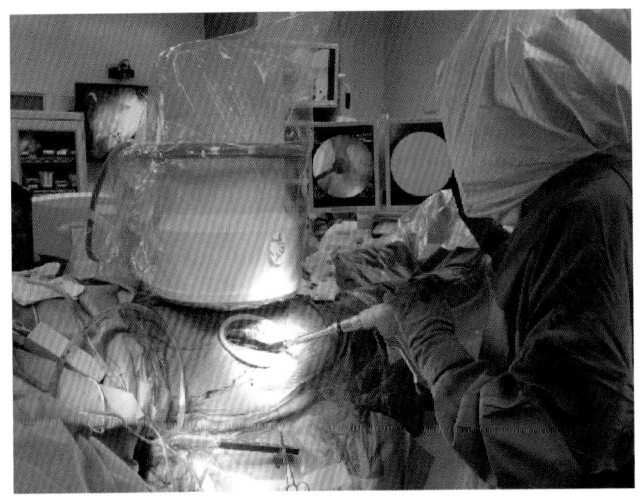

图7.17 在术中透视影像指导下进行最终的髋臼磨锉。透视中心应该对准髋臼以减少视差

20°～25° 来置放髋臼杯。

对于刚开始使用前入路的外科医生来说，很容易使髋臼杯外展角和前倾角偏大。最典型的插入手柄的朝向要比刚接触前路的外科医生更加平行于地板和身体长轴（图7.17）。对于腰椎前凸更大的年轻患者，资深作者更喜欢较少的前倾角，因为随着时间推移这些患者脊柱前凸和骨盆倾斜的减少会导致更大的“有效”前倾角。脊柱前凸可以从闭孔形状来评估-更大脊柱前凸患者有更大骨盆倾斜角，因此闭孔有更大的倾斜导致透视中闭孔的上下径更小。髋臼杯应该有良好的圆周压配。髋臼杯放置后，拧入螺钉再放入聚乙烯内衬。图7.18A～C显示的是植入的髋臼杯和术中透视影像。

股骨准备

股骨暴露对手术成功很重要，充分的暴露非常关键。特殊的手术床利用特殊设计的钩子固定在手术床支架上。钩子放置在股肌嵴下方，协助暴露股骨近端，保护阔筋膜张肌，在扩髓时支撑股骨。

暴露股骨时将下肢置于轻度内旋位来帮助钩子放置在股肌嵴水平的近端股骨下方。放置正确后，阔筋膜张肌和股外侧肌会分别位于钩子的外侧和内侧。放松下肢牵引。然后将足外旋120° 使得髌骨朝向外侧90° 。在这个操作过程中，对于有关节炎或僵直膝的患者要格外注意。然后锁定旋转，在下肢后伸及内收前要将下肢牵引和所有小牵引松开来避

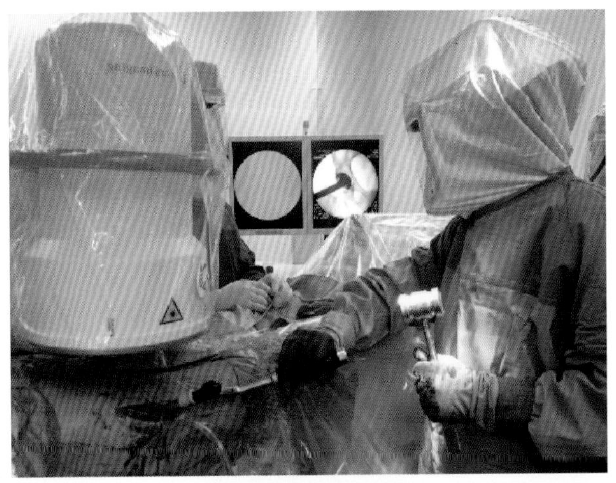

A

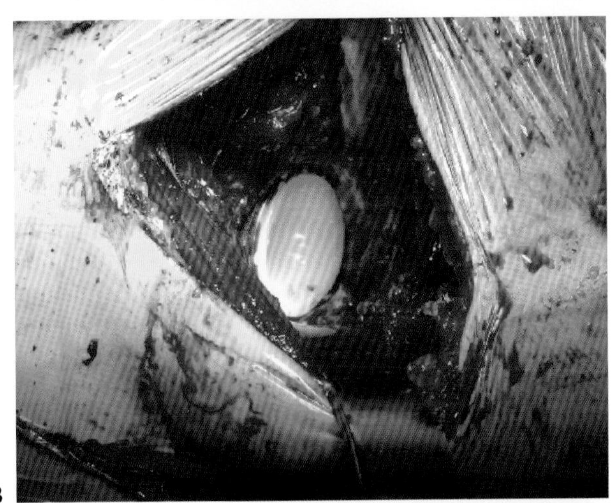

B

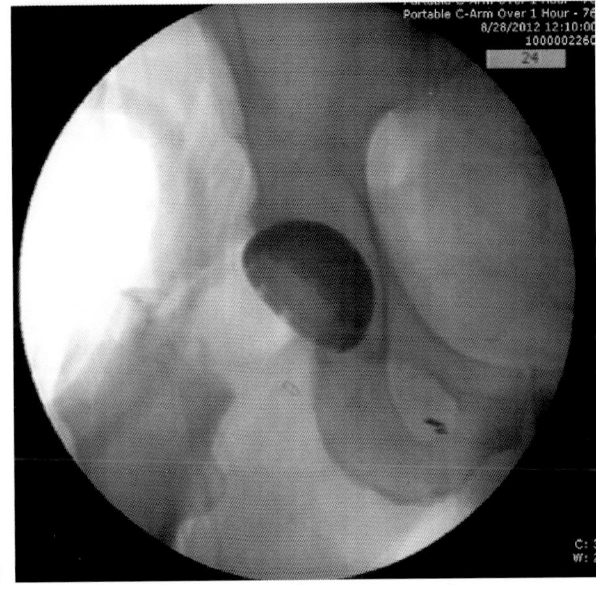

C

图7.18 A. 使用透视来确认髋臼杯置放的外展角和前倾角；B. 植入的臼杯和内衬；C. 植入臼杯的透视影像

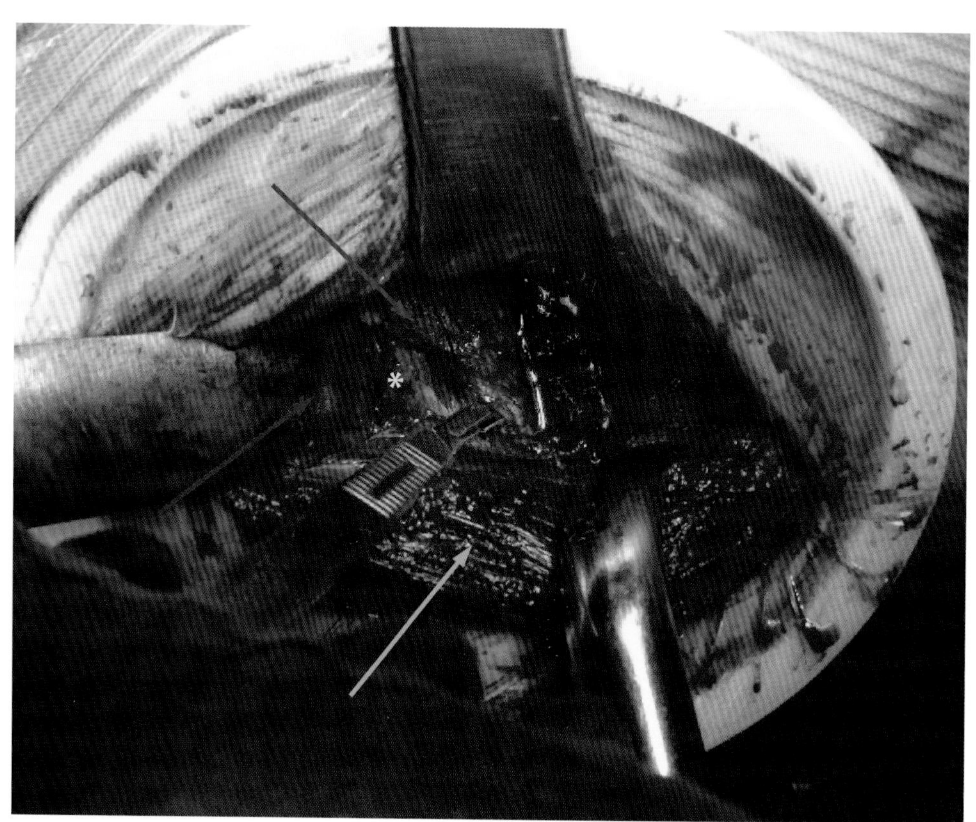

图7.19　切开股骨颈外侧关节囊与臀小肌的连接至骨质。绿箭头指的是阔筋膜张肌，红箭头是大转子后方的拉钩

免无意的强力牵引。下肢后伸和内收以后，顺股骨颈后内侧放置一把拉钩。在大转子后方臀小肌前方放置另一把拉钩。然后将钩子放置于支架中，同时升高支架直到股骨近端有足够张力。股骨颈关节囊外侧部分牵向内侧，将其与大转子内侧和臀小肌锐性分离（图7.19）。用咬骨钳咬除剩余的股骨颈外侧部分。此时，可以在大转子内侧看到闭孔内肌和梨状肌，有时在大转子内侧可以看到闭孔外肌腱（图7.20）。如果股骨近端活动度不足，可以用垂直切口锐性松解内侧，这样可以改善股骨活动性而几乎不会引起病损，这是因为这些旋转肌不回缩并且将在他们的解剖位置愈合。如果需要更大的活动度，可以切断起点位于闭孔内肌上方大转子前份的梨状肌肌腱（图7.20）。保留闭孔外肌腱。这根肌腱直接向内侧牵拉股骨近端来提供抵抗髋关节脱位的大部分力量。股骨近端包括股骨距充分暴露以后，就可以开始扩髓了。

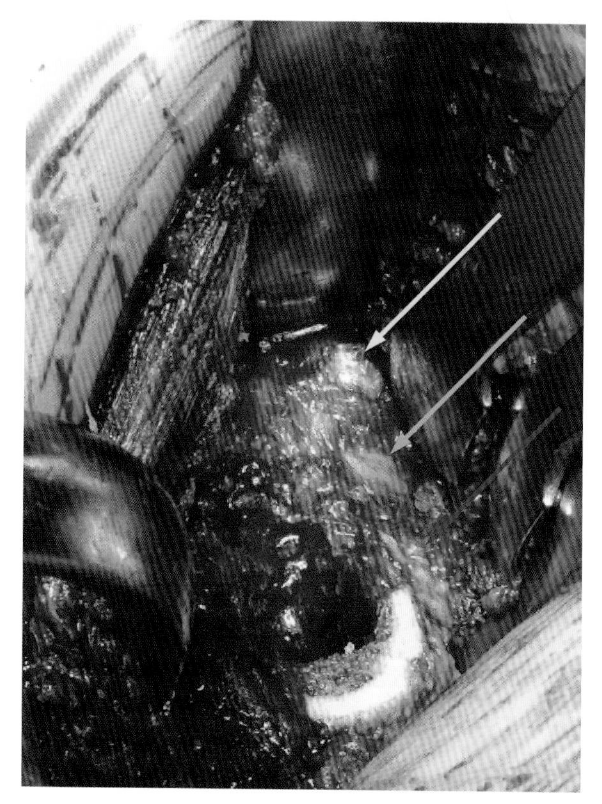

图7.20　梨状肌（黄箭头），闭孔内肌（绿箭头），和闭孔外肌（蓝箭头）在这张照片中有展示。可以锐性切开梨状肌和闭孔内肌来改善股骨近端的活动度

股骨磨锉和试模

应该从股骨后方皮质开始扩髓。外科医生的手应该朝向地板（外翻）来确认髓腔锉是顺随内腔进

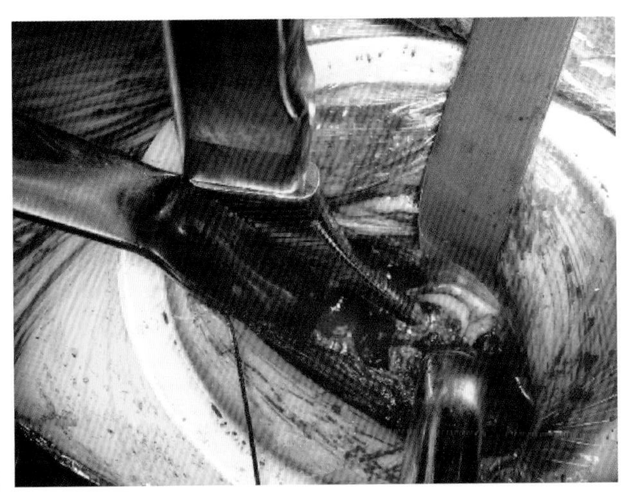
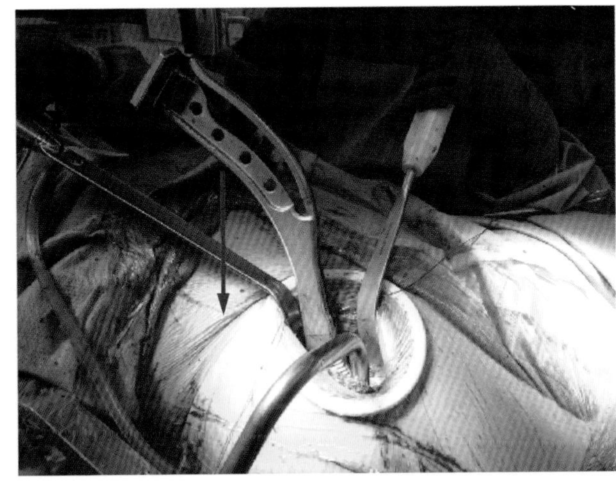

图7.21 A. 应该平行于股骨后方皮质开始扩髓；B. 外科医生的手应该在扩髓时朝向地板（红箭头）推动髓腔锉以避免股骨外侧皮质的破坏

入以放置外侧皮质的穿孔（图7.21A，B）。扩髓平面应该与股骨颈后侧皮质平行。可以触摸膝关节来确认扩髓的方向。作者更倾向于在扩髓时保持原本的股骨颈前倾角。避免大幅度改变扩髓路径来保持相同的路径。对于经验不足的外科医生，存在干骺端后外侧皮质穿孔的潜在风险。作者更喜欢非骨水泥扩髓的股骨柄。逐渐加大髓腔锉至试模尺寸。外科医生可以听到髓腔锉与股骨近端紧密压配后的扩髓声音的改变。髓腔锉在插入或拔出时不要旋转，这样可获得一个满意的松质骨覆盖。目标是坚固的干骺端压配。扩髓时应该完全直视股骨距，尤其是髓腔锉接近试模时，以避免可能发生的骨折。一旦合适的髓腔锉确定，放置术前规划的股骨头颈试模（图7.22）。

降低并取出钩子，取出转子拉钩，屈髋。然后取出后内侧拉钩，复位髋关节。再次使用术中透视通过前述标志来检查骨盆是否水平。然后对准对侧髋关节。可以通过小转子的位置和大转子前后面的内侧皮质重叠来确定对侧髋关节的旋转。打印图像，以髋关节试模为中心进行透视。股骨近端的旋转，包括小转子位置和大转子前后面的重叠，调整至与对侧匹配。应该调整股骨内收或外展以和对侧相同，因为这样可能影响肢体长度。外科医生应该试图尽量消除更多的令人迷惑的图像和位置变异来复制对侧肢体的参数。图7.23A显示了透视图像。一旦与对侧匹配，打印图像。用一个灯箱，然后覆盖硬拷贝图像，通过标出髂坐线、泪滴、大转子和小转子来对比下肢长度和偏心距（图7.23B～D）。知道整体偏心距（股骨髓腔中轴与泪滴线下缘的距离）和股骨偏心距（股骨头旋转中心和股骨髓腔中轴的距离）之间的差异对于外科医生来说非常重要。尽管偏心距股骨指示点通常是以股骨髓腔中心来确定，大转子仍然被用来帮助对比。当覆盖图像以后，如果闭孔没有覆盖，试模的偏心距可能会比

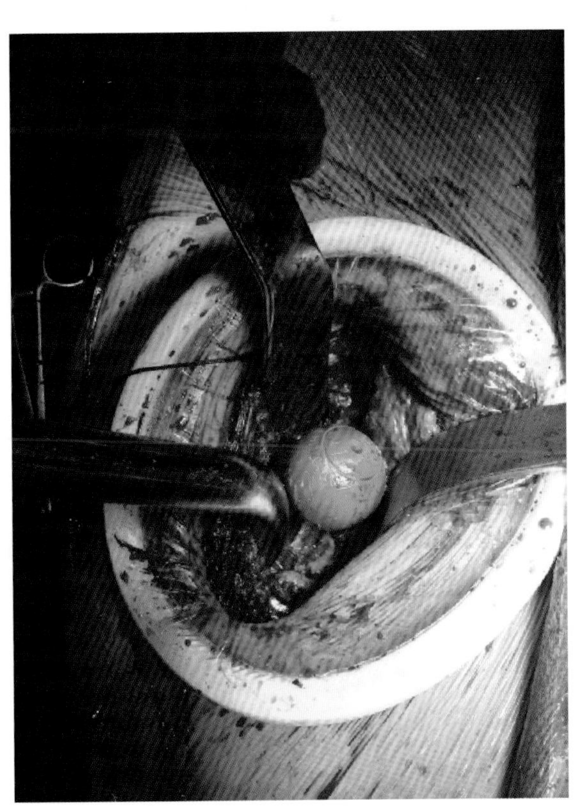

图7.22 放置股骨试模

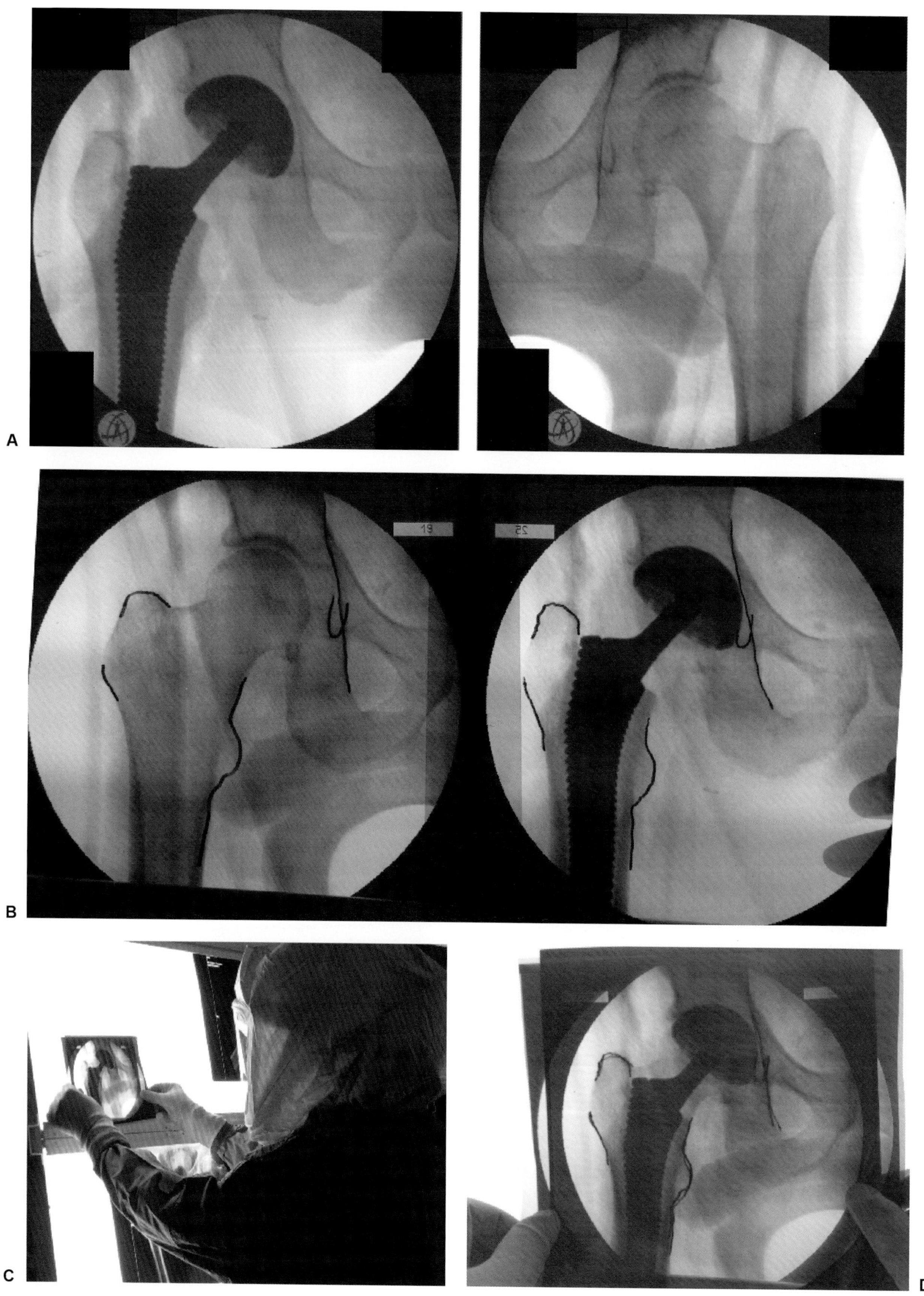

图7.23　A～D. 确认骨盆水平以后，使用透视观察髋关节，使用胶片覆盖技术来匹配下肢长度和偏心距

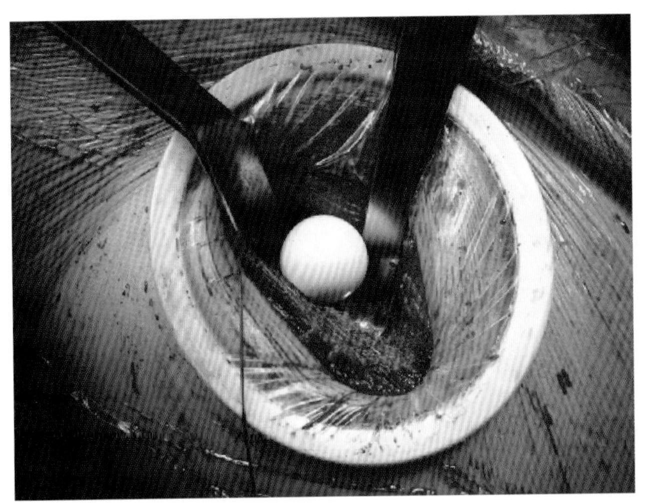

图7.24 一旦确定了合适的长度及偏心距，放置最终植入物

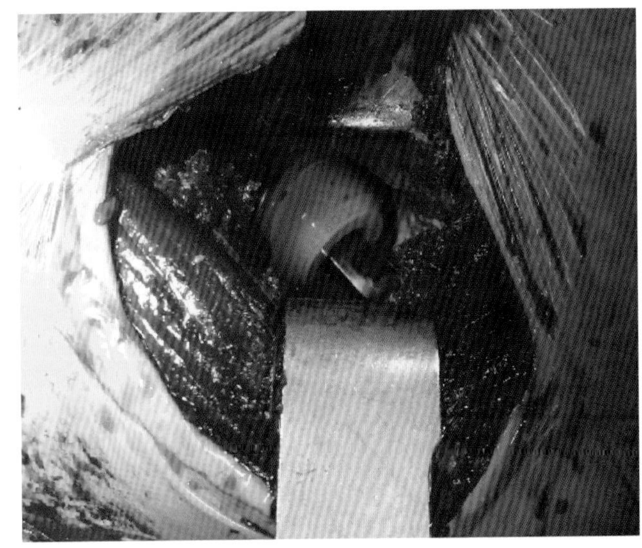

图7.25 直视下复位髋关节以确认同心圆复位

对侧更偏内侧（因为外科医生已经磨锉掉关节炎骨质并将臼杯放置在偏内侧的位置）；匹配股骨偏心距比整体偏心距更重要。下肢长度也应该匹配。如果下肢太短，应该用更大的股骨头或者更大的髓腔锉。如果下肢太长，髓腔锉应该小心敲击扩髓。

最终假体置放

一旦下肢长度和偏心距匹配，移开钩子（下肢置于轻度内旋位），髋关节脱位状态，下肢肢端外旋、内收并向地板后伸。抬高钩子以获得股骨近端满意的张力，放置拉钩。如果试模安装后下肢长度和偏心距满意，磨锉股骨距到扩髓面。股骨距锉旋转磨锉骨皮质直到保护装置处。取出试模，放入最终植入物。轻轻敲击股骨柄直至其牢固固定于股骨距。最终的人工股骨头应该放置于股骨柄上并且轻轻压紧（图7.24）。复位前，检查确认臼杯并且清除可能阻挡的软组织。复位髋关节（图7.25）并且照最终的X线片。冲洗切口。

切口关闭

将两个关节囊缝线打结来关闭切口（图7.26）。用2-0薇乔线关闭筋膜（图7.27）。2-0薇乔线，3-0皮内缝合和皮肤黏合剂来关闭皮肤切口（图7.28）。使用无菌辅料覆盖。

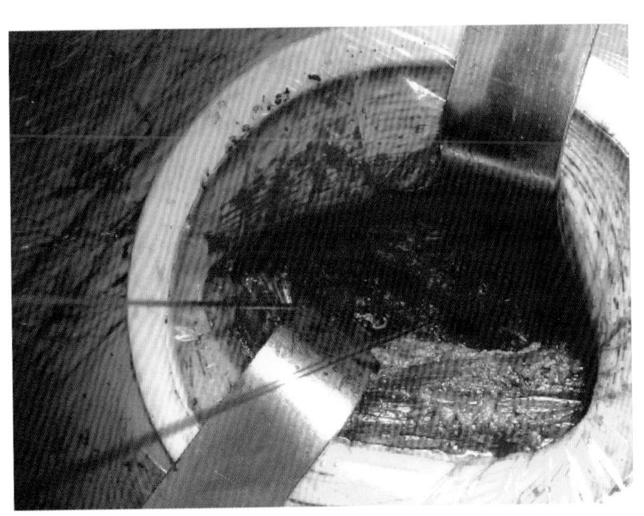

图7.26 关闭关节囊使用术后标记关节囊的薇乔线

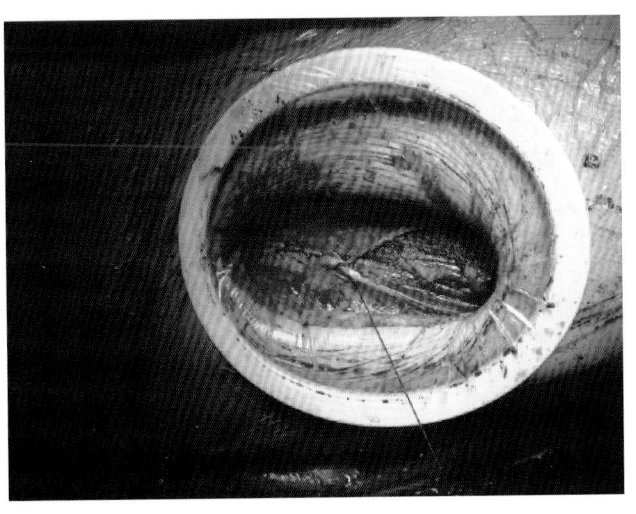

图7.27 1号薇乔线连续缝合关闭阔筋膜

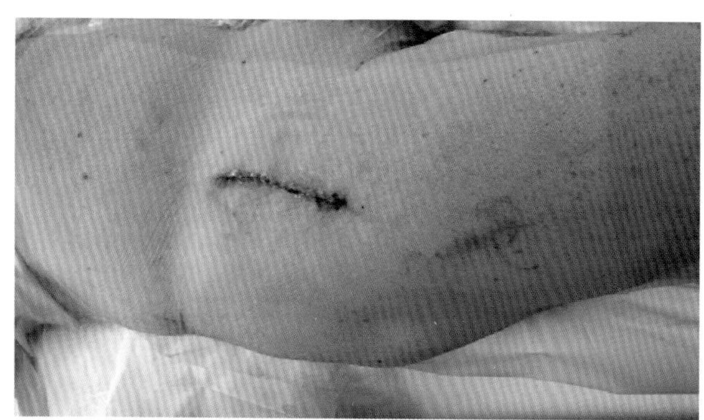

图7.28 皮肤切口上涂抹皮肤黏合剂

入路延伸

此入路朝近端的延伸可以向髂前上棘，顺着髂嵴后方边界弯曲来暴露阔筋膜张肌止点和/或髂骨。如果需要暴露股骨干，切口可以向远端延伸。剥离股外侧肌并结扎穿支静脉。这种扩大的暴露可以给外科医生提供髋关节翻修的潜在入路。虽然翻修技术的细节和特点不属于这个章节的范畴，翻修手术的暴露可能还包括截骨。资深作者更喜欢使用前入路进行大部分的髋关节翻修。

精华点滴

对于肥胖患者，或许很难确认正确的皮肤切口。如果患者有很多关节翳，外科医生可以在准备和消毒之前牵拉开关节翳（例如牵拉向手术床）。

阔筋膜通常比更厚且更靠后方的髂胫束更加透明。如果外科医生发现他/她位于臀中肌和阔筋膜张肌之间（Watson-Jones，或者前外侧入路），仍然可以继续手术。

如果入路看起来不是非常正确，建议外科医生停下来重新评估解剖关系。

使用皮肤保护套时避免过度的前后方皮下分离来防止血肿或水肿。

在股骨头明显近端移位的退变性髋关节，正常的骨性和软组织标志会被破坏。小心不要切断股直肌在髂前下棘上的直头。

外科脱位时，确认取头器在股骨头内良好固定没有松动。前述的方法是用一只手“向上并向外”，另一只手用撬棍将股骨头推出来。这种使用撬棍的方法不会造成前壁骨折的危险。

整个过程避免损伤阔筋膜张肌，特别是用Hibbs拉钩进行牵拉和取出股骨头时（股骨颈截骨的锐利突起可以损伤阔筋膜张肌）。

如果截骨后股骨颈太长阻挡髋臼暴露，外科医生应该外旋下肢来改善暴露而非加截股骨颈。

确认所有髋臼透视图像是以髋臼为中心进行的来避免视差变形；应该旋转图像来使得骨盆图像平行于地板。

可以通过锐性松解闭孔内肌和梨状肌在大转子上的止点来改善股骨近端的暴露。这些肌腱不会回缩并且如肌瓣一样保持他们的连续性。

通过保持髓腔锉手柄向地板推进来避免损伤股骨外侧皮质。在插入和拔出髓腔锉时避免过多的旋转来保留一个紧密的松质骨覆盖。

股骨颈截骨时可以通过将摆锯朝向后内侧来防止大转子骨折。也可以使用往复锯。股骨大转子骨折的另一个潜在的原因是股骨钩过大的张力。软组织（臀中肌，梨状肌和闭孔内肌）过大的张力能撕裂大转子。

最后，股骨暴露是前入路成功的关键。

术后康复

患者术后当天即可在可以忍受的程度下负重及接受物理治疗。物理治疗采用器械进行步态训练和肌肉力量训练。不需要担心髋关节脱位，活动范围以能忍受为限。在术后最初的2周内患者应该避免过多的身体活动。

支持数据的总结

在资深外科医生所做的超过3000例连续的、非选择性的前入路初次全髋关节置换术中，出现了以下并发症：4例髋关节脱位（0.13%），2例深部感染（0.06%），7例大转子骨折（0.23%），3例踝关节骨折（0.1%）。这些并发症的绝大部分发生在前500例手术（1996—2004）。

有很多前路髋关节置换的研究结果，但是他们都被不同方法和外科技术所迷惑。例如，在1993年，Keggi等报道1000例连续的直接前入路全髋关节置换术。作者没有使用骨科手术床或没有使用术中透视来确定植入物位置。另外，阔筋膜张肌被纵行劈开并且外旋肌从大转子上被切断。也有作者报道了低至2.5%的术后脱位率。最近，同样的作者报道了7000例使用相似方式手术（无骨科手术床，无术中透视），结果并发症率和脱位率都很低。Iguier等报道了在1037例前入路初次全髋关节置换术后脱位率为0.96%。最近一项回顾性研究对470例全髋关节置换假体位置与外科入路之间的关节进行对比（发布在美国髋膝外科医师协会，2012年11月）。使用前入路的病例中78%假体位置优良，而后入路是42%～45%。术后功能恢复结果也是直接前入路更好。Restrepo等进行了一项前瞻性、组间可比性高、单个外科医生的研究，来比较直接前入路和直接外侧入路行全髋关节置换术的效果。结果显示前入路全髋关节置换术在术后6周、6个月和1年都表现出更好的早期功能。

结论

使用特殊骨科手术床进行的前入路全髋关节置换术会给患者带来一些潜在的好处包括：①精确的髋臼杯位置和准确的肢体长度、偏心距的恢复；②最小的软组织创伤及保留外旋肌群；③更少的术后疼痛；④更低的脱位率。使用骨科手术床帮助外科医生更方便完成手术。股骨近端暴露对获得优良结果非常重要。虽然年轻外科医生的学习曲线会比较长，作者相信患者最终获得的益处值得外科医生做这种手术。

8

Erik N. Hansen
William J. Hozack

第8章　前入路（普通手术床）

经直接前入路（DAA）行人工全髋关节置换是一种临床上成熟的外科手术技术，近期由于骨科医生对微创手术的关注，这个入路再次兴起并流行。前入路作为唯一的经肌间和神经间的髋关节入路，与其他手术入路相比，它能够避免破坏髋关节周围的解剖结构并使软组织损伤减少到最小。此外，由于前入路手术时病人处于仰卧位，所以便于在麻醉过程中观察患者情况，也使得对假体位置和双下肢等长的术中评估更准确。但是，很多骨科医生从开始学习就一直习惯于经后外侧入路、前外侧入路或直接外侧入路行人工全髋关节置换，对他们来说经前入路行人工全髋关节置换在技术上存在一些特别的挑战和相应的并发症。

本章的目的是让读者熟悉前入路，描述了可使手术操作更容易的技术和技巧，而且批判性地评价了有关此入路优缺点的现有文献。本章将先回顾前入路的历史背景以及多年来的各种被采用的改良方法的现状。

在讨论此入路的适应证之后，复习相关的解剖知识。然后，我们将详细介绍资深作者偏爱的手术技术。我们将强调通过10年以上的临床经历获得的经验和教训，并讨论由前入路的早期倡导者发展出的有助于手术功能完成的各种技术和技巧（如，骨折牵引床、导航、透视和有偏矩的工具）。接着，我们将批判性回顾有关将前入路与其他入路比较的当前文献，内容包括临床效果、软组织损伤、步态分析和在“学习曲线”期间面临的一系列特别的并发症。最后，我们将评价在髋关节翻修时采用DAA有适应证、禁忌证和有关技术。

历史背景

髋关节直接前入路的历史长达一个多世纪。如果读者想了解关于前入路发展历史的更多细节，作者推荐阅读Rachbauer在近期发表的相关文章。德国外科医生Carl Hueter首先描述了前入路，1881年他在其著作《外科纲要》中描述了所谓的前方斜入路。

标记髂前上棘和股骨大转子顶点。切口起于两点（髂前上棘和股骨大转子）间连线的中点，将切口向远侧稍向下方延长。切口平行于缝匠肌，但稍偏外。此入路位于缝匠肌与阔筋膜张肌、臀中肌之间的肌肉间隙内，涉及股外侧肌纤维，股外侧肌起源于股骨转子的前部（主要在股骨颈基底部）。（髋关节）前方斜入路有以下优点：①唯一损伤的肌肉是股外侧肌；②出血少，不需要结扎止血。

在挪威出生的Marius N. Smith-Petersen美国医生（1886—1953）把前入路推广普及到了英语国家。1917年他首先在治疗先天性髋关节脱位时描述了髋关节前入路。此后他又在1936年描述了一种髋臼成形术，此术式用于治疗多种髋关节疾病，包括“陈旧性股骨头骨骺滑脱症”和“移位的股骨颈骨折”。同时在其他地区，外科医生治疗各种髋关节疾病时使用髋关节前入路，包括：发育性髋关节发育不良（如：Salter和 Pemberton）和髋臼骨折（如：Levine, Judet和Letournel）主要由于Smith-Petersen在1949年描述在行“模具关节置换术”时使用的髋关节前入路，使得他的名字成为全髋关节置换时前入路的代名词。在随后几年，其他几个外科医生写了大量有关经前入路行全髋关节置换术的文章。1950年，Judet兄弟描述他们早期经这种手术入路使用合成塑料股骨头进行半髋关节置换术，他们称之为“切除-重建术”。1978年，Wagner用前入路行髋关节表面置换技术，因为前入路能“最理想的显露髋臼及股骨头、颈，提供最大程度的软组织可松解，并允许保留重要的后方支持带的血管”。然而，现代的关于经前入路行人工髋关节置换术的出版物始于1980年代，在这段时间里介绍了以前技术的改良，其改进目的是便于手术操作和改善治疗效果。1980年Letournel描述了改良浅表切口使股外侧皮神经（LFCN）损伤的风险最小化。一些作者开始推广“微创”全髋关节置换术的观念，他们使用多个小切口，而不是一个传统的、长的单一切口。Berger描述了双切口入路，此入路使用一个小的前入路切口植入髋臼杯，使用另一个经臀肌的皮肤切口植入股骨柄。Light，Kennon和Keggi发表了使用二或三个小切口的前入路结合阔筋膜张肌部分劈开的临床结果。与这些著作介绍的方法不同，其他的作者专注于使用专门的骨科手术台使手术操作更方便。1985年，Judet兄弟第一个发表了使用骨折牵引手术台经前入路完成人工全髋关节置换术。此后，Siguier、Matta和Ferguson推动了这种术式的普及流行。在过去的几年里，对于前入路人工全髋关节置换的兴趣又复苏了，相关的论文呈几何级数的增长，然而，正如前面的章节所述，这个手术入路出现有一个多世纪了，实际上几乎没有什么更新的内容。

适应证

像其他髋关节入路一样，髋关节直接前入路是一个可以用来进行大多数髋关节重建手术的通用入路。小儿骨科医生知道前入路对于发育性髋关节发育不良（DDH）治疗的重要性，包括先天性髋关节脱位的切开复位、各种改善股骨头覆盖的骨盆截骨和化脓性髋关节感染的开放清创手术。成人重建外科医生了解前入路对股骨髋臼撞击症、有症状髋关节发育不良以及重度退变性关节疾病治疗的重要性。随着关于这种外科入路越来越多经验的总结，不能使用直接前入路进行的重建手术越来越少。

股骨髋臼骨性成形术

最近，股骨髋臼撞击综合征被认为是年轻成年患者髋关节疼痛和早期关节炎的一个原因。Beck等描述了两种不同的亚型，尽管多达30%～40%的病例被确认是由于混合的病理原因导致。股骨头颈交界处的突起在关节极度活动时所引起的凸轮撞击会导致软骨及关节唇面的剪切破坏。钳夹畸形指的是由于髋关节过深、突出或髋关节后倾所导致的髋臼的过度覆盖。股骨髋臼撞击综合征的经典外科治疗是通过转子截骨的外科脱位来进行的。随着技术和手术器械的改进，关节镜治疗也得到了广泛认可。然而由于潜在的有症状的固定物、转子不愈合、股骨头血运的破坏所带来的外科脱位的并发症的存在，促进了小切口股骨髋臼骨成形术。小切口股骨髋臼骨成形术使用Smith-Petersen入路的远侧部分进入髋关节来纠正凸轮损伤、清理及修复损伤的软骨臼唇连接。这也有助于动态评估剩余撞击的同时最大程度地减少外科并发症。当凸轮型畸形延伸至后上支持带血管，报道称使用小切口前方入路而非髋关节镜来处理更容易，同时没有股骨头血运破坏的风险。同样，前外侧髋臼缘的直视在需要时允许对局部过度覆盖的精确矫正，避免报道的髋关节镜中过度矫正以及由此引起的不稳定。尽管这些令人振奋的结果，然而对于严重后倾伴有后壁骨缺损以及球形过度覆盖（如髋臼内陷）的病例使用这种入路不能充分处理病灶，是前入路的禁忌证。

髋臼周围截骨

有症状的青壮年髋关节发育不良给成人重建外科医生提出了巨大挑战。推荐的治疗很大程度上是基于关节软骨的完整性。在没有严重退变的情况下，可以进行关节保留手术，像Ganz等描述的Bernese髋臼周围截骨，来获得原来关节良好的三维矫正。经典的手术入路使用Smith-Petersen入路，但是最近外科医生可以使用改良的传统前方入路的一部分切口来完成手术。中期随访中，这种外科治疗已经显示出了相当好的结果。Matheney等报道了10年随访的生存率在84%，而Troelsen等报道了9.2年随访的髋关节生存率为81.6%。尽管这样，这仍然提示接受髋臼周围截骨患者中的15%～20%需要在10年后进行全髋关节置换术。

全髋关节置换术

在具备充分的训练和经验的前提下，直接前入路对于所有初次以及大部分翻修的髋关节置换都是可行的选择。对于所有的入路，外科医生都需要一个学习曲线来使得自己的外科技术进步。

延长适应证

全髋关节表面置换术

全髋关节表面置换术一直被认为是对于合适的患者群体在全髋关节置换术之外的另一个合理的选择。尽管最近关于金属对金属的不良反应的担忧，一些外科医生继续为年轻男性患者提供手术以保持骨量，并允许高水平的活动。由于手术暴露比全髋关节置换所需更多，最大限度地减少软组织剥离的入路是有吸引力的。一般来说，髋关节表面置换术是通过扩大的后入路或需要大转子截骨的外科脱位入路进行，这可能危及股骨头的血供并造成股骨头缺血性坏死的风险而导致手术的早期失败。对此，有学者主张采用直接前入路进行手术。Kreuzer等报告了他们最初的51例使用直接前入路表面置换及特殊扩展手术床。他们证实平均HOOS评分等于或优于报道的行全髋关节置换的对照组。然而，他们记录了3例非创伤性（5%）股骨颈骨折和1例创伤性（1.8%）股骨颈骨折，由此作者得出结论：虽然直接前入路可能有一定的临床益处，但是这是一项有挑战性的技术，对采用此入路进行髋关节表面置换的外科医生应该已经可以很熟练的采用此入路进行全髋关节置换术。Benoit等对比了连续100例接受髋关节表面置换患者的临床和影像学结果，这些手术使用骨科牵引床辅助的直接前入路或Ganz等推崇的外科脱位技术。这代表了最初50例直接前入路全髋关节置换术，他们还用这一系列描述手术的学习曲线。他们发现在SDA组平均手术时间长于DAA组（109对93min，$P<0.01$），而且他们在学习时段过后能够显著提高其手术速度（前25例97min相比后25例89min，$P<0.01$）。放射学方面，直接前入路组更多的臼杯置放在45°～55° 外展角的安全范围（19 vs 8，P=0.013），有两组之间在股骨假体位置无显著差异。两组均无股骨颈骨折，但在外科脱位组需要进一步手术切除的7例有症状的硬件。基于这些结果，作者认为如果在学习曲线期间采取适当的保障措施，直接前入路是髋关节表面置换术在外科脱位入路之外一个合理的选择。

解剖

直接前入路在全髋关节置换术中是进入髋关节唯一的神经间、肌肉间入路。在浅层，该入路位于缝匠肌（股神经）和阔筋膜张肌TFL（臀上神经）之间，而深层间隙位于股直肌（股神经）和臀中肌（臀上神经）之间。无特殊情况的话，没有肌肉被分裂或损坏，没有肌腱被切断而需要修复。因为很多原因，DAA具有成为全髋关节置换理想的手术方式的可能。然而，该方法对于大多数外科医生来说不如后外侧，外侧或前外侧入路熟悉，因此，复习相关肌肉肌腱、神经、骨的解剖是必要的。

肌肉肌腱解剖

间隙

外科医生在“学习曲线”早期最常见的一种挑战是正确识别缝匠肌和TFL之间的浅层肌间隔。如果误入间隙内侧有损伤股外侧皮神经及股神经血管束的危险。相反，一个太过偏外的浅层分离，需要在手术过程中过度向外牵拉TFL肌腹，这可能会导致不必要的医源性肌肉损伤。此外，另一个学习过程曲线中常见的错误是从太靠远侧的部位进入此间隙，这样会在深层切开过程中由于股四头肌肌肉遮挡导致的特别挑战。

第一个在皮肤切口和皮下脂肪浅层下需要辨认的结构是Scarpa筋膜（图8.1A）。将这层筋膜误认为阔筋膜张肌表面筋膜是错误识别间隙的一个原因。然而，不同于覆盖TFL的筋膜，Scarpa筋膜是无侧穿支血管的均匀淡色的。切开Scarpa筋膜可以看到深面另一个恒定存在的脂肪层。轻轻去除这层脂肪会显露出真正的间隙（图8.1B）。

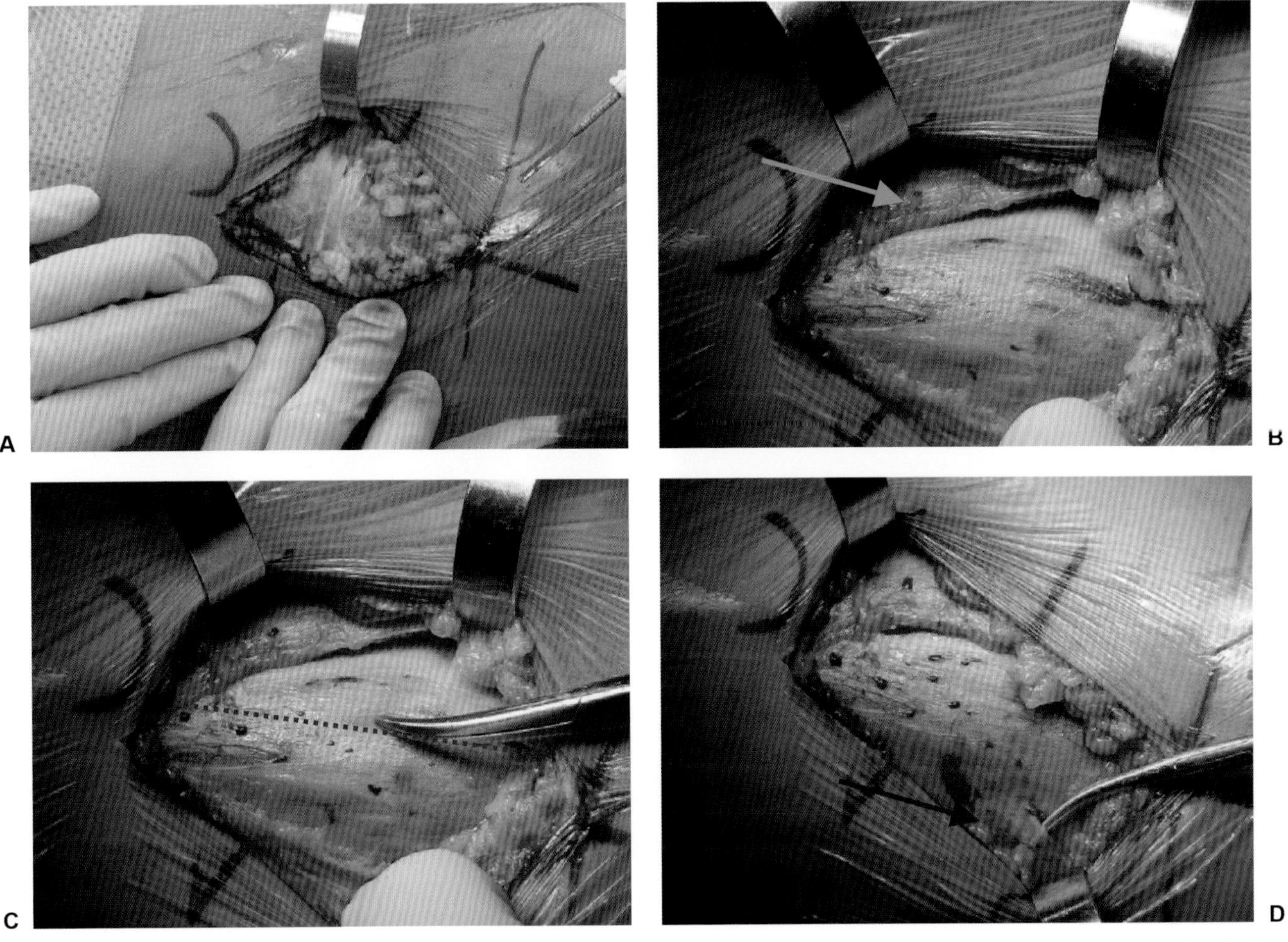

图8.1 直接前入路的浅表解剖。A. 分离皮下脂肪层后确定scarpa筋膜；B. 识别“间隙”和阔筋膜张肌（TFL）表面覆盖的筋膜。绿色的箭头指示的是 scarpa浅筋膜；C. 红色、白色的区别。外侧，透过筋膜可以看到阔筋膜张肌的红色纤维，在内侧筋膜过渡为白色的外观；D. 识别TFL表面的外侧穿支血管（蓝色箭头）

正确识别DAA的肌间间隙需要了解和相关肌肉的起点和止点，以及其他的恒定的可见的解剖学标志。有3种可靠的方法帮助正确识别“间隙”：

（1）确定肌纤维轨迹：缝匠肌和阔筋膜张肌（TFL）起源于髂前上棘（ASIS），缝匠肌继续向远侧的胫骨近端内侧的鹅掌走行，而TFL继续向髂胫束（ITB）走行。因此，掌握肌纤维的走行轨迹是正确识别“间隙”位置的一种方法。

（2）白色-红色-白色：覆盖间隙肌肉的筋膜厚度不同，因此直视下可以区分。从外侧到内侧，这种模式表现为“白-红-白”。最外侧的臀中肌被密集的白色筋膜（髂胫束ITB）覆盖。覆盖TFL的筋膜比较薄，这使肌腹部位的红色容易被看到，缝匠肌表面过渡到脂肪的筋膜相对更白（fig.8.1c）。

（3）找到穿支血管：在阔筋膜背缘，有一组恒定的穿支血管。识别这些血管是另一种方式来确认TFL和分离间隙不会太过偏外（图8.1D）。

从TFL上分离缝匠肌要经过一层薄脂肪，可以很容易使用单个手指钝性分离。感受到分离过程中的任何阻力，外科医师都应该停止分离，并确认进入的间隙是否正确，因为分离这些肌肉应该毫不费力。因为将在章节“作者的外科技术”更详细地描述，而不是直接进入脂肪层，资深医生从真正的肌间隙外侧切开阔筋膜张肌筋膜来减少损伤股外侧皮神经的风险。

上/后方关节囊和短外旋肌

虽然在直接前入路（DAA）中髋臼暴露没有比其他入路更困难，大多数人认为股骨的抬起及准备才是整个手术中最有挑战性的部分。这在很大程度上是由于在培训计划中对于此种手术相对缺乏经验。残余的上方和后方关节囊以及对股骨近端起栓系作用的短外旋肌制造了手术暴露的困难。因此，详细掌握短外旋肌止于股骨大转子的位置可以帮助理解这个关键步骤所必需的后方松解。同时，它可以帮助防止对髋关节稳定装置不必要的医源性损伤。在对比全髋关节置换直接前入路与后外侧入路肌肉肌腱损伤的研究中，Meneghini等指出，大约50%的直接前入路手术松解了短外旋肌的某一部分。虽然进行直接前入路手术的资深外科医生（WJH）注意到尸体比预期具有更差的柔软性，这提示此种相对高的松解比例是非常普遍的，以及使用这种技术在股骨侧准备中的重要意义。

一些尸体标本的研究已更好地定义了股骨近端这一区域的解剖并描述了影响股骨抬高的不同短外旋肌的相应作用。Ito等进行了一个细致的解剖研究来把短外旋肌在股骨大转子内侧附着点的确切位置进行定量化（图8.2）。尽管他们报道短外旋肌的附着有相当大的变异，但梨状肌附着部位恒定位于联合腱的后上方，而闭孔外肌独立附着在其他短外旋肌下后方的窝内。基于他们的测绘数据，他们提出在DAA术中关节囊松解时有时无法做到保留短外旋肌。在另一个尸体标本研究中，Matsuura等对比了后关节囊、上方关节囊和闭孔内肌的不同/序贯的松解对于抬高股骨的效果。他们证明了上方关节囊松解在尸体研究和随后的临床验证研究中对抬高股骨近端都是最有效的，因此他们认为过多的松解通常是非必要的。

神经血管解剖

股神经血管束

股神经血管束是髋关节前入路中唯一最重要的高风险解剖结构。它可以很容易地在穿越股三角时被发现，上方是腹股沟韧带，外侧是缝匠肌内侧缘，内侧长收肌（图8.3）。从外侧到内侧，此三角形的内容包括股神经、生殖股神经的股支，和股外侧皮神经，以及股鞘的3个组成部分：股动脉及其分支、股静脉和包括淋巴管和淋巴结的股管。助记词

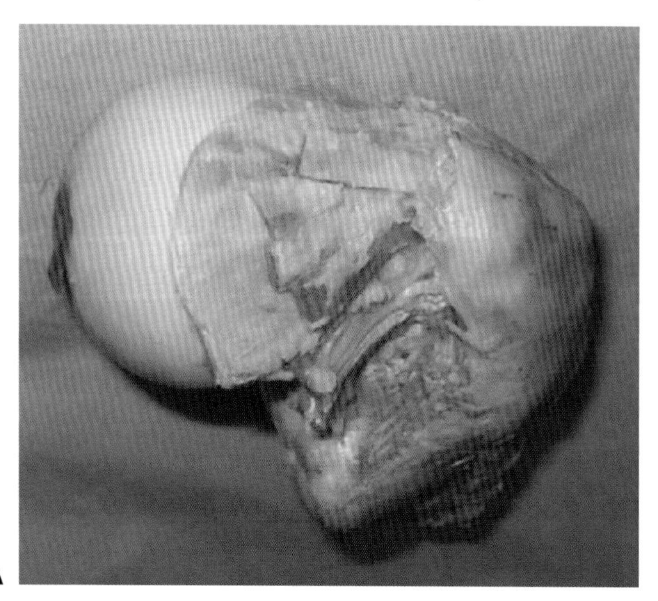

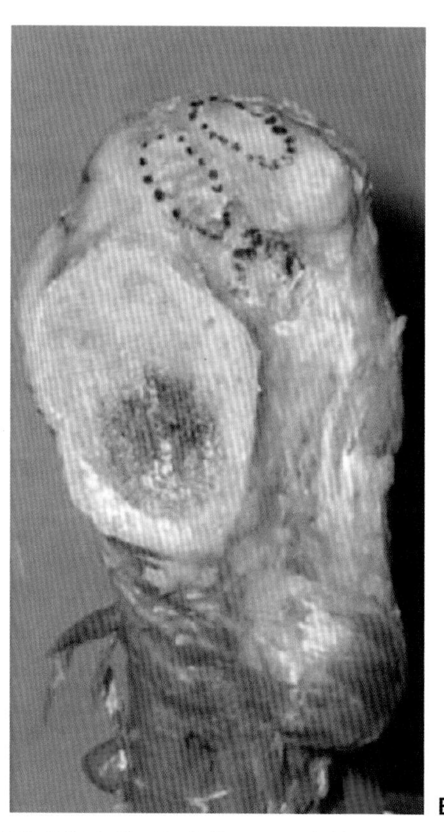

图8.2　短外旋肌和梨状肌肌腱止点的解剖。A. 尸体右髋的后上观照片显示短外旋肌和外展肌的位置；B. 内外侧照片显示了联合腱、梨状肌和闭孔外肌的位置

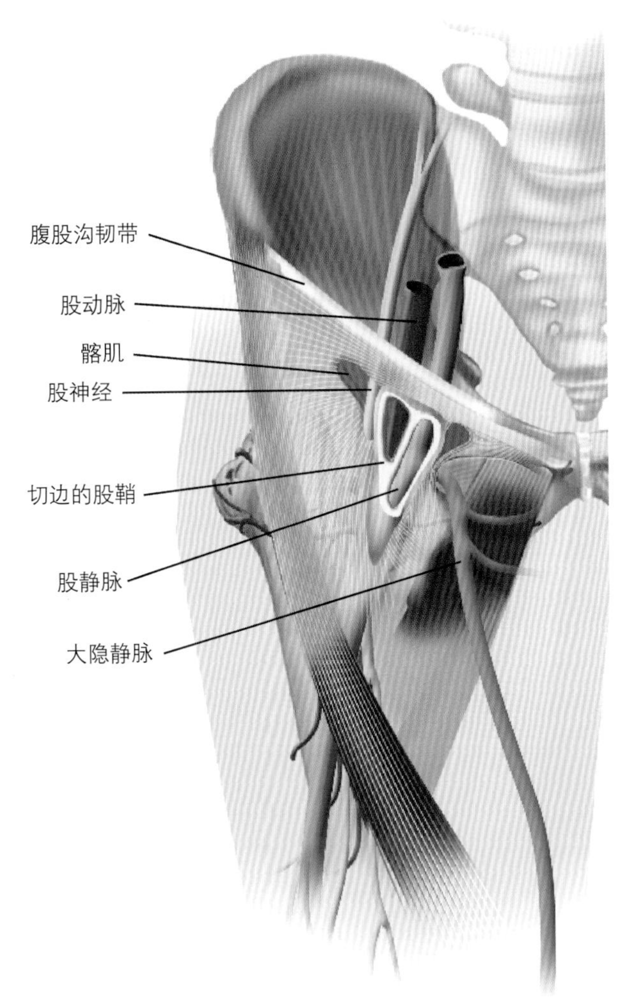

图8.3 股三角的内容和边界的模式图。骨三角上界为腹股沟韧带，外侧为缝匠肌内侧缘，内侧为长收肌。股三角的内容（从外向内可记忆为NAVEL）包括股神经、动脉、静脉、空隙和淋巴。因此，股神经由于最靠近间隙所以是直接前入路是最容易出现医源性损伤的结构

NAVEL可以很容易地记住，从外侧到内侧，解剖内容的配置（神经、动脉、静脉、空隙、淋巴）。

股神经血管束是在两个步骤中存在特定风险：①浅层解剖时；②放置髋臼前方牵引器。由于DAA的浅层解剖开始于TFL前面和缝匠肌外侧，显而易见，在不经意间误入内侧可能危及股神经和血管。对缝匠肌纤维方向（止于鹅足，朝向胫骨近端内侧）和阔筋膜张肌纤维方向（止于髂胫束，朝向后外侧）的不同走向进行识别可能有助于防止这样的错误。不同于试图直接解剖至间隙，我们把表浅切口稍靠外而能够通过TFL筋膜进入间隙，正如Letournel所描述，保持与股神经血管束和股外侧皮神经的安全距离。手术中第二个股神经血管束危险的步骤是把锋利的髋臼前方拉钩放置在髋臼前壁或前柱时。通过保持拉钩的尖端在骨质上、安全的位于股直肌、髂腰肌下方，并将尖端垂直于髂腹股沟韧带，可以最大限度地减少神经血管损伤的风险。幸运的是，直接前入路髋关节置换后主要血管神经损伤的报道极为罕见。

股外侧皮神经

与股神经血管束损伤罕见形成对比的是，股外侧皮神经（LFCN）损伤的报道要常见得多。根据神经损伤的程度（轻微牵拉vs离断），症状从一过性到永久性的大腿外侧麻木到被称为感觉异常性股痛的感觉迟钝。为了最大限度地减少在手术过程中的医源性损伤，必须熟悉LFCN的解剖和走行。

LFCN是起源于第二、三腰腹侧神经根背支的纯感觉神经，出现在腰大肌外侧边缘。然后斜行，经过髂前上棘（ASIS）内侧，从腹股沟韧带深面、缝匠肌前方走行。此神经分为股支和臀支的部位位于腹股沟韧带远端的占62%，近端的占38%。基于尸体标本的研究，Ropars等报道了一半标本中股支不穿过阔筋膜张肌，取而代之的是在肌肉间间隙下降。另外，他们定义了一个“危险区域”，在ASIS下方27～92mm之间LFCN有潜在的损伤风险（图8.4）。他们得出结论：LFCN有相当比例的解剖变异，推荐的皮肤切口位置位于ASIS外侧远端来避免可能的医源性神经损伤。

旋股外侧动脉升支

深层分离解剖时，必须识别旋股外侧动脉的升支，然后结扎或电凝，否则不经意的撕脱会导致大量出血。升支数量及位置都存在变异，但是可以在股直肌和TFL表面覆盖的筋膜层常规找到。在最终假体植入后而最终关闭切口之前，重新确认这些电凝的血管来避免反复出血是非常重要的。

骨性解剖

鞍区

受过髋关节其他手术入路训练的外科医生可能

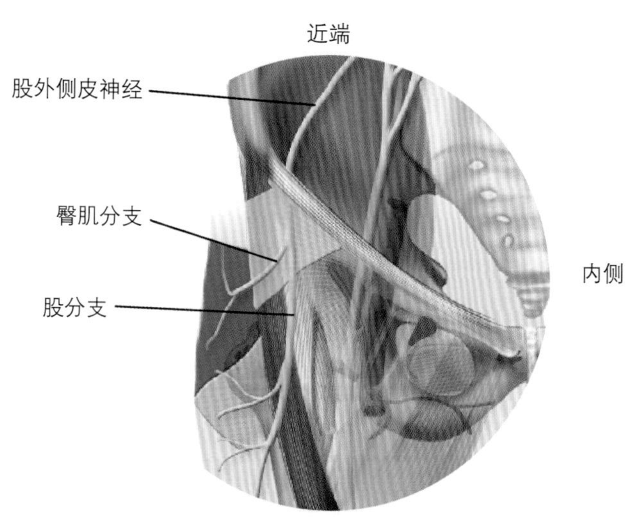

图8.4 股外侧皮神经走行模式图。股外侧皮神经在腹股沟韧带远端分为臀支和股支的占60%。LFCN神经干顺缝匠肌外侧界的上72mm是危险的（黄色区域）。顺TFL外侧界边缘的24～92mm（蓝色区域）臀支和股支都是危险的。在远端，股支顺TFL前界时是危险的（橘色区域）

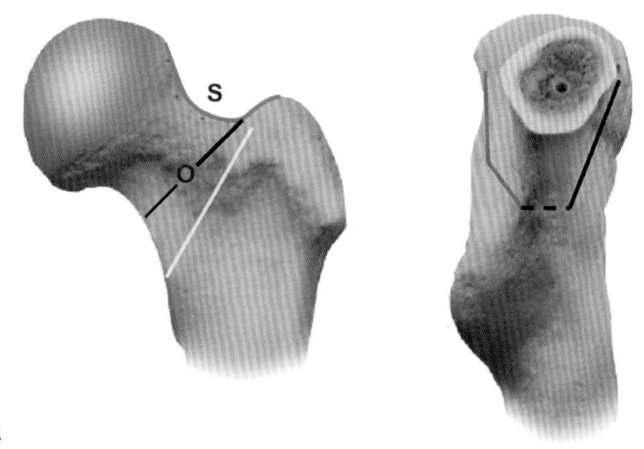

图8.5 直接前入路的相关骨性解剖。A. “鞍区”（绿线）是有股骨头-颈-大转子的上缘所勾勒出的形状。这可以帮助定义股骨颈截骨起点（黑线）。注意计划的股骨截骨线与转子间线（黄线）的关系；B. 内侧观：股骨颈截骨从后侧（亮蓝线）和从前侧（黑线）入路的模式图。注意他们内侧结束点是一致的（图中股骨头已被移除）

不习惯DAA所提供的视角。一个在所有病例中都应该被清楚确认的股骨近端骨性标志被称为“鞍区”。“鞍区”是从股骨颈前外侧向大转子过渡的凹陷区（图8.5A）。切开关节囊后而股骨颈截骨前，确认这点非常关键因为它代表了股骨颈截骨近端外侧界。根据股骨假体的种类和设计，从这点开始不同的远端内侧截骨走行轨迹。如下面图表中显示的，DAA股骨颈截骨的内侧出口与后外侧入路的一致（图8.5B）。

作者的外科技术

由于THR中DAA在其他文章和外科技术指南已经做了广泛的描述，这章的目的是描述作者偏爱的在过去10年所改进的外科技术，并回顾使手术更容易的各种技巧和技术。另外，由于手术的成功与我院开发的一套围术期管理方案密切相关，我们将简要讨论我们的围术期镇痛和康复流程。最后，我们相信这个技术的使用应该逐步地开展，负责任的方法包括大量的尸体标本研究、专科外科医生的观察、如果可以的话对首例手术的密切观察。最大限度地减少学习曲线的潜在影响，推荐从解剖简单的患者作为开始最初的病例，一旦适应以后，再扩大手术适应证到技术上更具挑战性的病例。

围术期处理-疼痛管理和康复

所有患者都是处于多模式镇痛路径中的一部分，开始于术前使用“泰诺，普瑞巴林和西乐葆”鸡尾酒。除非有禁忌证，所有患者都接受0.5%罗哌卡因的常规椎管内麻醉。我们避免任何长效鞘内注射麻醉药品，因为其副作用常常妨碍早期复苏。我们不使用Foley导管，因为我们相信这样会延迟术后活动并增加尿路感染的风险。所有患者给予第二代头孢菌素，除非他们有青霉素过敏史。

术后，患者接受多模式镇痛方案，其中包括口服药物：泰诺，普瑞巴林和西乐葆。如果患者要求更高水平的疼痛管理，我们依靠口服镇痛药物，如曲马多、羟考酮而避免使用静脉注射。患者从手术当天接受物理和职业治疗，下午开始行走。全髋关节置换患者将在医院住一到两个晚上。由于接受前路手术，患者不需要特别注意预防髋关节脱位。他们通常使用助行器或拐杖1周，之后2～3周使用一个单手杖，并在术后1个月进行没有辅助设备的行走。

患者体位和铺巾

患者仰卧在常规杰克逊手术床上。在文献中已经描述了许多使用这种手术床的方法。有些医生主张倒转手术床，而有些则推荐骨科骨折牵引床（例如Hana，ProFX），或过伸位床（弓状床）。所有这些技巧和技术都便于在股骨的抬高和准备过程中的髋关节后伸，如果外科医生感到这样的髋关节后伸是必要的。多年来，资深外科医生已经认识到没有髋关节后伸也可以获得充分的股骨暴露。我们没有使用商业化的骨折手术床或后伸床的经验，所以不能推荐或反对使用，只建议有兴趣的外科医生在购买之前观察别人的使用情况。虽然这需要昂贵的初始投资，但它可能允许在更少助手的情况下完成手术。

凝胶垫放置在手术侧髋关节下方，中心对准髂前上棘，然后将患者移向手术床边，使得大转子在手术床边栏杆水平或略悬于栏杆。一个臂板放在手术床对侧的远端，以便在准备股骨时外展非手术侧下肢和内收手术侧下肢（图8.6A）。术肢消毒后铺巾至腹中线从髂嵴上到大腿中部（图8.6B）。有些外科医生将双下肢铺巾，在股骨准备时将术肢内收放置于对侧腿下方，并且更容易评估下肢的长度。我们已经发现，对侧臂板的使用允许手术腿足够的内收,并且使得下肢长度的评估可重复性很高，即使对侧腿在铺巾下。

DAA可以分解/组织成为入路/关闭和使用各自的“器械/准备”的3个“显露”：（1）股骨颈关节囊显露–股骨颈截骨；（2）髋臼显露–磨锉/臼杯置入；（3）股骨显露–扩髓/假体柄置入。相关解剖知识的掌握使得手术接近于“无血手术”，并最大限度地减少神经血管结构及肌肉肌腱解剖的医源性损伤。每个步骤中适当的置放三到四把拉钩可以得到足够的手术视野，便于获得更合适的假体尺寸及位置。这种入路的“要点和易犯错之处”可在表8.1中找到。

入路切口/浅表暴露

从髂前上棘远端及外侧近2cm（一个拇指的宽度）处开始顺阔筋膜张肌肌腹方向做一个长约6～8cm的皮肤切口（图8.1A）。使用手术刀继续切开并通过Scarpa筋膜（图8.1B）。识别并在真正间隙外侧0.5～1cm顺肌纤维方向切开阔筋膜张肌以保护股外侧皮神经。确定正确的间隙的要点：①阔筋膜张肌内侧的Smith Peterson间隙表现为过渡到脂肪的筋膜，同时阔筋膜张肌肌纤维通常有蓝色/红色色调（图8.1C）；②识别在阔筋膜张肌外侧1/3穿支血管（图8.1D）；③观察肌纤维的方向。阔筋膜张肌应该是朝后外侧向髂胫束走行，而缝匠肌向内侧走行止于胫骨前内侧的鹅足。

股骨颈/关节囊暴露

术者用示指向深部钝性分离（顺着TFL的内侧缘）并感受在关节囊周围脂肪下的股骨颈前方

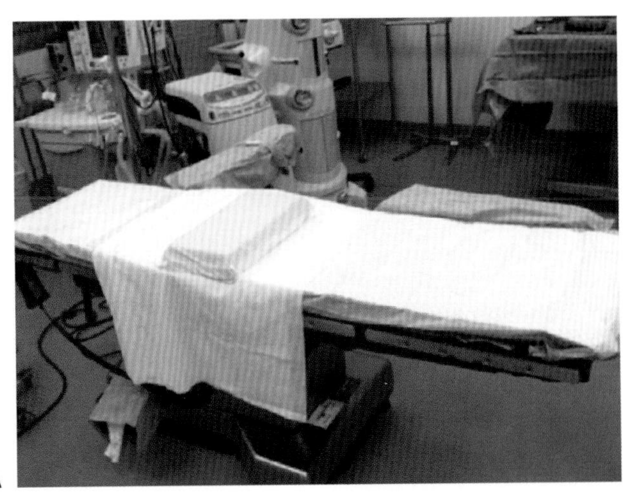
A

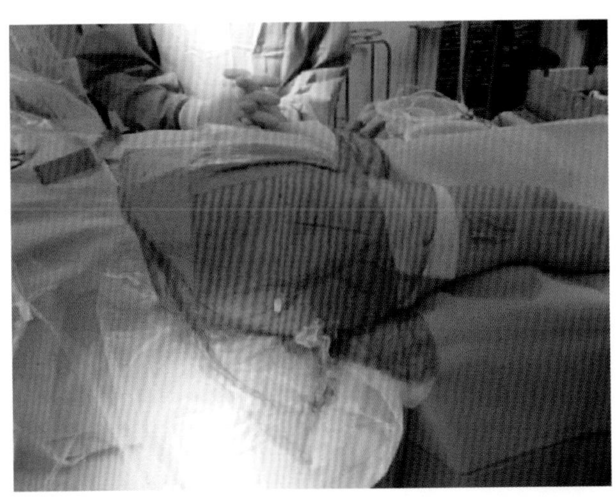
B

图8.6 手术床装配及患者体位。A. 使用标准Jackson手术床。以髂前上棘为中心在术侧髋关节下放置硅胶垫，并在对侧床脚放置臂架；B. 术侧下肢消毒铺巾范围为腹中线从髂嵴上到大腿中段。计划手术切口从髂前上棘远端外侧2cm（拇指宽度）开始，顺阔筋膜张肌肌腹方向走行

表8.1	直接前入路的要点和陷阱
这种方式的体位摆放及铺巾可以向近端/远端延伸，并且在需要的时候可以给予第二个切口（如直接外侧入路）。如果有任何识别皮肤切口后解剖间隙的疑问，从近端及远端分离。如果误入远端内侧，间隙变得更加难识别并且股四头肌会阻挡间隙。对于难以摸清髂前上棘的肥胖患者，最好先切一个小口，然后用你的示指在皮下触摸髂前上棘来保证切口是在外侧合适的位置。一旦确定了间隙，可以按需延长切口。对于有屈曲外旋挛缩的患者，做切口时让助手内旋下肢来避免切口偏内。关节囊切开后股骨颈截骨之前，明确股骨颈截骨近端外侧界限——“鞍区”。对于肌肉发达的患者，股骨颈截骨时需要一名助手将股外侧肌起点向外侧牵拉。为了最大限度地减少在髋臼前壁放置前方拉钩时对股骨神经血管束造成医源性损伤的机会，将拉钩尖端垂直于腹股沟韧带，并保持髋关节屈曲直至拉钩已安全置放。使用偏心距磨钻、击打器和扩髓钻有助于获得假体植入精确的位置。然而，这些偏心距器械的手感与相对应的直器械有非常明显的不同，任何希望适应这种新技术和器械的外科医生应该先在熟悉的入路过渡到这些器械，然后再更换入路。最终假体插入后而切口关闭之前，应该再次确认先前电凝的旋股外侧动脉升支来避免再次开始出血。虽然我们通常用4-0 monocryl皮内缝合，对于有大血管翳的肥胖患者，增加几个简单的间断缝合来加固闭合可能是有益的：一针在近端边缘，一针在远端边缘，一针或两针在血管翳部位。此外，折叠4×4纱布应折叠在血管翳直至切口完全愈合以预防伤口浸渍	

（图8.7A）。让手指落入一个股骨颈部上方的空隙，这代表颈部的鞍区。放置第一把拉钩——长/钝Hohmann拉钩放置在股骨颈上方（图8.7B）。下一步，放置第二把拉钩——尖Hohmann拉钩放置在股肌嵴远端外侧将TFL牵向外侧。确定切口远端外侧的股外侧肌筋膜并用Bovie电刀做一横行的切口。这样可以更容易牵拉内侧皮瓣。切口内换用一个Hibbs拉钩的背面牵拉深筋膜使得深筋膜具有一定张力。用电刀在股直肌和阔筋膜张肌之间继续向近端切开这层由髂腹股沟带深层形成的筋膜，后再逐层切开深部（图8.7C）。垂直筋膜切口几厘米以上识别并电凝旋股外侧动脉升支（图8.7D）。然后用Bovie电刀继续向近端延长筋膜切口至切口顶部。

另外，用bovie电刀在股骨颈下方水平关节囊和股直肌之间松解。用Cobb牵拉器确认股骨颈内下方并放置第三把拉钩——钝头窄Hohmann拉钩（图8.8A）。拉钩应该伸出伤口下部并垂直于先前放置的2把拉钩。

用骨膜起子推开前方关节囊周围脂肪组织来暴露关节囊。然后用Cobb打开股直肌和关节囊之间的间隙（图8.8D）。一旦抵达股骨颈中部，向股骨头上方和另一侧分离直到髋臼前柱。应该抬起股直肌反折头部分来获得更充分的关节囊暴露。接下来，用第四把也是最后一把拉钩代替Cobb——一把尖头、前

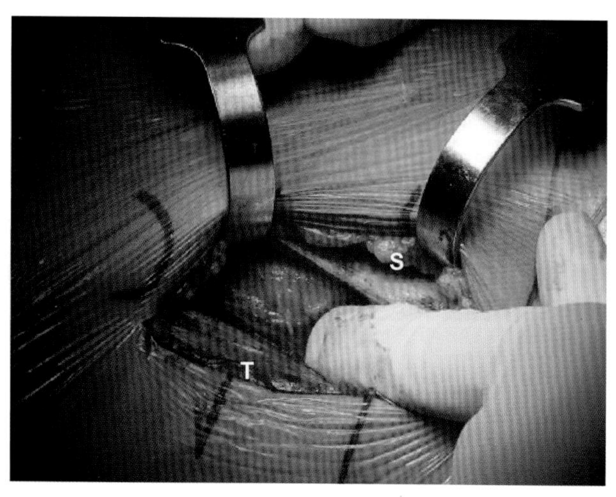

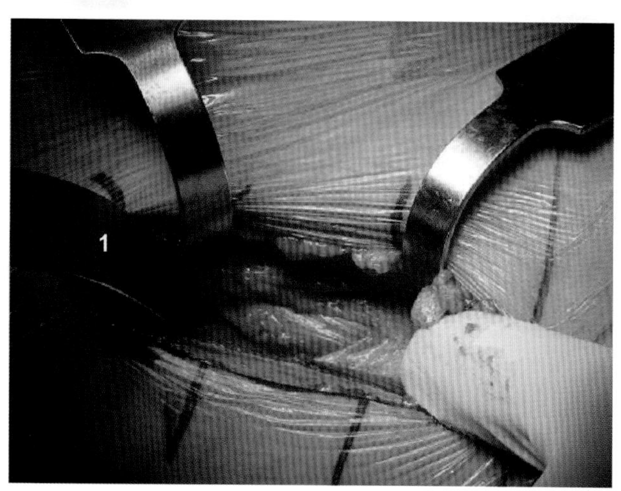

图8.7 直接前入路深层解剖分离的图片。A. 通过间隙钝性分离至股骨颈前方；B. 股骨颈上方放置钝头Hohmann拉钩（第一把拉钩）

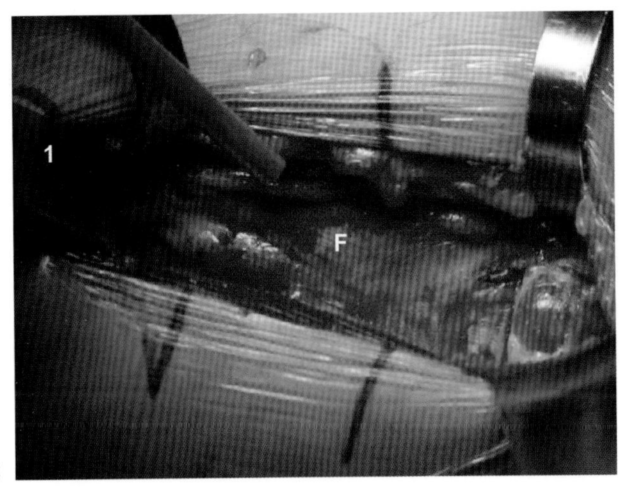

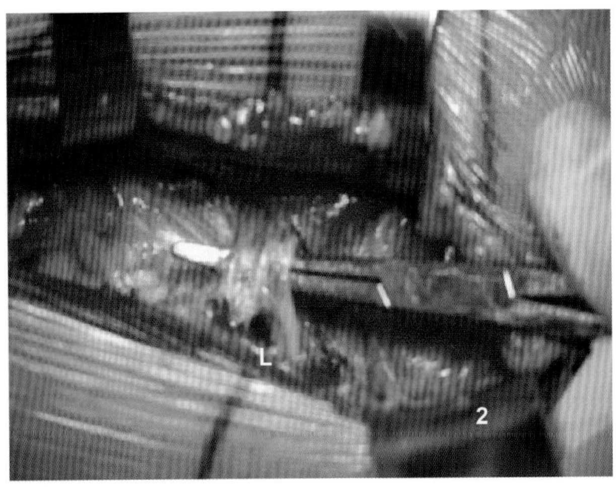

图8.7（续） C. 锐性Hohmann拉钩（第二把拉钩）放置在外侧，股肌嵴远端来牵拉阔筋膜张肌，并且从远端到近端分离股直肌和阔筋膜张肌之间的深筋膜；D. 识别旋股外侧血管横支并凝固；S. 缝匠肌；T. 阔筋膜；1：拉钩1；2：拉钩2；F. 深筋膜；L. 旋股外侧血管

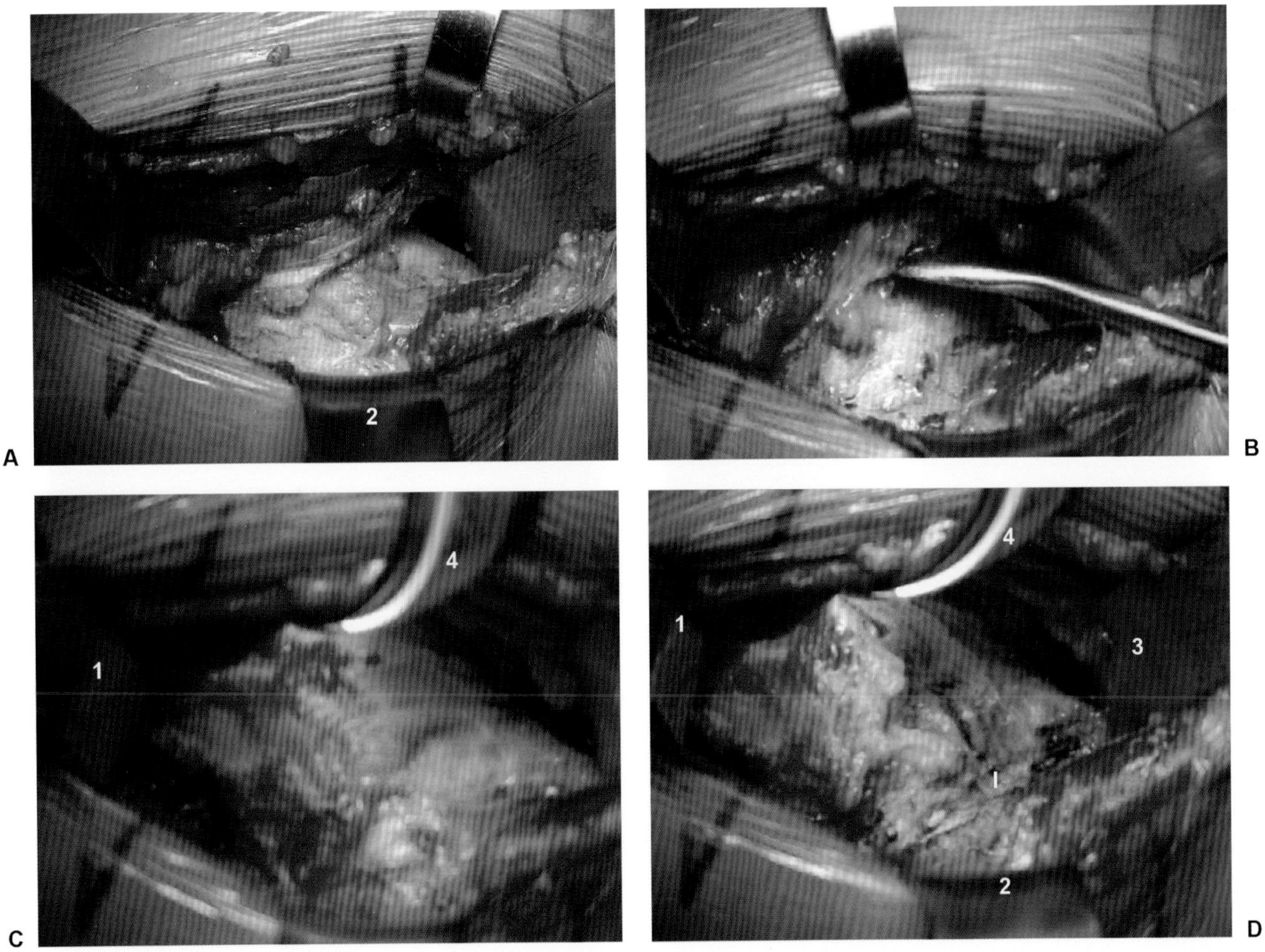

图8.8 股骨颈暴露图片。A. 使用Cobb抬高来确认股骨颈内下方并放置另一把钝头窄Hohmann拉钩（第三把拉钩）；B. 然后用Cobb分离出股直肌和关节囊之间的间隙，并抬起股直肌反折头来增加暴露；C. 一旦达到股骨颈中部，向股骨头上方分离并越过股骨头直到用Cobb到达前柱。接着，用尖头、前入路Hohmann拉钩（第4把拉钩）替代Cobb；D. 由于常常遇到顺转子间嵴的出血，用电刀作倒T字形关节囊切开

入路Hohmann拉钩（图8.8C）。放置好位置以后，将Cobb拿出，这时股骨颈应该得到充分的暴露。

股骨颈截骨

由于常常遇到转子间嵴的出血，用电刀做倒T字形关节囊切开（图8.8D）。切除关节囊上、下瓣，然后更换之前用来在关节囊内牵开关节囊上/下部分的第一和第三把钝头Hohmann拉钩。使用电刀来确定“鞍区”，位于外侧股骨颈及转子间的凹陷区，这将是股骨颈截骨近端外侧边缘（图8.9A）。

我们做一个像“餐巾环”样的股骨颈截骨，近端在股骨头-颈交界部，远端截骨开始于“鞍区”，角度适当调整与股骨柄设计一致（图8.9B）。这两个股骨颈截骨相隔约1cm的骨质来便于楔形截骨块的取出是非常重要的（图8.9C）。取出第一和第三拉钩——钝头Hohmanns，并用取头器无损伤地取出股骨头（图8.9D）。

髋臼暴露

此时，切口内有2把拉钩：第二把拉钩——锐头前入路Hohmann置于股肌嵴外侧，第四把拉钩——锐头前入路Hohmann置于髋臼前柱（关节囊浅面）。将位于股肌嵴的第二把锐头前入路Hohmann拉钩移到髋臼后壁6点钟方向的关节囊臼唇结合部（图8.10A）。将股骨牵拉向后方并暴露髋臼后部。对于身材更高、肌肉更丰富的患者，可选择双足拉钩替代（在一些初步的暴露之后）。将第四把锐头前入路拉钩的位置重新摆放，深入前柱关节囊臼唇结合部（图8.10A）

向内下方观察寻找一根经常出现并偶尔出血的

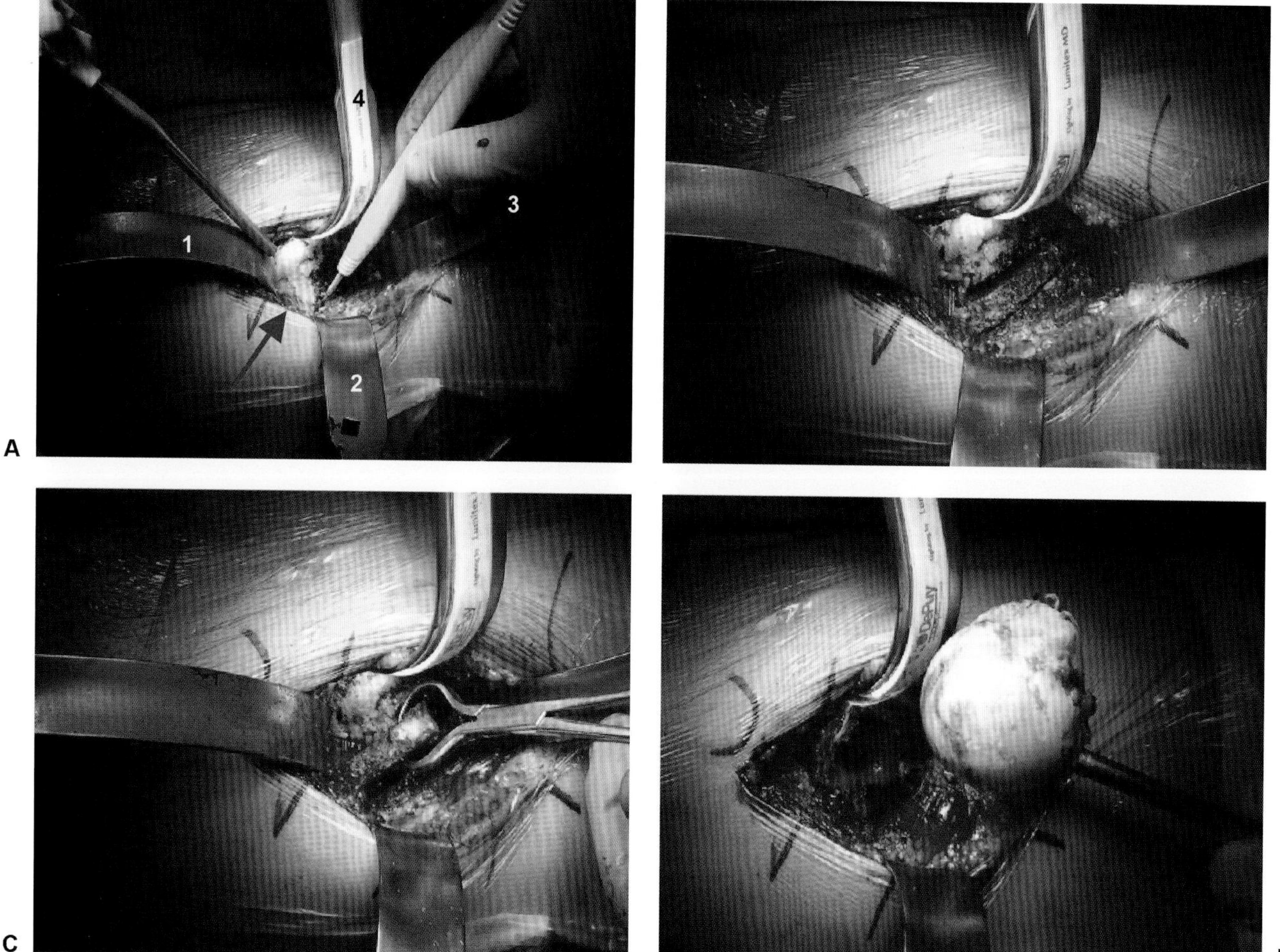

图8.9 股骨颈截骨图片。A. 第一、第三把拉钩放置在关节囊内。用电刀清楚地标记代表着股骨颈截骨近端界限的“鞍区”（红色箭头）；B. 用小摆锯做“餐巾环”样的截骨；C. 两个股骨颈截骨相隔约1cm的骨质来便于楔形截骨块的取出是非常重要的；D. 用取头器无损伤地取出股骨头。注意这步之前第一、第三把拉钩已经取出

血管，如果需要电凝处理（图8.10B）。放射状切开内下方关节囊（这样可以将股骨从髋臼分开并有助于暴露股骨和髋臼）并将第三把钝头Hohmann拉钩放置在泪滴下方（图8.10C，D）。通常前方拉钩放置稍低可以改善暴露。有时可选择在髋臼后方放置双足或双弯拉钩有助于牵开股骨改善髋臼锉的通路，然而髋臼的暴露通常只需要3把拉钩。

髋臼准备/磨锉/臼杯植入

这一步骤与其他髋关节入路相同。按需切除臼唇和骨赘。我们开始用直柄磨钻进行磨锉，但是通常要视情况更换成带偏心距的磨钻来保证磨锉的正确方向（外展/前倾）（图8.10E）。一个常见的错位是撬起股骨后，或者没有同心圆磨锉前壁或者最终臼杯假体的前倾角和外展角过大。最初我们使用带偏心距的臼杯植入器（图8.10F），不过然后更换成直柄的击入器来确认臼杯完全压配（图8.10G）。

股骨暴露/抬起

取出除第四把拉钩以外的所有髋臼拉钩，第四

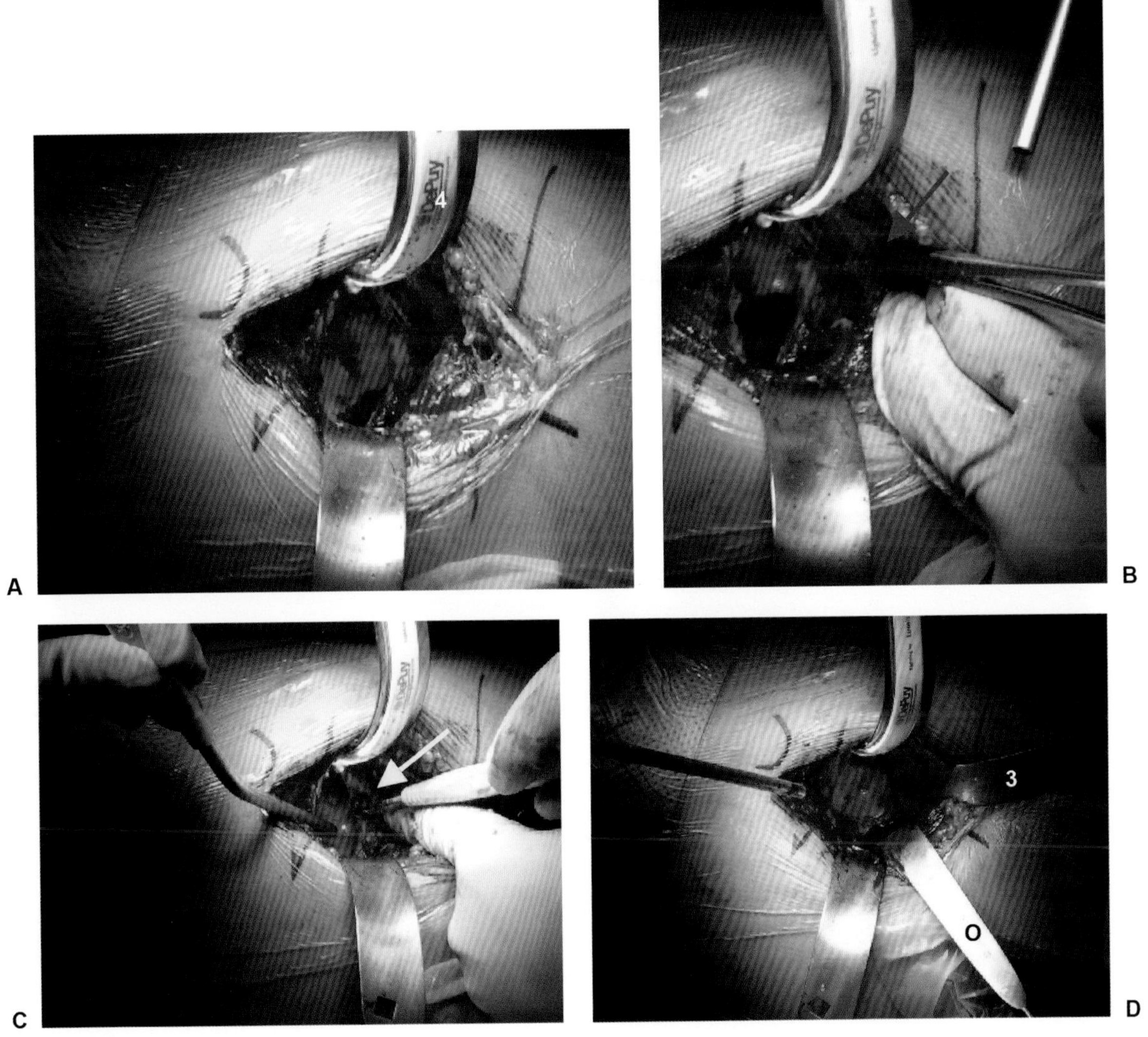

图8.10 髋臼暴露和髋臼假体植入图片。A. 将第二把锐头前入路Hohmann拉钩从股肌嵴移到髋臼后壁6点方向的关节囊臼唇结合部，将第四把锐头前入路Hohmann拉钩深入到髋臼前柱的关节囊臼唇结合部；B. 向内下方观察寻找一根经常出现并偶尔出血的血管，如果需要电凝处理；C. 放射状切开内下方关节囊（这样可以将股骨从髋臼分开并有助于暴露股骨和髋臼）；D. 将第三把钝头Hohmann拉钩放置在泪滴下方。有时可选择在髋臼后方放置双足或双弯拉钩有助于牵开股骨改善髋臼锉的通路，然而髋臼的暴露通常只需要3把拉钩

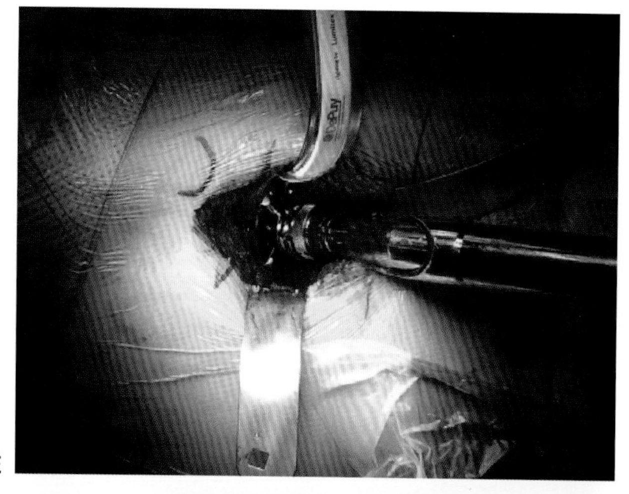

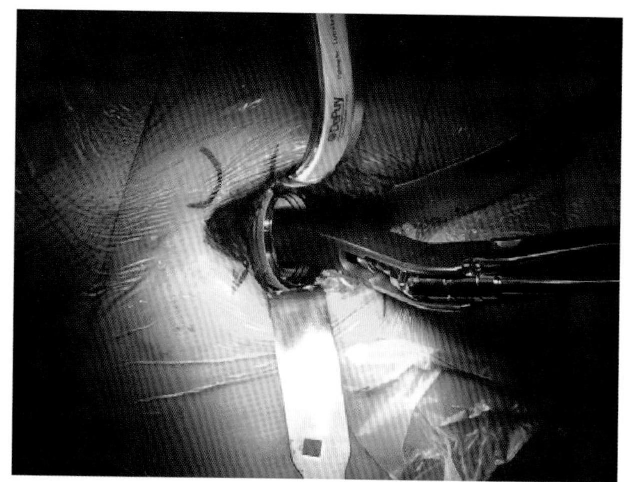

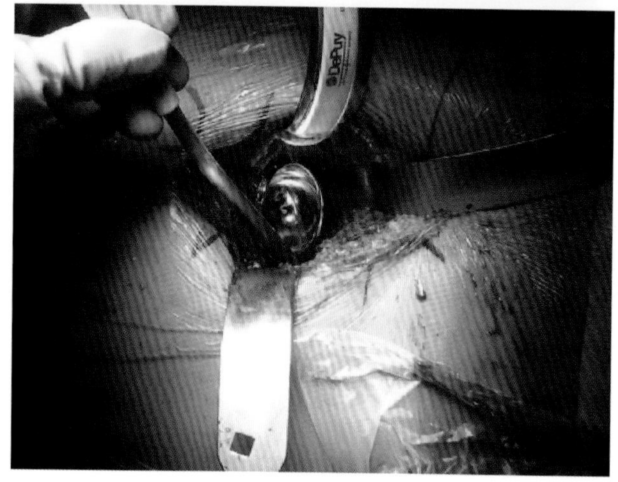

图8.10（续）　E. 使用带偏心距的髋臼磨钻来取得最佳臼杯位置；F. 使用带偏心距的臼杯植入器；G. 最终臼杯位置

把拉钩是锐头前入路Hohmnn拉钩位于髋臼前柱使得开始显露股骨时更容易观察。另外，外展对侧下肢放置于臂板上（图8.11A）。术肢摆成“4”字形，术肢外踝放置在手术床对侧的边缘，正好是非手术肢体之前放置的位置。助手一只手放在患者膝关节上保持下肢位置。放置第二把拉钩-锐头前入路Hohmann拉钩在股肌嵴外侧来牵拉阔筋膜张肌。识别外侧关节囊和外展肌之间的间隙。放置第五把拉钩-双足拉钩（长齿）在上外侧关节囊和外展肌之间（图8.11B）。去除这个关节囊三角，然后让助手加强“4”字体位（外侧关节囊切除后应该可以达到这个效果）（图8.11C）。更换第五把拉钩-长的双足拉钩使得拉钩尖在外侧大转子外展肌止点近侧，齿应该顺大转子并且与股骨颈平行。下压双足拉钩手柄同时让助手继续外旋肢体来缓缓地增加后内侧关节囊的张力。然后用“曲棍球杆”关节囊切口来松解关节囊。从髋臼到股骨颈内侧以辐射状劈开开始（右髋2点方向，左髋11点方向），切口向远端顺股骨颈和关节囊结合部弯曲（图8.11D）。在股骨颈内沿股骨距放置一把骨钩，用控制的力量缓缓抬起股骨。一只手抬起骨钩，同时另一只手直接下压位于大转子尖部的双足拉钩。如果需要更多的松解，在同样的起始点继续向下平行于股骨颈后方截骨表面切开后方关节囊。一旦股骨暴露抬起，助手向地板下压双足拉钩来保持这个位置。然后取出髋臼中第四把-锐头前入路Hohmann拉钩，将第二把双足拉钩-第六把拉钩放置在股骨颈内侧（图8.11E）。这时，使用第二、第五、第六这3把拉钩应该可以完全暴露股骨近端（图8.11F）。

股骨准备/扩髓/置入

用双折刮匙找到股骨髓腔的路径。然后，用盒式骨刀清理股骨颈外侧。用锉去除外侧松质骨来帮助将接下来的扩髓钻靠外侧放置（图8.11E）。或者，使用开髓钻可以达到相同的目的。使用双偏心距扩髓钻手柄，注意第一次扩髓总是要从内翻位置开始。接下来所有的扩髓都应该在解剖位置上进行，注意尽量让试模靠外。偶尔，使用股骨距平面锉去除多余股骨颈。试模复位及髋关节稳定性、下肢长度评估之后，置入最终的假体并取出所有拉钩（图8.11G、H）。

关闭

反复冲洗之后，关闭切口的第一个步骤是重新检查之前电凝的旋股血管（图8.12A、B）。很多时候，它们需要重新电凝止血。然后我们关闭阔筋膜张肌筋膜，缝合筋膜时进针不要过宽以避免损伤皮下深层的股外侧皮神经损伤（图8.12C）。我们使用2-0的单股缝线，之后是4-0单股缝线皮下缝合及皮肤黏合来关闭皮肤。

特殊器械

我们发现下面这些“特殊”器械在直接前入路全髋关节置换中非常有用，因为在医源性软组织损伤最小的情况下它们有助于假体位置的准确置入。

带光源的髋臼拉钩

我们发现使用抛光髋臼拉钩放置在前壁/柱可以

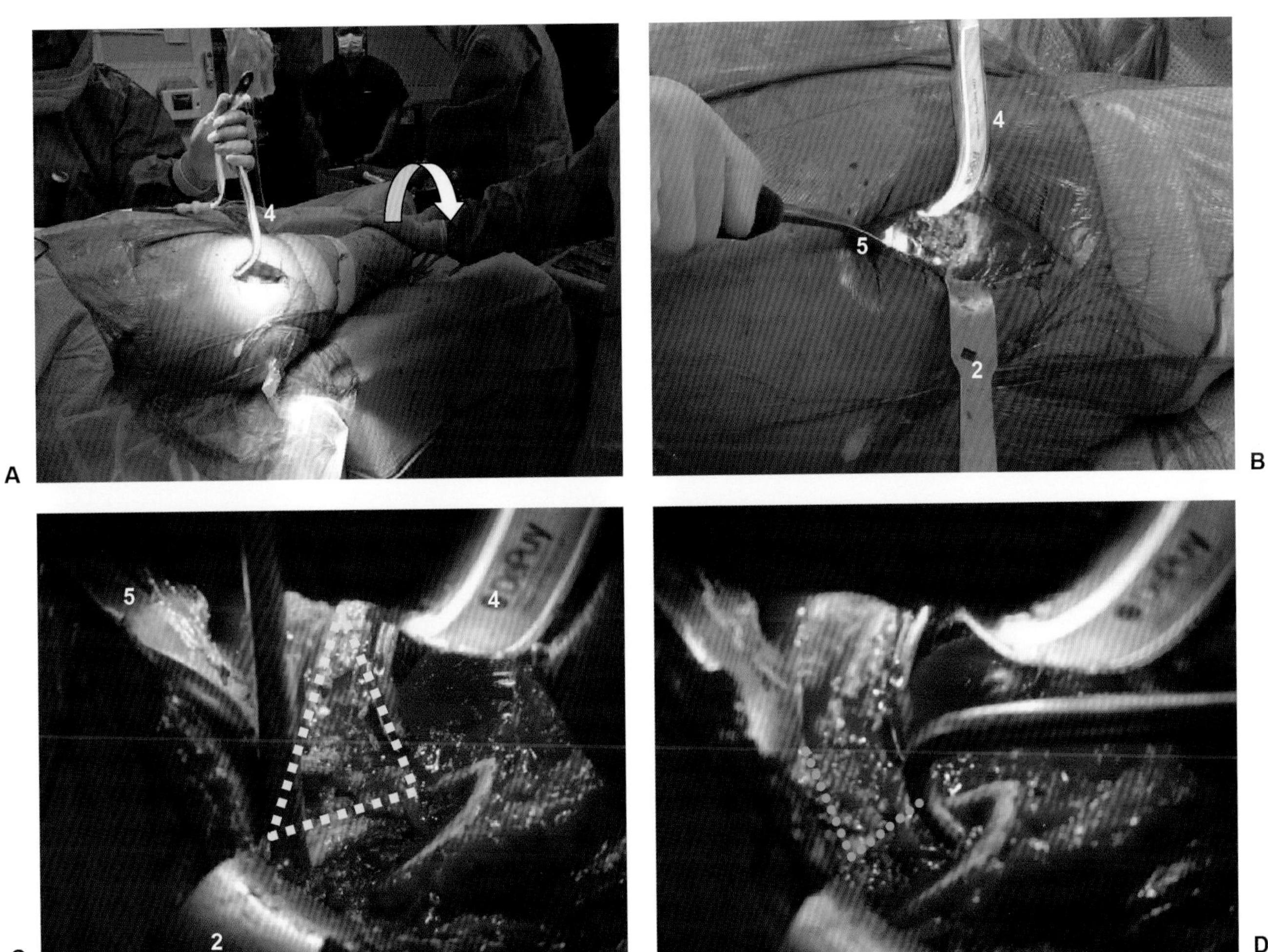

图8.11 股骨近端暴露以及股骨假体置入的图片。A. 取出除第四把拉钩以外的所有髋臼拉钩，第四把拉钩是锐头前入路Hohmnn拉钩位于髋臼前柱使得开始显露股骨时更容易观察。另外，外展对侧下肢放置于臂板上（图8.11A）。术肢摆成“4”字形。术肢外踝放置在手术床对侧的边缘，正好是非手术肢体之前放置的位置；B. 放置第二把拉钩-锐头前入路Hohmann拉钩在股肌嵴外侧来牵拉阔筋膜张肌。识别外侧关节囊和外展肌之间的间隙。放置第五把拉钩-双足拉钩（长齿）在上外侧关节囊和外展肌之间；C. 去除这个关节囊三角，然后让助手加强“4”字体位（外侧关节囊切除后应该可以达到这个效果）

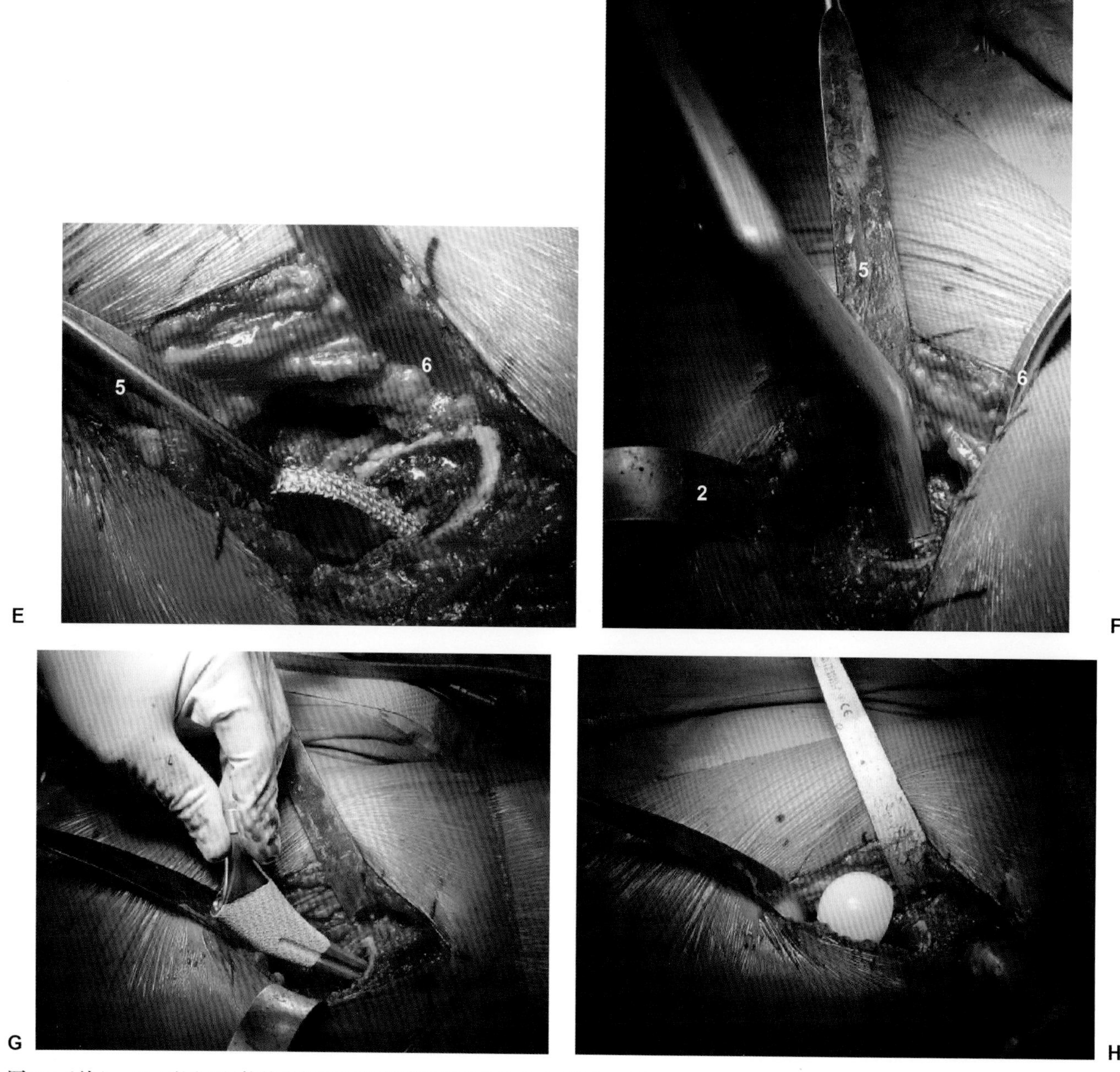

图8.11（续）　D. 下压双足拉钩手柄同时让助手继续外旋肢体来缓缓地增加后内侧关节囊的张力。然后用“曲棍球杆”关节囊切口来松解关节囊。从髋臼到股骨颈内侧以辐射状切开开始（右髋2点钟方向，左髋11点钟方向），切口向远端顺股骨颈和关节囊结合部弯曲。在股骨颈内沿股骨距放置一把骨钩，用控制的力量缓缓抬起股骨；E. 然后取出髋臼中第四把-锐头前入路Hohmann拉钩，将第二把双足拉钩-第六把拉钩放置在股骨颈内侧；F. 这时，使用第二、第五、第六这3把拉钩应该可以完全暴露股骨近端。注意凿子手柄和顺大转子放置的第五把拉钩之间的偏心距；G. 最终用手将假体置入；H. 击入最终位置

显著改善髋臼暴露。这需要位于手术床对侧单独的光源。

只需扩髓的锥形柄

虽然经过前路使用“磨锉和扩髓”锥形股骨柄是可行的，一种单纯扩髓的更小外侧肩部设计的锥形柄是这种入路更合适的假体。重要的是认识到不是所有患者的股骨近端形态都适合锥形柄设计（Dorr C）。试图将锥形柄强力植入这类患者，会导致假体周围骨折风险或由于股骨近端松质骨的缺失引起的骨长入失败。对于这种患者股骨侧用骨水泥型假体是一种合理的选择，并且很容易使用前路完成手术。另外，对于股骨暴露困难的患者（例如：肌肉发达合并短偏心距的男性），保持髓腔锉在插入及

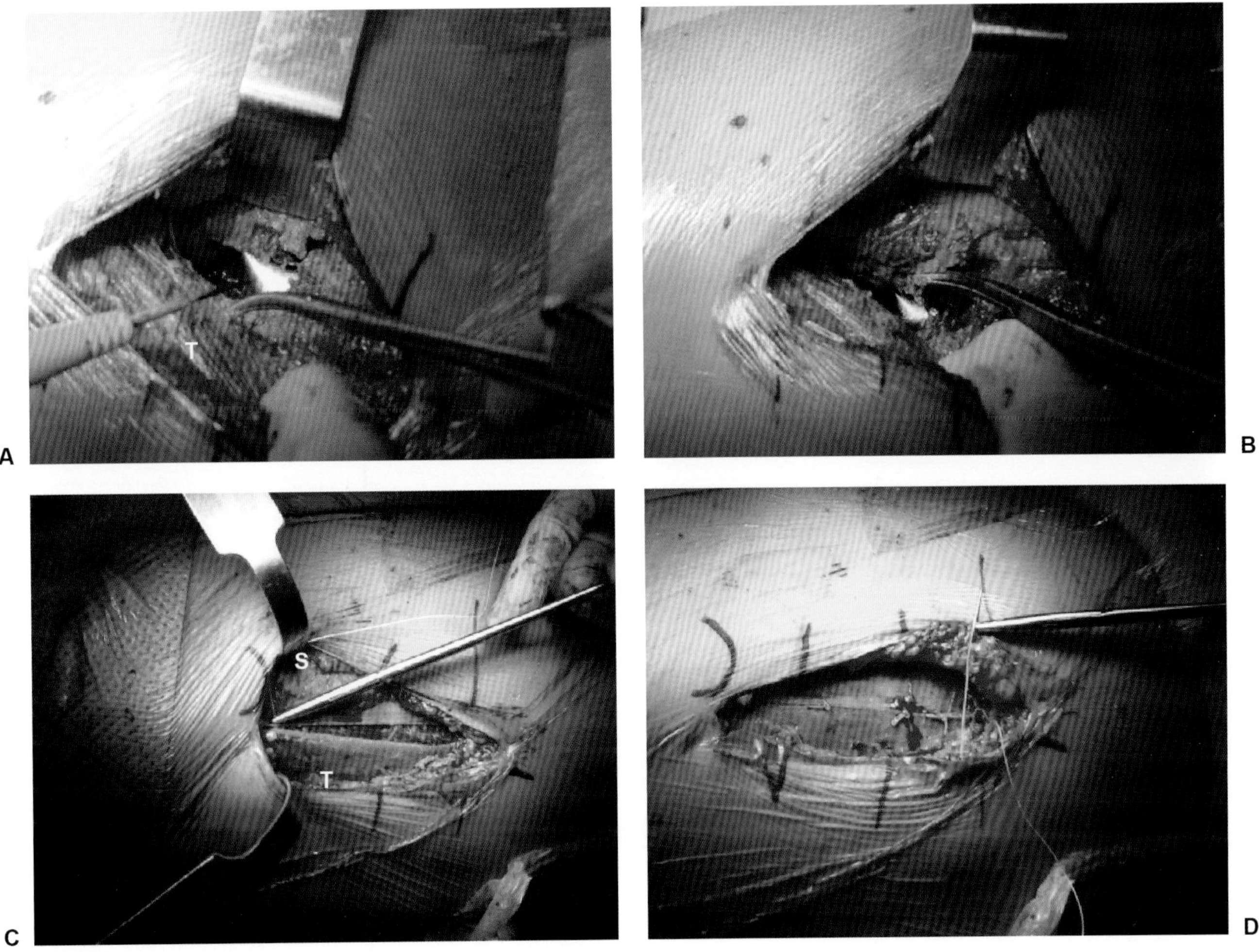

图8.12 直接前入路切口关闭图片。A. 反复大量冲洗之后，切口关闭第一步是重新在外侧（B）和内侧确认之前电凝的旋股血管，并在大部分时候重新电凝它们；C、D. 然后关闭阔筋膜张肌，分离薄层筋膜来避免真皮层深层的股外侧皮神经损伤

取出时相同路径非常重要，或者“雨刮”现象将导致支持的松质骨的缺失。对于这些病例，干骺端填充柄或许是合适的。

带偏心距的髋臼锉/击入器

最初的髋臼磨锉通常可以用标准的直柄髋臼锉完成。尽管这样，随着髋臼锉型号越来越大并开始在解剖位置进行磨锉（45° 外展并15° 前倾），用带有偏心距的磨锉更加便利，因为切口和软组织会让磨锉位置的前倾角/外展角过大且也可以影响髋臼假体击入。对于不熟悉带偏心距工具的医生来说，认识到直柄和带偏心距工具之间非常不同的力量反馈是非常重要的。

双偏心距股骨髓腔锉

由于对于肥胖、肌肉发达等特定患者难以将股骨抬升至皮肤水平，这时一种带有前方及外侧弯曲的双偏心距股骨髓腔锉会非常有用。它可以避免股骨髓腔锉和股骨拉钩之间的碰撞，以及和软组织或髂翼的碰撞。另外，它使得广泛后方松解的可能性降到最低，而避免理论上的髋关节不稳的副作用。由于手柄与锉的轴向一致，所以触觉反馈比带偏心距的髋臼器械更自然。

影像

虽然我们对于使用包括直接前入路在内的任何入路行全髋关节置术时的影像学检查模式没有经验，许多作者已经证实术中影像学检查在提高手术的可重复性方面的价值，而且能减少误差和未被发现的术中并发症。

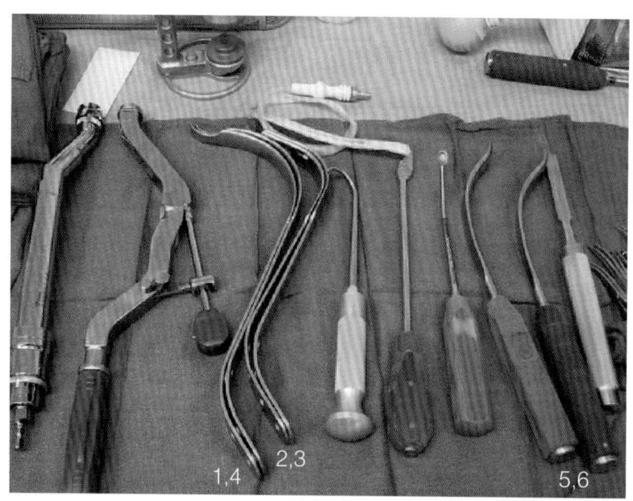

图8.13 进行直接前入路的外科工具。图中从左至右：带偏心距磨锉，带偏心距髋臼杯击入器，钝性Hohmanns拉钩1和4号，锐性Hohmanns拉钩2和3号，骨钩，粗锉，弯刮匙，Mueller双足拉钩–5和6号，和1/2骨刀

X线透视

直接前入路中患者仰卧位的体位极大地便利了X线透视的应用和对图像的解读。外科医生必须依靠标准X线片进行评估，行侧卧位全髋关节置换术时X线球管的摆放很不方便。与瞬时成像的X透视相比，术中X线检查所需时间从根本上取决于外科医生想获得多少张X线片。即使进行仰卧位直接前入路的外科医生想获得标准X线片，暗盒可以简单地放置在X线手术桌下，而侧卧位透视需要特殊的X线机位置并且可能会有污染手术台的风险。另外，在侧卧位，比较对侧髋关节在影像学上的解剖通常是困难的，而仰卧位直接前入路可以容易的比较下肢长度和偏心距。

很多外科医生报道了直接前入路时进行透视的优点，尤其是在学习曲线阶段，影像图像和显露都与直接外侧入路和后外侧入路显著不同。X线透视在术中的应用可以帮助外科医生在控制髋臼假体位置上更加自信，包括臼的内移和外展角，使用直接前入路时很常见可以避免的错误是：臼杯外展角和前倾角过大。

在股骨侧，X线透视可以修正股骨假体尺寸和位置。在股骨抬起困难的患者，通常的错误是股骨假体内翻和过小，这可能会导致骨长入不良。它也能避免不经意间的皮质穿孔或假体周围骨折的发生。

导航

虽然数字化导航可以帮助外科医生改善髋关节置换的准确性和减少假体位置的误差，但是由于其成本较大及费时较多而没有被广泛接受。Kreuzer和Leffers认为这很大程度上是由于其在侧卧位手术时所固有的骨盆标记放置和注册过程过于烦琐。他们对比了连续150例数字化导航辅助下的直接前入路全髋关节置换与一组无导航直接前入路全髋关节置换的影像学参数及手术时间。正如所预期的，他们发现在导航组中臼杯的外展角更加精确，平均臼杯外展角位41°（从32°～54°），而非导航组平均36°（从19°～52°，$P<0.01$）。这个发现在Nogler等的尸体研究中被再次证实，相比非导航组，导航组中对于臼杯外展及前倾目标角度的变异更小，差别有统计学意义。

出乎意料的是，Kreuzer等报道虽然导航组需要安装骨盆标记和进行注册，然而整个手术时间仍然比非导航组少5min（56min vs. 61min，$P<0.01$）。虽然作者推测这可能说明导航会缩短用于确认核实臼杯位置的时间，他们得出结论：一个有丰富导航使用经验的外科医生使用导航的直接前入路全髋关节置换术可以和不用导航的手术同样快速。

结果

直接前入路，作为唯一神经间隙间、肌肉间的髋关节入路，被认为是“组织干扰最小”并且可以最小限度地破坏肌肉和肌腱。从理论上推导，许多学者认为这会带来更快的术后康复及更佳的功能结果。在过去的几年中，几项研究都已经报道了直接前入路和其他入路在肌肉损伤、功能结果和步态分析方面的对比。大部分临床研究是外科技术创新者的连续队列研究，其研究设计和方法学严谨性有明显缺陷，只有一个针对此课题的前瞻性随机对照研究。因此，入路优越性问题的结论必须严谨解读。将来，需要创新性研究设计和可靠的研究方法来进一步深入研究此问题。

肌肉损伤

尽管支持者声称在全髋关节置换术所有入路中，直接前入路对肌肉的干扰最小，然而反对者提出髋关节的每一个外科入路都保护了特定的肌肉群而影响了其他肌肉群。一些不同的研究设计已经被用来帮助回答这个问题：尸体解剖研究，临床影像研究和分析生化标记的临床研究。Menghini等进行了一项尸体解剖研究来对比后路微创和前路微创入路所致的肌肉肌腱损伤。正如所预料的，后侧入路干扰了臀大肌和短外旋肌群，而前入路干扰了股直肌和阔筋膜张肌。

有趣的是，后入路还损伤18%臀小肌而直接前入路只有8%。在一项对比直接前入路或经臀肌入路进行全髋关节置换术后外展肌肉和肌腱的软组织变化MRI分析的研究中，Bremer等发现经臀肌入路全髋关节置换术后1年的患者有显著更多的臀小肌和臀中肌脂肪萎缩、更多的外展肌肌腱撕裂和转子周围积液。Bergin等前瞻性地分析了接受微创前入路和后入路全髋关节置换术患者的肌肉损伤生化指标来分析软组织损伤。他们对比了一些血清指标，包括肌酸激酶、c-反应蛋白、白细胞介素-6、白细胞介素-1beta和肿瘤坏死因子alpha的术前与术后1天、术后2天的水平来判定两种外科入路的差别。后入路患者的肌酸激酶平均水平在手术恢复室和后续都更高，作者得出结论：直接前入路比后入路对组织的损伤更小。

功能结果

尽管过往的文献似乎支持直接前入路全髋关节置换对髋关节周围软组织损伤更小，但是实际上这是否会得到更好的临床结果仍然需要研究。在发表的研究中，大部分对比直接前入路与其他外科入路并聚焦于功能结果或者步态分析，其中许多研究再次证实直接前入路患者可以更快恢复功能。

Nakata等展示了许多直接前入路的早期功能结果，以此对比后路小切口全髋置换患者，观察指标包括超过5s的单腿站立、Trendelenburg征阴性、拄单拐行走200m以上距离所需时间、3周时行走速度（所有指标，$P<0.01$）。Sugano等也同样发现了直接前入路组相比后路小切口入路组恢复速度更快，观察指标位独立行走20m所需时间（11 ± 4d vs. 18 ± 7d）。然而，在半年和2年时间点上，两组的平均日本骨科协会髋关节评分或牛津髋关节评分没有显著差异。特别在围术期，Alecci等证明了通过直接前入路进行全髋关节置换比直接外侧入路疼痛程度更低（1.4 ± 1.5 NRS评分 vs. 2.5 ± 2 NRS评分）、术后恶心和呕吐发生率更低（5% vs. 10%）。这会导致更短的住院时间（7 ± 2d vs. 10 ± 3.5d，$P<0.01$）和更高出院回家比率（58.4% vs. 11.6%，$P<0.01$）。不幸的是，这些研究都是回顾性的，具有内在的方法学局限性。据作者所知，只有一个关于直接前入路行全髋关节置换术的前瞻性随机对照研究。Restrepo等将100名患者随机分组接受直接前入路或直接外侧入路来评价围术期指标和术后2年功能结果。从术后6周到1年，直接前入路组在SF-36和WOMAC的精神和身体方面均显示出显著更好的结果，而术后2年两组的结果都是一样的。

步态分析

正常步态力学需要下肢多个肌群的精确和协调的收缩。生物力学步态分析可以识别并分析细微的功能不全，从而成为对比不同外科入路全髋关节置换术随访结果的一种非常具有吸引力的方法。Lamontagne等使用三维活动分析来对比三组患者完成上楼梯和下楼梯任务：20名直接前入路全髋关节置换患者，20名直接外侧入路全髋关节置换患者和20名没有接受手术的对照组患者。平均术后10个月随访，两组全髋关节置换患者都表现出不正常的上楼梯运动学和动力学，尽管直接前入路组与对照组相比有更少的差别，并且他们的幅度通常比外侧组更小。在一个类似设计的研究中，Maffiuletti等使用时空步态分析来对比了在性别、年龄和身体指数（N=17每组患者）具有可比性的直接前入路组、外侧入路组全髋关节置换及健康对照组之间的许多步态参数。有趣的是，在特定的行走速度，术后6个月各组之间的时空步态变异没有显著差异。尽管这样，比正常频率更快行走的话，不论哪种入路，全髋关节置换病人相比对照组行走速度明显较慢（–8%）并且使用明显更短的步幅（–6%）。

植入物位置

除了临床结果，对比外科入路时需要评估的其他参数是假体位置和其他植入物相关因素。虽然仰卧位入路比侧卧位在很多方面更加“解剖性”，进入股骨的难度可能会使得精确的股骨准备变得困难。在一项尸体研究中使用CT扫描来量化对比直接前入路以及经臀肌入路所建立的骨水泥壳，Mayr等发现直接前入路中平均厚度要少0.16mm。尽管这样，平均厚度仍然有3.62mm（95% CI 3.59至3.65），这已经远超过被认为是最小可接受厚度的2mm。而且所有病例都成功建立了骨水泥壳，并且在两组中骨水泥壳厚度类似，这提示直接前入路中带有角度的插入Exeter股骨假体没有影响尸体手术中骨水泥壳的质量、延伸范围和厚度。Nakata等证实了使用直接前入路比后路小切口具有更好的臼杯位置，差别有统计学意义，两组臼杯位于Lewinnek等所定义的“安全区”的比率分别为99%和91%（$P<0.008$）。

并发症

除全髋置换常见的危险之外，使用直接前入路会有一些特别的并发症，这在其他入路不常见。正如Barton和Kim描述的，这些并发症应该归于术中（入路相关vs.间隙相关）和术后早期并发症。部分原因是外科医生相对缺乏对于髋关节前方相关解剖的知识，以及在直接前入路暴露并抬起股骨的难度，一个最初的高并发症率会持续到“学习曲线”结束。相信通过广泛的尸体解剖研究、观看有经验外科医师手术和与大师同台手术会显著缩短“学习曲线”。

术中

Approach Related 入路相关

股外侧皮神经损伤

正如局部解剖所描述的，入路浅层容易医源性造成拉伤或者切伤股外侧皮神经。为了最大限度地减少这种并发症的发生，Letournel等推荐从阔筋膜张肌鞘内进入间隙，而股外侧皮神经跨过缝匠肌并且到远离切口才发出大腿外侧的感觉支。由于损伤程度可以从一过性的感觉麻木到烧灼样的感觉迟钝，这个并发症确切的发生率仍然是个未知数。Berend等报道了两例股外侧皮神经麻木（0.5%，2/182），此症状自行缓解，而Uewett和Collis报道了一例股皮神经疼痛（0.12%，1/800）。由于许多研究都没有特别关注大腿外侧分布区麻木的问题，这些数字可能低估了股外侧皮神经损伤的实际发生率。幸运的是，和这根神经损伤相关的功能缺失症状仍然是相对罕见的。

旋股外侧血管升支损伤

在缝匠肌与阔筋膜张肌之间解剖分离时，总是会遇到不定数量的旋股外侧血管升支。如果不能很好地识别并电凝或结扎，可能会导致活动性出血并增加术后血肿的发生率而导致伤口愈合问题。这是由于附近的唯一深筋膜就是阔筋膜张肌筋膜，而切口是在前方，所以没有直接的压力可以压迫止血。

股神经血管束损伤

术中有两个主要的容易损伤股神经血管束的点。首先，如果入路太偏内将缝匠肌误认为是阔筋膜张肌，就可能误入股三角而损伤其内的结构。另外，如果在放置髋臼前方拉钩时拉钩尖没有严格放置于骨膜下并保持在关节囊外，就可能会牵拉或者挤压股神经。Siguier等报道了两例股神经麻痹（2/1037），分别在术后9个月和1年自行恢复。Matta等报道了接近500例患者中1例股神经一过性损伤。

入路相关

髋臼准备和臼杯放置

虽然仰卧位入路从理论上会使得评估臼杯方向更容易、更符合解剖，但事实是大多数行侧卧位外侧入路全髋关节置换的外科医生需要在术中视角观察上做一定改变。通常股骨对髋臼锉的阻挡可能会导致前壁非同心圆磨锉。然而，最常见的错误是髋臼锉磨锉时外展角及前倾角过大最终影响臼杯位置，这样可能会导致前方不稳。很多技术和器械可以用来改善臼杯位置，包括之前提到的数字化导航、X线透视和带偏心距的器械。

股骨穿孔和假体周围骨折

由于将股骨松解抬高接近皮肤切口较困难，故存在皮质穿孔的风险（例如：由于内翻导致外侧穿孔，由于后方松解不彻底和被髂前上棘阻挡导致后方穿孔）和假体周围骨折。Berend等发现了股骨干准备时的2例术中皮质穿孔，但未改变手术程序，还有2例术后假体周围骨折（6周和3个月）需要翻修和线缆环扎固定。Sariali等报道了在1700例手术中的7例皮质穿孔和1例术中大转子骨折。Matta等在近500例患者中，发现4例术中股骨矩骨折，3例大转子骨折和2例股骨干准备时发生的假体远端骨折。远端股骨干骨折和2例股骨矩骨折经过急诊线缆环扎固定，而另外2例患者给予限制负重。所有患者都骨愈合了。

牵引床导致的骨折

有报道称使用骨科牵引床可能会导致股骨近端及同侧踝关节骨折。Matta等描述了3例踝关节骨折，Siguier等描述在他们最初手术的股骨准备时发生1例踝关节骨折，由于使用骨折牵引床给予了下肢过度的扭转。相似的是，初期使用抬起股骨的牵引床拉钩也导致了股骨近端和大转子骨折。为此，作者们现在想办法减少在脱位时给予踝关节及胫骨的扭转力量，并且持续评估在拉钩抬起股骨时给予下肢的拉力。

术后早期

切口愈合并发症

由于一些原因导致直接前入路切口会有更多危险发生切口愈合并发症。与大腿外侧及臀部皮肤相比，前方皮肤更加脆弱并且皮下组织很少。没有厚的深筋膜可以缝合。而且对于比较肥胖的患者，腹股沟区的脂肪皱褶可能会影响皮肤愈合。Jewett和Collis报道在其800例患者中切口并发症（N=37，4.6%）是其最常见的术后并发症。虽然其中24例患者的无菌性切口裂开给予切口护理治愈，13例患者要求重新入院并手术切口清创。幸运的是，没有患者的切口并发症最终发展成为深部感染。Matta等报道3例需要清创的切口血肿（3/494）和1例深部感染，而Berend等报道了2例切口并发症（2/182）需要浅表清创，但未发生深部感染。

前方不稳

假体位置不良、前方关节囊切除和患者选择不良可能都是直接前入路全髋关节置换术后前方不稳的原因。大样本临床研究的脱位率接近1%：Restrepo等为0.15%（N=2386），Berend等为0（N=182），Siguier等为0.96%（N=1037），Matta等为0.61%（N=437），Sariali等为1.5%（N=1374），Kennon等为1.3%（N=2132）。在我们医院，在我们进行的一项研究显示术后早期不限制髋关节活动后并未导致术后脱位率上升后就放弃了术后髋关节的活动度限制。

学习曲线

大多数现在使用直接前入路行髋关节置换的外科医生在其住院医师或进修医师阶段学习的是一种不同的髋关节入路。因此，对这种技术的接受通常会经过“学习曲线”，在初期会有较高并发症率，可能不会看到最佳的结果。前路全髋关节置换协作组的一个大样本多中心研究最近报道他们的1152例患者的临床结果和并发症，发现手术例数在100以下的外科医生术后手术并发症率高出一倍（20.2% vs. 9.8%，$P<0.05$）。Berend等报道使用标准手术床和X线透视行仰卧位直接前入路的学习曲线对于一个大手术量关节外科医生来说接近40例和6个月。作者发现手术时间从最初3个月的平均99min到6个月后平均69min，平均减少30min，后进入平台期（$P<0.05$）。这一组病例中总体并发症5.4%（10/182）。Jewett和Collis回顾了他们最初的800例直接前入路全髋关节置换术，报道了所有术中和术后平均1.8年随访时术后并发症。有趣的是，主要的术中并发症是早期手术时发生转子骨折和皮质穿孔（如最初的200例），而切口愈合相关的主要术后并

发症在整个研究系列病例中均有时发生。

作者认为这种现象是由于对技术逐渐的熟悉导致，逐渐安全的股骨准备，包括新式骨折手术床的应用、股骨植入物选择的改变和软组织挛缩对适当角度插入股骨髓腔锉的影响有更好的理解。相似的是，Mears等也报道了他们所有的股骨骨折（2.8%）都发生在外科医生最初的10例手术中。Archibeck和White报道了双切口全髋关节置换术学习曲线的问题，证实了在最初的10例以后在手术时间（168 vs. 130min，$P<0.05$）和X线透视时间（151 vs. 99s，$P<0.05$）有了显著减少，但主要并发症发生率上没有显著的减少。

“学习曲线”时期的考虑

外科医生开始学习直接前入路或者从其他不同外科入路转向直接前入路时，需要考虑几个问题。在学习新的外科技术时，熟悉新的手术器械（例如带偏心距的髓腔锉手柄/髋臼锉）是减少误差和错误的秘诀。因此，我们推荐在临床实践中对接受直接前入路和新器械感兴趣的外科医生首先在其现用的入路熟悉带偏心距手术器械特殊的反馈手感。另外，可能导致外科入路更困难的患者相关因素也对直接前入路有同样的影响。特别是身体体质、股骨近端形态和股骨髋臼关系等方面具有挑战性的病例会使得外科医生的早期实践更困难，应该在外科医生对此项技术熟悉以后再处理这类患者。

尽管除了手术部位的皮肤问题外没有直接前入路全髋关节置换术的绝对禁忌证，但还是有几个因素可能会导致选择其他手术入路。可能影响入路的外科因素包括既往手术史和器械，或预期的外科手术和器械。虽然很多因素可以被对于此种外科入路不断增加的经验和信心所克服，但是它们仍然要被初学的外科医生视为警惕信号，因为它们可以给手术带来困难并导致不必要的并发症。

患者相关因素

肥胖患者会有很多因素导致任何髋关节入路都变得困难。在髋关节的直接前入路，切口正是从髂前上棘远端和外侧开始，顺阔筋膜张肌向远端走行。对于肥胖的患者，表面的标志不是很明显，这导致外科医生偏离于正确的外科间隙之外。另外，下垂于腹股沟区表面的腹部脂肪组织也会由于腹股沟皮肤皱褶浸渍潮湿导致切口愈合问题。

对所有髋关节入路来说，尤其是已经被良好开展使用的，肌肉发达的男性患者还是会显著增加手术难度。虽然肌肉之间（例如：缝匠肌和阔筋膜张肌）的特征很容易辨认，并且表浅间隙很容易识别，即使有充分的暴露，股直肌、阔筋膜张肌和股外侧肌整体的肌束仍然会给深部充分暴露带来特别的挑战。强壮的股外侧肌可能会遮挡转子间线和股骨颈截骨线，进而导致股骨颈截骨线过高。在肌腹上拉钩用力过大也可能会对股直肌和阔筋膜张肌造成无意的损伤，在某种程度上即使是竭尽全力也不能完全避免这类损伤。另外，准备股骨时充分抬起股骨通常需要对后关节囊和短外旋肌的广泛松解，尽管根据作者的经验不会对髋关节稳定性造成负面影响。

和所有髋关节入路一样，有较短股骨偏心距和髂翼突出的患者会给使用直接前入路的外科医生带来技术上的挑战。为抬高股骨，转子必须从髋臼后方移到外侧和前方（图8.14）。对于短股骨偏心距的患者，可以通过更加广泛的后上方关节囊以及短外旋肌群的松解来解决这个问题。即使外科医师已经成功将股骨抬高至皮肤切口水平，短偏心距和突出的髂翼都会使扩髓过程非常困难。双偏心距髓腔锉可以解决扩髓路径被拉钩和髂骨阻挡的问题。

严重骨畸形，包括股骨侧和髋臼侧，是直接前入路全髋关节置换术的另一个挑战。畸形通常来源于既往创伤或者严重的发育性髋关节发育不良。所有股骨截骨计划，不论是为处理股骨近端畸形愈合或是髋关节高脱位，都是髋关节其他可选择的适当的入路方式。尽管这样，前入路可以解决由于创伤或发育性髋关节发育不良髋臼缺损所导致的轻度骨性畸形。

外科因素

以前的手术/内植物

在转换或翻修手术中，最理想的情况下，如果

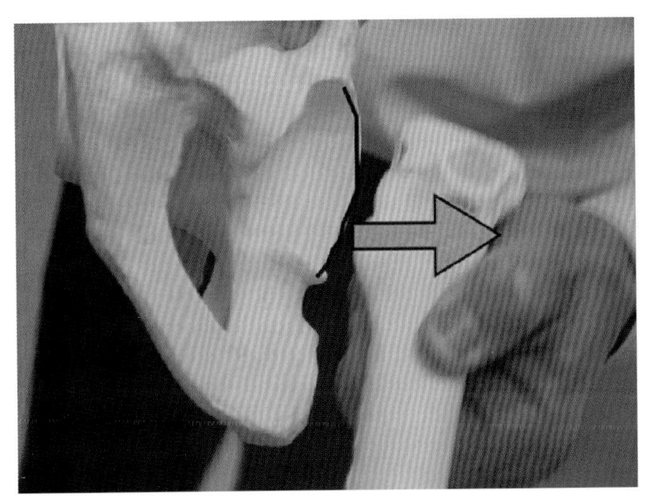

图8.14 截骨图示：将股骨从髋臼后方抬出首先需要外旋

以前的手术切口能保障手术安全且成功的施行，就应该使用原来的切口，但是外科医生不应该选择他/她感觉不舒服的切口或入路。幸运的是，保持足够宽度的皮肤桥来避免切口愈合并发症对于髋关节的重要性不如膝关节。如果需要，可以行独立的平行切口，因为髋部的软组织层和浅表血管愈合能力很强。即使这样，如果外科医生对直接外侧入路和直接前入路都熟悉，而同时患者有既往外侧切口，这是直接外科入路更合适的选择。有趣的是，一些学者认为既往手术无内植物残留时，使用不同入路可以避开既往的瘢痕组织使得解剖分离和手术更加容易。在需要取出在位内置物的转化关节置换术（例如：带有滑动钢板的髋关节滑动螺钉）可能更倾向于使用外侧或者后外侧入路，这样可以延长既往的单切口以便于取出既往内植物并行最终的髋关节手术。尽管这样，取出空心螺钉和经皮顺行髓内钉之后，使用直接前入路行髋关节置换是可行的，资深作者在过去已经成功进行了这样的手术。相似的是，既往髋臼后壁/后柱骨折手术行钢板或螺钉固定所继发的创伤后关节炎更应考虑使用后外侧或直接外侧入路便于取出螺钉、磨锉髋臼或置入髋臼假体。如果决定使用直接前入路，解决这个问题的一个方法是用高速磨钻去除入路上所有螺钉的突出部分。

预期手术/器械

与后外侧和直接外侧入路相比，直接前入路是不能延长的，因此如果预期需要延长则要考虑其他入路。即使直接前入路提供无阻挡的髋臼显露，但它还是无法轻松的髋臼后方暴露。因此如果可能需要暴露骨盆后柱，应该使用后外侧或者直接外侧入路。在股骨侧，计划作股骨大粗隆延长截骨或粗隆下短缩截骨会提示选择其他入路而不是直接前入路。另外，有些学者会提出置入圆柱形股骨柄时“磨锉”需要使用的直柄磨钻，这是使用直接前入路的禁忌证，很多作者因为技术和植入物而反对直接前入路。

不断增加的经验和对入路的逐渐掌握会给使用直接前入路的外科医生技巧和信心，使用此入路处理更多的挑战性病例。在过去的10年间，资深作者已经从只在“理想病人”选择性使用直接前入路到使用此入路行几乎所有初次全髋关节置换术和逐渐增多的全髋关节翻修手术。

直接前入路全髋关节翻修术

在未来10年里，可以预见越来越多的先前接受过直接前入路全髋关节置换术的患者需要进行翻修手术。虽然部分原因是基于流行病学资料而预期的翻修，也在一定程度上是由于采用此种技术的外科医生经历“学习曲线”而导致翻修增多。虽然很多学者质疑直接前入路不能充分延长行翻修手术，一小部分外科医生报道了令人振奋的结果。进一步看，严谨回顾关于此问题的已发表的文献非常重要，来更好的定义使用直接前入路行全髋关节翻修手术合适的适应证和局限性。

直接前入路行髋关节翻修术的适应证和外科医生对此项技术的熟悉程度有关，而且会随着逐渐增多的经验而扩大。至今只有少量针对直接前入路髋关节翻修术临床疗效的文献。Mast和Laude报道了连续51例使用直接前入路行髋关节翻修的病例，平均随访55个月。翻修手术最常见的适应证是无菌性松动（47%），分别有14%的病例是ALVAL和失败的表面置换，并且有1例假体周围骨折（2%）。接近2/3的病例既往有过前入路手术（63%），同时单纯髋臼翻修（N=21, 41%）和股骨髋臼同时翻修（N=21, 41%）的例数相当。所有股骨侧翻修都是使用初次锥形骨水泥股骨柄成功翻修，他们的病例中未使用组配式股骨柄。尽管有10%的并发症发生率，作者仍报道在最近的随访中有平均83 ± 15的WOMAC评分。Kennon等报道了一组大样本量的直接前入路全髋关节翻修病例，包括了10年以上时间内治疗的468例患者。虽然他们没有严格辨别准确的髋关节置换失败原因，总体翻修原因是164例失败的骨水泥股骨柄，125例失败的生物性股骨柄和119例失败的臼杯或内衬。最初的6个月内的并发症包括14例脱位、12例感染和术后假体周围骨折：需要环扎的骨干骨折（N=14）、需要额外固定的大转子骨折或骨裂（N=13）、小转子骨折或骨裂（N=9）、股骨矩骨折或骨裂（N=21）和髋臼骨折（N=5）。就作者所知已发表的文献，只有两组直接前入路的髋关节翻修病例，所以在此重要问题上还有很大的可研究空间。

直接前入路的延长技术用于进行翻修手术或者处理术中假体周围骨折已经在最近的外科技术文章中详尽描述。首先，从肋缘下到同侧膝关节水平良好的皮肤准备非常重要。其次，与初次置换对比，推荐行股直肌短头常规切开来提供髋臼缘前份和髂骨外上侧面的暴露。在翻修手术中，常需要更充分的关节囊切除来获得髋臼更充分的暴露和股骨充分的松解。

近端延长

1. 骨盆外：使用延长的髂股入路的一部分可以暴露整个髂骨外侧和双柱。皮肤切口向近端延长至髂前上棘，如需要顺髂翼向远端延伸。阔筋膜张肌的筋膜切口延至髂前上棘，此处应特别注意识别臀上动脉的臼上吻合。通常可以在不离断起点的情况下将阔筋膜张肌松解，并且可以在臀小肌下从前向后行骨膜下分离。在需要进一步暴露的病例，髂前上棘和部分髂嵴前份截骨后可向外侧移动，或从起点锐性剥离阔筋膜张肌的纤维性肌腱，操作完成后可予修复。
2. 骨盆内：SP入路的Levine改良可以暴露前柱并间接暴露髋臼四边体。首先，向近端切开阔筋膜张肌筋膜至髂前上棘。其次，暴露腹外斜肌在髂翼上的止点，从骨上锐性分离，从骨盆内面行骨膜下分离抬起髂肌。然后，松解腹股沟韧带和缝匠肌、股直肌直头的起点以联通两处术区。骨膜下向内侧分离并抬起腰大肌即可暴露前柱和骨盆内侧（图8.15）。切口关闭时需要通过钻孔和不可吸收缝线或线缆将切断的肌腱重新缝回其骨性起点处，将腹外斜肌重新固定于髂嵴附近并关闭阔筋膜张肌筋膜。

远端延长

1. 延长切口：如果需要，前方皮肤切口可以向远端向后偏大腿外侧延伸。类似的是，向远端偏后方切开筋膜，其方向朝髂胫束。一旦深入到髂胫束，尽可能向远端劈开或骨膜下抬起股外侧肌以显露术野。
2. 双切口：另一个选择是在远端另做切口使用直接外侧入路暴露股骨。为避免切口愈合并发症，Mast等推荐顺股骨后缘做切口从而保留一个5 ~ 7cm宽的皮桥。
3. 经皮小切口：Kennon等所支持的第三种直接前入路髋关节翻修的选择是在肥胖或者极度肌肉发达患者使用经皮穿刺小切口来使得切口长度和软组织剥离量最小化。可以使用远端穿刺切口而不延长最初的切口以便于髋臼磨锉和臼杯置放。还有一个选择，在微创双切口手术中可以用近端穿刺切口来放置直柄股骨锉和拉刀。由于这些窗口只能提供有限的直接暴露，不推荐作为线缆环扎或更复杂技术如大转子的延长截骨等的通道。

结论

直接前入路可以被认为“理想的”全髋关节外科入路。仰卧体位有利于麻醉下患者的监测和假体位置及下肢长度的评估。另外，它是唯一的肌肉间、神经间髋关节入路。这可能会最小化医源性软组织损伤，已经被尸体解剖的、影像学的和生物化学的多重研究证实。很多作者已经进一步证实与其他手术入路相比，这种全髋关节置换的“组织保护”技术可以带来早期的功能恢复、更好的步态和临床结果。尽管这样，介于现在对于此问题只有一个前瞻性随机对照研究，所以到底哪种入路更佳的

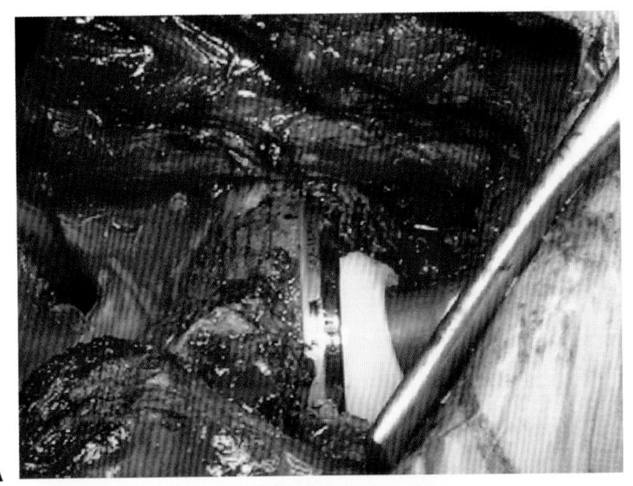

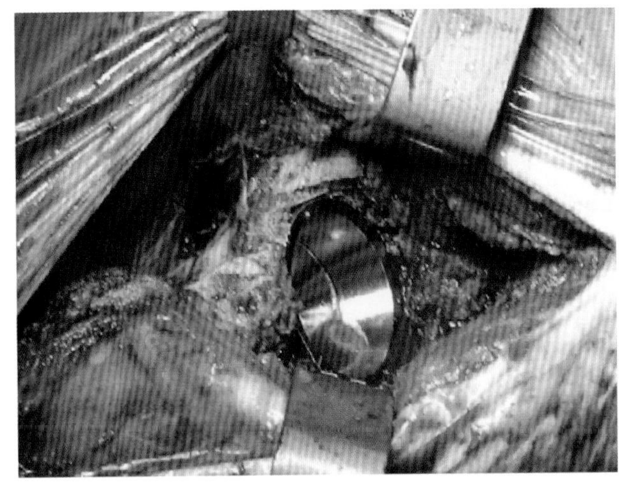

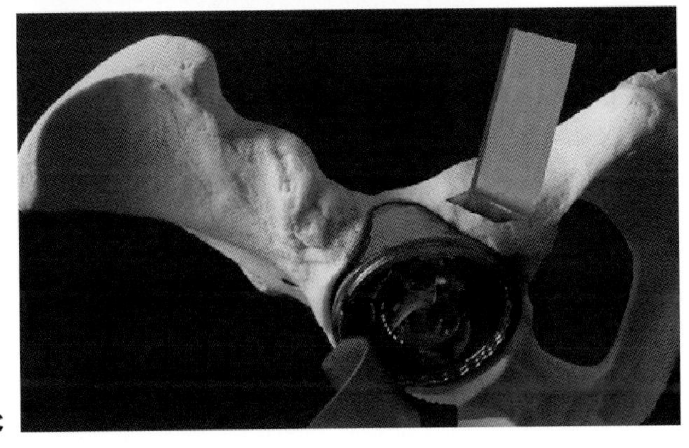

图8.15 直接前入路全髋关节翻修术（髋臼）的术中照片。A. 直接前入路的骨盆内延伸可以将前柱从髂翼到耻骨隆突暴露；B. 前柱骨缺损可植骨并翻修髋臼假体；C. 骨缺损模型和拉钩的置放

结论仍然需要谨慎的解读。需要使用更有说服力研究方法的进一步对照性研究来判定直接前入路是否优于其他髋关节入路。

同时，直接前入路全髋关节有独特的挑战和并发症。大多数外科医生并没有受过此种技术的训练，因此采用这种入路需要经历“学习曲线”。另外，最近的文献描述了前入路行髋关节翻修的繁杂性、适应证和局限性。在这章中，我们介绍了相关解剖、外科技巧/陷阱、技术来便于行手术并在一定程度上减小“学习曲线”的幅度。尽管这样，感兴趣的外科医师需要逐渐的理性的开始采用此入路非常重要，包括充分的尸体解剖研究、对已熟练使用此技术外科医生的参观和尽可能地在监督下行首台手术。如果遵照这个步骤，我们相信可以使用这个入路对绝大部分患者都能成功地进行髋关节置换手术。

9

William A. McGann
Aaron G. Rosenberg

第9章 髂腹股沟入路，髂腹股沟扩展入路和联合入路

髂腹股沟入路

髂腹股沟入路是对Smith–Petersen髂股动脉途径的修改。Judet和Letournel对其进行了修改，以获得骨盆前部和需要暴露到髂耻远端的髋臼。使用经典的髂股骨入路暴露髂骨嵴是足够的。髂腹股沟入路可以进入内髂骨，真骨盆和骶髂关节的内表面，可到达棘突和闭孔的四肢板，前耻骨支柱以及耻骨联合。髂骨的外侧也可以通过松解外展肌而暴露，但是这种暴露是以骨循环为代价的，这可能是有害的，尤其是在骨折的工作中。如果没有松解外展肌，那么异位骨化不被认为是这种入路的主要风险。这种入路不允许直接进入髋关节，除非有髋臼骨的破裂，如骨折。

这种入路的适应证包括骨折，重建，肿瘤和髋臼周截骨。使用此入路可容易地暴露并成功固定前壁或前柱的骨盆骨折和“T”形髋臼骨折。

这种入路时患者采取仰卧位，患侧升高0°～30°。或者，可以在骶骨下面放置一个摇枕以从桌面抬起骨盆，从而便于骨盆和软组织的可操纵性。将手术铺单延伸到相反的髂嵴和上腹部之外有利于该入路的定向和暴露。使用导尿管可以使膀胱减压并使深层组织适当回缩以改善暴露。

切口可以被认为是两条线的组合：内侧线和外侧线（图9.1）。内侧线从耻骨联合上方2或3cm处向髂前上棘延伸，外侧线从髂前上棘向后延伸至髂嵴的臀中膜结节之外。切口可以放置在更靠近髂嵴尾部的位置，以避免由于紧身衣刺激引起的晚期切口疼痛。

更深部的暴露是通过从髂嵴外部倾斜的外侧线（图9.2）。将解剖延长足够延伸到腹外斜肌是很重要的，后者在插入髂嵴时，肌肉会变得发达。对髂窝内侧的肌肉进行骨膜下分离，并在骶髂关节囊的中后水平进行。

在内侧线，腹外斜肌筋膜被平行切开并紧邻腹股韧带，直至外侧腹股沟环内侧（图9.3）。在男性中，精索是孤立的，而在女性中，圆韧带是独立的。腹股沟管通过解剖腹外斜腱膜的下瓣打开。髂腹股沟神经穿透内斜肌时可见。腹内斜肌筋膜和横筋膜切开，其与联合肌腱相邻，位于精索下方。然后腹内斜肌和腹横肌可以从腹股沟韧带移动。腹壁下动脉在腹股沟深的内侧边缘穿过腹股沟管的底部，并需要对其结扎。在解剖的外侧部分，可以确定外侧股神经皮神经，因为它穿透髂前上棘内侧1～3cm。这个神经可能被保存或横切。然后可以切开腹横筋膜，同时保留几毫米的下皮瓣供以后重新接合。（该筋膜覆盖了淋巴管和血管腔）在内侧，可以将腹横筋膜从腹韧带和腹直肌筋膜切开。联合的进一步暴露可以通过松解额外的腹直肌筋膜以暴露对侧腹直肌腱。

在深部切口处，可以切开邻近髂腰肌隔间的组织。邻近股神经可以发现髂耻骨筋膜，这是髂腰肌投射筋膜的连续（图9.4）。髂耻骨筋膜是从假性骨盆进入真正骨盆的关键，也有助于从血管部分中分离肌肉。髂耻骨筋膜的内侧是髂外血管和淋巴管。在髂耻骨筋膜的近端边缘，可以看到小血管并对其进行分离，以便更好地发现深层结构。drain管可用于围绕和收回髂腰肌和股神经。对髂腰肌进行内侧回缩可更好暴露髂骨到骶髂关节水平的结构（图9.5）。现在可以在这3个活动组织包膜之间观察骨

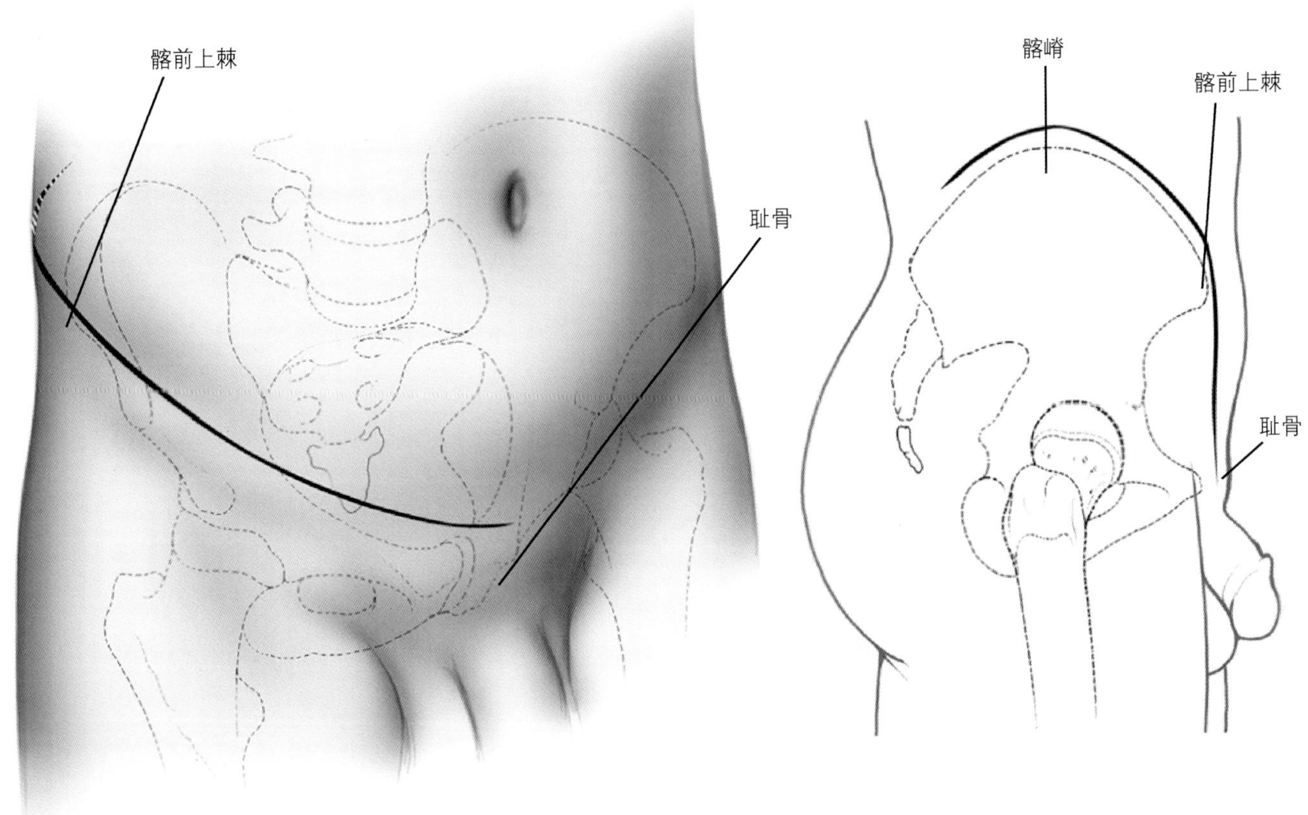

图9.1 髂腹股沟入路。内侧切口从髂前上棘延伸至耻骨联合上方几厘米处。外侧切口沿着髂嵴延伸，但皮肤切口可以放置在嵴顶的远侧以最小化切口减小疼痛的风险

盆：具有股神经的髂腰肌，髂外血管鞘和精索（或圆韧带）。髋关节的屈曲和外旋使髂腰肌松弛，并且有利于可操作性，以帮助从骨盆边缘从骶髂关节至上耻骨支的外侧的暴露。髂血管的外侧回缩与精索的内侧回缩可暴露上耻骨支。精索的外侧回缩暴露耻骨联合（图9.6）。

耻骨联合、耻骨结节和上耻骨支可通过从精索下方松解腹股韧带和联合腱，从中部解剖进一步暴露。如果需要进一步解剖耻骨，可以腹直肌筋膜从耻骨中松解，并与将更外侧的联合肌腱和腹股沟韧带松解。耻骨后空隙可以通过松解和回缩同侧腹直肌头来确定。可以进行血管鞘的钝性解剖，从上耻骨支上提起鞘以完全暴露上支。应确定连接闭孔和髂外系统的异常血管分支。深处，闭孔神经血管分支可以在上支的边缘深处分辨出来。血管吻合通常发生在髂外动脉和闭孔动脉之间，并穿过耻骨支。然而，偶尔可能发生异常，因此闭孔动脉完全从髂外动脉穿出，在这种情况下应该保留分支。

关闭切口是通过将外腹斜肌，腹直肌的重新附着以及将腹内斜肌和腹横肌的筋膜复位到腹股沟韧带和腹外斜肌的顶部以覆盖精索。

扩展的髂腹股沟入路

1975年由Emil Letournel开发了扩展的髂腹股沟入路，用以暴露髂骨的整个外表面。这种入路同时也能暴露前列和后列。从髂嵴到坐骨结节的完全暴露。然而，髂内窝的暴露只能通过触诊，而不能直接观察。这种方法可进入坐骨结节，髂嵴和后柱，到髂骨的外侧， 并到达髂骨区域的前界。髋关节关节囊切开术可以使关节内暴露。这种入路适用于某些髋臼骨折需要进入前柱和后柱的手术。通常在骨盆骨折需要暴露完全后柱时采用。这是一种真正的将张力肌（臀上神经支配）与股神经支配的肌群中分离的脉间入路。

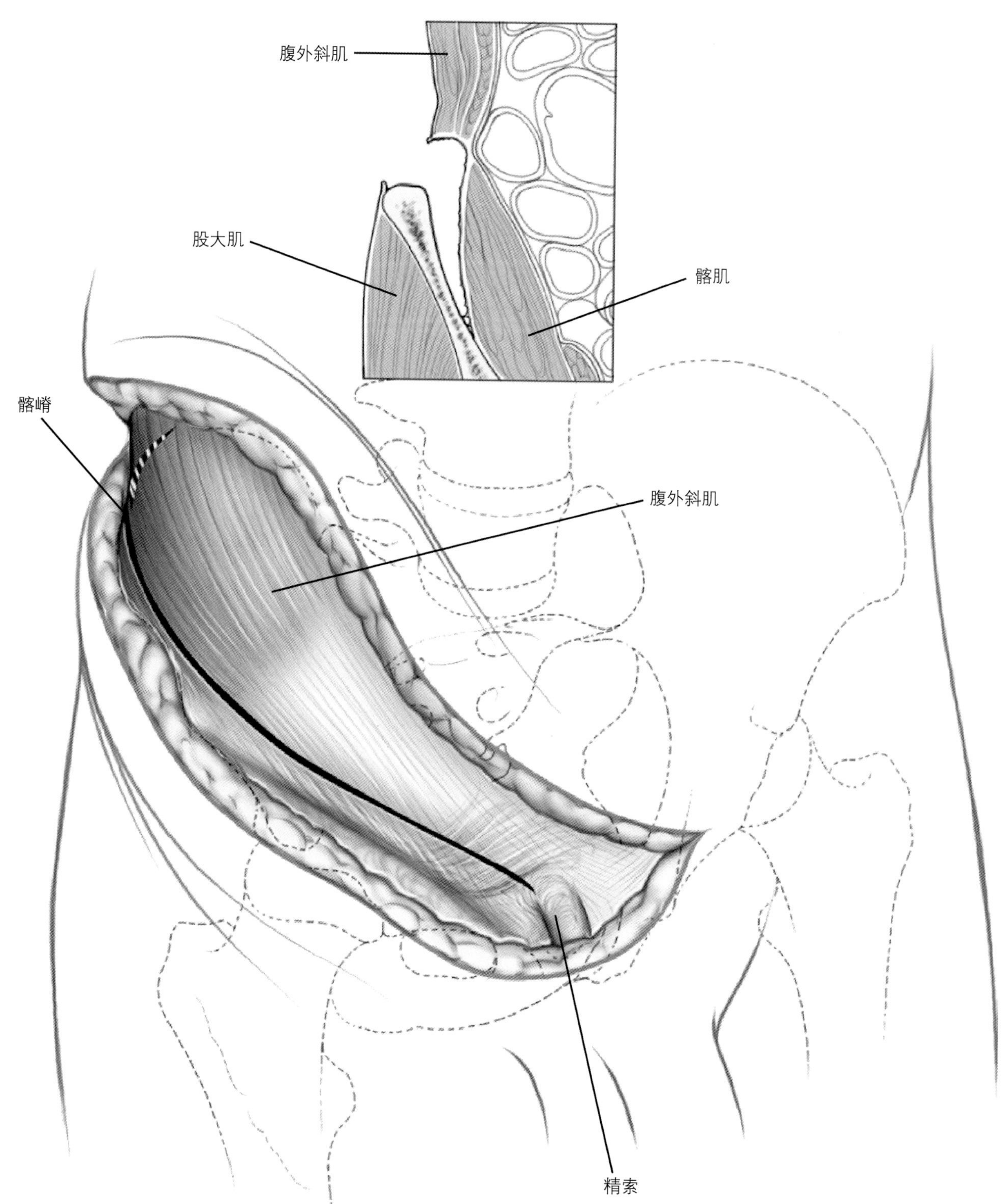

图9.2　髂腹股沟入路。内侧切口延伸穿过外斜肌筋膜至外腹股沟环的水平。后支沿髂嵴深度延伸（插图）

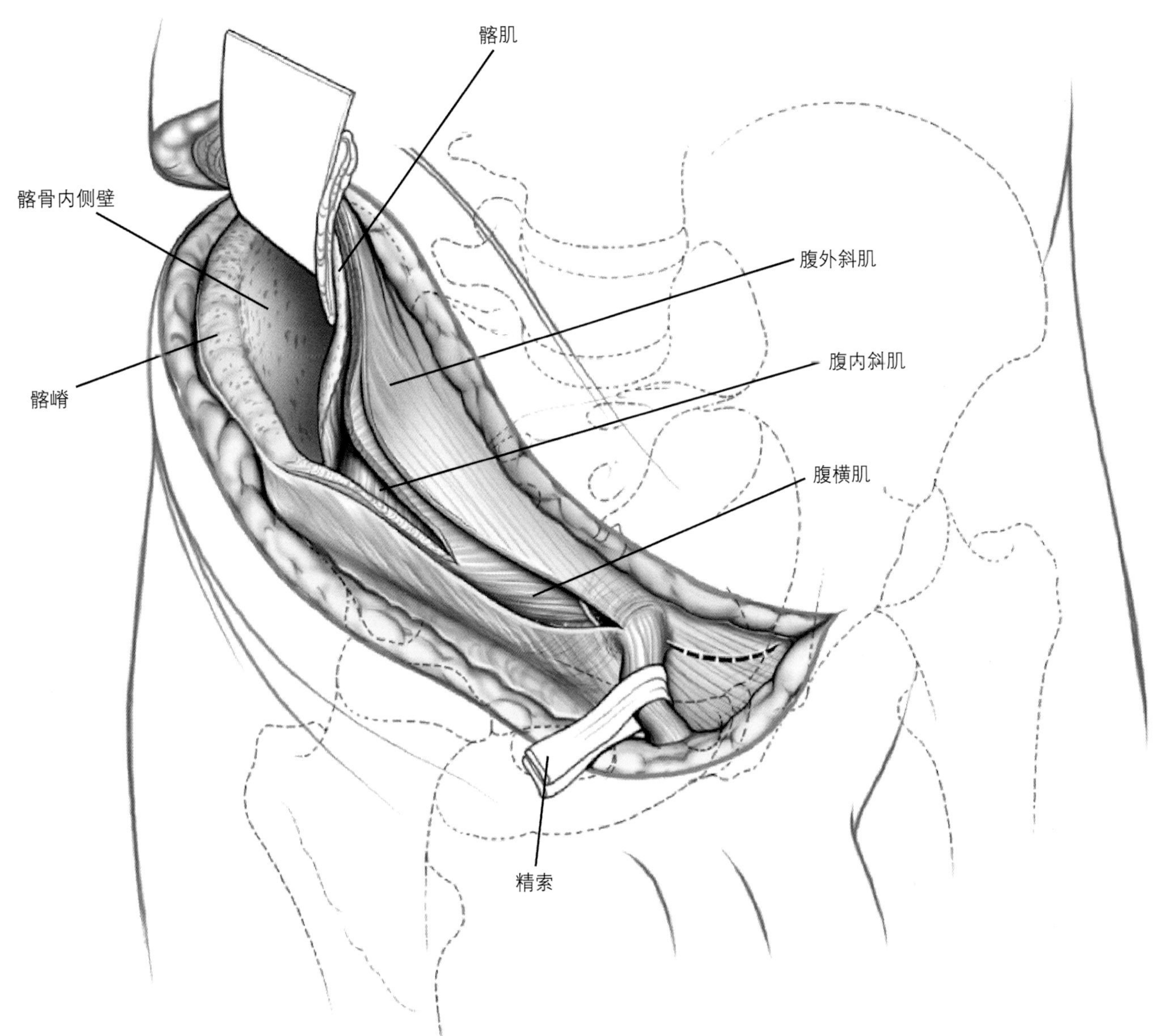

图9.3 髂腹股沟入路。腹横肌和腹内斜肌切开在精索下方，邻近联合肌腱。内侧进一步暴露是通过松解直肌腱进行的

患者采取侧卧位在骨折台或可移动台上，以保证活动性并适当地暴露髋关节的前后表面。肢体自由悬挂，髋部后伸，膝盖屈曲以保护坐骨神经不受阻力。皮肤切口从髂后上棘延伸至髂前上棘，并且从大腿前部向着髌骨的外侧边界远侧延伸。将外展肌从髂骨上松解。

重要的是要扩大后方的切口，暴露髂后上棘以保证组织的活动性。该入路不像Simth–Petersen入路，其进入张肌鞘，以避免暴露和对股外侧皮神经的潜在伤害。该入路应远离髂前上棘远端10～15cm处进入张肌鞘。进入张肌鞘并从髂前上棘近端方向切开。然后远端切口可以与髂嵴处剩余的近端切口连接。从髂嵴松解的张肌可暴露延伸在髂骨周围的髂总动脉。通过进入张肌鞘的底部并张紧肌肉侧向缩回来扩大深部解剖。通过鞘的切口暴露股直肌和股外侧回旋动脉的小分支。该来自回旋动脉外侧的升支处于更深的水平。然后可以通过进入张肌鞘的底部，从内侧缩回张肌以扩展深部的切口。通过张肌的切口就可以暴露出股直肌以及股外侧动脉的小分支。股外侧动脉的升支在更深的水平。然后可以通过回缩股直肌来解剖出股直肌近端的间接头。可通过松解髂前下棘附近组织来暴露髋关节囊的上

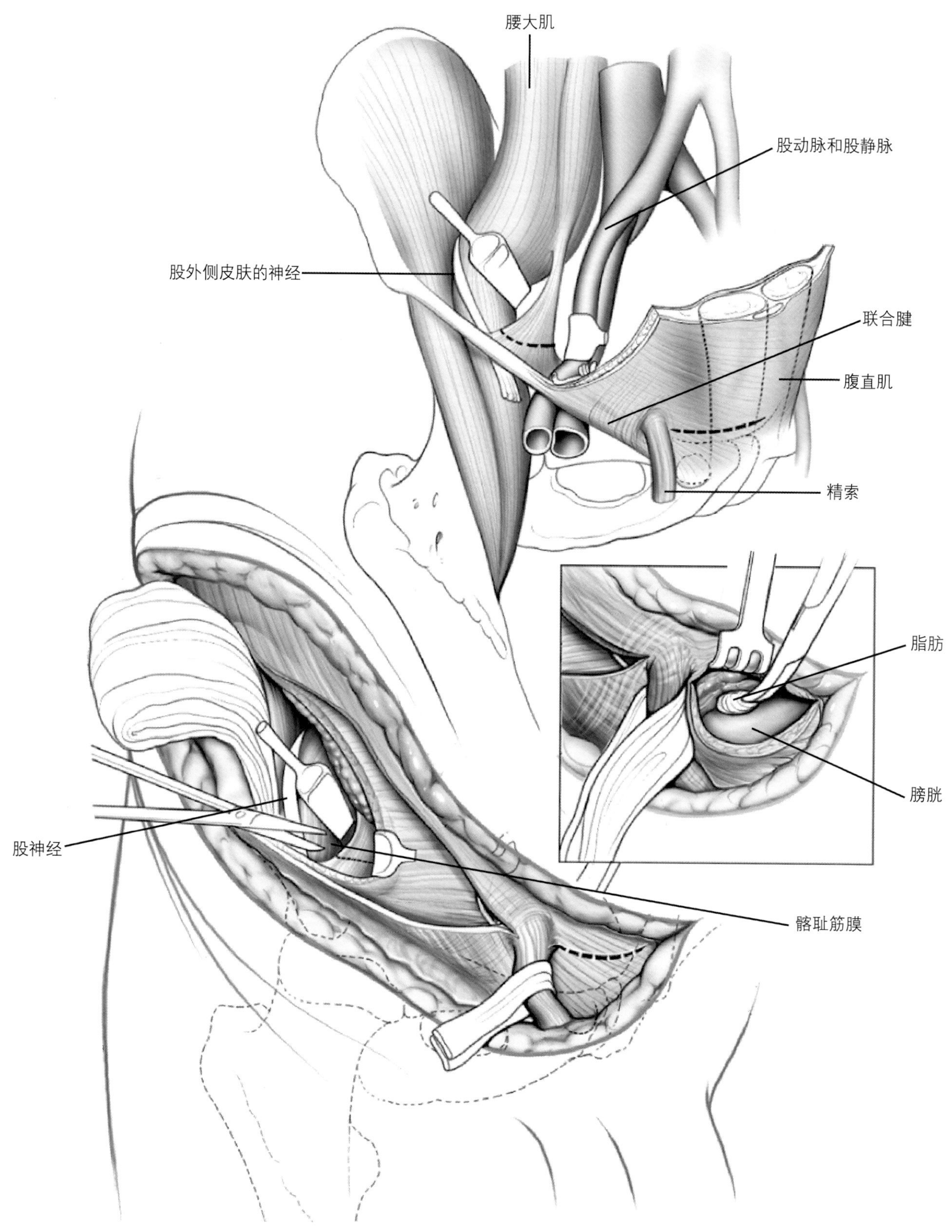

图9.4 髂腹股沟入路。髂筋膜在股神经附近被识别。这个关键的标志可将肌肉和血管隔离开

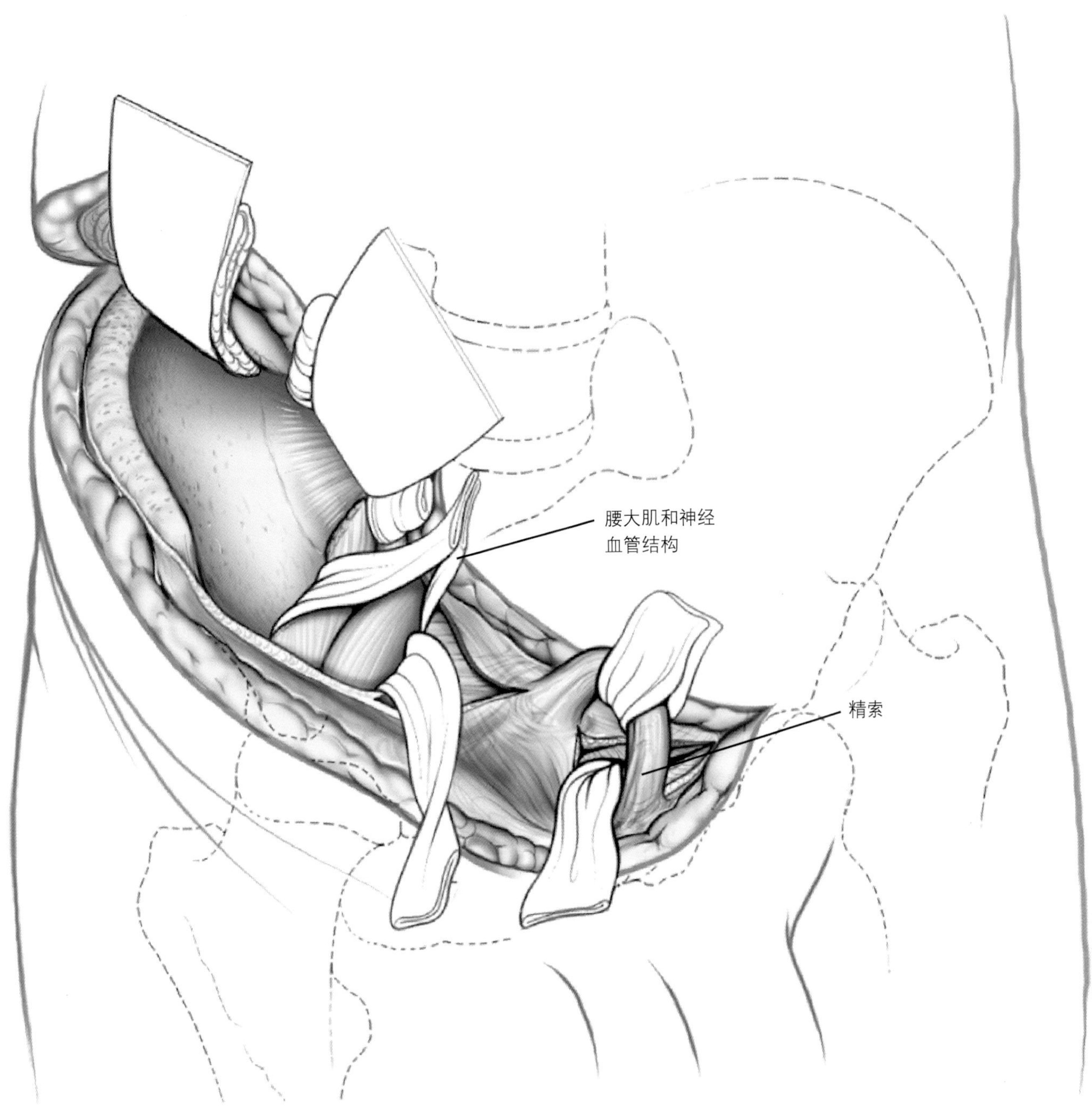

图9.5 髂腹股沟入路。髂腰肌的内侧回缩使得髂窝到骶髂关节变得可见。髋关节的屈曲和外旋改善了这种暴露

部。腹直肌腱深部，可看到股外侧旋支的主要升支并对其结扎。股外侧肌的表面可以追溯到其在股外侧结节的起点。可以看到臀小肌的肌肉纤维比其肌腱插入更大的转子时向远侧延伸更远。可松解大转子处的臀小肌及臀中肌的插入肌肉纤维以获得进一步的暴露。臀中肌的一个密集的腱部分位于大转子上方，也可能会松解及后期重建。在从大转子大量松解软组织后，大腿的外展功能可能存在显著问题。如果足够的暴露可以在没有外展肌（臀大肌和臀中肌）的大量松解下完成，则应考虑。为了完全暴露，可能需要进一步地向后松解，通过松解臀大肌和短外旋肌在髋关节处的插入腱。这将使髋关节和整个后柱的近圆周暴露。髋关节切开术可以在暴露的任何阶段进行，而完整的囊切开术可以使髋关节分离，以在髋臼骨折的情况下观察髋臼顶。

为了获得额外的前方暴露，缝匠肌和腹股沟韧带可能会与股直肌的直接头部一起松解。这使得在提拉髂腰肌之后，术者可进入髂骨的内侧。然而，

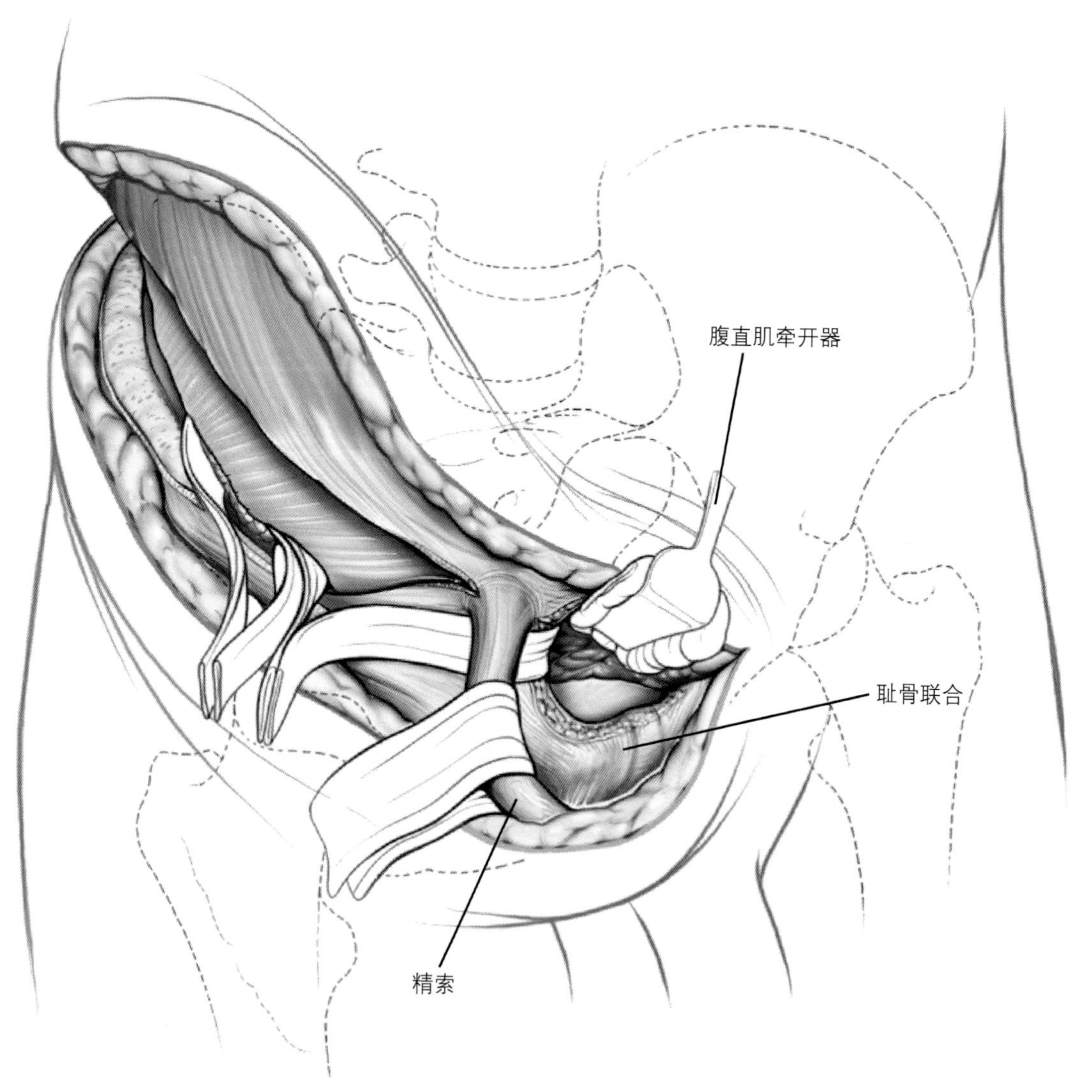

图9.6 髂腹股沟入路。精索的外侧回缩暴露耻骨联合

这种延伸使骨去血管化，因此可能不会被指出，特别是在骨折病例中。

联合入路

联合入路允许进入髋关节和髋臼，前列和后列，这种入路也是粉碎性骨折处所需要的良好的通路。联合入路的主要应用指征是需要同时进入前列和后列。虽然髋关节和骨盆的伸展暴露可以提供广泛的骨盆和髋关节暴露，但它们涉及从骨头剥离软组织。这种剥离可能会导致并发症，如异位骨或骨断流术。这些联合入路被普及为一种扩展的入路，如扩展髂股和三辐射入路来避免此类并发症的替代方法。

第2篇

基础科学

10

Maureen K. Dwyer

第10章　髋关节生物力学

前言

随着对髋关节生物力学的理解，提升了髋关节疾病的诊断和治疗。任何生物力学分析的目标，是评估个体的功能和损伤对关节功能的影响。从这些分析中获得的数据，可用于确定新的治疗策略，促进当前的治疗策略，或确定适当的术后康复方案，以解决长期存在的损害。全面的生物力学分析应包括运动和力的测量。运动学是研究在运动时，作用于髋关节的角或位移运动，它是通过使用光电摄像系统来测量。动力学是研究作用于关节从而产生运动的力和力矩。这些力包括那些由于重力、肌肉收缩以及支持关节静态结构产生被动张力。这些力往往是利用个体进行功能活动时，由力数据平台获得的数据，以及解剖上通过肌肉大小、形状以及在这些活动中的激活期进行评估。测量运动学和动力学参数，可以检测到临床检查或患者报告结果评价无法识别的损伤。

髋关节受力

髋关节受力在体测量

髋关节在进行功能活动过程中受到的力，对正常和重建关节的健康和寿命起着重要作用。定量测量这些力可以用于评估假体的固定和磨损，修改假体设计，以及指导术后活动。直接测量作用于完整关节的力不大可能。然而，随着假体和装载力学感受器的内置假体的发展，使得在进行功能活动时在体受力和作用于术后髋关节接触压力测量成为可能。使用这些假体进行的早期研究显示，髋关节在步态周期内受到力峰值是体重的300%（BW）。随着仪表化假体设计和计算机方法的进展，使得更全面的分析各种日常活动和康复训练中在体关节的功能成为可能。

作用于髋关节的最大合力强度变化很大，其取决于正进行的功能活动（表10.1）。据报道，在步态周期内，峰力在200%和480%体重之间变化，且随着步态速率增加而增加。绝大多数峰关节接触力发生在上方，其有两个峰值（图10.1）。第一个峰值发生在对侧脚趾离地时，而第二个峰值刚好发生在对侧脚跟着地前。两个峰值的大小相似，有报道称第一个合力峰值大小为240%体重，第二个合力峰值大小为237%体重；据报道，类似的峰力在单脚站立期间（230%～350%体重），然而，对比行走，峰力减低在这些情况下出现：从椅子站起来时（190%到200%体重），坐下时（156%体重）、屈膝（143%体重）。然而，爬楼梯导致更高的峰关节力：在上

表10.1　在日常生活活动中测得的平均体内髋关节接触力和峰值扭转植入力矩

活动	峰值接触力（%BW）	峰值扭转植入力矩（%BWm）[2]
散步	200～410 (2～5)	1.64
自由步态	238 (2)	1.52
快速步态	250～480 (2,3,5)	1.54
爬楼梯	251～552 (2,6)	2.24
下楼梯	260～509 (2,6)	1.74
单脚独立姿势	231～350 (2,5)	0.88
从椅子站起来	190～200 (2,5)	0.47
在椅子坐下	156 (2)	1.17
膝关节弯曲	143 (2)	0.51
摔倒	720～870 (3,4)	—

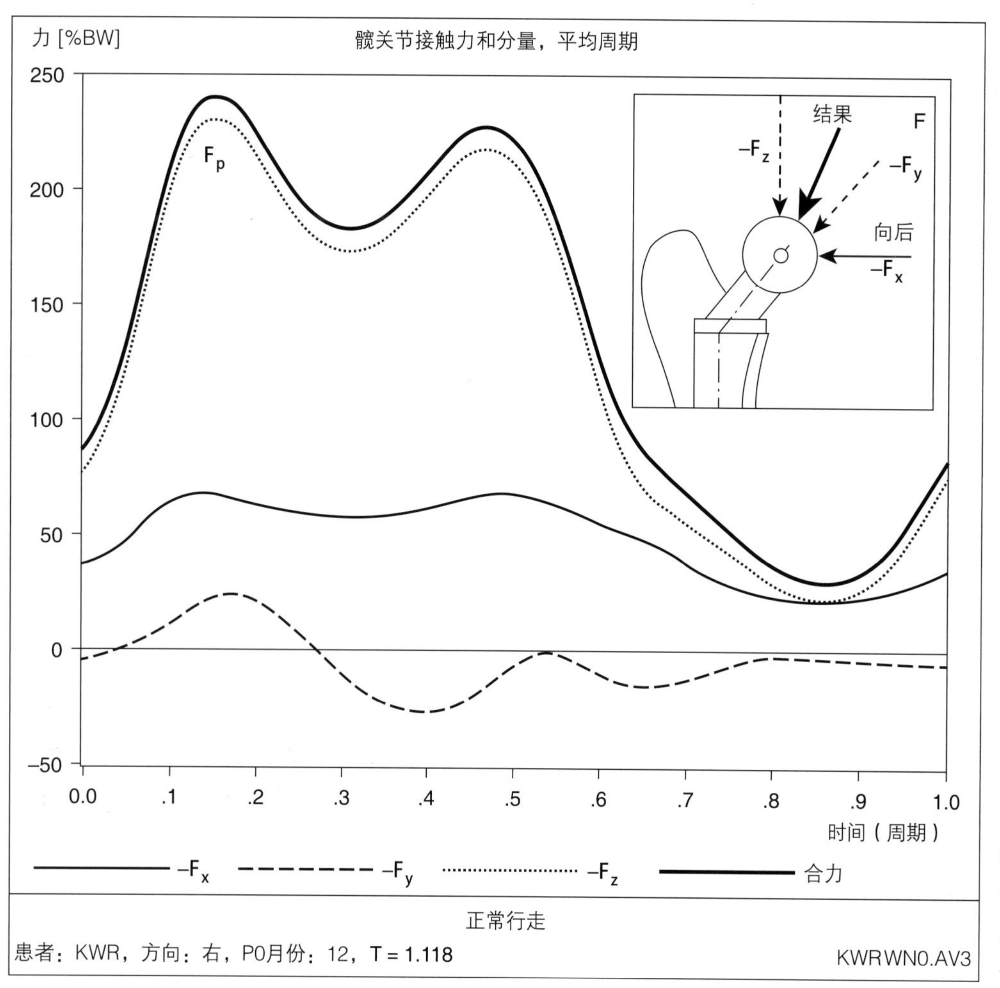

图10.1　髋关节接触力F的平均值，以%BW及其分量-Fx，-Fy，-Fz为单位。最大值是峰值力Fp

下楼梯时超过500%的体重。据报道，在爬楼梯时，术后8个月峰力要高于术后1～3年，可能表明随着时间的推移，肌肉功能和生物力学得到改善。不常见的日常活动导致峰力，可以达到如意外绊倒期间观察到的量级，其可以达900%体重。建议患者避免不安全的活动，尤其是在术后早期阶段，可能有助于假体获得恰当的固定和寿命延长。

合力在冠状面的成角方向在功能活动时改变较少，随着内侧偏差增加，在冠状面上观察到的合力更小（图10.2）。相反，合力在水平面的成角方向在功能活动时高度变异，随着合力的增加而增加。爬楼梯时，合力在水平面上较步行时有10°～16° 前倾。这与爬楼梯时假体长轴受到的力矩峰相较正常步态有23%的增加，而其他活动受到的扭转力矩峰与正常步态相当恰好相合（表10.1）。考虑到高关节受力和扭转力矩，爬楼梯可能影响假体固定。

理解康复训练期的关节功能，对于确定适当的训练来改善肌肉和关节功能，同时保护移植物在愈合期不受可能出现的巨大力和压力非常重要。患者日常活动以及常规的康复训练中髋臼所受到的接触压力峰值已经被记录测量到（表10.2）。在步态周期中，最大接触压力3.6～6.8MPa不等，沿着髋臼表面上缘和后缘。接触压力在后跟接触地与站立中期之间达到顶峰，发现其与反射力和肌肉收缩有关。髋外展肌群增加的肌电图（EMG）激活水平与髋臼接触压力的增加同时发生。在康复练习中，接触压力峰值范围1.9～4.8MPa。活跃的肌肉加强训练相较于等长肌力训练，有效地降低了接触压力。压力峰值的增加与训练速度相关，以及在训练过程中外部负载的量相关，这两者在康复训练中都是可控制的。总的最高峰值压力发生在从椅子上站起来和爬楼梯过程中。成功完成这些活动需要协调和活化收缩数条肌肉群。因此，下肢功能训练使得关节面受到更大的压力，在关节术后应尽量延后。

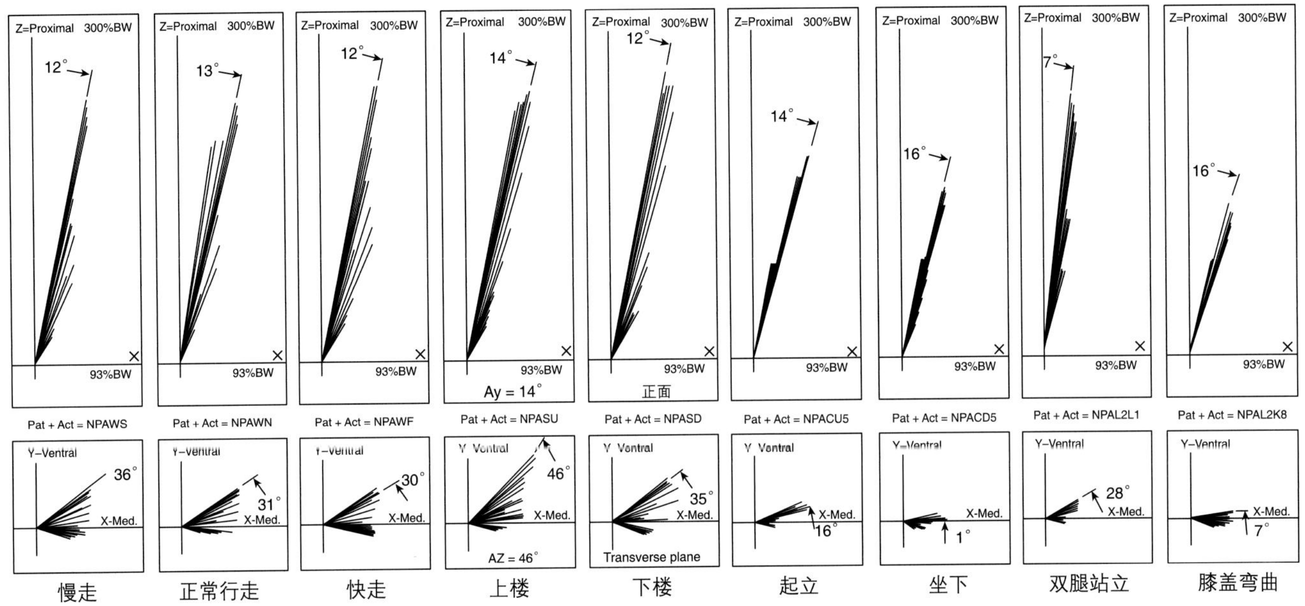

图10.2 典型患者在九次活动中的接触力矢量F。z缩放比例达到了300%BW。上图：在额平面中力矢量F和F的方向Ay。下图：在横向平面上的力矢量F和F的方向Az

在体分析提供了直接测量髋关节接触力的方法；然而，解读这些研究结果必须谨慎。由于这些分析的复杂性，这些仪表化的假体只能应用于小部分患者。因此，由于步态模式，距离手术的时间，以及改变的肌肉功能等变量，所有的研究报道，在研究个体之间存在着高度变异。此外，这些患者的年龄偏大，同时一些报道有功能受限的存在。研究表明，由于年龄和功能障碍影响步态参数，因此通过分析仪表化的功能分析所获得的测量值，可能不能准确地反映出正常关节受到的力大小和/或方向。在患者术后早期收集的数据，由于手术造成的疼痛和持续损伤，可能使得获得的数据存在错误。肌肉和关节运动损伤已被证明长期的存在于置换术后，因此距离手术的时间可能与获得的力数值变异有关。

表10.2 日常生活和康复锻炼时的平均髋臼峰值接触压力

活动	髋臼峰值接触压力（MPa）
走路	3.6 ~ 6.8
爬楼梯	4.5
从椅子站起来	4.4 ~ 9.7
等距运动	
髋关节外展	4.1
髋关节后伸	2.8 ~ 4.7
伸膝	3.4
等张运动	
髋关节外展	2.7 ~ 3.8
髋关节后伸	4.8
直腿抬高	1.9
等速运动	
髋关节内收-外展	3.7 ~ 3.9
髋关节伸-屈	3.5 ~ 3.8

关节力的评估分析模型

早期髋关节受力评估，是在静态单腿体加载过程中，利用二维受力分析图实现（图10.3）。在这种姿态下，身体平衡的获得是关节活动产生的力和力矩与关节作用力之间相平衡的结果。作用于股骨头的外部力量包含有重力，大约是体重的5/6，以及肌肉对其的作用力。在这些早期模型中，肌力局限于冠状面上运动——即髋外展肌群。外展肌力臂大概是重力力臂的1/3，因此体重力量的机械利益是外展肌的2倍。这就需要外展肌群产生接近两倍体重的力量来维持在单腿站立状态时中立的骨盆力线。髋外展肌力杠杆臂与重力杠杆臂的比值是对关节作用力程度的一个主要影响因素。增加外展肌力臂会降低这个比值并且减小股骨头对髋臼的作用力。肌腱腱止点位置以及冠状面运动的变化都会使外展肌力臂

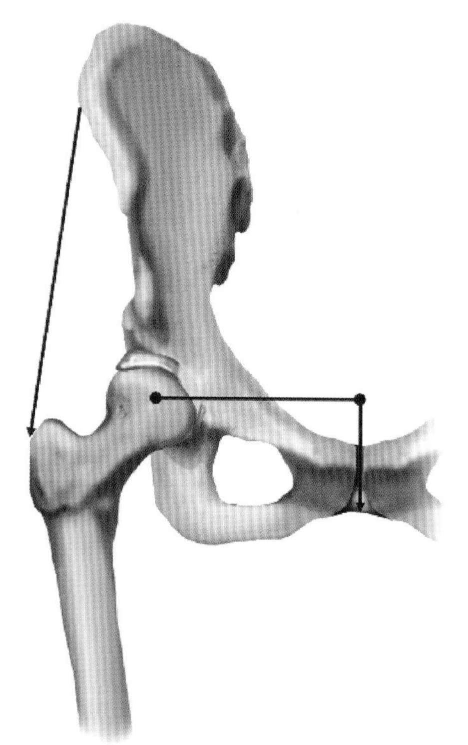

图10.3 单下肢姿态中关节接触力的图示

发生改变。在单腿站立状态，特别是髋外展肌腱止点位置的外移与上移会增加力矩长度，而腱止点的内移和下移则会降低力矩。在手术中对相关肌肉的再附着和合适的固定，对有效机械比例的恢复以及最小化关节应力相当重要。

通过运动分析——包括关节位置，地面反作用力，分割质量，肌肉几何学，以及惯性特点，获得的测量值，计算机模型能够基于此评估关节力，从而可以计算在运动过程中的关节受力与肌肉力矩。某个时间点所有肌肉的肌力和节间力的矢量和，可以得出髋关节接触力。这个值代表在髋关节运动中起作用的大多数肌肉的力量，要计算每一块肌肉的力量是非常困难的。已经有多种方法用来解决这个问题，包括建立肌肉功能群以及将肌肉的牵拉简化为简单的线性运动。使用一种动态优化解决方案可以评估整体肌肉力量对髋关节接触力的组成贡献，该方案允许将地面反作用力分解为3个特别作用力——肌力、重力和离心力。基于这个模型，研究发现肌力是构成髋关节接触力最主要因素，而重力与离心力则贡献最小（图10.4）。在行走过程中，臀中肌是构成总关节力上部和内侧成分的最主要贡献者，在早期站立阶段臀大肌贡献也较大。臀部和腿后肌群对第一合成峰值力贡献最大，而臀中肌是第二合成峰值的最主要贡献者。使用分析模型评估的

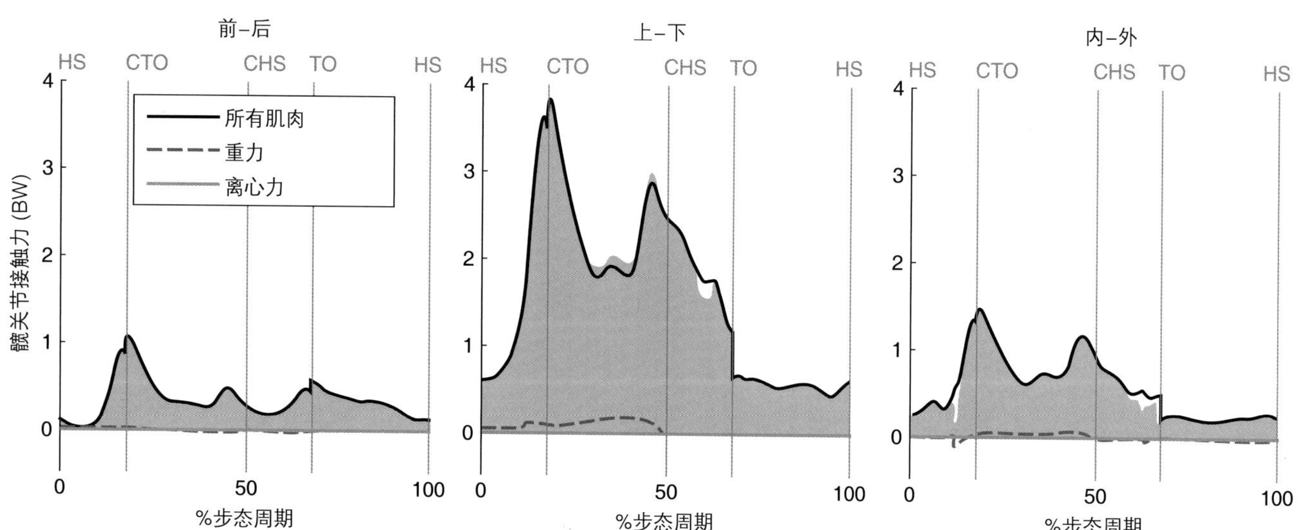

图10.4 对模型中计算肌肉力，重力和离心力对髋关节接触力的3个分量的贡献。所示力是作用在模型中髋臼上的力。阴影区域表示沿3个坐标方向作用的总接触力。所有接触力均在股骨参考系中指定，并通过体重（BW）进行归一化。离心力和韧带（未显示）对总接触力的贡献很小。以下步态周期标志由垂直的细线划定：HS，脚跟着地； CTO，对侧脚趾； CHS，对侧脚跟着地；TO，脚尖离地。正向力指向前方，上方和中间；负力指向后，下和横向

关节接触力峰值为体重的200%～430%，这与在体研究获得的数值相近。

虽然分析模型的出现，帮助拓展了我们对髋关节接触力的理解，但是这些分析需要大量的假设和简化形式去建立模型。从总体上看，总的肌肉贡献有所减少，同时肌肉的拉力线也有所简化。没有哪种分析能解读肌肉共同收缩，由关节囊和韧带所提供的弹性张力，或是由于一系列的活动造成的肌肉长度变化，所引起的力臂生成能力改变。此外，由这些模型预测肌肉活化水平，并没有证明符合实际测量EMG肌肉活化水平。鉴于肌肉是髋关节接触力的最大因素，由这些模型再现正常肌肉功能可能会导致不准确的估计。事实上，在体和分析模型之间的比较研究，与直接测量相比，证明力被过多的计算，存在12%～16%增加。

辅助行走器对关节力量的影响

正如上面所说，通过降低对髋关节外展肌群的需求能够减少关节的接触力。分析学和在体研究都已经说明在对侧使用手杖能够有效降低髋关节接触力。通过对对侧手杖施加一个向下的力从而获得一个向上的力，这个力可以辅助对抗重力。手杖和髋关节外展肌群的作用就像是一种“力量对”，能够对抗体重产生的外部力量。其结果就是，为保持骨盆水平的髋关节外展肌群所需的力量降低了，从而降低了肌肉力量对合成关节接触力的作用。使用手杖组比未使用辅助器材组相比，关节接触力峰值降低了56%。而且体内髋臼接触压峰值降低了28%～40%，这与臀中肌EMG（肌电图）活力下降是一致的。患者在使用对侧手杖行走时臀中肌平均EMG活力下降了26%～31%。施加到手杖的力量大小与肌肉的EMG活力是相关的。施加到手杖向下的力量每增加10%会使臀中肌活性降低11%，这会进一步降低关节接触力。然而使用对侧手杖也会增加对侧臀中肌的EMG活力，因此，为减轻相关关节负荷而长期使用对侧手杖会导致对侧有害的过载。

在术后早期推荐使用拐杖来保护关节可以得到较好恢复。患者在步行时无论使用了什么类型的拐杖都会降低体内关节接触力峰值，而降低最多的是3点式拐杖（图10.5）。这些可以使第一合成峰值下降17%和第二合成峰值下降30%。与合成力相似，所有类型的拐杖都会使股骨颈周围的扭矩和弯矩降低，下降最多的仍然是使用三点式拐杖步行。三点式的拐杖降低髋关节受力的效果只在术后一个月观察到，接下来资料显示患者能够安全地适用两点式行走。

假体位置和改变的几何形态的影响

手术改变了股骨和髋臼的形态，使得外展肌群力臂长度发生变化从而影响髋关节的合成力。修复股骨缺损对于提高髋外展肌群力量是一种有效的方法。通过增加股骨长轴到股骨头旋转中心的垂直距离能够增加髋外展肌群的力臂长度，这样能够降低外展肌力臂与重力力臂的比值，增加对髋外展肌群的机械利益。相反的，低度的股骨抵消会导致股骨颈更加向垂直倾斜，使得髋外展肌群的机械杠杆更加垂直。降低了抵消也会引起重力力臂的增加，这就需要更强的髋外展肌力量来抵消身体重力。在一组临床对比高度与低度股骨抵消的患者中，高度股骨抵消的患者比起低度抵消表现出更强的髋外展肌群力量、降低了臀中肌EMG活性并且减少了在行走中双肢支撑的时间。此外，低股骨偏心距患者在跨越障碍物的时候需要将重心向术肢转移，这样会降低身体重力力臂以及髋外展肌群所需的力量。在手术中恢复和增加股骨抵消对降低关节反应力以及长期保护植入物都是很重要的。

准确位置植入髋臼杯能够影响髋部肌群的力矩生成能力，这与合适的股骨力线一样重要。早期电脑模型显示臼杯的上移或下移对肌肉的力矩生成能力有最大的影响。上移位置会减少外展和屈曲力、力臂和力矩，而下移位置会增加力、力矩以及屈曲和外展的力臂。同样的，臼杯的内移和外移也会改变髋外展肌群的力矩生成能力，内移会引起内收力臂、力和力矩的减少。检测上移、外移和内移偏差中，髋臼杯上移使髋外展肌群力矩生成能力最多减少了49%，上移加外移减少了38%，上移加内移减少了65%。可以通过增加假体颈长度来修复这种能力，但只适用于上移以及上移加内移类型的臼杯。

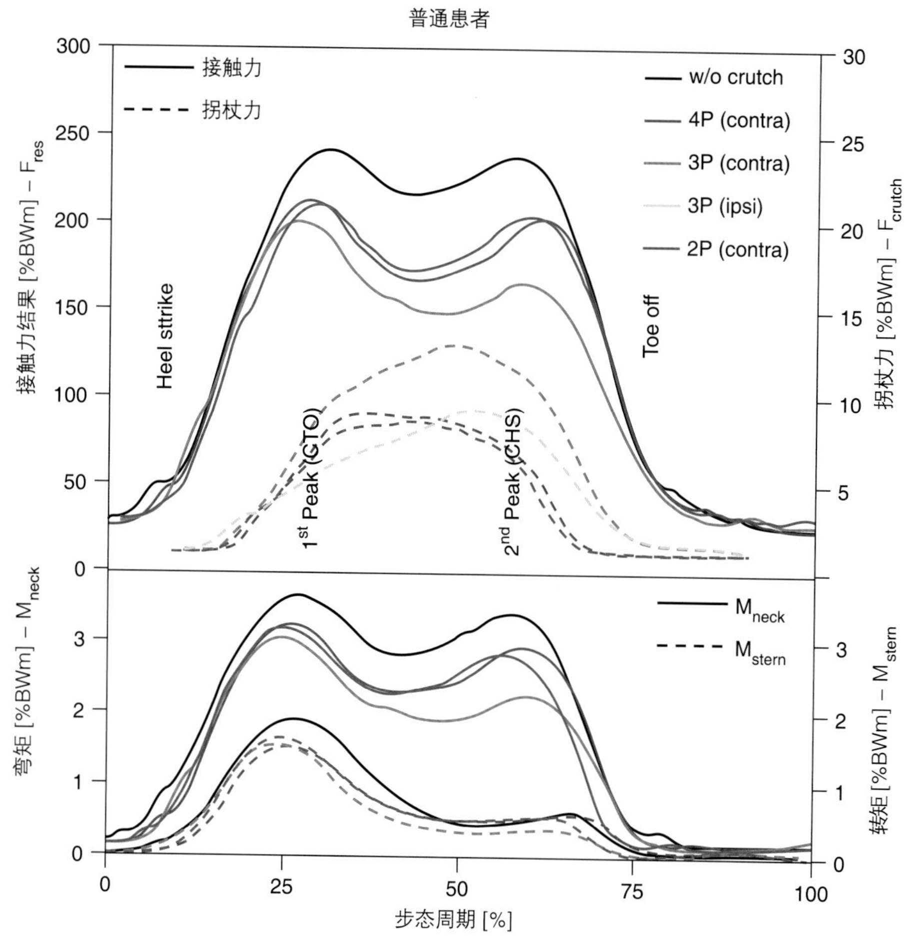

图10.5　一个负载周期内力和力矩的平均变化。步行时无（W/O）和拐杖步态为3点，4点和2点。平均7（6）个受试者且每个受试者20～70个负荷循环。上图：产生的关节接触力F_{res}和拐杖力F_{crutch}。下图：弯矩M假体颈和扭矩M假体柄。CTO，对侧脚尖离地；CHS，对侧脚跟着地

上外侧移类型的臼杯减少了外展力臂，并增加了体重力臂与外展力臂的比值，显著降低了外展肌群的力矩生成能力。单腿站立时髋部肌肉不能产生足够力矩来稳定骨盆，这样就会产生代偿性的步态模式。上外侧移类型臼杯同样会增加合成髋关节力，其增加与位移程度相关。上外侧方向位移25mm在单腿站立时关节力增加29%，在爬楼梯时增加19%；位移37mm在单腿站立时关节力增加53%，爬楼梯时增加29%。

虽然恰当的关节定位能够帮助调节由髋关节活动引起的合成关节力，但也需要考虑患者关节活动的方式。在最近的研究中发现，比起关节定位髋关节负荷更易受步态参数的影响。步态能够解释67%的关节力变异，而关节定位只能解释33%。在行走中的第一峰值合成力与屈曲峰值、内收、外旋力矩以及外展力臂成正相关。更长的力臂会使外展肌群产生更大的力矩和更高的髋关节肌力。第二峰值合成力与屈曲峰值、内收、拉伸以及内旋力矩相关。垂直关节中心位置只会影响植入物的扭矩，上移越多会产生越高的扭矩。基于这些观点，不论是实现正常关节形态的修复还是良好的力学功能修复对于关节重新负重和提高植入物耐用性方面都很重要。

步态和临床功能

术前步态和功能受限

严重髋关节疾病的患者，其伴随着的大量损伤与改变的功能状态相关。髋关节疾病患者常会有肌力的下降。与对照组比起来，患者组峰值等长肌力下降可达30%，包括髋关节屈曲、外展和内收力量。此外，80%患髋关节疾病的患者都呈现出Trendelenburg步态。在步态周期中，在冠状面屈腿过程的单腿站立期，体重转移到站立腿，使其更接近旋转中心。这会降低重力力臂和因此而减低髋外展

肌群为维持骨盆力线需要对抗重力的力量。行走过程中，Trendelenburg试验阳性与臀中肌、臀大肌EMG活性缺失之间存在显著相关性，提示这些肌肉的失活会引起功能改变。

已经观察到在患有严重髋关节疾病的患者步态周期和爬楼梯时的时空参数发生了变化。与对照组比起来，患者组不仅步态速度表现出下降，而且在步态周期中单腿站立期的时间也缩短了。在爬同一段楼梯时，患者组相对于健康人群明显需要比花费更多的时间。总的说来，患有严重髋关节疾病的患者，都表现出关节活动的速度降低。由于步行速度与髋外展肌群的减弱显示出中等程度的相关，因此在很多严重髋关节疾病患者观察到的髋外展肌群力量的下降，很可能对髋关节功能下降起着重要的作用。

对计划做髋关节置换术的患者，对其步态模式进行的动力学分析表明，与无症状对照组相比，其矢状面活动范围、髋关节伸直和内收外力臂均下降。在步态站立期观察到了患者从髋关节屈曲到伸展过程中出现了矢状面不连续活动。随着患者髋关节伸展到最终站立位时，有短暂的逆转或屈曲发生。这种步态模式与髋关节疾病的出现和严重程度相关。这种不连续可能是疼痛的规避方式，也可能来源于潜在的关节不稳定。

术后步态和功能限制

关节置换术成功地为大部分患者减轻疼痛和提高功能；然而，许多术前就观察到的损伤和功能受限在术后仍然继续存在。总的来说，术侧肢体肌力在置换术后得到了提升。髋关节等长外展峰值、屈曲扭矩以及伸展扭矩提升一直持续到术后2年；然而，数值没有达到对照组人群。支撑髋关节的肌肉长期疲软会改变施加到关节结构的力量，这会导致关节不稳定。由于肌力的降低会减弱对植入物的保护，这样就会使植入物出现早期过度磨损的风险增加。

步态的时空参数在髋关节置换术后得到了提升。在术后2年的随访中，步态速度、频率、步长以及术侧肢体单腿站立期的时间都得到了提升；然而，步态速度仍然比正常值要低20%。在术后10年，步态速度、单腿站立期的时间以及步幅仍然是低于正常值的。最近的一份Meta分析报道，术后10年全髋关节置换对步态速度（ES: −0.787, CI: −1.538, −0.035）和步幅（ES: −1.056,CI: −1.62, −0.494）有较大的阴性作用。步幅的缩短会进一步降低步态速度。更重要的是，相较于65岁以上的髋关节置换患者，以上参数在年轻的患者并没有显著差异。由于已经有很多文献报道步行速度与髋外展强度的相关性，因此，进行过关节置换的年轻人群不能恢复到健康人群的步行速度可能是因为髋外展肌群的虚弱乏力。

有报道称，躯干和骨盆运动在术后早期发生了改变。特别的是，患者在步态的单腿站立期表现出躯体朝向相关侧弯曲增加，骨盆抬高而对侧半骨盆降低伴随术侧髋关节内收加剧。躯体侧弯降低了髋关节中心与躯体重心间的力臂，从而降低了对髋外展肌群的需要，其结果就是减轻了髋关节的力学负荷。过度的骨盆倾斜和髋关节内收，对髋关节在冠状面和矢状面的负重模式产生不良影响。在终末站立期，术侧髋关节内收和骨盆抬高，与中外侧关节接触力增加相关。

全髋关节置换术后患者的步态过程中，其关节活动受限将持续一年。虽然患者术侧髋关节伸展、内收角度以及矢状面的活动范围比术前都有所增加，但与正常对照组比起来仍有减少。与健康对照组比起来，关节置换患者伴随着峰值能力的产生和吸收的减少，峰外旋、峰外展和峰内收角以及力矩都降低了。患者在步态过程中，在冠状面上外展机械功也有所减少。髋关节外展力矩减少，同时髋关节内收角减小，使得身体重心向术侧偏移。较小的内收角只需要较小的髋关节外展力矩来抵消来源于身体重心的对抗力矩。减少的内收力矩的也可能反映出髋外展肌群乏力。

爬楼梯和起立过程中的差异也出现在术后1年。术侧肢爬楼梯过程中，能观测到髋关节支撑力矩和力生成减少，其与对侧肢体为使身体向上抬高，踝关节力量增加一致。此外，患者在下楼时矢状面上的力矩降低。内收和外旋力矩与正常对照组比起来下降了25%，而峰伸髋力矩增加了76%。内收和外旋力矩的下降，表明髋外展肌群功能不足。在坐和站立时，患者表现出髋关节屈曲活动降低，同时内收力矩增加，伸髋力矩降低。比起术侧肢体以及正常对照组，患者也将更多体重集中到对侧肢体上。这种不对称的负重模式，可能提示长期的肌肉无力，能影响对侧髋关节的健康。

全髋关节置换术后10年，所有年龄段的患者在矢状面、额状面活动范围持续降低，髋关节伸展峰值以及步幅也降低；然而，他们确实获得了肢体的对称。此外，54～64岁、65～69岁、70～74岁、75～79岁以及80岁以上的患者，各组之间步态参数并无差异。最近的Meta分析显示，全髋关节置换术对矢状面活动度有显著的负效应（ES: −1.517, CI: −2.115, −1.039），对髋关节屈曲（ES:0.517, CI: −0.101, 1.134）、伸髋（ES: −0.539, CI: −0.539, 0.011）、外展力矩（ES: −0.539, CI: −0.575, −0.064）的影响很小或几乎没有。髋关节外展力矩总趋势是下降。生物力学模式上持续的变化提示，如果这些损伤没有在术后早期就得到重视的话，其术后康复也就只能停留在愈合与疼痛缓解上了。在术后早期需要重视肌力恢复训练以及适当的力学刺激以实现关节保护和延长假体寿命。

Stephen J. huffaker
Tsung-Yuan Tsai
Guoan Li
Harry E. Rubash
Young-Min Kwon

11

第11章　髋关节运动学

运动学“Kinematics”这个词来源于希腊语名词词根kinema（意为运动）和动词kinein（意为移动），用来描述不考虑质量和外力的物体运动这一力学分支。在现代骨科学中，运动学被用来反映运动中对关节力学性质的研究。包括运动中关节承受的应力、运动的限度和限制，以及关节活动中两者的相互作用。这一章将会探讨关于髋关节的上述特性。有关人工关节置换术植入物寿命的研究在前面半个世纪大多集中于假体材料科学，因此促成了高度专业化的、能让患者活动数十年仍保持弹性的材料产生，明白这一点十分重要。虽然对人工关节材料研究的持续努力和进步对进一步延长植入物寿命很有价值，但骨科医生意识到假体位置和动态功能是全髋关节置换术稳定性和预期寿命的重要影响因素。鉴于此，对髋关节运动学（包括健康髋关节、病变髋关节和置换后髋关节）的鉴别和理解对于下一阶段髋关节置换术的改进至关重要。这一章将会概述和讨论目前所了解的常见病变下和关节置换术后髋关节运动学变化。

髋关节运动的基础

髋关节，或称髋臼股骨关节，是股骨和骨盆髋臼之间的连接部位。髋关节把头部、手臂和胸部的重量传导到双下肢。为了充当这个角色，髋关节必须能在较大位置范围内动态负载和传导身体重力和下肢的地面反作用力。静态和动态稳定结构共同帮助防止关节脱位、维持力学效率，以便完成这一功能。与此同时，髋关节必须高度灵活，允许较大的关节活动度，从而满足人体各种活动所需要的必要运动。

髋关节的角色

当站立时，整个上半身重量通过腰椎传导至骶椎，再通过骶髂关节传导至髂骨。然后这些重量被传递到髋臼和股骨颈。因此，髋关节最重要的角色是维持直立位时身体的平衡和稳定性。后面部分将会讨论对髋关节稳定性和活动度起作用的结构因素。

稳定性

骨骼学髋臼位于骨盆下部外侧面，由髂骨、坐骨和耻骨汇合处三叶形软骨生长中心形成。虽然髋臼窝看似半球形，但事实上只有上1/3或者穹顶部分是球形，以便在直立中使身体重量达到最大应力分布范围。如前所述，髋臼倾斜形成髋臼角（正位X线片髋臼倾斜角），男性平均值38°，女性平均值40°，增加了髋关节外展活动度而不会降低内收活动度（图11.1A）。在矢状面，男性和女性的髋臼前倾角平均值分别为16° 和19°，增加了屈曲弧度，同时增加后方覆盖阻止股骨头在极度屈曲时股骨头脱出。

在髋关节股骨侧，骨性结构在静态和动态负载时同样有助于保持关节稳定。股骨头呈半球形，介于半球形和2/3球形之间。股骨头通过锥形部分迅速移行为股骨颈，连接股骨剩余部分。股骨头中心和股骨解剖轴之间的距离称作“头-颈偏离”，与髋内收肌力臂和效率直接相关。股骨头/颈复合体相对于股骨通髁轴的方向同样在髋关节静态和动态活动中扮演着重要角色。与髋臼前倾角类似，股骨头/颈在成人与机械轴大致呈10° ~ 20° 角（图11.1B）。股骨

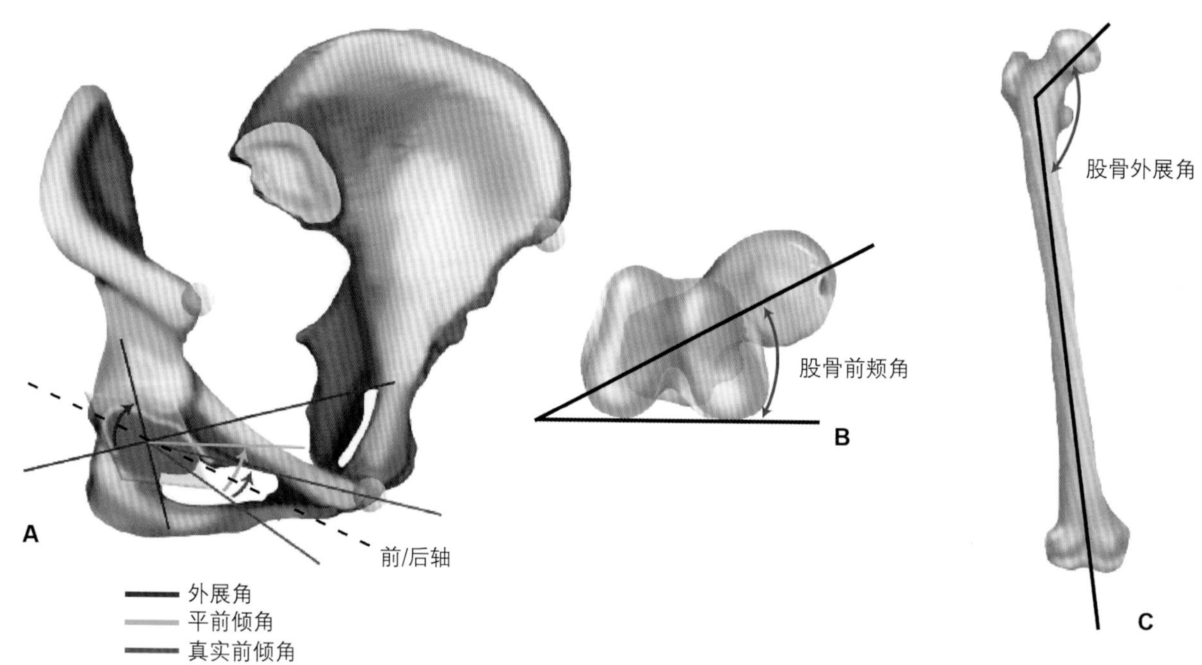

图11.1　骨盆和髋臼倾斜。A. 骨盆真实前倾角是前/后轴和横断面与髋臼杯开口平面交叉线之间的成角。平面前倾角是髋臼开口平面垂直轴与前/后轴夹角的补充。倾斜角是髋臼杯相对于内/外轴（通过双髋的虚线）在前/后轴上的旋转。前/后轴垂直于双侧髂前上棘和耻骨联合形成的骨盆冠状面；B. 股骨外展角是股骨颈相对于后髁线的倾斜角。从股骨干最佳拟合圆柱体的纵轴看，股骨颈轴被定义为股骨头和股骨颈模型的中心线。后髁线是双侧股骨后髁的连线；C. 股骨颈角是股骨干长轴和冠状面股骨头颈中心线的夹角

干内旋角和髋臼前倾角共同增加了髋关节屈曲活动度，尤其是当下肢处于轻度外旋位，这是稍后讨论的正常步态模式的重要组成部分。股骨头/颈在冠状面同样向头侧成角，使整个颈干角呈125°～140°外翻（图11.1C）。头、上肢和躯干的重量更加垂直地从髋臼传导至股骨干，同时保持合适的颈/干偏移以便活动时外展肌群有足够的力臂。

髋关节骨性结构最重要的部分之一是关节面不协调。事实上髋臼只在负重的穹顶部分呈球形，而股骨头在关节面多达2/3的部分呈球形。这个特性和前述成角差异（例如前倾和斜角）导致股骨头部分区域始终保持“非覆盖”状态。股骨头最大覆盖亦即最协调位置是髋关节屈曲位、外展位和外旋位（FABER）。但在直立时和步态周期内，股骨头在最大应力传递时达到最大覆盖量（例如足跟着地和单足站立）。

韧带和囊性结构尽管髋关节球形设计的固有稳定做用贡献了很大程度的关节稳定性，由关节外和关节内纤维束组成的额外韧带支持在髋关节6°自由活动中扮演着协同作用的角色。关节外韧带由带状增厚的关节囊组成，允许一定弧度内的活动。但尸体研究发现，关于这些韧带的确切性质和独立命名存在较大的差异和争议，关节囊在传统上被描述为四束关节外韧带，由髂股韧带、坐股韧带和耻股韧带的纵行纤维以及轮匝带的环状纤维组成。这些韧带在关节活动中和处于不同位置时扮演着重要角色，被切除后的活动变化证实了这一作用（表11.1）。

对于关节外韧带，髂股韧带在直立时提供了最大限度的静态稳定性。这一韧带从髂前下棘（AIIS）和髋臼前上缘之间的狭小间隙中分为明显的两束穿出，连接到股骨颈基底部前方（图11.2）。这个Y形的纤维汇合结构最早由Henry Jacob Bigelow描述，因此产生了以其姓氏命名的Bigelow Y形韧带，这个韧带是站立时髋关节重要的静态稳定结构，虽然在外旋、内收和股骨头上移时紧张，但其主要作用是防止过伸（表11.1）。生物力学研究进一步证实了髂股韧带拥有最大的失效力量和总体刚度，分别对应大约350N和100N/mm。

顺着前方和下方，髋关节囊包含纤维增厚形成

表11.1 各个韧带切断后的平均内旋和外旋角

	30° 屈曲		15° 屈曲		0° 中立位		10° 伸直	
	IR	ER	IR	ER	IR	ER	IR	ER
全部切断	21.60	37.30	17.63	33.17	14.73	25.47	10.53	15.40
Med Ilio	22.13	41.93	17.93	38.77	16.47	32.47	11.57	26.07
Lat Ilio	25.13	49.17	23.47	47.80	22.03	43.17	20.57	37.97
Pubo	25.90	50.33	23.00	46.20	21.53	45.37	18.87	45.60
Ischio	48.70	52.56	47.56	50.11	45.78	51.63	45.30	51.22

展示了切断主要髋关节囊韧带后的尸体髋关节内旋与外旋角度的改变
IR，内旋；ER，外旋；Med Ilio，髂股韧带内侧束；Lat Ilio，髂股韧带外侧束；Pubo，耻股韧带；Ischio，坐股韧带

的耻股韧带或耻骨囊韧带（图11.2A）。这个韧带从耻骨上支前方的宽底部发出，沿着闭孔前嵴向转子间嵴前下方延伸。耻股韧带对阻止外移、过度外展和外旋起着重要作用（表11.1）。

坐股韧带是髋关节囊后方主要的韧带增厚，起自坐骨整个髋臼后上缘，止于大转子前上方内侧（图11.2B）。当这些纤维到达股骨颈基底部时与轮匝带的弓形纤维汇合。第二个纤维束从坐骨到转子间嵴后内侧底部。总体来说，坐股韧带是髋关节活动中防止内旋的主要结构，同时其上束是屈髋内收时的次要稳定结构。

后方关节囊由深部横行于股骨颈基底部，不跨过髋关节的弓形纤维进一步加强。这些纤维被统称为弓状韧带，与大转子内上份和小转子后上缘相互连接。尽管纤维最厚的部位是后方，弓状韧带是环绕整个股骨颈基底部的轮匝带这一更大环形结构的一部分。这个额外的汇聚结构创造了一个固定环，既能阻止过度屈伸，也能分散力量。

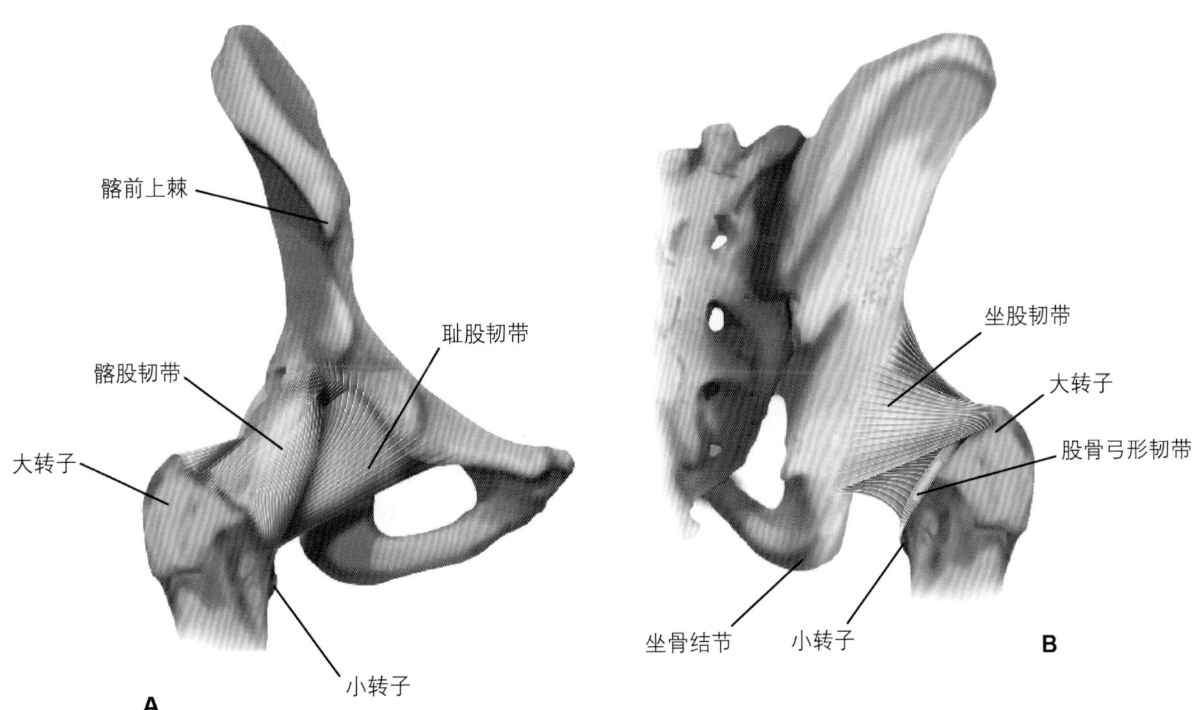

图11.2 髋关节囊韧带解剖学。髋关节囊韧带的前面观（A）和后面观（B）

除了关节囊外韧带，仍有争议的对髋关节稳定性最重要的静态结构之一是髋臼唇复合体。这个结构由一个关节外纤维软骨唇构成，包绕了除内下部分之外的整个髋臼缘，扮演着功能性加深髋臼杯的作用。髋臼唇对整个髋关节产生了垫圈效应，在关节活动的大部分范围有效封闭了关节。这与盂肱关节的盂唇有类似作用，形成了囊内负压，阻止了负重和非负重状态下的关节变形。此外，作用于髋关节本身的应力产生的载荷比和总体位移与髋臼唇上缘完好的密封作用密切相关。关于髋臼唇在关节力中的重要角色将会在后续部分中进一步探讨。

动态稳定结构

髋关节动态稳定结构可分为屈肌群、伸肌群、内旋集群和外旋集群、外展肌群和内收肌群。与肩袖肌群类似，拮抗肌在关节过伸或过屈活动时帮助维持股骨头在髋臼之内。但是与肩袖相比，我们对髋关节肌群之间相互关系的认识不够深入，肌肉之间的连结关系也不够清楚。从概念上讲，拮抗肌群通过相互对抗对方的活动产生髋关节旋转，并且如前文所述只产生很小的平移。例如，当髋关节通过收缩臀小肌和臀中肌外展时，内收肌群同时离心收缩帮助股骨头平移回到髋臼中心位置，因而维持了髋关节以旋转为主的同心圆运动。但是，由于髋关节外展肌群和外展肌复合体止点不是直接反作用于股骨，因此产生的杠杆力臂和力矩的差异导致了比肩胛下肌和冈下肌更复杂的肌肉内相互关系。此外，其他动态稳定结构也通过充当股骨头脱位的物理阻挡而参与了髋关节直接稳定性。尤其是直接跨过髋关节或者止点位于髋关节囊的肌肉可能在外加负载时物理性阻止股骨头移动。其中的一个例子是直立时和髋关节过伸时的髂腰肌。髂腰肌的肌腱部分在这个位置覆盖髋关节前方关节囊，当肌肉收缩时不仅引起髋关节屈曲活动，同时产生作用于股骨头的前方平移应力。但是紧绷的肌肉覆盖髋关节前方，支撑前方关节囊阻挡股骨头平移。臀小肌和股直肌短头有着类似的作用，分别协助髋关节在外展和屈曲时的稳定性。

移动性

活动移动性 虽然髋关节的主要机械运动改变本质上是旋转，但下肢的大多数活动要求髋关节同时进行旋转和平移的联合运动。例外的情况是自然外展外旋时的屈伸活动。在这个姿势的整个活动范围内，髋关节屈肌群和内收肌群的平衡力量使股骨头中心和髋臼保持重叠。除此之外的活动范围中，股骨头在旋转的同时产生平移，需要相反的静态或动态稳定结构抵消才能维持关节平衡。

活动度

通过实验获得的正常髋关节活动范围平均值在表11.2列出，但是不同病人在日常生活中髋关节活动度的差异很大。然而，完成坐、站立、爬楼梯和行走等日常活动只需要一个较小的活动度，对活动度进行评估可以更好地评价功能受限。一般来说，Heller等阐述了无辅助平地行走对髋关节活动度的最低要求：屈/伸活动弧40°、内收/外展活动弧10°、旋转活动弧10°（表11.2）。非平地行走、奔跑、从凳子站起等其他活动需要更大的活动度。活动从何产生？或者更重要的是活动范围由什么限制？答案是骨性结构决定了关节绝对活动的限制，而软组织结构决定了实际活动或活体内活动的限制。

髋关节本身被机械性限制而约束，这种约束由组成关节的骨骼在极限活动的骨性撞击产生。虽然在病理状态下骨性结构会发生改变（例如骨关节炎、创伤、骨坏死等），但是软组织（韧带、肌肉和髋臼唇等）决定了活体内的活动范围。软组织通过嵌入和撞击发挥着限制活动或阻挡活动的作用。Turley等通过对比不同个体髋关节在一系列日常活动

表11.2 成人自然髋关节在休息时和观测的平地行走时的正常活动度

		正常范围	平地行走范围
内收/外展	（x轴）	25°/50°	5°/5°
内旋/外旋	（y轴）	90°/70°	5°/5°
屈曲/伸直	（z轴）	140°/30°	30°/10°

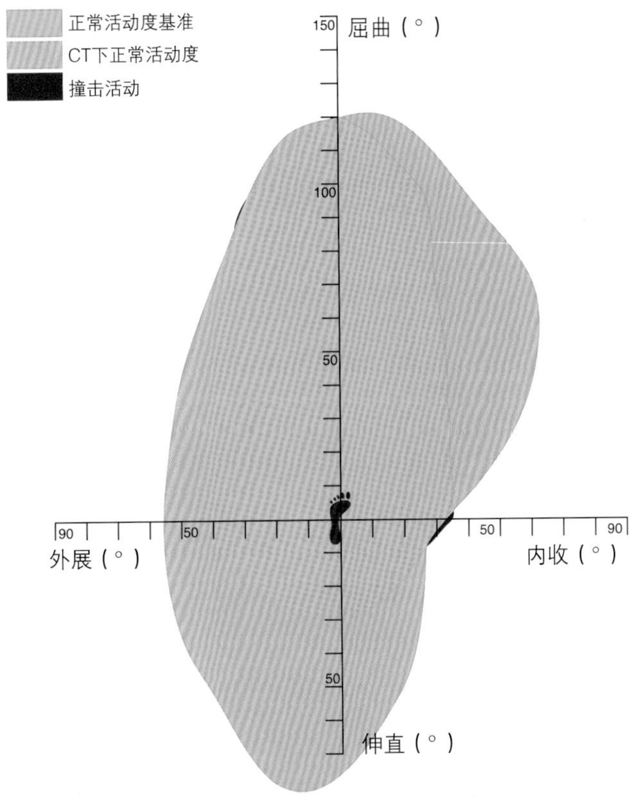

图11.3 预测与现实髋关节活动度差异。屈/伸和外展/内收活动在基于骨性结构的运动模型预测和在体测量观测结果之间的差异。黄色区域：从患者一系列日常活动中观测到的在体关节活动度。紫色区域：只在骨性结构预测的髋关节活动度。红色区域：在体运动中骨性撞击限制进一步活动

中所能达到的极限运动调查了这一现象。随后他们将上述活动范围与只有骨性结构的髋关节推测活动范围进行对比。在这两种活动弧的重叠范围内，他们发现有软组织结构存在时的功能性活动范围明显减小，尤其是在髋内收时的屈伸活动（图11.3）。有趣的事，这一结果证明髋关节在伸直过程中主要靠软组织维持稳定，而不是靠髋臼杯前倾产生的骨性撞击维持。Turley等的研究结果与此相反，他们发现活体髋关节在直立位极度内收和在屈髋90° 外展位时发生骨性撞击，小转子与耻骨发生撞击，大转子与髋臼外侧缘发生撞击。这一现象在全髋关节置换术中尤其突出，因为假体或者骨性撞击与软组织撞击可能增加病人关节脱位或早期假体磨损/失败的风险（参见“常见病理状态下的髋关节运动学”章节）。

功能、关节活动度和步态周期

通过高速摄像机和观察性研究，研究者对人体步态周期进行了长期的研究，尤其是损伤和虚弱病人的步态。随着计算机技术的进步，皮肤表面标记和计算机模型改善了这些方法，使我们对人体步态周期内的关节位置甚至肌张力/肌力有了更深的理解。深入探讨整个步态机械学超出了这个章节的范围，因此我们只讨论步态周期，以及这个过程中的髋关节功能学。

人体步态由两大时相组成：支撑相占整个步态周期的60%，其余为摆动相。在最简单的形式中，支撑相进一步划分为足跟着地、全足底着地、支撑相中期/单腿站立和蹬腿离地。这些时相都是按照同侧足所处位置来命名，各个时相融合呈递，实现能量和动力传导的同时也传递了肌肉的同心和偏心载荷（图11.4）。摆动相进一步划分为加速相（下肢前摆，追赶并超过躯干）、摆动相中期和减速相（摆动的下肢超过躯干，准备足跟着地，开始下一次支撑）。虽然这只是对人体步态模式的大体简化，但可以作为蓝本用来思考髋关节在步态周期中的位置以及包含了静态和动态因素的不同时间点。

如前所述，髋关节在整个步态周期中的主要角色是支撑躯干重量，并把应力从骨盆传递到下肢。但这个过程必须在动态范围完成，依靠静态和动态稳定结构的联合作用维持关节在步态周期内的向心性排列以及关节运动的转换。当肢体开始一个步态周期时，髋关节处于屈曲、轻度外旋和中立内收位，股骨头位于髋臼中心，使股骨头获得最大程度的覆盖（图11.4）。当步态周期在足跟触底之后向足尖离地进展的过程中，髋关节逐渐伸直。在足尖离地之前，髋关节开始屈曲、外展，使下肢在摆动相中能发生迈腿动作并清理地面（图11.4）。摆动相末期髋关节由外旋位再次变为加速相的内收位，使下肢从身体后方移动到前方时维持股骨头的中心位置。

在步态周期中的任何给定点，髋关节所受的合力包括由髋关节肌肉系统的力矩和从头部、手臂和躯干传导来的载荷力。这些力的净合力就是关节所

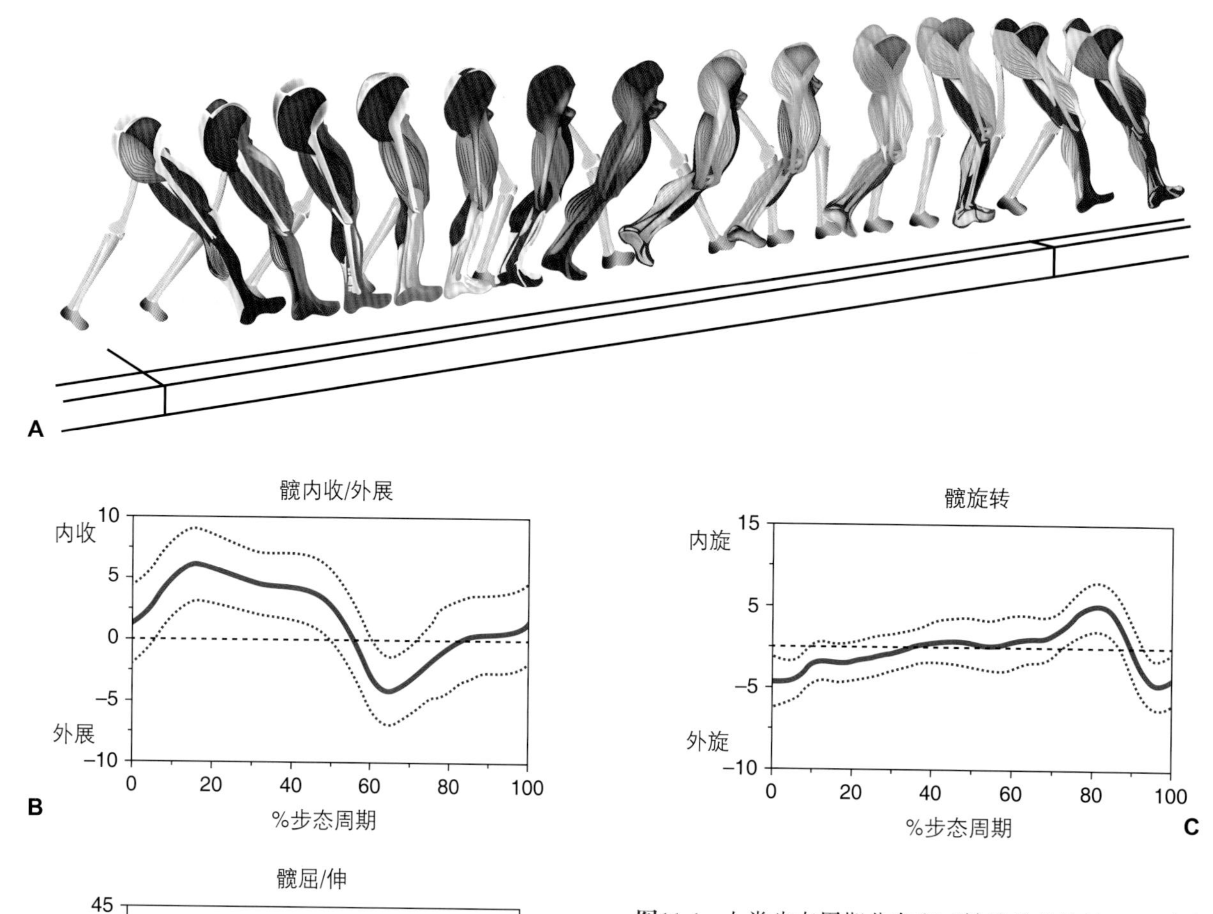

图11.4 人类步态周期分布和三轴髋关节旋转。A. 步态周期内的髋关节活动和每个亚状态时的肌肉向心收缩（黑色）和离心收缩（灰色）；B~D. 在体测量的步态周期内髋关节活动。步态周期以首次足跟蹬地为0、下一次足跟蹬地为100%

受的总力，也被称为关节反作用力。髋关节随着步态周期运动，这个力矢量的方向和大小也不断变化，在个体体重的3.5~5倍之间变动。例如，髋关节在摆动相中的运动始于伸直，终于最大屈曲，在髋关节屈肌群的牵拉下完成。在这个过程的开始，髋屈肌群的远端附着点（如小转子、股四头肌腱等）位于髋关节旋转中心的后方，形成了一个屈曲力矩和一个股骨头在髋臼内向上、甚至向前的滑移（如头向、前向的力矢量）。当步态周期继续，髋屈肌群拉力的矢量变化，相对于髋臼杯处于向后的方向。结果便产生了髋关节反作用力方向从前上向后的旋转（图11.5）。因此，阻止髋关节移动和载荷分布的关键稳定结构也随之改变，在这种情况下，支撑相末期/摆动相初期的前向移动产生了保护作用，可以防止摆动相末期/足跟触底早期的后向移动。正是由于同心收缩的肌肉和静态/动态稳定结构之间的这种精细相互作用，使得一些病理状态下关节动态发生改变，需要手术治疗进行处理。

在体髋关节运动学

虽然髋关节疾病的诊断策略和影像检查通常是基于静态结果（例如放射检查，实验室指标等），但我们需要记住的是所有髋关节疾病原本是动态的，疾病没有最终对活动产生影响就不可能进展。

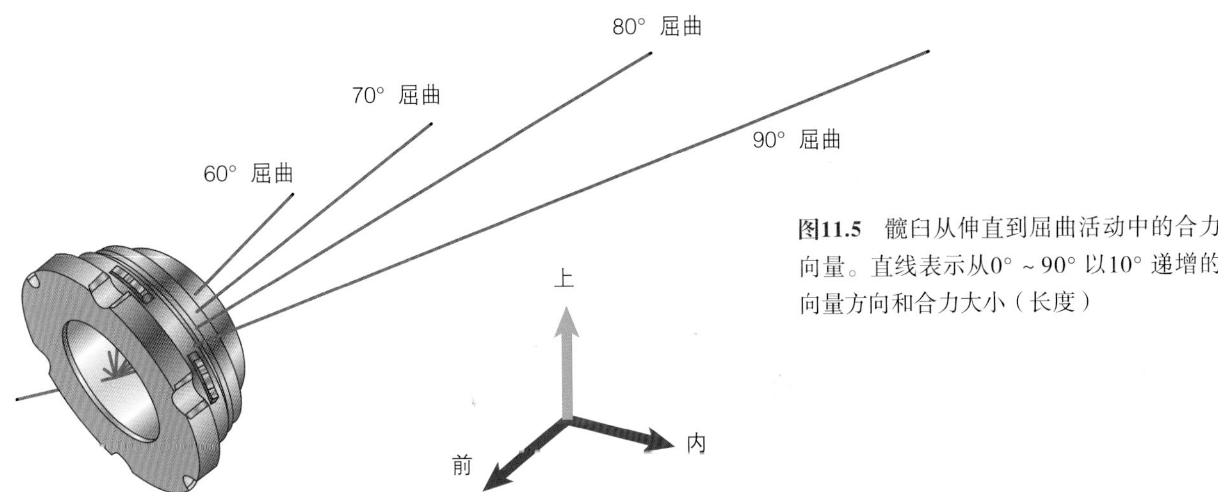

图11.5 髋臼从伸直到屈曲活动中的合力向量。直线表示从0°～90°以10°递增的向量方向和合力大小（长度）

更重要的是，虽然以往和目前对THA的改进都是针对固定方式和承载表面，但当前TKA所面临的挑战涉及在体运动学现象，例如关节边缘应力集中、撞击和脱位。正因如此，对髋关节运动学的理解对于评估髋关节疾病病因十分重要，对于加强我们采取关节置换术重建关节功能的水平也同样重要。

局部坐标系

髋关节是单向滑动的球形关节，由近似球形的股骨头和互补的髋臼杯组成，形成了一个非常强大稳定的多轴球-窝滑液关节。在探讨髋关节运动学和生物力学时，建立关节移动的活动平面很重要。髋关节具有六自由度活动，意味着它可以在3个轴线上旋转和平移。旋转轴按照外展/内收或称前/后轴（x轴）旋转，内/外旋或称头/尾方向（y轴），以及屈/伸或者内/外轴（z轴）进行描述（图11.6）。同样地，平移运动根据这些轴线上的平移来描述（例如前向平移，侧向平移等）。虽然髋关节运动大多数是股骨头在髋臼内的旋转，但体现了同时发生的旋转运动和均衡的平移。例如，当髋关节外展时，髋外展肌群的收缩引起x轴上的旋转（例如外展），但是由于肌力作用的方向，会使股骨头产生一个侧向平移（图11.6）。这个平移应力被互补的应力或者稳定结构所抵消，以便帮助减小平移，维持股骨头与髋臼的同心圆关系。结果，在整个髋关节活动范围内，一系列静态和动态稳定结构使旋转成为主要活动，却只产生较小的平移活动。

就活动的限制和骨盆解剖而言，髋臼杯同时具有前倾和外倾，意味着右髋臼杯在x轴上负向旋转（外展），在z轴上正向旋转或者前倾（屈曲）（图11.1）。直立时外展角和前倾角的度数相对身体轴线的分布范围是35°～45°外展、15°～25°前倾（屈曲）。但是需要特别注意的是，骨盆方向随着不同姿势和步态周期发生变化。因此，根据骨盆倾斜程

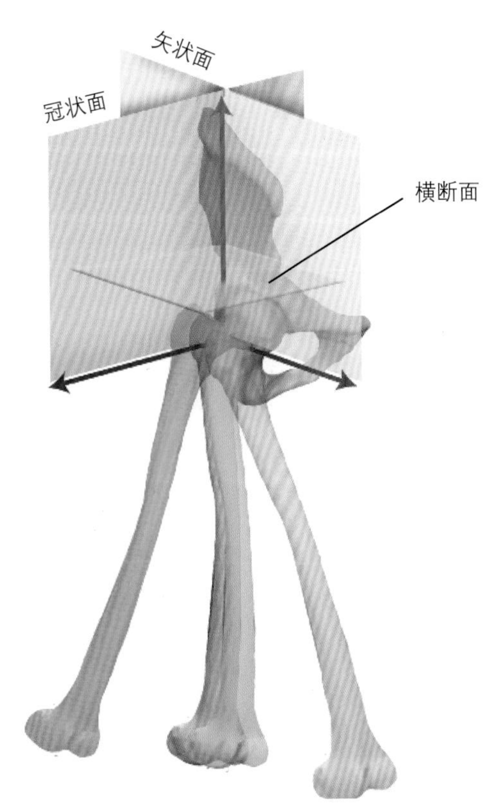

图11.6 3D图像展现了髋关节活动的解剖平面和轴线。x轴旋转以红色显示，代表外展/内收；y轴旋转以绿色显示，代表内旋/外旋；z轴旋转以蓝色显示，代表屈曲/伸直。红、绿、蓝色股骨分别展示右髋关节外展、内旋和屈曲的示例

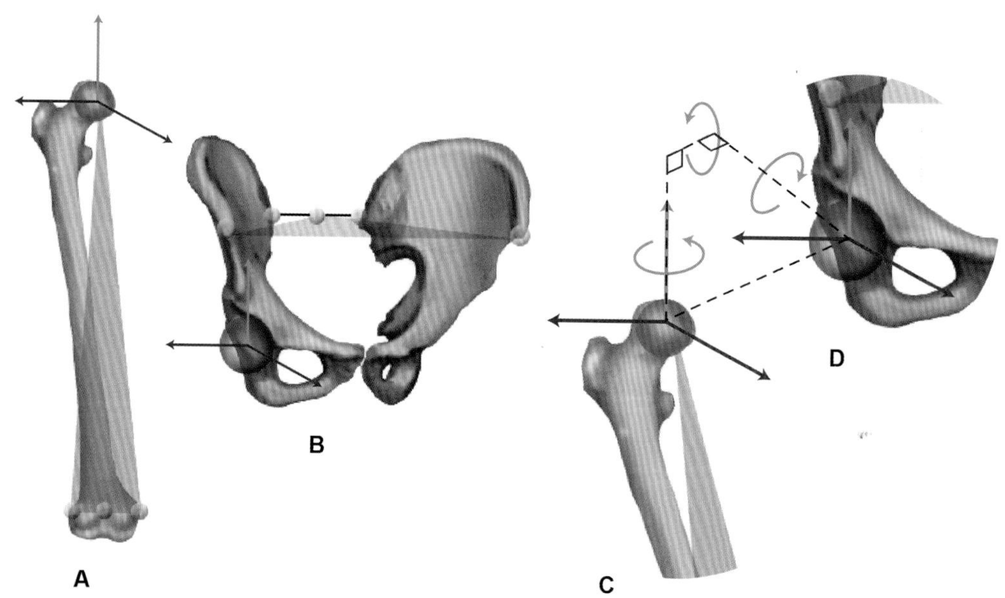

图11.7　股骨和骨盆参照系统。骨盆原始参照系统在旋转中心。x轴平行于双侧ASIS连线。y轴通过骨盆旋转中心，是双侧ASIS和双侧PSIS中点定义平面的法向量（A）。股骨原始参照系统同样是旋转中心。x轴是股骨髁和原始旋转中心定义平面的法向量。y轴连结内外髁连线中点与原始旋转中心。z轴是骨盆和股骨参照系统x轴和y轴的交叉乘积（B）。为了描述髋关节三维旋转，3个卡登角（cardan angle）按照z-x-y的次序代表屈/伸、内收/外展和内旋/外旋（C）。股骨头平移向量同样投射到3条轴线表示位移量（D）

度，髋臼可能或多或少会有前倾和外展。为了阐述这一问题，国际生物力学协会描述了一种标准化的骨盆坐标系。这一内部参照系的初始位置是髋关节在z轴的旋转中心与左右侧髂前上棘（ASIS）的连线平行，x轴平行于双侧髂前上棘与双侧髂后上棘（PSIS）中点所在的平面并垂直于z轴，y轴同时垂直与x轴与z轴（图11.7）。

同样地，股骨也有自己的内在参照系，股骨的坐标系初始位置在股骨头中心。股骨头和两侧股骨髁中点的连线为y轴。垂直于y轴并平行于两侧股骨髁定义的平面的直线为x轴。z轴垂直于（向量积）x轴和y轴（图11.7）。

运动学测量方法

在过去几十年里，研究者为了研究髋关节和髋关节假体的运动模式做出了巨大的努力。一些评估髋关节在日常活动和步态周期内某些特定位置和活动的研究已经完成。早期的运动学研究依赖遥测技术、表面标记或者数学模型来粗略估算全髋关节置换术后真实的在体环境。这些方法通过非侵入性医学成像为髋关节运动提供了重要信息；但也因为皮肤标记和模型假设产生的误差而受到限制。这些方法最大的一个局限性是软组织本身的移动妨碍了精细测量，尤其是在步态周期内，软组织移动可能超过了骨骼或内植物本身的移动。为了更精确地测量骨骼和假体的运动，X射线立体成像分析（RSA）被开发出来。RSA技术在术中于假体内部或表面安置不透射线的标记，被很多人认为是当前内植物位置分析的“金标准”。使用这些静态的原位标记之后，就可在拍摄的平片上通过测量标记与内植物之间的关系来精确计算假体活动。文献报道的体外测量精确度在0.047 ~ 0.121mm之间，但体内精确度却只有0.2mm并且长期没有改进。然而，这种方法最初被用来评估假体移位，因为需要获取静态影像而受到限制。此外，由于需要预先植入标记以及大量运动学数据需要收集，这种方法在大规模研究中不切实际。

新的运动学测量方法

在过去10年里，2D/3D配准技术被发现和运用，用来满足更精确的运动学分析和磨损测量需求。这些技术使用单纯的髋关节透视图像和预先存储的假体3D模型来匹配假体位置和透视中的轮廓剪影。通过这样操作可重建假体位置，在完成一系列图像处

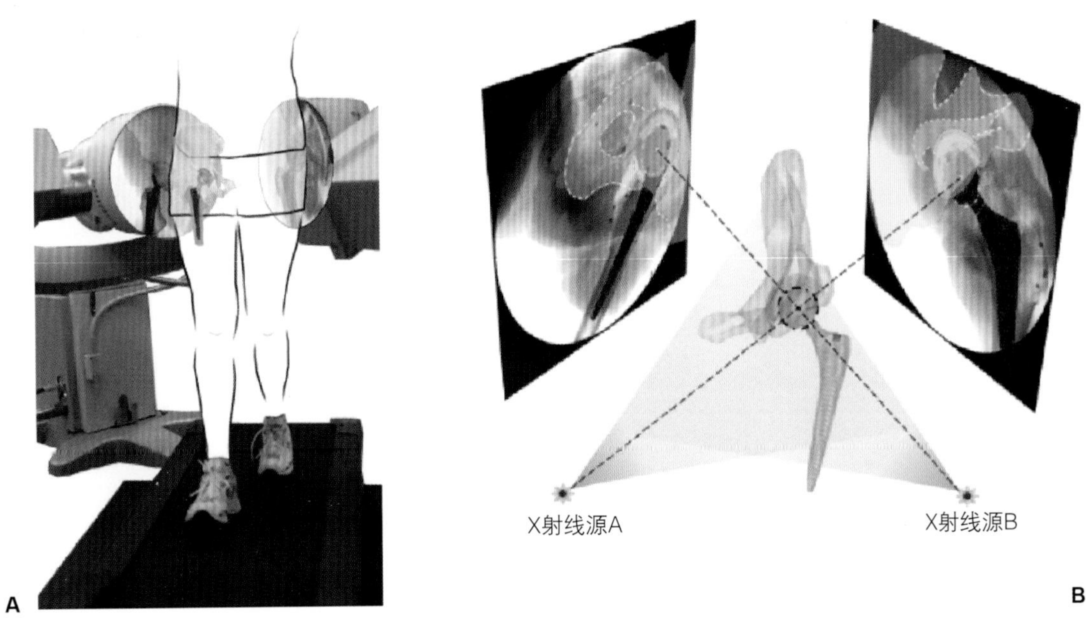

图11.8 双相透视系统（DFIS）图像配准。A. 应用DFIS测量跑步机行走的实验设置；B. 一例使用计算机模拟DFIS图像配准的全髋关节置换术

理之后便可计算出假体之间的相对关系和活动。这些方法对于我们当前理解THA体内活动优势显著，尤其体现在分析步态周期和外展活动中的股骨头/髋臼分离、术后稳定性评估和计算极度活动时的位置。但是，这些方法的精确度明显优于其他测量方法，也就是说RSA已经限制了进一步运动学分析，尤其是活动过程中的分析。

最近，融合了正交透视图像和2D/3D配准技术的新方法被开发，即为人所知的双X线透视影像系统（DFIS）（图11.8）。这项技术纳入了患者髋关节的术前CT原始图像，这些数据之后被用来建立股骨、骨盆和任何内植物的自动适配全局表面3D模型。结果便是建立了患者个性化的骨骼几何模型，相比之前基于内植物模型的技术可完成更加精确的测量（图11.8）。患者进行指定的活动，例如步态，同时使用两台互相正交的透视机以30Hz的频率采集图像（图11.8A）。透视机同时获取图像，生成髋关节连续正交影像，减少了单束放射法产生的时差和射线散射。这些图像经过处理后与CT三维图像结合，使3D模型置于正交X线图像所观察到的患者骨盆、股骨和内植物的本身精确位置（图11.8B）。透视获得的大量影像通过这种方式分析后产生一系列3D影像，描述步态周期内患者骨盆、股骨和内植物的精确活动（图11.9）。这为髋关节六自由度活动提供了有价值信息，同时也可预测角动量、应力，甚至是磨损性质。DFIS技术为假体分离时微小偏差的精确测量提供了令人振奋的潜在可能，甚至不需要RSA技术的侵入性标记也能获取体内运动轨迹。DFIS的精确度与RSA相当，可将位移和角度的测量误差分别控制在0.2 ± 0.3mm和0.2° ± 0.8°。但是，DFIS技术本身产生的辐射暴露量超过前述的3D/3D配准和RSA技术，目前使用的方法仍然达到5 ~ 6mSv。

常见疾病的髋关节运动学

髋关节及其运动学呈现了之前讲到的静态和动态应力之间复杂相互作用的总和，然而髋关节运动学最常见的改变归咎于解剖学上的改变，包括髋臼形状和位置改变［例如螯钳型（Pincer）损伤，DDH］或者股骨头颈形状的改变［例如齿轮型（Cam）损伤、Perthes病、股骨头骨骺滑脱、股骨头变形等］。通常这些变化是相互的，所以股骨头和髋臼的作用都应当被评估。虽然很多变化起源于婴幼时期，这些变化的作用常常到成年时期还未被察觉甚至没有确诊。结果造成了成年时期终身的髋关节运动学异常，需要关节置换外科医生辨别和解释。

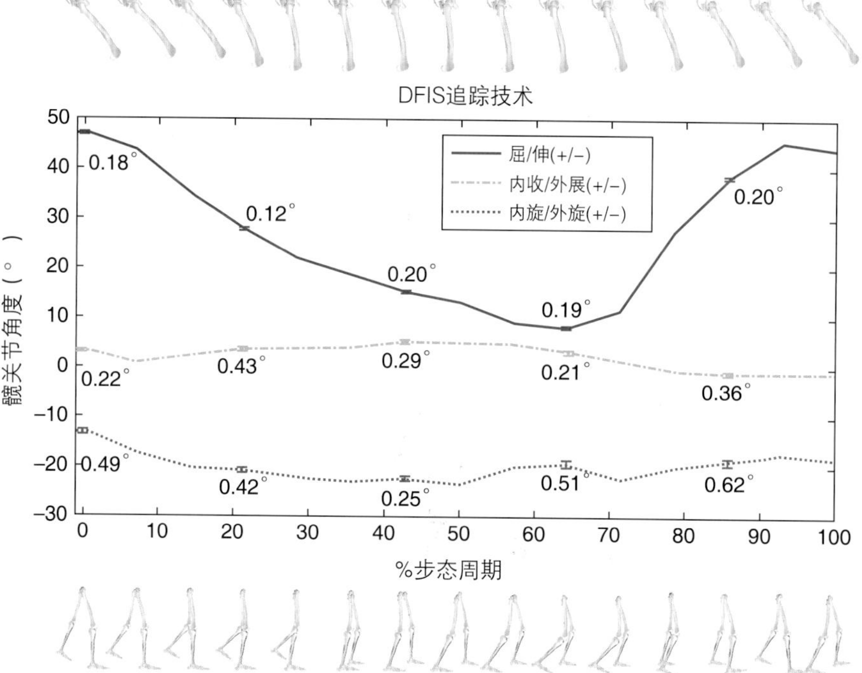

图11.9　3D建模和DFIS评估全髋关节置换术后单样本在体运动学。旋转角度按照步态周期各个部分以髋关节三轴旋转形式绘制。屈/伸，屈曲和伸直（z轴）；内收/外展，髋关节内收和外展（x轴）；内旋/外旋：髋关节内旋和外旋（y轴）。误差表示10次重复测量的标准差

FAI和髋臼唇损伤

影像自然髋关节运动学最常见的解剖学改变是Cam型和Pincer型损伤。Cam型损伤表现为股骨头骨性新生结构，最典型的位于股骨头外上部分。其造成的整个股骨头球形结构的丢失导致了髋关节头-颈偏心距功能性减小。如前所述，这个偏心距对髋关节活动度十分重要，因此会导致外展活动弧受限。在极度活动时（例如屈曲和外展），变平的头颈连结处与髋臼唇甚至骨性边缘发生撞击。变形的股骨头与髋臼唇之间的持续循环导致了髋臼唇的加速磨损和退变，被称作股骨髋臼撞击征（FAI）。这种周期性损伤同样导致了骨性结构的反应性改变，包括囊肿、硬化和微骨折。同样地，pincer型损伤表现为髋臼缘的过度生长，尤其是前上象限。结果便是股骨头的过度覆盖，导致活动弧的减少和撞击。

目前关于Cam型和Pincer型损伤真实的发病顺序和关键诱因仍存争议。公认的结论是pincer型损伤是髋关节发育异常的延续，包括股骨头覆盖和偏转的增加以及严重的FAI或者突起。Cam型损伤的严重度根据股骨颈损伤的范围和导致的股骨头球形丢失程度各异。解剖学研究发现髋臼撞击患者中87%到90%的个体都有一定程度的股骨和（或）髋臼骨性异常。Dolan等发现，特别是表现为髋臼唇撕裂的患者中有56%有至少两处显著的骨性改变，半数是股骨头球形丢失和髋臼过度后倾。

不论髋臼唇疾病的病因是什么，髋臼唇完整性的破坏导致了关节腔密封失效，显著增加了关节反作用力。如前所述，在进行其他活动时，髋臼如同垫圈维持着活动中髋关节的密封性。关节软骨在负重时挤出滑液，挤出速度由关节液和软骨的黏附性质和内聚性质决定，同时也与系统内压力和负荷加载速率有关。完整的髋臼唇通过液压效应将加载的应力传导并分散于整个关节和关节液，使关节系统内压力增加。因此，髋臼唇密封机制丢失会引起关节液泄露，导致关节液压力明显降低，增加软骨负荷率、蠕变率（例如关节液挤出）和整个关节的反作用力。生物力学预计髋臼唇完整性破坏可使髋关节软骨负重时接触应力增加高达90%。此外，髋臼唇疾病导致的液压效应丢失从外在改变了膝痛压力峰值，导致了整个关节，尤其是髋臼外侧缘反作用力的增加。

髋关节表面置换术

髋关节表面置换术是指使用假体组件替换股骨头和髋臼的关节面和软骨下骨。与全髋关节置换相似，假体型号根据移除的部分决定，也就是说内植物厚度的设计是为了替代移除的骨和关节软骨，以便减小对整个关节运动学的改变。结果便是相对全髋关节置换保留了更多的骨量，从装配上也更接近天然髋关节运动学。因此，金对金表面置换（MoMHR）的作用最初在年轻的、活动度大的髋关节骨关节炎患者十分显著。尽管早期这些内植物包含金对聚乙烯关节，但观察到的骨溶解发生率高，同时冶金技术的进步促使金对金表面置换假体的发展。这些假体的优点是厚度可降到最低，以便假体组件有更多的解剖学型号。也许髋关节表面置换最重要的好处是可以放置近乎解剖还原的股骨头假体型号。THA的股骨头假体型号有限，尺寸分布于28～46mm以上，部分原因归咎于髋臼衬垫厚度（衬垫偏薄会增加严重失败的风险），同时也因头-颈直径比增加连结处磨损风险受限。但是，由于髋关节表面置换假体直接安装于股骨颈，并且主要是金对金关节，因此更接近天然股骨头直径，分布于47～57mm。理论优势是改善髋关节力学状态，包括活动度、机械臂，以及减少脱位风险。

为了更好地评估不同内植物对髋关节运动学的影像，Mont等研究了髋表面置换术后和THA术后患者的步态特征，并与年龄匹配的OA个体和非OA个体对照。通过使用表面标记和高速摄像机，单侧髋表面置换患者的步态属性与年龄匹配的健康对照组几乎一致，包括步速、外展力矩和伸直力矩。与之相反，单侧THA患者这些指标都表现为显著降低。最重要的一点区别是THA术后或者单侧OA患者在患侧单腿站立时会产生一个代偿性躯干倾斜移位。尽管原因也许是次要外展肌受损、外展肌过大杠杆力引起的疼痛或者仅仅是总体肌肉本体感觉的改变，产生的效应却是夸张的倾斜步态。这种步态模式也被称为Trendelenburg步态，其冠状面甚至矢状面的倾斜把身体重心转向患侧髋关节，以便减小所需的外展肌力和总体关节反作用力。有趣的是，Mont等报道的OA患者和THA术后患者外展力矩显著减小，而在髋表面置换患者中没有观察到这一现象。

然而，髋表面置换的优点却被随后发生的长期并发症所遮蔽。虽然MoMHR假体相比金对聚乙烯假体具有更良好的磨损率，但金属磨损碎屑的问题却十分严重，甚至会出现患者血清中的金属离子浓聚。尽管这种高浓度金属离子确切的长期效应仍然未知，但已有强烈证据证实了金属离子水平（Co，Cr）与假瘤形成和可能的假体失效直接相关。在一项检查血清高水平金属离子对运动学影响的研究里，Mellon等评估了4例MoMHR术后患者的步态模式。其中两例为Co、Cr低水平（<2μg/L），一例为中等血清金属离子浓度（13～15μg/L），一例为高水平血清金属离子浓度（>45μg/L）。CT结果显示高水平金属离子浓度个体髋臼组件的安放位置明显更垂直。但更重要的是，Mellon等应用表面标记进行的步态分析结果显示高水平金属离子浓度个体髋臼组件边缘承受的应力明显增高。他们通过有限元模型进一步证实了边缘负载的接触应力可比关节中心负载时增加50%。最重要的是，接触应力增大和边缘负载的发生与金属离子浓聚直接相关，不仅增加了假瘤发生的风险，也会导致假体失效。Mellon等的发现随后被一项更大规模的、纳入了30例MoMHR个体髋关节的相似研究进行了进一步评估。结果再次证实高水平金属离子浓度的个体拥有明显的边缘负载模式，而最有趣的发现是假瘤发生的部位往往是在髋臼组件边缘应力集中的部位或邻近位置。很多人认为这会成为提高我们理解假体放置及其对假体寿命和磨损影响的尖锐指标，假体位置的重要程度甚至会超过最佳的假体材料和固定方式。

全髋关节置换术

当我们继续探讨更多关于自然髋关节运动学的细节时，全关节置换甚至表面置换如何改变髋关节运动学仍然位置且充满争议。当前的关节置换技术和假体不仅置入人工假体替代了自然髋关节的机械状态，也对髋关节其他静态和动态稳定结构带来了改变。仅仅THA手术入路这一种因素就能显著改变静态和动态结构，影响自然髋关节的功能，同时也损害全髋置换术后的功能。股骨颈偏移防止撞击、髋臼对股骨头过度覆盖或覆盖不足防止脱出和脱位，甚至软组织平衡阻止移位和边缘负重这些都可能是全髋关节置换术后更重要的因素。

更重要的是，THA术后髋关节力学改变与假体的生存期和使用寿命相关。假体的异常活动会引起过度磨损、形成磨损微粒，导致内植物早期松动，最终造成假体失效，需要进行翻修手术。磨损微粒产生的特殊效应和无菌性松动将会在随后的章节讨论。不管磨损微粒产生对全髋关节置换术生存期的不良影响，超高分子量聚乙烯（UHMWPE）或者金属离子磨损微粒产生的速度与假体之间的直接活动有关。实验室研究发现按照预定路线进行的单方向活动产生的磨损微粒比多方向活动少2～100倍。因此，尽管材料科学的发展显著提高了假体寿命，理解置换术后髋关节的在体运动学和动态功能是我们懂得如何有效提高关节置换术的预期寿命。

THA对步态的影响

髋关节对步态周期内很多环节都很重要，但也许最关键的是决定了步长、迈腿前进和单足站立稳定性。早期研究使用外置的皮肤标记评估了THA术后步态效率和步长，结果发现步速和步长明显降低。Kyriazis和Rigas使用皮肤表面标记和测力台分析了20例严重髋关节OA的女性患者，发现术前和术后的步速和步长相对于年龄匹配的健康对照组都明显降低。但是，他们不仅发现患者在术后比术前得到了明显的改善，而且这种改善虽然无法达到健康个体的水平，但在随访8～10年后仍然在持续发生。Wykman和Olsson采取了相同的研究方式报道了THA术后患侧髋关节在步速、步长和单腿站立持续时间等指标相对术前都有显著改善。他们进一步发现在双侧髋关节患病时，这种改善最明显，而且在双侧都完成置换后最为显著。这些研究共同说明THA术前的髋关节活动度减少，引起了整个步态周期持续时间减少和总体的机械效率。但是，THA术后髋关节功能的改善会使关节机械效率更高、更节省体能，尽管术后功能不可能达到年龄匹配的自然髋关节的水平。

更近的关于THA术后步态周期内髋关节运动学的研究表明步长、步速和单腿站立时间的减少归咎于置换后关节活动度的减少和肌肉受损。通过在135例患者使用皮肤表面标记和THA术后平均10年的随访，Bennet等报道了这些患者的步态模式，并区分年龄段与65岁健康对照组比较。他们发现THA术后所有年龄组都存在步幅和步长减少以及相应的总体步行速度减慢（图11.10）。Bennet还报道总体而言

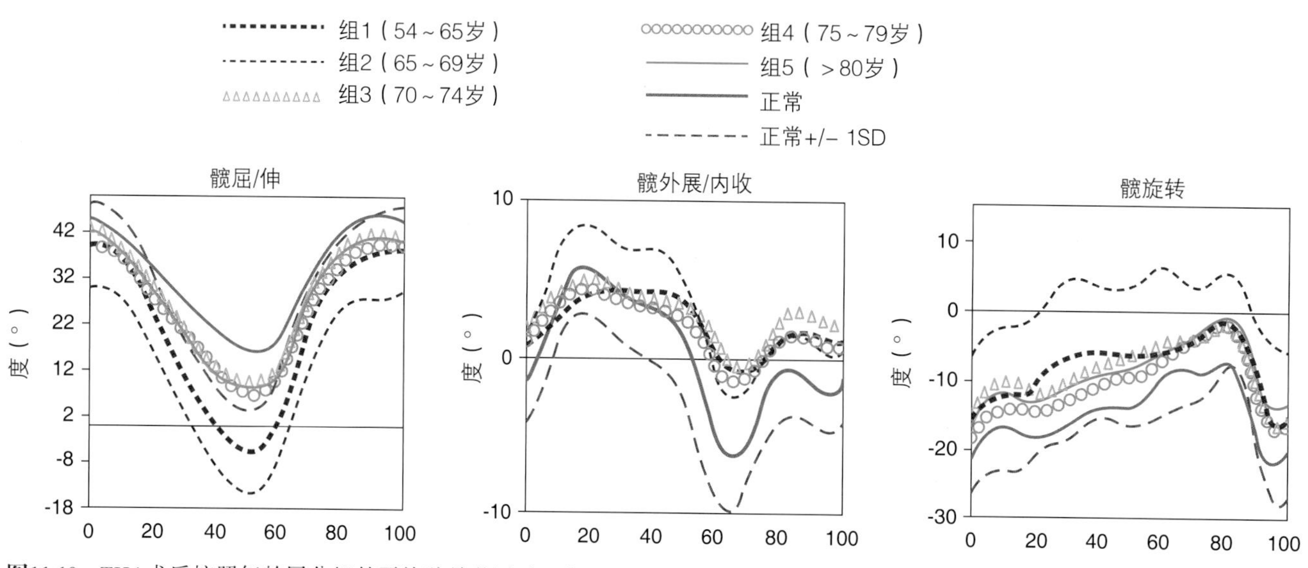

图11.10 THA术后按照年龄层分组的平均髋关节活动。每组5个个体的髋关节活动通过关键解剖位置粘贴表面标记计算出来。平均年龄64岁、没有进行髋关节置换的个体（对照和正常对照）的活动度标准差也在图中显示

步态周期内髋关节伸直度的减少导致了步长减小。除了大于80岁患者，这些变化与患者年龄以及THA手术时的年龄无关，原因在于高龄个体活动和平衡的退化引起了整个髋膝活动度的减少。有趣的是，所有患者在THA术后平均10年随访观察到的步态模式都有步态稳定性的增加。特别是THA患者在足跟着地时足的位置更平（背屈减小）、站立持续期更长。

虽然这些研究为THA术后步态改变提供了有趣的信息，但是它们都因为使用皮肤表面标记这一数据获取方法而存在局限性。最近，Tsai等（2013）使用DFIS描述了THA术后运动学，直接评估了步态周期内假体的位置。最初的结果显示出类似的最大髋伸直减少和整体髋外展减少（图11.10）。但是由于DFIS采集方法需要患者按照人为设定的速度在跑步机上行走，他们无法报道总体步速。尽管如此，这些研究对于更加精确地描述髋关节置换后功能以及假体位置和肌肉张力的细微改变如何影响磨损和假体寿命提供了令人振奋的新步伐。

THA术后撞击

如前所述，髋关节囊和臼唇组织对于自然髋关节活动范围内的稳定性扮演着重要角色，包括平移、剪切和压缩应力。置换术需要切断关节囊结构，导致偏离，需要考虑修复关节囊以及限制术后活动。最急剧的效应之一也许是为了实现髋臼假体的型号适配及位置理想而切除髋臼唇。切除髋臼唇同样有助于防止假体后方的髋臼唇及其相连的关节囊在置换后髋关节活动时发生嵌入。但是，髋臼唇功能的缺乏会消除其对关节本身的垫圈和液压效应，进而增加关节反作用力，甚至增加假体在活动中的平移。尽管在站立和行走时动态稳定结构帮助维持股骨头在位，日常生活中的其他活动和髋关节运动可导致股骨头剧烈的平移，甚至使关节存在脱位的风险。在体影像学研究显示无症状的患者在进行支撑旋转和试穿鞋这类需要髋关节伸直内旋或外旋的动作时股骨头假体分离可达到0.5～1mm。关于此现象的进一步研究表明这种平移导致股骨头从移位的位置复位时负载增大，在移位极限时软组织牵张增大、脱位风险增高。

自然髋关节脱位是一种不常见的疾病，通常是髋关节在创伤中直接受到高能量暴力、反复应力作用后或稳定结构过度牵张（例如足球运动员的髋关节）的结果。但是，THA术后很多对于髋关节功能十分重要的静态稳定结构丢失，使关节稳定性急剧下降，增加了脱位的风险。脱位是THA术后第二常见的并发症，仅次于无菌性松动，目前的注册数据显示初次THA术后脱位发生率为0.7%～8%。很多THA术后脱位发生在两个“高风险体位”：极度屈曲内旋和极度伸直外旋。理解这些体位为何会导致髋关节不稳是理解THA术后运动学改变的主要部分。

当髋关节在活动范围内活动时，股骨颈向髋臼假体边缘移动。这种移动在大部分活动范围内保持稳定，但在极度活动时股骨颈靠近甚至直接接触髋臼杯边缘。这种接触形成支点，进而产生杠杆作用使股骨头抬升，突破髋臼杯的限制，导致髋关节半脱位甚至脱位。这种状况的发生依赖众多因素，包括软组织稳定结构的状态及其防止脱位的能力和股骨头颈直径比（图11.11）。应用计算机模型分析置换后髋关节的研究显示股骨颈和髋臼杯边缘在极度屈曲外旋时产生撞击。在一项在体模型研究中，Tanino等发现因其他因素存在假体松弛或脱位风险的患者表现出屈曲外旋过程中股骨颈与髋臼缘的撞击发生角度更早（42°与25°）。同样地，在不稳定或发生脱位的THA患者中极度伸直内旋时股骨颈和髋臼缘的接触发生更早。屈曲外旋位也会导致骨性解剖结构成为增加脱位风险的重要原因，甚至会接触到髋臼外上方和髂前下棘。这也可成为股骨头脱出的支点，只是相对于股骨颈与髋臼撞击的力臂更短。

假体因素

基于表面安装标记进行的THA术后运动学检测被用来研究假体位置改变对关节置换长期功能的影响。表面遥测技术和2D/3D配准技术的联合应用被用来研究运动轨迹与聚乙烯衬垫磨损率之间的关系，结果显示当股骨头按照非线性路径运动时聚乙烯衬

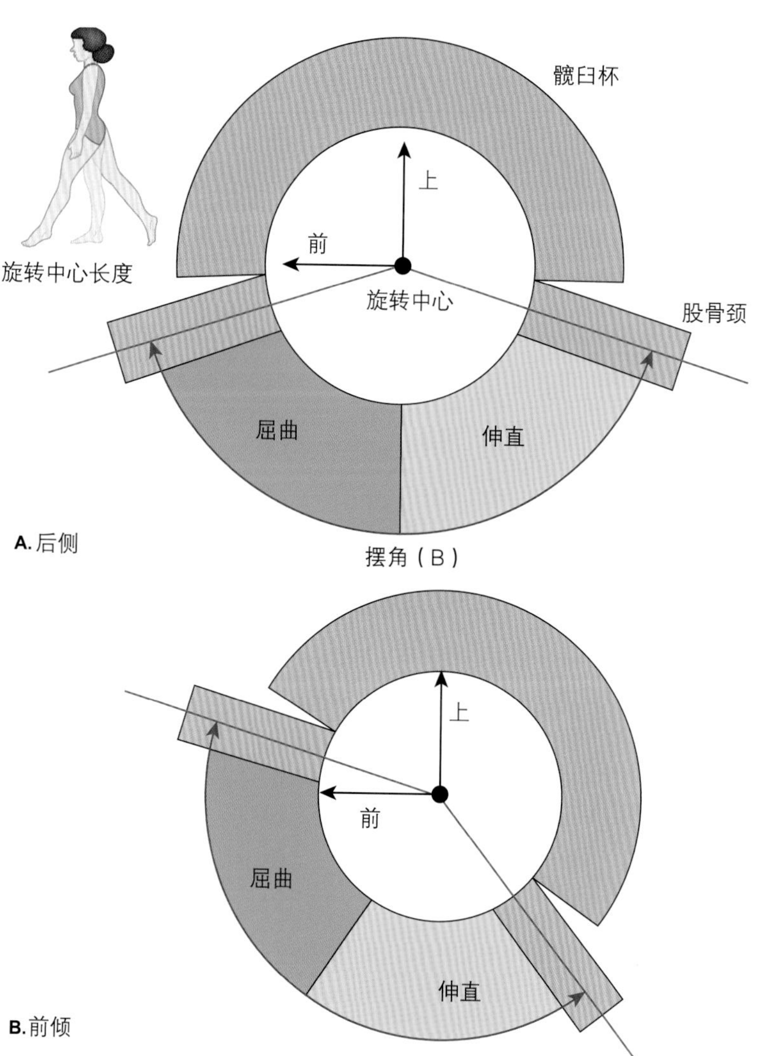

图11.11 髋臼倾斜改变对应活动度的差异。当髋臼前倾增加时，屈曲活动度增加、伸直活动度减少。处于极限活动时股骨颈撞击髋臼杯阻止更大活动，甚至引起关节不稳

垫磨损率上升。Bragdon和Calonius等使用表面标记和仿真模型首次阐述了股骨头与UHMWPE衬垫之间的运动越一致，衬垫越不容易被磨损，而在达到线性运动时磨损率最小。此外，磨损直径越小（也就是圆圈小），对衬垫的硬化效应越大。这一结论随后被Turell和Davey等进行的在体研究支持，他们发现从步态路径的患者人工关节翻修术取出的UHMWPE衬垫磨损率纵横比减少（线性减少、圆圈或曲线增加）（图11.12）。而且，运动一致性减少、路径变宽患者的UHMWPE衬垫有更多的结晶结构，这与压力测试下失败率增加相符。这些发现和影响它们的因素将会在后续章节讨论，但是良好假体位置的重要性和充分的软组织平衡会一起讨论。

包括髋臼杯在内的髋关节置换假体定位、股骨颈长度和股骨头颈型号等也会极大影响髋关节运动学。我们一直在解读置换后髋关节的真实运动，关于这些因素如何影响运动以及在术前计划和手术过程中的考虑会在后续章节中深入讨论。就运动学而言，假体的安放和定位有助于确定关节活动度和整体稳定性。软组织撞击、约束和松弛以及骨性撞击影响关节总体活动度和自然髋关节的稳定性。这些因素也以同样的方式影响着置换后髋关节活动。股骨头型号是置换术后髋关节稳定性和活动的关键要素。股骨头型号的选择与两个主要因素相关，即脱出距离和头颈比。脱出距离指的是在髋关节撬出或脱位前股骨头从髋臼杯中脱出的必要移动的总和。脱出距离越大，股骨头在髋臼中的位置越深，股骨头脱位前移动的距离越远，解剖结构内在稳定性越强。自然髋关节有相对较大的脱出距离，部分原因是股骨头直径大、头颈比大。这个比率指的是股骨

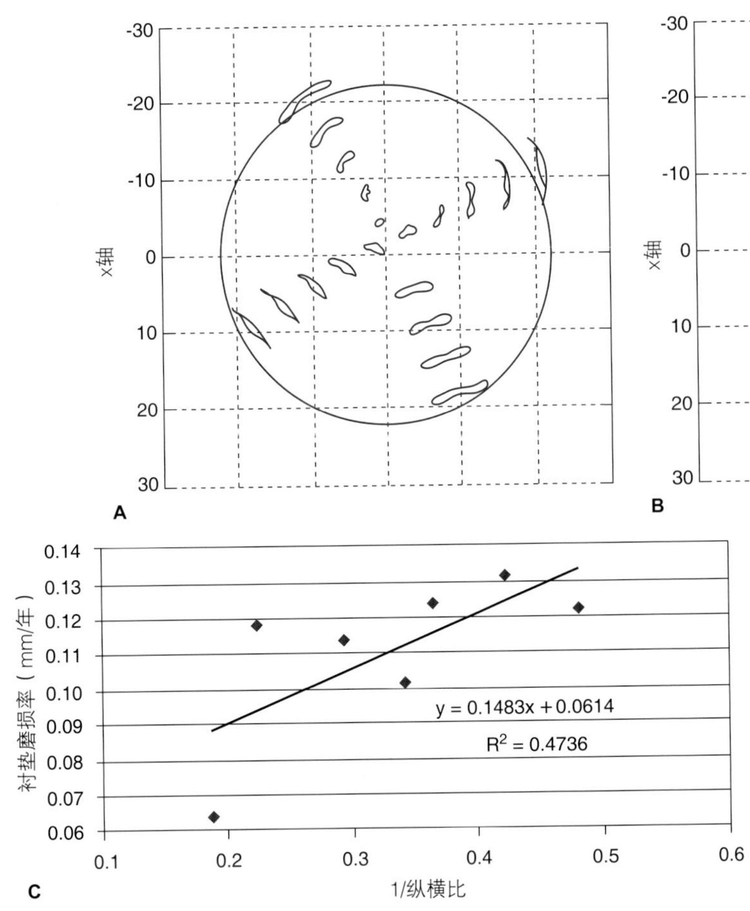

图11.12 全髋关节置换患者股骨头活动路径绘画。大纵横比（A）与小纵横比（B）THR股骨头活动路径对比；C. 绘画显示测量到的衬垫磨损率与纵横比的关系。纵横比越小，衬垫磨损率越大

头直径和股骨颈直径之比，反映了在股骨颈接触和撞击髋臼之前股骨头旋转运动的总活动度。一些股骨头型号和THA术后脱位率的比较研究大致说明了股骨头越大则跳出距离越大，脱位风险就越低。在一个髋关节运动的实验模型中，Burroughs等比较了关节活动度与直径28～44mm的股骨头型号之间的关系。他们发现当股骨头直径增加到32mm以上，髋关节获得的活动度显著增加。此外，股骨头越大，骨骼或内植物发生撞击前的活动弧也越大。

显然髋关节活动需要解剖和动态稳定结构，虽然股骨头型号重要，但也不能低估了软组织稳定结构的作用。在Kung和Ries进行的一项回顾性研究中，230例THA患者按照股骨头大小（28mm或36mm）和外展肌群状态（完整或受损）进行了对比。他们不仅报道了使用大直径股骨头的患者脱位率更低（图11.13），而且发现在该组患者中软组织约束完整（外展肌群）且使用大股骨头的患者没有脱位发生。虽然这项研究的回顾性设计具有一定局限性，报道的脱位率也高于关节注册数据，但其指出了THA运动学的一个重要因素，即软组织和机械属性需要共同确保整体稳定性。

另一个对THA运动至关重要的因素是髋臼假体的安放位置。实验模型表明髋臼杯的前倾、倾斜（外展）和股骨前倾在关节活动度和稳定性中扮演着相互关联的平衡作用。D' Lima等证实当髋臼外展角＜45°时，髋关节屈曲活动度明显增加，而且在发生撞击前允许股骨和髋臼在可接受的前倾角度时（＞10°）拥有更大活动度。相反的是，当外展角达到55°时，髋臼稳定性增加，但代价是活动度减小，需要股骨和髋臼前倾活动范围减少以保证功能活动（股骨前倾＜15°）。基于此，他们建议髋臼外展45°～55°时可提供最大的活动范围和最大的稳定性。

就髋臼前倾而言，前倾程度与髋关节屈伸活动中稳定的活动度直接相关。如同在“活动度”部分所提到的，自然髋关节在屈伸活动中防止前后脱位的主要支撑结构是软组织稳定结构（图11.6）。THA术后屈伸活动面（骨盆z轴）的稳定性更多依赖假体稳定和撞击前活动。为了更好地评估髋臼前倾增加对髋关节活动及整体稳定性的影响，对撞击前假体运动和软组织应力对稳定性的作用的评估都十分重

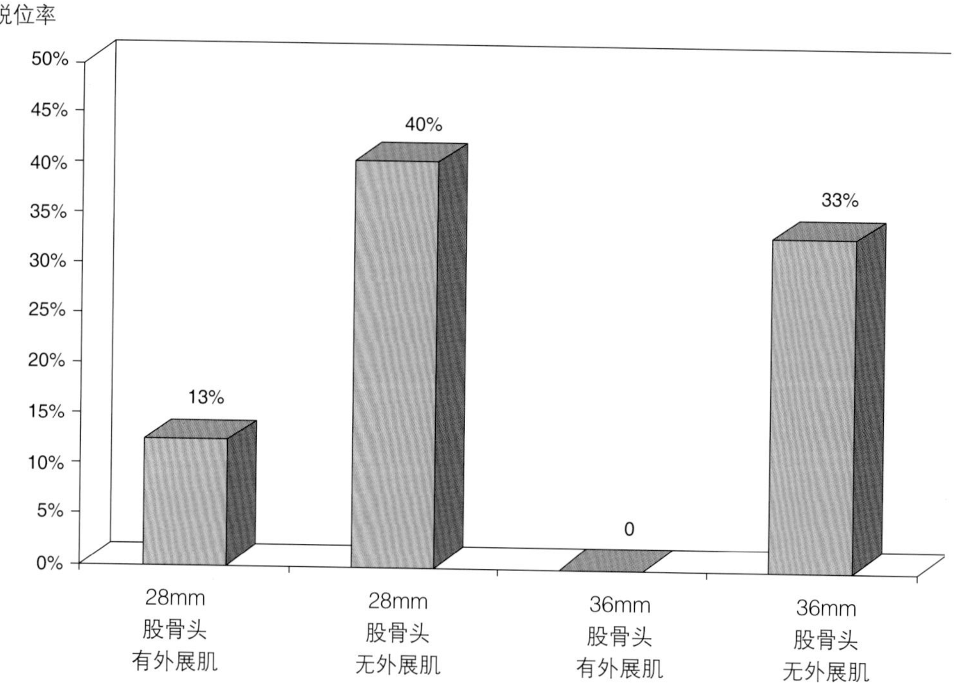

图11.13 股骨头型号和外展肌功能对THA术后脱位率的影响。股骨头型号、外展肌存在/缺乏和平均26个月后脱位发生率的回顾性数据

要。在一项尝试评估作用力方向与髋关节稳定性的研究中，Higa等建立了一个基于股骨和骨盆解剖的THA活动计算机模型。然而，除此之外他们还加入了肌肉附着和相关的预测肌肉力向量，以便更接近体内状态。当他们把髋关节以不同活动度活动时，他们不仅研究了软组织、骨骼和（或）假体发生撞击的点，也推测了整体关节反作用力向量。通过这样做，他们不仅得以观察活动对假体受力的影响，也可预测作用于髋臼杯边缘的力向量来模拟髋关节何时会有脱位风险。通过这项工作他们证实随着髋臼前倾角从0°逐渐增大，在z轴的活动量明显增加。然而，当前倾角超过20°之后，这种递增效应开始消失，反而会在屈曲过程中增加脱位的风险。早前进行的关于髋臼杯位置与脱位风险关系的研究没能就该问题提供强烈证据，但提出了稳定性主要依靠软组织因素和平衡，Higa等建立的模型为理解THA运动学做出了重要贡献。然而Higa等的研究最具有吸引力的发现是，当模型的被动屈曲增大时，不止会出现关节反作用力向髋臼后外方移位，也会出现一个相关的关节力逐步递增。这说明即使是被动活动，极限运动会导致直接作用于关节或髋臼假体边缘的关节力增大。如同我们将会在后续章节讨论的那样，这种有效的边缘负载存在与假体早期磨损、失效和脱位风险相关的问题。

小结

髋关节是人体移动最重要的关节之一，扮演着把重力从身体中心传递到双下肢的重要角色。与此同时，日常活动和步行需要较大的髋关节活动度，因此形成了活动自由度、强度和稳定性之间精细的平衡。两方面协调的关键是髋关节本身的解剖结构，我们仍然在探索静态和动态稳定结构的精细角色以及微小干涉如何导致运动学和关节稳定性的改变。无论如何，尽管有很多方式据称能推迟进一步的关节退变，全髋关节置换术仍然是最有效、研究最透彻的改善关节功能和患者生活质量的方法。数十年的研究和发展聚焦于改善磨损性能、固定方式和假体材料属性，已经显著提高了全髋关节置换术的寿命。此外，关节置换外科医生的终极目标是重建退变关节的功能，达到健康、无损伤的自然解剖状态，当前技术虽然改善了步态和功能特征，却无法使髋关节完全恢复到完全自然的功能状态。然而，未来的挑战和关节置换的研究方向将会是探寻导致边缘负载、撞击和脱位等异常运动学现象发生的有害因素。通过应用DFIS和2D/3D配准技术等更精确的数据采集方法，THA对髋关节活动的效应将会提供更多重要信息，帮助我们进一步改善假体设计。

Kathleen A. Lewicki
Douglas W. Van Citters

12

第12章　生物材料概述

简介

虽然在我们的专业词汇中以及日常生活里我们与病人的互动中都无处不在地出现“生物材料”这样的一个术语，但是关于生物材料的研究却是一个相对年轻的领域。生物材料部门、期刊和协会在20世纪70年代中期可以追溯到它们的正式开端，但是实际上这个领域在四千多年前的骨科便可以找到它的根源。在《艾德温史密斯纸草文稿》中可以发现第一份关于天然黏性绷带和速凝石膏的报道，并且在法老的坟墓中发现了绷带确实存在的证据。

然而，在无菌手术技术之前，在体内的肌肉骨骼中应用生物材料的病人死亡率接近50%，几乎可以说是一场死亡判决。因此，几千年来，这个领域的进步仅限于使用在治疗外伤和口腔。李斯特的无菌技术的扩散在骨科生物材料中的应用（19世纪60年代）标志着生物材料发展过程中巨大的转折点。早期关于骨科生物材料的报道包括Hanman使用镍铬钢作骨折固定（1886），Gluck使用象牙球代替股骨头（1891）以及Lane使用钢螺丝和钢板进行断裂固定（1893）。耐腐蚀金属的发展给外科医生提供一种能够有效地将一种材料放置在体内，缝合材料周围的伤口并且维持较长时间的能力。第一种耐腐蚀金属是不锈钢，紧跟其后的是钴基合金。

值得注意的是在近100年后，外科医生依然使用着相同的一般类别的材料。Charnley低摩擦关节置换术首先采用了不锈钢和聚四氟乙烯（PTFE）。因为高磨损率和对于磨损碎片近乎普遍的不良组织反应，Charnley的设计在20世纪60年代迅速演变成为包括高分子量的聚乙烯（UHMWPE）的支撑面和使用航空钴铬钼合金（CoCrMo）的股骨干。因此，现代全髋关节置换术是在美国的生物材料规范出现之前发明并投入临床使用的，并且从那之后才发生了演变。

以下的章节探讨了如今髋关节置换术使用的材料，并关注了外科医生和病人的需要和规格。虽然在髋部可以使用的生物材料可以广泛地分为聚合物，陶瓷和金属，但是最好通过他们的功能例如支撑面、支持系统或者固定方法来进行检验。每个应用领域都会被详细的测试，尤其是支撑面。正在进行的研究以及在髋部使用的生物材料的未来在本文中也有所提及。

工程师的挑战

成人髋部的机械性能的设计和材料规格的设定是外科医生和生物材料工程师面临的一些较为困难的挑战。髋部的环境十分恶劣，给关节置换系统带来了诸多挑战，例如机械、摩擦和腐蚀性等挑战。虽然髋关节的生物力学和生物学环境超过本章的范围，但是值得注意的是，髋关节置换系统必须设计成适应以下内容：

1. 通过小区域来实现高负载的传输：在行走时，一个普通的成人可以通过他的下肢关节传递的重量约为2~3倍的体重。由于髋臼的几何尺寸相对较小，这些力可以在总关节承受平面转化为非常大的接触应力，并且在股骨干和股骨颈中有相当高的弯曲应力。较不频繁的活动，例如跑步，跳跃，下楼梯或者被绊倒会传递接近10倍体重的重量。随着患者群体的活动水平和身体质量指数的增加，应力传递给假体。因此，必须选择拥有合适的断裂韧性的植入性材料。

2. 有腐蚀性的环境：血液中氯化钠浓度为0.9%，它可能对植入装置产生显著的电化学作用，特别是溶液中的氯离子。其他的反应性物质也很容易接触到，包括过氧化物和氧化脂质。腐蚀会直接影响机械性能，腐蚀副产品也可能会对主体产生潜在的危害。植入性材料必须要相对惰性。
3. 高活动水平：我们已知关节的受试者每年走了超过100万步，很多受试者甚至显示了更高的活动水平：有的甚至每年走了超过320万步。因此，关节假体必须特别耐疲劳和耐摩擦。

同时必须考虑许多其他因素，包括成本，密度，机械可加工性和易灭菌性。

股骨和髋臼中的支撑结构

虽然关节置换术的功能性目标是在没有疼痛的情况下能够使病人回归到日常活动以及一定程度的运动中，但是单独去除或者更换患病或者损伤的部分是远远不够的。因此，支撑结构例如股骨假体柄和髋臼杯被用于在留存的健康的骨和新的人工支撑表面之间转移负载。通常，这些成分是金属制成的。

目前在FDA认可的ASTM共识标准中列出了3类金属以满足上述用作股骨假体柄和髋臼杯的规格。他们包括不锈钢，钴基合金和钛基合金。

如前所述，不锈钢是骨科植入物引进的第一类合金。目前的ASTM标准推荐型号为316L，一种添加了铬和镍的低碳合金。这种奥氏体钢由于其低碳含量以及钼和铬的组分而具有了良好的耐腐蚀性。耐氧化加上相对容易的加工、成型和硬化使不锈钢成为材料选择的有力候选人。然而，由于一些腐蚀是不可避免的，所以不锈钢被推荐仅适用于短时间的目标。由于这个原因，美国几乎没有应用不锈钢关节植入装置，尽管在其他国家仍有不锈钢装置的应用。

钴合金刚开始时被使用于牙科，现在是用于髋关节假体的主要材料之一。这些合金具有杰出的韧性，尽管它们易于加工硬化，并且在加工过程中容易变脆。由于这些特性，加工钴合金植入物显得很困难，必须使用浇铸或者锻造的方法。然而，有利的强度，耐腐蚀和磨损特性使得CoCrMo合金成为植物材料的主要选择。

骨科中最终使用的合金类是钛基。植入物中最流行的合金是Ti-6Al-4V，具有良好的耐腐蚀性，高强度和低密度。钛合金是多相金属，并且当涂覆有多孔材料时具有改变物理性能的倾向。尽管如此，钛的优越性，机械性和化学性能使其成为种植体制造中广泛应用的材料。

镍铬合金

镍铬合金在制备中使用了多种成分。成分的变化通常被定制以适应金属形成的最终形状以及最终形态的理想性质。例如，Co28Cr6Mo合金必须铸造以保持所需的性能，而Co35Ni20Cr10Mo则可以被锻造和冷加工。两种合金都从析出硬化中获得了很大的强度，这是一种晶体中的粒子抵消晶体结构缺陷影响的现象。

自从20世纪30年代无蜡材料被首次引入，铸造镍铬合金已经可以通过无蜡的铸造方法制作。虽然70年来确切的方法和机器有所改变，但一般技术未变。首先，使用黄铜制造待制造部件的模具。该模具被用于铸造最终样品的蜡复制品，涂覆有陶瓷外壳。接着将蜡从陶瓷中融化出来，为最终的产品留下完美的一体化模具。将液态的镍铬合金注入模具中并以受控的速率进行冷却，以达到所需的微观结构。最后去除陶瓷，该部件准备进行最后抛光处理。

镍铬钼合金在铸造后立即具有了一种粗糙的树枝状微结构。非树枝状区域是含有碳化物和σ相的面心立方（FCC）钴基质。冶金学家小心避免在处理期间过渡到ε相，因为其六方密堆积（HCP）结构促进更多的碳化物生长（文献中将这种碳化物确定为M23C6，其中M表示Co，Cr或Mo）。在制作硬化钢的过程中经常引用硬质合金（图12.1），但是它会使镍铬合金过脆，因此在没有适合的制作流程的情况下不适宜加工。在成型、退火或者热等静压之后可以修改其微观结构并且提高该金属的机械性能。钴合金的机械性能已经通过了ASTM的标准，但是它

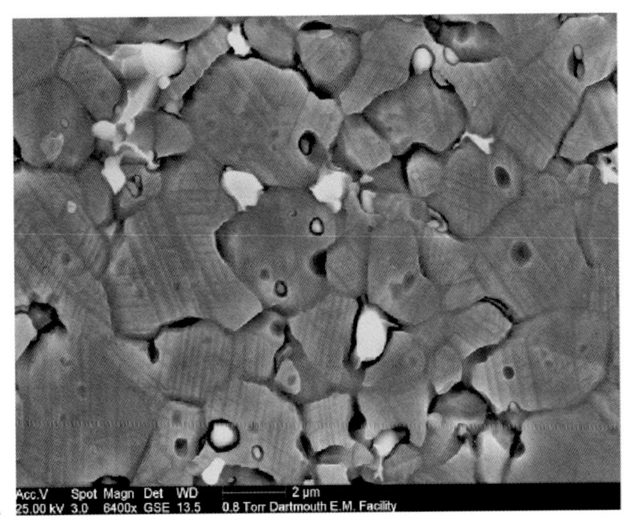

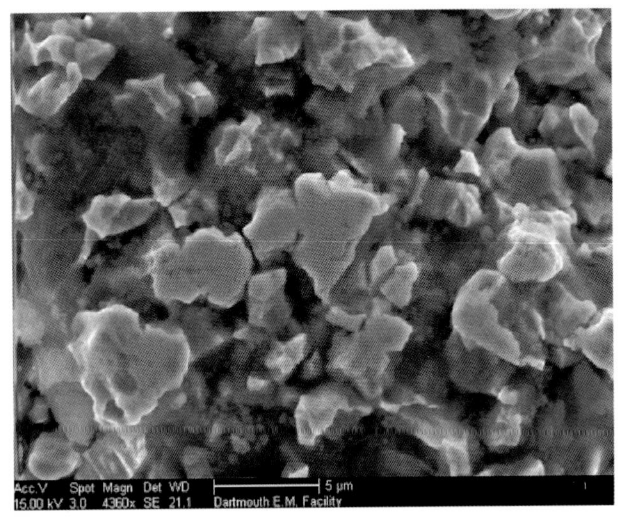

图12.1 A. 钴的微结构，具有晶间和晶内碳化物；B. 晶体间的腐蚀

的性能跨越了很大的范围。例如，钴的最终强度从浇铸态的655MPa到锻造和冷加工的1793MPa不等。弯曲强度也从450MPa到1855MPa不等。因此，制造商在选择一种材料和选择一种特定的加工方法定制到特定的应用和设计方面有很大的余地。

当钴放置于人体内时容易被氧化。然而，氧化铬改变了植入物的整体电化学性质。结果，一旦植入物的外层氧化，材料的进一步氧化就会明显减慢。因为该层对于阻止进一步的氧化是重要的，所以在植入或使用期间的任何损伤都可以显著降低植入物的寿命。

微结构的电流效应也会减少植入寿命。如前所述，铸造镍铬钼合金时在钴贫乏区域存在着一种树枝状微观结构。相邻材料之间的电负性的差异产生了电化学反应，这增加了内部氧化的速率。不良的热处理也可能导致晶体边界碳化物中的铬聚集。这会导致器件的颗粒间腐蚀和机械故障。铸造或其他热处理后的退火可以消除树枝状微观结构或晶界敏化腐蚀的阳极效应。

钛合金

因为钛相对低的密度，成本以及加工难度，钛主要使用在植入物中。根据ASTMF136给出的种植体级钛合金的机械性能标准，将最小UTS设定在860MPa，屈服强度设定为795MPa。回顾到钴合金的材料性质，这些大致相当于退火的锻造合金。

虽然钛合金可以进行复杂的相变，工程师主要只关注元件的α相和β相。α相是HCP，而β相是体心立方（BCC）。室温下β相增加了密度，热处理反应度，应变率灵敏度和机械可加工性。更多的α相增加蠕变强度，允许热处理如焊接，并防止裂纹发生。因此，植入物中钛合金的优选结构是α-β基质中的等轴α结构。两种常见的β相钛合金是Ti-35Nb-7Zr-5Ta（TNZT）和TiMo12Zr6Fe2（TMZF），它们使用锆来提供β相合金。

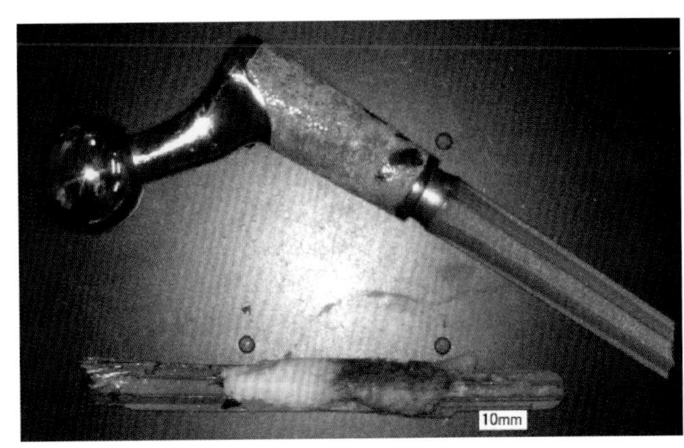

图12.2 术后29.5个月的钛假体柄断裂

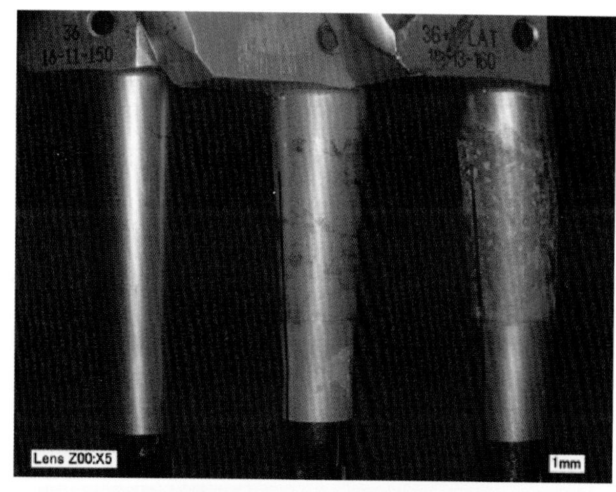

A

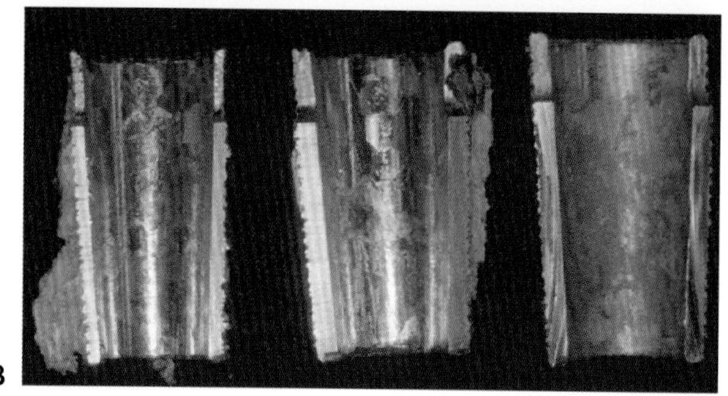

B

图12.3 从左到右，钛股骨柄（A）和套筒（B）磨损逐渐增加

钛合金的机械性能比钴合金范围更受限制，最终强度约为931MPa，屈服强度为862MPa。它的高循环疲劳性能非常好。裂缝倾向于在α－β界面处引发，反复的应力将促进裂缝的扩大。等轴显微组织可以防止裂缝广泛的传播，允许的疲劳强度范围为500～700MPa。这相当于铸造铬钴钼合金，其具有约310MPa的疲劳强度。

尽管如此，钛仍然会发生断裂（图12.2），特别是在应力集中存在的时候。钛合金的切口灵敏度高于钴合金，导致了许多与设计问题相关的器件断裂和应力相关器件断裂。和CoCr合金一样，钛合金采用被动抵抗来缓慢氧化。钛是一种高度负电荷的材料，可以很容易地转化成TiO_2。较高的电负性使得钝化层迅速发展，从而最终防止与其他金属的电偶反应。因此，与CoCr合金不同，阳极和阴极不会在微观结构中形成，并且不会发生内部腐蚀。

尽管如此，钛合金仍然易于电化学降解（图12.3）。在某些情况下，植入物会在体内循环移动，从而磨掉氧化层，这可能会导致比实验室测试预期更差的结果。此外，钛合金受到“缝隙腐蚀”的影响，其中一个区域可以集中离子，最终导致邻近区域中的流体酸性足以引起额外的腐蚀。

固定术

髋关节置换术的固定技术一般按照它们是自然还是人工的来进行分类。具体来说，设备目前被设计为通过允许或刺激骨向内生长/向外生长来固定，或者它们被设计成使用聚甲基丙烯酸甲酯（PMMA）的骨水泥将其胶合就位。

原来的Charnley低摩擦关节置换系统使用了Charnley在20世纪60年代开发的PMMA固定技术。将装置固定就能即时使重量通过股骨假体柄或髋臼杯转移到相邻的骨中。因为PMMA不具有任何原生的黏合性质，Charnley将它的作用模式描述为一种灌浆。今天的PMMA与20世纪60年代和70年代相似。骨水泥分为两部分提供给外科医生。粉末包括完全聚合的PMMA和过氧化苯甲酰，它们会引发聚合反应，生成一种致密材料以改善放射不透明度（例如硫酸钡）。液体组分包括甲基丙烯酸甲酯单体，以及控制反应速度和聚合度的材料如氢醌和N，N–二甲基对甲苯胺。

粉末和液体的混合导致了液体部分的聚合，但是粉末部分的化学变化相对较少。因此，制造商努力地平衡反应速度（工作时间）和混合黏度（稠度）以达到与最终聚合产物相关的机械性能。探索所有有助于骨水泥质量和力量的因素超出了本章的范围。然而，值得注意的是，文献中已经确定了在临床应用中导致强度降低的各种因素。这些因素包括高孔隙率，高水平的放射性遮光剂，高抗生素浓度或者不正确的混合比例。

PMMA的聚合是高度放热的反应，会潜在地导致显著的局部温度升高。当薄的骨黏合套与金属假体结合使用时，热量可以通过假体从PMMA和局部骨导出，从而减轻热效应。同时也有证据已经表明比较厚的骨黏合套以及黏合物质在表面置换期间显著渗透到松质骨中会导致热诱导的骨坏死。20世纪70

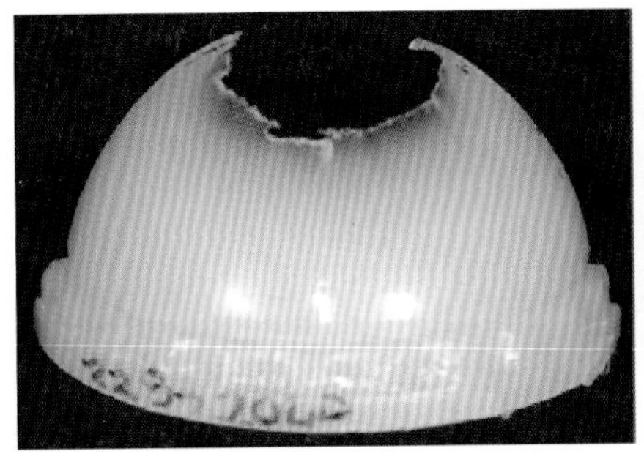
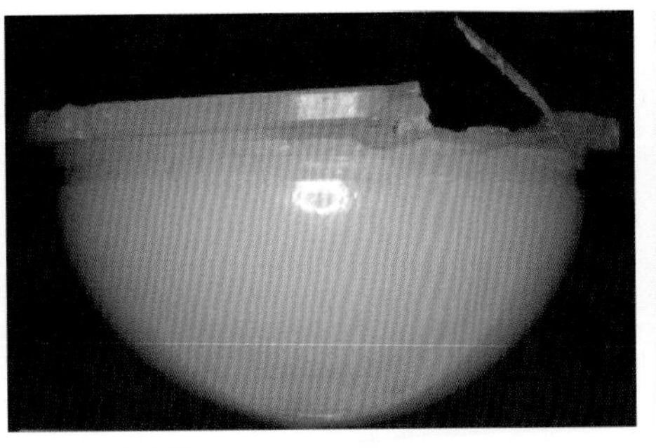
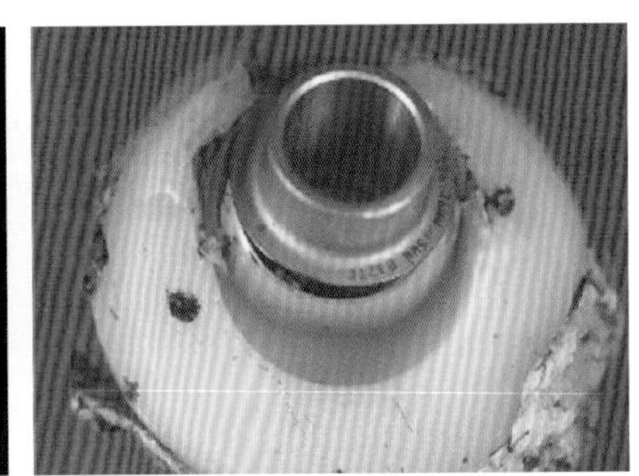

图12.4 从左到右分别是磨损，疲劳破坏和与氧化有关的失败导致的UHMWPE内衬失败

年代末和80年代初期的研究引发了骨骼生长和表面向内生长的髋关节置换术的发展。已经发现，根据孔结构的尺寸和植入物和骨之间的相对运动，将钛珠或钴珠添加到植入物的表面将允许骨向内生长。向内生长系统还包括钛网和粗糙的等离子体喷涂表面。尽管几项最新的Meta分析显示，在使用了骨水泥和没使用骨水泥的装置之间没有出现显著差异，但是这些没有使用黏合剂的系统已经显示出优异的结果。在欧洲的一项研究表明无胶粘剂的设备使得医疗系统花费了更高的成本之后，关于成本效益和价值的探讨也开始了。

最近引入了类似于天然小梁结构的新的向内生长表面，包括多孔钛和泡沫钽。尽管确定这些设备的长期临床结果还太早，但较短的后续结果显示出了这种结构优异的性能。外科医生小心地遵循文献以了解这些较新的向内生长材料的长期结果和成本效益。

负重面

在全髋关节置换术中生物材料增长最多的以及研究最多的领域在于负重面。满足现代患者的需求需要能够承受高负荷，长时间体内持续时间，数百万次循环以及手术放置变化的相互作用的表面。虽然黄金标准仍然是金属聚乙烯，但替代界面在过去四十年中已经引入，偶尔会有很大的市场渗透。

如今有超过90%的全髋人工关节界面使用钴合金与UHMWPE接触。其他的界面对包括陶瓷-聚乙烯（CoP），陶瓷-陶瓷（CoC）和金属-金属（MoM）。

金属聚乙烯

UHMWPE于1962年作为Charnley低摩擦关节成形术的界面首次引入。自引进以来，UHMWPE已经对改善全髋关节置换术的临床表现方面进行了几项重大改变和改进。UHMWPE最初使用γ射线灭菌。γ射线灭菌在材料上施加电离辐射，导致碳-碳和碳-氢键之间的断裂，留下被称为自由基的开放键合位点。这些结合位点可以与附近的链形成一些交联，但是没有足够的能量使得所有的结合位点都形成交联，并且这些剩余的自由基可用于参与复杂的自我维持反应，最终导致聚合物的氧化。在最严重的情况下，氧化导致分子量的显著降低，并导致最终机械性能的降低。具体地说，聚合物的强度、延展性和耐疲劳性的降低会使得轴承表面容易发生疲劳破坏。

氧化是一个时间依赖现象，而疲劳导致的设备失效是循环依赖的。事实上，由于存在分子交联，伽马灭菌装置随着时间的推移和关节循环次数的减少首先改善了从未照射的装置的磨损性能。因此，不能确切地知道设备何时可能会因磨损或疲劳失效（图12.4）。

在实验室中，通常可以通过横切装置和化学分析来评估设备容易失效的程度，尽管高度氧化的设备可以通过暴露表面下约1mm的“白色带”来发现。白色区域是一段氧化程度较高的区域，它在切片过程中的局部破裂会降低机械的完整性。在体内

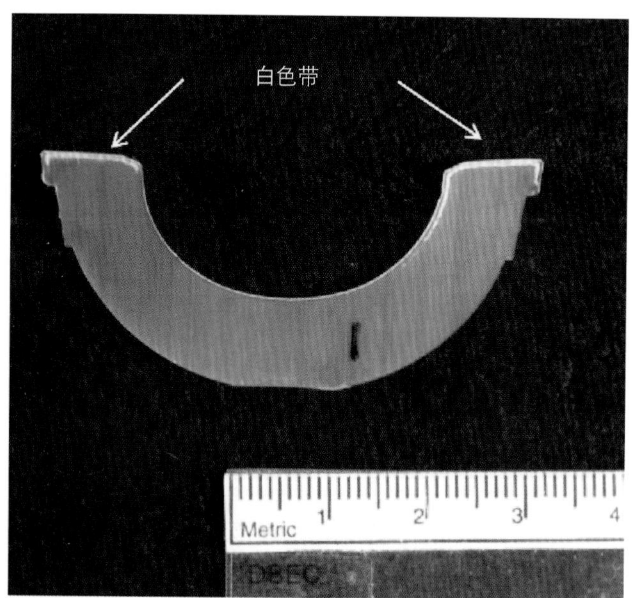

图12.5　髋臼内衬边缘和关节表面下方的下层白色带

关节运动期间，较高氧化的区域可能是裂痕发生的位置，会一直传到表面。同时大量的聚乙烯可以被释放，导致聚乙烯组分的点蚀、开裂和分层。最终，大量的碎屑可以从关节表面释放，导致生物力学的改变和细胞信号的级联反应从而引起假体周围骨质溶解。回收实验室报告了在空气轴承中所检索到的伽马的疲劳失效率接近50%，导致了在空气中使用γ灭菌的行业范围改变。新的聚合物轴承处理包括在不存在氧气的情况下进行灭菌，照射和自由基的热稳定以及抗氧化剂自由基的稳定化。接下来会简要地讨论这些处理方法。想要更深入地了解该主题，读者们可以去阅读Kurt所著的关于UHMWPE的详尽的手册。

灭菌方法的改变

在空气中使用γ射线灭菌的第一步是从灭菌环境中去除氧气。新技术被不断的检测，包括具有阻隔包装（γ射线屏障）的惰性气体中的γ射线，真空拉伸的真空箔袋中的γ射线，环氧乙烷气体（EtO）灭菌和气体等离子体灭菌等。

用于减少组件的结构氧化最常见的选项是在惰性气体（例如氮气或氩气）中对装置进行γ射线消毒，并使用防止氧扩散到包装中的阻隔包装。这种包装防止UHMWPE在架子上氧化，然而，已经证据表明使用这种方法灭菌的组分由于体内溶解的氧和氧化物质而在体内氧化。图12.5显示，这种氧化可以表现为屏障封装组件中检查到的上述白色带特征。类似于γ射线–空气问题，体内氧化降低了UHMWPE的机械性能，增加了疲劳失效的可能性。

γ射线灭菌有两个主要的替代方案：EtO灭菌和气体等离子体灭菌。这些技术不使用辐射，并且不会在UHMWPE中引起化学变化。EtO是一种有毒气体，自20世纪70年代以来已在灭菌技术中使用。由于UHMWPE不会与有毒气体反应，因此这种灭菌技术已被用作伽马射线灭菌的替代方法。研究表明，与γ射线灭菌相比，EtO灭菌在体内几乎不发生氧化。此外，由于氧化（分层，开裂等）而经历的许多失效模式在EtO灭菌之后基本不存在。然而，由于EtO灭菌的时间密集性和有害废气的产生，它并不总是γ射线灭菌的首选替代方法。

UHMWPE的气体等离子体灭菌开始于20世纪90年代空气中伽马射线灭菌使用率的下降。可以使用离子化气体如过乙酸气体等离子体或过氧化氢气体等离子体对UHMWPE的表面进行灭菌，并且可以发现与非灭菌对照UHMWPE相比，气体等离子体灭菌可以改善耐磨损性能，但是其耐磨损性能低于使用γ射线灭菌的结果。

总的来说，研究证实，在这两种非辐射方法中引入可与氧结合的自由基的风险最小。然而，使用其中任何一个方法都不会发生交联，因此使用EtO或气体等离子体灭菌的UHMWPE具有比用γ辐射灭菌的UHMWPE更高的磨损率。

大多数制造商现在使用气体等离子体灭菌作为最后的灭菌工艺，但是当今仍然有制造商使用环氧乙烷灭菌和使用隔离包装的γ射线灭菌。此外，通常在额外处理之后进行气体等离子体处理，以改善原料的交联密度，从而提高原材料的耐磨损性能。

高度交联的UHMWPE

在没有氧化的情况下，UHMWPE界面的最大机械和材料问题继发于磨损的骨质溶解，从而导致了

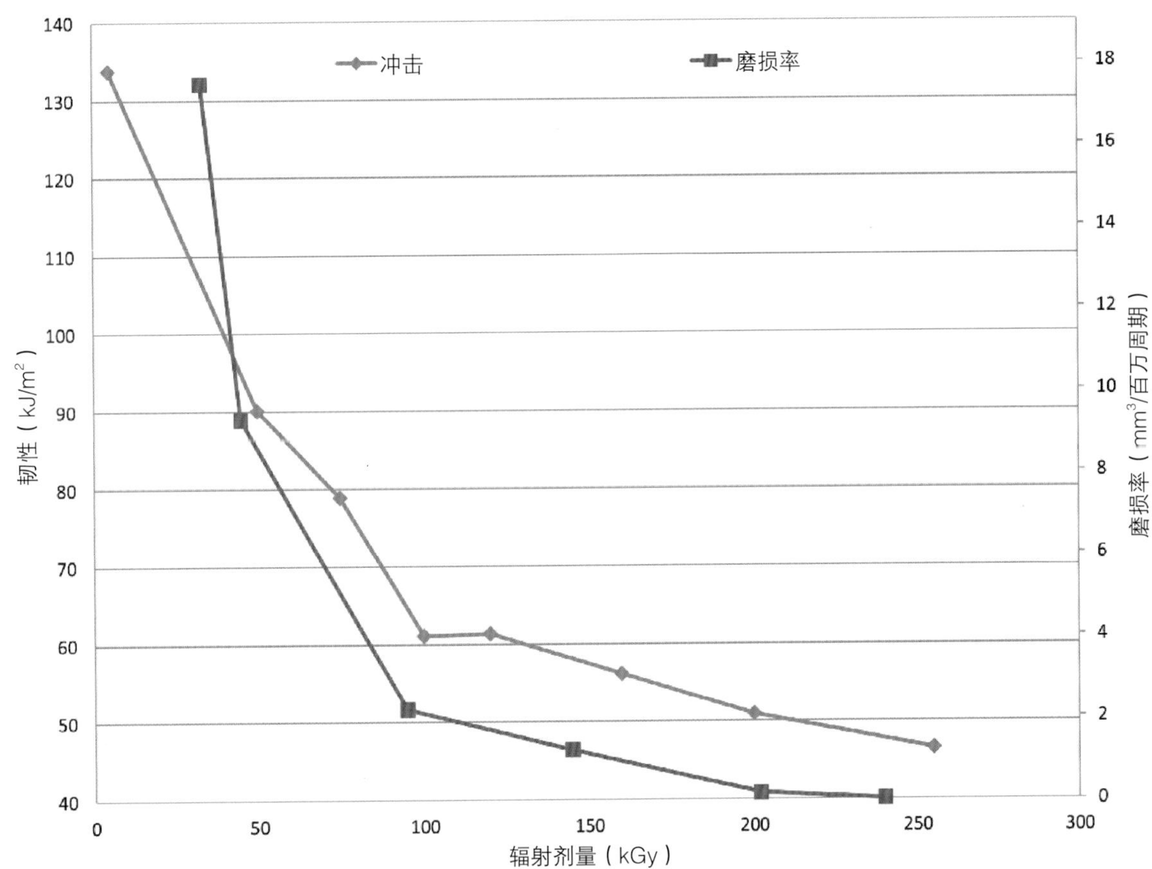

图12.6 辐射剂量对冲击韧性和磨损率的影响

股骨和髋臼部件的无菌松动。尽管聚乙烯在体内是生物惰性的，但当小的磨损颗粒被释放到体内时会引起生物反应，引起骨吸收。研究表明，微米级以下的微粒可能被吞噬，因此是最具生物活性的。髋关节模拟器研究和组织消化研究已经证实，产生的大量聚乙烯磨损颗粒在0.1～1μm范围内，从而导致了骨质溶解和随后的骨吸收。虽然根据估计约0.2mm/年的磨损足以发生骨质溶解，但重要的是要认识到不同颗粒尺寸范围所存在的功能生物学活性，因此单位体积中较小的颗粒更有活性，这将会导致比预计的磨损率更有力的生物反应。

为了减少骨质疏松相关修复的发生率，制造商们采取了降低界面表面磨损率的方法。其中最有效的防磨损防护是聚合物的交联。交联是通过使用γ射线辐射或电子束辐射破坏分子键来完成的。在没有氧的情况下，自由基位点可以与相邻的自由链重新连接，从而增加聚合物的分子量并形成高度互连的网络。虽然这个过程在热力学上是有利的，但并不一定是即时的，也不是完整的。因此，为了消除或减少自由基并促进额外的交联，UHMWPE被热处理，高于或低于聚合物的结晶熔点，以改善原子的迁移率，从而改善交联。

加热有两个主要的影响。首先，它可以加速去氢反应，并允许自由基从结晶区域的非反应性位点移动到非结晶区域中的反应位点。该过程是内部扩散过程之一，已有证据表明以这种方式退火可以留下残留的自由基。最近的研究表明，这些自由基在体内氧化，发生颈部撞击或半脱位的情况下可能导致聚合物损伤或分层。但是据我们所知，没有关于髋关节退火材料的关节表面分层的报告。

加热，特别是熔化的第二个影响是可以提高聚合物链的流动性。聚合物链上的自由基具有完全重组或自我消除的能力，从而将自由基浓度降低至可检测水平以下。尽管在这个过程中自由基浓度显著

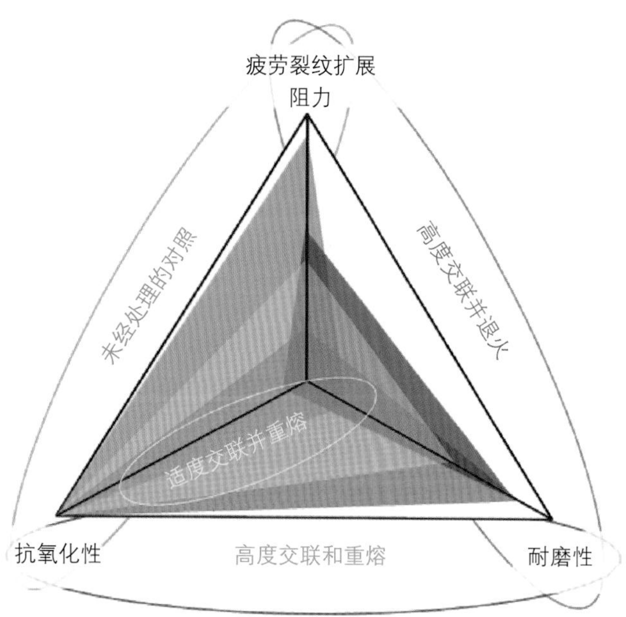

图 12.7　UHMWPE 交联相关的工程学平衡

降低，但聚合物内增加的链在冷却期间产生相互作用会抑制再结晶的过程。因此，聚合物的机械性能可能降低。

高度交联的UHMWPE磨损

交联和热稳定UHMWPE会显著降低磨损率。目前已经发现磨损率随着放射剂量的增加而减少，但是也已经有证据表明，随着辐射剂量的增加，磨损减少率减小。McKellop等早期的实验表明辐射剂量超过100kGy抗磨损性能的回报会降低（图12.6）。因此，在美国市场上可商购的重熔材料很少超过100kGy交联剂量。制造商们已经宣布，使用交联UHMWPE之后可以将磨损率降低至42%～100%。体内研究已经证实了这些结果，Manning报告了95%磨损率的降低，而Martell则发现与传统聚乙烯相比，交联UHMWPE降低了42%～50%的磨损率。更长持续周期的结果也显示类似的结果。在一项为期5年的研究中，高交联UHMWPE的磨损率平均为0.05mm/年，而常规UHMWPE的磨损率为0.26mm/年。磨损碎片的整体生物活性也发生了降低，骨质溶解在过去10年中发病率急剧下降。

高度交联的UHMWPE机械性能的权衡

尽管在体外和体内磨损率都显著降低，但是UHMWPE的交联过程改变了UHMWPE的基本结构，并且需要进行热处理来淬灭由电离辐射产生的自由基。已有证据显示电离辐射处理和热处理组合使用可以降低机械性能，例如极限拉伸强度，韧性，弹性模量，疲劳导致的裂纹的延伸。

随着高度交联的材料的引入，文献中的病例报告已经发现了意外导致的裂纹变大或疲劳导致断裂从而报废的髋臼内衬。

因此，矫形外科医生面临着一种挑战，他们需要将界面材料与患者的需要以及假体装置所需要的生物力学环境相匹配。Atwood等用图表的形式展示了耐磨性，机械性能和抗氧化性能之间的折衷的解决办法（图12.7）。为了最好地满足这些需求，每个制造商已经开发了特定的制造，灭菌和交联过程，以尝试优化高度交联的UHMWPE的性能。然而，很少有研究试图直接比较独立实验室环境中不同材料的性质。

2003年，Collier等检查了6家主要的骨科公司生产的6种交联材料，试图比较控制UHMWPE。材料以交联方式（γ射线 Vs. 电子束），辐射剂量（2.5～10Mrad）和热处理温度（熔融温度以下退火，熔融和熔融温度以上加工）进行检验。一般来说，本研究的结果直接反映了先前所引用的研究结果。结果发现商业材料中辐射剂量的增加导致机械韧性和延展性的降低，热处理会导致机械性能降低，重熔效果更好以及发现了熔融温度以上加工在实验室条件下可以防止氧化，而在熔融温度以下退火仍然会出现一些氧化过程。

还需要做更多的工作来了解机械性能和交联密度的最佳折中的解决办法，以尝试和最大化UHMWPE作为关节摩擦界面的性能。此外，除了退火以外，正在寻找与常规聚乙烯相比更稳定的氧化性能以及更好的耐磨性能的方法，包括在UHMWPE中使用抗氧化剂。

抗氧化剂混合聚乙烯

在努力通过热处理提高抗氧化性的同时却没有降低机械性能，制造商们已经检验了抗氧化剂的用途，以防止自由基的氧化。虽然今天可用的抗氧化剂包括液体α-生育酚和固态季戊四醇，但只有α-生育酚稳定的材料可在髋关节使用。

目前已经研究了在UHMWPE中添加维生素E的两种方法：在压塑之前将液体抗氧化剂与UHMWPE树脂粉末相结合，并将维生素E扩散到已经交联的UHMWPE中。在交联之前将维生素E加入树脂中降低了交联效率，因为抗氧化剂可以在照射期间清除自由基，从而降低有效的交联量。在交联后将维生素E扩散到聚合物中不会抑制交联。使用髋关节模拟器的体外研究表明，维生素E扩散的UHMWPE的磨损率与高度交联和重熔的UHMWPE相当，磨损率为0.9 ± 0.1/百万次循环和1.9 ± 0.5mg/百万次循环，而100kGy照射UHMWPE为1.1 ± 0.7mg/百万次循环。此外，由于UHMWPE不被加热熔化，所以发现抗疲劳性能大于高度交联的UHMWPE。维生素E扩散型UHMWPE于2007年获得FDA批准，用于全髋关节置换术，目前正在市场上销售。然而，由于这种材料的新颖性，长期临床和回收研究尚未公布。

使用陶瓷作为支撑界面

随着对聚乙烯磨损和骨质溶解相关内容越来越多的关注，器械制造商和矫形外科医生已经临床使用可替代的界面，包括陶瓷材料。通常推荐替代的界面用于需要更长的植入寿命和更大的植入物负荷的年轻，有活力的患者。

陶瓷被定义为由金属和非金属组成的无机非金属材料。由于它们的表面低粗糙度和硬度比CoCr大5倍，因此它们作为界面的使用会带来比传统的金属聚乙烯界面更少的摩擦和磨损。然而，陶瓷本身是脆性的，呈现出线性弹性的行为，在失效之前几乎不会出现变形，这引起了对身体的灾难性破坏的担忧。

最近的材料和制造工艺改进已被用于降低陶瓷的晶粒尺寸，孔隙率和纯度的增加，从而会创造更好的材料性能。这些改进减少了陶瓷器件的灾难性故障，但是CoC组件的患者最近也发现了一种可听到的吱吱声，在一些情况下这会导致重新进行修复手术。历史上获得不同程度成功的两种主要陶瓷是氧化铝和氧化锆。最近，作为传统陶瓷的替代品，已经引入了使用氧化锆增加韧度的氧化铝（ZTA）和氧化锆。

氧化铝

自20世纪70年代以来，氧化铝已被用作髋关节的表界面。氧化铝股骨头可以与陶瓷或UHMWPE髋臼垫相结合。氧化铝-氧化铝界面因为有比较高的硬度，历来具有非常低的磨损率。例如，Hamadouche等至少随访18.5年的研究显示，氧化铝 - 氧化铝界面的磨损率平均<0.025mm/年。

Wroblewski等在两项研究中显示，在初始大约150万次循环的“磨合”过程产生0.2mm的磨损后，磨损率在另外480万次循环后显著下降到仅仅0.1mm。结果是在磨合期之后平均磨损率约为0.022mm/年，这可以与金属聚乙烯速率约0.07mm/年进行比较。

尽管氧化铝陶瓷在UHMWPE上显示出比金属更好的磨损特性，但氧化铝历史上具有很大的故障发生率。这种比较高的断裂发生率促进了制造工艺的改进，其重点在于减小晶粒尺寸和孔隙率，并且增加硬度和断裂韧性。已经使用热等静压的引入来减少孔隙率，而回火已被用于增加韧性。

现代氧化铝的断裂韧性约为4.2 ± 0.2MPa$\sqrt{m}$，硬度约为1600 ± 50。最近，已经采用验证测试来减少承受表面断裂的可能性。随着氧化铝材料性能的改善，近年来断裂发生率急剧下降。杰弗斯等人提供了20世纪70年代和2011年之间的氧化铝组分的总结，显示出由于制造和测试过程的变化，氧化铝组分的断裂发生率呈现下降的趋势。近年来氧化铝成分断裂发生率降低，使得陶瓷成为更可行的选择，特别是年轻，活跃的患者。

氧化锆

1985年，欧洲引进了氧化锆股骨头，后来于1989年引进美国。从氧化铝到氧化锆作为股骨头部件的转换是由于与氧化铝相比，氧化铝头部的断裂发生率高，氧化锆的断裂韧性提高（5.5±0.2MPa·m√）（4.2±0.2MPa√m）（65±0.2MPa）。氧化锆的抗弯强度（900~1200MPa）比氧化铝（400MPa）也要高。然而，氧化锆在某些温度上不稳定，并且必须用附加的氧化物稳定。例如，氧化钇稳定的氧化锆（Y_2O_3-ZrO_2，Y-ZTP）通常由100%的四方晶粒组成，它会产生亚稳态的微结构。在低温降解条件下从亚稳态四方晶相转变为稳定的单斜晶相是可能的，但是降低了强度，增加了断裂的可能性。

向单斜相的转变也可能导致表面粗糙度的增加，这可能增加聚乙烯的磨损。在断裂的Y-ZTP股骨头的案例研究中，椎体附近所测量的单斜晶相浓度高达60%，在断裂面处测量出的结果为21%，但在抛光表面仅测量出4%的浓度。它对患者的影响仍然是可衡量的。在使用氧化锆的前几年，Allain等人发现聚乙烯杯上钇稳定的股骨头骨质溶解的发生率高，8年时存活率低（63%）。此外，在2000~2004年期间，记录了343个氧化锆头失效的案例，2001年，最大的氧化锆股骨头制造商回收了一些批次的股骨头，因为与这些批次相关的热处理出现了问题。自从召回以来，在矫形市场上使用氧化钇稳定的氧化锆已经有所下降，之后出现了研发氧化铝-氧化锆复合材料以提高陶瓷界面性能的趋势。

氧化锆增加韧性的氧化铝

ZTA是用氧化锆颗粒增强的氧化铝材料。氧化铝基质能够确保材料的高硬度，并且添加氧化锆颗粒有助于提高抗裂纹扩展性。然而，与纯氧化锆不同，这种材料在微观结构上是稳定的。与氧化铝（4.2±0.2MPa）和氧化锆（5.5±0.2MPa）以及类似的维氏硬度（1530±50）相比，具有10%体积的氧化锆的氧化铝已经显示出约为5.9±0.2MPa断裂韧性。目前市场上有大约75%氧化铝和25%氧化锆的ZTA，其强度为1150MPa，断裂韧性为8.5MPa。

陶瓷界面的缺点

虽然陶瓷通常具有非常好的耐磨性能，并且随着制造工艺的改进而降低了断裂的发生率，但陶瓷近些年来仍然存在问题。例如，在回收的CoC组件中已经发现了条纹磨损（图12.8）。

条纹磨损是因为边缘负重，尤其在股骨头接触衬垫的边缘负重。最近的研究假设，条纹磨损的原因是因为在步态的摆动阶段和与后跟着地的行走步法中连续的边缘负重导致了负重中心的微观分离。条纹磨损也归因于通常与CoC组件相关的可听

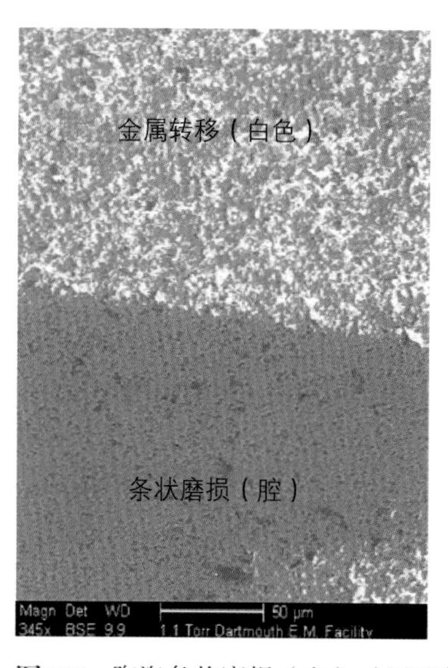

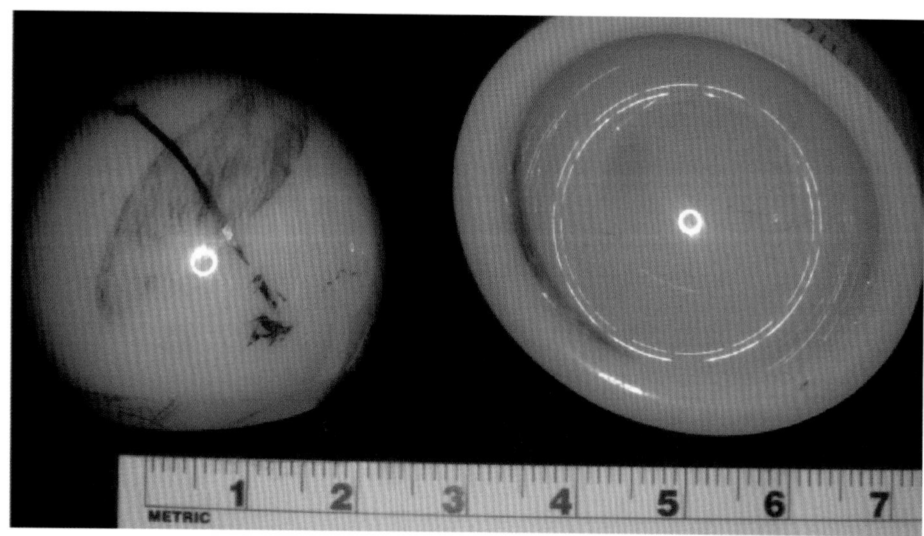

图12.8　陶瓷条状磨损（左）（用蓝色铅笔在分析过程中着色）和条状磨损时已去除全部晶粒的陶瓷表面的电子显微照片（右）

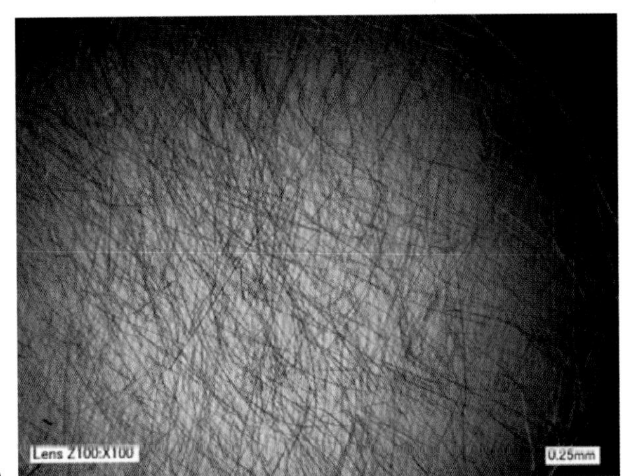

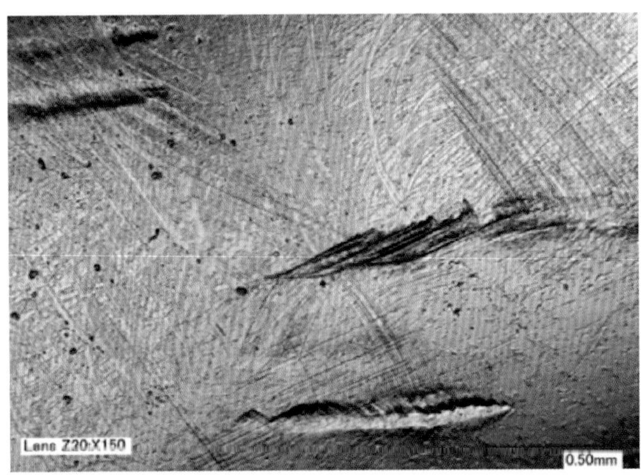

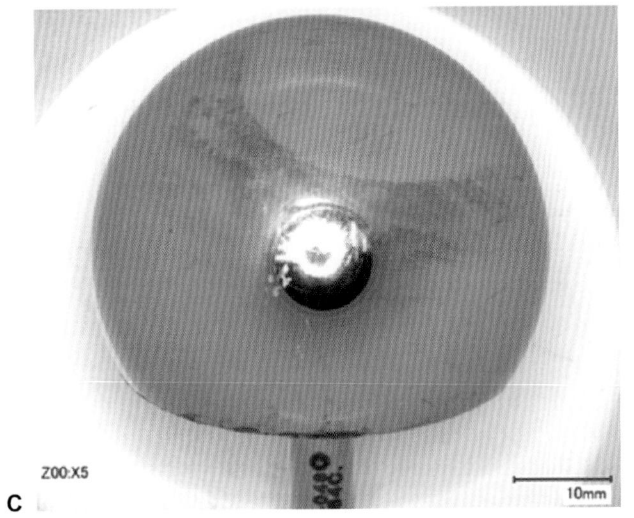

图12.9 金属-金属的磨损（A），划痕（B），划痕和沟槽（C）极点处的磨损示例

到的吱吱声。研究表明，吱吱声的发生率从小于1%提升至小于3%～10%，至12%，至20%。已经提出了边缘负重以外的理论，包括将噪声归因于与骨干设计相关的固有频率，缩短的股骨头长度，侧面的髋臼杯的位置，年龄较小和肥胖。不过Stanat和Restrepo认为，错位并不是吱吱声的原因。

吱吱声已经在实验室中使用陶瓷元件进行了复制，实践证明了吱吱声是由于缺乏润滑和陶瓷部件本身导致的。虽然吱吱声通常不是进行修复手术的原因，但噪音可能令人不安，并可能导致修复手术。临床意义尚不清楚，然而，吱吱声的现象部分地导致CoC轴承的使用率减少到新的髋关节置换手术的2%以下。需要从个人因素的角度来考虑使用CoC材料的利弊，进而确定对于患者来说最佳的支撑面。

氧化锆

2003年将一种新的锆合金（Zr-2.5Nb）引入髋关节置换术，其具有如下特征：当在空气环境中加热时，金属表面转化为大约4～5μm厚的氧化锆。这种氧化的锆是一种用作氧化铝或氧化锆陶瓷替代物的相对较新的材料，表现出与氧化锆类似的增强的硬度和降低的表面粗糙度，但是由于金属基质，其具有金属固有的高断裂韧性和疲劳强度。

迄今为止，在几项研究中，氧化锆显示出比CoCr更好的磨损特性。例如，与在UHMWPE上铰接的CoCr股骨头相比，当使用光滑组分时，氧化锆显示出45%的磨损，而股骨头粗糙时减少61%。尽管在稳定条件下磨损特性已经取得了良好的结果，但回收的氧化锆股骨头和髋臼内衬都有显著的由错位引起的损伤。

一个案例表明，由于髋臼内裂纹发生氧化锆股骨头的较大磨损。破裂的衬垫使股骨头与钛髋臼杯直接接触并且脱位。与钛髋臼杯接触和错位会对氧化层造成严重破坏，露出软锆金属。与MoM植入物释放的钴和铬碎屑相比，锆-铌碎屑被释放到体内并引起炎症，但没有出现坏死并且导致了少量疼痛。

由于这种材料的相对新颖性，尚未得到长期的研究结果，但是初步研究已经显示出正常负载条件下良好的磨损特性。此外，合金结构中不存在镍，从而使得该材料对希望避免与镍过敏相关的任何潜在问题的患者和医生特别有吸引力。

纯金属合金

纯金属合金关节作为髋关节置换术中的另一种界面在20世纪70年代是非常普遍的。Charnley低摩擦关节置换术的成功导致纯金属合金失去了青睐，但是在MoP磨损碎片引起显著骨质溶解的担忧之后，MoM作为常见的界面重新出现。

2010年，MoM轴承估计已经用于所有原发性全髋关节置换（THA）的32%～40%，在美国的所有修订THAs中占26%～32%。到2010年，估计共有75.5万美国患者获得了MoM THA。MoM轴承的重新出现是因为MoM轴承的实验室磨损率低于MoP，并且由于轴承的直径较大，所以MoM轴承的生物力学性能优于MoP。预计较低的磨损率将增加植入物的寿命，而通过防止错位，预期使用更大直径的轴承将增加植入物的稳定性。

纯金属界面

虽然假设MoM界面具有比金属聚乙烯髋关节更低的体积磨损率，但是磨损碎片的性质是不同的。例如，与已发现大小约为400～1150nm的聚乙烯磨损颗粒相比，发现释放的金属磨损颗粒大约为25～26nm和10～120nm。此外，Firkins和Tipper发现，改变合金的碳含量会影响界面的磨损特性。发现低碳界面（<0.07%）的磨损率高于混合（高，低碳）和高碳界面配对。对于低碳配对，估计与UHMWPE髋臼杯每年估计的5×1011个磨损颗粒相比，每年只产生1012～1013个磨损颗粒。植入的MoM组分的损伤是非常容易看到的，并且已经被报告为划痕，气刨和极性磨损这几种损伤（图12.9）。

最近的证据表明，CoCr磨损颗粒不是惰性的，可以释放金属离子，对细胞有毒性，可能导致DNA损伤，或可能导致患者超敏反应。此外，磨损颗粒的小（纳米级）尺寸允许颗粒通过身体输送，导致局部甚至系统性问题。

局部和系统效应

随着20世纪20年代MoM界面的使用迅速增加，MoM界面发现了包括金属超敏性在内的重大问题，以及由于全身的钴和铬含量的增加而引起的全身效应。

离子水平可以表明MoM装置表现不佳，或指示不利的局部组织反应尚未完善。梅奥诊所认定，低至1g／L的钴含量表明可能的假体磨损。然而，这些指南还指出，处于良好状态的假体装置可以分别与高达4～10g/L和0.3～0.6g/L的钴和铬血清浓度相关。钴血清水平>10μg/L，铬血清水平>1μg/L表明有明显的假体磨损。其他指南确定了相应的钴水平为7μg/De Smet等发现金属结石最可能发生血清铬离子浓度>17μg/L，血清钴离子浓度>19μg/L。同时可以发现在THA和髋关节表面置换的手术植入MoM界面后，钴和铬水平增加。一些研究已经注意到离子水平达到稳态浓度之后，或者将最终减少，然后在植入后大约5年再次增加。如果去除MoM界面并用MoP界面代替在修正手术后就算不立即消除过多的血清金属离子浓度，它们也会显示显著的血清金属离子浓度降低。

身体中高浓度的金属离子已经显示出可能导致疼痛，超敏反应，无菌性淋巴细胞性血管炎相关病变（ALVAL），假性肿瘤或坏死的金属毒素足以导致重新进行手术。Glyn-Jones等发现女性性别，小组件，发育不良和年龄（40岁以下）与假性肿瘤的增加和MoM髋关节复发的修正率相关。此外，已经发现骨溶解和植入物松动可能与超敏反应相关。

MoM植入物的一些患者由于关节假体制成的钴

化物质，显示出更严重的全身效应。当钴中过剩的钴残留在体内时，会导致钴沉积，阻止可能损伤器官的细胞代谢。患有腕关节手术的患者的病例研究发现心肌病、失明、耳聋、头痛、认知衰退、周围神经病变、抽搐、虚弱和疲劳。这些患者的血清钴水平>60μg/L。案例研究表明，修订非MoM髋关节置换术后，血清钴浓度迅速下降，神经和心血管功能自修复手术后有改善。

MoM植入物现状

MoM髋关节的临床使用经历了大幅度的下降。英国和澳大利亚的研究显示，由于软组织对金属碎片的反应从而增加了修复率，对高磨损率的关注导致了2010年4月英国的医疗器械警报。超过预期的结果也导致2010年8月自愿收回了广泛使用的MoM产品，并导致FDA发布了一项命令，要求对在美国植入MoM髋关节进行上市之后的监督。其他MoM设备已经被其制造商自愿从市场上移除。目前在美国使用MoM髋关节估计为<0.5%，几乎完全限于年轻、活跃、高需求的男性患者关节置换重建中。

当前研究领域

随着制造商和研究人员寻求创造具有改善的磨损性能和生物相容性并且能够同时保持机械性能的界面材料，注意力转向了当前材料的表面工程。大多数情况下，该方法涉及将另一材料或元素沉积到钛或钴合金基底上，以使表面更平滑，更硬或两者均匀。

表面工程的第一类是类金刚石碳或DLC。DLCs被用于或正在被测试用于骨科以及心血管支架，隐形眼镜和牙科。使用和使用结果的杰出摘要可以在Roy和Lee的2007年评论中找到，尽管其他人对自己的专业也进行了书面评论。

DLC是有吸引力的，因为它们提供非常硬的表面，不易发生灾难性的骨折，但是它具有高生物相容性。一些研究表明，尽管磨损结果有些矛盾但是硬度有很大的提高，就像Roy和Lee所总结的。仔细观察耐疲劳性之后，DLC使用硬度与弹性的比值结果显示提高了弹性升高，但显微硬度测试表明，局部高应力导致涂层开裂和分层。Puértolaset等发现，DLC也可以沉积在聚乙烯组分上以有效地减少磨损，尽管另一项研究表明，在磨损降低的初始期之后，涂层被去除。

与DLC相关的许多研究已经考虑了蛋白质和细菌黏附的作用。例如，Del Prado等表明用DLC涂覆UHMWPE可以通过降低细菌黏附性来提供减少感染的另外的益处。其他研究一直表明，DLC会减少细菌黏附到表面的数量，因此DLC也可能减少关节成形术后感染的病例。

氮化还被用作减少联合关节成形术中的磨损量的途径。在该方法中，钛组分用硬质氮化钛（TiN）或氮化铌（TiNbN）涂覆。钴合金可以用氮化铬（CrN）涂覆。已经假设氮化物通过降低磨损率，改善生物相容性和减少腐蚀来改善关节成形术成分。

Galetz等提供了一项研究，确定当TiN涂层可以提供比CoCrMo更可以显著降低UHMWPE的动态摩擦系数时，但由于涂层中的小孔，难以获得测量的一致性。虽然UHMWPE比TiN更强地黏附到钴合金上，但是它们不能得到一致的表面光洁度。独立研究也发现TiN和CoCr的最终磨损值没有明显差异。

另外的研究表明，TiN和CrN相对于氧化锆组分没有明显的优势。氮化物层增加硬度，但倾向于比ZrO_2同种情况下更为粗糙。另外，氮化物层对衬底似乎具有较低的黏合力。

Klepper等研究了类似的渗氮方法。但使用硼而不是氮。薄硼层减少了对聚乙烯的磨损，并且似乎抵抗小于200nm厚度涂层中的分层。硼被猜测为平滑表面粗糙度，就像突出的碳化物。

概要

与生物材料相关的下一个巨大挑战很可能将成为越来越具有成本意识的社会价值主张。付款人和患者将需要看到长期的结果，并将这些结果与设备的初始成本进行比较，以确定真实价值。因此，生产改良材料需要减少浪费，降低医疗保健系统的成本，对市场产生重大影响。

鉴于迄今为止该领域的成功，髋关节置换术中生物材料的未来将必然转向感染预防和患病关节的生物修复。生物工程学知识与控制感染正在迅速发展，组织工程领域也在迅速发展。然而，软骨疾病的生物解决方案尚未出现，预防感染也不会改善总联合装置的最终失效。

虽然患者因素（脱位、下沉等）或手术因素（错位，感染等）而导致的短期（少于5年）修复依然存在，但是全髋关节置换术的成果是突出的。尽管对行业的革命性尝试已经导致了使用陶瓷材料所引发的吱吱声和潜在的金属毒性，但是在过去的50年中，髋关节使用的常规生物材料却只经历了很少的改变。

Ricardo J. Heros
Corrado Piconi
Carina Reinhardt
Norbert Schneider
Robert M. Streicher

13

第13章 陶瓷的基本科学性质

简介

现代髋关节置换术在20世纪60年代早期的引进使得外科医生解决了数以百万的患者面临疼痛、残疾以及活动限制的问题。毫无疑问这个进步是在骨科领域一个最重大的成功之一。

John Charnley在1962年为了实现低摩擦系数的全髋关节置换术使用了不锈钢（SS）作为股骨柄和股骨头的材料，极高分子量的聚乙烯［通常被称为常规聚乙烯（PE）］作为髋臼杯以及聚甲基丙烯酸甲酯（PMMA）作灌浆剂，这种配合使用打开了现代髋关节置换系统的开端。从那时开始，不锈钢的股骨头大部分被另外一种合金，钴铬合金取代。金属聚乙烯混合的承载界面仍然被认为是髋关节置换术中的金标准。

如今有着更长预期寿命的年轻患者正通过全髋关节置换术来缓解他们的痛苦并且恢复到他们的日常活动水平。接受全髋关节置换术的患者的基本情况也发生了巨大的改变，同样重要的是要意识到即使老年患者的活动水平参差不齐，但是他们术后仍在努力去改善而不仅仅是维持他们的生活方式。现在所发现的更高的活动水平增加了在髋关节置换术中使用的界面的磨损性能表现的重要性，它们需要实现磨损的最小化以及降低由磨损碎屑和副产品产生的局部或者系统性的生物反应。

氧化铝（Al_2O_3）作为人工材料在全髋关节置换术中的临床使用已经超过40年，数以百万的患者使用氧化铝的股骨头，或者髋臼杯的内衬，或者两者都用来作为他们身体中植入物的组成部分，因此他们都享受到了这种材料所带来的优秀的临床表现。在全髋关节置换术中所使用的氧化铝的独特性质是这种材料作为植入物更加耐磨的基础。另外，氧化铝是一种可以氧化到平衡状态的物质，这种物质没有任何一个氧化过程能被替代（例如，腐蚀和离子释放）。根据JohnFisher的定义，这种物质和它的低磨损的特性累加到一起就创造了一种氧化铝所独有的“功能性的生物安全性”，在THR界面使用的不同的生物材料中它的功能是十分优秀的。

氧化铝

在自然界中，氧化铝可以在非常著名的宝石中发现它们的身影。举两个例子，包括红宝石（一种氧化铝，它的红色来源于铬杂质）和蓝宝石（一种氧化铝，它的蓝色来源于钛杂质）。唯一的生物稳定相是α相（被称为刚玉），它的典型特征是紧密堆积的六角形结构，在这样的结构中铝原子和氧原子被强离子键和共价键紧密地联系在一起。正是这些有着很大结合能的α相氧化铝的特质使得其成为THR界面最为理想的材料，并且使它成为一个无论在酸性环境还是基础环境中都非常坚硬以及化学稳定的材料。

值得注意的是这种氧化铝原子的空间排布创造了一种表面为O_2^-的阴离子层，并使其成为OH^+基团更加倾向于结合的位点。这让其他的极性分子（如水和蛋白质）和氧化铝的表面建立了一种非常强烈的联系。作为这种化学吸附机制的结果，氧化铝表面的湿润性能相对于其他金属的该性能来说有很大的提升。这是一种对于THR来说非常重要的很关键的性能，因为它能够帮助存在于氧化铝组分表面的，能够优化润滑性能的流体膜的生成，并且进而减少摩擦和磨损。

尽管如此，氧化铝的这些积极的性质都与这种材料的所受到限制有关，那就是由于它比较脆的特性所导致的低韧性。虽然氧化铝的一些机械性能因为这些年所研发出来的一些改进而有所提升，就像在其他章节所描述的，韧性依然是一个工程师在氧化铝组件设计过程中必须要考虑在内的重要因素。

在20世纪60年代后期，THR术依然处在它的婴儿期。外科医生们虽然敏锐地感知到了这种手术方式的潜力，但是也看到了由于当时使用的人工材料（PE，碳氟化合物，和聚缩醛）的持续磨损导致的早期的THR手术的失败。正是因为这些材料不容乐观的临床结果激励着在发展替代材料方面的努力。受到磨损组织报道的启发，PierreBoutin，一位在法国南部的Pau工作的骨科医生决定关于氧化铝作为人工生物材料进行广泛的研究。作为研究中的一个完整部分，Boutin决定和他的一位患者一同工作，这位患者是工业陶瓷制造商的管理者，CGE。合作的结果是供THR使用的第一个氧化铝陶瓷对氧化铝陶瓷（CoC）关节的研发成功。1970年该系统首次被植入到人体内。这种THR系统包括一种SS股骨柄和全部都由氧化铝组成的髋臼杯用骨水泥固定在骨质上。氧化铝的股骨头通过应用环氧胶固定在股骨柄的一个短的圆柱形耳轴上。

除了法国的Boutin与陶瓷管理者的合作以外，德国和日本也开展了与氧化铝支撑面的发展相关的研究。德国的数位外科医生和科学家，包括G. Langer（KeraMed），G. Heimke（Friedrichsfeld），H. Dörre（Feldm ü hle），和M. Saltzer（Rosenthal），也为骨科临床使用的氧化铝材料的发展贡献了力量。他们的工作促进了一系列陶瓷设备的发展。其中最重要的是Mittelmeier研发的Autophor/XenophorTHR系统和Heimke研发的LindenhofTHR系统。这些植入物的髋臼杯及股骨柄被设计成非骨水泥型的植入物。他们的设计旨在避免由于骨水泥覆盖失效而产生的松动，而这种松动在Boutin研发的髋臼杯中十分常见。Lindenhof髋臼杯设计主要用于压配入髋臼窝，而Autophor / Xenophor髋臼杯则设计用于在髋臼床中实现主要稳定性的大螺纹外表面。Lindenhof股骨柄通过骨水泥植入，而Autophor股骨柄则主要通过骨的向内生长而稳定。Xenophor股骨柄和髋臼杯是相同THR系统的骨水泥版本。Lindenhof和Autophor/Xenophor植入物为股骨头和股骨柄使用了一种创新型的锥形锁定系统，这可以说是一种德国科学家在骨科领域内的一项最重要的创新。这种锥形锁定系统很快就在所有的使用陶瓷股骨头的THR系统中使用，已经在几十年的临床使用中证明了其有效性（图13.1）。

同时需要提及的是Feldmühle公司（现在

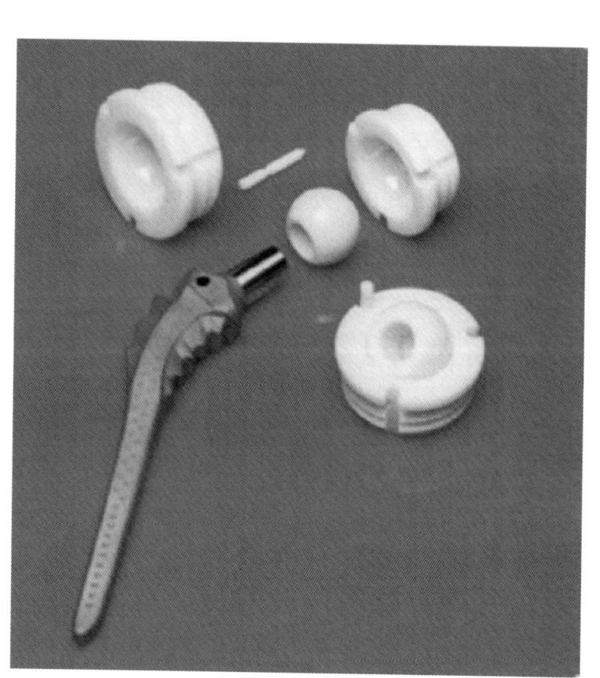

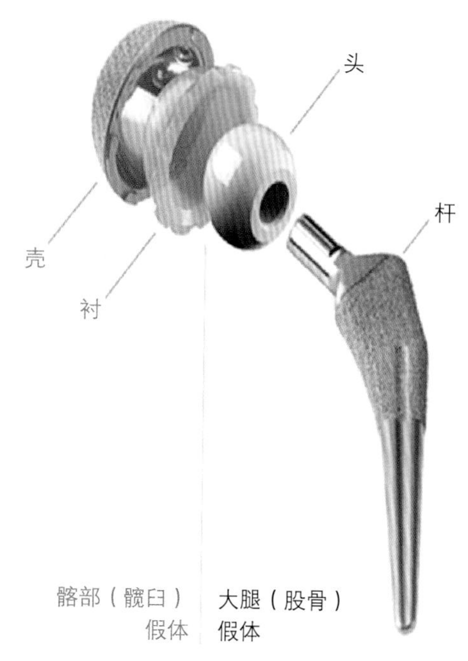

图13.1 原始的Lindenhof系统（A）和当前的陶瓷假体（B）

为CeramTecGmbH）的Dörre关于“医用级氧化铝”发展的研究获得了巨大的成功，它在骨科领域已经成为“参考陶瓷材料”，并且已经以BIOLOX®的商标名上市。Dörre和M. Semlitsch（SulzerMedizinaltechnik，今天的Zimmer）的合作在1972年通过使用莫尔斯锥形概念作为一种组合不同材料的方式（股骨柄使用金属，关节使用陶瓷）提出了一种模块化的概念，并将它们的属性转换为所需要的功能。

除了髋关节置换术，德国人基于氧化铝关注了一系列的氧化铝设备发展了很多项目，例如，角膜假体、注射口、中耳植入物，牙髓根管以及一些牙植入物。他们其中之一，口腔植入物“Tuebingen型”有很广泛的临床使用范围。其他设备，例如由Stock和Geissler描述的由多晶氧化铝制成的全陶瓷髋关节置换术只是技术实验。然而值得注意的是，Rosenthal公司开发的氧化铝股骨头作为Wagner类型髋臼杯的一部分。8例含有软骨肉瘤或癌转移灶（12例）的病人在股骨近端切除后，植入了上述的设备，这代表临床使用的唯一全陶瓷髋关节假体。

日本的研究人员同样也为临床上氧化铝的发展提供了非常重要的贡献。他们不仅发展了多晶氧化铝的股骨头和髋臼杯，还发展了使用多晶氧化铝股骨组件，氧化铝胫骨平台组件和一个PE衬垫的膝关节置换术。值得注意的是，第一种氧化铝膝关节植入物是由Langer和名叫KeraMed（德国的Hermsdorf公司，今天的Mathys公司）的陶瓷公司于1971年共同研发一种单踝胫骨组件。这些组件从1972年到1980年在Jena大学的骨科诊所被植入了73个临床案例；在前德国民主共和国可以实施现代的膝关节置换术时它们的使用才得以停止。

国际氧化铝共识标准的制定

因为在初期的临床实践中失败率很高，这些创举性地在THR术中使用氧化铝的临床结果给了外科医生和工程师很多教训。一些陶瓷公司提供的陶瓷组件所呈现出的糟糕的临床结果使得很多的制造者从植入性的陶瓷市场中逃离。因为很多理念譬如使用胶水使股骨球头和股骨柄固定，笨重的整体螺丝形结构，钉住的插座和绕过球头的方法被抛弃，THR系统的设计也不得不进步。然而同时很多骨质良好的患者在外科手术之后也实现了植入物的稳定，实现了手术的成功。这些观察证实，氧化铝-氧化铝THR界面的选择是十分优秀的，因为与其他组合相比，它几乎不存在磨损，并且不会出现颗粒诱导的骨质溶解。

氧化铝界面的优秀表现促使了一些制造商去追求实现一份对于该材料的国际自愿共识标准的达成。这项工作由Feldm ü hle公司（现在的CeramTec公司）领头，于1980年第一次发表了关于“医用氧化铝”的标准（国际标准组织，ISO6474）。它很大一部分基于德国的DIN58835标准，并且之后很快被美国测试和材料协会发布的一份相似的标准（ASTMF603）所取代。这些标准定义了临床可以使用的氧化铝材料的关键标准。

氧化锆

简单地概括在骨科移植物领域使用氧化钇稳定的氧化锆的经历并不正面，因为与MoP相比，没有出现临床证明的磨损减少。考虑到氧化锆的接受度已经大大降低，因此，本章的其余部分将仅专注于氧化铝和氧化铝基质复合材料（AMC）。尽管如此，它现在依旧在AMC材料中被用作一种非常重要的组分。其掺入到AMC材料的氧化铝基质中基本上改善了材料的机械性能和断裂韧性。这种有益效果在很大程度上是由AMC组件极好的可靠性所实现的。

氧化铝基复合材料（氧化锆增加韧度的氧化铝）

相对于氧化铝来说，AMC材料显著地增加了材料的机械性能，2002年AMC材料的引进（由德国PlochingenCeramTec医疗产品部门生产的BIOLOX®delta系列）在THR术中可以实现非常广泛的应用。

这种发展的基本理念是能够保持氧化铝十分重要的性质——作为一种有着40年的临床使用经验的理想陶瓷材料——而提升它的机械性能，尤其是它的断裂韧性。它的基质中大约83%的体积是由微小

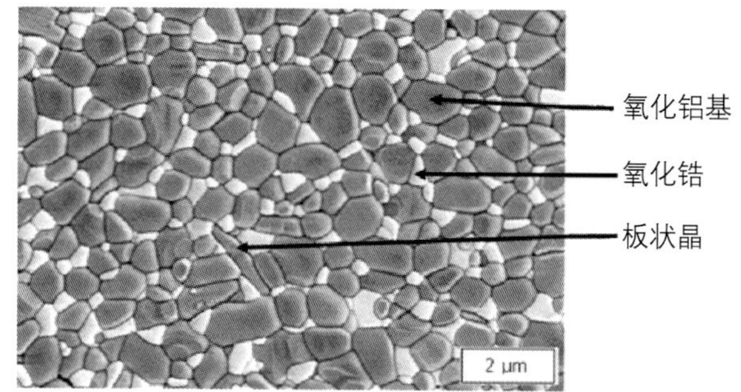

图13.2 氧化铝基复合材料（AMC）的微观结构

表13.1	氧化铝复合材料	
组成部分	化学式	体积（%）
氧化铝，复合铬	Al2O3:Cr	80
Y稳定的氧化锆	ZrO2:Y	17
板状晶	SrAl12-xCrxO19	3

粒状的，高纯度的氧化铝组成的，同时为了达到理想的增强属性混合了3种不同的氧化物。

和复合材料相同，一些基本的物理性质如刚度，硬度和导热性是主要由它的主导阶段决定的。这些性质基本上是因为在微观结构中加入了两种加强的元素而实现的。第一种是加入17%体积的平均粒度约为0.27μm的四方晶氧化锆颗粒。第二增强元素是添加约3%体积的铝酸锶片晶片。形成的片晶最大长度约5μm，长宽比为5～10。图13.2显示了AMC材料的微结构。

除了增强部件以外，少量的Cr赋予了材料粉红色的外表（表13.1、图13.3）。

加强元素

加强元素，尤其是氧化锆，基本上增加了材料的断裂韧性和力量。断裂韧性（KIC）是一种衡量材料耐裂纹延伸的重要的功能。强度（σc）被定义为导致一种成分失效所能承受的最大压力。当氧化铝的断裂韧性提高的时候，它的强度也直接被加强了。这个基本原则是这种材料发展所基于的概念。它的微结构已经被定制以提供对裂纹扩展的最佳抗性。在高性能陶瓷科学中，通过将氧化锆结合到氧化铝基体中从而获得裂纹扩展阻力（图13.4）是众所周知的。

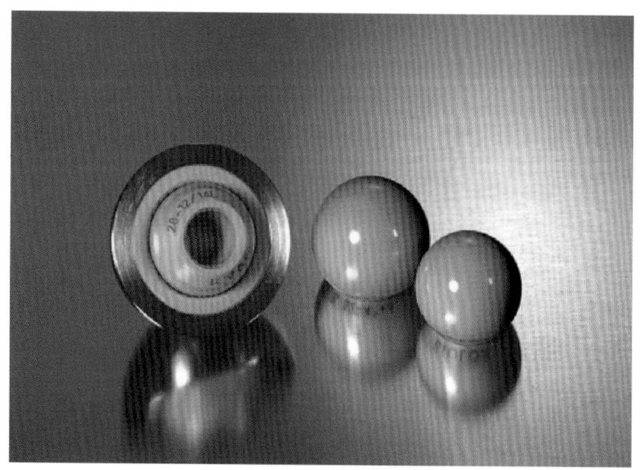

图13.3 AMC股骨头和髋臼假体

在图13.4，灰色的颗粒代表氧化铝基质，黄色的颗粒说明了在四方相中存在的氧化锆粒子。氧化锆晶体向单斜晶的转变是由其向红色的转变而指示出来的。在一种可能因为过于充足的能量所导致小裂纹的初始状态的环境中，这种材料限制其裂纹的延伸的能力是十分重要的。

这种限制扩展的机制是氧化锆由四方相向单斜晶相转换的结果，它在氧化锆颗粒膨胀时在裂纹尖端触发附近可以创造出一种拉伸应力。伴随着体积的增大会生成一种压缩应力的形成，正如图13.4中由Pezzotti等所呈现的，这种力在微观结构中组织裂痕

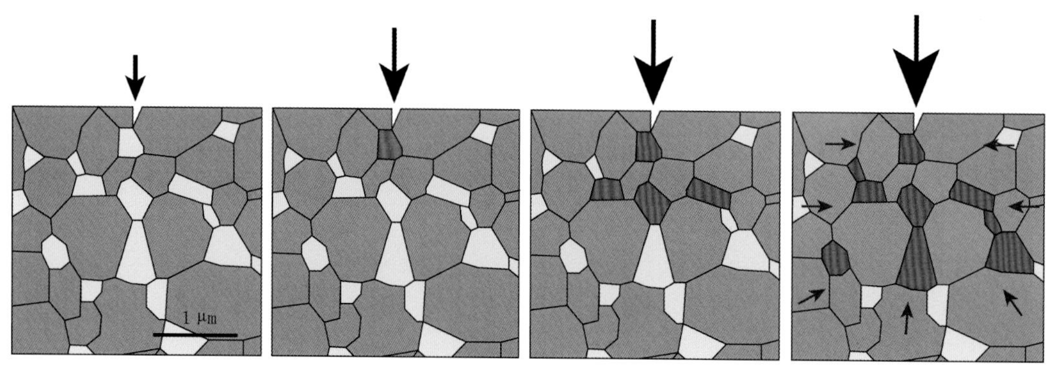

图13.4 氧化锆颗粒赋予材料的阻滞机理

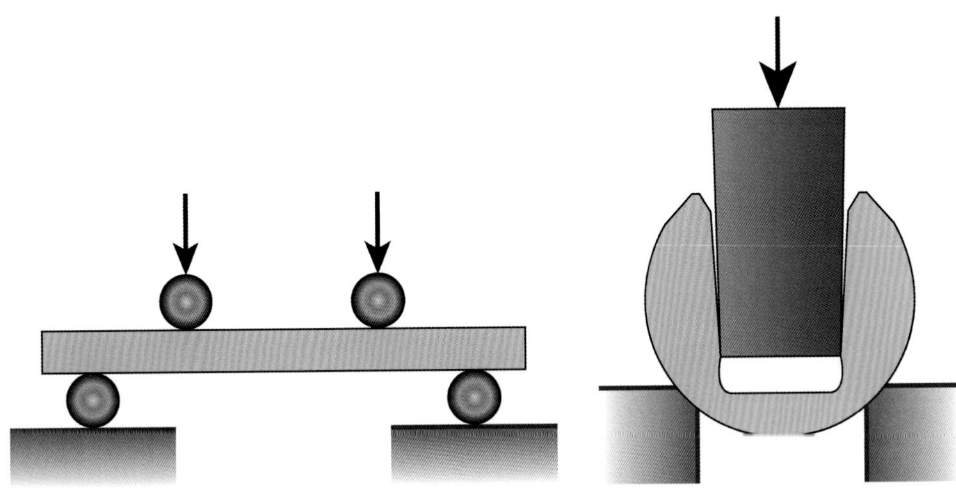

图13.5 四点弯曲测试及球头爆裂测试的示意图设置

的进一步发展中起着十分重要的作用。氧化锆颗粒的增强能力是它的晶体结构变化的结果，即它自发从四方晶体到单斜晶的过程。这种氧化锆颗粒的结晶相转换伴随着体积4%的扩大。自发的相变在物质世界中是一种非常常见的规则，并且这样的转变同样会出现在金属中。

物质和组分之间的联系

总的来说，任何陶瓷的组分的表现都取决于在制造过程中物质性能、设计以及其他的设计的控制。然而，一种装备的表现同样取决于患者因素例如活动水平和外科因素譬如说在外科手术时组分的定位。这些复杂的相互作用必须在设计的过程中设计在内。因此现在大概使用了两种不同类型的测试。物质测试通常被用来评估物质的性质和寻找给定应用环境下的物质合适度。紧接着对成品陶瓷部件进行测试，以确认设计的可靠性。

图13.5显示了一种根据ISO6474-2建议的四点弯曲实验来校验物质的基本性质之一，以及根据ISO7206推荐的陶瓷头爆裂测试同样也被使用在内。之前的测试测定了物质的固有硬度而爆破试验被设计用于模拟体内陶瓷头的负载。

有一系列的设计被设计于评估一项陶瓷组分的最终设计。其中之一的爆裂实验尤其重要因为它模拟了一种球头可能要存在的负载环境。这项测试所使用的最低基准是46kN，这个数值基本上高于体内负载的最大值，大约为10kN。在钛测试锥度上具有相同几何形状和测试设置的氧化铝和AMC球头的爆破载荷测试清晰地显示AMC球头相对于氧化铝球头的非常显著的优越之处（表13.2）。

制造工艺

陶瓷材料的品质也是由处理过程中的参数来定义的，并且从历史上来看这也同时受到制造商的制约。很多陶瓷组件的制造商，例如Rosenthal和Friedrichsfeld在20世纪70年代在使用他们的技术的过程中经历了很多问题并且抛弃了骨科这个领域。从那时候起，国际标准组织例如美国测试和材料协会（ASTM）和国际标准组织（ISO）就提出了一套共识标准用来定义在植入物的制造时提升陶瓷质量过程中的关键性质，测试方法以及标准的处理流程。另外，严格的质量保证和良好的治疗标准也提升了现代陶瓷产品的可依赖性。然而，有一些过程是很关键的但是没有被这些标准严格要求。这些过

表13.2 氧化铝和AMC股骨头球头的材料强度和爆裂载荷的比较

参数	测试/设计	单位	BIOLOX forte	BIOLOX delta	比率forte/delta
强度	四点弯曲试验	MPa	620	1,400	2,3
爆裂负荷	28 ~ 12/14 L	kN	54	85	1,6
爆裂负荷	36 ~ 12/14 M	kN	110	131	1,2

程包括无尘室的处理，烧结技术和热等静压的压制（HIP），激光打标和验证测试。

无尘室处理

像硅，碱性氧化物和氧化铁这样的杂质有能力在陶瓷的微观结构中于晶界的边界创造出一种玻璃相。这些玻璃相降低了腐蚀耐性，机械强度，疲劳属性，和组分的安全性。原始材料的控制和这些组分的无尘室处理，在最小化污染出现的过程中是十分重要的。关于这些材料的自愿执行标准由ASTM和ISO修正以显示为了达到理想可靠性所需要的必要的下限。

改进的烧结技术和热等静压

这些年来，业内人士了解到，烧结温度和时间的工艺参数不能保证密度，平均晶粒尺寸和理想的晶粒尺寸分布同时得到优化。采用多个过程以实现最佳值的应用使得这些优化可以得到实现。因此，现在使用较低的烧结温度，可以优化晶粒尺寸及其分布。作为AMC材料的一部分，其具有平均小于0.7μm的氧化铝和0.3的氧化锆，这实现了其非常精细的微结构，需要使用第二种方法HIP才能达到最佳值。该方法需要非常高的温度（>1400℃，低于烧结温度）下使用极高的压力（大约1200atm），以提高陶瓷材料的密度。

射线标记

陶瓷组分的标记历史上是在烧结之前通过雕刻组分来实现的。当压力的提升伴随着缺口的敏感度和陶瓷所固有的脆性时，它总是会引起对于这些标记技术对陶瓷部件使用寿命的影响问题的关注。因此将这些射线标记引用在这些陶瓷组分上是十分重要的。

射线标记技术的应用已经使得制造商降低了在表面标记的影响。射线标记允许了一种更加圆润，更浅以及更加平滑的标记的产生。尽管如此，射线标记并不是万能的。如果使用不正确的话，他可能会损坏表面并且会产生会影响组分使用寿命的缺陷。射线标记的这个过程是提升陶瓷稳定性的一个非常重要的元素。

质量测试

另一个旨在提升陶瓷组分的重要的进步就是无损检测的引进，它是1995年由CeramTec发展和引进的。在这项测试被引进制造生产之前，需要对陶瓷部件进行成品审核，其中采用统计抽样的方法，并且在生产过程结束时对某些数量的部件进行破坏性测试。如果这些测试显示这些数值都在可以接受的范围以内，那么这些部件都可以投入使用。正是因为这些加入生产链中的质量测试，每个制造出的单个部件都得经过这种破坏性测试。测试本身提供了一种压力负载，类似于在临床应用中所期望的负载。这种负载被使用在陶瓷组分的负载转移区域。它足够低到不会伤害组分，同时又足够暴露出潜在的内部缺陷。这种证据测试应用是整个质控系统中

表13.3　氧化铝，氧化锆和AMC的机械性能（平均值）

	1970s氧化铝	1980s氧化铝	1990s氧化铝	AMC2002
HV10硬度	>1.800	>1.850	>1.900	>1.740
四点弯曲强度（MPa）	>450	>500	>550	>1.350
润湿角（°）	<50	<50	<50	<50
微观结构（μm）	≤4.5	≤3.2	≤1.8	≤0.5Z/0.7 A
密度（μm）	3.94	3.96	3.98	>4.36
杨氏模量（GPa）	380	380	380	350
激光制作	No	+	+	+
有无髋关节	No	–	+	+
验证试验	No	–	+	+
100%对照	Yes	Yes	Yes	Yes
适用于陶瓷对陶瓷	Yes	Yes	Yes	Yes

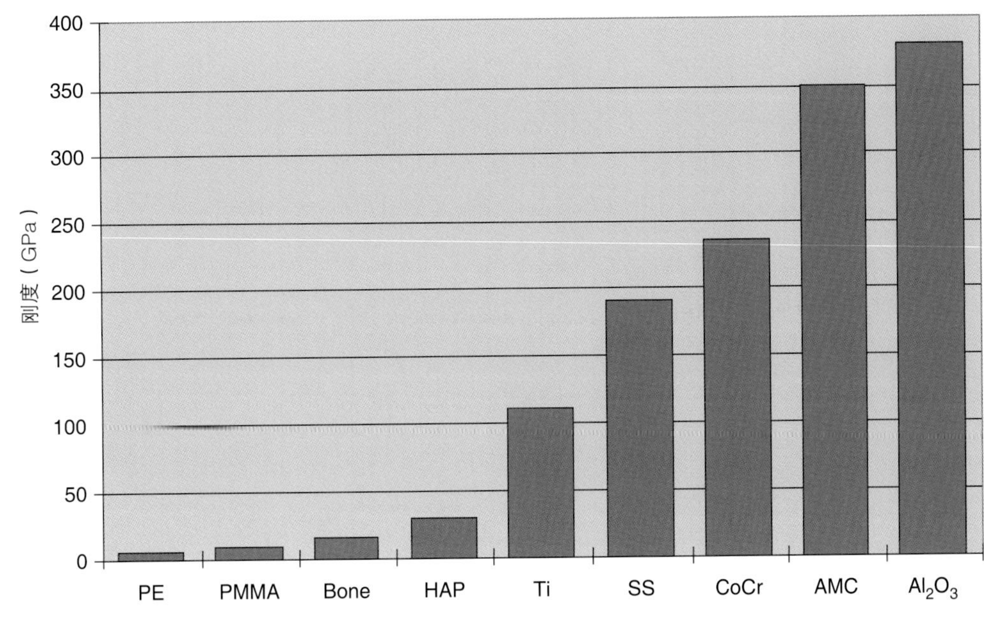

图13.6 结构生物材料刚度的比较

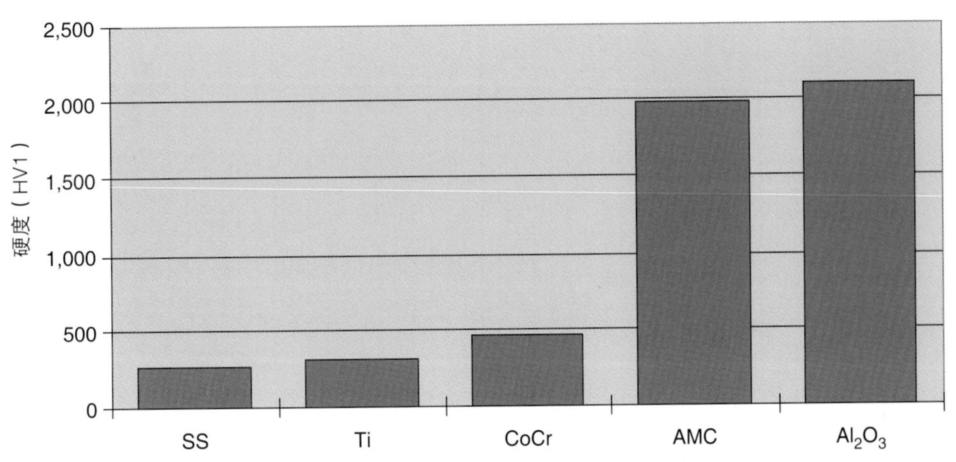

图13.7 结构生物材料硬度的比较

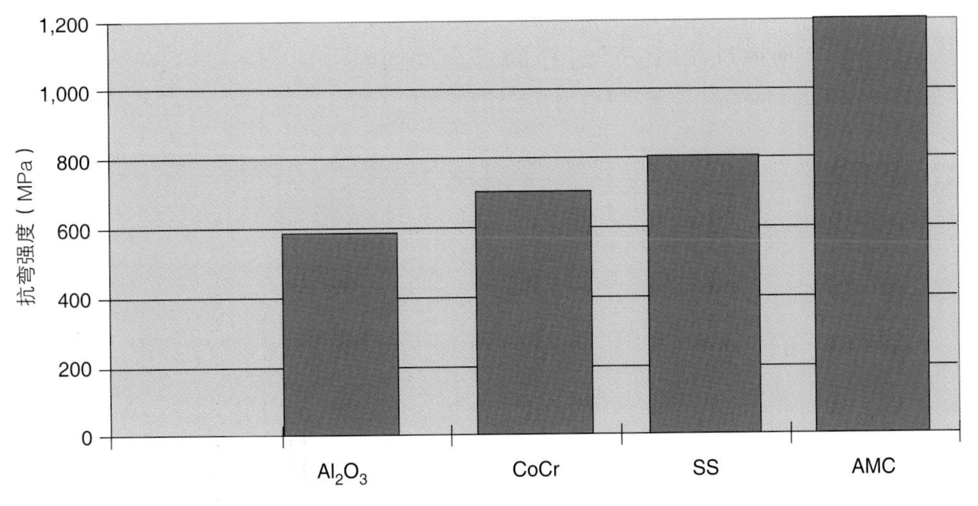

图13.8 结构生物材料抗弯强度的比较

的一部分，并且在制造过程中演练了数百次质控和确认。像化学性质，晶粒大小，密度，表面光洁度，球度，尺寸依从性，表面强度以及很多其他特质都被测试以生产一种在人体内使用的可依赖的有效的组分。

同时也必须要清楚地明白这些关键的进步只是这些年来在陶瓷组件的发展过程中的一小部分进步。对于发展的持续的要求是十分强烈的，并且这使得陶瓷组分的数量显著地下降。

陶瓷的革命

在过去的40年超过10万亿的氧化铝和约200万的陶瓷部件被植入体内。就像之前章节中所描述的那样，氧化铝部件在这些年一直在增强他们的可依赖性上经历着不断的进步。这些年的所有发展以及进步都可以在图表13.3中得到最好的说明。就像我们从表格中所看到的那样，在机械性能方面主要的收获已经通过上文描述的技术制作出新一代的陶瓷材料而得以实现。使用于THR中的陶瓷材料最重要的性质是稳定性，硬度，微小的晶粒体积，高密度和杰出的表面润滑。在图13.6～图13.8中展示了一些非常关键的性质，这些性质有助于我们理解陶瓷和其他材料在骨科手术中经常使用的材料性质的区别。

就像我们能够从这些图表中所能看到的，最常用的陶瓷，氧化铝和AMC，拥有非常特殊的性质从而能够让他们在THR的最长寿命的需求中成为一个非常重要的选择。因为陶瓷材料在预防磨损相关的骨溶解导致的早期修订中起着十分重要的作用，所以年轻和活跃的患者从这些陶瓷材料的耐磨损的性质中受益颇多。在THR术中经常使用的关节材料的耐磨损值被列在表13.4中。在因为年龄或者活动水平而受到挑战的患者中使用陶瓷材料的优点已经导致了在欧洲的THR手术中陶瓷组分的使用率约为35%。美国THR手术中陶瓷组分的使用率约为50%。

表13.4 不同内衬组合的磨损率

材料组合	每年磨损（mm）
金属对聚乙烯（25）	0.2
陶瓷对聚乙烯（25）	0.1
陶瓷对陶瓷（1980s）（26）	0.005
陶瓷对陶瓷（1990s）（27）	0.001

模块化连接的重要性

外科联合会明白在金属股骨柄以及髋臼杯和陶瓷组分中间的锥形面是促成先进陶瓷材料可依赖性的非常重要的因素之一。注意点如下：

- 骨干和陶瓷组分之间的锥形面一定得是兼容的。
- 两者的锥形面一定是对人体没有伤害的。
- 在两个组件的连接过程中交联面必须被清洁并且保持着一种无菌的状态。
- 他们应该在达成良好的轴位对准之后正确地进行对接。

为了强调某些注意点的重要性，在图13.9中呈现了一项旨在鉴定不同种类的损伤或者污染对于机体的影响以及陶瓷球头部负载承受能力的下降的研究结果。

同时需要铭记于心的一点是并非所有的模块化的椎体都表现得相同，并且经常使用的术语“12/14”并不能定义锥体的设计。这只是一种在给定的两个注意点上作为锥体参数的参考。并且它绝不能定义严谨的设计譬如说角度和它的容忍度，韧性，强度等。需要注意的是圆锥角也是在所有设计中一项完整的设计。总的来说，一个小的夹角会对陶瓷组分施加更大的压力。这会很大程度上改变陶瓷球头所能承受的负载并且会导致裂痕的产生。在图13.10中仅仅由于圆锥角改变便会导致负载支持的改变。

氧化铝和AMC陶瓷球头与常规聚乙烯挂钩

在与PE髋臼模块化部件（CoP）交联的氧化铝陶

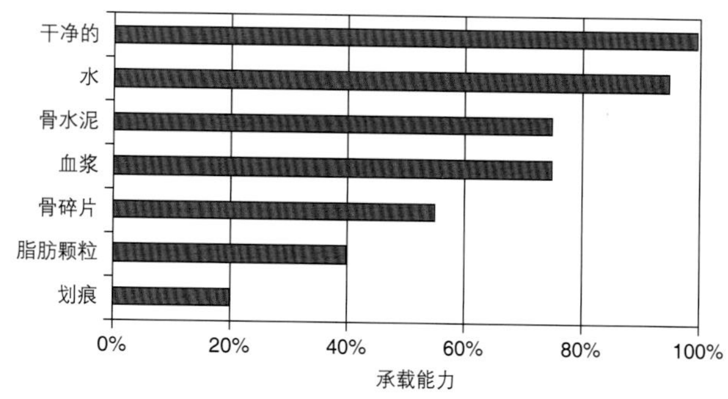

图13.9 由于锥形表面之间或锥形表面的污染或损坏，导致承载能力降低

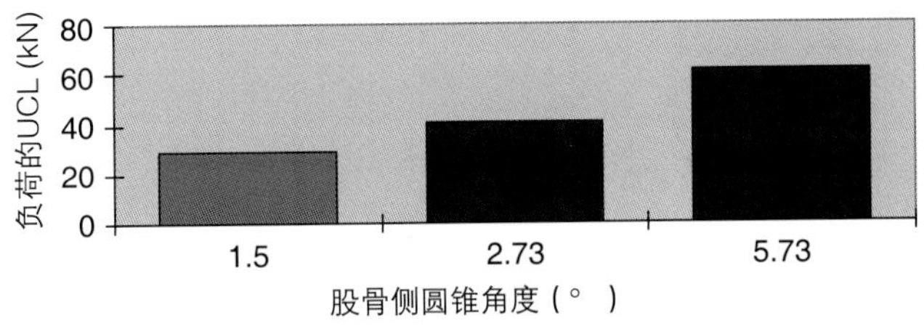

图13.10 通过5.73度的最佳值达到减小锥角的效果

瓷球头中磨损碎片已经出现了统计学上下降（对比MoP减少了2～5次）。长期的对于已经植入体内超过20年的组件的回收研究显示氧化铝的头部是稳定的并且在与PE交联使用时不会经历任何直径、球度或者表面韧性的改变。当与MoP材料的关节临床系列研究比较时同时也发现了这些陶瓷材料也降低了松动率。

在Zichner所做的临床研究中，他比较了一组匹配的患者，他们分别植入了氧化铝和金属制成的股骨头。在第十年时，使用CoP的THR手术组的回收率大约为MoP组的1/5。在一项由Dahl等人所做的研究中使用了无线电立体几何（PSA）的方法来测定PE的磨损程度，研究中设置了两组实验对照，分别是一组40名使用了金属股骨头的患者以及另外一组47名使用了氧化铝陶瓷头部的患者（股骨头的尺寸均为28mm），在最低限度的10年跟进实验中相对于陶瓷组的0.43mm，金属股骨头组的平均磨损是0.93mm。一项由Descamp发起的对于227THR手术的比较研究报道使用了金属头部的传统乙烯材料平均内部磨损约为0.102mm/年，而使用了氧化铝的陶瓷球头则降低了超过44%的磨损。另一项由Ihle做出的在聚乙烯材料上使用陶瓷或者金属的临床表现的研究也表明在20年使用期之后氧化铝和陶瓷球头的使用带来了一个很大的好处那就是降低了46.2%的磨损率。

Urban等在另外的一项长期的跟进研究中对于在CoPTHR术中使用了32mm的氧化铝球头和全部由聚乙烯制成的髋臼杯的病人的内部聚乙烯材料磨损率进行了报道，它的磨损率约为0.034mm/年。该材料的10年存活率为95%，15年存活率为89%，20年存活率为79%。这些研究表明相对于使用金属头部的聚乙烯材料，当氧化铝陶瓷头部与聚乙烯材料交联使用时会给病人提供一个会产生更少磨损碎片的关节。

氧化铝陶瓷头部联合高度交联的聚乙烯

高度交联的聚乙烯（XPE）是在1998年为了减少磨损以及降低由于骨质溶解所导致的回收发生率而投入临床使用的材料。促进这些高度交联的聚乙烯材料发展的第二个驱动因素是为了降低和PE有关的物质氧化并且在空气中使用γ射线消毒之后可以减少短期内的失败的临床案例，同时也会减少由于暴露在空气中而导致的髋臼内衬的长期老化。然而，不同的骨科植入物生产者为了达到磨损的降低以及氧化延缓的目标使用的战略都有所不同。

高度交联的聚乙烯材料在植入物发展的中期出现，和PE材料相比在PE材料的磨损方面有着非常显著的进步。虽然也出现了很多磨损可能会增加的担心，比如说残留自由基的增多，降低的机械性能以及更高的脆性会让这些材料更加容易因为划伤和损伤的金属头而出现损坏。氧化铝陶瓷头部的添加提供了一层保护因为当他们与这些高度交联的物质相交联使用时不会被轻易破坏甚至变得粗糙也不可能出现。这一点被Lee等的一项实验室研究中所记录。他们比较了AMC陶瓷球头和新的与XPE交联的被人工划伤的金属球头的磨损行为。在这种粗糙的测试环境下他们测定出了AMC头部与金属头部相对比降低的磨损率在65%～97%。

在回顾医学文献时，只有一项前瞻性随机临床研究比较了氧化铝和金属头部相对于XPE的表现。这项由Hendrich等做的研究显示当与使用了5年之后的金属头部对比时28mm的氧化铝的头部显著地降低了XPE内部的磨损率（0.045的磨损率对0.032的磨损率每年）。这个患者小于60岁并且有着中等的活动水平。这项研究显示28mm氧化铝头部的使用和XPE会在将来降低磨损率的过程中非常有用。Meftah等人在他们的2011年的发表文献中展示了最少随访两年的72个髋骨的32mm和36mmAMC头部的临床结果。术后一年和两年32mm的股骨头的平均磨损分别约为每年0.063 ± 0.278mm和0.007 ± 0.126mm，对于36mm的股骨头来说分别为每年0.057 ± 0.292mm和

0.006 ± 0.118mm。没有患者发现出现了临床并发症的现象，如再次手术、感染、裂痕或者骨质溶解或松动的放射学证据。

在陶瓷关节中的氧化铝陶瓷材料

使用氧化铝CoC关节设计的初始结果显示最好混合使用。一项对于法国临床系列研究的结果回顾发现在有超过10年的随访的连续的172个案例中他们需要因为无菌性松动修正15个髋臼杯，同时因为股骨头的裂痕而修复5个。在一个类似的回顾研究中，德国人通过对于109例至少有10年的跟进史的病人的研究中发现股骨组分的无菌性松动造成了24次重新修正，同时伴随着5个有裂痕的股骨头。美国人使用的单层的髋臼杯以及非骨水泥型股骨柄系统（Mittelmeier的设计）同样接受程度不高并且最终该系统从市场上消失。然而，相对于CoC连接表面来说，失败的原因多与植入物的设计和向内生长表面的缺失有关。Miller等的系列研究发现102个患者的股骨干有26%的无菌性松动率，但是没有发现任何部件出现断裂。从这些发表的文章中关注到在早期THR术中使用的陶瓷组件的早期临床经验以及其带来的这些教训是非常重要的。它们包括以下几点：

这些失败案例的大部分原因和髋臼部件的设计有关（法国和德国的系列研究）或者和股骨的组分有关（德国和美国的系列研究）。

- 第一代的氧化铝会出现比较大概率的断裂（3%~5%）。这是因为当时缺失任何的标准以及技术大多由个人的陶瓷制造商开发。
- 相对于THR术一对MoP材料的磨损率，这些早期的氧化铝的磨损率就显示非常低（杯部为2.6μm/年；头部为5.4μm/年）
- 这些部件在年轻患者身上的应用降低了跟磨损相关骨溶解相联系的并发症。

20世纪70年代出现的问题变成了骨科的关注点并且也成为在随后的几年中陶瓷制造商努力的方向。髋臼和股骨固定术的发展降低了松动的风险。外科联合会关于将组件应用于特定（更年轻和更活跃）的患者人群中的决定也起着非常大的作用。并且最终，制造商进展性地做出的首先标准化和不断地改进陶瓷材料的努力。

现代氧化铝和AMC陶瓷对陶瓷关节

从文献中显而易见的是，目前的骨科外科手术实际上需要一种为被定义为活跃或者具有长寿命预期的患者所适用的替代方案。

为了为这些患者使用氧化铝CoC关节提供支持，已经对相关医学文献进行了回顾。Boyer在一系列50岁以下的患者中报告了CoC THRs后7～15年的结果。他发现这个系列中没有可检测出的磨损，骨质溶解或界面噪声，极少数报告的失败案例是由于骨水泥型股骨柄的固定。在一系列年龄小于45岁的使用CoC界面的非骨水泥型的THR术患者中，Kim等在最少10年的随访中没有报道骨质溶解，松动或修复。Petsatodis在术后20年追踪了原始的使用CoC的THR手术；只有一例翻修和植入物的松动有关，但是支撑面仍然功能完好。Lewis等将CoC THR与CoP THR的随机对照组比较；在10年时间，除了后一组的磨损较高以外，结果是相同的。Murphy等的报告指出了CoC总髋关节的结果；9年时间中，作者发现的与植入物相关的并发症发生率很低，并因此总结出氧化铝CoC的THR对于年轻和活跃的患者是安全可靠的。在THR术后，氧化铝-氧化铝THR平均可以使用8年，Capello等人发现没有无菌松动相关的修正，并因此得出结论：氧化铝负载对在年轻，活跃的患者人群中优于MoP。

重要的是，现在有7个市场准入标准的申请和1个产品开发协议已经被美国食品和药物管理局（FDA）批准，这些协议已经被在美国以及世界范围内销售CoCTHR轴承的骨科植入物制造商提交。美国的氧化铝陶瓷THR关节被FDA列为Ⅲ类设备。该分类要求制造商对大约300名患者进行前瞻性随机临床研究，所有患者的随访最少2年。经批准后，制造商也需要发布至少5年的年度报告（在某些情况下为10年）。此外，考虑到参加CoC临床研究的5500名患者中大多数接近14～16年的随访期。卡佩罗报道了具有最长临床随访的系列。它可以追溯到1996年，10年的调查显示了Kaplan Meier系统95.9%生存率。Murphy报道了第二长时间的随访系列，其生存率也高达

97.6%。考虑到这些患者年龄较大，活动度较高的事实，这些更令人印象深刻。

AMC陶瓷材料在体外和体内对小型和大型CoC界面表现出卓越的磨损特性。该材料提供的另外的优点是增加了断裂韧性，这显著降低了陶瓷部件的断裂率。它也可以创造出更薄的陶瓷衬里，以允许高达48mm的更大的头部直径。

在欧洲，AMC陶瓷部件自2002年以来一直可用于临床应用。目前正在使用AMC股骨头和髋臼插入物用于初级病例和专门设计用于修复手术的具有钛套筒的（Biolox®OptionCeramTec，Plochingen，Germany）AMC球头作为与传统PE，XPE或AMC插入件的交联材料，在世界各地投入使用。AMC球头主要用于初次手术，戴钛套筒的AMC头已被FDA批准出售。FDA还最近批准了Pinnacle AMC（DePuy，华沙，印第安纳州）的AMC系统的市场前批准申请。AMC组件的临床表现在诸如减少磨损（即使在严重条件如边缘负荷磨损），骨质溶解和组件断裂等关键领域的短期中期结果中显示出了有希望的发现结果。

在回顾现有的医学文献时，已经发现了两项检索研究。Affatato等评估了关于15个回收的CoC界面（10个氧化铝和5个AMC）的磨损程度。部件处在原来的位置平均为9年（1个月至26年）。AMC组件已经原位处理了1个月至8年。取出组件的原因是脱位和无菌松动。作者指出，植入物的松动是由于植入物的次优固定，因为它们没有发现假体周围的溶骨性病变。样品的检查显示，与氧化铝组件相比，AMC组件具有较低的磨损。Walter等人在另一项回收研究中发现，与氧化铝组分（分别为0.911mm³/年和0.034mm³/年）相比，显示AMC组分的磨损率降低了10倍以上。AMC组分的中位时间为0.9年，氧化铝组分的中位时间为1年。

还有一些研究报告使用AMC陶瓷的临床结果。Raman等在2011年报告中，对使用36（96%）或40mm直径的AMC关节进行了319THA短期结果的前瞻性研究。平均患者年龄为64.9岁（11～82岁），随访时间至少12个月。没有脱位，无髋臼翻修，无陶瓷断裂报告。作者没有发现髋臼部件的移动，CT扫描中没有观察到髋臼衬垫磨损。臀部运动范围有显著改善。因此作者得出结论，本研究的结果显示了AMC CoC关节的良好临床效果和功能。

Raman还介绍了他2012年5月在拉斯维加斯举行的第十四届国际BIOLOX®研讨会上的研究进展情况。他报告了519个使用AMC CoC材料的髋关节的临床和放射学结果，最少随访46个月。没有脱位或髋臼杯迁移的证据。由于术中的技术错误，有一例陶瓷断裂。无菌松动作为终点的存活率在4年后为100%。他还报道了AMC陶瓷修复股骨头（36mm和40mm）的临床结果。Raman设计138个可应用于翻修手术中已使用过的颈椎的AMC头，将其与AMC陶瓷内衬组合使用。他没有发现骨质溶解，脱位或其他与轴承有关的并发症。无菌松动的存活率在至少3年随访时为100%。

潘等在2011年提出了15种大型（36mm）AMC CoC THR用于各种髋关节疾病患者的早期结果（平均随访10.8个月）。没有并发症，患者满意度高。蔡等报告了一项年轻活跃患者（平均年龄42岁）的研究，比较了使用36mm AMC CoC的51THR和与28mm氧化铝CoP组分的62THR。平均随访时间为3.3年。Harris髋关节评分的改善在两组相似; 然而，与较小直径的氧化铝CoP系统相比，AMC陶瓷关节的患者的屈曲运动范围增加，作者认为对于年轻和活跃患者的髋关节功能的临床意义较大。骨溶解和X线片透亮线只出现在CoP组中。作者得出结论，大直径AMC CoC具有良好的临床结果，在年轻和活跃的患者中在短期内具有最小的并发症发生率。

Benazzo等于2010年在EFORT会议上介绍了他在氧化铝陶瓷-氧化铝陶瓷（AMC CoC）假体界面组合中的经验。自1999年以来，他一直在使用氧化铝和AMC CoC，并从500个界面（尺寸为28～40mm，材料为氧化铝和AMC）三明治内衬，然后切换到全陶瓷内衬中。自2009年以来，他还开始植入40mm AMC球头。平均随访时间为5.6年。在超过500个界面中，只有5个需要翻修，其中一个是由于陶瓷内衬断裂。

迄今为止，在美国已有两项关于AMC组件的器械临床试验豁免（IDE）研究。在他们的前瞻性随机多中心临床试验中，Hamilton等在2010年比较了177个应用了AMC陶瓷的全髋关节置换术与87个应用氧化铝陶瓷-超高分子量聚乙烯关节的28mm直径的全髋关节置换术，最少随访2年。这些患者年龄为20～75岁，主要诊断为非炎性退行性关节病。在这一短期随访之后，两组患者的临床表现，影像学表现和生存结果相似。在任一组中均未发现骨质溶解。不幸的是，他们有3个与术中放置陶瓷内衬相关的术中事件。这突出了陶瓷内衬在髋臼中的适当安置的重要性，因为位置不正确的内衬可以产生很高的应力，这可能导致陶瓷碎裂或断裂。如果金属壳变形或外界颗粒（软组织，骨水泥等）被夹在界面中，想适当放置陶瓷内衬则可能会很困难。

另一项IDE研究由Lombardi等报道，将AMC球头与装入聚乙烯组件的氧化铝内衬组合，并应用这种材料进行了65台全髋关节置换术。平均随访时间为73个月。他们观察到一名患者的髋臼周围出现了股骨颈脱臼和透亮度增高的情况；然而，他们得出结论，出现这种情况的原因似乎更多是因为骨骼向内生长程度不足，而不是与CoC关节本身相关。随访期间没有进一步的X线片透亮线或骨溶解迹象。

所有应用了AMC陶瓷材料的试验的临床结果表明了其优越的耐磨性能、髋关节功能和生物兼容性。虽然仍然存在碎裂的风险，但随着AMC陶瓷材料的应用，这种风险已被大幅度降低。显而易见，在植入陶瓷组件的时候、特别是陶瓷内衬的时候，避免暴力操作是非常重要的。适当注意保持髋臼杯的连接锥度，植入部件的清洁和完好以及内衬在髋臼杯体中的仔细安置是至关重要的。

关于临床可靠性

在对AMC的任何讨论当中，一个很重要的部分就是去尽可能清楚地阐明我们在骨科手术中应用陶瓷组件的固有风险。这种风险是由以下因素造成的：

• 患者相关因素（有无合并症）；
• 组件的材料及设计方面的性能；
• 手术技术本身相关的并发症以及术后护理事项；
• 植入关节后可能对患者造成的负荷。

所有这些因素都会影响到组件的预期使用寿命。然而，这其中的大多数因素都并不在制造者的掌控之中，而是掌控在术者和/或患者当中。

诸多报告已经描述了使用现代植入体，应用固定技术，手术技术和现代氧化铝关节的全髋关节置换术的临床结果。在医学文献报道的从2000年到2012年的共65177个案例当中，一共报道出现24个人工关节断裂的情况（断裂率约0.036%）；而在几个应用了AMC陶瓷材料的临床系列研究中，随访时间在3～21年，均未遇到过AMC界面故障的情况。因此，用于全髋关节置换术的现代AMC界面，如果与设计和耐用性已经过验证的植入物一起使用，似乎是安全可靠的。为了解决目前对可靠性的担忧，我们搜索了最近发表的一些关于陶瓷断裂问题的文章。

D'Antonio和Capello发表了一篇关于2003年FDA批准斯派克系统后的52000例应用陶瓷-陶瓷假体界面组合方式的全髋关节置换术的综述，报道了其中的4例髋臼内衬断裂（概率0.008%）和球头断裂（概率0.017%）。大约7年随访期间，Stryker公司比较金属-聚乙烯和陶瓷-陶瓷的进一步数据显示，对照组（金属-聚乙烯组）的修复率为7.5%，陶瓷-陶瓷的修复率为2.7%。在陶瓷-陶瓷组的队列研究当中没有断裂的情况发生。而对照组有骨质溶解和需要翻修的案例，这些情况的发生大概归因于磨损。Capello等在平均8年的随访中报道了475例全髋关节置换术的案例。陶瓷-陶瓷组髋部皮质侵蚀比金属-聚乙烯组少，且陶瓷组没有松动的情况发生。总体而言，不到1%的患者在应用陶瓷-陶瓷假体界面组合方式的全髋关节置换术后需要修复手术。

Garino报道了333例平均随访5年的全髋关节置换术，未见组件断裂案例。DiCesare等人报道发现应用Smith&Nephew组件时出现了稍高的脱臼和断裂概率，但也未见磨损相关的并发症。墨菲在Wright公司的上市前批准试验和器械临床试验豁免的试验报告中，共有12个中心，1484例患者，置换了1709例髋关节，植入transcend髋臼杯和各种股骨颈后的最小随访时间为2年。在平均8年的随访中，出现了4例陶瓷内衬断裂的情况，主要是术中碎片，其中2例因不稳定而重新进行了手术。Murphy等也报道了在植入陶瓷-陶瓷界面的194例髋关节中，平均随访4.3年，无骨质溶解亦无脱位的情况发生。

根据欧洲报道的陶瓷-陶瓷研究经验表明，

表13.5	陶瓷内衬全髋关节置换术的近期临床报告				
年份（年）	作者	地区	随访（年）	病例数（例）	发生骨折（例）
2000	Boehler 等	欧洲	6	243	0
2000	Bizot 等	欧洲	>5	234	1
2000	Garino 等	美国	1 ~ 3	333	0
2001	Urban 等	美国	17 ~ 21	64	0
2001	Delaunay 等	欧洲	5 ~ 10	133	0
2001	Bizot 等	欧洲	<3	96	1
2001	Hammadouche 等	欧洲	>18	118	0
2002	D' Antonio 等	美国	3	345	0
2002	Bierbaum 等	美国	4	514	0
2003	Hannouche 等	欧洲	25	5500	8
2005	Capello 等	美国	4	514	0
2005	Kawanabe 等	亚洲	7 ~ 21	215	0
2006	Murphy 等	美国	2 ~ 8	194	0
2006	Slack 等	欧洲	13 ~ 15	116	0
2006	Park Y-S 等	亚洲	4 ~ 7	357	2
2007	Lusty 等	澳大利亚	5 ~ 7	301	0
2008	Koo 等	亚洲	3 ~ 4	367	5
2008	D' Antonio 等	美国	5	52000+	4
2008	D' Antonio 等	美国	9	1382	0
2010	Lee YK 等	韩国	5 ~ 6	100	2
2011	Chana R 等	美国	10	120	0
2011	Mesko JW 等	美国	10	930	—
2011	Stafford GH 等	英国	5	250	0
2011	Steppacher SD 等	美国	7	350	1
2011	Sugano N 等	日本	11 ~ 14	100	0
2012	Yeung E 等	澳大利亚	10	301	0

髋关节置换术后这种假体界面组合平均磨损率只有0.025μm/年，发生骨质溶解的程度也很有限。Hammadouche报道最少18.5年的术后随访中没有出现明显的关节磨损迹象，也没有骨折出现。Hernigou等在比较28例双侧THR（一侧应用陶瓷-陶瓷，对侧应用陶瓷-聚乙烯）时，发现与陶瓷-陶瓷髋关节相比，陶瓷-聚乙烯髋部出现更多与磨损相关的骨质溶解。Nau等报道在199例CeraFit 全髋关节置换术中无骨质溶解或松动的情况发生，平均随访时间42个月。Fenollosa等报道在对74岁以下的患者的系列研究中没有骨溶解或组件断裂发生。在存活超过7年的患者当中，Lazzaro等报道没有股骨松动的临床或影像学证据，7例出现髋臼杯松动。

经常被忽视的一个问题是，事实上陶瓷组件的断裂是由许多因素引起的，这些因素包括椎体的污染或损坏，组件在与椎体连接时不正确的安装，组件的不匹配，负荷条件以及创伤等。他们并不是一个孤立的自发事件，因为在许多情况下，大部分相关的组件都不可用于研究，所面临的巨大挑战是尽可能地学习有限的信息。

关于界面部发生的关节噪声

并发症如关节噪声，特别是“吱吱”声可能会使患者感到一定程度的担忧和不适。大量的研究大大地帮助外科医生和未来的手术者阐明其中的机制和重点领域。重要的是要认识到，噪声并不是陶瓷-陶瓷界面特有的。这种关节摩擦发出的噪声在金属-聚乙烯界面，金属-聚乙烯界面以及陶瓷-陶瓷界面都有发生。

造成这种情况的原因是多样的

- 患者自身的因素可能是部分原因，如肌肉松弛，体重和身高。较高和较重的患者往往对股骨和髋臼部件的解剖位置更敏感，并且倾向于更高的关节噪声发生率。
- 手术相关问题，如植入物和骨骼或组织的碰撞，也被认为是重要因素。
- 植入物设计问题，如股骨干和颈部几何形状，植入材料，植入物运动范围，设计中的间期数，髋臼杯壳体变形，锁定机制问题等。

并发症发生的频率是和系统设计相关的

这些噪声的发生频率之间有很大差异，这似乎与组件设计差异有关。具有嵌入式陶瓷内衬设计的陶瓷锥体锁定模块化髋臼杯壳体中，噪声报道的发生率<1%。与此相反，使用钛封装和凹陷陶瓷内衬的设计似乎具有更高的噪声发生率（2.7%～20%以上）。

股骨柄的类型，颈部的设计和股骨颈的材料与噪声的发生之间似乎也存在直接的关系。在一个教学机构中，使用一个特定设计股骨柄的外科医生与使用相同髋臼模块系统但具有不同设计股骨柄的其他外科医生相比，他的患者术后噪声发生率显著提升。

关节噪声不是预见不良的临床表现的因素

至今仍无任何资料或发布的数据表明关节噪声，例如吱吱声，会对植入系统的机械完整性及临床使用期限造成不良影响。

关节噪声随着时间推移可自行消失

最近有报道指出关节噪声可随着时间推移而自行消失，这些案例仍在为案例报告者所跟踪调查，且调查结果即将出版。关节噪声，特别是吱吱的响声，比起2005年第一次被报道时已经得到了学界更多的了解。我们已有诸多关于应对这种噪声的措施的资料和依据，并应用之以最小化其发生的可能性。但即便如此，由于一系列因素叠加，有时这种噪声的发生的可能性还是不可避免的，故而医生应当向患者告知这些信息。

关于模块化锥部的腐蚀问题

一个实际问题是，模块化的金属锥部连接在全髋关节置换术中，可能对腐蚀的发生有所贡献。学界最近对这个问题的关注，主要是与全髋关节置换术中大金属头的使用率上升有关。而这其实也并非新近提出的问题，Collier、Goldberg和Gilbert分别早在1995年、2002年和2009年发表的论文上就提出了他们对这个问题的担忧。

一篇新近发布于国际关节置换技术协会（ISTA）2012年大会的论文调查了金属和陶瓷头部之间对检测到的微动和腐蚀的影响的差异。Walter研究了52种相同设计但使用4种不同假体关节组合（分别是金属-聚乙烯，陶瓷-聚乙烯，金属-金属，陶瓷-陶瓷）的界面的植入体，他发现相比金属材料而言，陶瓷材料的组合对锥体的不良影响是显著降低的。Kurtz等对比了50例陶瓷头部和50例金属头部（排除了金属-金属假体组合方式）的案例，亦发现了使用陶瓷组合能降低不良影响的证据。

骨科手术中应用陶瓷材料的展望

展望未来，显然AMC材料的性能是氧化铝材料、其制造工艺和植入物设计的广泛改进的结果。过去数十年的临床经验已经表明陶瓷材料在减少全髋关节置换术后磨损碎片和骨质溶解具备优势，也证明了其可靠性和现代氧化铝界面的安全性。超过350万个AMC组件和另外630万个氧化铝陶瓷组件的强大证据表明，氧化铝陶瓷提供了当今对人工髋关节具有需求的患者群体所需的长期可靠性和性能。在全髋关节置换术中，适当使用陶瓷材料的实际好处大于其发生相关并发症的微小风险，故而陶瓷材料拥有非常广阔的使用前景。

Ebru Oral
Orhun Muratoglu

14

第14章 聚乙烯在关节置换领域的基础科学性质

简介

目前所应用的全关节置换技术，是由McKee（1951年）和Charnley（1958年）发明的人工髋置换技术发展而来。目前被广泛接受并被应用于关节置换的假体组件，起初是由金属和聚合物关节组件所组成，并且聚合物的负重面是由超高分子量聚乙烯（UHMWPE）生产制造而成。金属–金属界面和陶瓷–金属界面等在全关节置换术中也被常规使用。但是，对于退行性关节疾病，金属–聚乙烯高分子材料界面是最为广泛使用的。单独就美国而言，每年就有超过100万例的全关节置换术，使得超高分子量聚乙烯成为世界上最为广泛应用的生物材料。

对于大多数接受手术的关节炎患者而言，术后的生活质量显著提高。但是，每年仍有大约20万的患者需要经受关节置换翻修手术，而且这部分的花销达到将近60亿美元。导致全髋关节置换术后翻修的因素主要包括以下几种：脱位（23%）、感染（15%）和机械松动（20%）。尽管，感染和脱位仍然是早期主要的并发症，但是，由关节面磨损所产生的磨损颗粒，是导致后期发生骨溶解和关节不稳的主要因素，尤其是使用聚乙烯界面的患者。辐射交联聚合物连同热处理可明显提高聚合物的抗氧化性能，在假体置换最初10年内，可明显减少假体磨损及骨溶解发生率。为了进一步提高聚合物的抗疲劳和抗氧化性能，下面将介绍几种替代抗氧剂稳定的UHMWPE的负重界面。

目前，推动聚乙烯界面的发展，不仅可以减少当前的术后翻修率，而且能够解决越来越多年轻患者对于关节置换需求的问题。从1990—2002年，年龄在45～64岁，经历过首次全髋置换的患者所占比例从28%升至42%。由于金属–金属假体具有以下几种明显的优势，包括更大的头径尺寸，不需要担心氧化降解，脱位及金属疲劳所导致的关节置换等，所以，金属–金属假体越来越多的应用于需要关节置换的年轻患者。但是，由金属碎片和金属离子所致的长期效应也不容忽视。

不幸的是，金属–金属植入物在假体周围组织会造成严重并发症，这促使英国药物和保健产品监管机构针对这些假体提出警告，使得这些假体的使用明显减少。因此，针对一个更大和需求更为苛刻的患者群体，对超高分子量聚乙烯植入物的性能和寿命的要求相应增加。

本章综述了超高分子量聚乙烯的结构、形态和性能，以及它作为关节置换的负重面的处理和使用。第一部分总结了经过处理对超高分子量聚乙烯的相关性能的影响，第二部分涉及对含和不含抗氧化剂的交联UHMWPEs的内容，最后介绍和引入了一种新的交联UHMWPEs配方。

UHMWPEs 树脂粉末的结构和性能

聚乙烯是一种包含$-CH_2-$单体的高分子聚合物。虽然它的结构比大多数聚合物都简单，但它的分子量和分支结构可以使其具有多种性质。聚乙烯可有以下几种形式，包括低密度聚乙烯（LLDPE）、极低密度聚乙烯（VLDPE）、低密度聚乙烯（LDPE）、高密度聚乙烯（HDPE）、超高分子量聚乙烯。超高分子量聚乙烯的命名已经在过去的4年里发生了很大的变化，最初是在20世纪60年代早期，就被命名为一种高密度聚乙烯，生产更高分子

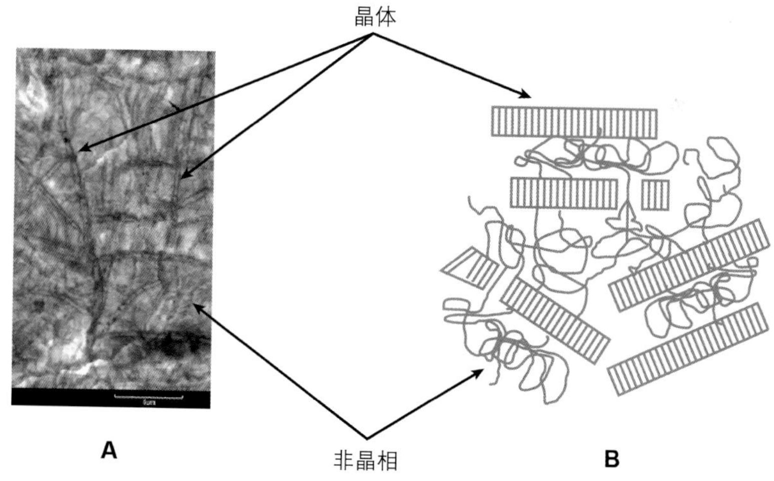

图14.1 A. 高压结晶超高分子量聚乙烯的结构组成，透射电镜可见伸张链状结晶；B. 半结晶基质的动态描述

量聚乙烯成为可能。因此，从历史角度上，查恩利所提到的HDPE是正确的。目前，线性聚乙烯密度远大于0.940g/cm^3，将分子量低于200000g/mol的定义为HDPE线性聚乙烯，对于超高分子量聚乙烯的定义，ASTM D 4020将其定义平均分子量大于3.1 × 10^{6}g/mol线性聚乙烯，ISO 11542将其定义为分子量大于1.0 × 10^{6}g/mol线性聚乙烯。目前两种UHMWPE树脂为GUR1020和GUR1050，分子量分别为3.5 × 10^{6}g/mol和6.0 × 10^{6}g/mol。直到2002年，他们的生产线停用，另外两种树脂材料——1900和1900H，分子量范围在2.0 ~ 4.0 × 10^{6}g/mol，这两种树脂是由大力士粉末公司和蒙特尔聚烯烃供应（威尔明顿、德国、美国）。后续将会从历史角度探讨这些树脂材料在结构和性质上的联系。

在纳米范畴，超高分子量聚乙烯是一种结晶域嵌入在非晶基体的结晶聚合物（图14.1）。超高分子量聚乙烯的结晶相由薄片（折叠的碳排，图14.1）组成，通常厚度为10 ~ 50nm，长度为10 ~ 50μm。在聚合物中有层状的尺寸分布，周围的非晶相由分子连接的随机取向和缠结的聚合物链组成，它们相互连接薄片并具有抗机械变形特性。因此，超高分子量聚乙烯是一种复杂的黏塑性复合材料，这些特性都是从其机械、化学和热学研究历史中发展而来。

随着超高分子量聚乙烯分子量的增加，其固有黏度并非呈线性增加，这是聚合物转变成块状后的体积冲击强度和耐磨性的决定因素。分子量范围在2.4 ~ 3.3 × 10^{6}g/mol的材料具有最大的冲击强度。随着固有黏度增加，材料的耐磨性也会有所提高，对于分子量为3.3 × 10^{6}g/mol 的材料，其耐磨性会达到一个顶峰。所以，UHMWPE的耐磨性是在聚乙烯材料中和pin-ondisc（POD）装置体外磨损试验中是最强的。

超高分子量聚乙烯树脂的宏观材料性能除了受分子量的影响，同时也取决于树脂颗粒平均尺寸，粒径分布，和树脂颗粒形态的影响，其差异已被归因于制造过程中使用不同的催化剂。上述树脂平均粒径约140μm，而1900树脂的平均粒径接近300μm。研究发现GUR树脂的颗粒形态为互联微球体的纤维网。根据不同的加工条件下，1900也表现出球结晶形态，而Gur树脂不表现为球结晶，其具有层状结晶形态。由于不同类型树脂的结晶形态不同，进一步的化学相互作用（如交联或氧化）的趋势也可能不同。例如，1900树脂具有较高的长期成功率；植入物由该树脂直接模压法制备，与从分子量相近的传统Gur树脂制备相比，由于其耐氧化较强，从而具有较高的生存率。

除了树脂本身的性能外，将树脂粉末固化成可作为植入物的形式，也有助于UHMWPE作为临床负重表面的性能。树脂粉末在历史上仅由少数化学制造商提供，通过散装转换器或医用植入物制造商转化为统一形式的库存。由于超高分子量聚乙烯的熔体黏度很低，不适用于注塑成型等典型加工方法。

固结是通过压缩成型，或一个特殊的挤压过程称为冲压挤出。然后可以从固化材料或树脂粉末中进行植入，然后将其“直接压缩成型”为最终的植入体形状。除了直接压缩成型和转换材料的加工，由Biomet使用的混合超高分子量聚乙烯生产过程被称为HIPing（热等静压）。此过程起始阶段通过挤压排出大部分空气。随后，将压杆在低气压袋中的热等静压炉中烧结，以防止降解。由此产生的棒料基本上是各向同性的，由于静液烧结过程，可以被认为是树脂的压缩成型形式，超高分子量聚乙烯的机械和磨损性能可能会受到制造过程的影响，如成型过程中的温度和压力循环，因此，这些制作过程是享有专利的。

超高分子量聚乙烯的力学性能与其晶相的含量和结构及其结晶和非晶相之间的相互作用的数量密切相关。例如，合并的超高分子量聚乙烯的力学性能随冷却速度的函数在合并期间，从而影响结晶动力学和可能导致在较高的冷却速率较低的结晶度。例如，在氮气下从142℃缓慢冷却产生的压缩模量为475MPa，屈服强度为21.7MPa，而水淬从200℃产生的压缩模量为213MPa，屈服强度为13.8MPa。与此相反，熔点大于210℃和290MPa的结果在UHMWPE在晶体具有六边形和层状地层被认为是抑制相变过程中提高温度和压力。在这个“伸直链晶体形态（图14.1A），晶体尺寸和结晶含量的增加，从而显著提高机械强度达27.6MPa，屈服强度和抗拉强度达65MPa。

固结过程要求聚合物树脂颗粒有效地融合，需要将颗粒边界上的长链聚合物有效地扩散到相邻的颗粒中。UHMWPE动态热分析（分子量3.6×10^6g/mol）显示，在180℃，终端弛豫时间为15h，时间明显长于常规处理方式（在190~250℃，一般不超过1h）。因此，这可能导致融合缺陷。虽然，通过合理控制固结条件，可避免1型融合缺陷。但是，即

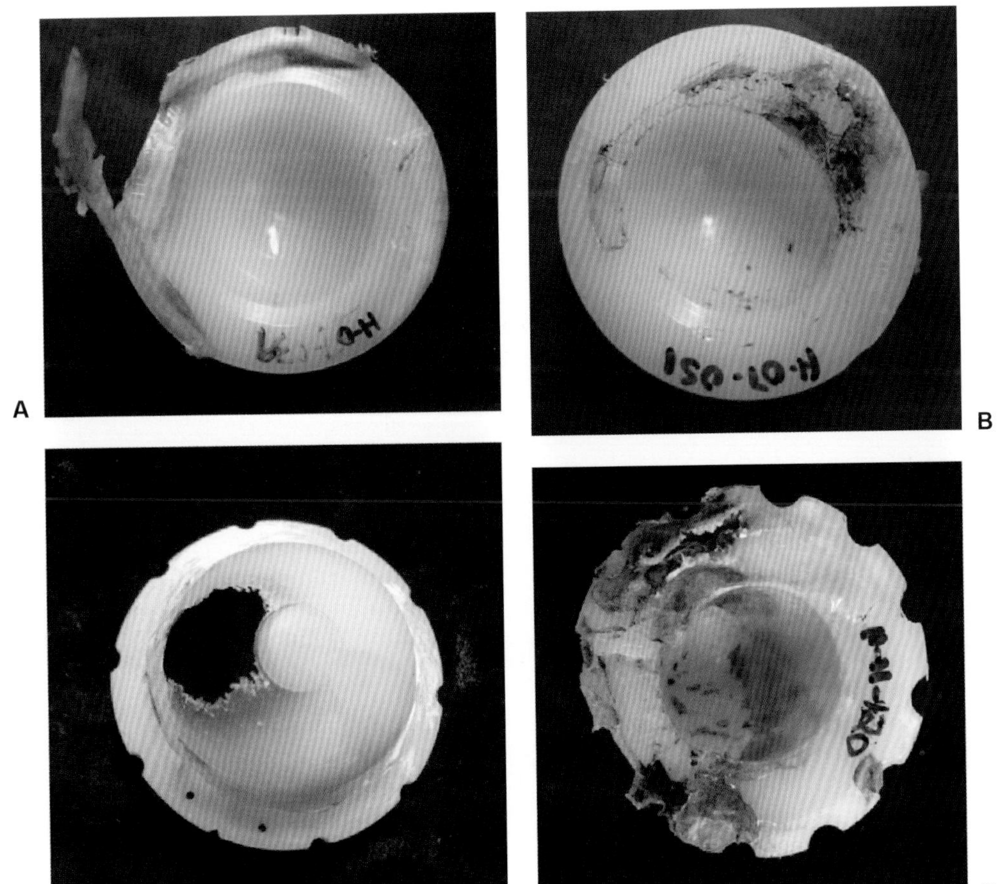

图14.2 传统材料经过gamma灭菌后，随着时间的推移，材料磨损严重并且出现很严重的脱层。A. 8年；B. 13年；C. 17年；D. 24年

使在很好的固结条件下，2型融合缺陷在UHMWPE中仍然很普遍。通过长时间暴露于高温条件下（300℃），可明显减少缺陷发生率，同时，这种方式被证明能显著提高材料的冲击韧性。使用这种方法加工制得的交联超高分子量聚乙烯，具有高抗冲击和抗氧化的性能，并且可以通过加入抗氧化剂-维生素E，从而提高材料的抗氧化性，这部分将在最后一节进行讲述。

氧化反应及其对UHMWPE的影响

氧化及氧化降解已经成为人工关节假体最普遍的问题。历史上，传统的超高分子量聚乙烯植入物在固化后直接在空气中灭菌。这些植入物有明显的高磨损、高降解率和高翻修率（图14.2）。通过低剂量（25～40kGy）伽马辐射的形式对假体进行γ射线灭菌，这不但会使材料造成一定的交联，同时也会遗留下一些长期问题，包括自由基容易氧化等问题。在1995年，传统的超高分子量聚乙烯植入物是在惰性气体的包装下进行灭菌的。这些假体植入物在密封保存下的氧化率，要明显低于在空气中灭菌后的氧化率。然而，这些假体在体内仍然会被氧化，而且是越来越严重的。

对UHMWPE的氧化和氧化机制的理解和讨论，对于理解时间尺度和影响氧化对耐磨性和机械性能的聚合物和在提高聚合物的耐氧化的发展努力是至关重要的。

在UHMWPE受到电离辐射时，会有自由基形成，主要是由碳自由基的破裂，所造成的C-H键断裂而形成的。这些自由基重组在聚合物的非晶部分中，因为在聚合物中的链是高度流动的，从而导致交联现象。这种反应会产生两种链，包括y-linkages（一个终端中链自由基反应组）或h-linkages（两种中链自由基），这可能会产生不同的交联网络结构。剩余的自由基被困在高度有序的晶体线片。由于分子间的距离固定在4.1Å，所以晶体中的C-C键和聚乙烯链之间的距离是1.5Å，导致在结晶相的交联差别很大。因此，自由基可能沿着晶体中的聚合物链扩散，当遇到其他自由基或遇到结晶/非晶界面时，可形成双键结构。因此，结晶相中自由基的衰变是非常缓慢的，可长达数年。

当辐射后的聚乙烯与氧结合后，原始自由基可形成过氧自由基。这些过氧自由基可从其他聚乙烯链获取氢原子，从而形成原始自由基，然后与氧反应发生进一步的级联反应。当过氧自由基氢化，形成氢过氧化物后，是非常不稳定的。而且，随着时间的推移，会逐渐降解成氧化产物，主要是酮、酯和酸。这些氧化产物的形成，可导致断链和分子量的减少，从而导致机械性能的恶化。

用电子自旋共振（ESR）或电子顺磁共振（EPR）测量辐射超高分子量聚乙烯，可捕获自由

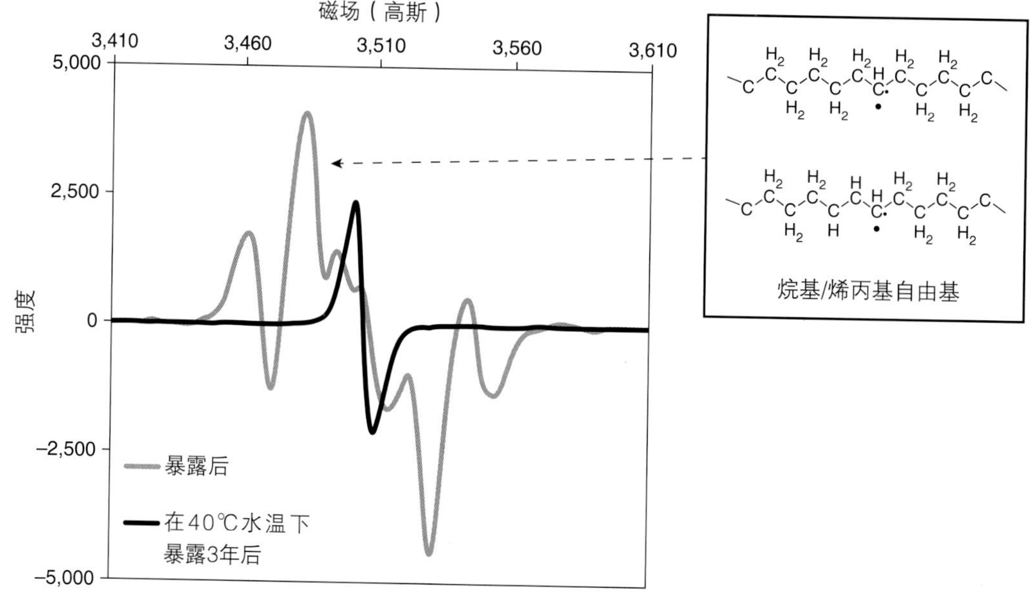

图14.3　辐射聚乙烯被暴露于氧化物后的ESR谱，辐射超高分子量聚乙烯在水中暴露于100kGy下的谱图，浅灰色表示暴露后的即刻谱图，深黑色表示在40℃水温下暴露3年后

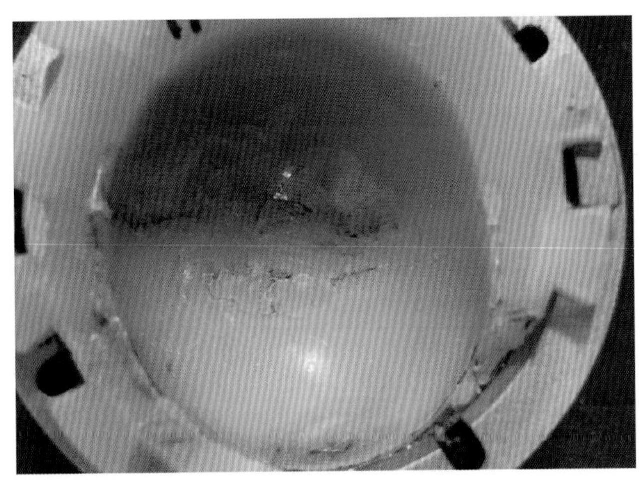

图14.4 髋臼衬垫内层由于材料疲劳磨损发生氧化，造成内层材料脱层

基。样品中自由基自旋的相互作用在外加磁场作用下，可形成包含不同类型自由基特征的峰谱（图14.3）。传统超高分子量聚乙烯的典型自由基谱显示了6/7的峰值，含有结合烷基/烯丙基自由基光谱。随着时间的推移，这些自由基与氧气接触时，是否会衰变为一个单一的峰是备受争议的。

聚乙烯的自由基与氧和氢过氧化物发生反应，最终导致含羰基的物质被腐蚀，这种反应被定义为“氧化”。可导致UHMWPE发生断链，降低材料的分子量和降解其材料性能。氧化是由光谱技术测定羰基部分超高分子量聚乙烯形成的氢过氧化物的衰减。通常，采用加速老化法比较不同聚乙烯配方的氧化稳定性。虽然，加速老化在比较不同类型的负重材料耐氧化和氧化潜力方面是有帮助的，但是它不能被用来预测特定材料在体内氧化时间线或形式。

通常，通过测定超高分子量聚乙烯机械强度或韧性来确定其整体机械降解。尽管在体外研究中经常使用正截面强度或疲劳裂纹作为扩展阻力指标，因为检索材料数量有限，只适合于韧性试验，命名为“小冲孔试验”。例如，对超高分子量聚乙烯的疲劳强度测试往往是通过测量其性下形成的疲劳应力裂纹扩展测试（ASTM E-647，A1段）。通过这种方法测量疲劳强度是通过量化应力裂纹起始因子范围，测量ΔKI，范围从1.6～2MPam$^{1/2}$。伽马灭菌（在空气中）超高分子量聚乙烯，氧化反应会将其疲劳强度从1.29降到0.18MPam$^{1/2}$。虽然超高分子量聚乙烯在体内的机械性能降解率没有被量化，通过小冲孔试验测定，材料的冲击韧性可显著降低。人们也知道机械强度的降低，除了直接增加骨折的风险，氧化也可能加剧材料的磨损。可以在不发生灾难性故障的情况下，降低植入物的性能（图14.4）。

我们对氧化电阻的理解，一直集中在限制残留自由基与氧的长期反应。在惰性气体中进行伽马灭菌和密封储存可降低材料氧化率，主要是由于聚乙烯自由基和氧之间的反应速率降低引起的。另一种抑制剩余自由基氧化的方式，是通过完全消除自由基，或尽可能减少自由基含量，直到检测不到的水平。接下来，我们将讨论交联UHMWPEs，这种方式是将材料辐射后，将会由刚性的结晶区转化为复合柔性非晶区，从而消除自由基。当使用这种方法时，终端灭菌的方法是一种无辐射的方法，如等离子或环氧乙烷灭菌，可以避免引入新的自由基。

直到最近，人们发现在体内的氧化主要是由辐射引起的自由基导致的，在加工过程中造成的“辐射诱导的自由基稳定被动”超高分子量聚乙烯。也就是说，在植入时，自由基下降到不可检测的水平，将确保聚合物在植入物的生命期内的氧化稳定性。7～10年间的积累数据表明，照射和融化后的UHMWPEs不含有自由基，这样由辐射产生的自由基在体内的氧化降解问题可得到解决。最近的研究发现少量在体内的氧化交联UHMWPEs长期没有检测到自由基和重大的意想不到的氧化中取出的照射和存放在架子上融化的UHMWPEs认为，即使在自由基缺失的情况下，体内仍会有活性氧化的启动机制。事实上，经辐射和融化的UHMWPEs，滑膜液脂质可吸收到关节植入物中，可加速其老化。说明这种滑液脂肪融入UHMWPEs可引发氧化反应。引发氧化的另一种可能机制是循环载荷和聚合物中的累积应变。这也表明，发生在可检测自由基的UHMWPEs和经照射和融化的不含自由基的UHMWPEs相比，对于年龄相同的患者，循环负荷增加的患者要比没有循环负荷的患者发生氧化的状况更加严重（图14.5）。

目前临床上所使用的最新超高分子量聚乙烯中含有抗氧化剂，其中最常见的是维生素E。一般可通

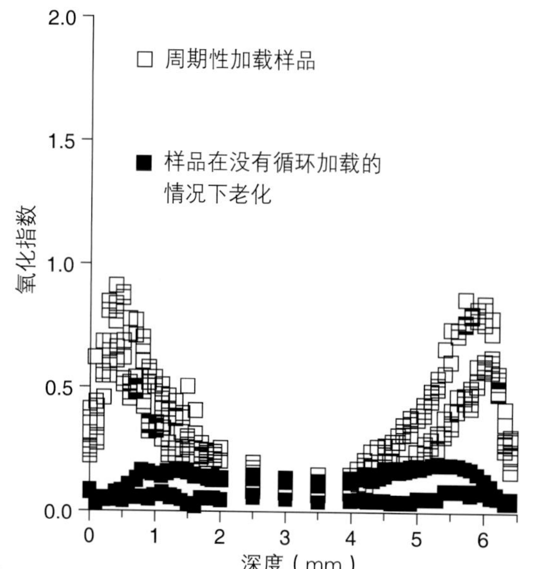

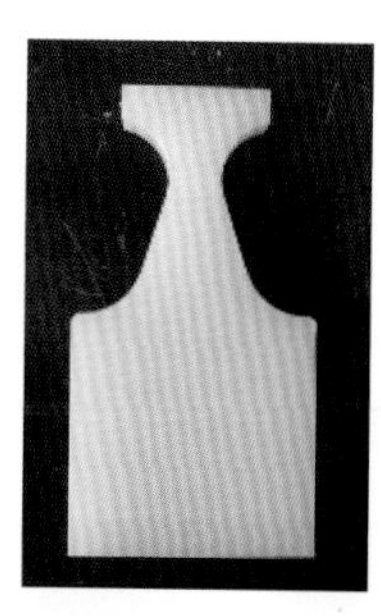

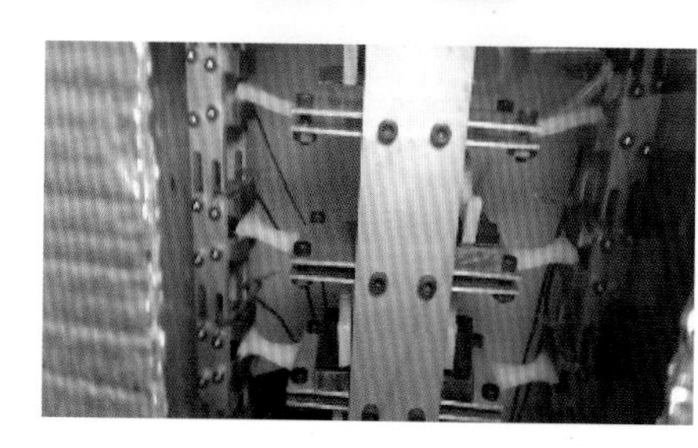

图14.5　超高分子量聚乙烯在80℃条件下经过100kGy辐射和融合的氧化曲线，包括施加环形压力和未施加环形压力两组（A）；使用过的弯曲卡和定制设计的循环加载/老化室（B）

过以下两种方式获得抗氧化稳定的UHMWPEs：①改善传统的超高分子量聚乙烯的氧化性；②提高辐照交联UHMWPE的力学强度和熔融性，同时也不牺牲其抗氧化性和抗磨损性能。我们将详细描述维生素E稳定的UHMWPEs的性能及发展。鉴于最近的研究结果表明可能有其他新的在体内发生氧化的机制，通过加入抗氧化剂，可以在原位阻止自由基反应是非常可取的。

辐照交联超高分子量聚乙烯的抗磨损性能

通过使用高剂量辐射剂（＞40kGy）获得辐射交联聚乙烯，对于提高UHMWPE关节植入物的临床表现一直是最重要的。通过交联方法获得的材料，可降低UHMWPE关节面的磨损，而假体关节面的磨损一直是导致假体周围骨丢失或骨溶解的主要原因，这种情况自20世纪60年代以来对于中期至长期关节假体是最为常见的。

深入了解UHMWPE的磨损机理，对于提高聚合物的耐磨性是至关重要的。对取出的髋臼假体的分析表明，磨损严重的部位，包含多向划痕，而且划痕和细长纤维互相平行。这些纤维被认为与假体周围骨溶解组织中检测到的磨损颗粒密切相关的。因此，超高分子量聚乙烯的磨损似乎是通过大应变塑性变形和表面取向形成的纤维断裂而发生的。在髋关节的多向运动中，纤维性能在横向方向上会被减弱，随后发生断裂。这些体内结果后来在体外通过使用磨损模拟器可以再现。也揭示了多向运动是超高分子量聚乙烯磨损机理的一部分。

在早期的发展中，交联聚乙烯的交联有两种不同的方法：辐射交联和化学交联。在20世纪70年代初，OONISHI等植入了一种超高分子量聚乙烯髋臼杯，这种材料是通过使用极高剂量γ射线交联剂（600～1000kGy）制得的。射线磨损测量结果表明，平均600kGy辐射聚乙烯稳态线性以0.006mm/年的速率渗透，环氧乙烷灭菌－常规超高分子量聚乙烯以0.098mm/年速率渗透。格罗贝拉等人同时研究在交联UHMWPE最多使用800kGy γ 辐射在敏化环境如乙炔的存在。通过使用砂浆法测定罗斯超高分子量聚乙烯，耐磨性增加了30%。

硅烷化学交联聚乙烯的使用，是基于以下提出的假设，交联的UHMWPE会表现出较少的蠕变，所以在假体植入早期，将有助于降低渗透率。与未交联的UHMWPE相比，硅烷交联超高分子量聚乙烯在高滑动速度下的单向运动测试中，抗蠕变性可得到轻微改进。辐射交联聚乙烯与辐射交联聚乙烯相比，磨损率并没有明显差别，但这主要是因为他们在使用过程中，是处于润滑和动态条件下的，而这和临床上起作用的情况是有所差别的。Wroblewski等报道的22mm直径硅烷交联髋臼杯磨损性能，这实际上是喷钼低剂量的高密度聚乙烯，与阿特金森和Cicek

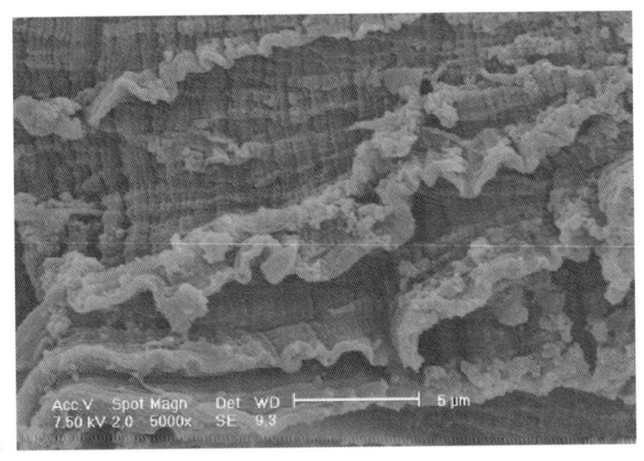

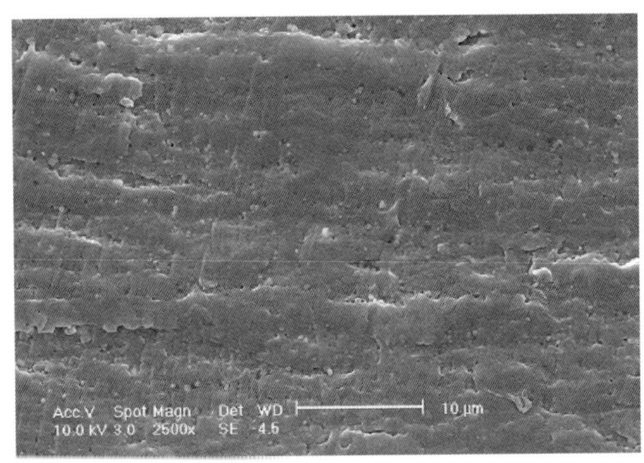

图14.6 A. 为被辐射的超高分子量聚乙烯断裂面；B. 经100kGy辐射的超高分子量聚乙烯断裂面。未被辐射交联的超高分子量聚乙烯出现大量褶皱和变形

所描述的材料很相似。弗罗布莱夫斯基针对17例患者，至少15年的随访临床试验表明，在第二年，针对0.2～0.41mm材料的渗透率进行检测，平均渗透率（或磨损率）为0.019mm/年。

尽管有证据表明使用过氧化物交联聚乙烯，可提高耐磨性，但依然要关注其氧化稳定性。虽然通过交联所制备的植入物，可作为减少磨损和蠕变的一种手段，辐射交联可明显改进材料的抗氧化性能，交联UHMWPE植入物的大规模使用是开始于1999年。

在20世纪90年代后期，提出辐射交联与热处理相结合的技术可提高UHMWPE髋臼构件耐磨性和抗氧化性。这些技术的发展形成了一系列新的超高分子量聚乙烯负重材料，包括辐射和融化与辐射退火两种技术，依次经过照射退火，辐照与机械退火后形成的超高分子量聚乙烯中。

超高分子量聚乙烯的复合结构及其结晶与非晶体之间的相互作用形成了材料的韧性。但是，延展性与应变增大也是导致超高分子量聚乙烯黏附磨损与研磨磨损的根本原因。因此，交联可以通过减少材料在应力条件下应变塑性变形，从而减少材料的磨损压力。另一方面，通过用极限拉伸强度（ASTM，D-638；105）或疲劳裂纹扩展阻力/疲劳强度（ASTM E-647；105106）测试后，发现较高交联度伴随较低延展性也可降低UHMWPE的机械强度。对于未经辐射与使用高剂量照射（100kGy）后制得的超高分子量聚乙烯（图14.6），可通过观察其骨折面的改变，可发现其延展性降低。

超高分子量聚乙烯组件的磨损在一定程度上也取决于表面粗糙度。由于超高分子量聚乙烯与金属匹配面粗糙度的差异，最初的磨损率主要体现在UHMWPE表面较明显的“宏观”可见的粗糙面的消失，而长期的磨损率是通过金属匹配面“金属表面微观粗糙度”的大小来衡量的。因此，表面粗糙度的增加，可使各种方式制得的超高分子量聚乙烯的磨损率增加，包括由“传统”的低剂量辐射剂（25～40kGy）和使用较高剂量辐射剂（>50kGy）的γ射线灭菌方式制得的超高分子量聚乙烯。

第一代交叉连接的UHMWPE可广泛用于临床使用，它可以增强抗氧化性，以减少或消除残留在水晶领域中的自由基。一种方法是将辐照的UHMWPE在其峰值熔点以下，通过向自由基提供更多的能量并允许它们在某种程度上重新组合，从而减少自由基的浓度。自由基通过退火而减少，但这一植入物也经过了最终的伽马灭菌引入了额外的自由基。长期来看，在辐照和退火的体外的UHMWPE中有显著的氧化作用。然而，尽管如此，在中间的随访（最多9年）中，体内的股骨头对辐射和退火的UHMWPE的渗透率低于常规的UHMWPE，而且这种高氧化的临床效果还没有表现出来。一项研究显示，尽管没有因边缘损伤而被修正，在边缘植入的被辐射和退火的UHMWPE髋臼衬垫上的也出现了疲劳损伤。

第二种方法是将晶体中的波状辐射重新组合，使自由基能够完全重新组合。该方法将辐射诱导的残余自由基浓度降低到可检测的水平，并导致在体外加速老化试验中得到极低的可测量的氧化。与此同时，新形成的交联也受到重结晶的影响，从而降低了结晶的结晶度，进一步降低了辐射交联的UHMWPE的疲劳强度。从中期来看（5～7年）体外磨损率和融化UHMWPE的渗透率是非常低的，但也有一些担忧是关于撞击后边缘骨折发生率的增加和不利条件下的这种材料的低疲劳强度。

伽马和电子束辐照已经被用于交叉连接UHMWPE。尽管在伽马射线和电子束辐照的过程中都产生了交叉连接和自由基残余的现象，但是这两种方法仍然有重要的区别，特别是在辐射对渗透的影响和取得辐射剂量率两个方面。伽马射线源通常基于产生伽马光子的钴（^{60}Co）的人造同位素。虽然伽马源在渗透UHMWPE上没有实际的限制，但伽马源的活动水平限制了辐射剂量率。有了电子束，辐射就以加速的、带电的粒子的形式存在。以百万电子伏特（MeV）为单位测量时，电子束辐射对渗透的影响受到电子束的动能的限制。在一种UHMWPE表面用10-mev电子束入射穿透大约为4～4.5cm。商业电子束加速器所提供的辐射剂量比商业伽马射线源高出两个数量级。

由于UHMWPE暴露在高剂量辐射下，UHMWPE的绝热升温在电子束辐照过程中是很常见的。通过控制剂量率来控制辐照过程中UHMWPE的温度上升，电子束辐照可用于提高温度，并在高温甚至高于结晶区域的熔点时进行交叉连接反应。结果表明，随着辐照温度的增加，h-连杆（一种特定类型的交联）的形成速率增加，从而导致交叉连接的增加。在大规模生产的热辐射UHMWPE植入物中，为确保其能完全融解，并消除残余自由基，需在空气对流炉中对其进行终端融解。

对植入在体内的植体的磨损机制的调查是基于对被移植的植入物的分析，以及测试人员如针平面扫描测试人员和功能联合模拟器的发展。在双向磨损的测试中发现，当吸收的辐射剂量增加时，交叉连接密度增加，从大约100kGy开始，在交叉连接密度增加的情况交叉连接密度的增加幅度是很小的。随着辐射剂量的增加，UHMWPE的多方向磨损率也降低了，同时也显示了饱和交联密度的渐近性。

模拟器不仅是为了匹配体内磨损率，而且UHMWPE的磨屑大小和形状以及通过恢复体内检索组件观察到的表面形态，如组件定位、温度、加载、和正常步态的运动学，所有这些都影响UHMWPE的磨损率。模拟测试通常在1～2Hz，在37～40℃，在牛血清中模拟关节温度进行。磨损的测量方法可以是重量测量，也可以通过测量仪器的容积法来测量，这种方法可以测量关节表面的形状。当测量磨损量时，UHMWPE的蠕变变形必须与磨损分离。在测试完成后，可以通过熔化组件来完成，因为UHMWPE具有良好的形状记忆，并且通过重熔组件可以消除蠕变变形。对模拟器的限制是运动学的选择，它通常局限于正常的步态运动学，这与日常生活的各种复杂活动形成对比。在模拟器中影响磨损的另一个因素是测试环境。虽然牛血清是一种被接受的滑液液体，但用水稀释牛血清以获得与体内条件相关的蛋白质浓度是常用的。然而，随着牛血清稀释，传统的（伽马-灭菌）UHMWPE的磨损也增加了。在高浓度的情况下，非生理磨损机制可以支配磨损过程。其他可能影响结果的因素是金属表面的表面处理、应力水平和加载模式（动态与常量）。

通过对各种不同设计的髋关节模拟试验研究表明，与传统的UHMWPE相比，这些设计的磨损程度明显提高了（可达到60%～90%）。一些研究使用了伽马-空气杀菌的UHMWPE和其他一些使用乙烯氧化物或气体等离子体灭菌的UHMWPE作为对照。要注意的是伽马灭菌控制将有一些交叉连接，因此其磨损率也比非电离方法的控制要低。髋关节模拟实验研究了长期使用、人工老化、三体粒子的存在、股骨头大小，以及后来在辐射和融化的UHMWPE上的零件放置的影响。一些研究被进行到3000万次循环，对应于一个平均髋部病人的活体服务的15～30年。这些研究表明，衣服的显著减少不会影响到长期的测试，也不会影响到疲劳导致的磨损。三体粒子以骨水泥的形式加入，增加了传统的和高度交联的UHMWPE的磨损，然而，后者仍然表现出更好的耐磨性。标准的人工老化的方案并没有对辐照和融化的UHMWPE有明显的氧化作用，因为它们的抗氧化性能得到了提高，因此也没有影响它们的磨损率。

股骨头的大小是一个重要的影响，较大的头部增加了传统的UHMWPE的磨损率。尽管随着接触面积增加接触应力减少，但由于每次行走时行走距离的增加，磨损被认为是随着头部大小的增加而增加。从历史上来看，直径22～28mm的较小的头部被用来减少衬垫的磨损。然而，较小的头部的缺点是关节的稳定性和运动范围的减少。臀部模拟器的研究还显示,当用内部直径46mm和比传统的UHMWPE髋臼的衬垫低22mm的辐照和融化的UHMWPE测试大股头和髋臼的衬套的磨损率时，高度交联的超高分子量聚乙烯的磨损率没有显著增加。因此，在不考虑增加的磨损率和增加骨溶解的发生率时使用较大的股骨头（32mm）与高度交叉连接的UHMWPE是可行的。据估计，约有50%的金属-聚乙烯乙酰衬垫使用的股骨头大小为32mm，约10%的头部尺寸超过32mm（与部门外科医生的私人交流）。

有大量的研究评估高度交叉连接的UHMWPE髋臼衬垫的体内性能（表14.1）。对患者的放射线检查可以测量股骨头在髋臼衬垫的渗透。头一到两年的渗透主要是由于蠕变和磨损，在接下来的第二年，则认为主要是单独穿入。所有这些研究都显示，与对照（不考虑灭菌法）相比，在第二年内，高交叉连接的UHMWPE的磨损率明显下降，这对应于减少磨损的实验室证据。事实上，在5年的随访之后，髋骨溶解的风险降低了87%（没有足够的临床研究来确定膝盖的风险），这在很大程度上是一个解决关节植入的主要问题的方案。

第一代交联UHMWPE的进一步发展方向

关节活动时在UHMWPE上有压应力和剪切力，在重复载荷周期中还可能存在残余的应力。应力方向的逆转导致疲劳裂纹开始引起分层。因此，除磨损外，由辐照引起的UHMWPE的第二个最重要的特性是它的抗疲劳性。疲劳试验是在一种紧凑的张力试样上进行的循环张力试验，其设计目的是将应力集中在一个有裂纹的缺口尖端，它是一种将裂纹初始（ki）的应力因素计算为疲劳裂纹扩展阻力的一种测量方法。应力因子范围（取决于载荷比、样本几何和裂纹长度）即裂纹生长率超过10个6mm/周期。未辐射的UHMWPE的ki被报告为1.6～2.0mpam$^{1/2}$。测试执行的温度（25℃/40℃），测试频率，测试环境（空气与水），以及裂纹启动方法，是导致不同实验室获得的结果差异的一些因素。

疲劳强度通过交叉连接和熔化可能会降低，但通过植入物的设计和使用来了解这些变化对移植性能的影响是很复杂的。用辐照和融化的UHMWPE髋臼软垫疲劳失效的是很少见的。然而，当它们发生时，这些故障主要发生在边缘，并且几乎总是发生在陡峭的外壳位置。由于大量的杯子不在所谓的“理想区域”（5°～25°的前置）和诱导温度（30°～45°）中，植入物的物质属性可能并不总是限制植入物的性能和寿命的瓶颈。

虽然在第一代的辐射中测量氧化程度和残余自由基的临床意义是不清楚的，但很明显，在空气中氧化的传统UHMWPE伽马灭菌法导致在全关节植入物中磨损和损伤的发生率很高。很明显，一种带有残余自由基的UHMWPE具有很高的氧化性，从而降低了潜在的可能性。第二代连续照射和退火的UHMWPE（X3）是用来替代辐照和退火的UHMWPE（十字火），它可以显示体内的氧化。假设是，在熔点以下（130℃）较小剂量的辐照（30g）的高温退火会导致更有效地减少自由基并减少氧化的可能性。另外，与原始材料相比，这种退火的UHMWPE是通过非电离气体等离子体灭菌来消毒的，不会在材料上增加额外的氧化负担。在一项研究中，将X3 UHMWPE与常规的、伽马灭菌的UHMWPE和90-kG的辐照和热退火的UHMWPE相比，X3的自由基含量很低，但还是可以检测到（91015mg/mc）。在我们实验室进行的另一项测试中，两种不同批次的从未植入X3髋臼衬垫的游离基物质，显示出一种相当大的自由基信号。X3的游离基浓度是1.12×10^{15}spins/g，相比之下，常规的和交叉式的髋臼衬垫则是2.6×10^{15}和4.3×10^{15}。

髋部模拟的32～36mm的髋骨衬垫的测试是在

表14.1 高分子交联聚乙烯内衬 7—10年随访研究（连续型）

	髋/患者数（例/人）	平均年龄（岁）	随访时长（年）	髋关节失访数量（占总数的百分比）%	在最终随访中具有完整放射数据的患者的百分比	髋臼假体	使用聚乙烯内衬的方法	股骨假体头的大小	髋臼杯翻修（例）	股骨头假体再次手术（例）	股骨头穿透率（mm/年）
非骨水泥髋臼假体											
Bedard 等	150/139	55.6	10	5 (3.3)	84%患者有至少8.5年的X线资料	PINNACLE: 149例，一例使用多孔杯	5 Mrad的伽马射线辐照和热处理；用气体等离子体消毒（Marathon, DePuy）	钴铬合金股骨头28mm（148例髋），32mm（2例髋）			至少10年的随访：每年0.05mm（包括研配期）
Bragdon 等	174/159	60	7～13	未给出研究设计	100%患者有至少7年的X线资料	金属背衬Centerpulse公司或Zimmer公司	10 Mrad的电子束辐射并熔化	钴铬合金股骨头100例28mm，74例32mm	未报道		至少7年的随访：0.018 ± 0.079至少10年的随访：0.01 ± 0.0562（不包括1年的研配期）
Engh 等	116/116	62.5	10.0 ± 1.8	7 (6.0)	80%患者有至少9年的X线资料	Duraloc 100 (Depuy)	5 Mrad的伽马射线辐照和热处理；用气体等离子体消毒（Marathon, DePuy）	28mm钴铬合金	1例内衬和股骨头更换，因8.3年内反复脱位	0	0.06 ± 0.05（包括研配期）
Lee 等	150/139	58	7.9 (7 to 10.5)	13 (8.6)	82%患者有至少7年的X线资料	无骨水泥模块化钛壳 (Trilogy; Zimmer)	10 Mrad电子束辐照和热处理；用气体等离子体消毒（Longevity; Zimmer）	28mm钴铬合金	1	0	0.031 ± 0.012（第一年为0.085mm；0.006mm/年，不包括1年的研配期）

续表

	髋/患者数（例/人）	平均年龄（岁）	随访时长（年）	髋关节失访数量（占总数的百分比）%	在最终随访中具有完整放射数据的患者的百分比	髋臼假体	使用聚乙烯内衬的方法	股骨假体头的大小	髋臼杯翻修（例）	股骨头假体再次手术（例）	股骨头穿透率（mm/年）
Thomas 等	27/27	68	7～7.8	2 (7.4)	81%患者有至少7年的X线资料	非骨水泥髋臼假体（Trilogy: Zimmer）	10 Mrad的电子束辐照和热处理；用气体等离子体消毒（Longevity; Zimmer）	28mm钴铬合金	0	0	第一年0.32mm；0.005 ± 0.015mm/年（不包括1年研配期）
Capello 等	57/48	55.8	8.6 (7～10.3)	15 (26.3)	未报道	Secur-Fit HA PSL(Stryker)	7.5 Mrad辐照和热处理；在氮气中将伽马灭菌至3 Mrad（Crossfire; Stryker）	28mm钴铬合金	0	0	第一年为0.123mm 0.031 ± 0.014mm/年（不包括1年研配期）
Kim 等	79/76	45.5	8.5 (7～9)	6 (7.6)	未报道	非水泥型 Duraloc 100或1200（DePuy）	5 Mrad的伽马射线辐照和热处理；用气体等离子体消毒（Marathon, DePuy）	28mm陶瓷	0	0	0.05 ± 0.02（包括研配期）
Geerdink 等	22/22	64	8 (7～9)	3（在研究的48例髋中占6.3，但未报告特定的CLP队列数据）	77%患者有至少8年的X线资料	ABG II 茎 (Stryker)	在氮气中进行30 kGy γ射线辐照，退火(Duration; Stryker)	28mm钴铬合金	未报道	未报道	0.088 ± 0.03（包括研配期）
Garcia-Rey等	45/45	67.4	最低10		未报道	允许 (Zimmer)	95 kGy伽马射线辐照和热处理；用环氧乙烷消毒（Durasul, Zimmer）	28mm钴铬合金	0	0	0.02 ± 0.016（包括研配期）

续表

	髋/患者数（例/人）	平均年龄（岁）	随访时长（年）	髋关节失访数量（占总数的百分比）%	在最终随访中具有完整放射数据的患者的百分比	髋臼假体	使用聚乙烯内衬的方法	股骨假体头的大小	髋臼杯翻修（例）	股骨头假体再次手术（例）	股骨头穿透率（mm/年）
Babovic and Trousdale	120/124	38.9（50岁及以下）	最低10	70（56.4%由于随访不足未纳入队列）	43.5%患者有至少10年的X线资料	Zimmer和Implex	NR	52例金属和2例陶瓷；22mm（n = 2）；28mm（n = 51）；32mm（n=1）	0	0	0.02 ± 0.0047（如果包含研配期则未注明）
Fuki 等	45/45	56.7	10.5（9 ~ 11）	7 (15.5%)	未报道	Trilogy (Zimmer)	10Mrad的电子束辐照和热处理；用气体等离子体消毒（Longevity or Trilogy, Zimmer）	26mm氧化锆	NR	0	0.045 ± 0.56（不包括1年的研配期）
Kim 等	105例患者（均髋使用陶瓷对陶瓷假体，1例使用陶瓷对聚乙烯假体）	43.5（50岁及以下）	12.4（最低11）	5 (4.8%)	95.2%患者有至少11年的X线资料	非水泥型 Duraloc 100 or 1200 (DePuy)	5Mrad的伽马射线辐照和热处理；用气体等离子体消毒(Marathon, DePuy)	28mm陶瓷	1	0	0.031 ± 0.004（包括研配期）
Kim 等	67/57	28.3（30岁及以下）	10.8	7 (10.4%)	86.6%患者有至少10年的X线资料	非水泥型 Duraloc 100 or 1200 (DePuy)	5 Mrad的伽马射线辐照和热处理；用气体等离子体消毒（Marathon, DePuy）	28mm陶瓷	0	0	0.031 ± 0.004（包括研配期）

续表

	髋/患者数（例/人）	平均年龄（岁）	随访时长（年）	髋关节失访数量（占总数的百分比）%	在最终随访中具有完整放射数据的患者的百分比	髋臼假体	使用聚乙烯内衬的方法	股骨假体头的大小	髋臼杯翻修（例）	股骨头假体再次手术（例）	股骨头穿透率（mm/年）
Nakahara 等	96/91（51 例髋股骨头 26mm，45 例髋股骨头 32mm）mm	56.4（26mm 头）59.4（32mm 头）	最低8	6（6.3%；全部来自26mm股骨头患者队列）	93.8%有10年的有效数据	非水泥，钛多孔涂层外壳（Trilogy，Zimmer）	10Mrad的电子束辐照和热处理；用气体等离子体消毒（Longevity; Zimmer）	26mm (n = 51) or 32 mm (n = 45)	NR	0	对于26mm股骨头为0.028 ± 0.0014，对于32mm股骨头为0.024 ± 0.009（不包括1年的研配期）
Snir 等	股骨头为0.024 ± 0.009（不包括1年的研配期）	59.6	10.5 (8.5 ~ 14)	5 (10.4%)	89.6 with minimum 8.5-yr radiographs	NR	7.5-Mrad辐照和热处理；在氮气中被灭菌至3Mrad的伽马（Crossfire; Stryker）	28mm 钴铬合金	NR	NR	0.122 (includes bedding-in period); 0.05 excluding the first 5 yrs
Nakashima 等	69/66	62.0	平均值11.5；最低10	14 (8%)	未报道	AMS髋臼杯	35kGy伽马射线辐照和热处理；在氮气中用25kGy γ射线灭菌	22mm锆	2	1	0.007 mm/年
Battenberg 等	14/14	55	11.4；最低10	未给出研究设计	100%	Duraloc (DePuy)	5 Mrad的伽马射线辐照和热处理；用气体等离子体消毒（Marathon，DePuy）	28 mm (n = 11), 32 mm (n = 3)	NR	NR	0.037 ± 0.041 mm/年

续表

	髋/患者数（例/人）	平均年龄（岁）	随访时长（年）	髋关节失访数量（占总数的百分比）%	在最终随访中具有完整放射数据的患者的百分比	髋臼假体	使用聚乙烯内衬的方法	股骨假体头的大小	髋臼杯翻修（例）	股骨头假体再次手术（例）	股骨头穿透率（mm/年）
水泥型髋臼假体											
Johanson 等	31/31	55	Minimum 最低		79%有10年的有效数据	Flanged Weber 杯（Centerpulse Orhtopedics）	95kGy伽马射线辐照和热处理；用环氧乙烷消毒（Durasul，Zimmer）	28mm 钴铬合金	1	0	0.005 ± 0.002（不包括2年的研配期）
Reynolds 等	46/44	59.2	9 (6.6 - 10.8)	未报道	74%的髋关节纳入了影像学分析	无特别报道	7.5-Mrad辐照和热处理；在氮气中被灭菌至3 Mrad的伽马（Crossfire; Stryker）	28mm	未报道	未报道	0.037 ± 0.022（包括研配期）
Rohrl 等	10/10	58	Minimum 10	1 (10%)	80%有10年的有效数据	水泥型Osteonics（Strker）聚乙烯内衬杯	7.5-Mrad辐照和热处理；在惰性气氛中用2.5 Mrad辐射灭菌的伽马（Crossfire; Stryker）	28mm	0	0	0.002mm/年（不包括研配期）

50%的去离子水稀释的胎牛血清中经过1000万次循环进行的。X3的磨损率相比与经过了500万次循环试验的伽马-灭菌UHMWPE的测试结果大大降低了。研究表明，在未老化状态下，X3的磨损性能明显优于传统的UHMWPE。类似于其他高度交联的UHMWPE的早期的结果，头部的大小在32～52mm（172mm）的髋臼衬垫上没有影响。在一项对19名患者随访了2年进行放射性测量分析（RSA）的临床研究中，1～2年的磨损率为0.015mm/年，与辐射和熔化的UHMWPE相比，这是一个较低的磨损率。如果有的话，需要更长期的随访来确定这种物质的氧化的发生率和速率。

辐射的主要优点是在熔点以下的退火，这是由于避免了晶体的熔化，所以保留了辐射交联UHMWPE的结晶度。因此，这种材料的机械性能和疲劳强度将从交联状态对辐照和熔化的UHMWPE进行显著的改变，使后者的疲劳强度大约降低了30%。据报道，在70℃5atm的压力下老化2周前后，X3HMWPE的结晶度大约是62%，而常规的UHMWPE的结晶率则分别为61.3%和70.8%。这表明X3的晶度接近传统的UHMWPE。在老化前后，X3 UHMWPE的最终抗拉强度分别为56.7MPa和56.3MPa，而常规的UHMWPE则分别为54.8MPa和29.9MPa。与第一代辐照和退火的UHMWPE相比，经过单一照射和退火步骤处理的第二代辐照和退火的UHMWPE的机械性能没有变化。需要开发一种抗氧化的疲劳性能改善的交联UHMWPE，使另一种第二代交联抗氧化稳定的UHMWPE得以发展。这种材料的发展背后的原理是，通过抗氧化剂的维生素E可以使游离基的残余自由基稳定下来，从而消除了氧化性的抗辐射的需要。这将导致晶度和耐疲劳性的保留。下一节将讨论由维生素E稳定的UHMWPE和其他相互连接的UHMWPE。

辐射交联UHMWPE的抗氧化稳定

尽管在食品包装、消费者应用和其他医疗设备中使用了抗氧化剂等添加剂，但在UHMWPE-total联合植入物中使用添加剂并不常见。历史上使用过的添加剂导致了失败。在聚合物和一种释放剂中被发现的硬脂酸钙被用来作为一种催化剂，它和白带一起在氧化过程中被发现，表明他们参与了氧化。融合缺陷和内部微空洞可以作为应力集中，促进裂缝的形成和材料的机械性能的普遍减少。虽然不能清楚地确定整合参数的影响和在晶片边界上的钙硬脂酸钙的存在，但是制造商选择了使用低脂酸钙浓度的树脂（即10、1020和1050）。

改进的UHMWPE中加入的另一种添加剂是碳纤维，目的是增加UHMWPE的模量和机械强度。尽管这种碳强化UHMWPE（聚二）在实验室中表现出了增强的力量和抗蚀性，但在体内的短暂植入却完全失败。结果表明，与未增强的聚合物相比，在这种与聚合物基体没有良好结合的碳纤维材料中的传播速度要快得多。近年来，采用不同类型的交联性抗氧化维生素E来提高其抗氧化性，以提高其长期抗氧化性。并且这种添加剂似乎不影响UHMWPE的磨损和机械性能。最新添加的UHMWPE轴承表面的添加剂是COVERNOX，它是一种医用级的Irganox 1010（戊四基四醇四基苯四酸酯），在许多塑料工业中都被用作一种有效的抗氧化剂。与这种抗氧化剂混合的材料目前还不能用于髋部，但是设计的几项全膝关节移植体已经被批准用于临床应用，这就包括一种UHMWPE和抗氧化剂以及在75kGy之间进行交叉连接的抗氧化剂。

维生素E

抗氧化的作用机制

维生素E机制是人体中最丰富、最有效的(含酚)抗氧化剂。维生素E的主要生理作用是与细胞膜中的自由基发生反应，并保护多不饱和脂肪酸不受氧化的影响。多不饱和脂肪酸的氧化会导致活跃的自由基。维生素E的抗氧化活性（体内的rrr-to-copherol）是由在铬环上的酚羟基基团向氧化脂链上的自由基提供的。氢的抽提导致了一种可以与另一种自由基结合的“托克里基自由基”。因此，从理论上讲，托克酚可以防止两个过氧化氢自由基攻击其他的脂肪酸链，产生更多的自由基。因此，氧化级联的性质被阻止了，氧化性破坏也可以被阻止。

聚乙烯的氧化反应类似于脂类分子结构，就像体内的脂质，它也遵循类似的氧化机制。正如前面所解释的，在辐照的UHMWPE中，由碳-氢键断裂形成的碳自由基与氧发生反应，形成了过氧化氢自由基。这些过氧化氢自由基，在缺乏像维生素E这样的抗氧化剂的情况下，从其他的聚乙烯链中抽提出一个氢原子，形成新的自由基，然后与氧发生反应，从而进一步形成反应链。当过氧化氢自由基与氢发生反应时，它们就形成了氢氧自由基，这些自由基不稳定并降解为氧化产物，主要是酮、酯和酸。

在含有维生素E的辐照过的聚乙烯中，可能会从维生素E中抽提出一个氢原子，形成氢氧化物，而不会形成新的自由基。维生素E在与烷基自由基的反应中也很有效，但是与自由基的反应速率比任何其他自由基都要高。因此，辐照聚乙烯中的氧化级联在维生素E的存在中受到阻碍。

辐照维生素E-扩散交联的UHMWPE

维生素E对于EUHMWPE可作为一种可提供抗氧化性的替代方法。2007年，第一个商业化的抗氧化剂稳定的UHMWPE在全髋假体中引入。

这种材料的交叉连接使用两步的过程（贯穿整个部件）就可以提高抗磨损性，然后加工成最终的形式和最终的伽马灭菌。开发这种材料的基本原理是，在交叉连接的UHMWPE中产生长期的抗氧化性，同时避免了在波幅辐射熔化过程中发生的结晶性损失，以及机械和疲劳强度的相应损失。

需要一种与100kGy辐射和融化的UHMWPE等价的交联密度，这是因为与传统的UHMWPE相比，这种材料在体外和体内都能显著地减少磨损。这里讨论的研究是在最初的辐射剂量为85～100g的UHMWPE上进行的，并且在维生素E的作用下用剂量为25～40g终端伽马灭菌，它的目的是为了获得类似的抗药力。维生素E能够保护UHMWPE不受氧化，且抗氧化剂必须分布在整个成分的厚度里面。

为了在不同厚度的成分中获得均匀的维生素E浓度剖面，需要在熔点以下进行一个两步扩散的过程，包括使用UHMWPE的掺杂，以及在熔点以下的高温下进行均质化。因为维生素E是高度疏水性的，所以它很容易扩散到聚乙烯中，尤其是在高温下。然而，在扩散过程中，重要的是不能将样品熔化，以避免在波幅辐射熔化过程中失去晶度导致机械强度下降。UHMWPE的熔化范围是从100℃开始，峰值约为140℃。当扩散温度接近熔点时就会失去更多的晶度。兴奋剂的使用限制在120℃，因为在这个温度上会有显著的体积和重量变化。温度升高还会增加UHMWPE表面的维生素E的表面饱和浓度。当在辐射中得到维生素E的高表面浓度的时候，就可以在熔点以下的更高的温度下达到表面的维生素E的均质化，因为这时没有额外的维生素E扩散到这个成分中。灭菌的末端伽马辐照使交联密度的增加非常小，与此同时，一些维生素E可能会通过扩散后的辐射被植入到聚合物链上，从而阻止了成分的减少。因此，将一些维生素E移植到材料中是很有必要的。

在掺杂和均质化过程中，将聚乙烯暴露在高温下的二次效应是减少由辐射交叉连接引起的残余自由基的数量。然而，目前进行的一个终端灭菌是用这种方法制备的，导致在这种材料中可充分检测到自由基（3.5×10^{16}个旋/g，相比之下，100个kGy辐照的UHMWPE为11016个）。

在一些加速老化的研究中，在高温条件下或在高压下存在纯氧的情况下，维生素E辐照的聚乙烯比伽马灭菌或高剂量辐照聚乙烯更稳定。人们认为，这是由于维生素E对聚乙烯链上的主要自由基的反应，以及自由基对氧的反应所引起。一项专门研究维生素E在辐照的UHMWPE中的稳定作用的研究表明，在室温下放置于空气中超过7个月时，辐照的UHMWPE比未稳定的UHMWPE氧化稳定性要高，而在40℃的水里36个月时则显示出类似的趋势。

在熔点以下进行了均质化的扩散法发展之后，掺杂了维生素E的5mm厚的髋臼衬垫受到85kGy的辐射，随后均质化以获得维生素E，而最终得到了伽马杀菌。这些髋臼衬垫（28～40mm的内径）在一个髋部模拟器上进行了测试，测试使用正常的步态负荷，在未稀释的清洁牛血清中使用2Hz的动力学，并与传统的UHMWPE伽马在惰性气体中进行了对比。体外研究显示，在正常情况下，磨损减少掺杂维生素E高度交联的UHMWPE相比传统UHMWPE（92%和90%减少穿28～40mm，分别相比28mm的传统UHMWPE）并与之前所观察到的辐射和融化UHMWPE相比传统UHMWPE做了个对比。在未稀释的牛血清中，使用三体聚甲基丙烯酸甲酯（PMMA）和硫酸钡颗粒碎片（分别为28mm和40mm，分别为28%和75%，比28mm的常规）测试了相似的结果。从这些用高交联的UHMWPE作髋部模拟的研究中得到的结果显示，高度交联的UHMWPE的磨损率在很大程度上与股骨头大小无关。

通过服用维生素E可以避免在辐射融化过程中失去晶度的现象。因此，同时也提高了抗拉强度、屈服强度和疲劳裂纹扩展性能。在文献中报道的100g辐射和融化的UHMWPE的极限抗拉强度约为35MPa。在相同的测试条件下，测量的维生素E扩散的UHMWPE的极限抗拉强度为46。类似地，辐照和熔化的高度交叉连接的UHMWPE疲劳裂纹传播阻力值为0.55～0.69MPa，且这取决于辐射剂量；然而，维生素E扩散100kGy辐照的UHMWPE抗疲劳性被改善到0.70～0.77MPa。同样重要的是，在暴露于加速老化的情况下，维生素E扩散的强度仍然保持不变，而传统的、伽马灭菌的UHMWPE则显著恶化。

传统的UHMWPE在暴露于氧之前，其未老化的形式具有较高的疲劳强度，但其抗氧化性由于氧化而严重恶化，最低可达0.19MPa。就有人担心高度交叉连接的UHMWPE不能够承受临床的不利情况。其中一种是股骨颈刺穿在一个髋骨的边缘上，最常见的原因是它的垂直位置过度的前置。人们对高度交叉连接的UHMWPE的担忧加剧了，因为他们最初的疲劳强度低于未老化的传统UHMWPE，而且由于高度交叉连接的股骨头大小的磨损率的独立，现在可以使用更大的头部尺寸。在涉及到薄聚边缘髋臼衬垫的股骨颈组件的临床相关设备的冲击疲劳试验中,模拟不良情况下的错误垂直植入,例如3.7mm厚内径为28～40mm维生素E扩散的交联髋臼的衬垫加载在200万循环的股骨颈边缘。在所有测试的衬垫中都没有裂缝，包括对照组的其内部直径28mm的常规的UHMWPE衬垫。在传统的UHMWPE和维生素E分散的度交联的UHMWPE之间没有明显的区别。

包括一项基于我们机构的RSA研究的前瞻性随机临床研究正在进行。目前，在随访3年的随访中，股骨头的穿透率在6个月、1年、2年和3年之间最小的是（0.03～0.07mm），并且股骨头的插入没有明显的差别。虽然这些早期的结果证实了在体外观察到的良好的耐磨性，但阐明这种材料的植入物的临床表现仍需较长期的后续研究。

辐射交联UHMWPE与维生素E混合在树脂粉末中

在交联UHMWPE中加入维生素E的另一种方法是将液体的抗氧化剂与UHMWPE树脂粉混合，通过压缩成型和辐照杀菌或交叉结合来整合混合液体。由于维生素E在照射过程中也可以作为自由基清除剂，所以在维生素E的情况下，UHMWPE的交叉连接效率降低，而混合维生素E浓度则限制在大约0.3%。

事实上，在维生素E浓度高于0.3wt%，随着小剂量辐射的增加交联密度也增加, 即使在辐照剂量高达200kGy时交叉链接维生素EUHMWPE也不可能达到相同级别的100kGy的辐照和融化的UHMWPE。在紫外线照射之前，在与维生素E混合的UHMWPE中，必须对辐射剂量进行优化，因为有必要将维生素E与高剂量的辐射混合以获得想要的交叉连接或耐穿性。然而，这种维生素E稳定的UHMWPE在减少对辐照的UHMWPE的氧化中很有前景，如果维生素E浓度和辐射剂量得到了优化，它的磨损率也很低。最近，医用级UHMWPE树脂供应商Ticona（佛罗伦萨，肯塔基州）提供了富含维生素E树脂以适用于各种终极应用和91kGy 0.1wt%富含维生素E的辐照UHMWPE髋臼。

在辐照的混合物中，一种提高维生素E含量的方法是在高温下进行辐射交叉连接。当混合物被辐射到接近熔点的温度，例如120℃时，产生的UHMWPE具有比在室温下辐射更高的交联密度和较低的磨损率。另外，合成的混合物中含有更多的维生素E，这大概意味着在类似的环境和机械条件下，在植入物的生命周期中的抗氧化的时间会更长。一种由UHMWPE的维生素E混合而来的设备，已经被FDA批准在温度升高的情况下用于2012年的全髋关节置换手术（vivacit-E，Zimmer公司）。这虽然不适合髋关节，但在膝部植入物中还有另外两种含有维生素E的UHMWPE。在日本，维生素E已经被植入到膝盖植入物中，目的是防止疲劳裂纹形成和分层磨损。类似地，DJO手术（E-plus）采用低剂量辐照，维生素E混合的UHMWPE来替代传统的没有任何添加剂的UHMWPE来达到抗氧化。

假体周围的影响

传统的超高分子量聚乙烯的磨损碎片明显与假体的骨溶解和松动有关。目前，高交叉连接的UHMWPE的磨损碎片的生物活性与传统的UHMWPE相比还没有明显差异。虽然高度交联的UHMWPE中平均颗粒的大小似乎比传统的UHMWPE要小，但是粒子的数量也显著降低。此外，传统的UHMWPE还与未在辐照和熔化的UHMWPE中观察到的高氧化有关。因此，它们的粒子的活动可能不一样。事实上，最近有一项研究表明，所测定的由肿瘤坏死因子生产的非交叉连接的UHMWPE含有的维生素E内含颗粒减少了体外细胞的生物反应。一项体外研究表明维生素E在与UHMWPE粒子联系在一起时，维生素E也可能直接影响免疫反应，这表明维生素E稳定的未照射的UHMWPE增加了来自颗粒的基质金属的分泌。此外，最近的一项研究出乎意料地发现，维生素E混合型UHMWPE可能有降低临床葡萄球菌的黏合能力的潜力，这可能对减少假体感染的发生率有重要的意义。维生素E稳定UHMWPE的一个主要问题是它可能会减少体内的聚合物，以及它们的局部/系统效应。在40℃水里老化在3年的被辐照的UHMWPE中洗脱的维生素E时可以测量的，这是由于维生素E的浓度高于早期在40℃时被辐照的UHMWPE中维生素E的饱和浓度。在3年的时间里，维生素E的浓度达到了大约0.7wt%的水平，这表明这就是它的饱和浓度。然而，这些成分在3年内没有显示出任何可检测的氧化。为了量化维生素E的氧化稳定性对维生素E的氧化稳定性的影响，在煮沸的己烷中使用了一种与临床无关的提取程序，在此之后，一些维生素E仍然保留在样品中。这些样本被提取后加速老化但不氧化，尽管大部分的维生素E已经被移除。这表明临床相关的条件下，即使在不利条件下保护，维生素E被完全移除也是极不可能的。

此外，目前临床使用的成分在灭菌前准备更均匀的浓度为0.7%，这将使减少成分的驱动力最小化。

关于维生素E从辐照的UHMWPE中所产生的副作用，沃尔夫等人已经确定，从一种维生素E混合而成的晚期伽马-灭菌的0.8wt% UHMWPE中提取的维生素E的细胞毒性或基因毒性效果不存在于体外。

在一项研究维生素E的局部毒性的研究中，一种乳化剂（叶温80）模拟维生素E与脂蛋白的结合机制，可在溶液中溶解维生素E。因此，2mL的这种乳剂（10mg的维生素E）被注射到2周（n=3）和12周（n=6）的兔子和动物们的膝关节处。对照组的膝盖被注射没有维生素E的药物。后来发现，无论哪一组，它们的滑膜组织都正常，没有炎症或菌脓的迹象。并且所有对照组的膝盖的组织都有同样的不寻常的外观。维生素E对被辐照的UHMWPE中维生素E扩散的影响同样也在狗的模型中研究。在3个月的植入期后，有辐射性的UHMWPE衬垫的骨（n=14）（使用组织学）和辐照的不稳定的UHMWPE衬垫（n=7）的两组之间没有明显的差异。

UHMWPE材料的新进展

UHMWPE发展的未来目标是突破轴承表面材料的瓶颈，并且延长关节的寿命。这虽然已经取得了显著的进步，但是这种材料仍然可以改进，以适用于更多的解剖设计，并且使更具挑战性的手术更容易接受。此外，对于一个患有退化性关节疾病的病人来说，关节移植的平均寿命仍然很短，尤其是在患者五十多岁或更年轻的时候进行初次关节置换手术。因此，我们想最后讨论一些最近被引进或仍在实验室开发的但有可能从材料的角度改进的UHMWPE。

维生素E混合，辐照，机械退火的UHMWPE

由于在UHMWPE中所含的辐射诱导的自由基是联合植入物中氧化的一个重要原因，它们减少或消除含有维生素E的UHMWPE也可以通过在体内长期保存抗氧化剂来提高聚合物的抗氧化能力。在UHMWPE中减少或消除残余自由基的一些方法是在熔化温度下退火，在升高的压力和机械变形的温度下退火，也可以在熔点以下进行退火。

在欧洲一种新型的维生素E-混合、辐照、机械畸形和退火的髋关节植入物已在临床应用。在熔点以下的退火过程中，辐照后的UHMWPE产生机械变形，在无抗氧化剂时也可以消除未检测到的残余自由基。机械变形可以引起UHMWPE的各向异性变化，由于方向不同，有些机械强度可能更高。然而，在变形后的退火步骤允许在最后的植入物中进行尺寸恢复和各向同性的特性。一种维生素E混合，辐射交叉连接，机械畸形的UHMWPE被认为具有两种机制的高氧化性：维生素E的结合和变形的自由基的减少。由于这种材料在辐照后不会熔化，所以它的机械性能也会与辐照但不熔化的高度相互连接的UHMWPE有一定的关系。

高压结晶的UHMWPE和稳定的自由基

聚乙烯在高温和高压的情况下，呈现出一种六边形的晶态。在这一阶段中，只有在超过210MPa的压力下，单个链的氢在随机的相角上相互旋转，从而使链相互滑动。在这一阶段形成的晶质层被称为“延伸链”晶体（ECCs），这些晶体可以在更大的范围内生长，也会产生更高的结晶度。这被认为是六角形相比较不受阻碍的结晶动力学的结果。在超过160℃和300MPa的未受辐射的高压结晶UHMWPE的高压结晶产生了大约70%的结晶UHMWPE，而传统的UHMWPE则是50%～60%。通过高性能计算的结果表明，UHMWPE的晶度增加了约25%，而在极限抗拉强度上并没有明显的变化。因此，高压结晶能成为提高耐磨抗氧化能力的重要工具。就被认为长链晶体生长发生在六角形晶态。由原位热分析实验确定的稳定的六角形结晶相，大约在210℃和340MPa。然而，研究表明，在大约190℃和200MPa的“过渡”六边形阶段中，可以获得延伸的链结晶体。在我们的研究不交叉连接的UHMWPE（GUR1050，600万g/mol）中，我们能够获得扩展的链结晶体，并增加了180℃和310MPa的结晶体。

1991年，一种被称为“Hylamer”的高压的结晶UHMWPE，被一家称为“杜邦公司”的合资公司（美国纽瓦市）标记。Hylamer是由热的等静压压制的UHMWPE准备的，这导致了长链晶体的形成（200～500nm）的薄层和高的晶度（65%～71%）。这种高压结晶的UHMWPE家族的两名成员，包括了用在乙酰衬垫的Hylamer和用于胫骨的插入的Hylamer-M。由于晶度增加，其强度高于常规的UHMWPE，但其模量也增加，导致接触应力增加。在体外进行的模拟实验表明，Hylamer的磨损率没有受到严重影响。相比之下，玻璃体的体内磨损率远高于预期。对Hylamer和传统的UHMWPE的平均磨损率、氧化和机械性能的分析表明，这两种材料的线性磨损率没有统计学上的显著差异。在一定程度上的氧化层中，其最终的拉伸强度和断裂伸长率较低，这导致作者得出结论：氧化的影响可能比传统的UHMWPE更有害于Hylamer。这种材料因为高得无法接受的高修正率而中断。然而，这种在体内变化的原因并没有得到明确的解释。据推测，因为它的含量较少，高度水晶的Hylamer更容易受到氧化的影响，因此，在给定的氧化水平上有更多的分子被破坏。

基于这一假设，我们和其他人继续将高压结晶UHMWPE作为改善交联超高分子量聚乙烯疲劳强度的另一种方法。我们认为，如果要适当地防止氧化，高压结晶过程就可以提高结构的完整性而不牺牲强度。一种方法是先高压结晶超高分子量聚乙烯提高结晶度和抗疲劳性能。然后将高结晶性UHMWPE进一步交联。我们发现，尽管用这种材料可以获得合适的耐磨性，但是必须控制辐射剂量率，以控制结晶体的分布并获得改善的力学性能。这种强度提高的交联的超高分子量聚乙烯就会掺杂维生素E，正如上所述是为了提高非高压结晶超高分子量聚乙烯的氧化稳定性。

第二种方法是高压结晶交联UHMWPE，以提高其强度。第三种方法是高压交联超高分子量聚乙烯。高压退火G采用加压/加热的方法达到六方相而不熔化超高分子量聚乙烯。流动诱导结晶链的相变过程中允许重组与消除残留自由基。结晶度和晶粒尺寸随着六相变的转化而增加，它们的增加与交联密度呈负相关，这可能是由于交联限制增加了链的流动性。然而，在25～65kGy交联的超高分子量聚乙烯的强度大幅增加。

另一种观点是用增塑剂在六方相转变过程中诱导UHMWPE链的流动性。我们的假设检验阳性和维生素E可以提高高压结晶超高分子量聚乙烯的结晶度和疲劳强度。有趣的是，增加结晶度和减少磨损之间有很强的相关性。加入维生素E，辐射交联的UHMWPE磨损交联密度上比常规交联UHMWPE显著降低，同时出现了维生素E在高压结晶和辐射交联之后的协同作用，因此在制备高结晶度和交联的超高分子量聚乙烯的过程中导致低磨损和改善性能。

表面交联超高分子量聚乙烯

交联UHMWPEs均匀，机械性能受材料的交联密度的量的调控。然而，在整个植入物中不需要交联但在关节面却需要关联。因此，希望于将交联限制在种植体关节表面的薄表面层上，使大多数植入物保持在低交叉连接处且密度和力学性能保持不变。利用可控制的电子束穿透的表面交联已被报道。将一个保守的体内线性股骨头穿透率假设成穿透高度交联超高分子量聚乙烯髋臼内衬为0.05mm/年，也要40年才能穿过高度交联的UHMWPE表面2mm。因此，表面交联ED层约2mm可用于长期耐磨性。

当超高分子量聚乙烯在维生素E的存在下被辐照时，随着维生素E浓度的增加它的交联被阻碍，所以增加辐射暴露维生素E-CO获得含UHMWPE耐磨性是必须的，这相当于未辐照的聚乙烯。此结果的优点是可以通过空间控制辐照过程中维生素E的浓度操纵交叉链路密度。基于这个结果，我们通过维生素E低浓度来限制表面植入物的交联（-0.05wt%），维生素E的高浓度来控制体积（-1wt%）。

有不同浓度的维生素E的 UHMWPE既可以通过分层成型不同浓度的UHMWPE制备，又可以通过从有统一浓度维生素E的UHMWPE中萃取表面抗氧化剂而制备。使用这两种方法，可以在低交联密度的关节表面实现高交联。这导致，正如期待的那样，事实上使用2wt%的维生素E混合在散装100kGy就可以达到较高的整体疲劳强度。辐照导致后续冲击强度和疲劳强度与图像常规的γ灭菌超高分子量聚乙烯相似的作用，几乎消除了通过机械性能交联提高耐磨性的效果。

维生素E混合，高温熔融，辐射交联UHMWPE

提高交联UHMWPE力学强度的一种方法是在辐射交联前提高其强度。它已被证明，超高分子量聚乙烯在高温合并（280°～320℃）时可以提高断裂伸长率，而不影响其结晶度。这种行为可能是由于晶界中聚合物链的扩散增加所致。高温熔融也导致终端的乙烯基基团的形成，表明辐照后高温熔融，链被切断，乙烯基d组下降，提示它们参与了辐射引起的自由基反应。虽然交联密度随辐照次数的增加而增大，这与没有高温融化的先验UHMWPEs相似，但在类似的辐射剂量得到的交联密度要低得多。这表明了事实上不同的交叉链接结构的UHMWPE的磨损率极低，即使在低交联密度上也是这样（图14.7）。

高温维生素E混合后辐射交联导致耐磨熔抗氧化交联的UHMWPE具有改进的耐冲击性。这个耐磨性等效与体外临床可用100kGy的照射和融化的超高分子量聚乙烯；加速老化70℃，5个大气压的2周的氧气后便没有检测到氧化，IZOD的冲击强度达到76～96kJ/m^2（相比为100kGy的辐照和融化的无抗氧化剂的超高分子量聚乙烯60kJ/m^2）。

这些具有改进的机械强度的交联材料对于髋臼衬垫轴承表面是有前景的，这将减少高应力下对于骨折的担忧。提高超高分子量聚乙烯机械强度的另一个优点是使用更薄的超高分子量聚乙烯组件的能力，这可能有利于保存更多的骨原料同时利用较大股骨头改善髋关节脱位率。

结论与未来方向

与心血管手术中的导管材料一起，UHMWPE是长期使用最广泛的生物材料。虽然今天关节置换手术是最成功的手术，对于恢复功能和提高生活质量的退行性关节疾病的患者，植入体寿命仍然不足，特别是对于高需求患者例如高BMI或年轻（年龄<55岁）高活动水平的患者。超高分子量聚乙烯技术的发展只是影响设备设计、合并症和最著名的外科医生的技能等临床结果的一个因素。然而，超高分子量聚乙烯技术的进步使得UHMWPE的材料性能不再

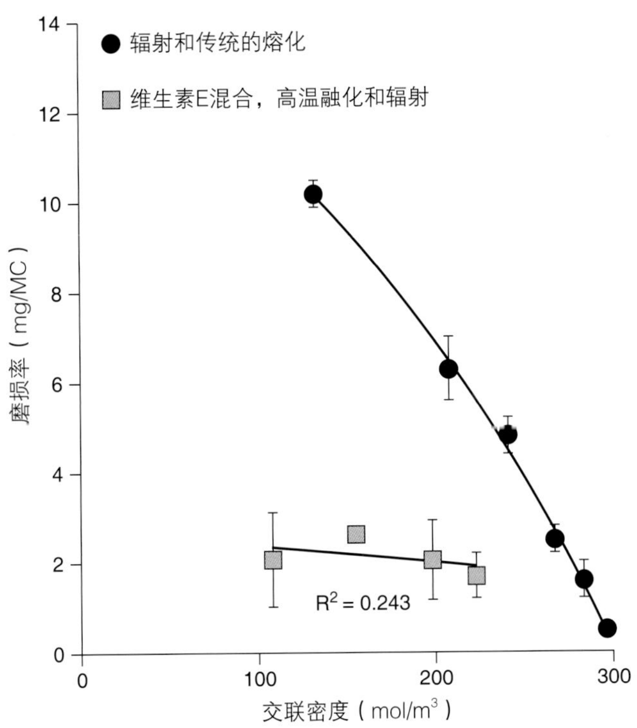

图14.7 与传统高温熔化，辐射交联的超高分子量聚乙烯相比，加入维生素E后，其磨损率对交联密度的增加并不敏感。这种材料的抗拉伸强度与断裂伸长率明显得到加强

是外科手术的瓶颈。因此由于超高分子量聚乙烯相关的失效，如颗粒诱导骨溶解或脱层相关的不稳定性，在未来10年内将显著减少。在臀部，高度交联S-UHMWPEs现在已成为标准的聚乙烯。看来，辐射交联增加了UHMWPE的耐磨性，降低至少在第一个10年的发病率。看来，使用更大的头尺寸加上交联UHMWPE增加磨损率上比传统的超高分子量聚乙烯具有更少的影响，结合认为使用较大的头尺寸导致脱位风险更小的观点，使用更薄的交联超高分子量聚乙烯组件的趋势是存在的。这可以增加不良事件边缘载荷，和骨折的患病率，尤其是髋关节的手术不良的高患病率63%。

在聚乙烯技术的进步，特别是在改善交联UHMWPEs机械强度，而不牺牲优异的耐磨损性能，预计将会在种植体设计中有更多的灵活性，使关节的更多解剖重建能够在最少的干涉情况下进行。

15

Jeremy L. Gilbert

第15章　矫形外科金属材料

金属基础科学概述

Dowson和Friedman等总结了关节置换和矫形外科金属材料的使用历史。在20世纪20年代及30年代，人们开始研究植入物假体关节置换术，这项技术将假体材料固定在关节两侧，来替代关节融合术。很多材料被考虑应用于这项技术。当时使用的金属是Howmedica公司制作的Vitallium，一种牙科学使用的材料，由金箔和钴铬钼（Co-Cr-Mo）合金组成。早在1804年，就有使用钢板固定骨折的报告，不锈钢材料（18%铬，8%镍）直到1926年才被引进关节置换术。但是，直到后来发现加入2%～3%钼可以减少不锈钢的腐蚀，之前都因其抗腐蚀性差而不能作为关节置换的长期材料。

现代关节置换术从某种程度上来说是基于Wiles的工作，他在1938年引进了不锈钢作为全关节置换术的材料。在1950年，McKee和Ferrar引进了金属对金属全关节置换术，刚开始使用不锈钢材料，后来改为钴铬钼合金（Vitallium）。这种假体一直使用到了20世纪70年代。这种金属对金属的假体界面概念被使用的越来越多，直到最近证实摩擦腐蚀反应（一种磨损和腐蚀的结合，被认为是机械辅助腐蚀）很大程度上影响这种假体的性能和临床效果。这种金属对金属假体的磨损和腐蚀将在下面的部分进行讨论。

一般认为钴铬钼合金最初用于牙科学，后来被应用于矫形外科学。这些合金是由E. Haynes在20世纪90年代初发明的（Haynes Stellite-21）。到了20世纪30年代，开始使用Vitallium合金（见表15.3，ASTM F-75组成成分）作为部分义齿修补材料。这些合金并不是像很多人所说的那样由航天工业发展而来，但是在1941年，这些材料因为耐高温的特性而被用于航空引擎。因此，钴合金被认为是耐高温合金。

钛合金最初是为航天工业而开发的，并于20世纪50年代末60年代初被应用于生物材料科学。近年来，由于其高强度、低模量和优良的耐蚀性，成为骨科中应用最为广泛的合金之一。

当代骨科应用的合金主要包括铁基（不锈钢）、钴基和钛基合金。近年来，包括锆和钽合金的其他合金也投入了应用。在全关节置换术中，使用的主要合金系统是钴铬钼和钛合金，特别是Ti-6 Al-4 V ELI。一些国家（例如英国）开始使用新组成的不锈钢假体。这些合金中，每一种合金都具有特殊的物理和力学性能，使其能成功应用于矫形外科学中。本章回顾了矫形外科合金的基础科学，假体和表面结构，以及使其能在当代成功应用于矫形外科学的一些特性。本章还将涉及骨科合金退化的基本机制，包括腐蚀、磨损和疲劳。另外本章综述了可供选择的表面处理方式以提高合金表面性能（耐磨性、耐蚀性），并讨论了和金属退化相关的临床发现。

材料基础科学

对于任何一种材料来说，金属和合金的性能都取决于材料的组成和结构。在经典的材料科学中，处理-结构-属性关系决定金属特点。意思是说，材料的制造方式将会影响材料的结构（如颗粒大小，合金组成，碳化物分布），而这些结构会很大程度地影响材料的机械和物理性能（例如，疲劳强度和耐腐蚀

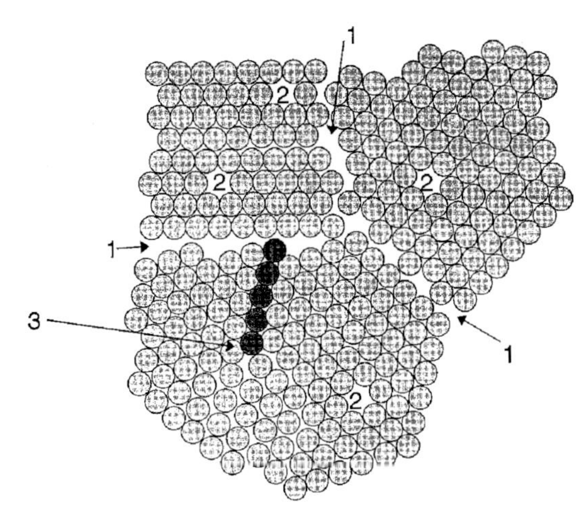

图15.1 3种金属晶体结构的示意图。注意晶界（1）、空位（晶体中的空穴）（2）、位错（3）；黑原子代表额外的半平面。注意晶格在额外半平面以下的变形

性）。如果我们能对这些处理-结构-属性关系有所了解，那么我们就可以更好地选择替代材料。

原子结构与缺陷

金属是由晶体组成，那就是说，金属原子位于一个单晶体的三维周期阵列中。典型的植入物由许多金属单晶体在晶体边界结合而构成（因此它是多晶的）（图15.1）。而金属的许多物理和机械性质由这些晶体决定。晶体中的原子之间有几种不同的关系（即晶体结构），包括体心立方（bcc）、面心立方（fcc）和六方密堆积（HCP）（图15.2）。原子在晶体中有14种不同的排列方式即所谓的布拉菲晶格。然而，大多数用于骨科移植合金均为体心立方bcc（如β-钛）、面心立方fcc（如316L不锈钢）或

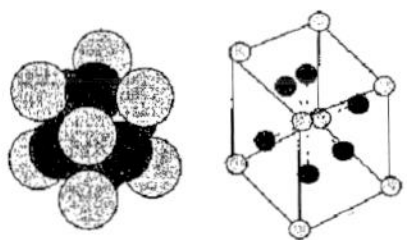
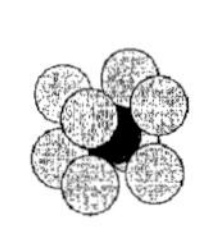
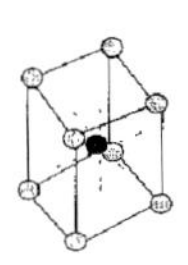

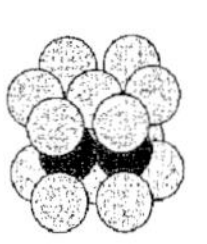
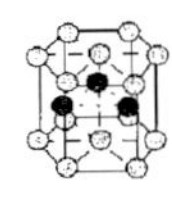

图15.2 在植入合金中发现3种常见的晶体结构：面心立方（FCC）（a）、体心立方（BCC）（b）和六方密堆积（HCP）（c）晶体结构

六方密堆积HCP（如α-钛、钴铬）。

值得注意的是，金属晶体并非没有缺陷。事实上，金属存在着几种类型的缺陷，它们是影响其性能的主要因素。这些缺陷可以根据空间分布来分类（即点缺陷、线缺陷、面积缺陷和体积缺陷）。

点缺陷称为空位。当晶体中的晶格位置没有被金属原子占据时，就会出现这种缺陷（见图15.1）。这种缺陷存在于所有金属和合金中，并为在固体中扩散提供了一种机制。

线缺陷，也称为位错，是影响金属力学性能的主要缺陷。位错是晶体中原子额外半平面的结果（见图15.1）。也就是说，当一个原子平面在晶体中间终止时，它会局部地扭曲晶体结构。这种扭曲或内部应变能只发生在原子的额外半平面末端附近。因此，位错是线缺陷，发生在半平面的末端。当足够大的应力出现时，这些位错可以通过晶格移动，导致晶格形状永久改变，金属出现塑形。当金属出现塑形变性（即应力消失后形变也永久存在），其原因是位错的产生而导致的。

晶界可以看作是面积缺陷。两个金属晶体聚集在一起的区域是晶界（见图15.1），它是金属内部无序度高于晶体内部的区域。

最后一种缺陷是体积缺陷，也被称为空洞或裂纹，是一种更容易理解的缺陷形式，可能影响金属或合金的机械性能。在金属表面很小的划痕可能极大地影响合金的性能（例如，降低金属疲劳强度）。晶界也是第二相粒子（例如碳原子）可以形成的地方，这些粒子也是影响合金体积性能（例如强度，延展性）和表面性能（例如耐磨性、腐蚀性等）的因素。

上述每一种形式的缺陷都会对合金的性能产生极大的影响。特别地，金属和合金的机械性能（例如强度、延展性、断裂韧性、耐疲劳性）取决于金属内部结构影响其变形历程（位错的产生和运动）的方式。事实上，理解金属和合金如何和为什么被强化的关键是基于对位错的理解。在多晶金属中，那些阻碍位错运动的过程或结构将起到强化金属的作用。在金属合金系统中也可能存在其他变形机制，包括孪晶和晶界滑动。这些可能的变形机制不

像位错运动那样典型，这里不讨论。

矫形外科学合金强化机制

矫形外科学合金依靠几种不同的机制来提高强度。这些强化机制是以阻碍位错运动为基础的。也就是说，如果有方法（如合金化、热处理或冷加工）使位错变得更困难，那么合金就会变得更强。以下是最常见的合金强化机制的简要说明。

固溶强化

固溶强化即填隙和置换，当一个或多个元素（所谓的溶质）加入原始金属（所谓的溶剂金属）中形成合金（两种或更多元素的混合物）时形成。溶质原子可以位于晶格中两个可能的位置，要么取代晶格上的溶剂原子，要么位于溶剂原子间的间隙位置（见图15.1）。取代原子的大小通常与溶剂原子相似，而填隙原子通常要比溶剂原子小得多（例如，C，O，N，或B）。填隙原子和取代原子都能增加金属强度，但是填隙原子通常可以更有效地增强金属强度。例如，在钢铁中加入小于0.1%的碳会使其强度提高10倍。同样，在钛中加入少量的氧（填隙溶质原子）会显著提高其强度。固溶强化可以影响金属微结构从而改变其强度，其主要作用是在位错线附近形成局部富含溶质的区域来固定位错。这些所谓的位错改变增加了破坏位错和移动（即塑性变形）所需的应力，从而提高了合金的强度。

金属冷热加工

冷加工是通过金属形变导致强度增加的过程。在微观结构中，金属形变极大地提高金属位错密度（每个单位中位错线的数量），并且使这些位错单位变得更加紧密。这样就形成了一个在晶格中连续移动位错更加困难的结构。因此，冷加工可以增加金属强度。冷加工通常提高屈变力和极限强度，但是降低金属的延展性。冷加工通常用作316L不锈钢强化。金属冷加工可以通过滚动、两压板压缩、牵拉成线或杆或其他机制来形成。

为了去除冷加工过程中产生的一些位错，接下来进行热处理，即退火处理。在这一过程中，合金加热至足够高的温度（但低于转变温度），经过一段时间后，无位错材料晶粒会形成。这一过程称为再结晶，并使合金回到冷处理之前的结构与性能。在冷加工合金的加热过程中也有其他过程。这些过程包括“恢复”和“晶粒生长”。这两种过程都对金属力学性能有一定的影响，没有再结晶的影响那么大。针对以下几种可能原因需要进行退火处理：恢复材料的延展性，缓解内部（或残余）应力，降低材料的晶粒尺寸（见下文）。

通常情况下，合金是热加工的（在高温下变形）。这些高温变形过程属于热机械过程。锻造（包括高温成形）是描述热机械过程的术语 。通常，高温变形过程是为了形成形状（例如髋关节假体），但是这些过程也会改变合金的微结构。例如，在ASTM标准中的Ti-6、Al-4V（ASTM F-136，ASTM F-1481），一个“双模态” α＋β 微观结构。该微结构是由Ti-6 Al-4V在 α＋β 相区但仍低于 β 转位温度（约930℃）下的变形形成。具体见于这方面的参考资料。

颗粒大小的作用

晶粒尺寸会影响合金的强度。这也是晶界与晶粒位错相互作用的结果。晶粒边界防止位错轻易地从一个晶粒转移到另一个晶粒。因此，它们阻碍位错运动。如果每个单位有更多的晶粒边界（晶粒较小时），那么位错（即塑性变形）会更加困难。因此，如果制作较小的颗粒，那么金属强度就会增加（假设没有其他过程介入）。正在使用的新的钴铬钼合金，通过粉末冶金技术使用这种方法，先把合金制作成细粉末，然后在高温下合成固体金属。这种方法保留了每个颗粒的小尺寸，然后将它们组合成一块较大的用于制造植入物组件的部件。

沉淀强化

沉淀硬化是一种依靠第二相弥散在母微结构中抑制位错运动的机制。这种机制只存在于第二相粒子存在的材料中。例如，沉淀硬化可以发生在钴铬钼合金和Ti-6 Al-4V。通常，钴铬钼合金可以形成金属碳化物，如果这些碳化物均匀地分散在结构中，它们可以钉住位错，使其更难变形。结构中沉淀物的大小和分布的变化将改变合金的机械性能。当合金经受高温时，沉淀物会随着退火或均匀化作用而增多。当沉淀强化合金受热时，这种过程称为时效。合金通常有一种最佳时效，它代表了沉淀物在结构中的最佳分布。

应该指出的是，矫形外科植入物有几种制造方式，包括铸造（基于钴原子的假体）、从锻制棒材制作而来、制作成近锥形假体。铸造钴铬钼合金假体可能在晶粒尺寸中有非常大的变化，其最大直径可高达2～5mm。大粒径和高变异可降低合金强度，因此，铸造的钴铬钼结构强度比细颗粒锻造钴铬钼结构的强度要明显低（见表15.4）。其他的制造工艺包括热等静压（HIP）或粉末制作。首先通过把熔化的合金液滴进一个腔室让其凝固从而把合金制作成细粉末（在微观尺度上）。一旦把这些细粉末收集起来，就将其置于模具、加热、加压，从而使它们烧结或者扩散结合并且固化。这是通过加热加压使表面相邻的粉末粒子可以互相扩散和粘结在一起。HIP也用于将多孔表面涂层附着在假体上。其他表面涂层方法包括等离子喷涂金属或羟基磷灰石、从溶液中沉淀磷酸钙或其他表面涂层。

机械性能

在讨论金属的强化机理时，理解强度的含义是很重要的。图15.3是金属典型的应力-应变曲线。它是我们用来描述金属（或其他材料）的力学特性的术语的条款。在低应力/低应变区，应力应变关系一般呈线性关系。这种比例称为模量、杨氏模量或弹性模量。这个属性反映了金属材料的硬度，硬度取决于从晶格平衡位置拉伸原子的难易程度。模量对于位错等缺陷是相对不敏感的。

假体的硬度是其形状和模量结合的结果。髋关节柄的主要变形方式是弯曲，其硬度的概念也就是被人们所熟知的弹性刚度（EI）。其中的“I”被称为面积的第二矩，是测量中心轴的横截面积的量度。这个概念在一些股骨柄假体中被利用，例如，通过在远端制造一个狭槽来降低其弹性刚度。这有效地降低了股骨远端的刚度，并产生较少的应力遮挡。

回到图15.3的拉伸试验曲线，当应力超过弹性范围时，有一个点，开始产生位错并通过晶粒移动并产生塑性变形。此时，应力和应变之间不再有线性关系。当材料永久变形量达到0.2%时，曲线达到比例极限，这种任意永久应变的应力也就是材料的屈服应力。材料的极限应力是测试时达到的最高应力，伸长百分比是在失效前产生的塑性形变量，同时也是测量材料延展性的一种方法。延展性的其他测量方法包括减少面积，即在拉伸试验中，横截面在拉伸前和失效前面积的百分比变化。

材料的其他特性对于其成为移植物也很重要。对于全关节置换来说一个主要的金属机械性能是疲劳强度。疲劳是一种许多周期（最多10^7个周期或更多）的循环应力或应变施加到材料上后，金属开始出现裂纹并且向周围传播的过程。大多数人平均每年臀部负荷2～500万次，这显然是一个高循环疲劳

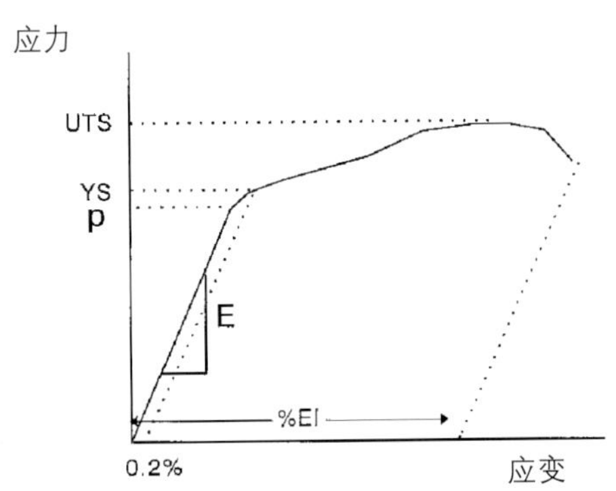

图15.3 典型金属应力应变曲线示意图。杨氏模量的弹性区（E）、比例极限（P），屈服强度（YS）、抗拉强度（UTS），伸长率（%El）

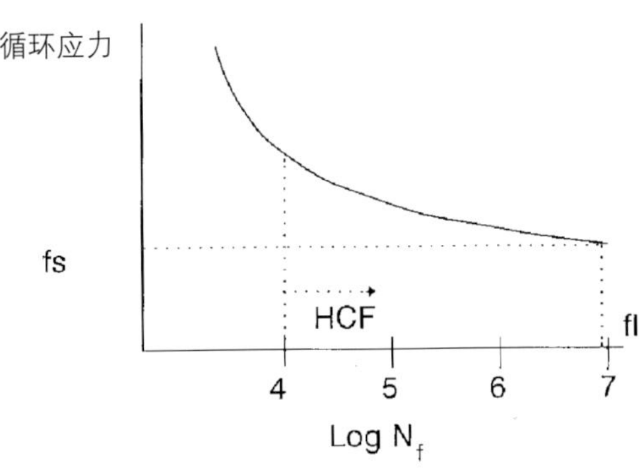

图15.4 疲劳曲线示意图。沃勒图：循环应力与失效曲线循环对数图（S-N曲线）疲劳评价；FS：在10^7次循环的疲劳强度。FL：在FS疲劳寿命；HCP：高周期疲劳状态

状况。材料的疲劳强度是在一定数量周期内导致其失效的循环应力。疲劳寿命是另一个用来描述疲劳特性的术语。材料的疲劳寿命是一个固定的循环应力引起的其失效循环次数。这两个术语中在经典的循环应力和失效曲线中相互作用（也被称为沃勒曲线，或S-N曲线）。图15.4是循环应力与循环次数对数的关系图。一般来说，移植物合金的疲劳强度会随着合金的抗拉强度而增大。例如，高循环/低应力疲劳的情况下，疲劳强度（10^7个周期）大约是0.3～0.5的极限抗拉强度（UTS）。

高循环疲劳是指导致失效的周期数大约为10^4或更大。金属在高疲劳周期中，大多数疲劳寿命终结都是由疲劳裂纹引起的，只有一小部分是在裂纹传播而引起的。因此，那些能抑制裂纹产生的材料将在提高材料疲劳寿命方面更有优势。因为疲劳裂纹倾向于在表面上发生，因此措施主要为制造光滑的金属表面，包括在表面上施加压缩残余应力（例如，离子注入），提高冷工作水平，或提高表面硬度，如喷丸或离子注入。

具体的植入合金

不锈钢

不锈钢是铁碳合金并且由ASTM规格的f-138，f-139，f-621，f-745，f-899，f-1314，f-1586和f-2229覆盖。一般来说，这些合金的重量约为18%～22%的铬，12%～14%的镍，2.5%的钼，2%～5%的锰和0.03%～0.08%的碳（表15.1）。

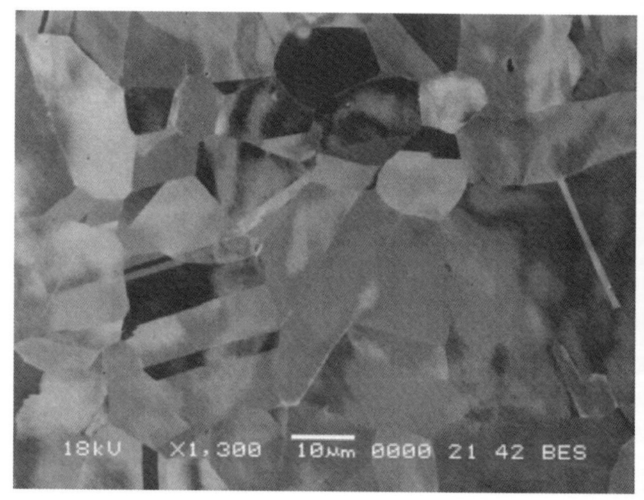

图15.5　已抛光316L不锈钢合金背散射电子图像（BEI）。散射电子在晶粒之间的晶体取向差异的结果中提供了对比度。（背散射电子成像也称为电子道对比成像）。晶粒中也显示孪晶的存在，孪晶是由变形引起的晶粒中的结构

ASTM f-899不锈钢用作手术器械而不是外科植入物，包括300系列（奥氏体）和400系列（马氏体）。400系列钢是热处理钢（即它们通过不同的热处理程序改变其机械性能），而300系列钢（例如316）不是热处理，但可以冷加工。

最常用于移植物的（如骨板、螺钉）不锈钢是316不锈钢，即奥氏体（它们有fcc晶体结构）。其中有两个等级，1级（316）和2级（316L），L指定较低的碳含量。其他常用合金包括氮强化含锰合金（ASTM f-1314）。图15.5中的扫描电子显微镜（SEM）显示了不锈钢微观结构的一个例子。新的合金钢包括f-2229，其中有一个较低的镍含量，往往比标准的316L不锈钢更耐腐蚀。

表15.1　基于铁制造的合金最常用的化学成分

ASTM规格	成分 (wt%)											
	Fe	Cr	Ni	Mo	Mn	C	Si	N	Cu	P	S	其他
F-138 (316L)	Bal	17.00～19.00	13.00～15.00	2.25～3.00	2.00	0.030	0.75	0.10	0.50	0.025	0.010	—
F-1314	Bal	20.50～23.50	11.50～13.50	2.00～3.00	4.00～6.00	0.030	0.75	0.20～0.40	0.50	0.025	0.010	0.10～0.30 Nb 0.10～0.30 V
F-1586	Bal	19.50～22.00	9.00～11.00	2.00～3.00	2.00～4.25	0.08	0.75	0.25～0.50	0.25	0.025	0.010	0.25～0.80 Nb
F-2229	Bal	19.00～23.00	0.10	0.50～1.50	21.00～24.00	0.08	0.75	0.90 min	0.25	0.03	0.010	—

表15.2	不锈钢的机械性能		
	UTS (MPa)	YS (MPa)	%El
ASTM F-138 (316/316L)a	480 ~ 860	170 ~ 690	40 ~ 12
ASTM F-745	480	205	30
ASTM F-1314	690 ~ 1035	380 ~ 862	35 ~ 12

值是ASTM标准的最低可接受水平

[a]退火至冷加工

MPa，兆帕斯卡；UTS，极限抗拉强度；YS，屈服强度；%El，伸长率百分比

奥氏体（316系列）合金通常用于骨折固定装置，如骨板、骨螺钉、髓内针。它们过去一直被用于全关节置换，而且在欧洲（尤其是英国）的使用也越来越多。虽然新的不锈钢合金似乎更易承受身体的负荷并且适应身体环境，但是早在以前人们就发现不锈钢合金比目前在使用的合金（钴基和钛基合金）不可靠。它们是固溶强化，也可以通过冷（或热）加工处理以增加强度。另外也可以进行热加工以减小这些材料的晶粒尺寸。除了f-1314因其中可能包含碳氮化物小颗粒存在，其他材料不能通过沉淀强化来处理。361的2级不锈钢低碳含量是为了尽量减少形成金属碳化物的可能性，金属碳化物的存在可能会通过敏化过程对合金的耐蚀性产生不利影响。矫形外科所用的不锈钢合金的力学性能列于表15.2。

钴基合金

钴基合金通常含有铬、钼、碳和其他元素，

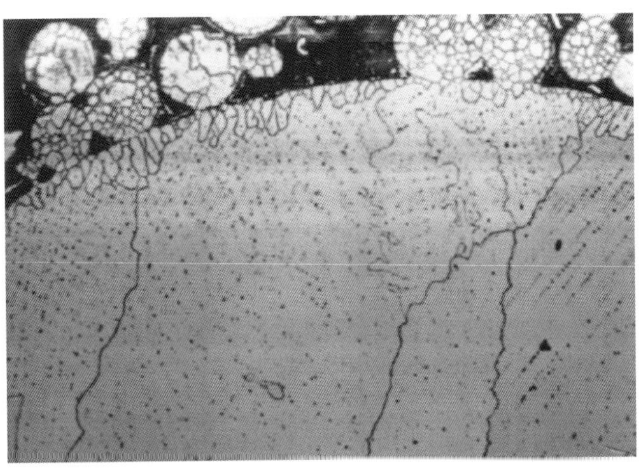

图15.6 多孔涂层Co-Cr-Mo假体在约800mV（SCE）下在磷酸盐缓冲盐水中电解20h后的横截面光学照片。大晶粒指的是铸件结构和分散在每个颗粒中的碳。在表面区域和多孔涂层珠的颗粒比大块合金中小得多

如镍、硅和铁。表15.3总结了用于医疗器械的ASTM指定的钴基合金。现在使用的钴基合金包括ASTM F-75，f-90，f-562，f-563，f-688，f-799，f-1058，f-1091，f-1377和f-1537，他们的组成相互类似。F-1537和F-75的唯一区别是在前者中存在较高的氮浓度 。钴合金可以是fcc（α）结构（通常在高于400℃的温度下），也可以是HCP（ε）结构（T低于400℃）。

钴基合金主要用于高强度和耐腐蚀性的全关节置换应用。这些合金通过固溶强化进行强化，在一定程度上来说是碳化物析出产生的沉淀硬化。图15.6中的光学显微断面显示了铸造钴铬钼髋关节假体的典型显微结构。我们可以看到铸造产生非常大的颗

表15.3 钴基合金的ASTM名称和化学成分

规格与ASTM设计者	成分 (wt%)											
	Co	Cr	Ni	Mo	Fe	C	Si	Mn	W	P	S	其他
F-75, cast	Bal	27.0 ~ 30.0	1.00	5.0 ~ 7.0	0.75	0.35	1.00	1.00	0.20	0.020	0.010	0.25 N; 0.30 Al; 0.01B
F-90, wrought	Bal	19.0 ~ 21.0	9.0 ~ 11.0	—	3.00	0.05 ~ 0.15	0.40	1.00 ~ 2.00	14.00 ~ 16.00	0.040	0.030	—
F-562, wrought	Bal	19.0 ~ 21.0	33.0 ~ 37.0	9.0 - 10.5	1.00	0.025	0.15	—		0.015	0.010	1.0 Ti
F-563	Bal	18.0 ~ 22.0	15.00 ~ 25.00	3.00 ~ 4.00	4.00 ~ 6.00	0.05	0.50	1.00	3.00 ~ 4.00	—	0.010	0.50 ~ 3.50 Ti
F-799	Bal	26.0 ~ 30.0	1.0	5.0 ~ 7.0	0.75	0.35	1.0	1.0	—	—	—	0.25 N
F-1058	42	21.5	18	7.5	Bal	0.15	1.2	2.0	—	0.015	0.015	0.001Be
F-1537	Bal	30.0	1.0	7.0	p.75	0.35	1.0	1.0	—	—	—	0.25 N

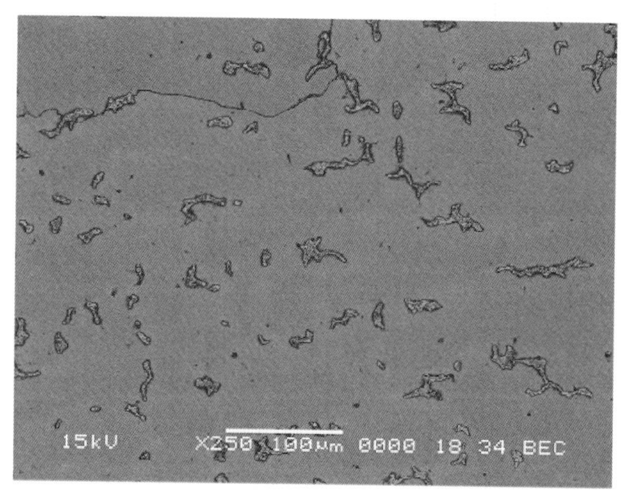

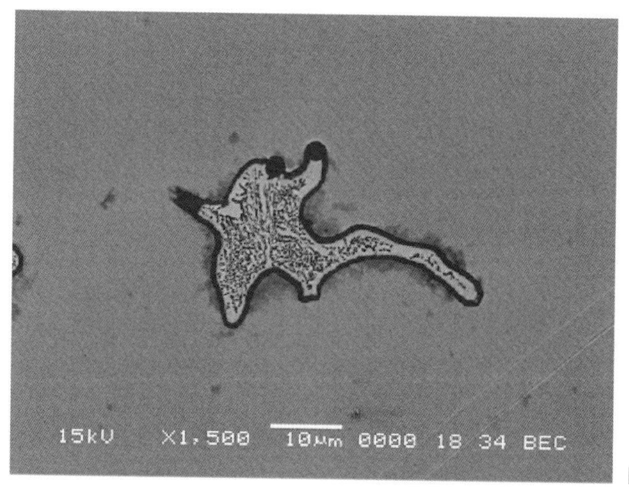

图15.7 钴铬钼合金（ASTM F-75）背散射电子显微照片显示合金中复杂的碳化物结构。亮点和黑点代表碳化物区域，不同区域之间的差异是由区域之间的组成差异引起的。碳化物的低放大倍数（A）和高放大倍数（B）图像

粒，在表面多孔涂层附近的产生较小颗粒。在这张显微照片中也显示了颗粒内或在晶界中分散的碳化物，它提供了一些沉淀强化。钴铬钼合金的初始铸态结构是树枝状结构的一部分，在树枝状结晶上其化学性质有很高的变异，称为晶内偏析。在树枝状结晶上也有碳化物。钴铬钼合金的化学和相结构还不是很清楚。图15.7显示了铸件结构的后向散射电子显微图像。碳化物区（亮区和暗区）在结构和化学上都很复杂。

不同铸造方式的钴铬合金的显微组织有很大不同。如图15.8所示，这种材料通常有小得多的等轴晶（在各个方向上直径大致相等）。这是从患者身体中的股骨假体取回的锻造Co-Cr-Mo（ASTM F-799）股骨头的扫描电子显微镜照片。其表面已被体液所腐蚀，造成体部微小的磨损并出现裂隙。图15.9A，B显示了目前使用的高碳锻造钴铬钼合金的显微组织结构。可以看到大量分散的碳化物和细小的晶粒（约10μm以下）使这些合金非常坚固耐磨。

327X 25KV WD:26MM S:00001 P:00009 100UM

图15.8 Co-Cr-Mo合金头的锥形区域被体液腐蚀后的扫描电子显微镜（SEM）图像。这种微结构的暴露很有可能是模块连接的锥形凹槽内产生微动缝隙腐蚀的结果，也是结构中腐蚀程度的一个指标

基合金具有多种性能，使其成为全关节假体的优良合金。他们是高强度材料有很强的硬度使其表面难以发生形变。这些合金的机械性能概要见表15.4。此外，由于多种因素的影响它们变形后很快就会被硬化。也就是说，少量的塑性变形会导致强度的大幅度增加。钴基合金的这种性能使其具有较高的耐磨性，使其非常适合用于表面材料。金属表面

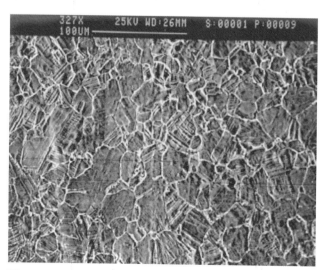

表15.4 钴基合金的机械性能（最低可接受水平）

Alloy	UTS (MPa)	YS (MPa)	%El
ASTM F-75	655	450	8
ASTM F-90	860	310	30
ASTM F-562a	793 ~ 1793	241 ~ 1586	50 ~ 8
ASTM F-563a	600 ~ 1586	276 ~ 1310	50 ~ 12
ASTM F799	1,172	827	12
ASTM F-1058b	895 ~ 1795	—	—
ASTM F-1537c	897 ~ 1172	517 ~ 827	20 ~ 12

[a]分别进行退火或冷加工和时效处理。

[b]冷轧带钢

[c]分别进行退火或热加工。

Alloy，合金；MPa，兆帕斯卡；UTS，极限抗拉强度；YS，屈服强度；%El，伸长率百分比

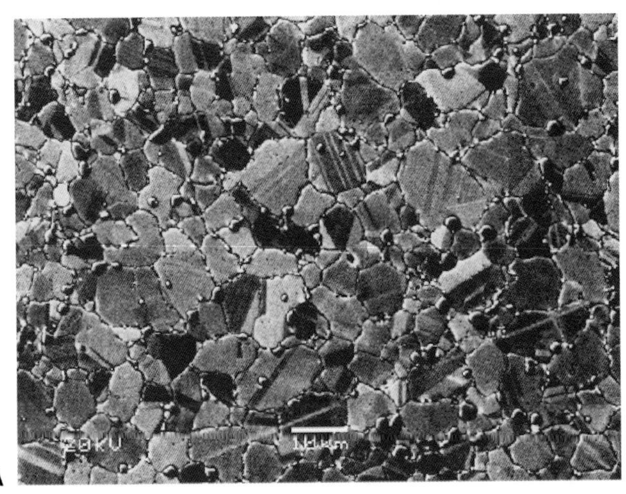

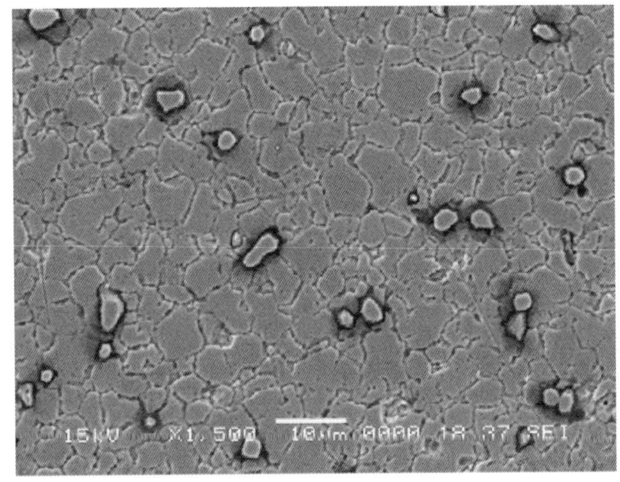

图15.9 高碳锻造钴铬钼合金显微结构扫描电子显微镜图（SEM）。注意碳化物和小颗粒存在。A. 背散射电子像。注意图中的双结构；B. 锻造高碳Co-Cr-Mo合金的二次电子图像。注意图中极小的颗粒（2～5μm）

（以及整个合金）上的碳化物通过提供嵌入在金属合金基体中的非常坚硬的碳化物的分散体也可以提高这些材料的耐磨性。由于其硬度较大，使其变形加工很困难。这些钴基合金在含氯的溶液中也有很好的耐腐蚀性。

钛基合金

有几种钛基合金系统正在投入使用或正在准备投入使用。工业纯钛（CP Ti）（见图15.10）或含有铝和钒（Ti-6 Al-4V；见图15.11）的钛合金是美国常使用的钛合金。美国和其他地方正在考虑其他成分的替代合金，例如欧洲的Al-7nb Ti-6合金 。钛基

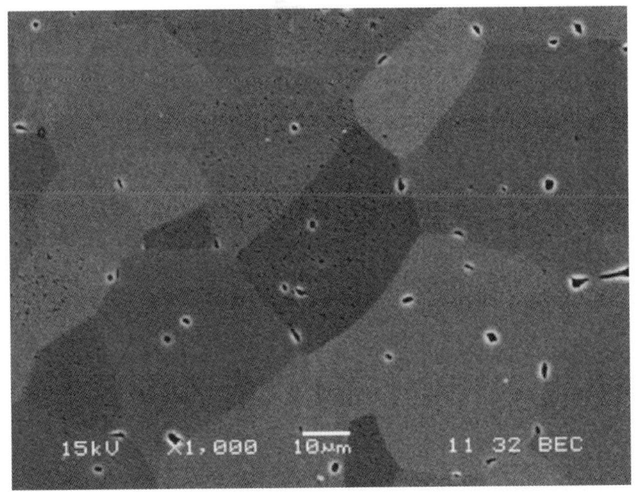

图15.10 CP钛合金的电子显微图。注意它没有沉淀物（黑点是蚀刻）。同时，它是一个单相结构，不同于Ti-6 Al-4V结构（图15.11）

材料是矫形外科应用最为广泛的植入合金之一。

目前有许多替代钛合金正在研究中，包括β钛合金。众所周知，钛合金具有高度的生物相容性，并具有其他一些特性使其适合用作植入物假体的制作，如高强度和抗疲劳。ASTM 钛合金分类包括ASTM F-67、F-136、F-620、F-1108、F-1295、F-1472、F-1580、F-1713、F-2066以及F-2063。其中一部分合金成分列于表15.5中。

CP钛是单相HCP晶体结构，如表15.5所示，它分为四个等级，其主要差异是在氧浓度上的不同。钛具有对氧有非常大的亲和力，并且在高温时会吸收大量的氧。少量氧可作为固溶体加强中的填隙元素，即使在很小的浓度，它也可以对金属的力学性能产生显著效果。过高浓度的氧会导致一种α-情况，其中高水平氧会在表面形成α稳定的连续晶粒结构，从而降低金属疲劳强度和表面延展性。

CP钛的屈服强度从150MPa（1级）到480MPa（4级）不等。表15.6总结了一些目前矫形外科学使用的钛合金的力学性能。CP钛不具备矫形外科学全关节置换中大应力所需的强度，因此仅作为多孔涂层或低应力应用的材料。

Ti-6 Al-4V合金是现在主要使用的植入合金，它具有很高的强度和抗疲劳性能。Ti-6 Al-4V合金的微观结构（图15.11）是由小的直径10～20μM α粒［hcp结构（图15.11灰色区域 ）］所组成，再由转化β相区和针状α相区所包裹（图15.11混合保留

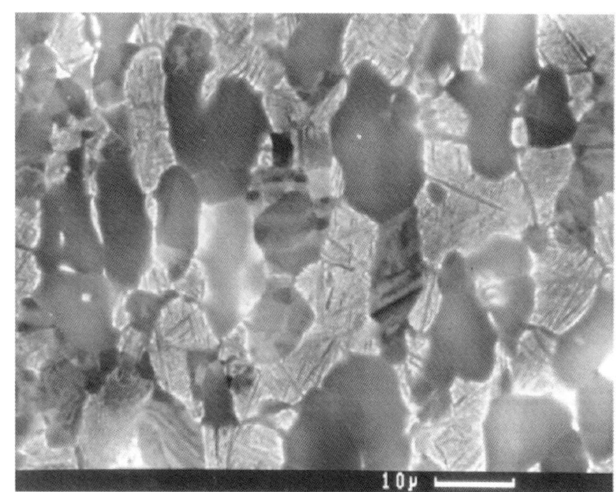

A

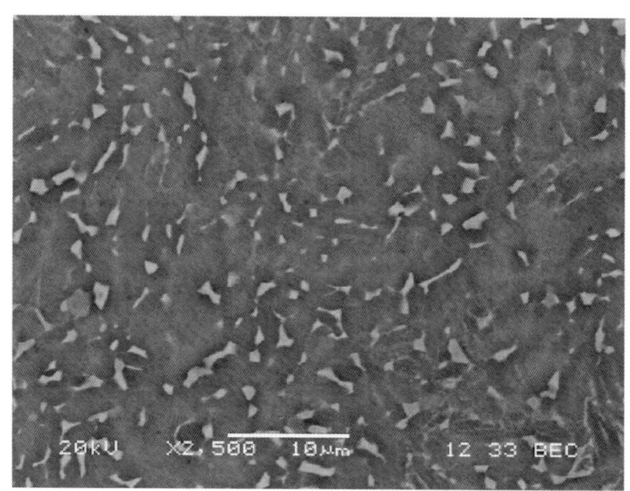

B

图15.11　Ti-6 Al-4 V电子显微图。A. 背散射电子图像。白色区域为β颗粒，灰色/暗区为α HCP相；B. 二次电子图像显示Ti-6 Al-4V显微结构。这里的β相更加隆起，并被α相包围

β（BCC相）和白针状α区域。这种所谓的双峰型显微组织结构是合金在两相区（α和β相稳定的情况下）变形的结果。这种热机械过程导致针状α被破坏并形成等轴双峰微结构，如图15.11所示。如果这种合金被加热到两种区域稳定相区的温度之上，金属的显微组织结构将恢复到针状组织，并且会失去它的抗疲劳特性。这种双峰结构会形成一种高强度、高抗疲劳的合金。Ti-6 Al-4V中α晶粒形状的变化显著影响材料的力学性能。在双峰结构中存在的圆形、球状（等轴）α颗粒的强度特性与转化β结构中针状（针状）α颗粒有很大区别。这是一个很好的微观结构影响力学性能的例子。钛合金的一个特性是与其他植入合金相比，它的弹性模量较低，大约是钴铬钼或316L不锈钢的一半值。这种低模量特性将降低金属弯曲刚度，并且更易将应力传到骨面从而减少应力遮挡和骨吸收。

最近的工作集中在一类β钛合金上。目前正在研究几种用作矫形外科合金的成分。进行这一工作的主要原因是β-Ti合金比Ti-6 Al-4 V合金更有进一步降低弹性模量的潜力（弹性模量E，Ti-6 Al-4V为110GPa，β钛为70~90GPa）。表15.7列出了一些β钛合金及其性能。β钛是指相对于α晶体结构（HCP）或近α（αβ）晶体结构，这些合金主要是β晶体结构（即BCC）或近β晶体结构

表15.5　**钛基合金的ASTM名称和化学成分（最大成分，以重量%计）**

ASTM 设计者	成分（wt%）											
	Ti	Al	V	C	Ni	N	H	O	Nb	Fe	Zr	其他
F-67, CP-Ti grade 1	Bal	—	—	0.10	—	0.03	0.015	0.18	—	0.20	—	—
CP-TI grade 2	Bal	—	—	0.1	—	0.03	0.012	0.25	—	0.3	—	—
CP-Ti grade 3	Bal	—	—	0.1	—	0.05	0.012	0.35	—	0.3	—	—
CP-Ti grade 4	Bal	—	—	0.1	—	0.05	0.012	0.4	—	0.5	—	—
F-136, wrought, ELI	Bal	5.5~6.5	3.5~4.5	0.08	—	0.05	0.012	0.13	—	0.25	—	—
F-1295	Bal	5.5~6.5	—	0.08	—	0.05	0.009	0.2	6.5~7.5	0.25	—	0.5Ta
F-2146	Bal	2.50~3.50	2.0~3.0	0.05	—	0.020	0.015	0.12	—	0.30	—	—
F-1713	Bal	—	—	0.08	—	0.05	0.012	0.15	12.5~14.0	0.25	12.5~14.0	
F-2066	Bal	—	—	0.10	—	0.05	0.015	0.20	—	0.10	—	14.00~16.00 Mo
F-2063, wrought, SMA	Bal	—	—	0.070	54.5~57.0	—	0.005	0.050	0.025	0.050	—	0.050 Co, 0.010 Cu, 0.01 Cr

ELI，低间隙；SMA，形状记忆合金

表15.6 所选钛合金的机械性能

成分	UTS (MPa)	YS (MPa)	%El
F-67 CP-Ti grade 1	240	170	24
F-67 CP-Ti grade 2	345	275	20
F-67 CP-Ti grade 3	450	380	18
F-67 CP-Ti grade 4	550	483	15
F-136 Ti-6 Al-4 V ELI	860	795	10
F-1108 cast Ti-6 Al-4 V	860	758	8
F-1295 Ti-6 Al-6Nb	900	800	10
F-1472 wrought Ti-6 Al-4 V	930	860	10

注：ELI，低间隙

注意：这些是满足ASTM规范的最低要求强度和延展性

（αβ）。这些合金进一步分为稳定的β（同晶β）和亚稳定β（共析β）合金。

亚稳定β-钛合金可以时效硬化（即沉淀硬化：加热时强度增加）。

尽管这些材料至今尚未在美国被接受使用，但是移植界已经进行了很大的努力来使这些合金获得认可。

锆及钽合金

矫形外科使用的其他合金系统包括锆合金（锆-2.5铌）和钽合金，并且它们已被应用于颅板和起搏导线。锆的性能和钛有一定的相似性。这些金属在膝关节移植物中的特殊用途体现了这些金属的特性。在受控条件下加热时，锆合金表面会氧化形成氧化锆，具有很高的耐磨和耐腐蚀性。

钽作为“小梁金属”在矫形外科学中也获得越来越多的应用。小梁金属是一种金属网，其几何形状与骨相似。它是被用来作为一种多孔表面骨长入基质，并且似乎有良好的生物相容性和骨长入的特性。

表15.7 所选β-钛合金的机械性能

疲劳	UTS Strength	Alloy (MPa)	E (GPa)	%El (MPa)
Ti-13Nb-13Zr (aged)	1000	81	13	500
Ti-11Mo-7Zr-2Fe	1000	88	13	550
Ti-15Mo	874	78	21	—
Ti-6 Al-4 V	930	115	10	480 ~ 590

表15.8 一些医用合金的疲劳强度（10^7个循环）

Alloy	疲劳强度 (MPa)
Ti-6 Al-4 V	480 ~ 590
316L Stainless steel	180 ~ 300[a]
ASTM F-75	310
Grade 3 CP-Ti	330

注：[a]分别退火和冷加工

医用合金的疲劳特性

表15.8是钴、钛和铁基医用合金疲劳强度的总结。可以看出，Ti-6 Al-4V合金具有最高的疲劳强度特性。因为双峰αβ结构具有这样的特性。α粒子为针状的钛的β结构疲劳强度很低。这些疲劳强度是在光滑、经过抛光表面很少有缺陷的情况下测量的。有些合金特别是钛，在疲劳过程中对表面缺陷很敏感。因此，如果在疲劳过程中金属表面出现缺口或划痕，则可能加速疲劳破坏过程（即在较少的已设定应力的周期内金属失效）。同样，形状上的急剧改变，如多孔涂层连接处，由于几何变化的应力集中效应而使得局部应力增加。相反，如果多孔涂层存在于高应力区域，它将降低材料的疲劳寿命。

合金表面结构

矫形外科合金表面结构有氧化膜的存在，也被称为钝化膜。钝化膜是由最外层是金属表面原子的氧化而来。这些钝化膜非常薄，只有2 ~ 10nm，一般情况下它们在空气中和生理盐水中是稳定存在的。这些钝化膜使矫形外科的这些合金具有耐腐蚀性。钝化膜阻止金属释放金属离子。矫形外科中的金属腐蚀驱动力（驱动氧化的自由能）很高。也就是说，合金表面如果没有在空气中自发形成的、在高温过程中形成的或在溶液中形成的钝化膜，这些合金将会很快被腐蚀掉。在溶液中以及合金溶液界面存在离子的情况下，氧化物的性质和结构会随着在溶液中的时间而变化，它们易水合。大多数关于氧化物薄膜的研究都需要高真空的分析方法，如X线光电子能谱或俄歇能谱。然而，氧化物的性质在溶液中可能会大不相

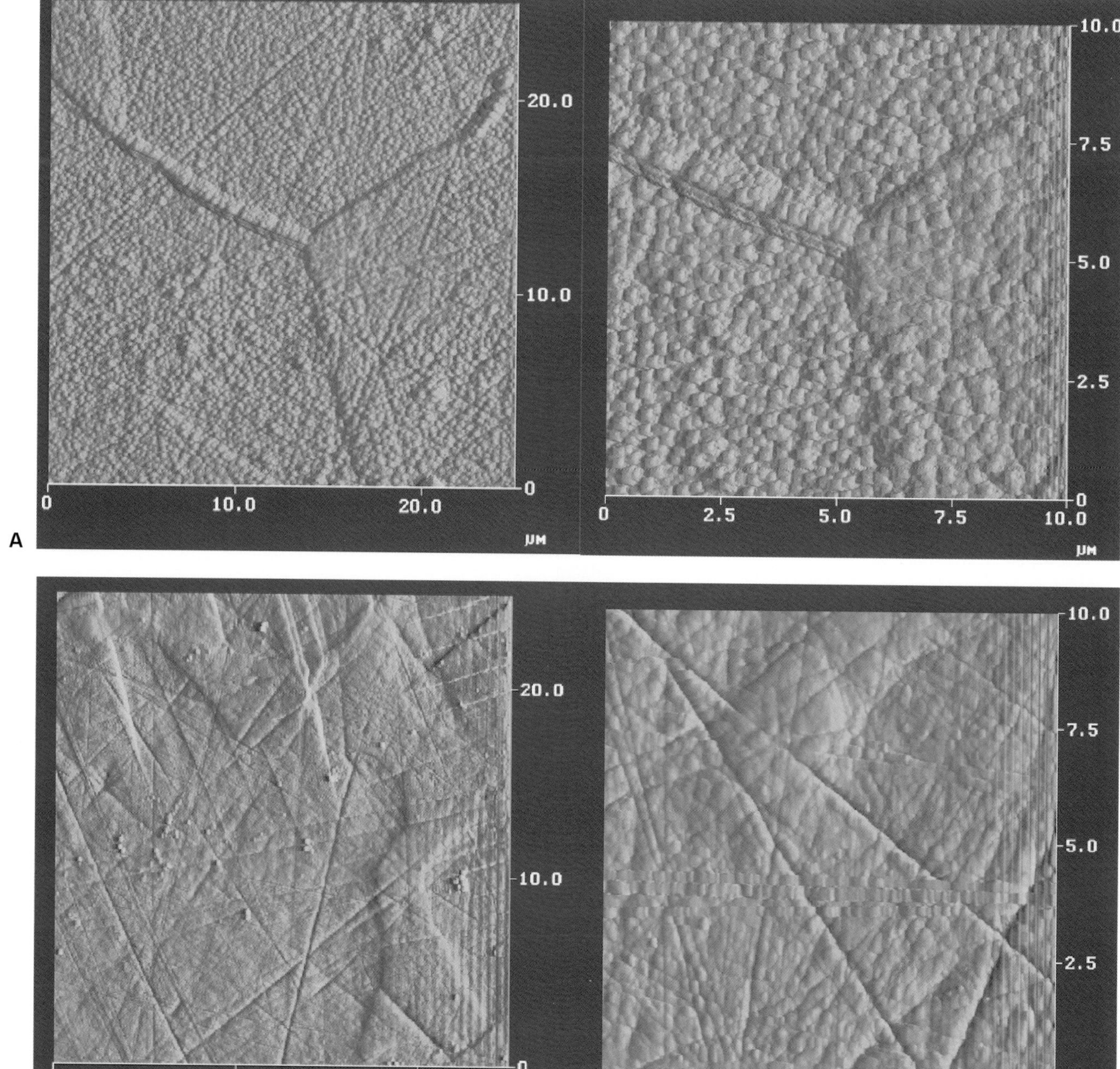

图15.12　空气中两种不同金属抛光后不同放大倍数的原子力显微镜偏移图像。偏移图像突出表面氧化物形态。显示的是316L不锈钢表面的氧化物（A）、Co-Cr-Mo（F-75）（B）

同。同样，用透射电子显微镜（TEM）分析的氧化物结构，需要有效的处理，而这可能会改变氧化膜的结构。

图15.12显示了几种典型矫形外科合金表面氧化物的原子力显微镜图像。图中显示的是圆顶状的钴铬钼（F-75）、纯钛（二级），镍钛记忆合金，316L不锈钢表面钝化膜。这些图像表明，钝化膜在形状和化学性质上要比我们之前理解的更加复杂。这些圆顶状结构比以前想象的要更加动态化，而且很可能与周围环境有着更大程度上的相互反应。

一些研究人员研究了矫形外科学合金表面氧化膜的结构和化学性质。例如，不锈钢的氧化膜主要为Cr_2O_3，同时含有部分FeO 以及Fe_2O_3，其抗腐蚀性主要来源于Cr_2O_3。

Co-Cr-Mo合金的氧化膜主要为Cr_2O_3，同时也含有一些钴和钼的氧化物。关于钴铬钼表面氧化物的

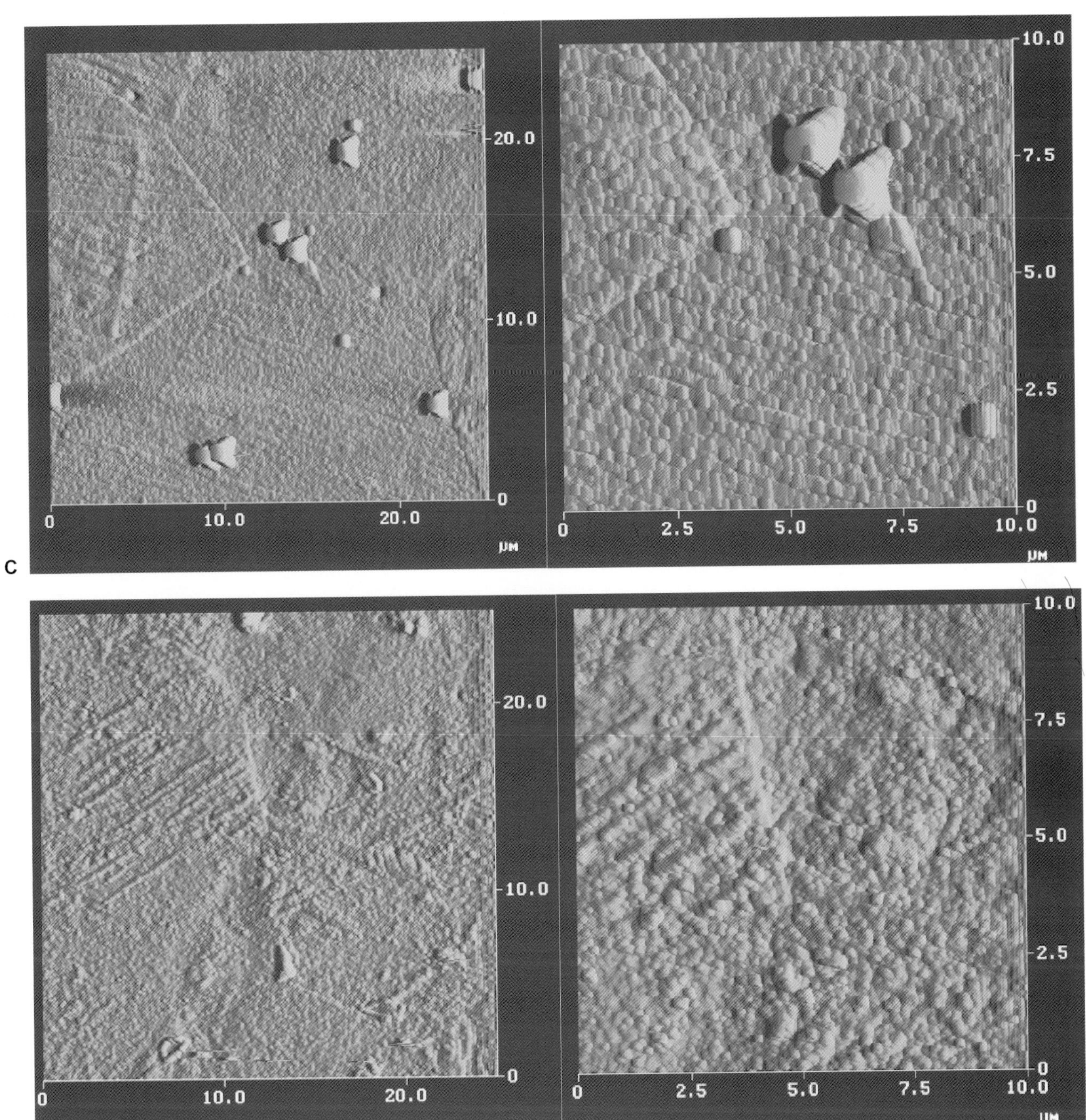

图15.12（续） 镍钛记忆合金（C）、CP-Ti合金（D）

结构或化学的信息并不是很多。

Ohnsorge和Holm研究了钴铬合金的表面化学并且发现氧化膜的化学性质和金属表面存在的时间有关。氧化物经过浸渍诱导水化以及高于400℃的热处理可引起Cr扩散到表面从而使氧化层变厚。此外，他们还发现，表面氧化物还可以混有铬、钼和钴。

钛及钛合金形成TiO_2膜，TiO_2是无定形的（没有结构）化合物，有可能随着时间的推移而结晶。钛的外氧化表面有许多氧化物形成，但也会出现水化。Fraker和Ruff使用TEM证明了针状氧化物（氧化钛）的存在。Effah等也使用TEM的方法推测随着浸渍时间的增长，氧化膜的结构会改变。二氧化钛氧化物的尺寸有所增加，电子衍射图样也变得更加清晰。

这些结果很有趣，因为他们指出，钛氧化物膜并不是静态的结构。他们对环境会做出反应，会受溶液的化学性质所影响。Brown和Bearinger等使用原子力显微镜方法也显示了钛氧化膜会随着合金在溶液之中而发生改变。他们在草酸中研究了钛，发现当合金的电位增加时，氧化物圆顶尺寸增加，圆顶的密度会降低。

因此，这些氧化物研究结果表明，氧化物表面层是动态、易于改变的。它们会随着浸泡时间和电位的变化而变化。

形成氧化膜有一个高热动力驱动力。然而在溶液中，诸如溶液化学性质和样品电位等因素可以降低氧化物形成的驱动力，并且在某些情况下可能会导致氧化物的不稳定。例如，361L不锈钢在体内可被诱导发生裂隙、点蚀或微动腐蚀。同样，在机械应力和微动的存在下，钴铬合金也容易产生缝隙。

氧化膜表面在关节合金磨损过程中有重要角色。氧化膜除了热动力稳定之外，还需要抗磨损。大量氧化膜牢固附着在底物上和良好的底物机械强度是材料耐磨性好的先决条件。最近的研究表明，和钴铬合金相比，钛合金氧化断裂接触载荷要小得多。在全Ti金属中，金属对聚乙烯磨损严重，这进一步证实了上述结果。同样地，电位对氧化膜的形成有重要影响。特殊的是，钛不会在饱和甘汞电极电位低于-700～-500mV之间的生理盐水溶液中形成氧化钛。在这些电位之上时，钛会形成氧化膜，但形成氧化膜的厚度和电位有关。Co-Cr合金氧化物也有类似的性质。在电位达到-500～-400mV之间时氧化膜开始形成，但是当电位达到300～500mV时，氧化膜开始降解，变薄、与金属连接不紧密的氧化膜不能达到关节置换所需要的抗腐蚀性。

矫形外科合金表面通常会经过特殊钝化处理（ASTM F-86），包括在硝酸中浸泡一段时间。用这种方法处理含铬合金可以形成Cr_2O_3铬，特别在316L不锈钢中。几乎没有证据表明这种钝化处理对钛或钴铬合金有任何重大功能上的影响。对316L不锈钢来说，钝化的效果是保证在金属的表面完全覆盖钝化膜，金属表面存在的杂质会溶解，进而形成一层氧化膜。

表面处理

金属表面处理方法的目标是一个表面抗磨损和腐蚀过程。最近研究了一些表面处理技术来提高矫形外科合金的表面性能。这些表面处理技术在处理过程中大相径庭，包括离子注入、化学和物理气相沉积、渗氮和氧扩散硬化。这些过程有一些相似之处，它们都产生了高强度和硬度的表面的区域。但是，他们产生硬化区域的方式不同。在离子注入技术中，高速离子（例如，N离子）向表面加速。这些离子穿透表面，与近表面原子发生碰撞，形成大量表面位错和其他缺陷。典型的离子注入表面厚度在0.5μm以下。化学气相沉积（CVD）和物理气相沉积（PVD）过程通常会产生一种附着在金属表面的新涂层。这些涂层很硬，包括CrN或TiN等。这些涂层方法的潜在问题是缺乏对基体合金的长期附着力。这种类型的涂层大约1μm厚。另外一种正在考虑使用的涂层是类金刚石涂层（DLCs）。在这种方法中，碳涂层沉积在金属表面，碳涂层中含有sp3杂化的金刚石结构。这些涂料很坚硬，代表了金属或合金的最表层。其他处理方法包括扩散硬化，热氮化工艺处理，使得表面原子扩散，通过间隙固溶强化金属。

矫形外科合金的性能

矫形外科中使用的合金产生的问题大多涉及机械强度、磨损和腐蚀行为。它们互不相同又相互关联。比如说，磨损可以极大地加速腐蚀。同样，如果某些化学或电化学因素（如腐蚀疲劳）存在，力学故障会被极大地加速。

矫形外科植入物机械辅助腐蚀（MAC或者triBOcOrrOSiOn）

腐蚀一直存在于矫形合金中。腐蚀的速度被由先前讨论的钝化膜所限制。如果腐蚀的速度足够低，身体可以吸收腐蚀产生的降解产物，那么腐蚀产生的离子和颗粒不会产生任何临床症状。然而，在有些情况下，腐蚀对机体来说是很危险的。机械辅助缝隙腐蚀的证据（即微动缝隙腐蚀）已经在髋关节股骨假体模块连接中被报道。早在20世纪90年代的机械辅助腐蚀报道就证实，矫形外科中使用的所有类型合金都容易受到这种形式的腐蚀，在全髋关节置换中，这种腐蚀发生的初始位置为股骨头和股骨颈组件之间的模块化锥形接口。但是，最近越来越多关于MAC的文章显示，这种腐蚀机制无处不在，可以发生在股骨颈干，股骨柄假体，甚至膝关节置换假体组件中。最初，虽然有一些假体组件腐蚀的报道，但这种腐蚀如果没有导致骨折，其临床意义不是很清楚。然而，随着金属对金属关节、大头髋关节假体和多组件假体的发明（也许存在于同一个植入物中），人们发现了包括骨溶解和假性肿瘤形成在内的生物反应的证据。所有使用的合金都容易受到这种腐蚀，但当MAC发生时，钴铬钼合金产生越来越多的临床/生物副反应。

MAC是一个复杂的联合机械磨损过程（或其他机械中断事件），涉及合金表面氧化膜的电化学反应，可能会产生局部裂隙样改变，此时局部的环境与身体生理环境差异很大。这些因素叠加起来会极大地加速腐蚀过程。无论是组件的结合部分还是金属对金属的关节界面，机械、化学、电以及生物因素相互作用会产生巨大的腐蚀反应，包括钴铬钼穿晶间腐蚀，Ti-6 Al-4 V β相钛的选择性溶解以及大规模的点蚀，或者其他金属的氢脆变。Gilbert等在文章中进一步讨论了腐蚀过程。

Urban等的研究表明从锥形缝隙腐蚀产物和溶骨性病变以及其炎症过程相关。Jacobs等发现与很少或没有腐蚀的患者相比，在有严重腐蚀的患者铬和钴的全身浓度水平升高。在某些情况下，股骨柄腐蚀似乎会加速其疲劳过程。在任何可以发生假体机械磨损的地方，都有可能发生联合磨损。

有研究已经证实，无论在什么样的连接环境中，不锈钢髓内棒、Co-Cr合金及Ti-6 Al-4V合金都会发生MAC。MAC会导致骨溶解，甚至会导致人体内钛假体的腐蚀和点蚀。点蚀暗示着体内溶液中的pH经历了巨大的酸化过程。在体内液体pH<1的时候，金属钛才会发生点蚀。最近有文章报道了Ti-6 Al-4 V合金在S-ROM设备中的腐蚀。

由于材料和加工工艺的改进，矫形外科植入物的疲劳失效并不是像以前一样普遍，但是仍然偶尔会出现疲劳失效。骨科应用中的疲劳通常以高循环疲劳过程为主，并且疲劳裂纹的产生在这一过程中起着重要作用。大多数疲劳裂纹都是在植入物表面产生的，因此表面情况（如粗糙度、残余应力、冷加工程度）很重要。过去10年内，关于胫骨平台、髋臼假体和股骨柄（远侧干区以及颈部）的疲劳失效都有相关报道。许多因素都会导致假体的非材料和加工因素的失败。患者因素，如活动量、体重、骨缺损需要植骨、随着年龄增长骨量的丢失，以及其他未知或不可控的因素，可能会导致假体的疲劳失效。

膝关节和髋关节假体关节面的磨损影响关节置换的组件部分。虽然不是可见的聚合物碎片，在关节活动和行走过程中仍然会产生金属碎片。

最近关于金属对金属假体的研究引起了人们对金属与金属接触区域的腐蚀和磨损联合作用的关注。自20世纪初以来，金属对金属植入物也投入了使用，大概在2007年、2008年，美国全髋关节置换中大约30%～50%是金属对金属关节假体。这些假体使用的主要是钴铬钼合金。然而，最近的研究表明金属-金属连接处存在高得令人难以接受的腐蚀和磨损率。钴和铬离子释放到相邻的组织成为形成假性囊肿的主要原因。这种现象也被称为局部组织反应（ALTRs）或者金属碎片副反应（ARDM）。虽然形成假性囊肿的病因尚不清楚，但有强烈的证据表明，它和磨损界面产生的金属离子和碎屑有关。

金属对金属关节面会产生MAC。另外值得注意的是，金属在人体中磨损的过程中，如果表面暴露在体液中，腐蚀也会发生。也就是说，金属在人体中有磨损必然有腐蚀。这种磨损和腐蚀的耦合会形成许多重要的影响。例如，氧化膜磨损和再钝化反应会在金属中释放大量的电子，将会降低植入物的电压。已经有体外实验表明，如果电压持续低于某阈值一段时间，在金属表面的骨细胞会很快死亡。此外，电压下降改变了氧化层厚度、化学性能（如摩擦系数）等，从而进一步改变磨损和腐蚀，磨损和腐蚀也会局部释放H+酸化体液。

这些过程和作用被称为MAC，它们构成了电、化学、机械和生物过程的复杂组合，导致难以预测或以前未知的假体失败。关于MAC的机制及其在金属对金属假体中的作用有一些综述。如今，因为金属对金属假体相关临床的问题，除了作为在髋关节表面置换中的植入物，其在髋关节置换的使用已经下降到几乎为零。然而，其他金属对金属或金属对陶瓷假体也会发生MAC，但关于这种机制不会导致严重临床副作用的研究仍在继续中。

本章目的在于对目前使用的或者未来可能使用的矫形外科合金的金属结构-性能关系进行一个基本的总结。介绍了与这些合金有关的一些问题及其在人体中的应用，包括机械性能、表面性能、腐蚀、疲劳和磨损。虽然文中提到的并不是对这些问题的根本解决方法，但希望可以将一些基本概念传达给读者，这将为理解这些合金在复杂环境中的运作提供基础。

致谢

感谢Rob Gettens, Zhijun Bai和SpiroMegremis对这次修改手稿的援助，以及Dr. Debra Wright-Charlesworth and Mr. Robert Urban 原始图片的提供。

Nanna H. Sillesen
Erik Malchau
Anders Troelsen
Henrik Malchau

16

第16章　骨水泥基础科学概述

骨水泥髋关节置换术要点

1960年Charnley描述了一种新方法，就是利用聚甲基丙烯酸甲酯（PMMA）作为人工髋关节股骨假体锚定介质。结合他的骨对PMMA反应的研究，Charnley开发了一种新的髋关节置换手术技术，并且彻底改变了关节功能障碍的治疗方法。

几十年来，骨水泥髋关节置换术是治疗严重髋关节功能障碍的标准方法。1987年Jones等提出矫形外科领域中“水泥病”这一概念，他们指出水泥型髋关节置换术并不是适用于所有患者，活动水平较低的老年患者是更好的适应证。同时，他们认为水泥病并不是PMMA的毒性导致的，而是股骨柄假体设计的变化引起的。这篇文章具有深远的影响力，使得水泥型髋关节置换率逐步下降，这一趋势甚至持续至今。

关于骨水泥

材料

骨水泥就是PMMA，发明于20世纪初，当时俗称有机玻璃。一开始是由过氧化苯甲酰引发聚合生成甲基丙烯酸甲酯（MMA），接着就可以合成PMMA。骨水泥是由两部分组成，即粉末部分和液体部分。粉末由PMMA、MMA和过氧化苯甲酰组成。使用MMA聚合单体以及减少过程放热能量时会发生收缩，所以应该使用已经聚合的MMA。液体就是MMA。当聚合反应开始时，MMA溶胀成PMMA，同时PMMA的黏度增大，并在反应结束时会变硬。骨水泥的质量很大程度上取决于粉末和液体混合时的均一性。为了达到均一性，重要的是要有一个快速混合系统，能够以快速、均匀地混合粉末和液体。在真空环境中混合这些成分有助于消除水泥中的空气。而气泡增加孔间隙度，降低材料的机械强度。

水泥的功能是固定假体，并作为假体和骨之间的桥梁传递负荷。PMMA与金属植入物之间接触面已受到广泛讨论。当假体植入时，金属与PMMA之间存在机械连接。然而，这种连接最终会停止，因此所有植入假体柄将表现出移位。PMMA与假体柄的界面有效性高度取决于假体柄的设计及该设计对柄移动的影响。与喷砂处理的假体柄相比，Charnley的高抛光假体柄效果更好。

成功的骨和水泥之间的界面很大程度上依靠骨的血运重建。相对于手工混合水泥，加压和真空混合水泥能使其更大程度收缩。这样的收缩效果可以加快血运重建，并防止骨坏死。

骨水泥技术

股骨水泥

第一代水泥型髋关节的骨水泥技术尚不成熟。首先刮除松质骨塑形股骨髓腔，而骨水泥则需要手工混合。骨水泥通过手动顺行方式放置在股骨上，然后用手加压。

第二代骨水泥技术用冲洗法制备骨。水泥通过水泥枪引入股骨，并且末端设置骨水泥塞用于加压。长久以来已经证实放置骨水泥前脉冲骨冲洗可以改善骨床和骨水泥渗透。脉冲冲洗、水泥枪以及设置骨水泥限制器放置水泥，这些是现代骨水泥技术的必要部分。

现代骨水泥技术依赖于闭塞和封闭髓腔，从而产生足够的压力提高水泥强度和充分渗透。这种技术联合一种中等或者较高黏度的骨水泥，手术效果会比较好。

非骨水泥全髋关节置换（THA）中处理股骨髓腔也是以同样的方式。水泥型THA髓腔的处理，最重要的是髓腔中保留大约2～3mm的坚固松质骨，这样就可以促进水泥和骨的融合。股骨髓腔和松质骨用脉冲冲洗清除多余的血液、脂肪和粉碎的骨小梁（图16.1和图16.2），这样骨水泥可以更好地渗透到小梁间隙中。由于骨–水泥界面的剪切力会降低，所以应避免过多的扩髓。股骨髓腔远端需要用骨水泥塞封闭，而骨水泥塞有不同的形式和材料设计。当骨水泥插入股骨髓腔时，水泥塞可以显示轻微远侧松动，但当压力作用在骨水泥上的时候，这就是最佳的插入位置并且不会造成泄露（图16.3）。

骨水泥通过水泥枪可在真空中混合，并且逆向推送（图16.4）。另一方面，股骨加压器可以增加骨水泥髓内压力，以及增加水泥量和在松质骨中的渗透能力（图16.5）。

一些假体柄设计是在顶端设置远端扶正器，并放在股骨髓腔的中心；同时该装置也有不同的设计（图16.6）。假体柄以1cm/s（0.25英寸/秒）的速度轻轻浸入骨水泥中，并稳固在目标位置直到水泥变得干燥（图16.7）。这些技术是目前被认为是现代骨水泥技术“金标准”，从而显著提高植入器械的成功率并且提高内植物长期存活率和骨水泥与骨的接触。

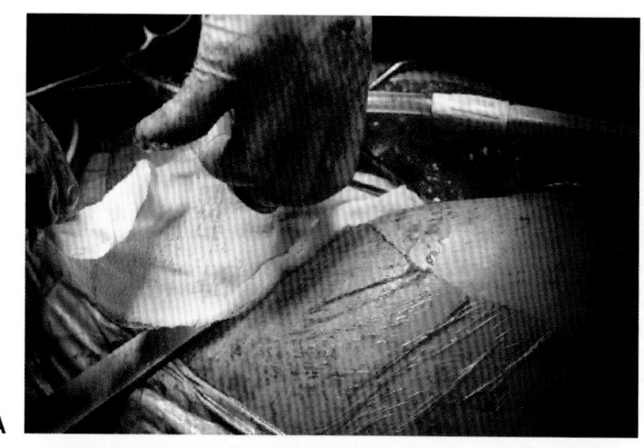
A

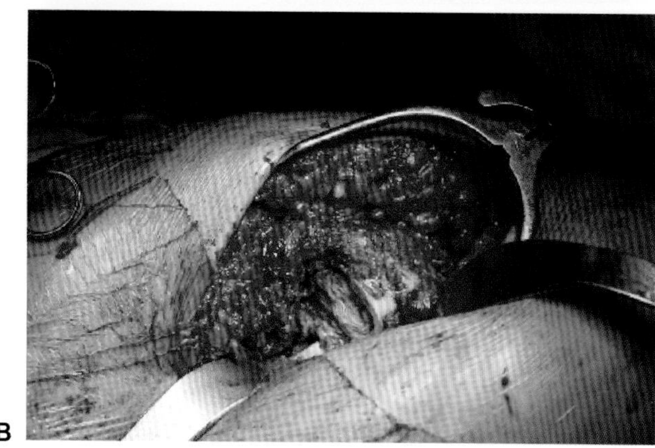
B

图16.2　A. 在应用水泥之前，先用湿纱布清洁并干燥股骨管；B. 股骨髓腔中的纱布。这是为了确保股骨髓腔在等待水泥准备使用时保持干燥和清洁

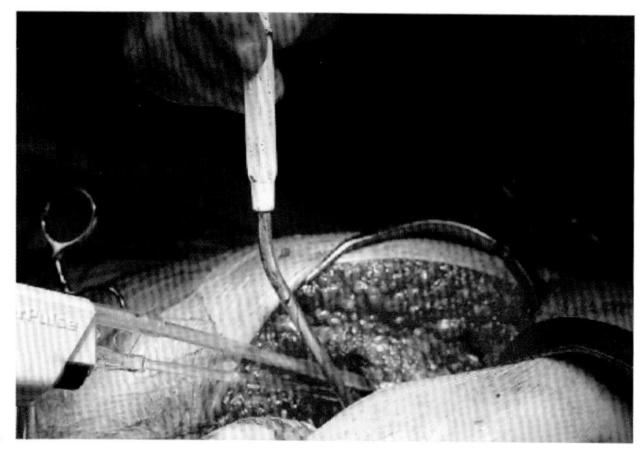
A

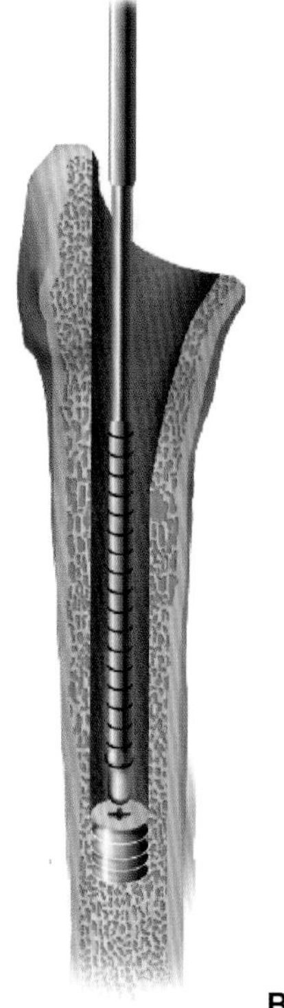
B

图16.1　A. 股骨髓腔的脉冲灌洗；B. 脉冲性灌洗的图形表示

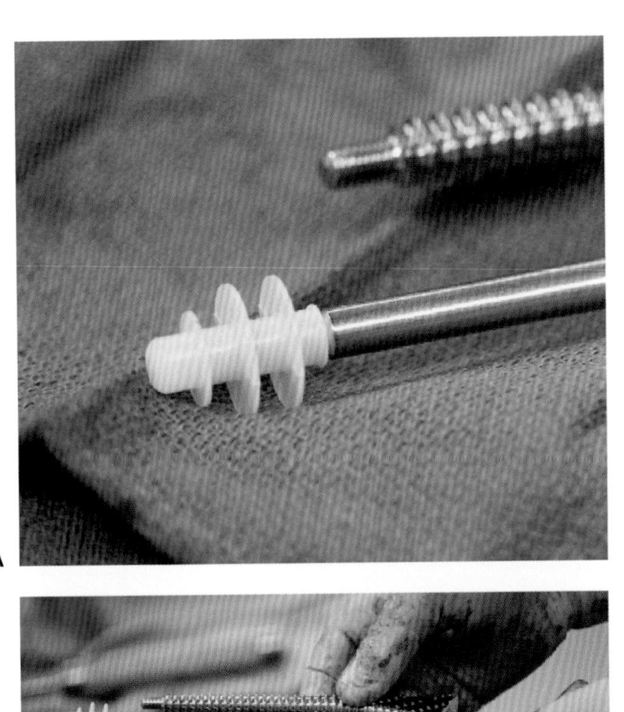

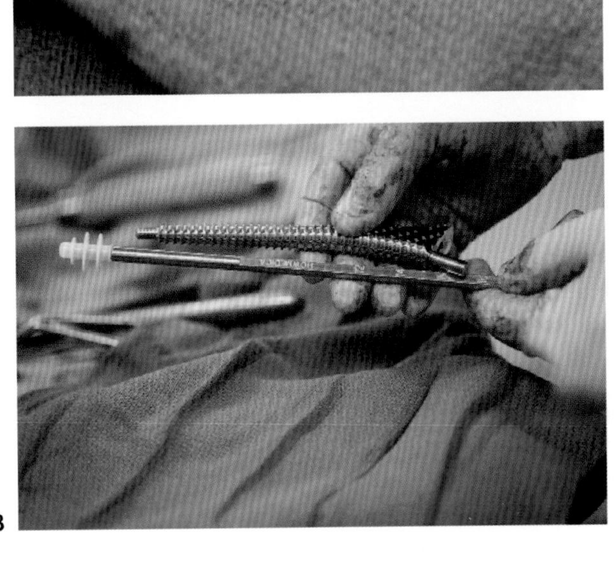

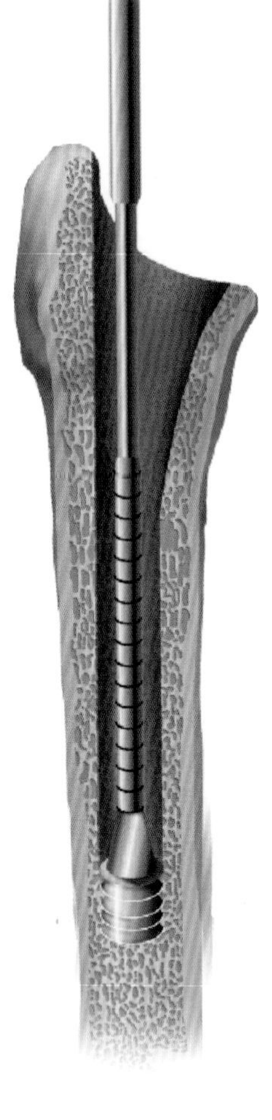

图16.3 A. 插头插入器上的股骨远端栓子。栓子具有各种设计，所有的基本设计都可以塞入股骨管，使水泥留在柄周围的预定区域；B. 测量将栓子置入股骨沟的深度；C. 远端栓子位置的图形表示

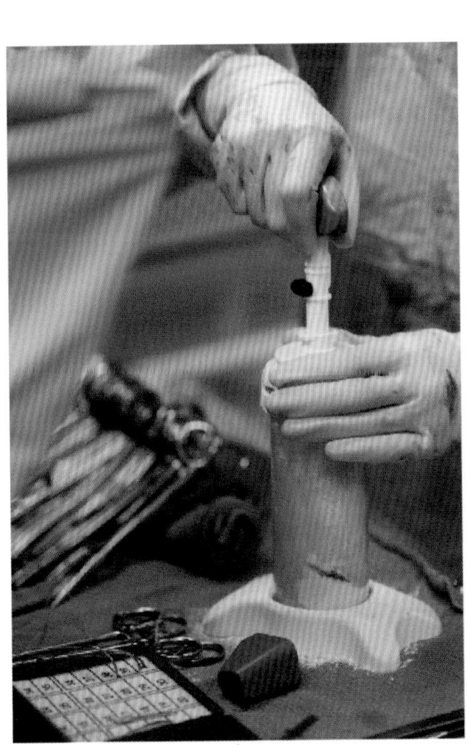

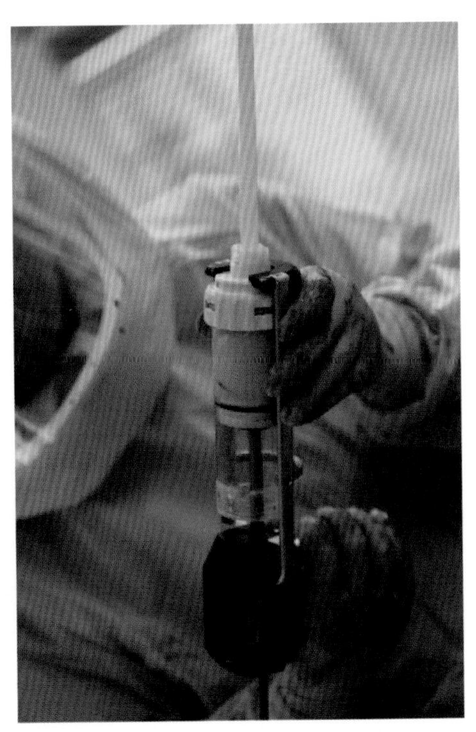

图16.4 A. 水泥的真空搅拌；B. 在水泥枪上使用水泥搅拌机

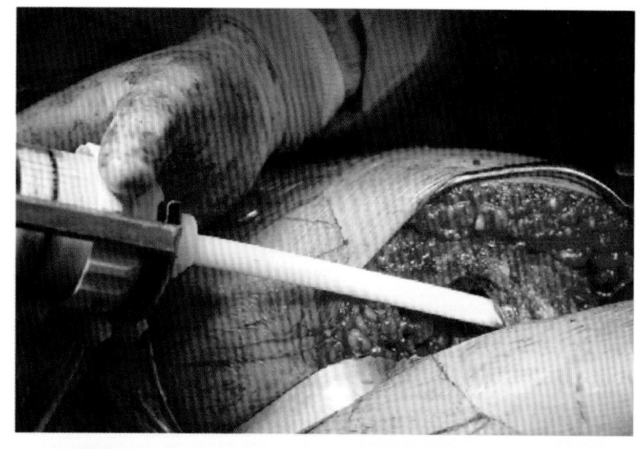
A

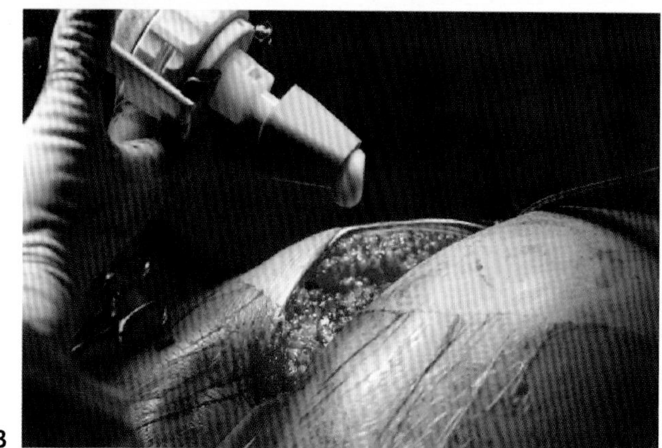
B

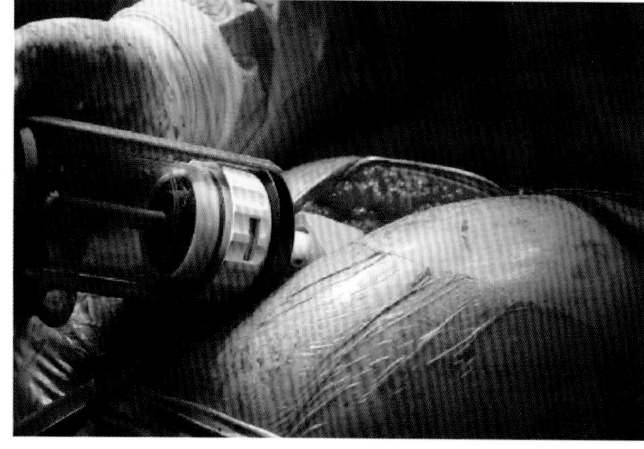
C

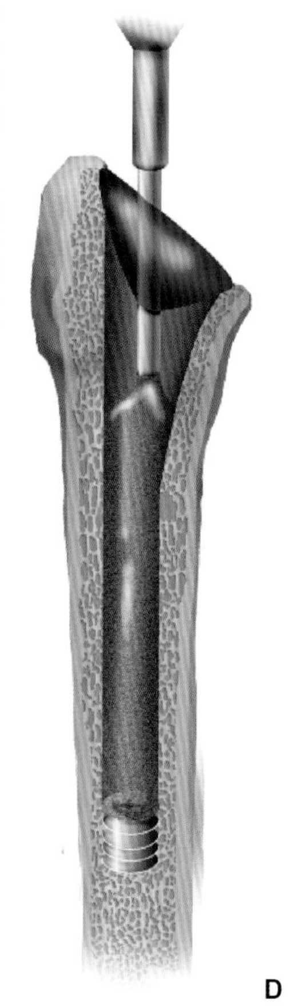
D

图16.5 A. 将水泥加入股骨髓腔内。B. 将股骨加压器添加到骨水泥枪头上。C. 对股骨管内的水泥施加压力。D. 水泥加压的图形表示

水泥髋臼

现代的髋臼固定技术是基于许多同样适用于股骨的原则。这些包括用脉冲冲洗制备骨床和加压让水泥渗入松质骨床中。扩髓后和非水泥杯一样的方式，将锚定孔钻入髋臼骨床，为水泥提供更强的附着力（图16.8）。脉冲冲洗是为了将血液和骨髓从松质骨中清除。骨水泥放入髋臼的同时，用髋臼加压器或无菌手套海绵不断施加压力（图16.9）。压力必须超过5kPa，以防止血液在骨与水泥之间蓄积，从而降低水泥固定。

内置体设计：股骨柄

股骨假体部件的设计取决于许多因素，也受患者和外科医生情况的影响。两个主要的关注领域是假体柄的长期临床使用、器械易操作性以及整个系统的多能性。假体柄的设计必须能够在骨水泥和各种临床场景的复杂情况下都能发挥良好的作用。

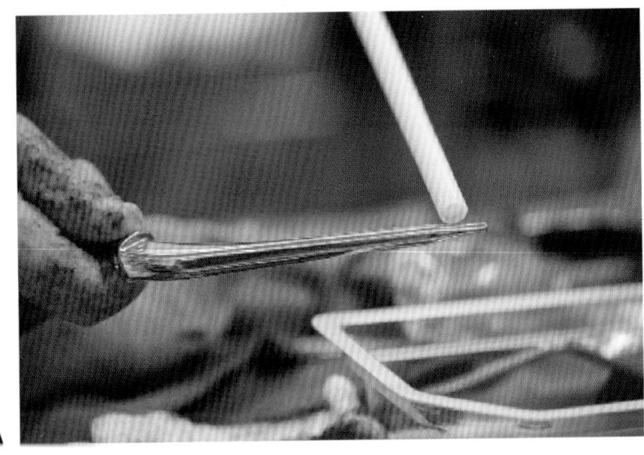

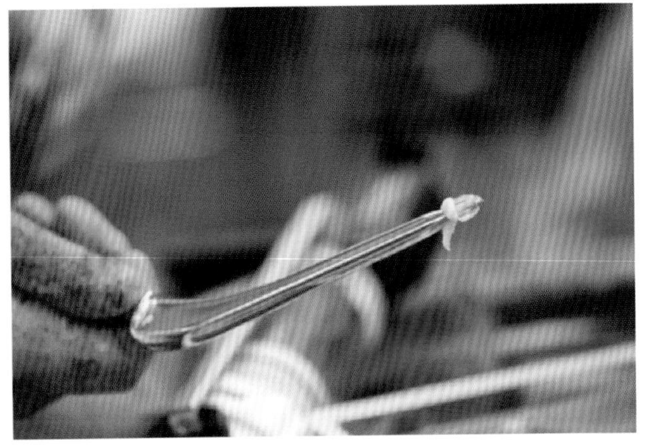

图16.6 A. 在柄远端上添加一小块水泥，用于远端扶正器。B. 将远端扶正器施加在水泥珠上的杆上

最初Charnley假体柄的设计模型是进行抛光处理（DePuy公司，利兹，英国）。他设计的假体柄的一个特点就是在中间交叉部分有一个相对的圆边，进行抛光处理，有一个衣领结构，柄的近端呈圆形。Charnley另一个模型是双锥形假体柄，并且是无领的；它也进行抛光打磨，但在交叉部分是方圆形剖面。抛光后的假体柄问世后，抛光表面结合上骨水泥黏弹的特性，使得假体具有良好的品质。设计抛光后的假体柄在骨水泥中会有微下移，这就导致骨水泥压力降低，进而保护骨水泥和骨之间的受力平衡。这种类型的受力模式后来被称为力闭式固定。

假体柄近年来的变化趋势是假体柄表面越来越粗糙，这基于骨水泥和假体柄之间能形成紧密联锁（后来称为形闭式固定）。伴随着一些不成功的骨水泥假体柄出现，骨水泥型全髋关节置换的趋势呈现衰退迹象，这部分也是因为非水泥型假体在首次

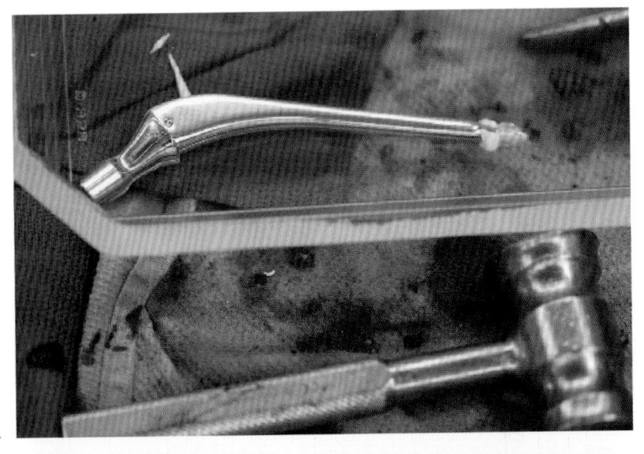

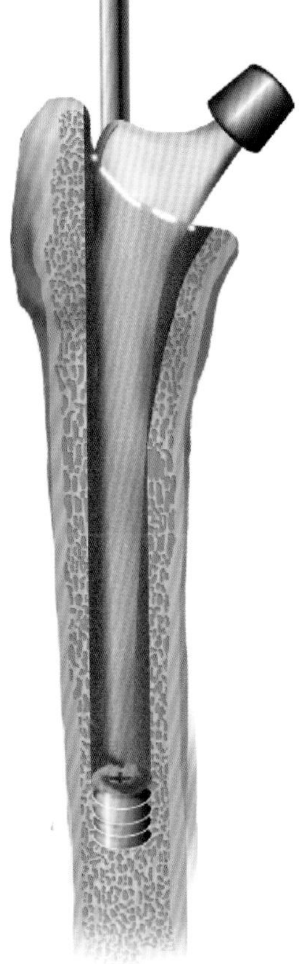

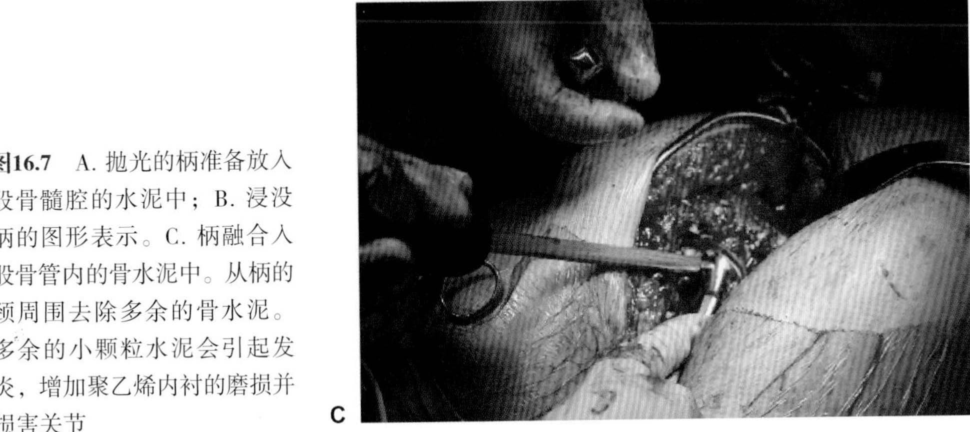

图16.7 A. 抛光的柄准备放入股骨髓腔的水泥中；B. 浸没柄的图形表示。C. 柄融合入股骨管内的骨水泥中。从柄的颈周围去除多余的骨水泥。多余的小颗粒水泥会引起发炎，增加聚乙烯内衬的磨损并损害关节

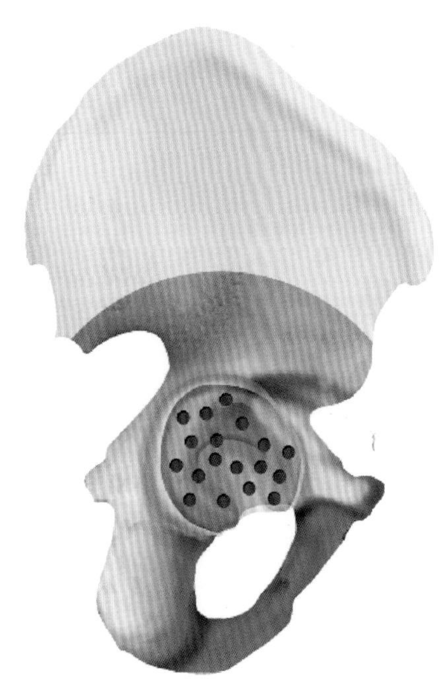

图16.8　髋臼的图形化显示，为骨水泥准备了孔洞

全髋关节置换术中的出现及进一步发展。

设计形闭式固定是为了促进骨水泥和假体柄之间紧密连接。这些设计的表面有磨砂或纹理，允许水泥渗入到假体柄中，制造骨水泥和假体柄之间的坚实纽带。表面可磨砂、喷砂、金属小珠、骨小梁金属、多孔表面、涂层或设计有凹痕等——这些各种试图创造最佳的固定方式（图16.10）。

力闭式固定的设计是基于抛光假体柄，类似或与原Charnley设计假体柄同源。而固定是基于受力平衡，不需要骨水泥和假体柄之间紧密结合。光滑的表面使假体柄在骨水泥覆盖下沉降，通常在体内的第一年下降几毫米，一直持续到假体柄和骨水泥之间达到力量均衡（图16.11）。

该设计系统中的能量传递使压缩分散受力，将能量聚集到股骨皮质骨上。抛光的假体柄远端位移以及产生的各种微动都会干扰骨水泥和骨的接触，进而导致水泥压缩。然而，这似乎并没有导致骨水泥的裂缝或断裂。显然，拉伸或者剪切力相比，骨水泥能更好地耐受压力。而粗糙的假体柄更容易出现拉伸或者剪切力。

设计有粗糙表面的假体柄可以实现骨与骨水泥完美的结合，即假体柄和骨水泥间长时间形闭式固定。一些研究发现这种设计具有很强的接触强度。骨水泥疲劳寿命也认为是明显提高且具有较好的短期生存率。然而，在一项进行的涂层假体柄的研究中，进行了平均8年的随访，有高达24%例松动率，该生存率比抛光的假体柄差，并且该研究结果被其他几个临床前和临床研究证实。例如，与抛光的假体柄相比，Exeter的组配式假体柄在27年内无菌性松动前的存活率为85.8%～93.5%。因此，尽管全涂层假体柄具有设计上的理论优势，但目前这样的股骨假体在长期生存率上是劣势的。

为提高生存率，假体柄的设计正在不断地发展，新的假体柄设计将继续进步。然而，许多创新的假体柄设计还缺乏长期随访结果，缺乏对其长期生存率影响的总结。

骨水泥与骨以及金属与骨水泥接触

骨水泥与假体柄、骨水泥和骨之间的接触对于假体的长期生存至关重要。前面提到的模体固定是发生在水泥颗粒、假体柄和骨之间微观层面上力学因素相互作用的结果。

在动物实验和人类检索研究中，骨水泥与骨接触重点研究的是骨水泥上的血运重建和骨重建过程。

在微观层面上，骨水泥由单珠基质包被小聚合物珠组成，并形成复合材料。当单体液体与聚合物粉末混合后，就马上开始聚合过程。混合能使两种成分快速均匀地混合，并且避免混合物中块状粉末出现。Draenert等表明真空搅拌系统在直径超过55mm的杯中可以形成到满意的骨水泥，混合前冷却骨水泥可以避免损害混合单体。在聚合过程中施加压力，减少小包裹气泡的发生以及同时增强材料硬度。众所周知，水泥在使用过程中由于聚合、汽化、温度、吸水量和温度而发生收缩，随着时间的推移收缩率达10%。这个最初被认为是不利因素，但后来证明这对骨与骨水泥界面中快速血运重建是有重要意义的。真空混合骨水泥从皮质萎缩到金属假体柄上，进而使皮质中的小血管重建。聚合的过程中当树脂与液体混合，树脂包被的单体与因施压后加快进程导致骨水泥收缩。水泥真空混合与手动混合相比，收缩发生在使用后第一个4～10min，甚至更

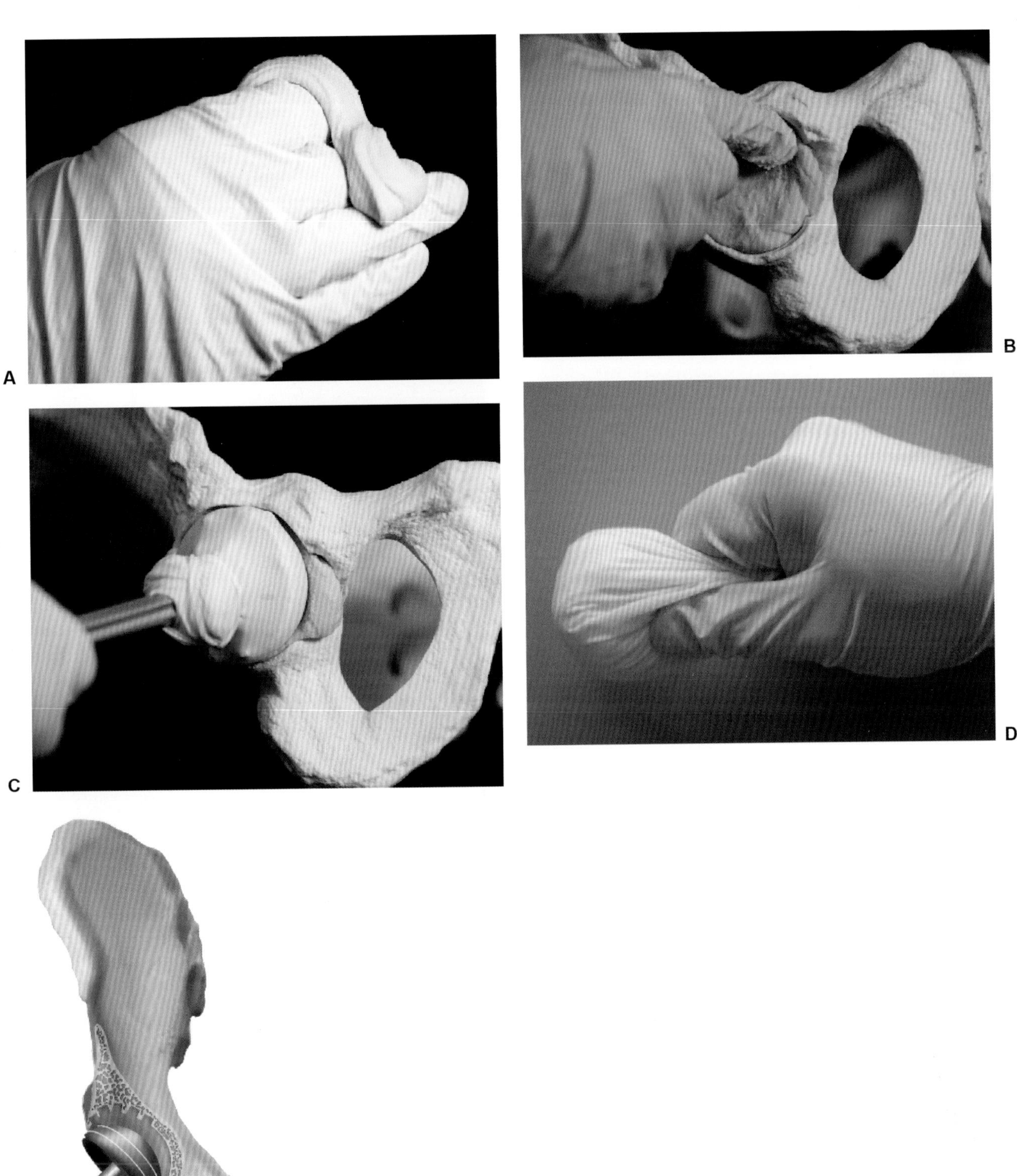

图16.9 A. 要在髋臼中使用的半成型的水泥；B. 在髋臼中施加水泥块；C. 将水泥加压器施加到髋臼中的水泥上；D. 用海绵在无菌手套中制成的髋臼加压器；E. 骨盆髋臼床上骨水泥加压的图形显示

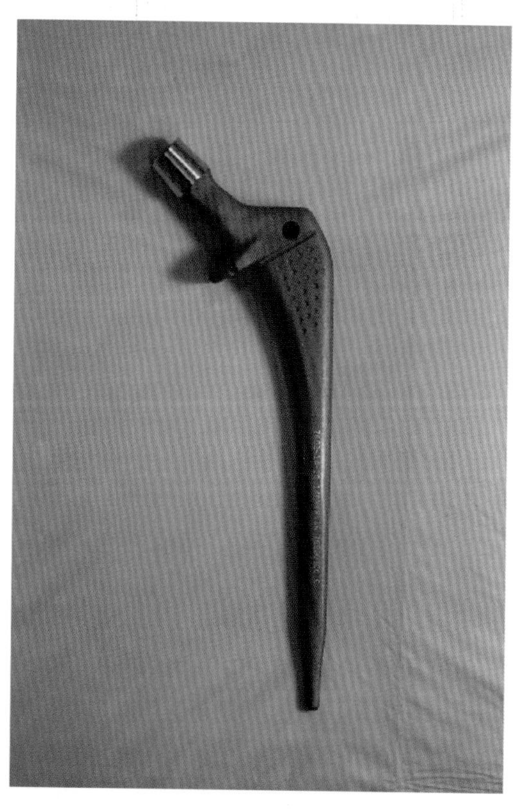

图16.10 柄表面粗糙的例子。该柄还具有衣领设计。衣领设计被认为将压力传递到了骨赘上。衣领设计的临床结果是有争议的

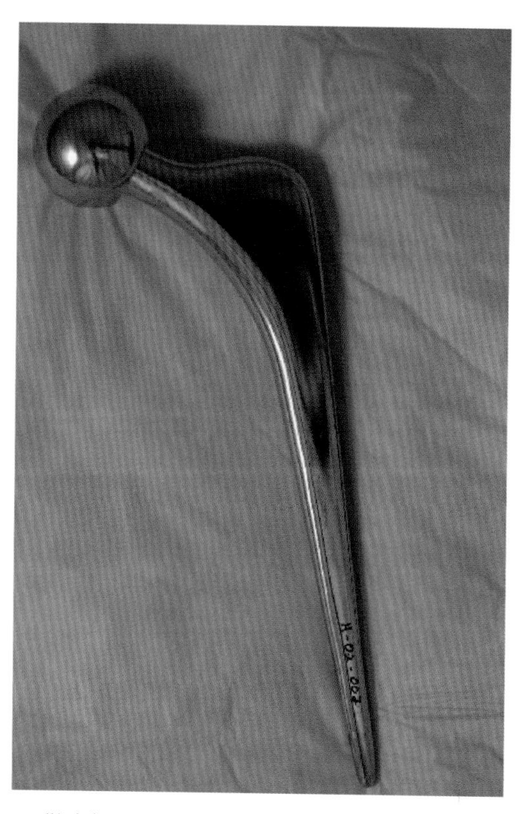

图16.11 抛光柄

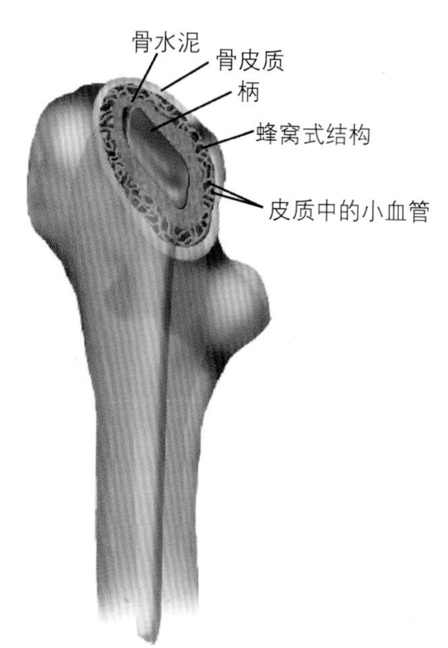

图16.12 骨水泥收缩的图示说明其皮质的血运重建留有空间

久。水泥的收缩是一个复杂的过程，其中水泥远离骨皮质收缩到假体柄上，但同时它也会收缩到内皮质的小梁中。骨水泥和骨皮质之间存在蜂窝状的骨小梁结构，这样在骨水泥和骨接触面的松质网中为皮质小血管重建提供充足空间（图16.12）。

当聚合过程发生时会产生水蒸气。这会导致水泥中出现小孔隙，尤其是会出现在骨水泥与骨的界面处。一些镶嵌空气也可能来源于将水泥放入股骨过程中，即将假体柄插入骨水泥中。一些研究人员发现预热假体柄接近核心温度、减少放置时间，减少骨水泥与骨接触面空隙出现率。然而，体外研究表明预热会增加骨与骨水泥界面的瞬时温度，骨骼热坏死的风险更大，原因就是高温暴露时间较长。从多角度进行研究假体柄周围多孔形态形成，进而确定其来源和影响。骨水泥混合技术的出现有助于某些孔隙的分布，例如，手工混合骨水泥产生的较小的孔隙分布均匀，而真空搅拌不会造成微孔但会造成更大的孔洞。数据支持表明疲劳裂纹的发展可以由骨水泥微孔发展而来，但如果裂缝尖端进入圆形微孔，从而裂缝就变钝了，进而空隙就可以阻止裂缝发展。Lesaka等的研究发现增加接触面孔隙数目可以降低骨水泥与假体柄之间的界面剪切力。因此，从力学的角度来看，减少假体柄与骨水泥界面中孔隙形成有利于股

骨假体柄和骨水泥之间形成坚固的固体界面强度。

骨水泥中的抗生素

髋关节置换术给身体带来很大的负担，并且有着巨大的感染风险。虽然抗生素的使用减少了假体术后感染，但感染仍然是翻修手术的主要原因之一。骨水泥也可以作用于药物传递系统。

1969年Buchholz等研究了PMMA扩散抗生素的能力。lodenkämper与Buchholz合作研究几种不同的抗生素扩散特性。他们发现并不是所有的抗生素具有相似的释放特点，有的甚至根本就没有释放。然而，庆大霉素被证明在很长时期内是稳定扩散的。Buchholz在临床环境中检验他们的结果，使围手术期感染率从7%降低到1%。

PMMA的洗脱遵循菲克定律。Lindner等研究表明洗脱基于体积扩散，而在接触无溶剂的环境的前几分钟里洗脱率是最高的。这也得到van Sorge确认，他表明，抗生素的浓度几分钟内达到高峰，之后的浓度明显降低。

理论上在骨水泥中加入抗生素是很容易的，但是必须注意对骨水泥成分比例的改变，因为较小的变化可能会改变硬化水泥的机械性能。骨与骨水泥混合的均匀性对其力学性能有很大的影响，并且通过添加抗生素有可能降低其均匀性从而导致机械性能下降。同样，改变骨与骨水泥混合的均匀性也会导致药物洗脱率更加不可预测。

判断一种抗生素合不合适，有几条要求必须满足。当药物分散到溶液中时，它需要一定亲水性，以使其均匀地分布在溶液中。此外，它还需要能承受与MMA聚合生成的热，并且不会对MMA或任何聚合介质产生化学影响。抗生素还应具有能够从骨水泥中释放出足够高的浓度以杀菌或至少抑制细菌生长的特性。Adams等做了犬的体内实验，发现最小抑菌浓度（MIC）取决于纳入骨水泥中抗生素种类。最后，抗生素应该针对假体周围感染的常见病原体。作为负载抗生素的骨水泥，可以作为预防或治疗使用，特定抗生素有特定的用法。然而，预防用药庆大霉素是最常用的药物，因为它具有良好的洗脱性能和广谱的抑菌作用。当用于治疗时，必须考虑病原体种类以达到抗生素的最大效果。

挪威关节登记处指出，自2003年以来所有的髋关节骨水泥都负载有抗生素。Engesaeter等对22170个髋关节置换术后14年做了系统回顾。他们发现联合全身抗生素是最好的预防感染的方法。而与联合使用负载抗生素骨水泥的患者相比，那些只接受全身抗生素的有1.4倍高的风险发生假体周围感染。瑞典的一项前瞻性、随机、对照研究显示出类似的结果，负载庆大霉素骨水泥相比全身应用抗生素感染率明显降低。此外，这项研究还表明负载抗生素的骨水泥发生无菌性松动的概率不高。

内置体设计：髋臼

第一代凸缘髋臼杯出现于1976年，是由高密度聚乙烯制作而成。本设计由Charnley进行了改进，通过削减切面进而更适合解剖结构，避免对髋臼窝主体周边与髋臼底部接触。通过转子方法引入该内置物和其他同类内置物，但现在都很少使用。1981年Ogee髋臼杯出现在市场上，在髋臼杯后部它有一个更大的凸缘，电子压力显示在髋臼杯上使用凸缘使骨水泥和骨之间接触面积最大化。

市场上有许多设计的髋臼杯，依旧在使用的凸缘髋臼杯可以获得良好的骨水泥和骨的接触（图16.13）。凸缘的设计是增加了水泥注入时的压力并且形成球形分布和深度，它是嵌入在骨水泥上而不是与不平整的骨接触（图16.14）。正如所述，髋臼骨水泥的一个重要因素是应用增压器施压骨水泥，将黏弹性的骨水泥置入骨床和松质骨孔中。置入髋臼杯前完成加压。最近的研究发现，与无凸缘髋臼杯相比，凸缘髋臼杯并不一直对骨水泥产生高压。然而，长期的研究表明：凸缘髋臼杯在21年内的长期生存率达77%。

近来骨水泥型全髋关节置换

骨水泥型全髋关节置换采用情况取决于一个国家整体看法。瑞典支持固定技术的缓慢变化，在所有年龄组中他们在初次全髋置换中大概70%使用骨水泥固定。相比其他登记的国家，这是一个很大的比例。2010年挪威全髋关节置换术中约62%使用骨

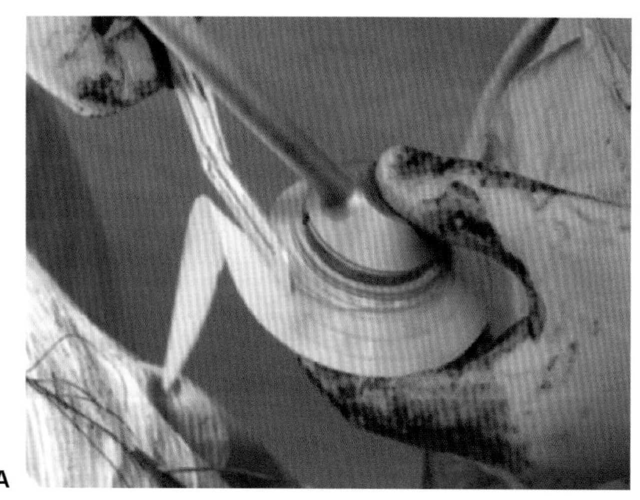

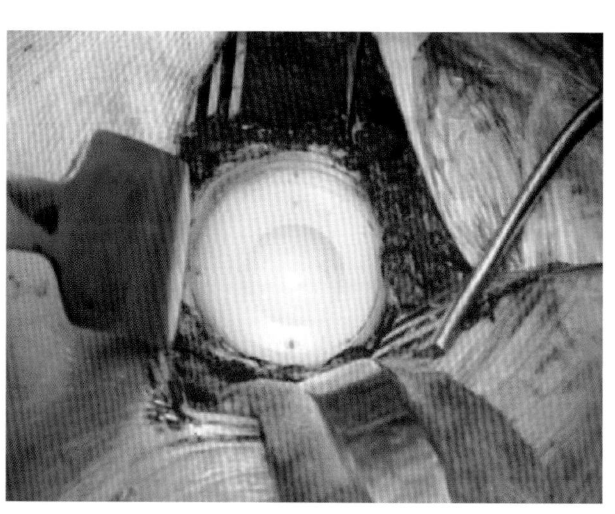

图16.13 A. 在安装假体之前调整带边杯；B. 已安装的带边杯

水泥假体柄。在国家关节登记中记录了英国和威尔士所有的全髋关节置换术，据悉，其中植入髋关节有36%全部使用骨水泥固定，而16%混合固定，其中的细节不详。澳大利亚和丹麦报道使用骨水泥假体柄的情况分别是35%和33%，其中很大比例是混合型（水泥型股骨假体，非骨水泥髋臼假体）。

来自澳大利亚（AUS）、加拿大（CAN）、丹麦（DK）、挪威（NOR），英格兰-威尔士（E-W）、新西兰（NZ）和瑞典（SWE）髋关节登记中心的数据，当与5年前的记录数据相比，全骨水泥型或者混合型的使用率明显下降。非水泥型股骨柄假体以及髋臼杯降低了水泥型假体的使用。上面提到的国家，由表16.1可以看出非骨水泥固定使用的变化。丹麦和英格兰-威尔士报告增长巨大，但这也是所有国家使用非骨水泥固定使用情况的总趋势。

很明显变化趋势是更倾向于非水泥型固定。然而，很难回答为什么发生了这种变化。澳大利亚、丹麦、英格兰、威尔士、新西兰提供了对翻修的危险因素的统计分析。瑞典多年来进行髋关节置换登记，基于此确定未来发展方向。在瑞典采用新技术时发现，骨水泥具有良好长期疗效，进而选择保守的方法。这是他们在过去的5年中使用非骨水泥型全髋置换增加最少的原因。然而，丹麦和英格兰-威尔士改变首选固定技术的趋势也不明显。较固定技术时观察危险比（HR），按年龄分层，在60岁（丹麦）/65岁（英格兰-威尔士）患者中，丹麦和英格兰-威尔士使用骨水泥固定的患者比使用非骨水泥患者危险比低。新西兰提供了一个类似的风险分析，澳大利亚75岁以上的患者也存在相同情况。在60岁以下的患者中，风险分析有不确定因素。澳大利亚和丹麦分别回顾分析了55～64岁和50～59岁的患者中存在高危险比。在新西兰发现在同一年龄组中无显著差异。英格兰-威尔士小于50岁的男性患者中危险比低，但女性中没有差异。对于小于50岁的患者（丹麦）和小于55岁的患者（澳大利亚；英格兰-威尔士；新西兰）只有新西兰发现，与非骨水泥全髋关节置换术相比，骨水泥全髋关节置换术更高的风险比，其他国家表示无统计学显著差异。

当比较骨水泥全髋关节置换术和混合骨水泥全髋关节置换术时，登记的证据存在不确定因素。在大于75岁的患者（英格兰-威尔士>65岁）丹麦、英格兰、威尔士、新西兰报告数据统计危险比降低。

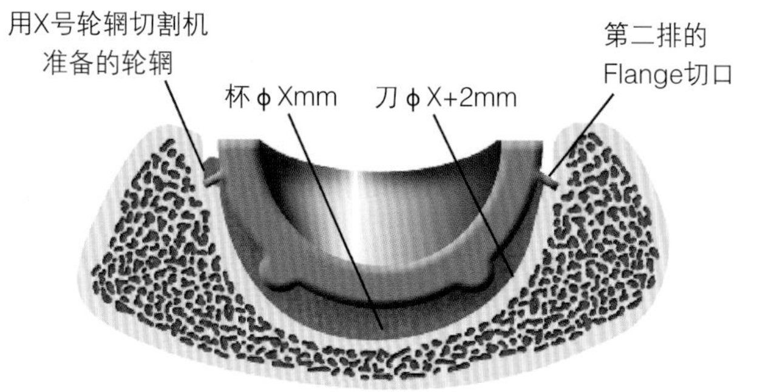

图16.14 带边杯在适当位置的图形矢状视图及其对水泥外壳的影响

表16.1 THA固定方式的发展

年份/国家	澳大利亚	丹麦	加拿大	英国-威尔士	新西兰	挪威	瑞典
2006	60%	47%	71%	25%	39%	16%	10%
2010	65%	68%	82%	43%	52%	25%	15%

每个国家使用前五的假体柄	澳大利亚	丹麦	英国-威尔士	挪威	瑞典
1.	Exeter V40 (61%)	Exeter (40%)	Exeter V40 (62%)		Lubinus SPII(56%)
2.	CPT (13%)	Lubinus SPII (23%)	CPT (13%)		Exeter (29%)
3.	Spectron EF (7%)	Bi-Metric (18%)	Charnley (6%)		MS30 (11%)
4.	CPCS (7%)	CPT (4%)	C-Stem (5%)		—
5.	C-Stem (4%)	Spectron (4%)	C-Stem AMT (3%)		—

澳大利亚发现无统计学差异。澳大利亚发现年龄在65~75岁（丹麦，60~74岁）的患者使用混合固定具有更低的翻修风险，而丹麦和英格兰、威尔士报告水泥固定降低风险。新西兰报道根本没有区别。澳大利亚和新西兰报告患者年龄在55岁到64岁（丹麦，50~59岁）的混合固定降低危险比，而丹麦和英格兰-威尔士没有发现区别。对于55岁以下的患者（丹麦<50岁），只有新西兰发现混合固定具有较低风险，但是澳大利亚，丹麦，威尔士和英格兰报告无统计学显著性差异。

混合固定相比无水泥固定的危险比不同国家间差异较大。澳大利亚报道除了老年人，所有年龄组无显著差异，混合固定相比无水泥固定具有更低风险。丹麦登记报告所有年龄组都有不利的风险参数，但除了老年人，他们认为是无显著差异。新西兰发现在两个最高阶层（患者>65岁），相比非骨水泥型全髋关节置换术，混合型具有较低失败的风险。患者年龄在55~64岁的风险分布是相反的，非骨水泥型比混合型风险低，而患者年龄小于55岁当中是没有区别。英格兰-威尔士没有报道此类危险比较。总之，在全球范围内，全髋关节置换术中水泥固定是最常用的，联合最新的聚乙烯材料，至少与非骨水泥型和混合型得到的结果对比（非骨水泥髋臼和骨水泥股骨），证明是可以达到持久的固定。

17

Markus A. Wimmer
Alfons Fischer
Robin Pourzal

第17章　摩擦学

摩擦学发展史

摩擦学的词根源于希腊语摩擦（τριβειν）和科学（λογοσ），定义为“相互作用的表面在相对运动中的科学和技术”。摩擦学包括摩擦、磨损和润滑方面的科学和技术问题，存在许多科学分支，包括骨科。

人类对摩擦和磨损的认识已经超过数千年。穴居人在一块木头上转动棍子用摩擦取火。埃及人和苏美尔人（公元前3500—3500年）使用皮带减少车架的车轴和车轮之间的摩擦。早期曾使用水、油、脂肪或沥青作为润滑剂，从而运输构建金字塔所需的石块。意大利的达·芬奇（1452—1519）首次科学分析了摩擦和磨损。达·芬奇测量了水平和倾斜平面上滑动物体的摩擦力。他发现摩擦力取决于正常负载，但与表面接触面积无关。他还研究了轴承面的磨损，并推荐使用铜3锡7的合金材料。

两个世纪后，法国的Guillaume Amontons（1663—1705）独立证实了达·芬奇的工作，摩擦力取决于正常载荷，但与表面接触面积无关。他与法国同胞查尔斯·奥古斯丁·库仑（Charles Augustin Coulomb，1736—1806）针对实体干摩擦的观察通常被称为库仑定律。此外，英国的艾萨克·牛顿爵士（1646—1727）在这个科学分支上也很活跃。他意识到润滑剂可减少摩擦和磨损，并通过流体力学描述了其黏度。

两个世纪之后，德国的Richard Stribeck（1861—1950）确定了摩擦的主要部分：黏附，变形和润滑。利用这些新开发的法则，可以描述润滑和非润滑金属对金属（MoM）关节的滑动摩擦特性。由于摩擦和磨损的复杂性以及所需的跨学科方法，英国教育和科学部于1966年成立了一个委员会，旨在科学评估摩擦、磨损和润滑，并引入必要的跨学科工具解决相关问题。这个委员会在1966年定义了术语“摩擦学”。

与具有低摩擦、高承载能力、减震和长寿命等优异特性的天然滑膜关节相比，许多人工关节假体表现出严重的问题，例如部件故障和磨损引起的关节松动。John Charnley爵士基于早期Teflon临床应用失败的经验，将摩擦学理念引入医学界。这种公认的低摩擦材料在体内与金属表面匹配时磨损特性极差，产生大量碎片引起严重的炎症反应，导致人工关节迅速松动。还强调材料在植入人体之前仔细考虑其在摩擦应力下的所有特性。

摩擦学系统

摩擦学系统的定义、术语和结构

摩擦起因于阻碍（滑动摩擦）或防止（静摩擦）相接触的移动固体之间发生相互作用运动。摩擦是能量的引入、转化和耗散，并且可能导致材料的损失。固体表面由于机械作用（渐进）微粒碎片的损失定义为磨损。虽然在极端接触情况下也可能发生部件的机械断裂，但是磨损通常导致尺寸和形貌变化以及表面损伤。这可能导致继发问题，例如对线不良，极端情况下会发生关节交锁。然而，在许多情况下，产生的磨损碎屑甚至比组件的实际尺寸变化危害更大。夹带的颗粒作为界面介质可以改变磨损作用机制。因此，捕获颗粒的作用与其产生一样重要。

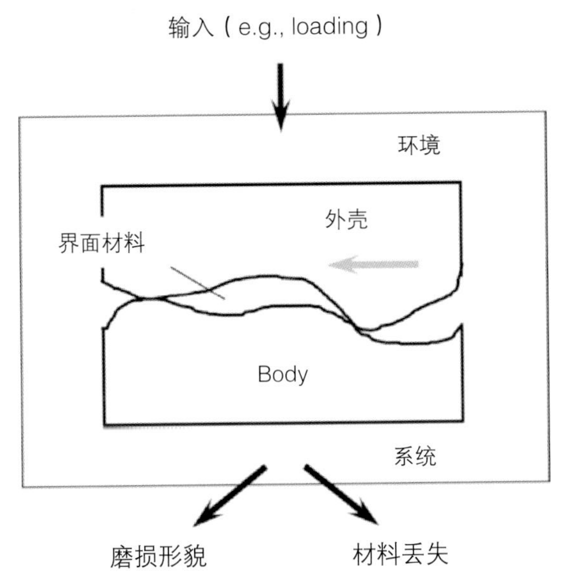

图17.1 摩擦系统的概述，该摩擦系统由4个主要元素组成：2个接触体，界面材料和环境。所有这些要素可以相互影响并改变相互作用的机制

虽然可以用强度和韧性来描述工程材料的机械性能，但是摩擦和磨损不是材料的固有性能。磨损和摩擦是特定系统的特征，包括表面物理（如杨氏模量或热传导）以及化学性质（如反应性）。一个摩擦系统由4个主要元素组成：主体，对立体，界面介质和环境。操作变量负载、相对速度、环境温度和负载时间作为系统的输入，导致运动发生并输出工作。可以根据能量（热或声音）和材料（磨屑）来定义系统的损失。图17.1显示了摩擦系统的示意图。由于磨损和摩擦起因于界面处的条件，因此需要观察接触表面的性质。接触表面远未达到光滑的程度，表现出不同程度的粗糙度，范围从纳米到毫米尺度。图17.2突出显示了微米刻度上表观接触面积与实际接触面积之间的差异。表面的不规则性通常由宽基的山丘以及具有与基部小于15° 的倾斜角组成。运动过程中实际接触与表面积之比不断变化，

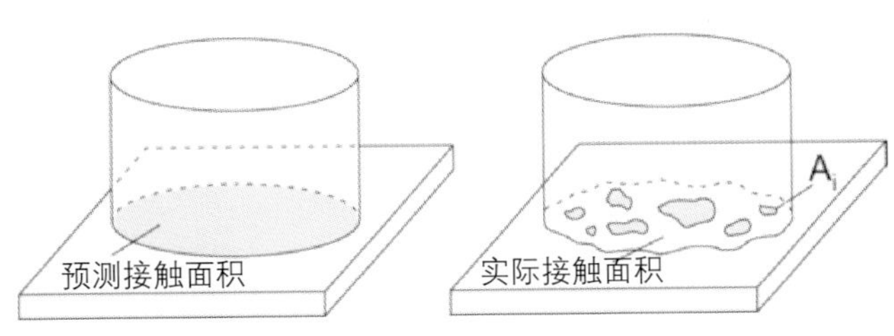

图17.2 表面的实际接触面积

范围可在$<10^{-4} \sim 1$。这取决于表面不规则作用剪切力和法向接触力的统计分布，以及机械、物理和接触材料的化学性质，可能与本体性质明显不同。

由于摩擦和磨损性质非常复杂，摩擦学问题很难通过简单模型评估。如图17.1所示的系统方法易于使用，可以从工程学角度应用于任何摩擦学问题。为了了解这种方法的限制性及可行性，必须在实际操作条件下分析磨损表面，例如，具有完整病史和临床随访的患者的髋关节。当然，这是一个耗时且昂贵的过程。这时应存在恰当的磨损试验装置，反映摩擦系统的结构及其元件之间动态相互作用的类型。我们应该考虑到，输入参数的适当建模，例如关节的载荷和运动，将确定磨损机制，此时可以据此选择相应的耐磨材料。换句话说，任何摩擦学问题解决方案的关键与磨损机制的知识以及作用的顺序和依赖性密不可分。作者强调了作用磨损机制的重要性，因为即使相同的磨损模式，不同的设计或材料改良也可获得不同结果。例如，具有结合矿物颗粒金对金关节面“三体磨损”模式的参数可以发生如下改变，即机械“黏附”（表面粗糙度的塑性变形产生冷焊的表面斑点）、磨蚀（塑性流动产生表面沟槽）或“表面疲劳”（主要是循环弹性变形）。因此，改良接触材料特性的成功计划需要准确理解摩擦系统的结构及其元素的相互作用。首先，需要了解假体设计、关节运动学和生理状况动力学的信息。在下面的章节中，我们将根据当今可用的系统和经验方法的历史发展，介绍摩擦和磨损的相关术语。为此，必须了解磨损机制的知识，从而确定减少磨损的针对性精确措施，并克服简单的试验和错误方法。这里不讨论基于机械有限元或者化学分子动力学计算机模拟的理论模型，因为到目前为止，它们只研究了非常小的范围，并且不包括整个摩擦系统。然而，这些模型非常有助于在原子和理论水平指导系统工程方法，并有助于更好地了解摩擦和磨损的具体特定影响因素。

摩擦

通常将摩擦理解为能量的引入、转换和耗散。通过实际接触区域接触点的循环弹性或塑性变形来

引入摩擦。然后在互锁表面粗糙内变形成弹性或塑性变形能量，以及裂纹的产生和扩展。这描述了摩擦的变形属性，这也可能是颗粒产生的原因。另一个机制可能来自主体和对立体表面原子和分子的黏附。

黏附可能性取决于机械性能以及原子和分子对化学反应的倾向性。表面或涂层改性以及润滑可以明显降低变形和黏附导致的摩擦。至少90%的能量转化成热量而消散，导致接触区内温度升高。根据局部法向力和相对速度，平均温度以及所谓峰值温度可能升高。平均温度主要由法向力控制，但峰值温度主要取决于相对速度，仅持续几毫秒。剩余10%的能量通过循环弹性和塑性变形、相变或主体、对立体、界面介质和环境的化学反应将机械能储存在晶格缺陷中而耗散。

润滑

润滑可以减少磨损。润滑的主要理论是在两种接触体之间插入材料，以使相互作用最小化。例如，表面润湿降低黏附。液膜形成的程度在人工关节体内磨损过程中起重要作用。已有研究指出湿润条件下超高分子量聚乙烯（UHMWPE）的磨损率随着摩擦面粗糙度的减小而稳定降低，而在无润滑（干燥）条件下存在最佳粗糙度（与黏附和磨损竞争机制有关）。因此，当与UHMWPE配对时，

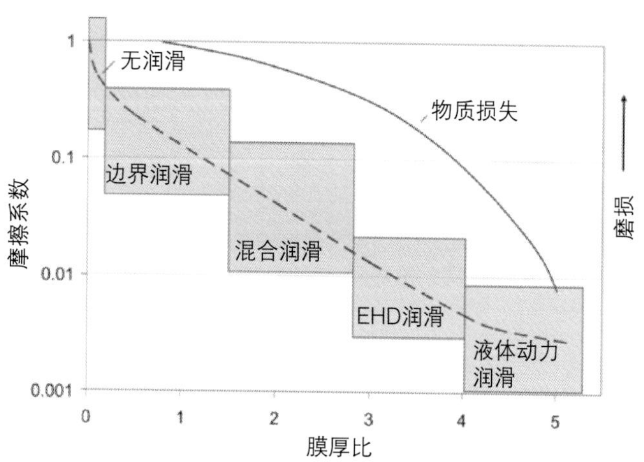

图17.3 滚动–滑动接触中的摩擦系数和耐磨性与特定膜厚比的关系

建议假体股骨头具有足够的表面光洁度（至少Ra <0.05μm）且没有缺陷。

润滑液膜的有效性由特定膜厚度λ定义，取决于润滑剂的黏度、主体和对立体之间的相对速度、界面压力以及表面粗糙度。因此，可以使用λ评估不同润滑方式的发生，如图17.3所示。边界润滑时，润滑剂化学黏附到其中一个表面，在固体之间完全接触，这与流体动力学润滑相反，两个物体完全分离。当液膜压力足够高，导致固体表面粗糙度变形，即发生弹性流体动力学（EHD）润滑。因此，即使液膜厚度小于主体和对立体凹凸的高度，仍可实现完全分离。在实际负荷和滑液存在的情况下，金属对聚乙烯髋关节存在混合膜润滑或边界润滑。硬对硬关节面主要存在EHD润滑和混合液膜润滑；然而，随着股骨头尺寸增加28mm，可以观察到向全液膜（流体动力学）润滑的转变。

磨损

磨损定义为机械作用导致接触体材料去除；因此，蠕变或塑性变形不是磨损，因为它们不产生磨屑，而是接触表面的尺寸变化。此外，腐蚀与磨损并不直接相关，因为它可以在没有机械活动的情况下发生。为了明确描述磨损现象，强烈建议根据磨损模式、磨损表现和磨损机制进行区分。

磨损模式

磨损模式定义了磨损发生时摩擦界面起作用的一般机械条件。磨损模式由两组标准定义：首先是摩擦系统的宏观结构以及各元素的运动相互作用，其次是实际磨损机制的组合。表17.1显示德国摩擦学协会建议选择的相关磨损模式。

应当注意，磨损模式不是稳定状态，可以从一个变换到另一个。例如，两体磨损产生的微粒碎片可作为界面介质，并转化为颗粒（三体）相关现象。此时可能会导致磨损率减少或增加。

磨损机制

磨损机制描述了摩擦系统各个元件的机械、物理和化学相互作用。目前存在4个主要的磨损机制：

表17.1	磨损模式概要						
系统结构	摩擦学		磨损模式	作用机制（单个或是组合）			
				黏附	磨损	表面摩擦	化学反应
固体-润滑剂（完全分离）固体	滑动，滚动，冲击	oil	—	—	—	•	○
固体-固体	滑动		滑动磨损	•	○	○	•
	滚动		滚动磨损	○	○	•	○
	振荡		微动磨损	•	•	•	•
			冲击磨损	○	○	•	○
固体-颗粒			冲击侵蚀		•	•	○
固体-固体+颗粒	滑动		三体磨损	○	•	•	○
	滚动		滚动磨损	○	•	•	○

注意：对于每种模式显示了普遍的磨损机制。请注意，该表是基于多次实验和应用的“一般”观察结果得出的。同样，磨损机制的其他组合可以应用于实时特定磨损模式

磨蚀、表面疲劳、黏附和摩擦化学反应。磨损和表面疲劳属于单纯机械相关，黏附和摩擦化学反应是机械和化学作用组合的结果。

患者体内取出的植入物几乎都存在凹槽和/或划痕；因此，磨蚀是最明显的磨损机制之一。外部颗粒（来自磨损系统外部的污染物，例如骨水泥）或系统固有颗粒（例如断裂的碳化物，磨损碎屑）均可能引起磨蚀。根据局部接触情况（例如攻击角，锐度）和接触物体的性质（例如硬度，断裂韧性，强度，延展性），磨损可以分为4种不同的亚类，如微穿孔、微切割、微开裂和微疲劳，反映了接触面的循环弹性和/或塑性性质。虽然许多参考文献都认为磨蚀是最主要的磨损损耗，但是这种磨损机制是否是失败的始发原因仍然存在争议。

表面疲劳在同一磨损轨道上反复滑动或滚动时起作用。由于机械或材料相关的原因，重复的加载和去载可以诱导微裂纹的发生和蔓延，与表面平行和垂直。由此产生浅坑和细丝（分层）。

发生黏附时，两个表面的材料在接触点内彼此黏附。这个过程类似于摩擦焊接。发生机械活动时，微结点撕裂，碎片变成颗粒，或者从主体转移到对立体，反之亦然，导致薄片和点蚀状表面损伤。如果产生的薄片和颗粒大于摩擦界面间隙，则成为磨蚀颗粒，甚至堵塞关节。高延展性金属在自配合接触时特别容易发生黏附。

当机械接触表面与界面介质和环境发生反应时，称为摩擦化学反应，接触表面的化学反应产物交替形成和去除。摩擦会导致表面机械激活和热激活，产生化学反应性较高的接触点；例如产生氧化岛的产生。氧化物层在达到临界厚度之后从表面剥落。也可能是界面介质（例如滑液）直接参与生成摩擦化学反应层，持续作用于摩擦界面的摩擦和磨损。该过程类似于客车或卡车电动机高性能润滑剂中所谓极压（EP）添加剂的作用。

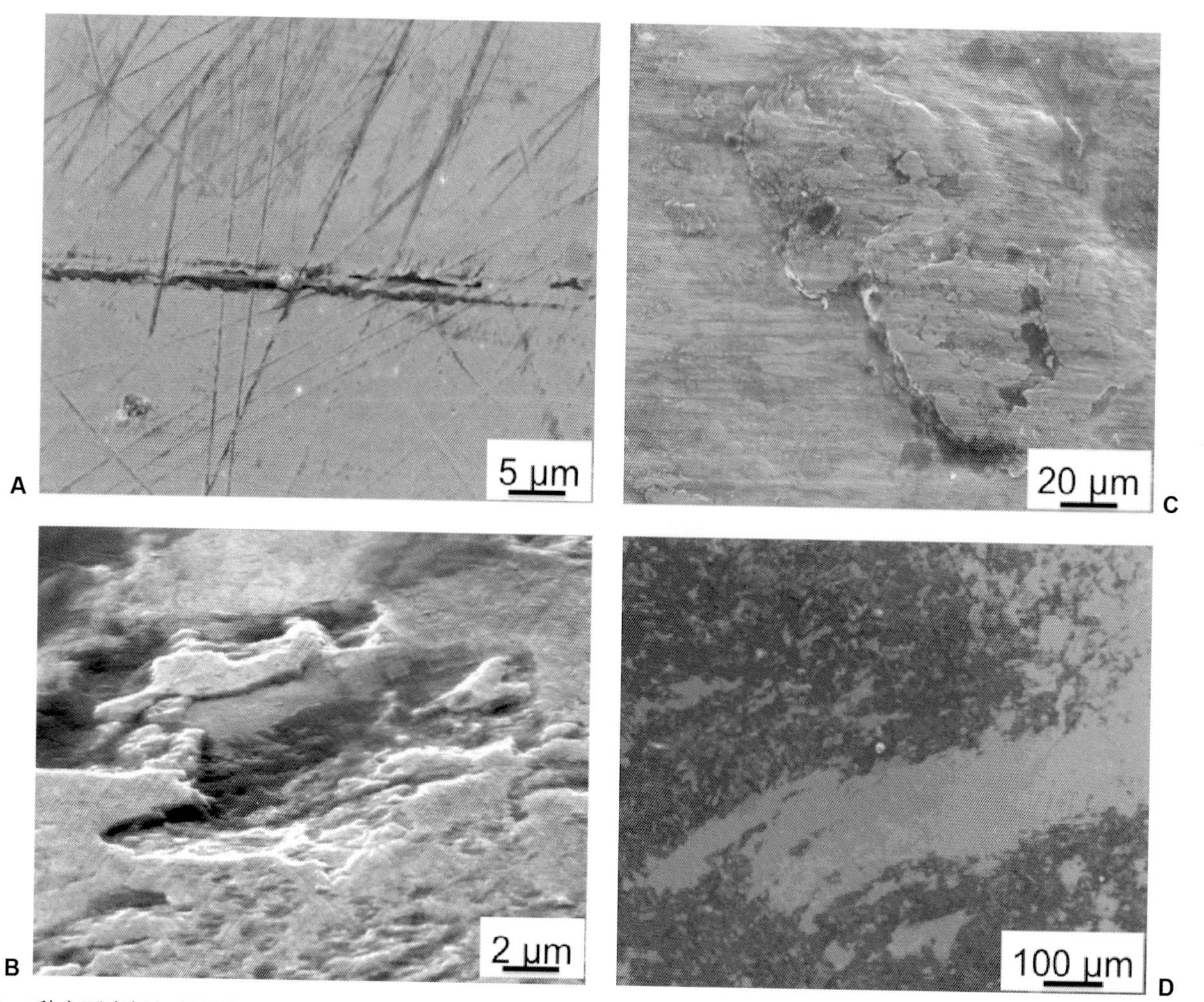

图17.4 4种主要磨损机制的典型外观。A. 磨损：金属假体上的凹槽；B. 表面疲劳：金属假体表面的脱层；C. 附着力：钛薄片转移到CoCrMo合金表面上；D. 摩擦化学反应：金属/金属关节头部的富含铬及变性蛋白质层

磨损外观

磨损外观描述了磨损导致表面纹理、组成或形状的可见变化。文献中“磨损特征”、“磨损模式”或“磨损损伤”可同义使用。磨损外观是磨损机制的特征性标志（图17.4）。残留特征的详细研究通常有助于深入了解磨损过程并识别实际问题。

值得一提的是，取出部件主要显示的磨损模式与移除之前即刻起效的作用机制相关。大多数部件取出是缘于假体失败，所以稳态磨损模式可能会因为假体失败后的继发磨损模式而模糊。此外，可能在植入假体过程中引入磨损痕迹。过去我们反复观察到边缘处存在清晰的凹槽，这些凹槽并非源自稳定状态的磨蚀。这些病例边缘处的凹槽可能会产生黏附，并导致极其严重的磨损。

显然，稳态磨损期间系统中存在许多不同来源的颗粒［例如骨水泥（PMMA），X射线显影颗粒（ZrO_2），残存的喷砂清洁（Al_2O_3），磨损颗粒聚集体（熔融纳米金属颗粒）］，这些颗粒可以尖锐，也可圆钝，能够引起磨蚀或某种形式的表面疲劳。

表面疲劳表现为小凹痕且易于识别，但磨蚀会产生不同深度和宽度的凹槽，非常难以明确相应的磨损模式。因此，了解作用机制的顺序及其对整个摩擦系统的贡献是很重要的。此外，应针对具体的生理条件和相关材料研究其作用机制。应识别补充条件以及特定的生物力学和生化状态，并纳入分析。这样才可以给出改进设备的明确建议。

磨损颗粒

磨损颗粒被视为摩擦系统中的损失。磨损颗粒的尺寸、形态和化学组成主要依赖于材料（主体和对立体）、输入参数（负荷，运动）、环境（温度，pH）、介质液体（润滑剂，其他颗粒）等，尤其是其产生的磨损机制。例如，表面疲劳最初是表层下的裂纹并缓慢播散，直至到达表面。在金属合金或某些聚合物中，这可能会形成相对较大的片状磨损颗粒。在其他系统中，摩擦化学反应支配磨损行为，形成所谓的摩擦膜并部分覆盖在表面。这种摩擦膜，有时也称为摩擦化学反应层，由氧化的合金组分以及介质液体组分组成。因此，最终磨屑可能仅从该膜脱落，而不是从关节组件的表面材料脱落。根据其尺寸、形态和化学成分，磨损颗粒可以以不同的方式影响摩擦系统。微米级的硬颗粒（例如陶瓷）可能导致严重的二体和三体磨损，在一些系统中会因磨蚀或表面疲劳而导致磨损量灾难性增加。纳米级金属颗粒呈高度反应性，可以因离子释放触发化学反应。其他颗粒可以重新结合到主体或对立体的关节表面。在生物学环境中，磨损颗粒不仅影响摩擦系统，还会引起周围组织的反应。因此，本书有专门章节介绍磨损颗粒与细胞的相互作用。

摩擦腐蚀

如前所述，腐蚀是一种化学过程，根据其定义并不属于“磨损”。然而，如果金属主体和/或对立体在化学活性环境中活动，磨损不能与同时的化学过程分离，因此，应根据“摩擦腐蚀”的原则评估。摩擦腐蚀描述材料同时发生磨损和腐蚀作用而变质或变性。当强调磨损和腐蚀的协同作用时，必须更加深入了解摩擦腐蚀过程。Mathew等最近的一项研究中表明单纯磨损和单纯腐蚀的总和不能解释金对金髋关节系统中的总体材料损失。作者估计大约1/3的总体材料损失由磨损和腐蚀的协同作用引起。

静态条件下，矫形外科所用的大多数金属由钝化的氧化膜保护。然而关节面处的氧化膜可能被破坏，材料损失的保护程度取决于氧化膜的再生速率。人体中的摩擦腐蚀问题特别具有挑战性，因为环境和界面介质包含细胞产生的化学物质，并且患者之间差异很大。例如，蛋白质（在滑液或假瘤中总浓度为20～40g/L）非常重要，因为它不仅影响摩擦和磨损，还会影响金属表面的腐蚀性能。在这样的机械活化表面上，大多数化学反应以及金属离子与蛋白质的相互作用是未知的。因此，摩擦腐蚀对髋关节的总体性能存在显著影响，此外并未发现其与临床表现存在直接联系。

人工髋关节的系统分析

人类的髋关节是一个摩擦学系统，本章即将讨论的内容应该使用系统分析方法研究。如图17.1所示，股骨头视为主体，臼杯视为对立体。界面介质是滑液，工作温度为37℃。工作环境（氧分压，温度等）由人体调节。日常活动期间的负载和运动决定系统输入，摩擦力矩和微粒碎屑和/或金属离子的产生决定输出。

系统输入

日常活动。一项关于全髋关节置换术后患者日常活动频率和持续时间的研究表明，患者最常见的活动是坐位（44.3%），然后是站立（24.5%）、步行（10.2%），卧位（5.8%）、楼梯攀登（0.4%）。病人平均每天步行6048步，每年累计约110万步。此外，平均每天爬164层楼梯。

个人经验印象是磨损与功能使用有关。Schmalzried等报告假体磨损进展和患者特异性活动（每天步数）之间存在显著相关性。除外3个异常值，磨损都非常显著，但与使用量仅呈中度相关（R2≥0.3），表明存在影响输出的其他系统因素。

人体活动量差异较大，最近发现休息期是日常活动的主要组成部分。患者直立休息阶段（长达30s）在日常活动中频繁发生。因此，10～30s停顿间隔的发生率高达26次/h。更短的休息时间（2～5s）的发生率更高（每小时100次）。休息阶段可能是有害的，因为可能会导致润滑中断。有趣的是，金属对金属摩擦界面在运动开始后增加的摩擦最大。

负载和运动

由于其频率和负载的需求，步态是磨损测试和分析中最重要的活动。有些患者使用仪器化髋关节假体直接测量负荷和运动情况；然而，目前关于髋关节的运动学和动力学的许多知识是通过步态分析得出的。

步态期间髋关节的相对运动涉及所有3个角度自由度。脚跟着地时，髋部处于屈曲位，在站立阶段伸髋。在初始摆动到中间摆动期间，髋部从伸直位变为屈曲位并保持屈曲直到脚跟着地。正常男性站姿期间运动的屈曲 – 伸展范围从+ 30°（屈曲）到–10°（过伸），伴随着冠状面运动（约10°）和横向平面运动（约15°）。应当注意的是，全髋关节病人通常显示异常步态模式，运动范围减小。

人体运动期间产生的地面反作用力在髋关节施加外力和外部力矩，必须由一组内力平衡。这些内力由肌肉、髋关节接触力和软组织约束产生。因此，肌肉处于对抗外部力矩的最佳位置，因为它们拥有足够长度的杠杆臂（从作用线到关节接触点的距离）。

脚跟着地时，外部力矩倾向于屈曲髋关节，在站立中期之前达到最大值。为了在内部平衡这一力矩，伸肌活跃。该模式在站立中期之前反转，产生倾向于伸直关节的力矩。这种正弦屈曲–伸展模式伴随着内收力矩，几乎在整个站立期间起作用。内部–外部旋转力矩值非常低，因此在髋关节接触力中的贡献较小。髋关节力矩典型值列于表17.2。

表17.2　13位THA患者髋关节在站立、站立屈伸时外展力矩的最小，最大，平均和标准偏差以及磨损率

	最小	最大	平均	标准差
屈曲（Nm）	44.7	200.2	110.0	44.1
后伸（Nm）	28.8	123.8	62.3	30.21
内收（Nm）	14.2	101.3	60.5	24.0
外展（Nm）	1.6	29.3	10.7	9.0
内旋（Nm）	2.0	12.0	4.3	2.8
外旋（Nm）	1.1	60.5	13.4	15.2
活动度（°）	16.8	33.2	24.4	5.0
磨损率（mm/a）	0.009	0.395	0.163	0.095

应注意到步态期间测量的力矩只能解释为“净肌肉”需求，因为在步态期间存在拮抗和协同肌肉活动。但是，使用正确的生理规则，限制肌肉可以产生的肌力，加上体内优化过程找到的正确标准，仍可以使用肌肉骨骼模型预测髋关节接触力。

接触力

Bergmann等发表了各种活动期间的接触力数据，使用遥测传输系统。在接受常规活动分析的4名患者中，当以“正常”速度1.1m/s行走时，髋部的平均峰值负荷约为体重（BW）2.4倍，略多于单腿站立。上楼时，关节接触力为2.5倍BW，楼下为2.6倍BW。其他日常活动的峰值接触力相对较小，除了绊倒。未预料的绊倒期间其峰值力高达8BW，显著大于慢跑期间的冲击（5.5倍BW）。

这些力是直接测量的，因此可以认为是准确的。然而，应该注意的是，全髋关节患者日常活动期间的接触力存在巨大的个体差异和内部差异，且与之前给出的数值不太相关。施加的力会影响系统的摩擦学行为。因此，最近的研究表明，关节外力矩峰值（作为关节接触力的测量）和站立期间髋关节活动范围（假定股骨头尺寸相等）可以预测全髋关节患者的磨损率。本研究纳入6名男性和7名女性。这些患者手术时的年龄是54岁。所有患者在生物运动实验室中至少测试了一次。以每个受试者自选“正常”速度代表他们的每日步行模式。使用计算机辅助矢量磨损技术的数字射线照相来确定臼杯聚乙烯的线性磨损。随访期间每1 ~ 2年拍摄放射照片，平均使用7张。发现站立期间患者矢状面运动以及髋部的外部力矩显著不同（表17.2）。类似地，13名患者的线性磨损率在0.009和0.395mm / 年之间变化，这些不一致的发现让我们回想到所有患者都植入同一公司制造的具有相同球头直径的相同假体。有趣的是，关节力矩和矢状面运动的组合与这些患者的磨损率显著相关（根据阿卡德方程，所产生的磨损体积与施加的力与滑动距离成正比）。回归分析表明43%的磨损率方差可由附加关节力矩和髋部运动范围的乘积来解释（图17.5）。去除异常值后进

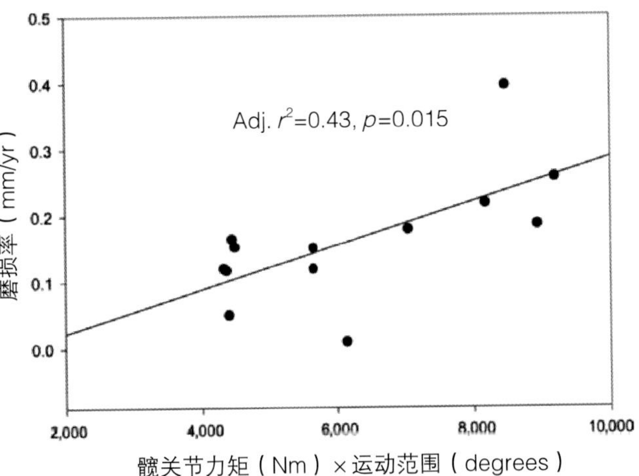

图17.5 磨损率与作用在部件上的载荷之间的关系。髋关节力矩（作为关节负荷的替代）和屈伸过程中的运动范围（作为滑动距离的标志）大半解释了磨损变化的原因

一步增加了相关性的强度（R2=0.65）。

总之，上述发现表明患者步态期间的接触力（和运动）是高度可变的，并指示磨损的进展。许多研究已经报道，与年龄匹配的对照受试者相比，全髋关节病人无法实现“正常”步行模式。然而，大多数磨损测试是基于正常步态（例如，ISO髋和膝部磨损测试标准，ASTM 髋膝磨损测试标准和建议）得到的运动和力输入数据。在进行摩擦学分析时应该了解这一点。

磨损路径

Ramamurti等分析了人类髋臼摩擦界面运动期间的磨损路径，显示磨损轨迹呈准椭圆形到矩形路径。接触区域上的路径在形状以及长度上变化很大，但在步态循环运动模式期间所有路径彼此交叉。因此，提示其表面经受多向剪切力，从而干扰UHMWPE的结构对准。其他实验研究验证了“多向磨损”的概念，因为磨损轨迹的交叉加速了颗粒碎屑的形成。

Saikko和Calonius重复了Ramamurti等的分析，但使用基于欧拉角的校正计算方法（图17.6）。与Ramamurti等的发现不同，他们发现新型髋关节模拟器设计产生的磨损轨迹形状之间存在明显差异。作者随后的论文重点关注合成接触力绘制的轨道。采用已发表的正常受试者的运动数据，绘制所谓“力轨迹”的长度及其相关速度。28mm股骨头力轨道的长度为23.2mm。股骨头和臼杯之间的相对速度为0.6～49.6mm/s，平均值为20.5mm/s。根据Archard方程，数值积分瞬时负荷和滑动距离增量的乘积，一个完整的步态周期确定为22.3Nm。为11个现代髋部模拟器绘制相同的乘积，表明运动和负载输入已经可以确定实验室磨损率的大致范围：轨道长度–力积分范围为17.4～43.5Nm。

磨损模式

全髋关节置换典型的球/杯系统的特征在于大于150μm的直径“公差（Clearance）”（“公差”是指股骨球头和臼杯直径之间的差异，从而允许相互配对）。这在设计的“滑动磨损”运动期间产生了小于行程长度的接触区域。此外，由于前进和后退行程的磨损路径并不相同，因此人类髋关节的磨损模式更精确的描述应为多向滑动磨损。然而，步态循环期间存在行程匹配的时间间隔，此时磨损模式仅仅归因于往复滑动磨损。因此，磨损模式是往复式和多向滑动磨损的结合。无论如何，所有已知的主要磨损机制——黏附，磨损，表面疲劳和摩擦化学反应——可能在两种磨损模式中同时作用。因此，

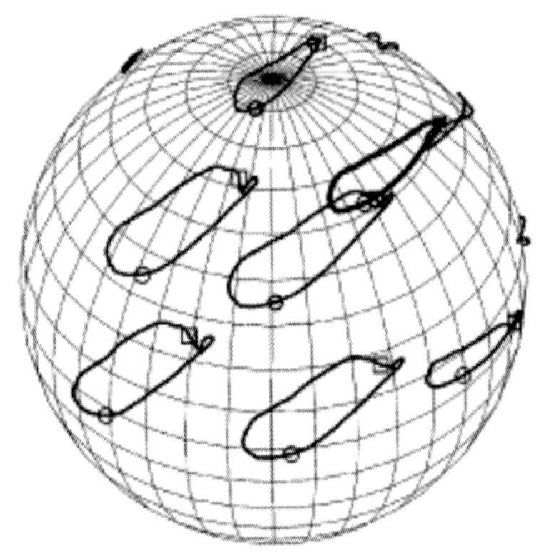

图17.6 根据步态期间髋关节的3个角度运动，计算出股骨头上选定点的滑动轨迹。用较粗的线绘制“力轨迹”。正方形表示脚跟着地和圆圈表示脚趾离开

必须识别支配地位的摩擦学行为。

McKellop提出术语“磨损模式”在全髋关节置换术中的另一个定义，与典型的摩擦学解释略有不同。McKellop定义了4种模式，其中模式1描述了假体装置的预期运动（比如髋关节的多向/往复滑动）。模式2～4描述了关节部件和/或患者特异性事件（例如脱位或半脱位）导致对线不良引起的非预期性磨损模式。磨损模式2表征了摩擦界面与非摩擦界面的接触，这可以在股骨头和臼杯微分离期间发生，从而发生股骨头关节面和臼杯边缘的碰撞。在磨损模式3中，硬质磨料颗粒进入摩擦界面（符合二体或三体滑动磨损的经典定义）。硬质颗粒可以来自合金本身（磨损颗粒，硬相）或来自系统外（骨碎片，骨水泥）。磨损模式4描述了两个非摩擦界面移动接触的极端情况。常见的例子是股骨颈和髋臼杯边缘之间的撞击。

作用磨损机制

全髋关节假体关节表面上可以观察到4个主要磨损机制的特征磨损特征，并被广泛文献报道。此外，磨损颗粒的性质、尺寸和形态可以协助识别作用磨损机制。特定磨损机制的重要性和发生率取决于材料副。目前，髋关节置换术中的主要材料副是

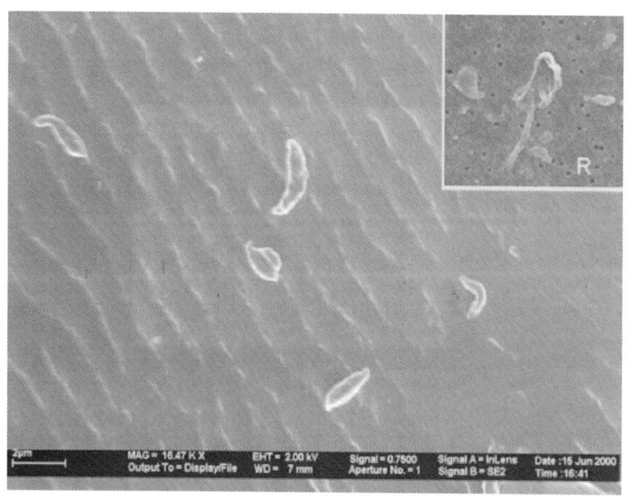

图17.7　磨损的内衬的聚乙烯表面。表面波纹很可能是由于聚乙烯晶体结构的影响。由于关节体的黏附而产生“碎片”和“原纤维”颗粒。小窗口显示了0.1μm过滤器上捕获的聚乙烯颗粒

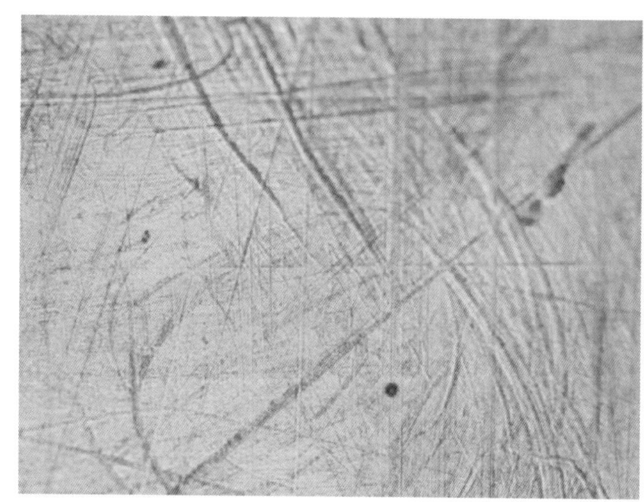

图17.8　光学显微镜图像（原始放大率100倍）显示了聚乙烯内衬上的典型划痕和凹槽

金属和陶瓷对聚乙烯（MoP，CoP），金属对金属（MoM）和陶瓷对陶瓷（CoC）界面。为确保髋关节的适当功能，在材料选择是必须防止黏附和/或严重磨损的发生。以下章节针对不同的材料副描述其磨损外观和作用磨损机制。

金属/陶瓷对聚乙烯

与金属股骨头匹配的聚乙烯杯表面上已发现黏附特征。臼杯和股骨头之间的微观焊接在聚合材料表面上产生原纤维。这些原纤维可能被撕裂并作为松散颗粒被拉走。如图17.7所示，呈细长特征形状。如果没有足够的润滑，较大的碎片可能从对立体转移到主体，反之亦然。

否则，这种颗粒可能以二体或三体磨蚀的形式引入磨蚀，导致表面上的划痕和凹痕。除了聚乙烯颗粒，骨水泥碎屑也会进入摩擦界面，并嵌入聚乙烯中。然而，如图17.8所示，二或三体磨损似乎只是偶然发生，导致聚乙烯杯上的凹槽和划痕。MoP和CoP系统的另一磨损机制是表面疲劳，其中聚乙烯部件通常比硬部件的影响更大。表面疲劳与重复加载相关，并产生磨损特征，例如点蚀和分层。患者尸检时取出的内衬中（因此植入物取出时仍处于良好功能状态）发现凹陷严重性较低，并且大多位于从接触区到非接触区的过渡区中。这提示外部三体颗粒（骨水泥，骨屑）在患者寿命早期产生影

响。聚乙烯杯偶尔出现分层，主要限于氧化过度的衬垫。特别是在惰性气体（可限制聚乙烯的氧化损伤）中引入γ辐射之后，髋臼聚乙烯内衬分层极少发生。聚乙烯内衬中最常见的磨损外观是抛光。

与MoM髋关节不同，尚未聚合物杯摩擦化学反应的报告。然而，这并不排除它们的存在。已经硬质对立体部件上聚乙烯转移膜的报道。这些分层似乎可以降低摩擦，并因此发挥与MoM中摩擦化学反应层类似的作用（下文进一步讨论）。

大多数MoP和CoP系统中的聚乙烯杯固定在具有特定锁定机构设计的金属背衬中。虽然这种金属-聚乙烯界面并不用于关节活动，但是可能因金属背衬和聚乙烯内衬之间的刚度差异发生微动，导致微动磨损的二次系统。如果活动幅度小于Hertzian接触区域尺寸，磨损模式为微动磨损。微动通常与表面疲劳以及磨蚀、黏附和可能的摩擦化学反应有关。已经几种THR设计背部磨损的报道，并且可能导致金属背衬中螺钉孔周围的肉芽肿。已经通过改进锁定机构、抛光背侧表面以及最小化聚乙烯磨屑的潜在逃逸路线（例如螺钉孔）来最小化背侧磨损。

陶瓷对陶瓷

髋关节置换中使用的所有材料组合中陶瓷对陶瓷髋关节的磨损率最小。主要的磨损机制是轻微的表面疲劳，关节表面大部分区域仍保持抛光外观。扫描电子显微镜（SEM）下很容易在抛光区域中识别材料的晶粒结构（图17.9A）。通常，制造期间初始抛光程序的细小划痕仍然可见，提示磨损过程非常轻微。由于陶瓷延展性低，该系统中不存在黏附。可以观察到磨料划痕，但是程度比其他系统低得多。陶瓷颗粒相当脆，可以分解成细小的碎屑，导致抛光效果，而不是三体颗粒磨损。目前没有形成摩擦化学反应层的报告，然而，可以观察到环境有机成分的沉积。

虽然CoC髋关节摩擦学性能整体优异，但这种摩擦副对撞击和对线不良非常敏感，导致一些区域磨损模式的转变。Nevelos等首先报道了所谓的“条纹磨损”。该名称源于股骨头上方区域的条纹状磨痕，其发生主要是因为微分离，其次是股骨头和臼杯边缘的撞击（即20.3.3中McKellop分型的磨损模式2）。结果可以导致晶间骨折（图17.9B）。整个晶粒或晶粒碎片分离并进入摩擦学界面，在条纹磨损区域内外引入三体磨损。臼杯外展角大导致边缘负载也会发生晶间断裂和晶粒分离。所产生的润滑问题和黏滑行为可能会导致CoC关节面的异响。最近另一个研究还表明，吱吱噪声的根本原因是摩擦引起的旋转振动，从而在可听频率范围引起假体柄共振。

目前仍未在髋部模拟器中重复出陶瓷对陶瓷临床相关的磨损率、模式和颗粒。步态摆动期间在股骨头和臼杯之间引入微分离，实现了更真实的磨损。股骨头和臼杯的错位增加了接触应力，因此增加

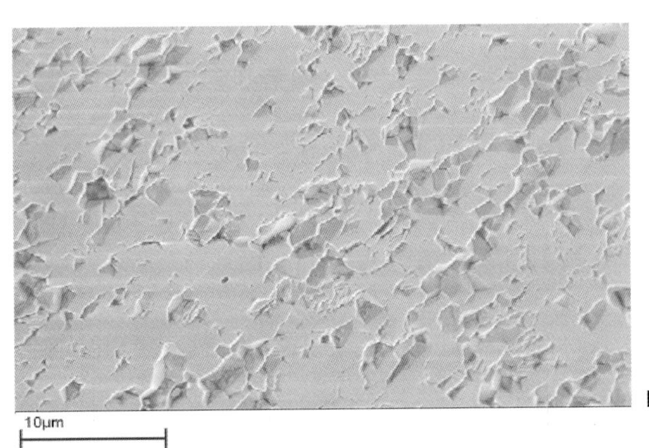

图17.9 陶瓷（氧化铝）股骨头假体的关节表面的SEM图像。A. 在大多数情况下，可以观察到抛光；B. 但条纹磨损区域显示出晶间和晶内断裂

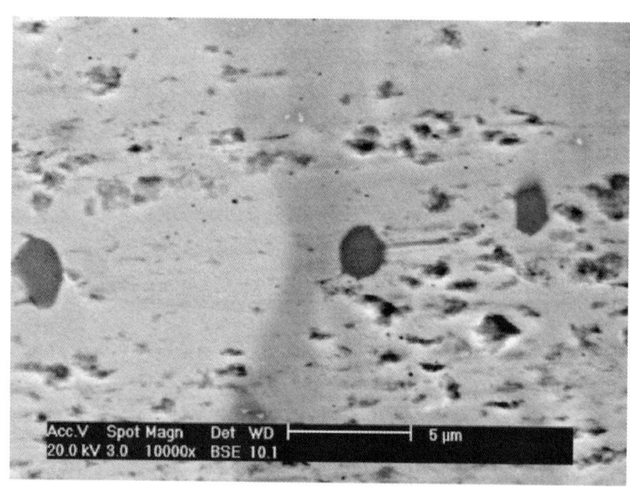

图17.10 金对金假体头部的点状腐蚀。请注意凹坑的特征是表明滚动磨损这种可能的磨损方式。BSE检测器能区分基体和碳化物。由于原子序数较低，碳化物在显微照片中显得较暗

了表面疲劳的可能性。除了机械应力循环之外，由于陶瓷热导率低，接触点内的陶瓷经历不同的热循环，可能导致相变，特别是氧化锆。其他陶瓷（如氧化铝）具有更优异的物理和化学性质，能更好地承受热应力循环。

金属对金属

近年来金属对金属摩擦界面的机械性能和安全性广受关注。尽管问题非常严重，但应注意，这种现象主要与设计相关，仅涉及大直径关节中的若干装置。较小的股骨头（直径≤36mm）相对安全，存活率与其他摩擦界面组合相似。以下章节中我们强调在非灾难性条件下的磨损作用机制，因为这已是多年的规范。

许多假体取出研究显示MoM髋关节中存在多种磨损模式。关节面大多数区域呈现相对抛光外观，特别是主磨损区。这些区域中通常也会观察到乳状黄色的膜。一些情况下可以发现条纹磨损瘢痕，与CoC髋关节报道类似，其特征在于强烈冲击导致的划痕。总的来说，如果关节功能正常，MoM关节磨损造成的总损失是所有可用材料组合中第二低。从摩擦学角度来看，这令人惊讶，因为自匹配的MoM关节违反了摩擦工程学的主要原则，即高延展性材料的不匹配。考虑到钴铬合金的面心立方微观结构，预期因黏附应该出现直径几微米的薄片状颗粒。然而，报道中金属/金属磨屑较小，为50nm大小。更密切地研究这种矛盾后发现42个McKee-Farrar假体（13名男性和29名女性患者）在平均使用11.7年后没有观察到黏附现象。

考虑其具体磨损外观以及相对较低的磨损率，MoM主要的磨损机制应为轻度表面疲劳（类似于CoC系统）。表面疲劳的发生源于粗糙表面和/或外部或系统固有三体颗粒的直接固体接触，在磨损轨道内反复滑动或滚动。研究者证明金属/金属关节面的所谓凹陷或微坑（图17.10）源于断裂的碳化物和附聚的磨损颗粒，磨损颗粒在关节表面滚动，导致抛光过程。此外，这些小颗粒使金属表面彼此分离，有助于防止黏附（否则可能导致摩擦系统灾难性破坏）。虽然三体颗粒会导致疲劳相关磨损，这种磨损比黏附导致的磨损小几个数量级。作者进一步发现，在这种轻微磨损条件下，不仅金属合金的表面外观发生改变，表面下的微观结构也都发生变化。特别地，CoCrMo合金可以发生表面下微结构良性变化，表面形成纳米晶层的梯度变形。这种纳米晶层是磨损颗粒脱落的原因，可以解释MoM关节中磨损颗粒的小尺寸范围。重要的是，下方的块状微结构能够充分支撑纳米层。微观结构中尺寸梯度的形成是Co基合金的独特性质，将其与其他骨科金属区

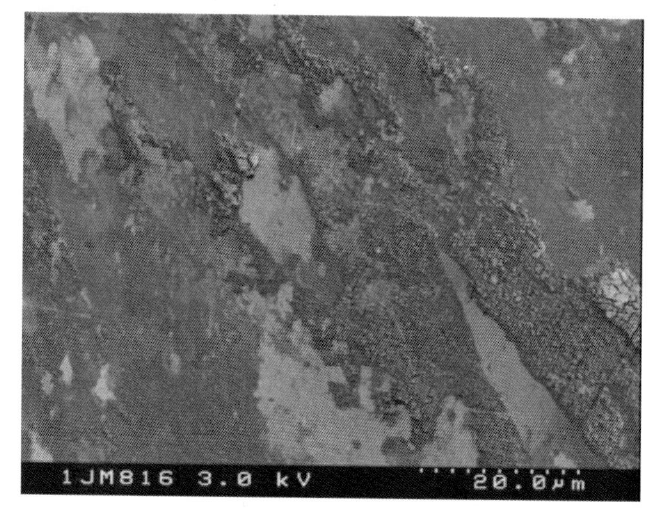

图17.11 在植入的McKee-Farrar假体上看到的摩擦化学反应层。富碳层的厚度各不相同，并牢固地附着在钴铬基体上

分。例如，316L型的钢材无法形成有益的整体微结构，因此，尽管表面出现纳米层，但是脱落的磨损颗粒更大。

摩擦化学反应是MoM髋关节中的重要磨损机制，可能由磨损和腐蚀的协同相互作用触发，并以积极或消极的方式影响摩擦系统。研究者发现股骨头和臼杯的主要关节区域中通常出现所谓的化学反应层（或“摩擦膜”）。大多数系统中的摩擦化学反应可明显改变表面的化学性质，从而阻碍或防止黏附。因此，它们在技术层面有利于摩擦学行为。特别是金属对金属植入物，有迹象表明摩擦化学反应对磨损行为存在有益影响。前述McKee-Farrar假体的金属表面存在有机摩擦化学反应层，分解的蛋白质牢固地黏附到氧化物层（图17.11）。许多研究者已在体内和体外观察到富碳层，描述为“（磷酸钙）沉淀物”和/或“沉积物”。然而，它们不直接参与磨损过程。由于它们会干扰重量和外形测量，常使用乙二胺四乙酸（EDTA）作血清添加剂以使体外磷酸钙沉积最小化。有趣的是，使用EDTA作为血清添加剂对磨损的影响可以忽略不计。这一

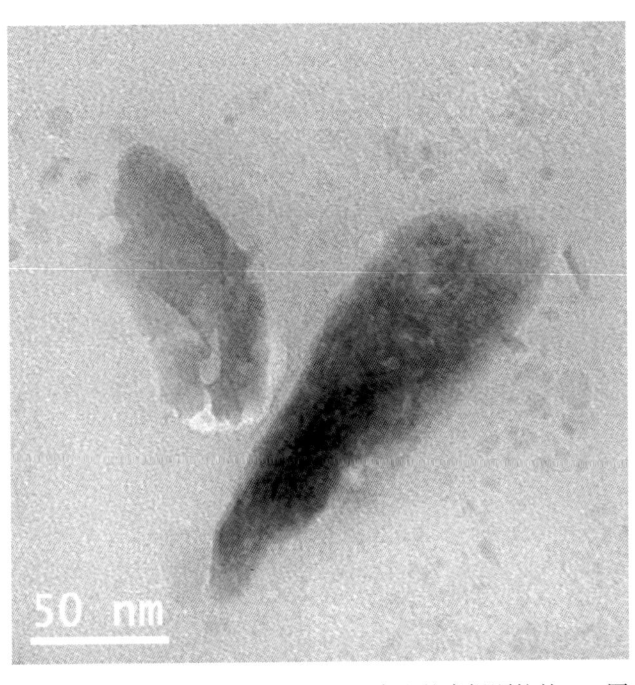

图17.13 髋关节模拟器中Co-Cr-Mo产生的磨损颗粒的TEM图像。该图像显示了非晶态的Cr_2O_3颗粒（l.）和被非常细的结晶Cr_2O_3颗粒包围的部分结晶的Co-Cr颗粒（r.）

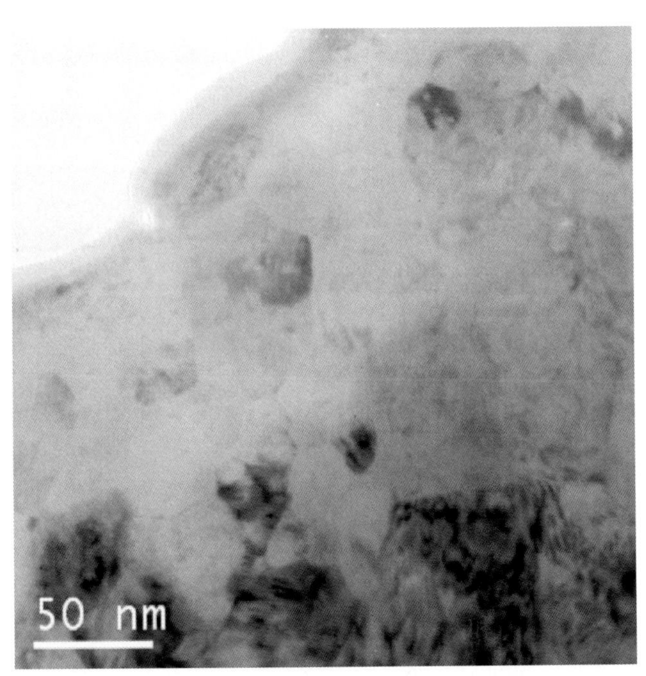

图17.12 用透射电子显微镜（TEM）拍摄的金属股骨头关节表面的横截面图像。该图像显示了机械混合区的典型情况，其中单个纳米晶体嵌入了碳质物质

发现支持作者的观点，即由于摩擦化学反应产生氧化层，甚至可能由化学侵蚀引起。Semlitsch等最早描述了这种可能性，但没有针对磨损序列和磨损机制的相互作用开展进一步研究。摩擦膜如何形成的确切机理仍不清楚，但常常伴随高温和剪切载荷。我们的模型预测粗糙度闪点超过60℃。采用能量色散谱（EDS）和X射线光电子能谱（XPS）的SEM表明，所述层由碳、氧、钠、镁、钙、氮、硫、磷和氯构成。这些元素可从生理环境中的蛋白质获得。使用Bradford染料结合法，一些层仍然显示为蛋白质来源。最近我们发现一定比例的蛋白质可以转化成石墨材料。石墨材料的存在可以降低摩擦膜的摩擦性能。由其他研究者进行的另一项研究证实了摩擦膜的存在，证明Co、Cr和Mo离子以不同的价态出现在摩擦膜中，这表明金属表面与关节环境的有机成分之间发生相互作用。总之，Co-Cr-Mo合金表面变成机械混合的金属有机化合物，具有防止黏附的新材料性质，因此增强自配合条件的摩擦界面。图17.12显示机械混合表面的横截面图

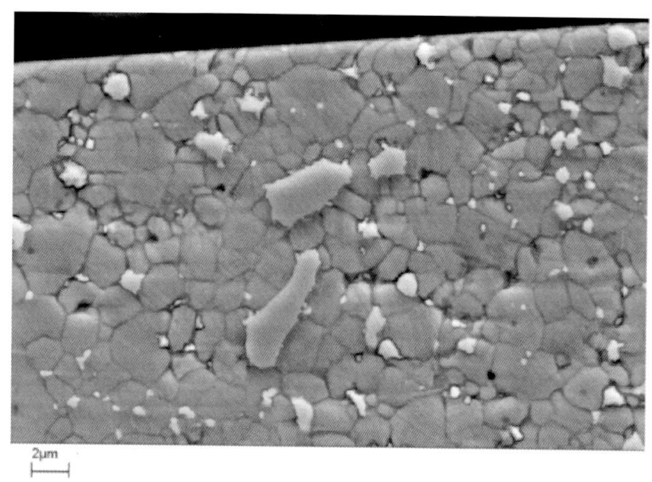

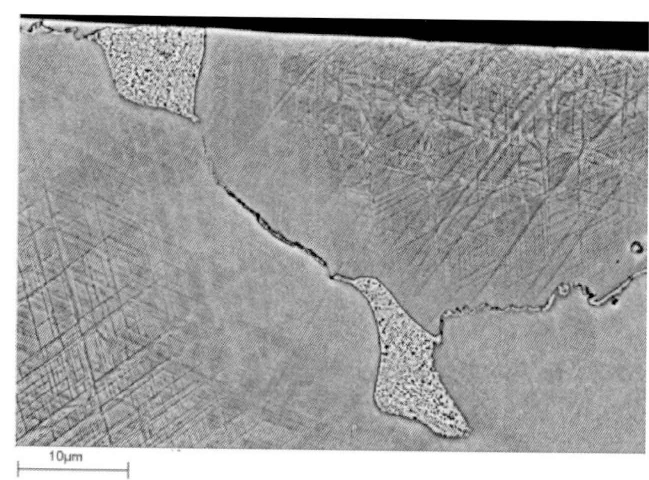

图17.14　高碳Co–Cr–Mo锻造（l.）和铸态（r.）合金的横截面图像。锻造合金表现出均匀分布的致密碳化物（<2μm），铸态合金沿着晶体界面（> 10μm）具有粗糙的混合硬质相

像，可见单晶嵌入在含碳物质中。从该表面脱离的颗粒在尺寸和化学组成上存在不同。图17.13中显示3种不同类型的颗粒：部分结晶的Co–Cr颗粒（<100nm）、无定形Cr_2O_3颗粒（<50nm）和非常细小的结晶Cr_2O_3颗粒（<30nm）。后一类型的颗粒可以部分源自被破坏的钝化膜；然而，尚未了解Co–Cr–Mo颗粒的化学和结构改变是否在机械混合区内发生，或在分离之后发生。滑动磨损条件下CoCrMo合金磨损颗粒的表征。

虽然表面疲劳和摩擦化学反应可以被认为是良好运作MoM髋关节中最主要的磨损机制，磨蚀的影响不能忽视。如前所述，定向刮痕的区域（条纹磨损）通常与严重接触条件相关。随机取向的凹槽和划痕通常指向三体磨损。在“正常”稳态条件下，MoM系统中的磨损颗粒过小而无法磨蚀。随着更大和/或更尖锐的颗粒出现，情况会发生变化。这些颗粒通常会卡在两个支承表面中的任一个上，并在对面产生凹槽。结果发生磨蚀。特别是在韧性面心立方金属中，微观切削或刨削的外观很常见。如前所述，这种磨蚀颗粒可以由许多因素诱发，来自系统外部和内部。系统固有的磨蚀颗粒可以是团聚和压实的磨屑，条纹磨损区域中产生的大颗粒，或合金内部的硬相。Co–Cr–Mo合金通常需要硬相以增加总硬度，提高耐磨性。然而，硬相的尺寸、形态、分布和类型可能在很大程度上取决于合金类型（锻造或铸造，低或高碳）和热处理方法（铸态，热等静压，固溶退火，双热处理）。例如，高碳锻造合金通常相对均匀分布较小的紧密碳化物（<2μm），而高碳铸造合金具有碳化物和金属间相组成的粗糙混合硬相（>10μm）（图17.14）。后一类型的硬相相当脆。因此，合金不同微观结构可以将不同的磨蚀颗粒引入摩擦界面。

锥度连接——继发的关节面

目前大多数THR设计使用模块化锥形接头连接股骨头与股骨柄。两个表面呈现圆周加工痕迹的纹理。不同设计和制造商假体表面峰的高度以及它们的间距存在差异。正常情况下，4kN的冲击力足以在股骨头和锥形柄之间提供稳定的锥形连接。粗糙表面的塑性变形可作为两个部件刚性连接的锁定机制。然而，如果接合不良，股骨头和锥形柄之间存在循环微动。因此，这形成了期望以外的继发摩擦系统，其中股骨柄的阳锥体是主体，股骨头内的阴锥体是对立体。在这种条件下，滑液可作为界面介质进入摩擦界面。由于滑动运动非常小，磨损模式属于微动磨损。可能的磨损机制是严重的表面疲劳、磨蚀和黏附。与主要的关节面类似，磨损程度和单一磨损机制的严重程度根据材料副不同而不同。通常，股骨头由Co–Cr–Mo合金铸造或锻造，或者由陶瓷制成。股骨柄由Co–Cr–Mo或Ti_6–Al_4–V合金制成。虽然两种合金可以形成强大的钝化膜，提供足够的腐蚀保护，但是水性环境中的微动磨损不可避免的会产生腐蚀，因为在微动磨损下，钝化膜会被破坏，并且不能完全重建以防止腐蚀。由于锥形中的空间限制，腐蚀程度会加剧，导致缝隙腐蚀，在一些情况下，不同合金的接触可能导致电位差和电偶腐蚀。由于微动磨损和腐蚀的强烈相互作用，模块式锥形连接处的磨损模式被称为微动腐蚀。

结论和其他髋关节摩擦系统的展望

人工髋关节假体内有特定特征的摩擦系统不止一个。上述股骨头/臼杯系统是主要的关节面。预期条件下的磨损模式是多向和往复滑动磨损。至少一个主体的表面总是与界面介质和/或环境直接接触。在金属对金属的情况下，会引起摩擦化学反应（低磨损），阻碍严重的表面疲劳（更多的磨损）并防止黏附（高磨损）。此外，主关节表面内可能存在意外接触，可能引起更严重的接触（冲击，条纹磨损），提高磨损率。此外，存在继发关节面，会导致预期以外的颗粒和/或金属离子释放（模块化锥形连接，背侧磨损）。重要的是识别和研究其他非预期的关节面，可能对假体的性能具有负面影响。例如，由于PMMA和金属之间的刚度差异，骨水泥和股骨干之间的界面存在非常小的冲程，因此存在微动磨损。主体和对立体的接触表面几乎不暴露于界面介质和环境。因此，摩擦化学反应及其保护作用减弱，引起表面疲劳和黏附，导致磨损增加。可能的是，环境截断的接触区域存在氧耗尽，触发由缝隙腐蚀导致的摩擦腐蚀过程。因此，表面裂纹可以进一步传播到本体中，并可能导致股骨柄的疲劳失效。

回到股骨头/臼杯系统，摩擦学家最重要的任务之一是防止黏附，当相同的材料配对时，通常存在黏附。假设摩擦界面系统的特定摩擦学数据是未知的，可以用非自配合配对可靠地防止灾难性黏附的发生，如金属对聚合物和陶瓷对聚合物。此外，非化学活性自耦合摩擦副，如陶瓷对陶瓷，是一个安全的选择。在MoM的情况下，原位表面和表面下的改变可形成摩擦化学反应层，防止自配合接触条件，从而防止黏附。

为了进一步改善髋关节假体的摩擦学性能，可以引入新材料或材料副。例如聚醚醚酮（PEEK）或新型陶瓷对金属摩擦界面。此外，硬质涂层（DLC，Cr–氮化物）的引入还需要持续研究。特别是在生理条件下涂层的稳定性和黏附性还需要进一步改善。为了实现持久的性能，开发新型摩擦界面时应该遵循本章中概述的摩擦学原理。

18

John M. Martel

第18章　磨损的临床评估

简介

自20世纪50年代后期John Charnley引入全髋关节成形术以来，磨损一直主要考虑因素。Charnley的原创假体设计通过使用22.225mm股骨头与低摩擦材料特氟龙的摩擦副来减少磨损。不幸的是，特氟龙耐磨性欠佳，所产生的碎片在假体周围组织中引起强烈的炎症反应。John Charnley后来的设计使用了更耐用的超高分子量聚乙烯作为摩擦界面。虽然其组织反应性低于特氟龙碎片，超高分子量聚乙烯碎片会引起炎症反应，导致假体周围骨溶解以及随后的假体松动。与标准聚乙烯相比，当代设计中使用高交联聚乙烯内衬，临床磨损率已经降低了50%～90%。在5～10年的临床随访中，髋部骨质溶解的发生率基本上为0。历史上，颗粒介导的骨质溶解和松动是限制植入物长期生存率的主要因素。

针对Charnley低摩擦关节成形术最初设计的修改已经影响了聚乙烯磨损率。这些变化包括为关节面材料（钴铬，钛，陶瓷）的选择、股骨头的尺寸（22.225mm，26mm，28mm，32mm），聚乙烯厚度，以及碎屑产生的倾向（非关节表面的涂层脱落和三体磨损，模块化连接的微动）。这些设计的许多变化会对植入物的磨损性能产生不利影响。尽管影像学检查容易检测到灾难性失败，但更难以理解的是设计变化对体内聚乙烯磨损率的短期影响。虽然材料测试是预测新植入物设计磨损性能的有效工具，临床评估患者磨损的工具也很关键。髋部模拟器是重建体内全髋机械环境的最好尝试。长期数据（8～10年）的研究显示，临床变量和测量的磨损率之间存在显著相关性。虽然可用于评估长期数据，但是使用短期数据手动测量聚乙烯磨损的技术在评估设计变化对磨损性能的影响时缺乏精度和准确性。传统的手动测量磨损技术，包括Charnley，Dorr和Livermore的方法，在经验丰富的研究者手中是准确的，但在评估短期磨损率时缺乏精确度。了解评估磨损测量技术的精度和准确性非常重要，特别是在交联聚乙烯时代，预测其年磨损率为60m。

磨损评估：测量技术

可以根据精度和偏差来评估测量仪器的性能。精度是在类似条件下进行测量之间一致性的接近程度，而偏差是一组测量值和可接受参考值之间的一致性或系统差异。精度和偏差都是仪器精度的重要决定因素。精度、偏差和准确度之间的关系如图18.1和表18.1所示。

偏差

偏差是一组测量值和可接受参考值之间的一致性或系统差异。

精度

精度定义为在规定条件下重复独立测试获得结果之间一致性的接近程度。ASTM标准实践E177–90a建议使用95%的信度表示精度，如公式1所示。

$$\text{Precision (ASTM)} = \pm t^*\sqrt{2}^*S_{dif} \qquad (公式1)$$

Bland和Altman主张使用标准误差的95%置信区间来估计精度（公式2）。

S_{dif} = 标准偏差（测量值–真实值）

其中t = 95%的置信区间的t统计量

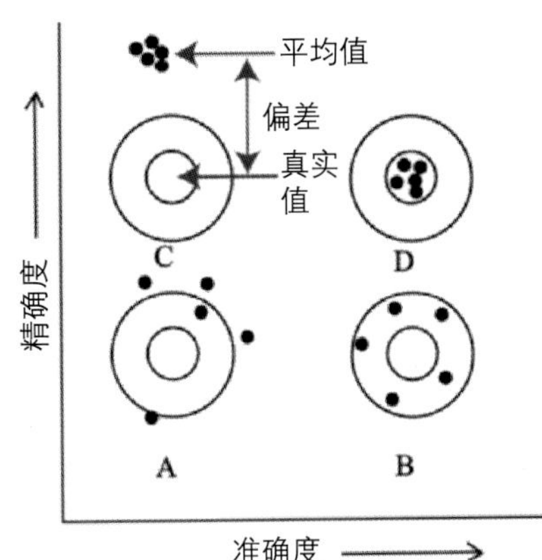

图18.1 仪器A的准确度和精密度较低，而仪器B的准确度（平均值=真值）较高，但精密度较低。C表现出很高的精密度，而准确度却很差，而D则精密度及准确度都较高。如果样本量及随访足够，则仪器A无法使用，而仪器B可以产生有用的数据。仪器C精密度较高但准确度较低，并且包含系统误差（偏差）。如果可以通过校准来校正仪器的偏差，产生可使用的数据

表18.1	**验证磨损检测技术的样本数据**[a]	
实际磨损(mm)	**测量磨损(mm)**	**差(mm)**
0	41	-41
0	19	-19
0	-24	-24
0	-72	-72
50	-47	3
100	-119	-19
150	-107	43
200	-175	25
200	-200	0
200	-225	-25
200	-219	-19
200	-245	-45
200	-177	23
200	-233	-33
200	-212	-12
200	-161	39
	平均差	-3.5
	标准差	33.4
	准确度±	65.0
	精确度（ASTM）	16.0
	精确度（B&A）	16.4
	RC	66.8

注：[a]该技术几乎没有偏差（与标准品的平均差= -3.5μm），合理的精确度和可接受的准确度组成。

Sdif = 标准偏差（测量值–真实值）

$$\text{Precision (B\&A)} = \pm t^* \frac{S_{dif}}{\sqrt{n}} \qquad \text{（公式2）}$$

其中t = 95%的置信区间的t统计量

Sdif = 标准偏差（测量值–真实值）

n = 观测总数

准确度

文献中尚无建立报告准确性的标准方法。ASTM标准建议报告偏差和精度，而不是准确性。已发表的磨损研究报告了聚乙烯磨损各种方式测量的准确性，难以直接比较不同技术之间的准确性。然而，当给出原始测量数据时，可以计算标准误差（也称为均方根误差）（公式3）。

$$\text{Standard Error} = \sqrt{\frac{1}{n}\sum_{i=1}^{n}(x_i - T)^2} \qquad \text{（公式3）}$$

其中x = 单独测量

T = 测量的真实值

将标准误差乘以n–1个自由度的双尾t统计量，即可估算出95%的置信度精度（公式4）。

$$\text{Accuracy} = \pm(t)^*\sqrt{\frac{1}{n}\sum_{i=1}^{n}(x_i - T)^2} \qquad \text{（公式4）}$$

其中t = 95%置信水平下的双尾t统计量，自由度为n–1。

重复性

重复性常被称为观察者自身和观察者之间的精度，或Bland和Altman定义的重复性系数（RC）。RC定义为在相同条件下进行两次测量之间差异的标准偏差的两倍（公式4）。同一观察者（观察者自身重复性）或不同观察者（观察者之间）均可计算重复性。

$$RC = \pm 2^* S_{dif} \qquad \text{（公式5）}$$

其中Sdif = 标准偏差（测量值–真实值）

标准组件的变量分析

该方法使用方差分析来确定由测量系统的每个

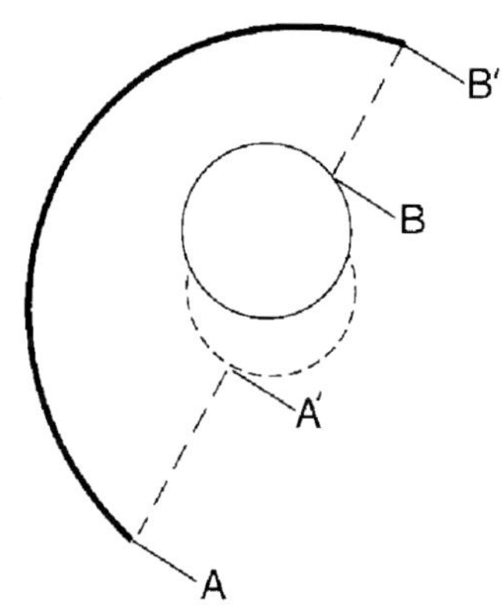

图18.2　磨损是通过测量B-B'并从A-A'中减去其值来计算的。这种2D方法仅需要一张随访的X线片，而仅检测髋臼假体（B'）边缘的磨损

部件贡献的百分比变化。计算由测量仪器、测量磨损的个体和患者使用情况，引入测量变化的百分比。理想情况下，良好的测量系统中由仪器和观察者引入的变化小于患者作为临床因素在磨损值中观察到结果的变化。虽然这种技术可以提供潜在误差来源的详细信息，但是完全分析耗时较多，需要每个观察者多次观察，以及多个观察者。

磨损测量技术的分类

目前发表的聚乙烯磨损研究所采用的测量技术多样，计算磨损的方法以及报告磨损的方式存在不同。

负重位检查

负重位检查的潜在优点是确保拍摄X线片时股骨关节面与髋臼假体的聚乙烯接触。研究人员报告称负重位检查对磨损测量同时具有显著效应和不显著效应。Smith等发现，与仰卧位摄X线片相比，站立位摄X线片显示的磨损更多。Digas等发现在站立位放射性分析（RSA）中高交联聚乙烯和常规聚乙烯之间存在50%的差异，但在仰卧RSA研究中未能观察到这种差异。该系列在术后1周拍摄非负重位X线片，而在3个月后进行负重位摄片，这难以将观察到的差异完全归因于承重。在一项前瞻性直接比较站立与仰卧骨盆正位片的研究中，Moore等发现在站立位摄片的磨损测量中没有统计学显著差异。其他研究者表明，负重无法重复股骨头在髋臼中的位置。目前，尚未对磨损研究的站立位摄片的重要性达成共识。

分析技术

每种测量方法可以分为手动或计算机辅助技术。尽管手动技术可以在有经验的研究者中产生良好的结果，计算机辅助技术通常可以提供优越的精度和准确度。计算机辅助技术可以分类为：

- 边缘检测
- 计算机视觉
- 几何失真的校正

在使用高分辨率图像（300DPI）时，能够校正几何图像失真的计算机方法表现良好。如果影像学资料分辨率不足以进行计算机分析，可能需要通过手动技术分析。

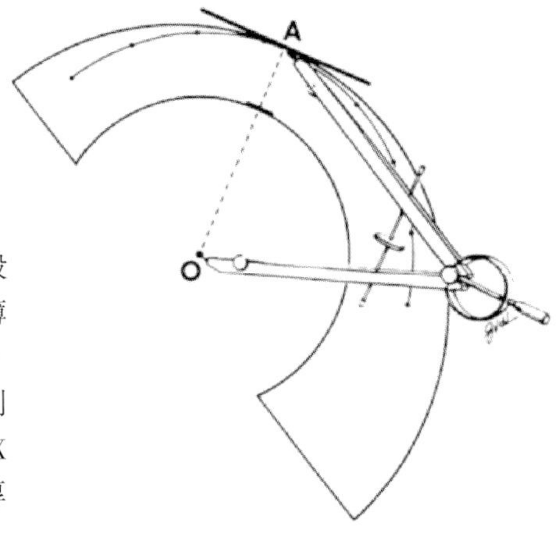

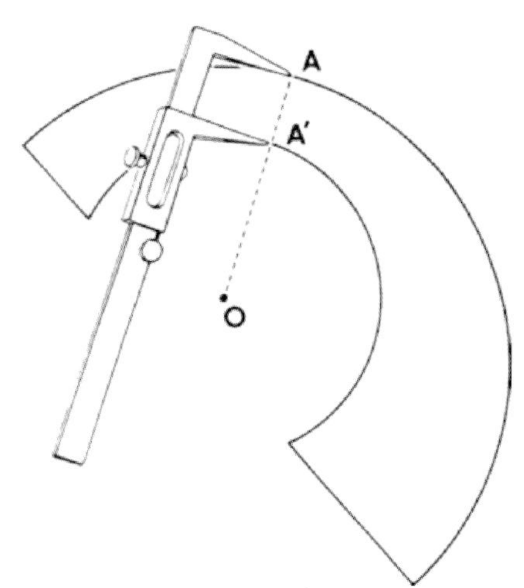

图18.3　双射线照相测量技术。从股骨头中心（O）到聚乙烯内衬最薄部分的方向可在最终随访（O-A）中找到。沿该线测量从头部边缘到杯边缘的距离（AA'），并在初始X线片上沿同一线从测得的聚乙烯厚度中减去该距离

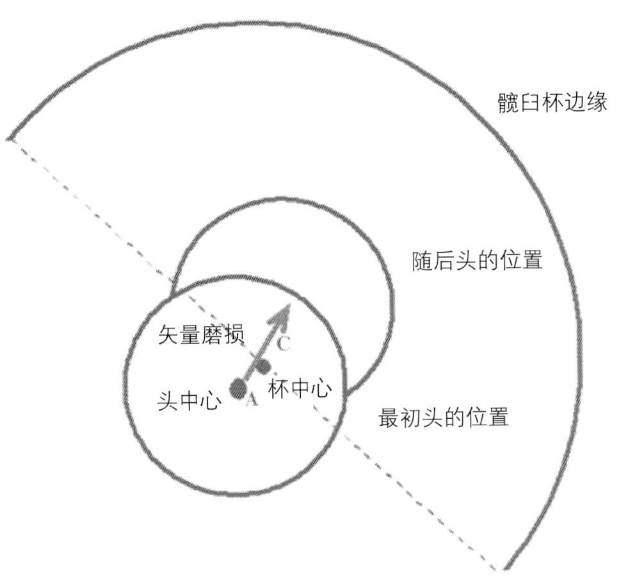

图18.4 双圆技术。在连续的X线片上跟踪股骨头中心（A）相对于髋臼中心（C）的运动。此技术不提前假定股骨头中心和髋臼中心最初相同

分析方法

计算磨损的方法可以分为4种类型：单射线照相法，基于单个随访X线片（图18.2）的分析；二维射线照相法，比较两个X线片，确定聚乙烯厚度的最大变化（图18.3）；双循环法，在连续X线片上计算股骨头中心相对于髋臼中心的位置变化（图18.4）；或使用三维（3D）坐标系统如RSA和计算机断层扫描（CT）技术。

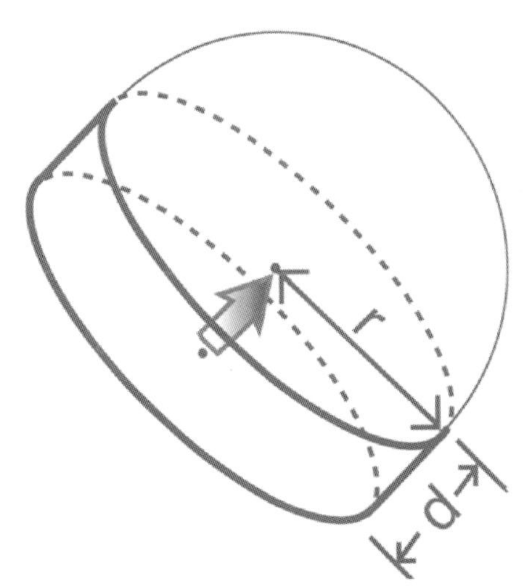

图18.5 当磨损方向（大箭头）直接进入杯的中心（β角为90°）时，会出现最简单的计算体积磨损的情况。在这种情况下，体积磨损由公式6给出，等于半径为r且高度等于磨损量（d）的圆柱体的面积

报告的磨损类型

最后，报告磨损的类型包括二维线性磨损、3D线性磨损和容积磨损。二维（2D）线性磨损评估仅测量骨盆正位片，不检测前后平面以外的磨损。三维线性磨损测量需要分析每个时间点的骨盆正侧位片，CT技术需要CT扫描。虽然3D技术检测到的磨损比2D技术多5%～10%，但是骨盆侧位片检查通常很困难，导致三维分析精度下降。髋臼前倾增加是唯一一个与磨损率增高显著相关的临床变量。虽然存在显著相关（P=0.02），但相关系数较低，并不适合预测哪些情况需要3D分析。如果给定2D或3D线性磨损、股骨头尺寸和磨损路径相对于臼杯面的方向（θ角），可以计算容积磨损。几个已发表的系列在估计容积磨损时假设θ角为90°。根据这个假设，计算容积磨损的公式为柱状体积（图18.5）（公式6）。

圆柱体体积 = $\pi r^2 d$

其中r =股骨头的半径

d =线性磨损

这种报告容积磨损的方法不如其他考虑磨损路径方向的方程准确。图18.6显示两个不同方向（θ角为0°和90°）线性磨损相等的情况。在这种情况下，90°角磨损路径的容积磨损比0°角（平行于臼杯表面）磨损路径大两倍。此外，取出后髋臼的仔细检查已经证明存在多个磨损路径，在使用连续X线片计算容积磨损时常常无法考虑所有磨损路径。存在多个磨损路径时，计算容积磨损时将低估容积磨损的实际量。利用三维CT数据评估容积磨损可以解决这个问题。

单射线照相测量技术

通过测量股骨头上部到上髋臼缘（B–B'）的距离，并减去从股骨头下部到髋臼下缘（A–A'）的距离来计算磨损。这种技术的优点是只需要单个随访X线片，但其缺点是无法测量指向远离臼杯边缘的磨损（图18.2）。

双射线照相测量技术

末次随访X线片中标记股骨头中心（O）到聚乙

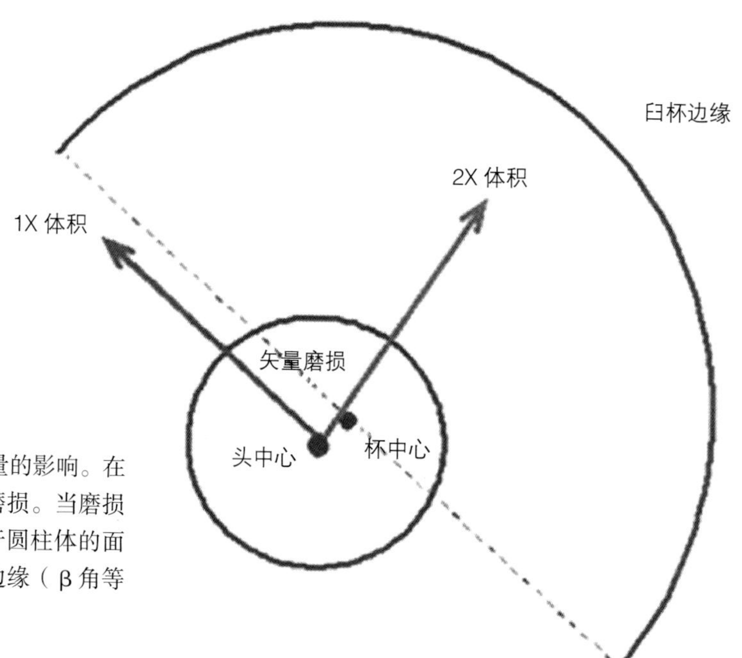

图18.6 该图显示了磨损方向对产生的磨损碎屑量的影响。在这种情况下，相同的线性磨损导致两倍的体积磨损。当磨损路径呈90° 角（垂直于杯面）时，体积磨损等于圆柱体的面积（公式4）（图18.5）。当磨损路径指向杯的边缘（β角等于0）时，体积磨损等于圆柱体积的一半

烯最薄部分的方向（O–A）。沿着这条线测量股骨头边缘到臼杯边缘的距离（A–A'），并与初始X线片上沿着同一线测量的聚乙烯厚度相减。这种技术假定股骨头中心位于髋臼中心。在某些偏心型聚乙烯内衬设计中，这是无效的假设，导致检测到的磨损存在大小和方向误差（图18.3）

双循环技术

这种测量磨损的方法遵循连续X线片上股骨头中心（A）相对于髋臼中心（C）的运动。虽然比单射线和双射线技术更通用，但这种技术的精确度和准确度取决于观察者在系列X线片上找到股骨头和髋臼杯中心的能力。计算机辅助技术使用边缘检测和图像分析可以找到股骨头和髋臼杯中心，从而克服这种潜在限制（图18.4）。如果摄片时X射线束中心不在髋臼和股骨头中心附近，图像将存在几何畸变以及髋臼和股骨头中心的表观移位。Kraay等发现计算机技术能够校正这种失真，从而提高精确度和准确度。

模板技术

这是所有磨损分析技术中最容易实施的方法。制造商提供的放大模板可以显示髋臼金属壳的厚度，允许测量其余的聚乙烯厚度（图18.7）。这有助于聚乙烯内衬更换翻修手术的时间点决策。

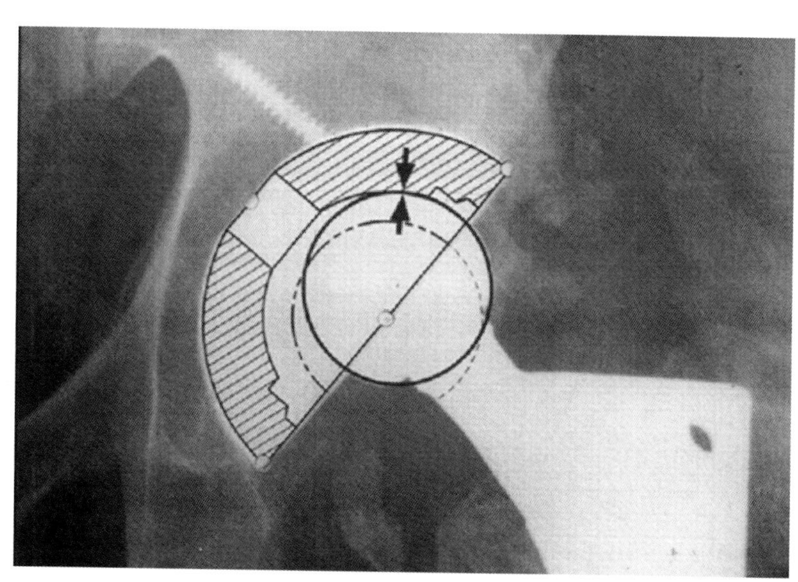

图18.7 模板技术取决于臼杯设计的放大模板，其中包括金属的厚度。将模板叠放在股骨头上，测量到代表剩余聚乙烯的髋臼内侧边缘的距离（箭头）。在这种情况下，几乎没有聚乙烯内衬残留，需要更换内衬

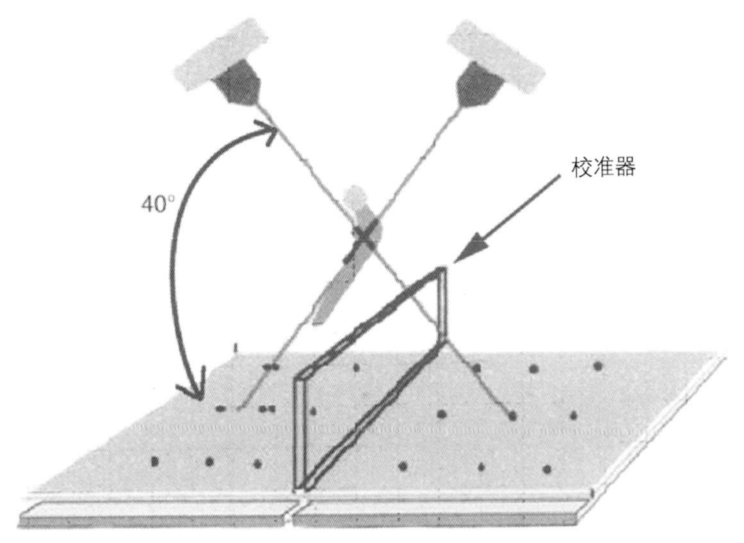

图18.8 RSA设置。使用包含钽标记物的校准器对患者植入物周围的空间进行校准。磨损分析基于两个射线照片，每个射线照片均与水平面成40° 角。据报道，在3D空间中股骨头相对于髋臼组件上的标记的运动是3D形式的磨损

三维放射性分析

RSA是基于患者仰卧于拍摄床上获取两个40° 放射照片的计算机辅助三维技术，允许校准患者周围的3D空间。该技术基于手术时固定到假体上并植入骨组织中的多个钽标记的位置。在已发表的植入物位移研究中，这种技术具有较高的精确度和准确度，最近的研究表明聚乙烯磨损测定具有类似的精确度和准确度。直接根据股骨头中心3D坐标的变化计算磨损（图18.8）。

高分辨率CT磨损分析

高分辨率CT磨损分析的潜在优势是3D分析，而不影响测量精确度和准确度。Goldvasser等模拟从0.000 ~ 2.018mm的线性磨损，使用高分辨率CT扫描的射线造影研究这种方法。3D线性磨损测量的标准差为0.101mm，低于RSA分析的精度。该方法的缺点是检查会增加患者的辐射暴露。评价该方法临床性能的进一步研究将确定其未来在全髋关节置换术中聚乙烯磨损研究的效用。

X线片的质量控制

无论使用何种磨损分析技术，X线片的质量都会直接影响收集数据的精度。X线片磨损分析之前应满足以下标准：每个X线片中可见整个髋臼部件；基于闭孔外观（对称性），所有骨盆正位片可以进行比较。此外，对于不能校正离焦椭圆畸变的技术，所有X线片上髋臼应该位于大致相同的位置（图18.9）。

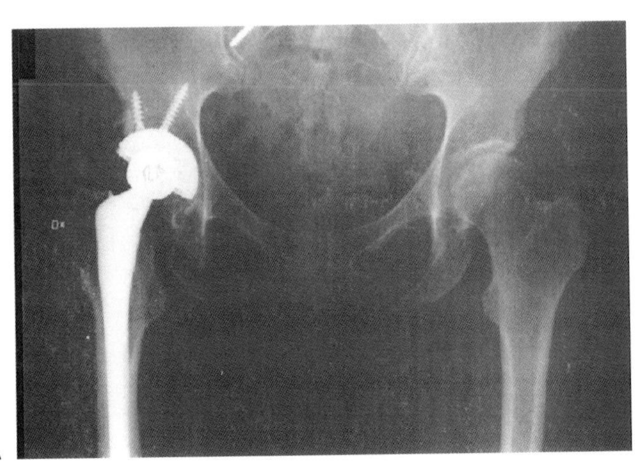

A

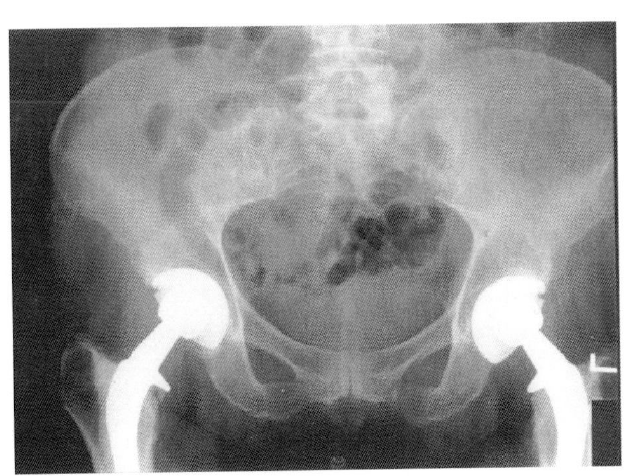

B

图18.9 A. 骨盆正位片的不可接受的技术；B. 正确的技术，在胶片上可以看到髂骨嵴和小转子

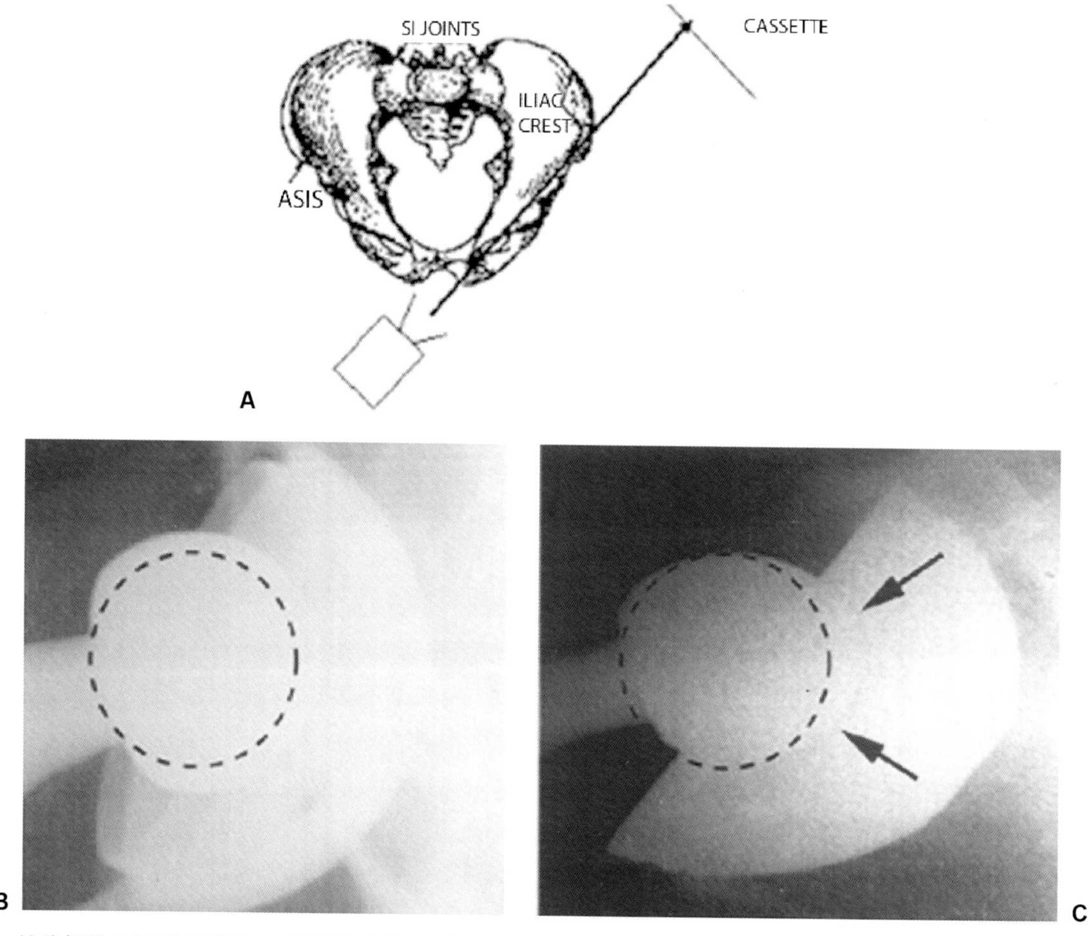

图18.10 A. 骨盆侧位片的正确设置；X射线板垂直于X射线束放置，X射线束平行于检查台并沿腹股沟韧带（耻骨结节至髂前上棘）；B. 正确的骨盆侧位片的显影，股骨头圆形；C. 具有椭圆形股骨头（箭头）的侧位片，该显影不能采用

在骨盆侧位X线片上，股骨头应该呈圆形，表示X线板正确定位于垂直于X线束的路径上，否则会导致股骨头呈椭圆形外观，并导致3D分析出现不可接受的错误（图18.10）。

数字图像格式的要求

测量聚乙烯磨损的各种射线照相方法所需的图像类型和分辨率具有特定要求，以优化精确度和准确度。当研究纳入的X线片包括从常规（模拟）片到CR和DR数字片时，这尤其重要。如下为适用于所有射线照相技术的一般原则（图18.11）：

（1）避免使用破坏性压缩算法（例如，JPG）的图像格式，以免像素丢失，从而降低计算机分析边缘检测的精确度和准确度。

（2）避免使用复制胶片的数字化影像。

（3）避免使用模拟胶片的低分辨率扫描数据。原始模拟胶片扫描分辨率应为每英寸300点（DPI）或更大。

主要的数字检查（CR或DR）应以DICOM格式导出，保留有用的波束中心信息，用于计算机磨损检测技术。

磨损数据的解读

一旦获得，计算和报告磨损的方式会对结果产生影响。因此，当比较不同研究的结果时，了解磨损计算的方法很重要。磨损数据不遵循高斯分布（图18.12），因此所使用的统计方法应该是非参数分析（如Mann-Whitney检验，而不是t检验）。

分布式分析

Bedding-in包括磨合、内衬背面沉降和聚乙烯的蠕变。已有几位作者描述过这种现象，通常限于植

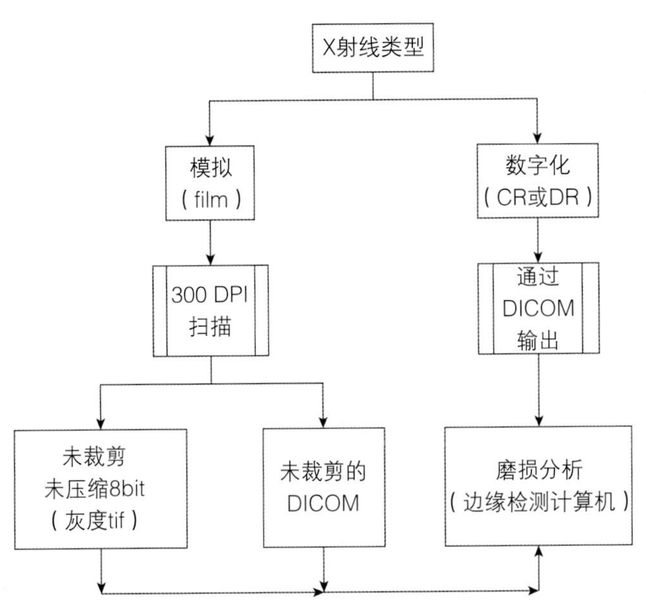

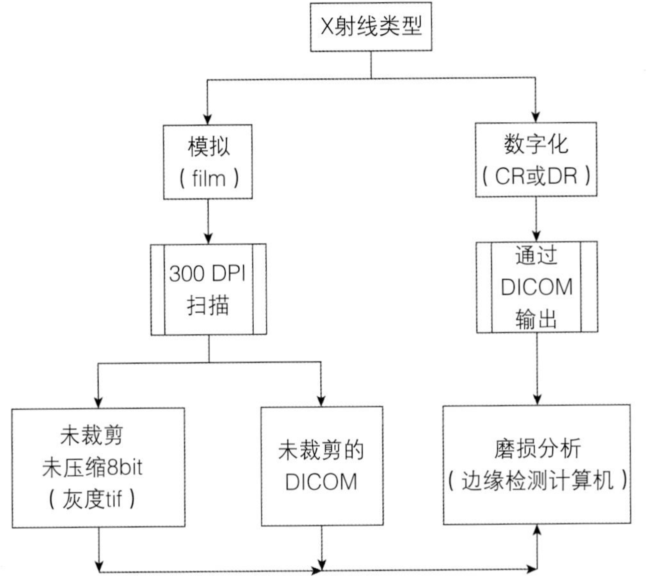

图18.11 X射线流程图

图18.13 从零点到D点的表面磨损率包括研配期，并且比实际稳态磨损率（A–D线）高。可以通过线A–D（1.4mm）的Y截距来估算研配期效应的大小。在此示例中，可以通过拟合2～8年数据的直线的斜率来估算真实磨损率

入物使用寿命的前18个月。Bedding–in效应的大小可以通过磨损对时间曲线的Y截距来估计（图18.13）。包括Bedding–in的磨损率将高于真实磨损率。每个髋臼杯设计和聚乙烯锁定机制可能存在唯一的Bedding–in效应。可以根据磨损与时间曲线回溯评估Bedding–in的持续时间。前瞻性观察时，当磨损率稳定并且间隔磨损率没有显著差异时（表18.2），提示Bedding–in效应已经完成。一般倾向于仅报告真实磨损率。可以通过多种方法计算，取决于每个患者的观察次数和随访间隔（表18.3）。

小结

分析全髋关节置换术中聚乙烯磨损的技术有很多种。这些技术的精确度和准确度存在差异（表18.4）。与手动技术相比，具有边缘检测和图像增强的计算机技术通常可以改进重复性和精度。然而，磨损研究中射线照片的质量控制是非常重要的，因为不恰当的X射线技术通常会使磨损分析无法完成。建议采用标准方法报告磨损数据。这包括Bedding–in持续时间和幅度的报告，以及稳定状态（真实磨损率）。当年度磨损率不再显著不同时，即已达到稳态磨损。稳定状态，或真实磨损率，由除外Bedding–in后的磨损与时间关系的斜率表示（图18.13）。以这种方式报告结果，可以允许不同研究者在多个机构报告的数据进行更多有价值的比较。

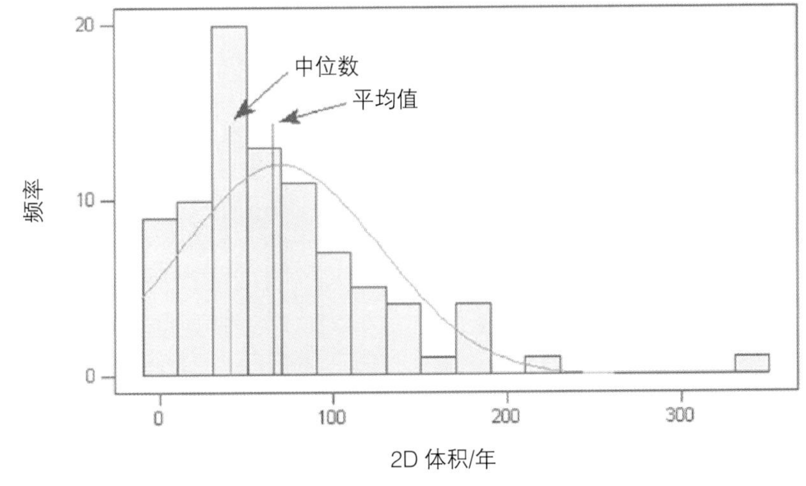

图18.12 在85位患者中，磨损率的典型分布。该分布向左倾斜，中位数显著小于平均值。有较高的异常值导致偏斜分布

表18.2 线性磨损率逐年比较

比较时间间隔（年）	N	#1平均2d磨损率（mm/年）	标准偏差	#2平均2d磨损率（mm/年）	标准偏差	配对t检验（*P*值）
1～2	53	0.327	0.238	0.200	0.132	0.000
2～3	42	0.207	0.117	0.176	0.104	0.012
3～4	34	0.192	0.100	0.180	0.199	0.323
4～5	34	0.162	0.078	0.155	0.065	0.420
5～6	36	0.162	0.091	0.155	0.090	0.242
6～7	29	0.174	0.105	0.068	0.099	0.218
7～8	16	0.141	0.071	0.136	0.078	0.500
8～9	17	0.138	0.079	0.143	0.070	0.348
9～10	13	0.157	0.064	0.152	0.073	0.395
10～11	7	0.158	0.065	0.160	0.057	0.735
11～12	2	0.156	0.099	0.150	0.071	0.856

注：对年度磨损率进行配对t检验，结果显示术后第三年2d磨损率无显著差异。此时假定铺层过程已经完成

[a]在95%水平上差异显著

表18.3 从数据集计算磨损率的方法

分析方法	最适合	优点	缺点
第一个到最后一个	有限的数据集与基线和随访间隔	允许纳入X线序列，每个病人的观察范围有限	增加异常值 结果可能不代表总体
人口回归	每个患者有多个观察值的大数据集	减少离群值 结果更有可能反映出人口	需要对每个患者的不平等比较次数进行统计校正
单独的回归	每个患者有3个或3个以上观察结果的大数据集	通过对每个患者的数据进行回归分析，计算出个体的磨损率	时间密集的 当用于小群体时，磨损数据的变异性增加

表18.4 不同发表的磨损分析方法的分类[a]

磨损分析名称	方法	技术	边缘检测	磨损报道（2D，3D）（体积）	准确度（mm）	精密度（mm）
Charnley	单射线照相	指南	否	2D	0.35	—
Dorr	单射线照相	指南	否	2D	0.4	1.96～3.05
Livermore	双射线照相	指南	否	2D	0.18	1.75～2.18
Maxima	双射线照相	计算机	否	2D	0.50	0.01
Ebra	双环	计算机	否	2D	0.90	—
Engh	模板	指南	否	2D	—	1.47
Engh	双环	指南	否	2D	—	—
Shaver et al.	双环	计算机	是	2D	0.076	0.018
Martell	双环	计算机	是	2D, 3D, Vol.	0.060～0.1	0.040～0.67
Devane and Horne	三维坐标	计算机	是	2D, 3D, Vol.	0.026～0.10	0.006～1.07
RSA	三维坐标	计算机	是	2D, 3D	0.030～0.077	0.060

注：[a]使用本章中出现的公式1、2和4，从每个参考文献中的数据计算出精度和准确度。空白项表明无法用参考资料中所提供的数据计算精度和准确性。

Moussa Hamadouche

19

第19章　陶瓷关节面

介绍

陶瓷是一种非金属和无机材料，组成成分广泛。通常陶瓷加工时将材料颗粒与水和有机黏合剂混合，然后将混合物压入模具，以获得所需的形状。随后，成形件干燥，蒸发水分，热处理之后烧尽黏合剂。极高温下烧结，使所得部件致密化。陶瓷的最终微结构主要取决于所应用的热工艺（达到的最高温度、热处理步骤的持续时间），分为以下五类：玻璃、等离子体喷射的多晶陶瓷、玻璃化陶瓷、固体状态烧结陶瓷或多晶玻璃陶瓷。其他参数如粉末纯度、颗粒尺寸、颗粒分布和孔隙率对于机械和生物学性质来说至关重要。生物陶瓷在医学中的广泛使用与其高氧化水平相关的优异生物相容性有关。

骨科手术中使用的陶瓷分类基本上根据其植入骨性环境中的组织反应。因此，可分为为生物活性陶瓷和惰性陶瓷。材料的生物活性可以定义为其与骨组织生物结合的能力，惰性陶瓷引起最小量的纤维反应。在临床实践中，惰性完全致密陶瓷因其优异的耐磨性和摩擦学性质可用作全关节置换中的关节面，而生物活性陶瓷因其骨传导性质可用作假体或骨移植替代物的涂层，以促进固定。

本章我们将描述髋关节外科所用陶瓷的体外性能和临床应用。将在两个不同部分详细说明滑动陶瓷和生物活性陶瓷。

滑动陶瓷

全关节置换中使用最广泛的摩擦界面仍然是聚乙烯对金属。然而，部件磨损会影响到人工关节的长期生存，最终导致假体周围的骨溶解。这种现象与关节表面和非关节表面产生的磨屑引起的炎症反应有关。围绕松动假体的组织膜中发现不同颗粒类型，聚乙烯碎片被认定为诱导巨噬细胞活化的主要因素，导致骨吸收细胞因子的产生，导致骨量丢失，特别是年轻和活跃人群。为了消除或减少聚乙烯相关并发症，20世纪70年代初Pierre Boutin首次引入陶瓷。滑动陶瓷主要用于全髋关节置换术（THA）中，作为股骨头对应聚乙烯髋臼内衬，或作为陶瓷对陶瓷组合中的髋臼内衬。由于其相对较脆，陶瓷股骨头破裂伴以及其成本是陶瓷在全世界范围内扩大使用的主要限制。然而，随着制造工艺（纯度、密度、晶粒尺寸和分布）、质量控制、适当的手术技术以及陶瓷股骨头和股骨柄精确固定（采用精心设计的莫氏锥度避免头部的临界应力）的显著改善，陶瓷破裂的风险已经显著降低。显而易见，破裂实际发生率很难确定，因为其频率变化较多。然而，上述条件优化后，氧化铝股骨头的破裂发生率为0.02%，氧化锆股骨头的破裂发生率为0.03%。

材料科学

氧化铝陶瓷

在1600～1800℃烧结氧化铝颗粒可以获得外科级致密氧化铝陶瓷，所得材料处于最高氧化状态，存在热力学稳定性和化学惰性，因此具有优异的耐腐蚀性。此外，制造工艺的改进降低了晶粒尺寸和晶粒分布，这是避免裂纹扩展和破裂的主要因素（图19.1A，B）。加工过程也非常准确，以避免任何裂纹发生，或其他问题改变材料成分。氧化铝

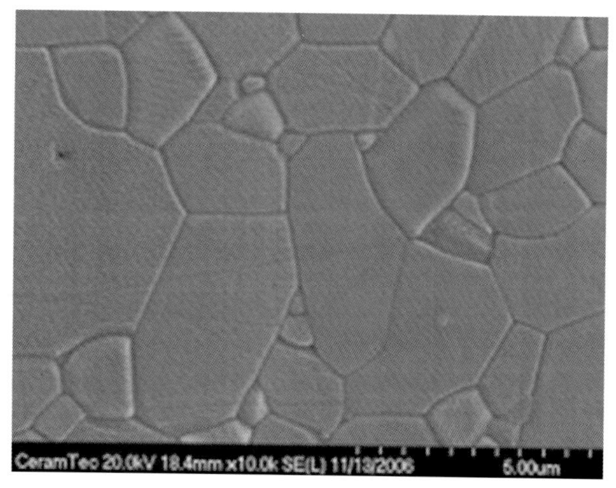

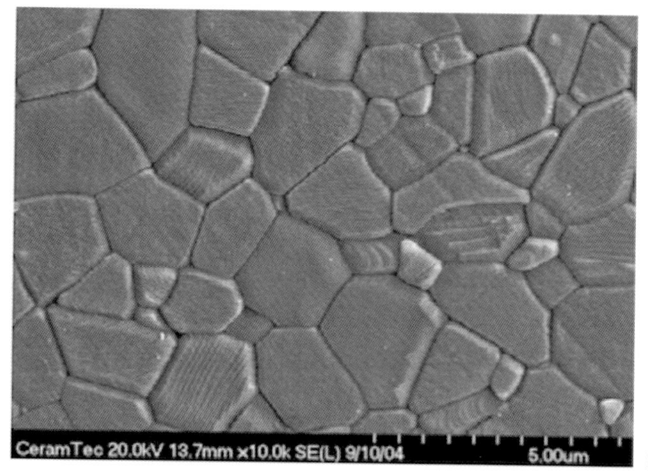

图19.1 随着时间的流逝，氧化铝的微观结构显示出晶粒尺寸的大幅减小。A. 第一代氧化铝（Biolox，Ceramtec）显示出较大的晶粒尺寸；B. 第二代氧化铝（Biolox Forte，Ceramtec）显示出较小的晶粒尺寸和分布

是自1984年以来的标准材料（国际标准组织，ISO 6474）。手术级致密氧化铝的性质总结于表19.1。杨氏模量比松质骨高300倍，是聚甲基丙烯酸甲酯的190倍。氧化铝是一种脆性材料，具有优异的抗压强度，而弯曲强度有限。氧化铝表现出线性弹性和低破裂韧性。这意味着该材料在破裂之前不会变形。破裂韧性（K1c值）用于测量材料的脆性。如果一个体积元素的应力强度因子K1大于破裂韧性，则发生破裂。事实上，失败模式通常与亚临界裂纹增长有关。这是由于材料缺陷，包括材料中或其表面的孔隙、不均匀性和微米级划痕。在适当的条件下，这些初始裂纹将以不同的速度生长，取决于初始缺陷的尺寸、氧化铝材料的质量和施加的负载。局部应力与几何外形、形状和设计有关，可以计算得出，

表19.1 外科用氧化铝和氧化锆陶瓷物理性能的比较

特性	氧化铝	氧化锆	AMC
纯度（%）	>99.8	97	NA
密度（g/cm^3）	3.98	6.05	4.37
晶粒尺寸（μm）	3.6	0.2 ~ 0.4	<1.5
表面光洁度（R_a, μm）	0.02	0.008	
弯曲强度（MPa）	595	1000	>1000
抗压强度（MPa）	4250	2000	
杨氏模量（GPa）	380	210	350
H硬度（维氏硬度值）	2000	1200	1975
断裂韧性 K_{1c}（$MN/m^{3/2}$）	5	7	8.5

并使用有限元分析模型预测。材料加工期间不可能完全避免所有缺陷，但最重要的是初始裂纹长度应小于100m。Willmann证明应力强度K1在正常生理条件下不会达到疲劳极限。此外，验证测试的设计可防止破裂，并准确检查在生产期间可能引入的任何制造缺陷。这些随机进行的测试结果如果未能满足强制标准，则会报废整个批次。32mm直径、12/14-mm椎体股骨头的爆裂强度试验结果为102kN，大于FDA的要求（46kN）和生理应力（<20kN）。卡在金属和陶瓷头部之间的任何材料可以产生应力强度因子，可能超过疲劳极限。必须进行金属莫氏锥度的彻底清洁，术中安装陶瓷股骨头时避免使用重锤。Sedel等报道陶瓷10年内破裂风险预计小于1/1000。基于1974年以来使用的超过150万例陶瓷股骨头的数据，Willmann报告的破裂风险为0.02%。Heck等根据美国髋膝关节外科医生协会全体成员的调查研究证实了这些数据，5年内报告了10000例陶瓷头，22例破裂。所有陶瓷都存在不同。氧化铝是单相多晶，非常硬，非常稳定，高度氧化，具有高导热系数、低弯曲应力和低回弹性，所得材料处于最高氧化状态，允许热力学稳定性和化学惰性，因此具有优异的耐腐蚀性。氧化铝陶瓷的离子结构产生亲水结构和流体膜润滑，润湿性高于聚乙烯和金属。体外证明水的吸附结合强度高，并且手术植入后单层蛋白质快速且完全地覆盖陶瓷表面。这种现象可以改善关节的润滑。

氧化锆陶瓷

为了克服氧化铝材料机械性能相关的限制，引入了氧化锆陶瓷。然而，纯氧化锆材料不稳定，存在3种不同的结晶相：单斜晶、四方晶和立方晶。相变会导致大的体积变化，由于裂纹产生，显著降低材料的机械性能。因此，通过添加氧化物来稳定氧化锆，以保持四方相。钇稳定的四方晶氧化锆多晶体（Y-TZP）具有细晶粒尺寸，并提供最佳的机械性能，如表19.1所示。1997年，这种材料也被标准化（国际标准组织，ISO 13356）。最具韧性的四方相倾向于转变为单斜相。这种现象解释其更高的抗冲击性，同时也解释了其较低的滑动性能，以及其随时间的不稳定性。年度转化期尚存在争议。有学者认为散装材料每年转化率为2%。其他学者描述了表面相变，与材料内部相比这更重要。

氧化锆陶瓷的导热系数低。这种现象可能导致本章接下来描述的一些负面临床结果。然而，这个问题仍然存在争议，关于氧化锆陶瓷的内容目前还没有清楚了解。

混合氧化物陶瓷

过去10年中开发了一类新型陶瓷材料，结合了氧化铝和氧化锆的优点。基于转化增韧的原理，这些混合氧化物陶瓷或复合陶瓷材料含有高达80%的氧化锆，以提高纯氧化铝的强度。这类材料最流行的是Biolox Delta陶瓷（Cermatec AG），含有氧化铝（82%）和四相中稳定的氧化锆（17%）（图19.2和图19.3）。这种氧化铝基质复合材料（AMC）通过3种机制获得加强。首先，具有六方结构的氧化锶伸长晶粒分散在整个氧化铝基体中，由于其形状，这些颗粒能够阻止裂纹播散；第二，结构内存在亚稳态氧化锆晶粒也增加了AMC的破裂韧性。存在裂纹时，氧化锆将从四方相转变为单斜相，导致氧化锆体积增加。这种现象通过能量吸收阻止裂纹扩展。最后，添加氧化铬作为固溶体，从而补偿氧化锆存在相关的硬度损失，使其硬度与纯氧化铝硬度相当（表19.1）。在苛刻条件下（高压釜中老化6小时，ASTM F-2345）测试AMC的相变，在老化和未老化

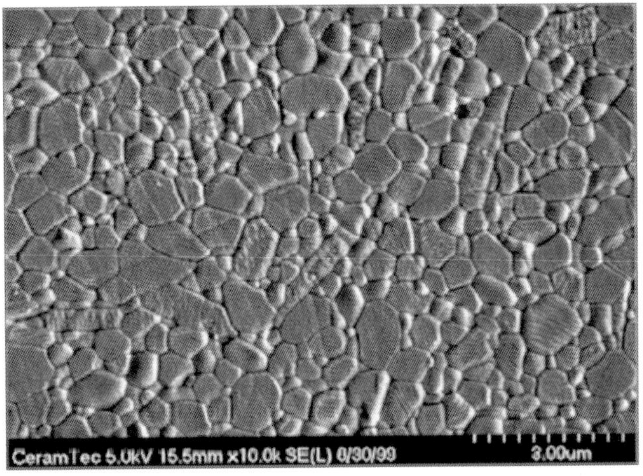

图19.2 AMC复合材料的微观结构显示出氧化铝，氧化锆和氧化锶晶粒

样品之间没有观察到显著差异。这些数据表明，与纯氧化锆陶瓷相比，AMC材料具有优异的水热稳定性。

氧化锆

氧化锆，也称为黑晶（Oxinium，Smith & Nephew，Memphis，TN），不是如前所述严格的陶瓷。然而，应在本章中介绍，其氧化表面摩擦学性质接近陶瓷材料。黑晶是由97.5%的锆和2.5%的铌制成的金属合金。该金属合金在500～700℃下在空气中热处理6h，在单斜晶二氧化锆（氧化锆，ZrO_2）表面上形成5μm的氧化表面层。该陶瓷层不是涂层，而是金属基底和富氧金属之间的连续体，没有附加界面。这与各种类似陶瓷涂层的制造工艺基本不同，这些涂层使用化学或物理气相沉积方法，

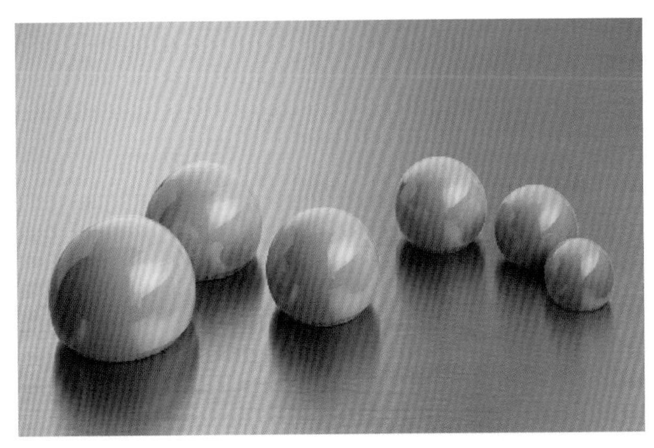

图19.3 Biolox股骨头

获得的等离子体喷涂和类金刚石碳涂层的陶瓷涂层均可导致失败。与CoCr相比，Oxinium材料高度耐刮擦。此外，由于核心材料是金属，可以在爆裂强度下变形，但不会破裂。

摩擦学特性

体外磨损研究

许多体外磨损研究已经清楚证明氧化铝对氧化铝上是一组优异的摩擦副。事实上，氧化铝对氧化铝与金属对聚乙烯的比较研究倾向于使用陶瓷摩擦副。由于晶粒尺寸低（Ra≥0.02μm），表面粗糙度低，高的润湿性和流体膜润滑，高硬度提升了耐刮擦性，因此氧化铝陶瓷具有优异的摩擦学性质。氧化铝对氧化铝的体外磨损试验提示存在两个阶段。第一阶段或“磨合阶段”涉及第一百万周期，其中容积磨损率为每百万循环0.1～0.2mm，而第二阶段或“稳态阶段”期间，容积磨损率减小到每百万周期小于0.01mm。Clarke等进行高达2000万次循环的研究，证实了这些结果。此外，有报道在模拟器研究中达到1400万次循环，使用牛血清作为润滑剂，稳态磨损率比磨合阶段低13倍（0.3：0.02，每百万循环）。这比金属对聚乙烯摩擦副小2000～5000倍。氧化铝摩擦副的摩擦系数为0.09，金属对聚乙烯为0.21。为了增强氧化铝对氧化铝的摩擦学性能，应考虑两个主要因素，包括球形的有限偏差，以及氧化铝股骨头和臼杯之间的最佳间隙。体外磨损研究证明，球形度最佳偏差为≥1μm，两种部件之间的最佳间隙为20～50μm。与金属对聚乙烯相反，氧化铝对氧化铝组合不应选择小号股骨头。32～36mm的氧化铝股骨头也很少产生碎片。然而，应该强调的是，利兹大学的J. Fisher's研究发表研究表明体外磨损结果与体内观察的结果不同。事实上，体外观察到的磨损模式与假体取出后的观察结果不同。在荧光透视下可以观察到金属或氧化铝对聚乙烯摩擦副在步行摆动相时股骨头和内衬之间存在分离现象，为了重现这种分离，研究组在髋关节模拟器测试期间，使用弹簧施加一个横向作用力。该力与低摆动相负载组合可以使人工关节分离。使用牛血清作为润滑剂进行测试。在这些条件下，股骨头出现磨损条纹，与臼杯边缘上的磨损相关。以重量分析法测定的容积磨损为每百万循环1.24mm。此外，观察到颗粒尺寸的双峰分布。纳米尺寸的颗粒（1～35nm）可能在正常的关节条件下抛光获得，而微米尺寸的颗粒（0.05～10μm）源于氧化铝陶瓷晶粒破裂相关的磨损条纹。虽然这项研究获得的假设非常有吸引力，但应注意的是，荧光透视下氧化铝对氧化铝THA患者髋关节外展活动时，体内没有观察到微分离。Komistek等使用的方法灵敏度可能太低。评估氧化铝或氧化锆对聚乙烯的体外磨损研究非常混乱，因为他们使用水作为关节润滑剂，或牛血清中蛋白浓度不当。由于陶瓷表面粗糙度（Ra）可以小至0.02μm，球形度增加，耐刮擦性高，因此预计可以减少聚乙烯内衬的长期碎屑磨损率。然而，在300～500万次循环后，随着关节表面的恶化，摩擦系数增加。关键评价表明，使用生理蛋白质浓度时，磨屑实际量比金属对聚乙烯摩擦副减少2倍。

Lu等关于氧化锆陶瓷的发现应引起注意。他们在测试氧化锆对聚乙烯时，体外观察明显的摩擦加热。这种现象与蛋白质润滑剂沉淀有关。股骨头和聚乙烯内衬之间的蛋白质层可以保护摩擦界面免受磨损。体内达到的最高温度可能远低于髋关节模拟中观察到的最高温度，因为患者无法行走得如此之快或那么长。因此，体外观察到的保护层可能是假象，导致氧化锆对聚乙烯组合模拟器测试时低估聚乙烯磨损。

即使在不利条件下的磨损研究也证明AMC产生的容积磨损非常少。此外，杯的外展角过大对微分离下的磨损没有影响。

测量黑晶对标准和高度交联聚乙烯（XLPE）的磨损率，并将其与平滑和粗糙CoCr股骨头进行对比。与CoCr相比，黑晶的磨损显著减少。然而，当平滑股骨头对XLPE测试时，CoCr和黑晶之间的聚乙烯磨损率没有显著差异。黑晶的耐刮擦表面预期在体内产生较少的磨损。

回收植入物的检测

除了体外磨损研究，还进行回收植入物的检测，以更好了解失败机制，并加以避免（图19.4）。

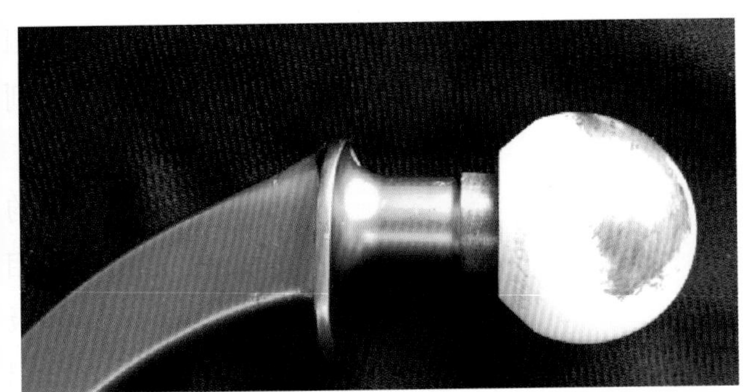

图19.4 取下的氧化铝头宏观显示出边缘负载时典型的条纹磨损

Prudhommeaux等研究了一系列因臼杯无菌性松动而回收的氧化铝部件的磨损模式，将宏观和微观尺度上的磨损量与微结构分析结合，以及临床和影像学数据，以识别体内氧化铝磨损过程的主要风险因素。该研究纳入获得11个无菌性松动的氧化铝对氧化铝THA，平均在体随访11年。使用坐标测量机评估宏观磨损，通过Talysurf分析评估微观磨损特征，使用扫描电子显微镜观察氧化铝微结构。将取出的假体分为3组：①低磨损组，未见磨损痕迹，Ra值低于0.05μm；②条纹磨损组，头部可见的长圆形磨损区域，穿透率低于10m/年；③严重磨损组，两个部件上均可见材料磨损，Ra值高达4μm，最大穿透量高于150μm。在这11对部件中，两对显示出大量磨损。剩余9对线性磨损率低于15μm/年的。这项研究证实氧化铝陶瓷部件的磨损可能有两种不同的形式：一种效果可能非常有限，对系统长期行为的影响可以忽略，另一种可能是灾难性的，导致关节表面的快速破坏。已发表的氧化铝体内磨损率似乎高度可变。Boutin和Blanquaert报道的磨损率为5～9m/年，而Mittelmeier和Heisel的磨损率约为10m/年。Plitz和Griss的病例报告显示大量磨损，植入3年后大约0.9mm。这些差异可能与材料和设计有关。这些数据使用的是早期氧化铝材料，自那时起已经在氧化铝质量和假体设计方面实现了许多改进。在Prudhommeaux等发表的系列中，有两个严重磨损的部件是在1978年之前被植入的。之后的磨损率总是保持在15m/年以下，中值为5m/年。

已有各种研究进一步解释大量磨损的发生。Plitz和Griss、Plitz和Hoss和Walter和Plitz分别报告了回收假体的大体磨损情况，并指出这种磨损是不可避免的，与氧化铝的固有性质有关。这与Heimke和Griss相反，他们指出，严重磨损与临床异常情况有关。在Prudhommeaux等回顾的假体中，不存在假体破裂，但有两个存在严重的磨损特征。他们并没有像Boutin的系列那样提前取出，而是使用了15年以上。这种夸张磨损的出现似乎是各种不利因素的结合，包括在翻修前的臼杯倾斜以及延迟翻修。假体仍然起作用，导致生物力学条件恶劣。氧化铝质量改进导致快速灾难性磨损极为罕见。使用氧化铝对氧化铝假体的唯一限制似乎是臼杯松动的发生，不再有大量磨损或机械故障的风险。在过去30年中，粒度测量和孔隙率百分比评估后的氧化铝质量逐渐改善。这导致微观磨损量相关降低。

Haraguchi等报道了氧化锆陶瓷的体内相变问题，纳入两例回收的氧化锆股骨头。一例因复发性脱位在术后6年翻修，另一例因聚乙烯衬垫锁定机制失败在术后3年翻修。股骨头表面氧化锆陶瓷单斜晶含量从1%增加到约30%。表面电子显微镜发现许多坑，表明氧化锆陶瓷的表面脱落。表面粗糙度从初始值0.006μm增加到0.12μm。

一些病例报告表明可能发生ox骨股骨头的表面损伤（图19.5）。Evangelista等报告了在不可减少的先天性THA位错的开放性减小之后对髋骨股骨头的表面损伤。Kop等报告了髋臼股骨头在闭合复位后对髋臼金属回损的3例损伤。McCalden等报告了在通过

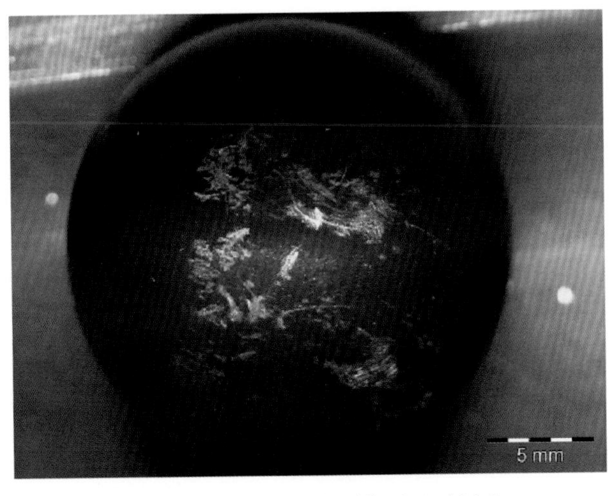

图19.5 取回的黑晶股骨头在多次脱位后显示划痕

侧向方法进行全髋关节置换术后对髋骨股骨头的损伤。

磨屑和组织反应

Bohler等分析了松动假体周围组织中的磨损颗粒的浓度，发现氧化铝对氧化铝摩擦界面比金属对聚乙烯摩擦界面的浓度低2～22倍。此外，氧化铝磨屑在体外和体内均具有良好的耐受性。在初始炎症期之后，氧化铝颗粒几乎是生物惰性的，仅诱导低细胞反应，缠身较小的纤维性瘢痕组织。应当注意的是，与聚乙烯或金属颗粒相反，未观察到与氧化铝磨屑接触的巨细胞。大鼠模型证明氧化铝颗粒通过巨噬细胞进行细胞吞噬过程。然后，肉芽组织被纤维组织包围。仅在大量磨损颗粒的情况下观察到异物反应。Lerouge等也观察到氧化铝颗粒的相对惰性现象，他们比较了12个氧化铝对氧化铝松动假体周围的组织膜，与18个金属对聚乙烯的THA相比较。两组的细胞反应量级没有差异。然而，氧化铝组的细胞反应似乎是针对骨水泥中用作放射性遮光剂的氧化锆陶瓷颗粒。颗粒表征显示，只有12%的碎片是关节来源的，而氧化锆碎片占碎片颗粒总量的76%。氧化铝平均粒径为0.5μm，远小于原始粒径（1～5μm）。氧化铝对氧化铝THA很少报道存在骨溶解，通常与使用Mittelmeier全髋系统有关。该假体的氧化铝材料晶粒尺寸较大，密度低，孔隙率高，这些都可能导致大量碎屑产生。此外，这种假体内衬设计不良，26个月随访的失败率高达27%。此外，与氧化铝对氧化铝摩擦界面的真实机体反应最可能与髋臼组件长时间松动之后异常接触产生非常大量的氧化铝磨屑有关。

已证实细胞因子通过磨损颗粒介导巨噬细胞的激活而参与THA的松动过程，因此评估了细胞因子在氧化铝陶瓷病例中的作用。Sedel等报道了一项前瞻性临床研究，测量松动假体周围组织中前列腺素E2（PGE2）的水平，评估摩擦副中涉及的材料类型。采集和处理每个翻修手术中失败植入物周围的组织，使用免疫测定技术测量PGE2。每个样品至少测定3次。该研究纳入15个样品，有两组进行了分析和比较：氧化铝对氧化铝和金属对聚乙烯。第一组假体周围组织的PGE2水平为69～56fmol/mg，而第二组为202～615fmol/mg。Liagre等证实了这些结果，他们评估氧化铝颗粒对人类和风湿性关节炎成纤维细胞样滑膜细胞的体外作用，分析白细胞介素-1（IL-1）和白细胞介素-6（IL-6）的产生和花生四烯酸的代谢的脂氧合酶和环加氧酶途径，没有观察到IL-1和IL-6合成或花生四烯酸代谢的显著修饰。

Catelas等使用流式细胞术分析巨噬细胞对陶瓷和聚乙烯颗粒的反应，通过ELISA测量炎症介质（TNF-α）。氧化铝颗粒比同样尺寸（4.5μm）和浓度的聚乙烯更容易被吞噬。此外，TNF-α释放随颗粒浓度增加，聚乙烯颗粒高于氧化铝颗粒。Petit等的报告证实了这些结果，表明氧化铝和聚乙烯颗粒都诱导TNF-α释放，但是聚乙烯的刺激效应比氧化铝大得多（8～10倍）（$P \leq 0.05$）。此外，通过caspase-3活化、PARP切割和DNA沉积测量巨噬细胞凋亡诱导，发现这两种颗粒是不同的，氧化铝比聚乙烯更快，也更重要。研究者假设氧化铝诱导巨噬细胞凋亡的能力可以解释较低的TNF-α释放，并解释陶瓷对陶瓷和金属对聚乙烯摩擦界面骨溶解模式的差异。凋亡可能是降低巨噬细胞活性的主要内部机制，可能是期望的治疗终点。陶瓷颗粒巨噬细胞应答中的凋亡相关途径鉴定可以为治疗和/或预防假体周围骨质溶解的合理方法提供关键数据。虽然需要进一步研究来探讨假体周围组织对氧化铝颗粒的响应机制，但迄今为止有合理的良好证据表明氧化铝颗粒在体内耐受性良好，在临床实践中产生有限的骨质溶解。

异响

陶瓷对陶瓷THAs异响已经成为一个问题，其发生率从<1%到>20%。通常这种现象可被患者接受，对髋关节功能没有影响。有时异响可以自动消失。然而一些患者需要翻修。报告的风险因素包括高大肥胖的年轻患者以及活动水平高。在假体位置方面，外展和前倾过大以及髋关节中心靠外也可能导致异响。文献中异响的机制仍有争议。Walter等深度分析回收的存在异响的髋关节假体，发现股骨头和内衬上的过度磨损。此外，存在边缘负荷磨损以及内衬和髋臼杯之间运动的证据。研究者认为臼杯中内衬分离使臼杯变成振荡器并产生声音。其他人认为边缘负载、陶瓷三体颗粒或损坏的关节表面导致摩擦增加，产生流体薄膜润滑，这将导致摩擦诱导的振动和声音辐射。该系统中金属部件（臼杯）通过共振放大该振动驱动力，产生可听见的声音。最后，Restrepo等认为股骨柄的合金类型以及股骨柄设计和颈部几何形状可能会影响异响。

虽然异响已被很好的解释，仍有必要进行深入研究，以充分了解这种现象。

临床结果

氧化铝对氧化铝

首个氧化铝对氧化铝THA于1970年4月由法国外科医生Pierre Boutin植入。1977年之前，氧化铝头使用环氧树脂胶合到股骨柄上，或者拧到股骨柄上。然而，这种固定方法会导致股骨头和股骨柄分离的速度不可接受，1970—1977年期间进行了791例髋关节置换，其中45例（5.7%）发生分离。此外，氧化铝陶瓷质量并非最佳，晶粒尺寸大，晶粒尺寸分布宽，纯度低。这些不利因素造成791个髋关节置换中（1.3%）10个氧化铝部件（6个股骨头和4个内衬）破裂。1977年，氧化铝股骨头与钛质股骨柄的连接引入莫氏锥度锁定机制，以及材料制造过程的改进，产生外科级致密氧化铝陶瓷，取得了显著进步。随着破裂风险显著降低到可接受的水平，显而易见的是，氧化铝髋臼的长期固定成为薄弱环节，导致松动和随后的翻修。已经评估了几种臼杯安装的方法，包括使用骨水泥，大块氧化铝臼杯压配合和旋拧的钛质臼杯，最终使用了羟基磷灰石（HA）涂层钛质臼杯与氧化铝内衬。Hamadouche等报道了Pierre Boutin主刀的系列患者，在1979—1980年间连续106名患者接受了118个氧化铝对氧化铝THA，使用32mm氧化铝股骨头和全氧化铝臼杯。85例髋使用骨水泥固定，29例髋没有使用骨水泥，另有4例股骨柄使用骨水泥固定而臼杯没有使用骨水泥。该系列患者在首次关节置换术时的平均年龄为62.2岁（32~89岁）。在20年随访评估中，45名患者（51髋）仍然存活且未接受翻修手术，25名患者

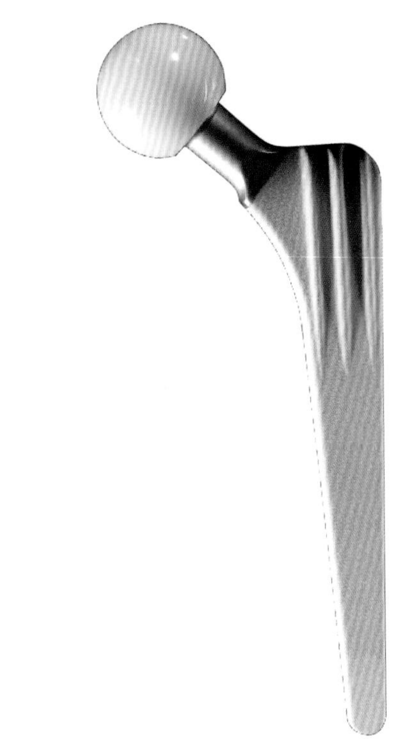

图19.6 氧化铝头的现代HA涂层股骨假体

（25髋）经历了一或两次翻修，27名患者（30髋）因不相关的原因死亡，9名患者（12髋）失随访。非骨水泥臼杯以任何原因作为终点的20年生存率为85.6%（95%置信区间（CI），72.2%~99.0%），骨水泥臼杯为61.2%（95%CI，46.8%~75.6%）。非骨水泥股骨柄以任何原因作为终点的20年生存率为87.9%（95%CI，71.1%~98.8%），而骨水泥股骨柄为87.3（95%CI，77.4%~97.1%）。平片上无法检测假体部件的磨损。118例髋中有3例发现假体周围囊性或扇形缺损。没有发现氧化铝内衬或股骨头破裂。该系列的溶骨性病变发生率低可能与磨损率低有关。Laurent Sedel发表了许多论文致力于普通人群或年轻患者使用现有氧化铝材料的临床结果（图19.6）。Bizot等报道了71个混合氧化铝对氧化铝THA的连续系列，使用压配合钛合金臼杯。以任何原因翻修作为终点，9年随访的生存率为93.7%（95%CI，87.7~99.7）。此外，作者指出未发现假体移位或髋臼侧骨溶解。过去10年中，各中心发表了许多现代氧化铝对氧化铝摩擦界面中期随访的论

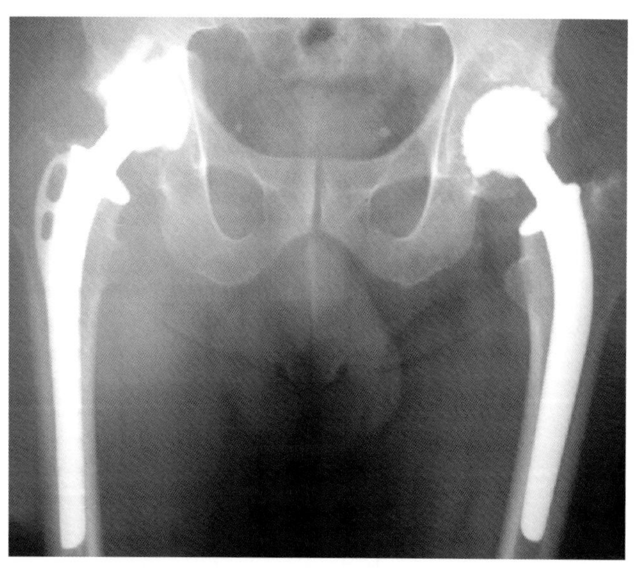

图19.7 使用氧化铝对氧化铝轴承对患有双侧THA的患者进行了20年的随访X线片。假体没有磨损，也没有假体周围的骨溶解

文。尽管需要更长的随访来证明臼杯固定不再是一个问题，这些结果都清楚地表明植入物的低磨损率和高生存率。此外，这些研究证实使用氧化铝关节界面假体周围骨溶解发生率非常低（图19.7）。

氧化铝陶瓷对聚乙烯

氧化铝对氧化铝界面使用约10年后引入氧化铝对聚乙烯摩擦副。Sugano等报道从1981—1983年为54例患者植入61例髋关节，平均年龄为53岁。有57例髋获得随访，平均11.1年（10~13年）。77%的患者Merle D'Aubign é 评分良好。3例股骨假体和16例髋臼假体存在影像学松动。内衬的磨损为0.1mm/年。磨损率高与股骨矩吸收相关（$P\leq0.002$），但与髋臼松动不相关。Zichner和Willert报道了后续研究，使用相同的手术技术和股骨头尺寸，股骨头材料是唯一的变量。在10年随访中，氧化铝对聚乙烯上的翻修率比金属对聚乙烯低30%。Le Mouel等报道1983—1985年131例患者植入的156例氧化铝对聚乙烯假体系列。以任何原因进行翻修作为终点，10年生存率为93.5%。未发现股骨假体无菌性松动或骨溶解。Urban等报道一个非连续性系列，64例氧化铝对聚乙烯THA，最少随访17年。以翻修作为终点的20年生存率为79%。平均线性磨损率为0.034mm/年。

Ihle等报道了类似的结果。Lewis等最近报道了一项前瞻性随机试验，比较氧化铝对氧化铝与氧化铝对常规聚乙烯。中间随访8年，氧化铝对聚乙烯的磨损速率为0.11mm/年，氧化铝对氧化铝为0.02mm/年（$P\leq0.001$）。

氧化锆对聚乙烯

1985年引入氧化锆股骨头，以减少氧化铝股骨头破裂的风险。另一个目的是提供22mm或26mm直径的股骨头，从而控制破裂风险。自从引入以来获得非常大的发展，特别是在美国，全世界已植入超过50000例股骨头。

虽然实验室发现倾向于使用这种材料，也有一些有趣的临床结果报道。Hummer等报道了两个氧化锆陶瓷股骨头的灾难性失败。Norton等报道了29例髋，使用氧化锆股骨头对Hylamer。无菌性松动和进行性骨质溶解的5年失败率为67.6%。Wroblewski等报告71例髋使用同一假体，平均随访6年，无翻修病例，但这种组合已被停止使用，因为磨损率为0.22mm/年。

Allain等报道了连续100个THA系列，使用28mm氧化锆股骨头对聚乙烯，平均随访5.8年，13%的病例髋臼侧的骨水泥-骨界面上发生了髋臼松动，47.5%存在透亮线，股骨侧骨水泥-骨界面松动率为2.5%，21.7%存在透亮线。此外，股骨矩骨溶解发生率为20%。8年生存率为63%。组织学分析显示假体周围组织存在氧化锆颗粒。作者认为低纯度的氧化锆颗粒来自水泥遮光剂，而不是来自关节面。Kim等报道一期双侧THA的系列病例，纳入70例患者，一侧使用氧化锆股骨头，另一侧使用铬钴合金股骨头，两侧均使用聚乙烯臼杯。平均随访时间6.4年，未发现聚乙烯臼杯磨损存在显著差异，但在术后最初3年内发现氧化锆头磨损速度更高。这些令人担忧的结果在Hernigou和Bahrami的一项研究中得到证实，该研究比较了40例髋10年期间臼杯的磨损和骨溶解。两组各20例髋，分别使用32mm氧化铝股骨头或28mm氧化锆股骨头。前5年中，氧化锆组的磨损率为0.04mm / 年，氧化铝组的磨损率0.08mm /年，两组中股骨矩骨溶解相似。然而，在第5～12年之间，氧化锆组的磨损率在第12年时显著增加至0.13mm /年，而在氧化铝组中为0.07mm /年。氧化锆组中股骨矩骨溶解为135mm ，显著大于氧化铝组的65mm^2。翻修时回收的股骨头上观察到表面的单斜晶含量增加，与表面粗糙度增加以及圆度改变相关。最后，由于一些批次的破裂率高到不可接受，2001年食品和药物管理局召回氧化锆头，使这种选择在髋关节置换中变得过时。

其他组合

正在进行AMC和氧化锆的评估，但只有短期数据，结果很有希望。同样，目前没有强有力的证据支持使用氧化铝对XLPE。

应当注意，近来关于氧化铝和AMC型陶瓷对陶瓷组合的数据表明，现在主要关注的是内衬的破裂或碎裂，目前发生率高于股骨头破裂。

生物活性陶瓷

骨科手术使用的第二类陶瓷是生物活性陶瓷，包括用作各种基质上的涂层或用作骨缺损填料的陶瓷材料。

生物活性陶瓷具有骨传导性，起到支架作用，增强表面的成骨作用。骨传导材料仅在骨质环境中诱发成骨，而骨诱导材料可以促进成骨，甚至在骨外环境。

磷酸钙陶瓷

主要有两种钙磷酸盐家族的生物陶瓷作为骨科植入物接受广泛研究：羟基磷灰石（HA）和磷酸三钙（TCP）。

按钙与磷酸盐原子比为1.67化学计量合成HA [$Ca_{10}(PO_4)_6(OH)_2$]，作为骨移植替代物，其配方与骨的无机矿物相类似。然而应该注意的是，生物HA缺乏钙质，是碳酸化的磷灰石。HA与骨的结合机制虽然未完全理解，似乎是成骨潜能细胞在HA表面附着，分化为成骨细胞，然后在HA表面形成细胞骨基质。HA表面和骨组织之间存在含有磷灰石晶体的无定形区域。成熟过程中该结合区域收缩，HA通过外延薄层附接到骨，在骨和HA之间形成强界面，没有纤维组织层插入。骨形成从HA表面向孔的中心生长。

作为固定方法之一，HA涂层广泛用于股骨假体和臼杯，以避免聚甲基丙烯酸甲酯使用有关的并发症。通过等离子体喷涂施加。一项多中心研究报告了良好的结果，平均随访8.1年后股骨翻修率为0.3%（324例股骨假体中有1例）。Geesink和Hoefnagels报道了类似结果，在连续118例髋关节置换中，平均随访8年，股骨生存率为98%。这些研究认为HA促进骨长入或骨长上。股骨骨溶解的发生率没有增加，未观察到HA涂层的长期吸收，没有改变临床和放射学结果。已有并发症的报告，如HA颗粒引起的三体磨损或骨溶解增加。比较HA和其他非骨水泥固定方法的对照研究结果存在矛盾，显示HA涂层植入物相比没有优势。此外，尚未明确证明，与骨水泥相比，HA可以改善固定强度。涂层的厚度、材料的化学成分以及金属基质的粗糙度和性质似乎是确保良好结果的关键因素。

限制HA作为骨移植物替代物临床应用的主要缺点与材料的脆性和拉伸强度弱有关。因此，陶瓷骨移植材料的临床数据很少。Oonishi等报道了40例全髋关节无菌性失败髋臼重建中使用颗粒HA，随访4～10年。3月内HA和骨界面的透亮线消失。此病例系列中有3例发生臼杯移位，伴随包容性和节段性缺陷。这种方法是复杂情况下同种异体移植骨的替代品。此外，在术后1～10年，髋关节骨缺损回收HA颗粒的组织学分析表明，可以预期骨与HA间隙的骨长入。在32例髋臼重建的病例系列中，平均随访5年，Schwartz和Bordei表明，颗粒或块双相磷酸钙陶瓷可以在绝大多数髋关节中产生令人满意的骨量恢复。Nich和Sedel报告了大孔磷酸钙陶瓷在打压植骨骨水泥髋关节翻修手术中的应用。作为移植骨替代物的大孔双相磷酸钙（MBCP）多孔颗粒由75% HA和25% β-磷酸三钙（α-TCP）（Biosel，Depuy Bioland，France）组成。HA颗粒的形状和尺寸不规则（2～3mm）。孔的直径范围为200～500μm，材料的总孔隙率为70%。作者回顾性回顾了20例患者的21个股骨重建，进行了磷酸钙陶瓷打压植骨，平均36个月。根据使用陶瓷颗粒牢固打压修复股骨腔隙性缺损，然后使用骨水泥股骨柄。随访中两个股骨需要再次翻修（一次感染复发和一次无菌性失败），其他所有股骨均观察到令人满意的骨重建，并且沉降速率很小。未再次翻修的所有病例中均观察到功能改善。Aulakh等报道了类似结果。

磷酸三钙$Ca_3(PO_4)_2$以α-或β-结晶形式存在。β-型最稳定，其中钙与磷酸盐的原子比为1.5。这些陶瓷是可吸收的，与HA相比，其生物降解速率更高。通过溶解和破骨吸收同时发生实现可降解性。已在脊柱融合中评估了TCP疗效，结果与自体骨相当。

生物玻璃

生物活性玻璃最早由Hench和Wilson开发，具有玻璃状结构，并通过化学键与骨结合。这类材料的基准为Bioglass 45S5，其重量百分比组成为45%SiO_2，24.5%CaO，6%P_2O_5和24.5%Na_2O。硅酸盐生物活性玻璃与骨的结合机制与一系列表面反应有关，最终在玻璃表面形成羟基碳酸盐磷灰石（HCA）层。HCA层形成所需的关键元素是具有高表面积的多孔硅胶层。与HA相比，Bioglass 45S5成骨更多。然而，由于机械性能差，这种材料无法用于摩擦界面。

最近，为了改善玻璃的反应性，开发了一种溶胶凝胶处理的玻璃（可在环境温度下水解），在SiO_2-CaO-P_2O_5体系中获得生物活性凝胶玻璃，初始比表面积高。这些材料的骨传导性能与熔体衍生的玻璃相似，但可降解性提高。此外，制备溶胶凝胶玻璃的低温，允许它们作为氧化铝基材上的涂层。溶胶凝胶玻璃包被的氧化铝材料植入动物模型时，在24周后能够形成界面，主要由新生骨组成。

在这类材料中，由Kokubo等开发的磷灰石硅灰石（$CaOSiO_2$），玻璃陶瓷（AW-GC）的骨传导性能类似于Bioglass 45S5，但是机械性能增加，已被用作髂嵴间隔器、人工椎体和肩关节手术，效果良好。

生物活性骨水泥

生物活性骨水泥可以作为聚甲基丙烯酸甲酯的替代物，以避免PMMA碎屑相关的并发症，并增强假体固定。这些材料已经接受了广泛的基础研究，包括基于磷酸钙的骨水泥和玻璃陶瓷骨水泥。通过在骨水泥表面形成HA，从而获得强大的骨与骨水泥界面。此外，磷酸钙水泥是可吸收的，逐渐被新形成的骨替代。目前文献中尚无这种材料的临床应用。

结论

惰性陶瓷优异的生物相容性以及出色的摩擦学性能是其作为摩擦界面在全关节置换中长期使用的基础。制造工艺的改进允许生产可靠的材料。年轻和活动人群中长期松动率高，骨质溶解风险高，是陶瓷材料的最佳适应证。此外，陶瓷涂层为生物固定提供了有吸引力的替代方案。在不久的将来，陶瓷骨移植材料可能与骨诱导材料如骨形态发生蛋白（BMP）或间充质干细胞结合使用，进一步加速成骨。

Tim Band

20

第20章　金属对金属关节

金属对金属关节的起源可以追溯到1938年，Phillip Wiles植入不锈钢对不锈钢摩擦界面；然而，Smith-Peterson在1939年使用由钴铬钼（CoCr）合金制造的髋臼假体（模具关节成形术）用于股骨近端重修。该假体呈“空心壳”，放置在股骨近端，与正常髋臼形成关节面，假体横截面很薄，属于“表面置换”而不是切除术。

早期植入的CoCr为该材料的长期临床生物相容性提供了基础，并提供了髋关节表面置换的内在设计原则，这将在本章后面讨论。

CoCr合金在金属对金属髋关节置换术中的首次使用应归功于McKee，他制造了金属髋臼杯，与以前用作半关节成形术的金属Thompson假体形成关节。

McKee假体的股骨柄和髋臼杯都是用骨水泥，股骨柄呈菱形横截面，臼杯呈卫星状（Sputnik-featured）（图20.1）。

在McKee后不久，Peter Ring使用相同材料制造了非骨水泥型金对金假体，该假体具有类似Austin-Moore设计的扁平柄，但相匹配的髋臼具有长螺纹柄，插入髂骨（图20.2）。

其他设计陆续引入，包括Huggler、Muller和Stanmore装置假体，这些假体使用失蜡熔模铸造工艺生产，虽然过去没有记录假体的材料规格，但是大量的取出物分析证实它们接受机器加工，具有“类似铸造“的微观结构条件。

“类似铸造”的微观结构是一个冶金学术语，因为合金在其作为骨科植入物使用的过程中随着时间的推移会发生变化，将在本章后面讨论。熔模铸造工艺涉及熔化特定体积合金的构成元素。目前国际标准ASTM F75和ISO 5832（IV）中指定的CoCr合金，构成元素是钴、铬、钼、镍、铁、锰、硅和碳，它们在合金中的成百分比如表20.1所示。

将这些元素根据说明书中的含量精确称重，就将混合物加热超过金属元件的熔融温度（通常为≤1550℃），以熔化元件，形成均匀的熔融液体。熔化通常在感应炉中的真空或惰性气体罩中进行，以保护熔融金属不被反应元素氧化。这种氧化可导致合金中存在杂质，在最终铸造产品中可表现为“缺陷”或“非金属夹杂物”，继而导致产品表面

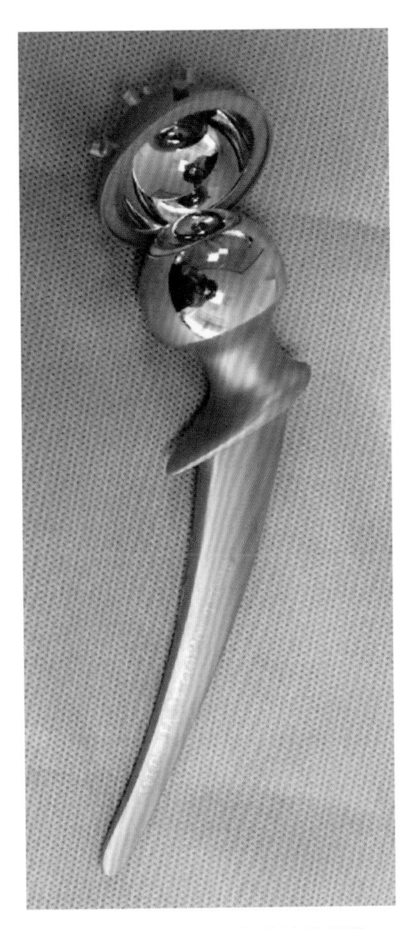

图20.1　McKee-Farrar金属对金属全髋关节假体

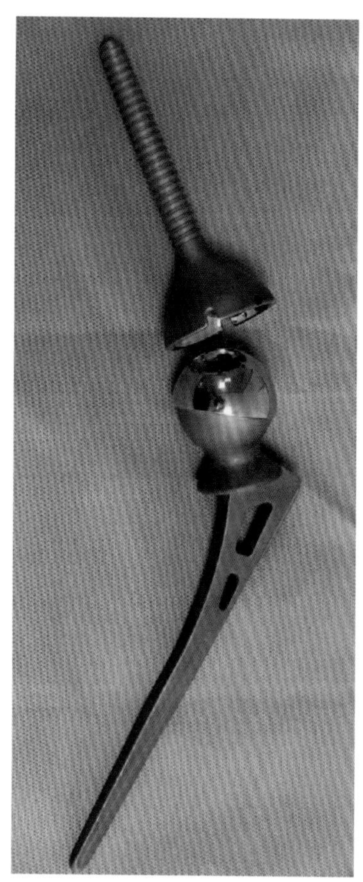

图20.2 环形金对金全髋关节假体

上的外观缺陷（特别是高度抛光），或更显著的中断合金的微观结构，导致合金的结构强度降低。这对于在体内处于疲劳和扭转载荷的长杆型假体以及需要良好的疲劳强度特性的情况下更重要。“原料”合金生产完成后（其通常可以为1000kgs或更多），将熔融合金从炉中倒出到单独的模具中，产生所需的坯料形状。这些坯料可以是圆柱形或矩形，具有可跟踪批量材料或主熔体化学分析的可追溯性批号。坯料的微观结构或结构完整性不是关键，因为还需要进一步熔化以形成最终的骨科假体（图20.3）。

为了形成骨科假体的最终形状，需要生产具有植入物形状的空腔模具，用于注入液体合金。生产植入物的蜡质模型，然后将其组装到通常称为“树”的蜡流道和灌注杯系统上而形成空腔模具。

生产蜡质模型的方法多样且复杂，但通常制造稍大于植入物尺寸的空腔，以允许随后的加工收缩，在装置表面的接合处或中心对称轴线处使用铝

表20.1 ISO 5832（IV）（A）和ASTM F75（B）化学成分

(A)	
元素	**复合极限，% (m/m)**
铬	26.5 ~ 30.0
钼	4.5 ~ 7.0
镍	1.0 最高
铁	1.0 最高
碳	0.35 最高
锰	1.0 最高
硅	1.0 最高
钴	平衡

(B)		
	成分，%（质量/质量）	
元素	**最小**	**最高**
铬	27.00	30.00
钼	5.00	7.00
镍	—	0.50
铁	—	0.75
碳	—	0.35
硅	—	1.00
锰	—	1.00
钨	—	0.20
磷	—	0.020
硫	—	0.010
氮	—	0.25
铝	—	0.10
钛	—	0.10
硼	—	0.010
钴	平衡	平衡

[a]大约等于100%与其他指定元素的总和之差。不需要指出钴差异的百分比

块，在组块外部留有注射口（图20.4）。

这种注射口和分开腔隙可以在压力下将液体蜡注射到工具腔中。一旦注射，可以打开工具以露出蜡质模型，是最终植入物形状的模拟。尺寸稍大为随后的收缩提供条件，随着合金经历液态到固态的转变，制造过程中稍后会发生收缩。制造了蜡模型后可以通过产品非关键区域的“浇口”（图20.5）连接到蜡流道，以便浇铸后除去，避免影响假体的最终微观结构（即，浇口通常位于植入物浇铸之后固化的最后一点，与其他较薄且较早凝固的部分相比晶粒尺寸更大，可能会影响强度）。

最终的蜡树及其倾倒杯会逐渐涂覆陶瓷涂层，

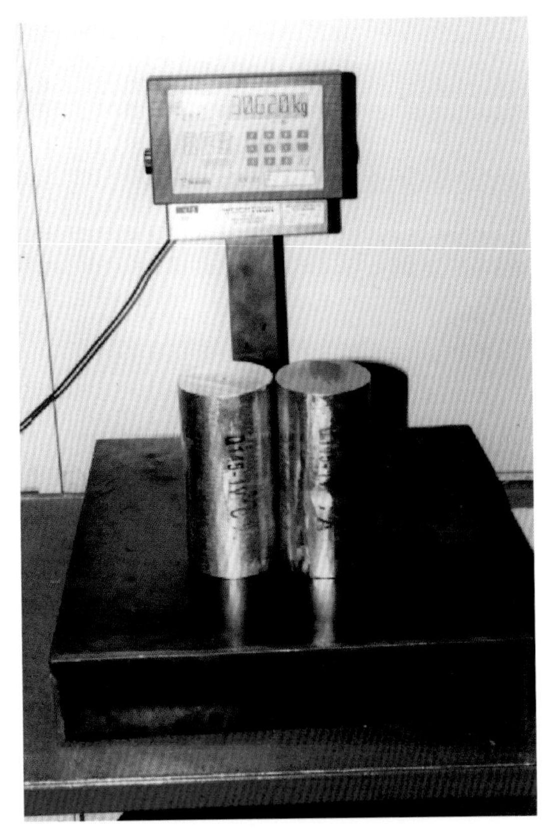

图20.3 表面研磨为圆柱形的CoCr合金钢坯

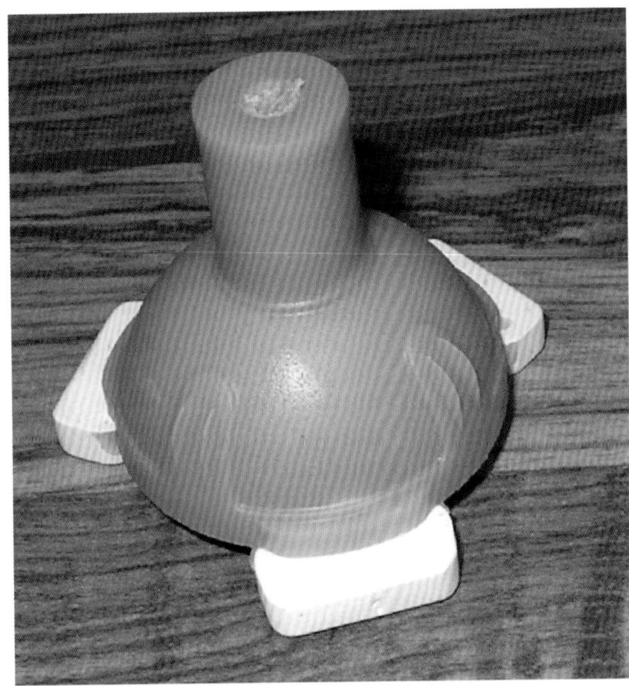

图20.5 髋臼杯的蜡状图案在凸面上显示了进料口，并印有3个陶瓷芯

最终在蜡树周围形成约5mm厚的陶瓷层或壳。这种涂层通过陶瓷流体和陶瓷粉刷涂层的渐进浸渍实现（图20.6）。一旦陶瓷壳完成，几天后，每次浸渍和涂布过程之间干燥陶瓷壳涂层，快速转移到高压釜中，经受约150～180℃的温度以使壳脱蜡。此时去除蜡质，是"失蜡"这一名词的起源。包含蜡的壳体转移到加热室时应快速，以避免壳体内蜡质相对膨胀过大而分裂壳体。蜡质从陶瓷壳的内部熔化，留下模具，具有蜡质模型和流道的正确形状和体积。铸造工艺的首个或初级表面涂层提供了光滑的表面，熔融金属注入壳体后凝固，如图20.7所示。

壳体脱蜡后在预热炉中约1000～1100℃的温度

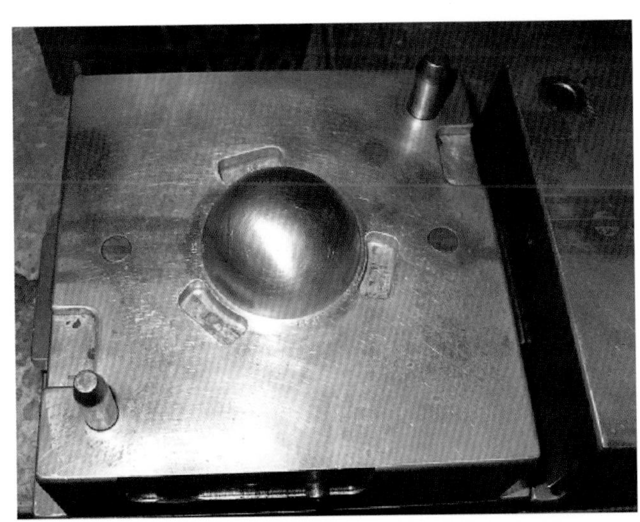

图20.4 蜡模工具腔内部的剖视图，以发现用于形成髋臼杯凹面的黄铜插件

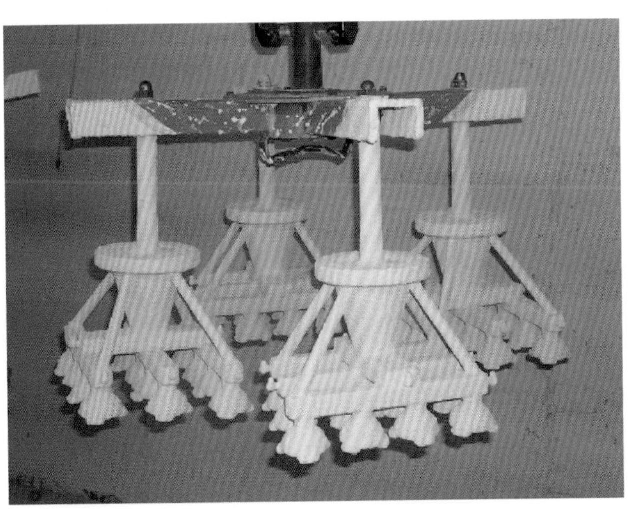

图20.6 机器手臂浸入蜡液后，由机器手臂支撑

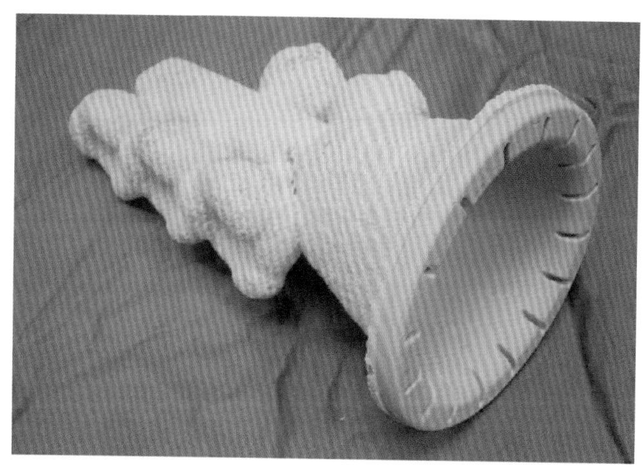
图20.7 脱蜡和快速烧成后的陶瓷外壳

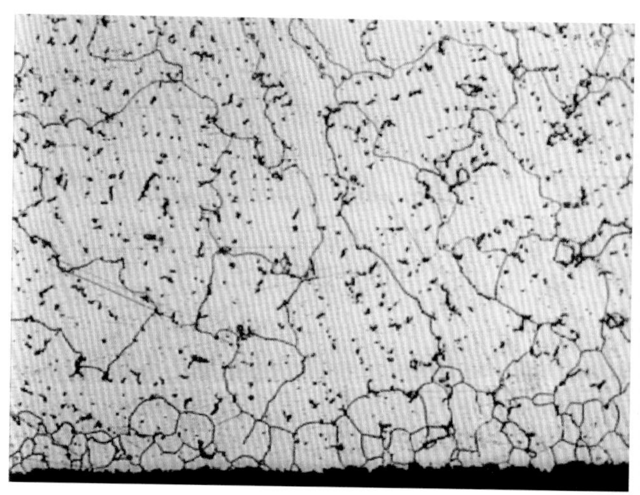
图20.9 铸造的CoCr显微组织在铸件表面显示冷硬晶体层，晶粒较大

下加热，经历相变，从“生坯”状态强化陶瓷结构。CoCr合金坯料在高于1550℃的小型感应炉（重约10～20kg）中加热并熔化，在保护环境将液态金属倒入壳体（图20.8）。

熔融金属被注入陶瓷壳后，合金在金属–壳界面处开始凝固。

冷却始于冷却晶体或晶粒，铸造金属整个表面

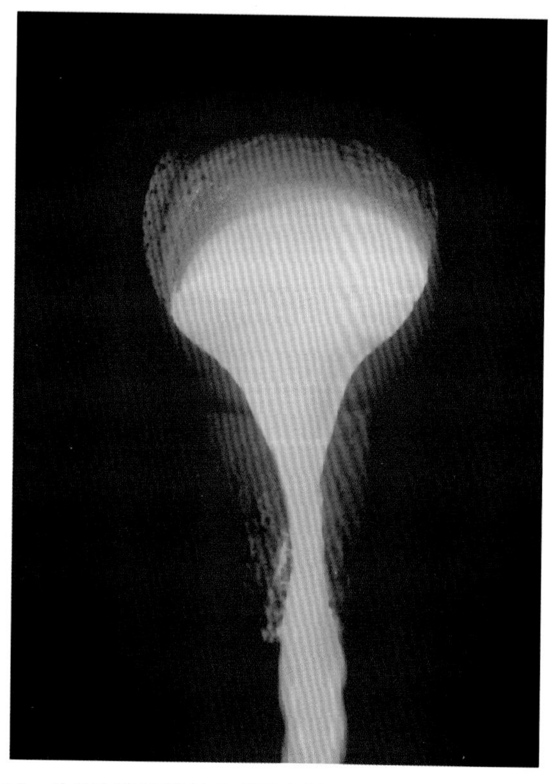
图20.8 从预制的陶瓷熔化坩埚中倒出熔融合金

形成冷却晶体，与壳体较冷表面相遇。冷硬层厚度约为100μm，随后的晶粒具有等轴形态，尺寸较大，如图20.9所示。

铸造凝固从外表面开始，铸件内部的热梯度增加，较厚部分保持时间更长，这允许液态金属继续流入正在凝固的铸件中。一旦浇口凝固，液态合金停止进入铸件。当液体到固体相变时，如果凝固期间没有足够的“进料”，则发生“孔隙率”的微孔（这将在后面讨论，如图20.18所示）。孔隙率可以显著降低合金和组分结构完整性和强度，与前面讨论的非金属杂质类似。固化包括晶粒形成和树枝状结构或图案生长。树枝状图案与圣诞树的枝形类似，其中树枝与中心轴垂直（图20.10）。这些分支随后较小的垂直分枝，在合金中形成相邻的枝晶臂时，最终彼此相遇并交叉。

在树枝状臂分支之间区域中固化的最终液体富含铬、钼和碳，在最终凝固时液体在这些树枝状交叉和晶界处形成沉淀碳化物，被称为枝晶间碳化物，是非连续的离散组分，对于Cr、Mo和C的金属碳化物存在离子和共价键。当合金在树枝状图案中固化时，随着化学组成的轻微变化固化，“核心”略有不同。富钴基体和沉淀碳化物的组合为两相微结构，如图20.11的显微照片所示。

虽然原材料中可能形成许多碳化物类型，化学成分和透射电子显微镜证实了在CoCr铸造合金中碳化物的主要类型是$M_{23}C_6$。当前规定CoCrMo合金中最

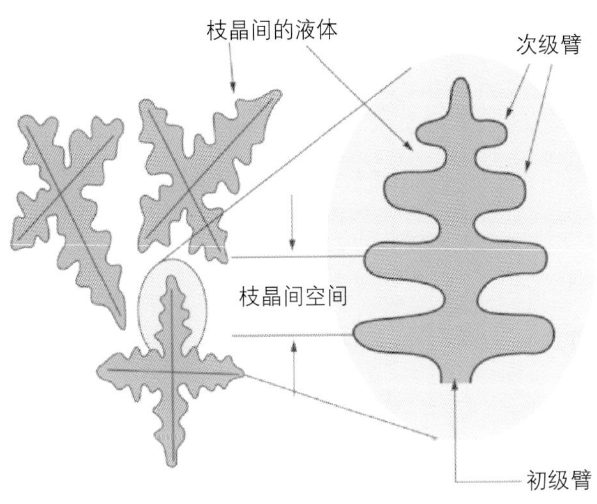

图20.10 在熔融合金凝固过程中出现枝晶图案

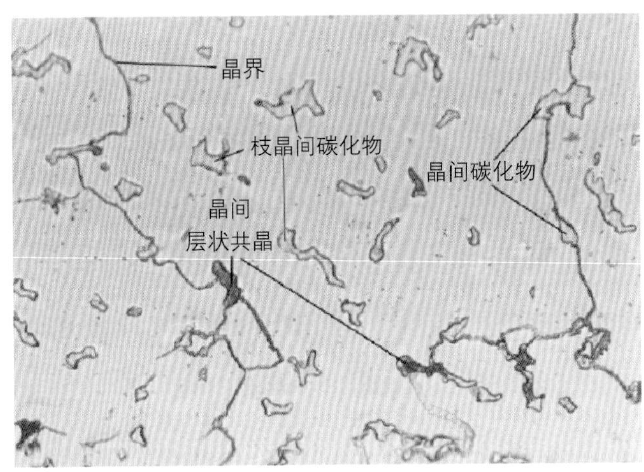

图20.12 铸造CoCr的显微照片显示出碳化物和基体的双相结构

大碳含量为0.35%，如本章前面的表20.1所示，为了防止形成连续的网状晶界碳化物，显著降低合金的机械性能。早期的规范表明，碳含量为0.5%会导致碳饱和，增加材料脆化的风险。图20.12显示显微照片中具有枝晶间$M_{23}C_6$碳化物和晶界碳化物的典型“铸态”显微组织。

在这种铸造微观结构条件下，合金疲劳强度较低，对于Ring之类存在比较薄的横截面的假体，会导致植入物断裂。该过程的解决方案将在后面讨论；然而，正是在这种铸造的显微组织条件下生产了第一代金对金关节面。在科学和临床证实“铸造”原料碳化物的稳定性和分布为该合金提供低磨损特性是重要的，从而允许其用作金对金关节面。长期良性临床应用的证据支持这种材料继续使用，第一代金对金关节面在40多年后继续获得成功（图20.13）。

对CoCr合金制造工艺的解释使我们了解骨科假体的历史/演变。McKee和Ring假体，可能是最著名的

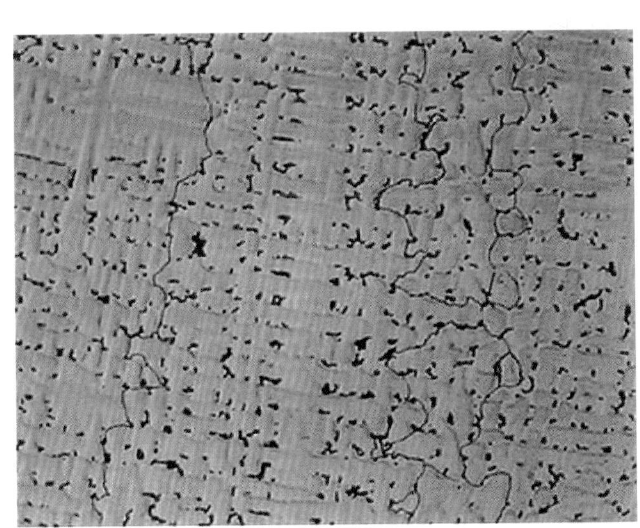

图20.11 铸造CoCr的显微照片显示出物“碳化物”沉淀，分离（晶内偏析）和晶界

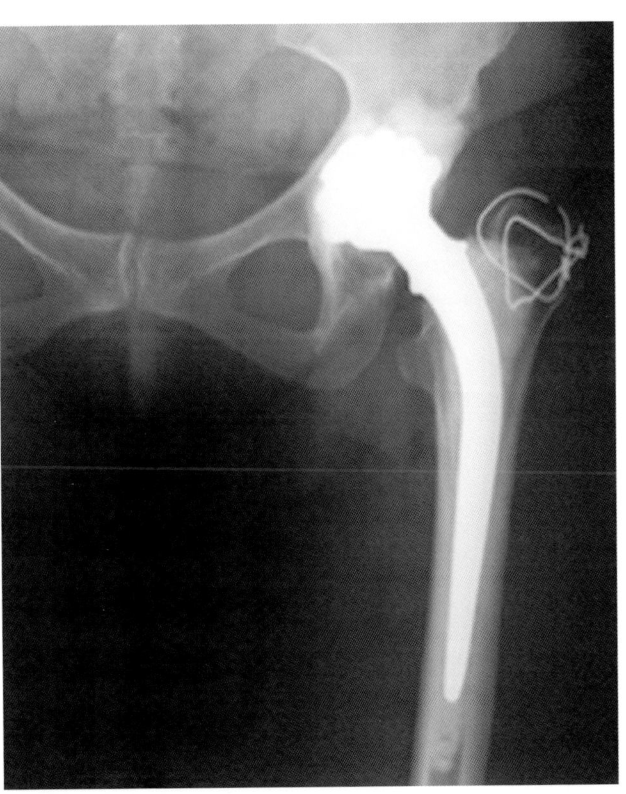

图20.13 1970年植入的Stanmore金对金全髋关节假体的随访40年X线片

第一代金对金关节面，尺寸范围有限，最初按英制尺寸生产。重要的，与当代方法相比，当时的制造和测量技术（可能更重要）相对原始。这与十进制相结合导致了多种摩擦界面对应关系，其范围从极性（头部半径小于杯半径），全等（头部和杯具有相同半径）和赤道（头部半径大于杯半径）。已发现部分第一代金对金关节面在同一产品上有19/16和40mm的不同命名，具有32μm差别。这种尺寸差异可能导致非极性几何结构的组合，产生赤道负重，由此导致的高摩擦和磨损，在一些情况下破坏髋臼杯的初次稳定性。股骨头半径和髋臼杯半径之间的差异称为径向公差（图20.14A）。我们知道，金对金关节面需要极性关节面设计，允许运动期间流体进入关节面以润滑关节面（图20.14B）。

金对金关节面中润滑十分重要，防止使用期间通过髋部施加在关节面上的全负荷，直接通过金属传递到股骨头和股骨柄连接处，以及髋臼杯相应的接触点。两个关节面在接触点表面的高点处接触，在没有润滑剂时存在高摩擦和高磨损，被称为“边界摩擦”。这种磨损机制已有报道，包括磨损和黏附，随时间发展导致运动中显著材料损失（Bowden和Tabor理论）。添加润滑剂时，通过关节面运动（速度），

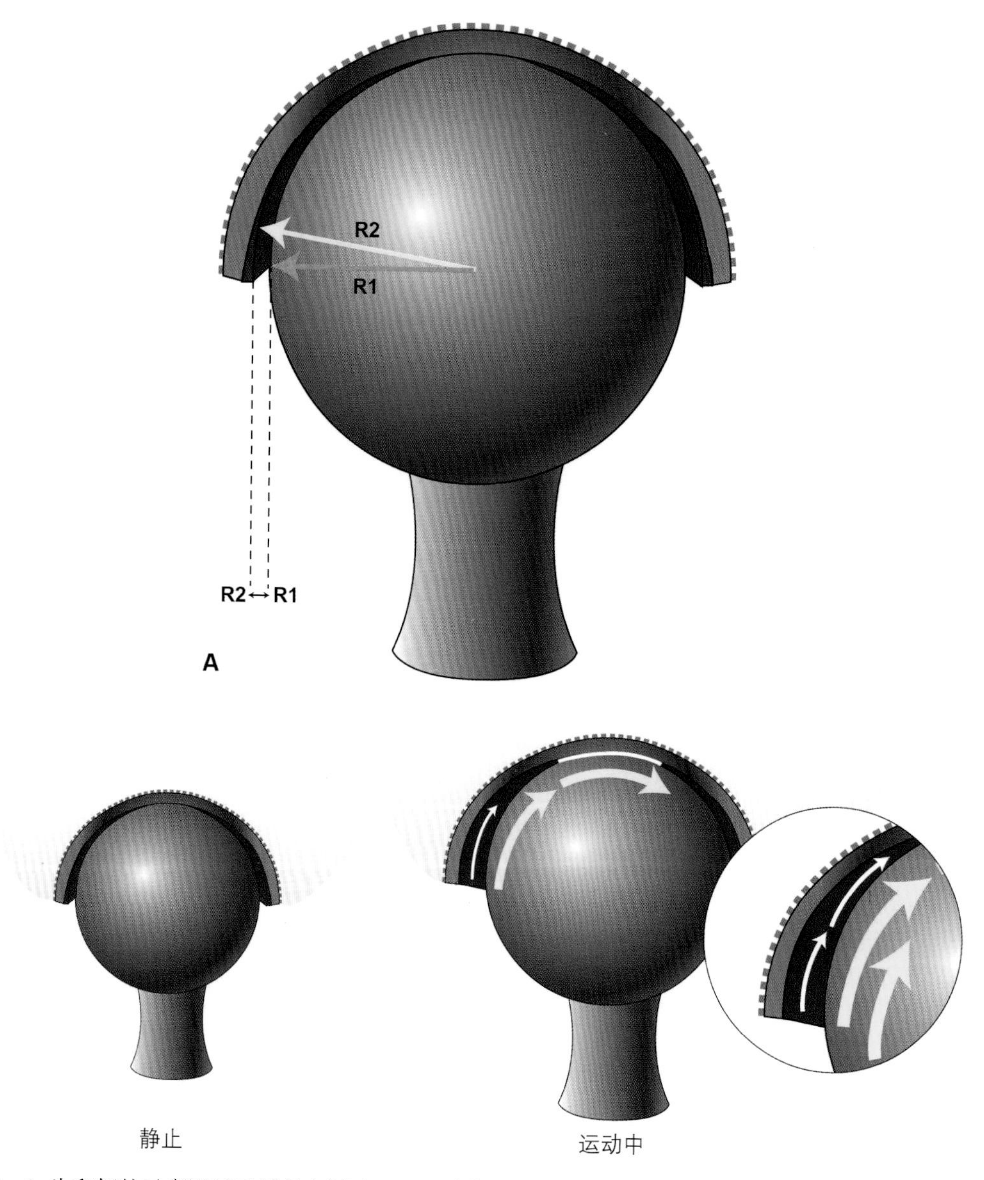

图20.14　A. 头和杯的示意图显示了径向间隙。B. 运动期间流体膜显影的夹带角示意图

轴承半径和公差产生流体膜，防止金属表面接触，并减少关节面的摩擦和磨损，被称为“液膜润滑”。此时润滑剂接受摩擦力。如果不满足液膜所需条件，例如，滑动速度太低，则存在混合液膜，部分负载作用于润滑剂，部分载荷作用于粗糙表面。此时的摩擦和磨损比无润滑剂时更低，也最为常见，即使金对金关节面在体内功能良好，也存在可测量的低磨损，被描述为“混合润滑”。这些变量之间的关系可用Stribeck曲线（图20.15）表示，其中增加滑动速度可以减小摩擦系数，还受运动以及股骨头尺寸的影响。润滑模式的变化显示为边界，混合和全流体膜润滑，如图中的BL，ML和FFL缩写所示。

可以使用磨损方程（图20.16）进一步计算和评估不同变量对关节面磨损过程的影响。该方程显示产生的磨损体积是关节面产生磨损颗粒的概率乘以施加的负载，乘以滑动距离，除以轴承中最软材料硬度的3倍得到的结果。金对金关节面存在润滑时，增加股骨头半径增加滑动距离有利于改善关节面的润滑。这种润滑改进直接降低了关节面产生磨损颗粒的可能性。

在制造第一代金对金关节面时，未能适当理解关节面几何形状的最佳条件，同时制造过程中产生的变化，导致关节面处高摩擦力，导致高磨损和臼杯松动的早期失败。事实上，McMinn发现Charnley测试的关节面在其“摩擦比较器”上显示摩擦力的差异是环形关节面，润滑剂难以进入关节面。在骨水泥臼杯设计中，特别是在关节面界面处，高摩擦力会转移到

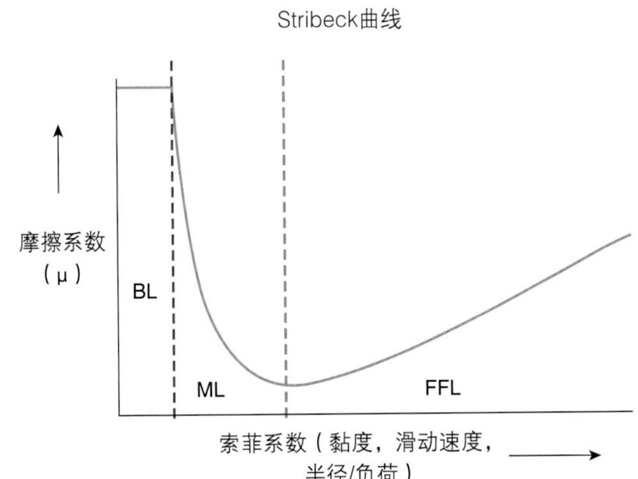

图20.15 Stribeck曲线显示了3种润滑方式

磨损量 = $kLx/3p$

K 产生磨损颗粒的可能性
L 施加的载荷
X 滑动距离
P 较软材料的硬度

图20.16 磨损方程显示润滑与滑动距离之间的关系

植入物–骨水泥界面，从而损害其安全性。Freeman和Swanson等认为这些早期问题与CoCr致癌风险相关，同时John Charnley爵士引入金属对聚乙烯关节面（低摩擦关节成形术），导致金对金关节面的使用减少。

虽然接受第一代假体的患者继续享受无痛活动，金对金关节面不再使用，随后20年的讨论期间销声匿迹。有趣的是，Brown和Jacobsson独立地进行了比较McKee–Farrar和Charnley假体长期存活率的研究，发现20年后的结果相当。然而，有报告发现股骨柄断裂，与之前描述的假体机械性能差导致的断裂强度低有关（图20.17）。

股骨柄断裂的发生率低，与假体高应力区域中的铸造缺陷相关。这种缺陷的实例如图20.18所示，术后30年取出的环形股骨柄的下1/3截面，显示微观结构中枝晶间微孔或空隙。

在此期间，当时的制造商寻求通常改善合金疲劳强度的方法，以减少翻修手术的显著风险。包括铸造合金的铸造后热处理，旨在改善股骨柄远端的机械性能。典型热处理如下。

均质化，在比合金共晶温度低的温度（1170℃）下退火，碳化物不熔化，使树枝状偏析均衡化，从而提高韧性而不损失拉伸性能（图20.19）。

溶液，在高于共晶温度的温度（1240℃）下进行退火，以提高拉伸强度和延展性。

这两种方法都降低了材料的偏析效应，并通过间隙硬化提高了合金强度。碳和氮原子占据基体合金面心立方晶格中间隙间隔的空间，由于减少了碳化物的晶界钉孔，导致微观结构的碳化物（高达50%）细化和晶粒生长。这也增加拉伸试验期间的材料回复面积和伸长率。

在20世纪80年代初，引入热等静压（HIPping）

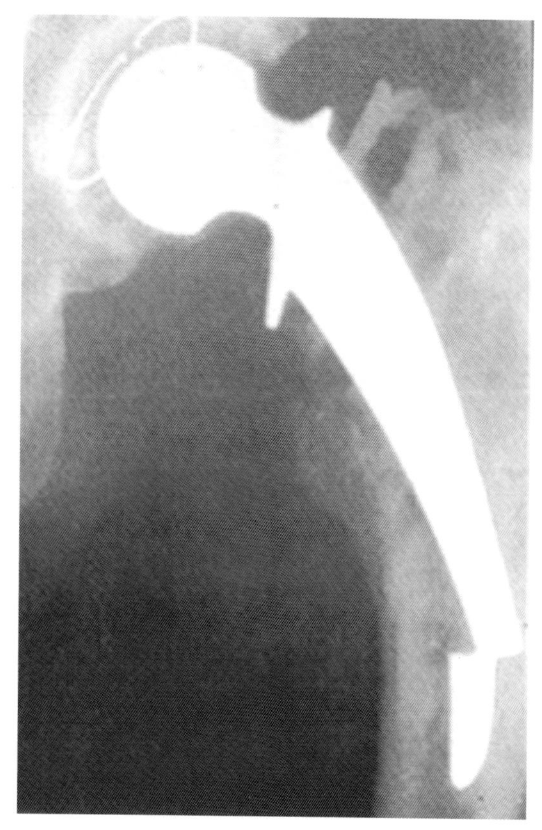

图20.17　X线片提示CoCr全髋关节远端假体断裂

以降低微孔率，并使结构致密化，进一步提高其疲劳强度。典型方法是在真空中1000bar的压力下1180～1120℃温度下加热4h，通过碳化物的进一步改性去除微孔隙，进一步减小它们的尺寸和体积。典型的HIPped微结构如图20.20所示。

另一个加工改进是锻造（图20.21）。锻造假体工艺在约1000℃的温度下，在300～1000t压机下，在

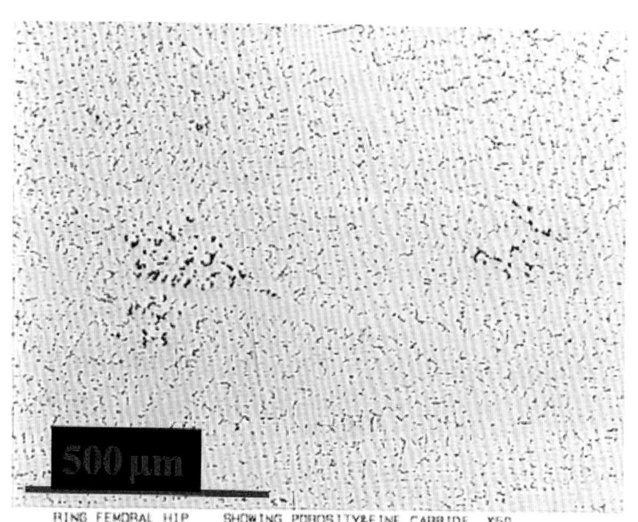

图20.18　铸造CoCr的显微照片显示出组织中的树枝状微孔

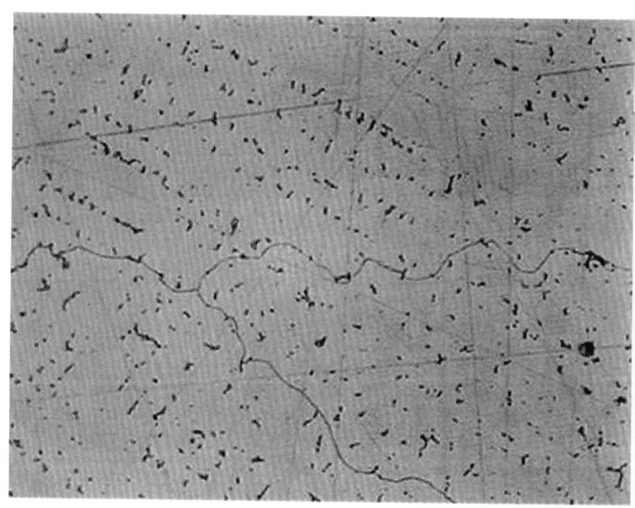

图20.19　均质化（单次热处理）后，CoCr显微组织的显微照片显示出碳化物尺寸和分布的减小

成形工具中压制预热的锻造棒。在高吨位压力机和较低温度下进行精整成型，低于900℃的温度下锻造冷加工。

锻造过程提高了材料的疲劳强度，适合于长柄股骨假体，减少了股骨柄断裂的可能。锻造CoCr材料的典型化学类似于铸造；然而，材料在较高水平下脆化时，碳含量较低（<0.05%）。CoCr锻造部件的典型特性为晶粒小，具有加工硬化的证据。晶粒的位错累积引起结晶。与铸造工艺不同，锻造不能产生接近网状的产品，需要大量的加工操作来实现表面轮廓和纹理化。在20世纪80年代后期，引入了热机械加工的高碳

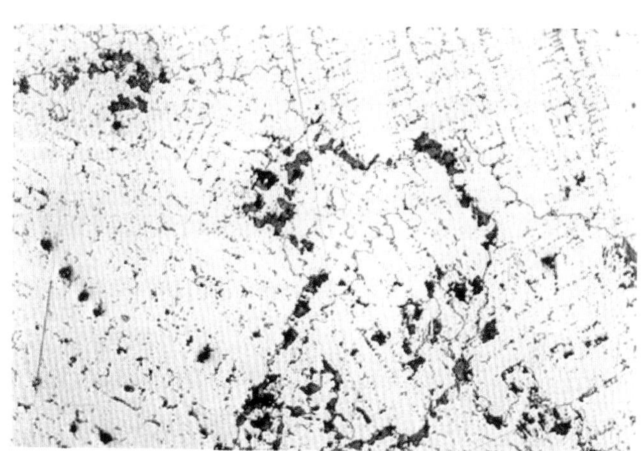

图20.20　HIPping工艺后铸造的CoCr的显微照片显示出晶界处的层状碳化物

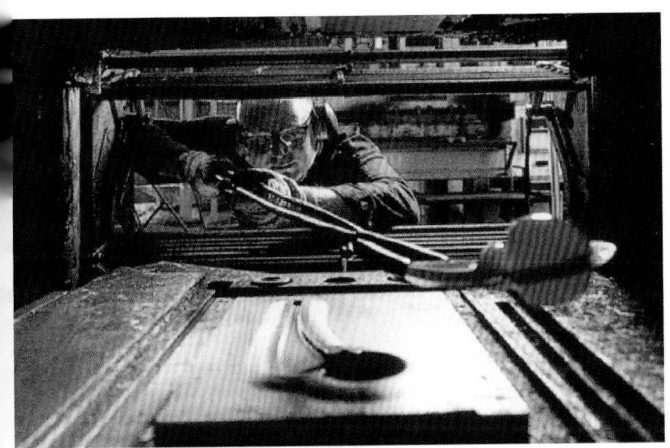

图20.21 锻压机对髋关节假体脱模

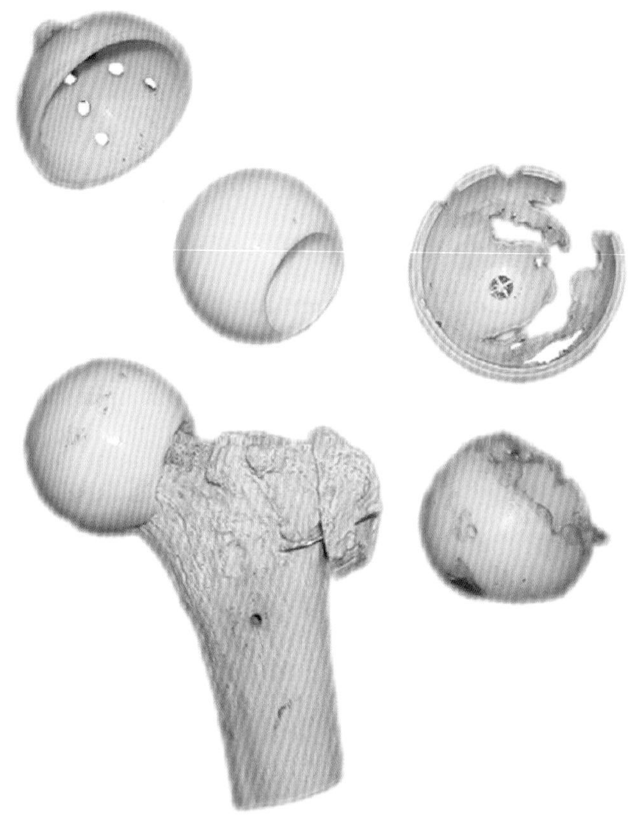

图20.22 Charnley's Teflon假体

（>0.2%）材料，可以制造M_7C_3型的细小枝晶间碳化物。

在髋关节假体的发展历程中应介绍一个单独的故事，即髋关节表面置换，如在本章结束时所述，金对金关节置换和髋关节表面置换的进化和发展将会趋同。John Charnley爵士首次考虑并引入髋关节表面置换，当他在20世纪50年代使用低摩擦材料Teflon生产薄壳，用于“表面置换”股骨和髋臼。假体相互成关节面，在术后非常早期阶段因材料磨损导致灾难性故障，如图20.22所示。

关节表面置换的直接获益，不用切除股骨头，为未来的翻修骨量具有明显优势，随后的半个世纪针对这项技术存在更多的尝试。随着金属对聚乙烯全髋关节的成功，开发了许多髋关节表面置换的设计。3位杰出的外科医生设计师包括来自英国的Freeman，来自德国的Wagner和来自美国的Amstutz。他们的设计包括金属和/或陶瓷股骨头对聚乙烯髋臼杯，以及其反向设计，即聚乙烯股骨头对金属杯（图20.23A，B）。

所有这些设计都失败了，一些假说解释这些不良表现和结果，包括应力屏蔽、血液供应的显著损失以及股骨头损害。当然，设计的直径比全髋关节置换术的关节面大，聚乙烯磨损导致失效，广泛的骨溶解和假体松动。直到1988年，Hans Willert教授才记录，分类和报道了这种骨溶解病理，并且对早期的股骨头失败进行了解释。在Derek McMinn的《当代髋关节表面置换》中还可以找到髋关节表面置换历史的综合描述，并提供客观证据，如果外科技术和患者选择适当，应力遮挡和股骨头血供受损并不是髋关节表面置换的主要风险。

现在回到常规的骨科假体，在20世纪80年代后期，CoCr装置由高和低碳合金制造，使用锻造或铸造加热处理，因为近30年来，材料工艺开发主要关注强度改进而不是耐磨性或摩擦学性能。直到1988年，金对金关节面再次用于全髋关节置换术，这是Weber引入的28mmMetasul关节面。该关节面由Protasul 21材料制成，是锻造的高碳CoCr合金，使用组配式金属股骨头，与金属内衬形成关节面，金属内衬身插入具有钛背衬的聚乙烯壳中。Jin等发现髋臼壳中的聚乙烯使关节面的表面接触应力减少了约50%，进一步减少了关节的摩擦和磨损。据报道，在过去20年中已经植入了超过40万个这些关节；然而，临床随访数据相对稀缺。该关节面的微结构与铸态微观结构不同，其碳化物形态包含球形和细分散的碳化物。

Metasul假体作为锻造CoCr材料的引入可以部分

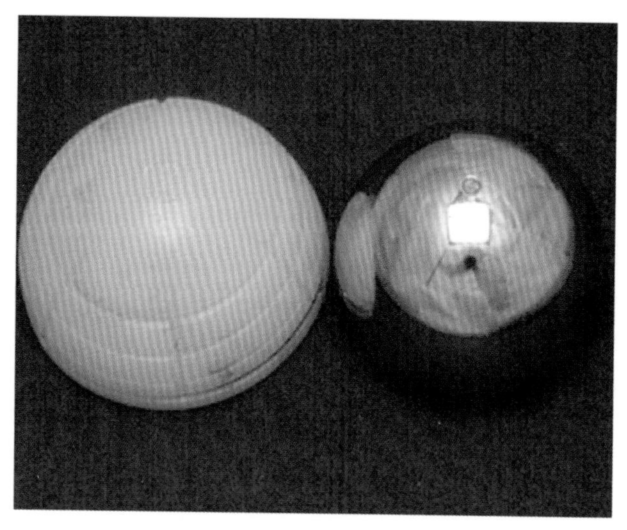

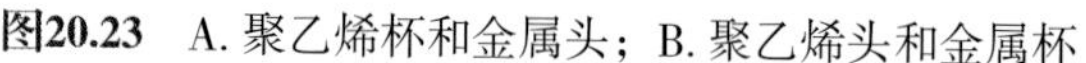

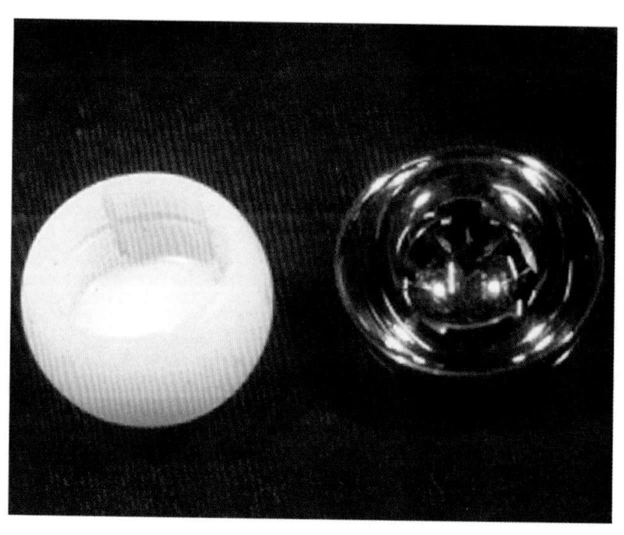

图20.23 A. 聚乙烯杯和金属头；B. 聚乙烯头和金属杯

地解释当时的骨科工程师已经非常熟悉铸造材料的限制，因为疲劳强度较低，锻造材料是“规范“，铸造材料使用有限。因此，当设计金对金关节面产品时，所选择的是锻造材料，显著减少和预防股骨柄骨折。直径28mm的股骨头关节滑动距离小，磨损方程提示可以减少摩擦和磨损（图20.16）。

针对金对金关节的潜在益处的再次理解重新引入表面置换，作为终末期髋关节炎的一种选择。Derek McMinn设计的Birmingham髋关节表面重建首次纳入这些概念。

BHR使用高碳（≥0.25%）铸态CoCrMo合金制造，髋臼固定表面上有整体铸造的小珠（Porocast），避免任何后处理热处理，因其可能不利于合金的耐磨性。关节的几何形状为极性轴承，其中股骨头小于髋臼杯，允许在运动期间将流体夹带到关节中的有效公差。公差基于第一代金对金假体的成功经验，即使将髋臼杯打入年轻及活跃患者较硬骨质中发生臼杯变形之后仍保持“有效公差”。该系统采用混合固定，使用低黏度骨水泥固定股骨假体，使用HA涂层非骨水泥髋臼杯（图20.24）。此外，还开发了可与表面置换髋臼部件相匹配的大直径股骨头，以允许翻修以及大直径股骨头金对金关节置换。不幸的是，因为材料差异，关节表面之间的间隙以及各种设计角度的变化，一些新型设计没有得到好的结果。与大直径股骨头相关的耳轴问题进一步导致对金对金关节面使用的关注。然而，优化设计，严格放置金对金关节的假体位置，以避免撞击和边缘负载，金对金关节仍然在终末期关节炎的治疗中具有地位。

在撰写本文时，临床证据和假体性能（累积修订率[CRR]等）最完整和最全面的参考之一是澳大利亚国家关节登记系统2013（AOANJRR）。该登记系统提供了技术领域内假体性能的记录，可以进行比

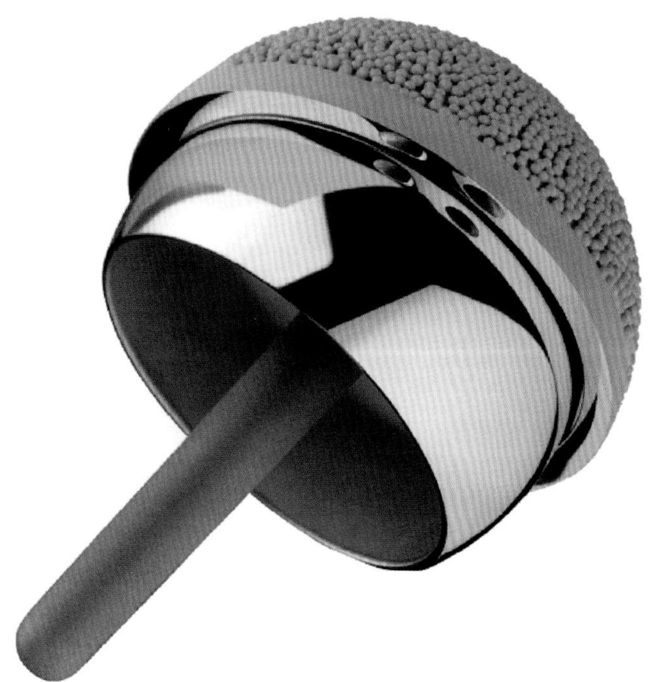

图20.24 Birmingham Hip Resurfacing（BHR）假体

较，并允许读者选择特定假体查询其随时间的CRR，以及比较参数领域内每个假体的结果。由于当前的金对金表面置换假体两侧均为一体化设计，所以在登记系统中的条目是产品特异性，这与大直径金属组配式股骨头部，它们可以与各种股骨柄结合使用，难以评估其性能。登记系统报告更加分层，查询假体和技术更便捷，但目前只提供通用的技术结果，通用假体类型结果，特定假体随时间推移的CRR，以及每100个植入年翻修的比较值。在AOANJRR 2013中，OA患者接受金对金初次全髋关节置换术后12年的CRR百分比为18.6%（AOANJRR 2013表HT22）。OA患者髋关节表面置换术后12年的CRR百分比为11.2%（AOANJRR 2013表HT34），然而，髋关节置换组中BHR的随访时间最长，所有病理学中CRR的最低，术后10年为7.1%（AOANJRR 2013表HT42）。这证实了如前所述的设计，材料和技术之间的关系（图20.25）。金对金髋关节表面置换性能下降可以通过设计特征来解释，所述设计特征损害了假体的摩擦学性能或固定。

在过去的70年中，CoCr合金在骨科医生的关节置换术解决方案中发挥了不可或缺的作用，但是直到21世纪首个10年结束，其成功作为金属关节面材料的实验证据研究才获发表。BHR达到了其设计师Derek McMinn的期望，几个同行评审文章和中心注册管理机构报告年轻活跃患者的最低10年随访结果，生存率优秀。John Charnley爵士认为髋关节置换最高风险组的患者现在是McMinn的BHR表面置换装置的“理想”患者。有点讽刺的是，Charnley提出的表面置换概念的解决方案，由他自己的实验室测试并推出的低摩擦关节假体最终被遗弃。

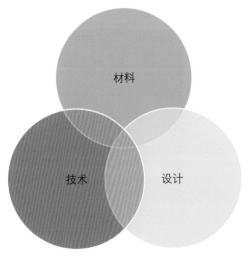

图20.25 维恩图显示材料，设计和技术之间的关系

目前在进行金对金关节面教育推广的骨科和监管机构广泛认同BHR金对金关节为年轻活跃患者提供了一个伟大的解决方案，具有髋关节表面置换的所有好处，尤其是为未来的翻修手术保存股骨和髋臼的骨量。McMinn使用了3205例BHR假体，如图20.26所示，96%的患者在初次手术后14年继续享受髋关节表面置换的好处。

如前所述，BHR金对金关节提供了良好的中期结果，现在拥有超过10年的数据，其设计基于从第一代假体长期良性临床结果中获得的经验证据。规格使用相同的CoCr材料，在相同的“铸造”显微结构条件下，并使用既往取出物研究获得的几何公差。

当然，随着一些金对金关节产品性能显著降低，降低生存率，当代技术正受到严格的审查和批评。2013年的AOANJRR中，10个髋关节表面置换假体中有6个未能达到国家临床优化研究所（NICE）所述的10年内翻修率1%的标准（AOANJRR 2013表HT42）。由于安全考虑，许多产品实际上已被召回。这些设计中固有的共同设计特征是关节面材料已将“铸造”微结构显著或部分改性，改变公差以减小头部和杯之间的convergent entrainment angle，一个特殊的ASR假体显著减少髋臼杯的关节对向角。这些设计变化分别导致关节面材料耐磨性降低，磨损颗粒尺寸减小，这是对关节面摩擦学的早期折中，导致股骨头和髋臼之间间隙不足而缺乏润滑，尤其是将臼杯打入较硬骨质中发生变形之后；当髋臼杯未能以最佳方式定位外展和前倾时，存在“边缘载荷”的早期风险。当这些特征组合出现时，关节面性能欠佳的风险增加，尤其是ASR系统，它具有混合显微结构轴承，直径公差小（大约100μm）以及显著减小的对向角。

考虑到这些性能欠佳的设计解释，可以克服假体对不良结果的影响。就像BHR表面置换假体，其设计变量基于成功的第一代金属对金属关节面，其中需要翻修手术的病例通常与不理想关节面匹配、撞击相关的“边缘载荷”、不适当的患者选择（扩展适应证）

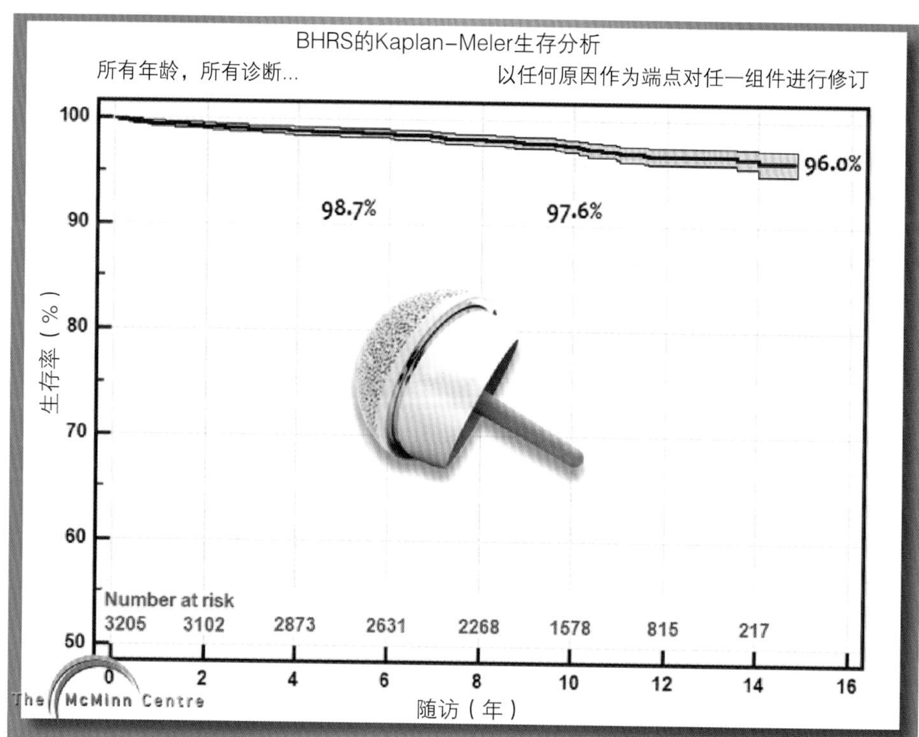

图20.26 对3205例植入的BHR进行Kaplan-Meier生存分析

和股骨颈骨折有关。由材料过度磨损引起的翻修引起了人们的极大关注。Oxford集团在2008年报告的病例系列中将积液和围绕髋关节的实性包块称为“炎性假瘤”，并提示可能大量发生。随后发现这些病例中大多数存在与髋臼杯放置相关联的“边缘载荷”，与外展角和前倾角中的一个或两者相关，并伴随高磨损率。三年后没有大量发生。同时，积累的证据证明假性肿瘤既不是新发现的，也不是金属对金属关节独有的，其他材料关节存在颗粒时也会发生。最近关于金属对金属关节面的关注是全髋关节置换术中的锥度失效，在翻修手术中发现股骨耳轴/模块化头部–锥度界面处腐蚀的证据。其发生原因很多推测和假设，包括大直径金属对金属关节面在锥形连接处高摩擦扭矩的影响。正如表面关节置换设计一样，存在假体类型和系统之间的差异，普遍认为如果大直径股骨头在表面置换系统中不能很好工作，那么它们通过锥形界面连接到股骨柄也不太可能表现得更好。同样，在本文写作同时，锥度关注似乎已经扩散到其他关节材料，有报告在非金属对金属轴承中发现锥度腐蚀，这进一步增加了调查和识别其根本原因的困难。

对于金属对金属关节面磨损过程产生的颗粒损坏保护钝化层，导致钴和铬金属离子的增加。正如Freeman在20世纪70年代进行的工作所述，这种公认的风险重新引发了金属离子长期效应及其与癌症关系的讨论。有3个重要的工作，告诉我们使用金属对金属关节面不增加所有位点或位点特异性癌症的风险，并提供了良好的证据。Visuri研究了第一代金属对金属的McKee–Farrar装置，跟踪使用者30年，为CoCr铸造材料适用于金属对金属关节提供了进一步的信心。

高碳CoCr合金制造的金属关节面为髋关节表面置换技术提供了成功的低磨损解决方案。该设计必须具有足够尺寸的设计公差，应为极性轴承，以适应在假体打击时发生的臼杯变形，从而允许液体进入关节面，保护关节面免受金属与金属接触。假体固定必须提供良好的长期稳定性和安全性，以满足患者的长期预期寿命。广泛的临床证据表明，确保正确的患者选择和正确的假体位置，金属对金属髋关节表面置换可用作关节病变的早期干预。已经证明髋关节表面置换在年轻活跃男性中比在女性中更耐用，因为男性的解剖结构允许使用更大的髋臼和更大尺寸的股骨头。金属对金属材料的强度和耐久性允许制造更大的假体。随着外科医生和患者群体寻找替代性关节面以满足其需求，需要仔细考虑避免将假体安装在不正确的位置。

Christophe Nich
Stefan Zwingenberger
Stuart B. Goodman

21

第21章　磨屑的生物学反应

介绍

全关节置换术（TJR）是最成功的外科手术之一。它们疗效确切，恢复关节疾病终末期患者的功能，如原发性骨关节炎、骨坏死、炎性关节病和其他疾病。TJR的世界标准仍然需要定义，目前使用的原则是数十年前建立的。例如，John Charnley爵士在20世纪60年代建立了髋部低摩擦关节成形术（LFA）的原理，使用22.22mm直径金属股骨头和超高分子量聚乙烯（UHMWPE）骨水泥臼杯。在过去的病例系列中，50岁以上患者在全髋关节置换（THA）中使用这种摩擦副，20年生存率达到85%。随着临床结果的成功以及手术人群接受度的提高，促使越来越年轻和高要求患者接受TJR手术。最近，Kurtz等预计2011年美国超过50%的TJR为65岁以下的患者。该研究预测2030年年轻患者将占所有THA的52%。但是，我们存在共识，50岁以下患者的TJR生存率要比50岁以上的患者差。植入物中长期失败的原因是多因素的，包括外科技术、植入物设计、固定方法和无菌性松动（AL）。继发于假体周围骨溶解（OL）的无菌性松动是TJR患者翻修手术的主要原因之一。

无菌性松动定义为植入物固定失效，导致假体移位。通常，AL与显著的假体周围骨量丢失有关，骨量丢失是骨溶解和骨重塑不良的结果。其临床症状频繁发作，常常需要翻修手术。

骨溶解是指在常规影像学摄片上看到的骨破坏。考虑到关节假体的植入，骨溶解可能是骨科磨屑（主要来自摩擦界面）生物反应的结果。它可以呈线性，或更大更严重，如扇形或膨胀区域（图21.1）。关节置换术后的骨溶解并不罕见。最近一项纳入503例混合型THA的病例系列中，Lübbeke等报告术后10年中股骨侧骨溶解发生率高达24%，活跃患者溶骨性病变发展的风险增加。全膝关节置换术（total knee arthroplasty，TKA）中有5%～20%的病例发现骨溶解，随访时间从<5～15年。假体周围骨溶解无症状，除非与疼痛性滑膜炎、骨折、结构破坏或植入物松动有关。普遍认为骨溶解主要由磨损

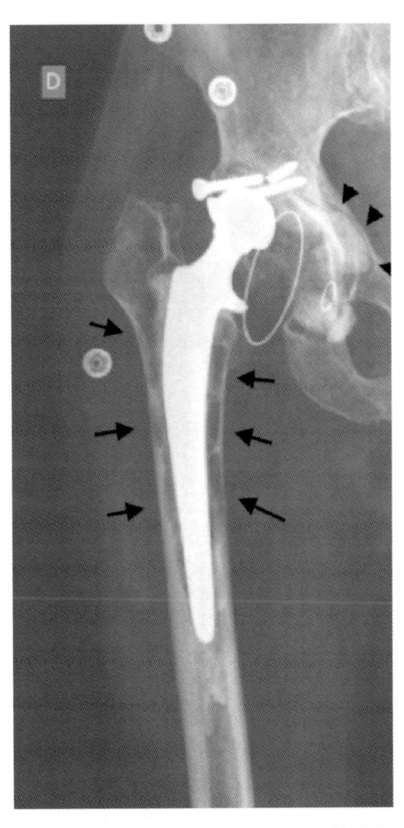

图21.1　水泥型全髋关节，髋臼松动和随后的关节脱位，髋臼骨溶解以及股骨假体周围的侵蚀性骨溶解，与聚乙烯磨损有关。骨溶解（OL）在股骨周围呈扇贝形，随后皮质变薄（箭头）。在髋臼侧，OL主要是线性的（箭头）。除髋臼松动外，螺钉断裂也说明出现力学改变

碎屑产生，所涉及的精确机制和诱发因素仍在研究中。

本章讨论了关节置换手术产生磨屑的特性及其生物学效应，并讨论动物模型、影响因素和治疗策略。

骨科磨屑

生物环境中存在微粒磨屑的性质取决于假体使用的材料。包括UHMWPE、骨水泥，金属和陶瓷。磨屑的形成部位包括假体关节面（例如正常使用的髋关节股骨头和臼杯）、模块化连接的界面（例如耳轴和股骨头的连接处，或聚乙烯内衬和金属壳的接合处）、撞击区域（极端运动时股骨颈和髋臼杯边缘的异常接触）、以及非关节界面处（与周围骨，骨水泥鞘或碎片的磨损）。

20世纪80年代，基于Willert的研究建立了关节置换失败后周围磨屑与无菌性松动之间的病理生理学连接。组织学观察显示，失败TJR周围组织中存在的大多数磨屑是UHMWPE，源于人工关节的关节面或非关节表面，已在失败THA、TKA、全肩关节置换术和其他人工关节周围发现UHMWPE（图21A，B）。今天，人们普遍认识到，大多数假体周围骨溶解由UHMWPE颗粒引起。40多年来，金属对聚乙烯（MOP）摩擦副在关节置换领域占据主导地位，目前美国仍有3/4的THA使用MOP。单个步态周期可以产生数十万个PE颗粒。PE磨损和OL程度之间的关系已经得到临床数据的良好支持，其中非骨水泥型髋臼产生的颗粒多于骨水泥型。此外，股骨头穿透PE臼杯的穿透率随时间呈线性，平均穿透速率为约0.2mm/年。植入10年后的穿透率与OL发生率之间存在强相关，所有存在骨溶解影像学表现的患者平均穿透率大于0.3mm/年。一项122例因骨坏死行Charnley THA的长期研究显示臼杯线性磨损率大于0.1mm / 年与无菌性松动翻修的风险相关。

研究表明UHMWPE颗粒主要呈球形，尺寸为0.1 ~ 2.0μm，平均直径为0.5μm。还有一些报道显示其呈较长片状颗粒，直径高达250μm。球体可以与原纤维互连，形成聚集体。值得注意的是，90%的颗粒小于1μm，光学显微镜观察困难。体外髋模拟器中分离的UHMWPE颗粒似乎主要是亚微米级，呈圆形，偶尔有原纤维。此外，体外（髋关节模拟器）和体内已经发现纳米级颗粒。后者可以解释假体周围组织中巨大数量的颗粒。

文献中报道的大多数研究涉及常规UHMWPE的生物学效应，这与高度交联的聚乙烯（HXLPE）完全不同。目前THA髋臼衬垫广泛使用HXLPE，可延长使用寿命，减少磨损。有趣的是，与HXLPE相匹配股骨头的尺寸和材料（氧化锆，氧化铝或CoCr）与磨损率没有任何影响。HXLPE颗粒大部分呈球形或长方形，平均0.2μm大小（髋部模拟器），远远小于从临床采集标本中发现的碎屑。

金属对金属（MOM）THA和由钴铬钼（CoCrMo）表面置换的磨损率极低，但会产生金属磨损颗粒和副产品。MOM的磨损率为1.9 ~ 6.2μm/yr。金属颗粒在生理环境下的形式包括：①颗粒磨损和腐蚀碎片；②金属–蛋白质复合物；③游离金属离子；④无机金属盐或氧化物和/或⑤有机储存形式如含铁血黄素。金属磨损颗粒比UHMWPE颗粒小一个数量级。Catelas等发现髋部模拟器和MOM植入物周围组织的磨损颗粒范围为30 ~ 100nm，大多呈圆形或椭圆形，但也有一些呈针形，取决于测试期（体外）或植入时间（体内）。这些颗粒为纳米级（平均尺寸小于50nm），数量大于UHMWPE颗粒。因此，所得表面积相当大。MOM关节每年产生大约$6.7 \times 10^{12} \sim 2.5 \times 10^{14}$个颗粒，远远大于常规MOP释放的颗粒数（13500倍）。然而，金属颗粒的平均尺寸甚至可以<50nm，因此，实际产生的颗粒数量可能被低估。尽管磨损量减少，但纳米级金属颗粒和腐蚀产物释放已产生相关问题，已有早期不良局部组织反应（ALTR）的报道。

颗粒磨屑的生物学反应

假体周围的细胞暴露于连续产生的磨损颗粒中。颗粒磨屑的生物反应很复杂，会促发假体周围组织破坏和植入物松动。虽然大多数研究集中在UHMWPE颗粒，但其他来源产生的颗粒也可能诱导炎症反应和随后的骨溶解。例如，作为来自钻孔和磨锉工具的污染物，如硅酸盐和不锈钢颗粒，也可引起侵袭性细胞反应。虽然他们可能参与启动和/或加重炎症过程，但一般认为其作用相当轻微。通常认为氧化铝陶瓷是生物惰性材料。然而，亚微米尺寸氧化铝和氧化锆颗粒可以诱发一些反应，与亚微米级聚合物和金属碎片的反应相似，但并不强烈。随后部分将重点介绍聚乙烯（常规和高交联）和金属磨损微粒碎片的特性和生物学效应。

超高分子量聚乙烯颗粒

细胞和分子机制

细胞对UHMWPE磨损颗粒的生物反应主要取决于其尺寸、组成、表面粗糙度和浓度。可吞噬范围的UHMWPE颗粒最大约为10μm，小于1μm的颗粒的细胞刺激特别明显。通常认为PE颗粒的宿主反应是非特异性异物反应和慢性炎症反应，由单核细胞-巨噬细胞谱系的细胞支配。然而，松动假体周围组织膜中也鉴定出其他不同的细胞类型，包括成纤维细胞、淋巴细胞、间充质干细胞（MSC）、成骨细胞和破骨细胞。

巨噬细胞对磨损颗粒的反应

巨噬细胞是免疫应答的哨兵，是先天免疫的关键参与者。它们能够降解蛋白质，加工和呈递抗原，随后参与B和T淋巴细胞的募集和激活。磨损微粒碎片激活巨噬细胞后引发复杂的反应链，最终导致成熟破骨细胞的骨吸收。巨噬细胞、多核巨细胞（MNGC）和破骨细胞衍生自循环中的单核细胞。由巨噬细胞融合产生的MNGC和破骨细胞分别是原代吞噬和骨吸收的特化细胞。

活检组织病理研究

有报道发现TJR失败病例活检获取的组织膜中存在内含磨损颗粒的巨噬细胞。巨噬细胞和MNGC的存在与UHMWPE微粒碎片之间存在直接相关（图21.2）。此外，假体周围组织膜中的颗粒浓度与假体在体时间相关。巨噬细胞通常与亚微米颗粒相关，而MNGC与较大颗粒（>10μm）相关。巨噬细胞活化可以伴随或不伴随吞噬发生。此时，颗粒通过单个或多个受体与巨噬细胞的外膜相互作用，如CD11b，CD14和Toll样受体（TLR）家族成员。TLR是一组进化保守的跨膜受体，具有富含亮氨酸的外部基序和白细胞介素（IL）-1受体同源激酶的内部结构域。TLR家族的每个成员可被不同的刺激激活，随后激活该类型化学序列响应。细胞内信号转导涉及丝裂原活化蛋白激酶（MAPK）级联激活，转录因子核因子κβ（NF-κβ）的活化和核易位，上调促炎细胞因子和趋化因子的基因表达机制。最近报道在鼠巨噬细胞细胞系和原代小鼠巨噬细胞中存在MyD88破坏，MyD88作为TLR信号通路的一部分，是TLR与下游信号激酶偶联的衔接蛋白，MyD88的破坏减少了PMMA颗粒诱导的TNF-α。类似地，MyD88 β/Δ 小鼠的10天骨溶解量显著少于WT小鼠。

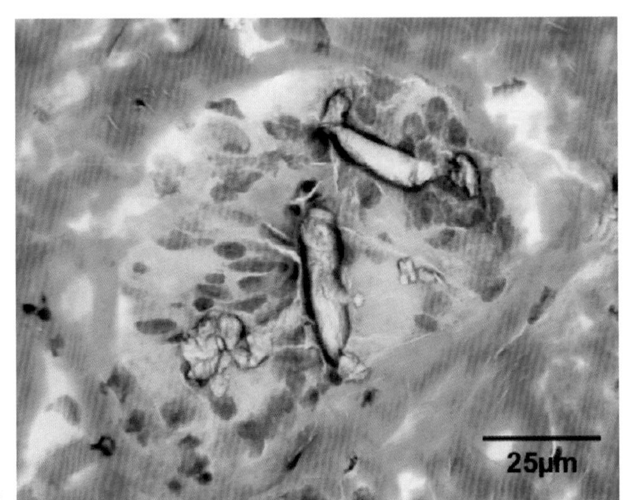

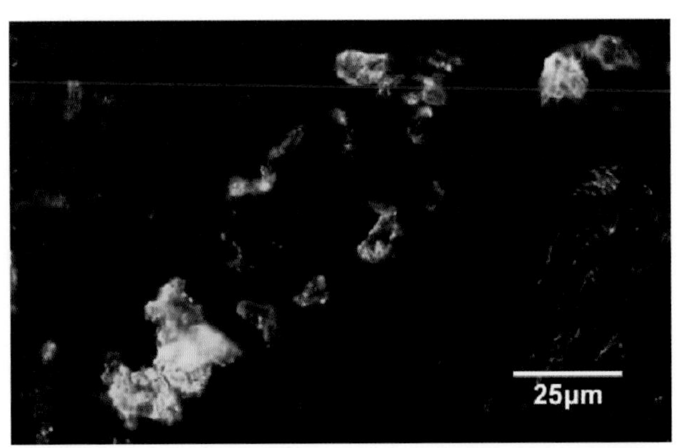

图21.2 巨噬细胞和聚乙烯（PE）磨损颗粒共存于从失败的金属对聚乙烯TJR患者术中获取的膜中。A. 从肉芽肿性滑膜荚膜组织取回的组织的组织学切片显示，存在吞噬性PE颗粒的多核巨细胞；B. PE颗粒在偏振光下（苏木-快绿，×40放大率）是双折射的

松动假体周围伪膜的分析显示存在TNF-α、IL-1β、IL-6、IL-8、IL-11、转化生长因子（TGF-β）和其他炎性因子。Chiba等发现，与没有骨溶解的THA相比，骨溶解相关伪膜中TNF-α、IL-1和IL-6水平更高。Kim等发现在体内颗粒诱导骨溶解的过程中TNF-α发挥重要作用，实验研究显示伪膜组织中TNF-mRNA表达增加。Schwarz等报道，TNF-α无反应的小鼠（TNFR1受体敲除小鼠）对磨损颗粒既没有发生炎症反应，也没有发生溶骨反应。另一项研究表明，依那西普（用于治疗类风湿性关节炎的重组TNF-受体拮抗剂）体内阻断TNF-α，可以阻止磨屑诱导的骨溶解。失败THA周围组织中发现的其他炎症介质，包括前列腺素E2（PGE2）、环氧合酶-2（COX-2）、金属蛋白酶（MMP）、胶原酶、NF-受体活化剂配体（RANKL）、巨噬细胞集落刺激因子（M-CSF）、粒细胞-巨噬细胞集落刺激因子（GM-CSF）、趋化因子单核细胞趋化蛋白-1（MCP-1，也称为CCL2 / MCAF / TDCF）、巨噬细胞炎症蛋白-1β（MIP1β）、血管内皮生长因子（VEGF）、生长因子血小板衍生生长因子（PDGF-）和TGF。另一方面，假体周围组织中的巨噬细胞、MNGC和破骨细胞会表达IL-1、IL-6、TNF-α、M-CSF和GM-CSF的受体。

体外研究

磨损颗粒诱导的生物活性可以通过颗粒刺激巨噬细胞后释放的炎症介质来研究。最初假设骨溶解是骨水泥颗粒导致，因此大量体外实验选用PMMA颗粒。虽然UHMWPE颗粒是临床最相关的颗粒，但在体外处理方面存在一些困难。它们的密度（约0.94g / cm^3）稍微低于水，因此UHMWPE颗粒会漂浮到培养基上层，无法与底部板孔表面的黏附细胞接触。已经提出评价PE颗粒体外生物学效应的技术选择。例如，在含有UHMWPE磨损颗粒的固体培养基中培养鼠巨噬细胞。另一种体外模型使用鼠巨噬细胞，用胶原蛋白将UHMWPE颗粒固定在板的底部。这些技术的缺点主要是颗粒和巨噬细胞不能在培养基中自由移动，它们之间的接触存在困难。为了增加巨噬细胞和颗粒之间接触的机会，开发了倒置细胞培养系统，足以诱导生物反应。此外，在乙醇悬浮液蒸发之后，用UHMWPE颗粒直接涂覆培养板，可以在细胞和颗粒之间提供充分接触，并引发巨噬细胞的炎症反应。

体外研究可以评价参数变化对细胞应答的影响，如颗粒的材料、大小和浓度。例如，Green等发现较小的PE颗粒（0.24μm大小）刺激细胞因子释放和骨吸收活性最强，每个C3H鼠腹膜巨噬细胞为10^3m^3。为了获得相似水平细胞因子释放和骨吸收活性的刺激，0.45μm和1.7μm的颗粒的剂量更大，而5μm的颗粒在所有测试剂量下均无活性。Petit等报道，与类似尺寸和浓度的氧化铝颗粒相比，UHMWPE颗粒对TNF释放的影响更快更强。其他炎症介质也已确定，例如PGE2，IL-1β和IL-6，结果与体内研究相当。

巨噬细胞募集/迁移

目前假定磨损颗粒的细胞反应，特别是巨噬细胞募集，主要是发生在局部。最近一项使用生物发光成像技术的研究表明，PMMA和UHMWPE颗粒可以刺激巨噬细胞全身迁移到颗粒沉积位点。将PMMA或UHMWPE颗粒悬浮液输注裸小鼠远端股骨，使用表达生物发光报告基因萤火虫荧光素酶（FLuc）报道了RAW264.7标记巨噬细胞，通过尾静脉注射。与未接受注射的对侧股骨相比，注射两种类型颗粒的股骨在第6天至第8天发现生物发光信号增加，盐水对照中没有出现这种效应。组织学显示输注颗粒的小鼠髓管内有大量的标记巨噬细胞。Yang等开发了一种用于研究人类假体周围组织在骨溶解中作用的小鼠-人嵌合体模型，显示钛激活的标记单核细胞会运输到颗粒诱导的炎症区域。巨噬细胞运输的机制已有研究。巨噬细胞吞噬UHMWPE颗粒后，大量释放MCP-1。MCP-1通过其受体C-C基序受体2（CCR2）起作用，是一种即刻早期应激反应因子。存在磨屑时，成纤维细胞和骨髓衍生成骨细胞也会释放MCP-1。Gibon等报道了MCP-1在PE颗粒刺激后局部和全身炎症细胞运输中的作用。小鼠远端股骨局部注射外源MCP-1，可以刺激系统性巨噬细胞转运到骨，而全身注射MCP-1受体拮抗剂可以减少标记细胞的转运。标记细胞缺乏CCR2受体时可以观察到类似效果。因此，抑制MCP-1配体CCR2受体轴可以作为调节颗粒诱导骨溶解的治疗策略。

巨噬细胞极化与颗粒

目前假说表明颗粒诱导骨溶解中的巨噬细胞反应可以显示为不同表型，磨屑会激活M1激发性巨噬细胞，从而掩盖M2抗炎反应。巨噬细胞的M1激活途径在1型T辅助细胞应答（Th1）反应中可见，由Th1组细胞因子（通常是IFN-γ）促进，主要导致TNF-α和IL-1释放。备选反应为“M2”，产生其他介质如IL-10，对炎症级联产生下调作用，从而促进骨愈合，清除碎屑，伤口愈合和血管生成。备选激活途径由Th2细胞因子应答驱动，主要是IL-4和IL-13。既往研究表明PMMA颗粒可在体外极化巨噬细胞对M1促炎反应；这种现象可以通过加入IL-4而部分逆转。该途径目前被视为一种潜在治疗策略，将M1巨噬细胞极化为M2表型。

巨噬细胞在磨屑诱导骨溶解和骨吸收的中心作用以及生物反应级联如图21.3所示。

成骨细胞和间充质干细胞

成骨细胞（Ob）负责骨形成。MSC是成骨细胞骨原细胞的主要来源。最近的研究显示磨损颗粒存在时新骨形成减少。体外实验表明成骨细胞或成骨细胞样细胞能够吞噬颗粒，并释放趋化因子，触发炎性细胞迁移。颗粒在基因表达谱中影响成骨细胞，减少基质合成，并诱导凋亡。

成骨细胞和破骨细胞之间通过可溶性因子进行交叉对话。如上所述，磨损颗粒诱导巨噬细胞产生促炎反应。低浓度的TNF-α和IL-1β刺激成骨细胞增殖，高浓度TNF-α和长时间暴露抑制其

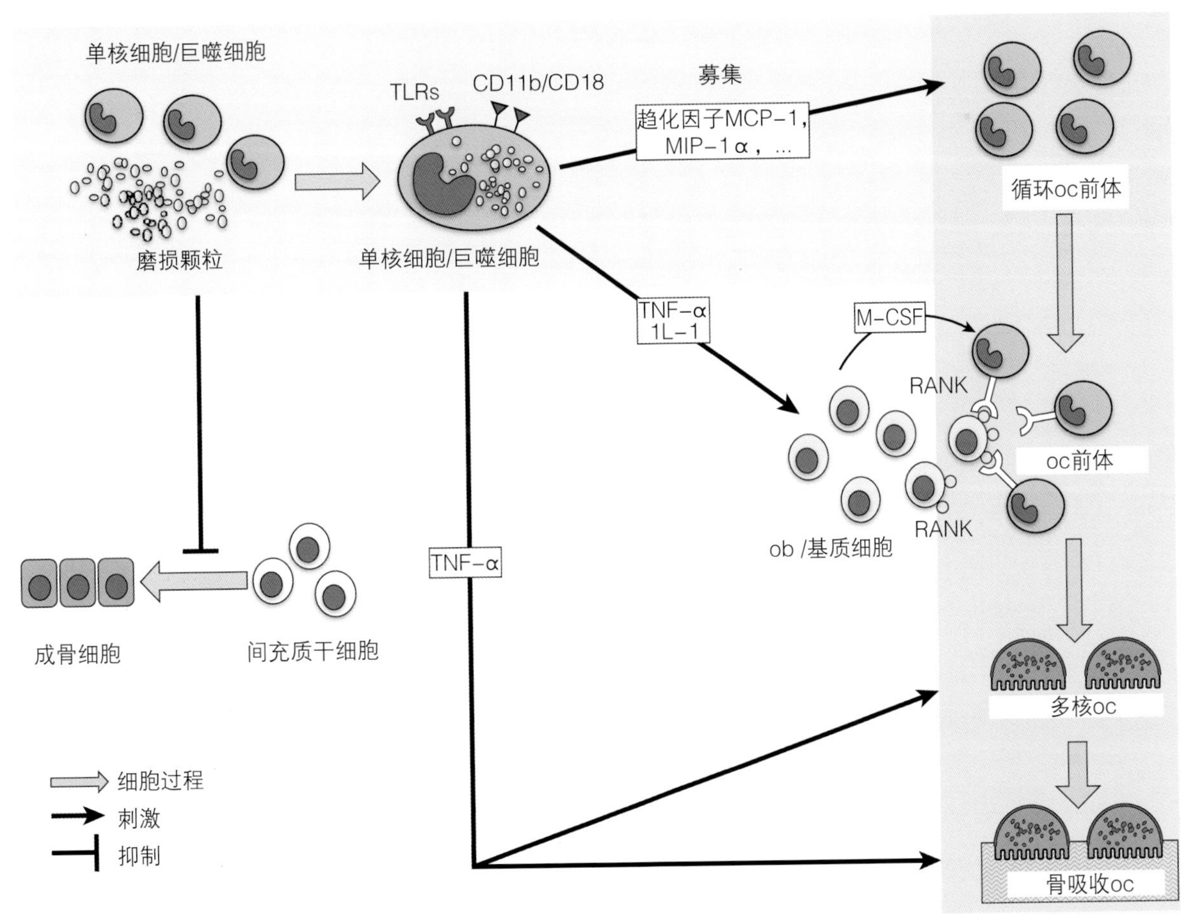

图21.3 与磨损颗粒有关的生物反应图。TLR，Toll样受体；OC，破骨细胞；Ob，成骨细胞

增殖。这些细胞因子也会刺激原代人成骨细胞产生大量M-CSF和可溶性受体活化剂核因子κB配体（sRANKL），促进破骨细胞生成。磨损颗粒抑制骨祖细胞分化为骨形成细胞。在骨髓以及成年小梁骨中发现成人MSC样祖细胞，磨损颗粒增加会严重影响这些祖细胞的生物学效应，从而减少成骨细胞的骨形成和骨结合。亚微米级钛颗粒可导致成骨分化和增殖减少，上调人类MSC凋亡。钛颗粒对MSC的毒性作用呈强烈剂量依赖性，每个细胞有300个颗粒会导致完全的细胞死亡，而每个细胞有10个颗粒对MSC没有影响。随着干细胞数量减少和干细胞功能受损，骨整合和假体固定的过程可能受到严重危害。

破骨细胞

骨吸收源于破骨细胞激活。破骨细胞可以平衡成骨细胞的骨产生，在骨量的调节中发挥重要作用。破骨细胞衍生自单核细胞/巨噬细胞谱系的造血细胞。破骨细胞是由祖细胞融合形成的多核特化细胞。单核细胞祖细胞分化为破骨细胞表型，与c-src原癌基因表达并行。颗粒活化巨噬细胞释放大多数炎症介质，存在于骨-假体界面，包括PGE2，TNF-α，IL-1β和M-CSF，是破骨细胞的有效刺激因子。此外，趋化因子可以控制pre-Oc的募集，例如在Oc和前体上表达的MCP-1，MIP-1β和CCR-1（MIP-1β的受体）。

破骨细胞形成的基本信号传导依赖RANKL和NF-β受体激活剂（RANK）的相互作用。RANK是在Oc前体和成熟Oc上表达的膜结合受体。RANK激活NF-α，这是一种调节许多促炎和抗炎途径的转录因子，包括TNF-α和IL-1β。RANKL是TNF超家族的成员，Ob、骨髓基质细胞和其他活化细胞（包括T细胞）在炎症过程中细胞表面上表达的受体配体。RANKL也是活性的可溶性因子。RANKL-RANK相互作用之后激活许多信号分子，例如TRAF6，AP-1和NFAFc1，后者是Oc的主要调节因子。此外，RANKL与M-CSF对于骨吸收时Oc的分化、成熟和存活都是必需的。Ob的M-CSF表达可刺激Oc前体增殖。有趣的是，单独的M-CSF不足以诱导Oc前体分化为能够骨吸收的成熟Oc。Zhang等证明，M-CSF存在时，TNF-刺激增强RANKL预处理的鼠Oc前体细胞可以形成破骨细胞。使用TNFR1缺陷小鼠的细胞时，该效应消失。关节置换术后骨保护素（OPG）会抑制巨噬细胞形成破骨细胞，表明RANKL参与这些组织中Oc的形成。可溶性诱饵蛋白受体拮抗剂OPG可以抑制RANKL。OPG主要由骨髓基质细胞、树突细胞和单核细胞/巨噬细胞产生。因此，RANK / RANKL / OPG表达的分子比率可以作为评估骨重建的关键指标。一些研究中提出RANK / RANKL在颗粒诱导骨吸收中的作用。例如，失败THA中获取的液体可以诱导体外鼠Oc形成，OPG可以抑制这一过程。鼠体内模型中使用RANK：Fc阻断RANK信号，可以阻止颗粒诱导的骨溶解。Clohisy等显示OPG在体外完全消除自身和PMMA颗粒刺激的破骨细胞形成，呈剂量依赖性，且可逆。有趣的是，PMMA颗粒、RANKL和TNF-α都是NF-α和c-jun / AP-1信号通路的有效活化剂，它们都是Oc形成的基础。

TLR在巨噬细胞以及preOc和成熟Oc上表达。因此，有研究者提出，它们通过Oc和其他先天免疫受体的直接相互作用而在破骨细胞形成中的发挥作用，这是目前一个活跃的研究领域。

其他参与粒子诱导炎症的细胞

在假体周围组织膜中发现淋巴细胞，但淋巴细胞似乎仅发挥免疫调节作用，而不是主要作用。TJR假体周围的组织膜中存在几种T细胞趋化因子，例如IP-10和MIG，表明存在适应性免疫过程。此外，有报道在MOP关节置换中发现抗原呈递到淋巴细胞的证据。

已有报道发现颗粒诱导骨溶解相关的肉芽肿反应中同时存在成纤维细胞和巨噬细胞。虽然假体周围骨破坏主要围绕松动假体，但是成纤维细胞的存在与胞外组织基质重塑有关，伴随着骨修复过程。

高交联PE颗粒

Sethi等发现在HXLPE或常规UHMWPE培养皿上培养的人外周血单核细胞和鼠巨噬细胞永生细胞系释放的炎性介质水平相似，例如IL-1和TNF-α。这些数据表明，聚合物本身诱发的细胞反应类似，无论是否是交联。然而，HXLPE颗粒磨屑的炎症反应更强，其特征在于巨噬细胞在培养物中释放的炎症介质更多。Ingram等证明针板装置产生的HXLPE磨屑颗粒在0.1μm^3 /细胞的颗粒浓度下能够刺激细胞TNF-α水平显著升高，而常规PE磨损颗粒在10μm^3 /细胞以上才具有刺激性。基于RAW264.7鼠单核细胞/巨噬细胞系中TNF-和VEGF的分泌水平，Illgen等发现相同剂量的HXLPE颗粒诱发的炎症显著强于常规PE。这些结果表明HXLPE颗粒可能比常规PE颗粒更具生物活性。然而，迄今为止，HXLP-THA的临床试验证实金属对HXLPE具有优异的摩擦学行为，骨溶解率低。在随机对照试验中，McCalden等报道CoCr头对常规PE的磨损速率比100kGy照射的HXLPE高10倍以上（0.051mm/年相对于0.003mm/年）。Kurtz 等在系统评价中报道，与常规PE相比，HXLPE的磨损减少30%。在纳入HXLPE与常规PE随机对照试验的meta分析中，Kuzyk等发现早期骨溶解的风险比为0.40，HXLPE具有优势。在使用第一代HXLPE的150THA中，随访7～10.5年，Lee等报告10.6%的髋臼假体周围存在溶骨性病变。因此，目前尚不清楚HXLPE的长期使用是否会导致翻修手术减少。

金属磨损颗粒

金属磨损颗粒的炎症反应似乎呈部分非特异性，与UHMWPE颗粒的反应相当。因此，CoCrMo金属磨损颗粒能够引起炎症反应，在体内通过释放炎症介质表现为骨溶解。一些报告描述THA失败率与金属碎片的生物反应显著相关，特别是加速磨损条件。例如，Böhler 等报道7例MOM氧化铝涂层非骨水泥型THA的早期松动，与破骨细胞吸收的异物反应相关。金属碎片和氧化铝颗粒在假体周围组织和巨噬细胞内共存，提示了MOM摩擦界面存在三体磨损。金属磨损颗粒的炎症反应也通常与淋巴细胞血管周围浸润相关，表明存在细胞介导的免疫反应。

体外研究报道，单独或与淋巴细胞共培养的巨噬细胞暴露于微米级CoCrMo颗粒48h后会产生IL-6和TNF-α。也有报道纳米级金属颗粒可刺激巨噬细胞产生TNF-α。此外，Schofer等报道，人类MSC长

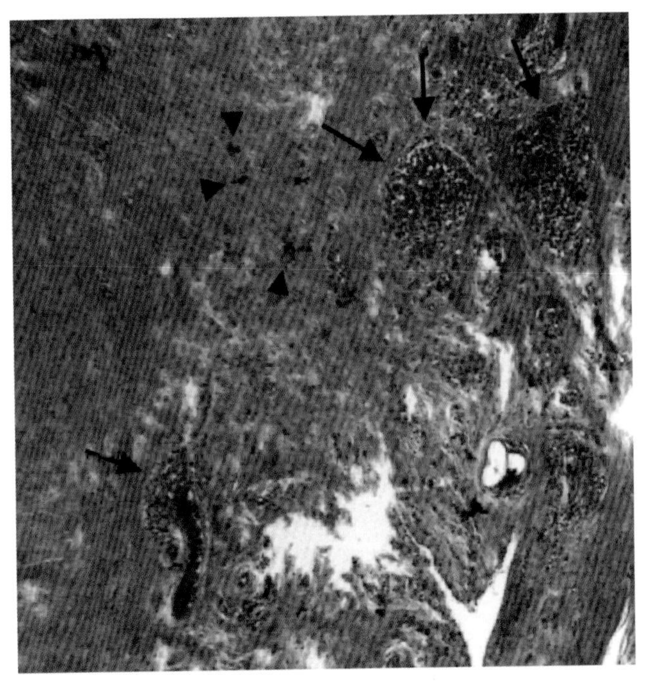

图21.4 失败的金属对金属（MOM）THA假体周围组织的组织学切片（苏木精-伊红，放大20倍），显示出血管炎以及淋巴细胞和成熟浆细胞的密集血管套（箭头）。值得注意的是，远离血管细胞套的金属碎片很少（箭头）

时间暴露于微米级（5μm）CoCrMo颗粒可诱导细胞密度和增殖降低，与剂量相关，但不诱导分化。最近，Kanaji等发现平均直径1.2μm的CoCrMo颗粒可刺激骨细胞培养物中促炎性细胞因子IL-6和TNF-α的产生，以及细胞凋亡增加。纳米级金属磨屑也会减少鼠成纤维细胞和人组织细胞系的存活力。总之，这些发现提供了额外的解释，CoCrMo磨损颗粒可以诱导无菌性松动。

然而，过去10年已经描述了特定的失败模式。因此，CoCrMo颗粒具有释放金属离子的潜力。特别关注的是，游离金属离子具有引发特异性免疫反应的潜力，类似于由T细胞介导的迟发型Ⅳ超敏反应（图21.4）和假性肿瘤形成。Willert和Semlitsch发现现代MOM假体植入后平均30个月后失败获取的组织中存在B淋巴细胞，浆细胞和大量纤维蛋白渗出。相比之下，失败的MOP或陶瓷对陶瓷THA获取的组织中没有发现类似的细胞浸润。虽然这种浸润不是延迟Ⅳ型超敏反应的特征，但明确了全金属钴铬清除

剂和该反应碎片释放之间的关系，称为无菌淋巴细胞主导的血管炎相关病变（ALVAL）。有趣的是，免疫组织反应水平和局部组织中存在的金属碎片数量之间没有相关性。在使用金属关节面的THA和髋表面置换中都观察到这种变化。值得注意的是，ALVAL也用于描述固定良好MOM关节面植入物的假体周围组织反应。超敏反应的病因仍不清楚。在体内，金属植入物降解导致金属离子的释放，其与天然蛋白形成免疫复合物，可引起局部细胞介导的免疫应答。此外，不同的淋巴细胞浸润不一定与植入失败或OL相关联。因此，仍然不知道在ALVAL型反应中的血管周围浸润是否代表真正的血管炎或新型免疫反应。

经历MOM关节成形术的绝大多数患者似乎没有明显的反应，金属超敏反应仍很罕见。然而，鉴于现代钴铬钼合金关节面的使用越来越多，令人担忧。研究表明，多达5%的MOM植入物发生ALTR。这些反应从不明原因的腹股沟疼痛，到AL，到大囊性和软组织块或液体填充的囊肿，称为炎性假瘤。不幸的是，炎性假瘤是一种毁灭性的并发症，重建存在挑战。女性患者不良软组织反应的发生率高于男性。然而，这种反应在没有高磨损或金属超敏性证据的MOM髋关节置换关节成形术中也有报道，以及非MOM髋关节置换中也有报道。最新的病例对照研究使用MRI，发现这种并发症在良好功能的MOM髋关节假体与MOM髋关节疼痛的患者中共同存在，发现率高达60%。

炎性假瘤的组织学反应与金属磨损反应（例如，具有颗粒的巨噬细胞）以及金属超敏性（例如淋巴细胞聚集体，肉芽肿）相一致。总体而言，MOM炎性假瘤组织学分析显示巨噬细胞和淋巴细胞的数量和分布存在差异。怀疑金属超敏反应的患者在没有高磨损的情况观察到组织和淋巴细胞聚集体存在广泛损伤。

颗粒诱导骨溶解的动物模型

动物模型包括各种小型和大型物种，植入和不植入负重假体，不同材料性质和特性的颗粒，以及几小时到几个月的观察期。许多物种可用于研究磨屑诱导炎症和OL的动物模型，各自存在优点和缺点（表21.1）。

表21.1　用于研究颗粒诱导的骨溶解的动物模型的例子

物种	模型	优点	缺点
小鼠	头颅	易进行，经济高效，可使用转基因动物	扁平骨，非承重区域，会导致急性而非慢性炎症，鼠类骨骼不具有哈弗斯系统
小鼠	背部气囊	易进行，扁平骨，长骨或仅是软组织，可使用转基因动物	非承重区域，骨分析需要移植，骨骼没有哈弗斯系统
小鼠	髓内–股骨端颗粒植入	连续输注颗粒，长骨，可提供转基因动物，可用于细胞运输实验	通过泵和植入物对动物进行干预，大范围手术，骨骼没有哈弗斯系统
大鼠	关节或髓内	操作简单，可用一些转基因或免疫缺陷模型	骨骼没有哈弗斯系统
兔子	髓内–股骨	负重，膝关节置换模型	饲养和处理动物的高成本
兔子	胫骨	在观察期内应用负重，颗粒，药物，细胞因子或生长因子，无须额外操作	饲养和处理动物的高成本
狗	活塞植入物—股骨	模拟松动的植入物或微动，负重，接近临床条件	饲养和处理动物的高成本
狗	髓内—髋关节置换	全髋关节置换模型，负重，接近临床情况	饲养和处理动物的高成本
绵羊	关节内注射—髋关节置换	全髋关节置换模型，负重，接近临床情况	饲养和处理动物的高成本

通常很难在动物模型基础上作出颗粒诱导OL的确定性陈述，因为每个模型使用的变量不同，并且动物研究持续时间相对较短（周和月），而人类临床和放射OL的发展过程较长（数年）。然而，动物模型实验提供了一些可以推广到人类假体周围反应的有用概念。涉及异物和慢性炎症反应的生物学途径复杂，冗余，并且难以完全抑制。如前所述，许多细胞组分和炎症因子参与该反应。此外，许多特性会影响细胞和炎症分布，包括颗粒碎片的材料、数量、尺寸、形状、表面积、形貌和表面化学性质。

颗粒聚合物如PE和聚甲基丙烯酸甲酯引起的反应最旺盛。一项研究发现PE颗粒可引起炎症反应，相同浓度的钴铬合金颗粒会引起组织坏死。这些实验存在争议，因为暴露细胞难以获得临床上相似剂量、形状、表面积、表面化学性质的颗粒。需要使用具有已知特征的标准化颗粒的标准化体内模型，才可以更清楚地描绘颗粒的生物效应。

磨屑颗粒生物学反应的调节因子

内在（患者相关）因素

虽然已经明确关节面产生的PE颗粒与AL的修复风险相关，临床实践中有时观察到OL程度存在巨大变化。这表明患者相关因素引起宿主对PE颗粒的反应存在差异。Shanbhag 等使用高通量蛋白芯片研究失败TJR周围采集肉芽肿组织的29种炎症细胞因子的表达，例如IL-6和IL-8。他们发现患者中炎症细胞因子表达存在广泛变异性，说明患者对关节置换的副产物有独特的反应。

目前普遍认为，年轻患者、男性和Charnley A型与AL导致的假体存活率降低有关。基于这些发现，体力活动被视为降低植入物存活的潜在主要风险因素。然而，一些研究试图量化活动的具体措施对植入物生存的影响，结果存在争议。Sechriest等研究了41例年龄小于50岁接受初次THA手术的患者，报道平均步态周期数（120万）与老年患者THA相当。令人惊讶的是，作者发现平均线性PE磨损与年步态周期数无关。同样，队列研究专门调查了滑雪运动对假体生存的影响，没有发现术后5年和10年时股骨侧AL比率高于未进行冬季运动的患者。相反，最近一项使用验证活动量表的研究显示，活跃患者中骨水泥型股骨假体周围溶骨性改变更多。此外，该组AL翻修率也有所增加。然而，这项研究中作者未能发现活动水平（和随后的OL和假体失败风险）和PE内衬线性磨损的相关性，提示OL可以是多因素的。

实验研究发现了各种因素，例如遗传性肥胖和遗传背景是参与宿主对PE颗粒反应调节的潜在因素。Von Knoch 等探讨了瘦素（控制体重和骨量的循环因子）在鼠颅盖模型中颗粒诱导OL中的作用。在基因改造不能产生瘦素的肥胖小鼠中，作者发现在PE颗粒存在时其骨量保存情况优于野生型小鼠。这项研究表明，肥胖相关遗传因素可能在磨屑相关的假体周围骨溶解中发挥作用。在一项纳入433例患者（503例初次THA，使用骨水泥柄）的系列研究中，Lubbeke等发现肥胖患者在手术后5和10年未发生现股骨OL风险增加。相反，正常体重患者中OL发病率最高。有趣的是，即使在调整活动水平后，这一发现也是真实的，这也可以说明肥胖患者群体对OL的易感性降低。

近年Nich 等评估了颗粒诱导OL的鼠颅盖模型在卵巢切除术后雌激素的消耗情况，使用微CT成像和组织学技术，发现切除卵巢小鼠中颗粒诱导OL的发生率显著下降。此外，应用雌激素会使局部TNF-α和RANKL表达下调。这些研究表明PE颗粒的促炎反应取决于性激素水平，说明性别对磨损颗粒诱导的骨溶解存在潜在影响。

Gordon等在一项病例对照研究中用Ti颗粒刺激外周血单核细胞，检测细胞因子mRNA表达情况，一组为THA患者（n≥28），另一组为因OL接受翻修的患者（n≥34），发现与不具有易感性的受试者相比，“OL-易感”受试者对促炎性刺激反应的促炎性细胞因子基因与抗炎性细胞因子基因诱导型表达更多。作者得出结论，OL易感性的个体对致炎性刺激的先天免疫基因表达应答升高。Gallo等在205例非骨水泥THA存在髋臼侧OL患者中系统筛选单核苷酸多态性的炎性前蛋白 /免疫调节细胞因子，发现严重髋臼OL和早期失败风险与运载TNF-238* A等位基因和IL-6基因启动子高度相关。作者建议，大型多中心研究可以在术前使用基因测试，同时研究THA的免疫反应调节机制。

外部因素

机械因素

已有机械因素在皮质空洞病变和AL出现中作用的报道。通过放射性测量分析（RSA）发现假体的早期位移和假体形状可以预测晚期临床失败。一般认为这些因素与磨损颗粒无关，而与RSA检测到的位移和载荷矩之间存在明显相关性。Aspenberg和Herbertsson开发了一种实验动物模型，能够区分颗粒和运动在骨-钛板界面上骨吸收的原因差异。作者使用组织学分析，发现不稳定植入物中纤维膜的形成不因PE颗粒的存在而增加。有趣的是，这项研究表明，颗粒可能在中期参与维持慢性炎性肉芽肿。

正常条件下滑液浸泡于关节表面。滑液在载荷期间分布到关节附近的空间中，类似于液压活塞。液体增加时，如磨屑诱导的炎性滑膜炎，促炎因子、颗粒和细胞可以在关节空间和邻近区域中扩散。所谓的有效腔隙的概念可以解释股骨柄周围存在的颗粒和OL。

然而，有证据表明流体压力本身和随之而来的液流可能是OL发展的重要因素。施加到皮质骨的循环压力会导致明显的骨吸收。Ferrier等研究了循环压力对人单核细胞衍生巨噬细胞产生IL-1β、IL-6和TNF-α的影响，发现循环环境压力会导致IL-1β，IL-6和TNF-α的分泌增加，这些因子都涉及骨吸收。此外，人单核细胞/巨噬细胞上的细微循环机械变形可诱导M-CSF受体的基因，并调节基质MMP的表达。

总之，这些研究表明机械因素（如假体不稳和机械压力）可以在没有磨损颗粒的情况下诱导骨重建不良。然而，仍不清楚机械因素是否引发假体松动或者作为调控因素。

内毒素

根据定义，AL应在排除细菌感染的情况下发生。然而，细菌内毒素可能会刺激导致OL和AL的炎症反应。因此，与血清蛋白相似，细菌及其副产物可附着于颗粒上。这一观点近年来受到广泛关注。在可能涉及的细菌内毒素中，脂多糖（LPS），来自革兰阴性菌的经典内毒素，可能是最著名的一种。因AL接受翻修的THA假体取出后检测到LPS，挪威登记系统研究中发现抗生素骨水泥可降低AL，这些结果提示细菌分子在AL中的意义。体外研究显示内毒素附着增加了钛颗粒诱导的细胞因子产生和Oc分化，而不增加颗粒的吞噬作用。通过Tatro等将不含内毒素的Ti颗粒和PE颗粒植入小鼠颅盖，发现系统性内毒素积累，表明内毒素在颗粒诱导OL中存在重要作用。

总的来说，LPS是免疫刺激分子集合的一部分，被称为病原体相关分子模式（PAMP）。研究表明，PAMP的来源之一可能是假体生物膜内的革兰阳性细菌。然而，PAMPs在AL中的确切作用仍然不清楚。

治疗策略

可选择的摩擦界面材料

目前已有多种可选择的摩擦界面材料，以减少磨屑产生，以及随后颗粒诱导的骨破坏。使用低磨损材料已经成为活跃患者的替代方案。这些摩擦界面在其他章节中有更详细的讨论。

一个显著的进步是在欧洲和亚洲以及最近在美国引入陶瓷对陶瓷摩擦界面。30多年前即已明确氧化铝陶瓷摩擦学性质。临床研究报告年轻患者和高要求的患者也可以预期几乎没有磨损和OL。然而，与氧化铝对氧化铝摩擦界面有关的一些问题限制其在全世界的应用。这些包括植入物切屑、陶瓷碎裂、异响，以及总体上长期随访中失败率较高和假体生存率较低。仍然需要长期随访的临床研究以确认最新陶瓷对陶瓷摩擦界面在THA中的价值。

CoCrMo金属对金属摩擦界面已经使用了40多年。第二代MOM THR在20世纪90年代初被引入，理论上降低了PE磨屑相关的OL和AL的发生率。临床研究显示，现代MOM THR的某些植入物术后10年几乎没有发生有OL，预期生存率为98.6%～99%。然而，仍应关注早期无菌性失败以及免疫组织反应和血清离子浓度增加相关的假性肿瘤。

最近的进展之一是在THR中使用HXLPE。如前所述，HXLPE THA的临床试验证实金属对HXLPE摩擦界面具有优异的摩擦学保险，OL发生率低。考虑到HXLPE细微磨屑颗粒的体外促炎性能，未来的研究将关注使用HXLPE是否改善假体生存率。

潜在的非手术治疗

可以从不同发展阶段考虑磨损颗粒相关OL的治疗策略，即，治疗是否是预防性，或者简单停止或减缓OL现有体征的进展。如果存在临床症状或在常规摄片中发现OL，治疗主要针对碎屑产生的原因。感染性松动和明显的AL需要进一步手术。

由于接受TJR的患者中AL发生率较低，因此医药行业开发特殊药物以减轻AL的激励几乎没有。然而，为其他疾病，特别是骨质疏松症和类风湿性关节炎开发的几种药物可能有助于治疗AL。调节OL的主要因子是潜在药物治疗的目标。局部递送药物比全身治疗更有利，因为系统副作用较少。

炎症因子的调节

磨屑激活巨噬细胞、成纤维细胞和其他细胞，产生许多促炎因子。体外和体内研究已经证明了干扰炎症级联的特异性试剂的功效；然而，迄今为止，尚未批准该类药物用于颗粒相关的慢性炎症和OL的治疗。

抑制类花生酸

类花生酸是由不饱和C20脂肪酸组成的促炎分子。脂氧合酶亚类包括白三烯和脂氧素，前列腺素亚类包括前列腺素，前列环素和血栓烷。

PGE2合成由环氧化酶（COX）酶控制。COX-1同工酶调节正常稳态功能，存在于所有组织中。COX-2同工酶在炎症、感染、组织损伤和其他不利情况下上调，更严格控制且快速诱导。在体外、体内和组织康复研究中使用非甾体类抗炎药（NSAID）和COX-2抑制剂以减少与颗粒碎片相关的炎症和骨丢失。与不含药物的培养物相比，当存在颗粒时，通过施用药物ICI 230487可以体外抑制白三烯产生，从而降低骨吸收和非特异性酯酶染色。ICI 230487也可减少颗粒对Ob的不利影响。类花生酸抑制剂的正确使用可以减少磨屑相关的慢性炎症反应。

调节细胞因子

细胞因子在颗粒诱导的炎症和OL中具有关键作用。因此，抑制促炎细胞因子和前体细胞因子是一种合理的方法。

促炎细胞因子如TNF-α、IL-1、IL-6、L-8和GM-CSF可被颗粒刺激产生并增加溶骨过程。在体内和体外拮抗TNF-和IL-1的研究显示磨损颗粒诱导的OL减少。全身性TNF-α拮抗剂（依那西普，英夫利昔单抗，阿达木单抗）已获批用于治疗类风湿性关节炎和牛皮癣性关节炎。IL-1拮抗剂（阿那白滞素）仅被批准用于类风湿性关节炎。然而，这些药物会产生免疫抑制，可能增加人工关节感染的风险。特别是对于晚期明显 “AL”，还应该考虑低毒度感染。其他方法，例如递送抗炎细胞因子IL-4，IL-10和IL-13或活化腺苷A 2A受体，可以减少颗粒诱导的OL。

RANK是Oc表面上的膜结合受体，其激活转录因子NF-α。作为抗骨吸收疗法，RANKL拮抗剂有希望在动物模型中预防颗粒诱导的OL。RANKL对RANK受体的天然竞争剂是OPG。腺病毒诱导OPG过表达也会减少颗粒诱导的OL。骨转换的另一个重要调节因子是大麻素受体2（CB2）。CB2选择性拮抗剂AM630会导致RANKL，IL-1β和TNF-α表达的下调，因此是治疗或预防AL的治疗靶标。有研究表明红霉素，一种大环内酯类抗生素，可抑制转录因子NF-α，并减少颗粒诱导OL。

生长因子表达调节

生长因子也可以调节炎症级联。尽管不同生长因子的作用呈时间和剂量依赖性，但不一定遵循简单的剂量-反应曲线，即它们呈多效性。特定的生长因子，如TGF-β1，胰岛素样生长因子1（IGF-1）和其他因子，可增强骨祖细胞的增殖和分化，因此可用于减少磨屑对骨形成的不良影响。在存在磨损颗粒的情况下输注110ng / d骨形态发生蛋白-7

（BMP-7）对骨向内生长有积极的影响。假体周围组织、细胞培养物中以及颗粒暴露的动物模型中的局部组织中高度表达VEGF。小鼠颅盖模型中阻断VEGF可减弱颗粒引发的炎症反应和OL。

双膦酸盐类药物

二膦酸盐是合成代谢的抗骨吸收药物，主要用于治疗骨质疏松症和过度骨吸收为特征的疾病。这些药物整合入骨基质中，阻止Oc的再吸收。其机制仍有争议；然而，双膦酸盐可抑制Oc前体分化为成熟Oc，诱导巨噬细胞凋亡，并且存在正常促炎症刺激时减少细胞因子产生。体外和体内研究已经显示双膦酸盐可减少颗粒诱导的骨吸收。然而，二膦酸盐长期全身治疗可引起下颚骨坏死，非典型性股骨骨折和其他不良反应。因此，局部使用双膦酸盐以减少颗粒诱导的OL可能是一个有利的选择。另一种具有预防AL的潜力的合成代谢剂是人甲状旁腺激素（teriparatide）。如果术后给予该药剂，可以增加假体周围骨形成增强骨整合。

抑制3-羟基-3-甲基-戊二酰辅酶A还原酶（HMG-CoA还原酶）的他汀类药物具有抗炎性质，通过减少TNF-α和MCP-1的产生，降低颗粒诱导的OL。

结论

TJR的摩擦界面是磨损颗粒碎片的主要来源。在假体关节正常使用的情况下，其产生是不可避免的。颗粒刺激局部和全身的生物反应，通过释放促炎和再吸收因子，导致慢性炎症和骨破坏。作为先天免疫系统的哨兵，巨噬细胞是炎症级联反应的中心，最终导致假体周围骨再吸收和假体松动。替代的摩擦界面减少了整体的容积磨损，但具有各自的限制性，仍然需要长期评估。随着对磨屑的生物反应的深入理解，出现了一些新的概念，例如个体生物学和遗传因素在调节颗粒诱导OL中的作用。非手术治疗策略旨在假体功能良好的情况下减轻OL。然而，需要评价局部或全身的给药模式，治疗类型，预防或治疗，以及风险/益处比率和不良反应。目前，磨屑相关生物反应的最终后果是骨破坏和假体松动，仍然需要外科手术。

致谢

Goodman博士的声明：该项工作得到国家卫生研究所2R01AR055650-05A1和1R01AR063717-01项目的支持，以及斯坦福大学的Robert L.和Mary Ellenburg教授的支持。

第3篇

临床医学（术前和围手术期）

Hal David Martin
Ian James Palmer
Munif Hatem

22

第22章　病史和体格检查

介绍

从Galen（公元121—201年）到Vesalius（1555年）和Albinus（1749年），几个世纪间解剖学家已经描述了人类髋关节的解剖结构。19世纪初开始的医学著作开始讨论髋关节病理学。19世纪后期出现了诸如《英国医学杂志》，《骨与关节外科杂志》以及《美国医学协会期刊》等医学期刊，提供关于先天性脱位，角化畸形，截肢，股骨截骨，切除和纤维性强直的文章。1895年发明的X射线及一系列的期刊和出版物推动了髋关节病理研究进入20世纪。主题包括骨关节炎，截骨术，关节成形术，X线照相术研究，Perthes病和由Ober，Freiberg，Stinchfield，Boscoe，Legg，Calvé，Perthes和Pauwels等组织学家提出的胚胎学。到了20世纪后期，研究覆盖了髋关节的胚胎学，解剖学和生物力学，并可分类为骨软骨，囊性，肌肉腱膜和神经血管。其临床评估及测试已经发展成以下几项，由Harris和Ganz提出的骨软骨，McCarthyand Philippon提出的关节囊，Thomas提出的肌腱和Ober提出的脊髓灰质，以及Freiberg和Pace提出的神经血管。与之前的技术进步时期一样，髋关节镜和开放手术技术已经取得进步，可以更好地理解复杂的髋关节解剖和生物力学。髋关节的临床检查一直在进步。

理解每个系统的解剖学和生物力学，包括骨软骨，关节囊，肌腱和神经血管，都依赖于髋关节的全面体检。理想情况下，每一次的体格检查就可以得出一项诊断；然而，每个系统都与其他系统存在复杂的关联。可能需要一个非线性数据过程来对复杂系统进行处理。体格检查是关键，必须与影像学和诊断测试协作才能建立4个系统的分析。例如，无症状患者经常出现异常的髋关节影像学检查，仅凭病史和体格检查就可以证实。病理状况可能存在于单层或多层中，需要遵循标准化的检测。建立一组诊断试验作为背景来发现病理情况，是识别任何复杂模式的关键。髋关节结果研究网络（MAHORN）组的多中心关节镜检查证实了这一观点。所有成员使用了相同的测试标准，独立病史，评估各种病理条件并建立病理学模式。需要一致的术语来消除语言上的差异。一套标准全面的体格检查为各层次的髋关节疾病提供了准确诊断的可靠性和领导性。

用图层的方法进行髋关节评估

髋关节的病史和体格检查是对4个不同层面的综合评估：骨软骨；关节囊；肌腱和神经血管（图22.1）。髋关节和相邻关节之间的关系代表第五层即运动链。这些层以静态和动态的方式相互关联，并且可以在单层或多层中出现病理状况。标准化的临床评估将能够鉴定5个层次中每一层发生的病理情况（表22.1）。

病史

在过去的10年中，髋关节疾病的诊断和治疗工具已经发生了重大变化。新的治疗选择是可行的，并且每个患者选择最佳的问题解决方法主要取决于患者的期望和目标。因此，病史不仅仅是确定诊断的重要依据，而且对于每个患者在治疗方案中选择适当的治疗方案也是非常重要的。

在髋关节检查之前获得患者的全面病史。病史采集时间对于其他关节的检查也是相同的，例如膝

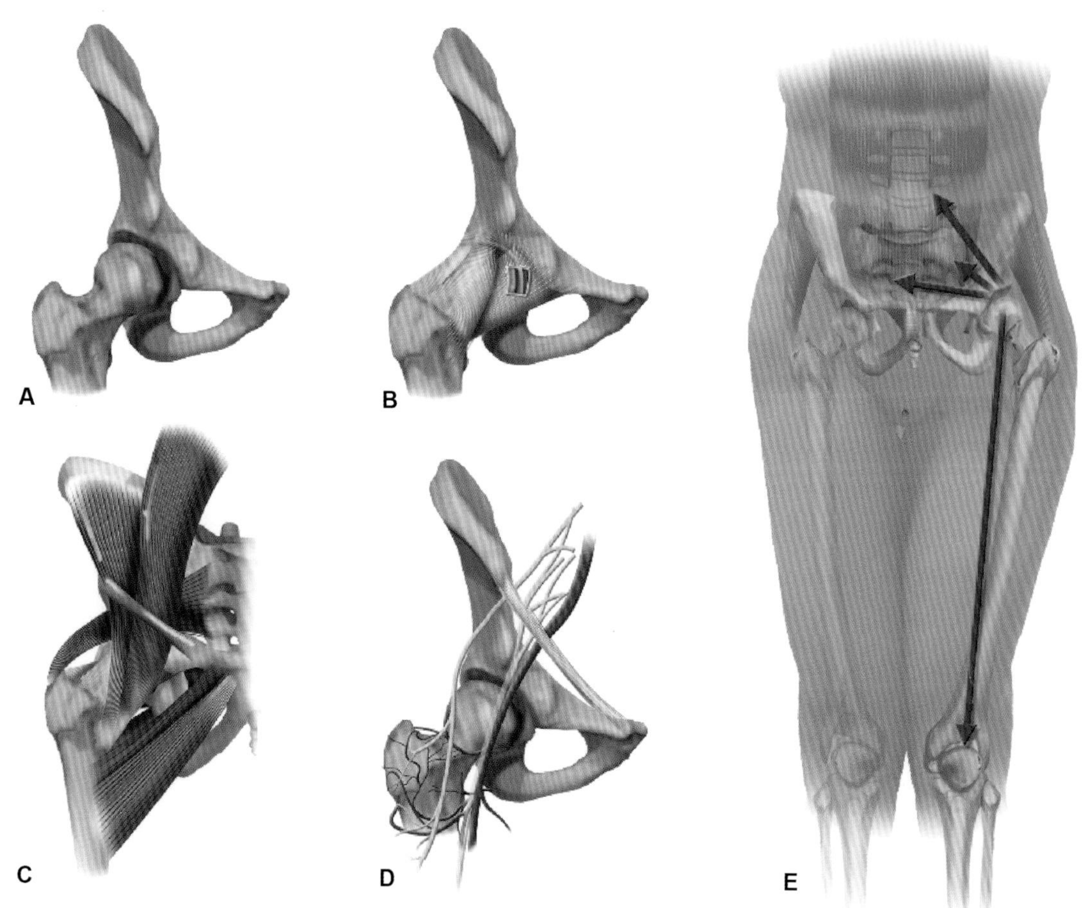

图22.1　髋关节五层示意图。A. 骨软骨；B. 关节囊；C. 肌腱；D. 神经血管；E. 运动链

盖和肩膀。主诉应该记录的是，包括发病日期，是否存在创伤，以及受伤的机制。根据疼痛的位置，严重程度和增加或减少疼痛的因素来描述疼痛。膝关节和腰椎牵涉痛也是髋部病变的常见症状，也应予以询问。

接受过的治疗必须明确询问，包括所有保守治疗和手术治疗。评估患者的功能状态，并详细说明当前活动的局限性，包括进出浴缸或汽车，日常生活，慢跑，步行和/或爬楼梯的活动。明确脊柱，腹部和下肢的相关症状也是必需的。髋关节活动受限可能导致二次问题：腰椎，骶髂关节和耻骨下肌腱

表22.1	髋关节分层诊断的例子
分层1	股骨头凸轮畸形
分层2	关节囊松弛及上唇撕裂
分层3	臀中肌撕裂
分层4	深臀综合征
分层5	腰椎融合术后

结构，代表的第五层或运动链。膝盖韧带损伤也可能与限制髋关节活动度有关。背部疼痛和咳嗽或打喷嚏加重的存在有助于排除胸腰椎问题。腹痛，肛门直肠和泌尿生殖道疾病以及与月经有关的症状提示腹膜炎或腹部病变，这可能与髋部问题共存。另外，夜间疼痛，坐痛，虚弱，麻木或感觉异常可能提示位于腰部，骨盆内或臀下间隙的神经压迫。以下项目需额外询问：外伤史；童年或青少年髋部疾病；同侧膝部疾病；提示炎性关节炎的病史；导致骨坏死的危险因素。

髋部疼痛常因某些类型的运动相关损伤而发生，主要表现为高尔夫，网球，芭蕾舞和武术等旋转运动。成人运动损伤中5%～6%起源于臀部和骨盆。参与橄榄球和武术的运动员也被报道退行性髋关节疾病的发病率增加。记录患者的体育活动类型，可以帮助确定受伤类型并指导期望的治疗。表22.2给出了对病史的完整回顾。

在进行医学咨询之前，使用问卷调查对患者

表22.2 病史完全回顾

姓名： ______________________ **日期：** ________ **年龄：** ______

职业： ______________________ **归类：** ____________________

主诉： ______________________

现病史：

- 初发日期：______
- 疼痛部位：______
- 外伤：______
- 受伤机制：______
- 活动：______
- 膝盖疼痛：背痛：______
- 休息疼痛评分：（1～10）______
- 活动疼痛评分：（1～10）______
- 疼痛 a.m/p.m.______
- 疼痛增加原因：______
- 疼痛减少原因：______
- 是否被诊断为AVN/ONFH?：__________________________
- 喝酒：______ 吸烟：______ 类固醇：______ 其他：______
- 炎性骨关节炎的相关病史：______

治疗日期：

Rest Ice Heat NSAIDS______

理疗______

手术______

按摩______

注射______

辅助走路工具______

矫形术______

评估与测试：

MRI 关节造影 CT X线 生物学__________

过去受伤： ______________________________________

受限：

- 坐下
- 长时间坐
- 离开浴盆
- 离开汽车
- 慢跑
- 运动
- 上下楼
- 工作
- ADLs
- 家务

功能：

HHSm________iHOT-33________

与什么有关：

- 脊柱骶髂关节
- 夜间疼痛觉醒
- 膝关节病理
- 泌尿生殖器
- 麻木
- 腹部疼痛

运动与活动： ____________________________________

治疗的目的： ____________________________________

系统回顾：

____

表22.3　髋关节评分调查问卷特点

问卷	年份	目标人群	问题数目（个）	主题	最高分（分）	管理模型
Merle D' Aubigne和 Postel Paris, France	1954	丙烯关节成形术	3	疼痛 活动性 走路能力	6 6 6 总分：18	观察管理
Harris hip score Boston, United States	1969	模具关节成形术	8+2	疼痛 功能 畸形 活动范围	44 47 4 5 总分：100	观察管理
WOMAC London, Canada	1988	髋膝骨关节炎	24	疼痛 僵硬 物理功能	20 8 68 总分：96	自行管理
Modified Harris hip score Nashville, United States	2000	髋关节镜	8	疼痛 功能	44 47 总分：100.120	观察管理
NAHS Bethesda, United States	2003	年轻成年人（16～45岁）疼痛>6个月	20	疼痛 症状 物理功能 活动等级	20 16 20 24 总分：100	自行管理
iHOT-33 MAHORN, international	2012	活跃成年人（18～60岁有髋痛）	33	症状及功能限制 运动及娱乐功能 工作相关的困扰 社会、情感和生活方式的问题	49 18 12 21 总分：100	自行管理
iHOT-12 MAHORN, international	2012	与iHOT-33类似	12	症状及功能限制 运动及娱乐功能 工作相关的困扰 社会、情感和生活方式的问题	33.3 25 8.3 33.3 总分：100	自行管理

注：[a]使用1.1倍数
[b]使用1.25倍数
WOMAC，Western Ontario and McMaster大学骨关节炎指数；NAHS，非关节炎髋关节评分；iHOT，国际髋关节疗效评分；MAHORN，多中心髋关节关节镜预后研究网络

髋关节进行评分。不同的问卷已用于评估患者髋关节功能和相关疼痛（表22.3）。哈里斯髋关节评分（HHS）是记录最多的评分，首次被用于评估患者的关节成形术，并被修改为更多用于髋关节镜检查。随着髋关节问卷的发展，功能评估变得更加重要，自我管理问卷比观察者管理更优选。最近，MAHORN小组验证了国际髋关节预后工具（iHOT-33）。通过国际多中心研究开发的iHOT-33是一个自我管理问卷，其目标人群是活跃的髋关节出现病理情况的成年患者。尽管iHOT-33是以研究为目的而开发，一简短的表格（iHOT-12）也被开发在常规临床实践中应用。简表36（SF-36）和12（SF-12）是用于一般健康的问卷调查，但有时也被用于髋关节的相关评估。

髋关节的体格检查

髋关节为垂直和轴向骨骼之间分配重量，并且是人体大多数运动开始和执行的关节。在跑步和跳跃时，髋关节的压力可以达到体重的3～5倍。髋关节功能决定并影响着生活质量，工作能力，日常生活活动和社会功能。髋关节功能障碍带来的经济和社会影响尚未得到重视，体格检查对于区分正常和病理状况的髋关节是至关重要的。通过一致的检查来筛查腰骶部，腹部，神经血管和神经系统，并发现存在复杂髋部病理的合并症。在髋关节检查过程中，穿着宽松的腰身衣服可以获得更好的暴露以及患者舒适感。助手通过标准化书写准确并完全的记录很重要，特别是首次开始全面地髋关节评估时（图22.2）。虽然体检的技术取决于检查者的经验和效率，但每次检查或身体评估都有特定的执行方法。MAHORN组构建了多层髋评估的核心。

标准化提高了体检的可靠性。最有效率的检查顺序是在进行按序进行坐姿，仰卧和侧卧，最后进行俯卧位检查。因此，本章将按次检查的顺序，在每个体位，按照以下顺序进行：检查，触诊，股骨髋关节功能测试，其他特定测试和后方的关节外疼痛测试。总的来说，将有32个测试或一组操作，膝盖和肩膀类似于标准髋关节体格检查在这些操作中，16个评估骨软骨层，13个囊袋层，11个肌腱层，7个肌腱层神经血管层和5层运动链。16次范围超过一层的检查评估。该检查可能需要长达8分钟，但根据检查者的实际情况，可以在较短的时间内完成。最后，将介绍标准化股骨髋关节一致性测试的总结，然后介绍髋关节快速测试。

标准检查方法

站立时，用一根手指记录疼痛点，可以帮助指导检查。腹股沟区域提示关节内的问题。内侧的疼痛可能与关节内或外相关。关节内疼痛患者的特征是“C Sign”。患者将他或她的手保持C形状并放置在大转子上方，拇指定位在转子后面，手指伸入腹股沟。这种发现可能被误解为外侧软组织出现病理情况，如转子滑囊炎或髂胫束带挛缩;然而，患者常常诉深部内部髋部疼痛。记录肩和髂嵴高度以评估腿长差异（表22.4）。躯干向前弯曲评估腰椎及区分结构和非结构性脊柱侧凸，记录躯干屈曲程度（图22.3）。观察腰椎前凸。在短侧足下增加木块有助于矫正考虑。当3次或更多次以下试验阳性时，可认为关节具有柔软性（图22.4）：①小指超过90°的被动背屈；②拇指背面被动触碰前臂的屈肌表面；③超过10° 的肘部过伸；④超过10° 的膝盖过伸；⑤向前弯曲躯干，手掌可轻松地放在地板上。

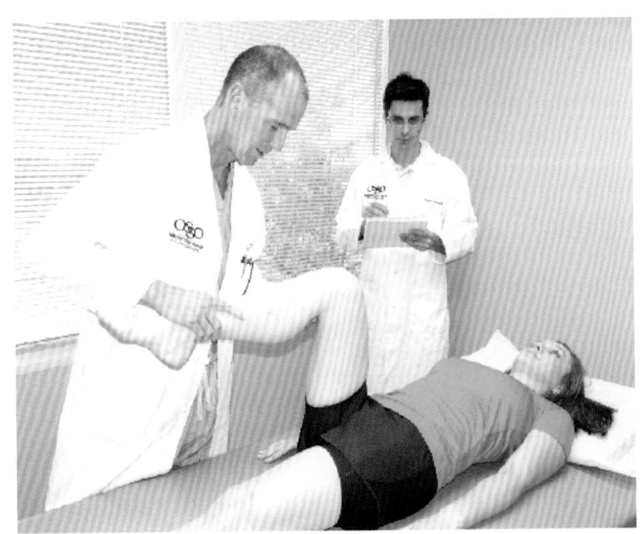

图22.2 通过标准的体格检查来评估，提高可信度并完成5层的检查

表22.4 总结标准体查

检查	评估
脊柱成线	肩、髂嵴高度，脊柱前凸，脊柱侧凸，腿长
其他关节松弛	广泛的韧带松弛
脚内旋时的进展角	股骨前倾角增加，扭转异常
脚过度外旋时的进展角	股骨后倾，扭转异常，积液，韧带损伤
盆腔旋转眨眼步态	关节内病理，髋关节屈曲挛缩增加，股骨前倾，前囊性松弛
外展缺陷步态	收缩力，本体感觉机制
疼痛步态	创伤，压力性骨折，滑膜炎
短腿步态	髂胫带病理学，真实或错误的腿长差异
单腿立场阶段测试（仰卧位测试）	外展力，本体感觉机制

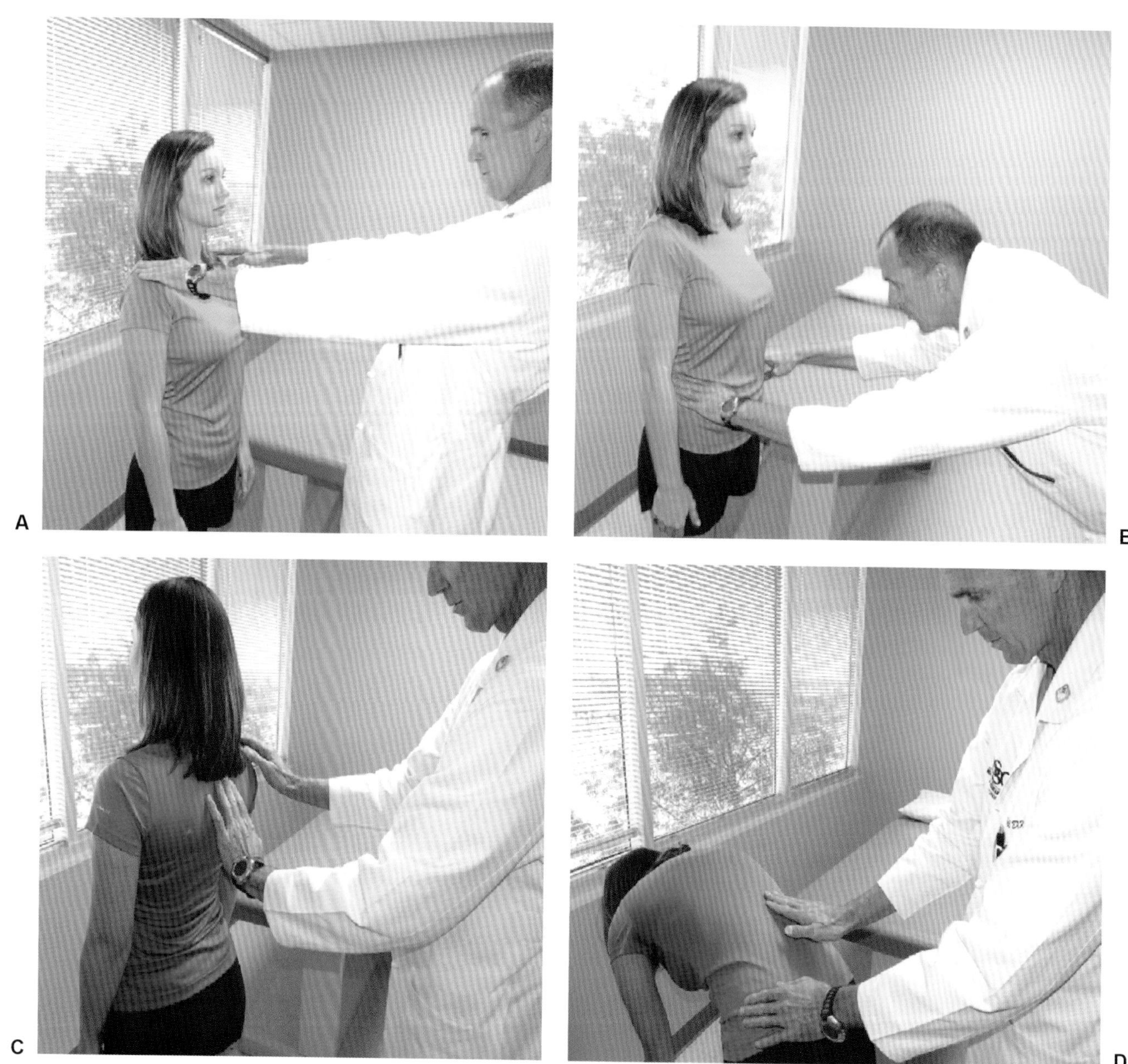

图22.3 站立时腿长和脊柱对齐进行评估。A，B. 在患者站立时对肩膀及髂嵴高度进行测量；C. 脊柱对齐评估；D. 向前弯曲躯干，触诊脊柱对齐，并注意最大躯干屈曲的度数

步态异常常有助于检测髋关节病理情况，因为正常步态取决于所有5个髋关节层的正常功能（图22.5）。病人被带入走廊观察6～8步长的完整步态。步态评估的关键点包括脚步前进的角度（FPA），骨盆旋转，站立阶段，步幅长度和手臂摆动。FPA通常是7°。它受到髋关节，股骨，胫骨和距骨的转动轮廓的影响，与肌肉和关节囊的作用有关。在评估任何FPA异常时，必须考虑包括骨性和软组织在内的整个肢体。增加的股骨柄可引起内旋FPA，但可通过胫骨外侧扭转或内侧髋关节旋转不全来平衡。同时观察膝盖和大腿以评估任何旋转参数。膝盖可能保持内旋或外旋以允许适当的髌股关节对齐，但可能产生次要的异常髋关节旋转。这种异常运动通常出现在严重增大的股骨前倾病例中，促使髋关节和膝关节之间平衡以获得舒适的位置，从而影响步态。在疼痛步态中，需要注意疼痛的解剖位置以及步态阶段中疼痛的位置。正常步态还应观察摆臂的情况，因其下肢活动相协调。在前臂运动期间，对侧臀大

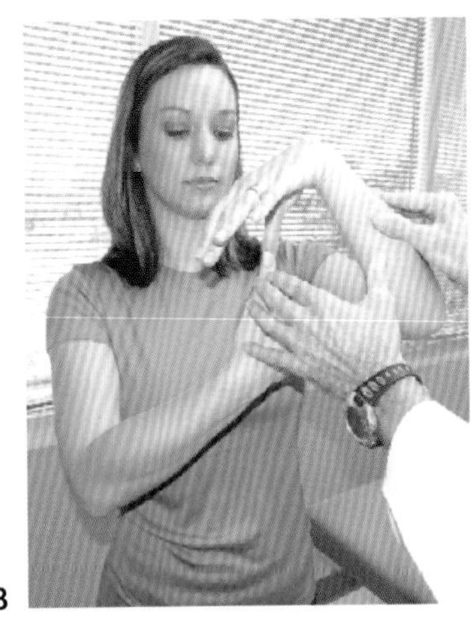
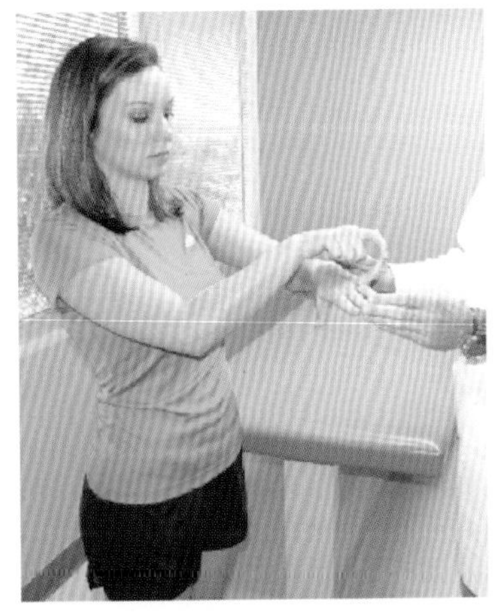
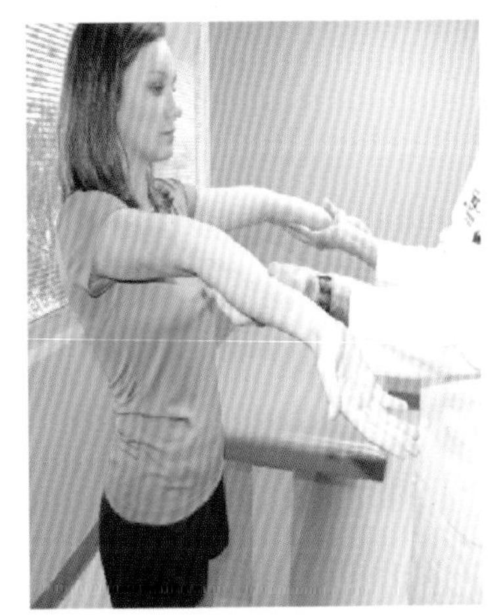
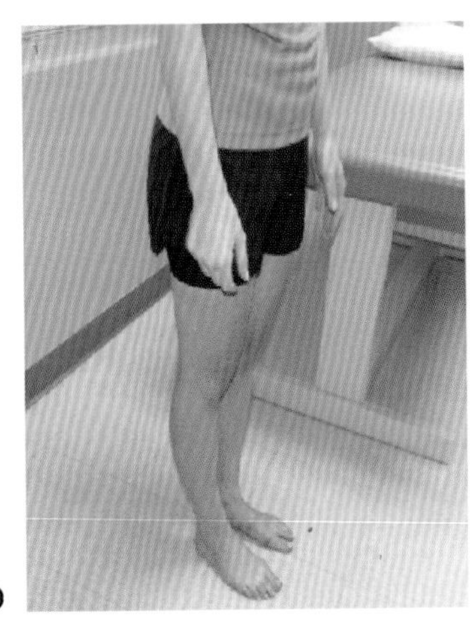
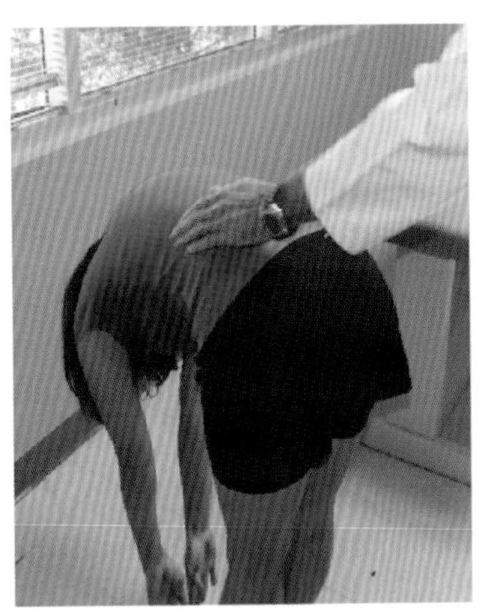

图22.4 站立腿长和脊柱对齐评估。A，B. 肩部和髂嵴高度在患者站立位置动态加载髋关节时进行检查；C. 评估脊柱对齐；D. 向前弯曲躯干，触诊脊柱对齐，并注意躯干最大屈曲程度；E. 弯曲躯干向前

肌被激活。

骨盆在整个正常步态周期中，3个空间向量都是不同步的。骨盆运动的变化取决于步态速度，性别和地面条件。每个平面运动表示一个连续的姿势变化，平均ROMs如下：矢状，骨盆前倾10° ；冠状，4° 骨盆倾斜；轴向，7° 的骨盆旋转（图22.6）。在每个步幅期间，轴平面中的股骨旋转平均为15° ，呈现出骨盆旋转7° 增加到髋关节旋转8° 。骨盆通过髋关节轴面额外的旋转产生外展及旋转通过腰椎关节得到最终的外展。这种骨盆翻转可能与关节内髋关节病理，松弛，髋屈曲挛缩或荚膜损伤有关。过度的股骨转位也可能导致髋关节末端延长，因为患者会尝试通过骨盆旋转来增加前方的覆盖。

在站姿阶段期间，体重必须由臀大肌，臀中肌，臀小肌提供大部分力。一个关键点是，地面的反作用力最大的时候是足跟与髋关节屈曲成30° 的时候。站立阶段的减少可以指示神经肌肉异常，创伤或腿长差异。发育不全的步态（特伦德伦伯格步态或外展肌痉挛）是一种不平衡的姿态阶段，归因于外展肌无力或本体感觉减退。这种模式可以以两种可同时出现的方式呈现，随着骨盆离开身体的移动（受影响侧的臀部“脱落”）或重量在被移动到另一腿部上（上身转移到受影响的髋关节的“顶部”）（图22.7）。手术步态的特点是在疼痛侧缩短了站立期，减少了负重的持续时间（一种由疼痛引起的自我保护）。患有坐骨神经股动脉疾病的患者在长步伐时会产生疼痛并抓住受影响的髋关节（图22.8），但是，短步伐时不会感到疼痛。短步伐通过肩部向短腿方向落下来记录。除了身体习性和步态评估之外，在髋关节站立评估期间还需进行单腿站立测试（特伦德伦伯格测试）。单腿运动阶段测试

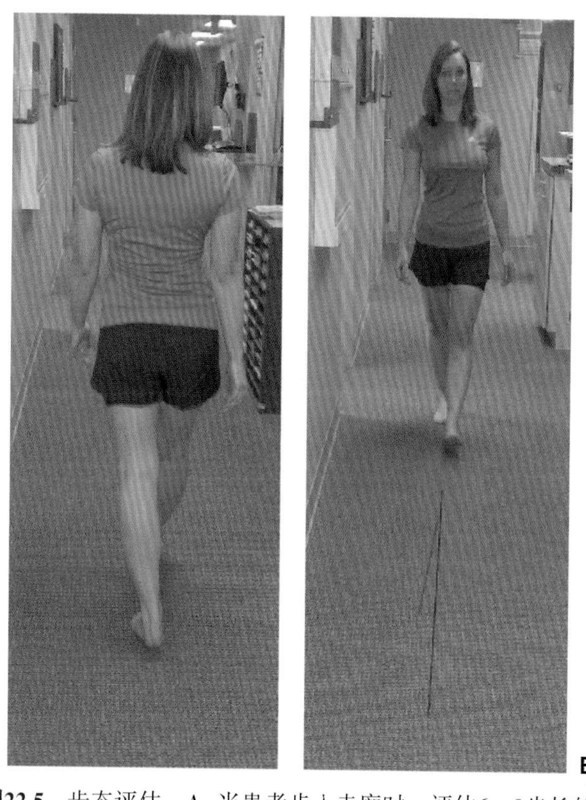

图22.5 步态评估。A. 当患者步入走廊时，评估6～8步长的完整步态。步态评估的基本要点包括足部进展角度，骨盆旋转，站立阶段，步幅长度和手臂摆动。B. 脚的进展角度通常为7°，并用蓝线和红线之间的角度表示

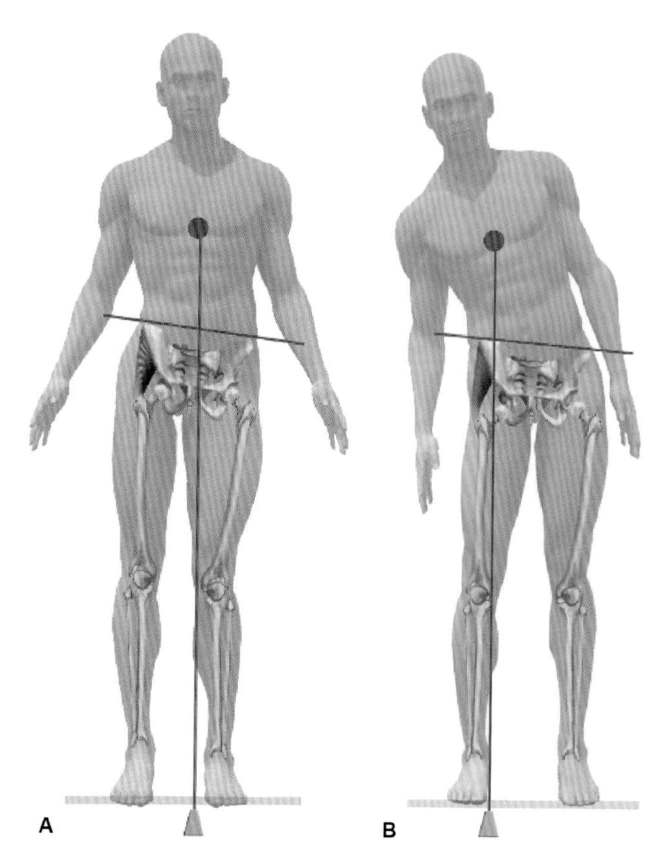

图22.7 两种模式可以同时进行的外展缺陷步态：A. 骨盆移离身体（在患侧髋部“脱落”）；B. 在内收腿上的重量转移（转移到患侧的髋关节的“上方”）

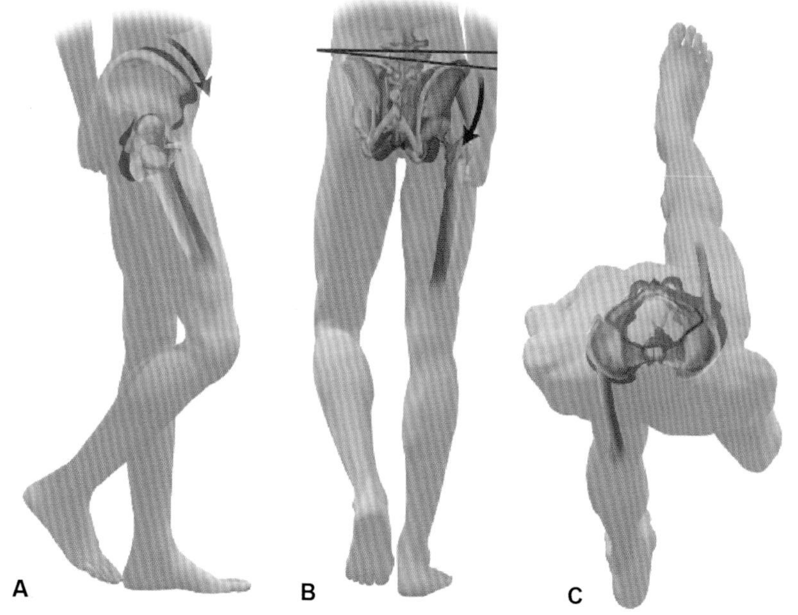

图22.6 在整个正常步态周期中3个空间平面中的骨盆运动。A. 矢状面，盆骨前倾10°；B. 冠状面，骨盆倾斜4°；C. 轴面，骨盆旋转7°

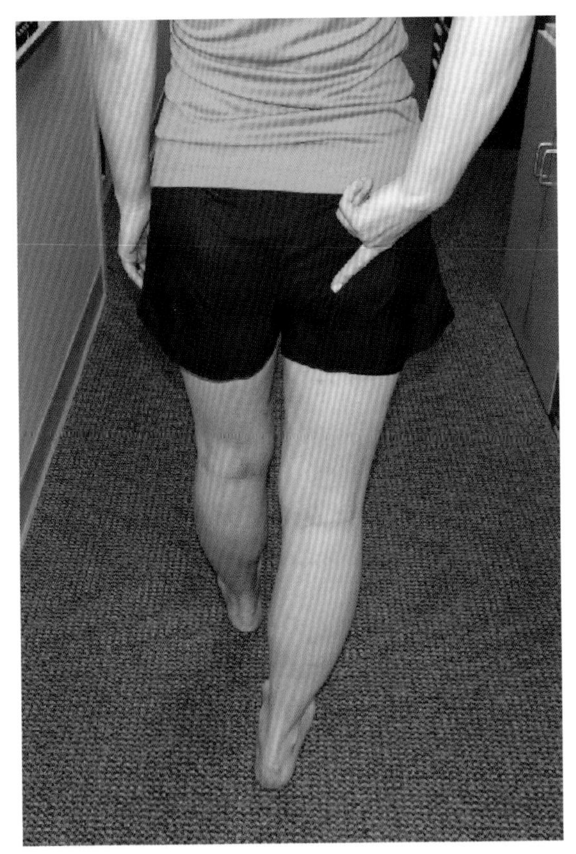

图22.8 指出坐骨股骨冲击患者的疼痛点。患者在长步态时会在坐骨外侧至髋关节后侧感到疼痛，同时在短程缓解。长步态行走测试和坐骨股骨冲击测试的结合具有高度的敏感性和特异性

需在双腿都分别进行，首先检查正常的腿部以建立基线（图22.9）。患者站立时肩膀宽度分开，并且弯曲不是测试侧的髋关节和膝关节，从而测试外展肌肉组织和神经负重侧的本体感觉。该位置保持6s。因为比负重侧位移2cm被认为是阳性，因为在正常步态模式期间正常的动态移位是2cm。在负重侧躯干倾斜也被标为阳性。这项测试也是由一些检查员以动态的方式对患者的肩部施加轻微的推力或推动力。通过将这种动态的方式引入到单腿站立测试中，可引发细微的征象。

坐位检查

髋关节检查（表22.5）包括血管，淋巴和神经系统检查。检查基础是必要的，即使是明显的健康个体。首先检查胫骨后部脉搏，注意肢体的任何肿胀，并检查皮肤（图22.10A）。大约4.7%的健康

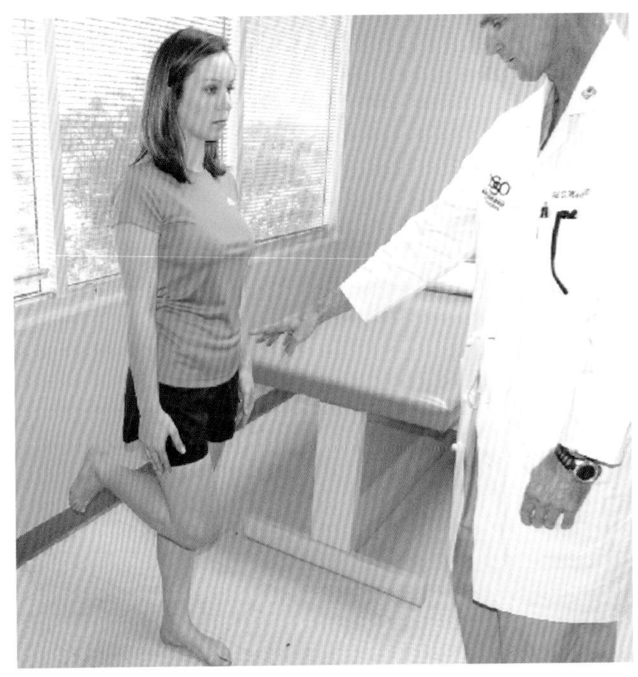

图22.9 左侧单腿站立阶段测试。该测试是双侧进行的，并从患者的后方和前方进行观察。患者需在这个位置保持6s

受试者触诊不出现足背动脉搏动。神经系统评估包括评估敏感性，运动功能和髌骨和跟腱腱反射（图22.10B）。通过被动地将膝盖屈曲到完全伸直来进行直腿抬高测试（图22.10C）。该测试有助于鉴别神经根症状。

内旋的丧失是关节内功能障碍的首发征兆之一；因此最重要的评估之一就是坐位内外旋转。就坐的位置确保了坐骨与桌面成方形，提供足够的稳定性，在90° 的髋关节屈曲和可重复的平台上进行旋转测量。执行被动内部和外部旋转测试，直到获得一个平缓的终点并进行左右比较（图22.11）。

表22.5	坐位检查评估总结
检查	评估
血管	足背动脉和胫骨后动脉的搏动
淋巴结	皮肤的肿胀瘢痕，双侧对比
神经	L2–S1的感觉神经，膝盖骨的深肌腱反射（L2–L4脊神经和股神经，AchillesS1–S2骶神经）
直腿抬高	神经根神经症状
内外旋	关节炎，股骨髋臼撞击，股骨松弛，股骨倒转

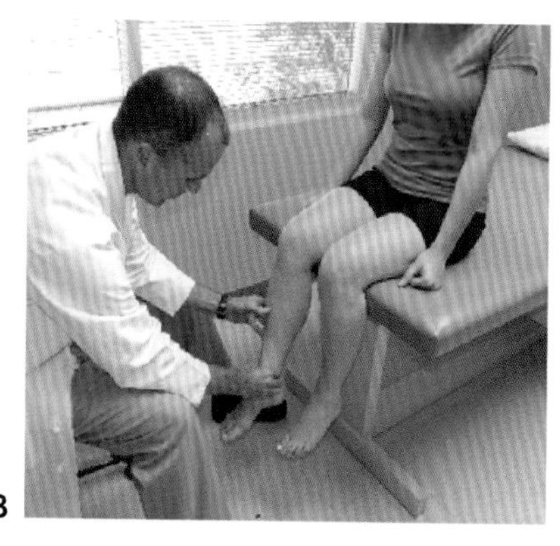
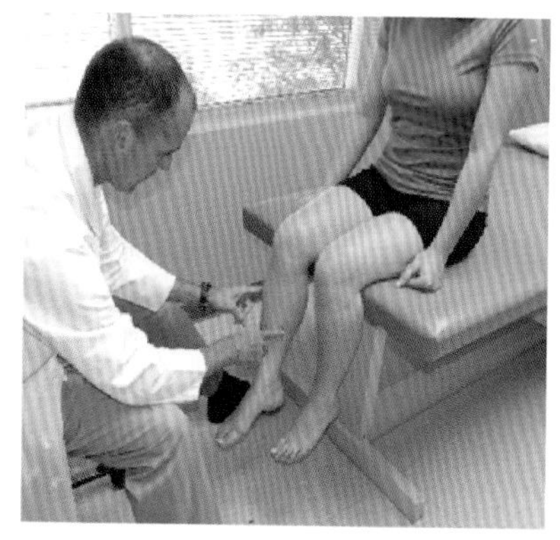
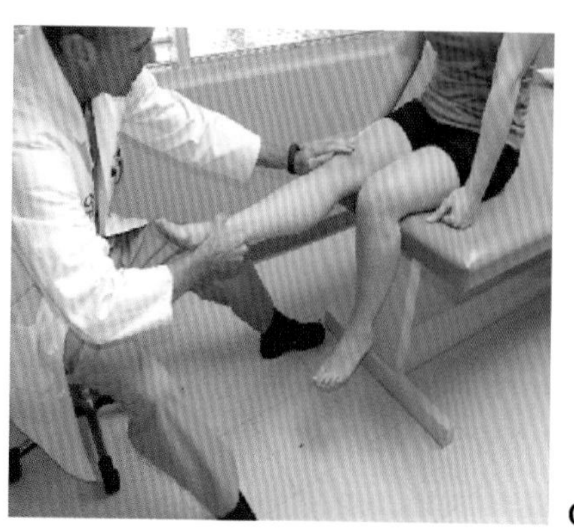

图22.10 血管，淋巴和神经系统的检查。A. 触诊胫骨后部脉搏和皮肤检查；B. 敏感性评估；C. 直腿抬高，用于检测神经根性症状

运动的旋转运动范围也需进行比较，并对比俯卧位（表22.6）。不同位置（坐位，俯卧位，仰卧位）对于韧带功能，骨盆位置的测量，可以导致测量的髋关节旋转值差异达10°。关节活动度也因种族而异，随着年龄的增长而下降。尽管这种方法可以连续比较测量，与更精确的技术相比，使用角度计的评估会高估了髋关节的运动范围。内外旋转的肌肉腱索，韧带和内外旋转的骨性控制很复杂，因此坐位与伸展位置>10°可能会引起韧带和骨骼异常问题。足够的内旋对于髋关节功能很重要。在正常步态的站立中期阶段内应至少有10°内旋。低于10°会要求腰椎过度劳累，导致运动链问题。与股骨或髋臼前倾增大或减小的股骨髋臼撞击或旋转约束相关的病理情况可导致显著的左右侧差异。增加的内旋和外旋的减少可能提示股骨前倾角过大，这可以通过截面成像和生物测量评估与髋关节囊性病变区分开来。

对于呈现髋关节外后侧痛的患者，需要进行额外的测试来排除四层同时存在的问题。坐骨结节应作为触诊的参考。坐骨神经切迹的坐骨疼痛是深臀肌综合征的特征；坐骨外侧疼痛，则考虑坐骨隧道综合征或坐骨股骨撞击；坐骨痛，则考虑腘筋肌腱病理；坐骨内侧疼痛，则考虑会阴神经的问题。膝关节主动屈曲（30° vs 90°）测试阻力与触诊有助于评估近侧腘筋肌腱。坐位梨状肌伸展测试是在膝关节和髋关节屈曲至90°的情况下，被动地对髋关节进行内收和内旋（图22.12）。阳性结果包括在梨状肌或外旋转肌的水平下出现后侧的疼痛，其结果提示坐骨神经的松动。主动和被动梨状肌测试应保持20s。当结合主动梨状肌实验和坐立梨状肌拉伸实验

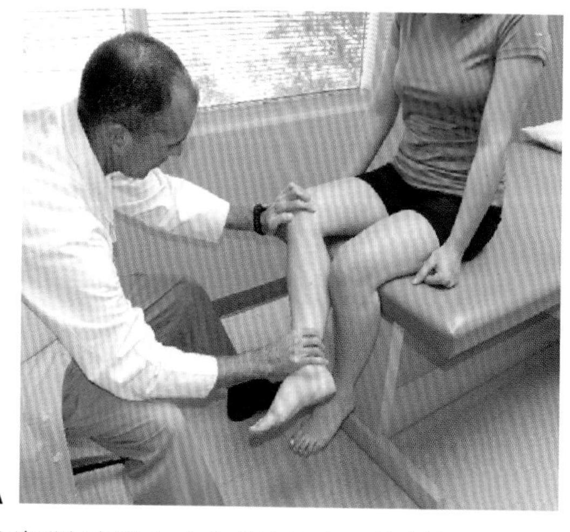
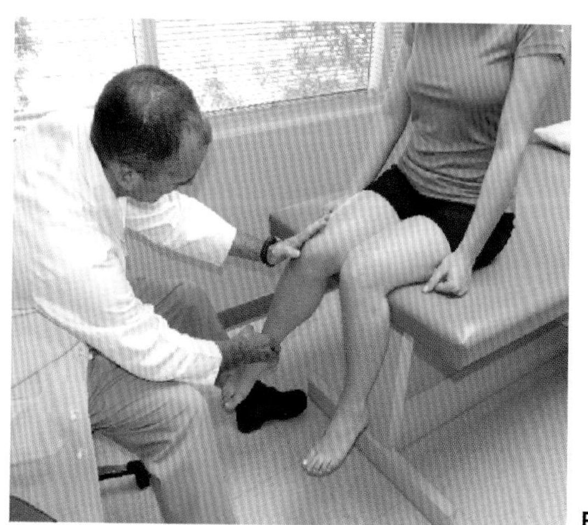

图22.11 坐姿进行内旋（A）和外旋（B）。被动外内旋测试从一边与另一边进行比较。在坐姿时，坐骨与桌面呈正方形，因此在髋屈曲90°时提供足够的稳定性。坐姿为准确的旋转测量提供了一个可重复的平台

表22.6	正常髋关节移动	
运动范围评估	范围（°）	异常（°）
坐位内旋	20～35	<20
坐位外旋	30～45	<30
后伸内旋	20～35	<20
后伸外旋	30～45	<30
仰卧屈曲	100～110	<100
内收	20～30	<20
外展	45	<45

时，其灵敏度为0.91，特异性为0.80。坐骨股骨冲击实验室在患者呈对侧卧位并让受测髋关节处于被动外展位进行。当症状在内收或中间的体位重现时，本试验的结果被认为是阳性的，而外展并不能再现该症状。

仰卧位检查

仰卧位检查始于评估腿长（表22.7）。接下来，进行腹部触诊，耻骨联合和内收肌结节（图22.13）。抵抗的躯干屈曲有助于区分孤立性内收肌腱炎与运动疝。运动性疝气/运动性耻骨痛是一种典型的位于腹直肌腱的隐匿性疝，与直接或间接腹股沟疝的位置不同。与运动性疝相关的有：腹股沟管柔软度，髋关节内收受抑制并疼痛，耻骨结节压痛，内收肌源性压痛，抵抗性坐骨神经痛和髋关节屈曲疼痛，以及柔软，扩张的浅表环。

被动外展和内收运动范围以髋关节伸展评估（图22.14，表22.6）。接下来，将两个膝盖抬高至胸部并记录弯曲程度。注意骨盆的位置非常重要，因为髋关节可能在屈曲的早期停止，运动的终点主要是盆腔旋转。从这个位置开始，髋关节屈曲挛缩试验（托马斯试验）是通过让患者向桌面伸展并放松一条腿来完成的（图22.15）。如果大腿不能到达桌面则提示髋关节屈曲挛缩。这个测试的一个重要方面是获得腰椎的零设定点。患有高松或结缔组织疾病的患者可能有假阴性结果。在这些患者中，可以通过腹部收缩建立零设定点。如果存在腰椎脊柱前凸，髋屈曲挛缩试验也可能是假阴性。

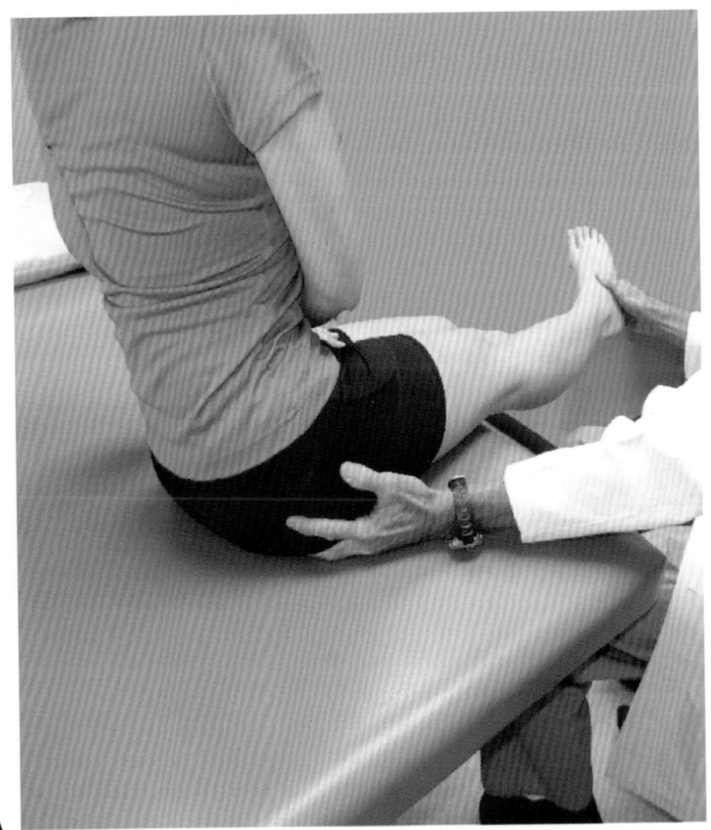

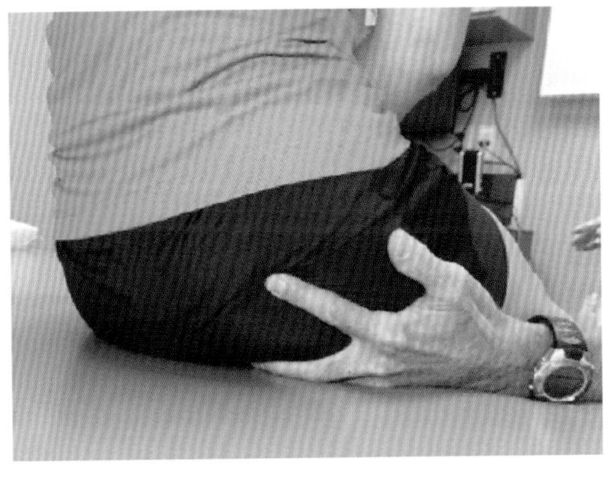

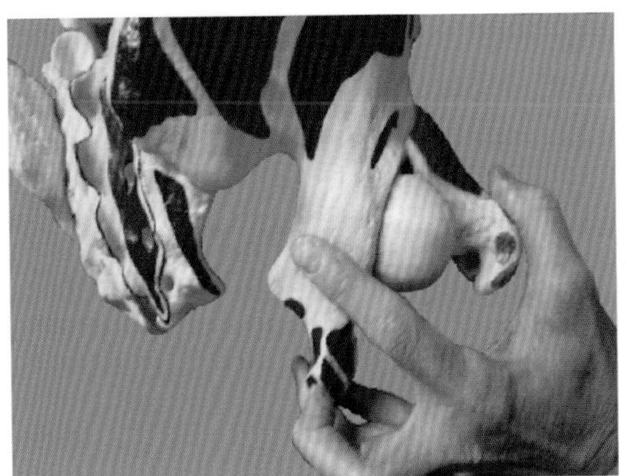

图22.12 坐姿梨状肌拉伸试验。A. 患者坐在桌子上，膝盖伸直。检查者将髋关节被动90°屈曲并进行内旋至内收，同时对坐骨（中指）侧面1cm处和坐骨切迹（食指）处近侧触诊1cm；B. 对检查者手位置的特写；C. 检查者手定位的骨架图

表22.7	仰卧位检查及评估
检查	**评估**
腿长评估	下肢差异
触诊	筋膜痂，相关的胃肠或泌尿生殖系统
腹部	
耻骨联合	耻骨骨炎，钙化，骨折，外伤
收肌结节	内收肌腱炎
髋关节屈曲挛缩试验（托马斯实验）	髋屈肌挛缩（腰大肌），股神经病变，关节内病理，腹部病因
FABER（屈曲，外展，外旋）	区分背与髋的疾病，特别是骶骨关节的疾病
DIRI（动态内旋冲击实验）	前臼冲击，上唇撕裂
DEXRIT（动态外旋冲击实验）	后臼冲击，上唇撕裂，前上髋关节不稳
后缘冲击实验	后臼冲击，上唇撕裂，前上髋关节不稳
脚跟冲击	创伤，股骨压力撕裂
被动仰卧旋转	创伤，渗出，滑膜炎
直腿抬高	关节内病变，腰肌腱炎，黏液囊炎，髋屈肌强直

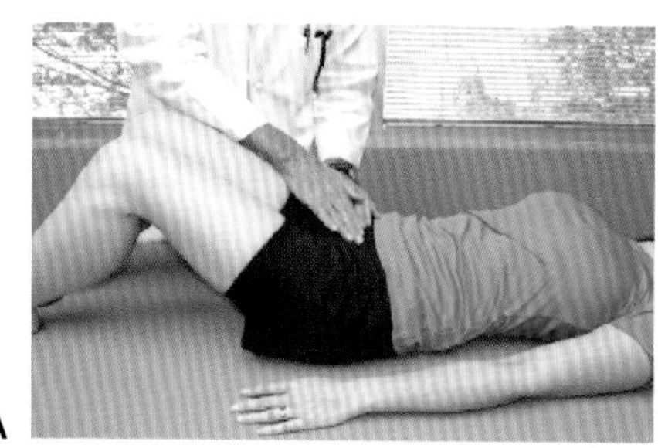
A

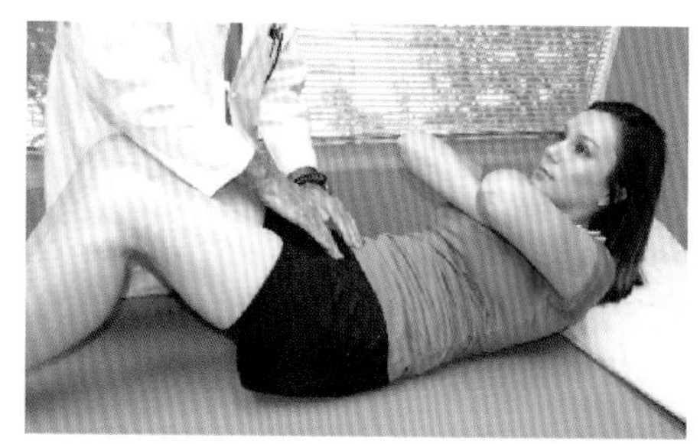
B

图22.13 腹部和耻骨的触诊。A. 仰卧位时放松的触诊；B. 腹部紧张时的触诊

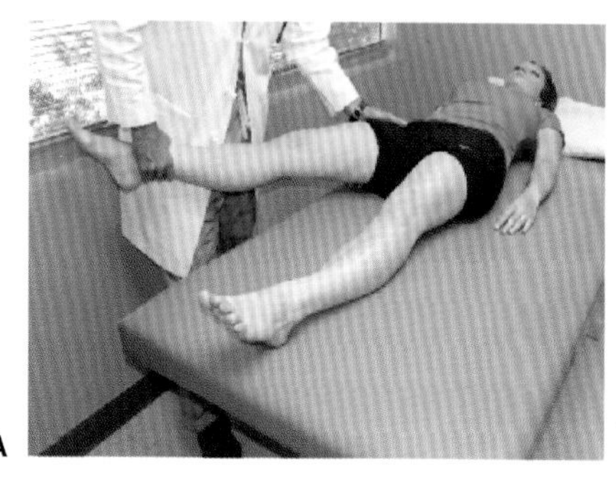
A

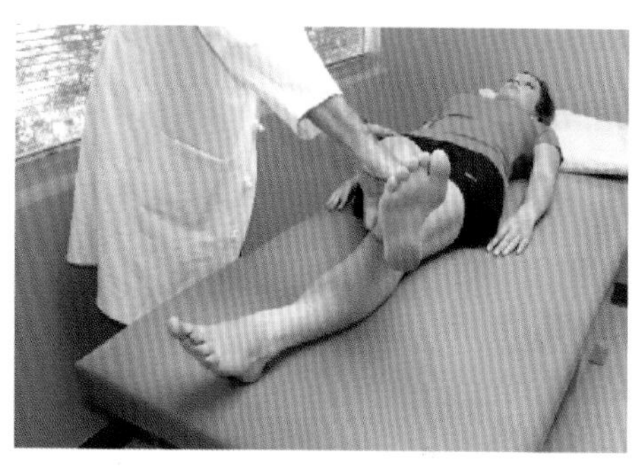
B

图22.14 被动外展（A）及内收（B）的范围评估

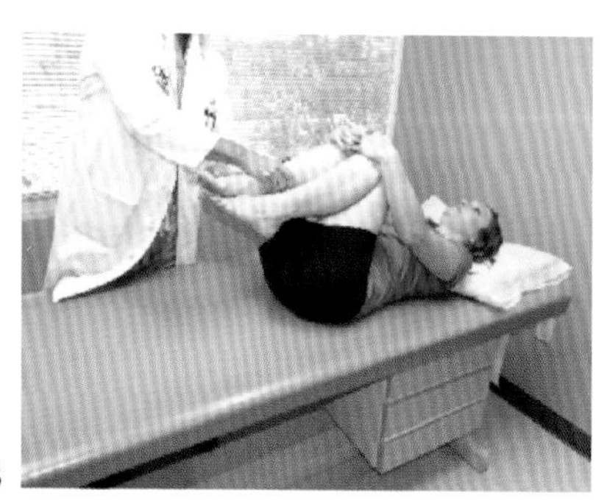
A,B

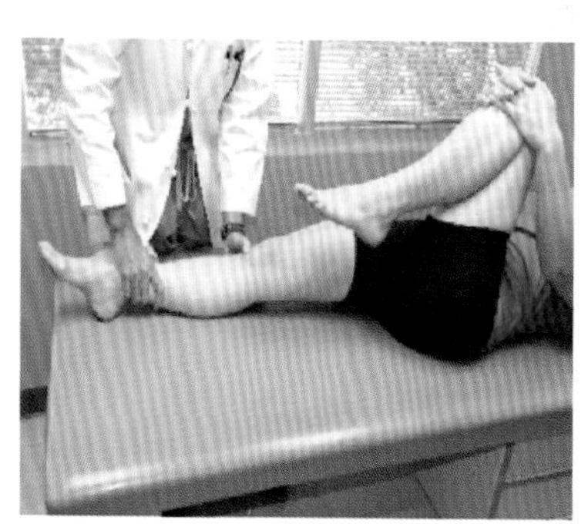

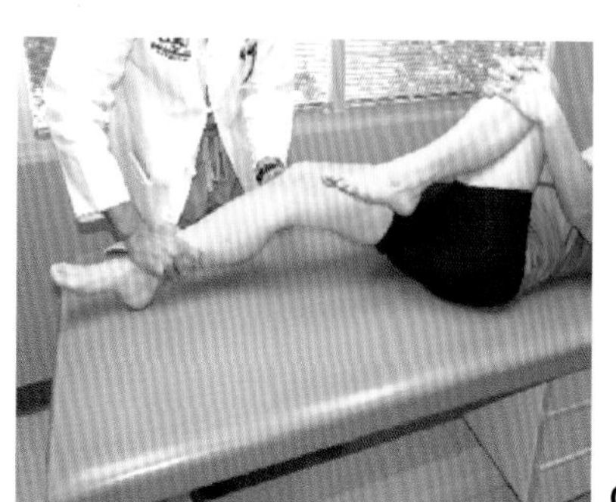
C

图22.15 髋屈曲挛缩试验。A. 起始位置。通过使患者双侧腿保持完全屈曲，从而建立骨盆零设定点，实现骨盆中性倾斜；B. 被检查的髋关节被动地向桌面延伸。双侧髋关节进行双侧对比评估；C. 如果股骨不能到达桌面（缺乏髋关节后伸），则表明髋屈曲挛缩

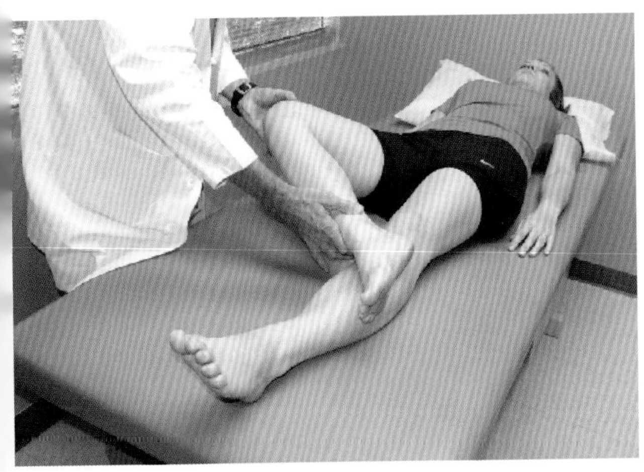

图22.16 屈曲，外展，外旋测试（FABER）。检查者将腿部呈90° 屈曲，然后外旋并外展，使同侧脚踝靠近对侧腿的膝盖

通常称为帕特里克检验的屈曲，外展，外旋试验（FABER）是有助于确定髋关节与骶髂关节的关系（图22.16）。髋关节疼痛的康复可能与后部股骨颈髋臼韧带损伤，韧带损伤或转子病变相关。对于发生着力点在后方的对冲伤时，疼痛第二次发生的位置将会在前方。

使用多种测试来评估股骨髋臼臼杯受到的影响，不稳定性及关节内病理情况。Ganz描述了通过屈曲，内收和内旋进行评估。McCarthy报道了动力学评估股骨髋臼与盂唇之间的关系。

对于动态内旋转撞击试验（DIRI），患者处于仰卧位，使用未被测试侧的腿屈曲超过90° ，然后建立骨盆零设定点并消除腰椎前凸。然后将被检查的髋关节置于90° 或更远的位置，被动地通过内收和内旋的大范围内旋转（图22.17）。弯曲的程度取决内收内旋体位时前方冲剂的程度，类型和位置。阳性结果即重现疼痛。

对于动态外部旋转冲击试验（DEXRIT），患者处于仰卧姿势并且将未测试侧的腿部保持在超过90° 的屈曲，由此建立零骨盆设定点并消除腰椎前凸。然后使受测侧髋部屈曲90° 以上，并被动进行大范围的外展和外旋（图22.18）。DEXRIT能够重现肱骨外侧和髋臼后部的撞击，但也可能在下面情况中为阳性：先天性髋关节不稳定，先天性髋臼发育不全，撕裂韧带和囊膜松弛。疼痛或不稳定感的重现提示阳性。DEXRIT和DIRI可以在术中进行股骨髋臼髋关节一致性评估。

后缘撞击测试需让患者位于检查台边缘或末端进行，检查的腿在髋部自由悬挂，患者将两条腿拉到胸部，消除腰部前凸。然后将受测腿伸出桌面，允许髋关节完全伸展，并用手固定后旋转（图22.19）。后缘撞击测试将髋关节伸展并评估髋臼后壁和股骨颈的一致性。可通过后部撞击或前部不稳定再现症状。

其他有用的测试可在仰卧位进行。脚后跟撞击测试通过突然敲击有创伤史的患者的脚后跟。阳性反应表明创伤性损伤或应力性骨折（图22.20A）。被动仰卧旋转测试（对数滚动）包括股骨被动的内外旋转，腿部位于伸展或稍微弯曲的位置（图22.20B）。该测试是双侧进行的，并且在该操作中的任何左右差异可以提醒检查者受试对象存在松弛，积液或关节内紊乱。拨号测试是对拨号滚动测试的一种修改，目的在于评估关节囊的松弛性。它包括腿的被动内旋，随后释放腿并允许其外旋。如果外旋相对于垂直方向超过45° ，则该测试被认为

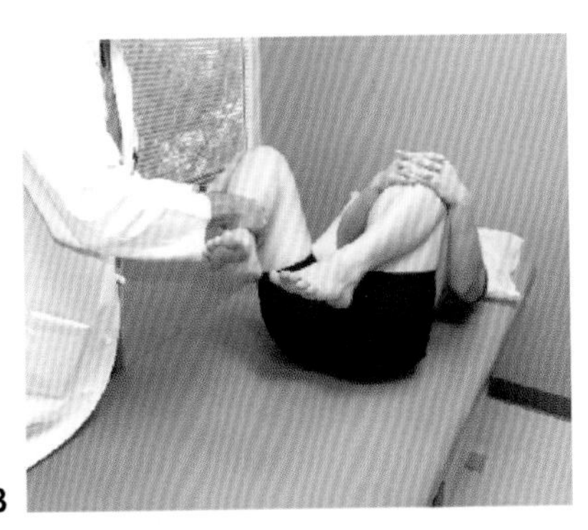

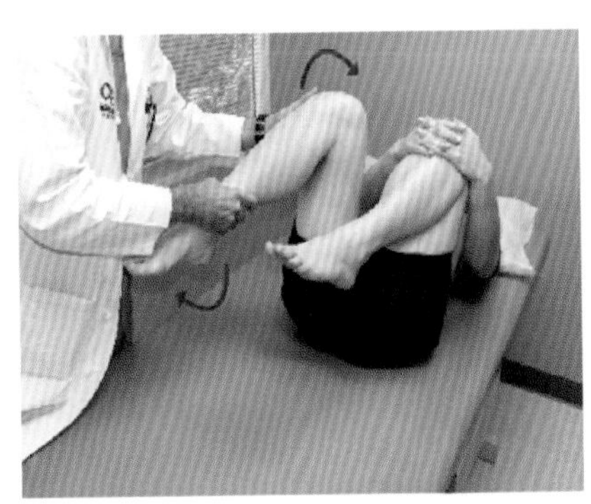

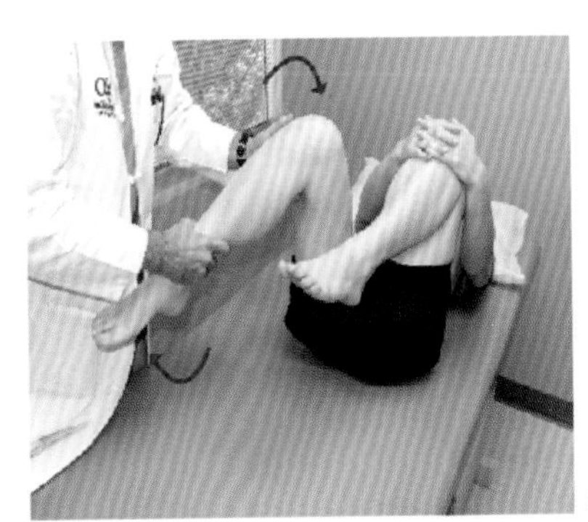

A,B　C

图22.17 动态内旋冲击测试（DIRI）。A. DIRI开始于髋部90° 屈曲或更大的角度；B，C. 然后被动地通过大范围内收和内旋（箭头），检查股骨颈和髋臼之间的前部一致性

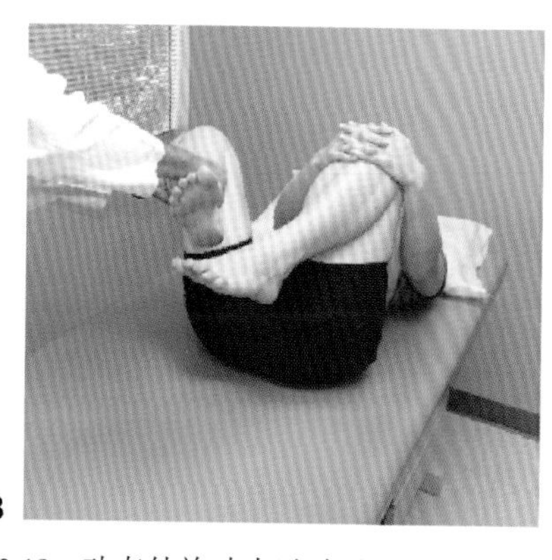

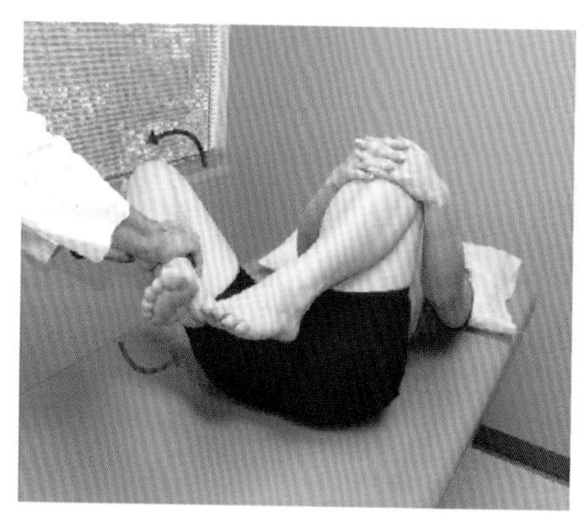
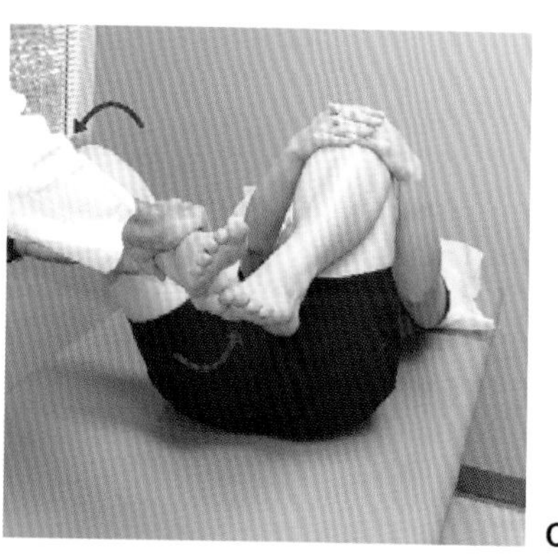

图22.18　动态外旋冲击试验（DEXRIT）。A. DEXRIT开始于90°屈曲或更大的角度；B，C. 然后动态地通过大范围外展和外旋（箭头）来评估上下后髋臼撞击和前后不稳定性

是阳性的，尽管它受到股骨前倾角的影响。直腿举起抗性测试（Stinchfield测试）通过对盂唇施加压力用来评估臀部屈肌和腰肌力量，并且也可用于评估腰肌冲击，肌腱炎或关节内刺激，病人进行主动直腿抬高，膝关节伸展从10°到45°；然后将检查者的手放在远离膝盖的位置，同时施加向下的力（图22.20C）。阳性的检查结果可重现疼痛、无力。

侧卧位测试

外侧检查从患者对侧开始，触诊上骶髂部，骶髂关节和臀大肌的起源，因为它沿骶骨的外侧边缘和髂骨的最内侧方向插入（表22.8）。触诊的第二点用于检测坐骨处的滑囊炎或痉挛症。大转子在其表面上触及：前方，外侧，后方。臀小肌可在前方触及，臀中肌在正位和侧面，转子囊在后面（图22.21）。最后，梨状肌和坐骨神经在外展肌肉时可触及，包括臀肌（臀大肌，臀中肌，臀小肌）和阔筋膜张肌。

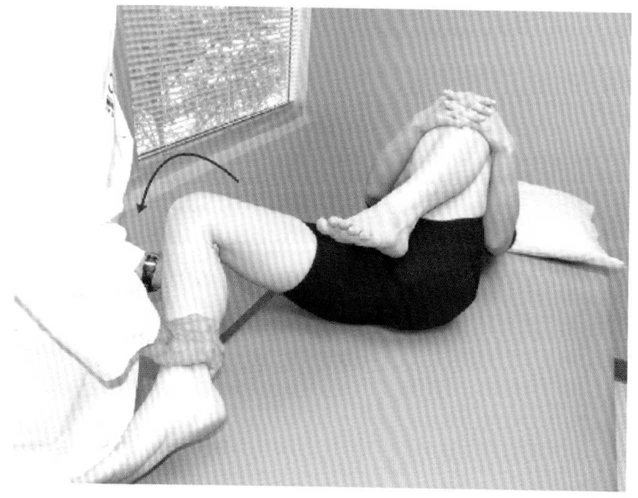

图22.19　后缘冲击试验。患者在检查台的边缘，患侧腿部自由悬挂在髋部，同时保持对侧腿完全弯曲。被检查腿进行尽量后伸，外展，外旋

强度是通过任何形式的外侧髋关节不适来评估（表22.9）。测试在侧卧位进行，患者主动外展髋部（图22.22）。臀中度强度测试是在膝关节屈曲时进行的，以释放臀大肌对髂胫束带的控制。整体的外展强度是通过膝关节伸展，并要求患者外展并后伸髋关节。外展肌力测试也有助于将腰神经根病与周围神经病区分。

进行一组被动内收测试需要（类似于Ober测试）在3个位置用腿控制骨盆（图22.23）伸（阔筋膜张肌，拉塔挛缩测试），中部（臀中肌挛缩测试）和屈曲（臀大肌挛缩测试）。臀中肌挛缩试验是在膝关节屈曲时进行的，解除臀大肌对髂胫束带的控制。在这个位置上，臀部应该向桌面加合。记录这些运动的任何受限。当进行臀大肌挛缩测试时，肩膀朝着桌子的侧面旋转，并且髋关节屈曲并且膝关节伸展。如果在此位置不能发生内收，则臀大肌部分挛缩。髋关节应该能够自由进入完全内收位置，并且可以识别臀大肌的任何限制。臀大肌与前张力带均衡。如果髋关节没有超出躯干纵轴的中线，则可分为3+级，躯干上的限制，2+中线处的限制，下方为1+下方的限制。明确划定确切的限制区域将有助于进行物理治疗和围手术期治疗。由于膝关节位置会改变测试的结果，所以对每次测试都使

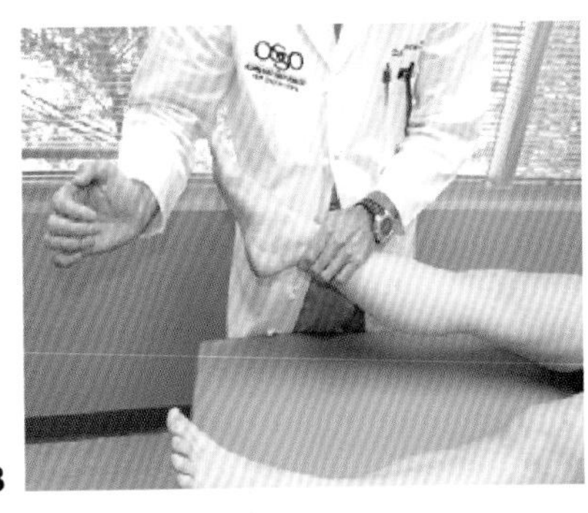
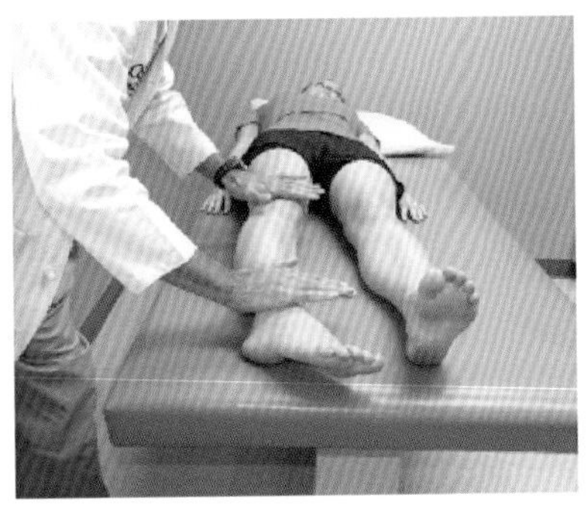
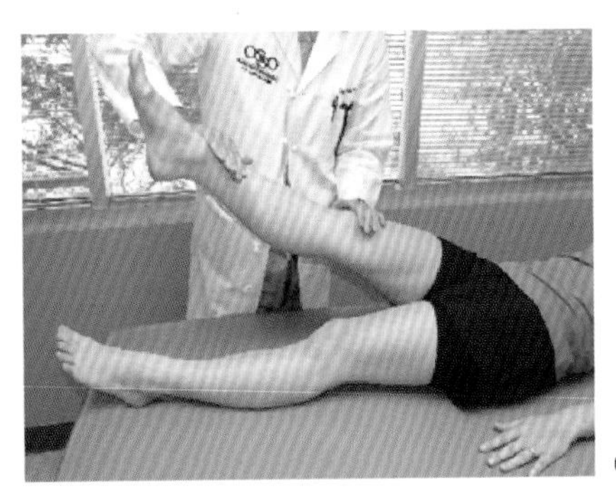

A,B C

图22.20 仰卧位的额外测试。A. 脚后跟敲打实验是通过突然敲击脚跟进行；B. 被动仰卧旋转测试包括股骨在伸展位被动内旋（示出）和外旋；C. 直腿抵抗外力

用标准化的膝关节位置非常重要。

侧卧位检查包括用于股骨髋关节一致性评估的重要手术。被动屈曲，内收，内旋（FADDIR）测试都以动态方式进行（图22.24）。检查员将自己的手放在臀部的上方，并将小腿放在前臂上，手掌上放置膝盖。髋关节然后进入屈曲，内收和内旋。注意到病人出现的任何不适，以及髋臼冲击的程度。传统上，FADDIR是仰卧位评估的一部分。不同之处在于骨盆的位置。仰卧位消除了腰椎前凸，而侧卧位测试了动态骨盆倾斜。骨盆倾斜可能影响测试，两个位置都有助于评估。

侧缘冲击测试是通过使髋关节被动进入深度屈曲，然后外展和外旋（图22.25A）进行的。检查者用一只手臂托住患者的小腿，并用另一只手运动髋关节。检查者被动地将受试的髋关节进行大幅度的屈伸并外展，同时外旋。患者产生疼痛提示阳性，并且可以是由前部不稳定或后部撞击引起。如果存在前部疼痛，则其阳性提示不稳定。在侧卧位（图22.25B）可进行忧虑测试，通过施加前方的力测试前下的稳定性。除了囊膜和韧带之外，这个测试可用检测髋臼骨发育不全。

评估髋关节后外侧髋关节疼痛也在侧卧位进行。为了调查坐骨神经压迫的情况，通过梨状肌实验，将患者脚跟压向桌子，对抗外力外展外旋，同

表22.8 侧卧位检查与评估总结

检查	评估
触诊	
骶骨关节	骶髂关节区分髋关节和背部病理
Maximus	臀大肌源性肌腱炎
坐骨	股二头肌腱炎，撕脱骨折，坐骨神经滑囊炎
大转子	转子滑囊炎，髂胫束挛缩，臀中肌和臀小肌的撕裂或肌腱炎
外展强度	外展减弱
臀大肌强度	臀大肌萎缩
臀中肌强度	臀中肌萎缩或撕裂
阔筋膜张肌挛缩测试	张力筋膜挛缩
臀中肌挛缩测试	臀中肌挛缩/撕裂（强度下降，膝关节屈曲，怀疑撕裂）
臀大肌挛缩测试	臀大肌挛缩，对髂胫的控制
FADDIR：屈曲，内收，内旋	前臼冲击，撕裂上唇
外缘冲击	侧臼冲击，撕裂上唇，前髋关节不稳定
忧虑测试	前下方不稳定，囊和韧带损伤，前下方髋臼发育不全

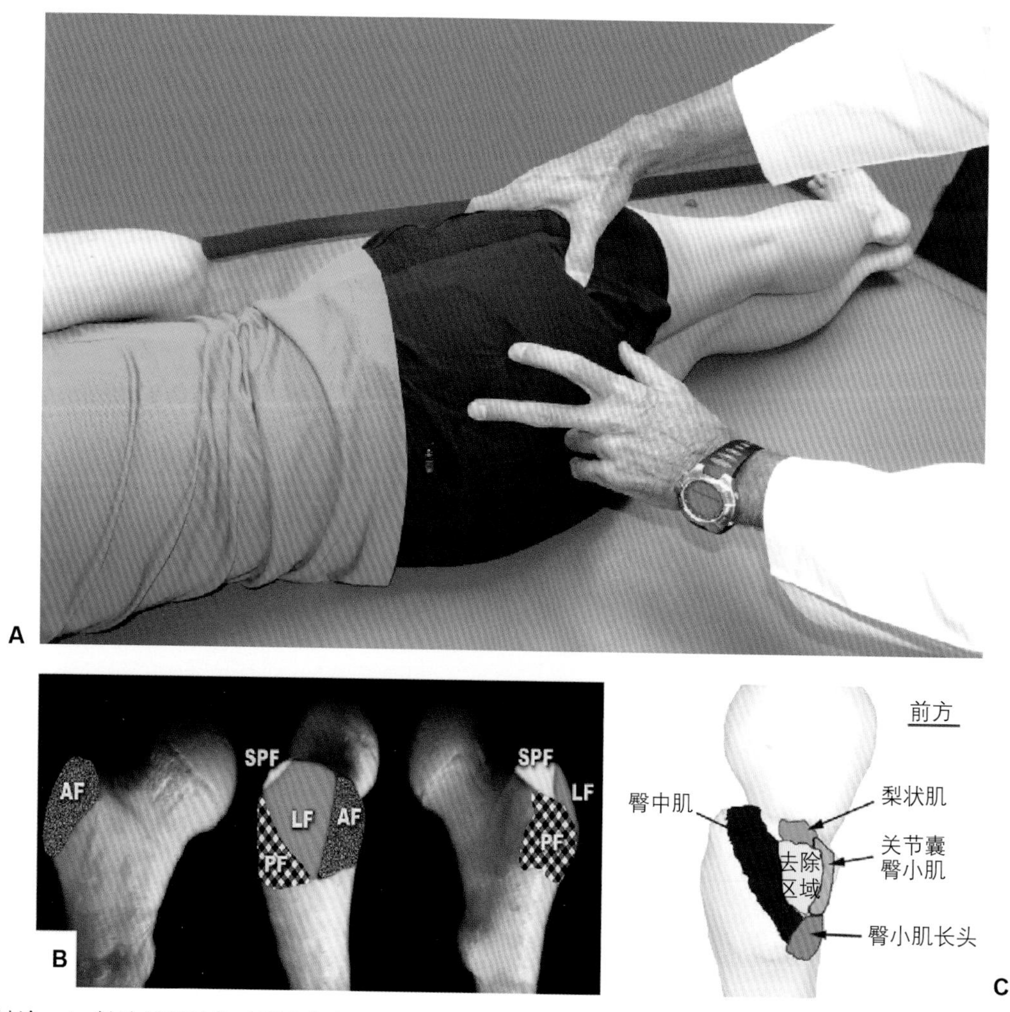

图22.21　侧位触诊。A. 触诊后部结构（臀大肌起源，坐骨切迹和坐骨）和转子部位（右图）；B. 股骨近端部分的正视图（左图），侧视图（中图）和后视图（右图），其中示意图显示了4个切面：前切面（AF），侧切面（LF），后切面（PF）和超前切面（SPF）；C. 在大转子上外展肌的示意图。髋关节大转子：肌肉的外展机制，滑膜囊的MR图像，无症状者的MR图像

表22.9	髋外展运动评分
分数	运动功能
0	无肌肉功能
1	一些可见运动
2	大范围运动，不能抵抗外力
3	能抵抗重力，不能抵抗外力
4	能抵抗外力，比正常弱
5	正常强度，能抵抗测试者重量外展

时检测者监测梨状肌情况（图22.26）。在梨状肌和闭锁肌内/复合体收缩过程中神经受压时，梨状肌测试表现出疼痛。同样在后关节髋关节疼痛的情况下，小转子和坐骨之间的影响通过髋关节的被动后伸来评估，在髋关节中间或内收的情况下进入伸展状态时再现症状。再次进行髋关节外展检查并不能再现症状（图22.27）。

俯卧考试

俯卧位检查（表22.10）包括传统上称为克雷格试验的股骨转位试验，可以使检查者了解股骨前倾角和后倾角，我们发现这种检查方法是有帮助的，特别是非骨质疏松患者（图22.28A）。测量结果可

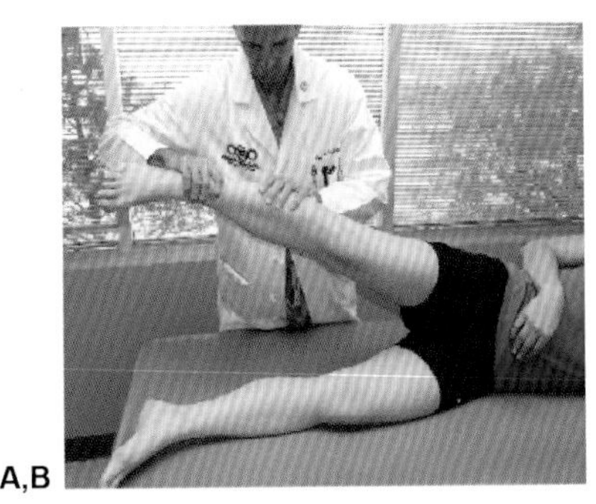
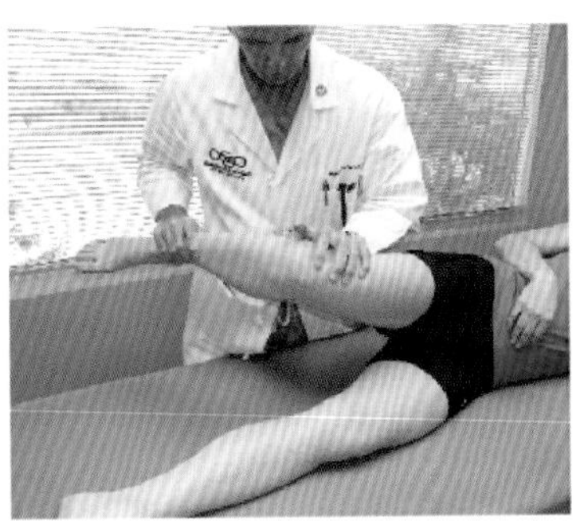
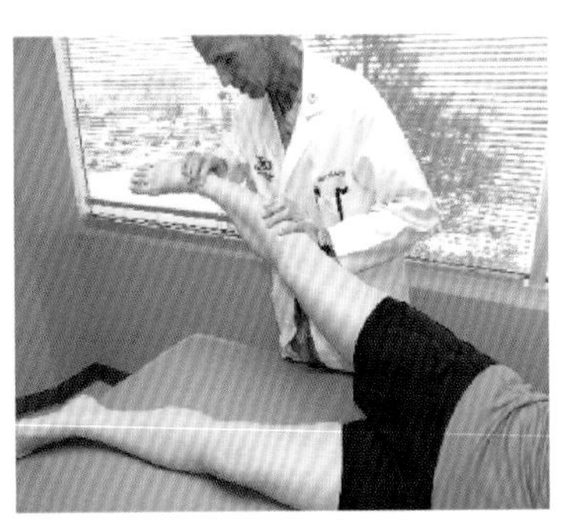

图22.22 外展强度评估。患者主动抵抗检查者作外展，检查者利用其体重作为抵抗力。A. 整体外展强度评估；B. 臀中肌强度的评估是让患者通过膝盖屈曲进行主动髋关节外展；C. 臀大肌强度通过膝关节伸直进行主动髋外展评估

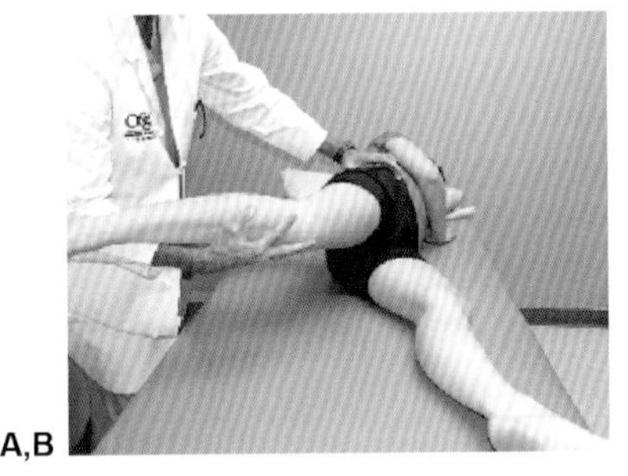
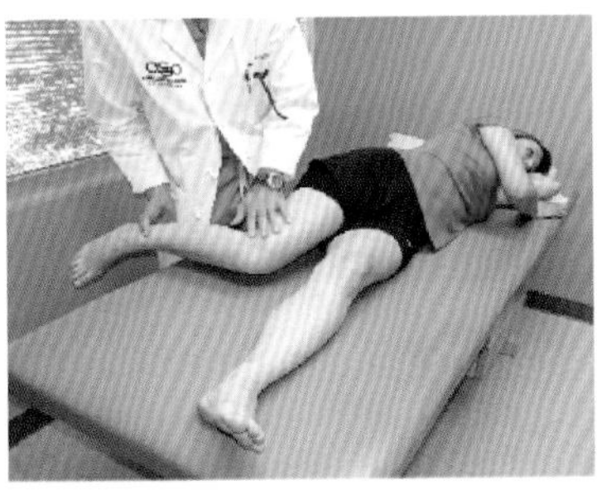
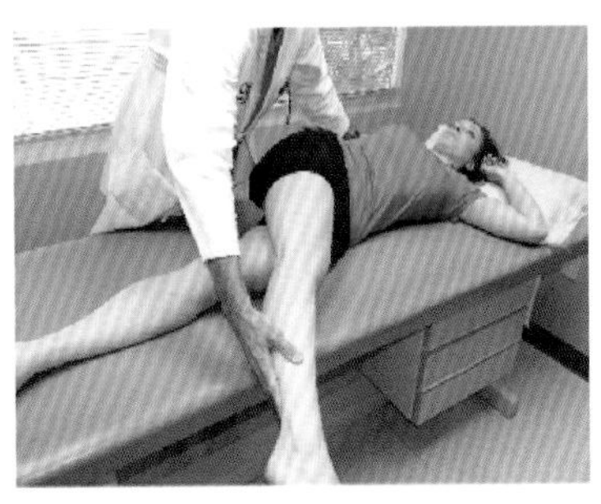

图22.23 被动内收测试。A. 张力筋膜挛缩试验：膝关节前伸，检查者被动地将髋关节后伸，然后内收；B. 臀中肌挛缩试验是在膝关节屈曲时进行的，因此消除了臀大肌的髂胫束带的控制。检查者被动地将髋部内收至检查台；C. 臀大肌挛缩测试是在同侧肩部朝向检查者的情况下进行的。被检查的腿保持在膝盖延伸部分，检查者被动地使髋部屈曲然后内收

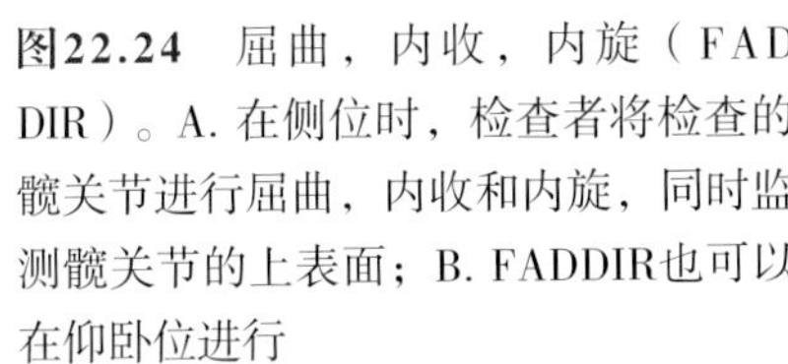
图22.24 屈曲，内收，内旋（FADDIR）。A. 在侧位时，检查者将检查的髋关节进行屈曲，内收和内旋，同时监测髋关节的上表面；B. FADDIR也可以在仰卧位进行

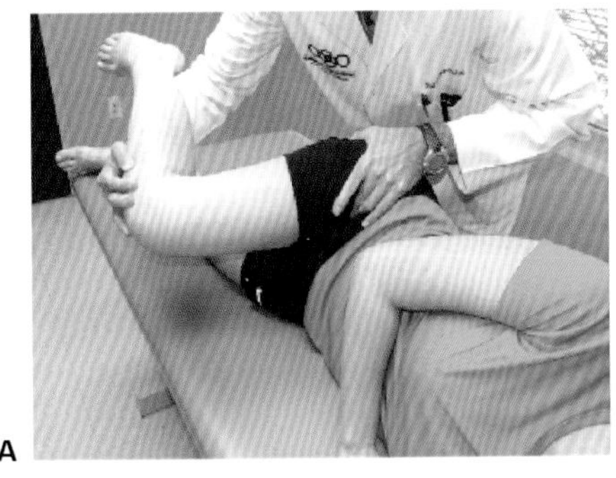
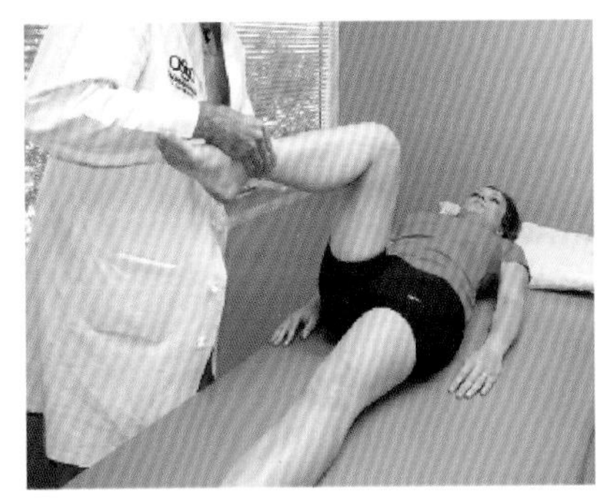

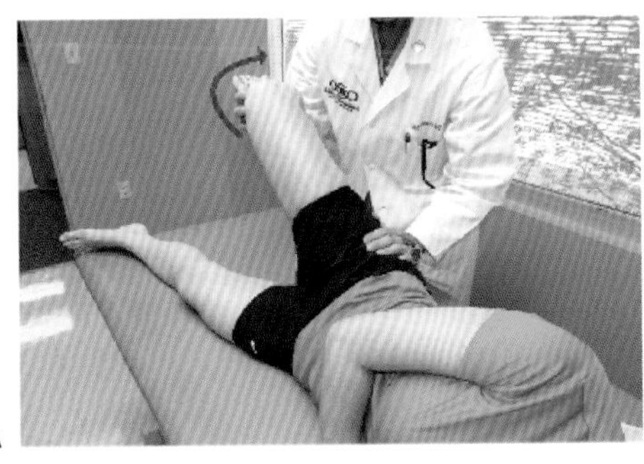
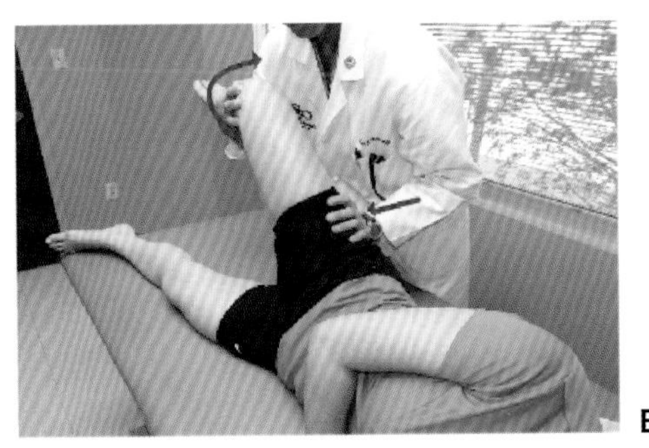

图22.25 侧缘撞击和忧虑测试。A. 侧缘撞击测试在侧位进行。检查者用一只手臂抱住患者的小腿，用另一只手监测髋关节。受影响的髋关节被动地从屈曲到后伸并做外展和外旋；B. 忧虑测试。检查者将髋部在外旋外展位从屈曲到后伸（弯曲的箭头）。用另一只手，检查者推动股骨近端引起股骨头的前下半脱位（直箭头）

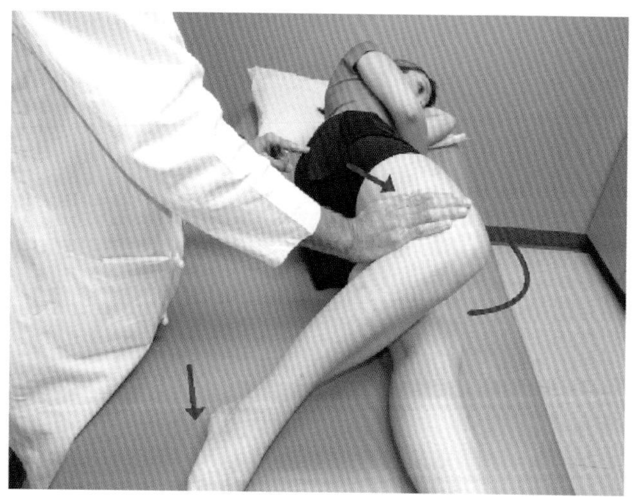

图22.26　主动梨状肌试验。患者处于侧卧位时，检查者触诊梨状肌。患者将脚跟贴紧检查台，然后开始髋关节外旋的同时抵抗外力主动外展并外旋（箭头）

以与横截面成像相比较，但任何成像方式都必须遵循标准化技术来控制足部旋转。患者处于俯卧位时，膝盖弯曲至90°，检查人员手动旋转腿部，同时触摸大转子。将大转子定位成使其向侧面突出，从而将股骨头置于髋臼的中心部分。通过记录胫骨轴线与虚拟直线之间的角度来评估股骨角。通常，股骨前倾角在10°～20°之间。这个测试将有助于识别出后倾的患者。如果在伸展位置和坐位（屈曲）位置时有明显的内部旋转差异（超过10°），则应区分骨性与韧带性的病因。股直肌挛缩试验（也被称作Ely试验）是在俯卧位下，下肢朝臀大肌方向屈曲，骨盆抬高或膝关节屈曲受限都表明股直肌挛缩。腰椎活动过度伸展测试可以在俯卧位进行，以帮助识别腰椎问题。

表22.10	俯卧位实验
实验	评估
股前测试	股骨前倾或后倾，韧带损伤，关节强直
直肠挛缩测试	股前肌挛缩
腰椎伸展过度测试	排除腰椎疾病

股骨髋关节一致性试验

股骨髋臼的撞击和不稳定越来越被认为是越来越严重的症状的原因。重要的是，股骨髋臼一致性测试不仅评估股骨髋臼的冲击，也可评估股骨髋关节不稳定性。除了骨质层之外，这些测试还评估了胶囊和肌腱层对髋关节稳定性的贡献。在解释股骨髋关节一致性的结果时，也考虑了生物力学。例如，尽管股骨头颈部过度的解剖和髋臼后倾对测试有显著影响，但股骨前倾角减小或骨盆倾斜增加可能导致前方撞击而无髋关节高度的屈曲或内旋。平面平衡可能影响这些撞击或不稳定性参数。随着我们对生物力学的更多了解，临床测试可能会改进或从常规评估中排除。正如读者可以在仰卧和后仰训练部分中注意到的那样，使用多个测试来对股骨髋关节的一致性进行评估。多次检查对于检测关节内病变是很重要的，并且当有经验的检查者执行时，股骨髋关节一致性测试可以对撞击或不稳定性具有合理的预测价值。然而，没有一个单一的测试的敏感度能将所有情况测试出。表22.11是用于股骨髋关节一致性评估和髋关节不稳定性的主要测试的总结。

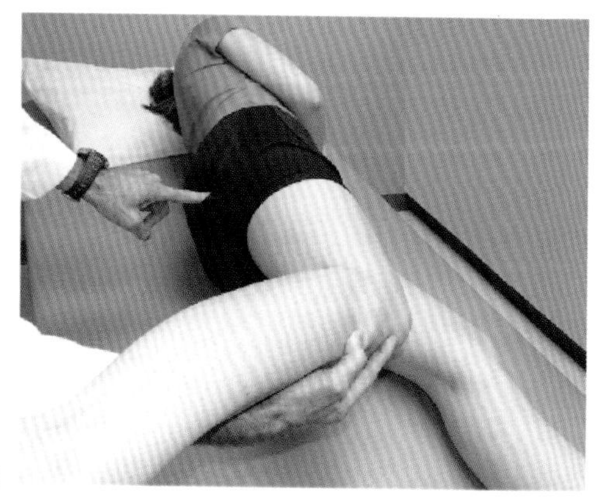

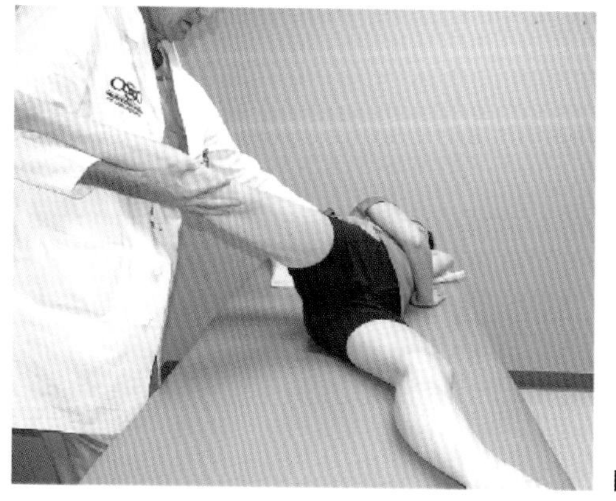

图22.27　坐骨股骨撞击测试。通过被动伸展髋关节来评估小转子和坐骨之间的撞击，通过检查被检查者髋关节内收或中性位置（A）重现患者的症状，而髋关节外展的伸展不会重现症状（B）

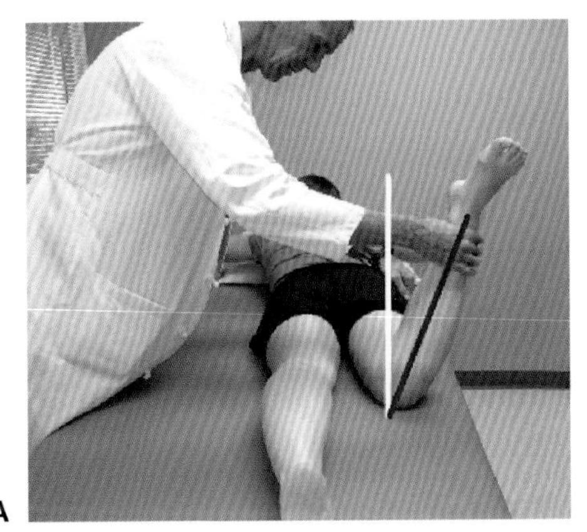

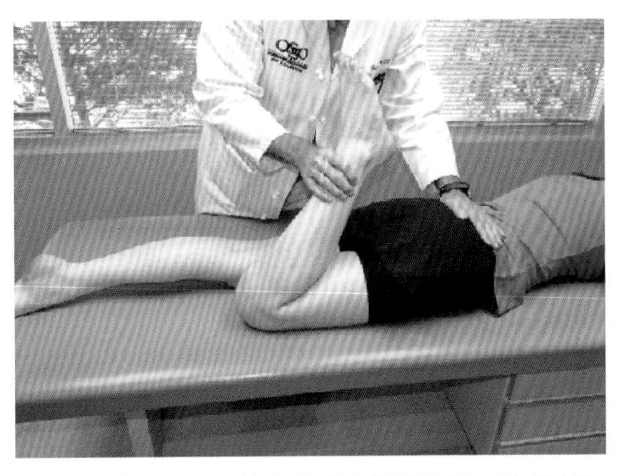

图22.28 股骨前倾和直肠挛缩测试。A. 对于股骨前倾测试，膝盖屈曲到90°，检查者手动旋转腿部，同时触摸大转子。检查者定位大转子，并使其在侧向最突出的位置，测量胫骨轴线与假想垂直线之间的角度。B. 直肠挛缩试验。下肢向臀大肌弯曲。任何提高骨盆或限制膝关节屈曲的现象均表明股直肌肌肉挛缩

攫取髋关节测试

痉挛髂腰肌腱测试：风扇测试（患者以旋转方式环绕和旋转髋部）可以帮助描绘痉挛性髂腰肌腱在股骨头的存在。通常，这会随着腹部收缩而减小。在通过髂耻隆起评估腰肌腱时，可以进行屈曲，外展，外旋运动，随后进行后伸。

髋外部贴紧测试：呼啦圈操作，患者站立并转动，或者进行自行车测试，可以帮助区分由阴道髂胫束及大转子外侧的髋外肌引起的内外部的病变。自行车测试是在患者侧卧位的情况下进行的。当检查员监测髋外肌的髂胫束时，自行车踏板模式需要重新开始。

总结

随着我们对病理和非病理解剖和生物力学进展的理解，髋关节的体格检查历经历史发展并不断完善。对临床髋关节体格检查的通用描述性语言对于国际对话和这一领域研究的进展是很有必要的。本章描述了32次髋关节体格检查或一组操作（表22.12）。所有的髋关节都通过这一系列测试来评估，包括16个评估骨软骨层，13个囊袋层，11个肌肉层，7个神经血管层，5个运动链。16个操作或一组操作评估超过一层。对每个患者的五层诊断应该被认为是对诊断和治疗策略全面的。有经验的测试者只需在8min内就可完成。标准化的体格检查会产生一个固定的背景，从而产生髋关节的病理学，以及五层综合的诊断。

表22.11 股髋臼对位实验总结

实验	体位	测试冲击方向	测试不稳定性
屈曲，内收，内旋	侧卧位或仰卧位	前	
动态内旋实验	仰卧位，相反髋关节后伸	前	后
动态外旋实验	仰卧位，相反髋关节屈曲	上后	前下
后缘冲击实验	仰卧位，相反髋关节屈曲	后	前
外缘冲击	侧卧位，相反髋关节屈曲	上后	前下
忧虑实验	侧卧位	后	前下

表22.12　髋关节体格检查登记表

	身高：______	体重：______	体温：______	呼吸：______	脉搏：______	血压：______
标准测试：						
• 肩高：	相等	不相等				
• 髂骨高：	相等	不相等				
• 主动前屈：	______屈曲度数					
• 脊柱：	直					
	脊柱侧凸：	结构	非结构性			
• 脊柱前弯：	正常	增加	椎旁肌肉挛缩			
• 松弛测试：	小手指	拇指	手肘	膝盖	脊柱	
• 步态：	正常	短步	外展	不足		
	骨盆倾斜	异常臂摆	短步伐			
• 脚进展角：	正常	过外旋	内旋			
• 单体站立实验：	R___	L___				
坐位实验：						
• 循环：	足背动脉___	胫后动脉___				
• 淋巴：	淋巴水肿	无淋巴水肿	凹陷水肿： 1+ 2+			
• 神经：						
感觉神经：	______					
运动神经：	______					
DTR：	Achilles ______	Patellar ______				
• 抬脚：	R___	L___				
• 运动范围：	内旋	R___	L___	外旋	R___	L___
• 关节外后侧疼：						
触诊疼痛：坐骨结节外侧起源						
坐位梨状肌拉伸测试						
主动膝关节屈曲试验抗阻力			30° ~ 90°			
卧位测试：						
• 腿长：		R_CM	L_CM	相等/不相等		
• 触诊：						
腹部：				紧张	不紧张	
内收：				紧张	不紧张	
内收结节：				紧张	不紧张	
• 运动范围：			右髋	左髋		
外展：			10° 20° 30° 45° 50°	10° 20° 30° 45° 50°		
内收：			0° 10° 20° 30°	0° 10° 20° 30°		
屈曲：			80° 100° 110° 120° 130° 140°	80° 100° 110° 120° 130° 140°		
• 髋屈曲：			R + −	L + −		
• 挛缩实验：			R + −	L + −		
• FABER：			R + −	L + −		
• DIRI：			R + −	L + −		
• DEXRIT：			R + −	L + −		
• 后缘：			R + −	L + −		
• 冲击实验：			R + −	L + −		
• 脚跟冲击：			R + −	L + −		
• 被动腰椎运动测试：			R + −	L + −		
直脚抬高：			R + −	L + −		

表22.12 髋关节体格检查登记表（续）

侧卧位：

- 触诊：

S1以上：	紧张	不紧张	
S1关节：	紧张	不紧张	
Gmax起源：	紧张	不紧张	
大转子：	紧张	不紧张	
梨状肌：	紧张	不紧张	
坐骨神经：	紧张	不紧张	
TFL：	紧张	不紧张	
• 外展强度：	直腿 ______	臀大肌 ______	臀中肌 ______
• 阔筋膜张肌挛缩测试：	评分（1–3）______		
• 臀大肌挛缩实验：	评分（1–3）______		
• FADDIR实验：	R + –	L + –	
• 侧缘冲击实验：	R + –	L + –	
• 忧虑实验：	R + –	L + –	

- 后关节外痛实验：关节痛测试：

  主动梨状肌实验 ______ 坐骨股骨冲击实验 ______

俯卧位测试：

- 股骨前： ______ 估计前倾等级
- 直肠挛缩测试： R + – L + –
- 腰椎过伸试验：

摄取髋关节实验：

髂腰肌韧带摄取实验 外摄取实验

23

Michael Cooley
Debora Azevedo
William Palmer

第23章　髋关节的影像学评估

介绍

我们回顾了在临床实践中常规使用的几种评估髋关节的影像学方法。主要焦点在于电离辐射用于生成的图像，例如放射线摄片，荧光透视和计算机断层扫描术（CT）。我们着重于图像采集技术，辐射风险和诊断效能。放射影像可能足以用于评估，或可能需要通过其他成像模式［包括磁共振成像（MRI）］来补充。MRI在评估骨髓疾病，肌张力障碍和髋关节内部紊乱方面具有重要的作用。尽管与MRI有关的技术因素在后面的章节中介绍，但我们将MR图像合并入许多数字中以便与其他模态相关联。在临床病例中，我们比较这些方法的相对优势，并区分它们在评估髋部症状患者时的诊断优势。

技术考虑

放射线照相的图像采集和相关技术

针对髋关节的放射照相可以根据临床情况和指导者的个人偏好而变化。大多数检查包括髋关节的前后（AP）视图和单一侧面或蛙腿的侧面视图。下面将讨论这些观点和其他专业观点（图23.1）。许多常规检查都包括整个骨盆的AP视图。

在没有已知外伤或可疑股骨近端骨折的情况下，同侧髋关节在内部旋转大约15°以获得AP视图（图23.2）。内旋有助于补偿股骨并使股骨颈和头颈接合处相对于X射线束成为适当的平面。在这个位置上，大小转子的轮廓应该是可见的，从而增加了检测微小破坏性病变和非移位骨折的敏感性。最常见的定位误差是外部旋转。外旋时，股骨颈和股骨粗隆间区域的大小股骨转子部分或全部重叠（图23.3）。由于前后颈交界处并未叠加在此位置，所以股骨头骨赘的脊可以使骨折线出现假阳性（图23.4）。如果对患者的位置没有限制，通过屈曲，外展，外旋和直接引导（20°）（图23.1B和23.5A），可以获得“蛙腿”侧向投影。

如果髋关节由于严重的疼痛或骨折而不能移动，射线照相中尽量减少患者的活动。为了在AP视图中延长股骨颈部，可以旋转X射线管或改变患者体位并用海绵枕头稳定。为了获得侧面视图，采用交叉桌技术通过将放射线照相盒沿着同侧髋部的外侧放置，同时弯曲对侧（图23.1D和图23.5B）。X射线束横向指向约15°头尾角。

Donn视图提高了股骨头颈部交界的可视化，并提高了头颈非球面检测的灵敏度（图23.1C）。这种观点最常用于评估疑似股骨头坏死区（FAI）的患者，这将在第（2）章稍后讨论。髋关节置于中性旋转，20°外展，45°或90°屈曲，而X射线束则指向前后（图23.1C）。

除专用髋关节X线片外，一个或多个X线片的整个骨盆通常都是筛查和随访研究的一部分（图23.1A和图23.2）。除了显示骶骨，无名骨，骶髂关节和耻骨联合，骨盆图像还可以比较有症状及对侧的髋关节。这种比较显著改善了微小异常的影像学检测，如应力性骨折，股骨头坏死，侵蚀性变化，早期关节退化，骨膜反应和小梁的破坏。当通过脐与耻骨获得骨盆正确的AP图时，其可用于评估髋臼，发育异常改变以及软组织髋骨矿化包括髋臼小骨的不对称。

可以在有或没有负重的情况下获得AP骨盆的视

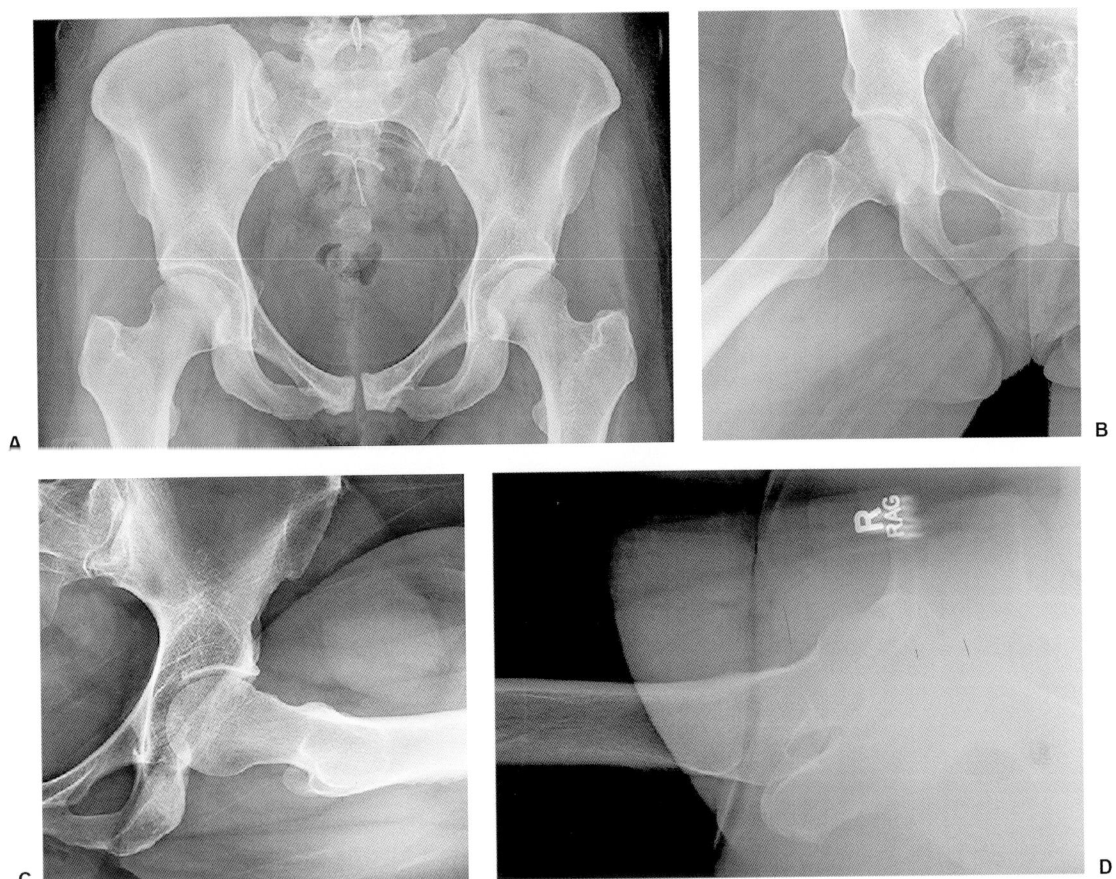

图23.1 标准射线照相视图。A. 骨盆的前后视图；B. 髋关节的青蛙腿侧视图；C. Dunn90° 侧视图。Dunn视图优化了股骨颈和头颈连接处的可视化。如图所示，可以显示股骨头异常的骨性增生和非球面性；D. 十字桌侧视图

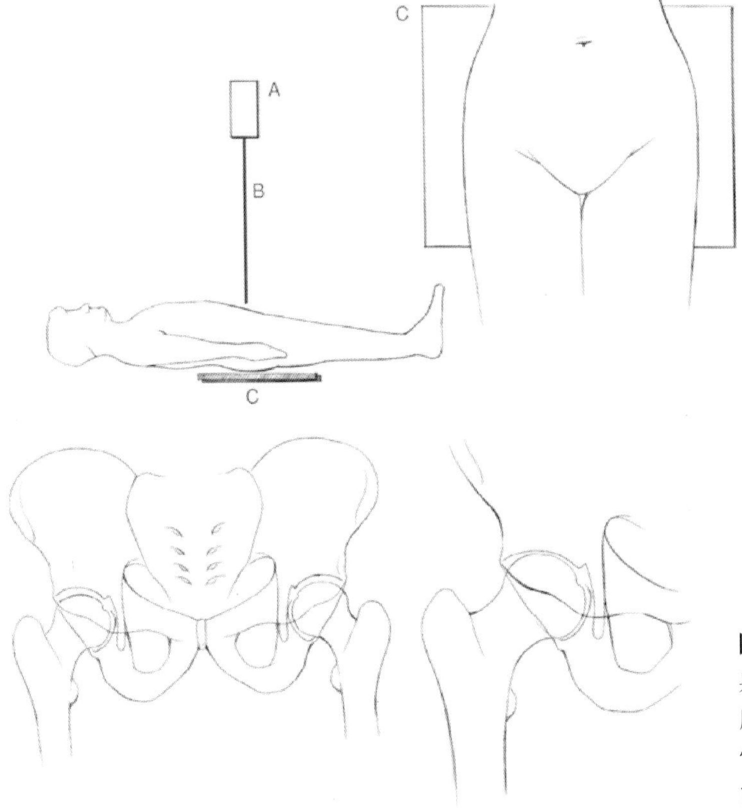

图23.2 AP技术对于髋关节和骨盆：X射线管（A），X射线束（B）和卡带（C）。对于骨盆检查，线束位于脐部和耻骨之间，髋关节位于髂前上棘和耻骨之间的髂腹股沟韧带的中心。通过使用标准化技术，AP视图能够比较两个髋关节和髋臼形态的评估

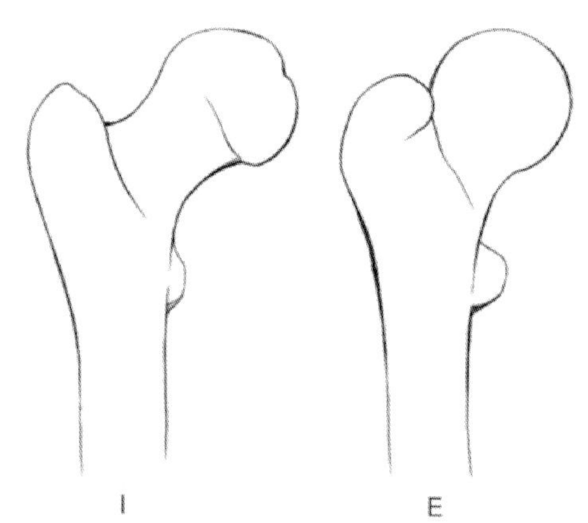

图23.3 AP图的股骨内旋和外旋X线片的表现。在内旋中，股骨颈伸长，小转子变得模糊，而在外旋中，大转子与股骨颈重叠，而小转子则更显著

图。负重图像更准确地显示关节空间不对称和对齐异常。对于术前检查包括采集AP，有时还通过脚踝从骨盆的两侧观察下肢。对关节的检查提高了对齐异常原因的理解，并能够测量整体和节段性肢体长度差异。

骨盆的入口和出口视图分别通过将束向前和向后导向40° 而获得（图23.6）。入口视图描绘了骨盆环，包括耻骨支骨折和旋转活动。出口视图能显示垂直活动。

Judet视图是通过以45° 角旋转病人后所拍摄的骨盆的倾斜图像，并且最常用于评估创伤或全髋关节置换后的髋臼骨折（图23.7）。它们也可能有助于评估髋臼假体在疑似突出的位置。两个髋臼的不同区域可以在各个Judet视图上同时成像。最好在前斜视图上评估前（髂耻）柱和后髋臼缘，而在后斜视图上最好评估后（髂坐）柱和前髋臼缘。两个Judet视图都是为了全面评估两个髋臼。

辐射暴露和相对风险

在诊断性放射照相术中，与电离辐射有关的风险很小，但在预约影像检查时必须考虑。鉴于公众意识水平不断提高，患者更多地要求放射科医师和骨科医师来证明这些检查的合理性。因为射线剂量在一生中是不断累积的，因此在30岁以前接受相对较高暴露的患者中，发生放疗相关癌症的风险最为显著。老年患者的放射风险显著降低。测量和表征个体辐射剂量的机制有很多。

当提及与放射照相和CT检查相关的生物风险时，吸收剂量和标准化剂量以标准化单位表示。吸收剂量以弧度或灰度（SI单位）测量，并描述特定组织吸收的电离辐射量。标准化剂量以rem或Sievert（SI单位）进行测量并量化吸收辐射的生物效应。基于暴露的器官和这些器官对吸收剂量的敏感性（例如，甲状腺组织对辐射的影响比肌肉更敏感），标准化剂量对于相同的吸收剂量而变化。

用于髋部放射线摄影的放射剂量通常约0.7 mSv，对于髋关节的两个视图；骨盆的AP视图为0.6 mSv。表23.1作为这些剂量与其他常见暴露比较的参考。

透视和透视引导

通常在手术室中使用透视检查来指导仪器及硬件的放置。这种实时放射照相方式也可用于指导几种诊断和治疗过程中的针头放置。透视检查可以基于骨和关节的可视化，实现针的放置，超声检查则可以根据软组织的显示，进行针的放置。透视允许

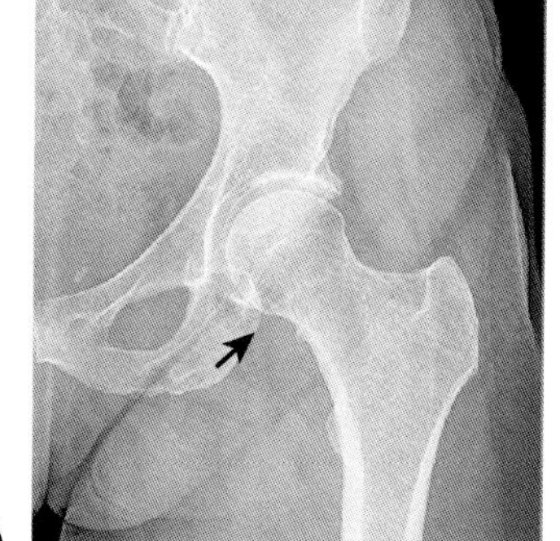

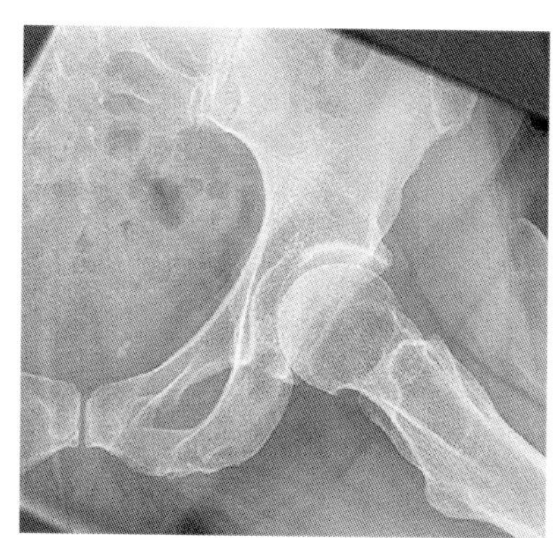

图23.4 54岁女性常有腹股沟疼痛且无创伤史，股骨头颈环骨赘，硬化骨折线（箭头）。A. 正位X线片；B. 青蛙腿侧面X线片

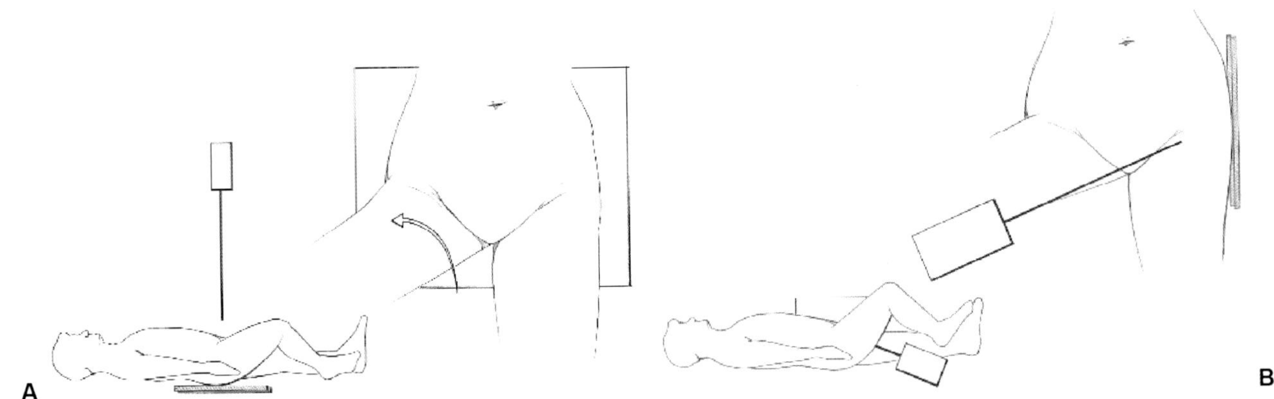

图23.5 A. 青蛙腿侧位技术，髋关节屈曲，外展和外旋。X射线束位于前后方向，以髂前上棘和耻骨之间的髂腹股沟韧带为中心。放射源位于患者的后面；B. 交叉桌面侧面技术。对侧髋部弯曲使其移开。X射线束以略靠近髋关节的方向朝向位于髋关节外侧

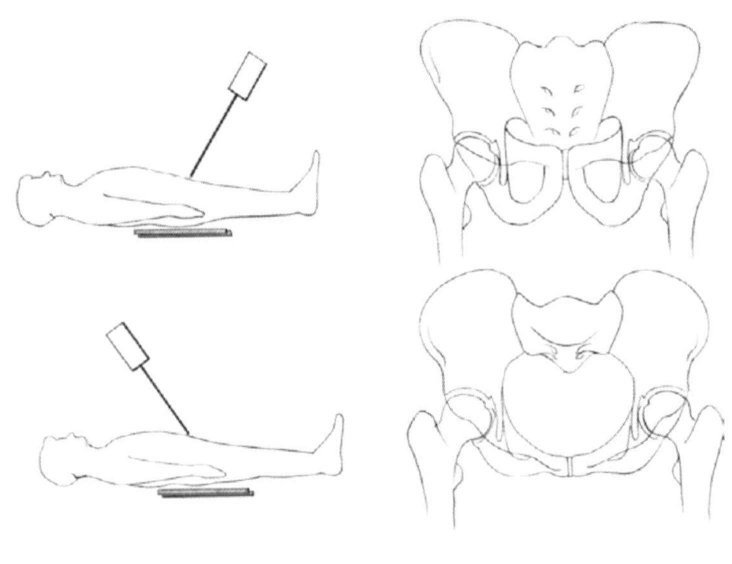

图23.6 骨盆的出口和入口视图。出口视图（上图）指向平行于骨盆边缘并垂直于骶骨的平面。闭孔有很好的可视化。这种视图最好评估垂直不齐。入口视图（底部图）平行于骶前皮层并显示骨盆边缘。该视图最适合评估旋转排列不齐

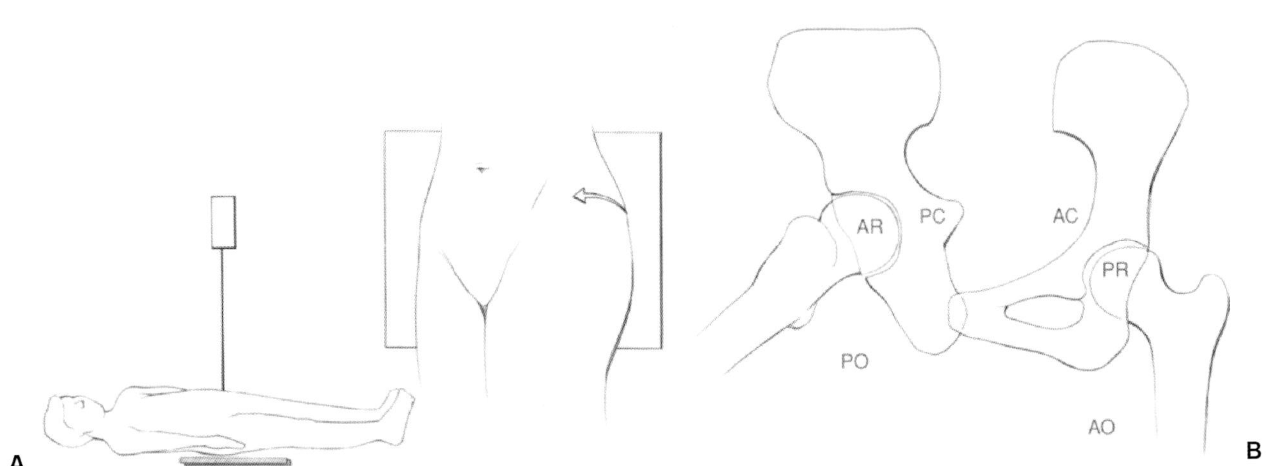

图23.7 A. Judet斜技术（右后斜和左前斜）。光束以前后方向导向，患者旋转45°；B. 放射线解剖学的表现。后斜（PO）显示后切面（PC）和前缘（AR）。前斜（AO）显示前切面（AC）和后缘（PR）

表23.1	一般放射剂量（mSv）
单侧髋关节射线照片	0.7mSv
骨盆发射片	0.6mSv
骨盆CT	6mSv
胸片（两个体位）	0.1mSv
7-hr飞行	0.02mSv
背景	3.1mSv/yr
国内飞行员	2.2mSv/yr
辐射工作者最大允许剂量	5mSv/yr

快速进入髋关节的关节间隙以预测放置物与骨头之间的相对位置，例如转子间囊的放置物。尽管超声检查更容易受到身体习性和软组织矿化的限制，但它也可以准确快速地进入关节间隙，关节囊和肌腱。

可以采用几种透视技术来获得关节内通路。C型臂单元允许辐射源和探测器沿着任何轨迹形成角度，从而优化手术的成功和安全。随着患者仰卧，髋部向外旋转，C型臂从直线AP轴线侧向倾斜，直至股骨颈和大转子（大约25°）的横截面为止。这种前外侧入路将针进入部位移到腹股沟和股神经血管束的外侧。使用这种技术，针的轨迹通常在腹股沟的侧面，因此不必触摸并标记股动脉的位置。多个透视目标是可行的，包括股骨颈的外侧（图23.8）。髋关节轻微弯曲可以帮助放松前关节囊并促进关节内通路。对于大多数注射，22号9cm或12cm脊柱针头足够。关节腔内放置物可以通过液体抽吸，注射时的耐压性丧失或碘化对比滴注来确认。髋关节置换术后，可以将假体股骨颈作为目标。如果使用非C型透视仪，患者可以通过将海绵或枕垫放置在同侧髋部下方从而与桌面成角度。否则，如果需要直接使用AP，应小心触诊，标记和避免股神经血管束。

由于怀疑感染，需要经常从髋关节处抽取关节液。其他炎性疾病可能会与败血症相似。除了革兰染色，培养，浇注板和细胞计数外，还可分析流体样本的结晶。在关节成形术后，与22号针相比，20号针可以更好地促进抽吸，因为瘢痕组织的通道增加了，并且口径改善了对厚的流体标本的采样。在放置假体的过程中，流体通常沿着股骨部件的颈部的后表面流动。该区域可以通过沿着股骨颈滑动针头进入，从而提高诊断效能。如果不能获得流体标本，则可以注射造影剂以证明关节内针的放置。

使用类似的针可进行关节内注射。在关节造影术中，造影剂灌注先于CT或MRI（图23.8和图23.9）。使用8～12mL造影剂（用于MRI的稀释钆或用于CT的碘化对比剂，添加或不添加麻醉剂）可以确认关节内针位置。在MR关节造影术中，单一造影剂对于避免易感性伪影和与关节内气体有关的解剖学是重要的。

为了诊断和/或治疗目的，通常注射麻醉剂和糖皮质激素的混合物。透视检查或超声检查可用于指导髋关节，髂腰肌囊或转子囊的针置入。除非出

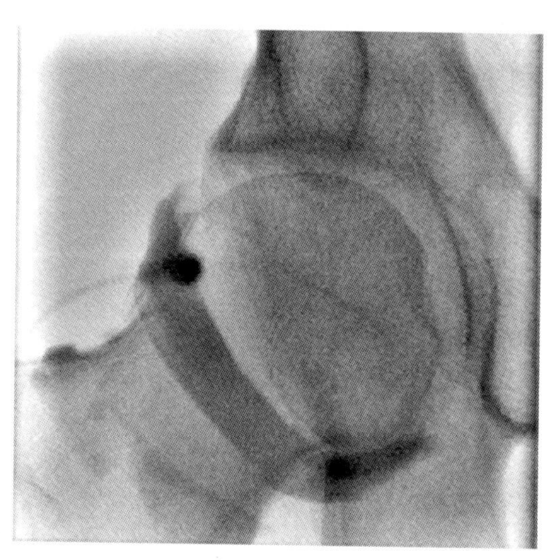

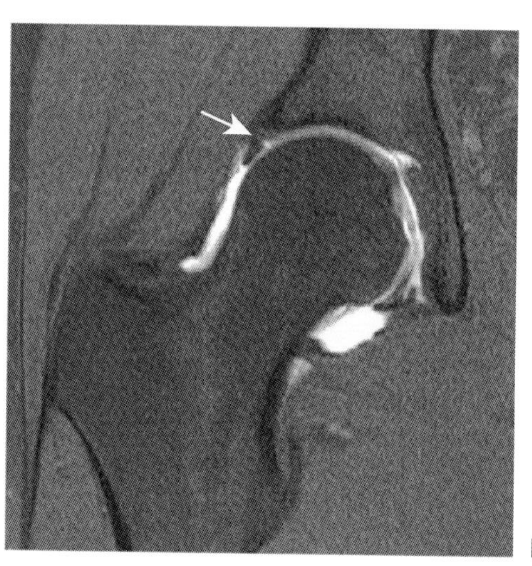

图23.8 A. 针对一名33岁男性进行髋关节造影的针定位，该男性平时踢足球，并且在数月内发展出右前髋关节疼痛；B. MR关节造影术。冠状位脂肪抑制T1加权的关节造影MR图像显示对比上唇（箭头）。关节镜检查证实了上唇撕裂

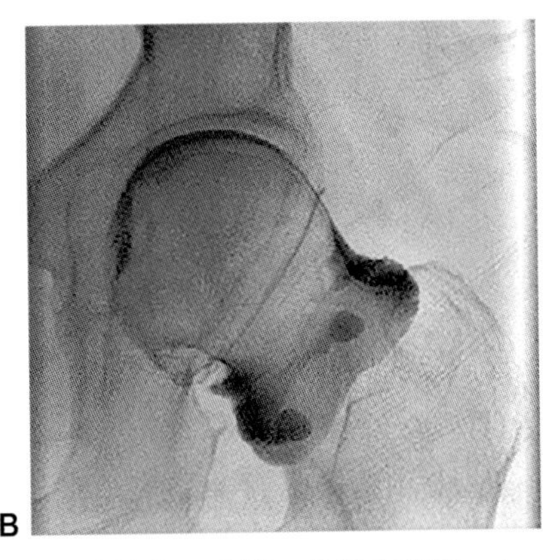
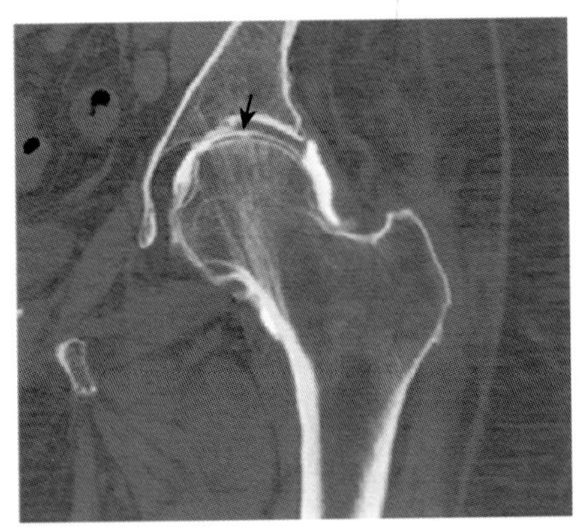
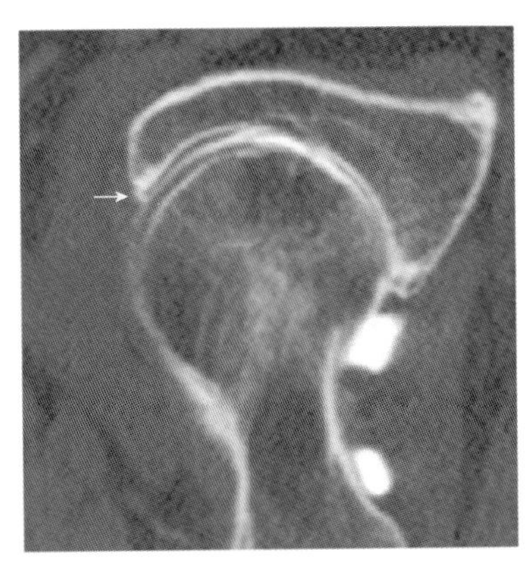

A,B C

图23.9 髋关节CT造影。排除起搏器。A. 一名74岁女性患者疼痛，无力，运动范围缩小，在接受CT检查之前的单一造影照片；B. 冠状重建的关节造影CT图像显示局灶软骨损失（黑色箭头）；C. 斜轴位重建的关节造影CT图像显示前上盂唇撕裂（白色箭头）

现渗出，否则关节内针头位置首先通过碘化造影剂的测试注射，然后施用类固醇溶液来确认。通过光束瞄准，脉冲辐射和透视时间，生殖器官的适当铅屏蔽相结合，这些过程可以在极低的辐射剂量下进行。进行前应该询问生育年龄段的女性患者有关怀孕的情况。出血，感染和造影剂反应有关的风险都很小。

电子计算机断层扫描

在这个现代时代，几乎所有的CT单元都是多探测器扫描仪，因此采集的体积数据可以在具有可比空间分辨率的多个平面上重新格式化。三维重建可以通过表面渲染投影，体积绘制投影或最大强度投影（MIP）创建。这些3D对象可以旋转以描绘骨头的关系并计划手术治疗。3D结构也可以通过操纵以更好地展示感兴趣的区域。例如，通过移除髋关节并移除股骨，3D对象更好地显示髋臼和髋臼骨折碎片的位置。

创伤性损伤后，对髋关节或骨盆进行CT检查显示的可疑的骨折或有助于确定术前计划中已知骨折的特征。骨折线在影像学上可出现隐匿（2%～10%），影像可以显示骨折碎片。MRI能充分描述应力性骨折和骨髓替代病变，小型骨折的皮质没有得到很好的显示。在CT和MRI都可用的医院急诊科，CT是创伤性髋关节和骨盆评估的主要选择方式。用于评估腹部内脏器官损伤的CT扫描可用于创建骨盆的二维重建和髋关节的三维重建。

随着金属伪影抑制（MAR）技术的不断发展和改进，要求CT更频繁地评估关节成形术后的金属植入物和并发症。与用于软组织评估的CT扫描相比，硬件协议和MAR技术通常涉及使用更高的千伏电位（kVp）和毫安（mAs）。这些协议采用后处理算法，进一步减少软组织对比度，但减少与硬件相关的伪像。由于较高的X射线衰减系数，与钛相比，金属伪影在不锈钢和铬钴合金中更为明显。这些金属相关的束硬化伪影可以通过利用具有尖锐内核的迭代技术来减少，尽管不能完全解决。不幸的是，这些技术仍然需要过多的和丰富的计算能力，并有可能引入新的人为因素，降低解剖细节和诊断能力。双能量CT（DECT）也可用于减少金属伪影。具有双能量能力的CT扫描仪同时以两种不同的kVps（例如，140kVp和100kVp）的方式执行。然后对来自这些同时采集的数据进行后处理，以实现组织鉴别，最小化金属伪影和增强诊断信息（图23.10）。通过采用先进的MAR技术，CT在评估假体对齐和骨储备以及关节成形术的并发症（包括内衬磨损，松动，颗粒疾病和假体周围骨折）方面变得更加有价值。

CT关节造影成像术

MRI是评估疑似髋关节障碍和FAI患者的主要影像学方法。当禁忌证（例如幽闭恐怖症，起搏器，人工耳蜗植入和颅内动脉瘤夹）或医疗资源限制MRI的使用时，CT重建和三维重建有助于评估骨性形态异常，如髋关节发育不良，髋臼后倾和股骨头颈交界处的异常。在CT关节造影中，碘化对比剂表现出髋臼唇，关节软骨和关节囊的图像。在单次造影关

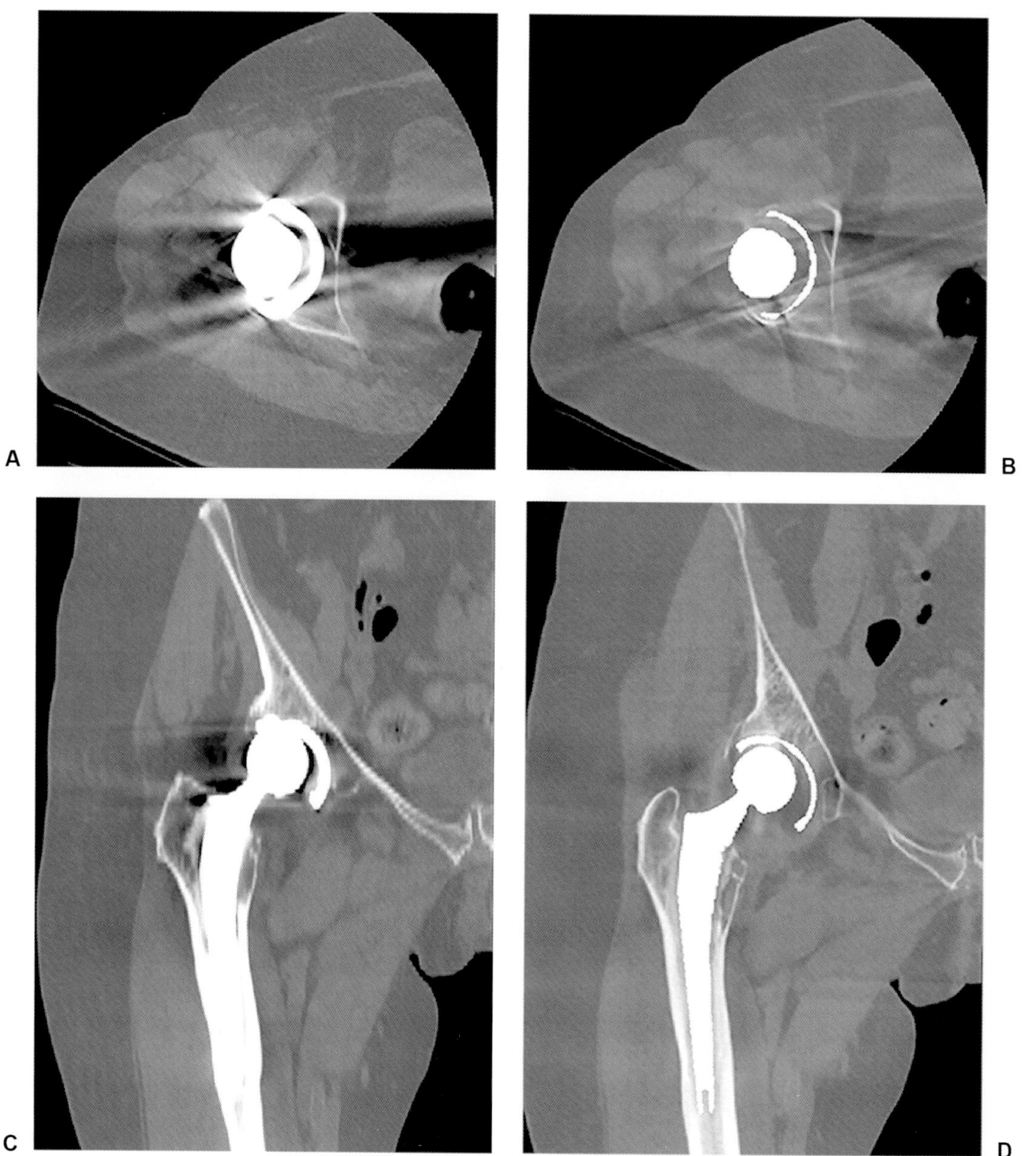

图23.10 双能量CT对72岁女性髋关节置换后疼痛状况进行检查。比较常规（A，C）和金属伪影减少（MAR）（B，D）后处理技术，轴向和冠状重建CT图像显示MAR改善了不对称衬垫磨损以及假体周围骨溶解（包括髋臼和股骨近端）的图像

节造影术和直接关节内注入碘化造影剂之后，CT关节造影可以诊断髋臼内侧撕裂，软骨缺损和关节内游离体。在通过髋关节获取轴位图像之后，可以在与MR图像相同的矢状面，冠状面和斜向轴平面上产生多平面重建，从而产生关于髋臼唇，关节软骨和关节内衬的类似诊断信息（图23.9）。作为一项正在推进的工作，DECT算法可以修改为减去碘化对比，产生虚拟关节镜图像，显示髋臼唇的轮廓和移位的唇部碎片的位置。这种技术也有助于检测和定位松散体和软骨缺损。在骨水泥髋关节植入物患者中，正在开发的专门DECT技术可能可以使得对比剂沿着假体部件的骨-骨界面出现对比度时，从对比中区分骨水泥。

CT引导活组织检查

治疗CT通常用于指导经皮穿刺活检，包括骨性和软组织病变（图23.11）。在进行疑似原发性恶性肿瘤或转移的活检之前，介入放射科医师可以咨询患者的肿瘤外科医生，以便在必须切除针束的情况下决定针的轨迹。在活检时，需以较高质量获取初

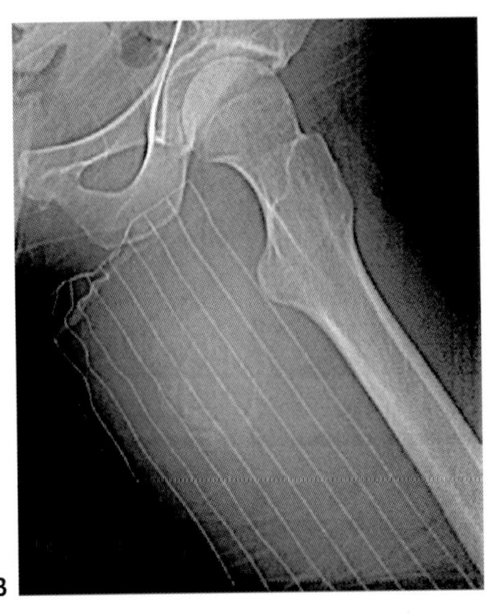
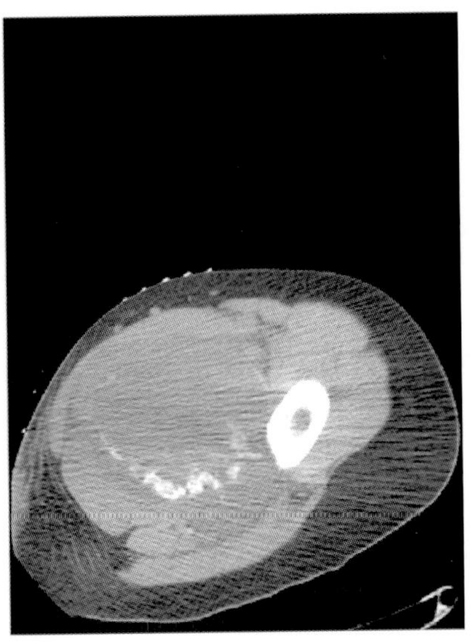
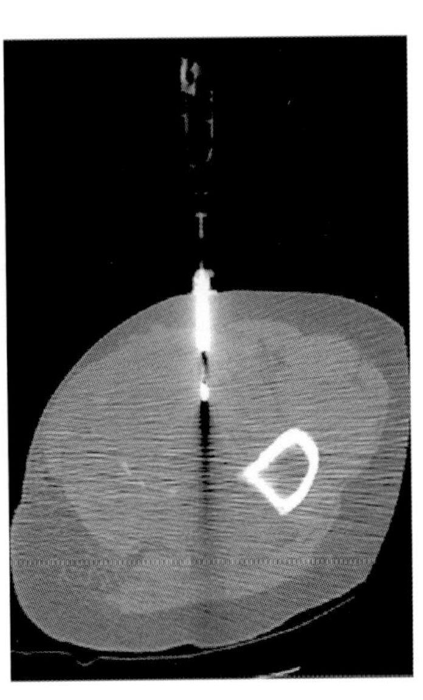

A,B C

图23.11 一名30岁疑似有肿块的患者（与图23.18患者相同），在CT引导下活检证实为骨化性肌炎的诊断。A. 搜索视图显示皮肤确定和标记针进入的部位。肿块表现出模糊，不确定的矿化。B. 轴位CT图像更好地显示了外周矿化提示骨化性肌炎。C. 将活组织检查针头推进病灶以获得核心组织样本

步CT扫描以确认目标位置并识别必须避免的神经血管和其他结构。将标记放置在皮肤上以准确标记针的进入部位。使用无菌技术和适当的麻醉，然后将活检装置推进到目标中。在推进过程中通过顺序扫描检查针位置。一次只获得3～5片，并降低辐射能量，手术过程中的辐射暴露即可大大减少。虽然减少能量需要降低信噪比（SNR），但这些低剂量，低质量的图像通常足以确认安全的针放置和获得诊断标本（图23.12）。

CT引导是通常用于射频消融和冷冻消融。骨样骨瘤主要以高成功率治疗（图23.13）。其他小的良性肿瘤，如软骨母细胞瘤和成骨细胞瘤可以被消融。在非手术候选者的患者中，消融技术可用于减轻骨转移或软组织转移疼痛。

临床病例

创伤性髋关节损伤

在髋部骨折的初始评估和随访中，诊断和愈合评估中使用了完善的影像学标准。包括再吸收，硬化和假关节在内的骨折线的可视化提供了损伤年龄和愈合进展的线索。骨桥的程度难以确定，尤其是内固定放置后。

对股骨近端骨折已经设计了多种分类方案进行分类。可从解剖上根据股骨头，颈部，转子间区域，粗隆下区域骨干对骨折进行分类。股骨颈骨折分为头下型，经颈型和基底型。确定并描述这些类型之间的关系可能很困难。除了位置和角度，旋转校准的异常特别难以评估。清晰的小转子加上可见中后侧结构提示外旋。大转子和小转子的撕脱型骨折可考虑拟定分类方案。小转子骨折与转移性疾病有关。移位的小转子碎片提示需注意病理性骨折，并可能需要进行CT或MRI的进一步检查。虽然放射学敏感性在髋部骨折接近90%，但老年患者可能会面临诊断上的挑战。例如，年纪较大的退行性改变患者和疑似股骨颈骨折的患者，股骨头周围的环状骨赘形成会造成诊断困难，因为它可以类似形成硬化性骨折线并导致基底型骨折的假阳性诊断（图23.4）。或者它可以模糊骨折线并导致假阴性诊断。老年患者往往不能准确说出病史，无法确定创伤或描述症状的发作和特征。如果X线片骨折为阴性，但临床怀疑仍然很高，那么平扫MRI成为检测股骨头，颈部或转子间区域的骨小梁骨折最敏感的影像学方法。

每个MRI序列可能需要几分钟才能获取。如果患者无法保持静止，运动伪影会降低图像质量并限制诊断质量。当患者由于疼痛或痴呆而难以保持不动时，通过缩短成像协议并减少获得的序列的数量

图23.12 对于一名9岁女性骨样骨瘤的CT引导消融放射剂量减少。A. 为了建立安全的针头轨迹，在140kV和222mA下采集的高质量CT图像显示了涉及股骨内侧股骨颈的皮层损伤；B. 在140kV和222mA获取的图像上，将16号针插入损伤处。C. 在100kV和100mA获取的图像上，质量下降，但针依然可视并能确认其位置；D. 在80kV和60mA获得的图像上，进一步的剂量减少仍然能够评估针头在病变中的位置

从而获得诊断。针对股骨近端骨折的重点是将冠状位T1加权像与冠状位T2加权脂肪抑制或STIR图像结合起来。为了加快诊断和对患者的护理，这种组合可以在15min或更短时间内完成。MR具有额外的优势，能够评估可以解释症状病因的软组织异常，包括肌肉拉伤和肌腱断裂。CT在急诊医学中的作用仍然很重要，因为CT扫描仪可以迅速使用，而非合同影像协议可以在几分钟内完成。放射性核素骨扫描已经从常规成像设备中退出，但可以在某些临床情况下用于解决问题。骨扫描不如MRI或CT特异，通

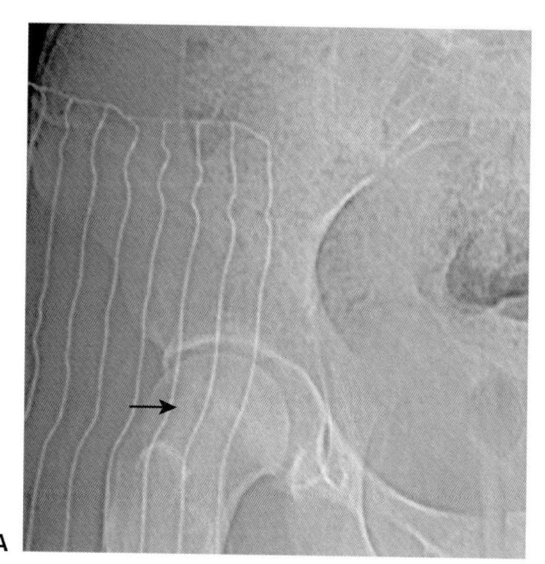

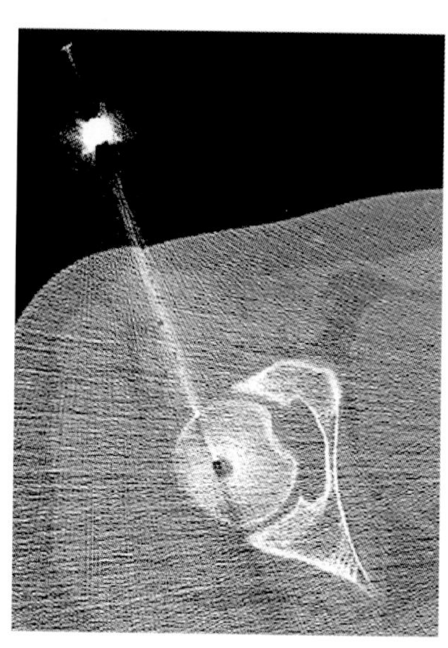

图23.13 髋关节疼痛的16岁男性股骨头骨样骨瘤。A. 搜索CT地形图显示了病灶（箭头）；B. 在CT引导下插入针头

常需要72h才能显示典型的急性骨折。

疲劳性骨折和缺损性骨折

疲劳性骨折是由于正常皮质骨或骨小梁上累积的异常应力造成的。缺损性骨折通常是骨质疏松区受到的正常应力。这两种应力型骨折都发生在髋关节周围的特征部位。最常见的疲劳骨折部位位于股骨颈基底部内侧皮质（图23.14）。疲劳骨折通常不发生在股骨颈外侧皮质。缺损性骨折发生位置多变，常发生在股骨颈头下区的股骨颈，股骨头下端，髋臼外侧皮质和耻骨支。在应激反应的初始阶段，X线片可以是正常的。在后续的影像学中，出现线性硬化，光亮的骨折线和/或出现骨膜反应。由于完全性移位骨折的破坏性后果，骨扫描或MRI可能隐匿性骨折有诊断价值。MR提供卓越的解剖评估以及诊断特异性。

二膦酸盐相关的缺损性骨折涉及股骨近端骨干，并且随着骨质疏松症的广泛治疗而日益普遍（图23.15）。它们的特征是皮层放射性透亮，涉及股骨近端骨干的外侧面，通常与周围发生骨膜反应。类似于其他的不全骨折，它们会造成骨折移位导致骨折完成的风险。为了避免这种并发症，保守治疗可以用手术介入和预防性棒固定来代替。

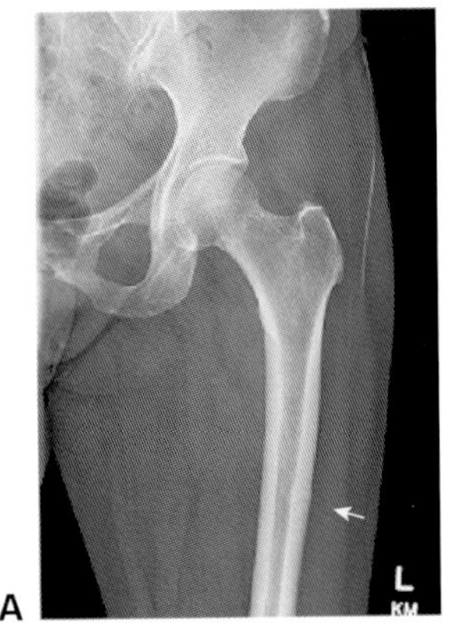

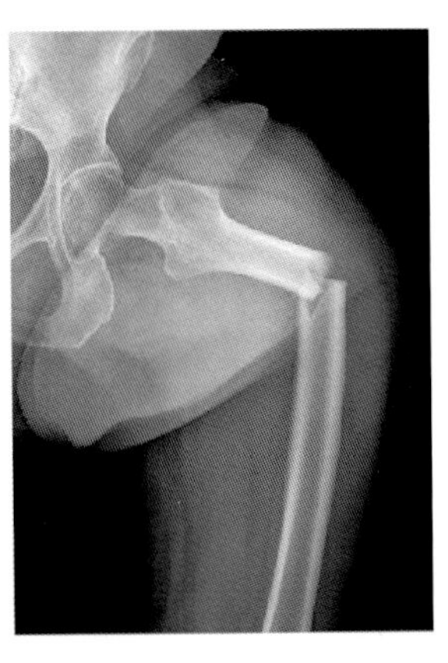

图23.15 A. 双膦酸盐相关的股骨机能不全患者，使用加大剂量的双膦酸盐治疗的72岁女性（箭头）；B. 对于使用加大剂量二膦酸盐史的患者，前后位X线片显示涉及股骨近端骨干的急性移位横向骨折

髋关节脱位

绝大多数（90%）髋关节脱位为后脱位。由于囊膜韧带松弛，髋关节在屈曲位置最容易发生后脱位。在髋关节屈曲时，经典的发生机制是在机动车驾驶过程中，膝盖撞击汽车的仪表板所致。力通过股骨传递，推动屈曲的髋关节，导致关节半脱位，脱位或骨折脱位。在AP射线照片上，能否明确诊断取决于排列不齐的程度和患者在成像过程中的体位。股骨头通常在向髋臼后上方滑动，迫使股骨内收和内旋（图23.16）。后脱位的股骨头位于成像探测器附近，因此会比对侧股骨头更小（放大倍数更小）。髋关节后脱位通常与髋臼后缘骨折和股骨头骨折相关。CT最能清晰显示非移位骨折的位置和较小的关节内碎片（图23.16）。

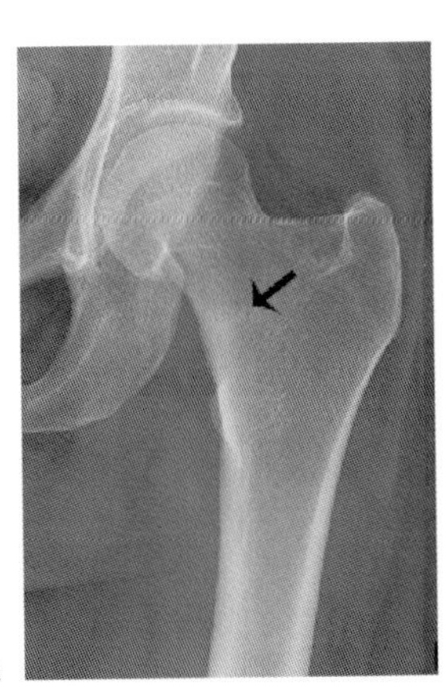

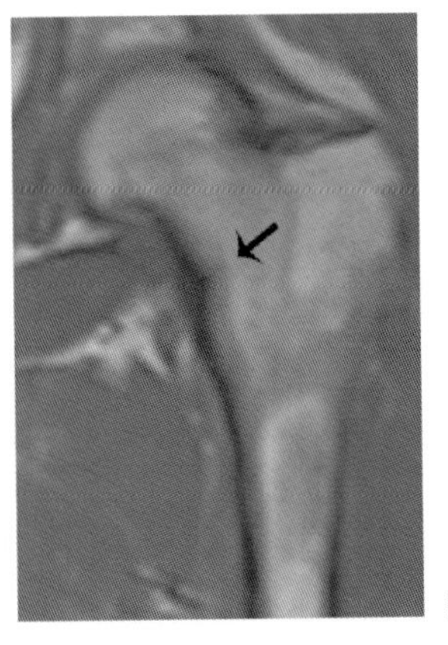

图23.14 一名31岁女性马拉松选手的股骨颈应力性骨折。A. 前后位X线片显示股骨颈不完全的轻微硬化（箭头）；B. T1加权MR图像确认股骨颈的骨折线（箭头）

髋关节很少前脱位。最脆弱的位置是外展位和外旋位。股骨头移位到闭孔或髂骨位置。在闭孔前脱位时，股骨被迫弯曲。在X线片上，股骨头覆盖在位于髋臼内侧和下侧的闭孔处。在髂骨前脱位时，股骨被迫延伸并向外旋转（图23.17）。在X线片上，小转子变形，而股骨头突出于髋臼。在单个的放射学视图上，股骨头前后脱位表现出类似的图像。因此，应该至少获得两个视角的图像。

创伤后骨化性肌炎

骨化性肌炎是异位骨化的一种形式。它可能是由肌肉、肌肉和肌腱或肌肉和筋膜的创伤性损伤造成的。软组织内的祖细胞被刺激分化成成骨细胞并形成类骨质，最终可以进化成成熟的骨。在没有创

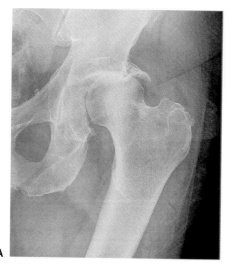

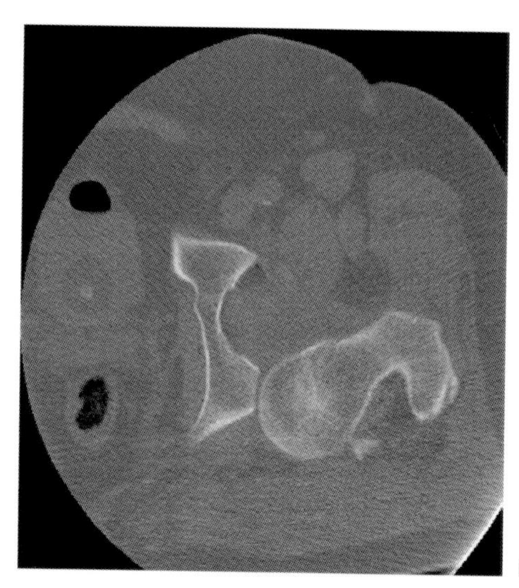

图23.16　一名68岁男性涉及机动车事故后髋关节脱位。A. 前后位X线片显示左髋关节脱位伴髋臼后壁粉碎性骨折。股骨近端显示内旋；B. 轴向CT股骨颈平面重建确认后脱位，并更好地评估髋臼骨折片的位置

伤性肌肉挫伤的情况下，异位骨形成风险增加的因素包括遭受严重烧伤，脑或脊髓损伤以及某些手术，包括关节成形术。骨化性肌炎与疼痛和虚弱有关。在髋关节周围的关节周围，大量异位骨可导致活动度下降和活动后疼痛范围的增加（图23.11和图23.18）。

在成熟的后期阶段，骨化性肌炎在X线片和CT上具有显著的外观。在MR图像上，因为皮质骨导致的信号空洞它可能与脂质体混淆。在MR图像上只能见脂肪骨髓。当患者出现疼痛，并可触及的大腿肿块但不能回忆创伤性损伤时，也会出现诊断混乱。在矿化或骨化的出现之前，X线片是阴性的。CT和MR显像结果可能与恶性肿瘤混淆，从而需要活检和其他检测。在肌炎骨化的最早阶段，X线片为阴性，但CT或MRI显示增强的假性肉瘤性肿块，其周围表现为不同程度的炎性改变。这种炎症影可能是良性诊断的重要线索。经过6～8周，X线片和CT显示软组织矿化，MRI却不能显示。成熟的骨，带有皮质和小梁结构，最终在4～6个月后发展。其他矿化模式也可能存在于所谓的骨化性肌炎中，包括没有中心骨小梁形成的皮质骨外周壳。由于肌肉坏死和液化，中央腔体充满流体而不是骨小梁。根据骨化性肌炎诊断的可信度，后续影像学检查可能需要排除恶性肿瘤并证明异位骨的持续成熟。如果进行活检，“假肉瘤”组织学可能会进一步混淆临床情况。

髋关节置换术

射线照片仍然是评估假体并发症的首选成像模式，如假体周围骨折，脱位，排列紊乱，异位骨形成，感染，松动，不对称聚乙烯内衬磨损和颗粒疾病。在术后短时间内，放射照相评估通常包括髋关

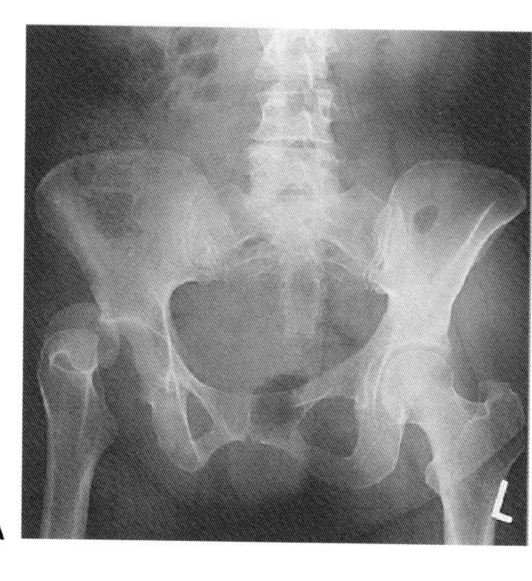

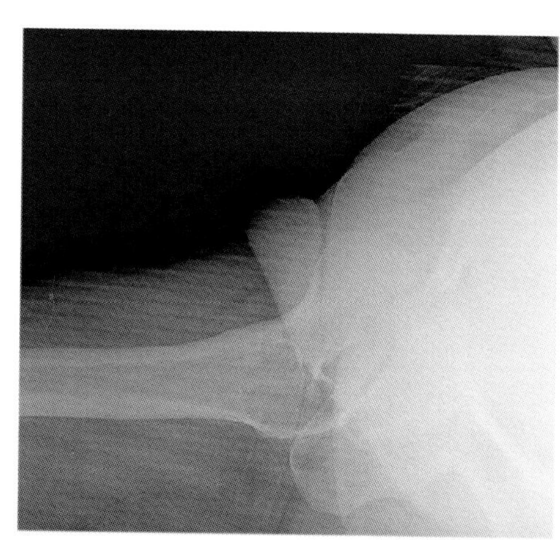

图23.17　低能量坠落外伤后的51岁女性髂前位髋脱位。A. 前后位X线片显示髋关节外旋，并伴有小粗隆；B. 侧位X线片显示股骨头与髋臼相比位于前方

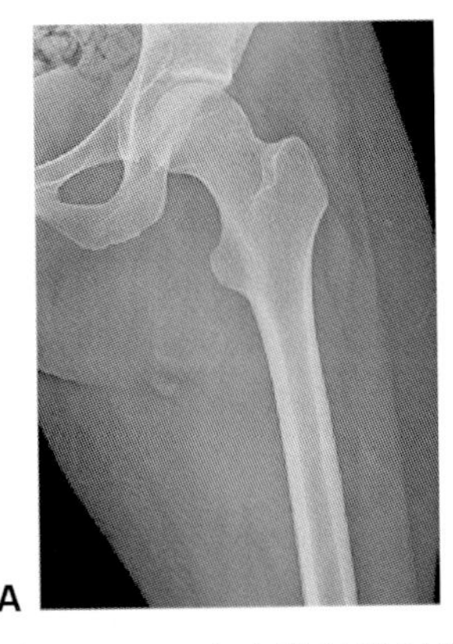
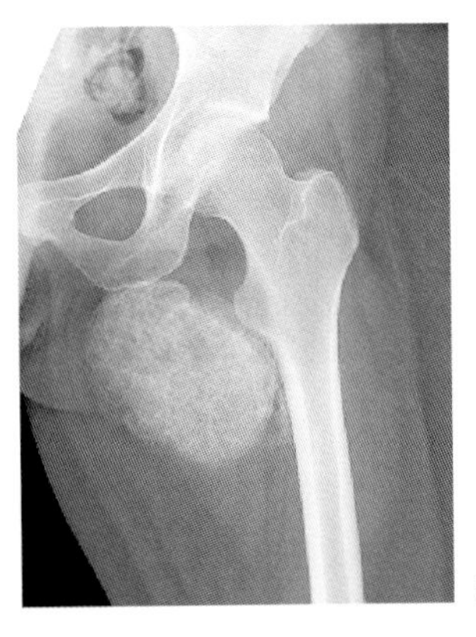

图23.18 30岁女性轻微创伤后大腿出现疼痛并恶化（与图23.11患者相同）的骨化性肌炎。大腿近端X线片显示骨化性肌炎从早期微弱矿化向成熟骨的演变。A. 最初的前后位X线片。B. 1年后的前后位X线片

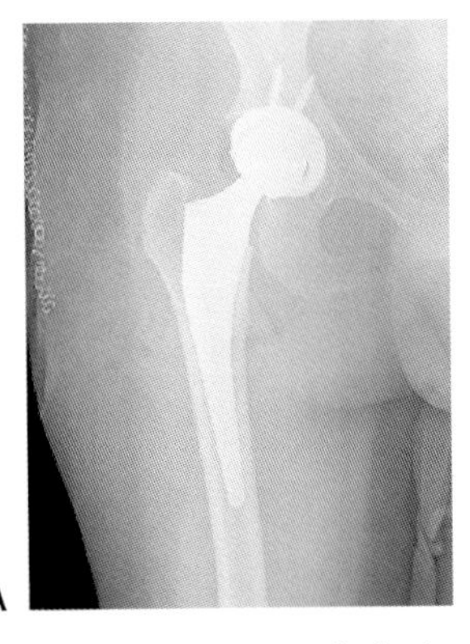
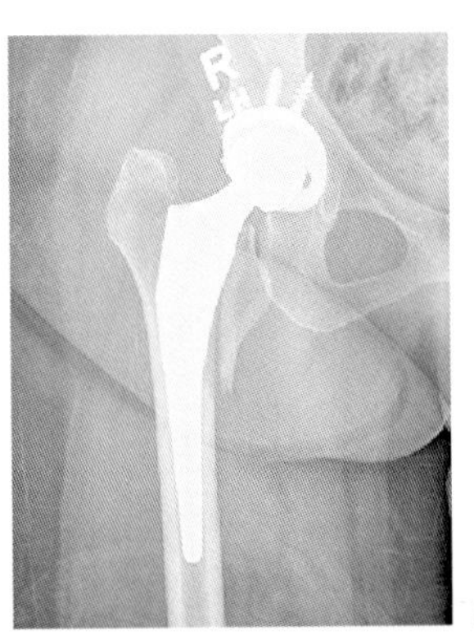

图23.19 右髋关节置换术后2个月75岁女性出现股骨假体周围骨折和移位。A. 在关节成形术后立即进行，前后位X线片在出院前没有显示并发症。B. 2个月后的前后位X线片显示内侧股骨皮质和股骨柄下陷的微小斜向透明区（箭头）

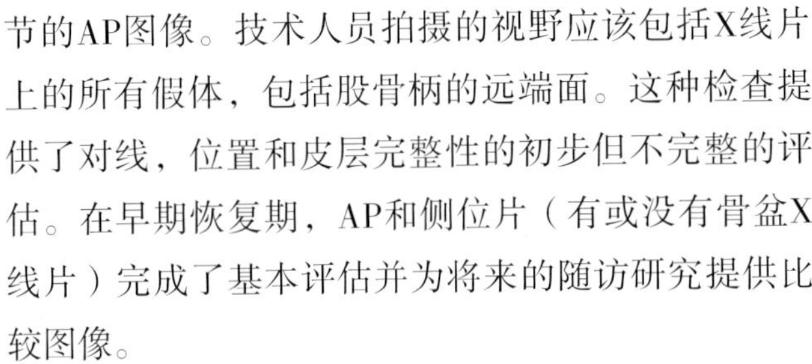

节的AP图像。技术人员拍摄的视野应该包括X线片上的所有假体，包括股骨柄的远端面。这种检查提供了对线，位置和皮层完整性的初步但不完整的评估。在早期恢复期，AP和侧位片（有或没有骨盆X线片）完成了基本评估并为将来的随访研究提供比较图像。

假体术后的周围骨折是罕见并发症。当无脱位时，单个AP片很容易错过，因此需要仔细检查股骨柄上的股骨近端皮质（图23.19和图23.20）。出院后，骨折通常由创伤引起，但其他因素可能导致骨折，包括排列紊乱，骨溶解和骨量减少。与正常髋关节类似，脱位通常指向后方（图23.21）。

在X线片上，可以在垂直轴和水平轴上评估髋臼部件的位置和对线。使用重新成像的CT图像可以获得更精确的测量结果。如上所述，成熟的异位骨在射线照片上具有典型的图像。根据其位置和体积，异位骨可能会干扰关节运动，并且在最坏的情况下，最终导致髋臼和股骨之间的桥接骨化（图23.22）。半髋关节置换术后，X线片显示随着时间的推移，关节间隙高度降低，表明髋臼关节软骨丢

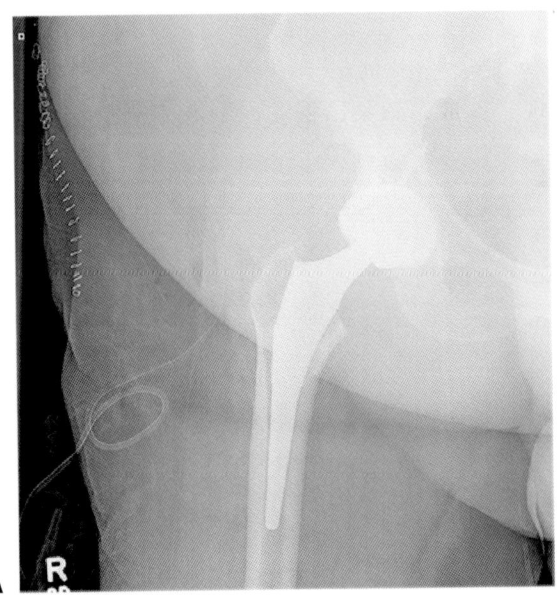
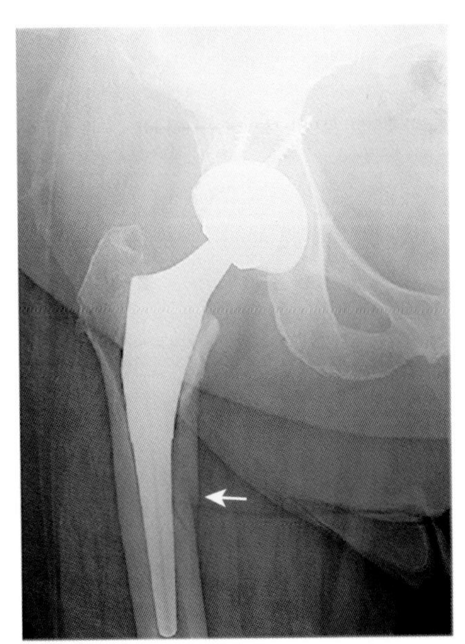

图23.20 髋关节置换术后2周内81岁女性，出现周围骨折和相关的沉降。A. 在关节成形术后立即进行，前后位X线片显示出院前没有并发症，尽管股骨旋转限制了小转子的评估；B. 15天后的前后位X线片显示以小转子为中心的移位骨折

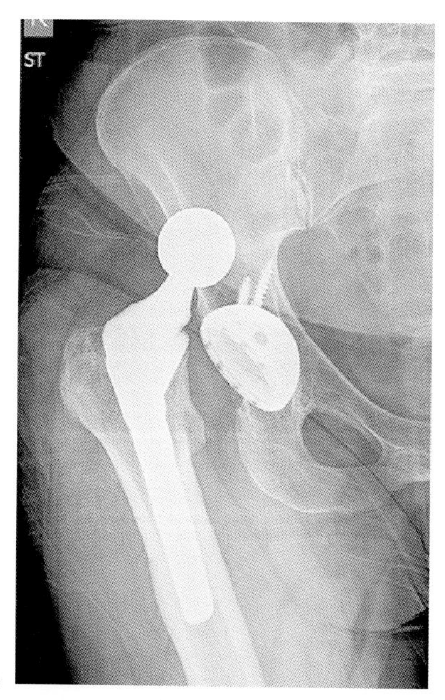

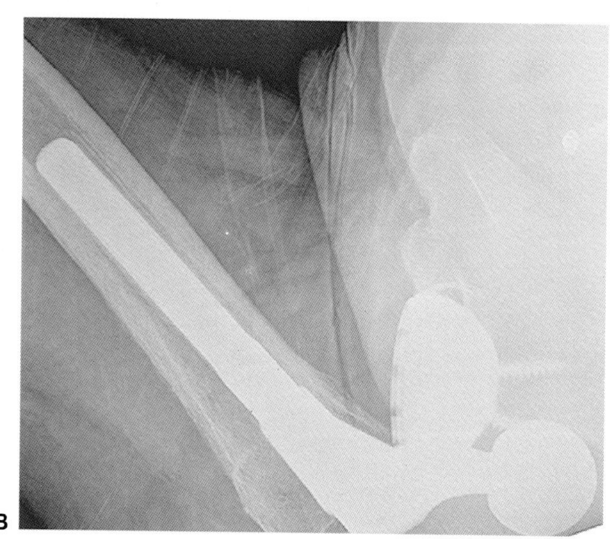

图23.21　在一位57岁的女性患者中进行关节置换术后出现后脱位，这位女性患者有多次低能量外伤脱位史和重复翻修关节成形术。A. 正位视图；B. 十字桌侧视图

失以及软骨下硬化和囊肿形成。通过比较骨盆和股骨的位置，例如跨坐骨线与大、小转子。可以通过站立式骨盆X线片估计肢体长度差异。使用全长下肢关节测量可以精确测量差异和总长度。对齐异常也可以评估。

年轻患者更容易出现假体松动，可能涉及股骨部件，髋臼部件或两者（图23.23）。影像学发现在水泥骨或金属-骨界面处的亮线>2mm时提示松动。射线照相对松动的特异性取决于形态并随时间的变化。因为反应性硬化，骨皮质下沉导致假体沿

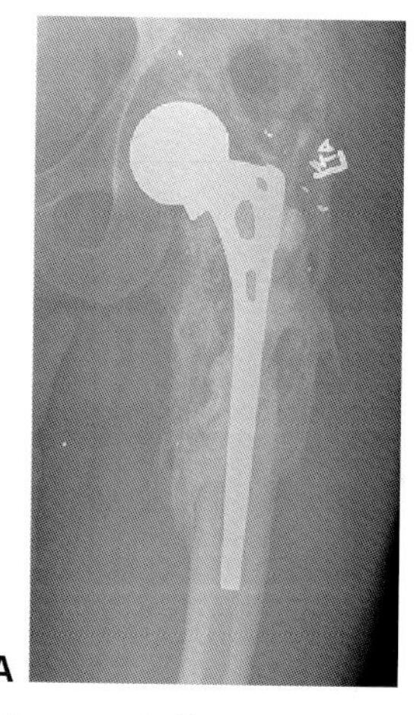

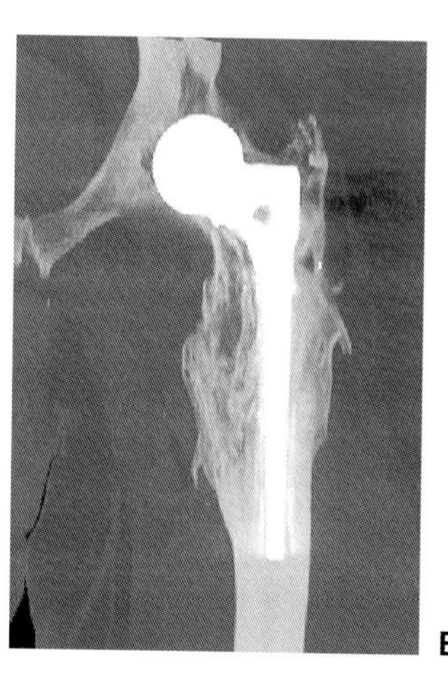

图23.22　假体异位骨化导致一名54岁男性在左髋枪伤后15年内发生关节强直。A. 正位片显示异位骨化；B. MIPCT图像显示骨盆和股骨之间桥接骨化

股骨柄方向的透亮线变宽，那么对于假体松动的诊断就变得更为明确。典型地，金属骨缝在股骨柄的中心支点的远端逐渐变宽。其他的松动迹象包括水泥断裂。松动的髋臼部件可以移位或显示螺钉断裂。

在受感染的假体中，影像学检查结果可能帮助很小。在慢性感染的情况下可能出现骨质疏松，骨质溶解，骨膜反应和假体件松动。最好通过影像引导下的关节抽吸来确诊。

骨质溶解，也称为颗粒疾病，表示对沉积在关节囊和骨中的碎屑颗粒的异物肉芽肿反应。这种碎屑通常反映聚乙烯髋臼内衬的磨损。在放射照片上，衬垫的磨损可以从聚乙烯的渐进变薄或髋臼组

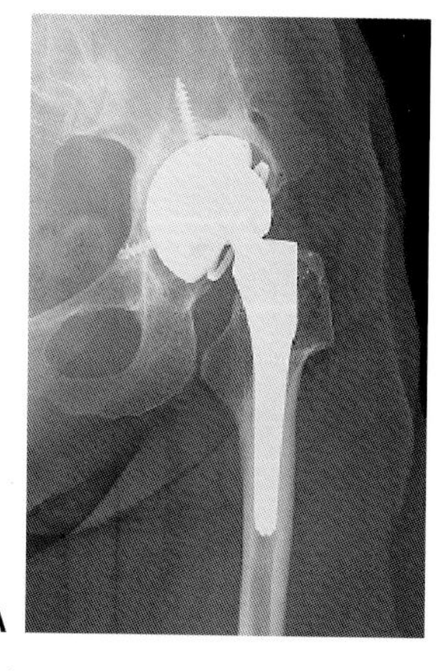

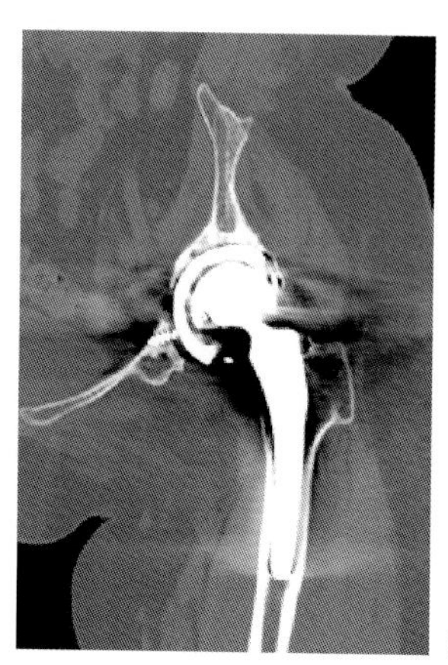

图23.23　一名49岁女性出现髋臼假体松动，于14岁行左髋关节置换术。影像学结果包括金属-骨界面的透明区，骨溶解，中央髋臼侵蚀和不对称的衬垫磨损。A. 正位视图；B. 冠状重组CT图像

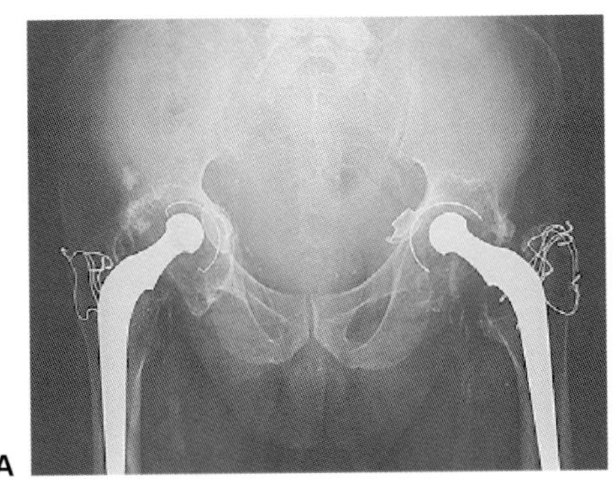
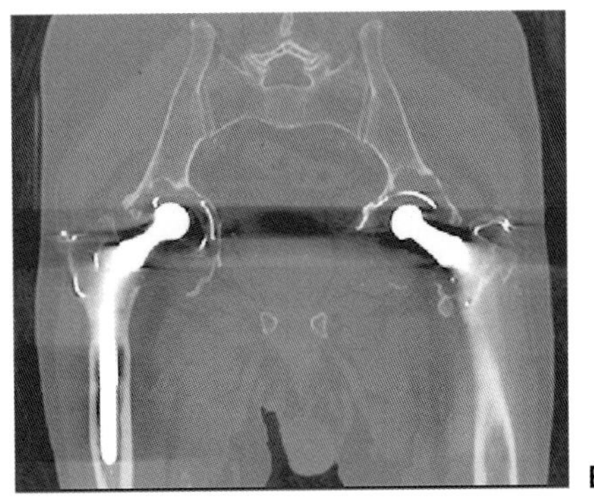

图23.24 双侧髋臼内衬磨损，广泛骨质溶解，以及在髋关节成形术后25年的67岁男性中突出。A. 正位视图；B. 冠状重组CT图像

件内的股骨轴承不对称位置推断出（图23.10，图23.23～图23.25）。聚乙烯碎片在水泥骨或金属－骨界面聚集并引起溶骨反应。X线片在评估某些未被覆盖金属遮挡的区域（如髋臼壁内侧和股骨近端）的骨量方面很有价值。CT能更好地显示骨小梁区域的颗粒疾病，如前后髋臼柱和耻骨支。如果考虑进行翻修手术，CT还可以进行术前计划骨储备的评估。当其表现为向骨外软组织扩张的大破坏性病变时，颗粒疾病可类似转移性疾病。

应力屏蔽可能与骨溶解相混淆。股骨皮质内侧在股骨柄附近的股骨区域的渐进性吸收是天然股骨颈的承重负荷转移到股骨干和转子下皮层引起的。如果在关节成形术后负重减轻的部位出现进行性骨质减少，应考虑应力屏蔽（图23.26）。

全髋关节表面置换和金属对金属（MoM）髋关节置换术与血清金属离子水平升高，不良关节周围软组织反应和长期失败率增加有关。在标准射线照相视图中，异常假体对齐会导致过度的负载和磨损，这是已知的与金属反应的危险因素。对金属的反应可能会发生在对有症状和无症状的MoM植入物中。活动性假瘤在MR图像上经常出现并且与周围关节腔交通的积液以及软组织表面形成固体为特征。几种不同的机制可能解释对金属的反应，包括对纳米尺寸金属颗粒的迟发性超敏反应，这些颗粒对巨噬细胞具有细胞毒性，从而引发组织坏死并导致“无菌淋巴细胞主导的血管相关病变”（图23.27和图23.28）。在双侧MoM关节成形术中，一侧髋关节已发展成假瘤的患者发生对侧假瘤的风险增加。假性肿瘤偶尔会在X线片上可见。在对金属产生较大反应的情况下，可能会看到骨溶解和松动。X线片很少能显示金属碎屑软组织沉积。在MoM关节成形术后，MRI和超声仍然是评估假瘤的一线方式。需修改MRI的协议以最大限度地减少金属易

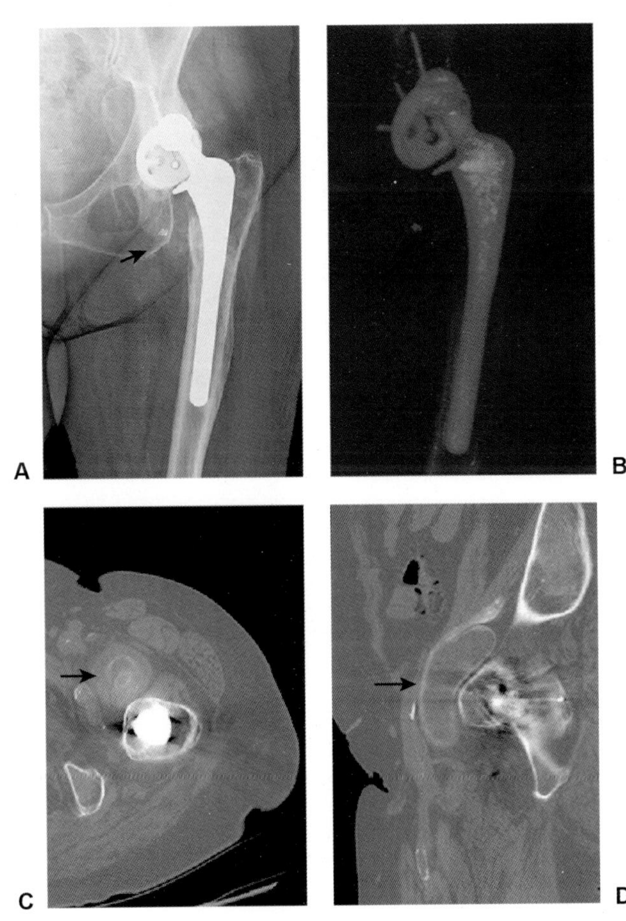

图23.25 一名79岁的女性髋关节置换术后并发内衬磨损，金属侵蚀引起的金属损伤，髋臼骨折和髋臼骨折脱位。A. 前后位X线片显示股骨假体的异常位置，该位置已经侵蚀了髋臼假体。放射不透明的积液和碎片表明有金属沉着病（箭头）；B. 冠状三维重建显示金属髋臼骨折的全层磨损；C，D. 轴向和矢状重组CT图像显示具有外周金属碎屑的髂腰肌囊肿（箭头）

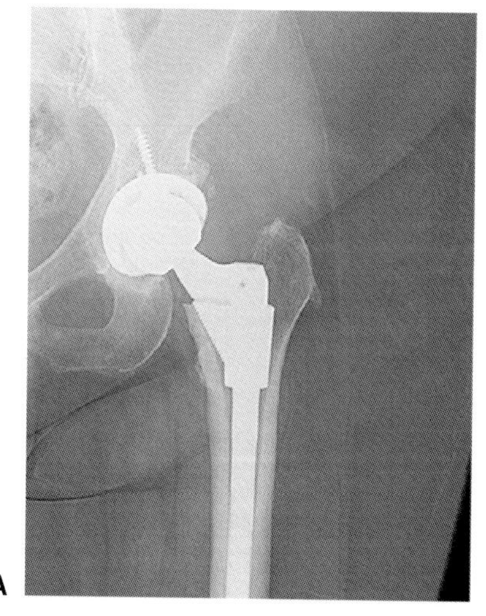

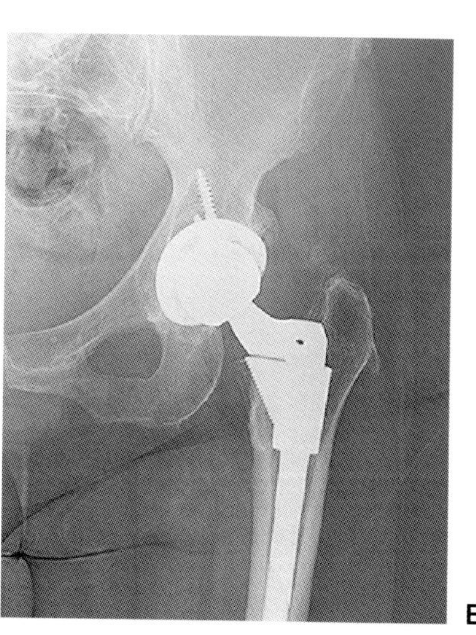

图23.26 对61岁女性出现的应力屏蔽。A. 基线前后X线片显示内侧股骨皮质的正常厚度；B. 4年后，内侧皮质显示吸收而不松动股骨假体。由于颗粒疾病，没有衬垫磨损来支持骨质溶解

感性伪影，并优化关节周围骨和软组织的可视化。随后的章节解决了最常见的参数变化和创新的脉冲序列设计。

股骨髋臼撞击

髋臼和/或股骨近端的异常形态易发生机械性撞击，髋臼盂唇撕裂，关节软骨分层和关节退变，此时FAI发生。存在两种基本的FAI类型。凸起型FAI是由于股骨近端异常引起的，而钳型FAI是由于髋臼缘异常引起的。这两种类型的FAI经常并存。

在凸轮型FAI中，股骨头颈交界处呈现异常的前外侧轮廓或隆起（图23.29）。诱发的疾病包括发育不良症和Legg-Calveé-Perthes（LCP）疾病。可通过股骨头的球形度和头颈交界处的偏移的侧位和Dunn视图的X线片评估。在标准体位下，Dunn视图也可以用来测量α角和展示滑膜疝窝（图23.30）。

有几种与钳型FAI相关的病因，包括髋臼后倾。后倾的髋臼边缘可以在整个骨盆AP射线照片上评估。为避免假阳性和假阴性诊断，需要合适的居中和颅尾角度。在X线片上，“交叉”符号是一个相对特殊的发现，并且是髋臼前缘与后缘异常重叠的结果。髋臼与后倾髋臼在FAI的诊断上相同（图

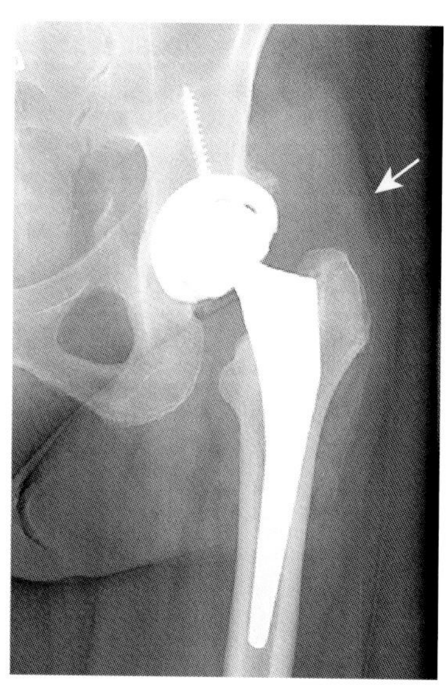

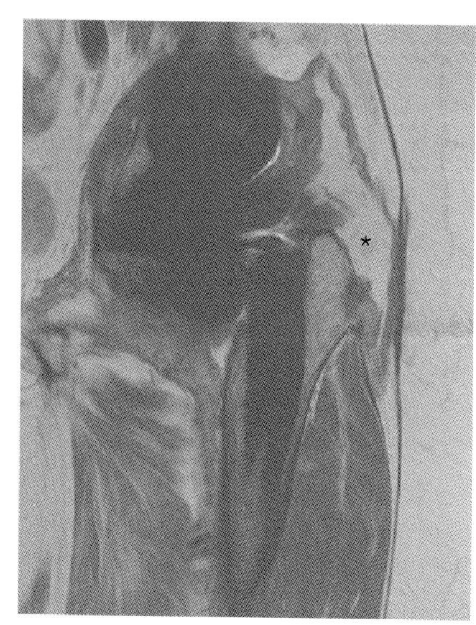

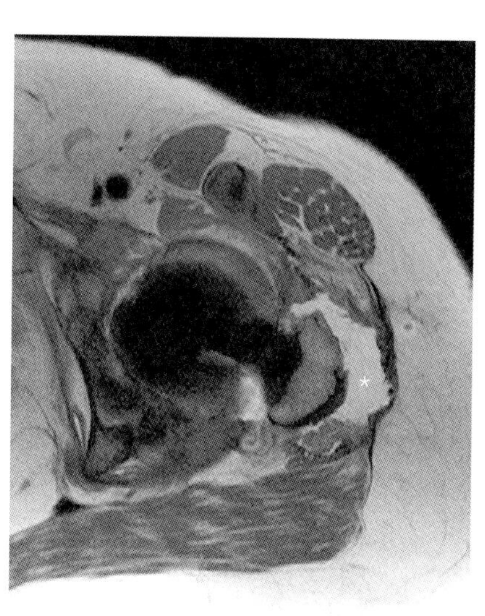

图23.27 金属对金属关节成形术后，一名59岁女性4年内对金属和假性肿瘤的反应。A. 前后位X线片显示突出的关节周围软组织增厚，超过假体（箭头）。旧的髋臼骨折片也存在；B，C. 质子密度冠状和轴向图像（采用减少金属伪影技术获得）显示了与关节连通的大厚壁（星号）集合。也存在近关节软组织固体肿块

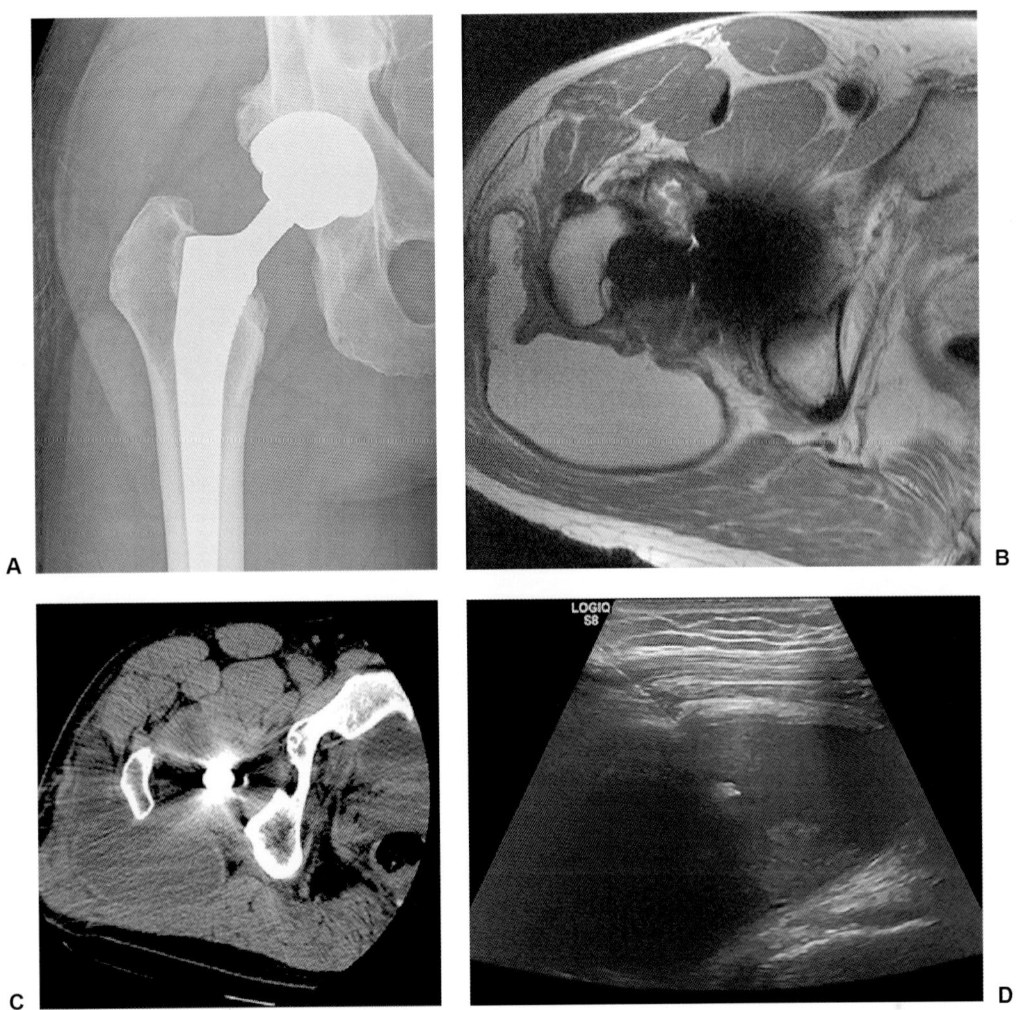

图23.28 金属对金属关节成形术后54岁男性对金属和假性肿瘤的反应。A. 正位X线片；B. 轴位质子密度MR图像（采用减少金属伪影技术获得）显示厚壁收集和固体关节软组织增厚；C. 轴向CT图像显示积液和关节之间的连通；D. 在修复关节成形术之前进行超声引导针穿刺以排除感染

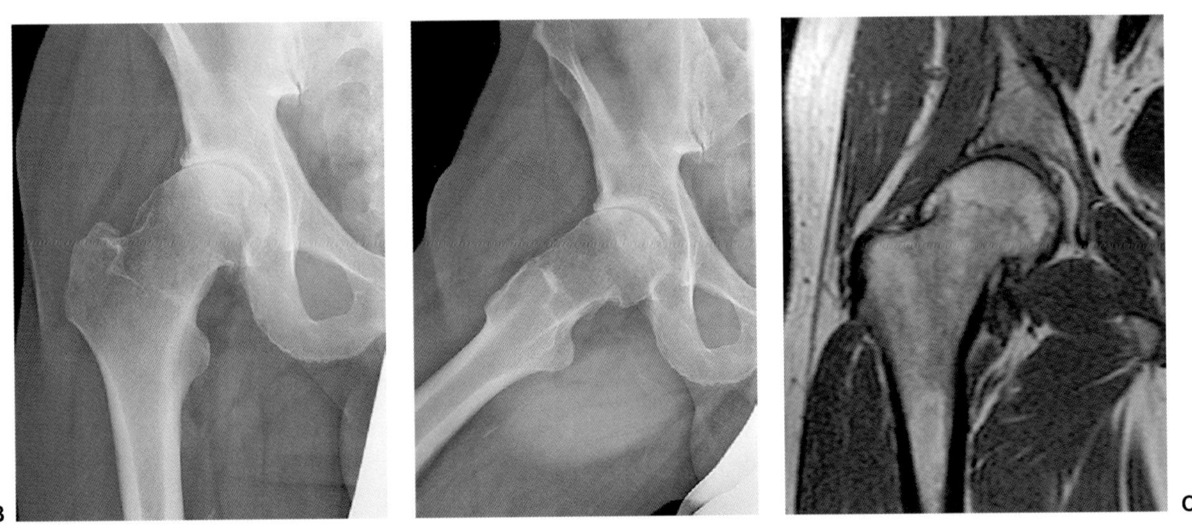

图23.29 股骨头颈部偏移和继发性退行性改变的48岁男性股骨髋臼撞击（FAI）。进行关节镜清理和股骨成形术。A. 正位X线片；B. 青蛙腿侧面X线片；C. T1加权冠状位MRI图像

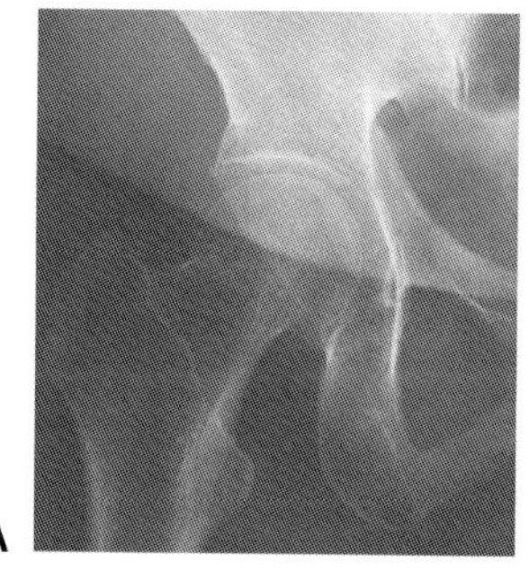
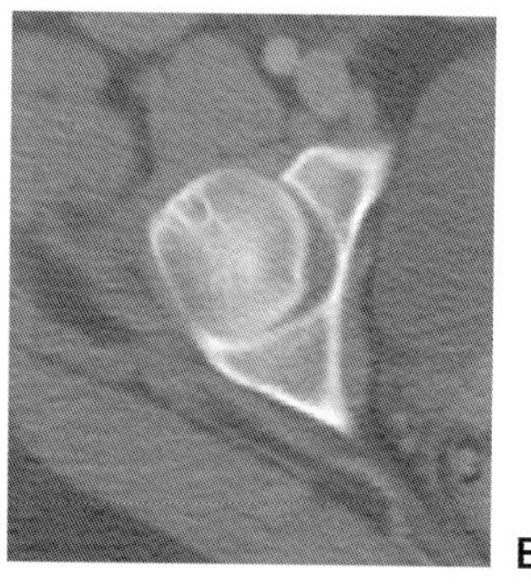

图23.30 50岁女性，偶然疝，无髋关节症状。A. 正位X线片；B. 轴向CT图像

表23.2	股骨头缺血影像学分期
分期	
0	正常放射片
1	正常放射片；MR或骨扫描阳性
2	囊性或硬化改变
3	软骨下透亮区
4	股骨头压扁
5	关节间隙变窄
6	退行性改变

23.31）。

CT和MRI对疑似FAI患者的评估有重要作用。由于电离辐射，CT在年轻患者中仅限于评估预期需手术矫正的骨骼形态异常的患者。二维CT重建和三维CT重建均可显示股骨颈和髋臼缘的形态异常，并可进行术前规划的测量。MRI对于骨质轮廓的图像很有价值，对于证明与FAI相关的唇裂和软骨损伤，指导治疗决策以及影响预后至关重要。

股骨头坏死

股骨头坏死有许多病因，包括股骨颈骨折，使用口服皮质类固醇，镰状细胞病，放射治疗和酗酒等。斯坦伯格射线照相分类可用于描述影像学在这方面取得的进展（表23.2；图23.32）。与放射线照相术相比，MR在检测骨坏死的最早阶段方面有更高的灵敏度和特异性，如果在高度临床怀疑的情况下放射照片为阴性，则需要进行髋关节的MRI。双侧髋关节都应该成像，因为约60%的病例存在无症状的对侧疾病。尽管MRI在骨坏死的早期诊断中有价值，但影像学检查结果并不能预测预后或预估股骨头机械断裂的时间。

儿童疾病的成人表现

髋关节发育不良

髋关节发育不良（DDH），如果不治疗发展到成年，可以通过髋臼和股骨近端的特征性来识别。它们根据发育不良的严重程度而有所不同。在轻度情况下，外侧髋臼顶部轻微向上翻转而无退行性改变。在严重的情况下，髋臼角增加，髋臼浅，股骨头覆盖不足（图23.33）。由穿过股骨头中心的垂直

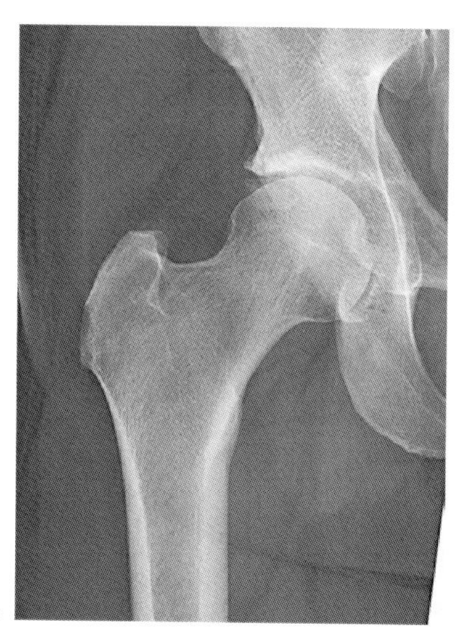
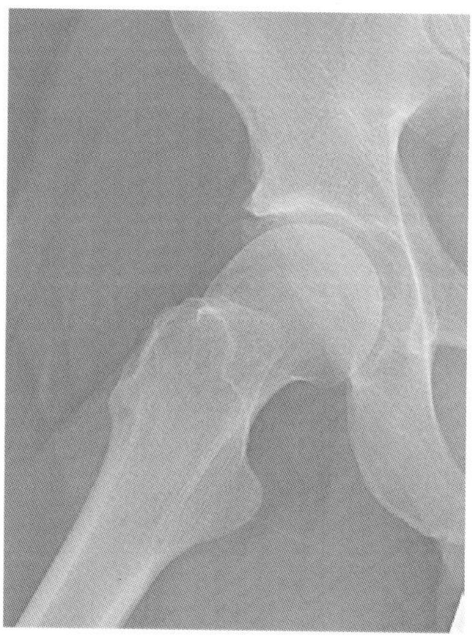
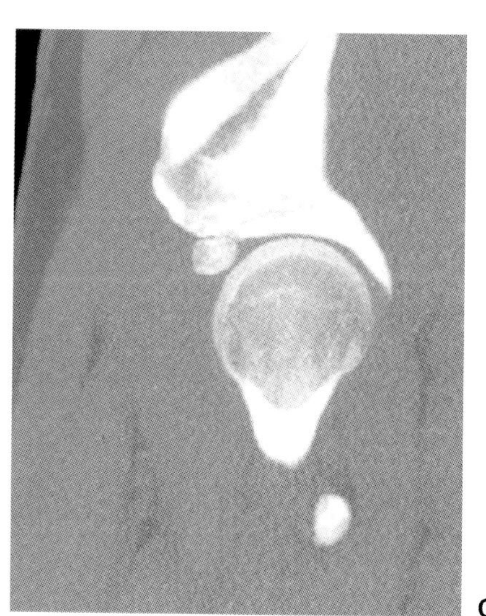

图23.31 骨化髋臼位于47岁男性右前肢髋部疼痛的前上髋臼中。该骨化的位置和大小呈现“交叉”符号，导致获得性的髋臼后倾与钳形FAI相关。A. 正位X线片；B. 青蛙腿侧面X线片；C. 矢状位CT改造

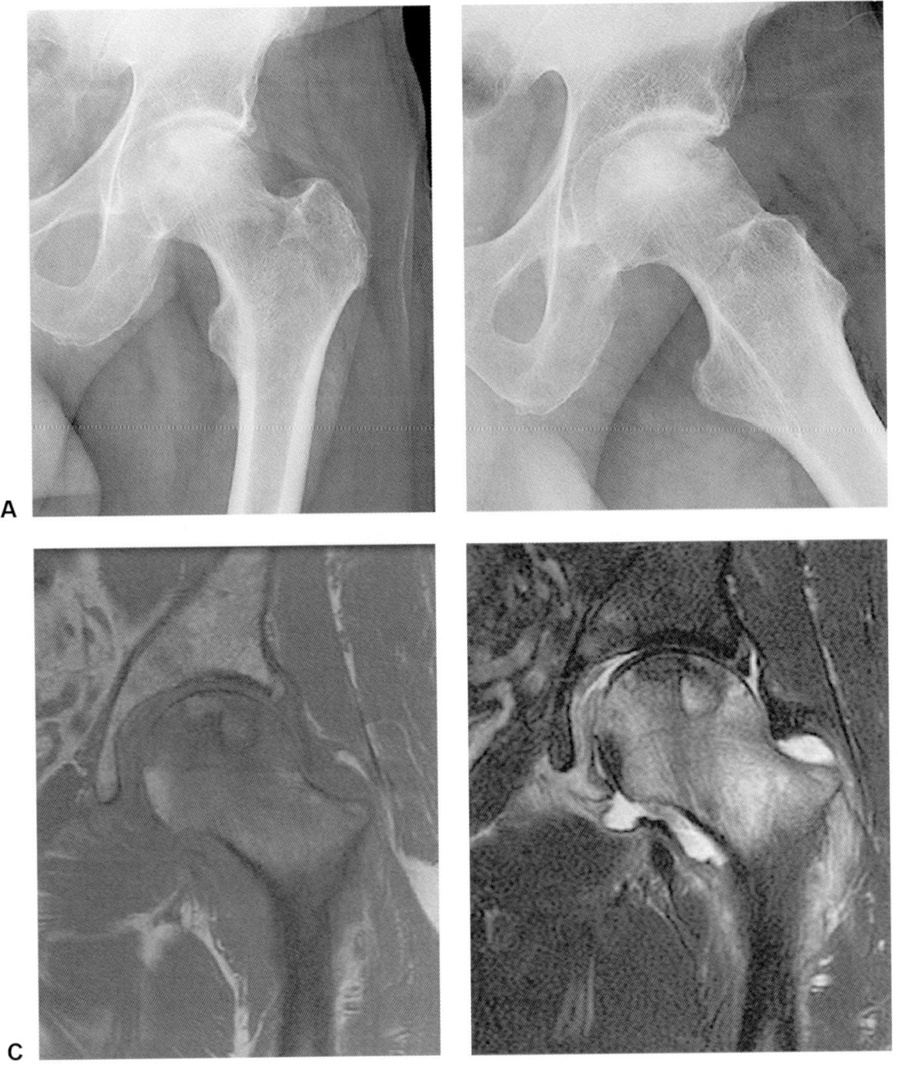

图23.32 61岁男性，髋部疼痛，股骨头坏死。A，B. 正位和蛙腿侧位X线片显示股骨头软骨透亮和关节塌陷；C. T1加权冠状MR图像显示低信号的蛇纹石坏死节段；D. T2加权脂肪抑制冠状MR图像显示累及股骨颈的渗出和骨髓水肿，提示软骨下骨的力学破坏

线和从股骨头中心到髋臼侧缘的直线形成的居中角度通常为20° ~40° ，但在髋关节发育不良的人群中会小于25° （图23.34）。在更严重的情况下，股骨头可能扁平，股骨颈缩短和扩大，导致骨小梁畸形。在暴发性疾病时，股骨头脱位导致与髋骨形成假关节。

Legg - Calvé - Perthes

LCP是股骨头骨骺骨坏死的结果，发生于中位年龄为6岁的儿科患者。在成年期，LCP患者可以发展包括髋骨呈扁平畸形（扁平头部），巨大髋（短，扩大的头和颈）以及继发性退行性改变的放射学改变。所有这些发现都可能与肢体缩短有关。

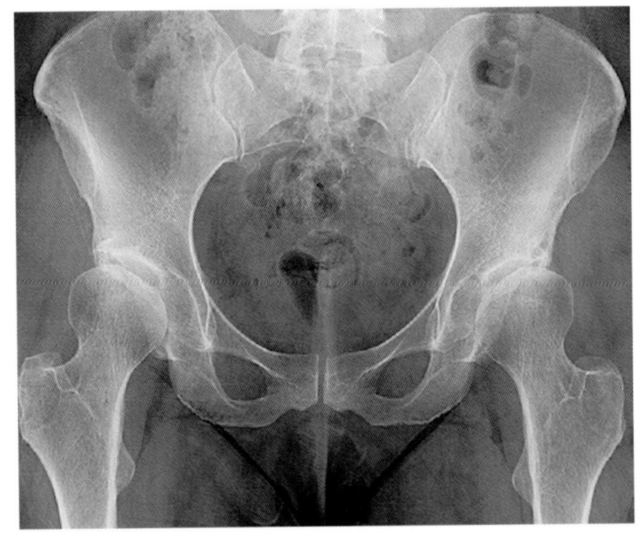

图23.33 47岁女性双侧髋关节发育不良。骨盆前后位X线片显示股骨头的髋臼覆盖率下降，双侧发育不良并外翻角改变

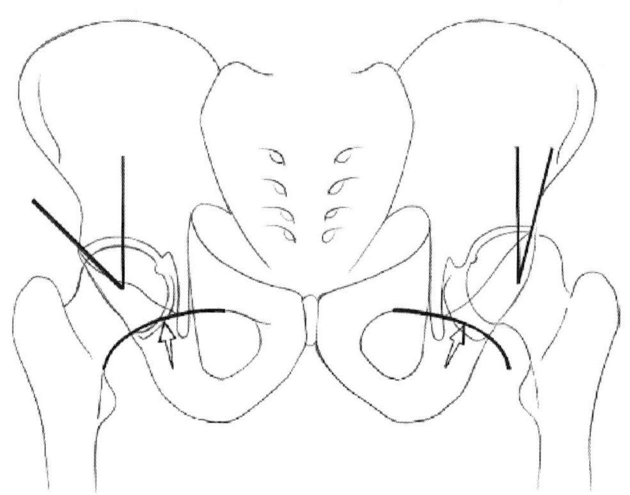

图23.34　用于评估髋关节发育不良的横向中心边缘（LCE）角由穿过股骨头中心的垂直线和从股骨头中心到外侧髋臼边缘的连接线形成。随着股骨头横向移位，LCE角度减小（左髋）。Shenton线是上耻骨下缘与股骨内侧颈交界的汇合点，可用于不典型增生的晚期病例。但在左髋时不成立

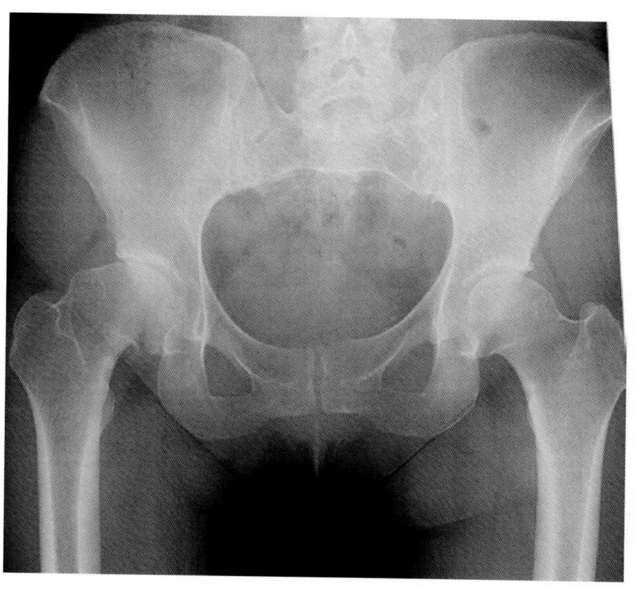

图23.35　在一位30岁的女性中，出现骨骺滑行。骨盆前后位X线片显示右侧股骨颈骨增殖改变，导致股骨头颈交界处异常偏移。这种形态可能与凸轮式FAI有关

股骨头骨骺滑脱

股骨头骨骺滑脱（SCFE）是一种与压力有关的Salter I骨折，通常发生在青少年生长期间，通常发生在肥胖男性中。骨骺的生长和/或后内侧位移正在扩大。治疗取决于骨骺滑脱的严重程度，标准的手术治疗是针对有症状的患者。虽然SCFE被认为是小儿疾病，但临床表现和诊断可能会延迟到成年。骨骺滑脱可导致股骨头颈偏移，类似于凸轮型FAI中看到的异常形态。据推测，隐匿性SCFE是FAI的重要原因，并使患者容易发生髋臼唇撕裂和早期骨关节炎（图23.35）。

髋关节病和原发性关节内疾病

关节退化

髋关节退行性改变很常见。影像学表现包括关节间隙高度减少，软骨下囊肿形成，软骨下硬化和骨赘形成。在晚期的骨关节炎中，股骨头向外移动。在炎性关节炎和继发性关节退化中，移位也可以向内侧，导致髋臼内陷或突出（图23.36）。骨关节炎的其他继发病因包括创伤，FAI，发育不良，SCFE和炎症性疾病如脊柱关节病。

类风湿关节炎

类风湿性关节炎的影像学检查结果包括弥漫性骨质疏松症，双侧对称软骨丧失，以及没有其他退行性改变的髋臼内陷。最终，继发的退行性改变包括骨赘形成，软骨下硬化和软骨下囊肿形成（图23.37）。与手和脚的关节相比，很少出现糜烂，但可以存在于髋臼窝和股骨头颈交界等边缘位置。由于长期使用口服皮质类固醇处方，这些患者容易出现不全骨折和骨坏死。

血清阴性关节炎

强直性脊柱炎（AS），肠病性关节病，银屑病性关节病和反应性关节炎都可以影响脊柱，骶髂关节和髋关节。特征性发现包括骶髂关节炎以及最终的关节强直。AS通常伴有韧带骨赘，而反应性关节炎和银屑病可见椎旁骨化。当涉及髋关节时，血清反应性关节病通常最初表现为与类风湿性关节炎类似的弥漫性软骨损伤。在发展为继发性骨关节炎之前，侵蚀，软骨下囊肿和硬化症通常不存在。

化脓性关节炎

在疾病早期，X线片是正常的。X线片可保

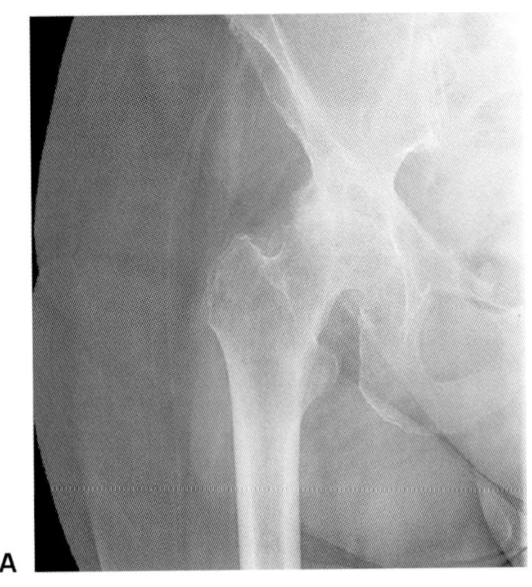
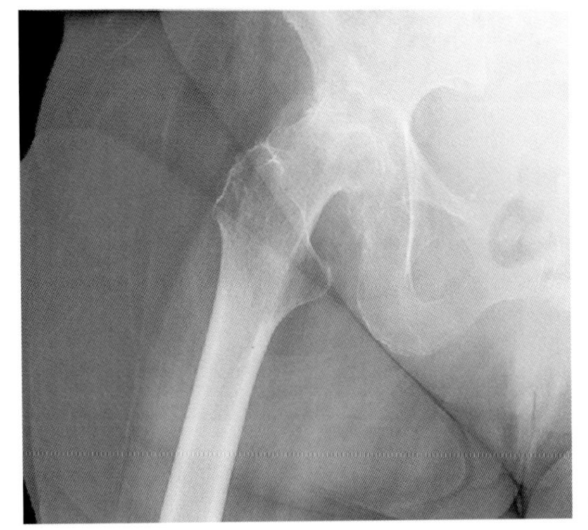

图23.36 一名87岁女性患有严重骨关节炎，存在骨骨接触，骨重塑，软骨下硬化，囊肿形成和骨赘形成。A. 正位X线片；B. 青蛙腿侧面X线片

持正常直至软骨损失导致关节间隙高度降低（图23.38）。这时可能存在骨质减少。在服用抗生素后，侵蚀和骨溶解等晚期变化依然提示预后不良。当临床怀疑感染性关节病时，MRI对于证实渗出液，滑膜炎，关节周围软组织水肿以及感染后期骨髓水肿和并列间隙水肿有价值。影像引导下的关节穿刺术可以对关节进行取样，并做出明确的诊断和有针对性的抗生素治疗。

结晶性关节炎

羟基磷灰石（CHA）和焦磷酸钙（CPPD）可导致临床和影像学表现。在患有痛风的患者中，与其他关节相比，尿酸盐晶体沉积较少涉及髋关节。

当无定形矿化发展时，CHA最容易在关节韧带旁出现影像学表现。这些沉积通常无症状，但临床上可出现钙化性肌腱病。在随后的成像中，晶体沉积会恶化或自发退化。

CPPD可以在髋关节中作为软骨瘤病的X线片显示，但也可能导致焦磷酸盐关节病，软骨损失和突出与继发性骨关节炎改变相结合。

色素性绒毛滑膜炎

色素性绒毛滑膜炎是出血性滑膜炎的特发性增生的关键表现，但其表现为良性的局部侵袭。该疾病对女性影响更大，并且发病第20年，第40年是影响的高峰期。大多数病例发生在膝关节，但髋关节

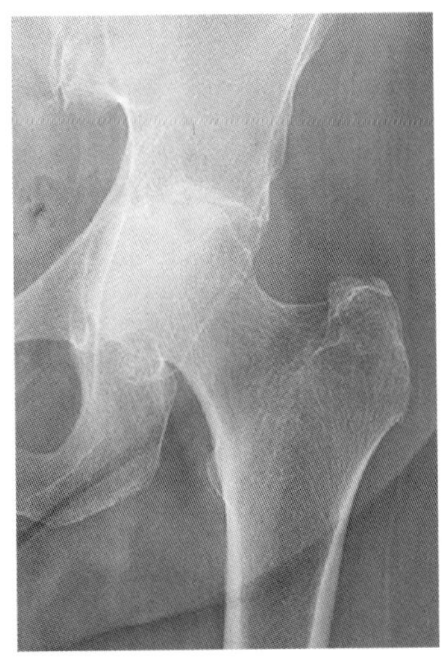
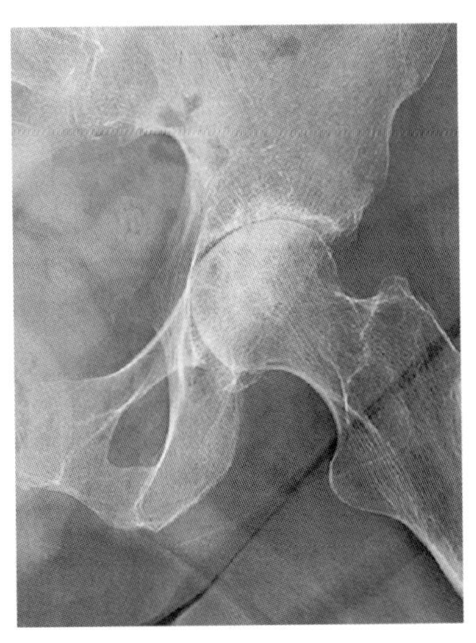

图23.37 长期存在于62岁女性的类风湿性关节炎。X线片显示均匀的关节间隙变窄，髋内翻和继发性退行性改变。A. 正位X线片；B. 青蛙腿侧面X线片

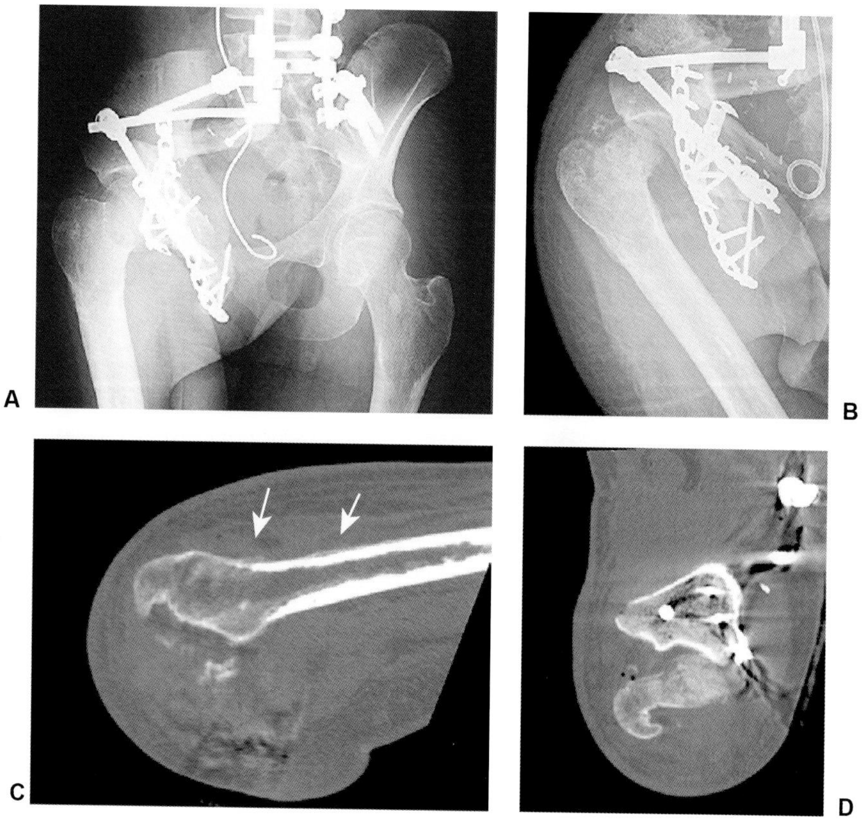

图23.38　一名有骨肉瘤病史的20岁男性，脓毒性关节炎-骨髓炎。A. 骨盆前后位X线片显示右侧半月板切除术和同种异体骨移植重建；B. 2年后右髋前后位X线片显示股骨头破坏和脱位；C. 由于慢性感染（箭头），轴斜CT重建显示股骨近端骨膜反应；D. 股骨颈平面倾斜CT重建，股骨近端渗透性破坏与关节内气体，提示骨髓炎伴脓毒性关节炎

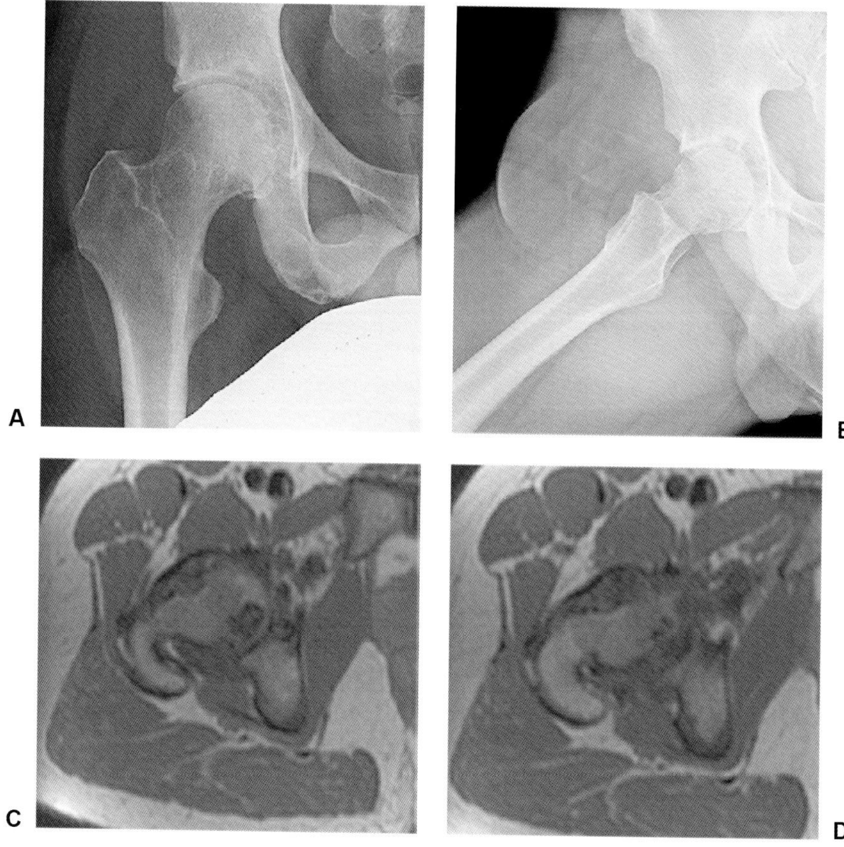

图23.39　40岁女性，经病理证实色素绒毛结节性滑膜炎（PVNS），伴有6个月的进行性疼痛。A，B. 前后位和蛙腿侧位X线片显示股骨近端和髋臼的侵蚀性变化。骨密度和关节间隙高度保持不变。不存在关节退行性病变或软组织矿化；C，D. 在轴向质子密度MR图像上，这些糜烂中及其周围的增生性滑膜表现出低信号强度，表明典型的PVNS存在含铁血黄素沉积

并不少见。影像学表现包括关节积液（X线片，CT可见高密度影类似出血），糜烂及软骨下囊肿。直到疾病进程的晚期，相关的负面因素包括正常的骨密度和关节软骨的保存。MR发现通常是特征性的。由于含铁血黄素的存在，关节积液与结节滑膜增殖相结合，表现出低信号强度和梯度回波序列（图23.39）。鉴别诊断可包括关节内血管瘤和血友病。

原发性滑膜软骨损伤/骨软骨瘤

髋关节是第二最常见受滑膜软骨损伤，滑膜良性肿瘤形成影响的关节（膝关节第一）。这种疾病通常在第3至第50年出现，在男性中更常见。在没有原发性骨关节炎的情况下，滑膜结节形成，生长并增加。如果结节仍然附着在滑膜衬里上，它们就会变成血管。最终，软骨内骨化导致骨显像可见的X线片。或者，分离的结节可以通过滑液来滋养。最终，由于机械嵌塞可引起关节软骨破坏而发生骨关节炎。滑膜软骨肉瘤退变已有报道。

鉴别诊断包括PVNS和淀粉样变性。在大约85%的病例中，软骨松散体在X线照片上很明显。在没有

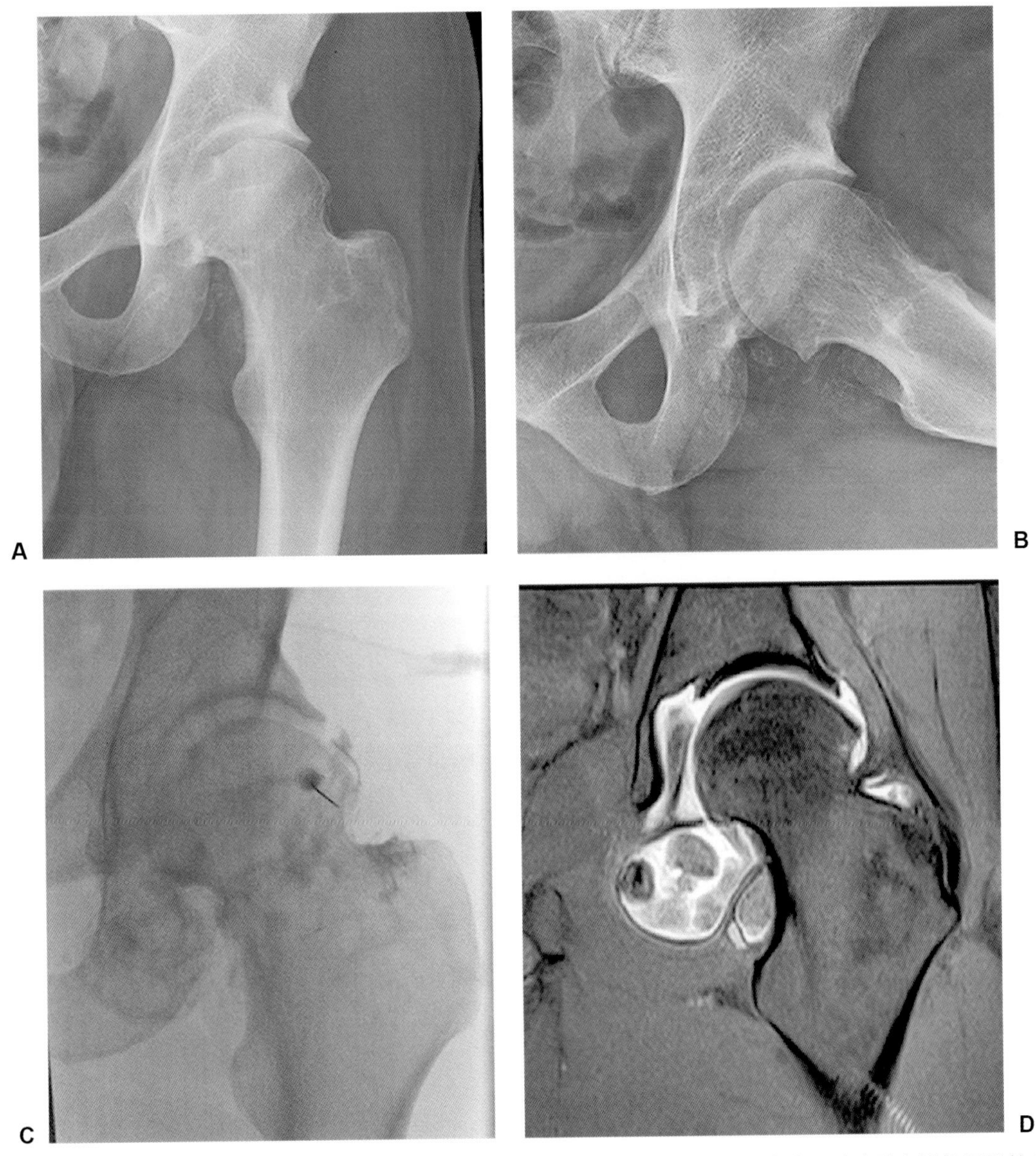

图23.40 29岁女性，滑膜骨软骨瘤病，伴有数年的髋关节疼痛。A，B. 正位和蛙腿外侧X线片显示涉及内侧软组织的多个矿化灶；C. 在传统的造影术中，造影材料显示了许多填充缺陷；D. 冠状脂肪抑制性T1加权关节造影MR图像显示许多关节内游离体

特征性矿化的情况下，CT或MR可以在有或无关节造影下辅助诊断（图23.40）。

肿瘤和恶性肿瘤

软骨病变

低级软骨肿瘤通常是偶尔发现的。这些软骨肿瘤的分类从软骨瘤到软骨肉瘤。在没有临床检查，组织取样和病理学相关性的情况下，区分低级别肿瘤与高级别肿瘤是不可能的。低级软骨肿瘤通常通过其“环形和弧形”的软骨样基质进行放射学识别。这种矿化模式强烈表明软骨瘤，但并不排除低级软骨肉瘤。软骨样病变通常涉及干骺端，如髋关节的股骨转子间区域。中央和偏心位置都是可能的。骨内形成扇形不排除良性软骨瘤。然而，骨内膜瘢痕的快速进展，骨质溶解的形成新区域和骨外肿瘤的生长表明软骨瘤恶变为软骨肉瘤（图23.41）。

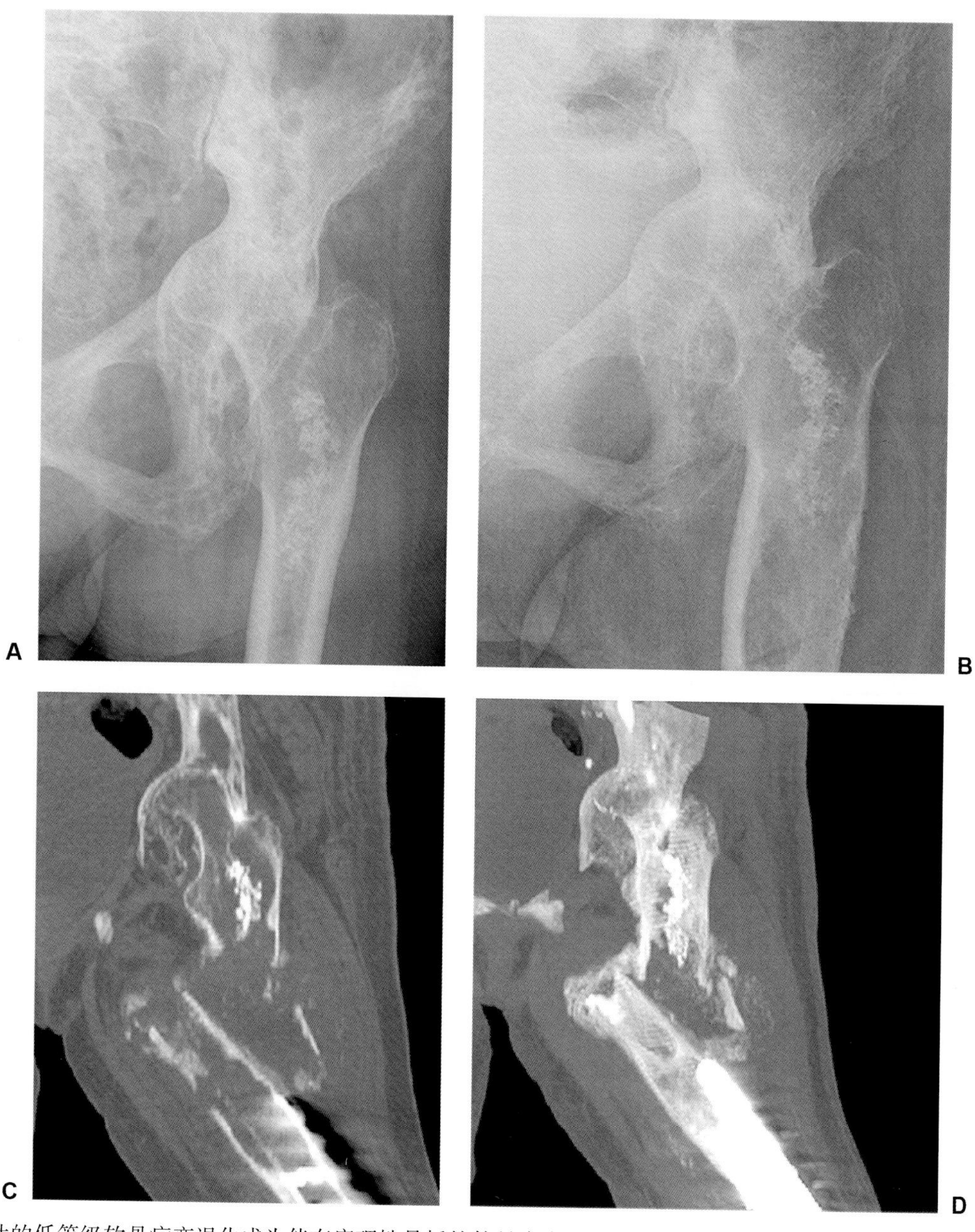

23.41 87岁女性的低等级软骨病变退化成为伴有病理性骨折的软骨肉瘤。A. 前后位X线片显示，与低等级软骨样病变最一致的转子下区域的矿化基质。其他发现包括导致髋臼突出的左无名骨的Paget病；B. 10年后，同一患者的前后X线片显示裂解区域发展，表明恶变；C，D. 在6个月后，冠状CT重建（C）和MIP重建（D）显示病理性骨折

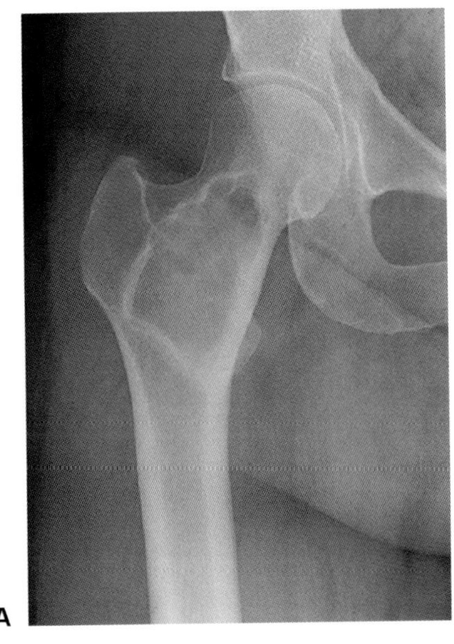

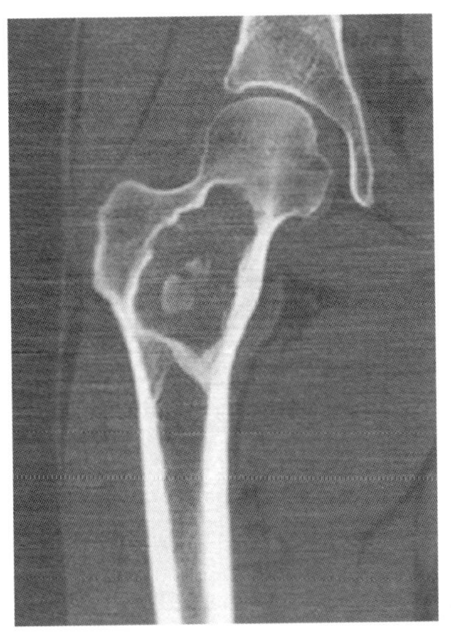

图23.42 37岁男性无症状，偶然发现并被病理证实的囊性纤维发育不良。A. 正位X线片；B. 在冠状CT重建中，中央低衰减区域被硬化边缘划分

骨样骨瘤

骨样骨瘤是年轻人以及儿科患者的常见良性肿瘤。典型的临床表现包括晚上加重的慢性疼痛，并可通过非甾体类抗炎药物缓解，尤其是阿司匹林。在X线片上，其小的透明病变可能涉及骨内膜，皮质或骨膜，并可能被致密硬化和成熟的骨膜反应所包围。大多数骨样骨瘤都是在基于长骨的骨干的皮质生长，如股骨。大约1/4是髓内的位置。CT最好地证实了病灶并提供了诊断。其也可以用来引导射频消融（图23.12和图23.13）。

纤维性发育不良

股骨是纤维发育不良最常见的部位，可以是多排或单渗。射线照相的表现各不相同。磨砂玻璃的描述是最经典的，但是损伤可以表现出裂解，硬化或混合的特征。病变边界通常狭窄，尤骨膜反应或皮质破裂（图23.42）。在慢性病例中，可膨胀性骨重塑可能伴有弓形畸形，包括“牧羊犬弯曲”畸形。

转移性疾病

转移可发生在身体的任何地方，包括髋骨和软组织（图23.43）。在转移性疾病的情况下，考虑到负重的需求，主要考虑病理性骨折的风险。小粗隆的撕脱骨折应警惕可能发生病理性骨折的可能性。

佩吉特病

佩吉特病没有明确的病因，尽管有人认为病毒和环境影响是因素。它可以是单渗透的（10%～35%）或多发性的（65%～90%），并且可以发生在骨骼系统的任何地方，但倾向于在骨盆和近侧长骨包括股骨生长。从皮质增厚，骨小梁变粗，以及从骨的一端向另一端延伸的总体骨扩张影像学可识别佩吉特病。由于佩吉特病与骨软化相关，因此可能导致髋臼凸出，股骨弓形改变，内翻畸形和病理性骨折。很少会退化成Paget肉瘤。影像学成像因疾

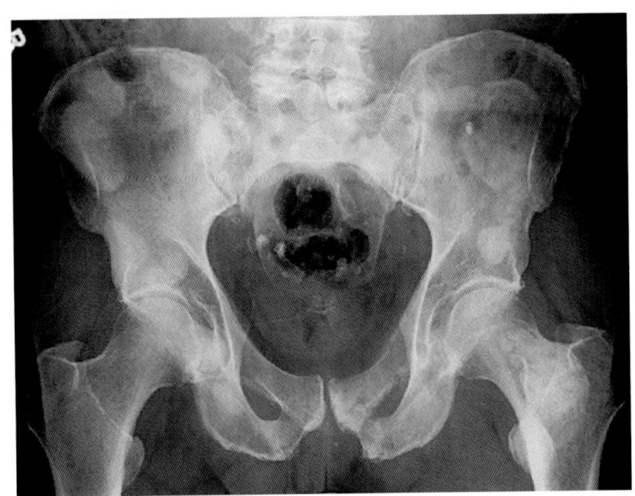

图23.43 67岁男性结肠癌转移性疾病。在骨盆的前后位X线片上，多个硬化病灶表明广泛的急性转移

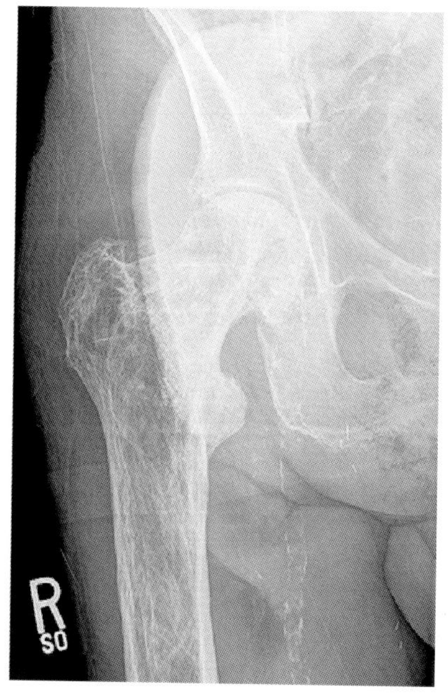

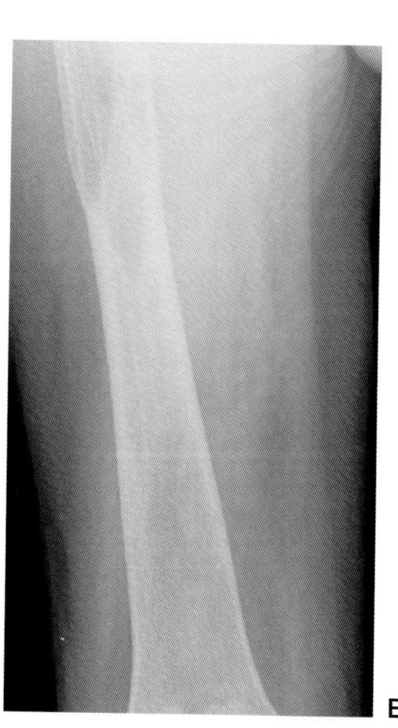

图23.44 93岁的男性，佩吉特病。A. 前后位X线片显示皮质增厚，小梁变粗，股骨近端全面扩大；B. 在股骨干的前后位X线片上，溶骨区域具有“草叶”外观，表明变形性骨炎样骨头的前缘

病的阶段而异。在早期阶段，病灶溶解皮质变薄或溶解区域。这些发现可能是非特异性的。在后期阶段，骨骼变粗，骨小梁变粗，皮质增厚。这些发现是特征性的（图23.44）。在诸如股骨的长骨中，在皮损边界处可发现具有尖锐的火焰形状或“草叶”边缘。

体液钙质沉着症

体液钙质沉着症是一种罕见的常染色体显性遗传病，CHA晶体沉积在软组织中引起慢性异物反应。它主要发生在非洲人后裔身上，并经常出现在儿童或青少年时期，尽管发作可发生在任何年龄段。大多数晶体沉积物在关节周围分布。射线照片显示可测量10～30cm的云状矿化。CT表现根据病变的阶段而有所不同。在活动阶段，CT显示多个小的囊性区域，伴有周围矿化和液态钙水平（图23.45）。在慢性期，存在固体钙化小叶。症状由移动受限，疼痛以及受周围组织压迫引起。

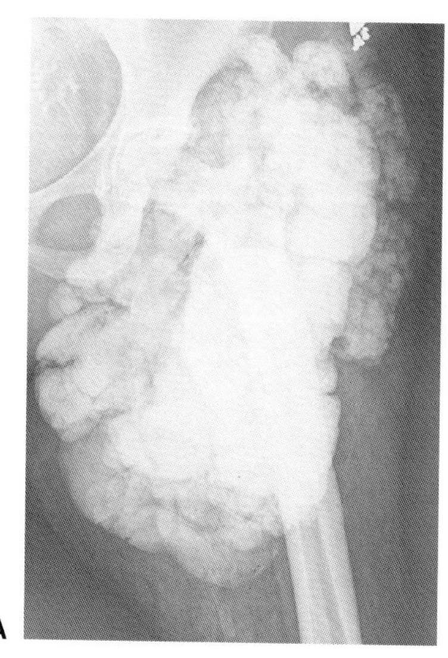

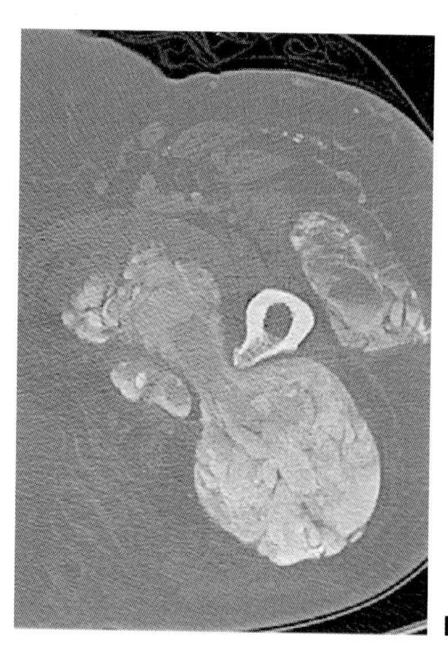

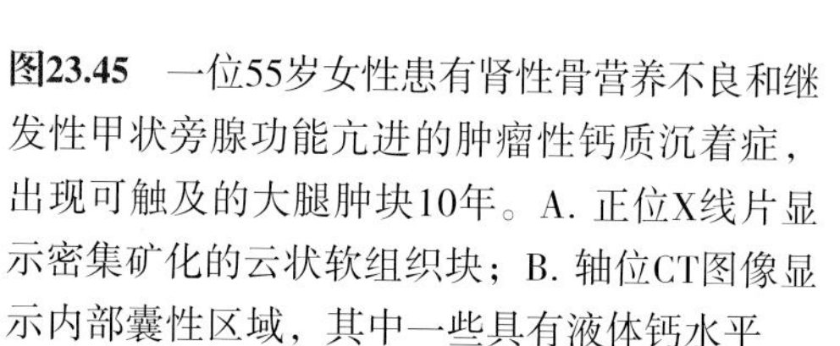
图23.45 一位55岁女性患有肾性骨营养不良和继发性甲状旁腺功能亢进的肿瘤性钙质沉着症，出现可触及的大腿肿块10年。A. 正位X线片显示密集矿化的云状软组织块；B. 轴位CT图像显示内部囊性区域，其中一些具有液体钙水平

Sandip Basu
Abass Alavi

24

第24章　髋关节的放射性核素成像和pet扫描

介绍

功能性放射性核素显像模式是髋关节异常的临床和放射学评估的有价值的辅助手段，尤其是在需要谨慎下诊断的情况下。其能在以下几种情况表现出作用（a）评估髋关节成形术后疼痛（区分无菌性松动和假体周围感染），（b）髋关节短暂性骨质疏松症，（c）无菌性/无血管性骨坏死，（d）Legg-Calveé-Perthes病，（e）髋关节早期关节炎，以及（f）股骨颈或耻骨支的应力性骨折。上述疾病中使用了许多核医学（表24.2）。

骨扫描（同义词－骨骼显像）

传统上，99mTc-亚甲基二膦酸盐（MDP）骨骼闪烁扫描已被用于研究并以其他形式与临床结合，对实际病例进行病理生理和病原学诊断。示踪剂通过化学吸收附着于骨骼，通过化学吸附到骨小梁表面上，特别是新形成的无定形骨（在羟基磷灰石的磷基团上）。

镓扫描和铟-111白细胞成像

镓扫描和111In-白细胞（WBC）显像对于鉴别感染如骨髓炎和其他情况例如无菌性松动特别有帮助。67Ga与99m Tc标记物需要一起分析：对于骨髓炎或感染的诊断，定义标准是这两种物质的活性分布在空间上一致，并且镓活性的相对强度大于99m Tc-MDP或两物质的活动分布在空间上不一致，镓活性超过骨活性。如果镓闪烁扫描阴性或镓活性的相对强度小于骨活性，则该研究对于感染为阴性，以防两种物质出现全等的分布示踪剂活性。在放射性标记的白细胞扫描中，来自患者的白细胞用放射性同位素例如111In标记，然后静脉注射回患者体内。标记的白细胞随后能定位于相对较新感染的区域。

FDG-PET / CT成像

在过去的几年中，FDG-PET成像在检测骨科感染的临床和研究领域获得了普及，并增加了一种新的成像方式。

18F-氟化物PET / CT成像

尽管与骨扫描类似，但与平面扫描相比，这种技术具有明显优越的分辨率，并正在研究其在各种骨骼疾病中的优越性。18F-氟化物PET的分子原理是，它与骨成像磷酸盐相反，通过直接结合到骨基

表24.1	已被研究用于放射性核素显像的情况
（A）无菌性坏死	
（B）评估疼痛性髋关节病（区分无菌性松动和假体周围感染之间）	
（C）特发性暂时性骨质疏松症	
（D）髋关节早期关节炎	
（E）应力性骨折：股骨颈和/或耻骨支	

表24.2	用于骨科疾病的放射性核素技术
（A）99mTc-二膦酸盐骨扫描	
（B）67Ga扫描	
（C）111白细胞成像	
（D）FDG-PET	
（E）18F-氟 PET	
（F）骨髓成像（99mTc-硫胶体 脂质体）的PET示踪剂（18F-FDG和18F-FLT）	

质中，将羟基磷灰石转化为氟磷灰石。由于示踪剂不与蛋白质结合，可以更快地完成成像（注射后1h）。与传统的骨扫描相比（大约需要4h），这项研究总共可以完成大约90min。

带有平面和PET成像的骨髓成像

用于评估骨髓功能活性的无创成像主要涉及^{99m}Tc-标记的标记物，如^{99m}Tc-硫胶体和^{99m}Tc-纳米胶体。该领域的其他示踪剂是111In-氯化物和放射性标记的白细胞。骨髓造影主要用于血液和肿瘤。由于它们只作为髋关节广泛性疾病的一部分，并不特别属于髋关节疾病，因此它们被认为超出了本章的范围。可以用适当的示踪剂评估3个独立的地方（网状内皮系统，红细胞区室和骨髓室）。最近，随着使用18F-FDG和18F-FLT的PET示踪剂的发展，可以研究细胞代谢和增殖活性。这种方法提供了卓越的分辨率和更好的定量分析的优势。

髋关节无菌性骨坏死（同义词，缺血性坏死/缺血性坏死）

疾病病理生理学突出点

涉及髋关节的股骨头骨坏死可能是创伤性（最常见的形式）跟非创伤性的。非创伤性的骨坏死研究甚少，包括以下几种高危因素：（i）高剂量皮质类固醇使用，（ii）过量饮酒，（iii）镰状细胞性贫血，（iv）戈谢病，（v）系统性红斑狼疮，（vi）凝血障碍，（vii）高脂血症，（viii）器官移植，（ix）减压疾病和（x）甲状腺疾病。美国的年发病率约为1万~2万。约50%的非创伤性髋关节骨坏死患者是双侧的，尽管其最常影响的是股骨骨骺，经常可能涉及身体中的其他多个骨骼，如肩，膝和踝。基本的发病机制是骨骼的血液供应受损，但是这种损害的机制并不明了。为了突出血管是此环的一个重要因素，术语“缺血性坏死（avascular necrosis）（AVN）”/“缺血性坏死（ischemic necrosis）”通常用作同义词。发病机制的共同途径是，随着股骨头的骨死亡，死亡组织被再吸收后，新生成的但较弱的骨组织的修复过程中发生软骨下骨折和塌陷。

放射性核素成像在哪里可提供帮助?

一直强调放射性核素骨显像的作用，因为它可以比普通放射照相术更早地帮助检测。在各种指导管理的因素中，疾病阶段是重要的决定因素，并且治疗方法在疾病的早期和晚期之间有显著不同。在疾病的最早阶段，减重和减压术是最有用的。但是，需要记住骨扫描无特异性，这可能对创伤，滑膜炎和感染也产生阳性结果，因此应该将诊断结合其他临床表现和影像学进行推断。骨扫描补充了MRI不能提供的信息，这两种方法为高危人群提供无创性的检查手段。

表24.3 ANCS的不同阶段，临床特征，病理生理过程，骨扫描影像

阶段	临床特征	病理过程	骨扫描
I	无痛	组织学存在骨梗死	无影像学特征
II	无症状的轻微疼痛	股骨头的轮廓完好无损，坏死小梁之间存在新骨	MDP吸收增加
III	有症状的疼痛	由于死亡软骨下骨折导致股骨头扁平，并发展新月形（与修复相比，骨吸收增加）；骨折线两侧有坏死小梁和骨髓	增强的MDP摄取(细胞活动导致)
IV	与阶段III相比疼痛增加	股骨头畸形坏死段塌陷；无效的骨修复	增强的MDP摄取（细胞活动导致）
V	持续疼痛	在股骨头和髋臼中以放射学方式观察到的囊变	持续存在的增强MDP摄取（细胞活动导致）

骨扫描结果按阶段划分

表24.3描述了AVN5个阶段的骨扫描结果。

骨扫描结果的显著特点和时间序列

通常在缺血性损伤后7～10天左右可在骨扫描上观察到暗区域。随后数周至数月后出现浓聚（由血运重建和修复引起）（图24.1和图24.2）。甜甜圈征（中心透亮，周围浓聚增加）代表了梗死区周围的反应性骨，这在过渡期可见（图24.3）。在早期缺血事件发生后不久的灌注期和静止期出现摄取减少是AVN的特异性。以下情况可出现骨扫描的假阴性结果（I）双侧疾病（显示双侧对称摄取）和（ii）从梗死到血管再通的期间（在6%～10%的患者中非正常），而假阳性结果可在以下情况出现（i）导致摄取减少的病理情况（感染，浆细胞骨髓瘤，溶骨性骨骼转移，血管瘤，放射治疗等）和（ii）引起摄取增加的病理情况（髋关节的短暂骨质疏松症，关节炎，交感神经营养不良，恶性肿瘤，感染，血管瘤，应激性骨折等）。

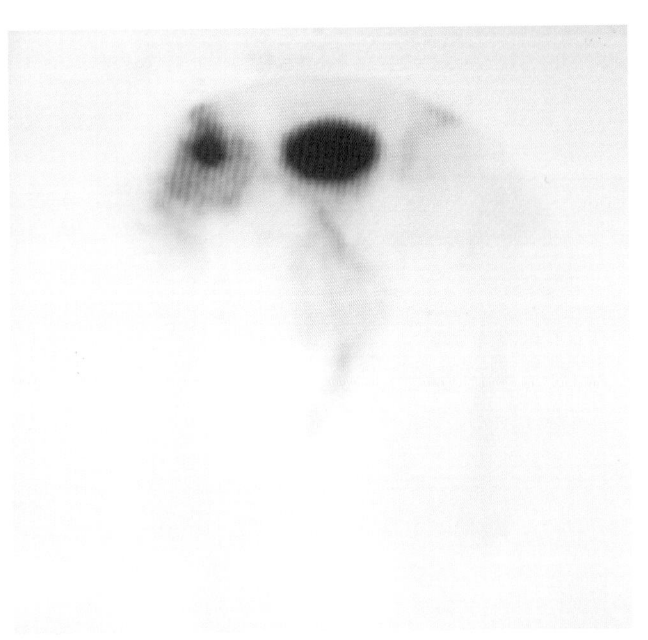

图24.1 对股骨头缺血性坏死患者进行骨扫描，显示右侧股骨头超外侧的摄取增加，提示缺血性坏死，但几乎没有提供关于髋关节结构完整性的信息。（图片经Medscape Reference许可转载）

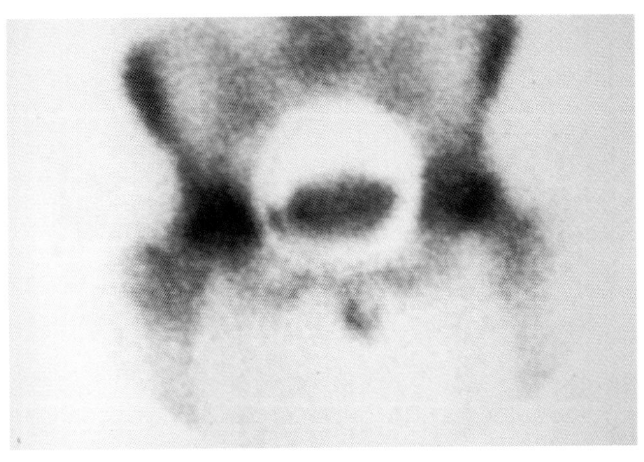

图24.2 患有双侧股骨头缺血性坏死的患者的骨盆平面骨扫描显示两个髋部中的放射性药物摄取显著增加

放射性核素骨显像，平片和MRI在诊断AVN中的比较

放射性核素骨显像对于早期疾病（特别是I期疾病）比平片造影更敏感和有用。对于MRI，各项科研表明，与放射性核素骨显像相比，MRI的灵敏度更高，大多数研究者报告MRI的灵敏度接近100%，放射性核素骨显像的灵敏度在81%和90%之间，尽管所报告的骨显像的特异性更高。需要指出的是，即使在高分辨率下，单个针孔瞄准仪的放射性核素骨

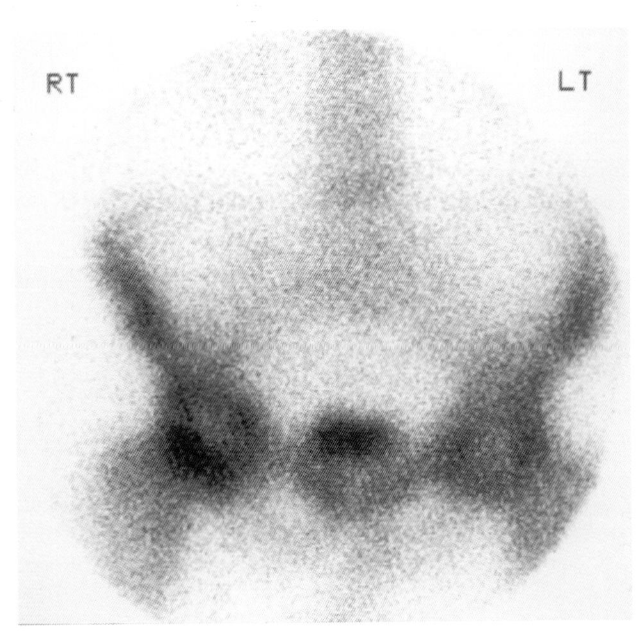

图24.3 一名68岁男性髋关节疼痛患者的骨盆放射性核素骨扫描显示，双侧中央区域摄取减少，股骨头摄取增加区与缺血性坏死一致

显像比平行孔瞄准仪的放射性核素骨显像具有更高的灵敏度。

研究领域

最近的一篇单独报道的数据表明18F-氟化物PET扫描可能显示早期髋臼，而其他射线照相方式无法辨别。在Dasia等的一项研究中，17例髋关节中的9例（8例患者）用18F-氟化物PET扫描进行成像显示髋臼浓聚增加，这些扫描未见于MRI，SPECT或平面骨扫描。这些数据推测早期髋臼骨坏死的变化通过传统成像方式不能显示。这一发现对患者健康管理的影响尚不清楚。

评估髋关节成形术术后疼痛（区分无菌性松动与假体周围感染）

病理生理学

髋关节置换术是最常用的矫形手术之一，主要用于治疗骨关节炎（OA）引起的关节功能障碍。然而对髋关节置换术术后疼痛的评估和治疗是一项具有挑战性的任务。

放射性核素成像可以在哪里帮助?

放射性核素成像程序已被用于诊断和区分假体松动与髋关节成形术感染。67Ga成像和111In-WBC/ ^{99m}Tc-硫胶体骨髓闪烁扫描术的连续骨扫描是在该领域使用的两种常规核医学手段。前者是为此目的而引入的第一代技术。然而这项技术由于存在多种缺点和实际问题而被诟病，FDG-PET被认为是这种情况下的最佳手段（表24.4）。虽然这是一项耗时，技术要求高且相对昂贵的技术（整个过程至少需要2天以上），111In标记的白细胞/^{99m}Tc-硫胶体骨髓显像被认为是评估疑似植入假体感染患者选择的成像方式。因此，近几年来，一些研究者前瞻性地评估了这种常见的和临床上具有挑战性的背景下PET成像的作用。通过标记的白细胞成像来诊断感染的基本原理，是基于所标记的白细胞将迁移到感染部位的假设。由于大部分标记的白细胞制剂由嗜中性

表24.4　不同研究小组在研究关节成形术相关感染患者中使用的患者特征和成像方法

研究者与年份	患者数量（人）	假体数（个）	假体年龄（岁）	追踪物	程序
Zhuang 等，2001	62	38(H)+36(H)	0.6 ~ 9yrs	FDG	PET
Van Acker 等，2001	21	21(K)	0.6 ~ 9yrs	FDG	PET
Manthey 等，2002	23	14(H)+14(K)	NR	FDG	PET
Chacko 等，2003	NR	53(H)+36(K)	NR	FDG	PET
Vanquickenborne 等，2003	17	17(H)	0.2 ~ 13.6yrs	FDG	PET
Stumpe 等，2004	35	36(H)	1 ~ 21.6yrs	FDG	PET
Love 等，2004	59	40(H)+19(K)	1 wk ~ 20yrs	FDG	PET
Mumme 等，2005	50	70(H)	1 ~ 31yrs	FDG	PET
Delank 等，2006	26	36(H+K)	0.8 ~ 19.4yrs	FDG	PET
Reinartz 等，2005	63	92(H)	1 ~ 31yrs	FDG	PET
Pill 等，2006	89	92(H)	NR	FDG	PET
Chryssikos 等，2008	113	127(H)	1 wk ~ 20yrs	FDG	PET
Mayer-Wagner 等，2010	32	30(H)+44(K)	NR	FDG	PET
Chen 等，2010	24	24(H)	1wk ~ 20.5yrs	FDG	PET/CT
Kobayashi 等，2011	49	65(H)	NR	18F-NaF	PET
Choe 等，2011	40	46(H)	2 ~ 28yrs	18F-NaF	PET

注：H，髋关节假体；K，膝关节假体；NR，未报道

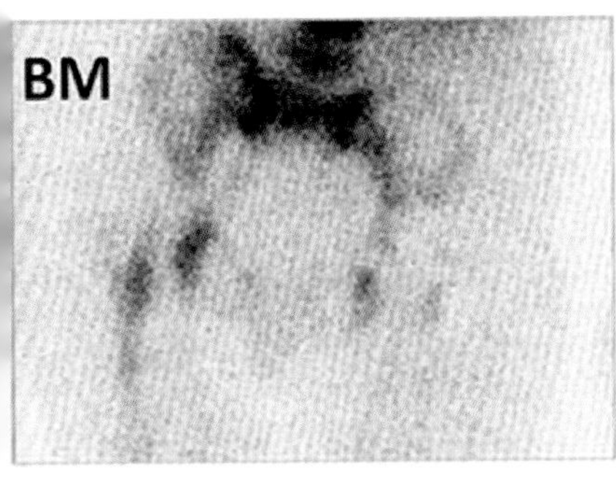

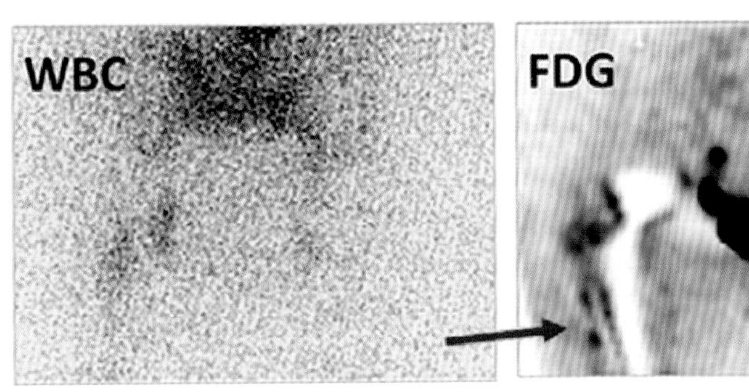

图24.4 在怀疑有假体感染的患者中，骨髓（BM）和白细胞（WBC）成像显示了相同的图像，可解释为排除感染。然而，FDG-PET在假体和骨之间的界面（箭头）显示在股骨近端侧面的强烈摄取。这一发现被解释为代表感染，需通过进一步的调查得到证实

粒细胞组成，因此以嗜中性粒细胞浸润为主的炎症/感染过程（急性感染）可能产生阳性结果。关节成形术感染相关的主要炎症细胞是单核细胞和淋巴细胞，因为大多数感染是亚急性的或慢性的。因为这项技术可以靶向感染部位的现有的和活化的炎症细胞，所以其原则上可以对大量的细胞进行成像（图24.4～图24.10）。此外，FDG的吸收不依赖于白细胞迁移，因此，用抗生素治疗不太可能影响感染部位的敏感性。因此，这种方式在诊断假体周围感染方面具有更高的敏感性。FDG-PET方法的实际优势（与标记的白细胞相比）包括简化的程序和更短的研究时间。

关于近期FDG-PET与WBC技术的比较存在一些争议，尤其是因为不同研究人员得出的不同结果。这些导致结果不同中的一个主要因素是缺乏统一标准（表24.4和表24.5）。众所周知，非特异性聚集可能在手术后的几个月（也可能是几年）内存在于假体的头部和颈部周围。目前，FDG积聚的部位

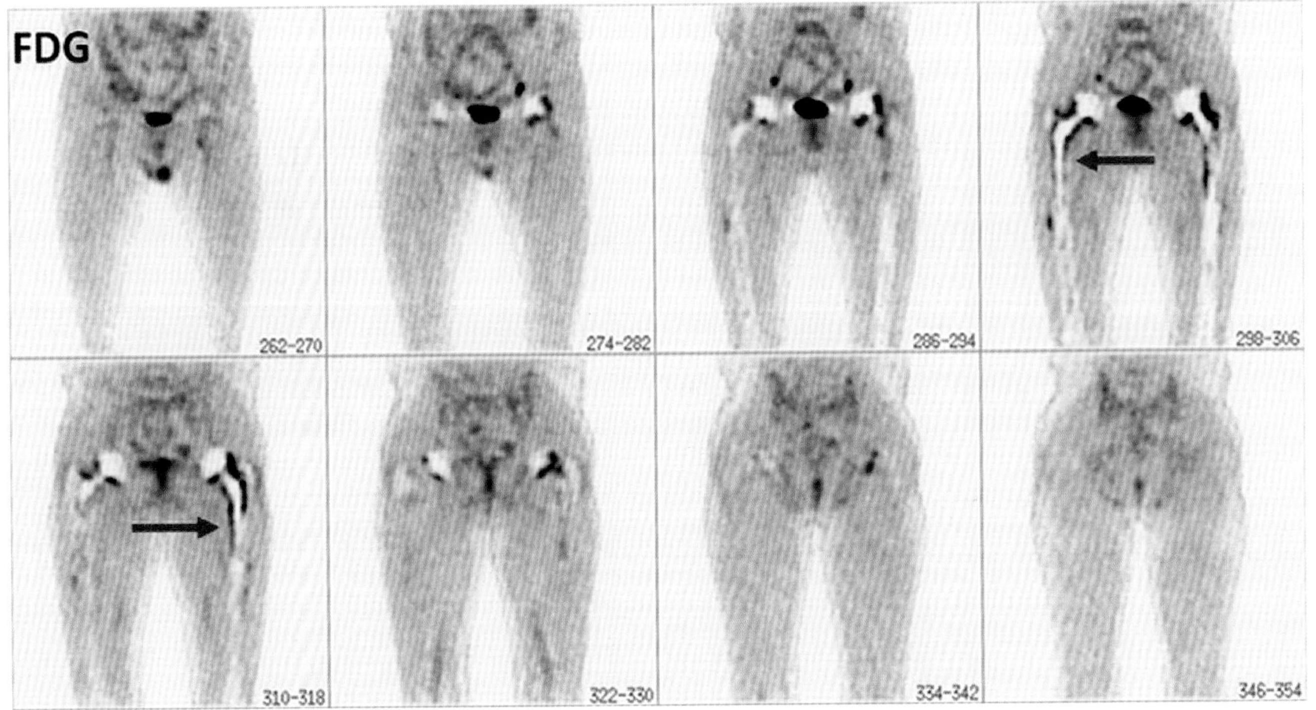

图24.5 髋关节假体感染患者的典型FDG-PET表现（双侧），随后得到证实。骨-假体界面（箭头）中观察到的FDG的显著摄取是这种并发症的特征

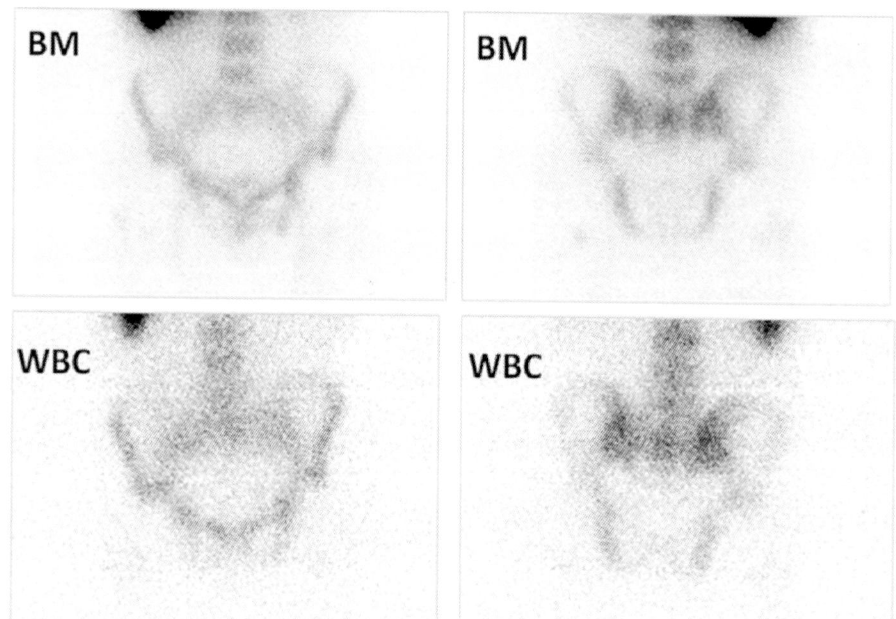

图24.6　同一患者的111In标记的WBC/^{99m}Tcs胶体骨髓（BM）图像提示感染是阴性的

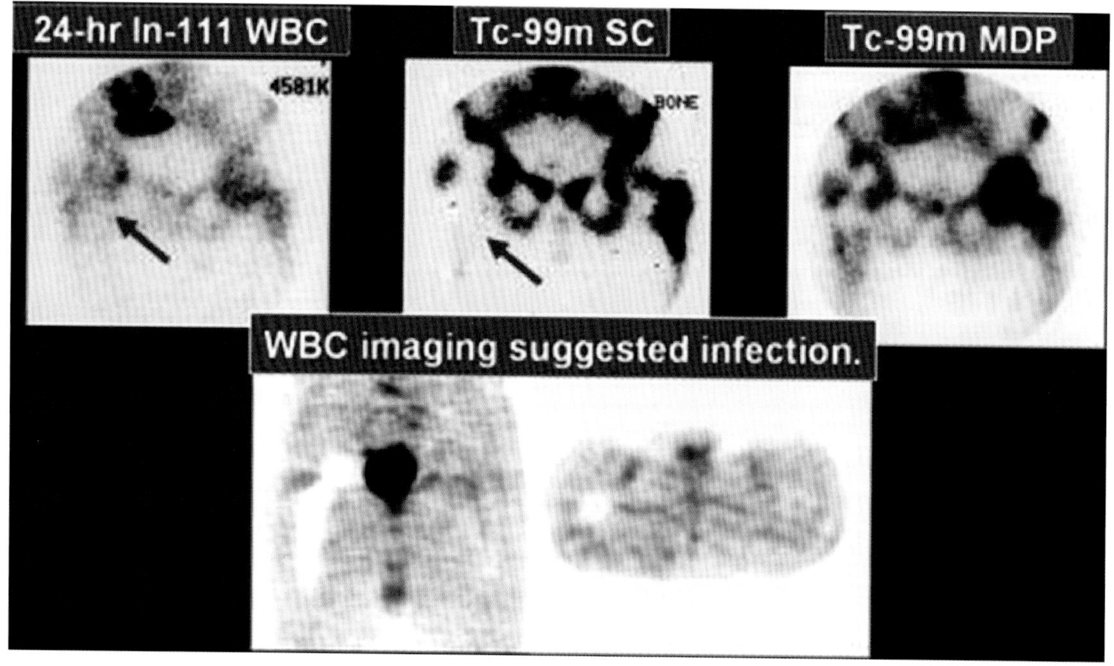

图24.7　在植入的假体中没有感染的患者FDG-PET，WBC/硫胶体（SC）和骨骼图像的比较。虽然WBC/硫胶体提示可疑感染（箭头），但FDG-PET显然为阴性，随后通过对该患者的随访检查证实

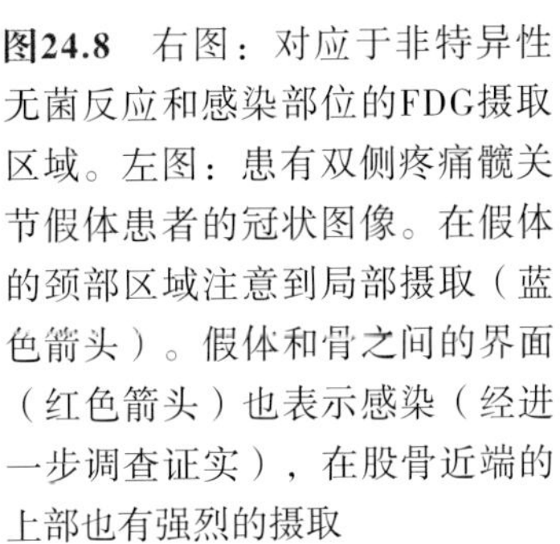
图24.8 右图：对应于非特异性无菌反应和感染部位的FDG摄取区域。左图：患有双侧疼痛髋关节假体患者的冠状图像。在假体的颈部区域注意到局部摄取（蓝色箭头）。假体和骨之间的界面（红色箭头）也表示感染（经进一步调查证实），在股骨近端的上部也有强烈的摄取

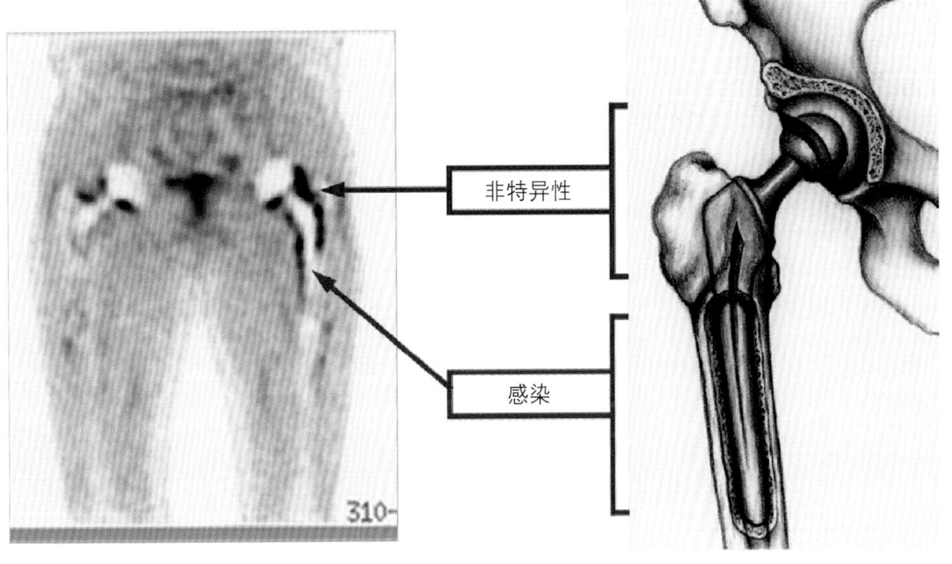

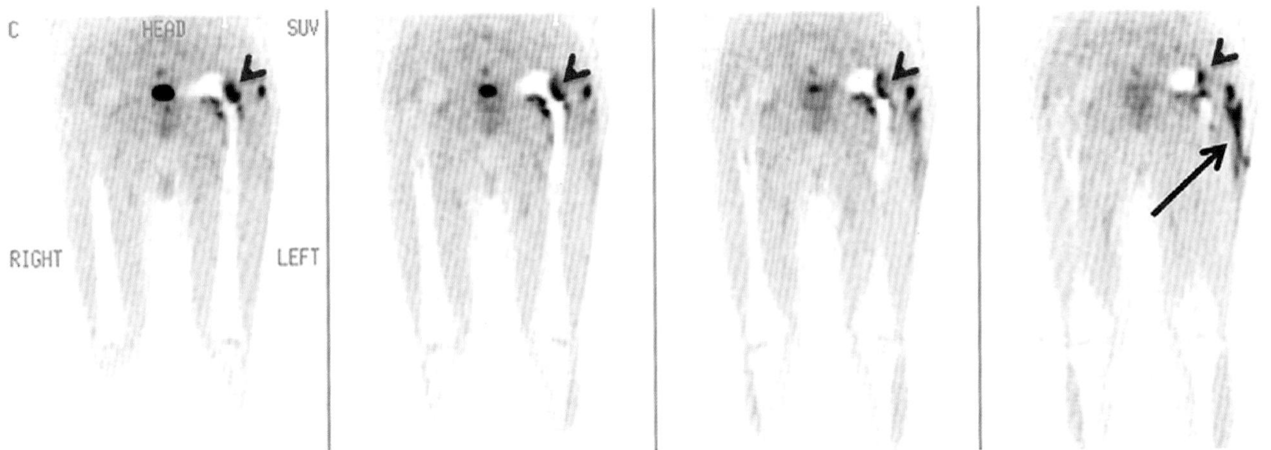

图24.9 左髋关节假体和左侧大腿外侧脓肿的患者（71岁男性）的冠状FDG-PET图像。箭头显示继发于无菌性炎症反应的左髋关节假体近端轻度FDG摄取。大腿外侧上方的吸收增加（箭头所示）是由大腿外侧上部软组织脓肿引起的（没有通过长期临床随访证实假体周围出现感染）

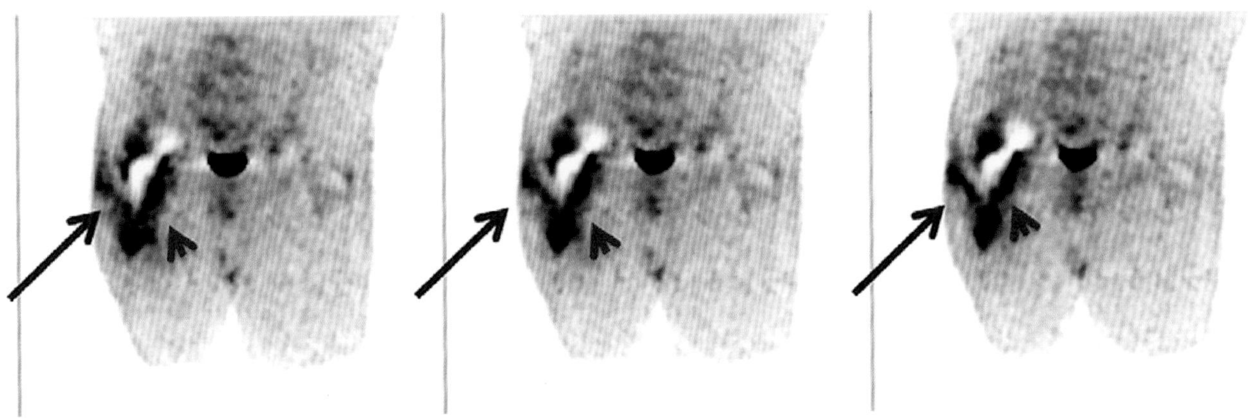

图24.10 冠状图像显示股骨近端假体周围的强烈摄取。这提示感染，经进一步调查证实（箭头）。另外，有证据表明股部感染部位存在瘘管与腿外侧的软组织相连（箭头）

表24.5 假体感染的FDG PET图像解读方法和结果

研究者与年份	阳性标准	敏感度(%)	特异度(%)
Zhuang 等, 2001	BPI中FDG摄取增加（摄取限于邻近颈部的软组织或股骨组件的末端不被视为感染的标志）	90.5	81.1
Van Acker 等, 2001	BPI中FDG摄取增加	100	73.3
Manthey 等, 2002	BPI中FDG摄取增加	100	100
Chacko 等, 2003	BPI中FDG摄取增加（摄取限于软组织邻近颈部或股骨部件的末端不是被认为是感染的迹象）	91.7	89.2
Vanquickenborne 等, 2004	FDG与对照组不同摄取2级或更高	87.5	77.8
Stumpe 等, 2004	在BPI中FDG摄取3级或更高	33.3	80.8
Love 等, 2004	标准1：任何假体周围活动，无论位置和强度	100	9
	标准2：任何假体周围活动，无论位置和强度+在骨髓图像中没有相应的活动	96	35
	标准3：BPI中FDG摄取增加	52	34
	标准4：半定量分析（目标与背景的比例髋关节和膝关节的[TBR]阈值分别为3.6和3.9）	36	97
Mumme 等, 2005	BPI中假体周围软组织中的FDG摄取增加	91	92
Delank 等, 2006	假体周围软组织中FDG摄取增加	40	100
Reinartz 等, 2005	假体周围软组织中FDG摄取增加	93.9	94.9
Pill 等, 2006	BPI中FDG摄取增加（摄取限于软组织被认为是感染的迹象）	95.2	93.0
Chryssikos 等, 2008	BPI增加FDG摄取（摄取限于软组织邻近颈部或股骨部件的末端不是被认为是感染的迹象）	84.9	92.6
Mayer-Wagner 等, 2010	在BPI，FDG摄取增加，FDG强度增加	80	87
Chen 等, 2010	BPI增加FDG摄取（摄取限于软组织邻近颈部或股骨部件的末端不是被认为是感染的迹象）	100	75
Kobayashi 等, 2011	BPI中超过一半吸收显著的18F-氟化物	95	98

和模式似乎比这些部位的摄取强度更重要，并且在轴区的骨-假体界面的摄取被认为是与感染相关的。

髋关节特发性短暂性骨质疏松症

病理生理学

短暂性骨质疏松症是一种病因不明的自限性疾病，通常影响中年男性（40～60岁）和怀孕后期的女性。髋关节是最常见的受累关节。临床症状包括髋部突发性疼痛，通常是单侧（通常是左侧），在2～6个月内自行恢复。射线照片显示，有关于关节周围骨质疏松症的证据。MRI表现通常表现为弥漫性骨髓水肿和小关节积液。30%的患者可见对侧受累。对于用于诊断AVN和用于区分髋关节暂时性骨质疏松症（TOH）的相对特异性的特征是（i）软骨下骨塌陷，MRI上的波浪形软骨下界面形成和（ii）骨扫描上的冷浓聚点。

放射性核素成像模式的作用

放射性核素骨显像的诊断特征是，受影响股骨头向股骨颈和股骨转子间区的摄取量均匀增加。放射性核素骨显像虽然敏感，但无特异性，鉴别诊断包括AVN，转移瘤和反射性交感神经营养不良。在Gaucher的早期研究中，所描述的典型特征是“强烈，均匀整个股骨头的吸收增加，延伸到髋臼和颈部，并且有时延伸到轴区”，该特征被认为与相同位置的其他疾病不同。因此，骨扫描的结果可以被认为是对MRI的有价值的补充。

研究领域

在实体中没有关于PET的文献（无论是FDG还是骨骼特异性18F-氟化物），因此这是一个可以开展进一步工作的领域。目前还不清楚FDG是否可以通过摄取模式将这种病与AVN相区分。

髋关节早期关节炎

病理生理学

OA或退行性关节是成人髋关节的常见病变，并且是成人严重疼痛和残疾的根源。作为人体主要负重关节的髋关节，易受继发性OA的影响，在严重的病例中出现进行性关节软骨退化和结构性畸形。残疾的严重程度和水平以及早期诊断对于治疗这种进行性疾病非常重要。其病理学所涉及的主要因素包括结构畸形，关节损伤，年龄增长和肥胖。

放射性核素成像的作用

在早期阶段的诊断可能很困难。放射性核素骨成像通过反应性骨改建与骨关节炎相关这一原理来表现骨关节炎。此外，一次检查中对整个骨骼进行成像的能力可以为患者提供多处出现OA的信息。

研究领域

已经观察到FDG在膝关节OA中表现出炎性活性，但是这种信息是否可用于临床尚不清楚。尚未有关于髋关节炎的PET的前瞻性数据。

应力性骨折：股骨颈和/或耻骨支

病理生理学

像其他骨骼部位一样，应力性骨折可影响股骨近端，股骨干和骨盆。股骨和/或“髋”应力性骨折的常见部位包括股骨干，股骨干骨，股骨颈，耻骨支和骶骨。虽然股骨干，耻骨支，骶髂关节和股骨颈受压侧的应力性骨折被认为是低风险骨折，但其AVN发生率高。

放射性核素成像M模式的作用

MRI和放射性核素骨成像都是有用的技术，可排除应力性骨折，并显示出异常，在平片显示正常

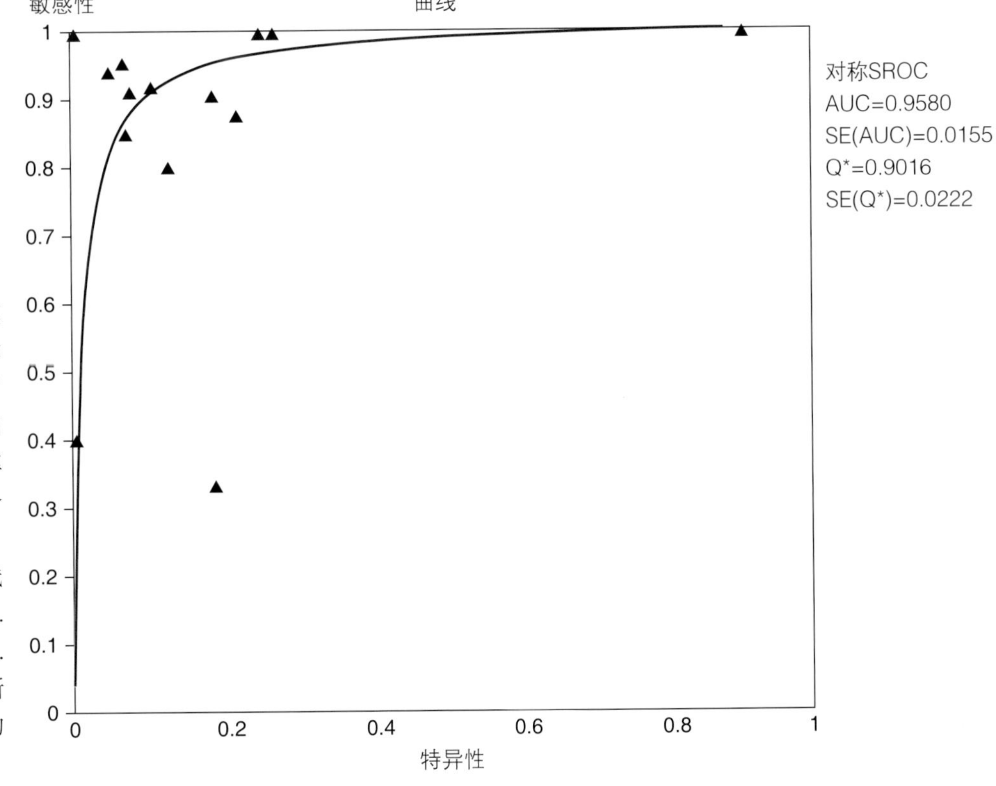

图24.11 使用随机效应模型的对称性总结受试者工作特征曲线（SROC）绘制了文献报道的FDGPET的真阳性率（敏感性）与假阳性率（1-特异性）的关系。每个三角形代表一项个人研究。合并的数据估计SROC曲线下面积（AUC）为0.96（SE. 0.02），Q *值为0.90（SE. 0.02），表明FDGPET对诊断关节炎相关感染具有出色的诊断能力

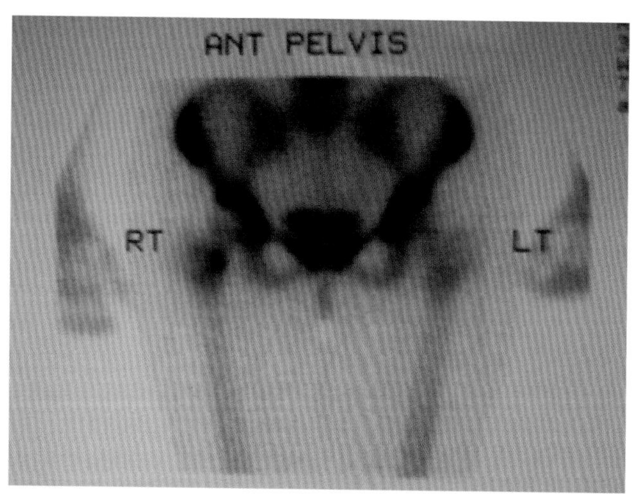

图24.12　在该患者的X线片中，未观察到变化，但骨扫描显示右股骨颈有明显的压缩应力性骨折

的情况下（常常在初始阶段为阴性）（图24.11）。通过添加SPECT，骨骼扫描可以提供更多细节（图24.12）。

研究领域

18F-氟化物PET与放射性核素骨成像一样敏感，然而，没有明确的前瞻性比较来证明这种模式是否优于放射性核素骨成像并能改善患者的管理。

结论

因此，从上述讨论中，人们可以发现放射性核素骨成像和PET显像在多种良性髋关节疾病的管理中所起的重要作用，并且是MRI的重要辅助手段。18F-氟化物PET / CT在这些一系列的疾病中的潜力尚未被发掘，需要在前瞻性实验中检测，并且由于其具备高分辨率断层扫描成像，与放射性核素骨成像相比可能更有用。

Alissa J. Burge
Stephanie L. Gold
Brett M. Lurie
Hollis G. Potter

25

第25章 髋关节的磁共振成像

由于各种解剖因素，髋关节的磁共振成像（MRI）可能比其他关节更具挑战性，包括关节与磁共振等深点的相对位置，关节表面的曲线轮廓和相对薄的关节软骨。然而，在调整成像参数和使用最佳技术的情况下，可以在常规临床中获得准确且可重现的成像，而不需要使用关节内造影剂。鉴于最近进行的髋关节镜手术数量不断增加，MR成像为术前和术后髋关节的准确评估提供了重要的无创手段。

MRI的原理

磁共振成像基于旋转具有奇数个核子的原子可以诱导局部磁场。由于其普遍存在的性质，含有单个质子的1H是绝大多数临床MR成像所基于的同位素。在施加外部磁场Bo时，通常随机取向的氢原子将以它们的自旋方向平行于磁场的长轴对齐，产生沿磁场纵轴的净磁矢量Mz。在确定Bo场强的特定处理频率下，除了旋转之外，这些原子核同时以外部磁场的轴线进行处理，其运动非常类似于陀螺的摆动。由于这种过程运动在各个核之间不同步，所以在横向平面中不会产生净磁化矢量。通过施加与主磁场的纵向轴成90° 的短暂射频脉冲，这些旋转被升高到更高的能量状态，在该状态下它们同时围绕它们各自的轴旋转并且在横向平面主磁场的轴线以同步的方式表示彼此“同相”的状态。该旋进同步性导致产生横向磁化矢量Mxy，由于横向平面中的原子核的旋进旋转，其允许通过在接收器线圈内感应磁通量来传输MR信号。这种磁通本质上是一种交流电，它通过线圈的电阻转换成电压，随后进行一系列数字操作以最终形成图像。在90° RF脉冲终止时，横向磁化矢量通过两个同时但独立的过程减少：纵向轴（自旋点阵或T1弛缓）中的磁化恢复和横向平面中的失相（自旋-自旋，或T2，衰减）。这些松弛参数形成MR组织对比的基础，因为特定氢核的弛缓参数取决于其各自的生化环境，从而确定由给定脉冲序列产生的图像时其信号特征。

通过修改脉冲序列采集参数，可以在生成的图像内实现不同类型的软组织对比度，这一概念被称为图像加权。有助于图像加权的主要采集参数是RF脉冲之间的间隔（重复时间TR）和从RF脉冲到采样信号的间隔或回波（回波时间TE）。最常用于肌肉骨骼MRI，T1加权，T2加权和质子密度（PD）加权图像的脉冲序列，可利用长和短TR和TE的可变组合获得。添加抑脂，流体敏感的图像可以灵敏检测流动水。对不同加权图像的正常解剖结构的预期信号特征和形态的了解是图像解读的关键，可以区分正常组织与病理状态，从而促进病理状态的识别。

自然髋关节的图像

传统成像技术

临床中髋关节的磁共振成像最好在1.5到3.0特斯拉（T）下进行，利用两部分肩线圈，小范围视野缠绕线圈或多通道心脏线圈。包括几个元件的相控阵躯干线圈可用于增加信噪比，同时可以得到双侧髋关节的图像。中等回声时间快速自旋回波（FSE）测序的有效回波时间达到34MS（1.5T）或28MS（3T）时，可获得最佳的组织对比性。

髋关节常常在冠状面，矢状面，轴向和/或倾斜的轴向平面上成像；而某些结构最好在特定的成像平面进行评估，考虑到髋关节的复杂形态，每个平面都能提供有价值的信息。在冠状面能较好评估的结构包括上唇，上股骨头和髋臼穹隆关节软骨的横向范围，髋外展肌和短外旋肌，髂股韧带，以及腘筋起源和邻近坐骨神经。矢状面成像平面非常适合评估前盂唇，以及上股骨头和髋臼穹隆关节软骨的前后径。轴向图像则能较好地评估股骨和髋臼壁关节软骨的前部和后部方面以及对坐骨神经，股骨和闭孔神经。因为年轻个体中存在潜在的FAI，所以这个群体宜采用斜轴位图像代替轴位图像，因为该平面可以直接观察前股骨头颈部的连接，有助于帮助并检测凸形损伤，以拟定颈部清创手术计划。可以利用限制性液体敏感视场和中间FSE序列在互补平面上有效实现骨盆和对侧髋关节的评估，从而可以检测骨盆内病变，评估积液和水肿的程度以及对侧髋关节的内部病理情况。

MR关节造影术被认为是比非造影MR技术更灵敏的检测唇盂和软骨缺损的方法。尽管一些作者报道了在关节内给予钆对比剂后发现在观测这种类型的损伤方面具有优势，但其他作者使用非造影技术时观察到了与造影剂技术相当或相对优越的敏感性和特异性。一种方法相对于另一种方法的功效通常在很大程度上取决于读图的放射科医师，因此，在给定情况下确定哪种技术是最佳的通常取决于读图的放射科医师的偏好程度及经验。作者主张髋关节高分辨率非造影成像的原因，不仅在于其能够提供软骨和唇部病变的灵敏检测，而且能够显示滑膜，并能够在软骨缺损缺陷的情况下灵敏地评估软骨信号变化。

MR成像对于血管系统的评估可以利用非增强和增强技术来实现。非增强技术通常采用流量敏感梯度回波采集，对于直径较大且流量较快的相对较大口径的血管，成像非常有用。对于流量较慢且病程较复杂的小血管，通常需要使用钆基对比剂。MR血管造影常用于髋关节术前评估创伤性损伤的血管完整性，以及评估术后并发症如盆腔深静脉血栓形成高级成像技术。

定量MR成像技术可以无创评估关节软骨成分，并可用作软骨基质早期损耗的特定元素的生物标志物。虽然传统的灰度图像描绘了软骨信号和形态的变化，但是定量成像技术可以利用特定的脉冲参数和后处理算法来定量计算某些弛缓值，这些弛缓值与软骨蛋白多糖含量，胶原蛋白定向和游离水含量有关。

T2映射

T2映射是一种定量技术，允许直接一个个像素计算横向弛缓时间常数T2。T2弛缓时间的变化与胶原和游离水含量相关，通常在正常分化的软骨中较深的放射状区域内或径向区域内，可出现相对较短的T2弛缓时间，由于其结构较少，在过渡区可出现相对较长的T2弛缓时间。尽管在膝关节较厚的软骨中，薄层纤毛或浅表区常常被视为软骨低频薄的边缘，但通常不会在临床相关的髋关节强度上显示。T2映射关节软骨的预期正常分层模式的改变有助于识别早期基质消耗的重点区域，典型地表现为继发于相对结构紊乱和游离水含量升高的T2延长区域。

T1 Rho

T1 rho的定量技术或旋转框内自旋点阵可以检测蛋白多糖内成分的变化，该序列在不同的切面下，改变自旋持续时间下并锁定横向平面中的磁化矢量以检测低频大分子之间的相互作用-特别是涉及蛋白多糖的低频大分子相互作用。同样，在正常分层关节软骨中存在蛋白多糖含量的预期区带变化，并且与预期的正常层化的差别通常反映了早期基质消耗的区域，T1Rho弛缓时间延长反映了蛋白多糖丢失区域。

dGEMRIC

软骨MRI延迟钆增强或者称dGEMRIC是一种用作蛋白多糖消耗的生物标志物的定量技术。T1 rho使用附加的RF脉冲来进行蛋白多糖检测，dGEMRIC则有赖于软骨基质中负电荷Gd-DTPA的差异分布，与正常蛋白多糖中存在的带负电的糖胺聚糖提供的固定电荷密度成反比关系。在静脉注射GDP-DTPA之后进行短暂的轻度运动，然后进行45 ~ 90min的等待

表25.1	1.5特斯拉下人体髋关节常规成像参数				
参数	冠位快速IR（整个骨盆）	轴位FSE（整个骨盆）	矢状位FSE（受测骨盆）	冠位FSE（受测骨盆）	斜轴FSE（受测骨盆）
TR (ms)	3500 ~ 5000	4000 ~ 5000	4000 ~ 5000	4000 ~ 5000	4000 ~ 5000
TE (ms)	17	34	34	34	34
TI (ms)	150	NA	NA	NA	NA
BW (kHz)	31.25	31.25	31.25	31.25	31.25
ETL	7 ~ 9	8 ~ 12	9 ~ 12	9 ~ 12	9 ~ 12
NEX	2	2	3	3	3
FOV (cm)	距离大粗隆2cm	距离大粗隆	17 ~ 18	17 ~ 18	16
Matrix	256 × 192	512 × 256	512 × 384	512 × 384	512 × 256
Slice/gap (mm)	5/0	5/0	2.5/0	4/0	3/0
NPW	是	是	是	是	是
Frequency	R/L	A/P	A/P	R/L	A/P

IR, 反转恢复；FSE, 快速自旋回波；TR，重复时间；TE，回波时间；TI，反转时间；BW，接收机带宽；ETL，回波链长度；NEX，数据采集次数；FOV，视野；NPW，无相位包裹；R/L，从右到左；A/P，从前到后

时间，使得GDP-DTPA在软骨内分布。

钠 MR

钠MR成像采用与dGEMRIC相似的概念，利用移动式离子探针的差异分布来评估蛋白多糖含量。在使用钠MR的时候，探针是带正电荷的钠离子，因为它是天然存在的物质，所以不需要静脉注射钆；然而，由于临床MR成像使用校准到氢核共振频率的扫描仪，因此钠需要使用特殊的钠盐MR线圈和多核光谱学，目前通常仅在研究环境中能运用到。

超短波 TE

超短波TE磁共振成像是一项可用于评估具有限制水流动性的高度有序组织内部特征的技术，由于其T2弛缓时间极短，这类组织通常无法在常规脉冲序列上产生足够的信号。这类组织包括正常的韧带，肌腱，半月板和皮质骨。涉及这些类型结构的病理情况在常规脉冲序列中通常是明显的，这是由于移动水含量和组织解体的相关增加的缘故；然而，无法正确评估内部架构。在正常情况下，使用超短回波时间（TE范围在50 ~ 250μs）的脉冲序列需要提供足够的组织对比度，以评估这些结构的形态，尽管典型的临床硬件通常不足以在此范围内实现回波时间。脉冲采集参数的修改可以用来在一定程度上克服硬件缺陷，尽管该技术仍然需要具有高性能梯度的系统。

临床应用

关节软骨和盂唇

人的身体具有各种类型的软骨。透明软骨是最丰富的，它在关节表面起到重要的支持作用，它可以提供关节润滑和分散载荷，减少对比应力和摩擦。关节软骨的结构非常适合其功能，它是一种复杂的代谢活性组织，其微观构造和单一组分在组合后能够提供在拉伸强度和可压缩性上的平衡，其主要成分是胶原纤维和蛋白多糖。正常关节软骨在层次结构中包含4个在结构和功能上不同的层，其各层基质元素的相对含量和组成各不相同。

临床MR评估关节软骨需要能够观察软骨的信号和层状形态的变化。这就要求通过多平面高分辨率中间加权2D FSE序列来实现（表25.1）。考虑到关节表面的曲线形状和诸如膝关节的相对关节软骨厚度，对髋关节软骨的评估特别具有挑战性；利用MR成像可以出现各种错乱，包括由高信号和正常灰度分层丧失，部分和全层厚度缺损，主动脱落软骨和骨软缺损（图25.1和图25.2）。鉴于不同的治疗策略，非有创性的检查手段对于区分纯软骨和损伤软骨是特别有价值的，即使是小的骨质成分也具有修

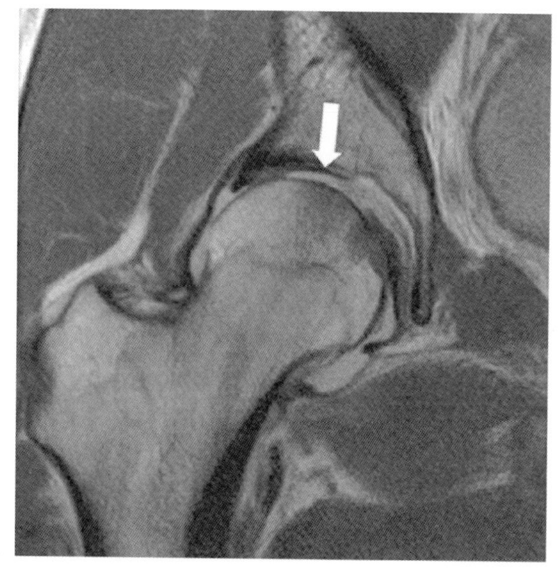

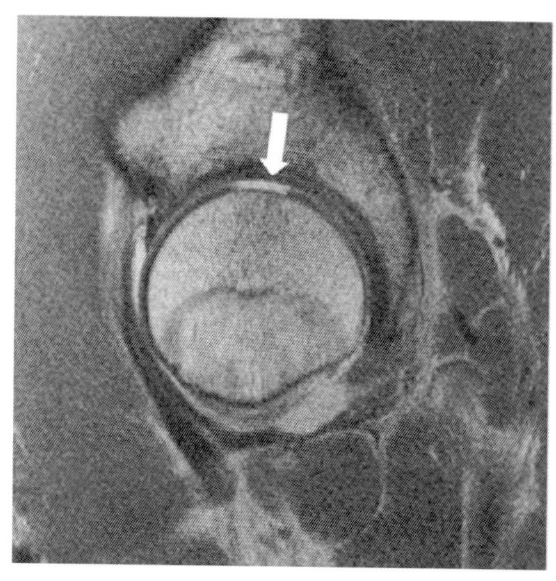

图25.1　26岁男性，创伤性后髋关节脱位后髋关节的冠状位（A）和矢状面（B）FSE图像显示超过股骨头和髋臼顶部的局部创伤性软骨剪切（白色箭头）

复的潜力。

髋臼唇由纤维软骨组成，由于其组成相对缺乏流动性的水，在常规脉冲序列上显得较暗。盂唇几乎沿髋臼边缘向周围延伸，但在下方不完整，因有横向韧带桥接髋臼切迹。在横截面图像上，正常髋臼上唇应显示为与骨性髋臼缘非常类似的尖锐边缘的均匀低信号三角形结构，没有中断的信号。尽管存在一定的正常解剖变异，但信号和形态学的变化通常表明病理情况。撕裂最常影响盂唇的前表面，可能与多种原因有关，包括外伤，变性和生物力学改变。在后部不稳定的情况下可能会出现后唇撕裂。在成像时，撕裂的盂唇表现为局灶信号高信号，表明上唇的破坏，无论是在其髋臼缘附着处还是在髋臼缘处（图25.3）。盂唇内出现弥漫性信号高信号以及旁唇神经节囊肿往往提示唇盂退化。还可以观察到唇下骨化灶。

滑膜

影响滑膜的病理过程也可以利用高分辨率平扫MRI来检测。常见的表现包括关节内小积液和反应性滑膜炎，而较少见的表现包括炎性关节病和滑膜增殖性病症。滑膜炎表现为不同程度的滑膜增厚和高

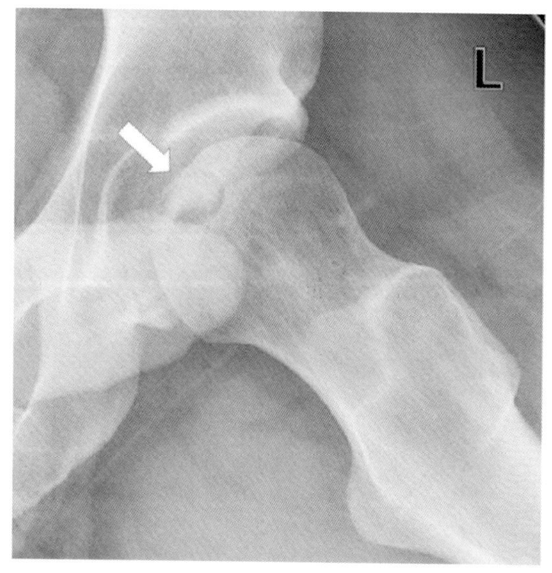

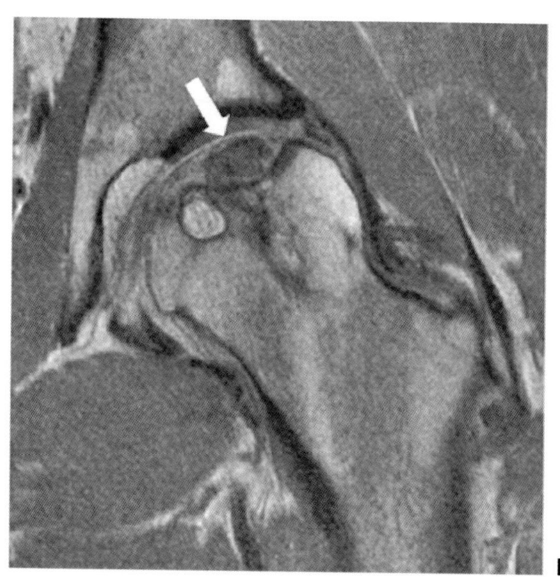

图25.2　41岁男性，髋关节疼痛的髋关节侧位X线片（A）和冠状FSE图像（B）显示股骨头慢性软骨损伤（白色箭头），硬化骨成熟床，低信号 表示失活的骨髓信号，以及覆盖软骨的部分厚度损失

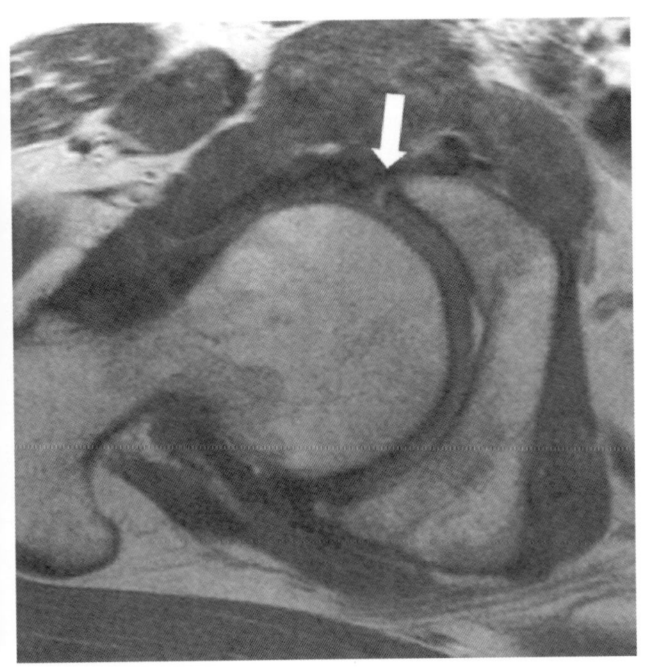

图25.3 一名43岁女性的髋关节轴位FSE图像显示前唇（白箭头）无移位撕裂，表现为整个唇盂基部的液体信号强度线性缺陷

信号，这在严重炎症的情况下可能是明显的。化脓性关节炎是典型的导致显著的炎症性滑膜炎的过程的例子，通常会导致层状的高信号和增厚的滑膜；辅助结果，如软组织水肿和淋巴结肿大，为诊断提供额外的线索。滑膜增殖性疾病包括诸如色素性滑膜炎（PVNS）和滑膜性软骨瘤病等。这两种疾病的典型MR表现是关节腔内出现许多大小均一，密度中等的小体，当疾病发展时，可能形成类似脱落物的外表，在其中的小体变得难以辨别。由于增生性滑膜内含铁血黄素含量，PVNS通常会包含低信号灶，其显示在局部相位相关的梯度回波序列，可与滑膜软骨瘤病区分。由于髋关节内压力较高，晚期滑膜增生性疾病可能导致急性侵蚀性改变，特别是在股骨颈处，从而使患者处于骨折风险（图25.4）。

囊外结构

除了对关节内病变的评估，MR还可以同时评估周围的囊外结构，包括骨骼，肌肉和肌腱，黏液囊和神经血管结构，这些结构也是产生疼痛的器官。常见的包括外展撕裂，转子滑囊炎，运动疝和骨盆应力性骨折。鉴于非特异性髋关节和/或腹股沟疼痛常见的临床表现，非创伤性检查对于区分关节内与关节外病理的能力，对于制定治疗策略是有价值的。

有早期骨关节炎风险的人群

某些病理使患者处于早期骨关节炎（OA）发展的风险中。在骨关节炎发展之前对这些情况的认识可进行早期干预，目的是停止软骨磨损并保护关节。

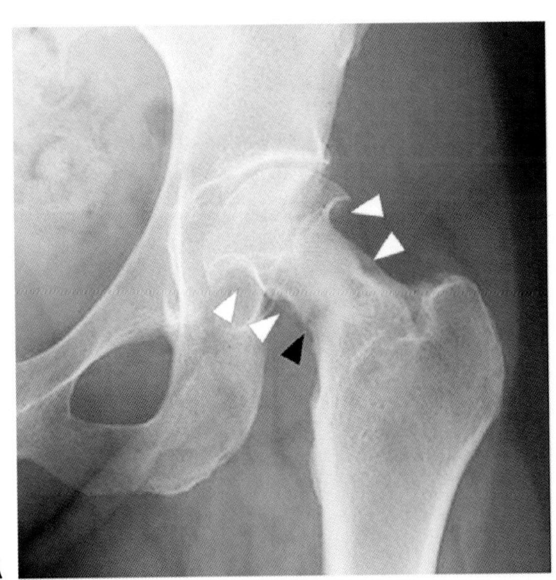

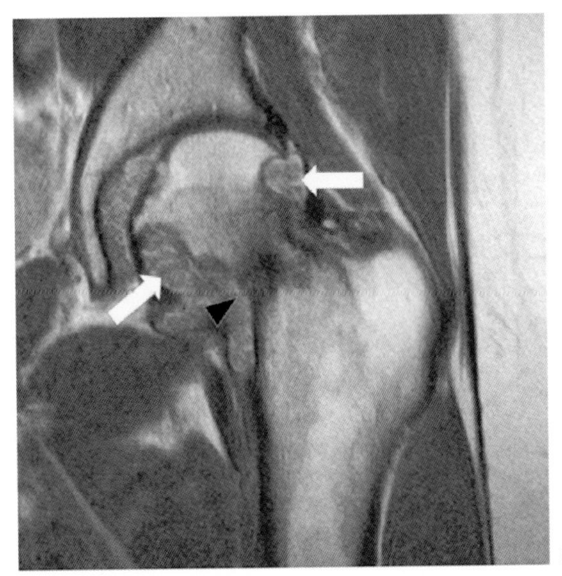

图25.4 髋关节疼痛患者髋关节前位X线片（A）显示股骨头和颈部无痛性骨糜烂（白色箭头），提示增生性滑膜的过程。冠状FSE图像（B）显示许多填充关节间隙的等强度信号（白色箭头），与滑膜软骨瘤病一致；注意股骨颈相关的不全骨折（黑色箭头）

髋关节的撞击综合征

FAI是一种复杂的疾病，其结构性的特性会导致股骨撞击髋臼边缘，产生各种作用于关节软骨和髋臼盂唇的异常力，最终导致早期软骨退化。传统上，FAI被细分为两种类型：凸轮和钳型。在凸轮式FAI中，股骨头颈接合处的偏移不足导致其对髋臼边缘的冲击，而在钳型中，髋臼在股骨头覆盖范围上产生冲击。实际上，这两种类型的FAI通常同时存在于同一个髋关节内，FAI可能与其他结构性问题如髋关节发育不良（DDH）共存。此外，FAI的典型影像表现经常在男性和女性之间不同。虽然男性更常见的是经典的凸轮FAI，但女性往往会在髋外翻或者DDH的情况下出现细微的股骨颈硬化或骨膜新骨形成。鉴于其不同的影像表现，FAI是具有挑战性的诊断，此外，影像学征象并不总是与临床上的髋关节疼痛相关；因此，影像学检查结果应始终在患者临床表现下进行解释。

在典型的凸轮型FAI中，MR影像显示股骨头颈交界处偏移不足，通常在前上方，并有局部的骨性突出。突出的头颈交界处对髋臼唇的撞击导致了上唇的退化以及作用在软骨上的剪切力，从而导致髋臼顶前上表面侧部边缘的软骨出现基底分离。在典型的钳形撞击中，全部或局部的髋臼覆盖，导致股骨颈撞击髋臼唇和髋关节，导致髋关节退化，并使股骨头后部进入髋臼关节面，产生“外伤对侧”模式的软骨损伤往往与钳型撞击有关。MR定量图像序列对评估早期软骨基质退化特别有用，这在传统灰度图像上并不明显（图25.5和图25.6）。

虽然FAI是髋关节区域最常见的撞击综合征，但其他类型的撞击已被描述，其中一些仍存在争议。小转子撞击坐骨被称为坐骨股骨撞击，最开始是在1977年报道的连续3名髋关节置换术后疼痛的患者，这些患者在小转子切除手术后出现疼痛。随后的作

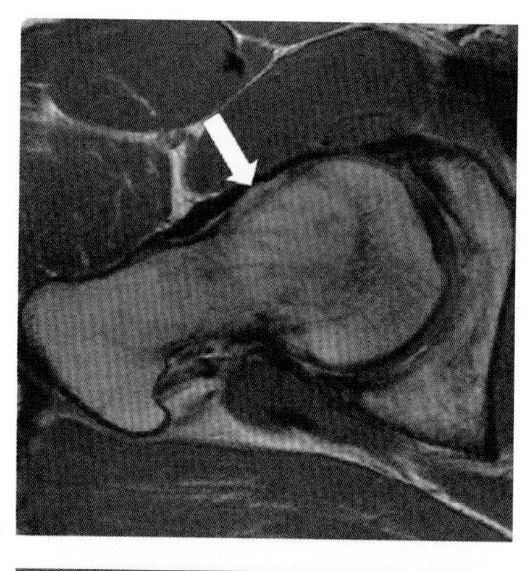

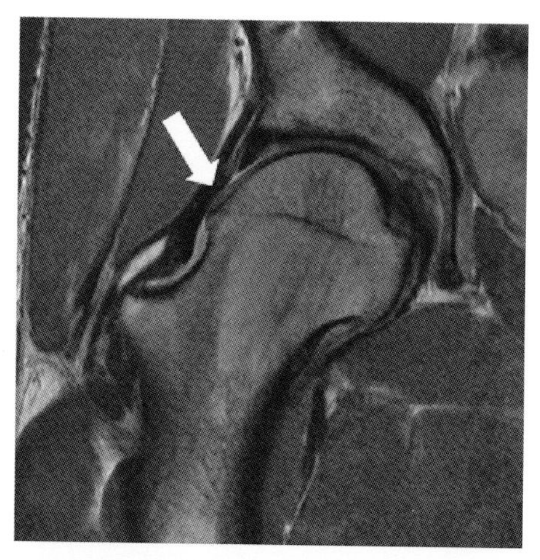

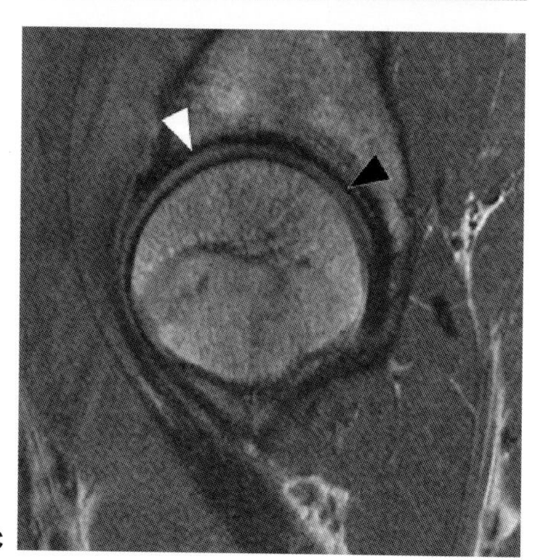

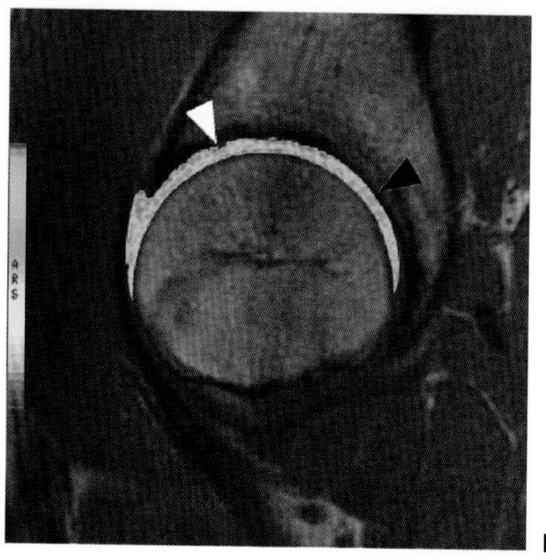

图25.5 26岁男性，髋关节疼痛，凸轮式股骨髋臼撞击。髋关节轴位（A）和冠状位（B）FSE图像显示局灶性骨质突出，股骨头颈交界处的偏移不足（白色箭头），典型的典型凸轮病变。矢状面FSE（C）图像显示软骨交界处（白色箭头）的前顶穹隆以及关节后上方（黑箭头）的软骨高信号，在矢状T2图上相应延长弛缓时间（D，白色和黑色箭头）

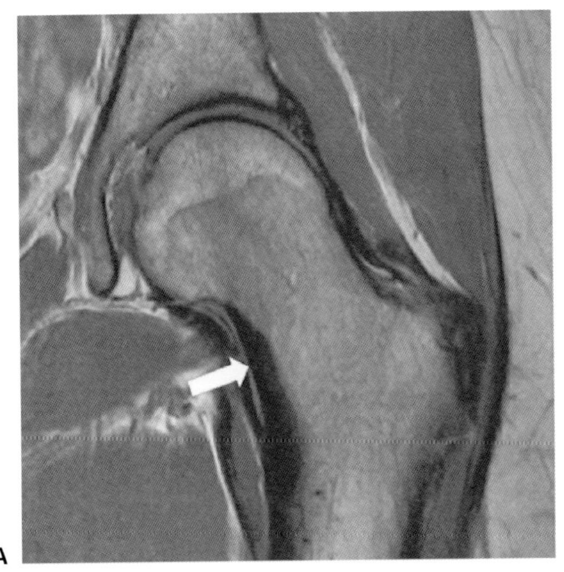

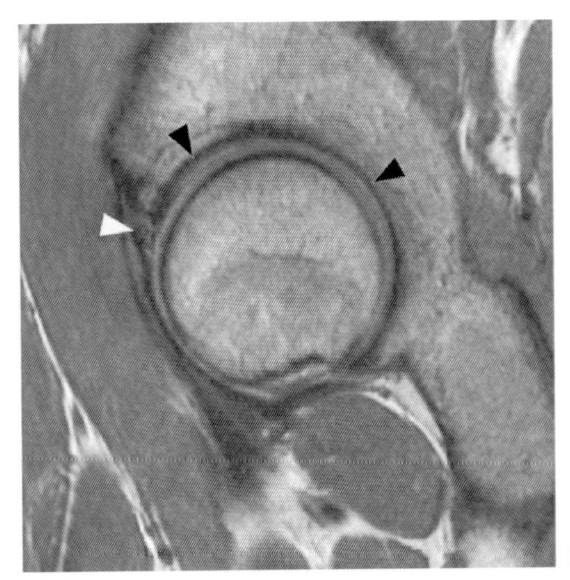

图25.6 女性模式股骨髋臼撞击。冠状FSE图像（A）在一名患有髋关节疼痛的29岁女性中表现出明显的股骨颈硬化（白色箭头），这在女性FAI情况下经常被观察到代替典型的凸轮病变。矢状FSE图像（B）显示退变的，长期撕裂的前唇（白色箭头）和软骨下高信号，位于前上方和后上方髋臼穹顶（黑色箭头）

者已经描述了相关的影像学表现，包括缩小了坐骨股骨间隙和股方肌间隙，以及股方肌异常的信号，尽管仍然存在争议。

已经描述了与髂前下棘（AIIS）相关的撞击，最常见于由于先前的创伤性损伤（例如股直肌撕脱伤）导致的残余AIIS畸形。这些患者经历了股骨颈对AIIS的骨性撞击，并且最近有报道称可以通过手术降压使患者受益。

髋关节发育不良

在DDH患者中，髋臼覆盖下的股骨头引起的生物力学改变，轴向关节负荷增加，导致髋臼盂唇代偿性肥大和关节软骨早期退化（图25.7）。尽管筛查DDH通常发生在儿童早期，但未能早期发现的个体可能会成为成年人。准确评估诊断软骨损伤的程度对于制定恰当的治疗策略至关重要。如果关节软骨还有相对的保留，则可进行髋臼周围截骨术以在解剖上获得更多的股骨头覆盖以阻止进行性软骨磨损；然而，如果软骨磨损已经很大，通常需要进行关节成形术作为治疗方法。再次，通过定量MR成像评估早期软骨基质的损耗可用于确定疾病的范围和程度，帮助适当的管理。

股骨头骨骺滑脱和Legg–Calvé–Perthes病

股骨头骨骺滑脱（SCFE）是青少年股骨头骨骺后内侧滑脱的一种病症，可能会导致明显的骨性畸形，早期骨关节炎的发生。因此，早期发现SCFE是防止严重畸形和骨关节炎的关键。虽然SCFE的初步诊断通常是X线检查，但MRI可对生长闭合程度，干骺端角畸形，关节软骨完整性和骨坏死发展程度的额外评估。治疗SCFE需要固定股骨头骨骺以防止进行性滑脱；然而，由于缺血性坏死风险升高，不能进行减少滑脱。因此，MR在术后情况下也可用于监测与残余骨性畸形有关的软骨磨损，这往往会导致二次FAI（图25.8）。

Legg–Calveé–Perthes病是股骨头骨骺特发性骨坏死，其过程是可变的；该情况可以在无骨畸形后遗症的情况下解决，也可能导致股骨头的永久不同程度的变形，并且其次，由于股骨颈的接触力的改变。永久性骨畸形可能导致骨关节炎的发展，而MRI在手术干预前可用于评估关节软骨和周围软组织的完整性。

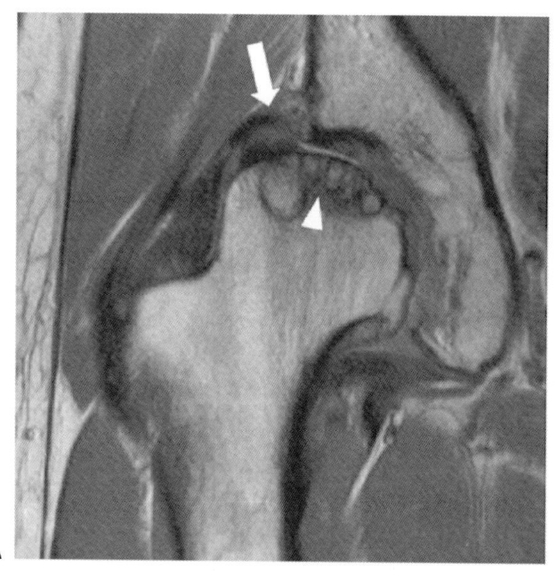

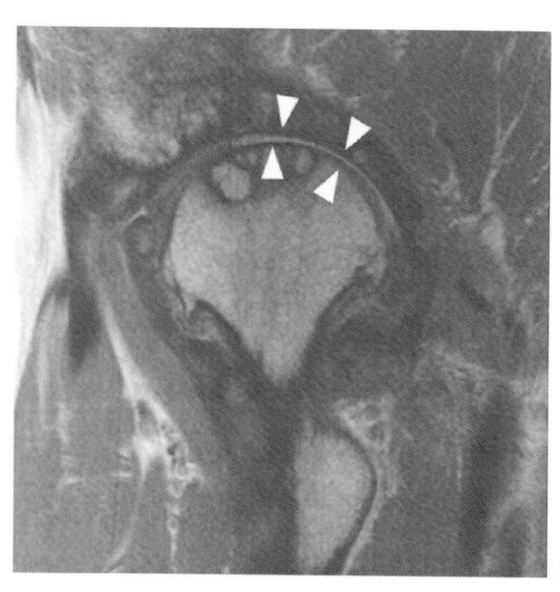

图25.7　48岁女性，髋部发育不良的髋关节FSE（A）图像显示股骨头外侧髋臼下缘明显，代偿性唇部肥大和明显变性（白色箭头），以及严重骨关节炎，产生骨暴露与广泛的软骨下囊性变化（白色箭头）。矢状FSE图像（B）显示了骨关节炎的程度，伴随骨沉积（白色箭头）。尽管在常规射线照片上缺乏严重的关节间隙变窄，但病人仍被转诊为关节成形术

创伤和压力伤害

与创伤或压力相关的髋骨的骨伤通常是常见的。尽管在疑似骨性损伤情况下进行最初的影像诊断评估通常是射线照相术，但MRI可用于评估隐匿性骨损伤，以及评估软组织损伤程度。常见的临床情况包括可疑的老年患者的影像学隐匿性创伤后和不全骨折，以及年轻运动员的股骨颈应力性骨折。在严重创伤性损伤的情况下，MR成像提供了评估骨和软组织损伤的程度和范围以及局部神经血管结构完整性的无创性手段，有助于手术计划。

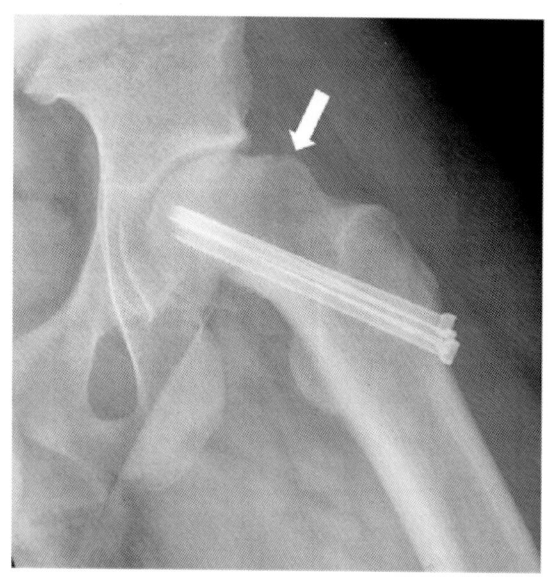

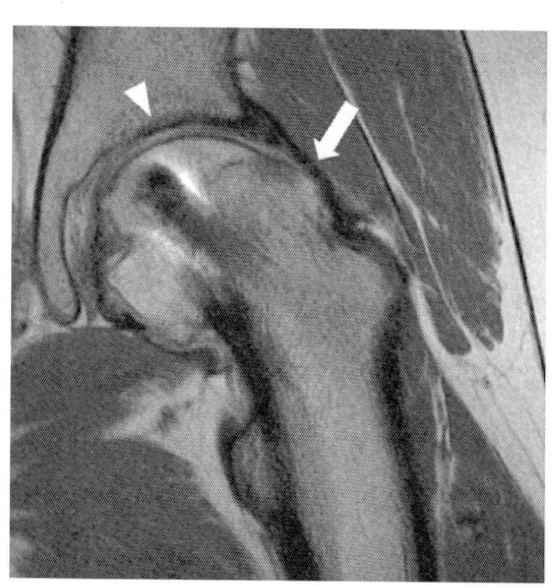

图25.8　14岁男孩，1年前进行了一个髋关节侧位X线片（A）和冠状FSE（B）图像，其中1年前进行了股骨头缺血性骨骺针固定术，表明残余骨性畸形伴有明显的股骨头-颈交界处（白色箭头）通过次级股骨髋臼撞击产生抵偿。伴随的软骨磨损，导致关节上表面的高度损失，在髋臼顶（白色箭头）上有暴露的骨头。注意显现仪器表现周围软组织的能力

表25.2 1.5特斯拉下关节成形术后关节常规成像参数

参数	冠位快速IR（整个骨盆）	轴位FSE（整个骨盆）	矢状位FSE（受测骨盆）	冠位FSE（受测骨盆）	斜轴FSE（受测骨盆）
TR (ms)	4500	4500 ~ 5500	5500 ~ 6500	4500 ~ 5800	4500 ~ 5500
TE (ms)	18	21.4 ~ 32	23 ~ 30	23 ~ 30	23 ~ 30
TI (ms)	150	NA	NA	NA	NA
BW (kHz)	83 ~ 100	83 ~ 100	83 ~ 100	83 ~ 100	83 ~ 100
ETL	7 ~ 9	16 ~ 20	14 ~ 20	10 ~ 20	10 ~ 20
NEX	2	4	4 ~ 5	4 ~ 5	4 ~ 5
FOV (cm)	距离大粗隆2cm	距离大粗隆	17 ~ 18	18	17 ~ 19
Matrix	256 × 192	512 × 256	512 × 384	512 × 384	512 × 256
Slice/gap (mm)	5/0	5/0	2.5 ~ 3/0	4/0	4/0
NPW	Yes	Yes	Yes	Yes	Yes
Frequency	R/L	A/P	A/P	R/L	A/P

注：IR，反转恢复；FSE，快速自旋回波；TR，重复时间；TE，回波时间；TI，反转时间；BW，接收机带宽；ETL，回波链长度；NEX，数据采集次数；FOV，视野；NPW，无相位包裹；R/L，从右到左；A/P，从前到后

术后的髋关节图像

传统成像技术的修改

术后髋关节的MRI成像需要了解外科手术的过程，器械使用情况以及预计正常和异常发生的范围。如果有金属的存在，则需要修改脉冲序列参数，以减少因金属植入物扰乱周围磁场而产生的磁敏感性伪影。用于减少磁敏感性伪影的传统脉冲序列技术包括扩大接收器带宽，将频率编码轴与植入物的长轴对齐，以及在矩阵的频率方向上采样。图像质量的进一步改善可以通过减小体素尺寸和增加激发次数来实现。此外，由于特定种植体产生的磁敏感性伪影的程度与Bo的强度成正比，有金属植入物的患者的临床成像最好在1.5T的环境中进行；应避免3T的环境。也应该避免使用抑脂技术，因为它们依赖于频率选择性饱和脉冲；倒置恢复测序法在金属存在下能提供更均匀的脂肪抑制和更少的伪像（表25.2）。

高级金属成像技术

虽然通过常规脉冲序列的采集参数的适当修改，可减少由特定植入物产生的磁敏感性伪像，但诸如包括髋关节成形术的此类大金属组件，不管如何修改参数通常会产生无法阅读的伪像。当临床关注点位于假体周围区域时，这通常被常规序列的磁敏感性伪影掩盖，这是有问题的。在这种情况下，专门设计用于减少（如果不是很大程度上）消除易感性伪影的先进测序技术的使用会非常有利。已经开发了多种这样的序列，并且它们在对术后患者进行成像中的应用越来越被认可。两个广泛使用的序列包括多个采集变量共振图像组合（MAVRIC）和切片编码金属伪影校正（SEMAC）。MAVRIC是一种利用多个图像采集的技术，其在以1H的行程频率为中心，对不同频谱频率区间进行处理，在随后的后处理过程中组合以生成复合图像，其大部分消除了对大多数植入物的磁敏感性伪影。SEMAC是一种金属缩减技术，它采用视角倾斜和Z轴上的附加相位编码脉冲，通过强大的空间编码降低金属磁敏感性伪影。已经显示这些序列能显著降低磁敏感件伪影，使得传统序列上不明显的病理情况得以揭露（图25.9）。

临床应用

关节成形术术后疼痛使用MR成像历来受到大型金属植入物产生的过度磁敏感性伪影的限制；然而，利用上述伪影减少技术允许在髋关节成形术后疼痛时评估假体周围组织，考虑到假体周围软组织

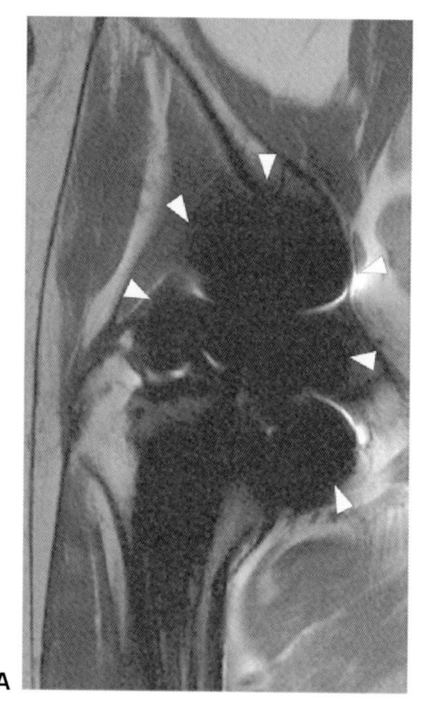

A

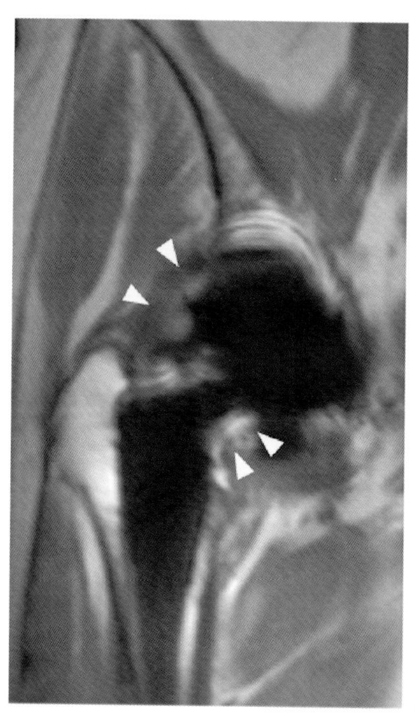

B

图25.9　利用MAVRIC序列减少金属敏感性伪像。应用常规金属减少参数修正技术的冠状FSE（A）在金属对金属全髋关节置换患者中显示明显的残余伪影（白色箭头）。冠状MAVRIC图像（B）显示敏感性伪影明显减少，使得囊和滑膜现在清晰可见（白色箭头）

病理学的广泛性，MRI与其他影像学相比有着优异的软组织对比度。关节成形术植入物根据其成分在MR成像上产生可变程度的磁敏感性伪影。通常使用的植入物可以包括金属，聚合物和陶瓷表面的各种组合，通常产生最少伪影的陶瓷轴承，产生最多伪影的是金属对金属的材料，例如通常在髋关节表面置换所用。考虑到金属对金属轴承周围组织中可能遇到不良局部组织反应，降低金属假体的金属成分在其发展中是有必要的。

假体周围骨折

假体周围骨折的诊断通过任何影像学方法检查都是具有挑战性。虽然明显移位的骨折很容易诊断，但只有轻度相关性骨髓水肿的非移位骨折可能难以察觉，特别是在有过度的磁敏感性伪影。仔细观察抑脂液敏图像的骨髓水肿是有必要的；然而，放射科医师必须同时保持对假体周围磁敏感性伪影的典型分布和信号扰动的认识，以避免误诊。

假体松动

假体松动可能是由周围纤维膜形成，广泛的骨质溶解或非骨缺损部位的骨质较差引起的。MR成像假体松动的诊断标准与其他影像学的诊断标准基本相同。周围骨质吸收存在于假体周围，MR成像图像取决于病因（图25.10）。通常，松动与周围纤维膜形成有关，表现为在金属骨或骨水泥-骨界面处具有硬化边缘的高信号的薄线性间隙。非缺陷部位的骨质一体化也具有相似的外观。下面讨论的骨溶解在足够大的范围内圆周投入植入物时，也可能导致组件松动。

磨损碎片的不良反应

植入物磨损碎屑可能会引发假体周围组织内免疫介导的不良反应，导致各种继发的并发症，并最终导致植入失败。不良反应的类型和严重程度取决于多种因素复杂的相互作用，包括磨损碎片的类型，关节成形术后的持续时间和/或组件磨损的程度以及宿主免疫超敏反应的倾向。

骨溶解

术语骨溶解是指假体周围骨吸收，与免疫介导的植入磨损碎片的反应有关。在骨溶解中。MR成像显示局部骨质吸收的离散区域，其表现为典型的等信号且具有明确的硬化边缘；然而，病变的信号特征可能因磨损碎片的性质而异。例如，金属磨损碎屑的广泛沉积可能会产生极低强度的骨质溶解灶

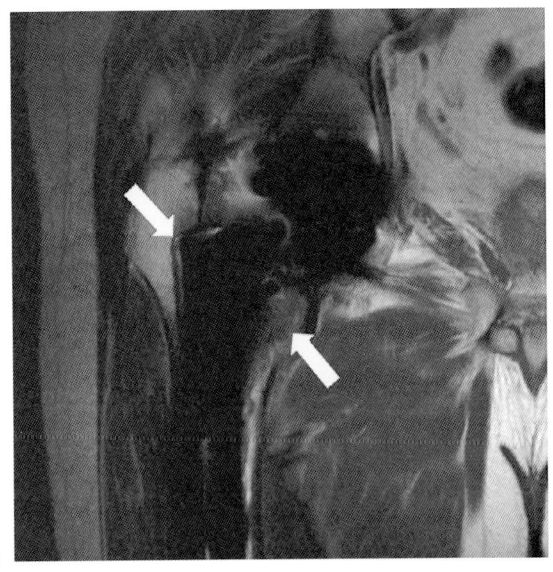

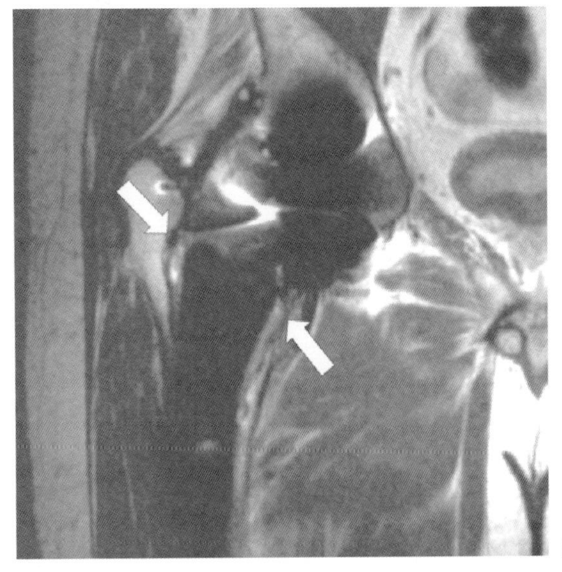

图25.10 冠状FSE（A）和MAVRIC原型（B）在65岁男性全髋关节置换术后的图像显示股骨假体松动患者的股骨近端部分（白色箭头）周围骨质吸收。放射线照片模糊不清，不能确定是否存在松动

（图25.11）。

对金属的局部组织反应

金属磨屑可能来源于金属对金属支撑的表面，例如在髋关节表面置换术中使用的表面，或者也可能出现在模块化的组件接合处，例如股骨柄和颈部的交接处的耳轴。因此，虽然在金属对金属轴承时最常遇到，除了金属对金属轴承之外，如果存在模块化部件，也可能发生由金属碎屑引起的不利反应。在假体周围组织内激发的特定免疫过程决定了反应的病理生理表现，从而确定了相关的成像特征。在金属碎片的情况下，可能发生各种免疫反应，这可被称为全面术语“不良局部组织反应”，其中最常见的亚型是金属超敏反应（如组织学诊断中所反映的ALVAL）和金属病。

对金属磨损碎片的超敏反应已经被包括ALVAL和假瘤在内的各种术语所指代。这种类型的ALTR是类似于T细胞介导的Ⅳ型迟发型超敏反应过程，类似

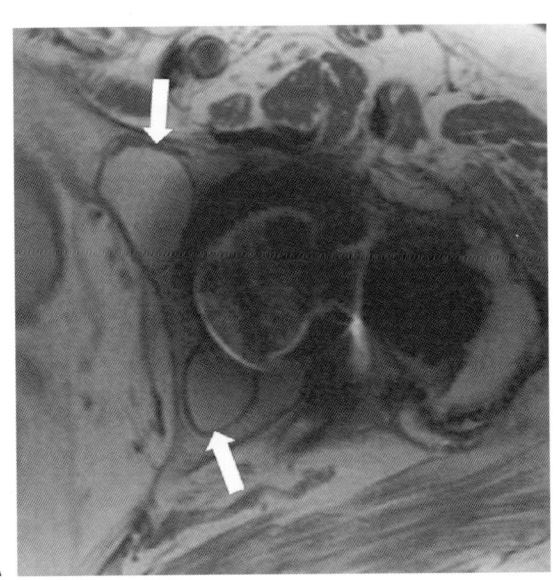

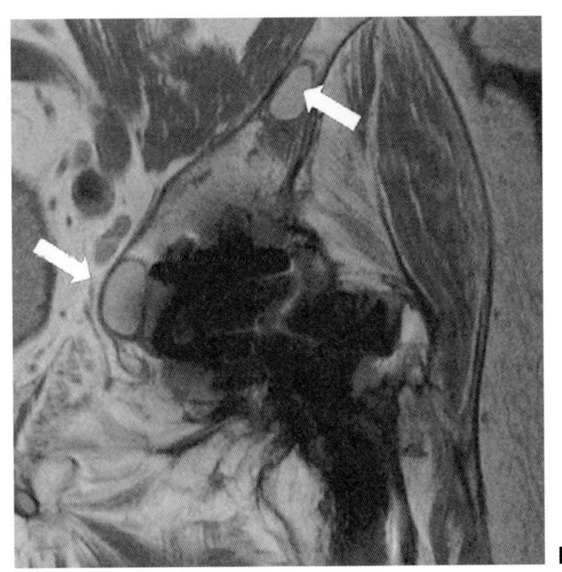

25.11 87岁男性全髋关节置换术后的轴位（A）和冠状位（B）FSE图像显示髋臼假体（白色箭头）骨质吸收有良好的界限，符合骨溶解；注意，虽然溶骨性病灶最通常与肌肉等信号，但它们可能表现出可变的信号特征，这些囊性病灶也是如此

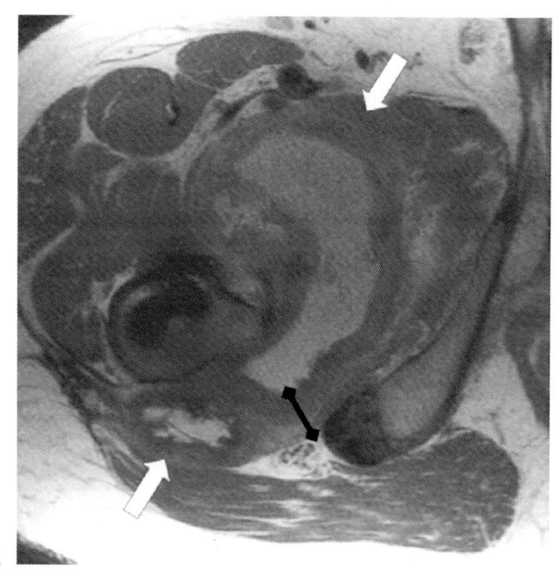

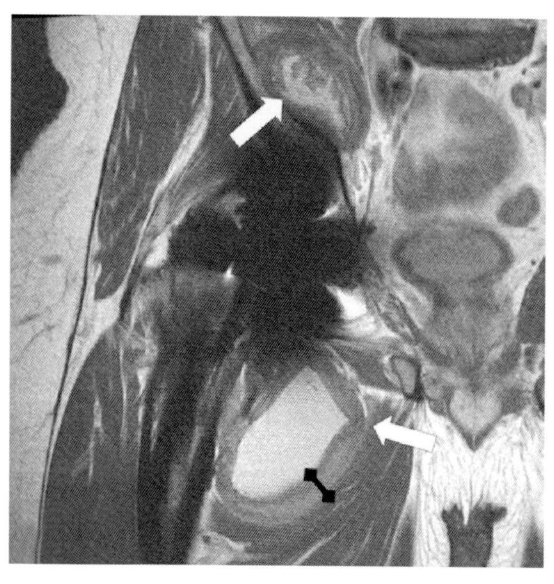

25.12 58岁男性，金属对金属全髋关节置换术后的轴位（A）和冠状位（B）FSE图像显示伴有滑液混合液体和实性滑膜炎并伴有滑膜炎积液进入周围软组织（白色箭头）以及滑膜（黑色卡尺）的明显增厚；这些成像特征是ALTR对金属碎片超敏类型的特征

于毒性常春藤引起的接触性皮炎。金属磨屑类似于半抗原，其与局部蛋白质形成复合体，被吞噬并由局部细胞的表面蛋白质呈递，被敏化的细胞毒性CD8 T细胞识别，然后CD8T细胞破坏“感染的”呈递细胞。因此，这种类型的ALTR可导致广泛的局部组织损伤。影像学特征包括大量混合液体/固体滑膜炎和特征性厚滑膜的滑膜扩张，以及减压的滑膜进入周围组织，产生典型的软组织“假瘤”，并且常常导致周围结构的撞击，例如周围的神经血管束和外展肌腱。可观察到低信号强度的囊内和/或囊外沉积物，表明金属磨损碎片的沉积，尽管该发现在金属过敏症的影像诊断中不是必需的。其他发现可能包括软组织水肿和淋巴结肿大。这种疾病的标志是炎症和局部组织损伤，如影像学呈现（图25.12）。

相反，ALTR的亚型称为金属中毒，虽然仍是免疫介导的反应，但与金属超敏反应相比，其特征在于相对较少的炎症和组织损伤。金属沉着病是假体植入对准不齐时产生的ALTR，会导致异常边缘负载和高植入物磨损，从而产生大量金属碎片。这种碎片引起组织巨噬细胞异物反应，其中巨噬细胞试图通过吞噬作用（在小体的作用下）或通过形成异物巨细胞和包囊（在小体对于吞噬作用过大时）试图从宿主组织分离金属碎片，因此，尽管滑膜扩张仍然是特征性成像外观的一个要素，但滑膜炎的预期体积和滑膜增厚的程度并不明显，其他成像特征也提示炎症和组织损伤，而由于大量的金属沉积呈现低信号（图25.13）。

在存在金属磨屑的情况下超敏反应与金属沉着病的发展取决于多种因素，其中主要因素为宿主反应。在合适的宿主中，少量金属碎片的存在可能导致严重的过敏反应，而非反应性宿主可能可以容忍巨大的金属沉积负担，最终形成金属沉着病，但从不表现超敏反应。此外，尽管金属沉着病是一种剂量依赖性现象，只发生在大量磨损碎屑的情况下，超敏反应更多地取决于宿主的免疫反应程度，而更少取决于碎片的体积。这种复杂的因素相互作用可能导致混合性的影像学表现，同一个宿主内同时出现金属沉着病和超敏反应的特征（图25.14）。

与聚合物磨屑有关的不良反应

由聚乙烯表面产生的聚合物磨损碎屑可能引发免疫介导的反应，类似于金属沉着病中由金属碎片诱发的反应，其中巨噬细胞试图通过吞噬作用或巨细胞封装，从宿主组织分离外来颗粒，这种激发宿主的反应与金属超敏反应中观察到的相比，炎症和破坏性相对较小。MR成像表现出特征性的滑膜扩张

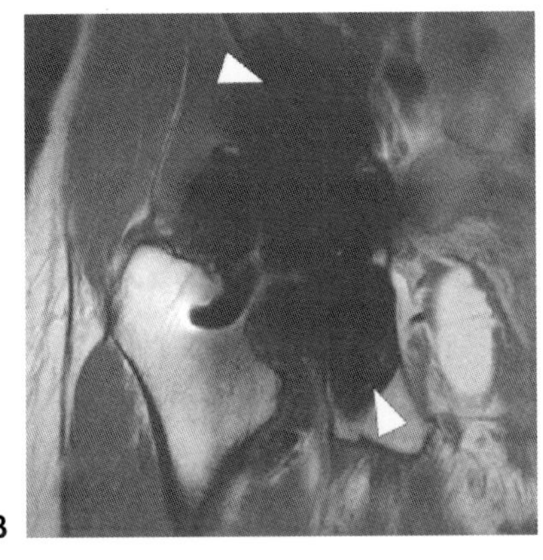
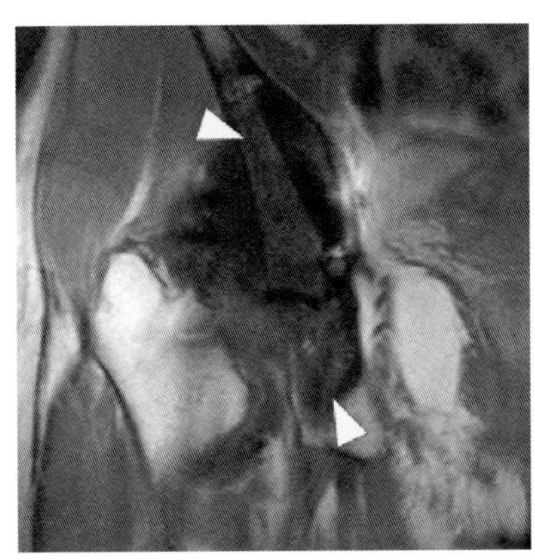
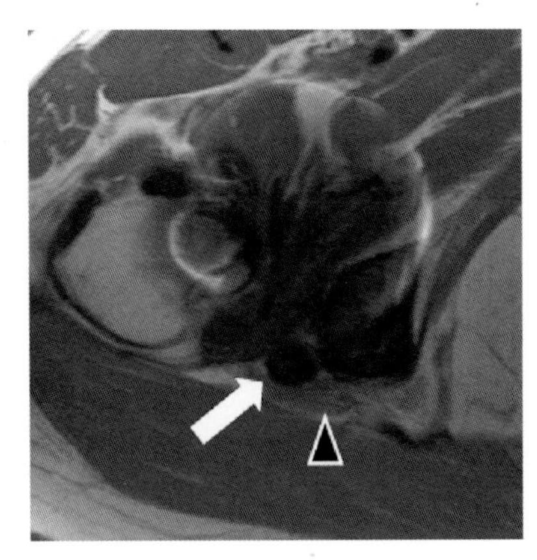

图25.13 53岁妇女的金属对金属髋关节表面置换术后，冠状FSE（A），冠状MAVRIC（B）和轴位FSE（C）图像显示广泛明显低信号的髋臼周围骨溶解（白色箭头），局灶性低信号囊外沉积物（白色箭头），其与患有ALTR的金属病亚型的患者的邻近坐骨神经的前部面（黑色箭头）类似。注意通常在ALTR的超敏性亚型中观察到滑膜扩张和增厚的相对少见

和等密度的聚合物碎片，这通常与侵蚀性骨溶解和/或无痛性骨侵蚀有关（图25.15）。晚期疾病可能产生足以引起组件松动的广泛侵蚀。滑膜扩张，如在ALTR，可能会导致周围软组织结构的冲击，如神经血管束和区域肌腱。

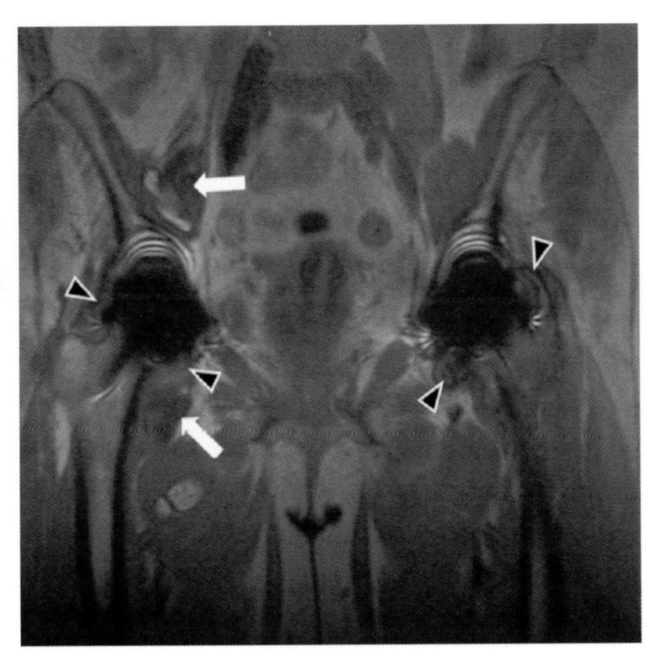

图25.14 冠状MAVRIC原型FSE图像在49岁的女性状态双侧重建表面置换术后，显示双侧滑膜扩张（黑色箭头）与金属超敏反应相关；此外，右侧假体中存在低信号强度沉积物区域（白色箭头），与金属沉着病一致。在检查假体后，发现右侧髋臼组件过度前倾；左侧在安全范围内

周围感染

典型的假体周围感染在MR成像上表现为高信号，层状炎性滑膜炎，通常伴有感染特征性的表现，例如显著的软组织水肿，淋巴结病和积液。通常不需要静脉注射钆造影剂作诊断，虽然可能有助于区分蜂窝织炎和脓肿，并确定窦道和液体通道。

周围神经血管并发症

周围神经血管并发症可能由于各种原因而发生。在髋关节置换术术后时期，手术后的水肿可能影响周围坐骨神经，引起神经束的刺激，对其进行合理的管理后，随着时间的推移问题能解决；然而，尽管不太常见，与假体错位或术后积液有关的直接神经血管撞击可能导致相同的临床表现，并且应该与术后水肿的良性情况区分，因为可能需要干预。在最近的术后可能遇到的其他并发症包括出血和血栓形成。多普勒超声提供了评估下肢脉管系统的无创手段；然而，对盆腔脉管系统的评估通常是有限的。MR血管造影术对骨盆血管的术前和术后评估都是有用的。

当在较长的时间范围内考虑时，假体周围神经血管并发症通常与滑膜扩张相关并伴有邻近神经血管结构受到撞击有关，如在磨损碎片的不良反应中可见。另外，植入失败可能导致假体的迁移，例如

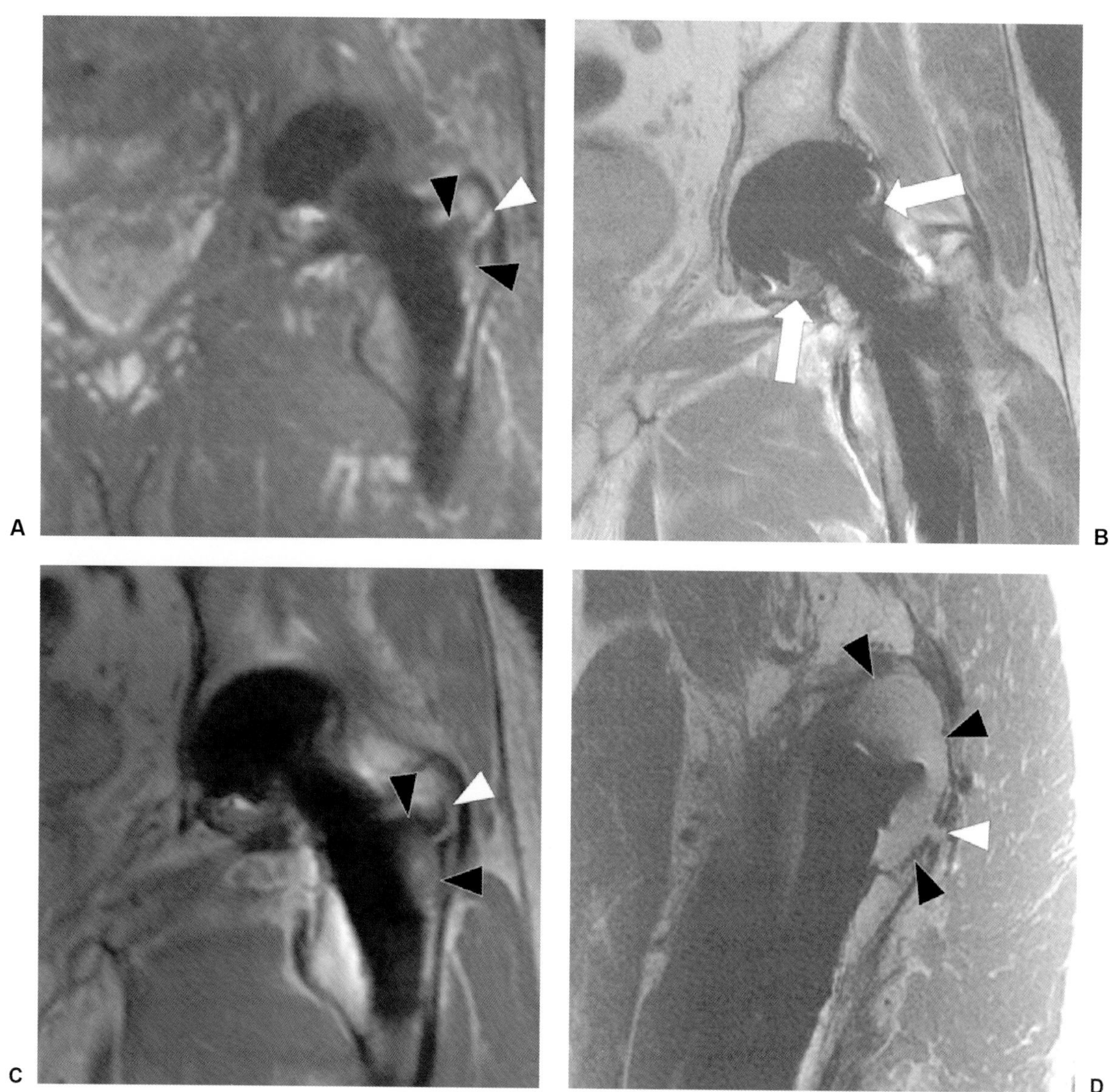

图25.15　冠状面MAVRIC倒置恢复（A），FSE（B），MAVRIC FSE（C）和矢状面FSE图像（D）显示对聚合物磨损碎片的不良反应，伴有等速滑膜扩张（白色箭头）和近端股骨假体的骨溶解黑色箭头，伴随有大转子的病理性骨折（白色箭头）

挤出的聚乙烯衬，其可以压缩相邻的神经血管结构。MR成像也可用于检测假体周围神经瘤的形成（图25.16）。

异位骨化

虽然异位骨化的评估通常利用X线片或CT进行，但可能需要使用MR成像来评估骨化沉积与周围软组织结构的关系以及撞击的程度。MR上成熟异位骨化出现的影像学特征在于内部脂肪骨髓信号的存在，而未成熟异位骨化可能具有更多变化的外观（图25.17）。

其他金属仪器

在关节成形术的情况下，在金属固定假体因MR成像出现过多伪影，一直以来在使用上受到限制；然而，应用适当的金属伪影减少技术和采用特别设计的先进测序技术可显著减少伪影，可以对骨组织和软组织结构进行术后评估。尽管使用CT可以很好地评估骨质细节，但MRI可以灵敏地检测骨髓水肿，这可以从压力反应或早期缺血性坏死看出。鉴于某些类型的股骨骨折中缺血性坏死的风险增加，MRI为早期发现初期缺血性坏死提供了有用的工具。另

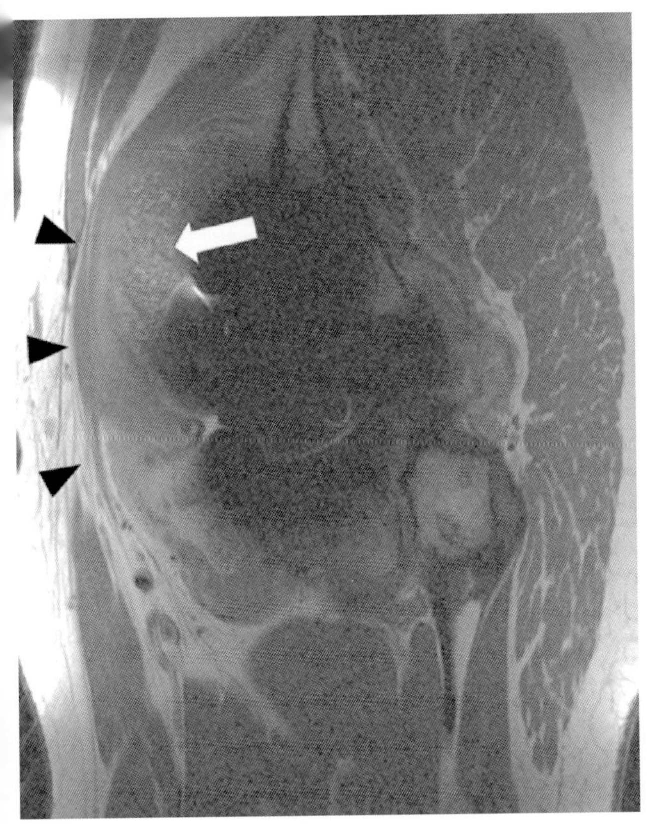

图25.16 55岁女性，矢状面FSE图像显示金属对金属髋关节表面置换术后滑膜扩张明显，混合滑膜炎减压至髂腰肌囊（白色箭头）并撞击邻近股神经（黑色箭头）

外，MR可以评估相关的软组织损伤和并发症，如积液，神经血管损伤以及周围韧带和肌腱的损伤。

软骨修复

鉴于其能够提供骨和软组织结构的详细评估，MR成像是术后评估目前可用的各种软骨修复的理想方式，包括微骨折，骨软骨移植，合成栓塞和软骨细胞移植。尽管髋关节内部的软骨修复不如膝关节内部软骨修复常见，但可以在合适的患者中进行修复。此外，先进的软骨成像技术，如T1 rho和T2映射，可以定量评估软骨组织的特征，从而随时监测移植物的成熟程度，并评估周围原生关节软骨内的基质消耗情况。

股骨颈清创术

随着对FAI的治疗频率增高，股骨头颈交界处的清创术或骨整形术已成为一种干预措施。该手术的最终目的是通过恢复正常的股骨头颈部偏移，防止骨质撞击，以防止早期骨关节炎的发展。正常的术后影像显示了股骨头前/上交界处的手术清创，并且通常是髂股韧带内的小手术缺损。术后并发症通常与骨性或软组织缺陷有关，包括股骨颈应力性骨折，关节不稳定性和稳定软组织结构缺陷相关的损伤，如髂股韧带（图25.18）。

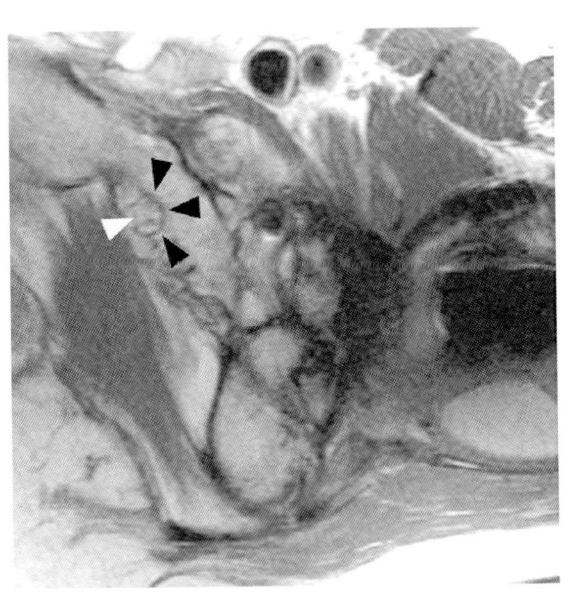

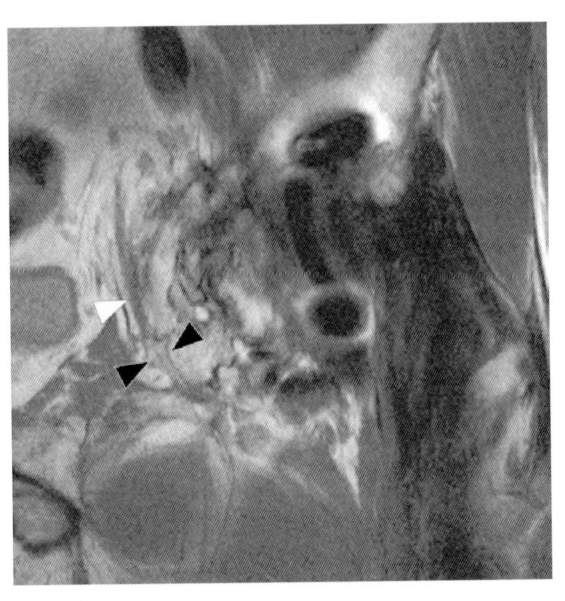

图25.17 33岁男性，继发于创伤性损伤的全髋关节置换术后的轴位（A）和冠状位（B）FSE图像显示，闭孔神经被广泛异位形成的骨隧道封闭（白色箭头）

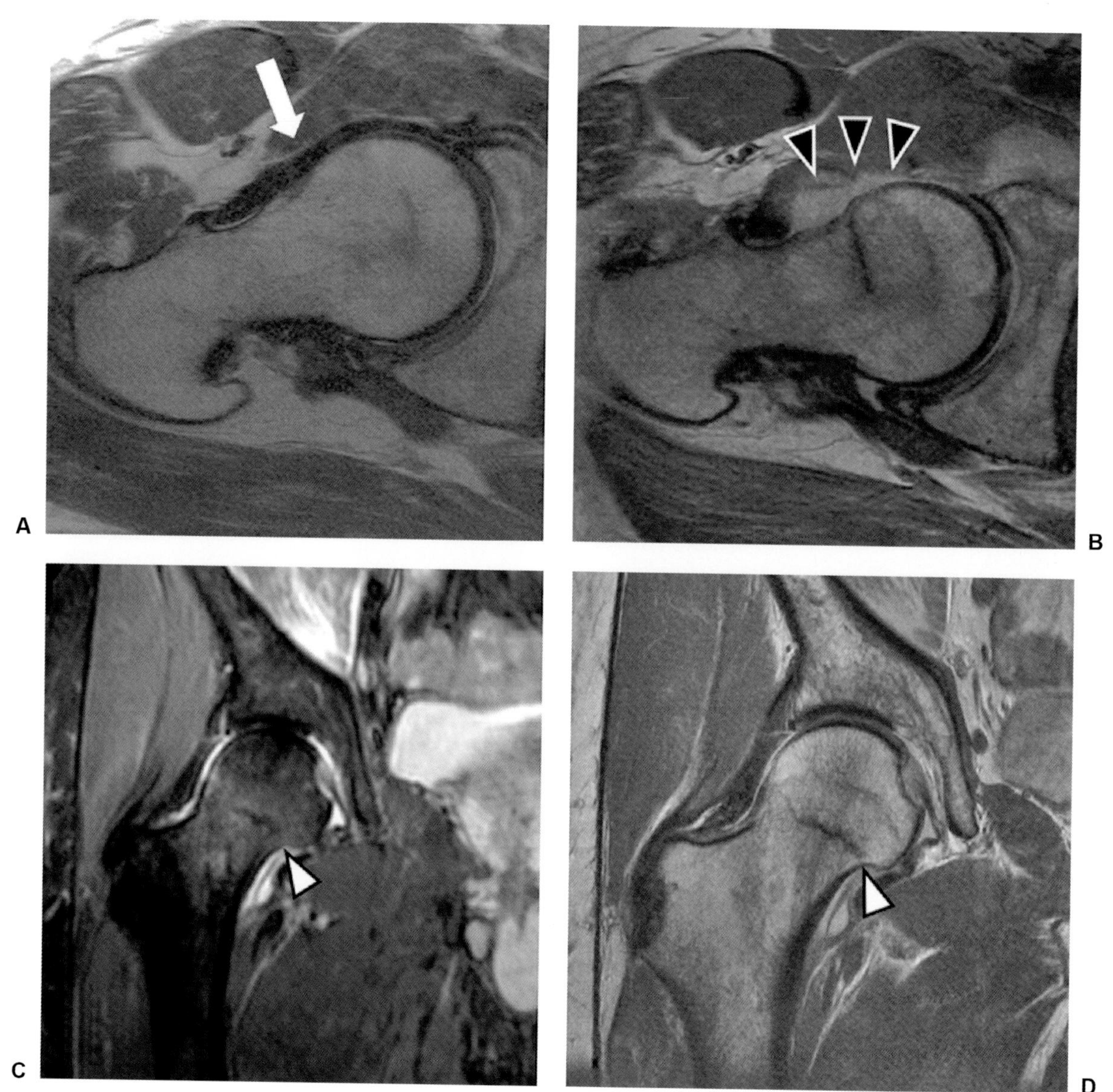

图25.18 在2009年10月进行的一项术前研究中，64岁男性的斜轴FSE图像（A）显示了股骨头颈交界处的骨性突出（白色箭头），与凸轮型FAI一致。2010年3月在股骨颈清创术后获得的轴向FSE（B），冠状面IR（C）和冠状面FSE（D）图像显示髂股骨韧带的缺损（黑色箭头）和股骨颈应力性骨折（白色箭头），这两种是已知的关节镜股骨颈清创术的并发症

总结

MR成像是一种有价值的工具，可以对髋关节和髋关节术后疼痛进行无创评估。优化的常规测序技术在常规临床环境中提供准确可靠的成像，并且先进的成像技术的应用可以为特定的临床情况提供额外的有价值的信息。利用纵向数据的进一步研究将允许开发基于MR成像的预测模型，用于在有风险发展成为早期骨关节炎的人群，以及评估手术干预后防止这些患者中软骨磨损进展的效果，以及也将开发用于评估关节置换术后不良反应的预测模型。

Fabio Orozco
Sergio Pulido
Alvin C. Ong

26

第26章　术前医疗评估

介绍：全髋关节置换术（THA）已被证明可以提高生活质量，并且是治疗晚期关节变性疾病患者疼痛的有价值的方法。这是一个选择性手术，只应在完全评估患者的风险因素后和确定该手术可以给患者带来的好处之后才进行。本章重点介绍将要接受THA治疗的患者的术前评估。术前评估的目标是确定患者的已知和隐匿的内科状况，优化医疗护理，并干预治疗以改善手术结果。评估患者应有一系列的步骤。首先评估每个患者在进行不必要的测试之前可能具有的风险因素是重要的。这表明获得良好的病史是评价患者的最有价值的工具之一。

大多数矫形外科手术被认为具有中度心脏风险。评估患者的心功能储存量对于确定手术期间和之后的心脏并发症的风险是重要的。由于胸痛或呼吸急促而不能行走4个街区或爬上两层楼梯的患者被认为具有差的运动耐受性，这会增加他们围手术期心肌缺血和心血管事件的风险。代谢当量（MET）为评估心功能提供了很好的指导（见表26.1）。在MET等于或小于4的患者中进行进一步的心脏测试。小于4MET的休闲活动包括烘烤，缓慢跳交际舞、打高尔夫球、玩乐器、并以速度约2～3mph散步，超过4MET的活动包括适度的骑自行车，攀岩，滑冰，滑旱冰，滑雪，单打网球和慢跑。

表26.1	各种活动的任务（MET）的代谢等效（3）所需的运动能力活动
1 MET	躺下
4 METs	爬上两层楼梯，在院子里工作
10 METs	慢跑6 mph，剧烈运动

实验室，心电图和胸部X射线

实验室检查是医生评估患者在进行髋关节手术时的风险的重要工具。然而不是常规的检查，它必须是根据每个病人的具体需求和病史具有选择性和个性化。获得完整的病史是非常重要的，它是术前管理的主要组成部分之一，以避免患者进行不必要的实验室检查。本节所详尽介绍的术前检查可有助于降低接受髋关节外科手术的风险。表26.2给出了依据不同术前状况的相应检查的总结。

全血计数是接受矫形外科手术患者最重要的实验室检查之一。髋关节置换术可能会造成显性失血，因此知道患者的基本血液情况是重要的。研究表明，红细胞比容小于28%会增加心血管风险。为了防止手术后血红蛋白和血细胞比容的急剧下降，患者可以选择进行术前自体献血或参与使用促红细胞生成素和铁的生血方案。术前可以每隔一周从患者自体采血，但最后一次采血应在手术前至少2周以使血细胞得到补充。

评估患者是否服用可导致白细胞减少的药物十分重要。这可以在使用氨甲蝶呤，英夫利昔单抗和非甾体类抗炎药的类风湿性关节炎（RA）病史中看到。为了防止术后关节感染，应该延迟手术，直到任何活动性感染，例如尿路感染已经消除。

为了防止手术后感染，2004年国家外科手术预防项目建议在麻醉诱导时对小于80kg的患者使用头孢唑林1gⅣ和对超过80kg的患者中使用2gⅣ，术后再给予2次。

病史和体格检查在评估出血性疾病患者中更有用。在无凝血问题病史患者中检查出血时间，凝血

表26.2 术前检查计划

术前条件	HCT	PT	PTT	Na,K	Creat BUN	葡萄糖	x线	ECG	尿妊娠测试	T/S
有失血	×									×
无失血										
40～49岁								×[a]		
50～64岁								×		
65岁以上					×			×		
心血管疾病										
高血压										
轻度										
中或重度							×	×		
充血性心力衰竭	×						×	×		
缺血性心脏病	×							×		
血管疾病										
颈动脉病								×		
腹主动脉病								×		
外周血管疾病								×		
肺病							×	×		
肝病	×	×								
肾病	×			×	×					
疑似妊娠									×	
糖尿病				×	×	×		×		
使用利尿剂				×	×					
使用地高辛				×	×			×		
使用类固醇				×		×				
使用tegretol				×						
使用香豆素		×								
使用肝素			×							

注：[a]男性

HCT，血细胞比容；PT，凝血酶原时间；PTT，部分凝血活酶时间；Na，钠；K钾；Creat，肌酐；BUN，血液尿素氮；T/S，红细胞的类型和视野单位

酶原时间和部分凝血活酶时间以预测术后效果意义不大，更重要的是评估患者是否服用慢性非甾体类抗炎药物，因为它们抑制血小板聚集，可能延长出血。

在ECG中Q波的存在或显著的ST段抬高/降低已经与围手术期心肌并发症的发生率增加相关。然而，Van Klei等表明右或左束支传导阻滞与围手术期心肌梗死（MI）有关，如果没有单独的ECG的变化则对MI意义不大。关于围手术期心血管评估的2007 ACC / AHA指南建议，如果他们已知心血管疾病，外周动脉疾病或脑血管疾病，则对接受矫形手术的患者做静态心电图。

对没有临床症状的患者进行肝肾功能、血糖和电解质检查的临床意义不大。然而在患有慢性疾病，如充血性心力衰竭（CHF），糖尿病或高血压的老年患者，其术后肾功能可能会下降。因此，该人群中在髋关节置换手术之前测量血尿素氮（BUN），肌酐和尿液检查是必要的。无论是伴有急性病毒性肝炎和酒精性肝炎的患者，其手术期间的并发症发病率和死亡率都会增加。潜在的肝脏疾病可以通过对病史的调查发现，并应该让他们在手术前进行肝功能测试。

当患者有慢性阻塞性肺病和心力衰竭时，胸部X射线检查并结合患者的病史和查体有助于诊断。在无症状的老年患者中，胸部X线可能异常，但与临床表现并不一定相符。因此，对于已经确诊上述疾病

表26.3	术前评估分类
ASA术前	患者的状态示例
1级：无疾病	25岁的健康
2级：轻度至中度系统性疾病	65岁，具有良好控制的DMⅡ型
第3类：严重的全身性疾病	70岁的CHF和休息心绞痛
第4类：危及生命的全身性疾病	30岁的DM型Ⅰ型酮症酸中毒
5级：病态70岁	心绞痛和肠系膜缺血

注：如果手术是紧急情况，则将E添加到每个类中
ASA，美国麻醉学会；DM，糖尿病；CHF，充血性心力衰竭

表26.4 2009年ACCF / AHA（15）所述的临床危险因素
临床风险因素
缺血性心脏病的病史
补偿或先前HF的历史
脑血管疾病史
糖尿病
肾功能不全

的患者，胸部X射线检查有助于指导治疗。如果已有临床表现，则拍摄胸部X线是必要的。

危险分类

美国麻醉学会（ASA）采用Dripps分层系统（表26.3）预测围手术期死亡率。该系统最初设计用于将患者分类为研究方案，但是其被发现对临床结果具有预测价值。

心脏风险

行髋关节置换的患者由于高龄或伴有关节炎，其心功能储备大多不好。2009年，美国心脏病学会基金会（ACCF）和美国心脏协会（AHA）更新了建议，对将接受非心脏手术的患者的心脏风险进行分层。根据指南，具有以下4个活动性心脏疾病的患者在任何非心脏手术之前要进行心脏评估和治疗：不稳定的冠状动脉综合征，代偿失调的心力衰竭，显著的心律失常和严重的瓣膜疾病。近期的心肌梗死和严重心绞痛被认为是不稳定的冠状动脉综合征。在急性不稳定冠状动脉综合征中也会出现高凝状态，如果不是急症手术则需要延迟手术。患有纽约心脏协会功能性Ⅳ级心脏病或具有恶化或新发心力衰竭的患者被归类为失代偿性心力衰竭。以下被认为是严重的心律失常，值得进一步评估和治疗：MobitzⅡ房室传导阻滞，Ⅲ°房室传导阻滞，症状性室性心律失常，室上性室性心律失常与未控制的心室率，以及新型室性心动过速。

当患者需要做进一步的心脏评估时，可采用药物十预测试。双嘧达莫，腺苷铊或多巴酚丁胺，超声心动图有助于评估接受血管或非心脏手术的患者。双嘧达莫增加冠状动脉内腺苷，导致冠状动脉循环的血管舒张。这在冠状动脉阻塞的区域中产生冠状动脉内血流的窃取，导致可以用铊检测的灌注的相对减少，并且超声心动图上会显示出作为节段性的心脏壁运动异常。这些技术在患者筛选和治疗决策方面具有局限性。这些方法对于检测冠状动脉疾病具有良好的灵敏度和特异性，但它们无法测出缺血阈值。

矫形外科被认为是中风险手术，心脏合并症风险为1%～5%。没有任何活动性心脏病的患者必须具有4METs或更大的功能储备才可进行手术。表26.3显示了各种活动所代表的心功能储备。需要进行髋关节外科手术的患者，如果其心功能储备不详或MET评分小于4，则必须进一步评估。建议对具有多个临床危险因素的患者进行非侵入性测试（表26.4）。

近期心肌梗死

近期的MI、不稳定或严重心绞痛被发现与严重的围手术期风险相关。在过去通常等到MI后6个月然后进行择期骨科手术。在20世纪70年代，Tahran等最先提出了这一观点，后来Goldman等和Steen等的研究也得出同样的结论。Tahran等研究了38877例接受麻醉的患者，发现422例发生过梗死。在这422例中，如果在先前梗死的3个月内进行手术，37%的患者会再次发生梗死，如果手术在3～6个月内则为16%，如果手术6个月后为5%。Tahran等6年后获得统计学相似的结果。Rao等对近期心梗患者使用侵入性血流

动力学监测，当心梗术后3个月或更短时手术时显示5.7%的心肌梗死风险，手术在心肌梗死3～6个月内发生2.3%的风险。

随着对急性冠状动脉综合征的了解加深、血流动力学监测的改善以及更多可用的心脏药物的产生，一些学者已经质疑6个月的等待期是否过长。1982年发表的一项前瞻性研究显示，既往有心梗的患者的再梗率仅为1.9%。美国心脏病学会国家数据库图书馆将近期的MI定义为超过7天但不到1个月的时间。近期心肌梗死的患者应接受压力测试。如果压力测试没有显示残余心肌仍处于危险期，则患者在非心脏手术后心肌再梗死的概率低。当前的建议是，患者应该在MI后6周再进行非心脏的择期手术。

预先存在的充血性心力衰竭

CHF可以发生于心脏病如心肌缺血，心律失常，主动脉瓣或二尖瓣膜疾病，以及非心脏疾病如高血压，贫血或血色素沉着病。这些问题应在术前就得到纠正。患者如果有S3奔马律，颈静脉扩张或者心脏啰音等心力衰竭症状，则会有20%的死亡率。为了帮助排除手术前的主要疾病，应进行超声心动图以评估左心室功能和重要的瓣膜疾病的存在。射血分数小于30%的患者被认为是极高的风险。在文献中已经报道了具有CHF病史的患者的围手术期死亡率或心脏并发症发生率为14.3%～53.6%。在进行非心脏手术之前，必须恢复足够的心输出量。经皮植入左心室辅助装置以帮助维持经历非心脏手术的患者的心输出量可能是有帮助的。

瓣膜疾病

对于临床医师来说重要的是区分良性心脏杂音和病理性杂音。严重主动脉瓣狭窄的患者需要在THA之前进行主动脉瓣置换。如果没有解决主动脉瓣狭窄，应该推迟手术。主要原因是严重主动脉瓣狭窄对接受非心脏手术的患者的风险最大。如果不接受瓣膜置换就进行非心脏的手术，死亡风险为10%。

主动脉瓣反流患者需要进行评估以进行长期干预和可能的治疗。如果患者因为血流动力学不稳定而不能进行主动脉瓣置换，但仍要进行非心脏手术，可以改用经皮球囊主动脉瓣膜成形术的治疗手段。如果主动脉瓣反流程度在手术前未知，则应当在围手术期维持高心率以减少反流时间。

二尖瓣狭窄患者在接受中等风险非心脏手术时不需要术前干预。然而，在手术期间应保持足够的心率以防止严重的肺充血。对于有二尖瓣反流的患者，需要适当控制左心室射血分数。对于接受中等风险手术的患者，不需要其他干预措施。

接受机械瓣膜的患者应该在手术前3～5天停止使用华法林，并且应该在门诊转换为低分子量肝素，如Lovenox。这种药物应该在手术前的晚上停用，它可以在髋关节置换后24h内恢复。华法林可以在手术后的晚上重新使用，因为通常需要3天才能恢复其完全的抗凝血效果。

心律失常

在术前评估中发现新的心律失常时，有必要进一步评估。在进行手术前应检查有无代谢疾病，药物毒性，持续的心肌缺血/梗死或心肺疾病。如果没有发现其他潜在的疾病，则不必干预心律失常，除非它导致患者血流动力学不稳定。具有高度心脏传导异常如完全房室传导阻滞，MobitzⅡ房室传导阻滞，症状性室性心律失常，具有不受控的心室率的室上性心律失常和新型室性心动过速的患者需要心脏评估以确定血流动力学稳定性，并且可能需要使用临时或永久性经静脉心脏起搏。然而，在围手术期间，心律失常很少发展成致命性的心律失常。

术前使用β受体阻滞剂

目前的ACCF / AHA指南表明，在进行非心脏的中等风险手术的患者中，如果患者存在一种或多种临床风险定义的CAD或高心脏风险，应当滴定β受体阻滞剂以控制其心率和血压（表26.4）。建议此类患者应在择期手术前数天至数周开始使用β受体阻滞剂。在手术前服用该药物的患者不必停药。在接受非心脏手术的患者中并不显示使用高剂量β受体阻滞剂会增加风险。

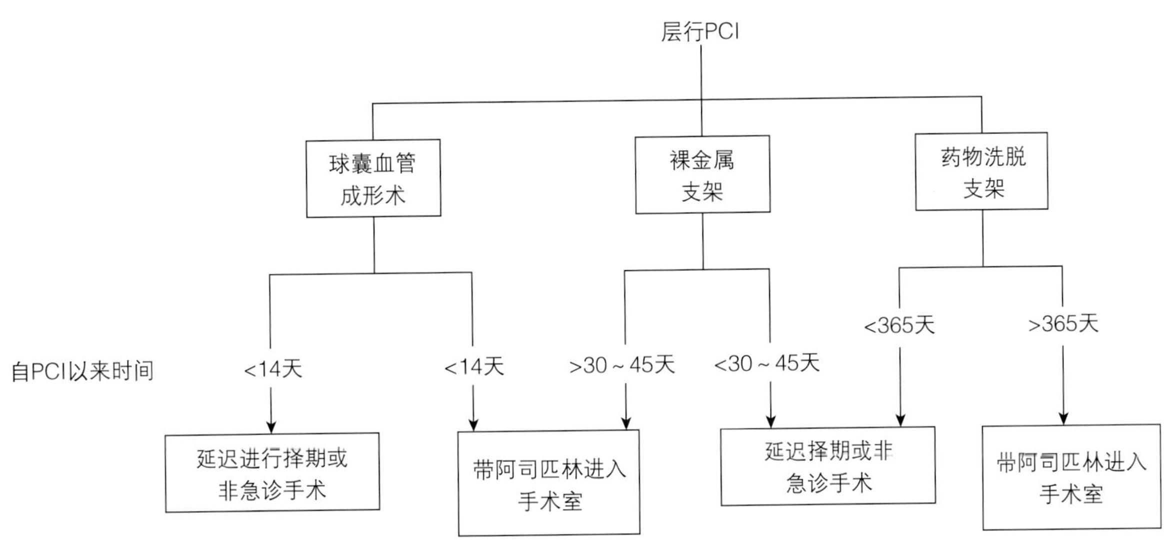

图26.1 曾做过PCI又需进行非心脏手术的患者管理流程图

血运重建

目前的证据表明，与术前接受经皮冠状动脉介入术（PCI）的患者相比，术前接受冠状动脉旁路移植术（CABG）手术的患者具有更低的死亡率，心肌梗死和额外的血运重建。以前的队列研究表明，除了左主动脉疾病的患者外，冠状动脉旁路移植术对降低死亡率或预防心肌梗死没有影响。新研究表明，患有多支冠状动脉疾病（CAD）和重度心绞痛的患者可以从术前CABG干预中受益。欧洲冠状动脉手术研究组显示冠状动脉搭桥手术后的长期生存率为85%，而具有相同危险因素且未进行手术干预的患者的长期生存率仅为57%。但在骨科患者中无论他们是否因CAD进行CABG都有1%的死亡风险。目前的ACC / AHA指南表明患者有高危CAD和可能受益于CABG的话应进行血运重建，然后再进行择期非心脏手术如THA。

在近期做过PCI手术的患者还要给予特殊的考虑。这取决于是否放置支架，使用什么类型的支架，以及术后时间。图26.1提供了ACC / AHA的当前建议。

在仅接受气囊血管成形术的PCI患者中，建议在手术后等待14天以上进行非心脏手术。在有裸金属支架置入的患者组中，建议延迟非心脏手术直到PCI手术后30～45天。建议在接受PCI和放置药物洗脱支架的患者中延迟手术超过1年。对于所有3个亚组，如果到了可以手术的时机，都不要停止使用阿司匹林。

肺部风险

术后肺部并发症是非心脏手术后花费最大的并发症，并且可能是造成住院时间最长的并发症。手术后可能出现的肺异常包括：肺不张，肺炎，支气管炎，支气管痉挛，长期机械性通气和呼吸衰竭，以及潜在的慢性肺病的恶化。根据美国内科医师学会的观点，THA被认为是引起肺部并发症的低风险手术。然而，正确评估患者术后肺部不良反应的风险仍然是重要的。美国医师学院将肺部危险因素分为两类：患者相关的危险因素和与手术相关的风险因素。患者相关的风险因素包括年龄大于50岁，慢性肺部疾病，未治疗的哮喘，吸烟，一般健康状况，肥胖，阻塞性睡眠呼吸暂停（OSA），肺动脉高血压，心力衰竭，上呼吸道感染和代谢因素。与手术相关的风险因素包括手术部位，手术持续时间，麻醉类型和神经肌肉阻滞类型。

患者相关风险因素

肺动脉高压

在Memtsoudis等的回顾性研究中，比较360119例接受THA的患者中术前诊断为肺动脉高压与无肺动脉高压的患者的死亡率。研究发现，肺动脉高压患者的死亡率为2.4%。肺动脉高压患者THA术后的死亡率增加了大约4倍。

阻塞性睡眠呼吸暂停

OSA被认为是矫形外科手术期间和术后的肺并发症的新出现的危险因素。根据Memtsoudis等报道，围手术期更高的吸气量和ARDS有可能增加OSA患者THA后插管和机械通气的需要。患有OSA的患者具有内皮功能障碍，可导致血小板聚集并继发血液高凝状态。因此，OSA增加了接受矫形外科手术的患者术后发生肺栓塞的风险。研究还表明，THA后OSA患者术后肺炎和呼吸衰竭的发生率较高。

吸烟

即使没有慢性肺病病史，吸烟也会增加患者的术后肺部并发症的风险。术后并发症发生率增加5倍，包括ICU介入和伤口延迟愈合。

慢性肺病

慢性阻塞性肺病（COPD）患者术后发生肺并发症的风险增加。良好控制的哮喘与术后肺并发症没有关系。一些研究表明，患者术前出现呼吸音减弱，延长呼气，啰音或哮鸣音，其术后发生肺部合并症的风险就会大大增加。

其他危险因素

尽管病态肥胖与肺容积减少、通气/灌注不匹配和低氧血症有关，但目前不认为它会增加术后肺并发症的风险。上呼吸道感染患者应推迟择期手术，直到感染得到控制。功能依赖患者术后肺并发症的风险增加。美国麻醉医师协会（ASA）指出，ASA身体状况量表数值>2的患者发生术后肺并发症的风险增加了4.87倍。ASA分类见表26.5。白蛋白水平>3g/dL和BUN水平>30mg/dL也会增加患者术后呼吸衰竭的风险。

表26.5	ASA物理状态量表（20）
ASA类	状态
I级	正常健康的患者
II级	轻度全身性疾病患者
III级	具有全身性疾病但未失能的患者
IV级	具有持续威胁生命的失能全身性疾病的患者
V级	无论是否手术生命预期不超过24h的患者

过程相关危险因素

矫形外科手术一般不易造成术后肺部的并发症。这种说法背后的原因在于手术部位远离胸膜，因此，影响肺活量和功能残余量的风险很小。任何手术持续超过3～4h被认为增加术后肺并发症的风险。与只接受全身麻醉的患者相比，结合或不结合全身麻醉的硬膜外或脊髓麻醉的患者的术后肺炎风险降低了39%，呼吸抑制的风险降低了59%。应使用短效神经肌肉阻滞剂代替长效药物以降低术后残留神经肌肉阻滞的风险。

术前风险评估

仔细的询问病史和体格检查对评估术前风险十分重要。术前胸部X线片并非十分必要，但在50岁以上已有心肺疾病患者中是有必要的。

肺功能测试

2006年美国医师学院指南建议不使用常规呼吸量预测手术后肺部并发症的风险。对COPD或哮喘患者当临床评估无法确定其在手术前是否处于最佳基线时，才可以用肺功能测试。

动脉血气分析

目前的数据不支持在术前评价中使用动脉血气分析。在$PaCO_2$>45mmHg的患者中存在术后肺并发症的高风险，但这通常都在具有重度COPD的患者中发现。这些患者的肺部并发症风险较高，但病史和查体就可以提供诊断，血气分析对患者管理的意义不大。

肾脏风险

肌酐水平>2mg/dL被认为是术后心脏和肾脏并发症的重要独立危险因素。与接受心脏，胸部和血管手术的患者相比，接受非心脏胸腔手术的患者发生急性肾衰竭的风险更低。

术前患有慢性肾脏疾病的患者在THA后，其血液中金属离子浓度有可能增加。金属离子经尿液排泄，因此患有慢性肾脏疾病的患者不建议使用金对金界面。血清中金属离子水平的增加可形成金属－蛋白质复合物、游离金属离子和无机金属盐。这是需要关注的，因为金属离子具有免疫激活能力，免疫抑制能力或致癌毒性。目前，还没有任何关于金对金关节置换的患者中发生致癌症的报道，但是金属离子血清浓度的增加是值得关注的。

慢性肾脏疾病的发病率在过去10年中增加到14.8%。因此，接受金属对金属植入物的患者可能在THA后出现肾病。Chandran等的回顾性研究显示，在没有肾脏疾病的老年患者行THA术后9年，14%的患者被诊断为慢性肾脏疾病，4%被诊断为急性肾衰竭，2%被诊断为其他种类的肾脏疾病。这项研究表明，对于重症糖尿病和高血压患者如果不使用金对金关节假体，就可以避免术后肾脏问题的出现。

谵妄风险

谵妄在患有髋关节骨折的患者中较为普遍，特别是在具有痴呆病史的老年人群中。它被描述为一种短暂的全身性认知障碍，其表现为广泛的神经精神异常，包括混乱和注意力下降。防止谵妄，重要的是避免可能导致或加剧急性混乱状态的一些因素，包括高钠血症，低钾血症，高血糖，低血压和肌酐和BUN水平升高。某些药物如抗胆碱能药和TCA以及复合用药，也会增加谵妄发生的风险。

重要的是评估可能使患者陷入混乱状态的术前风险因素。Marcatonio等的一项随机临床研究显示当能够维持体液和电解质平衡，疼痛得到充分治疗，不滥用药物，以及调控好肠道和膀胱功能时，接受髋部手术患者的谵妄发生率就会降低。另外，鼓励患者术后早期活动，给予足够的营养支持，术后谵妄发生率也会降低。

药物预防对于减少老年髋部手术患者术后谵妄的发生也具有益处。在内科学年刊中发表的综述中比较了髋部骨折患者不同类型的疼痛管理策略。该研究确定有中度水平证据表明接受神经阻滞用于疼痛控制的患者中谵妄的发生率降低。Kalisvaart等在随机安慰剂对照研究中使用氟哌啶醇作为预防老年髋关节手术患者谵妄风险的药物。氟哌啶醇（1.5mg/d）在手术前开始并持续到手术后第3天。研究表明，在术后发生谵妄的患者中，氟哌啶醇组谵妄的持续时间和住院时间均减少，但谵妄的发生率与安慰剂组比较无明显变化。

糖尿病

糖尿病有胰岛素缺乏（1型）或内源性胰岛素抵抗（2型）两种类型。1型糖尿病常见于年轻患者，但也可发生在30岁以后。由于患者不能自身分泌胰岛素，1型糖尿病与酮症酸中毒有关。相比之下，2型糖尿病与酮症酸中毒无关，因为患者能够产生内源性胰岛素。接受髋关节置换的患者更可能患有2型糖尿病，因为其通常在年长和超重的患者中见到。糖尿病的患者术后感染的风险较高，所以需要控制葡萄糖来使风险最小化。

医生需要评估糖尿病患者的器官受累程度。视网膜病可以提示肾病的存在。周围脉搏减弱和血管杂音可以指示血管疾病。血糖调控的目标应因人而异，但根据Joshi等的研究表明葡萄糖水平>200mg/dL与深部伤口感染相关。

评估应包括查体和实验室检查，后者应包括电解质，BUN和肌酐检查。尿蛋白分析也是必需的。在选择围手术期药物比如抗生素时应考虑到其对肾功能的影响。肾病患者也有较高的心血管疾病发生风险。

自主神经病的存在可能使术后的血压和脉搏变化复杂化。糖尿病患者也可能具有无症状的严重低血糖。术后恶心与胃麻痹在糖尿病患者中是常见的，可用静脉内甲氧氯普胺治疗，每6～8h给予10～30mg。这是一个很好的一线药物，因为它具有止吐作用且改善胃排空。

葡萄糖管理

血糖控制的一般目标是维持体液和电解质平衡，防止酮症酸中毒，既要避免高血糖，又要避免低血糖。可以在手术前的晚上或手术的早晨给予长

表26.6 停止和开始用药

药物	推荐	意见
胰岛素	半剂量的中效胰岛素（NPH），滑动刻度	iv流体D5W～2mL/kg/hr（见文本）
口服降血糖	术前停止1～2天	氯丙酰胺长效，术前停止3d
左甲状腺素	手术日给予等剂量PO或iv	长效激素
丙基硫尿嘧啶	持续到手术的上午，检查水平（见文本）	如果NPO延长，给予iv β-阻断剂拉贝洛尔10 mg q15min，普萘洛尔1～2mg q1h
口服避孕药	术前3周停止	增加栓塞危险
雌激素替代疗法	术前一周停止	经皮可以降低血栓形成的风险
	停止雌二醇术前3周	马雌激素0.625mg qd=透皮雌二醇q3d
心脏		
地高辛	持续	检查水平
抗心律失常药物		
奎尼丁	对于SVT，保留手术日，替代iv维拉帕米	对于VT，可以替代利多卡因
普鲁卡因胺	对于SVT，保留手术日，iv可用	
胺碘酮	保持	TFI 30～60 d，保持并恢复PO
硝酸盐	保持	从PO变为透皮等效物
钙通道阻滞剂	继续	麻醉并发症
利尿剂	考虑停止	检查K^+水平，评估液体状态
β阻断剂	继续	可替代iv普萘洛尔，美托洛尔或拉贝洛尔
肺	继续所有meds	如果对茶碱，检查水平

注：NPH，中性鱼精蛋白Hagedorn；D5W，5%的葡萄糖水溶液；preop，术前；PO，经口；iv静脉注射；NPO，禁食；q，每个；SVT，室上性心动过速；VT，室性心动过速；TFI，胸液指数；ACE，血管紧张素转换酶；BP，血压；periop，围手术期；SL，舌下；postop，术后；SSRI，选择性5-羟色胺再摄取抑制剂；PTT，部分凝血活酶时间；INR，国际标准化比率

效胰岛素例如Lantus（甘精胰岛素）以维持稳定的胰岛素基础剂量。在使用中效胰岛素制剂的患者中，可以在手术当日的早晨给予半量，短效胰岛素应根据需要每4～6h使用一次。值得注意的是，2型糖尿病患者的胰岛素使用量比1型患者的要多。

良好的血糖控制应在手术前几周开始。1型糖尿病患者应在手术前至少7天达到100～150mg/dL的稳定血糖水平。保持良好的饮食结合严格的葡萄糖控制，就可以恢复肝糖原储备。这种做法降低术中低血糖的风险。由于胰岛素缺乏，1型糖尿病患者有围手术期高血糖和酮症酸中毒的风险。

2型糖尿病患者应该服用糖尿病药物，如磺酰脲类，二甲双胍和噻唑烷二酮，直至手术前一日。应在手术的早晨或术前检查血糖，然后在术中和术后每4～6h检查一次。如果血糖水平超过250mg/dL，应参照表26.6的方案进行调控。可静脉使用5%的右旋葡萄糖以避免酮症酸中毒。如果患者可以进食，术后转天早晨即可口服降血糖药物并恢复糖尿病饮食。

对于1型糖尿病，可以早晨使用半量的中效胰岛素，每4h监测血糖，并结合短效胰岛素来管理。如果使用长效胰岛素如Lantus，则在手术前一日的晚上或在手术当日早晨给予常规剂量。术后葡萄糖控制可以在最初24h内用短效胰岛素滑动量表进行管理。在术后第二天，如果患者可以开始糖尿病饮食，则可按照平时的胰岛素方案进行治疗。

1型糖尿病患者如果血糖控制不好，或血糖波动范围较大，可在术中使用胰岛素滴定。在手术前一日的晚上，将NPH减至标准剂量的80%，可以避免患者在手术当日早晨出现低血糖。当患者即将手术时，应再次监测血糖，并静脉输入5%或10%右旋葡萄糖溶液，滴速为100mL/hr，这样可以避免潜在的酮症酸中毒的风险。在输入右旋葡萄糖溶液时，另外再建立一个静脉通道，同时输入常规胰岛素，可以获得较好的葡萄糖控制，将其水平维持在150~240mg/dL之间。

在术后24h可以连续输注，以后则应由内科医师通过胰岛素滑动量表指导胰岛素使用。

慢性糖皮质激素

长期使用糖皮质激素的患者应该逐渐减少使用剂量，避免造成免疫抑制，否则将影响伤口愈合。如果泼尼松的使用量低于7.5mg/d，则不必再减少剂量。长期使用激素的患者可能有下丘脑-垂体-肾上腺轴抑制，手术期间和手术后会有肾上腺功能不全的风险。在这些患者中，可能需要手术中给予糖皮质激素以预防肾上腺功能不全的影响。

类风湿关节炎

RA患者在终末期，对受累的关节通常会采用全关节置换进行治疗。对RA患者在术前进行评估时应更加仔细，因为患者常常合并颈椎病、贫血和肺部疾病。RA患者常使用皮质类固醇治疗，如前所述，剂量需要相应调整。

研究表明，多达40%的RA患者在入院检查时会发现有第一和第二颈椎的颈椎半脱位的放射学表现。这些患者在做气管内插管时有可能会损害延髓呼吸中枢。动态屈曲和伸展X线片可以确定在寰枢椎关节是否有任何半脱位。如果X线片上有任何可疑的表现，则需要进行CT扫描。

RA患者也可能合并有肺部疾病，如胸膜炎，间质性纤维化和胸膜结节，这些可导致限制性肺病。重要的是评估和确定患者的基础肺功能，以帮助评估任何术后可能出现的低氧血症和呼吸困难。

RA患者的心脏病可包括心包炎、心肌炎、非感染性的瓣膜赘生物、传导阻滞和冠状动脉炎。可以通过病史、查体和心电图对患者进行筛查。

甲状腺疾病

由于THA多是择期手术，因此甲状腺功能低下或亢进的患者应该延迟手术。

甲状腺功能减退在接受髋关节置换的人群中很常见。主要包括桥本甲状腺炎或低功能性甲状腺肿的患者以及以前进行过甲状腺手术或碘-131放射治疗的患者。持续使用L-甲状腺素患者的并发症发生率较低。术前评估这些患者的甲状腺功能十分重要。在查体时，反射亢进可以指示甲状腺功能亢进，而反射减弱时则指示甲状腺功能低下。甲状旁腺激素（TSH）水平在检测甲状腺疾病中是敏感指标。当患者的甲状腺功能不确定时，应检测TSH水平。TSH值<0.5μU/ dL表明甲状腺功能亢进，TSH值>5.0μU/ dL表示甲状腺功能低下。

如果患者有严重的甲状腺功能低下，又不得不进行髋部置换手术时，应该在术前静脉给予300~500μg的L-甲状腺素以及100mg的氢化可的松。这之后的1周应该继续每天静脉或口服100mg的氢化可的松。术后每日还应口服L-甲状腺素25或50μg（表26.6）。

结论

接受THA的患者通常有许多合并症，可影响手术成功率和远期的恢复。在进行择期THA之前应该了解患者的内科状态，并加以治疗使之得到控制。这样可以避免术后并发症的发生，否则会严重影响手术的疗效。重点是在询问患者的病史，并评估是否需要进一步完善检查。

27

Chad Brummett
Asokumar Buvanendran

第27章 麻醉和围手术期疼痛管理

简介

全关节置换术（TJA）与其他内科或外科干预相比，由于可以明显改善生活，并且性价比较高，因此被认为是最成功的外科手术之一。全髋关节成形术（THA）也已被证明可以长期改善患者的生活质量，但是术后严重的疼痛可能妨碍了患者的康复过程。因此，有效的术后镇痛在手术恢复期是至关重要的。矫形外科医生的重视以及与麻醉师的配合将改善THA的围手术期效果。对于下肢关节置换手术来说，良好的患者管理可以减少患者的住院时间和医疗费用。可以减少住院时间的其他影响因素包括：包括制度规范、信息更新及时、出院标准明确、早期活动和多模式镇痛等。

全髋关节置换麻醉的选择

THA的外科麻醉有多种选择；但主要包括全身麻醉和局部麻醉，或两者相结合。近年来，全身麻醉和局部麻醉相结合的方法已被矫形外科医生和麻醉师广泛接受，并用于THA。最近，在对17万个医疗保险的THA患者所进行的调查中发现，约29%的患者仅使用了局部麻醉，30%的患者接受了局部麻醉和全身麻醉相结合的方式，而约32%仅是使用了全身麻醉。在接受局部麻醉的患者中，30天的死亡率最低。本研究仅是从医疗保险数据库中获得的资料，因此，在对结果进行分析时需要谨慎。

全身麻醉

全身麻醉一直就是最常使用的麻醉技术之一。气管内插管可以提供安全的气道。患者经常希望自己在手术过程中可以“睡着”，其实这就是全麻的特点之一。尽管在区域麻醉镇静后许多人不会回忆起手术过程，但镇静药物的作用并不十分确切。有许多因素限制了患者能够镇静的深度，比如与肥胖有关的一些后遗症，包括阻塞性睡眠呼吸暂停（OSA）和胃食管反流病（GERD）。最近的研究表明，在膝关节和髋关节置换患者中，代谢综合征（向心性肥胖，血糖升高，高血压，血脂异常）的发生率有所增加。即使没有确定的气道阻塞，患者也有可能因镇静过度出现吸气障碍。因此，随着快速康复理念的推广，更新的短效麻醉类药物的使用越来越被重视。

全身麻醉结合局部麻醉技术用于许多类型的手术术后疼痛，也包括THA。在诱导全身麻醉之前的先给予硬膜外置管或腰丛阻滞（参见区域麻醉章节）。腰丛阻滞通常不单独应用，应与全身麻醉结合。对于术后镇痛来说，应首选硬膜外麻醉，除非患者有禁忌证，或者有一些情况不适合单独使用硬膜外麻醉，比如OSA，严重的GERD，或患者要求“睡着”。

局部麻醉

如在全身麻醉章节中所指出的，局部麻醉应作为首选的麻醉方式（腰麻或硬膜外麻醉），或作为术后镇痛的方式，比如腰丛或硬膜外置管。

腰麻

腰麻就是在脊髓腔内注射麻醉类药物。最常使用的是长效麻醉剂（布比卡因）与阿片类药（例如芬太尼，舒芬太尼，吗啡或氢吗啡酮）的组合。阿片类药物可以增强麻醉持续的时间和强度，即使麻醉药物的作用消退，也可以实现一定的镇痛效果。亲水性阿片类药物（吗啡和氢吗啡酮）具有较长的作用持续时间，因为它们不容易从脊髓腔内透过血脑屏障被代谢掉。芬太尼是一类亲水性阿片类药物，作用持续时间较长；然而，它不能提供同样的术后镇痛持续时间。一些麻醉师还添加α-2激动剂（例如可乐定）以增强腰麻的持续时间和强度。

腰麻的麻醉平面一般在T4（乳头线）以下，无论是否增加阿片类药物，麻醉的起效时间都很快。腰麻时，由于交感神经被阻滞，也常伴有血压下降，对于合并心脑血管疾病的患者要特别注意。但如果能控制好低血压，将减少THA术中出血。硬膜外血肿并不常见，使用较细的穿刺针可以减少对软组织的损伤。虽然腰穿后头痛的发生率不高，但也仍有报道。可以通过让患者平躺，补液或喝含咖啡因类的饮料缓解。

硬膜外麻醉

硬膜外间隙是位于硬脊膜后面的间隙，包含有脊神经根、结缔组织、血管和脂肪。可以在此处放置细的硬膜外导管，便于注入麻醉药和术后镇痛药。对于THA，导管通常放置在中部至下腰部之间（例如，L3–L4或L4–L5）。在放置导管之后，便可通过导管注入混有肾上腺素的局部麻醉类药物。布比卡因和罗哌卡因为长效麻醉剂，但如果是微创的髋关节置换术，为了患者可以在术后更早地出院，麻醉师多会选择利多卡因。像腰麻一样，麻醉平面也在T4以下。

腰麻的副作用在硬膜外麻醉中也会存在，包括低血压和穿刺后头痛。为了术后镇痛而留置硬膜外导管也有可能会带来一些额外的风险。硬膜外麻醉最令人担心的并发症是硬膜外血肿。在拔除硬膜外导管时，同样会有硬膜外出血的风险，与放置导管时的风险相当，尤其是在抗凝治疗时也要小心。最近有一项研究，检测了10000例安全拔除硬膜外导管患者的INR数值，并确定了其安全值范围。大多数矫形科医生会在术后即刻开始抗凝治疗，因此为了安全，硬膜外导管也应即刻拔除。矫形科医生和麻醉医生应根据风险–获益比共同制定围手术期的抗凝方案，以保证大多数患者的疗效与安全。

腰麻与硬膜外麻醉比较

腰麻和硬膜外麻醉的麻醉平面是相当的。如前所述，腰麻是将麻醉药物一次注入脑脊液中。该过程通常比硬膜外置管要快，并且脊髓腔内麻醉剂的起效很快，强度也高。腰麻具有有限的作用持续时间（2～3h，取决于局部麻醉剂类型和是否合并使用阿片类药物），没有追加给药的可能。相比之下，硬膜外置管可以允许在手术比预期更长的情况下追加使用麻醉剂。这在THA翻修术中特别需要。硬膜外置管的另一个优点是可以控制麻醉对血流动力学影响的程度，使麻醉具有可控性且不利影响最小。

这两种技术均可减轻术后第一天的疼痛。术后镇痛可以通过给予亲水性阿片类药物（吗啡或氢吗啡酮）来实现；然而，这种方法的确切程度不如硬膜外置管连续给药的效果好。因此，一些临床医生喜欢将硬膜外置管保留到术后第一天，等拔管后再开始抗凝治疗。由于硬膜外血肿的可能，在硬膜外置管时应慎重抗凝治疗。在硬膜外麻醉的同时可以预防深静脉血栓，但全剂量抗凝是禁忌的。考虑到有可能增加手术出血，在手术后的第一天不常给予全剂量抗凝药，因而仍可通过硬膜外置管给予局部麻醉类药物。

腰丛阻滞

腰丛包括第12胸神经前支的一部分、第1～第3腰神经前支和第4腰神经前支的一部分，随后转变为股神经、闭孔神经和股外侧皮神经。腰丛阻滞（即腰大肌区域阻滞）在关节成形术后可以实现关节镇痛的效果。它更常用于术后镇痛；但其实它可以为THA提供充分的麻醉。

无论是否增加辅助药物，长效局部麻醉剂（例如罗哌卡因或布比卡因）可以提供大约10～16h的镇痛，之后效果将逐渐减弱，患者则可能需要其他的镇痛方式。一些研究已经表明，可以在局部通过放置导管来追加给药，可以延长镇痛时间。

腰丛阻滞的技术性要求较高。由于其解剖位置较深，穿刺针的位置即使有微小的偏差，也会带来很大的影响。大多数麻醉师仍然使用神经刺激仪来辅助操作，尽可能避免将局部麻醉类药物注入血管所造成的风险（癫痫发作和心血管意外）。如果针尖穿至硬膜或脊髓腔内，则会导致血压下降和对侧阻滞。由于会出现跌倒的风险，患者应卧床或借助辅助装置行走。如果患者接受了局部置管连续使用麻醉药物，则在术后的数日跌倒的风险会有所增加。

股神经阻滞或置管

鉴于腰丛阻滞较高的并发症和局部置管的风险，一些研究认为可以应用股神经阻滞进行替代。

在一项THA的随机对照研究中，Ilfeld等发现在接受连续股神经阻滞的患者（n = 25）与腰丛阻滞的患者（n = 22）相比时，手术后的当天的疼痛评分相同。患者描述相同的满意度，并且使用辅助镇痛药的剂量也相当；但如果是股骨神经置管的患者，在术后第一天的行走距离明显要短。需要进一步研究以更好地了解股骨神经置管在THA中的作用。虽然股骨神经置管的风险小于腰丛阻滞置管，但是患者跌倒的风险仍然是一个问题。

全身麻醉与局部麻醉

每一种治疗方案都有其优点和缺点，最重要的是要选择最适当的方式。麻醉方式的选择一直是一个争论的话题，因为前瞻性研究通常无法证明短期和长期结果的差异。这种随机试验的时间和成本都是有一定限度的，受试者也不易进行双盲实验。大数据和荟萃分析正开始阐明不同麻醉方法在术后即刻效果的差异。10项随机试验的荟萃分析显示，在THA术后早期，局部麻醉会带来更多的益处，包括降低深静脉血栓形成和肺栓塞的风险，减少失血和输血风险。在一系列来自多中心的大数据库中，Memtsoudis 等已经研究了患者的趋势，下肢关节置换术后早期的结果和死亡率。其中一项研究表明，接受局部麻醉的患者在关节成形术后不太可能需要重症监护。在髋部骨折患者中，局部麻醉也显示出更低的死亡率（优势比[OR] = 0.71）和肺部并发症的发生率（OR=0.75）。

有一些不良事件，至少部分，归因于麻醉方式的选择，这与其他手术和围手术期因素无关。

恶心/呕吐： 术后恶心和呕吐（PONV）是患者和医护人员最关心的问题，尤其是具有PONV病史的患者。所有类型的麻醉都有可能造成患者恶心和呕吐；然而，这种风险在全身麻醉后是最大的。在局部麻醉时避免使用吸入麻醉剂，减少或限制静脉使用阿片类药物是减少术后即刻恶心呕吐的方法，但脊髓腔内使用阿片类药物与PONV无关，可又不除外与其他副作用之间的关联性。不管选用何种麻醉方式，术后口服或静脉使用阿片类药物都会引起恶心。

瘙痒： 与其他阿片类药物诱发的副作用一样，瘙痒是阿片类药物潜在的并发症之一，这与给药方式无关。在腰麻或硬膜外麻醉联合使用阿片类药物时，瘙痒并不常见，其发生机制是通过μ-阿片受体介导。这个发现的意义是，当出现这一并发症时可使用阻断μ-阿片受体而不是抗组胺的药物进行治疗。非常低剂量的μ-阿片受体拮抗剂如纳洛酮或受体激动拮抗剂如纳布啡通常会减弱瘙痒而不影响镇痛作用。在下肢关节成形术患者中应避免使用抗组胺药，因为患者通常年龄较大，并且有谵妄的倾向，很少有药物可以进行干预。

穿刺后头痛： 穿刺后头痛常发生在腰麻或硬膜外麻醉后。需要与其他类型的头痛鉴别诊断，尤其是严重的头痛，应完善检查，避免掩盖了其他的疾病。因体位变化造成的穿刺后疼痛是由于脑脊液漏导致的，这将不利于THA的术后康复。硬膜外麻醉比腰麻更容易引起头痛，这是因为用于腰麻的穿刺针较细，并且不应穿破硬脊膜。有一些伴随症状，但最主要的症状是头痛，在坐起来的数秒内出现，平躺后缓解。保守治疗包括平卧、补液和使用咖啡因。这种头痛的机制已在动物模型中得到了很好的研究。由于THA后康复的需要，积极治疗则应是硬膜外腔注射自体静脉血。

病人跌倒： 针对THA采用局部麻醉的好处是可以控制术后疼痛，且效果明确。但由于对运动和本体感觉的影响，会导致患者在术后有可能跌倒。局

部麻醉的镇痛效果可以促使患者早期活动，因此，应采取适当的安全措施以避免由跌倒造成的并发症。

*谵妄：*术后谵妄对患者和家庭来说都会带来严重的负担。术后谵妄的发生会导致死亡率的增加、持续的认知缺陷和无法脱离他人的照顾。有关麻醉和手术风险因素的研究一直有限。表面上好像全麻与谵妄的发生更有关，但实际的数据并不支持这一点，因此还有待进一步研究。

*神经损伤：*围手术期的神经损伤是患者和麻醉师非常关心的问题，这是在美国麻醉师协会的终审投诉数据库中第二位最常见的损伤类型。值得注意的是周围神经损伤发生可能与手术操作或麻醉技术无关。有一些风险因素的相关研究已经开展。周围神经损伤的发生率为0.03%～1.5%，感觉异常比运动功能障碍更常见。由于较低的发生率，基于麻醉技术造成的周围神经损伤的前瞻性研究的数据很少。因此患者经常担心硬膜外置管、腰麻或周围神经阻滞可能会导致周围神经损伤。Jacob等研究了在梅奥诊所的20年时间里全膝和髋关节置换术患者的周围神经损伤的发生情况，发现椎管内麻醉或周围神经阻滞与周围神经损伤之间没有关联。尽管近年来局部麻醉的使用有所增加，但周围神经损伤的发生率却保持不变。总之，目前的数据表明，与全身麻醉相比，局部麻醉（椎管内麻醉或周围神经阻滞）不会增加神经损伤的风险。

*呼吸抑制/衰竭：*术后呼吸抑制是围手术期最严重的并发症之一。虽然有许多潜在的病因导致呼吸抑制，阿片类药物和镇静剂通常是最常见的原因。与静脉或口服阿片类药物相比，局部麻醉对呼吸的抑制作用较小，但脊髓腔内使用阿片类药物除外。亲水性的阿片类药物如吗啡可以在脊髓腔内给药的24h内引起呼吸抑制。由于其不能穿过血脑屏障而在脊髓腔内作用的时间更长，可以随脑脊液循环至头部的呼吸中枢造成呼吸抑制。如果患者合并有阻塞性睡眠呼吸暂停，则更应引起注意。因此，在术前就应明确各类风险，并加以适当的内科治疗。

*硬膜外血肿：*硬膜外血肿是与椎管内麻醉有关的罕见但严重的并发症。

局部麻醉有远期获益吗?

对于围手术期的管理来说，椎管内麻醉要优于全身麻醉。但对其远期效果的研究是非常有限的。如Ilfeld等所述，在全膝关节置换术中，通过腰丛阻滞置管延长局部麻醉药使用时间至4天，虽然可以改善术后早期的疼痛控制，但对1年后的远期疼痛和功能改善没有影响。对于术后疼痛和功能结果的评估并不容易，因为这些数据不易获得，仍需进一步研究。未来研究的重点应关注不同的麻醉方式与手术远期疗效之间的关系（表27.1）。

多模式镇痛

对于THA患者的围手术期镇痛应采取多模式镇痛的方式。应用多种镇痛药物，通过不同的机制，减少单一镇痛药物的副作用，增加镇痛药物之间的协同效应。阿片类药物一直都是术后镇痛的主要药物，通过辅助其他的镇痛药物，可以将阿片类药物的剂量减到最小，并且减少了其潜在的副作用。由于在术中有可能会大剂量使用阿片类药物，会造成患者的药物耐受，并增加了术后阿片类药物的需要量，所以多模式镇痛也可以避免这类问题的发生。

外科手术会诱导疼痛介质产生，并导致局部炎症。局部组织炎症触发前列腺素（PG），特别是PGE2释放，其与术后急性疼痛相关。在手术创伤中有几种炎症介质释放包括组胺，缓激肽和PGs。由兴奋性氨基酸（谷氨酸和天冬氨酸）介导的c-fos，一氧化氮（NO）合成酶和环加氧酶（COX-2）基因的表达，造成痛觉超敏。疼痛刺激的放大增加了PG和NO的浓度，其可以是中枢敏化（继发性痛觉过敏）的主要介质。多模式镇痛技术通过各种受体调节，来减少任何一种镇痛药物的总剂量。多模式镇痛是通过应用多种镇痛药物，通过不同的机制，减少单一镇痛药物的副作用，增加镇痛药物之间的协同效应。

NSAID，COX-2抑制剂和对乙酰氨基酚

非甾体类抗炎药（NSAID）是世界上最广泛使用的镇痛药物之一，因为它们能够减轻疼痛和炎

表27.1 急性术后疼痛管理：每种主要麻醉技术的优缺点

	优点	缺点/风险
麻醉 脊髓硬膜外神经鞘内麻醉	确保患者“入睡” 单次注射 快速起效 术后镇痛-鞘内注射麻醉剂（脊髓） 或连续输注局部麻醉药（硬膜外） 降低失血量 降低DVT风险 与全身麻醉相比降低了急性围手术期并发症	术后谵妄，恶心和呕吐 低血压 尿潴留 因阿片类药物恶心和呕吐 小风险出现硬膜外血肿
腰丛神经阻滞	术后镇痛	硬膜外扩散→血压降低 阻滞失败

症。细胞损伤诱导磷脂的产生，其转化为花生四烯酸，COX酶将花生四烯酸转化为PG。PGs（PGE1和PGE2）不是疼痛传导的重要介质，但它可以造成痛觉超敏，一种途径是使伤害性感觉神经末端对组胺和缓激肽超敏，另一种途径是使伤害性感受器对非伤害性刺激如触觉超敏。NSAIDs通过减少PG形成阻止外周伤害感受器的敏化，和由P物质和N-甲基-D-天冬氨酸（NMDA）受体的脊柱作用诱发的中枢性痛觉过敏。NSAID的作用机制是通过COX的可逆或不可逆乙酰化来抑制PG产生。COX-2的同源异构体由促炎症反应刺激和可以导致发烧、炎症和疼痛的细胞因子介导产生，因此，也就成为NSAID类药物的靶目标。

注射型NSAID

酮咯酸氨丁三醇是对COX-1和COX-2酶具有活性的NSAID，因此能阻断PG的产生。酮咯酸可用于肠内，眼部和肠胃外给药，并且到目前为止还是唯一的肠胃外NSAID。目前，有一种注射用布洛芬。酮咯酸约10min开始起效，2～3h达到镇痛作用峰值，镇痛时间可持续6～8h，因此是术后镇痛的常用药物。酮咯酸已经用于治疗各种类型手术的轻度至重度疼痛，包括一般的腹部，妇科和矫形外科手术。多项研究调查了酮咯酸的镇痛效力，在动物模型中，镇痛效力估计为阿司匹林的180～800倍。酮咯酸30mg肌肉注射（IM）的镇痛效力相当于12mg吗啡IM和100mg哌替啶IM。酮咯酸已被用作关节成形术的镇痛佐剂，可以减少阿片类药物的使用剂量。然而，肾功能不全患者和肌酐清除率升高的老年患者在使用酮咯酸时需谨慎。在围手术期使用该药物时要考虑到它有可能会增加出血。目前正在研究酮咯酸的经鼻给药方式，这样可以增加该药物的血脑渗透以加强其镇痛效力。

对乙酰氨基酚

对乙酰氨基酚（扑热息痛）主要是通过抑制中枢PG合成产生镇痛作用，但对外周PG合成抑制较小。虽然它也被列为NSAID类药，但两者之间还是有一些差别，比如它的抗炎作用较弱，在高浓度过氧化物存在下其抑制COX的能力较弱。对乙酰氨基酚对血小板功能或胃黏膜没有不利影响。针对不同的手术类型和复杂程度，不同镇痛药发挥的功效也不尽相同。比较对乙酰氨基酚和NSAIDs在术后镇痛功效评价中发现，NSAIDs对牙科手术的镇痛作用较强；而对矫形手术的术后镇痛方面，两者没有显著差异。THA术后静脉给予对乙酰氨基酚的镇痛方案在欧洲一直被普遍应用，最近在美国也开始这样使用。

事实上，对乙酰氨基酚是多模式镇痛的基础。对乙酰氨基酚通常比NSAID具有更强的中枢作用，因此对乙酰氨基酚可以与COX-2抑制剂或NSAID组合作为THA的多模式镇痛方案的一部分。可注射的对乙酰氨基酚真正填补了在美国对于注射用镇痛药的需要。

COX-2 抑制剂

非选择性NSAID抑制COX-1和COX-2，并且随着COX-1选择性的增加，胃肠道毒性和出血的趋势增加。COX-2的同源异构体由促炎症反应刺激和可以导致发烧、炎症和疼痛的细胞因子介导产生，因此，也就成为NSAID类药物的靶目标。COX-1的同源异构体可以引起止血，血小板聚集和环前列腺素产生，后者是胃黏膜保护剂。非选择性NSAID相关的不良反应可能与对COX-1的同源异构体抑制有关。大多数的昔布类药物可以分布于身体的各个组织，其中塞来昔布还可以透过血脑屏障达到中枢神经系统。罗美昔布更加偏酸性，其他酸性更强，更有利于其在炎症部位的聚集。除去这些细微的差异，所有的昔布类都可以作用于中枢神经系统，有中枢镇痛作用。这些药物的半衰期不尽相同（罗美昔布为2～6h，塞来昔布和伐地昔布为6～12h，依托考昔为20～26h）。与其他NSAID不同，选择性COX-2抑制剂不干扰正常止血，因此，患者可以在手术当天继续服用塞来昔布。在手术前几天（2～3天）给予COX-2抑制剂可使COX-2抑制剂在脑脊液中的聚集，达到超前镇痛的效果。在围手术期中使用COX-2抑制剂已经被证明可以减少手术后的阿片类药物的使用，可以增强关节置换术的效果，包括关节活动范围。应在大手术后使用COX-2抑制剂至少2周，以控制手术所造成的炎症反应过程。塞来昔布的禁忌证包括对阿司匹林和其他NSAID以及磺胺类药物的过敏史。在处于肾衰临界和70岁以上的患者，塞来昔布的用量应该减半。手术的炎症过程在术后持续约7～14天，因此在这段时间应该连续用药。

加巴喷丁

加巴喷丁类药物，如加巴喷丁和普瑞巴林，已被证明在许多慢性疼痛的治疗中是有效的。最近，这类药物在治疗术后疼痛方面获得了效果。加巴喷丁，1-（氨基甲基）环己烷乙酸是神经递质γ-氨基丁酸（GABA）结构类似，最初合成为了模拟GABA的化学结构，但它不能与GABA受体直接结合，也不能上调或下调GABA的表达。它的镇痛作用机制是通过调节或结合α2电压依赖性钙通道的21个亚基。普瑞巴林在药理学上是GABA的结构衍生物，与加巴喷丁类似，也是通过调节电压依赖性钙通道而发挥镇痛作用。加巴喷丁类药物通过抑制钙内流，继而抑制兴奋性神经递质如P物质和降钙素基因相关肽的释放。普瑞巴林与加巴喷丁相比，具有更高的脂质溶解度，因此更容易通过血脑屏障，并且由于不存在肝脏代谢而具有更好的药代动力学性质和更少的药物相互作用。普瑞巴林比加巴喷丁更有效，并在较低剂量下达到其功效；因此，它的副作用较少，并且在动物模型中，已经证实可以减少术后痛觉超敏。在TKA围手术期使用普瑞巴林可减少术后慢性疼痛的发生率。在该项研究中，术前给予300mg的剂量可能太高，因为有些患者出现了过度镇静的副作用。因此，围手术期普瑞巴林的剂量应该控制，以避免过度镇静，特别是在老年患者。

氯胺酮

在过去30年中，氯胺酮一直是被大家所熟知的麻醉和镇痛类药。随着NMDA受体的发现及其与伤害感受性疼痛传导和中枢敏化的联系，氯胺酮作为潜在的抗痛觉过敏剂又被重新认识，它可以作为非竞争性NMDA受体拮抗剂而发挥作用。虽然大剂量（>2mg/kg）的氯胺酮有可能造成精神方面的副作用（过度镇静，认知功能障碍，幻觉和噩梦），低剂量（<1mg/kg）氯胺酮已被证明有显著的镇痛作用，且没有精神方面的副作用，对呼吸，心血管功能，恶心，呕吐，尿潴留和便秘/长期动力性术后肠梗阻发挥方面也没有不利影响。最近的系统评价得出结论，低剂量氯胺酮作为唯一可以经静脉内，肌肉和皮下途径给药的镇痛剂。但没有证据支持低剂量氯胺酮硬膜外给药用于术后镇痛。越来越多的证据表明，低剂量氯胺酮在术后疼痛管理中起重要作用，不仅可用作局部麻醉，还可以辅助阿片类或其他镇

痛药物使用。在肠外或硬膜外使用阿片类药物时，当结合使用氯胺酮，不仅可以减少术后阿片类药物的用量，还可以延长和提高镇痛效果。它虽然具有阿片类药物的作用，但却没有观察到有与阿片类药物相似的副作用。

阿片类

阿片类受体存在于脊髓背角，脑干，丘脑和皮质中的上行疼痛传导系统的突触前和突触后部位。阿片类受体还发现在中脑导水管周围灰质，中缝大核和延髓腹侧，包括调节脊髓疼痛传输的下行抑制系统。有至少3种阿片受体–mu（p），kappa（k）和delta（δ）–位于脊髓背角，背根神经节和外周神经。这些阿片受体是偶联的鸟嘌呤（G）蛋白。阿片类物质激活介导了神经递质（例如谷氨酸，P物质和降钙素基因相关肽）从突触前膜释放的减少，这是由于电压门控钙通道被抑制。阿片类一直是镇痛的主要药物，通过与上述受体相互作用，产生确切的镇痛效果；但阿片类药物仅是多模式镇痛方案的一部分，还需辅助其他的镇痛药物，才能提高镇痛效果。

急性疼痛医疗服务

应建立一个急性疼痛医疗服务（APS）组织，负责管理术后疼痛，监测对疼痛的护理，并根据患者临床表现调整方案。流程应该标准化和具有可重复性，对疼痛强度、治疗效果和药物副作用的记录都应该规律和标准。当镇痛干预造成不良反应时，则需要进一步的医疗评估。负责围手术期镇痛的麻醉师应随时咨询巡视护士，外科医生或其他医疗人员，并应协助评估在围手术期镇痛方面出现问题的患者。围手术期疼痛管理的措施应做到无缝衔接，包括下达医嘱、执行医嘱、转变治疗方案以及结果评估和持续质量改进。APS是一个多学科服务，由麻醉师，外科医生，物理治疗师和护士共同努力。大家可以一起协商，不断完善围手术期疼痛管理的方案。这样可以使加入康复计划的患者更早地恢复功能，从而提高术后的整体疗效。

Jeffery L. Pierson
Timothy J. Hannon

28

第28章 全关节置换中的血液管理

血液管理是一个主动的过程，包括使用各种技术、药物或医疗装置，通过高效、有效和及时的方式减少对同种异体血液的需要。血液管理的基本原则包括使用有证可循的输血指南以减少输血操作的变异性，以及建立多学科团队以研究、实施和监测血液管理具体实施。血液管理的目标是确保每个血液制品被恰当使用，并且高效、有效地使用血液相关的资源。

血库的问题

2008年，在美国的成分输血数量约为2400万件。值得忧虑的是，随着捐赠方持续减少，在不久的将来，对血液的需求将供不应求。在许多医院，由于培训较差和对于输血操作的监督、审查、监测的不足，血液使用情况并不理想。此外，在医院之间以及同一医院内不同医生之间，输血操作存在巨大差异。

输血的决定往往被主观想象、误解和情绪所掩盖，并且经常得不到良好的医学科学的支持。在许多医院普遍缺乏对输血指南的遵守。

尽管血液供应在今天已十分安全（特别是涉及血源性感染的传播），但成分输血仍然是一种高风险的治疗方法，对所有患者都会造成一定伤害。输血的好处，特别是红细胞的使用，尚未很好地阐明。很少的对照研究证明红细胞可以改善治疗结果。有越来越多的随机试验显示，在高风险患者中限制性输血和开放性输血一样有效。1999年出版的紧急护理输血要求（TRICC）涉及了一项有838例ICU患者参与的输血策略的前瞻性随机试验。作者的结论是，Hgb低于7.0限制性输血策略至少与Hgb低于10.0的开放性输血策略一样有效，但在患有急性冠状动脉综合征（ACSs）的患者中可能除外。目前的前瞻性随机试验表明，在危重的新生儿和儿科患者以及心脏手术患者中有类似的结果，有观察性数据表明，ACS患者不能从开放性输血策略中受益。骨科医生最感兴趣的是一项对2016名接受髋部骨折治疗的老年心血管疾病患者的输血策略的前瞻性试验，被称为研究接受髋部骨折治疗的心血管患者的功能结果的实验（FOCUS）。患者被随机分配到开放性输血策略组（Hgb 10.0）或限制性输血策略组（Hgb<8.0或贫血症状），主要结果是死亡或在60天随访期间内无法在没有协助的情况下走过一个房间。结果显示两组之间的并发症发生率或功能恢复没有差异，限制性输血组的输血单位仅占开放性输血组的输血单位的65%，限制性输血组中超过一半的患者没有接受任何血液制品。最近公布的来自AABB的临床实践指南回顾了19项红细胞治疗的随机对照研究，其中包括总共6242例患者。该指南批准了对住院和稳定的患者运用限制性输血策略（7～8g/dL），并且建议对已有心血管疾病症状或血红蛋白水平为8g/dL或更低的患者也要遵守限制性输血策略。

与任何药物治疗一样，输血的决定必须在对风险和获益分析以后才进行。前面谈到的随机试验已经揭示开放性输血的功效不高，还有一些证据表明输血的风险也被低估了。虽然大多数血液传染的风险已大大降低，但血小板的细菌污染发生频率为1：2000～3000次输血。现在输血治疗最重要的关注点是输血的非传染性不良事件。将血液制品输错了患者是一个主要风险，每输12000～19000单位时会发生1次，死亡发生率为1：600000～800000次输血。由于文书记录错误，任何输血错误事件的发生率可能增加3～12倍。输血相关循环超负荷（TACO）可能是最常见的输血相关并发症，在危重病人和矫形外科患者的发生率可高达6%～8%。TACO由两方面因素造成，一个是输血单位加倍，一个是输血速度过快。输血相关的急性肺损伤（TRALI）是输血相关死亡的主要原因，发生率为1：5000～100000次输血。与TACO一样，由于临床医生缺乏认识，其发生率可能被低估。TRALI可以由供体血浆中抗HLA抗体的存在引起，它可以攻击受体白细胞，主要存在多次怀孕的女性供体中。在过去几年中，大多数国家已经消除或减少了女性血浆捐献的数量，从而导致TRALI病例的减少。TRALI的第二种机制与存储的血液中的炎症介质相关的。输血相关免疫调节（TRIM）是非常重要的，因为它导致外科和内科患者的医院获得性感染的比率增加。虽然病因可能是多因素的，但同种异体输血的抗原负荷以及储存血液中的可溶性介质所呈现的免疫攻击是主要的可疑因素。这种TRIM效应被认为可以增加感染率、呼吸机支持时间、ICU和住院时间、短期和长期死亡率以及输血患者的癌症复发率的剂量依赖性。

许多医生并不认为红细胞输血可以导致患者出现各种不良事件。然而，通过了解红细胞在其储存周期期间发生了什么，即所谓的“储存损伤”，就可以明白为什么会有这些不良事件发生。血液制品（同种异体和自体）的长期储存导致红细胞质量的逐渐下降（2,3-DPG，ATP和一氧化氮水平的降低，红细胞形态和流变学的改变）以及有害碎片（细胞膜微粒，血浆游离Hgb，K^+）和炎症介质（细胞因子）的逐渐累积。这些累积的分解产物统称为生物反应介质（BRM）。总的来说，这些变化导致贮存的血液制品在使用时，在组织水平递送氧的效率变低，导致免疫系统的下调（免疫调节），引起炎症，并激活凝血系统。当从这个角度重新看待红细胞输血时，就不难理解它有可能造成的有害影响。

虽然患者关心的血液制品的利用度问题，然而输血的经济学也应值得更多的关注。血液采集，测试和处理的成本增加使得血液制品的价格从2001年开始翻了三番。在医院内，血液制品的采购，储存，加工和输血涉及一系列昂贵的资源，包括实验室用品、药品和医疗设备，以及重要的医疗技术人员和护理时间。这一系列过程导致血液制品的总成本增加了3～4倍，超过了收购的基本成本（图28.1）。对不良事件（如住院时间延长和感染率增加）的额外消耗可能使同种异体输血的总成本高达每单位13835.6元人民币。

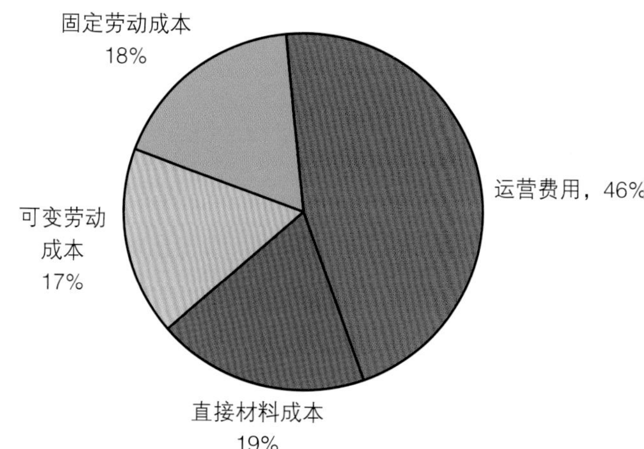

图28.1 各类别资源的输血成本。直接材料成本（19%）反映了采购血液制品和供应的成本占总成本的百分比。在每个门诊患者输血的13390元人民币费用中，所有类别的资源费用占4523～5024元人民币

全关节置换术的总体血液管理策略

一般策略和原则在表28.1和表28.2中。

术前准备和计划对于全关节置换（TJR）患者至关重要。由于这是一个择期手术，因此对于需要进行同种异体输血的高风险患者的应该早期甄别。应从以下几个方面预测输血的可能性，包括手术的类型和复杂性，术前红细胞量减少（体型小、术前贫血或两者均有）和患有凝血疾病病史。对于全关节置换术后有可能输血的高危患者来说，术前就提高患者的血红蛋白水平是十分重要的。

对于在TJR后具有需要同种异体输血风险的患者的单一且最佳的策略。图28.2是针对贫血的患者在TJR之前就可以使用促红细胞生成素的情况。在许多贫血患者中可以单独使用铁剂（口服和/或静脉内）。许多需要做TJR的女性患者会同时合并贫血，

表28.1 骨科血液治疗策略

- 术前
  - 早期识别输血高风险的患者
  - 血液治疗算法
  - 选择性使用红细胞生成剂和铁疗法
  - 停止增加出血的药物和草药
  - 提前捐献自体血液（不推荐的策略）
- 术中
  - 最小化手术时间
  - 局部麻醉
  - 维持体温
  - 患者定位
  - 控制“正常血压”
  - 烧灼剂
  - 局部止血剂
  - 术中自体输血
  - 抗纤维蛋白溶解药（TXA，ΣACA）
  - 现场检查
  - 有证据的输血决策
- 术后
  - 有证据的输血决策
  - 术后自体输血（清洗过的）
  - 最小化医源性失血

表28.2 血液治疗原则

- 早期识别和干预高风险的输血的患者
- 利用当前的科学证据和临床最佳措施的提升
- 医疗团队所有成员的联合和协作
- 患者的宣传和患者的安全
- 管理稀缺和昂贵的医院资源

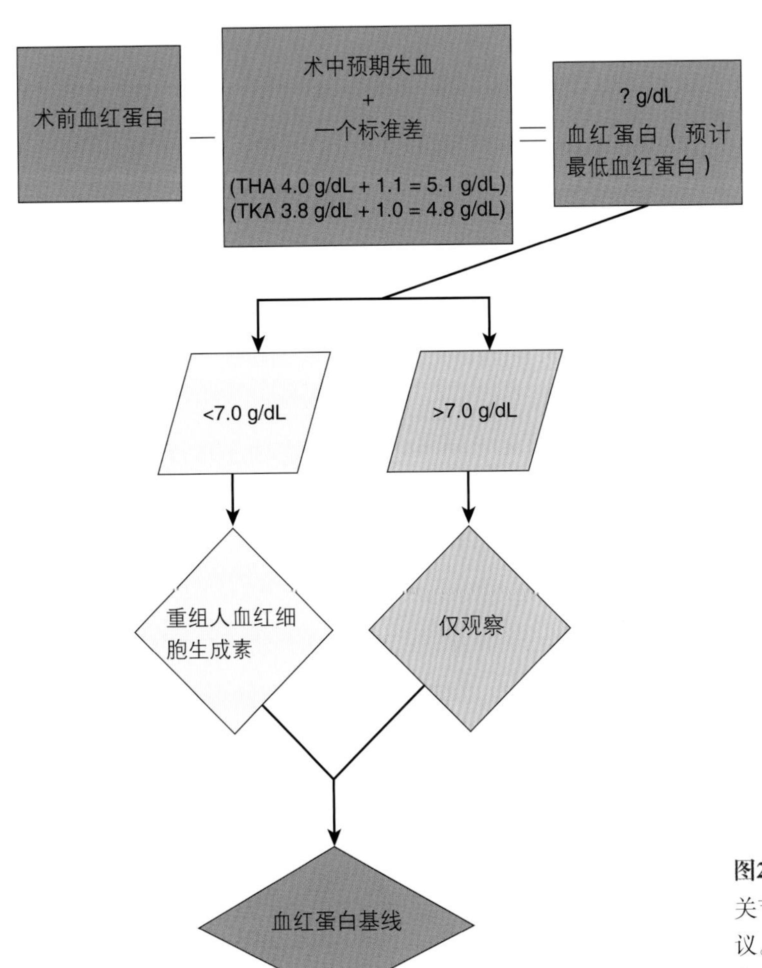

图28.2 矫形手术的血液治疗算法。用于原发性单侧全髋关节和膝关节置换术的血液治疗算法说明了患者特异性建议。术前血红蛋白是在患者进入算法之前的血红蛋白。基线血红蛋白是手术时的血红蛋白

因此贫血管理在整个血液管理中十分重要。应停止使用增加出血的药物，如大剂量阿司匹林、华法林、氯吡格雷以及某些中草药。

尽管自体献血（PAB）在一些医院中仍在开展，但是由于几个原因，我们不建议在TJR术前使用。PAB会引起医源性贫血，即使回输也不一定对给患者带来更多的益处。很明显，PAB患者没有足够的时间来再生新的红细胞。与储存的同种异体血液相同，自体血液的储存导致红细胞数量的渐进下降和炎症介质的增加。因此，存储的自体血液返回给患者时与捐献时的质量相比相差很多。PAB对于需要同种异体输血（患者术前贫血）的高风险患者通常是不可行的，另一方面对于可以献血（具有正常Hgb水平）的那些患者也是不必要的。后者导致TJR后自体血液的相当大的浪费。最后，细菌污染和/或文书及执行错误的风险对于自体血液和同源异体血液相同，因此在安全性方面也没有特别的好处。

TJR围手术期血液管理策略

如果患者术前准备充分，则有许多技巧可以减少TJR患者的血液丢失。较长的手术时间对骨科大手术中并发症和失血量有很直接的影响。因此，TJR团队的高效配合可以减少失血，特别是在翻修TJR术中。使用局麻可以降低失血，可能是通过术中控制性低血压和良好的术后镇痛来实现。急性等容血液稀释并不常用，我们也不推荐。这种技术耗时费力且益处很小，特别是与其他易于获得并且更容易实施的血液稀释技术相比。监测和维持患者体温是重要的，因为即使轻微的体温降低（35℃）也会由于温度和凝血瀑布之间的关系而大大增加出血时间和失血量。

术中自体血回输对于部分患者是有效和安全的技术。在初次单侧TJR中，由于成本收益比较高，我们不推荐使用，因为手术的输血率较低。但如果手术的预期失血量大（例如，股骨假体翻修时采用延长转子截骨术），通常能够采集和回输一个单位或更多的红细胞，这时则建议使用。与PAB不同，这种自体血液产品由于可以即刻回输，所以保持了大部分其原有的特性。

TJR手术会造成失血。术后早期失血是纤维蛋白溶解的结果，随后是8～16h内的高凝状态。围手术期使用抗纤维蛋白溶解药如氨甲环酸（TXA）和ε氨基己酸已被证明可以显著降低术后失血量，而不增加不良事件。TXA已被广泛用于全髋关节置换术（THR）和全膝关节置换术（TKR），并且数据显示失血减少25%～50%，且不增加血栓栓塞并发症的风险。

术中通过外科手术技术减少失血尚不确切。这些策略包括使用局部止血剂，例如促进血小板聚集的胶原材质、纤维素材质和明胶材质的止血材料，以及含有能够参与凝血瀑布的凝血酶的产品。术中使用专用电凝设备没有被证明在临床上显著减少失血。虽然术中使用止血产品和电凝止血的设想很好，但我们的看法是，它们的性价比与全方位的血液管理方案相比较，收益不大，所以我们不建议在TJR中使用这些技术。

术后血液管理策略

采用有证可循的输血指南是减少TJR后同种异体输血发生率的唯一的最有效的方法，因为保守的输血可以减少高达40%～65%的输血风险。应根据实验室检查的结果决定是否需要输血。TJR术后看似与贫血有关的症状实际上是由低血容量造成的，可以出现低血压、心动过速和少尿等常见的症状和体征。这些症状通常可以通过晶体和/或胶体补液恢复血容量来纠正。血容量正常的患者很少出现贫血的症状。因此，对于大多数患者，使用血液制品来纠正血容量不足是没有必要的。积极且监控良好的补液通常足以使血红蛋白维持在7～8g/dL的范围内，患者可以正常出院。支持这种保守方法的是前面讨论的FOCUS试验的证据，该实验表明限制性输血组中康复潜力没有差异，另有一项研究是对305名接受TJR老年患者进行的观察，该研究显示术后血红蛋白水平范围为<8g/dL～>10g/dL患者的康复潜力的客观测量没有差异。

伤口引流再回输系统也可用于术后血液保存。这个装置可以把术后4～6h伤口引流的血抽取到无菌收集容器中，经过过滤再回输给患者，这段时间之后引流的血将不再回输，仅贮存在收集容器中。我们建议采用洗涤细胞回输装置，因为从手术伤口收集的血液通常血细胞比容较低，并且由于混有组织碎片和有害的炎症介质而使其质量变差。简单的过滤系统不足以去除细胞因子和纤维蛋白降解产物；因此，还要经过洗涤回输装置才能使回输血变得安全。整个过程应由专业人员进行操作。根据我们的经验，只有在一期双膝同时置换时才建议使用术后血液回输装置，因为此时的成本收益比最高。在这种情况下，Hgb的预期下降值可以从5.5g/dL降低到4g/dL，因此可以减少对于同种异体输血的需要。

总之，TJR的血液管理策略中首先是要在术前预判患者需要输血的可能性，比如体型小和贫血的患者，可以在术前就给予这类患者铁剂和促红细胞生成素治疗，使用抗纤维蛋白溶解药（ε-氨基己酸，TXA）以减少术后出血，采用保守的输血指标（7～8g/dL），并且通过晶体/胶体补液维持血容量状态。此外，我们支持在预期大量失血的手术中选择性使用术中洗涤的细胞回输系统，例如需要行大延长转子截骨术的全髋关节翻修术，以及在一期双膝同时置换时使用术后血液回输装置。

29

Vincent D. Pellegrini Jr

第29章　全髋关节置换术后的静脉血栓栓塞

“全髋关节置换术后可能发生的致命性肺栓塞是髋关节外科医生经常担心的事儿……无论这件事儿多么罕见”。

– John Charnley，1979年

介绍

静脉血栓栓塞（VTE）特别是肺栓塞（PE），是择期全髋关节置换术后的最常见的死亡原因，也是最常见的再入院原因之一。相关数据库最近提请注意全髋关节置换术（THA）和全膝关节置换术（TKA）的住院患者会有PE发生，而THA术后85%肺栓塞发生在出院后。总体来说，THA和TKA是在美国最常见的手术，每年总计近100万，其中超过30万例涉及髋关节。此外，随着婴儿潮一代步入老龄化，以及医疗保险的广覆盖，这一数字还在不断上升。然而，尽管手术技术和围手术期护理一直在不断完善，致死性肺栓塞发生率仍在0.1%～0.5%，直接导致每年超过约1000名患者在此类择期手术后死亡。专家们已经投入了相当大的努力去确定选择何种最佳的方案来预防血栓栓塞性疾病的发生。但重要的是在骨科大手术抗凝治疗过程中，如何平衡抗凝与出血的风险。骨科医生在选择围手术期血栓预防方案时，都会考虑到要将出血风险降到最低，而内科医生则更多地会考虑到如何最大程度降低血栓发生的可能性。专业委员会历来在VTE预防的问题上没有达成一致，理想的预防措施也尚未确定。这无疑是因为在对致命性PE的恐惧和由于过度抗凝造成术后血肿及继发感染等问题的考量之间，风险获益平衡很难把握。

围绕着这些争议，我们也了解到，在骨科手术后确实有VTE的倾向，主要归因于内源性凝血瀑布的激活，这是由于骨髓脂肪进入血液系统中造成。在THA手术中，股骨的扩髓操作和使用骨水泥型股骨假体时的髓腔加压操作，以及股静脉内膜损伤，都会在手术的早期诱发PE。正如Charnley所指出，尽管THA手术技术相当成熟，但这种并发症的致命性被严重低估。40年来髋关节置换不断普及，许多技术进步提高了手术的可靠性、安全性和假体的生存时间，但深静脉血栓形成（DVT）和PE的风险仍然存在。在从1962年到1973年进行的7959个THA中，Johnson等报告总体PE发生率为7.89%，而致命的PE的发生率在1.04%。从那时起，人们已经花费了相当大的努力来更好地理解THA后血栓栓塞性疾病的病理生理学，以及优化该并发症的预防策略。因此，本章将重点介绍VTE的最新概念以及最新的预防方法。

流行病学

DVT是血栓栓塞性疾病作为PE先兆的最常见的表现。一直以来与TKA不同的是，在全髋关节置换后最常见的DVT形式是股静脉中的血栓形成，主要表现为近端小转子水平的节段性血栓，以及小腿以远的不连续血凝块。在操作股骨时由于体位变化造成对静脉的扭转，会损伤其内膜，这很有可能就是血栓的起始因素（图29.1）。这种损伤与手术入路无关。一般来讲，PE是通过肺动脉造影诊断的，但现在最敏感的是通过胸部的多平面CT确定（图29.2），而这又可能导致临床上不显著的亚节段外周血栓的过度诊断。PE的患病率难以量化，所以其临床重要性很难评估，但在一般人群中，经尸体解剖

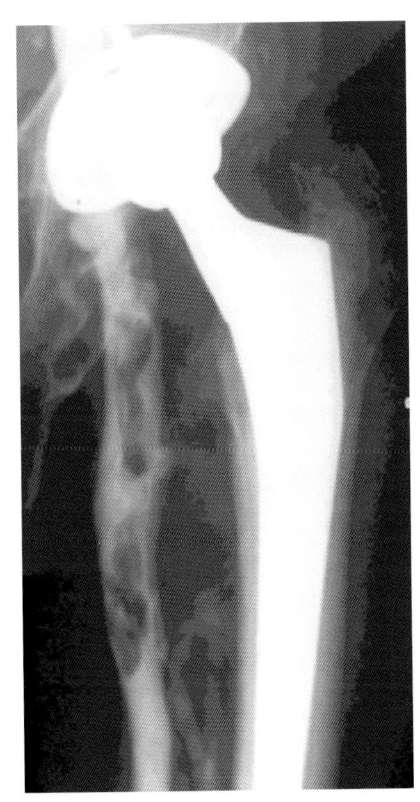

图29.1 对比静脉造影显示在THA术后小转子水平处的节段性近端股静脉血栓形成

证实的致死性PE的检出率是有症状的非致死性PE的2.5倍。

此外，DVT还可造成慢性静脉功能不全。术后5年，67%的静脉造影阳性的无症状DVT患者可表现出血栓形成后综合征的症状和体征，这一现象出现在术后静脉造影阴性的患者比例为32%。然而，在可以进行大量髋关节置换的骨科中心，血栓形成后综合征的临床报道却十分罕见。特发性自发性DVT后比术后DVT更常见，可能是因为在后一种情况下的血栓形成多是非闭塞性的，血流并没有中断。

一直以来如果在没有保护的情况下，THA或TKA之后发生DVT的风险为70%～84%；有症状PE的风险接近15%，致命性PE的风险为1%～3.4%。Coventry等报道1969—1971年的连续2012台THA术后致死性PE的发生率为3.4%；手术的平均持续时间为2.4h，平均失血量为1650mL。这些患者术后需要卧床1周，平均术后住院时间为3周。但后来，随着药物预防和机械预防的推广，以及麻醉和手术技术的提高，全关节置换术后DVT的发生率就开始逐步减少。有两个研究的数据显示，对4594名行THA的患者没有给予任何药物预防，经过3～6个月的随访，发现致命性PE发生率仅为0.12%～0.35%。与早期研究中的患者相比，这些患者受益于术后早期活动和更短的住院时间。虽然PE事件的减少是值得患者高兴的消息，但从统计学研究的角度来说，过少的数据量很难判断究竟是哪种预防策略发挥的作用更大。由于致死性PE发生的可能性越来越低，因此有必要平衡通过使用有效的抗凝剂来消除PE所增加的益处和造成出血所引发的风险两者之间的矛盾。例如，在1977年Johnson等报告在7959例没有VTE预防的THA术后总的围手术期死亡率为1.68%。两项后来的研究一共涉及12769名无VTE预防的THA手术患者，其总死亡率为1.71%。虽然自1986年NIH关于该主题的会议达成了VTE的预防共识，但目前减少VTE风险的方法具有多样化，因此其发生率的降低并不令人意外。

1986年国立卫生研究院（NIH）会议共识成为北美地区THA或TKA术后的VTE的常规预防的推荐标准。在随后的30年中骨科医生常用方法是使用低强度华法林。虽然华法林的使用大大降低了DVT的发生率，但是筛查静脉造影显示THA术后无症状的静脉系统血栓发生率为15%～25%，TKA术后发生率则为35%～50%。在使用更新的抗凝药物以后，THA后静脉造影证实的DVT明显减少，其作用比对TKA的患者更加有效，虽然TKA后静脉造影证实的DVT也有所减少。按照目前的抗凝方案治疗，TKA术后DVT的总体风险是THA术后的2～3倍。临床发现使用低强度的华法林抗凝，患者的出血事件明显减少。当凝血酶原时间为2.0时，出血事件的发生率为8%～12%，但把它降低至1.3～1.5时，出血事件的发生率为1%～2%（国际标准化比例[INR] 为2.0～2.5）。虽然这些数据表明TKA术后VTE的预防效果不如THA，但TKA术后85%～90%的血栓发生在深部小腿静脉，并且栓塞的即刻风险要小得多。相比之下根据记录，THA术后的DVT 40%分布在近端，60%分布在远端。据报道使用新的预防剂后，THA术后不到10%的血栓位于下肢深静脉近端至腘窝分叉处，其余发生在小腿。按照目前所使用的抗

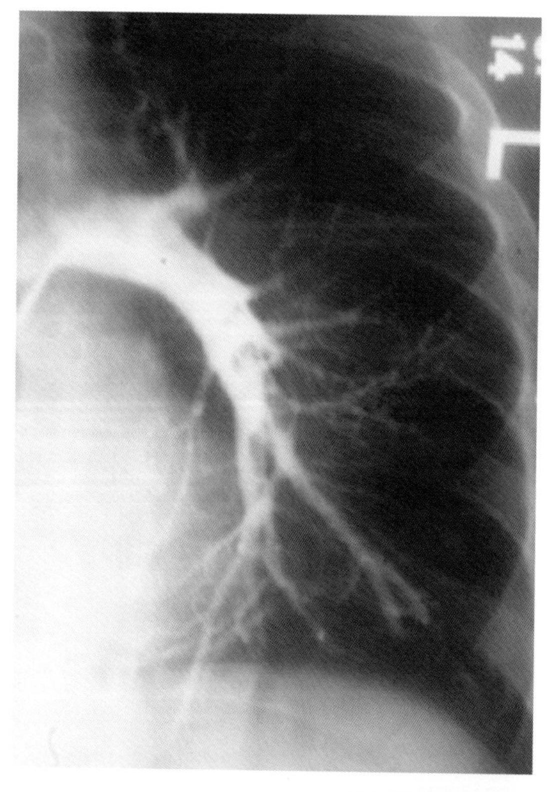

A

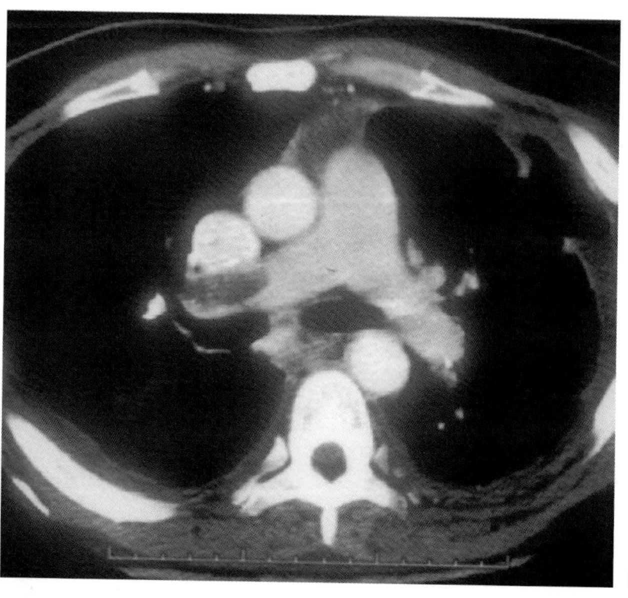

B

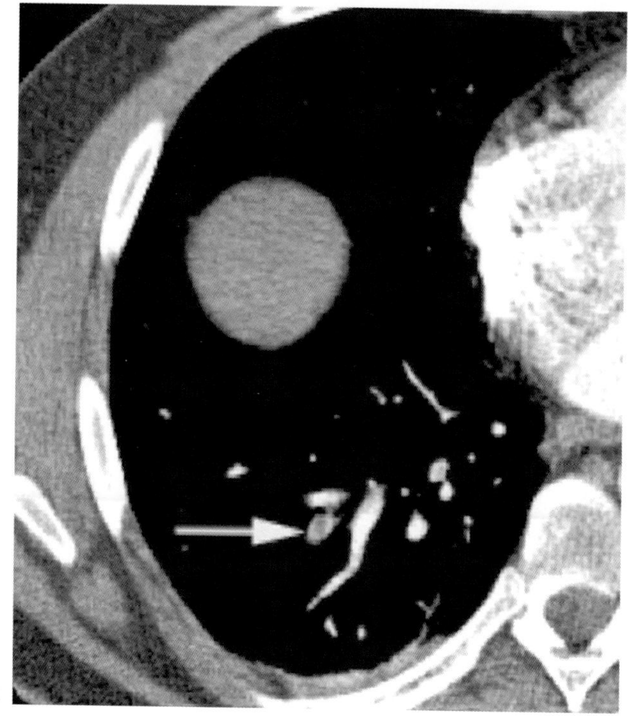

C

图29.2 肺成像揭示肺栓塞的存在。A. 常规肺动脉造影；B. 中心性肺栓塞多平面CT；C. 亚段肺栓塞的多平面CT

凝方案，全关节置换术后85%～90%的下肢DVT发生在小腿，因此更应注意远端静脉栓塞症。纵向监测研究显示17%～23%的远端血栓会向近端延伸大腿，会造成更大范围的栓塞。无症状非闭塞性小腿血栓与晚期血栓形成综合征之间的关系如同慢性静脉功能不全尚不清楚，但术后小腿血栓栓塞的可能性很大，因此建议抗凝治疗应在手术后持续数周。据报道在普外科手术患者术后小腿DVT向近端延展的可能性接近25%，全髋关节置换术后未经治疗的小腿深静脉血栓的患者中出现症状PE的可能性高达31%。与此相反的是，最近没有经历外科手术且可以行动的患者如果出现小腿DVT，一般不会导致肺栓塞。

对于静脉血栓形成机制和患者易感因素的认识增强了我们对凝血基本知识的理解。那么接下来，专家们对于抗凝的相对风险与收益、当面对缩短的住院时间如何选择特殊药物及使用时间、常规监测所具有的诊断学意义以及确诊VTE的治疗指南这些问题的关注越来越密切。

病理生理学

血液流动停滞，高凝状态和血管内膜的损害构成Virchow，这是我们所掌握的最基础的凝血机制。只要骨骼肌肉损伤、疾病或手术使其中一种因素发生最轻微的改变，也会造成血栓形成。随着对凝血瀑布理论的认识增加，形成了对血栓形成预防和治疗的理论基础（图29.3）。

骨骼肌肉损伤后的血栓形成

人们很早就已经认识到，VTE在骨科手术后的预防比在普外科手术后要困难。在腹部或胸部手术后皮下注射肝素预防VTE很有效，但对THA手术则效果较差。后来人们发现这种差异是继发于ATIII循环水平的下降（能够使肝素起效所必需的结合中间体），正如当骨骼损伤或骨髓腔受到干扰时。

Geerts等在对多发伤患者以及损伤严重性评分高于9的患者研究中发现骨骼创伤对凝血瀑布的影响。349例患者的静脉造影显示总体DVT发生率为58%，而近端DVT发生率为18%。像接受全关节成形术的患者一样，大多数患者无症状；201例DVT中只有3例（1.5%）有临床表现。面部、胸部或腹部创伤的DVT总发生率为41%；闭合性头部损伤为39%；下肢骨折为66%；脊髓损伤为68%。如果将下肢骨折细分的话，盆腔骨折为61%；胫骨干骨折为77%，股骨干骨折为80%。这些数据显示了骨折对凝血瀑布的巨大影响，单纯的股骨或胫骨干骨折所造成的DVT风险，几乎是所有组平均值的5倍。脊髓损伤患者DVT的发生率为81%，与总体相比优势比为8.5。

相同的研究者随后研究了VTE预防对344名多发伤患者的效果，这些患者被随机分配到两种抗凝血方案中。接受普通肝素的患者总体DVT发生率为

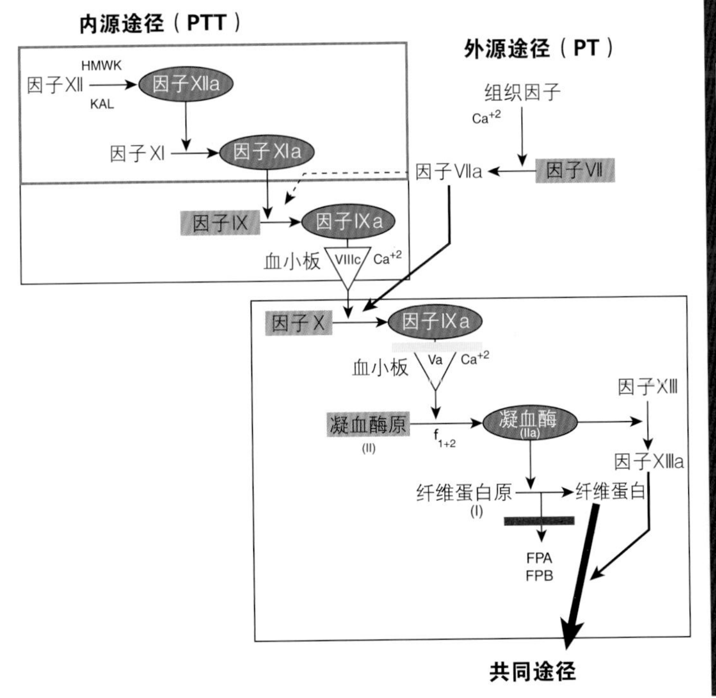

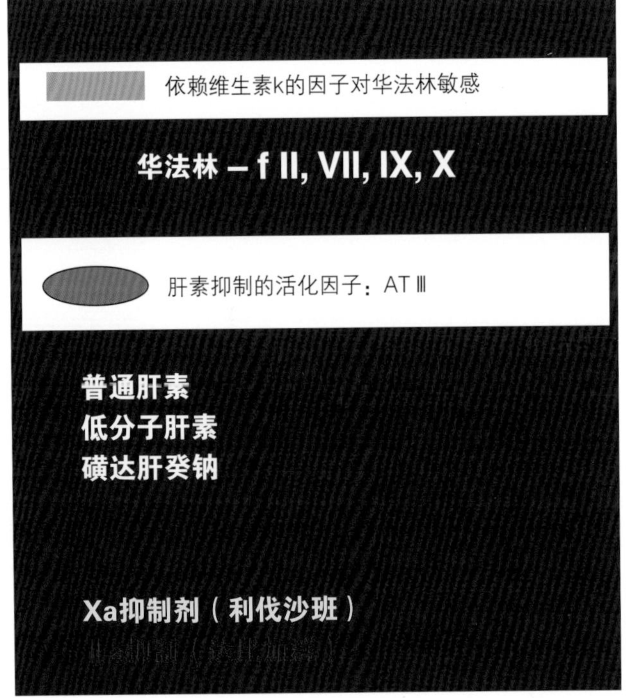

图29.3 示意图显示了凝血级联，和抗凝血剂干扰的临界点。HMWK. 高分子量激肽释放酶；KAL. 激肽释放酶；FPA. 纤维蛋白肽A；FPB. 纤维蛋白肽B

44%（136例患者中有60例），相比之下，接受依诺肝素的患者DVT的发生率为31%（129例患者中有40例，P=0.014）；这证明了当ATIII循环水平减少时，未分级肝素对临床血栓预防的低效性。依诺肝素治疗组出现大量出血并发症的概率（2.9%）是肝素组（0.6%，P=0.12）的5倍。因此，肝素应谨慎用于多发患者的VTE预防，特别是在那些闭合性头部创伤，内脏损伤或骨折延期手术（特别是骨盆骨折）时。

麻醉和全关节成形术期间的血栓形成

现在已经被接受的观点是在THA手术过程中即有血栓形成。具体地说，股骨操作以及股静脉扭转或完全闭塞可以强烈激活凝血瀑布。Sharrock等通过检测在THA期间循环血液中的凝血酶产生和纤维蛋白形成的标记物发现，血栓形成的过程恰好是在进行股骨操作的时候。凝血酶原F1.2，凝血酶－抗凝血酶复合物，纤维蛋白肽A和D–二聚体的升高在插入骨水泥型股骨假体时最明显，并且在手术后的第一小时内持续增加。在插入骨水泥型股骨假体后，4个标记中的3个平均值显著高于当插入非骨水泥型股骨假体后的平均值。同时，由于股静脉扭转导致肺的微小栓子延迟聚集，出现肺动脉高压及中心静脉氧分压降低。再者，器械操作也有可能造成股静脉内膜损伤，这几方面因素都参与了Virchow三角，造成静脉血栓形成。

在植入髋臼内衬后静脉给予标准肝素按10U/kg时，可以显著抑制纤维蛋白形成，如果按20U/kg给予时则可完全抑制纤维蛋白形成。半衰期为30～40min，虽然理论上未分级的肝素增加了出血风险，但没有明显术中出血的表现。这种抗凝策略主要是针对术中血栓形成的一级预防，而不是术后血栓的二级预防。在1947名患者进行的2032例初次THA术中，在股骨侧操作之前静脉给予平均1200单位肝素，麻醉方式为低血压硬膜外麻醉，非致死性PE发生率仅为0.6%（1947例中有12例），通过双相超声检查确定的近端血栓发生率仅为2.6%（1947例中有51例），静脉血栓栓塞性疾病的总体再入院率为3.2%（1947例患者中的63例），没有观察到严重的出血事件。为了缓解全关节置换术后数周的血液高凝状态风险，80%的患者接受了术后阿司匹林治疗，20%存在高风险因素的患者接受了术后华法林治疗。

传统上不认为抗血小板药物如阿司匹林影响静脉循环中的血栓形成，但是积累的观察性数据表明阿司匹林可以减少血栓栓塞的风险，尽管有临床研究通过对比静脉造影显示阿司匹林不能减少血栓形成。

通过静脉造影对比DVT的结果后发现，硬膜外麻醉对血栓形成和VTE预防有积极作用。通过硬膜外麻醉或硬膜外镇痛来降低VTE的风险机制有许多假说。有假说认为可能是通过抑制血小板和白细胞黏附以及刺激内皮纤维蛋白溶解，但尚缺乏对照研究支持。另外，硬膜外阻滞可以抑制交感神经，导致下肢血流量增加和减轻血液瘀滞的不良影响，可能会减少静脉血栓形成的风险。无论采用何种类型的抗凝方式，与全身麻醉相比，使用局部麻醉可将DVT的风险降低了40%～50%。在硬膜外麻醉时，致死PE的发生率相比全身麻醉也表现出了减少；在Sharrock等的有关THA和TKA的回顾性综述中报告了在1981—1986年间使用全身麻醉时致死性PE的发生率为0.12%（5874名患者中有7例），而在1987和1991年间使用硬膜外麻醉时，它的发生率仅为0.02%（9685例患者中有2例，P=0.03）。如果在硬膜外麻醉时辅助低血压控制，可以减少失血和继发性血管收缩。在2037例接受阿司匹林或华法林预防治疗的患者中，总体静脉DVT发生率为10.3%，近端DVT发生率为4.3%。在22个PE（1.1%）中，11个（0.54%）发生在出院后，其中10个在住院期间静脉筛查为阴性。仅有一名患者发生致命性PE（0.04%）。连续硬膜外置管不仅用于术后镇痛，对VTE的预防也有效。在另一项研究中，仅使用华法林作为VTE预防，有322名THA手术的患者术中采用硬膜外麻醉，术后48h采用连续硬膜外置管镇痛，采用静脉造影证实总体DVT发生率为8.9%，近端血栓为2.3%。如果在使用阿司匹林结合局麻的情况下，同样也观察到可以减少全关节置换术后VTE的发生，尤其是有临床表现的PE。

家族性易栓症和凝血因子V

家族性易栓症是发生严重和复发性VTE的可遗传倾向，通常是自发的。其生理学基础尚未得到合理解释；蛋白C和S以及ATIII的水平在家族性易栓症的患者中很少被发现低于正常水平。编码蛋白质C和S或ATIII的遗传物质的突变发生率不到5%。据1994年的报道在50%的家族性易栓症患者中，发现凝血因子V裂区中的精氨酸被谷氨酰胺替代，造成遗传性蛋白C缺陷，而一般人群的发生率为3%～7%。凝血因子V Leiden突变，使得蛋白C对活化凝血因子V的降解作用减弱，凝血瀑布效应无法得到有效控制。

凝血因子V Leiden突变的各种表型，随后被发现与许多血栓形成相关的临床疾病有关。在凝血因子V Leiden突变的个体中，有超过半数的患者在长骨骨折和全关节置换后，会发生DVT。如果孕妇合并凝血因子V Leiden突变，在其怀孕的前三个月发生DVT的概率为60%。研究者追踪调查了大约15000例男性观察心血管事件，在没有发生心肌梗死、中风或其他相关事件的患者中，凝血因子V Leiden突变的检出率只有4%~6%，而在发生PE或DVT的患者中，其检出率高达11.6%（相对风险增加3.5倍）。在60岁以上的男性原发性DVT患者中，凝血因子V Leiden突变的检出率为26%。但与之相反的是另有两项北美的研究发现，THA或TKA患者的VTE发生率与凝血因子V Leiden突变无关。这可能是由于全关节置换术对髓腔的干扰刺激足以掩盖其他遗传因素对血栓形成的影响。

VTE预防的临床实践指南

自从1986年NIH主办的关于VTE的共识会议以来，已经有近30年的时间推荐“接受择期髋关节手术或膝关节重建的高危骨科患者至少7天使用低剂量华法林，葡聚糖或合适剂量的肝素等进行预防”。但是NIH小组注意到，虽然这些方案被认为降低了临床PE的发生率，但肺栓塞的死亡率降低并没有统计学意义。该小组警告说，“一般剂量的华法林和葡聚糖可引起手术出血和伤口血肿的并发症……这可能是关节置换患者所面临的一个重大问题”。虽然后来又有其他抗凝药物出现，但是没有证据显示在THA和TKA之后用于预防致命性PE效果显著。医疗机构已经将这一领域列为优先研究对象，外科医生管理局已就此事发出了行动号召，而卫生研究和质量控制机构（AHRQ）循证实践中心项目审查已宣布数据不具有说服力。尽管如此，关节委员会和外科护理改善项目仍然根据现行指南对所有接受THA或TKA的患者实施VTE预防。

具体来说，来自美国胸科医师学会（ACCP）和美国骨科医生协会（AAOS）的临床指南长期以来存在争议，导致患者和从业者对治疗方案选择的不确定性。ACCP依赖前瞻性随机试验，倾向于使用有效的抗凝剂，目的是降低DVT，继而减少PE的发生率，然而对出血的关注度较低。最近在2008版ACCP指南批准使用分级肝素、高强度华法林（INR 2.0～3.0）和合成戊五糖；并特别建议不要使用阿司匹林进行VTE预防。相反，AAOS结合考虑了除了随机临床试验之外的具有低临床PE事件率的观察数据，为了不增加有可能导致伤口血肿和继发感染等出血并发症的风险，这两者都可能需要患者再入院、再次手术和移除关节假体，AAOS认为不应过度抗凝。因此，AAOS一直赞同低强度的抗凝治疗，如阿司匹林或低强度华法林；这两者与ACCP推荐的抗凝方案的临床PE发生率相当，但出血发生率较少。两个组都支持气动加压装置的辅助使用。在过去24个月中ACCP和AAOS这两个指南的最新更新一致。然而，所有研究组织包括AHRQ在进行了有效性比较之后，仍无法统一意见，而仅仅是建议在关节置换围手术期哪些事情应该去做，以减少术后VTE的风险。因此，一些人认为目前还没有关于围术期VTE预防的实质性指导。这主要是由于预防的结局究竟是应该关注临床PE的发生率，还是关注与抗凝有关的出血不良事件的发生率。由于这些事件的发生概率很小，在单一临床试验中，有可能需要超过2万名患者，才能得出具有统计学意义的结论，然而现在没有研究满足这种规模要求。因此，对于VTE预防的具体指导意见一直很难取得统一。

毫无疑问，自1986年NIH会议以来由于医疗保险和医疗补助服务中心（CMS）对于THA和TKA支出规模巨大，一些联邦机构和公共实体已经认识到VTE作为公共卫生问题的重要性。从那时起，VTE预防已经成为美国髋关节和膝关节置换后的护理标准。在2003年，NIH关于全膝关节置换（TKR）的共识会议得出结论：“抗凝治疗预防肺栓塞的有效性尚不清楚”，并指出预防目标主要是减少TKR术后通过静脉造影所检测出的深静脉血栓形成。他们补充说道，“TKR后绝大多数DVT是无症状的，有数据表明，尽管单一研究的病例数尚不足以评估对PE发生率的影响， DVT预防不改变症状性DVT或肺栓塞的发生。对于未来的研究方向，他们指出：“有必要开展一项用来评估PE、出血、伤口并发症和死亡率的随机对照预防性抗凝试验研究”。

2008年，专家估计每年至少有100000例死亡是基于院内和出院后DVT和PE的高发病率，外科医生总署发布了“呼吁采取行动，防止深静脉血栓形成和肺栓塞”的倡议。研究报告建议，需要研究某些患者群体（包括老年人和那些接受全关节置换的患者）的预防性和治疗性抗凝治疗的益处和风险。2009年6月，医疗机构发布了国家优先研究事项的列表，包括了对接受髋或膝置换手术患者的抗凝治疗（例如低强度华法林，阿司匹林，可注射抗凝剂）。在2009年秋季，ACCP临床指南在THA和TKA术后推荐了有效的抗凝药物用于围术期VTE预防，但不推荐使用阿司匹林，AAOS发布了第一套临床指南，对于髋关节和膝关节置换术后标准风险的患者支持使用阿司匹林，并给出了风险指数的计算方法。而对于升高风险的患者，阿司匹林不推荐使用，建议选择更强的抗凝药物，但对于出血风险升高的患者，则建议选择阿司匹林，华法林或单独使用机械加压装置。如果VTE或出血风险均升高，AAOS建议不使用强效抗凝药物，主要考虑到不应增加出血的风险。显然，从外科医生的角度来看，不良出血事件风险的增加与PE风险的增加一样令人担忧; 事实上，在实践中，致命PE的发生率显著低于临床相关的出血事件的发生率。

2011年9月发布的AAOS第二版和2012年2月发布的ACCP第九版达成了一些共识。两方面都认为临床上PE的预防应该作为主要任务，AAOS和ACCP都认为在髋关节和膝关节置换后VTE预防方面，没有足够的数据支持一种预案会优于另一种。两家指南把选择权留给了执行者。AAOS不提供任何药物预防的偏向性，ACCP 1B级证据列出的药物在预防血栓方面的功效被认为是一致的。2012年3月，AHRQ有关在骨科手术静脉血栓预案比较的综述中指出，“虽然深静脉血栓形成可能会伴发PE，但没有足够的数据支持两者是因果关系，还是并列关系。当抗凝时间超过标准的7～10天以后，应考虑到获益与风险的平衡。该报告认为分级肝素优于未分级肝素，虽然这是一种在VTE预防方面已被放弃数十年的药物。其他抗凝药之间或者由于缺乏足够的数据，或者药效与出血风险呈正相关，因此无法进行比较。AHRQ对未来研究的第一个建议是，比较临床试验应该直接关注最终的健康结果，而不仅仅是DVT。另外有人建议，未来的试验应包括更多对损害结果的评估，如出血导致的感染和输血、再入院和再手术情况，以更好地评估药物的获益与风险。

根据ACCP和AAOS指南以及AHRQ的综合意见，关节委员会、CMS和外科护理改善项目（SCIP）根据现行指南推行VTE的预防工作。从2014年1月1日以后，SCIP将阿司匹林列入THA和TKA术后用于VTE预防的药物名单；其他还包括低分子肝素（LMWH），低剂量未分级肝素，华法林，Xa因子抑制剂，间歇性充气加压下肢静脉泵和足底泵。因为只有SCIP的VTE预防措施与CMS的绩效挂钩程序，所以目前的CMS给出的指导意见也与AAOS和ACCP指南相一致。尽管目前的各项指南基本接近一致，使得THA后VTE的预防工作越来越有证可循，但在实际操作过程中可能又会引发新的问题。比如低剂量未分级肝素，由于会消耗ATIII，长期以来一直被骨科医生所弃用的药物，另外，新的指南仍没有明确支持某一种具体的抗凝药物。虽然新的指南可以规避一些不适当的操作，但对于一些具有的争议的意见仍需在未来通过进一步研究来解决。

预防的选择

自从上次NIH关于VTE的会议以来已经过去近30年，许多新的和更具选择性的抗凝药物逐步问世，但是对于THA之后致命性PE的预防仍未见改观（图29.3）。随机临床试验已经证明使用有效的新的抗凝药物以后下肢血栓明显减少，但致命PE并没有减少。具体来说，较新的抗凝药物（分级肝素，合成的戊多糖，Xa因子抑制剂和凝血酶抑制剂均可减少THA后的静脉血栓形成，但每个药物都会增加围手术期的出血风险。然而，出血不良事件的差异性没有统计学意义，而且还可能与药品厂家支持的偏倚有关。另一方面，低强度华法林（INR 2.0）和阿司匹林与新型抗凝药物相比，虽然会使静脉血栓的发生率高出近5倍之多，但PE的发生率却相当，且大出血事件的发生率要低2~3倍。如果将低强度华法林的使用时间延长至术后6周，可以使THA和TKA术后与血栓有关并发症的再入院率分别降低0.3%和0.2%，而大出血事件的发生率仅为0.1%。反面的支持证据是，在THA后给予低分子肝素与单纯给予阿司匹林和充气加压装置结合局麻的方式，前者的全因死亡率是后者的2倍以上。此外，接受分级肝素预防的患者的非致死性PE的发生率比仅接受阿司匹林和机械加压装置预防患者的发生率高60%~70%，表明尽管使用有效的抗凝药物预防，但PE还是时有发生。另一项研究报告了ACCP建议使用LMWH预防的"失败"；持续性伤口渗液导致的再入院率（4.7%）和再手术率（3.4%）要高于有症状的DVT的发生率（3.8%）和非致死性PE的发生率（1.3%），所有这些发生率都高于使用低强度华法林的方案。在这种情况下，医源性并发症超过了实际要预防的并发症。同样，在另一个英国的观察性报告中指出，对接受THA或TKA的1048名患者采用利伐沙班和分级肝素预防血栓，前者由于伤口并发症造成的再手术率是后者的2倍以上（3.9%vs. 1.8%）。这些报道中都建议使用充气加压装置，不仅可以促进静脉血液回流并增加了纤维蛋白的溶解，而且不会增加出血的风险。当然，考虑到预防的不完全性和伴随风险，THA之后的VTE（特别是PE）似乎不应被视为"永远不会发生的事件"。

但不出意外的是，骨科医生们对新药并不敏感，他们更乐意使用低出血风险的抗凝药物。根据2010年的调查，接近50%的北美的骨科医生在全关节置换术后，仍会使用低强度华法林（INR 1.5~2），尽管其剂量需要调整且需要监测，后来才开始使用Xa因子抑制剂和凝血酶抑制剂。同样，在没有临床严重PE事件的确凿数据的情况下，接近15%的外科医生优选阿司匹林作为预防，主要基于其可忽略的出血风险。有趣的是，进行更大数量的关节置换手术的外科医生比手术量较少的外科医生更少的选择新型的抗凝药物。换句话说，关节成形术外科医生选择新型抗凝药物的可能性与他的THA手术量成反比。因此，在调查时，大约2/3的THA和TKA外科医生在选择VTE的预防方案时，没有使用更新的抗凝药物，如2008年ACCP指南所推荐的华法林（INR为2.0~3.0）。同样，辅助使用充气加压装置用于机械预防以增强静脉回流和增加纤维蛋白溶解在矫形外科中已变得普遍，据推测也是因为它们有较好的安全情况，而没有出血风险的增加。虽然低强度的抗凝治疗越来越受欢迎，但最近一项随机试验比较阿司匹林与华法林，按照AAOS风险分层指南在THA和TKA后进行VTE预防，观察到阿司匹林组的临床PE发生率几乎增加了8倍。

预防VTE的具体方法可以分为机械预防和药物预防。后者包括阿司匹林、华法林和新型抗凝药物。

机械预防

外部充气加压装置不仅可以增加静脉回流，减少血液瘀滞，并增强纤维蛋白溶解，而且不会增加出血的风险。下肢静脉泵虽然可以减少小腿的DVT，但容易导致近端血栓；如果在THA后单用使用充气加压装置做预防，与华法林相比，更容易发生近端DVT。相比之下，在TKA之后，足底泵与阿司匹林联合与单独使用阿司匹林相比可降低近端DVT的发生率。在THA后单独使用外部充气加压装置没有显示与药物预防一样的效果，但是当与药物预防联合使用时则可显示出其优点。虽然逐级加压弹力袜已被广泛使用，但有两个研究比较THA术后华法林与充气加压装置的干预效果，发现在使用后者时虽然可以减少远端DVT的发生，但却增加了近端DVT的发生。这些数据表明，单独使用充气加压装置对近端血栓的预防效果不如使用华法林。

2008年ACCP指南（第8版）指出，如果药物预防的出血风险是不能接受的，而不得不将充气加压装置作为术后唯一的血栓预防方式，在TKA为1B级证据支持，在THA为2A级证据支持。如果高危风险已经消退，则仍建议采用药物预防替代或辅助机械预防。最近的2012年ACCP指南（第九版）指出在全髋或全膝关节置换术后，将单独使用机械预防降为1C级证据支持，所有的药物预防列为1B级，机械预防结合药物预防为2C级。如果患者存在较高的出血风险，将单独使用机械预防列为2C级证据支持。

最近问世的便携式充气加压装置可以与呼吸频率同步，这样可以更好地促进血液回流。有一项关于药物安全性的研究显示在THA术后，使用依诺肝素预防比单独使用充气加压装置预防血栓有更大的出血风险（6%vs.0%，P=0.0004）。但该研究中每组患者不到200例，临床血栓事件的发生率为5%，因此还不足以证明机械预防的有效性。外科医生当前对便携式充气加压装置的热情可能超过了其实际的价值，因此在单独使用时还应慎重。

药物预防

用于VTE预防的抗凝策略多种多样，从NIH共识会议以来的过去30年时间里，外科医生与内科医生的争议从未间断。这个争论主要集中在预防VTE的有效性和造成不利的围手术期出血的风险之间如何实现适当的平衡。

阿司匹林

1986年NIH共识会议得出结论，阿司匹林“没有被证明在VTE预防中是有益的”。但得出这样结论的研究没有区分全麻和局麻，也没有统一用药剂量，因此出现了效果的不一致性（男性用阿司匹林的预防效果优于女性）。再加上抗血小板药物对静脉循环理论上没有作用，人们就普遍认为阿司匹林在骨科VTE预防中作用较弱。但到了20世纪90年代，骨科医生又开始使用阿司匹林作为预防药物，主要是由于与分级肝素相比，阿司匹林有更高的安全性和更低的出血风险。一些专家发现，在THA或TKA后接受强效抗凝剂如LMWH的患者的全因死亡率是用阿司匹林、充气加压装置和局部麻醉治疗的患者的2倍以上。在没有任何广泛的PE临床事件数据支持下，几乎15%的骨科医生对住院患者会选择阿司匹林预防血栓，35%的骨科医生会在患者出院后选择该药。

自2006年以来，来自3个大型单中心研究和国家关节登记系统分析的观察资料证实了阿司匹林可有效预防全关节置换术后明显的PE，在结合局部麻醉时效果更明显。超过2000名接受THA的患者采用低血压硬膜外麻醉，在进行股骨侧操作时静脉给予肝素，住院期间使用加压充气装置预防血栓，使用阿司匹林（325mg，每日2次，在82%的患者中）或低强度华法林（在18%的患者中）抗凝6周。临床PE发生率为0.6%，没有致命性PE，与VTE相关的再入院率为3.2%。在另一项研究中有超过3400例TKA采用区域麻醉维持36h，然后给予阿司匹林抗凝（325mg，每日2次，持续6周），2%的高危患者会给予华法林抗凝。致死性PE的发生率为0.1%，非致死性PE的发生率为0.26%，VTE相关的再入院率为0.5%。在第三项研究中，有连续2203例初次THA和2050例初次TKA采用腰麻，然后给予阿司匹林抗凝（每日150mg，共6周），不到2%的高危患者给予华法林或分级肝素。致死性PE的发生率为0.07%，非致死性PE的发生率为0.7%，VTE相关再入院率为1.1%。也许最引人注目的数据是2009年来自英国的关节登记系统，有20%的外科医生会选择阿司匹林作为THA和TKA术后VTE预防的主要药物。一项包含22942名患者接受阿司匹林与相同数量患者接受分级肝素的队列亚组分析显示，90天结果没有差异，临床PE发生率为0.7%，DVT发生率为0.95%，中风或胃肠道出血的发生率为0.75%，再手术率为0.35%。与接受阿司匹林的患者相比，接受分级肝素的患者在全因死亡率方面具有优势（0.49%vs. 0.65%，相对危险度=0.75，P=0.02）。

最后，第九版的ACCP指南对肺栓塞预防（PEP）研究的数据进行了重新检验并加以说明，认为在THA和TKA后使用阿司匹林预防血栓是有效的。PEP研究主要涉及13356名髋部骨折患者，还包括4088名接受THA或TKA的患者。抗凝方案采用阿司匹林（每日160mg，35天）和安慰剂做对照，观察住院期间临床PE-VTE发病率和35天死亡率。与安慰剂相比，在髋部骨折患者中阿司匹林组PE和DVT的发生率减少了34%（1.6%对比2.3%，P=0.003），但在关节置换患者中两组PE-DVT发生率或死亡率没有差异。从2000年该结果以后，PEP研究被解释为不支持在THA或TKA后使用阿司匹林进行VTE预防。但对该研究的解释存在一定的缺陷，包括未能控制或报告麻醉类型，35%的患者额外使用分级肝素进行血栓预防，以及骨折和关节成形术患者的不对等性。最近的一项研究运用了更好的方法学，因此评估也更加客观。在髋部骨折患者中，阿司匹林的使用可减少43%的PE发生率，DVT的发生率减少29%，致命性PE的发生率仅有0.4%。在接受关节成形术的患者中，阿司匹林的使用可使总的VTE终点事件的发生率降低了19%（1.15%vs. 1.4%）。

2012年，有两项重要的有关阿司匹林预防复发性VTE的前瞻性随机临床试验。在意大利进行的WARFASA试验使用的是阿司匹林和华法林，在澳大利亚进行的ASPIRE试验仅使用阿司匹林。该研究在有首次不明原因VTE且已完成6周至24个月的口服抗凝治疗的患者中开展，随机被分为阿司匹林组（每日100mg）和安慰剂组。WARFASA试验纳入402名患者，在接近2年的中位治疗期间，阿司匹林将复发性VTE的风险从11.0%降至5.9%（风险比：0.55；P=0.02）。ASPIRE试验纳入822名患者，在37个月的中位随访期间，阿司匹林组复发性VTE的发生率为4.8%，安慰剂组为6.5%（风险比：0.74；P=0.09）。然而，尽管两组的复发性VTE发生率无明显差异，但阿司匹林组在大的心血管事件（总体VTE，心肌梗死，卒中或心血管源性死亡）的发生率从每年8.0%降至5.2%（风险比：0.66；P=0.01）。同样，总的临床风险（包括复发性VTE、心肌梗死、卒中、大出血和全因死亡率的总和）的发生率从每年9.0%降至6.0%（风险比：0.67；P=0.01）。在两项研究中，两组的大出血和临床相关非大出血事件没有明显差异。两个研究的治疗方案、入选标准和终点事件都一致，因此可以进行综合分析。总之，阿司匹林可以使VTE的复发减少32%（风险比：0.68，P=0.007），主要不良血管事件减少34%（风险比：0.66；P=0.002），且没有伴随增加不良出血的风险。结合考虑对VTE的预防疗效，且不增加出血的风险，这两项研究使我们重新认识到阿司匹林在围手术期中对VTE的预防作用要超出我们的预期。虽然大多数血栓方面的专家认为在THA后不应使用阿司匹林作为药物预防，但是越来越迫切需要随机临床试验来证明阿司匹林用于骨科VTE预防的有效性，其中临床PE应被当作重要的终点事件。当该临床终点事件包括所有的重大血栓形成和出血事件时，正如在择期的非心脏手术后，阿司匹林的使用可能会变得更加迫切。

华法林

在过去30年中，华法林一直是美国关节置换术后血栓预防的唯一最常用的药物，分级肝素曾在20世纪90年代临时取代过它的地位。华法林是一种口服维生素K拮抗剂，阻断肝脏中相关促凝血因子（因子II，VII，IX和X）和生理性抗凝血剂（蛋白C和S）的合成（图29.3）。尽管需要定期监测，华法林在药物疗效与安全性之间取得了最佳的平衡。批评者更关心的是该药使用时需要监测和意外的出血事件，而不是其疗效。

早期研究报告使用华法林的出血事件发生率为8%～12%，偶有危及生命事件。在一个具有里程碑意义的研究中，Coventry等延迟预防性抗凝治疗直到术后第五天，即使考虑到术后早期出血的可能，但仍然观察到4.1%的患者出现意外的出血事件。在类似的报告中，Amstutz等对3000名患者在THA术后3周内进行华法林预防，观察1.5%的患者出现出血的并发症。在首批405名患者中有4.7%的患者发现出血，但将凝血酶原时间从18～20s降低到16～18s之间时，患者的出血率降低至1%。在44例出血并发症中，36例为伤口血肿，8例发生在胃肠道或泌尿生殖道。与非骨水泥柄相关的出血事件的发生率为2.3%。最近推荐使用的凝血酶原时间比为1.3～1.5倍对照（INR 2.0～2.5）的抗凝强度已经显著减少了出血事件，发生率在1.2%～3.7%之间。患者在出院后的第一个月使用华法林的出血事件发生率为3%，随后每增加一个月抗凝治疗，出血率增加0.8%。在髋关节置换术后DVT预防的荟萃分析中，Imperiale和Speroff得出结论，使用LMWH与没有药物预防的患者相比，出血风险高出6倍，与使用华法林预防的患者相比，出血风险高出50%。Colwell等比较THA术后使用平均6.5天剂量调整的华法林或LMWH（依诺肝素；每12h30mg）患者的临床大出血事件的发生率；依诺肝素（1.3%）组明显高于华法林（0.5%）组。

最令人信服的观察数据是来自使用低强度华法林预防的多中心研究。低强度华法林预防（INR 2.0）可使THA后静脉造影证实的DVT发生率控制在9%～26%，近端血栓发生率为2%～5%，可使TKA后总体DVT发生率控制在35%～55%，近端血栓发生率为2%～14%。一项为期20年的回顾性研究调查了3293名THA或TKA术后的患者在出院后6个月的情况。出院前所有患者常规进行静脉造影检查，如果结果阴性，则出院后不给予抗凝治疗，结果阳性则给予肝素或华法林治疗。在研究的第一个10年期间，出院后没有接受抗凝治疗的患者部分由于血栓形成而再次入院，因此在第二个10年，所有患者在出院后都必须接受6周的低强度华法林抗凝预防。在手术后6个月内由于VTE、DVT、PE或出血并发症的再次入院必须通过与患者或初级保健医师的沟通才可准许。在接受THA的患者中，VTE的总体再入院率为1.6%（1972例患者中有32例，包括14例PE患者和18例DVT患者），而TKA术后为0.6%（1321例患者中有8例，包括3例PE患者和5例DVT患者，*P*=0.009）。THA出院后没有接受抗凝但又因VTE再入院的患者比例为2.2%（880例中有19例），在接受华法林抗凝患者为0.28%（360例中仅有1例，*P*=0.013）。在接受THA或TKA的患者人群中，出院后接受6周华法林预防与没有预防的患者相比，不仅消除了PE的风险（844名患者中没有PE发生，2449名患者有17名发生PE，*P*=0.01），且显著降低了与VTE相关的再入院率（844名患者中有2名[0.2%]，2449名患者有38名[1.6%]，*P*=0.0015）。共有3起出血事件（3292例患者中的3例[0.1%]），1例是在使用华法林的情况下由于颅内出血导致死亡，2例是在使用分级肝素的情况下由于血肿需要再次手术。常规监测，即使使用静脉造影也不能很好预测出院后是否仍需要抗凝预防。在THA或TKA后延长使用华法林作为二级预防的方法消除了PE相关的死亡，并降低了与VTE相关的再入院率。此外，与THA后使用华法林可以明显减少近端DVT的发生。与大多数关于局部麻醉的影响报告一致，最近的证据表明48h华法林结合连续硬膜外麻醉与华法林结合全麻相比，残余DVT的发生率减少50%。

手术后延长使用低强度华法林（INR1.5～2.0）4～6周是值得推荐的方法，在THA的患者与VTE相关的再入院率为0.3%，在TKA为0.2%，大出血事件的发生率为0.1%，如果THA术采用连续硬膜外麻醉，则残余DVT的发生率不到10%。华法林的最佳使用时间应开始于手术前的晚上，因为在经过48h潜伏期后才能发挥其抗凝血作用。术前使用华法林并结合硬膜外麻醉被认为是安全和有效的。此外，华法林的使用可以预防VTE相关的发病率和死亡率，但仍无法完全避免。

可选择的较新药物

如前所述，较新的抗凝药（如分级肝素，合成的戊多糖和Xa因子抑制剂和直接凝血酶抑制剂）与传统药物相比在THA后预防静脉血栓形成的效果更强。然而，它们造成围手术期出血风险显著增加。相比之下，低强度华法林（INR 2.0）和阿司匹林造成的残余静脉造影证实的血栓发生率是这些新药物的5倍，但他们的临床PE发生率大致相同。此外，使用低强度华法林和阿司匹林的大出血风险比使用新型抗凝剂低2～3倍。

肝素是在哺乳动物的肝、肺和肠等组织中天然存在的分子量从3000～40000Da（平均值，12000～15000Da）的糖胺聚糖的混合物。LMWH也叫分级肝素，具有3000～15000Da（平均值，5000Da）的分子量。肝素结合抗凝血酶III上的五糖位点，使抗凝血酶III的构象发生改变。尽管分级肝素-ATIII复合物可以结合X因子或II因子（凝血酶），但是其第二结合位点对X因子具有更大的亲和力（图29.3）。与凝血酶相比，X因子处于凝血瀑布的上游位置，如果它可以和分级肝素-ATIII强烈结合，则说明LMWH比未分级肝素具有更强的抗凝作用。此外，在骨科患者围手术期和创伤后的环境中，当ATIII作为急性期反应物耗尽时，分级肝素较传统的低剂量未分级更具优势。此外，分级肝素很少与血小板相互作用，因此其诱导的血小板减少症较普通肝素降低了10倍（患病率为0.2%），并且很少与血浆蛋白结合，其生物利用度增加近3倍。LMWH是以固定剂量给予而不需要监测的可注射制剂；在90min内达到血浆浓度峰值，半衰期为4～6h，最终由肾脏排出。因此，分级肝素相对于未分级肝素的优点包括更可预测和快速的剂量反应，更长的半衰期、更小的出血效应以及更强的抗血栓形成的功效。

在多发伤患者中（损伤严重度评分高于9，但仍可存活7天以上），给予依诺肝素和普通肝素（5000IU）进行比较。患者根据下肢骨折的发生情况进行分层，其中有颅内出血，不可控性出血，凝血功能紊乱或过敏的患者将被剔除。在第14天或之前，对265名患者中进行双侧静脉造影，其中有129名患者接受依诺肝素，另外136名接受普通肝素预防DVT。两组患者都没有致命性PE发生，普通肝素组总体DVT发生率为44%，依诺肝素组为31%（P=0.014）。普通肝素组近端DVT发生率为15%，依诺肝素组为6%（P=0.017）。只有6例大出血事件（1.7%）。在这种高危人群中，LMWH对静脉血栓的预防作用更强，具有快速起效、迅速降解以及肠胃外给药的优点。

如果以静脉造影证实的血栓为研究终点，在THA后使用LMWH不仅可以减少静脉造影证实的DVT的发生率，还可以减少症状性PE和大出血事件的发生率。但如果比较LMWH和华法林（INR 2.0～3.0）对THA患者的预防功效，结果就没有显著的差异。虽然静脉造影证实的血栓发生率较低，症状性PE的发生率也没有增高，但出血的并发症有所增加。Colwell等比较了1494例THA术后接受了调整剂量华法林的患者和1517例相同情况下接受依诺肝素的患者（每12h30mg）的临床明显VTE的发生率。两组患者的平均药物预防时间为6.5天，并且在出院后监测VTE事件的时间为3个月。在3个月的回顾中，各组的全因死亡率为0.8%，依诺肝素组确诊的VTE的发生率为3.6%，华法林组为3.8%。临床上明显的VTE事件在接受华法林的患者中常见于住院期间（1.1%比0.3%），在接受依诺肝素的患者中常见于出院后（3.3%比2.7%）。20例接受依诺肝素（1.3%）和8例接受华法林（0.5%）的患者出现严重出血。另有一项研究以静脉造影证实的血栓为研究终点，对1472位THA的患者分别使用两种达肝素（分级肝素）方案（开始于手术前2h或手术后4h）和华法林方案（INR 2.0～3.0）进行了比较。两个达肝素组患者的总DVT和近端DVT的发生率显著较低。与华法林组患者相比，术前达肝素组的患者出现症状性DVT的发生率较低（1.5%比4.4%，P=0.02），但大出血事件（8.9%比4.5%，P=0.01）和手术部位出血事件（8.3%比3.9%，P=0.03）的发生率要高出华法林组患者的2倍。可以明确的是分级肝素较低剂量华法林有更强的DVT预防作用，但出血并发症也相应增高，尤其是与伤口有关的出血并发症。尽管分级肝素可使THA后静脉造影证实的血栓减少，但没有明显减少临床PE的发生，因此是否应该术前给予分级肝素存在争议，因为与华法林或阿司匹林比较会增加出血的风险。

磺达肝素是完全合成的五糖链（戊多糖），其精确对应于ATIII上的类肝素结合位点。因此，该化合物通过仅与ATIII结合而在X因子水平间接抑制凝血瀑布，与分级肝素相比具有更强的抗凝活性。戊多糖没有传播疾病的风险，对凝血酶没有活性，并且不诱导血小板聚集。与依诺肝素相比，THA、TKA和髋部骨折修复术后使用磺达肝素可使总静脉DVT减少>50%。最值得注意的是，磺达肝素是第一种在TKA后使静脉血栓率低于20%的药物，也是研究最严格的用于髋部骨折修复术后的药物。对接受髋部骨折手术的患者使用磺达肝素与依诺肝素进行比较后发现，前者可以明显降低总DVT（8.3%比19.1%，P=0.001）和近端DVT（0.9%比4.3%，P=0.001）的发生率。然而，磺达肝素的出血事件发生率约为3%～6%，接近或超过了依诺肝素。

可以口服的直接Xa因子和IIa抑制剂是目前最新的药物。利伐沙班是一种口服给药的活化X因子（Xa因子）的直接抑制剂，在全世界的骨科血栓预防中得到了普遍应用，最近在美国也获得批准。在THA（7050名患者）和TKA（5679名患者）术后与依诺肝素直接比较（总计12729名患者），以临床事件为终点并通过静脉造影证实，全因死亡率降低了58%，有症状的VTE也明显减少（0.6%比1.3%，$P<0.001$）。然而，利伐沙班的使用与重大或临床相关的非重大出血事件的增加有关（3.2%比2.6%，$P=0.039$）。另一种口服Xa因子抑制剂阿哌沙班在3866例接受THA的患者中与使用依诺肝素相比，可以明显减少全因死亡和总VTE发生率（1.4%比3.9%，$P<0.001$），重大或临床相关的非重大出血事件的发生率相当。达比加群，活化因子Ⅱ（凝血酶）的口服直接抑制剂，正在世界范围内用于血栓预防，并且在美国被批准用于心血管疾病特别是心房颤动的抗凝。在THA和TKA（总计8210名患者）术后，以静脉造影证实的血栓为研究终点，与依诺肝素直接比较。在THA术后达比加群（220mg或150mg，每天1次）和依诺肝素（40mg，每日1次）相比具有与之相当的功效，全因死亡率、总VTE发生率和大出血事件发生率大致相同。TKA术后达比加群如果与欧洲剂量的依诺肝素（40mg，每日1次）相比具有相似的功效和安全性，如果与北美剂量的诺肝素（30mg，每日2次）相比则效力较弱。有趣的是，达比加群在预防卒中和房颤患者系统性栓塞方面与华法林相当，当以低剂量（110mg，每日2次）使用时可以明显减少出血并发症。这种当效应比较模型可以用于测试其他新型的抗凝药物，以找到其最佳的安全剂量。

理想的VTE预防

尽管新型药物在减少静脉血栓形成方面具有更强的功效，但髋关节置换后临床上有意义的血栓事件并没有相应减少，且它们的出血风险等同于或强于分级肝素。也就是说比低强度华法林或阿司匹林出血风险也更大。此外必须注意的是，几乎所有涉及新药的大规模研究都有药企的支持。Pharma就赞助过ACCP第八版临床指南的制订，推荐了一些新型抗凝药物，当时的外科界由于担心出血的风险，对这些药物并不感兴趣。最近发布的第九版ACCP指南没有行业赞助，对所有药物都是1B级推荐。阿司匹林和低强度华法林（INR 1.5～2.0）在预防临床有意义的PE方面有较强的证据积累，且这些试验都是由研究者发起、独立资助的多中心随机临床试验，因此在评价临床安全性和有效性方面更加客观。由于缺乏充分的随机试验为临床上重要的PE和出血事件提供可信的数据，因此指南工作组和监管机构无法提供明确而具体的基于证据的VTE预防的建议。

所以，理想的预防方案尚未确定；它应该在致死性PE、与抗凝相关的大出血风险和患者的偏好以及耐受性方面取得平衡。全髋关节置换术后理想的血栓预防方案到今天仍未确定，甚至还不如在1986年NIH专家会议上取得的共识。在2011年11月在巴尔的摩举行的血栓领域专家和外科医生的国际多学科研讨会上，大家认为，由于缺乏临床试验数据以及现有的观察性数据的局限性，因此仍需进行大型随机临床试验，才可以为THA术后的患者和决策者提供更有效更安全的血栓预防方案。

Regina M. Barden
Kim Chandler

30

第30章　髋关节置换患者的护理

介绍

髋关节置换手术对于患有显著的疼痛性髋关节疾病的患者可能是一个改变生活的事件。对于患者来说，这通常是困难和焦虑的决定。在此期间，护士有机会与患者建立关系，以促进积极的手术体验。护士在髋关节置换患者护理中的作用是进行教育，提供安全和完整的护理，并协助多学科小组提供的护理。护士是在整个围手术期为这些患者提供所需护理的连续性的关键环节。美国每年进行超过285000例髋关节置换术。随着过去10年手术数量的增加，照顾该类患者的工作人员需求也有所增加。外科医生现在有能力进行髋关节置换术，并在手术当天尽快将患者送回家。这导致关于护理和其他医疗保健学科在关节置换团队中如何协调病人护理以提供安全环境和优化手术结果的重大改变。由于这项任务持续缩短了住院时间，同时保持了高质量的护理，因此在围手术期更要重视患者护理的质量和效率。

患者教育

护士有义务在整个围手术期的经验中教育患者。

在外科手术之前，患者必须在生理和心理上做好准备。当患者首先被医生告知他们是关节置换手术的候选人时，其应该进行教育。必须告知患者术前需求，手术过程的机制，包括植入物的替代方案和选择，以及术后护理，康复和放疗后的预期计划。为了优化种植体寿命，应该让患者了解有关生活方式改变的建议其中可能包括对工作职责和娱乐活动的改变。

研究表明，术前教育有助于缓解患者的恐惧心理，并减少焦虑，住院时间和术后疼痛。也提高了患者的满意度。一旦患者被告知他们是髋关节置换手术的候选人，外科医生和他/她的员工有责任提供必要的教育。教育患者的目的是提供有关手术干预的信息，并帮助患者达到切合实际的期望。这最终将使他们能够做出有关同意手术的有教养的，知情的决定。

口头指导和书面材料以及基于网站的计划相结合，对于患者和护理人员来说可以是非常有效的方法。这些都是教育患者的可接受的方法，但必须记住，患者不能将这些信息全部保留。学习障碍可能包括教育程度，文盲，语言差异，听觉或视觉障碍，心理和身体残疾，以及缺乏电子设备的使用经验。

正式的术前课程允许采用多学科方法为患者进行手术准备，并且可以由医院护士，办公室护士，治疗师，社会工作者和医生组合提供。除了成为同时教导多名患者的有效方法之外，患者常常发现能够听取其他患者提出的问题是有益的。这也为患者提供了彼此联系的机会，这可能有助于减轻他们的许多恐惧和担忧。

教育患者和家属进行髋关节置换手术需要采取协调一致的方法。研究表明，患者从医疗保健提供者口头会话中，保留的医疗信息可能少于50%。因此重复教学材料和加强重要概念可以帮助患者更好地理解情况。提供更多的教育材料，如视频，教学网站，以及定制或标准化教学书或小册子，对于患者带回家进行额外的学习非常有用。应鼓励家庭成员参加课程或个别教学课程，以更好地理解他们如何能够为患者提供支持。一个联系电话号码和患者打电话给额外的问题或疑虑的人可以减少患者的焦虑感，并使他们在接近手术时感到良好的照顾。

团体或课堂教学的另一种选择是以一对一的方式提供患者和家庭教育。这可以在护士的工作中进行，并为医疗保健专业人员提供更好的机会了解患者以及可能影响其体外经验的特定身体和心理社会问题。教育信息被个体化并且对于每个患者都是可理解的。对于无法理解的患者尤其有用。这种教学格式为许多患者和家庭提供了一种更舒适的氛围，并为患者与医疗保健提供者进行交流提供了一种更亲密的方式，在这种方式下，可以更轻松地讨论个人问题。

教学内容

- 髋关节/疾病过程解剖
- 外科手术概述
- 手术的风险和好处
- 住院
- 使用的设备
- 疼痛管理协议
- 排放计划
- 康复/物理治疗
- 恢复期限/限制

医疗保健专业人员需要帮助指导患者做出决定接受手术，同时保持现实的期望。术前教育的最终目标是准备患者进行手术，同时适当地降低外科手术，风险和益处，手术后恢复以及可以做些什么来优化他们的结果和他们的假体的寿命。这可以通过患者和多学科医疗保健专业人员之间的良好沟通来实现。

术前护理评估

对全髋关节患者进行全面的术前护理评估对于帮助取得积极成果非常重要。术前确定患者的个人需求和合并症可以帮助完成这一过程。在准备手术患者时，应该注意以下几个方面。

病史和体格检查

彻底的病史和体格检查可确定可能对患者的结局产生不利影响的合并症。当患者有明显的心脏，呼吸，血液，皮肤病，肾脏，血管或神经系统疾病时，可能需要进一步咨询。某些条件可能会导致患者发生围手术期感染。

评估任何以前的感染史对于确定可以推荐哪些额外的术前测试很重要。应检查患者的皮肤溃疡，感染和异常情况，术后可能影响切口愈合。在手术前应对髋部周围的银屑病，痤疮和其他皮肤问题进行治疗和清除。

牙齿清洁

建议讨论患者的口腔卫生和更新牙齿检查的重要性，以降低血源性感染的风险。牙医应评估患者口腔健康状况。在手术前数周治疗和控制牙龈疾病和活动性感染是重要的。这可以帮助减少围手术期关节感染的风险。

血液管理

全髋关节置换手术可能会导致严重的失血，并可能导致不良的患者结局。在术前教育背景下，应确定和讨论患者对围手术期血液管理的信念和关注。

有必要与患者讨论医生推荐的无血手术和血液置换方案。这些可能包括存储自主或直接献血者血液，以及可能使用细胞节省装置。在贫血人群中，可以确定患者术前使用促红细胞生成素治疗或术中使用氨甲环酸。

社会心理

当患者和医务人员对术前和术后都有相似的期望时，这种方法最为有效。对患者术前功能水平，心理健康状况，家庭环境和可用支持系统的评估有助于确定患者的需求。解决患者和家属对手术，恢复和预期结果的担忧可以帮助缓解焦虑。研究表明，术前患有焦虑和抑郁症的患者术后疼痛缓解倾向较差。

麻醉和疼痛管理

患者的麻醉问题可能会引起焦虑症。重要的是要认识到患者之前因麻醉，复杂的医疗问题或可能出现的异常而造成的不良体验

保险授权

这对于外科手术和住院的覆盖是必需的。应该让患者了解他们的保险允许进行这种手术的住院日数量。应该讨论在出院后涵盖哪些类型的服务和设施。这些信息有助于保持患者对其住院期间和医院治疗现实的期望。在住院时间缩短的情况下，在入院前解决医疗，心理，环境和经济问题非常重要。

这个过程通常由骨科护士协调，对此需要有强烈的义务。护士应具备髋关节置换术特有的临床专业知识以及跨学科团队建设，解决问题，沟通和关系技巧。协调以患者为中心的医疗服务贯穿于从入院前到出院后的连续过程，从而促进优质护理和患者满意度。在手术前了解患者的医疗和社会问题，护士可以与团队中必要的医疗保健提供者分享这些信息，从而改善患者护理的计划和个性化。

理疗/康复

末期关节炎是导致关节僵硬，肌肉无力以及难以进行日常生活活动（ADL）的痛苦症状。

从髋关节置换手术中恢复可以给一个人的功能能力带来重大压力。康复过程是一种增强个体功能能力的方法，并为与该手术相关的身体压力因素做好准备。预防康复的目标是通过改善肌肉力量，功能和运动范围来帮助准备手术患者。这可以帮助他们更好地承受手术压力，缩短术后恢复独立所需的时间，并使他们能够更快地恢复到独立的生活水平。

Lavernia等注意到全髋关节和全膝关节置换患者的术前和术后功能之间的相关性。这表明，术前功能障碍较差的患者并没有比功能受限较好的患者恢复得好。

它对于预康复的积极影响仍然存在争议。Gilbey等和Huo和Muller发现术前患有更大适应证的患者在大手术后的康复速度会更快。Ferrara等发现术前理疗在髋关节置换人群中无效。他们认为这确实是一种保守治疗末期髋关节炎以减轻疼痛的方法。

物理治疗计划应针对每位患者个体化。并非所有的患者都可能是预康复的候选人。对于康复的禁忌证可能包括患有严重的医疗状况，急性创伤，或因骨科不适而无法行使的患者。该计划的一些关键组成部分应包括热身，心血管调理，力量训练和灵活性。

物理治疗师将专注于将用于帮助患者获得功能独立性的技术和协议。这可能包括使用辅助装置如拐杖或步行者的示范，以及患者可能在术前进行的具体练习。强调最终安全返回自己家中或环境的术后目标以及必要的髋关节预防措施。

社会工作/出院计划

出院计划员通常是护士或社会工作者提供情绪支持和指导，同时协调患者从医院到家庭护理机构的出院或康复类机构。理想情况下，这应该在术前阶段开始，并在整个住院过程中继续。如果患者和家人对患者和家属感到满意的计划到位，那么在就诊之前可以缓解对院后问题的焦虑。除了了解患者保险福利和医院的成本效益战略之外，他们还将与患者和家属互动以促进出院流程。虽然很多患者在短期住院后想回家，但这并不总是可行的选择。对支持系统，社会心理问题和家庭需求的适当讨论可以帮助患者和家人关心必要的护理并支持患者出院后的需求。他们与多学科整形外科团队的密切互动对于简化出院流程并提升患者的幸福感和满意度是必要的。

关键路径的管理

关键途径是用于在围手术期协调护理实践和患者护理目标的工具。它应该包括常规患者评估，测试，药物治疗，疼痛管理，伤口护理，营养，活动进展，心理社会问题和出院计划的结构化方法。它可以作为床边工具来指导和管理患者在术后过程中的进展。

路径的使用允许医疗保健专业人员确定患者的

恢复是否按预期进行。可以记录来自途径的差异，并且可以及时恢复患者的途径。

路径是通过多学科方法开发和维护的。路径记忆的定期会议可由医师，RN案例管理员，护士，理疗师，麻醉师，疼痛管理RN，职业治疗师，使用管理和社会服务组成。这是讨论路径合规性问题，当前医嘱问题以及改进患者护理建议的机会。

基于关键路径，可以开发标准化的医嘱。这允许在个别机构的关节置换患者中保持一致性，同时仍然允许由个别外科医生开发。对髋关节置换的患者的关键路径，可在第34章中提到。由于这些改变的逗留时间长短，对于所有接受髋关节置换手术的患者而言，路径系统经常出现变异。针对一种手术开发外科医生特定的路径可能使其成为髋关节置换患者管理中不太有效的工具。

手术日

通常，患者通常在手术前约2小时进入。某些医疗条件下可能需要在手术前一天或更多天进入患者。准备患者进行手术应着重通过提供保证并回答其他问题来减轻患者的焦虑。术前护士提出正确的现场验证政策，审查同意书，医疗记录号和所需血液制品的可用性。正确的验证方式是基于卫生保健组织认证联合委员会制定的第四个目标。

彻底的术前护理评估应包括图表检查，以检查是否存在病史和体格检查，实验室检查，胸部X线和其他必要的影像学检查，心电图结果和当前药物。审查生命体征，过敏史和以前的手术。护士应评估患者的精神状态，并确定任何沟通障碍。在审查之后，她可以通过手术经验个性化患者的需求。一旦准备完成，病人就会被带到手术室。

手术室

在手术室中，护士作为助理护士，帮助选择和传递在手术过程中使用的器械和用品。

轮回护士管理OR中的整体护理并有助于保持安全舒适的环境。手术完成后，患者将转入麻醉后监护室（PACU）。

麻醉恢复室

在PACU中，麻醉师/护士麻醉师将向护士报告手术过程中患者的状况，麻醉类型，估计的失血量，输液量和尿量。应该让护士了解手术过程中血流动力学稳定性的任何相互影响和变化。首先评估患者气道的通畅性，生命体征和意识水平。护士会密切监测患者的心脏，呼吸和神经血管状况（NVS）以及外周敷料并排出过度出血的明显迹象。急性疼痛管理与麻醉团队协调。患者将留在恢复室，直到他们在一般和/或局部麻醉后稳定下来，并且他们的疼痛得到控制。病人留在PACU的时间将取决于所使用的麻醉剂和个体患者的反应。一旦患者符合该机构的既定流量标准，包括流动性，呼吸状态，循环，和意识，他们将被送出到手术或骨科单位。

术后护理

骨科/外科住院病房护理单位是患者逐步增加独立性从而出院回家，康复或者技能锻炼的地方。

护理术后髋关节置换患者是多学科的责任。然而，护士是这种环境中患者的主要照顾者。

直接的担忧包括医疗稳定性，NVS评估和充足的疼痛管理。患者到达后的常规护理计划将包括一组生命体征以及评估患者的男性，心血管，呼吸系统，皮肤，GI和NVS，并特别注意手术肢体。此时检查使用的患者设备，包括用于静脉注射（IV）用的注射泵或疼痛药物，尿液导管，外科引流管，以及可能就位的固定器，支架或夹板的输液泵。在患者住院期间需评估术后并发症，如出血，恶心和呕吐，静脉血栓栓塞事件，血流动力学不稳定和对药物的不良反应。

基于预先存在的条件或术中发现，识别高风险患者，对于减少术后并发症至关重要。这一群体的患者在术后即刻可能需要更密切地观察和持续的电子监测。需要对护士进行快速应对不良变化的培训。

根据护士与患者的比例，一些骨科单位可能会利用患者护理技术人员或护理助理来帮助护士照顾患者。护士能够将某些任务委托给护理助理，同时

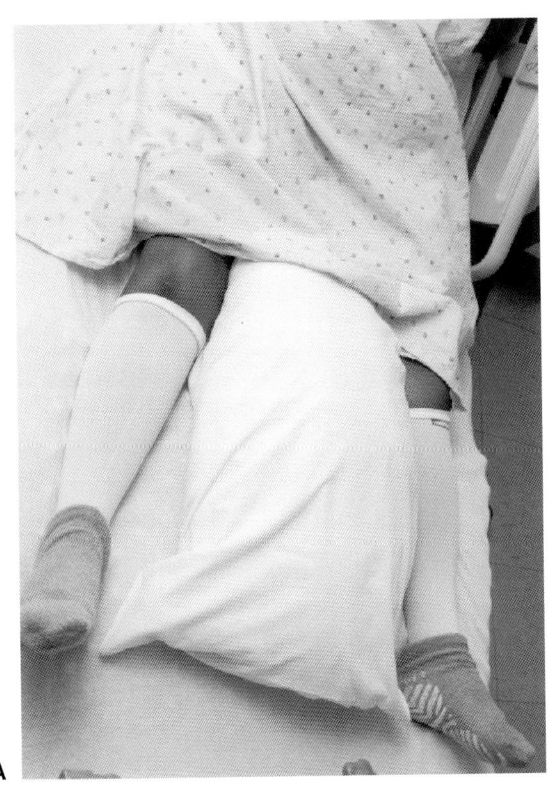

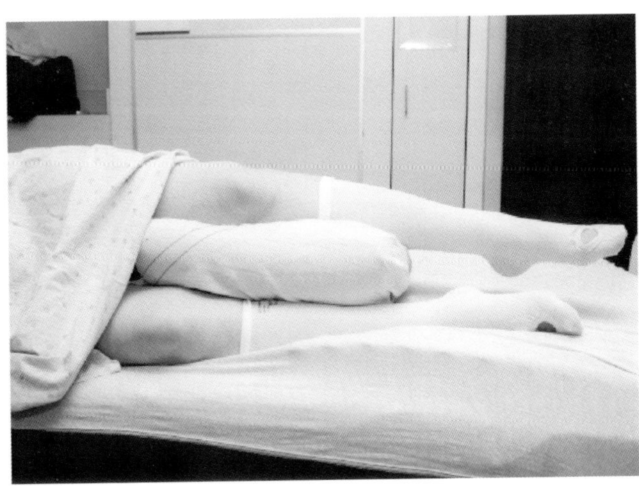

图30.1 A. 用来保持髋关节外展的枕头；B. 手术后患者转向非手术部位，双腿之间放置枕头以保持外展

最终维护所有患者护理的责任。通常授权的职责包括采取生命体征，日常生活自理，洗手间，病人走动，测量出水量，必要时喂养患者。护理助理收集的任何信息或数据需要由护理护士进行解释。

定位

术后全髋患者的适当定位对于减少髋关节假体脱位的风险很重要。患者通常通过外展枕，毯子或置于其腿之间的常规枕头（图30.1A）以中间对齐的方式将其腿与手术后腿绑定在一起在地板上（图30.1A）。当患者在床上时，推荐这个位置。当需要转诊患者时，将外展装置保持在患者腿部之间（图30.1B）。根据外科医生的喜好，这可能是手术侧或非手术侧。因为保持适当的定位至关重要，所以在床上的移动可能很困难。桥式吊床有助于在重新定位和动员床上和床下时帮助患者。

在全髋关节置换术后的康复阶段，对髋关节预防措施进行教育可以降低髋关节脱臼的风险。如果患者有复发性脱位的病史或存在，由于手术的复杂性导致脱位的风险较高，他们的医生可能会要求他们佩戴髋关节外展矫形器（图30.2）。该设备是为每

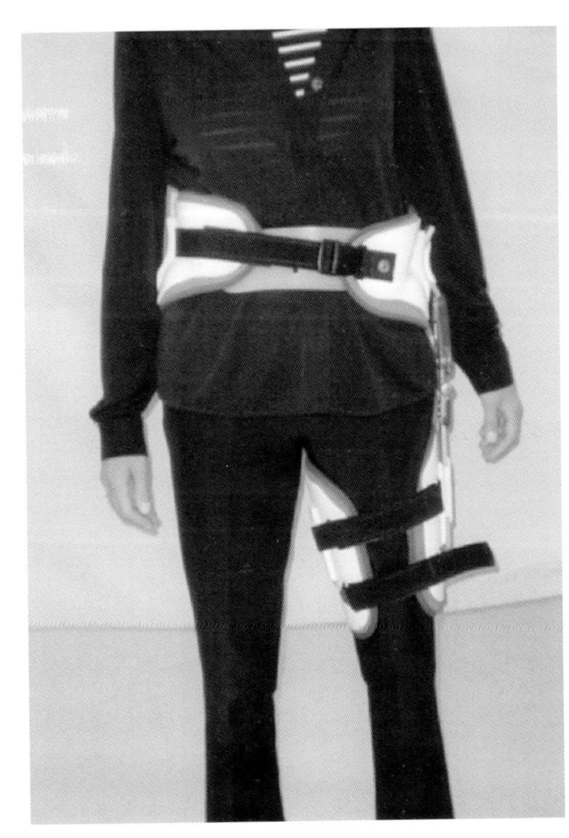

图30.2 髋关节外展矫形器用于限制不稳定髋关节患者的移动性

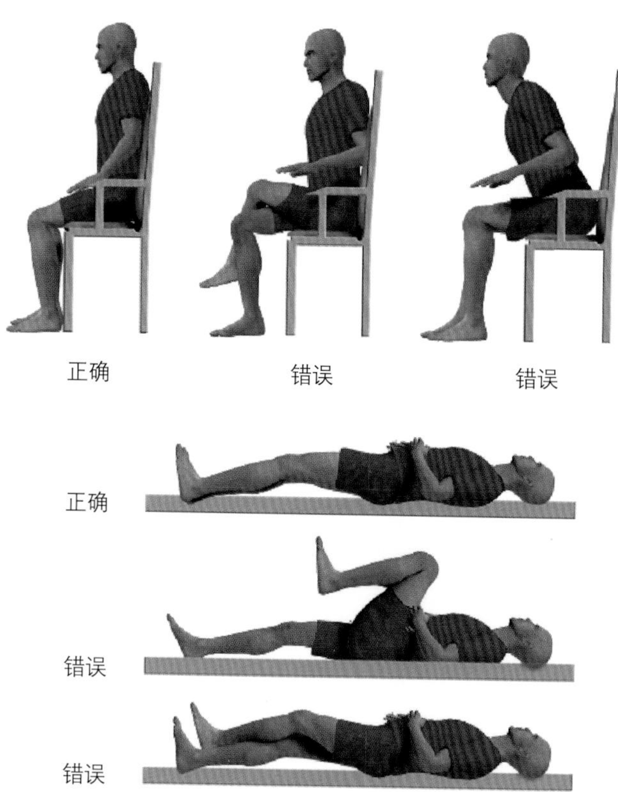

图30.3 需患者学习的髋关节预防措施，以帮助预防髋关节脱位（照片由物理治疗部拉什大学医学中心提供）

位患者定制的，以便在组织愈合发生后的早期术后期间限制髋关节活动度。髋关节置换患者的某些预防措施和位置限制是外科医生的依赖，可能包括将屈曲限制在≤90°，并且没有内收超过中性。

皮肤完整性

治疗压疮的费用远远大于治疗压疮预防成本。医院获得的压疮会增加患者的住院时间，住院费用，和增加其他并发症如脓毒症的风险。术后通过红肿和溃烂评估患者的皮肤完整性。压力伤口最有可能发展的是髋关节置换患者的脚跟和尾骨。护理人员应该利用防止溃疡发展的预防措施。这应该包括从床垫上抬起脚后跟并定期重新定位。Braden评估工具是一种常用的筛选方法来确定一个患者发生压疮的风险。它有6个区域，衡量患者的感官知觉程度，身体活动，皮肤水分，营养摄入量，摩擦和浑身接触，以及改变或控制身体不稳定髋关节患者的能力，护士将各部分分数加起，评估压疮的发展。

神经血管情况

髋关节置换术具有神经和血管损伤的风险。尽管大多数这些损伤是在术后即刻确诊的，但它们可能会继发于留置硬膜外，定位，过度肿胀或出血。

患者NVS的护理评估始于PACU，并在患者住院期间继续进行。即时和准确的评估是优质骨科护理所必需的。NVS评估通常每2～4h一次，进行24h，然后在剩余的住院时间内每8小时进行一次。初步评估包括运动功能，感觉变化，温度，颜色，毛细血管充盈，周围脉搏，双侧下肢过度疼痛。手术肢体的发现与非手术腿相比较。神经血管功能障碍/损伤的体征和症状包括疼痛，冰冷，苍白，发绀，脉搏减少，感觉异常，水肿，缓慢/无毛细血管充盈和脚下降。护士有责任进行准确的神经血管评估，记录数据，并及时将异常结果发送给医生和医疗团队的其他成员，以预防或尽量减少潜在的并发症。

血栓栓塞事件是髋关节置换手术后更常见的并发症之一。深部静脉血栓形成（DVT）的迹象可能包括小腿疼痛，Homans征阳性，腿部肿胀，发红以及该区域的发热。临床诊断可以是非特异性的。患者可能有DVT而没有症状，或者可能存在DVT症状但没有体征。由DVT引起的另一个并发症称为肺栓塞（PE）。患者因PE而可能出现的症状包括呼吸困难和胸痛（通常吸气更差）。患者可能显得焦虑，忧虑和困惑。在体检时，护士应评估缺氧，呼吸急促，呼吸困难和心动过速的迹象。患者可能会出现发热，出汗，咯血和心律失常的迹象。这是一种医疗急救，通常推荐使用ABG，螺旋CT胸部扫描或通气灌注扫描来诊断这种并发症。

因为已经证实，接受THA手术的患者有发生DVT或PE的风险，因此大多数外科医生在手术后对他们的患者使用血栓栓塞预防方案。这可能包括使用药物制剂如华法林（维生素K抑制剂），因子Xa抑制剂，阿司匹林，低分子量肝素或普通肝素。可用于减少DVT发病率的装置包括间歇式顺序压缩装置或脚踏泵（图30.4）。随着早期安抚，护士应鼓励患者在清醒时进行足部和脚踝泵并每小时锻炼以增加血液循环并防止静脉瘀滞。

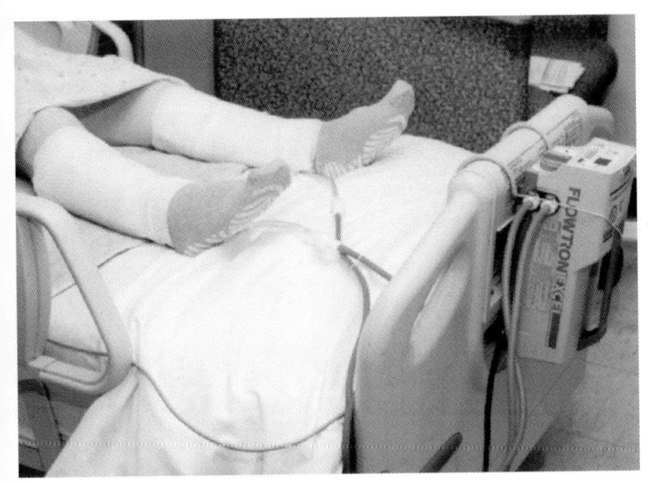

图30.4 间歇式顺序压缩装置用于帮助降低深静脉血栓形成的风险

对患者进行推荐的预防性治疗和可能的副作用的教育应该是整个患者住院期间的持续进行。

肺部护理

应经常评估呼吸状态，包括评估肺音，胸廓偏移和咳嗽。那些呼吸系统并发症风险增加的患者，包括有睡眠呼吸暂停，肺部疾病，肥胖或老年病史的患者，可能需要使用呼吸暂停监护仪和/或定期脉搏血氧定量检查进行额外监测。为了预防术后期间的肺部并发症，护士在病人回到病房后开始肺部卫生工作。鼓励患者在清醒时每小时进行咳嗽，深呼吸和使用激励性肺活量计。

伤口护理/引流

臀部切口通常会用钉书钉，缝合线或皮下缝合线和皮肤胶合剂封闭。在手术后的第一天去除手术敷料是很常见的。经常进行评估以评估过度引流。如果发现引流过多，应加强敷料并通知医生。

需要监测伤口的感染迹象和症状，包括红斑，发热和引流过慢。在臀部应用敷料可能会有挑战性。使用胶带固定髋关节周围的敷料可能会导致起泡。水泡可能导致患者不适并且增加医疗成本。在患有胶带过敏和已知起泡的患者中，需要采取特殊的预防措施，例如使用无黏合剂的压缩包裹或敷料，以吸收渗出物并避免频繁更换敷料。

在手术结束时，可以放置闭合的吸引伤口引流管以减少术后血肿形成。术后放置大约24h。标准的排水和收集系统见图30.5。护理负责排空设备并记录排水量。

液体管理

水合和电解质平衡在术后早期是重要的。护理人员可以通过监测生命体征，临床状态和实验室检查值来评估体液不足的情况，同时在患者住院期间保持精确的摄入和输出（I&O）记录。这将包括监测尿量，排出量和切口引流以及口服液和静脉输液的摄入量。由于使用局部麻醉，这些患者中的许多患者在手术后24～48h将具有Foley导管。一旦Foley被移除，护理人员应通过扫描膀胱来评估尿潴留情况。患者将保持静脉输液，直到他们耐受经口补液。由于围手术期失血，局部麻醉的使用和不动，护士应监测体位性低压。补充水分可能是必要的。护理的责任是正确输注血液和液体替代品，并监控患者的反应。在进行液体或血液给药时，应密切监测患者体液超负荷的症状和体征。这些症状包括呼吸急促，肺水肿和高血压。

疼痛管理

疼痛是“多维的体验，不仅包括物理刺激，还包括对疼痛的心理解释”。严重的术后疼痛可导致住院时间增加，阿片类药物使用增加，术后恶心和呕吐增加，导致患者总体满意度降低。它也可能导致更多的再次入院，成本可能更高。有效的疼痛管理对于促进良好的手术结果和高度的患者满意度至关重要。对提高患者动员效率和减少住院时间的需求增加了对髋关节置换患者进行积极疼痛管理的需求。期望对疼痛进行适当的管理是患者的权利。JCAHO等监管部门制定了国家标准用于疼痛管理。

护士在评估，干预管理和对患者干预评估中起着重要作用。良好的评估技能以及药物治疗路线和时机知识对于充分的疼痛管理非常重要。

让患者放心，需要止痛药物是恢复过程的重要组成部分，这一点很重要。目标是确保足够的疼痛缓解，同时保持适当的精神状态和适当的呼吸功能。有不同的方法来评估患者的疼痛程度。无论采用哪种方法，都应该针对每位患者对疼痛的感知进行个性化处理。口头和非口头疼痛量表均可用。常用的视觉模拟量表由一条10cm的线组成，具有比例，他们在0～10的范围内经历的疼痛，其中0完全没有疼痛，10是最差的可想象的疼痛。教育患者和工作人员使用这种量表很重要。这使得患者可以将他们自己疼痛的概念对他们意味着什么的地方告诉医生。另一个称为Wong-Baker人脸量表的尺度是从快乐的脸部到悲伤的啜泣的脸部的表情的渐变。比例尺上的每个面对应疼痛的数值。这种方法对于认知障碍患者或低识字率患者是有用的，并且被使用，因此患者可以将其疼痛感与特定表现相对应，从而评价他们的不适感等级。通常情况下，医院环境的疼痛评估标准在整个机构都遵循所有患者人群的标准。

疼痛管理应该在术前开始。多模式疼痛管理协议在全髋关节置换患者的围手术期管理中变得越来越流行。它们已被证明可以提供更好的疼痛控制，降低整体麻醉剂消耗，缩短住院时间，改善功能和患者满意度。多模式镇痛是在围手术期不同时间点给予药物的组合，以减少中枢和外周水平的疼痛，其主要目标是减少所需阿片类药物的量及其相关副作用。

手术切口前先行镇痛，以减少术后疼痛。这些药物可能包括COX 2抑制剂，阿片类药物和抗惊厥药。

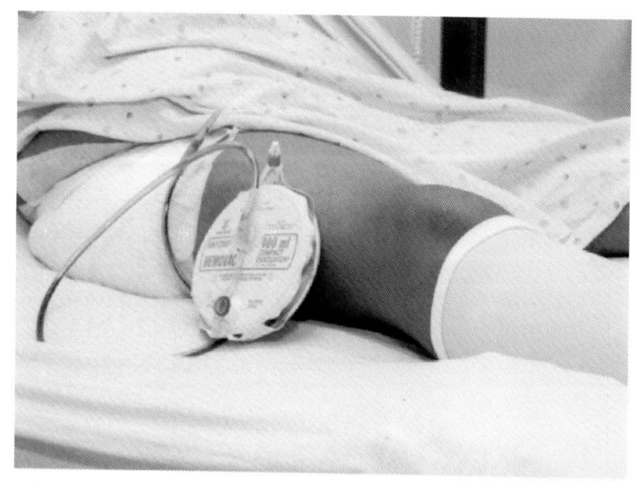

图30.5 术后标准引流收集系统

用于控制髋关节置换术后疼痛的常用方法可能包括硬膜外镇痛和患者控制镇痛（PCA）泵。这些使用可以由医生的偏好，患者选择或设备限制来决定。这两种方法可以通过根据患者需求递送药物的时候，通过连续输注来提供即刻止痛药物。也可以使用按需和连续输液的组合。硬膜外通过向硬膜外腔注入规定的止痛药来提供疼痛控制。它们在特定的时间段内设定特定的剂量限制，以确保患者呼吸抑制的可能性最小。硬膜外可以被编程为在疼痛增加期间按压按钮以在基线连续输注期间自行施用额外的镇痛药物。但也有时间和剂量限制，可以为患者的安全设置。在PCA泵的情况下，根据患者的需求，止痛药物被隔天递送。患者通常按下PCA机器的按钮，使其通过患者的IV线输送预设剂量的止痛药物。

在上述任何一种疼痛介质输送方法中，关键在于患者可以立即获得止痛药物，并有望获得缓解，而无须等待护士准备和服用止痛药物。

通常，在术后第一个24h后，患者从肠胃外给药到口服镇痛药。对于患者参与治疗等活动，必须在住院期间保持足够的疼痛控制。应该注意确保患者预先接受口服止痛药物的预期物理治疗，从而有足够的时间使介入生效。通常使用的口服镇痛药的类型包括：羟考酮，氢可酮，曲马多和对乙酰氨基酚。这些可与抗发炎药物如托拉多或西乐葆组合使用。最近推荐使用围手术期的抗炎药物。

另一种加强手术后疼痛控制的机制是热疗。这种患者群体通常推荐使用热疗或冷疗。外科手术区域的肿胀可能是使用冰治疗的不适的主要因素。对于抱怨与手术定位或医院床垫相关的肌肉疼痛的患者，热疗也是有益的。

在过去的10年中，使用补充和替代药物，如放松疗法，按摩疗法，音乐疗法，深呼吸和冥想已经增加，作为一种干预措施，可能有助于改变患者对疼痛的感知。对疼痛最有效的治疗方法是利用药物和非药物治疗策略的多模式方法。

GI状态

手术后立即将患者维持在静脉输液上，并在第一个24h内从单纯液体进入固体。饮食的进展取决于肠鸣音存在的护理评估。胃肠系统在麻醉和手术后几天减慢是正常的。便秘是关节置换人群中常见和不舒服的问题。便秘可能是手术，药物副作用，少动或减少液体摄入量的结果。实施促进排便的措施可以有效预防髋关节置换手术后的便秘和肠梗阻。这可能包括使用泻药，大便软化剂和定期给予的栓剂。

更严重的并发症是胃肠道内肠内容物停止向前移动，导致腹胀，痉挛疼痛和呕吐。这被称为肠梗阻。需要密切观察患有肥胖，服用大量麻醉药或有先前肠梗阻史的患者发生这种并发症。更缓慢地保持或引入固体，给予静脉输液补充水分，以及将患者移动到床外可能有助于消化道运动，从而降低并发症的风险。

恶心是麻醉和止痛药物继发手术后常见的副作用。很多时候，躺在床上休息的患者在开始行动之前不会有恶心。正因为如此，围手术期可能会给予预防性止吐药。市场上有许多止吐药。这些药物有各种形式，即时给药，经皮，口服，透皮剂和直肠栓剂，其效果因患者而异。减慢食用固体，管理液体输注，将患者搬下床可以促使胃肠系统的早期蠕动以降低这类并发症的风险。

患者移动性

“早期下床活动是预防术后并发症最重要的一般护理措施”。在手术开始的晚上，可以鼓励病人在床边晃动或在护士或治疗师的监督下坐到椅子上。这取决于每个外科医生的决策。重要的是，有关具体问题或限制的相关信息可以口头或书面形式传达给护士。在全髋关节置换术后让患者起床时，患者更容易脱离非手术侧。能否负重是根据医生的决策。大多数髋关节置换患者在手术后的头几周内将需要使用某种辅助装置，例如拐杖或步行辅助装置。这通常取决于手术方法和植入物固定方法。

身体/职业治疗

虽然骨科护士可能不直接参与辅助手术后的练习，但他们应该熟悉这些练习，以便能够与患者一起强化这些练习。治疗目标是在患者出院前促进患者安全和功能独立。

由于髋关节置换手术后住院时间缩短，物理治疗的重点在手术当天就开始了。治疗师将评估病人的肌肉力量，平衡，关节活动范围，以及执行床上活动，转移，步态和楼梯的功能。评估的重要性将是患者的术前活动水平，功能能力，楼梯数量和可用的支持系统。在术后早期，步态训练通常提供拐杖或步行辅助装置。这些类型的辅助装置可以在手术后大约2～4周使用。负重状态和辅助装置的进步将是按照医师的决策。根据患者出院后的去向确定目标。一旦目标确立，治疗课程将集中在帮助患者达到安全出院的功能水平。

职业治疗师将重点恢复ADL，如个人卫生，穿衣，汽车转移，烹饪和洗衣。将指导患者正确使用辅助装置，例如进食器，袜子放置器，凸起的座位座椅以及长柄海绵和鞋拔。他们将解决家庭，环境和工作改进问题。在他们的教学中将包括术后髋关节预防措施和加强保护患者髋关节不脱臼的行为。

准备出院

精心设计的出院计划可以优化从医院到家庭或另一个设施的过渡。这反过来可以改善健康结果和患者满意度，并最终降低并发症和再发的风险。对患者术前功能水平，家庭环境和可用支持系统进行评估对于帮助确定患者住院后的需求可能很重要。讨论他们预期的功能水平以及他们可能需要帮助的时间和地点可会降低患者对于出院的焦虑。理想情况下，社会服务机构或出院计划人员应该在术前参与帮助预测住院后的护理需求。

手术后的第二天，虽然医疗稳定性和伤口观察仍然是重中之重，但现在的重点还包括增加患者的动员，力量和耐力以准备出院。将活动纳入患者的常规程序以促进独立的回归。我们鼓励患者尽可能多地帮助他们的ADLs。特别是对于厕所来说，床边马桶可能对那些无法走动到浴室的患者有帮助，因为它有助于加强进入和离开床的方法。一旦患者可以走动到浴室，建议使用升高的马桶座圈，特别是对于较高的患者，以避免髋关节屈曲>90°。

在过去的10年中，髋关节置换患者的住院时间稳步减少。患者在手术后3天内出院并不罕见。出院计划在患者进入手术前开始至关重要。出院计划员将与护士病历管理员，护士，物理治疗师，职业治疗师和医师密切合作，帮助预测和协调患者的出院需求。紧急住院后的患者的选择包括出院回家，转院到急性康复中心或熟练护理机构。当患者可以安全地进出床时，准备好出院回家，并用辅助器具进行走动。

如果患者正在出院，他们可能会有出院计划员为他们安排的家庭医疗服务。这些可能包括每周一次到访两次的护士和每周3次的物理治疗师。也可以咨询职业治疗师，以评估患者的家庭环境，并提出适当的建议，以帮助患者安全使用ADL并提供指导。一些外科医生可能更喜欢在出院后立即开始随访物理治疗。

如果患者不符合出院回家的要求，则应对其进行评估，以转诊至急性康复中心或熟练护理机构。去往哪个设施将取决于患者的医疗合并症，家庭环境，支持系统和保险范围。需要转移到这些设施之一的患者通常需要额外1～2周。

出院教学

这是需要审查和强化关键概念。出院指示为患者在家中安全管理提供重要信息。回答患者和家庭问题会减少患者出院的焦虑。在出院之前，患者和家属应在以下方面进行口头和书面教育。

切口护理–对手术切口的护理依赖于外科医生。应该对患者进行换药指导，手术部位所需的任何特定护理以及洗澡建议。感染的迹象和症状包括红斑，引流，温度升高，肿胀和疼痛增加，应该与何时通知医生一起解决。

药物–出院药物，使用原因和时间表应与患者和重要的其他人讨论。药物清单，强度和频率以及副作用应该以书面形式进行讨论。应特别注意血栓栓塞处方，讨论不良反应和饮食限制。如果患者使用低分子肝素治疗，则需要指导患者或护理人员进行注射。

讨论出院后继续需要止痛药物是非常重要的。应该让患者知道，由于活动水平的提高，一旦在自己的环境中居住，增加的疼痛和肿胀并不少见。鼓励患者定期服用止痛药物，以优化术后早期的疼痛控制。由于便秘仍然是使用麻醉性疼痛介质的问题，因此应鼓励患者饮用足够量的液体，食用纤维含量高的食物，并服用推荐的软化剂/泻药。

饮食–均衡饮食对于一般健康和组织愈合非常重要。应鼓励患者恢复正常饮食的耐受性。应该与使用营养补充剂一起讨论改变的饮食。患者需要了解与处方药物有关的饮食限制。

活动–出院后，患者应继续按照治疗师的指示进行运动。鼓励患者提高他们的活动水平将提高力量和耐力。应强调加强髋关节预防措施以防止错位。负重的进展和辅助器械的进步将由医生决定。辅助步行器取决于医生的决策。不使用辅助步行器之前应考虑的因素包括手术方面，使用麻醉剂，汽车类型以及保持髋关节预防措施的能力。并发症 – 患者和护理人员认识术后早期并发症的体征和症状很重要。这些可能包括以下内容：

- DVT / PE–小腿疼痛，慢性腿部水肿，发红，气促，心动过速，心律失常，胸痛，焦虑
- 感染伤口引流，肿胀，疼痛，发红，升高的温度
- 脱位 – 增加疼痛，腿长差异，腿部旋转异常

应该指导患者什么时候应该通知医生以及哪些被认为是医疗紧急情况。

出院后考虑

手术后恢复期可持续数月。对于患者来说，认识到在完成正式物理治疗后继续锻炼对于最佳手术结果很重要。在患者完成术后诊所访问后，应该提醒他们，他们的髋关节置换术是一个机械部分，可能会失败，需要终身监测和预防以延长寿命。

重返工作岗位

患者可以恢复工作的时间通常取决于职业。工作时久坐的患者可能会比工作时需活动的患者更早回到工作岗位。对于那些工作对关节置换需要过多体力的患者，可以指定工作修改或职业变化咨询。

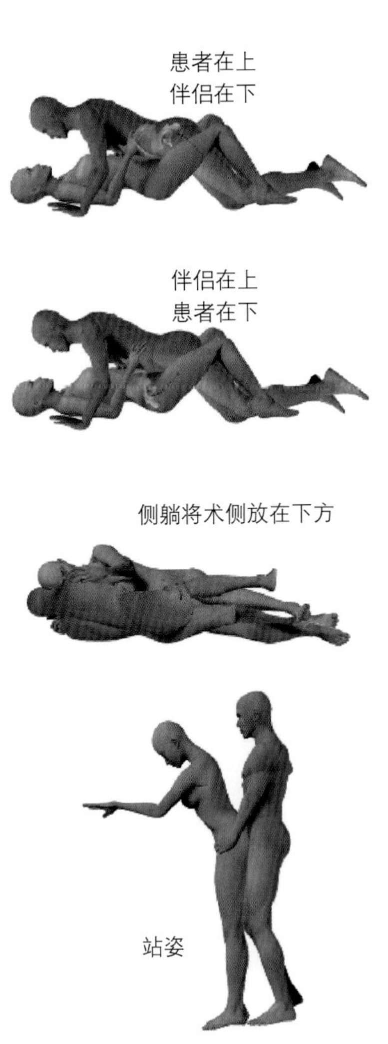

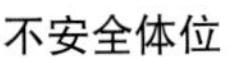

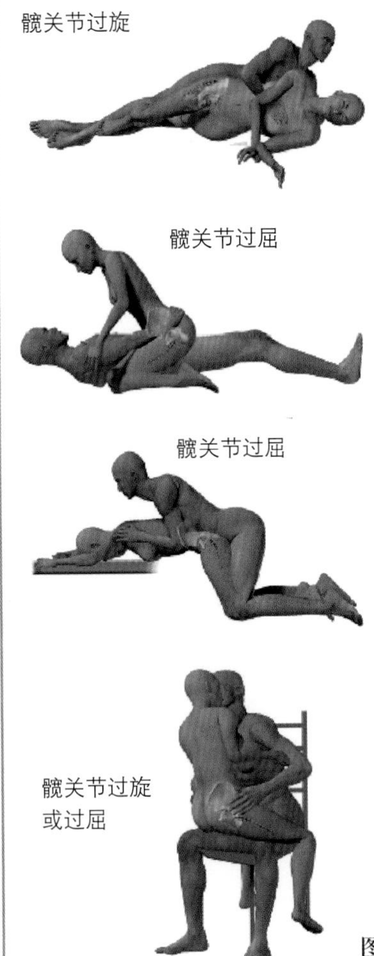

图30.6 全髋关节置换手术后安全和不安全的性位置

活动

恢复正常功能往往是接受THA手术的患者的目标和期望。一旦髋关节预防措施被消除，患者的力量和耐力得到改善，他们就可以逐渐恢复低影响力的活动。目前还没有关于THA手术后安全活动的指南。活动限制通常包括影响力较高的活动，取决于医生。

性活动

性活动是许多患者生活的正常组成部分。已经证明成功的THA可以改善许多患者的性功能。在对美国髋膝关节外科医师协会（AAHKS）成员的调查中，大多数人回答说，患者可以在THA术后1～3个月内安全恢复性活动。何时恢复髋关节手术后的性活动是所有患者都应作为标准出院教学过程的一部分加以解决的主题。如果医疗保健提供者介绍该主题，那么许多患者感到不舒服并且将不询问的问题就会更容易。与患者讨论时长和推荐的安全位置很重要。向患者提供一份说明患者和伴侣推荐位置的信息表可能会有所帮助（图30.6）。

感染预防－长期

关节感染的可能性无限期地持续下去。一旦植入假体，该区域就会出现免疫力低下并可能成为感染源。血源性感染如牙脓肿，蜂窝组织炎，泌尿道感染或牙科或外科手术是可能导致该部位的同源性感染，是终生需关注的问题。因此，当患者出现任何细菌感染症状时，应该教育患者获得即时医疗护理的重要性。对于个体医生的长期抗生素预防建议的回顾应该在患者出院前与患者进行讨论，并在随访时持续讨论。这可能包括在牙科和其他侵入性手术之前需要预防性抗生素治疗。

总结

全髋关节置换患者的护理需要医疗团队共同努力。整个护理过程中，外科护士对此过程非常重要。作为照顾这类患者的多学科团队的一员，他们通常作为患者和许多健康护理团队成员的信息枢纽。对患者进行早期准备和教育可以减少手术的焦虑并提高他们对手术的满意度。受过良好教育的患者对手术恢复以及手术的最终结果具有适当的期望，有权参与并对其护理做出明智的决定。在当今医疗成本和医疗改革日益增加的时代，骨科护士意识到优质护理的重要性以及不良事件的影响是非常重要的。随着未来趋向于更具成本效益的护理和更短的住院时间，护士需要主动预测患者的身体，情绪和安全需求。护士应继续关注改善患者护理和满意度的措施，同时尽量减少术后并发症。

Anil Bhave
Samik Banerjee
Erin Baker
Michael A. Mont

31

第31章　髋关节疾病的物理疗法

介绍

全髋关节置换术已经彻底改变了终末期关节炎患者的治疗，并帮助患者在手术后3～6个月内获得明显的疼痛缓解和运动改善。然而，步态异常和功能限制会造成多个标准化评分系统之间差异，比如Harris髋关节评分和患者报告的评分量表。此外，患者在手术后2年内仍存在活动受限的原因通常包括关节运动范围（ROM）减小、肌肉力量丧失以及姿势不平衡。随着现代髋关节假体生存率的提高，接受这种手术的患者也呈现年轻化，对运动的要求也越来越高。此外，微创外科技术的进步和摩擦界面的改善也导致患者对更高强度的活动以及娱乐体育运动（如单人网球、徒步、滑雪、慢跑和跑步）的需求增加。然而，大多数外科医生和康复专家只允许患者做小幅度的活动，如双人网球、高尔夫球、慢舞和园艺。显然，临床医生和患者对全髋关节置换术后功能恢复预期存在差异（表31.1）。

如果患者因髋关节炎而发生肌肉萎缩，其病理改变是伴有Ⅱ型肌纤维减少和脂肪浸润的肌肉横截面积减少，也就是肌纤维变性。另外，臀肌萎缩的方式取决于疾病进展的阶段。在髋骨关节炎早期，上部纤维（起源于髂后嵴）和下部纤维（起源于下骶骨和臀大肌的上外侧尾骨）还未受影响。但随着关节炎的进展，臀大肌下部的纤维出现萎缩。阔筋膜张肌在髋关节炎的早期和晚期都不受影响，而臀中肌在这两个阶段都会发生萎缩，而臀大肌和梨状肌萎缩仅发生在髋关节炎晚期。全髋关节置换术后，没有外部负荷的非阻力功能训练只能使肌肉力量和功能恢复到基线水平，但不能阻止肌肉进一步萎缩，肌肉力量也无法恢复至关节炎前的水平。这是因为非阻力训练无法使肌肉肥大。最近，全髋关节置换术后快速康复的物理治疗指的是在适当的时间，应用足够的强度和剂量开展渐进式的阻力训练（PRT）。但是，尚没有明确的细节指南帮助临床医生制订有利于患者的适当的康复计划，为了这一目的，有必要开展进一步研究。

总的来说，全髋关节置换的康复方案包括4个部分，其最终目标是早期行走、减少疼痛，改善ROM和肌肉力量。这些包括治疗性练习（踝泵、主动屈髋、股四头肌训练和臀肌训练）、步态训练、移动训练（从卧床到站立再到卫生间的移动）以及有关日常活动如何避免脱位的患者教育。康复应该是一个针对不同时间节点的系统概念，每一个节点都应考虑到患者的生理和心理需求，这些节点贯穿手术的前后。可以分为如下4个阶段（表31.2）。

表31.1	临床医生的目标和期望与患者目标和期望的比较
临床目标	患者期望
正常步态	单人网球
独立日常生活	登山
双人网球	滑雪/划船
高尔夫	滑水
轻舞	一周自行车241.4km
园林工作	武术
重返全职	慢跑/跑
规范性关系	重体力劳动

表31.2 髋关节置换术后所有康复和恢复阶段的治疗性锻炼进展

早期康复阶段（0~6周）	早期康复后阶段（6~12周）	康复后阶段（>12周）
等张训练 ·股四头肌训练 ·臀肌训练 开链/床上练习 ·脚跟活动 ·仰卧位外展 ·股四头肌长弧形训练 ·股四头肌短弧形训练 ·踝泵训练	Therex 进展 ·侧卧式外部旋转“夹壳”训练 ·站立式髋关节外展开放链式训练 ·闭链髋关节步行 ·弹力带或自重抵抗外旋“夹壳”训练 ·跑步机上侧踏上坡行走 ·弹力带抵抗下蹲侧步髋关节外展训练 ·侧卧式开放链髋关节外展带外旋训练 ·髋关节外展重量的起始重量为13.6kg，并酌情增加重量 ·弹力带或自重抵抗开链髋关节外展	·健身计划和举重训练 ·瑜伽 ·慢跑 ·自行车 ·网球

1. 预康复期（术前期;可能持续超过6个月，取决于等待时间）
2. 住院期（术后即刻：术后5天内）
3. 出院期（门诊期：术后8~12周）
4. 康复后期（晚期：8~12周后）

在全髋关节置换术后8~12周通常开始高强度的康复训练，目的是为了增加肌肉力量、行走、可以独立完成日常活动、恢复完全的功能活动及低冲击力的休闲运动。

预康复期

康复前期的训练目标是使患者做好术前准备，重点是：①使患者对手术和康复过程有所了解；②解决患者或家属的疑问，减少不现实的预期和提高满意度；③布置好家庭的康复环境，安排好社会支持；④训练病人使用助行器；⑤解决合并症，调整患者至术前最佳状态；⑥针对患者的内科情况的退行性关节疾病的程度建立一个个体化的教育计划。

建议卫生方面的专业人员在对全髋关节置换术患者进行术前教育时可采用印刷品、影音资料或互动式会话的方式。Gill和McBurney在最近的系统回顾中报道，通过术前的训练干预，可以改善患者的疼痛及关节功能。McDonalds等在Cochrane回顾中指出术前教育对预后的积极作用，包括减少术前焦虑、缓解术后焦虑，但有些作者认为术前教育对焦虑的帮助并不大。然而当对特别需要支持的患者进行干预，比如有残疾的患者，术前教育的作用就变得十分明显。但术前教育对疼痛、功能结果、住院时间和术后结果的影响是不确定的。Wallis和Taylor在对中低水平证据研究的系统评价中报道，术前教育计划结合地面训练方案可改善全髋关节置换术患者术后3周的功能和活动，但对卫生资源的利用比如住院时间、出院目的方面没有改善。

研究人员发现，全髋关节置换术患者如果术前计时起立试验（TUG测试）超过10s，术后功能及活动评分都不会太好。对这些患者的术前评估十分重要，比如肌肉力量、平衡和/或协调性，并应该在术前解决这些问题，才更有利于患者的术后恢复。功能测试的方法有很多，比如爬楼时间测试、repeated chair rise时间测试、单腿站立时间测试、6min步行距离测试。然后将患者进行分类，以便手术后采取针对性的康复方案。这些功能测试还帮助临床医生将患者列入不同的康复组，以便针对他们的需要制定个体化的预康复计划。

住院期

这个阶段通常在术后出院前的3~4天。患者和第三方支付越来越期望减少住院时间，导致快速康复临床路径的发展，这一流程需要外科医生、麻醉师、护士、物理治疗师、职业训练师等的多部门协作。大多数住院患者的物理治疗每周可进行6天，对于周四或周五进行手术的高危患者，周日就可以开始康复训练。

虽然物理治疗方案大多相似，这一阶段康复计划的目标是早期活动、刺激肌肉激活、步态训练，以及改善主动和主动辅助的ROM。这通常在手术后的转天开始。对于在中午之前进行手术的患者，在手术当天就可进行第一次物理治疗，且不会增加并发症的风险。在大手术后如果肢体制动一周，肌肉力量每天会减少4%，因此早期康复十分重要。Munin等在一项前瞻性随机试验（n=71）中报道，如果患者在术后早期（术后3天）接受康复治疗，不仅可以缩短住院时间，短期内功能就可以得到快速的恢复，而且不需要其他人的帮助。

在患者住院期间接受康复训练的同时，还应重视多模式镇痛、血栓预防、胃手术期并发症的处理，比如恶心、呕吐、谵妄和贫血。另外在这一阶段还应开始进行肠道和膀胱功能训练、自我护理的独立性训练、位置移动训练和出院后护理计划的制定。一般患者每天都应进行一次物理治疗，而对于有风险的患者（比如糖尿病、术前僵硬或有其他合并症）可以每天两次。训练项目包括从仰卧到坐立、从坐立到站起、从卧床到坐椅和爬楼梯。同时还应配合其他训练，比如深呼吸、股四头肌和臀肌的等长训练和踝泵训练。在住院的第2～4天，就应告知患者髋关节防脱位措施、辅助装置的使用方法以及如何进行适度的负重训练。在开始辅助行走时应考虑到平衡、主动ROM和疼痛的因素。行走训练从滚动的助行器开始，逐渐过渡到使用双拐。这些辅助装置可以通过手的生物反馈逐渐建立起感觉的平衡。在手术后不建议即刻使用单拐，因为它不太容易控制负重及多维的平衡，后者的失控容易造成股骨干发生轴向扭转。这种扭转常发生在爬楼梯和从坐到站的时候，因此在这类动作时更应注意使用双拐支撑。

在足够的疼痛控制和良好的姿势平衡的情况下，所有全髋关节成形术患者在这个阶段可利用健侧的手杖辅助行走，这可以显著减少外展肌的做功，并可减少关节60%的反作用力。应由治疗师决定患者是否使用助行器，如果患者存在疼痛和/或平衡问题则强烈建议使用。安全因素较其他生物力学方面的考量更加重要。无论是走路还是爬楼梯，患者都应先迈健侧，以避免患侧负重，减少对假体的应力。在手术后的前6～8周，应部分限制负重，以保护髋关节周围软组织，避免扭转应力对假体的影响。负重的程度应取决于医生、假体固定方式和强度、骨的质量、是否存在转子截骨或股骨骨折以及关节周围软组织条件。如果患者接受的是不复杂的骨水泥或非骨水泥型全髋关节置换术，则可以完全负重，如果合并骨折、转子截骨、植骨或复杂翻修，则应部分负重（总体重的60%）或脚趾触地（总体重的10%～15%）。对骨水泥型全髋关节置换的负重保护主要是考虑到对关节周围软组织的保护。使用称重装置可以使患者了解到负重的安全重量，以保证负重在无痛的状态下进行。

标准髋关节防脱位姿势是平卧位外展30度，可使用外展枕保持下肢轻度屈曲及0° 内外旋。应坐高椅及升高的马桶座，避免在术后早期屈髋超过90° 。为避免假体脱位，如果手术采用后侧入路应避免患髋过度内旋，如果采用前侧入路则应避免过度外旋。为了避免过度屈髋，应鼓励患者使用抓握器、穿袜辅助器或鞋拔子。在术后即刻，应避免患者坐起时膝关节伸直，因为这会增加坐骨神经的张力。当患者坐直时，不应抬高腿部，而应保持膝盖弯曲。如果在坐立时需要延展腿部（如在需要长时间坐立时），则应采取斜倚的姿势（更接近睡眠姿势）以减少神经上的张力。

在这一阶段，全髋关节置换术的患者会主观感觉到手术侧的肢体要长。在大多数患者中，这是由于肌肉保护性紧张造成的骨盆倾斜所导致的。这些问题在出院后的康复阶段可以解决。因此不应通过盲目地垫高鞋垫来解决，而忽略了导致肢体不等长的真正原因。

在此期间，全髋关节置换术后的一些患者可能抱怨腿长度差异与手术肢体的主观感觉更长。在大多数这些患者中，这是由于肌肉保护和紧密性引起的骨盆倾斜。这些问题可以通过出院后的康复治疗解决。还建议在手术后立即避免鞋提升，而是首先通过靶向治疗来解决这种明显但不是真正的腿长差异。

出院期

由于医疗护理费用增加，全髋关节置换术后的住院时间变得越来越短。因此，术后康复的大部分工作是在患者出院后完成的。由于尚没有严格的指南在文献中公布，这部分康复所涉及的内容多是基于经验或分层证据，包括康复计划细节、物理治疗类型、地点（陆地或水中）、治疗持续时间、间隔时间以及需要的设备等。研究者、外科医生和治疗师认同的原则是康复训练应该在专业人士的指导下循序渐进地进行。亚急性康复护理（PARC）地点应选择如下四个之一，护理中心（SNF）、住院患者亚急性护理康复机构（IRF ）、门诊物理治疗室和家庭物理治疗室。这主要取决于社会和患者的身体因素。大多数没有大的合并症或社会独立性强的患者都会选择直接出院回家，然后到门诊进行康复。Galea等在一项包括23名全髋关节置换患者的随机对照试验中，比较了基于家庭（n=12）和基于中心（n=11）康复之间的功能结果。作者发现两组的爬楼梯测试、TUG测试和6min步行测试结果没有显著差异（P>0.05）。重要的是，所有这些参数较基线都有显著改善（P<0.05）。然而，值得注意的是，这两组患者都没有按照PRT的原则进行康复。在做训练时既可以个体为单位，也可以组为单位，主要通过时间节点（刚刚出院或出院数周）或项目类型（陆上或水中）来区分。该阶段的目标是以可控的速度开始快速节奏训练、等张和等长收缩训练、保证健康肢体的力量、改善步态，姿势训练和恢复日常活动的独立性。

逐步从双侧支撑（例如双拐或助行器）过渡到单侧辅助行走。可以用手杖支撑对侧，这样可减少患侧关节60%的反作用力（从3.3～1.7倍体重），手杖可承受15%的体重。这些辅助装置主要用于急性期和亚急性期的患者康复，以缓解患者疼痛及疲劳。

这一阶段的康复训练计划通常从低强度的锻炼开始，循序渐进，但要注意避免髋关节脱位和完全负重。PRT的核心原则是训练骨骼肌对抗阻力，在神经肌肉疲劳之前重复8～15次。这是PARC的重点。PRT训练可间隔48～72h，以使肌肉逐渐适应。而且适用于各种年龄和身体状况的患者，包括有慢性内科疾病的患者。Suetta等在一项对36名髋关节置换患者的前瞻性随机对照试验中发现，术后第一天开始单侧股四头肌PRT训练可以增加肌肉力量和体积，减少住院时间，促进功能的快速恢复。髋关节抗阻力训练会对关节施加1.5倍体重的反作用力，因此应在术后4～6周以后才开始。无论采用何种手术入路，髋关节抗外展阻力训练也应在术后4～6周以后才开始。随着康复进程进展，这些抗阻力训练应逐渐被纳入训练方案中。在这个阶梯过程中，膝关节的抗阻力训练应在早期进行。

对于股四头肌萎缩的患者，在PRT训练过程中可辅以神经肌肉电刺激。Gremeaux等在29名全髋关节置换患者的前瞻性随机对照试验中比较了低频电刺激和常规治疗（n=16）与常规物理治疗（n=13）在术后即刻的效果。作者报告在电刺激组中，股四头肌的力量有更大的改善，术侧和健侧之间的平衡更好。重要的是，两组都接受了PRT作为常规物理治疗方案的一部分。因此，电刺激似乎产生对PRT加性效应。然而，住院时间和步行测试的改善在两个队列中是相似的。对于所有全髋关节置换患者通常不需要被动ROM锻炼，除非患者的髋关节外展肌、内收肌或屈肌出现紧张的状态。髋关节外展肌无力可能是全髋关节置换术后令人烦恼的问题（图31.1）。它可导致患者的步态和髋关节稳定性的持续性无法恢复。如果肌肉力量小于医学研究委员会（MRC）3/5级，可采用水疗，因为它不仅可以抵消重力对训练的影响，减小关节的反作用力，还可以通过增加水温改善肌肉的血液循环。Giaquinto等在对64位全髋关节置换患者的前瞻性随机对照试验中比较陆上训练（n=33）和水疗（n=31）的效果，发现水疗组中患者关节疼痛、僵硬和功能评分都有显著改善（P<0.01）。当肌肉力量≥ MRC 3/5级时，就可开始陆上训练。此外，电刺激对肌肉力量的加强也有

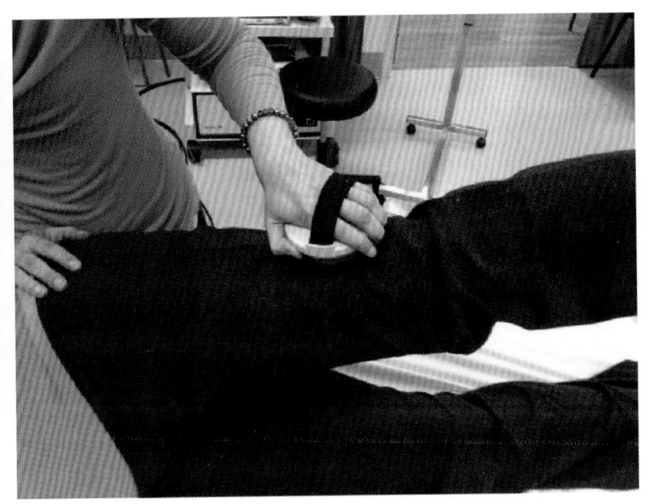

图31.1 使用手持测力计测量髋关节外展肌力量

帮助。可以集中对某一肌肉进行训练（比如在侧卧位时保持伸髋10°并外旋，这样可以训练臀中肌，图31.2A）。侧卧位时保持伸髋0°并外旋，这样可以训练臀小肌（图31.2B）。平卧位时髋关节内旋且外展45°，可以训练阔筋膜张肌。臀肌的训练对于全髋关节置换术后改善步态减少跛行十分重要。在Selkowitz等进行的研究中，侧卧位蟹钳式抗阻力训练、仰卧位单腿桥式训练以及站立位利用弹力带抵抗侧步训练都可以锻炼臀肌，且不会增加阔筋膜张肌的负荷（图31.3A和B）。除了训练外展肌和伸肌以外，对于术后功能要求较高的患者来说，加强旋转肌训练及髋关节的稳定性也很重要（图31.4）。这主要针对的是髂腰肌、臀小肌、孖肌和闭孔肌。

在进行抗阻力训练时，负荷可以逐步增加（最大到4.5kg），力臂的终点可以从最初的膝关节逐步过渡到踝关节。可以在镜子前进行平衡锻炼如单腿站立。闭链训练针对的是单一肌肉锻炼，开链训练针对的是髋关节肌肉群的整体加强（图31.5）。Bolgla等在对17名健康志愿者的研究中发现，与非负重站立位髋关节训练相比，负重位训练和非负重侧卧位外展训练对肌肉恢复更加有力，因为后两种姿势更有利于扭矩的产生。

在亚急性康复期偶尔会出现髋关节挛缩。通常由于患者为了避免疼痛而持续保持一种姿势而引起。可以自行手法锻炼，每周3次，每次10～15组伸展牵拉，结合家庭锻炼计划，往往可以改善挛缩的状态（图31.6）。如果患者在坐姿时出现屈髋疼痛，说明有髂腰肌腱炎，可以在超声引导下局部注射麻醉剂和皮质类固醇（2mL曲安奈德和3mL的1%利多卡因）以缓解症状。另外通过髂腰肌的牵拉伸展也

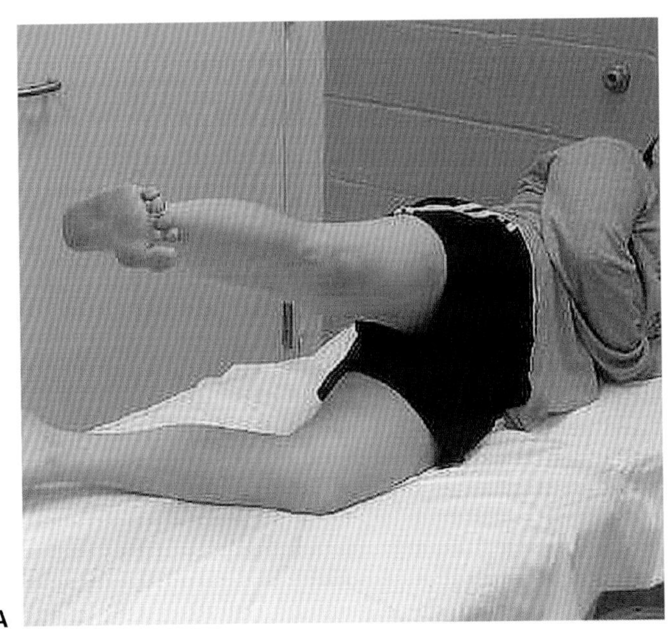

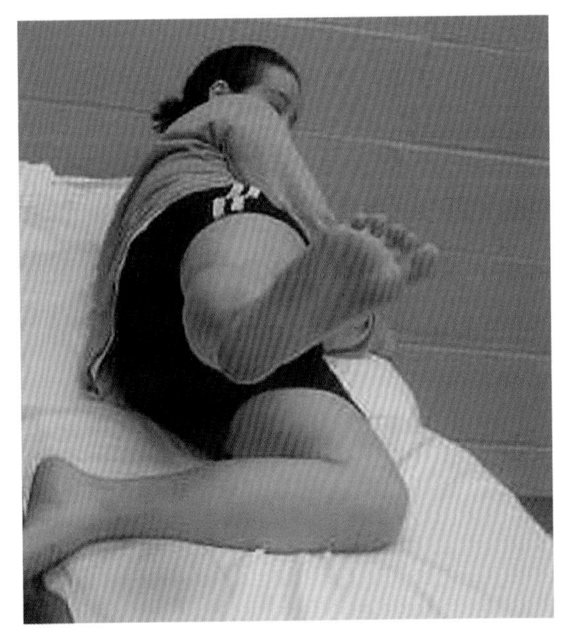

图31.2 在开链位置锻炼，加强髋关节外展肌，以有效地增强臀中肌（A）和臀小肌（B）

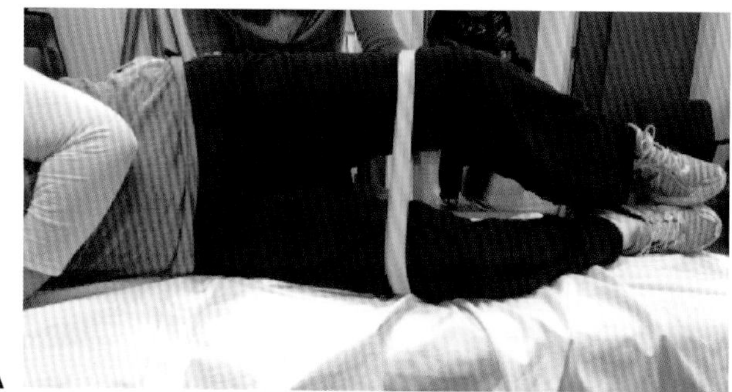
A

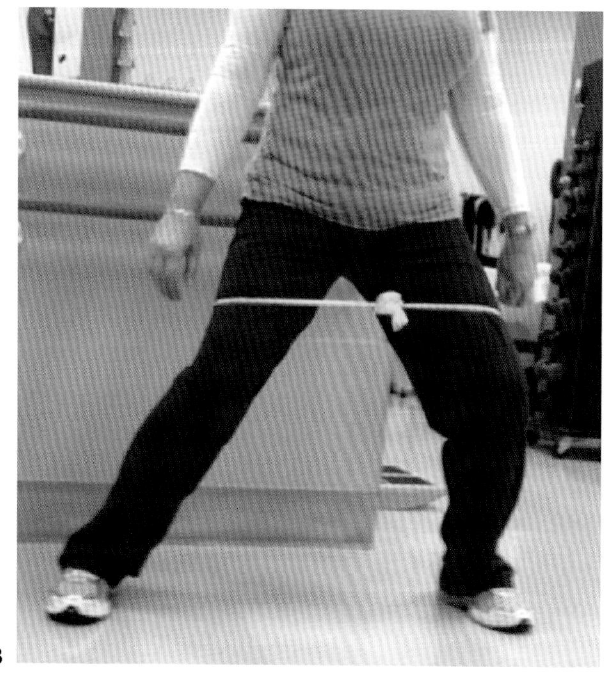
B

图31.3 两项练习旨在增强臀肌，同时最大限度地减少阔筋膜张肌的激活。A. 带阻力带的“夹贝”式外旋运动；B. 带有阻力带进行蹲下的跨步运动

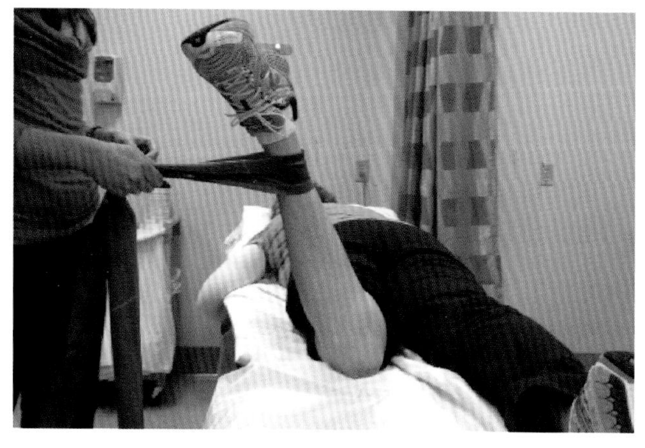

图31.4 带阻力带俯卧髋内旋运动

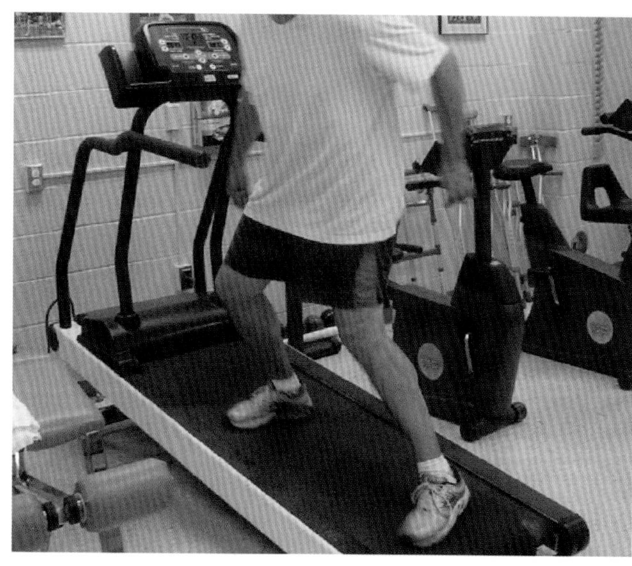

图31.5 在倾斜的跑步机上通过侧面踩踏来抵抗闭合链进行外展训练

可以缓解。

肢体不等长（LLD）的评估通常采用垫块的方法。首先评估髂后上棘的位置和脊柱侧弯的情况，然后给患者短侧下肢的鞋底加垫，直至其感觉与对侧等长为止。还应让患者了解到这种肢体不等长可能是由术侧髋关节外展肌或内收肌紧张造成的（图31.7）。内收挛缩导致患侧明显缩短，外展挛缩则导致其延长。同样的道理，对非手术侧的评估也是重要的，因为它的变化也可以影响到对术侧的判断。

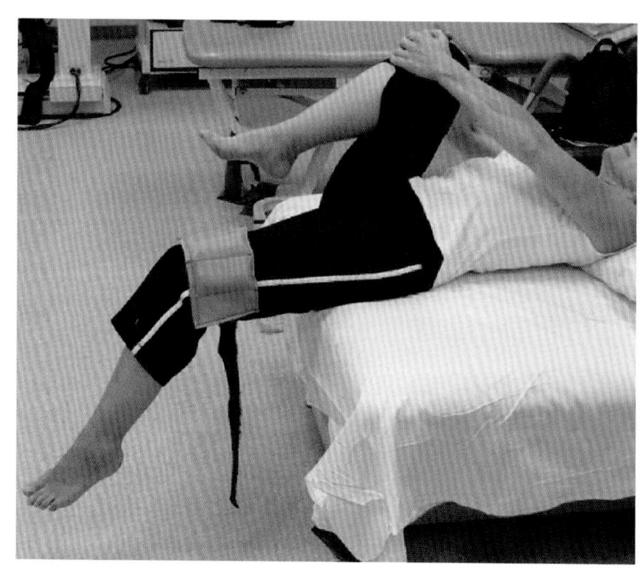

图31.6 在托马斯（Thomas）测试位置使用沙袋重量进行髂腰肌的自我拉伸，以增强效果

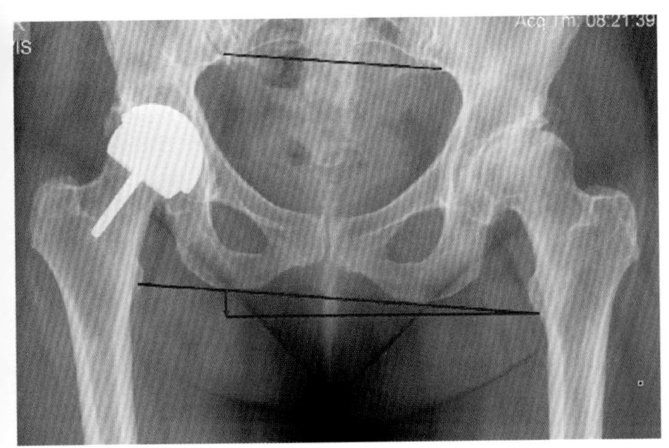

图31.7 术侧髋关节内收肌挛缩导致明显的腿长差异

这些变化虽然会影响到髋关节屈肌紧张和疼痛，但最终会随时间消除。仰卧位或侧卧位内收髋关节，可对阔筋膜张肌进行手法伸展（图31.8）。此外，还可进行深层软组织按摩或松解。外展肌训练，结合手法物理治疗以及加强软组织刺激（ASTYM）技术（图31.9）通常都可解决患者的肢体不等长问题。此外，无论术前还是术后，还要检查患者足部是否存在畸形。足部旋后可以导致肢体延长，而扁平外翻可以导致下肢短缩。这可以解释髋关节以外造成肢体不等长的原因。

ASTYM技术可以使不健康的肌纤维吸收，刺激健康组织再生，从而恢复组织功能（图31.9）。治疗师可以手握固定形状的工具在功能障碍区域上滑动时，在经过不规则纤维的时候，治疗师和患者会感受到粗糙不平的沙砾感。ASTYM技术是通过毛细血管通透性增加和成纤维细胞的机械刺激来激活愈合反应。毛细血管通透性增加可导致白细胞、红血细胞和血清中的生长因子释放到该区域，刺激巨噬细胞介导的吞噬作用和组织重建。组织学研究已经证明，ASTYM技术导致成纤维细胞增生和激活。

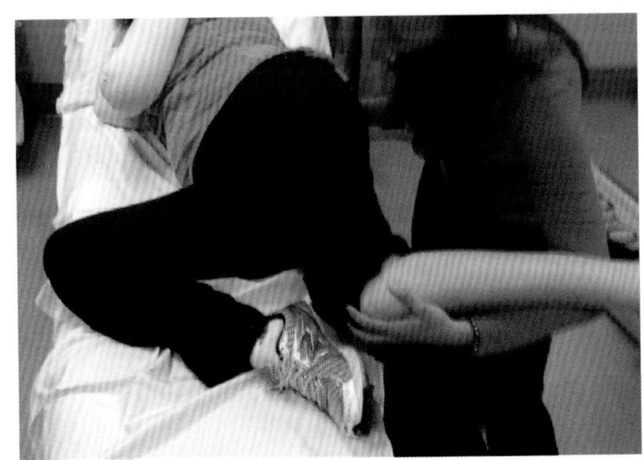

图31.8 阔筋膜张肌/胫束带在Ober侧卧的位置伸展。髋外展肌挛缩导致明显的肢长差异。通过稳定骨盆并伸展和收起髋部，可以解决阔筋膜张肌/胫束带的松紧问题

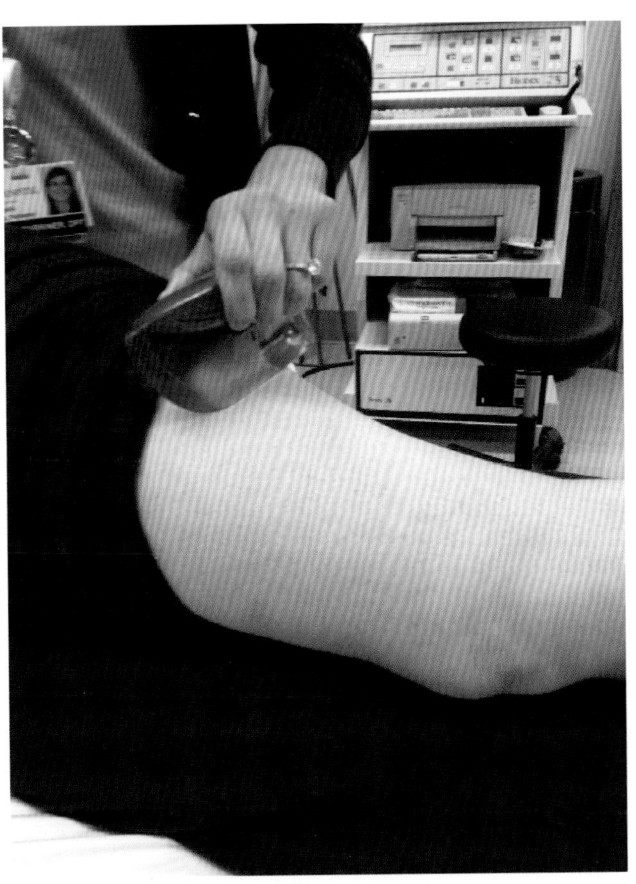

图31.9 利用增强软组织动员（ASTYM）技术解决整个肢体中的软组织紧绷和不平衡的情况

如果患者存在阔筋膜张肌或髂胫束挛缩，则应避免垫高鞋垫，这样不利于挛缩肌肉的恢复。当患者出现真性术侧肢体增长时，骨盆常会倾斜，导致术侧下肢内收，对侧外展，股骨转子区会出现疼痛。这种问题可以通过在健侧垫高鞋垫来解决。如果术侧出现真性短缩，则应在术侧垫高鞋垫大约0.5～1cm，直至两腿等长。

康复后阶段

该阶段通常在全髋关节置换术后8～12周，患

者已脱离了治疗师的监督训练，而转到家中进行。Trudelle-Jackson等在对28名全髋关节置换患者的随机对照试验中发现，在术后4～12个月时，与只进行基本的等长训练的患者（*n*=14）相比，家庭物理治疗组患者的自我感知功能（*P*=0.01）、肌肉力量（*P*=0.001）和姿势稳定性（*P*=0.001）都有明显增强。大多数患者在这一阶段可以开车，其他则需要进一步的康复。这取决于多种因素，包括反应时间、下肢的力量以及长时间坐下的能力。应该根据患者的康复进度和自信程度制订个体化的恢复方案。

这也是大多数患者渴望恢复休闲活动的时期。一般来说，应鼓励患者进行适度的活动以保持身体健康，并可维持骨量。大多数外科医生建议患者在全髋关节置换术后可以恢复低运动量的活动，比如平走、骑自行车、打高尔夫球和游泳。Ritter和Meding则认为参与中度运动量的体育活动（例如高尔夫球，步行和保龄球）也不会对全髋关节置换术的结果产生负面影响。然而，Wylde等对318名术前活动量较大的患者中调查发现，术后1～3年，只有73.5%的患者（234名）可以在全髋关节置换术后恢复体育活动。疼痛是最重要的限制因素。

全髋关节置换术后如何恢复性生活仍然是一个敏感话题。通常建议在手术后6～8周可以恢复，但要保证在安全的体位下进行。Wall等在对83名外科医生的调查中报告说，只有58%的患者在术前评估中愿意涉及这一问题。55%的患者在术前和83%的患者在术后认为他们需要更多的信息。Laffosse等在对135名患者的调查中报告，恢复性生活的平均时间约为67天（范围为4～365天），且女性明显晚于男性（平均87天与54天；*P*=0.0005）。

总之，全髋关节置换术后康复的基本原则应是针对患者的具体损伤情况制定个体化康复方案，以获得患者的长期满意。在制定方案时应减少物理治疗师与患者间对结果评估的差异。早期康复锻炼（PRT；跑步机训练；神经肌肉电刺激）有利于远期肌肉力量和关节功能的恢复。

Kevin Bozic
Patrick Horst

32

第32章 髋关节置换的经济学

概述

全髋关节置换术（THA）已成为骨科和医学领域最成功的干预措施之一。许多研究报道，在患者满意度，疼痛减轻，功能改善以及无进一步手术的方面，临床成功率在10年随访时至少超过90%。此外，THA比较喜欢与其他医疗保健干预在每年质量调整生命年成本（QALY）和其他健康效用指标上作比较。髋关节和膝关节骨关节炎是造成我们社会中残疾和经济损失的主要原因，据估计，每年的成本超过800亿美元。据医疗保健研究与质量机构统计，美国每年有超过285000例全髋关节置换术。

作为在美国进行的最常见和资源密集的手术之一，THA是医疗保健成本上升的主要原因。医疗保险数据显示，与其他手术相比，下肢全关节置换术（TJA）手术花费的医疗保健总金额更多。因此，外科医生，支付者，患者和政策制定者都对与TJA手术相关的经济问题表现出了越来越高的兴趣。他们已经开始特别关注THA的价值。基础科学和临床研究已经推动了TJA中新型假体和其他技术的爆发。但是，技术进步已经超过了我们支付的能力，这使TJA对社会的真正价值产生了疑问，也就是说，鉴于目前的成功率，这些新进展和产品是否值得增加成本？

随着THA相关成本的不断升级和可用医疗资源的限制增加，临床医生，患者，支付者和医疗保健决策者都对THA相关经济问题表现出了更高的认识和兴趣。

美国医疗保健发展的当前经济气候

美国国内生产总值用于医疗保健的百分比已从1965年的5%上升至2011年12月的18.1%。此外，几乎没有证据表明，与其他发达国家相比，美国更高的医疗保健支出与更好的健康结果相关。由于为员工提供医疗福利的成本增加，美国企业在全球范围内处于竞争劣势。

髋关节骨关节炎和其他关节炎症状是造成我们社会中残疾和经济损失的重要原因。世界卫生组织最近的一项研究估计，关节炎的经济影响每年超过800亿美元，包括诸如工资和诱导性损失等间接成本以及医院护理，医生探访和药物等直接成本。同样的研究估计，在美国髋关节骨关节炎的患病率为1.2%。

支付者和付款

在过去的20年中，执行THA的成本继续急剧上升。1999年，THA的平均住院费用为23000美元。到2010年，THA的平均费用几乎翻了一番，达到45023美元。虽然住院费用继续增加，但提供者报销并没有跟上。

在美国，医疗保险和医疗补助服务中心（CMS）是执行超过60%的THA的主要支付者；因此，它们已成为决定偿付这一程序的主要驱动因素。尽管在同一时间段内医院报销有所增加，但执行THA的医院费用大幅增加，使得THA的经济性在许多医院中越来越具有挑战性。此外，THA的医疗保险费支出从1991年的2200美元减少到2010年的1418美元，这与通货膨胀调整后的每次手术费用下降60%相关。

THA的成本

许多研究尝试估算THA的成本。THA的主要成本与手术室，病房，医疗资源（包括假体）有关。Barber和Healy在1996年对391例关节置换手术进行了财务分析，结果发现，在开始的48h内，费用的80%花费在手术室，护理，康复室，药物，尽管住院平均日超过4天。但是，Meyers等使用基于医院的成本会计数据来量化TJA的费用，并报告76%的费用包括假体，麻醉和手术室以及护理/住院费用，并且住院时间最长预测总成本。

最近，Rana和Iorio比较了1995年和2008年在其机构进行的主要THA的住院费用。2008年，每个THA的成本为11688美元，主要由手术室（2267美元），医院房间（3739美元）和供应/植入（2506美元）的成本组成。他们进一步报告说，1990年，他们的医院因医疗保险患者的通货膨胀调整美元每个案例损失了6339美元。然而，2008年，他们的医院分别为Medicare FFS患者，医疗保险和私人保险患者分别获得了2358美元，650美元和8435美元的医疗费用。他们将1990—2008年的利润变化归因于骨外科医生和医院管理者开发的一系列成本控制措施和策略。其中一家报告称，降低每个THA总成本的方法是与供应商谈判降低假体价格。

全髋关节置换术的翻修

THA翻修受不同的临床和经济原则的管理。了解这些差异很重要，因为尽管主要全髋关节置换术术后取得了优异的结果，但假体使用的时间增加以及THA手术群体的年轻化是导致修复全髋关节置换术的数量增加的相关因素。事实上，美国骨科医师学会（AAOS）预测，未来30年关节翻修的数量将以每年20%～30%的速度增加。

原发性和恢复性手术之间的重要区别是资源利用率不成比例：许多研究表明，与原发性全髋关节置换术相比，髋关节翻修与更大的资源，更长的手术时间和努力，更长的手术时间以及更高的并发症发生率相关联。

2005年，Bozic等人在2000—2002年间评估了491个连续的单次原发性或翻修的THA。他们发现翻修手术的平均手术时间延长了41%，估计出血量增加了160%，平均并发症发生率增加了32%，平均住院日增加（6.5与5.6天）。重要的是，他们表明，与原来的THA相比，翻修的总成本要高得多，分别为31341美元和24170美元。

Barrack的研究和Iorio的一项研究证实了这些发现，表明翻修手术与较长的住院时间，较长的手术时间以及增加的失血和并发症发生率有关。Iorio扩展了资源利用率提高的经济影响，表明他们的医院获得的平均利润为手术的22%，而翻修为平均损失3%。根据保险计划的进一步分析，他们认为主要的THA手术对除Medicaid以外的所有支付者均有利，并且对于除私人赔偿计划以外的任何付款人而言，修订程序都没有盈利。对于医院来说，对翻修手术的病人有明确的不利因素。

感染THA的THA翻修似乎进一步提高了医院的资源利用率。深部感染是THA的一种严重并发症，发生率约0.5%～3%，主要发生率为4%～6%。通常需要多次手术，长时间使用抗生素，住院和门诊康复。Bozic和Ries比较了THA感染修复，无菌性松动修复THA和原发性THA。他们的研究表明，感染翻修与随访的12个月期间住院总数，住院日总数，手术总数，住院总费用，门诊总人次和总门诊费用相关。平均总住院费用用于感染修复的次数超过642163元人民币，而无菌性松动进行翻修和首次进行手术分别为232992元人民币和144702元人民币。

财务影响对于需要翻修THA患者的骨外科医生也很重要。Lavernia等比较了外科医生在首次手术与翻修手术之间的工作量。他们发现修复手术对于照顾这些患者的外科医生来说需要相当大的工作量。然而，修复手术的报销与额外的工作量不成比例。

医院因修改THA而损失资金的一个原因是，在2005年之前，无论病例的复杂程度，患者合并症或资源利用率如何，所有THA手术（首次和翻修）都在同一诊断相关组（DRG）下支付医院的成本差异很大。根据以上讨论的结果和其他研究，为修复THA手术创建了新的DRG。从那时起，已经开发了额外的DRG分类，医疗保险严重程度诊断相关组（MS-DRG），它们考虑了入院时患者健康状况的差异。需要进一步的研究来确定新的DRG和MS-DRGs对于翻修和首次手术的临床指标报销的财务影响。

假体成本

假体成本是与THA经济学有关的一个越来越重要的考虑因素。自1981—1990年以来，假体成本从TJA手术总成本的11%增加到总体成本的24%，而从1991—2005年，假体成本增加到156%。在其他研究中，假体费用占TJA医疗保险医院费用的50%以上。

假体成本的增加主要与新技术，设计，材料和轴承表面的开发有关，包括高度交联的聚乙烯，陶瓷和金属上的金属。几乎所有这些发展都与成本增加相关。尚不清楚哪些假体为接受THA的患者提供最佳选择。由于缺乏关于哪种假体具有最佳价值的信息，医院每支假体的支出金额都大不相同。Bozic等在2008年进行的一项研究中表明，每例THA病例的平均假体费用从3828美元到10640美元不等。其他研究表明，不同国家假体的费用差别很大，美国和德国之间假体的价格相差4倍。

与假体相关的成本是THA成本控制的主要目标之一，并且已经描述了几种降低假体相关成本的方法。医院员工的成本意识计划是很好的第一步，但节约已经是最低的。其他方案，例如谈判的供应商折扣，对每个THA病例施加价格限制的价格上限以及假体标准化计划在降低关节假体的成本方面已经取得了更大的成功。在2000年发表的Lahey Clinic的一项研究中，Healy等描述了一个价格/案例价格假体购买计划。在这个项目中，医院采用了竞争性招标程序，要求供应商为每种病例提供所有器械，假体和一次性用品，每件病例价格均为单一。该计划成功地将假体和用品成本降低了32%。这样的项目的不利之处在于它限制了假体的选择，许多外科医生往往忠于特定的供应商和设计，他们不愿意接受这种情况。

TJA的假体选择和成本是当今市场上的关键问题，并且可以确定TJA的盈利能力。虽然医院努力控制成本，但外科医生希望使用他们认为能为患者提供最佳结果的假体。控制与假体有关的成本需要医院和外科医生之间的合作。展望未来，重要的是开始更好地了解哪种开发和技术可以提高患者价值，并且值得追加成本。

新付款方式

医疗报销的方法不断变化。在最近的一篇文章中，波特认为，卫生保健的核心重点应该是提高医疗干预的价值（而不是数量），正如每花费1美元的健康结果所定义的。医疗保健购买者正在寻找将财务激励与改善价值联系起来的模式。在目前大多数的报销方法中，付款人盲目重视并按销量报销。在这次改革中，采购人员主要关注5种与骨科有关的东西，包括（1）成本和资源使用；（2）诊断和治疗干预措施（包括设备选择）的适宜性；（3）患者安全；（4）改善健康结果，尤其是功能改善；（5）护理质量。与THA相关的两种重要的新付款方法是按绩效付费（P4P）以及护理或捆绑付款程序。

P4P是以价值为基础的采购计划的一个例子，它在传统的按服务收费模式之上提供激励措施（或抑制措施）。P4P试图通过将支付与绩效衡量相结合来影响医疗保健提供者的行为，希望提高医疗保健服务的质量和效率。P4P在骨科中的一个例子是2007年作为CMS医师质量报告倡议的一部分而开发的一个计划。该计划允许参与医疗保险患者护理的提供者获得高达1.5%的奖金，以实现对既定标准的遵守。在全髋关节置换术中，医疗服务提供者可以获得符合围手术期抗生素选择，使用和时机，静脉血栓预防和筛查跌倒风险的奖金。

P4P的难点在于建立如何衡量和报告绩效，质量和价值以及哪些标准应该被激励的实际困难。目前，AAOS等专业组织已做出了基于证据制定的循证实践指南。AAOS制定的指南随后被其他组织如CMS使用，以制定和实施绩效措施。遵守指导方针是否会提高护理的价值和质量还有待观察。目前的证据确实表明，旨在鼓励最低质量标准（即与围手术期抗生素的相关性）的P4P项目通常是成功的。然而，有限的证据表明，在提高供应商绩效的其他举措同样成功。

在考虑中的第二种报销方法是也称为捆绑支付模式的护理情节。该模型是将为与DRG通常定义的治疗或病情相关的所有费用提供单一付款。例如，它将向医院或医师提供与主要THA相关的所有服务的单一付款。这种支付策略的目标是提供商将支出限制在非增值活动上，这是目前的收费服务模式的一个常见问题。对于给患者提供长期康复等方面，可能会有潜在的不利。目前捆绑式支付的例子是Prometheus模型。

Prometheu模型将服务捆绑在一起，并根据以证据为基础的支付情况给每次护理提供一次性支付，并根据患者疾病的严重程度调整以及可能避免的复杂性的限制。该模型鼓励医生，医院和所有护理提供者的合作，以限制潜在的可避免的并发症和相关支出。以全膝关节置换术（TKA）为例，Prometheu将为患有合并症如类风湿性关节炎，肥胖症和阻塞性睡眠呼吸暂停的患者提供163721元人民币的TKA基本工资。预计163721元人民币将用于支付手术（和假体）的费用，术后住院费用，药物，康复和常规后续护理。还有一项可避免的复杂费用23388元人民币，导致总预算为187110元人民币。如果外科手术费用低于此价值，医院将收回差额作为奖励。但是，如果需要再入院等事件，则额外费用可能会导致供应商损失。很明显，这种模式将如何鼓励医院和医生在 假体选择和成本方面进行合作。这是一个正在进行的研究领域，尚未确定捆绑式支付模式是否可以引导合作并提高患者护理的价值和效率。

总结

THA是在美国进行的最常见的资源密集型手术干预之一。然而，与THA相关的成本增加威胁到该手术过程的长期财务可行性。展望未来是医院、医师、支付者和决策者必须合作制定战略，以提高质量并降低与这些潜在的改变生命程序相关的成本，并开发创新的支付模式，以奖励高价值的护理。

David C. Ayers
Patricia D. Franklin

33

第33章　髋关节手术的结果评估

介绍

自1962年第一次全髋关节置换手术开始以来，人工关节置换术（TJR）的使用已成为医疗保险预算中最常见和最昂贵的手术。2010年，美国进行的全膝关节置换术（TKR）和全髋关节置换术（THR）手术数量超过100万。人口老龄化，肥胖症患病率增加，以及65岁以下患者使用增加，这些都促成了近期TJR手术需求的增加。在工作成年人群成为增长速度最快的亚群体，65岁以下的人群占整个人工关节置换术的50%以上，与2004年相比增高40%。在未来20年，预计THR年用量将增加174%，总数高达572000。THR手术是患有骨关节炎（OA）和其他退行性病症患者的首选治疗方法，因其遭受疼痛增加及身体功能受损，并且非手术治疗不再有效。因此，外科医生评估疼痛和功能是至关重要的，因为它们是THR之前的主要症状，因此，减轻疼痛和改善功能是THR后的主要患者目标。

在就诊时，骨外科医生通过全面的患者病史评估症状，并辅以全面的髋关节检查（肌力，髋关节外展和屈曲，腿长差异），运动范围测量（ROM）以及步态评估（直接观察患者在诊所行走的情况）。外科医生还通过检查髋关节X线片来验证髋关节病理情况。虽然髋关节的体格检查和影像学评估有助于确认髋关节的情况，但既不能捕捉也不能客观地评估髋关节病理学引起的疼痛和残疾的严重程度。最终，患者反而是评估髋关节炎或其他病理对生活质量和日常功能的影响的“专家”。因此，THR的时间和需求最终由患者向外科医生报告的严重症状定义。

理想情况下，外科医生将为所有THR的患者诊断统一的疼痛和残疾。采用疼痛和功能的标准化测量或者患者报告的结果（PRO）测量可对临床医生和患者在确定症状严重程度方面有用。本章将回顾为临床研究开发的标准化髋预后的发展，以及PRO在骨科诊断和临床实践中的应用。

骨科患者报告的结果：一个简史

E.A. Codman和F.B.哈灵顿是第一个以提高临床效果而开始随访和记录治疗结果的人。特别是，他们提出了“最终结果”的概念，并提出了评估临床结果的方法学方法。美国外科医学院吸收了1914年由科德曼创立的医院标准化委员会。

遵循这个模型，在第一次THR手术进行后不久，就开始了术后症状评估的测量。例如，最初在1969年开发的Harris Hip Score（HHS）很快成为评估THR结果的黄金标准。HHS是一份10项调查问卷，外科医生记录患者的疼痛，日常活动（穿鞋子和袜子，爬楼梯，坐着，使用公共交通工具）和步态以及外科医生对髋关节的身体检查等功能，以及ROM的评测。当外科医生完成HHS时，患者向外科医生报告许多HHS结果。因此，HHS是向PROs迈出的第一步。HHS报告的限制是评分中的上限效应 – 意味着评分不能区分高水平的活动和功能。该功能限制了HHS在比较有效性研究（CER）中的应用，因为在这些研究中记录了所有可能的结果。

后来，为了规范髋关节手术结果报告的标准化，临床和放射照相术语（CART）系统，由Hip Society，SICOT文献和评估委员会以及美国骨科协会（AAOS）组建。1990年的一篇论文报道了通过射线照相术和临床参数相关性的“统一评估和报告髋关节置换手术结果的方法”的共识。然而，一个缺陷是影像学特点并不总是与患者症状的严重程度相关。因此，CART评测今天不常用。

10年后，在AAOS的领导下，全国骨科医师网络测试了一个信息系统，以统一捕捉临床和患者报告的结果。虽然测量PRO的目标达成了一致，但烦琐的办公室后勤阻碍了系统的成功。尽管执行失败，AAOS认为PROs提供了重要信息。

最近，2010年，医疗保健研究与质量局（AHRQ）向麻省大学医学院颁发了一个大型研究奖，以领导全国骨科联盟收集PROs，以通知THR（和TKR）结果的比较有效性研究。因此，很明显，公众，患者和外科医生在评估THR时看到了PROs的作用。本章将回顾目前可用的工具和最近的证据表明PRO可以在骨外科实践中得到有效采用，以指导手术决策和结果评估。

专业评测

随着对循证医学的日益重视，更多关注客观手术结局评测来评估THR的成功。现有的客观测量方法包括假体的放射学评估和假体固定的证据，以及修复率和临床失败的测量。然而，与患者相关的结局指标如疼痛的消失和身体功能的改善对记录THR的成功或失败至关重要。PRO已经成为在患者和时间内以统一捕捉症状的关键。PRO是经过验证的患者直接收集的经过验证的问卷，这些患者是需要进行过测试并被视为可靠的。一些问卷调查是通用的，可以用于任何医疗条件的患者，而另一些则针对单一的医疗条件。PRO调查通常用于临床研究，是CER的基石。在过去的5~10年里，瑞典，英国和新西兰采用PROs作为他们患者中所有THR的强制性结果。美国现在正在评估THR和TKR在临床实践中使用这些指标的情况。AHRQ资助的比较有效性功能和结果研究（FORCE）TJR国家监管部门在22个州的120个手术实践中100%的参与者手术前后收集了PRO。因此，在临床实践中采用PRO来评估THR过程对患者的影响具有强烈的优先性。

鉴别疾病特异性和一般性评测

约翰韦尔是PROs发展的国际领导者，他描述了一系列从特定疾病到一般性评测的连续成果评测。图33.1解释了各种OA结果中各种结果测量和相关解释的相互关系。

图33.1，方框1说明了特定的OA临床观察，例如X线片上的关节间隙变窄。尽管这些是OA病理学的具体表现，但这些表现并未提示出症状的严重程度。图33.1，方框2说明了需要患者报告的OA症状，如关节疼痛和僵硬，以进一步表现严重程度。除了这些症状评测之外，还有OA对患者的影响的具体情况，如无法爬上楼梯或走路（图33.1，方框3）。髋关节骨性关节炎结局量表（HOOS）和西安大略和麦克马斯特大学骨关节炎指数（WOMAC）是数据收集图33.1，方框2和方框3中数据的调查实例。最后，全球或通用评测（图33.1，方框4）收集了病人的疼痛，生理或心理影响等疾病带来的影响。由于这些通用评测并非特定于任何一种疾病，因此可以使用这些评测来比较各种疾病和治疗对健康的影响。图33.1方框3和方框4中反映了人们做了什么（功能），他们感觉如何（生病或好），以及他们如何评估这些状态，分别称为疾病特定和一般健康－相关的生活质量评测。

THR的疾病特异性观察指标

针对特定病症的患者开发并验证针对特定疾病的仪器。已开发出许多PRO来量化髋关节炎和围手术期髋关节手术患者的疼痛和功能障碍。

专有的WOMAC工具是针对具有膝关节和髋关节炎的OA患者验证的疾病特异性工具，用于测量随着时间推移的临床变化，包括THR手术前后。WOMAC

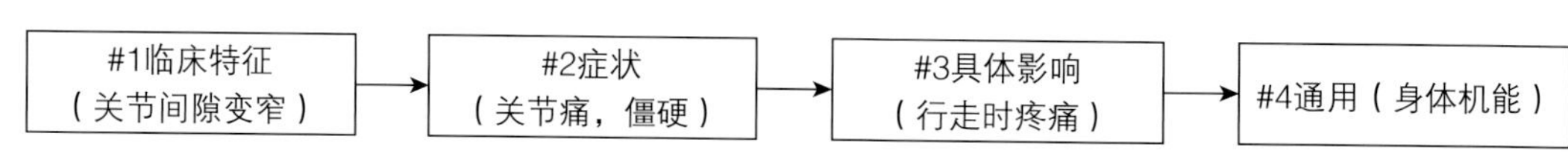

图33.1 临床和一般结局的连续性与实例（括号内）

评测通常用于OA和TJR研究。

HOOS可供公众免费使用，并且是一个简短的，经过验证的患者自我管理调查，其中包含5个分量表：疼痛，其他症状，日常生活中的功能，运动/休闲中的功能以及生活质量。该调查也用于髋关节症的纵向监测。HOOS被描述为评估患者的“关于他们的髋关节和相关问题的意见”。值得注意的是，HOOS包括WOMAC项目，因此允许WOMAC评分的近似分值。此外，HOOS运动评分要求评估高级别的娱乐活动，以评估更高水平的术后功能，而不仅仅是专注于日常生活活动的PRO。

在欧洲广泛使用的OXFORD髋关节量表和一种专有工具最初是作为患者对THR手术前后髋关节症状感知的12项问题开发的。牛津通过内部一致性，再现性和变化敏感性进行验证，并在2007年被广泛采用并更新。牛津标准在许多欧洲THR注册中使用。

THR结果的一般/全球测量

通用测量不是针对疾病的，而是量化一般情感和身体健康和幸福感。最常用的一般评测是短期健康调查（SF-12 / SF-36），其中12或36项分别评估一般身体和情绪健康，活力疼痛以及这些问题对病人的社交活动，角色和日常功能。使用专有SF-36的心理测量和临床研究已经产生了超过17000篇同行评议的文章，其中包括数百项TJR研究。最近一篇有良好控制的随机对照试验的综合研究清楚地表明，SF-36的八领域和双组分（身体和精神）概念框架和操作定义（功能，主观幸福感，自我评估）提供了比较有效性评估和临床评估的坚实基础。在骨外科研究和临床实践中，通常使用两个总结分数，精神（MCS）和身体（PCS）综合评分，以及单个项目（即爬楼梯，无心/蓝色）。经过微小的修改，退伍军人的健康系统版本（VR-12）可以免费获得。

EuroQol（EQ5D）是EuroQol Group于1990年开发的标准化健康状况测量工具，它提供了对患者健康状况的简单描述。该评测通常用于卫生保健中的成本效益分析，但缺乏临床特异性，因为它只为健康状况生成单一指标值。

美国国立卫生研究院资助的患者报告的结果测量信息系统（PROMIS）最近建立了PRO问题（或项目）的核心，其可应用于所有状况的患者。类似于华氏温度和摄氏温度进行的交叉校准，无论使用哪种温度评估，都可以并行地进行常规报告，PROMIS的疼痛和功能测量值将被交叉校准以便于比较。项目反应理论（IRT）用于构建项目库，其中包含一组测量描述项目测量属性的相同构造和参数的问题。IRT改进了卫生领域单位的量化，可以跨项目交叉校准项目，并且是计算机化管理的基础。使用IRT可以实现的调查改进包括降低地板和天花板效应，在广泛的测量范围内提高精度，以及更高的得分可靠性，而不会增加受访者的负担。IRT和计算机自适应技术（CAT）方法也可用于选择改进的定长纸张形式的项目。

PROMIS项目库将可用于纸质调查以及通过CAT逻辑进行网络管理。CAT采用简单的人工智能形式，选择适合受试者的问题，缩短或延长测试的时间以达到所需的精确度，以标准指标对每个人进行评分，以便比较结果并立即显示结果。每个测试管理都适应每个受试者的独特功能级别。例如，能够“步行15m”的成年人不会被要求回答关于“步行3m”的问题。在实践中，这种方法最小化对个人的项目管理并估计了任何特定内容中起的作用。通过互联网或智能手机管理大量病人的全情况PRO调查的未来优势是明确的。尽管目前的THR人群平均年龄为65岁，但互联网和电话数据访问有限，未来基于网络的CAT调查管理很可能成为常态。

通用和关节特定的评测在一起使用时，为THR结果提供了综合评估。但是，它们的项目是交叉的，特别是在体格检查方面。关节特定的测量有时候覆盖不了某些重要的领域（例如，心理困扰和幸福感，活力）。这两种评测都不能反映PRO建设和评分评估的最新技术，也不能用于电子数据采集的集成系统。在临床实践中广泛采用PRO之前，必须解决这些问题。然而，越来越多的国家THR成果登记册正在纳入PRO评测。

表33.1 目前在国家THR注册中心使用的患者报告的疗效指标

指标	它测量什么?	哪个国家使用?	所有权 Y/N
特定的疾病			
Harris髋关节评分	疼痛，功能，活动度	SHAR，荷兰，丹麦	N
WOMAC	24个问题，特定关节疼痛，功能障碍，僵硬		Y
HOOS	42个问题（包括所有WOMAC问题）特定关节疼痛，功能障碍及娱乐活动	US FORCE-TJR	N
Oxford髋关节评分	12个问题，疼痛及功能	NZJR, NJR	Y
通用疾病/全身状况			
SF-12/SF-36	健康调查（8个领域）包括疼痛和功能	US FORCE-TJR	Y
VR-12/VR-36	疼痛，身体机能		N
EuQoL/EQ-5D	5个问题—健康状况的衡量标准	SHAR, NZJR, NJR, DHAR	Y
VAS（视觉模拟评分）	12项；痛苦，满意	SHAR	Y

国家THR成果登记处采用PRO

在国际上，越来越多的进行大量TJR手术的国家已经建立了THR之前和之后直接从患者收集PRO的过程。最近对国家注册管理机构中使用PRO的审查总结了传统注册管理机构采用PRO评测进行年度修订率的报告（表33.1）。

2002年，新西兰联合注册处（NZJR）开始将Oxford调查邮寄给术后THR患者。问卷在手术后6个月，5年和10年邮寄。新西兰登记处报告说，手术后6个月中度至重度疼痛的患者在前12年内更有可能每年增加0.5%的翻修率。

虽然瑞典髋关节登记处已经报道了几十年来THR假体植入失败和翻修率，但2005年瑞典注册处开始收集12个月的PRO。同样，2009年，英格兰国家卫生服务部门在THR之前和之后建立了常规（EQ-5D）和特定条件PRO（牛津）的常规收集。大约40%的患者在每个时间点返回PRO。国家卫生服务部门预计使用PRO数据来完善THR报销系统。在美国，医疗保险和医疗补助服务中心（CMS）在2012年发布了一项任务命令，以评估PRO对美国医疗保险受益人评估和报销THR和TKR的作用。在这项研究完成后，美国可能会遵循其他国家的优先顺序，并要求专家收集和整合医院和外科医生的THR报销比率。因此，外科医生了解PRO评分以及预期政策和报销变化至关重要，因此在临床实践中采用PROs。

在美国，TJR（FORCE-TJR）登记系统的功能和结果研究比较有效性研究（FORCE-TJR）收集了来自22个州的骨外科医生采集的超过120种手术方式的100%患者的PRO。FORCE-TJR是一笔8019万元人民币的研究，用于创建美国不同骨科治疗措施和30000名接受TKR或THR的患者的队列，以评估结果并提供最佳实践指导。虽然五大核心地区参与，但大多数外科医生和超过60%的患者来自社区医院，以更好地代表US-TJR患者。患者的保留方法包括基于计算机的提醒，奖励，通讯和电话，以确保PRO在未来几年内完成。FORCE-TJR在术前和6个月，1年和每年之后使用基于网络或可扫描的纸质问卷收集患者报告的数据。它还收集假体和手术细节，并发症和合并症方面的数据。迄今为止，超过93%的患者完成了PRO数据。FORCE-TJR得分并向治疗外科医生返回PRO数据；参与通知临床护理。稍后介绍基于办公室的评分方法的完整说明。

由THR注册管理机构收集的PRO正在贡献新的信息，这引发人们越来越关注将PRO纳入注册管理机构的价值。传统的TJR注册管理机构将植入失败情况视为翻修手术率，并将阳性定义为缺乏翻修。正如最近召回的金属对金属髋关节假体所强调的，这种方法有其局限性。

因此，最近的循证研究将注意力放在了国家关节登记的合并PROs的价值上。因此，PRO可用作衡量阳性结果（例如，疼痛缓解和功能改善）以及作为阴性结果风险的标志（例如，持续疼痛或植入失败的较高风险）。

PRO目前不会很好地融入临床实践

疼痛缓解和功能获得是患者选择THR手术的主要原因，因此THR研究通常采用PRO评测来量化这些结果。但是，临床实践对于整合常规PRO指标一直很慢。障碍包括外科医生办公室的时间压力以及测量限制。繁忙的骨外科医疗机构需要实时评分和用户友好的简短调查。尽管个体患者分数趋于单一对临床医生有用，但针对小组或个人来说，一些关节特定的评测不够可靠。毫不奇怪，PRO评测并未广泛用于改善照顾，超出研究项目。

对TJR结果的完整评估需要对全方位的健康和生活质量领域进行测量，并注意项目内容。例如，有证据表明，较差的情绪健康与TJR后更大的疼痛和更差的功能有关。尽管一些工具（例如SF-36）以两个方向（例如，心理健康为心理困扰和幸福感；活力为疲劳和能量）概念化，但其他人（例如PROMIS）使用单极构建体，抑郁，疲劳）主要定义为消极的。单极或负极构造对大多数正面结果具有测量影响，并且需要进一步的PRO优化以确保THR后增益的最佳评估。

将PRO纳入日常骨科实践：一个案例研究

2007年，作者在马萨诸塞大学医疗系统的关节炎和关节中心实施了常规PROs的完成。所有新患者以及术前和术后患者均定期完成计算机适应性全面评估（SF-36）和基于计算机的疾病特异性调查（WOMAC）。迄今为止，超过25000个调查已经在日常管理下。与诊所候诊室相邻的一个房间内有3台电脑，病人在到达之后和外科医生预约之前立即完成调查。一名专职职员确保病人完成调查，并将得分的趋势数据包含在病人记录中，以便当天外科医生和病人审查。随着关节炎的进展，个体趋向分数量化功能下降，并记录成功THR后的功能增益。通过这种方式，PRO类似于记录外科医生病历中症状状态的“实验室”测试。

在拓展实践中广泛使用PRO的挑战

尽管我们已经在实践中说明了实时使用PRO的例子，但是在骨外科办公室中广泛采用PRO有很多障碍。障碍包括测量局限性，调查传播和管理问题，以及资源需求，以支持数据收集和处理。

患者的疼痛和功能以及相关的PRO评分受到患病髋关节以及共存条件的影响。在解释PRO评分时，必须考虑合并医疗和肌肉骨骼疾病的问题。Charnley在1972年报道THR后解释临床结果必须根据对侧髋关节和其他关节的疼痛进行调整。最近对TKR患者样本的研究表明，非手术关节和腰椎疼痛与成功的TKR术后身体功能较差有关。在调整了人口统计特征后，肌肉骨骼的合并症的影响仍然存在。腰椎，对侧膝盖和髋关节中度至重度疼痛患者与仅报告手术关节疼痛的患者相比，术后SF-36生理功能评分差异显著。

除了肌肉骨骼的合并症之外，文献记载，共存医疗条件会影响功能状态的程度超过个体条件的附加影响。例如，高血压和关节炎共存与单独存在任何一种疾病相比，功能降低和自我护理的风险更高。调整身体上的合并症后，情绪不佳是手术后功能欠佳的重要预测指标。评估THR后护理质量的PRO评分需要统计学方法来将与髋病理学直接相关的PRO评分组分（例如疼痛和功能限制）与共患病症的影响分离。

因此，在将PRO用作质量指标之前需要进一步的研究。

迄今为止，关于最小重要差异（MID）或在THR前至THR后6～12个月，其被认为是“成功的”手术的PRO上的临床重要改变没有共识。在手术前随着关节病理进展以及THR之后，MID需要解释PRO测量的变化。基于锚节点的MID开发方法依赖可说明的外部标准来确定特定的变化幅度是否重要。需要进一步的研究来确定不同关节病理的THR患者中的MID。此外，MID可能因基线评分水平而异，因此可能需要临床细化的规则。例如，患有休息时疼痛和共存腰椎退行性疾病的患者可能对髋关节疼痛的缓解感到满意，但由于腰椎持续状况可能会有功能受限。

最后，研究人员和临床医生使用总量度量（例如WOMAC和SF-36）来评估和报告THR后的患者结果。这些总结评分对患者而言并不熟悉，并没有描述与患者相关的特定益处。外科医生将总结性研究指标转化为有意义的词汇。PRO增强可以将当前分数转换为对患者的重要性的特定测量，例如无痛行走或社区活动水平。

除了PRO改进问题之外，实际执行问题必须在正式实践中采用PRO之前解决。迄今为止，拥有集中的国家医疗保健系统的国家在从整个接受关节手术的患者群体中收集假体和PRO数据方面更为成功。由于美国拥有众多的健康保险公司和大量的关节手术，因此难以实现全面的专业收集系统。此外，外科医生和医院难以收集术后PRO，因为患者可能在THR后6或12个月无法访问。由于患者健康护理访问的间隔时间不同，早期PRO数据收集系统的国家使用直接到患者的邮件收集PRO。在美国，由FORCE-TJR注册机构开发的方法从美国人口的代表性样本中收集PRO，并确保完整的数据和可持续性。未来，如果PRO与临床记录中的外科医生数据结合使用，那么国家和州立THR注册管理机构可能会从使用电子健康记录中受益。

骨外科医生不愿意管理PRO，因为患者完成所需的时间可能会中断治疗过程。虽然在从患者收集PRO时存在办公室方面的挑战，但对于结果，外科医生，患者以及临床和结果研究而言，潜在的益处是直接的以及长期的。最近的概念验证报告描述了一个繁忙的关节置换诊所，该诊所成功实施了PRO，以允许外科医生在面对面访问之前获得关于疼痛和功能的患者数据。分值的有效性，PRO的数据有利于临床医生和他/她的患者之间有针对性和有意义的交互。从病人身上收集PROs所损失的时间是通过访问期间交谈的效率来弥补的。PRO报告允许外科医生根据治疗情况改善患者的疼痛程度和功能。总体上PRO数据允许不同患者亚群之间具有不同风险因素的比较，并且在评估质量结果中是重要的。通过使用新技术，患者将能够在访问之前通过基于网络的系统完成调查，并在患者就诊时提供数据。

虽然病人对电子健康记录的访问可能支持PRO收集，但当前的非流动记录仅急性数据点的急性临床医师的数据（例如，处方，患者病史）。该记录不允许患者输入症状，实际用药，副作用或物理限制。然而，患者是疼痛，功能信息，用药和运动依从性的唯一来源。重要的是，这些症状和行为中的每一个对于基于证据的髋关节疾病和THR患者的护理都是至关重要的，因此需要将患者报告的数据纳入病历的创新策略。

结论

总之，PRO测量已经从Codman时代明显发展到今天的计算机自适应技术，可以有效且可靠地评估疼痛严重程度和功能限制。监测临床并发症或失败的需要翻修的假体将永远是评估髋关节保健和THR结果的重要策略。此外，PRO为术前和术后期间晚期髋关节病理监护患者提供重要和新颖的信息。近年来，PRO已被用于监测THR护理质量并支持比较有效性研究和政策决定。将来，临床医师和决策者可能会在THR时提倡PRO收集来量化术前和术后的髋部症状严重程度。包括智能手机和互联网在内的新型信息技术解决方案很可能会支持直接对患者的专业收集。发生这种情况时，长期跟踪患者报告症状的变化可能会提示患者就诊时骨科医生的访问时间。那些报告功能下降的患者可能经常看到外科医生，而那些症状稳定的患者可能会推迟到办公室就诊。在存在量化髋关节病理学进展的敏感和特异性生物标志物之前，患者对疼痛严重程度和功能限制的评估对矫形护理决策至关重要。因此，可靠和有效的PRO评测将继续成为指导骨科髋关节护理的重要工具。

Andrew Freiberg
Lauren Lebrun
Gregory Pauly

34

第34章　全髋关节置换术后的临床路径

介绍

临床路径是标准化的护理管理程序，其延伸到确定的护理时段。临床路径与实践指南，临床协议，临床算法和护理过程模型是同义的，通路作为工具可以：

- 将国家指南和最佳做法转化为实际议定书
- 组织和排序跨学科护理团队的行动
- 减小实践中的差异，作为改善成果的机制
- 促进适当使用资源和控制成本
- 提高患者安全性和满意度

在本章中，我们将探讨临床路径在关节成形术中的重要性，标准化护理方案的开发和应用以及潜在的实施障碍。

背景

临床路径代表了基于证据的临床实践和系统工程的融合。临床路径最初是在20世纪80年代在美国开发，目的是控制成本并提高医院在向支付系统转移的环境中的效率。关注生产力和标准化的概念，Intermountain Healthcare成为临床路径的早期采用者之一。到1995年，Intermountain开发并整合了65条路径进入临床实践，明显改善了患者的预后，每年节省2000万美元。在21世纪初的诉讼之后，弗吉尼亚梅森医学中心设计了一个以丰田生产废物消除和标准化方法为基础的新愿景和战略计划。该计划的基石是建立在医学文献中发表的基于证据的干预措施基础上的临床路径，内部被称为“捆绑”。

认识到临床路径和护理改善计划的益处，许多医院和卫生系统采纳了Intermountain Healthcare和弗吉尼亚梅森医疗中心采用的原则。这主要得益于报销方式的变化，将保险公司和雇主的财务风险转移给患者和医疗机构。许多保险计划将病人引导到低成本的设施。例如，通过参考定价，保险公司向医院账单支付明确的捐款，患者负责支付余额，使得患者购买最低价格的护理。同样，通过卓越中心承包合同，保险公司和雇主将患者限制或带到特定的医院，被保险公司视为提供高质量和低成本的护理。提供者在风险安排下的效率和结果也面临财务风险，例如医疗组织，捆绑支付和绩效工资计划。

与成本和质量结果相关的风险安排强调了医师和医院在当前市场上保持竞争力的高效，以患者为中心和以质量为驱动的临床路径的重要性。在关节置换术中，结果研究表明，遵循循证指南可以比手术医生和医院容量对手术结果产生更大的影响。此外，一对一的外科医生与患者的关系已经发展，患者护理团队现在可以涉及60人以上，需要跨多个学科的密集协调和团队合作。这些因素加上美国对全髋关节置换手术的需求预计增加174%，到2030年全膝关节置换手术将增加673%，这强调了关节置换术中临床路径的必要性。

关节成形术通路概述

在整形外科和医疗保健管理文献中发表了超过500个关节成形术通路。然而，对于构成临床路径没有标准的定义，并且出版物描述了从简单模型到复杂模型的广泛的路径类型。

在简单的层面上，坚持以循证实践为基础的护理流程措施为临床路径奠定了基础。在Bozic等的研

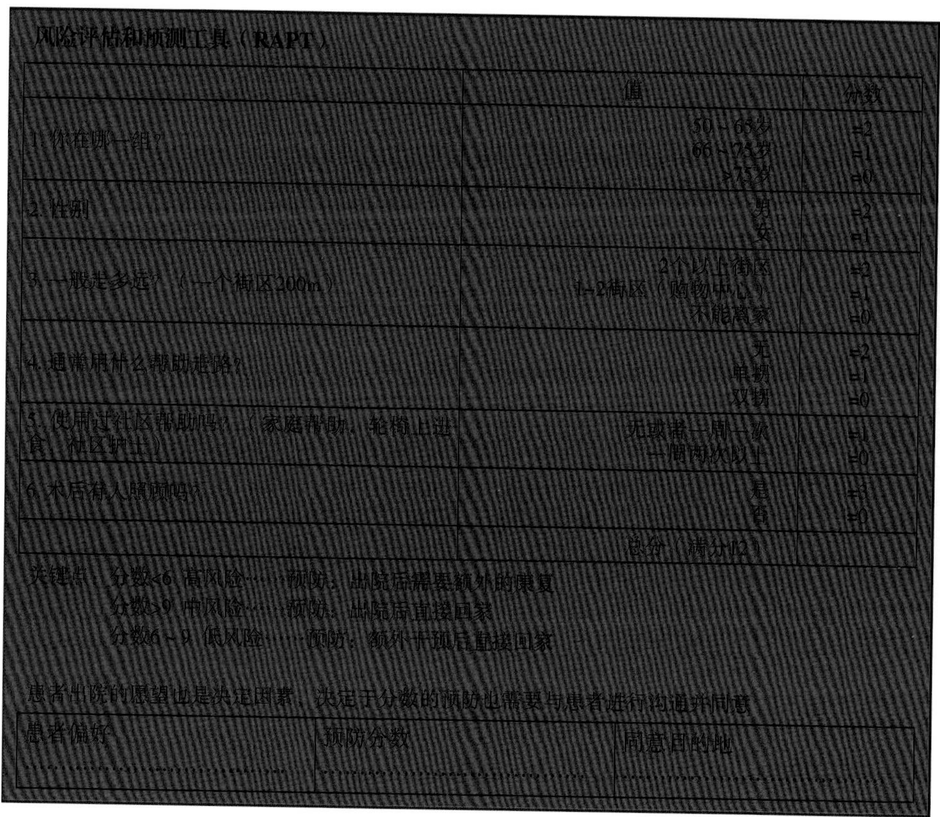

风险评估和预测工具（RAPT）

	值	分数
1. 你在哪一组？	50～65岁 66～75岁 >75岁	=2 =1 =0
2. 性别	男 女	=2 =1
3. 一般走多远？（一个街区200m）	2个以上街区 1~2街区（购物中心） 不能离家	=2 =1 =0
4. 通常用什么帮助走路？	无 单拐 双拐	=2 =1 =0
5. 使用过社区帮助吗？（家庭帮助，轮椅上进食，社区护士）	无或者一周一次 一周两次以上	=1 =0
6. 术后有人照顾吗？	是 否	=3 =0
	总分（满分12）	

关键点：分数<6 高风险……预防：出院后需要额外的康复
分数>9 中风险……预防：出院后直接回家
分数6～9 低风险……预防：额外干预后直接回家

患者出院的愿望也是决定因素，决定于分数的预防也需要与患者进行沟通并同意

患者偏好	预防分数	同意目的地
……	……	……

图34.1　风险评估和预测工具（RAPT）

究中，其研究了4种过程措施的遵守情况：手术当天使用预防性抗生素，手术后24h继续使用抗生素，术后2天使用β受体阻滞剂治疗围手术期心肌梗死高危患者，以及静脉使用在术后第二天预防血栓栓塞-以及对全关节置换患者结局的影响。他们的研究结果表明，错过的护理措施增加了包括再入院，再次手术，并发症和增加住院时间在内的负面结果的风险。

在复杂的层面上，许多医院和卫生系统利用临床路径作为“剧本”。所有护理团队成员：外科医生，麻醉师，病例管理员，护士，物理治疗师，职业理疗师和其他人的任务是明确界定和组织从入院前到出院。以下部分描述了关节成形术中两种这样路径的例子，这两种路径都适用于髋关节和膝关节置换手术。

麻省综合医院关节成形术临床路径

2012年，马萨诸塞州波士顿马萨诸塞州总医院（MGH）开发并实施了关节成形术临床路径。该途径使得总直接住院费用下降5%，平均住院时间下降17%以及数量增加16%，同时保持关键质量和患者安全结果。

MGH的关节成形术路径有两个关键点：一个标准程序和一个快速程序。

根据定向测量工具的结果，术前患者被分到两种护理项目之一，该工具评估与恢复速度相关的敏锐度和人口因素（图34.1）。外科医生和病例管理人员与患者一起检查调查结果，并提供有关预期护理路径，预期住院时间和出院后护理计划的信息。术中麻醉剂量最小化，以减少术后恶心和疼痛。术后，外科医生根据初次调查评估的结果和手术结果，以电子方式提交两个标准化术后通路顺序集中的一个——标准或快速通道。与标准程序集相比，快速程序集强调早期阶段患者动员协议和管理出院咨询。该通路顺序是外科医生和护理团队之间沟通的主要形式（图34.2）。

与临床路径相一致，在住院期间为患者提供概述日常目标的患者为中心的途径（图34.3和图34.4）。标准化的患者和家庭教育材料以电子病历和电子患者指南的形式提供给手术初期规划阶段的患者。

HVIDOVRE大学医院 关节成形术临床路径

位于哥本哈根Hvidovre大学医院，丹麦从2003年开始使用快速人工关节置换术，称为加速新优化合理关节置换概念Koncept-Hvidovre医院（ANORAK-HH）。与MGH模型不同，所有全髋关节和膝关节置换患者将处于快速通道状态，预计停留时间为1～2天。该计划的原则贯穿整个患者旅程，包括明确沟通住院时间信息，患者就医前教育和患者参与，受过专业培训的护理人员和共同设施以及护理标准化协议等内容。

护理标准化是从临床管理和运营效率两个角度来推动的。临床标准化的例子包括使用局部脊髓麻醉和使用广泛的多模型疼痛治疗。路径成分的关注点在于日常医院手术包括最少的PACU恢复时间，定义定序的X线片和频繁回顾患者出院标准。图34.5详细说明了完整的途径。

Arthroplasty Hip/Knee EXCELerated Recovery - Page 1 of 3 Pt: DISCHARGEIPF2PRELIM, RESERVED
EXCELerated Recovery Patient - Anticipated 2 day LOS
Admit to: Condition: Procedure: Side:
pager# Attending Surgeon
Allergy Codeine - Anemia
Diagnosis Diagnosis: Primary-Congestive heart failure
Has patient used tobacco products in the past year (Y/N)?
Use 21 mg patch if smokes >=10cig/day and weight >=100 lbs
I and O: x24 hrs
Trapeze
VS: q 2 hrs x 8 hrs, then routine
Incentive Spirometry: q 1 hr while awake
D5 NS +Potassium Chloride 20 mEq/L @100 mL/hr
Diet: Advancing Diet Protocol by RN Start from: Clear liquids; End with:Regular
Saline Lock when taking POs
Sit patient at bedside/ambulate as tolerated
Labs:
CBC In PACU
Electrolytes,BUN/Creatinine,Glucose In PACU
CBC Daily x 2 In AM 09/25/2012
Other Labs
Order
Summary | Instructions
EXCELerated Recovery Patient - Anticipated 2 day LOS
Start Now
Prev Page Next Page Edit OK Cancel

A

Arthroplasty Hip/Knee EXCELerated Recovery - Page 2 of 3 Pt: DISCHARGEIPF2PRELIM, RESERVED
Anti-Embolism: Pneumatic boots : Knee high sleeve
Anti-Embolism: Ted stockings <I>
Urinary Catheters: D/C foley <more>
Anti-Embolism: Ted stockings <I>
Activity Other activity: ad lib
Weight bearing activity: Full weight-bearing: as tolerated
Other activities: Activity: ad lib age-appropriate, OOB as tolerated
For patient arriving to unit w/O2 therapy post-op, please check O2 sat and contact HO if sat <95%
Consult: Case Management History and questions: EXCELerated Recovery Today (Routine)
Please order X-rays w/ "Start Time": in PACU
For hip patients order: AP Hip
Order Radiology Exams
Order
KNEE
Consult: Physical Therapy <More> Today (Routine)
Polar Care Ice Machine on Knee
Consult: Physical Therapy <More> Today (Routine)
HIP
Precautions:
Consult: Physical Therapy <More> Today (Routine)
Consult: Occupational Therapy <More> Today (Routine)
Summary | Instructions
Anti-Embolism: Pneumatic boots : Knee high sleeve
Start Now
Order #: 99882689
Prev Page Next Page Edit OK Cancel

B

图34.2 马萨诸塞州综合医院快速通道患者通路电子订单集

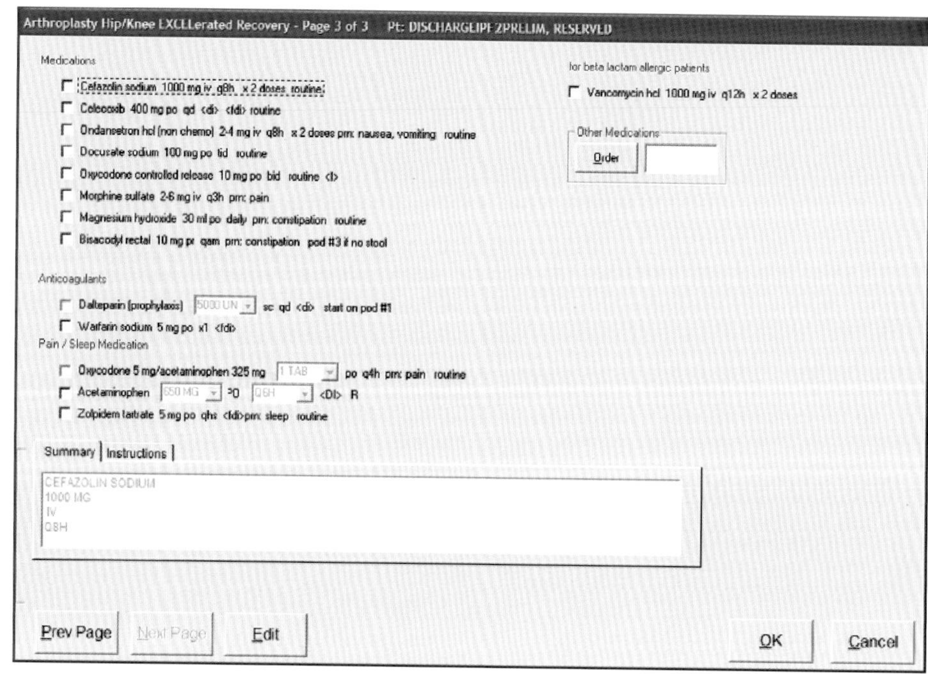

图34.2（续）

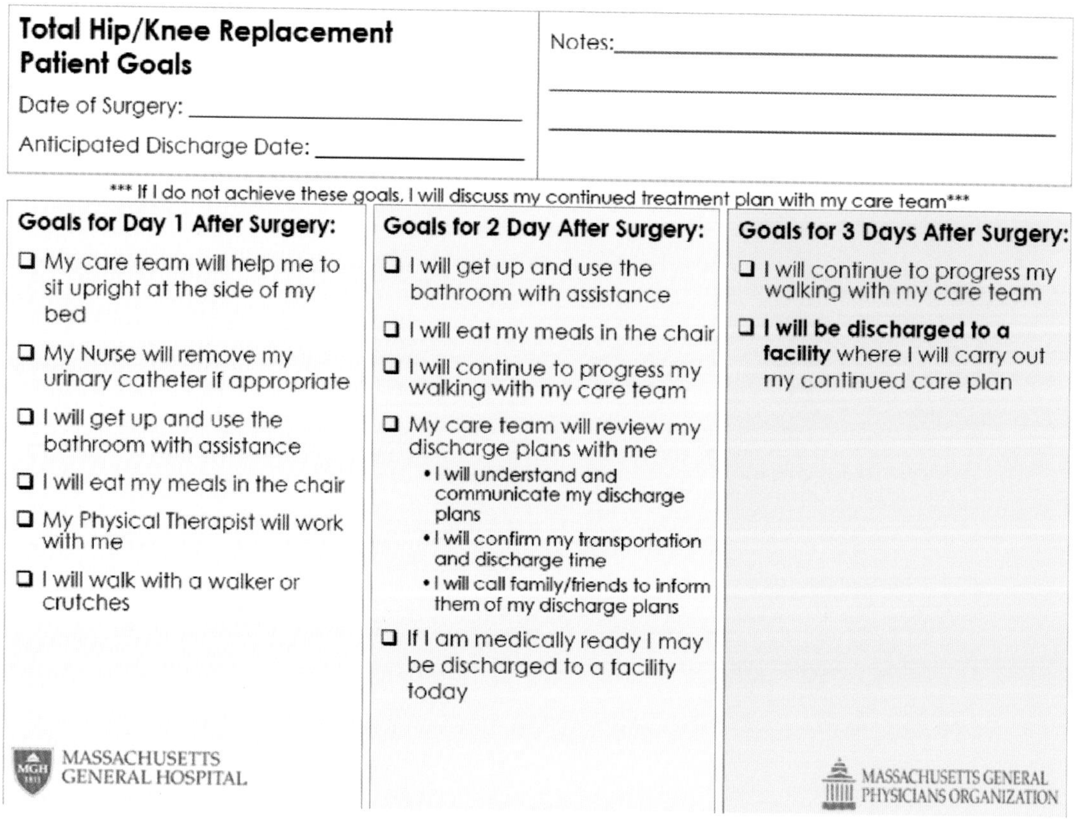

Total Hip/Knee Replacement Patient Goals Date of Surgery: ______ Anticipated Discharge Date: ______	Notes: ______

*** If I do not achieve these goals, I will discuss my continued treatment plan with my care team***

Goals for Day 1 After Surgery:	**Goals for 2 Day After Surgery:**	**Goals for 3 Days After Surgery:**
❑ My care team will help me to sit upright at the side of my bed ❑ My Nurse will remove my urinary catheter if appropriate ❑ I will get up and use the bathroom with assistance ❑ I will eat my meals in the chair ❑ My Physical Therapist will work with me ❑ I will walk with a walker or crutches	❑ I will get up and use the bathroom with assistance ❑ I will eat my meals in the chair ❑ I will continue to progress my walking with my care team ❑ My care team will review my discharge plans with me • I will understand and communicate my discharge plans • I will confirm my transportation and discharge time • I will call family/friends to inform them of my discharge plans ❑ If I am medically ready I may be discharged to a facility today	❑ I will continue to progress my walking with my care team ❑ **I will be discharged to a facility** where I will carry out my continued care plan

MASSACHUSETTS GENERAL HOSPITAL

MASSACHUSETTS GENERAL PHYSICIANS ORGANIZATION

图34.3 马萨诸塞州综合医院关节成形术标准患者通路

Total Hip/Knee Replacement EXCELerated Recovery Patient Goals

Date of Surgery: ______

Anticipated Discharge Date: ______

Notes: ______

*** If I am unable to achieve these goals, I will discuss my continued treatment plan with my care team***

Goals for Day of Surgery:

- ❑ My care team will help me to sit upright at the side of my bed
- ❑ My nurse will remove my urinary catheter
- ❑ I will get up and use the bathroom with assistance

MASSACHUSETTS GENERAL HOSPITAL

Date: 5/29/2012

Goals for 1 Day After Surgery:

- ❑ I will eat my meals in the chair
- ❑ I will go to the bathroom with assistance
- ❑ My Physical Therapist will work with me in the morning and afternoon
- ❑ I will walk with a walker or crutches
- ❑ My care team will review my discharge plans with me.
  - I will confirm my transportation and discharge time
  - I arrange to have my prescriptions filled
  - I will understand how to use anticoagulation medication
  - I will call family/friends to inform them of my discharge plans
- ❑ If I have a hip replacement I will work with my Occupational Therapist in the afternoon
- ❑ I will get dressed safely with my new hip/knee with help from my care team

Goals for 2 Days After Surgery:

- ❑ My Physical Therapist will work with me to achieve mobility goals to discharge home
- ❑ I will independently administer my anticoagulation medication
- ❑ I will understand and communicate my discharge medication plan to my care team
- ❑ I will have a plan to pick up my discharge prescriptions
- ❑ **I will get to go home** where I will carry out my continued care plan

MASSACHUSETTS GENERAL PHYSICIANS ORGANIZATION

图34.4 麻省总医院关节成形术快速通道患者通路

通路发展中的系统工程

临床路径通过同行评议的学术刊物和国家联盟组广泛被利用。在医院和卫生系统设置中，外科医生，专职医疗专业人员和管理人员会根据机构的需求和基础设施来研究和定制这些路径。通常，通路调整过程由一位叫W. Edwards Deming的工程师与统计学家开发，其在20世纪50年代对日本制造业进行成功改造时得到了肯定。Deming的工作后来在20世纪80年代和90年代由摩托罗拉和Genrale Electric等公司建立。六标准差业务战略方法被广泛应用于医疗行业。

设计，测量，分析，改进，控制（DMAIC）是一种典型的六标准差方法，非常适用于临床路径的设计和实施（图34.6）。MGH在MGH关节成形术通路的设计中利用了这个框架。MGH途径设计过程中的关键步骤是从DMAIC方法论中提取的。

设计阶段的目标是概述问题。临床路径的创建或重新设计通常是由当前系统的问题出现的。在MGH的例子中，来自保险公司和监管机构的外部压力促使该组织降低了与大容量，高成本关节成形术程序相关的成本。内部成本分析显示住院费用的3个主要驱动因素——住院时间和住宿时间由住院时间（29%），植入物（25%）和手术室（22%）成本决定。

测量阶段通过数据分析和过程映射记录当前过程的各个方面。对住院时间的外部基准分析显示，在纠正患者敏感度差异时，MGH的平均髋关节和膝关节置换的住院时间高于类似机构。由跨学科小组领导的过程绘图活动确定了患者首次与外科医生会面时至患者出院时的53个过程步骤;发现这些步骤中的24个在各种外科医生的实践中是变化的。

分析阶段的重点是隔离需要改进的地方。在MGH，内科医生与外科医生对住院时间，植入物费用和手术时间的变化分析显示，外科医生的住院时间与其他几乎没有变异的手段相比，变化很大。更深入地了解流程步骤，未经协调的预过程规划和患者的教育实践高度依赖于个体医生的实践。

在改进阶段，当前流程的可变性被消除，系统得到精简。当前进程的改进制定了新的或改进的临

信息-
-有关1～2天预期服务水平和患者积极性的口头和书面信息。
-在术前多学科患者诊所向患者和亲属提供关于住院时间、护理、疼痛治疗和功能出院标准的详细信息。
员工和后勤
-专人负责。平日每天理疗一次。护士人员配备与病房其他部分相同。
-专科病房收容所有全髋关节置换术和全膝关节置换术的患者。
-手术当天入院的患者。
手术和疼痛治疗
-局部止痛的使用：腰麻仅适用于所有患者（原发、双侧、翻修）。
LIA用于TKA（初次，双侧，翻修）。
-术前负荷量：对乙酰氨基酚2g，Celebra 400mg，加巴喷丁600mg，然后对乙酰氨基酚2g×2，Celebra 200mg×2和加巴喷丁300mg＋600mg，持续6天；仅根据患者要求提供10～20mg吗啡等阿片类药物。
引流
-未使用（无效，并增加了风险）。
输血
-标准化（与术前Hgb和临床表现相比，术后下降25%）。
KAD
-未使用（在大多数患者中不需要，并且增加了风险）
抗血栓预防
-Xa因子抑制剂（Rivaroxaban）。从术后6h开始，直到24h内动员的患者出院为止，直到24天不能动员的患者10天（TKA）和35天（THA）为止。
-出院标准不变；患者必须在个人护理方面保持独立，能够拄拐杖或更舒适地行走，能够上下床，上下椅子/马桶。充分的疼痛治疗（VAS＜5）并出院。
-所有患者均已出院。
监测*
-患者特征：年龄。性别。生活状况，体重，身高，体重指数（BMI）。抽烟。美国麻醉学会（ASA）评分，术前和术后血红蛋白，术前使用助行器，术中和总失血，输血，手术类型，阿片类药物的术前使用以及术前参加患者研讨会的情况。
-患者满意度参数：信息，患者会议，手术室住院时间，康复病房住院时间，护理，医生诊治，疼痛治疗，理疗。LOS，病房的物理条件。

[a]22患者特征和11个患者满意度参数已记录在数据库中，以便连续监控住院情况

图34.5 加速新的优化合理化关节成形术Koncept-Hvidovre医院（ANORAK-HH）途径

床途径。MGH途径的实践变化在11个月的过程中分阶段进行，以便工作人员能够适应变化，可以衡量实践变化的影响，并且可以增强或放弃不成功的干预措施。第一个实施阶段引入了增强的预处理计划，早期患者动员和患者对停留时间预期的教育。在第二阶段，医疗管理协议根据国家指导方针进行修订，并且连接到临床IT系统。在最后阶段，对患者教育资料在多学科委员会的指导下进行了修订。

在控制阶段，临床路径的改善通过连续测量

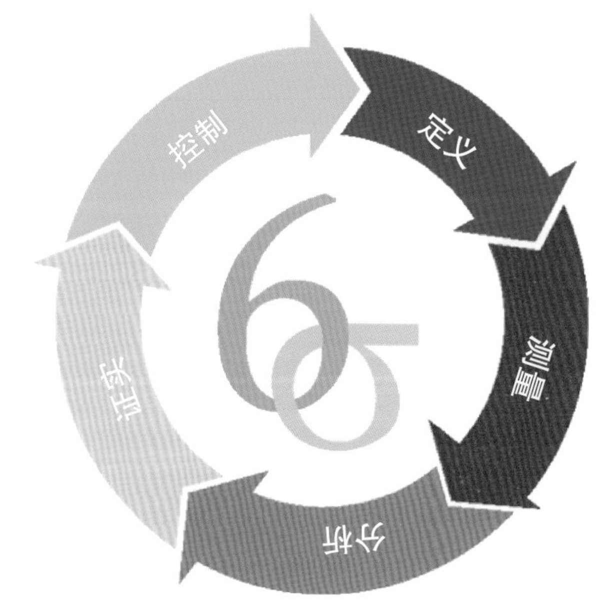

图34.6 六标准差DMAIC方法

来维持。在医疗保健中，仪表板用于跟踪与过程护理和患者结局测量相关的绩效。关键绩效指标（KPI）：患者满意度，住院时间，再住院率，输血量和麻醉剂量：通过常规生产的MGH关节成形术仪表板进行测量（图34.7）。根据KPI信号以及员工和患者的反馈信息对路径进行调整。

临床途径的障碍

使临床医生和组织围绕常见的临床路径对齐可能具有挑战性。一些医生仍然反对护理标准化，因为哲学信仰认为护理应该对每位患者都是独一无二的。组织因素也可以强烈影响途径采用和可持续性。传统的以学术为基础的组织模式限制了围绕一种基于疾病的途径聚焦学科特定护理的能力，而脱节的住院护理单元可能会使护理团队之间的协调复杂化，并限制培训和指导员工的能力。错误的财务激励也会影响采用标准化和基于团队的护理实践。例如，该途径可能要求看护者完成额外的文书工作并花时间参加团队会议；但是，传统的补偿方案可能无法识别这些附加任务。

许多障碍可以通过领导和沟通来缓解。鼓励医生在80%～90%的时间内遵循实践指南，并在需要定制临床护理以实现最佳护理时遵循指南。通过机构赞助的比较有效性研究和多学科流程重新设计计划，可支持外科医生和护理团队领导变革。医生，

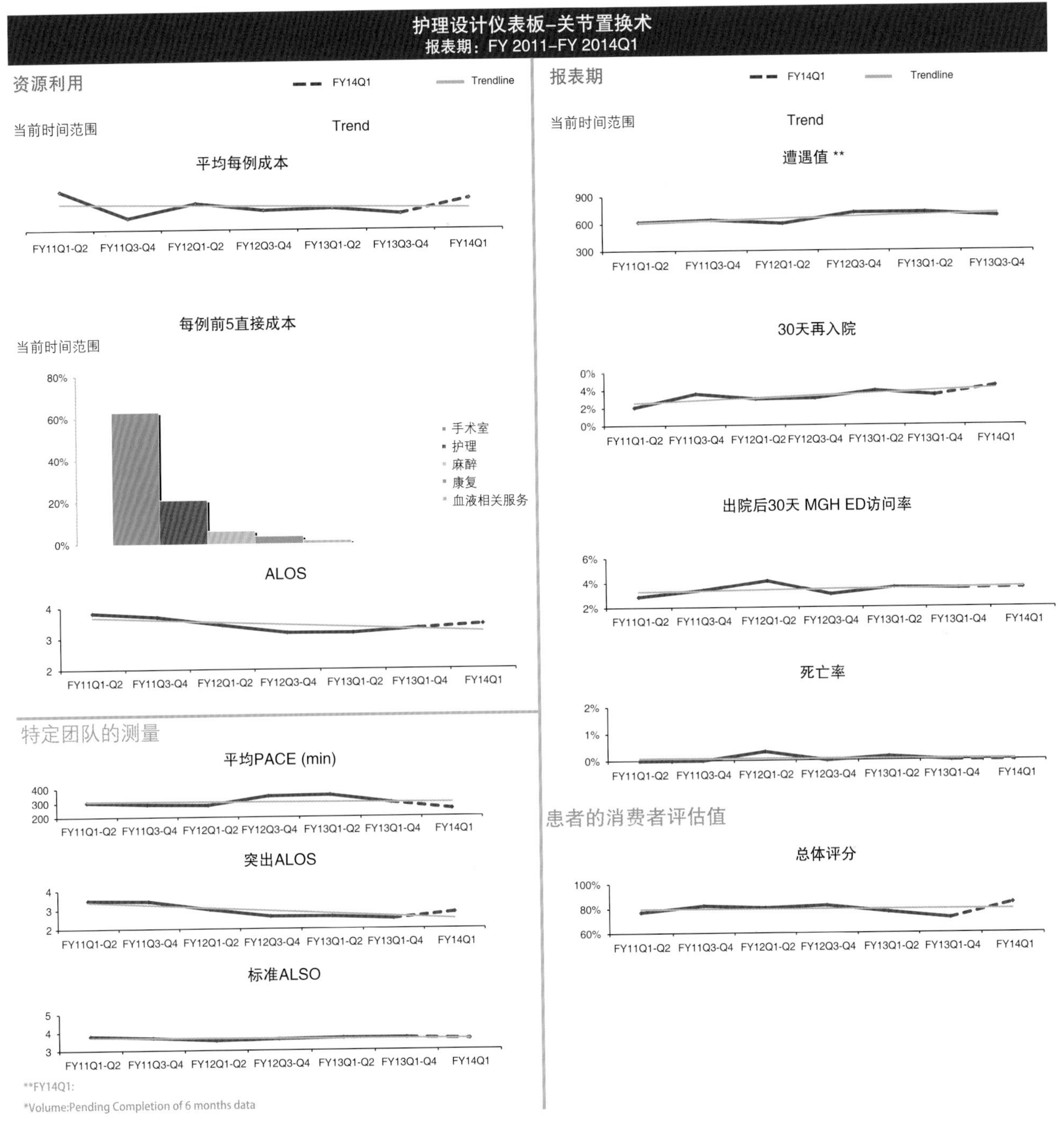

图34.7 马萨诸塞州总医院关节置换术表现仪表板

护理团队成员和医院管理人员也应该有足够的激励措施来确保结果的成功和可持续性。

不断发展的国家医疗保健领域将继续减少标准化的障碍，关节置换是一个重点领域。高价值医疗保健协作包括领先的医疗保健直觉，已经公布了各机构的全膝关节置换结果变异数据，并为广泛的实践标准化提出了建议。医疗保健政策和管理层领导的进一步研究表明，一些医院正在从纪律驱动的组织结构转向通过集中空间和基于疾病的培训计划促进的疾病特定实践单位。

概要

在当前的医疗保健环境中，关节成形术的临床路径是必要的。其已经被研究了三十多年，并在文献中广泛提供。整合临床路径可能涉及针对每个组织的需求，基础设施和文化进行定制。该途径的目标应该是通过使用循证实践和减少实践差异来促进高质量和以患者为中心的护理。

35

Stuart L. Weinstein
Ryan M. Ilgenfritz

第35章　儿童髋关节疾病后遗症

无论是否治疗，大部分儿童髋关节疾病在很多年内都会维持良好状态。然而，很多儿童髋关节疾病会导致成年后的退行性关节炎，甚至尽管经过标准的临床干预，仍可能因此致残。本章主要描述常见儿童髋关节疾病的进展和已知的自然病史，并讨论常规治疗的长期随访结果，明确未来需要进一步干预的情形。

发育性髋关节发育不良和脱位

在小儿骨科的文献中，髋关节先天性发育不良（或脱位）（CDH）这一长期使用的术语已经被髋关节发育性发育不良（或脱位）（DDH）取代。该术语包含了先天性和发育性的脱位、半脱位和发育不良。

DDH包含了脱位和半脱位。区分这两类疾病往往比较困难，因此使用发育不良这一术语统称这两种情况和其他相关情况，而脱位这一术语仅用于指代难复性的完全脱位。对于新生儿而言，出现髋关节Ortolani征阳性即可被称为发育不良，表明该髋关节可能出现脱位、半脱位或从这两种情形下复位。

大部分的DDH患儿在出生时即可诊断。然而，尽管已经开展了新生儿筛查项目，但仍有部分患儿被漏诊，此外，已经证实还有少部分患者是在出生后发病的。另一个尚未解决的问题是，髋臼发育不良为原发还是继发，继发是指漏诊的髋关节脱位或半脱位，经自发复位后形成“轻度”髋关节不稳，从而继发髋臼发育不良。

新生儿筛查结果显示，1%的新生儿有不同程度的髋关节不稳定（Ortolani征或Barlow征阳性），但脱位的发病率仅占存活新生儿的1‰到1.5‰。表35.1列出了导致DDH的相关因素。

完全不能复位的髋关节脱位在新生儿中十分罕见，往往和其他全身疾病相关，如脊髓发育不良或关节挛缩。这种情况被称为畸胎儿脱位，仅占新生儿脱位的2%，临床特征往往表现为DDH晚期的继发的适应性改变。

如果疾病在新生儿保育室漏诊，则会出现继发的适应性改变，查体会表现为髋关节外展受限；臀部、大腿或阴唇褶皱不对称；明显的股骨短缩以及肢体不等长。双侧脱位的临床表现包括已经开始走路的患儿出现鸭步和腰椎前凸过度。诊断DDH的时间越晚，股骨头和髋臼发育受损越大。随着诊断和复位年龄的延迟，尤其是超过6月龄的小儿，为实现复位而需克服的关节内和关节外阻碍难度也随之增大，这部分患者的长期预后也更难以预测。

自然病史

如果疾病在新生儿保育室漏诊，DDH可能会有以下4种转归：恢复正常；自发复位但有发育不良的

表35.1	发育性髋关节发育不良或脱位的高危因素
臀围	
女性	
阳性家族史或种族背景（如美国本土的拉普兰人）	
下肢均匀性	
斜颈	
跖内收畸形	
羊水过少	
显著的持续性髋关节不对称（如髋关节一侧内收，另一侧外展）	
其他重大肌肉骨骼畸形	

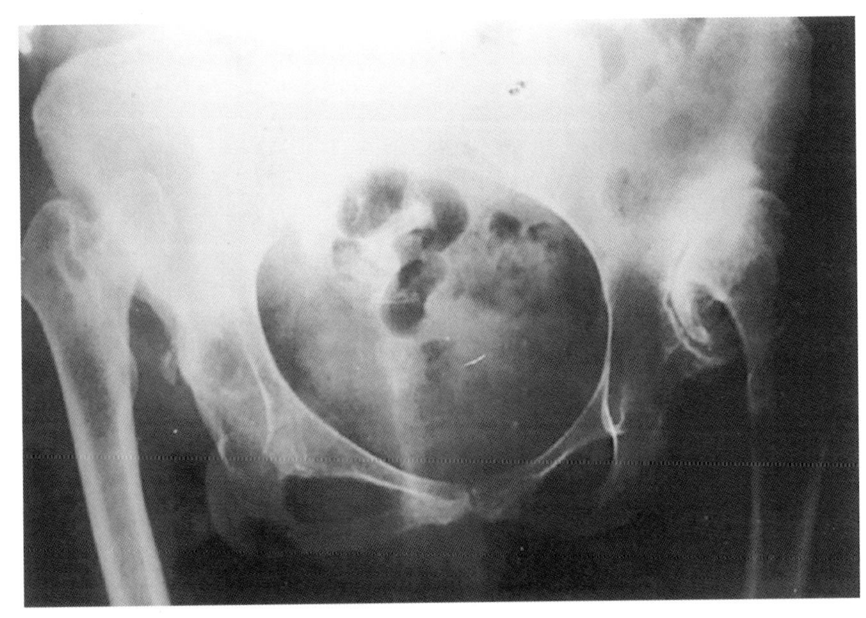

图35.1 43岁女性患者双侧髋关节完全脱位的X线照片，其右侧没有症状，左侧残疾。患者右侧无假臼而左侧有发育良好的假臼合并继发的退行性改变

特征；半脱位（股骨头和髋臼之间部分相连）；完全脱位。在保育室很难预测不稳定髋关节的最终预后，如果新生儿出现Ortolani征或Barlow征阳性，则应当治疗并密切监测。

成人后，未治疗的髋关节完全脱位的自然病史差异较大（P. Melvin, R. Johnston, I. V. Ponseti, personal communication, 1970），部分患者仅有轻微或根本没有功能障碍。完全脱位的自然病史取决于两个因素：双侧以及是否存在假臼。Wedge和Wasylenko发现，假臼发育良好的患者，仅有24%临床结局较好；假臼发育中等或无假臼的患者，临床结局良好的患者达52%。假臼发育良好的患者，放射学更多表现退变性关节病和残疾（图35.1）。导致假臼形成与否的因素目前尚不清楚。

对于双侧完全脱位的患者而言，成年后可能会发生背痛（P. Melvin, R. Johnston, I. V. Ponseti, personal communication, 1970）。这种背痛被认为继发于双侧髋关节脱位导致的腰椎过度前凸（图35.2）。

单侧完全脱位的患者，其双下肢长度相差可达10cm，合并髋关节屈曲-内收畸形，继发膝关节外翻畸形，伴内侧副韧带减弱以及外侧间室退行性关节病（P. Melvin, R. Johnston, I. V. Ponseti, personal communication, 1970）。双侧脱位患者假臼继发退行性病变以及残疾的情况，也同样适用于单侧脱位的病例。

未经治疗的髋关节发育不良和半脱位患者的自

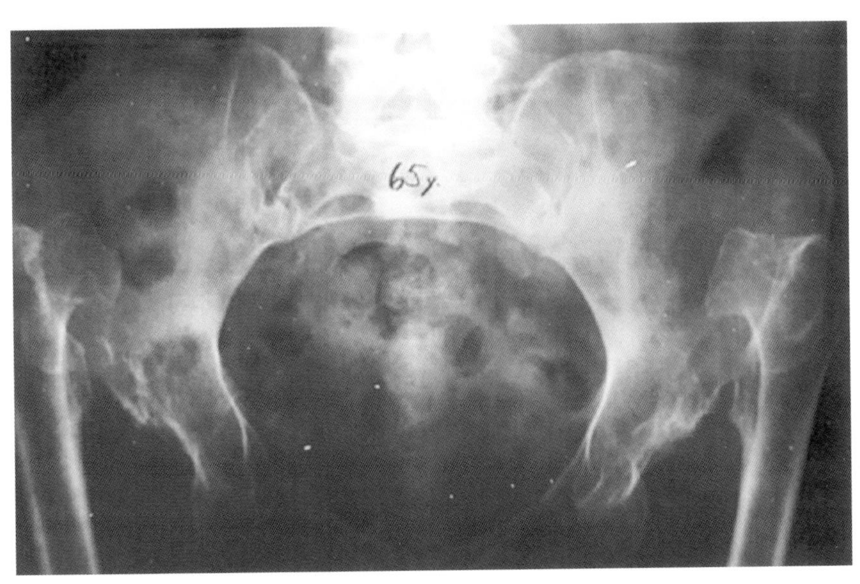

图35.2 55岁高加索女性患有双侧发育性髋关节脱位，未经治疗，主诉背部疼痛并否认髋关节疼痛，查体示鸭步及腰椎过度前凸

然病史极为重要，因为其结论可以外推到经过治疗但仍存有问题的患者身上。新生儿期之后，发育不良具有解剖学和影像学两种定义。解剖学定义是指股骨头、髋臼或两者的发育不完全。因此，所有髋关节半脱位（如股骨头和髋臼之间部分相连）均可被定义为解剖学发育异常。然而，影像学定义的主要因素在于Shenton线（图53.3）。影像学的半脱位是指Shenton线不连续：股骨头在髋臼内侧壁向上、向外或向外上侧移位。但是，在一些解剖学发育异常的患者中，影像学上Shenton线关系正常。在DDH相关文献中，这两个临床概念往往并未区分。许多学者发现，髋关节发育不良可以在影像学上通过继发的退行性改变转为髋关节半脱位。

影像学半脱位往往会导致退行性关节病和残疾（图35.3）。其恶化的速度与半脱位的严重程度以及患者年龄直接相关。

尽管有证据表明，影像学残留髋关节发育不良会导致继发的退行性关节病，尤其是对女性患者而言。然而，目前并没有可以用于预测的放射学参数。Harris报道，与早年髋臼发育不良相关的退行性关节病的症状出现较早，近50%的患者在60岁之前接受了第一次重建手术。退行性改变和放射学髋关节发育不良的原因可能是机械性的，与接触应力随时间增加相关。一定程度内的受力过大可能与疾病长期预后相关。非球形股骨头（如继发无菌性坏死）可能会导致更多的症状和更大的受力。影像学退行性关节病与过度受力的大小和时间相关。

影像学髋关节发育不良通常并无体征，往往是

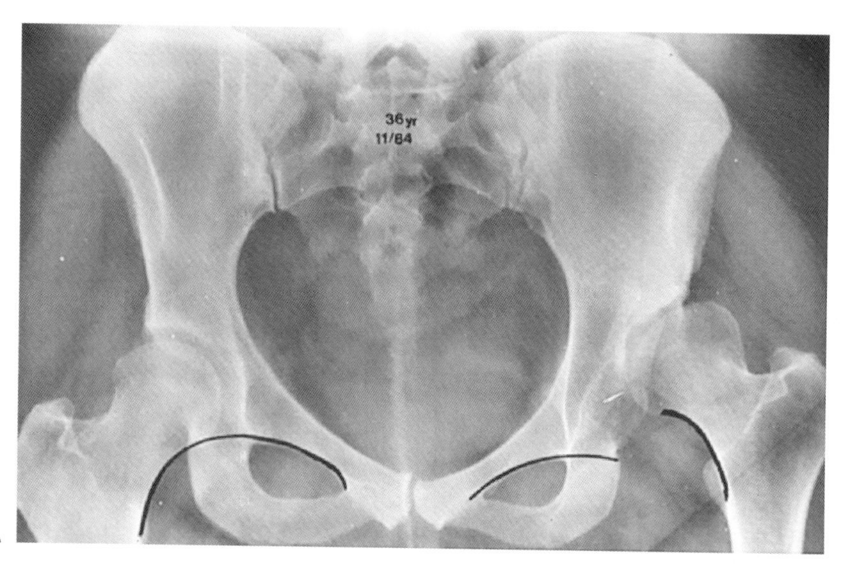

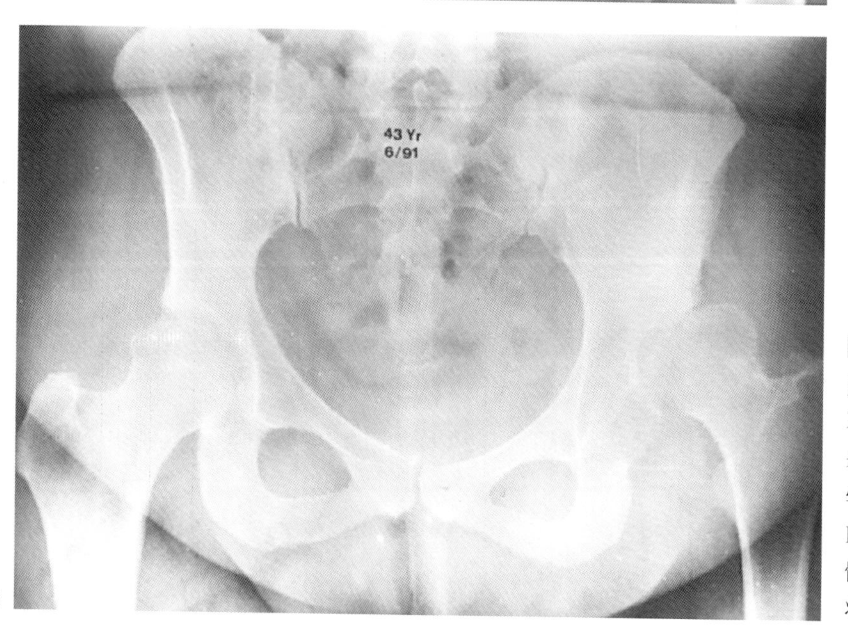

图35.3　影像学半脱位和发育不良。A. 36岁女性患者双侧髋关节解剖学异常（发育不良）。左侧髋关节影像学上为半脱位，表现为Shenton线不连续，右侧髋关节影像学上为发育不良，其Shenton线连续完好；B. 七年后，左髋关节间隙明显狭窄，右侧髋关节Shenton线仅有早期破坏。右髋无症状，左髋需要接受全髋关节置换术

因为其他疾病或患者出现症状后进行的X线检查才得到诊断。Stulberg和Harris发现，诊断为影像学发育不良和退行性关节病的患者，50%对侧髋关节也有发育不良的影像学证据。Melvin等在其未发表研究中发现，DDH患者随访30～50年，40%的患者对侧髋关节有发育不良的影像学证据（P. Melvin, R. John-ston, I. V. Ponseti, personal communication, 1970）。Wiberg认为，DDH影像学上发生退行性关节病与 CE角减小的程度之间有直接相关性。

可以预见，髋关节半脱位将导致退变性关节病和残疾，所以可以说导致退行性关节病的主要因素是半脱位。有关未经治疗和治疗后长期随访的患者的相关文献表明，髋关节发育不良患者最终会发展成为退行性关节病。Stulberg和Harris发现，X线片上，髋臼发育不良并没有特异性的退行性关节病改变。80%的髋关节发育不良患者的CE角小于20°。研究还发现，最常用来作为发育不良量化标准的CE角，可能受到多种因素的影响，包括X线拍摄的角度，以及退行性关节病发展改变。髋关节发育不良继发退行性改变时，髋关节CE角可能正常。Stulberg和Harris在130例原发或特发性退行性关节病患者的研究中发现，48%的患者有原发髋关节发育不良的证据，此外，髋关节发育不良往往发生在患有退行性关节病的女性患者当中。更多证实髋关节发育不良和退行性关节病相关性的证据，来自中国南部人群。一项来自中国香港的流行病学研究表明，在儿童髋关节疾病发病率低的地区，成人（非创伤性）骨关节炎的发生率也较低。

Wedge和Wasylenko根据半脱位严重程度，报道了半脱位疼痛发生的3个高峰期。最严重的半脱位患者通常在10～20岁之间出现症状，中等程度半脱位的患者通常在20～40岁之间出现症状，而半脱位程度较轻的患者通常在更年期出现症状。

出现症状较早的患者，极少表现出退行性关节病的典型征象，如关节间隙狭窄，骨囊肿形成，双臼底和股骨头内下方骨赘。出现症状时，唯一显著的影像学特征可能就是负重区域硬化程度增加。这种硬化改变是对承重表面宽度减小的继发性反应，缘于成骨细胞的刺激。正常组织单位面积内负荷增加，会损伤骨质。这种情况下疼痛的机制是不明确的。女性半脱位患者出现症状的平均年龄为36.6岁，男性患者为54岁。大约10年后影像学上逐渐出现退行性改变，女性患者平均为46.4岁，男性患者为69.6岁。相对于完全脱位，髋关节半脱位患者出现症状更早。在出现疼痛症状以及影像学上明显的退行性改变之后，病情会迅速进展。

经治疗患者的长期随访证实，半脱位患者和残留发育不良患者呈现的自然病史相似。未经治疗的影像学半脱位患者和治疗后出现髋关节半脱位患者的自然病史数据是一致的（图35.3和图35.4）。经过治疗后残留影像学和解剖学发育不良，但没有髋关节半脱位的CDH患者，其长期预后难以预测，但是有退行性疾病随时间发展相关的良好证据。

缺血性坏死是DDH治疗的医源性并发症，其发生率在0～73%之间。某些骨骺阻滞，特别是治疗过程中骺板损伤后行外侧骨骺阻滞，可能在复位多年（平均9年）内，在影像学上表现都不明显。髋关节半脱位有更大可能发展成为无菌性股骨头坏死。

综上所述，治疗DDH时，必须尽早复位并维持，为髋关节恢复正常生长发育提供适当的刺激。避免半脱位和股骨头缺血性坏死，否则将必然发展为退行性关节病。尽管没有可用于预测的影像学参数，但是随着时间推移，髋臼发育不良会导致退行性关节病。受限于患者复位的年龄和髋臼软骨的生长潜能，髋关节从解剖学上可能无法发育至正常。但是，应当根据发育情况尽量修复（无论是否手术），尽可能恢复正常解剖。尽可能提供最佳的力学环境，以防止髋关节软骨受力超过其耐受，从而避免发生退行性关节病。

Legg-Calvè-Perthes病

Legg-Calvè-Perthes病是一种幼儿多发的髋关节疾病，在世纪之交由Legg、Calvé、Perthes和Waldenström分别独立提出。尽管目前已经有相当多的文献，但关于此病的治疗仍有争议。

通常情况下，患者表现为隐匿起病的跛行，或腹股沟、大腿内侧和膝关节区域的疼痛。疼痛与活动相关，休息后缓解。查体通常可以发现活动受

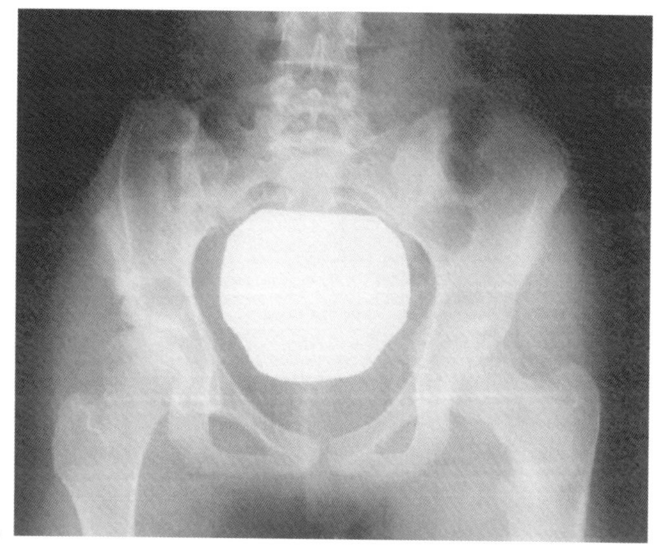
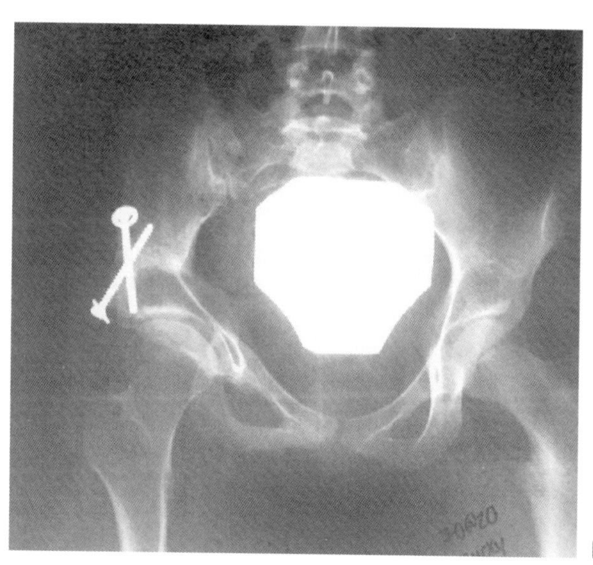

图35.4　一例经过止痛和DDH相关治疗的16岁患者，残留有发育不良。A. 术前正位片；B. 骨盆三联截骨术术后2年正位片

限，尤其是外展和内旋运动。此外还可能发现保护性髋关节屈曲、内收，以及明显的大腿、小腿、臀部肌肉萎缩。

Legg-Calvè-Perthes病可能是一种全身性的骺软骨疾病在股骨近端的表现，这是由股骨近端独特的、不稳定的血供决定的，目前有大量的流行病学、病理学和影像学的证据支持该理论。

流行病学上，Legg-Calvè-Perthes病高发于4～8岁的儿童，但病例报道的年龄范围在2岁到青春期之间。男童发病率高于女童，其比例在4～5：1左右，双侧患病比例为10%～12%。由于有复发病例，以及双侧Legg-Calvè-Perthes病其中一侧未发病的病例，因此双侧患病的比例可能比文献报道更高。尽管1.6%～20%的患者有家族史，但并没有证据表明它是一种遗传性疾病。

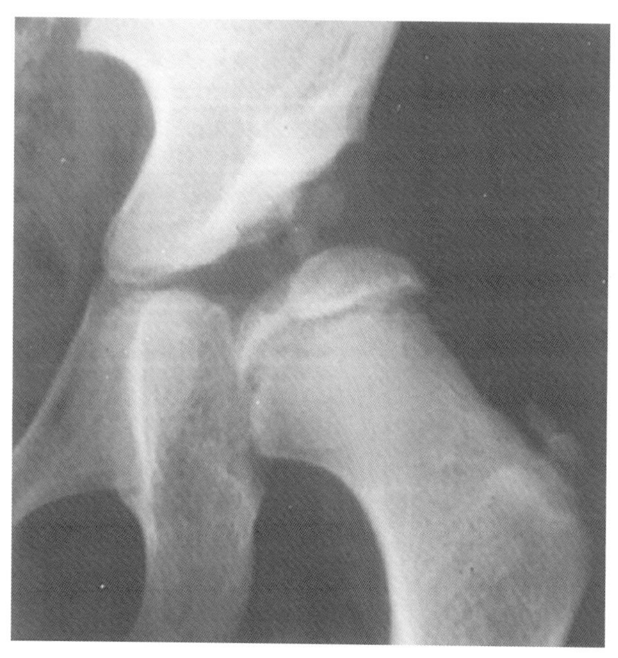
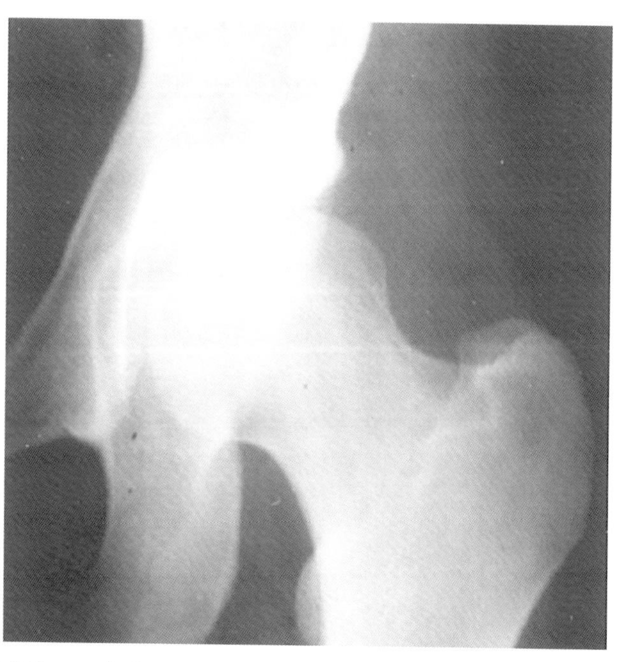

图35.5　髋关节发育性脱位患儿在2岁4月龄时接受了闭合复位的正位片。A. 复位后39个月，患者5岁7月龄，髋臼软骨中可见骨化中心；B. 复位后15年，患者17岁，Shenton线完整，有轻度髋臼发育不良

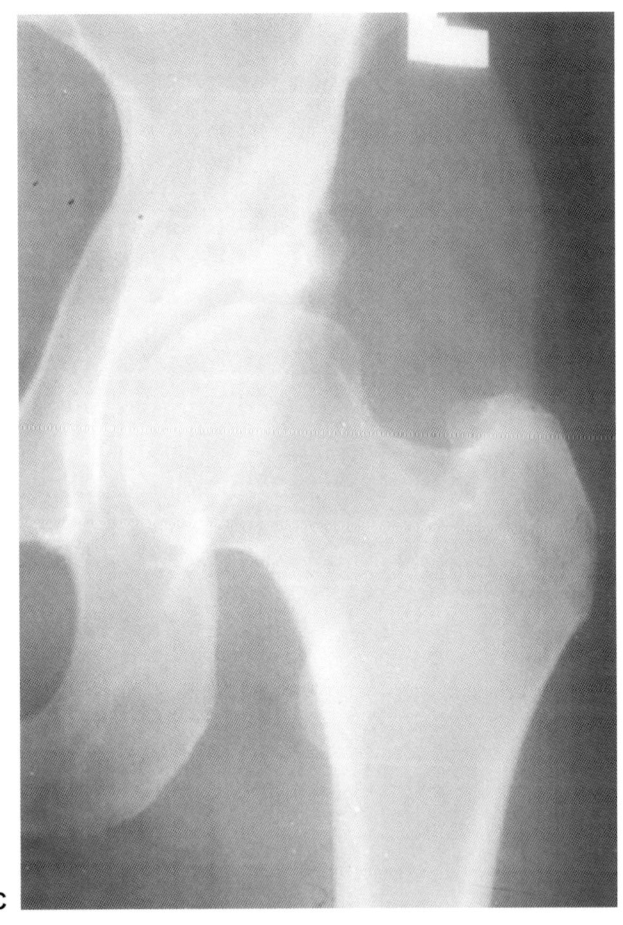

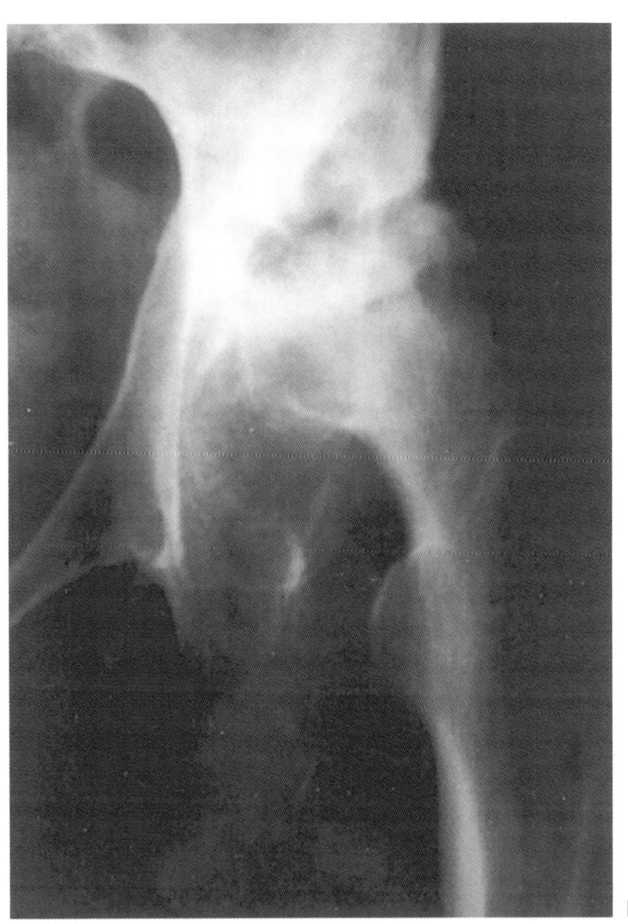

图35.5（续） C. 复位后42年，患者44岁，出现退行性改变；D. 复位后51年，患者53岁，髋关节出现半脱位合并严重退行性改变（Iowa髋关节评分48/100分）。患者随后接受了全髋关节置换术

许多研究者认为，一过性滑膜炎是该病的前驱症状。但大部分研究显示，仅有1%～3%的一过性滑膜炎最终发展成为Legg-Calvè-Perthes病。

目前，大部分病因学研究认为，血管因素参与了疾病的发生。蛋白C或蛋白S水平降低，蛋白C活化障碍等，造成血栓形成倾向，从而引起骨坏死以及动脉血栓形成，这被认为与该病发生相关。最近的文献反对血栓形成倾向在Legg-Calv è -Perthes病中的作用，所以引起该病发生的真正原因尚不明确。

影像学分期

该病影像学分为4期。初期，Legg-Calvè-Perthes病最早表现出的特征是骨化中心生长停止。其原因在于，骨化中心和骺软骨深层不同程度的血管损伤。因为骺软骨由滑膜液提供营养，不受血管损伤影响，所以出现骺软骨相对增生肥大，影像学表现为内侧关节间隙明显变宽。影像学的其他表现包括骺板不规则，干骺端部分区域X线透亮性增加。另一早期影像学特点是出现软骨下放射透亮区（新月征）。新月征的出现能够提示坏死范围。

修复过程是该病的第二个阶段，称破碎期，影像学表现为骨骺出现破碎。之前骨骺内X线放射密度增加的区域，其透亮性增加。再骨化期，之前透亮性增加区域的骨密度恢复正常。这个阶段有时也被称为“修复期”。影像学上的最后一个分期为愈合期，之前影像学显示骨密度正常的区域透亮性再次增加，股骨颈明显变宽。

Legg-Calvè-Perthes病与小儿股骨颈骨折或创伤性髋关节脱位之后发生的无菌性股骨头坏死不同，

后者股骨头的血管损伤往往迅速恢复，不会经历前者长时间的破碎和恢复阶段。

畸形的发生机制

Legg-Calvè-Perthes病的股骨头畸形有多方面的原因。首先，由于骺板提前闭合（类似中央骨骺阻滞造成的畸形），引起生长不平衡，导致股骨颈缩短和转子区过度增生。修复过程本身会造成生理性压缩骨折，导致结构破坏和组织成分改变。愈合过程中，因为修复过程不对称以及受力，从而引起股骨头发生畸形。新骨形成过程中，髋臼的重塑作用也是因素之一。随着股骨头发生畸形，髋臼也会随之发生畸形，尤其是外侧部分。

随着疾病进展，股骨头的关节软骨形状本身也会发生变化。关节软骨深层由软骨下血供提供营养，患该病时往往会受损。而关节软骨表层由滑膜液提供营养，会继续增生，导致关节软骨增厚。随着骨小梁塌陷、骨折和关节软骨的过度增生，股骨头发生明显的畸形，临床表现为外展和内旋受限。最终，到软骨下区域血供恢复时，通常恢复由外周向中间进行，因此外周的软骨内骨化首先恢复，导致生长不对称。此外，骺软骨基质组织紊乱，会发生异常骨化。最后，骨膜骨生长和沿股骨颈的骨骺板再次激活，导致髋关节膨大和股骨颈增宽。实际畸形的程度主要受到疾病持续时间的影响。同时也和骨骺受累程度、发病年龄、患者的重塑潜能、治疗起始时的疾病分期以及治疗方案均有相关性。

自然病史

Legg-Calvè-Perthes病的自然病史数据并不完善，这为患者制定治疗计划造成了困难。Catterall对46例未经治疗的患者和51例利用减重卡尺治疗的患者进行了配对比较。然而，平均10年的随访时间对于判断患者预后和疾病自然病史来说还是太短。无论早年的影像学结果如何，大部分患者都表现良好。

Catterall还报道了95例来自大不列颠群岛的未经治疗的患者，平均随访时间仅6年，使用Stundt评分系统进行评分。但是，大部分文献中很少用该系统进行结局评分，同时随访时间过短，无法定义为自然病史。

目前文献中唯一被称为自然病史的研究，不是在经治疗患者队列中偶然出现的未治疗病例，而是来自于3个中心的经3种不同治疗方法的研究，其本身也不是自然病史研究。Stulberg等通过疾病活跃期的临床和影像学特点，建立了其与残留畸形和退行性关节病之间的联系，用于预测退行性关节病与髋关节畸形。

由于目前并没有Legg-Calvè-Perthes病的长期自然病史数据，因此制定治疗决策时存在困难。

长期随访结果

关于Legg-Calvè-Perthes病，尽管目前有很多回顾性的长期随访研究，但这些研究仍有一些缺陷：样本量小，很多原始资料缺失；原始影像学资料缺失；包括一些1910—1940年之间诊断的病例，当时对疾病本身及其预后因素和影像学分级认识不足；随访比较没有考虑到骨骺受累程度、发病年龄、治疗起始年龄和治疗起始时的疾病分期；治疗方法多样；没有对照组；评价疗效时临床和影像学分级标准不统一；大部分病例研究缺乏研究者内和研究者间信度的信息。因此，很难比较这些病例报道。

回顾长期随访研究可以发现，在生长阶段，股骨头和髋臼会一直保留重塑的潜能，因此，结局会随时间发生变化。

症状出现后20～40年的随访显示，无论是否治疗，大部分（70%～90%）患者可以正常活动且无疼痛。尽管大部分患者关节活动范围正常，但其中只有极少数患者影像学表现正常（图35.6）。临床表现恶化，疼痛程度增加，关节活动受限和功能丧失这些情况仅仅出现在以下患者当中：初次愈合时股骨头扁平不规则；骨骺过早闭合（表现为股骨颈缩短、股骨头畸形和转子过度增生）。

随访超过40年后，患者关节功能显著下降，绝大部分患者在50多岁到60多岁之间出现退行性关节病。

McAndrew和Weinstein进行的一项长达48年的随访研究发现，仅有40%的患者Iowa髋关节评分超

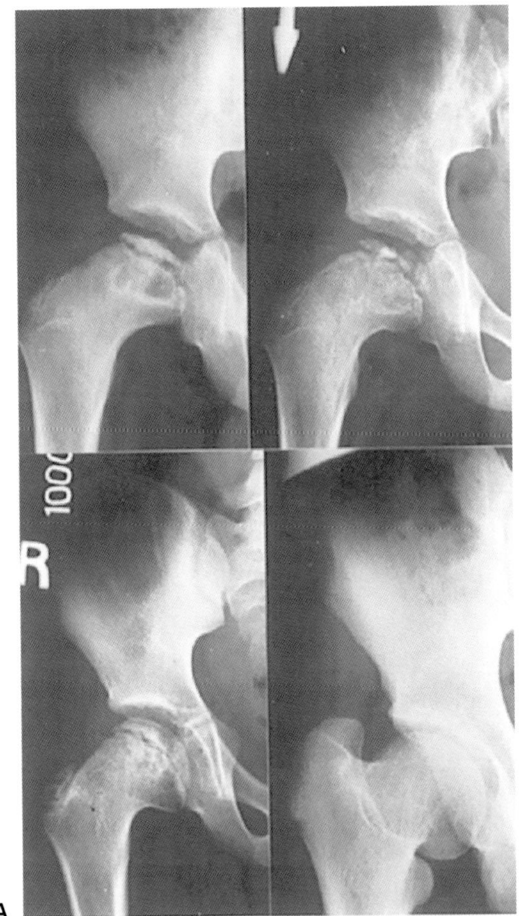

A

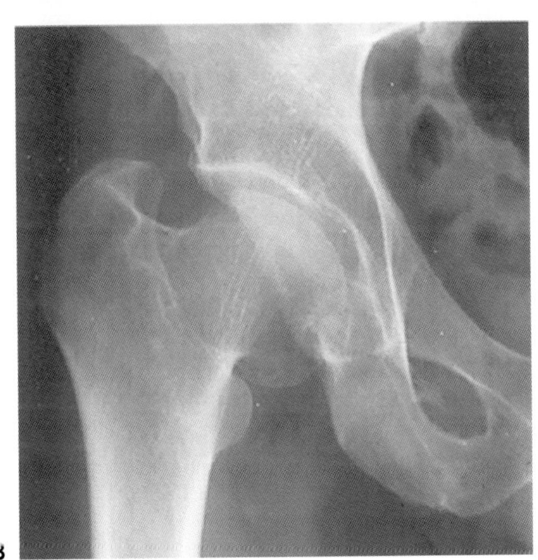

B

图35.6 A. 6岁患儿的X线片，Catterall第4组。6岁2月龄——破碎期（左上），6岁9月龄——再骨化期（右上），8岁9月龄——愈合期（左下），16岁2月龄——骨骼发育成熟（右下）。患者经中央骨骺阻滞愈合。B. 51岁患者随访第45年X线照片。患者没有症状，关节活动不受限（Iowa髋关节评分95/100分）。在破碎期时（右上），髋关节评估为Catterall第4组，Salter-Thompson B型，lateral pillar C型

表35.2 Legg-Calvè-Perthes病Iowa评分长期随访结果

	Iowa髋关节评分＞80分比例（%）	全髋关节置换术比例（%）
36年随访	93	8
48年随访	40	40

过80分（表35.2）。40%的患者曾经接受过髋关节置换术，另有10%的患者虽然有致残的骨关节炎症状，但并未接受关节置换手术。因此，共有50%的患者出现了致残的骨关节炎和疼痛。研究队列骨关节炎的发病率高于同年龄正常人群10倍（图35.7～图35.9）。

Mose随访了一组患者，一直随访到患者60多岁，所有股骨头异常的患者均出现了退行性关节病。而Mose诊断为股骨头正常的患者中，在35岁左右时，未出现退行性关节病，65岁左右时，67%的患者出现了严重的退行性关节病。在随访超过40年后，患者的关节功能显著下降，绝大部分患者在50～70岁之间出现了退行性关节病。

预后因素

回顾Legg-Calvè-Perthes病长期随访研究，能确定两个主要的预后影响因素：患者发病年龄（更重要的是发生愈合的年龄）和髋关节畸形。

影响预后最重要的因素是股骨头残留畸形合并髋关节不匹配。股骨头畸形和关节匹配程度受多个因素影响，与其他预后因素均有相关性。造成畸形的关键因素在于，骨骺和骺软骨生长不平衡。其他影响畸形的因素包括，骨骺受累范围和程度，以及与此相关的骨骺早闭。

Stulberg等回顾分析了来自3个中心不同治疗措施（卧床休息、石膏、坐骨承重支具、拐杖、健侧软木鞋或者同时采用多个措施）的患者的长期预后，建立了其与残留畸形和退行性关节病之间的关系。在疾病活跃期，通过判断与髋关节畸形相关的临床和影像学因素，研究人员提出了与长期预后相关的畸形的影像学分级（表35.3）。成年时的畸形越严重，长期预后越差。非球形匹配的患者（Stulberg分

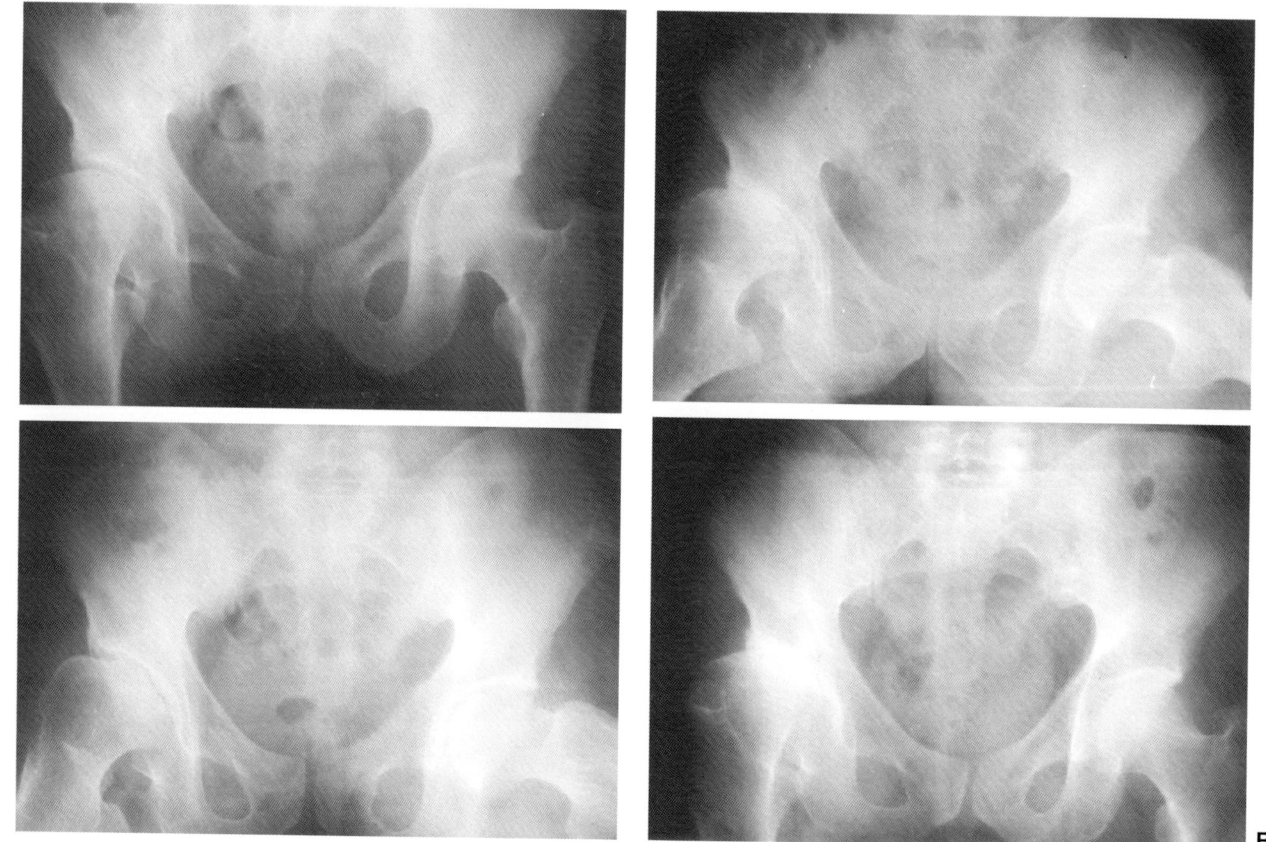

图35.7　患儿8.5岁时患病。A. 51岁（随访第43年）时，Iowa髋关节评分为90分；B. 63岁（随访第55年）时，接受髋关节置换手术前，Iowa评分降至69分

级Ⅲ级和Ⅳ级；图35.7～图35.9）可能在多年内保持良好的关节功能，但多数患者在40～60岁之间出现显著的关节功能恶化。Stulberg分级Ⅴ级的患者会最早出现恶化，通常在不到40岁时就会出现明显症状。尽管该分级系统可能没有良好的研究者内和研究者间的信度，但它提供了很多直观的价值：股骨头越平、股骨头和髋臼之间匹配程度越差，预后越差，越早发生退行性关节病。

影响预后的次要因素是发病年龄。从大部分长期随访的病例来看，8岁是分水岭，但部分学者认为发病年龄超过6岁，其长期预后会显著恶化。愈合年龄可能是更重要的影响预后的因素。Legg-Calvè-Perthes病患者骨骼发育成熟整体延迟，青春期为代偿延迟，生长速度突然加快，这使得年幼患者的预后更佳。患者进入再骨化期的年龄越小，其骨重塑潜能越大。髋臼的形状取决于生长阶段时髋臼内部的几何形状，髋臼的发育潜能可以一直保持到8～9岁。因此，如果患者在年幼时出现畸形，未成熟的髋臼会根据股骨头的形状做出调整而与之相适应。这会造成非球形匹配（Stulberg分级Ⅲ级和Ⅳ级），从而使得患者髋关节功能在多年内维持正常。

疾病进展会继发骨骺过早阻滞，可能会对预后产生重要影响（图35.6）。骨骺生长受阻及其相应后果，可能会显著影响最终的畸形，骨骺生长受阻的后果通常取决于患者的年龄。

治疗

大部分（60%）Legg-Calvè-Perthes病患者无须治疗。治疗方式最早是减轻负重，直到股骨头再骨化，目前主张的是“包容”疗法。包容疗法的理论基础是防止患侧骨骺畸形，股骨头必须包容在髋臼的深处，平衡股骨头的受力，从而以髋臼为模型对股骨头进行塑形。包容疗法通过直接或间接的方法减少髋关节受力。纵观所有包容方法可以发现，股骨头的包容超过3/4球形，而髋臼则小于球形的一半。因此，没有任何包容方案可以在

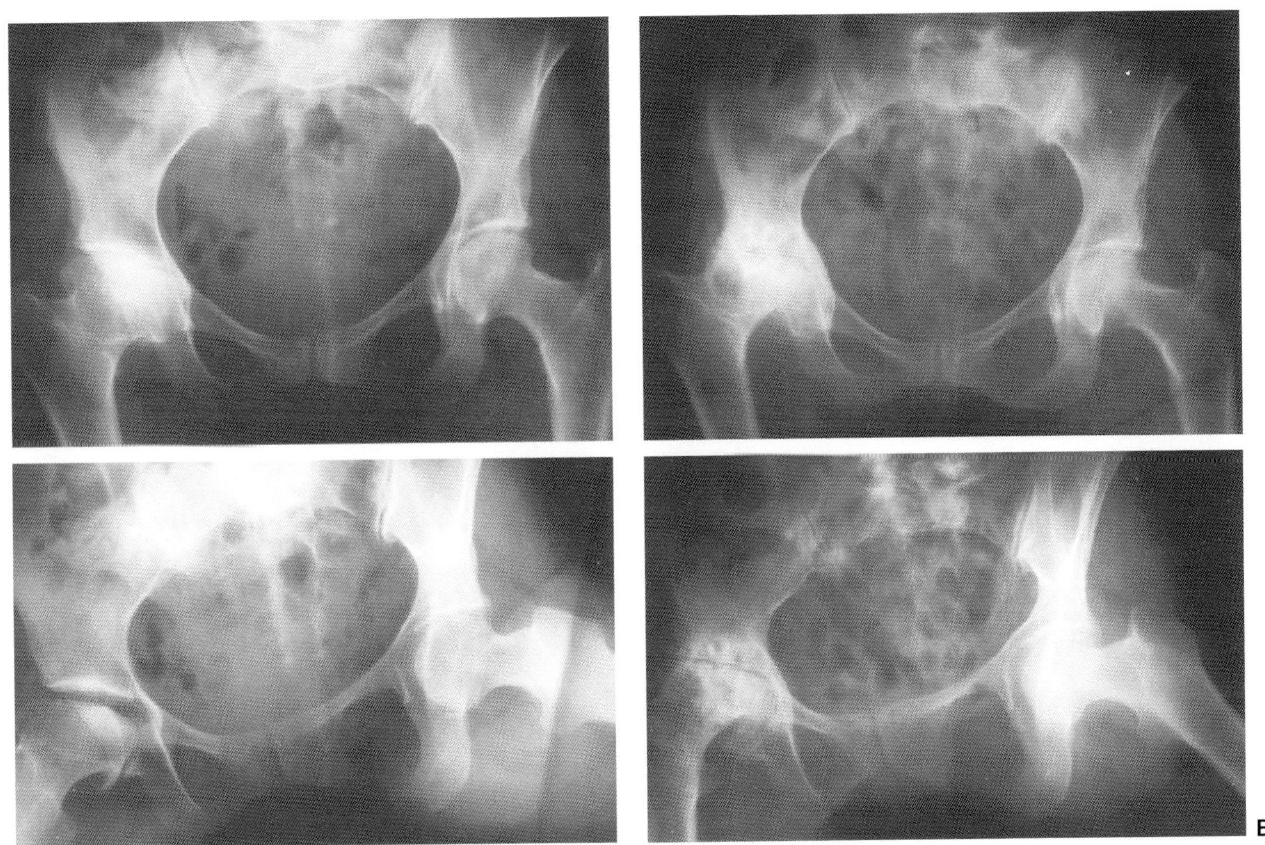

图35.8 患儿9.6岁时患病。A. 50岁（随访第41年）时，Iowa髋关节评分为87分；B. 62岁（随访第53年）时，Iowa评分降至75分。该患者在等待行关节置换术

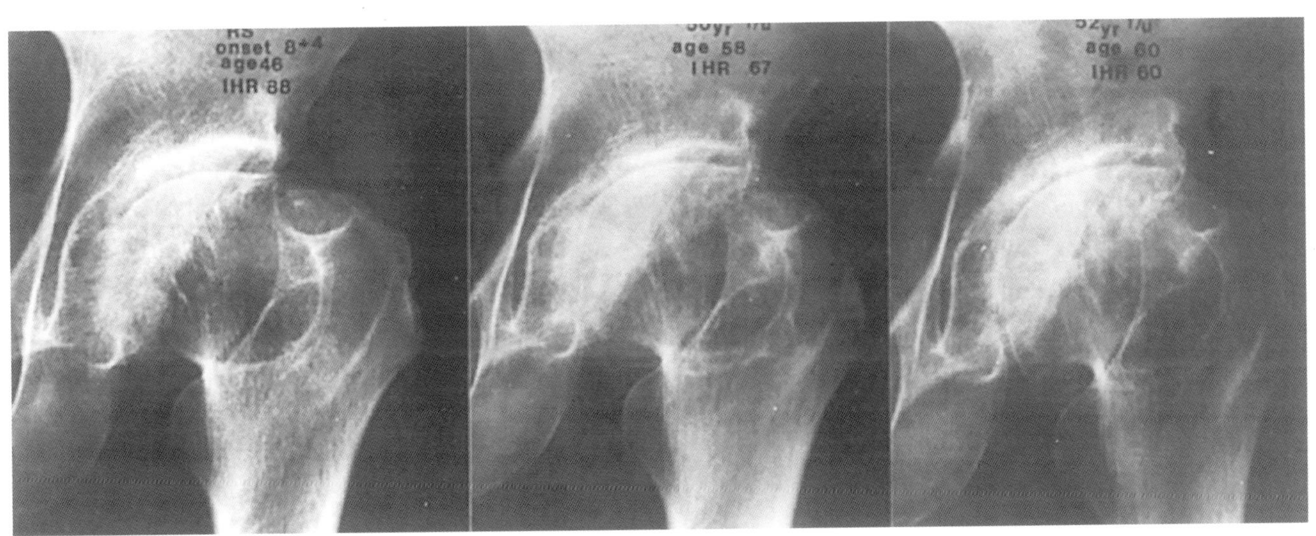

图35.9 患儿8.3岁时患病。46岁（随访第38年）时，Iowa髋关节评分为88分（左）。58岁（随访第50年）时，Iowa评分降至67分（中）。60岁接受髋关节置换术前，Iowa评分为60分（右）

整个步态周期内，为股骨头提供其在髋臼内全方位的包容。

大部分学者都认同，Legg-Calvè-Perthes病的首选治疗目标是恢复运动范围，可以通过卧床休息或者外展位石膏实现，无论是否牵引均可。当运动范围恢复后，治疗方案包括包容性的非手术和手术治疗。

Legg-Calvè-Perthes病的治疗目前仍有争议，对

表35.3	Stulberg分级	
分级	影像学特征	匹配情况
1	正常髋关节	球形匹配
2	球形股骨头，正位片和蛙式侧位片保持同心圆，有以下一个或多个特点：髋部增大，股骨颈变短，髋臼异常变浅	球形匹配
3	股骨头卵圆形或蘑菇形（并非扁平），髋部增大，股骨颈变短，髋臼异常变浅	非球形匹配
4	股骨头扁平合并股骨头、股骨颈和髋臼异常	非球形匹配
5	股骨头扁平，股骨颈和髋臼正常	非球形不匹配

于是非手术治疗还是手术治疗能够获益更多，目前并无统一意见，难以解决此争议的原因是，目前缺乏自然病史研究可以用于比较。此外，还有一些原因造成了比较的困难，如研究纳入患者的标准不统一，评估疗效的方法不一致，缺乏研究者内和研究者间信度数据以及缺乏未治疗的对照组。

10～15年前，Legg-Calvè-Perthes 病的常规治疗方法是支具治疗，目前北美已经不再使用这种治疗方法，研究发现其预后并不优于自然病史。尽管使用外展矫形器的早期影像学结果和以往的包容治疗效果类似，然而，最新的研究对这种治疗的有效性提出了质疑。因此，很多医生已经开始仅对患者采取维持运动范围的治疗方案，包括伸展运动，夜间外展夹板固定，家庭牵引和以上方案的组合。该非手术治疗的疗效仍需长期随访研究证实。

最常用的两种包容治疗手术方式为股骨截骨术和骨盆截骨术。最近研究更多的是股骨和骨盆联合截骨术，此前这种手术方式被认为是治疗该疾病的姑息手术方式（如髋臼造盖术、Chiari骨盆截骨术和股骨近端外翻截骨术）。

综上所述，Legg-Calvè-Perthes病的病因不明，治疗尚存争议，但对于长期预后较差的患儿，大部分小儿矫形外科医生倾向于手术治疗。大部分手术治疗方法，在最早是被用于治疗髋关节发育不良，目前还没有长期随访研究可以证实这些手术方式能够改善预后。大部分患者在40～60岁发生退行性关节病。畸形程度以及股骨头和髋臼不匹配程度越严重，发生骨关节炎的年龄越小。

为了确定Legg-Calvè-Perthes病的最佳治疗方案，今后的研究需要纳入治疗方案一致的患者，对年龄、性别、骨骺受累程度和其他预后相关因素进行匹配，与未经治疗的对照组比较。

股骨头骨骺滑脱

股骨头骨骺滑脱表现为股骨头骨骺从干骺端经生长板发生移位。股骨头骨骺滑脱这一术语实际上是一个误称，股骨头由圆韧带固定在髋臼内，实际上是股骨颈发生了向上和向外的移位，而股骨头仍在髋臼内。大部分病例中，股骨头和股骨颈存在内翻，少部分病例发生了外翻位的滑脱，这种情况下股骨头向股骨颈后上方发生移位。

流行病学

普通人群中股骨头骨骺滑脱的发病率为2/10万。不同人种发病率的相对比（和白人相比）如下：波西尼亚人4.5，黑人2.2，美国印第安人1.05，白人1，印尼马来人0.5，印度-地中海人0.1。单侧发病的患者通常比双侧发病的患者更年幼。

据报道，美国股骨头骨骺滑脱在黑人尤其是黑人女性中发病率更高，同时在美国东部也有着更高的发病率。该病通常发生在10～16岁（平均13.5岁）的男童和10～14岁（平均12岁）的女童中。70%的患儿出现骨骼发育成熟延迟。骨龄可能比实际年龄落后达20个月。

患者通常体型较胖，和体重较轻的患儿相比，体重较重的患儿发病年龄更小。过去认为身高较高的人患病风险更高，但Sörenson推翻了该结论。左髋受累的概率是右髋的2倍。其他流行病学因素还包括季节变化和社会经济地位。

双侧发病的概率约为25%（20%～80%之间），实际发病率可能高于该数据，因为大约50%的双侧股骨头骨骺滑脱没有症状，而这一点在研究疾病自然病史时非常重要。82%双侧受累的患儿，其另一侧滑脱诊断的时间往往在受累一侧诊断后18个月之内。

病理学

股骨头骨骺滑脱患者的滑膜通常表现为滑膜炎的特征性改变。组织学研究发现其生长板异常增宽，最宽可达12mm（正常宽度为2.5～6mm）。正常情况下，静止区占骺板宽度的60%～70%，肥大区占15%～30%。对于股骨头骨骺滑脱患者来说，肥大区最宽可达骺板宽度的80%。组织学研究还发现滑脱实际发生在肥大区，这是骺板组织上最薄弱的区域，滑脱很少会延伸到正在钙化的软骨。正常的软骨内骨化受阻，干骺端近端出现不规则的软骨骨岛。软骨膜环完整（图35.10）。在电子显微镜下可以发现，骺板的软骨基质和肥大区与正常组织完全不同，对软骨基质的非胶原成分进行免疫组化分析发现，肥大区出现了蛋白多糖和糖蛋白异常的分布和累积。然而这种改变是原发的还是继发的，仍需进一步验证。

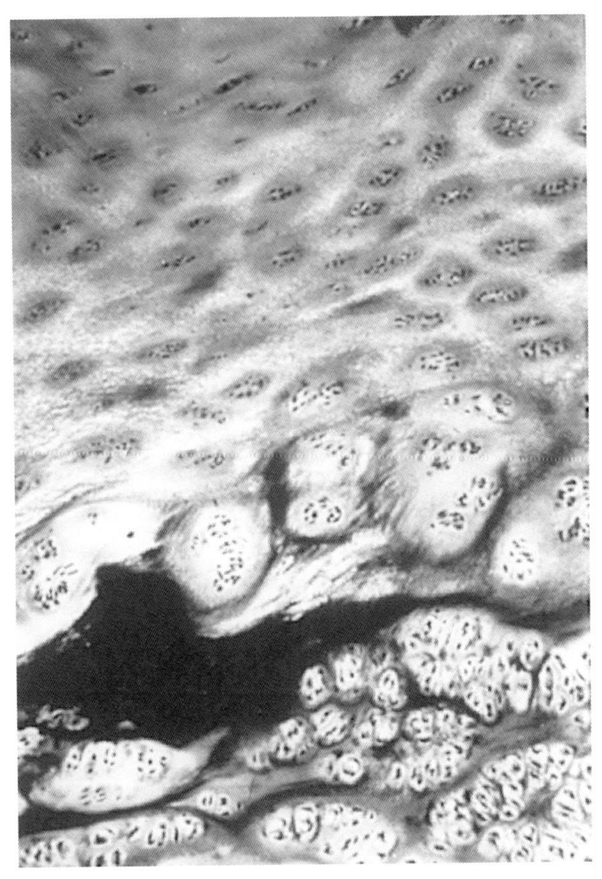

图35.10 股骨头骨骺滑脱患者的生长板。注意滑脱（裂缝）发生于肥大区。另外注意生长板的结构异常。肥大区的宽度增加，细胞呈簇状和团块状

病因学

股骨头骨骺滑脱的病因学目前尚不清楚，具体的病因可能通过两个方面发生作用：其一是改变了肥大区的强度，其二是影响了骺板受到的剪切力。大部分生长板损伤的年龄和股骨头骨骺滑脱的年龄相仿，说明外伤可能是疾病的病因之一，但一定不是唯一的病因，因为生长板损伤和股骨头骨骺滑脱的病理不同。

很多学者认为股骨头骨骺滑脱继发于炎症反应，或者局部或全身自身免疫反应，但目前没有证据证明这种反应是原发因素。长期以来，都认为激素和内分泌疾病和股骨头骨骺滑脱相关。在股骨头骨骺滑脱的患者中，目前并未发现特定的内分泌疾病，但有大量病例报告发现股骨头骨骺滑脱患者与某些内分泌疾病相关（如原发性甲状腺功能减退，继发性甲状腺功能减退，性腺功能减退症以及生长激素治疗的甲状腺功能减退合并生长激素缺乏患者）。目前普遍认为激素和股骨头骨骺滑脱相关，78%的患者在青春期生长加速阶段发病，女性患者多在月经初潮前发病。男性发病率高于女性的原因，可能是男童生长加速时间更长且更为迅速。该病与肥胖之间（如肥胖性生殖器退化综合征）高度相关，可能是由于生长激素和性激素之间关系异常，生长激素的效应更为显著，导致了生长板结构弱化。

机械性因素也与该病相关。Key证实骨膜变薄和股骨前倾与股骨头骨骺滑脱相关。Chung等进行的尸检研究，证实了软骨膜纤维软骨复合体作为支持结构的重要性，最近的研究描述了股骨头骨骺滑脱和股骨近端后倾之间的关系。

股骨头骨骺滑脱的病因学目前尚未清楚，该病可能受多因素影响，而滑脱则是多个易感因素中某

一个的最终表现形式。

分类

根据患者的病史、体格检查和X线检查，股骨头骨骺滑脱可以被分为4个临床分型：滑脱前期、急性滑脱、慢性滑脱急性发作和慢性滑脱。

滑脱前期，患者通常主诉下肢无力和跛行、腹股沟或内收肌区域疼痛以及长时间站立或行走后膝关节疼痛。体格检查方面，最一致的阳性发现是内旋受限。X线检查方面，仅跛行或活动受限的患者可以发现广泛的患侧半骨盆和股骨上端骨质萎缩（失用性骨质疏松）。生长板变宽、形态不规则且模糊。CT检查可以发现微小的移位。

急性滑脱是指已经存在骨骺分离的近端骺软骨板突然发生移位。大部分大宗病例报道中，急性滑脱占总滑脱患者的10%～15%。临床上，2周内发生的滑脱均被称之为急性滑脱。然而，一篇文献综述发现，67%的急性滑脱患者在急性发作前有1～3个月的轻微前驱症状病史，说明这部分患者在急性期之前可能有滑脱前期或轻度滑脱。前驱症状是指，患者本身存在轻度乏力，跛行以及间歇性的腹股沟、大腿内侧或膝关节疼痛，在发生轻微外伤后，立即出现疼痛剧烈和肢体活动受限。患者往往疼痛十分剧烈无法承受自身体重。这部分有轻微前驱症状的患者，应当被归类到慢性滑脱急性发作。

体格检查可以发现外旋畸形、下肢短缩、活动受限，活动受限是由于髋部肌肉痉挛导致疼痛所致。一般来说，滑脱程度越大，活动受限越明显。

慢性股骨头骨骺滑脱的患者，通常有腹股沟或大腿内侧疼痛的病史，长达数月到数年，病史中可能有跛行，疼痛可能有缓解和复发。46%的患者以膝关节或大腿中下段疼痛为首发症状，所有患者均有活动受限，大部分患者有大腿和/或小腿肌肉萎缩。所有患者中，慢性滑脱占85.5%，急性滑脱为14.5%。

急性滑脱有一个新的分类，这一分类主要基于髋关节是否稳定，更为实用。髋关节稳定的患者可以借助拐杖站立或自行站立，而髋关节不稳定的患者症状更类似于骨折，患者疼痛十分剧烈且无法站立。该分类可能更为重要，一项大宗病例分析发现，对于急性滑脱患者，无论是稳定滑脱还是不稳定滑脱，均接受原位内固定治疗，并发症（无菌性坏死）的发生率在不稳定滑脱患者中显著高于稳定滑脱的患者。不稳定滑脱患者的并发症大多因为初次移位时发生血管损伤。

该病还可以根据影像学上正位或侧位片的移位程度进行分类。轻度滑脱是指移位不超过股骨颈直径的1/3，中度滑脱是指移位超过1cm但不超过股骨颈直径的一半，重度滑脱是指移位超过股骨颈直径的一半。该分类方法对判断长期预后具有重要意义，轻度和中度滑脱经原位内固定治疗后，长期预后良好，而重度滑脱往往在一段时间后恶化。

自然病史

Howarth提出，股骨头骨骺滑脱可能是中年患者髋关节退行性关节病最常见的病因，同时也是髋关节疼痛和致残的常见原因。目前关于股骨头骨骺滑脱的长期随访研究极少，为数不多的研究中也几乎没有未经治疗的患者。该病急性期之后，往往有2～3周的时间，患者不能承受自身体重。当疼痛和痉挛减退后，可恢复部分关节活动范围。但髋关节在外旋位时仍有中度疼痛，数月之后，可发展为退行性关节病。

有关退行性关节病的大宗病例分析中，有明确股骨头骨骺滑脱病史的患者数量很少，平均约为5%。然而，Murray的一项研究，纳入了200例患者，诊断为原发性退行性关节病，其中40%患有股骨头骨骺滑脱。Murry发现了一种由于外侧骨吸收、内侧骨形成而造成的斜行畸形，认为其与陈旧的股骨头骨骺滑脱一致。Stulberg等也报道了相似的畸形，称为枪把式畸形（同样归因于股骨头骨骺滑脱），在既往没有明确髋关节疾病而接受全髋关节置换的患者中，40%的患者出现了该畸形。但是，Resnick反对此观点，其纳入了48例患者，这些患者X线均诊断斜行畸形，但患者的股骨头病理学研究显示，畸形仅与骨关节炎导致的重构改变相关。

就退行性关节病和功能而言，畸形的严重程度与患者整体的长期预后相关。Oram报道了22例未治疗的滑脱患者，其中一半已经随访超过15年，发现中度滑脱的患者，关节功能多年来保持良好，而重度滑脱患者，早期出现了退行性关节病。轻度滑脱偶尔也会预后不良。

Carney和Weinstein报道了28名患者，共31髋未治疗的股骨头骨骺滑脱。患者平均随访时间为41年，最后随访时患者平均年龄54岁。4例出现了并发症：2髋发生了严重的移位，1髋软骨溶解，1髋缺血性坏死。该自然病史随访队列中，软骨溶解（定义为早期关节间隙宽度减小）发生在轻度滑脱患者，骨坏死（定义为股骨头部分塌陷）发生于严重滑脱患者。该队列的平均Iowa髋关节评分为89分，轻度滑脱平均92分，中度滑脱平均87分，重度滑脱平均75分。在41年的随访过程中，所有的轻度滑脱评分均高于80分，但中度或重度滑脱中，仅有64%的患者能达到类似的评分结果。如果以Iowa髋关节评分和退行性关节病发病率作为评价指标，轻度滑脱的长期预后良好。36%的轻度滑脱没有发生退行性关节病，而所有的中度和重度滑脱患者均发生退行性关节病。

Ordeberg等研究了一系列未治疗的股骨头骨骺滑脱患者，诊断后随访20～40年，患者几乎没有工作能力或社交生活受限。

总之，在仅有轻度移位且能保持的情况下，慢性股骨头骨骺滑脱的自然病史是乐观的。Jerre和Ross等认为，随访时年龄越大，预后越差。以上两个研究均纳入了早期表现良好的患者，但随着年龄增长，患者症状增多、功能下降。

长期预后

Carney等对124名患者155髋股骨头骨骺滑脱进行了研究，平均随访时间41年。按症状持续时间，将滑脱分为急性滑脱、慢性滑脱和慢性滑脱急性发作。按头干角分类，42%为轻度滑脱，32%为中度滑脱，26%为重度滑脱。其中39髋行复位，65髋行力线重建。慢性滑脱患者25%行对症治疗，30%行“人”字形石膏治疗，24%行原位内固定治疗，20%行截骨治疗。随访过程中，行Iowa髋关节评分和退行性关节病的影像学分级，发现随着疾病严重程度增加，

表35.4 股骨头骨骺滑脱患者Iowa评分的随访结果

	平均髋关节评分					
	随访20—29年		随访30—39年		随访40—49年	
严重程度	评分	例数	评分	例数	评分	例数
轻度	93	27	93	34	87	30
中度	89	15	85	24	80	16
重度	80	16	80	23	70	9

患者需要行复位和力线重建治疗，Iowa髋关节评分和退行性关节病的影像学分级也都随之恶化。骨坏死（12%）和软骨溶解（16%）的发生率也随滑脱严重程度增加而增加。复位和力线重建均会导致预后不良。随着随访时间延长，疾病的恶化程度与最初患者的滑脱严重程度最为相关（表35.4）。研究者认为，就滑脱严重程度和并发症而言，愈合不良的滑脱的长期自然病史恶化较轻微。

Wilson等回顾了1936—1960年间，因股骨头骨骺滑脱就诊于纽约特种外科医院的240名患者，共300髋滑脱。其中187髋接受了原位内固定，81%临床结果良好，77%影像学结果良好。76髋尝试过畸形矫正，其结果稍差（60%临床结果良好，55%影像学结果良好）。Hall随访了英国矫形协会研究中的100名患者和38髋其他患者，报道了不同方案的疗效。疗效最好的是多针原位内固定，20名患者中16名（80%）取得了极好的结果。行手法治疗或截骨术调整力线的治疗，预后最差。行股骨颈截骨术的患者中，36%预后较差，38%发生骨坏死。

一项瑞典南部股骨头骨骺滑脱患者的随访研究，随访超过30年。行对症治疗和原位内固定治疗的患者，临床评分较高，几乎没有影像学上的进一步改变，仅2%的患者需要行二次重建手术。行闭合复位和人字石膏固定的患者，骨坏死和软骨溶解的总发生率为13%，35%的患者需要行二次重建手术。股骨颈截骨术后骨坏死和软骨溶解的总发生率为30%，15%的患者需要行二次重建手术。

一些研究显示，超过90%的患者使用多针原位内固定会获得更好的预后，这是因为股骨颈具有良好的重塑性。但是另一方面，研究也发现螺钉取出的难度增加，此外，该方法隐匿性螺钉穿透关节腔的发生率较高。目前已经不主张闭合或开放复位治

疗，这会显著增加骨关节炎的发病率。

Garney等的病例研究中，39髋行复位治疗，其平均Iowa评分为72分，平均影像学退行性评分为2.4/3分。其中12例（31%）发生骨坏死，11例（28%）发生软骨溶解。116髋没有行复位治疗，其平均Iowa评分为85分，平均影像学退行性评分为1.7/3分。其中7例（6%）发生骨坏死，14例（12%）发生软骨溶解。长期随访研究结果支持原位内固定治疗股骨头骨骺滑脱。27例慢性滑脱髋行该治疗，最新的随访显示平均髋关节评分为90分，平均影像学评分为1.5/3分，1例发生骨坏死，没有发生软骨溶解。

传统观点认为，力线重建技术显著增加并发症风险，对疾病的自然病史有负面的影响。显然，从上述研究可以看出，无论滑脱的严重程度如何，原位内固定治疗的长期预后最佳，延缓了退行性关节炎的发生，并发症低。尽管滑脱的严重程度会影响肢体长短，影响外展和内旋运动，但其似乎并不影响髋关节功能。

最新的研究表明，对于合适的患者，使用外科髋关节脱位技术（改良Dumm术式）行急性头下力线重建手术，可能为患者提供重新恢复股骨近端解剖结构的机会，从而使患者获益。该技术由Reinhold Ganz和他的团队提出，是基于大量充分的股骨近端骨骺血供研究提出的。不同文献报道的术后股骨头缺血坏死的发生率不尽相同，范围在0/40%到7/27%或26%之间。一些病例报道显示良好的短期临床结果，患者未发生缺血性坏死，但是没有对照组，因此无法与传统治疗方案对比。短期结果显示，与其他治疗方案相比，该方案具有风险低的优势，但是，目前还没有长期随访的数据。

总之，股骨头骨骺滑脱后畸形愈合的自然病史是一个温和的过程，与滑脱的严重程度以及治疗的并发症相关。手术治疗历来被认为会增加并发症，但是，资深外科医生的现代手术技巧可能为患者带来较好的治疗效果。无论滑脱程度如何，原位内固定都有良好的长期预后，术后并发症少，应当作为

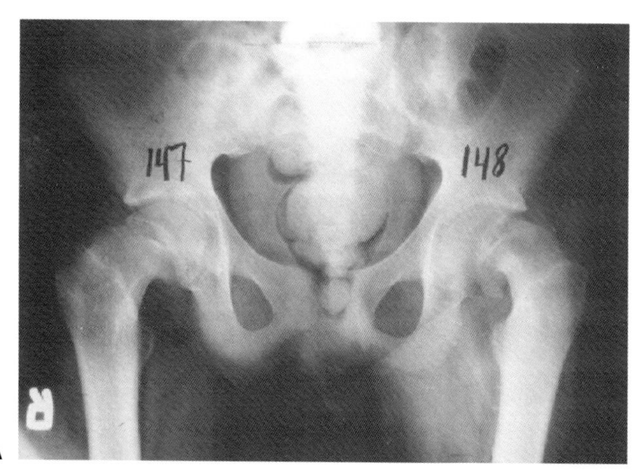

A

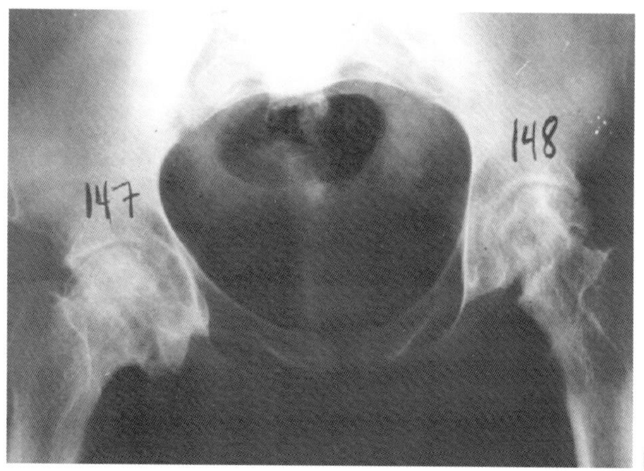

B

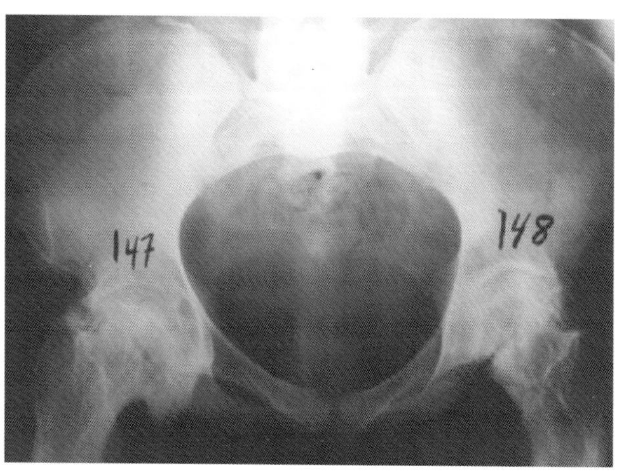

C

图35.11 原位内固定的长期随访结果

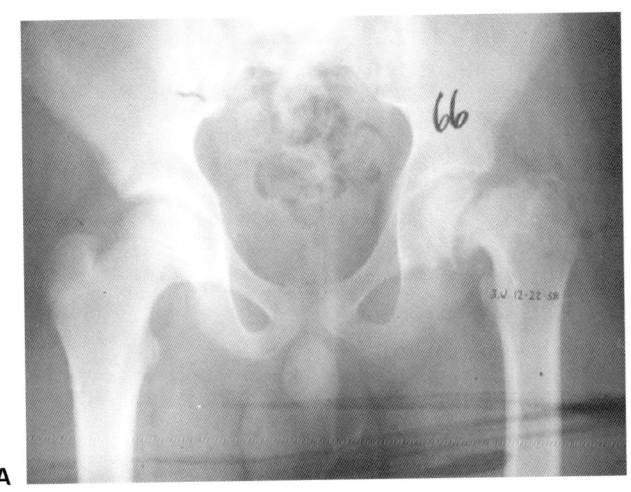

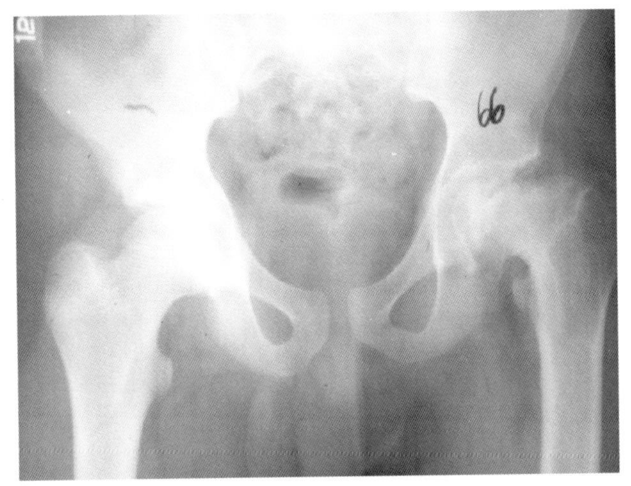

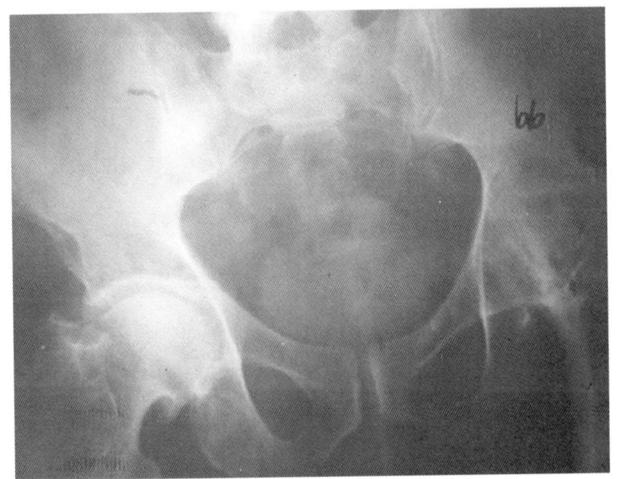

图35.12 滑脱后股骨头缺血性坏死

大多数患者的首选治疗方案。一段时间后，许多患者均能从X线片上看到干骺端重塑。

股骨头骨骺滑脱最严重的并发症为股骨头无菌性坏死，其危险因素包括：急性滑脱、不稳定滑脱、急性滑脱后过度复位、慢性滑脱急性发作患者在其慢性滑脱时尝试复位、股骨头外上象限植钉以及股骨颈截骨术（图35.11）。

软骨溶解的临床特点主要包括活动受限、疼痛、跛行和关节挛缩（图35.12）。其病因尚不明确，目前不能确定这是一种自身免疫现象，还是存在干扰软骨营养的因素。软骨溶解的危险因素包括：石膏固定，隐匿性螺钉穿透关节腔（除非螺钉留在关节内），滑脱程度严重，治疗前症状持续时间长。软骨溶解的治疗比较困难，很多患者需要抗炎药物和卧床休息牵引来缓解其关节挛缩。最坏的情形下，软骨溶解患者可能需要行关节囊切开术和持续被动运动。

股骨头骨骺滑脱的治疗还存在争议，大部分学者认为原位内固定具有最佳的长期预后，在骺板闭合之后，如果需要缓解机械症状或疼痛，可行二次截骨矫形术。通常来说，轻度和中度的股骨头骨骺滑脱患者预后较好，因为其股骨头和髋臼之间匹配度好。只有重度滑脱患者，会在一段时间后发生恶化和退行性改变。

由于大部分患者在发生滑脱时，髋臼发育已经完成，因此不会对畸形产生适应。轻度滑脱和大多数中度滑脱患者，相当长时间内能够保持良好的状态，因为髋关节整体匹配好。重度滑脱可能导致髋关节不匹配，最终导致退行性疾病。股骨头缺血性坏死和软骨溶解会严重影响预后，其与退行性疾病发病率增高有关。

发育性髋内翻

髋内翻是指股骨头、股骨颈或两者与股骨干的

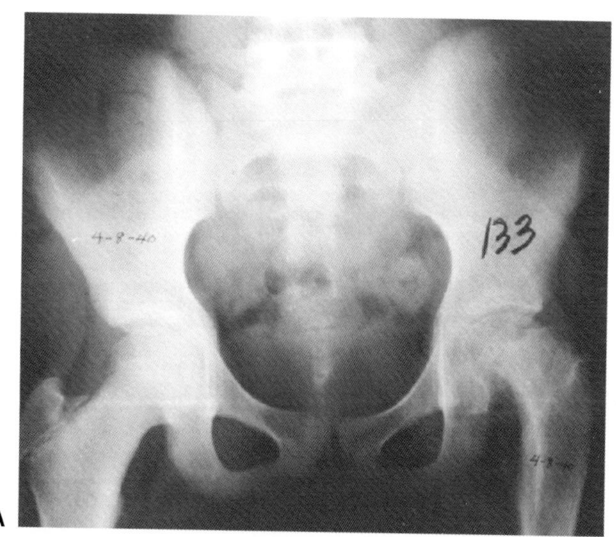

A

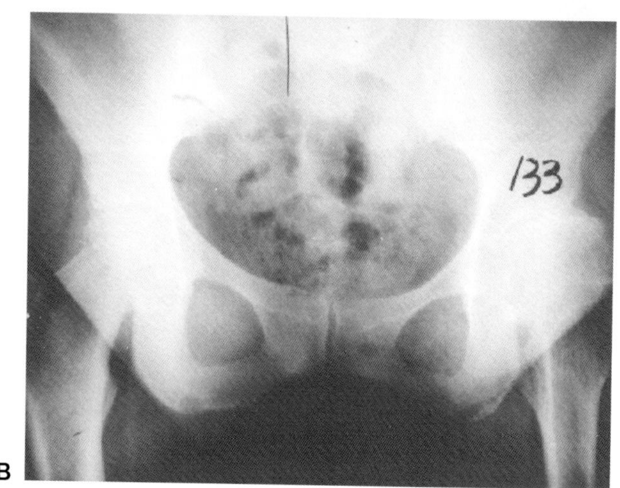

B

图35.13　滑脱后软骨溶解

夹角小于同龄人。这种异常可能是先天的、发育性的或是获得性的，区分这3种情况非常重要，因为不同情况下，疾病的自然病史是不同的。先天性髋内翻是指在出生时即出现髋内翻，一般认为是由于胚胎的肢芽发育异常所致，包括股骨近端局灶性缺损、先天性股骨短小和先天性弓形股骨。获得性髋内翻是指，继发于其他情况的近端股骨畸形造成的髋内翻，包括外伤、代谢或其他疾病，包括佝偻病、骨纤维异常增殖症和生长板创伤性闭合。

发育性髋内翻是一种非常罕见的疾病（发病率为1/25000），男婴和女婴发病率没有差别。这是一种位于股骨近端颈部区域的病变，同时伴有生长板增宽且垂直生长（图35.14）。婴儿在出生时没有临床或影像学表现。大约30%的病例为双侧发病。据报道，该疾病具有家族遗传倾向，但目前

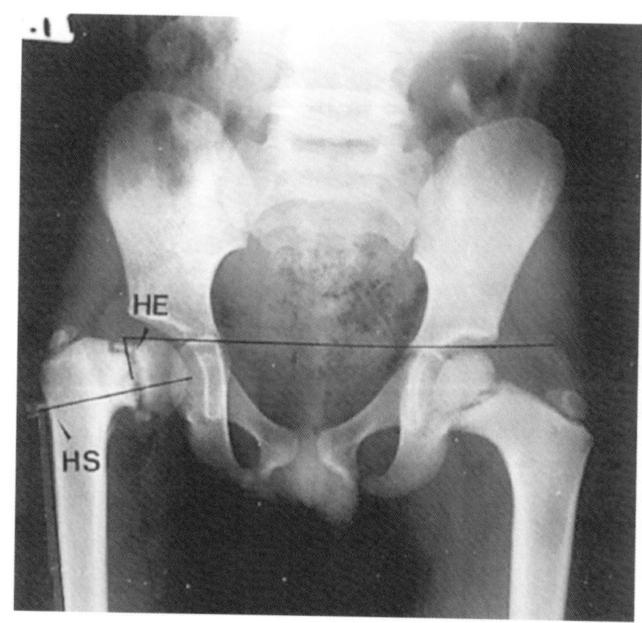

图35.14　发育性髋内翻。注意颈干角（HS）和Hilgenreiner骨骺角（HE）

尚不清楚具体的遗传模式。发育性髋内翻的病因不明，目前有多种病因学假说，包括胚胎血管功能障碍和股骨近端区域性发育不良。

临床上，大部分患儿表现为肢体不等长或步态异常，往往3～7岁之后才会引起家长注意而就诊。患儿表现为无痛性进行性跛行或鸭步（双侧受累），年长儿可能会主诉乏力。一般来说，患儿会有明显的下肢短缩和矮小。患肢查体表现为外展和内旋受限，Trendelenburg试验阳性，下肢短缩，转子升高。双侧受累的患儿表现为腰椎过度前凸和膝外翻。通常髋内翻患者双侧肢体长度，相差一般不超过2cm。双侧受累时，肢体短缩程度可能不对称。

该病的诊断依据是前后位股骨和髋关节正位片，可见解剖学髋内翻证据，生长板增宽且垂直生长，股骨颈短缩，股骨干正常，股骨颈下方存在分离的三角形骨化中心（图35.14）。虽然股骨头是球形的，髋臼一般也正常，但是和对侧正常的髋关节相比，患侧有明显的轻度发育异常。

量化股骨近端关系的参数很多，包括头干角、颈干角和Hilgenreiner生长角（旧称Hilgenreiner骨骺角）（图35.14）。评估畸形进展的最佳参数是头干角，因为即使出现畸形进展，颈干角也往往保持恒定。Hilgenreiner生长角在评估和明确发育性髋内翻

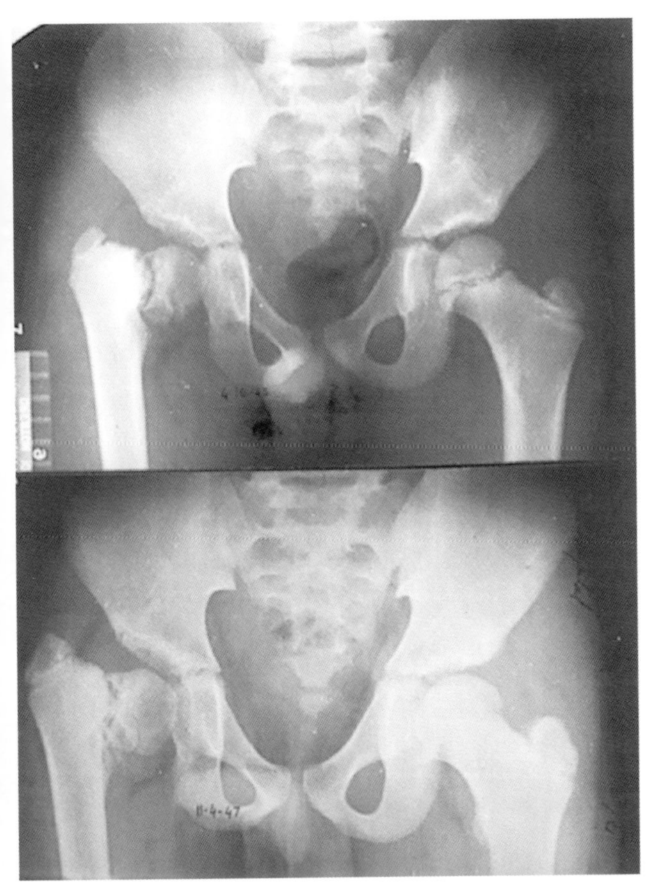

图35.15 发育性髋内翻。注意三角形碎片，2年后疾病发生恶化（下图）

患者预后方面具有重要作用。

发育性髋内翻的治疗目标是促进缺损部位骨化，纠正内翻畸形，恢复外展肌的机械功能，从而改善步态，平衡肢体长度。随着髋内翻进展，自然病史显示发生畸形增加、功能下降以及早发退行性关节病（图35.15）。手术适应证包括：髋内翻进展，颈干角<100°。对于轻度、不进展且颈干角>100°的病例，若Hilgenreiner生长角<45°，可以在影像学密切随访观察后决定治疗方案。

自然病史

发育性髋内翻的自然病史存在差异。Weinstein等和Serafin以及Szulc的研究显示，进行性髋内翻的决定因素是Hilgenreiner生长角。角度<45°的患者，股骨颈病变逐渐愈合，内翻畸形不再进展。角度超过45°的患者，髋内翻容易进展（图35.15）。

正如上文所述，发育性髋内翻的治疗目标，是促进缺损部位骨化，纠正内翻畸形，恢复外展肌的机械功能，从而改善步态，平衡肢体长度。对于手术治疗来说，应当包含远端内旋截骨术，恢复患者的内旋功能。另一个手术目标是，纠正Hilgenreiner生长角，在截骨后使其<40°，从而减小复发的概率。

手术适应证包括：Hilgenreiner生长角在45°到60°之间，疾病进展，颈干角降至100°以下，出现Trendelenburg步态。对于跛行和Hilgenreiner生长角超过60°的患者，应行粗隆间或粗隆下外展截骨术（图35.16）。应恢复这类患者的颈干角角度，以减少垂直作用于患处的剪切应力。术后患处逐渐愈

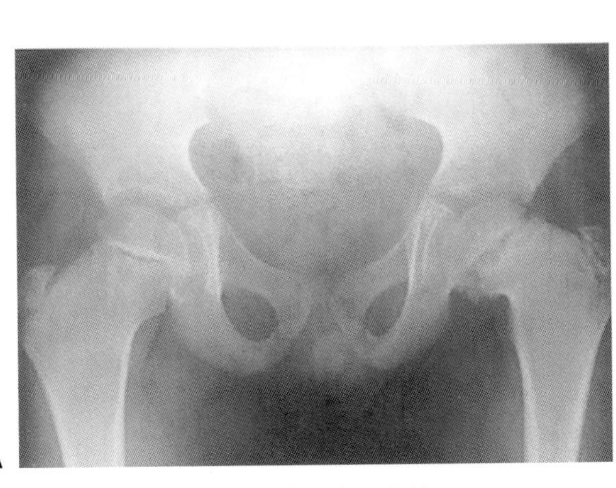

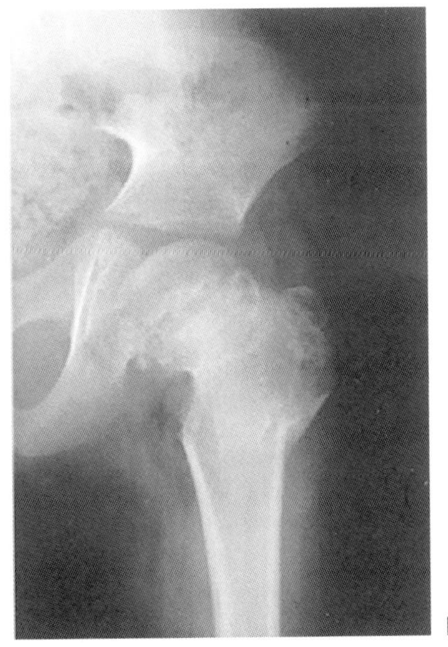

图35.16 A. 8岁髋内翻患儿；B. 外展截骨术后十八个月

合，但相当一部分患者会发生生长板阻滞，导致肢体不等长。总体说来，手术时大于5岁的患儿能维持其校正效果。

术后3～6个月，患儿干骺端三角形病变区通常自发闭合。接受手术治疗的患者，90%术后2年内发生股骨近端骺板早闭。考虑到粗隆过度生长的问题，对年幼患儿应行骨骺阻滞，对持续存在外展步态的年长患儿，应行粗隆远端转位。

由于该病发生率较低，没有相关的长期随访研究，因此相关数据多为经验性的结论。如果手术纠正了力学问题，那么长期最主要的问题在于肢体不等长。如果严重的进行性髋内翻未治疗，会造成严重残疾。除此之外，目前还没有其他的长期随访结果。

化脓性关节炎

抗生素的使用使儿童关节感染发生了根本性的改变，在发达国家，死亡率已降到接近零，但良好的疗效取决于早期诊断和适当的治疗。然而，髋关节感染在诊断上仍存在问题，同时也还是一种潜在的致残性疾病。诊断和治疗延误的时间越长，发生严重后遗症的可能性越大。

髋关节急性化脓性关节炎是一种相对少见的疾病。大部分的大型临床中心每年都只能报道少量病例。1/3的患儿小于2岁，49%的患儿小于3岁。男性中发病率更高，男女比例为2：1。

感染播散到髋关节的机制有3种，最常见的是菌血症播散到滑膜，还可能继发于股骨近端干骺端的骨髓炎，第三种机制是通过穿刺或邻近伤口进入关节腔。对婴儿而言，胎儿血管排列（毛细血管穿入骺板，直达骨骺）一直持续到18月龄。因此，感染可以从干骺端直接到达骨骺，从而进入关节，骺板随之可能发生严重的不可逆的损害，生长受阻并继发畸形。

原发性化脓性关节炎的病理生理学十分复杂。30%的患者培养阴性，但临床表现和培养阳性的化脓性关节炎无法鉴别。软骨破坏的机制包括：白细胞、滑膜细胞和软骨细胞本身释放蛋白酶、肽酶和胶原酶；此外，某些微生物释放的蛋白水解酶也会降解软骨基质，导致胶原降解。然而，发达国家大规模抗生素的使用常常导致疾病特征发生改变，临床表现延迟，结局通常不佳。关节囊松弛之后发生半脱位，继而发生全脱位（图35.17）。由于股骨头的血供特殊，可能发生感染性坏死，导致骨化中心生长停止 。如果经过适当治疗，该并发症可以避免。

尽管进行了全面的病原学检查，仍有大约2/3的化脓性关节炎患者，没有找到明确的病原体。94%的患者为单侧受累。2岁以下患儿最常见的病原体为流感嗜血杆菌（血清B型），但随着疫苗接种的实施，现在已经非常罕见。2岁以上的患儿最常见的病原体是金黄色葡萄球菌。原发性脑膜炎球菌性关节炎可以在没有脑膜炎或脑膜炎球菌血症的情况下发生。青少年多发性关节炎最常见的病原学是淋病奈

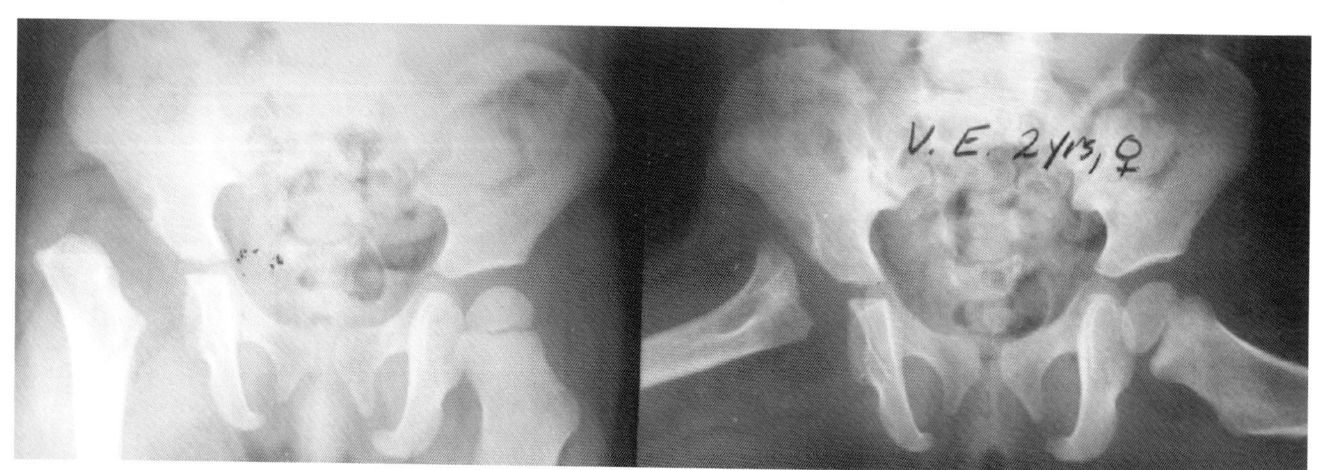

图35.17　2岁患儿化脓性关节炎导致的股骨头完全破坏和髋关节脱位

瑟氏菌。随着流感嗜血杆菌疫苗的问世，流感嗜血杆菌导致的化脓性关节炎发病率出现下降。年龄在4周到4岁之间的患儿，如果接种过流感嗜血杆菌疫苗，其最常见的病原体是金黄色葡萄球菌；如果没有接种疫苗，最常见病原体是流感嗜血杆菌。1岁以下患儿，常见的病原体是A族和B族链球菌。

诊断

有效的治疗建立在正确诊断的基础上，包括感染的定位、鉴别可能的诱因和病原体。诊断过程应当高度警惕。

化脓性关节炎患儿通常表现为极度不适，昏睡伴发热，主诉患肢疼痛并拒绝移动患肢。新生儿期，绝大部分患儿并非急性发病，而是表现为纳差和体重不增。体征包括换尿布时髋部对刺激的反常表现和活动受限。患儿髋关节常常保持舒适的屈曲、外旋、外展位。患儿可能还会表现为下肢假性瘫痪。同时，患儿可能出现明显的皮纹不对称（臀部、大腿和腘窝），以及外生殖器或臀部水肿。既往行抗生素治疗病史，可能会改变或减轻关节感染症状，使得诊断更加困难。

诊断依靠关节腔穿刺。关节腔穿刺液送检G染色、培养和白细胞计数。感染诊断越早，关节穿刺液越清澈。白细胞计数通常高于50×10^9/L，在100×10^9/L上下。唯一例外的是淋球菌关节炎，关节液白细胞计数通常小于50×10^9/L。当白细胞计数高于50×10^9/L，并且超过90%为多形核白细胞时，无论培养结果如何，都应当考虑存在感染。然而，一项大宗病例分析显示，经培养确诊的细菌性化脓性关节炎患者中，仅有44%的患者白细胞计数超过100×10^9/L，34%的患者白细胞计数低于25×10^9/L。

髋关节感染是骨科急症，可能会继发缺血性坏死及关节软骨破坏。医生应在透视下对髋关节进行穿刺。一旦化脓性关节炎确诊，必须急诊手术引流。

一般治疗包括，足量应用抗生素，引流，制动

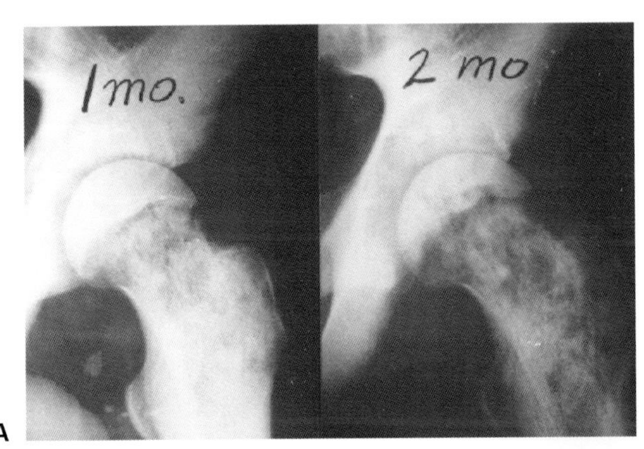

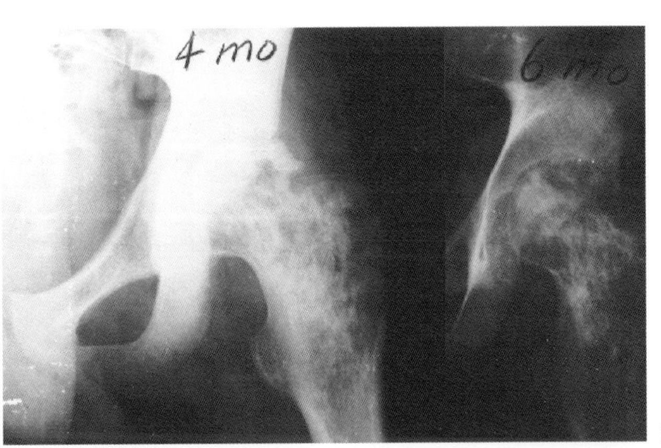

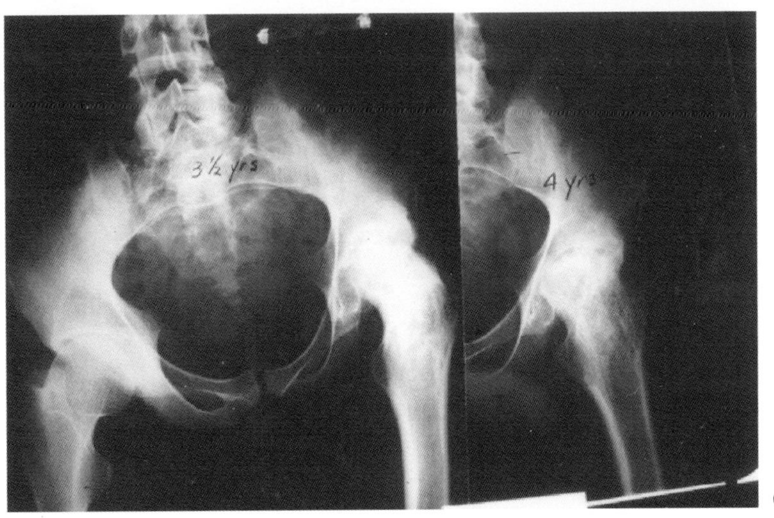

图35.18 4年的疾病进程，从股骨近端骨髓炎继发化脓性关节炎，进展为关节强直

和一般支持治疗。

化脓性关节炎的并发症包括关节软骨破坏、关节活动受限和关节强直（图35.18）。软骨骨骺和生长板的破坏，可能导致关节畸形、肢体不等长和退行性关节病。由于股骨近端骨骺占下肢生长长度的18%和股骨生长长度的30%，所以婴儿期化脓性关节炎会导致严重的肢体不等长。

化脓性关节炎的长期预后，取决于软骨损伤程度是否造成全关节破坏，若造成全关节破坏，患者可能需要行早期全髋关节置换或融合。其他远期的后遗症包括，部分生长板阻滞造成的肢体不等长，以及类似于DDH的股骨近端发育障碍。化脓性关节炎还有可能继发髋内翻、髋膨大、粗隆过度生长等，这取决于发病年龄、髋臼发育情况以及近端股骨和髋臼的生长潜能。

结论

本章节讨论的儿童髋关节疾病的预后受到多因素的影响，包括疾病病理生理学、发病年龄、持续时间、以及疾病持续时间内股骨头和髋臼的发育阶段。另一影响因素是股骨头和股骨颈残余的畸形，以及该畸形是否能通过改变髋臼的形状而适应。最后一个影响因素就是疾病治疗的效果，治疗能否改变自然病史，并发症的发生能否进一步改变自然病史。

8岁似乎是儿童髋关节疾病预后的分水岭，此时多数患儿的髋臼发育已经完成。8岁以下的患儿，由于疾病发展导致股骨头畸形，如发育性髋内翻、Legg-Calvè-Perthes病或继发于DDH或化脓性关节炎的缺血性坏死，可以通过髋臼发育的继发性改变而适应。8岁以上患儿，髋臼无法改变形状适应股骨头畸形。但是，该适应是建立在髋臼发育潜力正常的基础上，对于DDH这类疾病来说是不适用的。

股骨头骨骺滑脱通常发生在加速生长阶段，此时大部分患者股骨头和髋臼发育已经完成。该疾病的预后与股骨头和髋臼之间的关系相关。轻度和中度滑脱可以很好的耐受，而重度滑脱破坏了这种关系，因此容易出现早期退行性关节病。

大多数儿童髋关节疾病的短期预后相对较好，要想获得良好的长期预后，就需要恢复股骨头和髋臼的正常生长以及两者之间的关系。

Colin T. Penrose
John W. Barrington

36

第36章　累及髋关节病变的系统性疾病

大多数髋关节置换的原因是退行性疾病，例如骨关节炎、特发性缺血性坏死以及继发于发育不良或创伤的关节炎，也包括风湿性疾病，例如类风湿关节炎。但是，也有一些其他的风湿、血液、代谢、内分泌以及先天性疾病，可以对髋关节造成严重损伤，需要手术干预。全髋关节置换术（Total Hip Replacement，THA）已被证明，可以有效治疗大多数引起髋关节软骨丢失的疾病，但是治疗系统性疾病累及髋关节时，手术医生必须认识到系统性疾病可能影响临床和治疗决策的特征。这些特征可能影响患者对手术的耐受能力，可能影响手术技术，可能在特定的患者群体中改变植入髋关节的自然史。本章回顾髋关节手术医生应该熟悉的最常见的系统性疾病特征。

系统性红斑狼疮

系统性红斑狼疮（Systemic Lupus Erythematosus，SLE）是指，病理性自身抗体和免疫复合物损害靶器官。尽管任何年龄、性别均可患病，但大多数是育龄期女性。一项395例中国SLE患者的研究发现，儿童期起病的患者骨密度降低风险增加。SLE相关的关节炎一般累及手关节和腕关节，但所有关节都有可能受累。髋关节晚期病变，几乎都发生于行糖皮质激素治疗的患者，继发缺血性坏死。多个研究发现糖皮质激素相关骨坏死，多种方法被试验，以改善结局：避免骨密度降低的普拉睾酮，增加皮质骨密度的钙剂、骨化三醇以及伊班膦酸，体外超声波疗法，转子间旋前截骨术，以及游离带血管腓骨移植术。在一项包含744例SLE患者的队列研究中，13%的患者出现骨坏死症状，通常累及多个关节。SLE患者10年以上生存率大概为70%，最常见死因是感染和肾功能衰竭。

一项31例SLE患者的研究，行43侧人工髋关节置换，除其中4例外，全部发生骨坏死，4例未发生骨坏死的病例分别是：1例退行性疾病，3例股骨颈骨折脱位。29例行THA，术后平均随访66个月，除3例外全部为良好或者极好。并发症包括：15%的患者出现伤口延迟愈合，10%的患者出现伤口浅表感染。行THA的患者均不需要翻修，14例行双动头患者中5例需要翻修。双动头患者中，只有5例（7个髋关节）结果良好或极好，患者持续腹股沟区疼痛发生率高。这些患者中，25%在术后五年内由于疾病相关并发症死亡。根据这些结果（发表于1987年），作者推荐对该类患者行骨水泥THA。

另一项研究中，19例SLE患者行26例关节成形术（15例非骨水泥固定，11例其他），平均随访4.6年，与配对对照组进行对比。两组视觉模拟疼痛评分、Harris髋关节功能评分以及SF-36评分类似。SLE组并发症包括：4例股骨距微小骨裂，2例术后早期脱位，1例持续性大腿疼痛，1例无症状髋臼松动。未发现有症状的骨溶解或松动。

镰状细胞血红蛋白病

股骨头坏死是镰状细胞血红蛋白病的一种常见的主要的并发症。镰状细胞血红蛋白病包括镰状细胞贫血（血红蛋白S-S基因型）、血红蛋白镰状病、血红蛋白 S-β-δ-地中海贫血以及血红蛋白 S-β+-地中海贫血。大约30%的镰状性贫血合并α-地中海贫血，这可能改变疾病进程。

患病率

一项多中心研究，包含2590例镰状细胞血红蛋白病患者，结果显示，单侧或双侧股骨头坏死的患病率为9.8%（253例患者）。在3年的研究中，S-β-δ-地中海贫血组患病率为13%，血红蛋白S-S组为10%，血红蛋白S-C组为8.8%，S-β+-地中海贫血组为5.8%。骨坏死的患病率为8.9%，血红蛋白S-S基因型和α-地中海贫血患者骨坏死的发病率最高。诊断时平均年龄，血红蛋白S-S基因型和α-地中海贫血患者为28岁，血红蛋白S-S基因型为36岁，血红蛋白S-C基因型为40岁。镰状细胞血红蛋白病容易发生双侧股骨头受累，该研究中54%的患者出现此种情况。

镰状细胞病中的骨坏死的自然史是临床和影像学上进展的过程。法国的一个中心的研究发现，75例初始发病时并没有塌陷（Steinberg Ⅰ期、Ⅱ期）的成人髋关节中，65例（87%）诊断后五年内塌陷，Ⅰ期髋关节从诊断到塌陷的平均时间为42个月，Ⅱ期为30个月。对121个髋关节随访10～20年，平均随访14年，报告发现，一侧出现症状后，另一侧无症状的髋关节也极容易进展为疼痛（91%）和塌陷（77%）。56例最初无症状的髋关节，Steinberg评分为0期，在近期的随访中（平均14年后），84%出现症状，61%发生塌陷。42例最初无症状的髋关节，初始评估为Ⅰ期，3年内95%出现疼痛，86%发生股骨头塌陷。23例最初无症状的髋关节，初始评估为Ⅱ期，全部在2年内进展到疼痛和塌陷。该中心的另一份报告中，儿童期起病的患者，经过15年随访，80%出现股骨头坏死伴疼痛，导致活动能力下降、肢体不等长或步态异常。

病理生理学

镰状细胞血红蛋白病中，可能由于镰状细胞在骨髓血窦中局部沉积，导致骨髓和骨细胞坏死，从而造成骨坏死。随后的修复过程可能愈合，尤其是年轻患者，但也可能增加髓内压，最终导致骨吸收、软骨下骨折和股骨头塌陷。

镰状细胞贫血患者也可以出现急症，多表现为严重的多关节痛，偶尔也表现为关节积液和滑膜炎。关节积液和滑膜炎由滑膜梗死所致。镰状细胞贫血患者表现为炎症性髋关节炎较罕见，伴髋臼内陷，这种表现与类风湿关节炎类似。

其他器官-系统受累

镰状细胞血红蛋白病中，股骨头坏死常伴随其他器官系统的慢性疾病。患者可能出现视网膜病变、慢性肾脏病、脑血管意外、急性或慢性肺疾病（急性胸部综合征）、充血性心力衰竭、深静脉血栓、胆结石以及脾梗死。镰状细胞病的患者由于存在补体途径缺陷，易患沙门氏菌骨髓炎。据报道，THA后感染率也有增加，其原因是多因素的，可能是由于功能性无脾、免疫系统异常和骨内灌注异常。患者也会在小腿出现慢性皮肤溃疡和肠黏膜脱落，后者导致菌血症反复发作，以及迟发性血源性诱发的人工髋关节感染。

预期寿命

在考虑镰状细胞血红蛋白病的患者的手术治疗时，需要考虑患者的预期寿命和早期死亡的危险因素。一项多中心研究，包含3764名患者，研究发现男性的中位死亡年龄为42岁，女性为48岁。但是，50%的镰状细胞贫血患者可以活过50岁。在血红蛋白镰状细胞病的患者中，平均死亡年龄男性为60岁，女性为68岁。肾功能衰竭、急性胸部综合征、癫痫发作和胎儿血红蛋白降低的患者早期死亡的风险增加。

影像学检查

对于镰状细胞血红蛋白病，大多数关于股骨头坏死的研究，根据X线平片Ficat分类进行分期。在前面所提到的2590例患者的多中心研究中，其中的一个135例患者的亚组中，47%为Ⅱ期（硬化和透亮区），30%为Ⅲ期（软骨下透亮线或塌陷），23%为Ⅳ期（晚期变化）。在这项研究中，几乎一半的骨坏死患者（47%）在诊断时没有髋关节疼痛或活动受限症状。但是，这些患者中1/5在后来出现症状。磁共振成像（magnetic resonance imaging, MRI）能

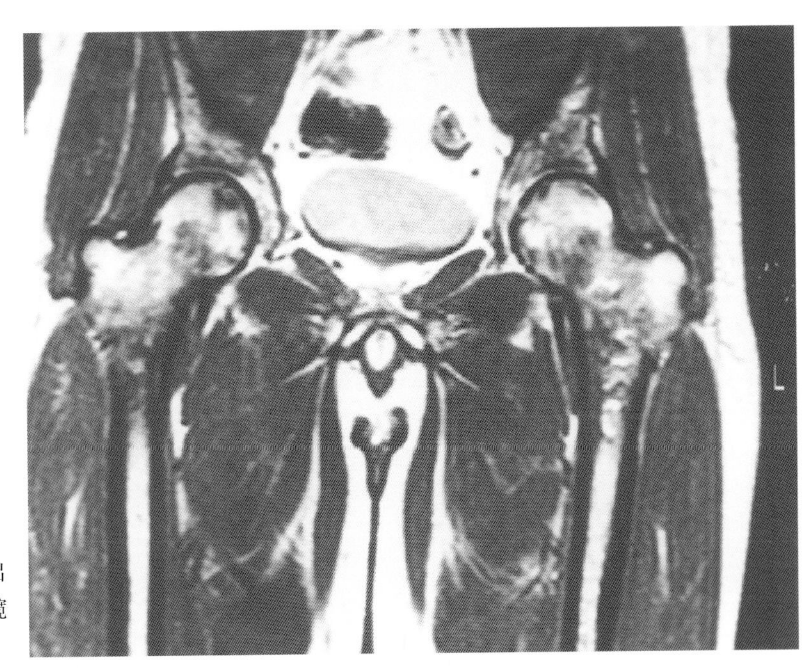

图36.1 患镰状β-地中海贫血血红蛋白病并且出现左髋疼痛的32岁男性的MRI，图像表明双侧髋关节骨坏死

在镰状细胞血红蛋白病的患者中发现Ⅰ期病变（图36.1），建议在患者髋部、大腿或膝盖出现疼痛但X线片正常时采用。

疾病管理的重要性

对于镰状细胞血红蛋白病患者，早期识别和治疗疼痛，可以减少血管阻塞危象，从而改善结局。一般认为，血管阻塞危象会导致股骨头缺血性坏死。一项包含215例患者的研究（94例SS，121例SC），强调了综合性骨科监测和系统性治疗的重要性。该研究发现，水化、休息、拄拐和药物镇痛，可以治疗和预防疾病相关的关节疼痛危象，从而延缓甚至避免股骨头缺血性坏死。相对于115例（58例SS，57例SC）对照组，综合疾病管理组股骨头缺血性坏死比例低（14.4%对比36.5%）。

术前准备

镰状细胞性贫血患者髋关节手术后并发症多见，据报道，术后并发症高达50%。因此，重大髋关节手术前，特别是THA，需要充分的内科和血液学评估。如果病人有任何肺部疾病或腿部溃疡，手术应推迟。

为了减少并发症的发生，一般建议术前输血，使血红蛋白水平达到10g/dL，进不进行换血治疗均可，换血治疗可将血红蛋白S的水平减少至30%以下。一项包含692例（72例骨科手术）手术的多中心、随机对照研究，以及一项包括66例骨科手术的随访研究发现，保守输血疗法（将血红蛋白水平增至10g/dL）与积极输血方案（降低血红蛋白S水平至30%以下）相比，在预防围手术期并发症方面效果一样。保守输血治疗组的输血相关并发症只有积极输血方案的一半。

对行重大髋关节手术、包括THA的患者，推荐脊髓或硬膜外麻醉，以减少出血并降低血栓栓塞的发生率。推荐住院期间给予足够氧疗和水化、预防性使用抗生素以及抗栓治疗。对于镰状细胞血红蛋白病的患者，作者常规在THA术中和术后使用双侧大腿以下气压治疗。

另一个术前需要重点考虑的问题是化脓性关节炎。一项包含24例髋关节骨坏死和化脓性关节炎的患者回顾性研究，强调了针对镰状细胞病合并股骨头坏死的患者，进行THA术前髋关节穿刺筛查感染的重要性。

外科治疗（图36.2和图36.3）

髓芯减压

髓芯减压被建议用于治疗FicatⅠ期（平片正常，MRI扫描异常）和早期FicatⅡ期特发性股骨头坏死。然而，这一手术的相关报告，几乎没有纳入镰状细胞病患者。有人提出，镰状细胞病和股坏死

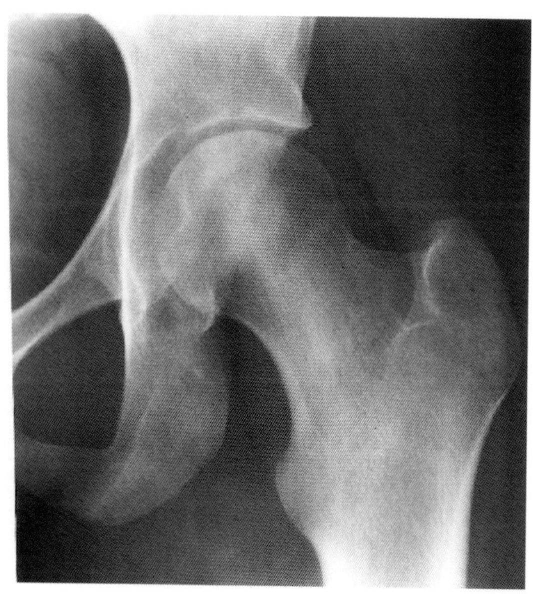
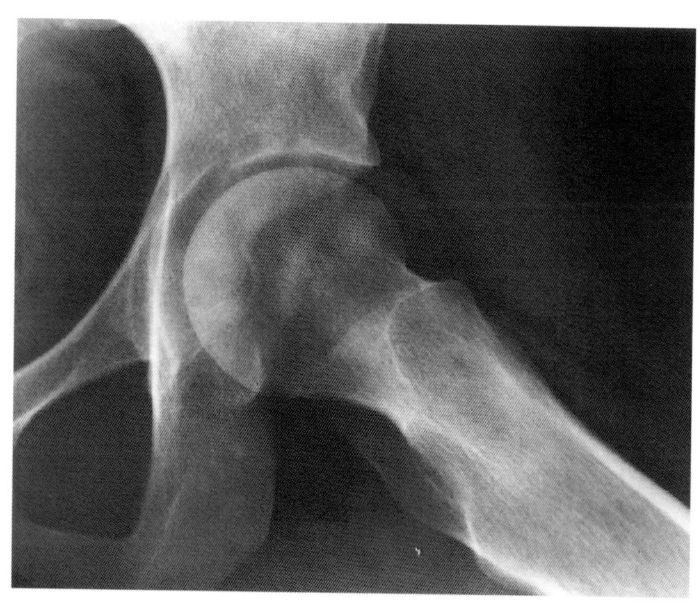

图36.2 22岁女性镰状细胞贫血患者，左髋关节疼痛，正位（AP）（A）以及侧位（B）平片显示Ⅱ期骨坏死。MRI扫描和组织学检查证实了该诊断

患者相对年轻，同时松质骨血管更丰富，他们可能更适合行髓芯减压进行早期干预。一项包含10例患者13侧髋关节的病例系列的研究，平均年龄为15岁（范围9～21岁），平均随访3.7年（范围9～21年），建议对慢性髋关节疼痛行髓芯减压。11例髋关节未发生塌陷，其中10例疼痛改善，只有3例发生影像学进展。在另一项研究中，3例没有塌陷的早期Ⅱ期坏死的患者行髓芯减压，疼痛不缓解，1年内都需行关节置换术。一项前瞻性病例对照研究，从1994年持续至2008年，结果显示髓芯减压是治疗镰状细胞病患者股骨头缺血性坏死的一种有效的方法。其数据显示，42例髋关节中，39例疼痛缓解，10例在7.4（±2.7）年内恶化，需行人工全髋关节置换术；相比之下，未手术对照组23例髋关节中，只经过2.6（±2.4）年就有9例需行人工全髋关节置换术。但是，另一项研究比较了物理治疗加髓芯减压

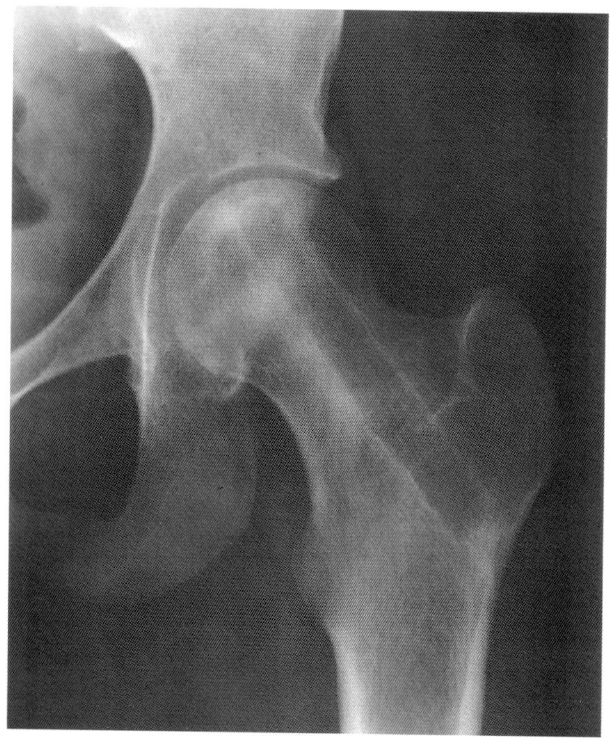
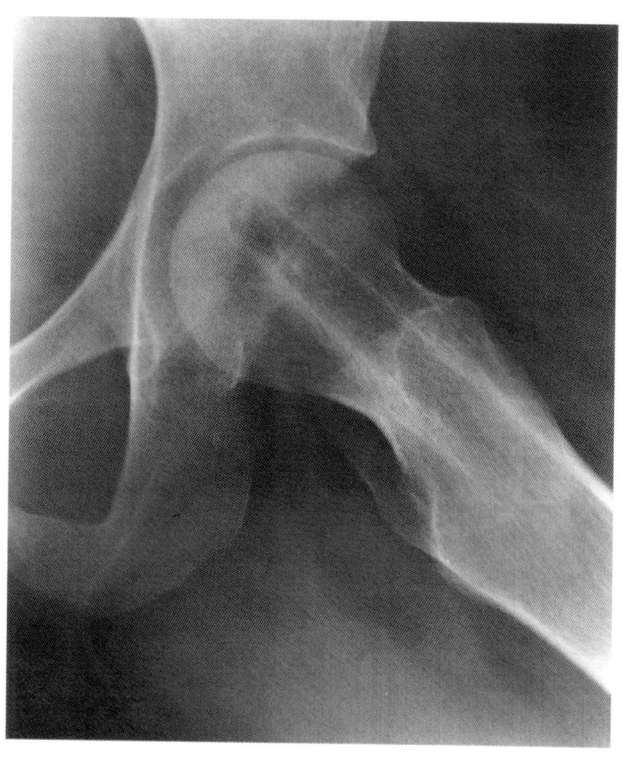

图36.3 髓芯减压术后3年的正位（A）和侧位（B）平片。患者髋部无疼痛，影像学无进展

组与单纯物理治疗组的疗效，平均随访3年，两组疗效并无差异。对于髓芯减压，仍需长期随访，以判断其是否显著改变镰状细胞病相关骨坏死的自然史，或者单纯物理治疗是否足够。

骨水泥

一项法国研究，描述了一种治疗Ⅲ期髋关节骨坏死的替代手术。10例镰状细胞血红蛋白病患者16个髋关节，坏死骨和表面的关节软骨被掀起，注射低黏度丙烯酸骨水泥，恢复股骨头的球形形态。随访3～7年（平均5年），2例髋关节分别在第1年和第2年行关节置换术，14例髋关节改善。但是，部分患者行走或长时间活动后有疼痛，外展受限，X线片显示逐渐恶化，这意味着存在进展性关节炎。所以，该手术尚需进一步随访，以及其他中心的随访研究。

人工髋关节表面置换

在髋臼软骨退变发生之前，对坏死的股骨头进行表面置换，似乎是一个有吸引力的保守手术。虽然，半表面置换对于股骨头坏死合并其他疾病，在短期和中期的随访中是成功的，但其并未在镰状细胞病方面获得成功。一项研究报道中，4例镰状细胞病患者手术都失败。另一项报告中，1例镰状细胞病患者，半表面置换术后，仅仅2年就出现了严重内陷。

全髋关节置换术

镰状细胞血红蛋白病的患者，各类全髋关节置换术后并发症和失败率都很高。10项发表的研究数据总结在表36.1。在这些研究中，术后并发症发生率的范围是7.7%～100%，经常报道的并发症包括：大量失血、镰状细胞危象、伤口渗出和血肿。多数情况下，住院时间延长。一项报告描述了股骨准备的难度，有硬化骨和封闭髓腔，术中3例穿孔，4例股骨骨折。术后感染率非常高：在几项研究中为16%～20%，这可能是因为菌血症发生率高。在一项报告中，预防性静脉使用抗生素3天，如果培养结果阳性，则使用30天，同时在骨水泥中混入抗生素，

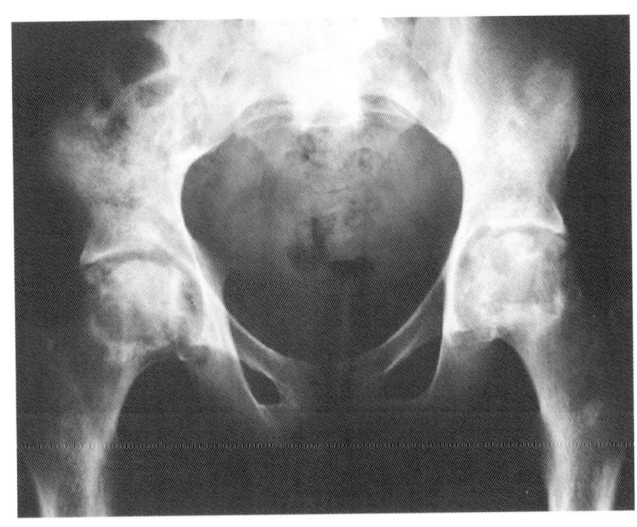

图36.4 21岁男性患者，患有镰状细胞病和双侧终末期股骨头坏死，术前正位片。行双侧非骨水泥型全髋关节置换术，治疗严重疼痛和活动障碍

使得抗生素在几年间长效释放，该报告术后感染率很低（3%）。所有类型的髋关节置换，术后松动引起的失败率较高，翻修率从5年内的38%～10年内的50%。一项报告包含了13例骨水泥髋关节置换，平均随访43个月，几乎所有病例均失败，非骨水泥型结果有显著改善，但随访时间只有2年。在上述的骨坏死多中心研究中，27例行髋关节置换术的患者，随访4.5年时生存率只有70%。一项研究包含了16例初始和翻修病例，平均随访6年，无早期或晚期感染。2个年轻活动量大的男性患者，分别在第7年和第10年时出现严重的聚乙烯内衬磨损，合并骨溶解，行二次手术（图36.4和图36.5）。总体而言，9例髋关节效果极好，4例良好，2例较差，5例（33%）在随访期间行二次手术。一项研究报道了36例患者，采用小号非骨水泥股骨假体，行双侧一期双动头置换。平均随访5.7年，没有股骨假体松动，但是出现2例双动头假体相关的并发症（内陷，不稳）。目前，对于镰状细胞血红蛋白病的患者，进行初次或者翻修THA，强烈推荐使用非骨水泥假体。

血友病

病因

血管、血小板或血浆的功能异常导致凝血障碍。这3个阶段之间的重叠使其更加复杂。除了血

表36.1　关于单动和双动半髋关节置换的随机前瞻性研究结果

作者（年）	髋关节数（患者数）	患者年龄（岁）	随访时间（年）	早期并发症	感染	假体翻修或松动
Gunderson等（1977）	11（7）	13～26	未注明	27%（2例股骨骨折）	0	未注明
Bishop等（1988）	13例初次（11） 4例翻修（4）	16～47（平均31）	3～13（平均7.5）	未注明	23%（3/11例初次【2例早期】，1/4翻修）	8%（1例第9年时髋臼翻修）
Hanker和Amstutz（1988）[a]	9例初次THR 2例表面置换术 2例翻修 5例切除 1例关节融合	平均32	2～26（平均6.5）	100%（包括5例危象和大量）出血	2	术后5.4年时50%
Clarke等（1989）	27（15） 17例初次 10例翻修	19～56（平均33）	最短2年（17个髋关节）	4例股骨骨折（3例股骨干穿孔），2例轻微的镰刀细胞危象	0	股骨24% 髋臼24%[b]
Acurio等（1992）	35(25) 20例THR 11例双动头 2例 Austin-Moore假体 2例 髋臼杯	16～45（平均30）	2～18（平均8.6）	49%	20%（THR 10%）	10年时50%翻修
Moran等（1993）	22（14） 15例初次 7例翻修	17～58（平均37）；初次； 27～56（平均39）翻修；	初次平均4.8； 翻修平均5.3	初次病例14，翻修病例12	8%	初次无菌性失败31%，翻修组43%
Hickman和Lachiewicz（1997）	15（10） 8例初次 7例翻修	21～50（平均40）	2～12（平均6）	75%（包括5例大出血）	0	20%（11年时2例骨溶解 1例髋臼）
Al-Mousawi等（2002）	35（28）	19～42（平均27.5）	5～15（平均9.5）	31%（6例危象，2例大出血，3例股骨穿孔）	1（术后10年迟发感染）	17%
Ilyas和Moreau（2002）	36（18） 全部为非骨水泥型双动头假体	17～39（平均）	2～10（平均5.7）	17%	2（1例深部，1例浅表）	6%
Hernigou等（2008）	312（244） 全部为骨水泥型	18～51（平均32）	5～25（平均13）	3.8%镰状细胞危象 23.8%输血反应 1.3%急性胸部综合征 0.3%深静脉血栓形成 0.3%肺栓塞 1.9% 股骨穿孔	10（3%）	9%（28）无菌性髋臼松动 8%（24）无菌性股骨松动 13.5%翻修

注：[a]研究包含3例镰状细胞特性的患者。
[b]9/10例翻修针对松动骨水泥型假体。
THR，全髋关节置换

管收缩，血管阶段还暴露组织成分，促进血小板活化并激活凝血过程的内源性和外源性途径。大部分肌肉骨骼病变是由X连锁的Ⅷ因子（经典血友病或血友病A）或Ⅸ因子（圣诞节病或血友病B）缺乏所致。反复关节血肿导致滑膜肥厚、慢性滑膜炎、关节软骨退化，最终导致关节病变。其他11个已知的血浆凝血因子可能不足或缺乏，但很少在非外伤情况下引起关节出血。Von Willebrand因子是一种由内皮细胞和巨核细胞产生的蛋白质，促进血小板黏附，是Ⅷ因子的血浆载体。不到1%的髋关节病是

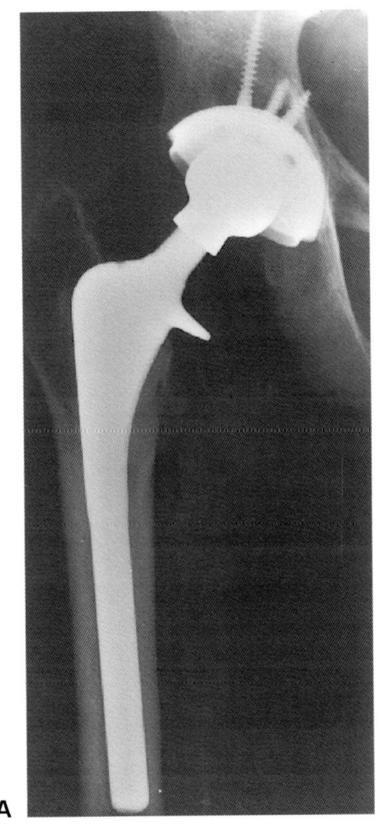
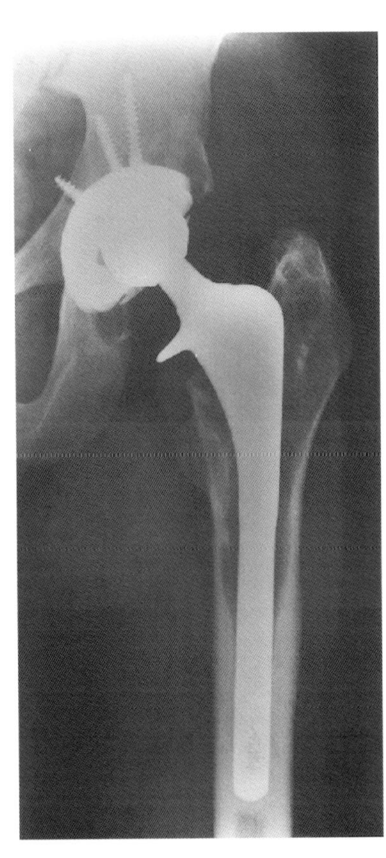

图36.5 A. 术后10年，右髋关节平片显示固定良好，无骨溶解；B. 术后10年，左髋关节平片显示骨盆骨溶解（坐骨）以及广泛股骨骨溶解。患者无症状，对其行聚乙烯内衬以及股骨假体翻修以及植骨

由Ⅷ因子相关的Von Willebrand因子缺乏导致。一项单中心回顾性研究，包含270例合并骨科疾病血友病患者，236例Ⅷ因子缺乏，32例Ⅸ因子缺乏，2例患Von Willebrand病［其中1例需行全髋关节置换（THR）］。

影像学检查

一项回顾性研究，包含175例血友病患者，34例（64个髋关节）患者主诉髋关节疼痛，研究其骨盆平片发现：股骨近端骨骺未闭合的髋关节中，80%有外翻畸形，但没有骨性关节炎改变；骨骼发育成熟的髋关节中，15%有退行性改变，8个髋关节髋臼内陷。

非手术治疗

关节出血必须予缺乏的凝血因子替代治疗，至少达到止血所需水平。有时需要卧床休息，但应鼓励病人尽快恢复活动。一些治疗中心推荐穿刺，但如果凝血因子补充及时，可能并不必要。穿刺的指征包括：补充凝血因子无法缓解的关节肿胀和疼痛，以及与物理检查或临床检查不符的剧烈疼痛，此时怀疑关节感染（尤其在发热情况下）。血友病患者的髋关节，两个最大的风险是缺血性坏死和化脓性关节炎，特别是人类免疫缺陷病毒（Human Immunodeficiency Virus，HIV）阳性的患者。

手术治疗

慢性滑膜炎在踝关节、膝关节和肘关节容易诊断，但在髋关节很少能早期诊断，因此很少行髋关节滑膜切除术。有人提倡以关节镜治疗各种滑膜疾病以及髋关节游离体，但（据我们所知）目前尚无关于髋关节镜治疗血友病滑膜炎的结果报告。

由于血友病性关节炎常见外翻畸形，有人推荐采用内翻截骨术。一项研究中，包含9名复发性关节积血和髋外翻的血友病患者，11例行内翻截骨术，平均随访15年，7例（64%）髋关节临床改善，6例（55%）发生影像学进展。对于年轻髋外翻血友病患者，若髋关节无或仅有轻微X线病变，可以考虑行该手术。

对血友病患者行髋关节手术治疗通常较保守，以待疾病终末期时行人工髋关节置换术。一项报告中，27例男性患者（4个血友病中心）行34侧髋关节置换术，平均随访8年，使用骨水泥型股骨假体的患者，42%有明确的或可能的松动，使用骨水泥型髋臼假体的患者，65%有明确的或可能的松动。7例非骨水泥型髋关节无翻修，也没有影像学松动征象，但这组人群只平均随访了2.8年。骨水泥型髋关节并发症较高，3例需行假体取出术治疗感染，骨水泥型股骨假体21%出现无菌性松动，骨水泥型髋臼假体23%出现无菌性松动。没有发生早期感染的病例，出现了其他并发症，包括术后出血、深静脉血栓形成和产生抑制因子。另一项报告，包含了来自牛津血友病中心的21名血友病性关节炎患者，行22例THA。中位随访7.6年后，22例髋关节中，5例行翻修，另外3例出现了明确的影像学松动，机械性失败率共36%。另一项报告，包含来自（瑞典）马尔默市的11例患者，行13例骨水泥型Charnley THA。平均随访10年（范围6～13年），4例翻修：2例松动和2例晚期血源性感染。6个髋臼假体和3个股骨假体出现影像学松动，发生率较高。另一个中心报告，截止至2002年，30年间共纳入13例患者，行15例髋关节置换术。其中有10例血友病A患者，3例Von Willebrand病患者。平均随访132个月（范围为12～363个月），显示结果良好，1例在14年后出现无菌性松动，1例合并HIV感染的患者，在14个月时出现感染性松动。Harris髋关节评分术前平均48分（范围32～66分），术后增加至89分（范围76～100分）。另一项研究报告，截止到2003年，7年间共纳入23例血友病患者，行27例THA。平均随访92个月（范围60～156个月），生存率为95.2%。Harris髋关节评分术前57分，术后增至95.9分。1例患者髋臼周围出现骨溶解，需更换聚乙烯内衬及植骨。1例患者需行翻修手术，翻修时使用了骨水泥型髋臼杯。另一项研究，包含16例患者18个髋关节，平均随访8.5年，患者满意度高。2例髋关节出现并发症需翻修，1例为7.5年后髋臼假体无菌性松动，另1例术后7年时跌倒造成假体周围骨折。所有患者疼痛均改善，92%的患者愿意再次选择手术治疗。

骨水泥型髋关节置换术失败率高的可能原因包括：患者年轻活动水平高，骨水泥技术不理想，骨-骨水泥界面微出血，以及最终因为其他下肢关节受累而对髋关节造成过度的压力。使用非骨水泥系统的最新研究的成功表明，这种方法对这些患者具有优势。

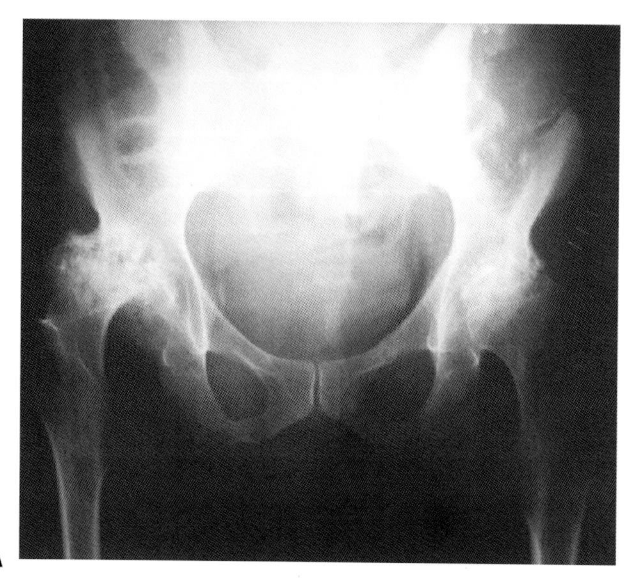
A

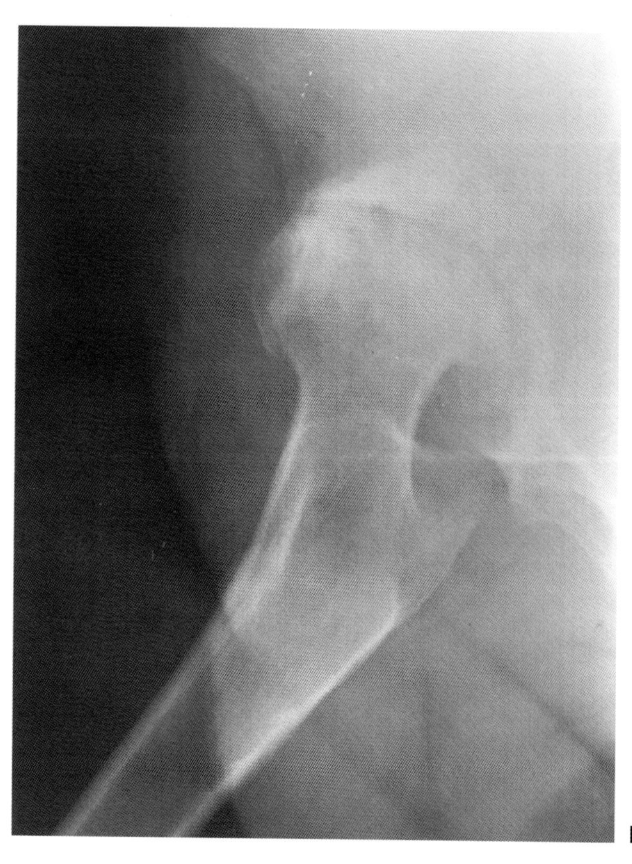
B

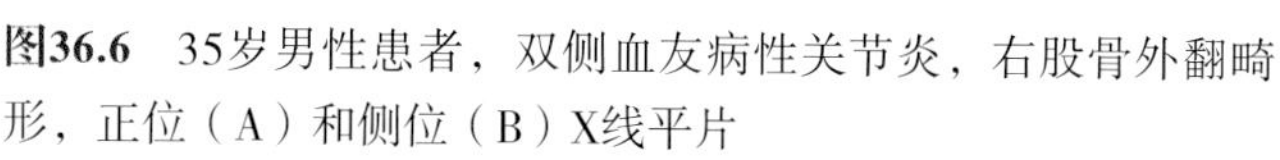
图36.6 35岁男性患者，双侧血友病性关节炎，右股骨外翻畸形，正位（A）和侧位（B）X线平片

术前准备和围手术期处理

一般建议，血友病患者的人工关节置换术应在具备治疗经验的大型治疗中心完成。围手术期需要重要考虑的是输血，以弥补凝血因子缺乏，在手术期间使凝血因子达到正常值的100%。根据定义，1个单位的凝血因子Ⅷ是凝血因子Ⅷ在1mL新鲜冰冻血浆中的活性。对于1kg体重，每输注1单位的Ⅷ因子，可将血浆Ⅷ因子水平增加2%。Ⅷ因子水平应该在术前和术中达到100%，术后持续输注，1～5天维持在75%～100%，术后6～10天维持在50%～74%，术后11～15天维持在25%～49%。此外，术后药物抗凝存在禁忌证。需严密监测凝血因子水平，促进止血，并预防静脉血栓形成或肺栓塞。存在抑制因子的患者，对传统替代治疗有抵抗。患者抑制因子状态的严重程度，以每毫升血浆的Bethesda单位数量量化。之前认为，抑制因子超过20Bethesda单位/毫升是手术禁忌证。近年来，可以通过旁路药物克服抑制因子的影响，使得手术可以进行，但是成本非常高，而且需要协调多学科参与，需要考虑风险和获益。

除了术前要对患者进行充分的药物准备，手术也需要相当多的准备。根据患者大量出血开始的年龄不同，可以改变股骨近端的解剖，最严重的情况下，可能出现股骨髓腔过窄，外翻，股骨头和股骨颈过度前倾，以及髋臼内陷（图36.6）。由于骨水泥型髋关节置换术疗效不佳，倾向于选择非骨水泥型系统，需要术前仔细比对尺寸或者定制假体。在这些人群中，长期随访可能证实非骨水泥型固定的优势，特别是髋臼侧。

人类免疫缺陷病毒

来自一些血友病中心的研究表明，33%～92%的血友病A患者，14%～52%的血友病B患者有HIV抗体。在血友病性关节病的人工髋关节置换术的研究中，大约50%的患者为HIV血清学阳性，平均随访7年，贡献总体死亡率的20%～33%。若患者CD4水平大于500，皮内抗原反应试验阳性，血小板计数大于60000，绝对白细胞计数大于1000，人血白蛋白大于25g/L，没有机会性感染或肿瘤病史，术后出现并发症的风险与一般人群类似。目前已经制定了手术分级系统，用于协助评估手术风险。得益于三重抗反转录病毒疗法，HIV患者的寿命大大增加。最近的一个来自众多发达国家的合作研究报告，20岁之前开始高效抗反转录病毒治疗（highly active antiretroviral therapy，HAART）的HIV患者，现在的平均预期寿命为43岁，这比以往的治疗方案大约延长了13年的寿命。不幸的是，继发于蛋白酶抑制剂药物（HAART疗法的一部分）高暴露的股骨头缺血性坏死，在美国艾滋病人群中越来越普遍。这些延长生命的药物，目前也可用于发展中国家，因而世界范围内的缺血性坏死的患病率将增加。

肾功能衰竭与肾移植

正在接受血液透析或慢性腹膜透析的慢性肾功能衰竭的患者，通常有严重的肾性骨病，这是由于甲状旁腺功能亢进、骨软化以及淀粉样沉积所致。据报道，这些患者髋部骨折的风险增加超过4倍。在采用现代骨水泥技术和假体的THA的报道中，继续接受慢性透析的患者，存在较高的深部感染和早期假体松动发生率。一项多中心研究，包含11例慢性透析患者16个髋关节置换，术后仅经平均55个月的随访，就出现45%的病死率。除1个髋关节外，其余全部为骨水泥型假体。并发症发生率高，包括3例深部感染（19%），2例复发性脱位，1例股骨骨折，10例股骨假体和12例髋臼假体可能或明确松动。

在另一项来自日本的研究中，15例慢性血液透析患者接受各种髋关节置换术，骨水泥型假体松动引起的失败率为35%。松动可能与骨-骨水泥界面的骨软化和骨吸收相关。对慢性透析患者来说，非骨水泥型假体可能是一个更好的选择。

另一项回顾性研究中，15例行慢性肾透析的患者进行24例髋关节置换术，平均随访8年，机械松动率高（58%）。术后医疗并发症发生率高（66%），有6名在平均3年内死亡（40%）。本报告的中短期随访（3～7年）显示，非骨水泥型假体的结果令人鼓舞。

虽然所有肾透析患者进行THA的报告都强调围手术期死亡率高，但是，大多数仍建议行手术治疗，以缓解疼痛，目前尚未发现更好的替代治疗。然而，一项研究报道中，住院死亡率高达29%（4/14例），因而质疑是否应对这些患者行任何关节置换术。有一个全面的注册系统（美国肾脏数据系统，United States Renal Data System），能够准确跟踪发病率和死亡率。在2000个注册单位的375857例患者中，THA术后30天和3年的死亡率分别为0.25%和30%，这与该人群整体预期死亡率类似。

肾移植后，药物引起的骨质疏松导致骨密度迅速下降，6个月和18个月内分别下降6.8%和8.8%。最近的一项研究，使用微磁共振成像（micro-MR imaging）进行计算机模拟的生物力学研究，显示6个月内，在一些测量指标中，密质骨和松质骨表现出骨量丢失和强度减弱。使用双膦酸盐类药物可能减少丢失。

肾移植后，骨水泥型THA的早期结果是积极的。然而，随着随访时间延长，出现骨-骨水泥界面松动，结果并不令人满意。一项研究中，24例骨水泥型THA，平均随访86个月，6例（25%）由于无菌性松动失败。脱位发生率高。对这些患者行髂骨活检，结果显示高转换型骨质疏松、类骨质增多，这可能是高失败率的原因。但是，一项研究显示，50例肾移植术后出现骨质疏松患者，行76例骨水泥型THA，随访10年以上，10年生存率为78%（±11%）。尽管使用了免疫抑制剂，但感染率低（1.3%），反而是脱位率高（16%）。对于这些肾移植患者，骨水泥植入物的无翻修生存期长于预期寿命。非骨水泥多孔涂层THA可能更适合这类患者。一项研究中，包含27个非骨水泥型髋关节，术后平均随访48个月，所有患者均有良好的髋关节评分。另一项研究中，包含53例非骨水泥全髋置换，94%在5～8年时是稳定的。另一项研究中，30例肾移植后晚期股骨头缺血性坏死患者，行45例非骨水泥型THA，术前平均Harris髋关节评分为48分，术后平均随访7.2年，评分提高到94分。4例髋关节行翻修手术，1例为首次手术11年后反复脱位，3例为聚乙烯内衬磨损和大量骨溶解。总体上，该病例系列支持肾移植患者非骨水泥THA的良好效果。

在肾移植和透析患者中，关节假体周围感染是主要的风险。Mayo诊所分析了367例接受人工关节置换和实体器官移植的病例，发现12例感染，其中8例为肾移植。革兰阳性菌是最常见的病原菌（8例），也有机会性感染（非结核分枝杆菌以及培养阴性菌各2例）。

戈谢氏病（Gaucher’s病）

戈谢氏病是一种常染色体隐性遗传、系统性溶酶体储存障碍疾病，其特点是葡萄糖脑苷脂（一种复杂的脂质）在网状内皮细胞内累积。戈谢细胞浸润引起肝脾肿大，全血细胞减少，并累及骨。该病有3种形式，均由基因诱导的葡萄糖脑苷脂酶的相对缺乏导致。I型是最常见的形式，它不涉及中枢神经系统，在Ashkenazi犹太人中最常见，其特点是缓慢但渐进的内脏或骨受累。戈谢氏病的骨骼病变表现多样，包括骨质疏松、骨折、进展性的股骨头坏死。MRI显示下肢骨骼受累比X线平片或CT更广泛。一项包含24例患者的研究中，18例行MRI的股骨头中，15例有戈谢氏病受累，但只有4例X线平片出现骨坏死。

两项行THA治疗的戈谢氏病的小型病例报告发现，术中及术后出血常见。骨水泥型假体无菌性松动发生率较高（46%），未出现早期或晚期感染。一项研究包含8例患者15个髋关节，平均随访7.3年，27%的髋关节因松动而翻修。最近的一项多中心研究，包含23例来自以色列的戈谢氏病患者，行29例THA。20例为初次关节置换术（平均随访时间8.2年），9例为翻修病例（随访时间不确定）。植入了多种骨水泥和非骨水泥型假体。患者报告的问卷调查结果显示，初次关节置换术后疼痛明显减少，生活质量和功能改善。翻修后的数据不太理想。至少21%的初次置换假体和55%的翻修假体在影像学上观察到松动。未发生溶血或早期感染。作者建议对戈谢氏病相关的髋关节疼痛和功能障碍行THA治疗。另一项研究，包含12例戈谢氏病患者，行15例髋关节置换，最近的结果表明，平均随访8.3年，非骨水泥型全髋关节置换术结果良好。报告并未出现严重的并发症，只有3例患者需要翻修。

酶替代疗法（Enzyme Replacement Therapy,

ERT）能够改善戈谢氏病患者的结局，可以迅速改善内脏症状，增加骨密度，后者经由腰椎的双能X线吸收法（Dual-energy X-ray Absorptiometry，DXA）扫描证实。一项来自英国的研究，包括9例患者12例髋关节，结果显示术前采用ERT治疗的患者，围术期并发症降低。研究队列中，平均随访11.5年，4例髋关节由于无菌性松动需要翻修。

褐黄病（Ochronosis）

褐黄病于1866年被Virchow 命名，由希腊单词ωχρος（yellow，黄色，该色素在显微镜下观察为黄色）和νοσος（disease，病）组合而成，该病是由氧化的尿黑酸在结缔组织聚集所致（图36.7）。这种聚集继发于尿黑酸尿症，是一种罕见的常染色体隐性遗传病，引起酪氨酸代谢障碍，导致尿黑酸大量累积，从尿液中排泄。本病常被忽视，直至中年，大多数发生褐黄病性关节炎，多在40多岁时出现背部疼痛，随后10年内相继出现膝关节、肩关节和髋关节疼痛。在采用现代下水道系统以前，尿液留置后颜色变深往往是起病征象。中年时出现巩膜和外耳色素沉着。尿液中尿黑酸筛查试验包括与三氯化铁、Benedict试剂或饱和硝酸银的反应，确诊可以通过尿黑酸色谱、酶法或分光光度法检测。

影像学上，褐黄病性关节病可能很难与强直性脊柱炎鉴别。提示褐黄病的脊柱异常包括椎间盘密集钙化与椎间隙狭窄。影像学上，髋关节受累类似萎缩性骨关节炎，即广泛的软骨丢失，而几乎没有反应性成骨（图36.8）。一项研究分析了9例戈谢病患者手术中获取的关节标本，显示随着尿黑酸水平增加时相应的改变。在褐黄病最初阶段的标本中，色素沉积局限于钙化软骨附近的软骨细胞内以及周围细胞基质区域。在更严重褐黄病的病例中，色素蔓延至整个透明软骨，可以是颗粒状或均一状，往往在这个阶段破骨细胞开始吸收软骨下骨板，而且软骨变得比一般骨关节炎患者更僵硬。周围肌腱经常出现惊人的钙化。在一项文献回顾中，84例褐黄病性关节炎患者中，膝关节和髋关节受累分别有62例及33例。男性患者更易发生膝关节受累，髋关节受累的性别分布大致相等。褐黄病性关节病可以通过细针穿刺活检确诊。在这些患者进行全髋关节置换术前，建议评估是否存在心脏杂音。由于尿黑酸性脊柱关节病也存在颈髓受压风险，应评估颈椎。

血色病

血色病是一种铁储存障碍疾病，肠道过度吸收铁，铁在实质器官的沉积，导致器官损害。症状和体征包括皮肤色素沉着、糖尿病、肝脏和心脏损害、性腺功能减退和关节病。25%～50%的患者发生骨关节病，多在50岁以后起病。手部小关节最先受累，但所有关节均可累及，为进行性多关节炎。一项包含25例血色病患者的研究中，6例出现严重的髋关节疾病。髋关节是最常见受累的大关节，影像学表现类似于骨关节炎。此外，还可能出现软骨钙化和软骨下楔形透亮区。19例累及髋关节的病例，切除股骨头的组织病理学显示，42%关节软骨从潮线撕脱，37%有原发或继发骨坏死，26%有焦磷酸钙沉积。本病在硬化前期，诊断上最简单、可靠的筛查试验是转铁蛋白饱和度及血清铁蛋白水平。如有任一试验结果异常，应进行肝活检。血色病的治疗包括体内过多铁的排出，以及受损器官的支持治疗。未经治疗的患者，平均寿命为诊断后4.4年。治疗后，5年生存率可从33%增加到89%。耶尔森菌感染致小肠结肠炎是血色病明确的并发症，在髋关

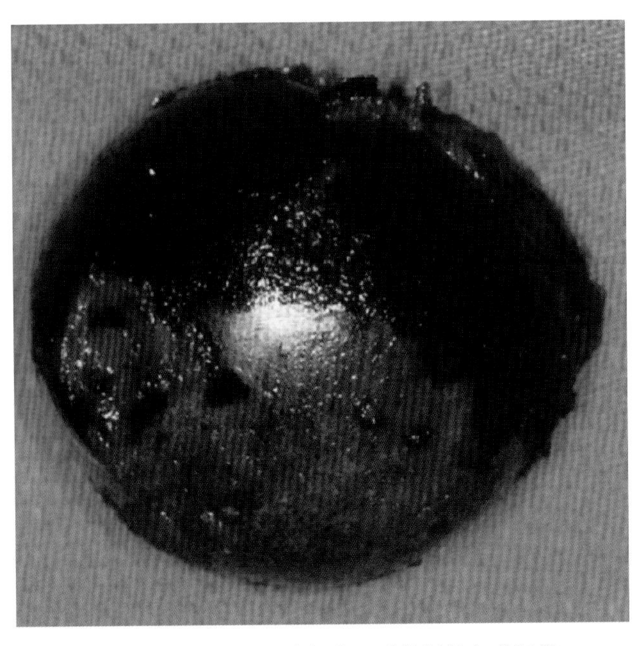

图36.7 褐黄病患者的股骨头标本显示特征性色素沉着

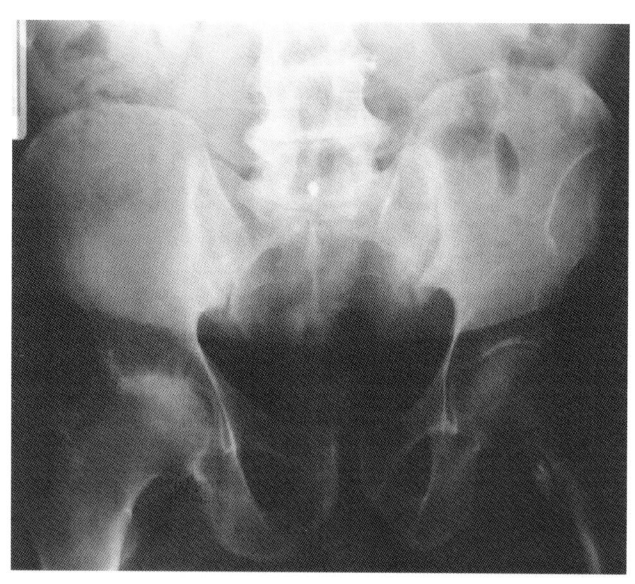

图36.8　58岁男性患者的骨盆正位片，患有褐黄病和髋关节炎，伴多个椎间隙狭窄

节置换术术前，应考虑预防性应用庆大霉素或环丙沙星。一项包含15例血色病患者的报告中，行19例THA，14例功能改善，无髋关节疼痛，1例在第10年时由于骨水泥型髋臼假体松动出现步行障碍。基因型影响生存期，HFE基因C282Y突变纯合子的患者，无菌性松动率较高。该突变的纯合子也是骨关节炎导致THR的危险因素。在髋关节外科医生对血色病患者进行风险评估时，遗传分析可能是有价值的。

肢端肥大症

肢端肥大症是骨骼发育成熟后，循环生长激素水平增加导致的，通常因垂体腺瘤引起，手、脚和面部特征增大。肢端肥大性关节病通常会影响髋关节，软骨肥大增生，最初引起关节几何形状扭曲，随后进展至类似于原发性骨关节炎的退行性关节炎。相比于关节毁损的严重性，肢端肥大症的特点是软组织相对松弛。病程早期，可见因关节软骨肥大而引起的关节间隙增加。一份报告中，患者股骨头内侧出现少见的吻状骨赘，软骨下骨不规则内陷以及中度滑膜炎。病理研究结果表明，这是一种有别于骨关节炎的特殊关节病变。除了髋关节，其他常见受累的关节包括肩、膝、手和肘关节。

肢端肥大症的治疗通常包括垂体瘤手术切除或放疗。但是，这些治疗对患者的关节病的效果不大，关节病变主要按原发性骨关节炎的治疗原则治疗。1项包含89例肢端肥大症患者的研究表明，多数病例有关节间隙增宽和骨赘形成。1项研究包含了6例肢端肥大症患者，平均年龄为60岁，行11例骨水泥型THA。平均随访1～9年（平均5.5年），10例关节置换术成功，1例在第5年时，由于Mueller股骨假体损坏而翻修。

骨发育不良

成骨不全

成骨不全是一种遗传缺陷性疾病，表现为不同程度的I型胶原交联和分泌缺陷，导致骨骼脆弱、身材矮小、脊柱侧弯和韧带松弛。各种类型的成骨不全患者的髋关节病变，可能与骨质疏松、骨折、骨不连或髋臼内陷有关。随着患者预期寿命不断增加，可以走动的成年人可能出现髋关节和膝关节的骨关节炎。1项研究报告，行4例骨水泥型THA，平均随访7年，临床（无疼痛）和影像学（无松动）结局良好。1例双侧骨水泥型关节置换术后出现进展性髋臼内移，需行假体取出翻修术。因为解剖关系异常，对这些患者行THA具有挑战性，如需要植骨的髋臼内陷（大约33%的患者），近端股骨轻度扭曲，股骨前外侧弯曲（46%～86%的患者）等。对这类患者行关节置换术应使用骨水泥型假体，甚至是定制假体。目前尚无该病非骨水泥假体的报告。不推荐行双动头置换术。

扭曲性骨发育不良（Diastrophic Dysplasia）

一种罕见的常染色体隐性遗传骨发育性疾病，特点是患者身材矮小、马蹄足、脊柱侧凸、髋关节和膝关节屈曲挛缩。因为髋关节发育不良以及关节软骨异常，患者多在中年早期出现关节炎。该病在芬兰更多见，芬兰有一个最大的扭曲性骨发育不良行THA的病例队列，分别于1992年和2003年进行了报道。共24名患者，平均年龄为37岁，行41例非骨水泥型THA。2例患者此前接受过骨水泥型关节置换术，术后2年到3年时发生假体松动。这些手术在技术上都具有挑战性，表现为：股骨髓腔狭窄，8例股骨严重前弓（3例需要截骨），髋臼骨量不足（3例需要大块植骨），髋屈肌和内收肌挛缩（10例需松解）。平均随访5年，11例髋关节无疼痛，2例轻微疼痛，2例由于假体松动出现进行性疼痛。有7/15例发生髋臼移位，大部分为螺纹-环设计。并发症包括：2例股神经麻痹，2例术中股骨骨折。在第二份报告中，平均随访7.8年，另外5例（12%）出现髋臼假体松动，股骨没有发生无菌性松动。对于这些患者，需要仔细制定术前计划，因为股骨形状和尺寸发育不良，以及长期的挛缩，强烈建议使用非标准的或定制的股骨假体，同时行股骨短缩截骨和/或内收肌、屈髋肌肌腱切断术。最近的一项研究，对扭曲性骨发育不良的病理解剖进行计算机三维模型重建，显示了手术矫形相关的挑战。

多发性骨骺发育不良以及脊椎骨骺发育不良

多发性骨骺发育不良是最常见的骨软骨发育不良之一，通常为常染色体显性遗传。其严重程度差别很大。髋关节累及最严重，伴髋内翻、半脱位和早发性关节炎，髋臼的变化从严重发育不良到髋臼内陷不一（图36.9）。可发生股骨头坏死，通常为单侧，导致不对称的髋关节疾病。因为与Perthes病表现类似，必须注意避免误诊而漏诊晚期起病的骨骺发育不良。迟发性脊椎骨骺发育不良有常染色体显性遗传、X连锁隐性遗传两种形式，表现为包括身材矮小、脊柱疾病（脊柱侧弯、脊柱侧后凸畸形）和膝、足和髋关节受累。也可出现严重髋内翻、关节半脱位和早发关节炎。

Mayo诊所对行THA治疗的身材矮小患者的经验回顾中，14例为多发性骨骺发育不良，10例为迟发性脊椎骨骺发育不良。并发症多，失败率高。患者平均年龄为37岁，平均随访时间近9年，翻修率为41%，其原因认为是假体尺寸和骨水泥技术不理想。通常采用小型Charnley假体。报告中使用了10个非骨水泥型或者定制假体，但由于随访时间太短，无法对固定的最佳方法给出任何有价值的建议。

最近提出，将髋臼周围截骨术用于治疗各类髋关节疾病，包括先天性发育不良、Perthes病以及骨骺发育不良。有3例骨骺发育不良行截骨术治疗，随访2年，结果良好。

银屑病

银屑病是一种非传染性的皮肤自身免疫性疾病，一般表现为表皮出现粉色和白色的脱屑样斑片。约10%的银屑病患者出现慢性炎症性关节炎，主要累及手指和脚趾关节，也可累及髋关节、膝关节和脊柱。终末期需行髋关节手术，最常见的原因是银屑病合并骨关节炎。一项研究表明，银屑病关节炎与破骨细胞活性增加以及特殊的循环骨侵蚀可溶性因子（Dkk-1以及M-CSF）有关。银屑病关节炎改变骨代谢和骨密度，增加骨质疏松风险，尤其是在银屑病病程较长的患者中。已经证实，吸烟和肥胖增加银屑病患病风险，特别是银屑病关节炎，所以鼓励患者行为矫正可以改善手术结局。

银屑病患者骨科手术相关的最重要的问题是感染。研究患者关节置换术结局时，需要考虑的因素包括：围手术期抗菌药物的使用，既往手术史，是否诊断为类风湿性关节炎以及糖皮质激素应用史。一项银屑病患者髋关节置换术的研究报告，包括38名患者，行55例Charnley THA。浅表感染率为9.1%，深部感染率为5.5%。关节置换术在层流手术室进行，未预防性使用抗生素。患者无典型银屑病关节炎表现，11例患者在手术时服用激素。由于病原体是金黄色葡萄球菌、表皮葡萄球菌和变形杆菌，目前尚不清楚术前未使用抗生素可能造成的影响。由于患者数量少而混杂因素（例如：激素，术前未应用抗生素，类风湿关节炎）多，很难从该研究得出结论。银屑病皮损比正常皮肤隐匿的细菌多，但常规术前皮肤准备及围手术期抗生素应用，似乎足够减少甚至预防这类感染。但是，手术前请皮肤科会诊，从而控制切口附近的银屑病皮损是更为慎重的选择。

糖尿病

糖尿病是一种常见的疾病，几乎影响每一个器官系统。糖尿病患者的并发症是由于血管系统病变引起的。大血管病变导致脑血管、冠状动脉和外周血管疾病。微血管受累导致神经病变、视网膜病变

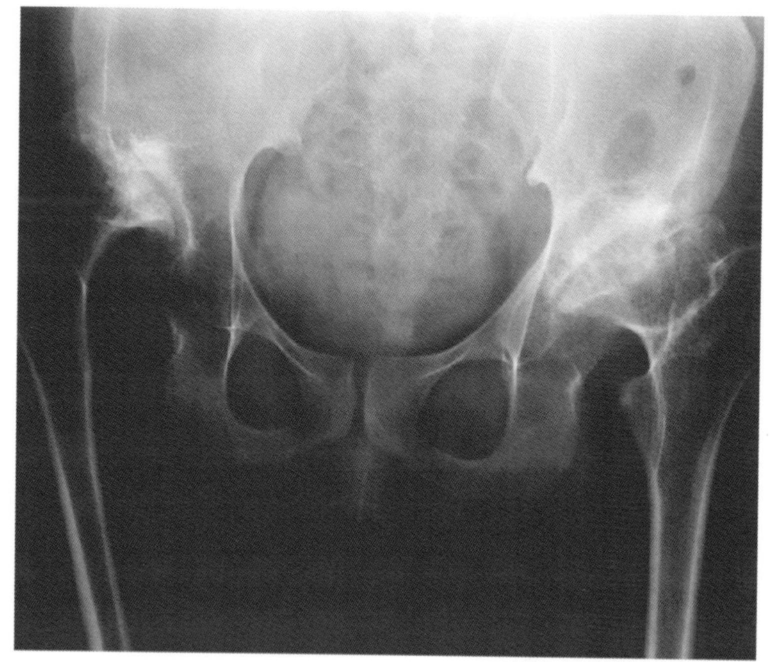

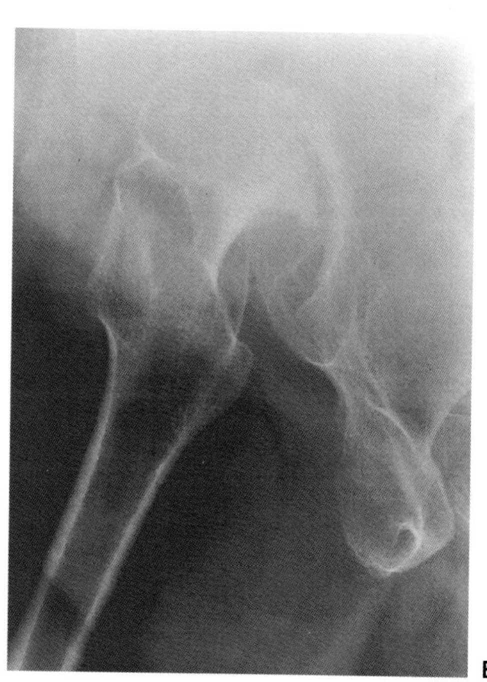

图36.9　33岁男性患者，患有脊柱骨骺发育不良。正位（A）和侧位（B）平片显示非对称性髋关节炎，右髋关节高位脱位，左髋关节严重发育不良

和肾脏疾病。所有需行全髋关节置换术的糖尿病患者，都推荐完成术前、术后心脏和外周血管评估。实验模型已经证实，高血糖对骨强度及骨折愈合有不利影响。患髋关节骨关节炎的糖尿病患者，其骨质疏松似乎比非糖尿病患者更严重。糖尿病患者更易感染，这可能是由于吞噬作用机制缺陷造成的。一项研究报告，调查了同一中心的3468例糖尿病患者，行4241个全膝或THR。感染发生率为3.43%，该研究中非糖尿病患者为0.87%。浅表和深部感染都有这种趋势，但糖化血红蛋白水平不是一个可靠的感染风险预测指标。一项更大的研究，分析了来自全国住院样本（Nationwide Inpatient Sample）的751340例原发或翻修全髋关节或全膝关节置换术。其中64262例为糖尿病患者（8.55%），其肺炎、脑卒中和输血风险均增加。另一项采用全国住院病人样本的回顾性研究得出的结论是，难以控制的高血糖患者发生脑卒中、尿路感染、术后出血、输血、感染和其他手术或全身并发症包括死亡的风险增加。糖尿病患者的住院时间也增加。一项采用丹麦髋关节置换注册（Danish Hip Arthroplasty Registry）样本的研究表明，行THR的3278例糖尿病患者比其余57575例患者更可能需要翻修手术。其数据表明，2型糖尿病深部感染的风险高于1型。

在一项对糖尿病患者的研究中，行64例Charnley THA，4例髋关节（6.5%）出现深部感染。手术均在一个洁净手术间进行，未预防性使用抗生素。此感染率明显高于非糖尿病骨关节炎患者。在另一项糖尿病患者的研究中，行93例THA，手术在层流手术间进行，穿隔离衣，使用二代头孢菌素，患者未出现浅表或深部感染。但是，这组患者总体并发症发生率高（24.3%），最常见的（14.2%）并发症为尿路感染。糖尿病患者非骨水泥型假体松动并未增多。

结论

一系列全身性疾病累及髋关节需行THA，包括血液、代谢、内分泌、先天性和风湿性疾病。因为伴发多系统疾病，所以术前准备需要同相应的专科医生合作。对于特殊的疾病，如血友病、镰状细胞病、戈谢氏病、慢性肾功能衰竭的患者，应将其转诊至治疗这些疾病具有丰富经验的内科和骨科医疗中心。与未患病的患者相比，患有上述任一疾病的患者，THA的短期和长期结果完全不同。外科医生应该知晓可能遇到的潜在的病理生理学问题，以及具体手术技术问题。

Michael A. Mont
Samik Banerjee
Bhaveen H. Kapadia
Robert Pivec
Kimona Issa

37

第37章　股骨头坏死：关节置换术的选择

简介

骨坏死是一种骨病，病因为骨循环破坏，正常细胞功能受损，最终造成骨梗死、骨细胞死亡和关节退行性病变。一般人群骨坏死的发病率约为3/10万，美国每年新发病例数高达20000例，其中约10%的患者需行全髋关节置换术。髋关节是最常受累的关节，其他易出现骨坏死的关节包括膝关节、肩关节、腕关节和踝关节。骨坏死还可呈多发性，多发的定义为大于等于3个关节受累。

尽管该病准确的病因机制尚不明确，但目前已发现多个直接和间接危险因素（表37.1）。直接诱因可破坏正常骨循环或直接损伤骨细胞和间质细胞，包括创伤（如股骨颈骨折损伤支持带动脉）、血管堵塞（如镰状细胞病或沉箱病的氮气气泡造成堵塞）、细胞直接受损（如辐射）。相比之下，间接诱因所知甚少，可能通过一系列病理生理机制致病。长期应用糖皮质激素是危险因素之一，大于2g泼尼松或等效剂量会增加发病风险。有假说认为，糖皮质激素降低间质细胞活性，引起脂肪细胞增生肥大，造成骨内压增加。多项遗传研究提示，接受糖皮质激素治疗的患者血管内皮生长因子（VEGF）下调。其他常见危险因素为酗酒（每日饮酒量超过300g），在无直接诱因的情况下，酗酒和糖皮质激素是最常见的危险因素。

治疗的主要目的是早期诊断和保留关节，包括非手术治疗和保留关节手术。关节置换术仅适用于疾病晚期。目前有一系列影像分期系统，协助外科医生进行患者分层，选择合理的治疗方案。尽管分期系统各异，但它们具备以下共同点：（1）平片正常，只在核磁共振成像（MRI）下有病理改变；（2）出现“新月征”，即软骨下塌陷；（3）股骨头变扁平；（4）髋臼受累。早期无塌陷时可采取关节保护措施，中期（股骨头塌陷<2mm）可行骨移植术、股骨近端旋转截骨术或内翻截骨术等保留关节的手术。若进入疾病晚期，股骨头塌陷超过2mm或存在髋臼受累，则应考虑行全髋关节置换术。

简要介绍股骨头骨坏死的基本概念后，本章将讨论术前和术后相关内容，包括影像学解读、外科技术和术式选择、结果和并发症等。

表37.1	骨坏死直接和间接危险因素
直接危险因素	
创伤	
骨折	
脱位	
血红蛋白病	
镰状细胞贫血	
地中海贫血	
化疗	
辐射	
减压病（沉箱病）	
间接危险因素	
糖皮质激素	
酗酒	
吸烟	
系统性红斑狼疮	
骨髓增生性疾病	
肾脏衰竭	
凝血异常	
器官移植	
妊娠	
遗传因素	

临床评估

为股骨头骨坏死的患者制定治疗方案，需要综合临床、影像和术中评估。早期诊断是股骨头挽救治疗的关键。深入了解骨坏死的各类相关因素，有利于临床医生对腹股沟区痛的患者进行早期诊断。在影像学提示骨坏死的患者中，制定治疗方案前需要考虑以下几方面。

症状和体征

患者通常表现为腹股沟区痛，但10%～15%的患者可能无特异性症状，可表现为转子疼痛或臀部疼痛，有时需行诊断性髋关节局麻药注射，排除其他疾病（如腰椎间盘病）。隐匿性骨坏死的患者常表现为，自背部或其他部位放射的非特异性髋部、转子或臀部疼痛。

患者因素

综合评估患者年龄、体力活动、一般健康状况和既往手术史，有利于制定个性化方案。严重的系统性疾病或预期寿命短的患者，一般需避免大手术和二次手术（如选择关节置换）。年轻且对手术操作耐受性好的患者，可考虑保留关节手术，如需行关节置换术，也应选择耐久性更好的界面。因此，患者病史、人口学特征、生活方式要求和体力活动的不同会使同一疾病的治疗方法相去甚远。

例如，一名有非血管化腓骨移植史、活动量大的34岁患者，和一名恶性肿瘤化疗后的65岁患者，即使单发骨坏死的病变相同，手术需要的仪器、入路和材料差别较大。对上述青年患者而言，骨移植物翻修术可能需要特殊手术器械和较长的手术时间，而老年患者可能只需要相对简单的置换术。相反，青年患者需要耐久性更强的界面和运动范围大的稳定髋关节，而活动少的老年患者只需传统界面即可。

既往手术史会增加关节置换术的难度，术前必须谨慎考虑。许多既往接受髓芯减压或经皮钻孔减压术的患者，置换较容易；但对于接受过截骨术或带血管蒂的腓骨移植术治疗发育不良的患者，可能为置换带来困难。同样，创伤后骨坏死的患者，可能存在四肢多发伤，其髋关节区还可能有顺行或逆行髓内钉，甚至股骨板，不仅增加髋关节置换术中股骨柄置入的难度，还可能因为切口多、手术时间长和出血较多而增加手术并发症。对于创伤后患者，在植入全髋关节假体前，据估计15%的操作均是清理。在股骨髓内钉中，非扩髓髓内钉可能因长死而难以取出，手术难度大。此外，近端交锁髓内钉可能会形成应力遮挡，增加再骨折的风险。即使成功取出了髓内钉，高达20%的患者有残余疼痛，影响全髋关节置换术后的满意度。

该病常累及双侧（范围50%～100%，在大型研究中双侧受累超过80%）。制定治疗方案时，外科医生可考虑行分期髋关节置换，待患者一侧髋关节功能康复后再行对侧治疗。若一侧为小操作（如髓芯减压），则可双侧同时进行。一般来说（如在骨关节炎中），应先处理症状更重的一侧，除非需先挽救症状轻的一侧。需注意，大约10%的患者，存在其他关节骨坏死，若患者其他关节（如膝、肩、踝关节）疼痛，需行平片甚至MRI检查以明确诊断。

骨坏死的病因十分重要，部分危险因素可增加术后并发症，如切口延迟愈合或感染。尤其应注意，人类免疫缺陷病毒（HIV）以及行相关抗反转录病毒治疗的患者，已报道其可导致骨坏死，预后不良。HIV患者处于免疫缺陷状态，假体周围感染率更高。近期针对HIV阳性患者全髋关节置换术后的研究显示，中位随访10年时，29%（6/21个关节）出现假体周围感染。

总之，年龄、病因、患者合并疾病等大量临床因素可影响股骨头坏死的治疗选择。然而，影像学改变和分期一般占主导地位。例如，尽管青少年应尽量避免行全髋关节置换，但当双侧关节在影像中均表现明显关节炎改变时，需考虑行全髋关节置换。下一部分将介绍如何综合考虑影像学改变和患者的相关因素，以制定合理的治疗方案。

影像学评估

若患者存在骨坏死危险因素，出现腹股沟区疼痛，X线和MRI的评估刻不容缓，它们是诊治的

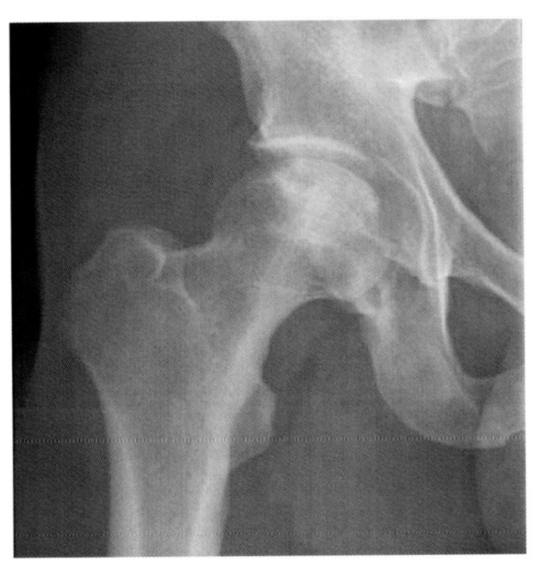
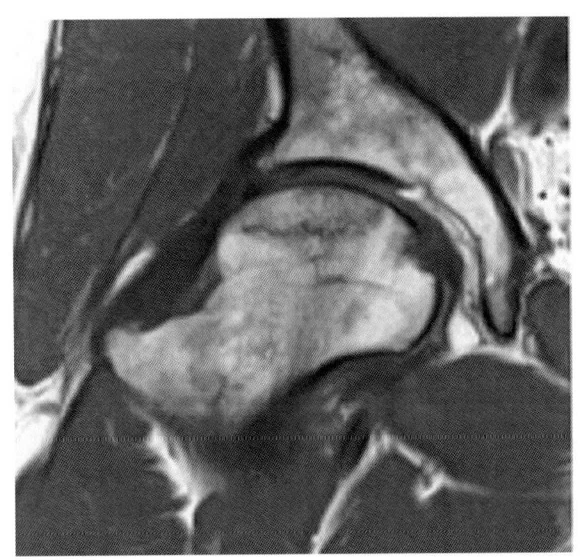

图37.1 骨坏死的X线和MRI表现（巴尔的摩西奈医院授权重印）

基石。MRI在诊断上有极高的灵敏度和特异度，均≥99%（图37.1）。相比之下，核素骨显像的灵敏度较低，超过20%的损伤可能会被漏诊，故暂不推荐。过去认为核素骨显像的性价比高，但现在已被性价比更高的MRI取代。此外，电子计算机断层扫描（CT）存在辐射，诊断价值有限，仅在除外塌陷时推荐使用。不推荐行有创操作（如骨内压测量和髓芯活检）进行诊断。

股骨头坏死的影像学分期系统繁多，各个系统均有局限性，临床决策必须采用多系统评估。常用分期系统见表37.2。制定治疗计划时，常采用四项基本影像学表现进行评估，经大量研究证实，这些表现与预后相关。病损应根据塌陷前、塌陷和塌陷后进行分期，其中塌陷前的病变预后最好，无须立即行全髋关节置换。坏死范围也必须评估，因为病变范围大，进展风险高，一般需行全髋关节置换。另一个重要特征是股骨头塌陷程度，塌陷2mm以内预后较好，可尝试保留关节，若塌陷超过2mm提示预后不良。髋臼有无受累也是重要指标，因为只要出现任何骨关节炎征象，治疗方案就被限制在了髋关

表37.2 用平片影像学分期系统

Ficat和Arlet		宾斯法尼亚大学		骨循环学会（ARCO）		日本骨科学会	
分期	表现	分期	表现	分期	表现	分期	表现
Ⅰ	正常	0	髋关节正常	0	髋关节正常	1	MRI出现分界线
Ⅱ	弥漫性囊变或硬化	Ⅰ	仅在MRI下有改变	1	仅在MRI下有改变	2	早期股骨头扁平
Ⅲ	新月征（软骨下塌陷）	Ⅱ	弥漫性囊变或硬化	2	局灶性骨质疏松，囊变，硬化	3	囊变
Ⅳ	股骨头塌陷，髋臼受累	Ⅲ	软骨下塌陷	3	新月征（软骨下塌陷）		
		Ⅳ	股骨头变扁平	4	髋臼受累		
		Ⅴ	髋臼受累或关节间隙变窄				
		Ⅵ	晚期关节退行性改变				

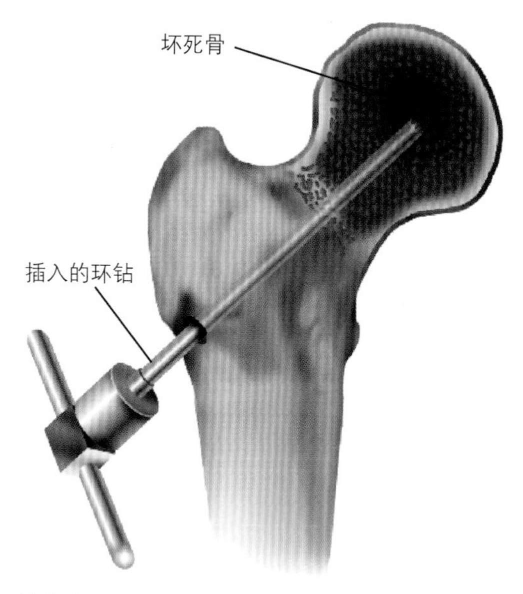

图37.2　髓芯减压

节置换术。

塌陷前vs塌陷后

塌陷代表脆弱的坏死骨出现力学障碍。大范围塌陷可通过股骨头轮廓的改变发现，但股骨头塌陷范围小时容易被漏诊。塌陷的早期表现为新月征。发生塌陷的患者最终可能需要行全髋关节置换，保留股骨头可能会因疾病进展而需要更多的手术干预，增加手术病死率。部分塌陷可通过CT识别。

病变范围

多项研究表明，病变范围是主要的临床和影像学结局预测因素。小到中等范围病变预后最好，大范围病变无论采用何种治疗，预后均很差。病变范围测量可采用MRI或平片。早期，Kerboul等提出了一种评估方法，提出了“联合坏死角”的概念，定义为前后位和侧位X线上，股骨头表面坏死范围的角度之和（表37.3）。测量该角度时，股骨头中心为顶点，在前后位和侧位X线上分别画两条线与病变最外缘相切，两个夹角之和为联合坏死角（图37.3）。小范围定义为≤160°，中等范围为161°～199°，大范围为≥200°。Steinberg等提出了相似的方法，在MRI上定量测量股骨头受累范围，即通过冠状位和轴位计算受累体积。轻度病变定义为＜15%的股骨头体积，中度病变为15%～30%，严重病变超过30%。

表37.3　结合坏死角度（Kerboul）的病变大小分层

大小分类	结合角度
小	<160°
中	160°～200°
大小分类	>200°

病损周围出现骨髓水肿可能提示疾病进展，但它不纳入病变范围的测量。Ito等联合分析了X线和MRI结果，发现平均随访5年，所有病损周围出现骨髓水肿的髋关节，在3年内出现治疗失败（即需要截骨或全髋关节置换），而无水肿的髋关节生存率为76%。

股骨头塌陷

股骨头轮廓的改变程度也极为重要，股骨头塌陷超过2mm提示预后不良。描述股骨头塌陷时，小范围病变是指塌陷小于2mm，中等范围指2～4mm，大范围指超过4mm。股骨头塌陷超过2mm需行全髋

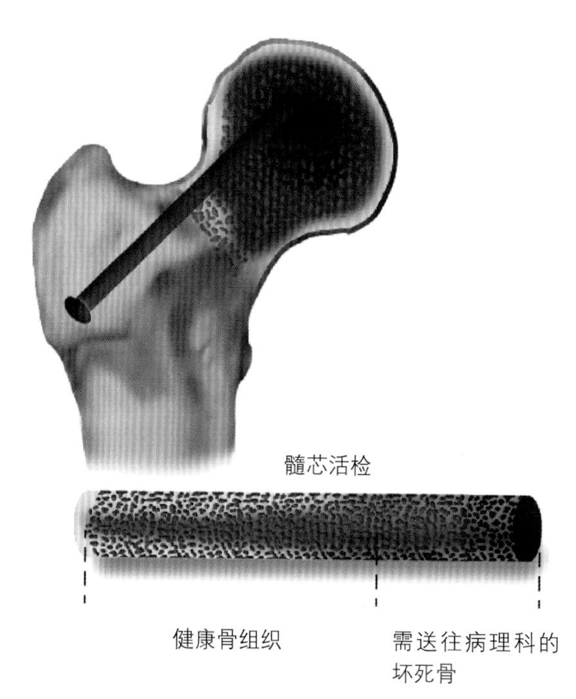

图37.3　8～10mm髓芯组织

关节置换术。Berend等对224名带血管蒂的游离腓骨移植术后患者的研究显示，病变范围和股骨头塌陷程度与患者预后直接相关。研究中患者的5年总生存率为64.5%，通过塌陷程度分层后，股骨头塌陷<1mm的患者生存率为69.9%，塌陷2～3mm的患者为66%，塌陷>3mm的为56.6%。Mont等针对髓芯减压的研究也得到了类似结论，他们发现在平均随访12年（范围4～18年）中，髋关节联合坏死角>250°的患者生存率为23%（7/45），而联合坏死角<250°生存率为57%（13/23）。

髋臼受累

必须判断髋臼是否受累。早期股骨头塌陷时可出现关节间隙变宽，关节间隙较对侧狭窄时提示髋臼受累。部分患者的股骨头几乎无塌陷，但关节间隙出现明显狭窄（图37.4）。双侧存在关节炎的患者治疗选择有限。髋臼受累对应Ficat分期Ⅳ期，而Steinberg等进一步将髋臼受累分为两期：Ⅴ期（早期或几乎无关节炎改变）和Ⅵ期（晚期或关节炎改变严重）。若髋关节出现关节炎改变，仅针对股骨头（如半髋关节置换）的治疗可能无效，所以在平片上（或术中，下一节将进行讨论）识别关节炎的改变非常重要。

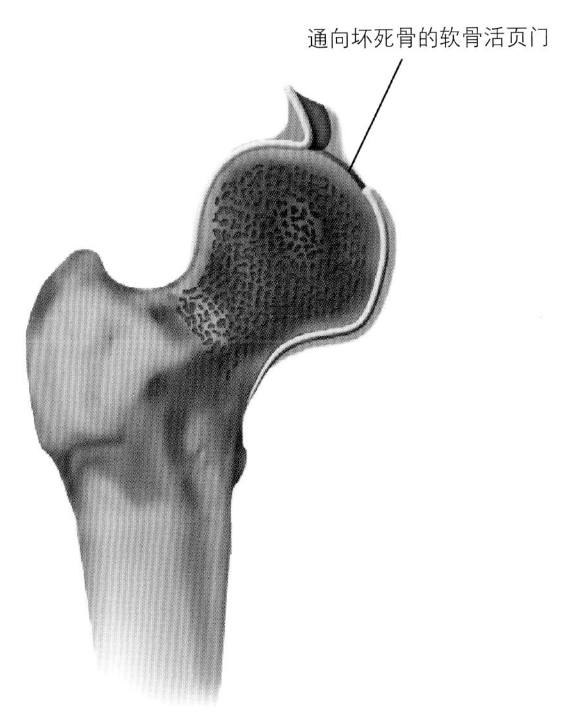

图37.4 活页门技术

术中评估

除了前述的临床和影像学因素外，术中发现对治疗有指导作用。术中发现能进一步明确影像学提示的骨坏死的分期。例如，术前的影像学提示只需骨移植，但术中发现股骨头关节软骨已遭破坏无法行骨移植，此时术前的影像学分期将不再有指导意义，患者应根据术中发现接受关节置换。相反，如果术中发现股骨头关节软骨完整，与影像学表现相符，则可继续采用骨移植等不涉及股骨头的操作。如果术中发现双侧关节大范围损坏，则需行全髋关节置换。

总之，4个影像学参数对骨坏死患者至关重要，但需结合患者相关因素和术中发现综合考虑。轻微的股骨头塌陷保留股骨头疗效最好，晚期关节炎患者无法保留股骨头，可能需行全髋关节置换才能获得良好疗效。

治疗选择

与所有关节退行性病变的患者一样，骨坏死的主要治疗目标是早期诊断和保留关节，这对年轻患者尤为重要，因为他们的预期寿命比关节假体长。该病治疗方案很多，但如果影像学有骨坏死证据，常见的非手术治疗方案往往不可行。虽然非手术治疗对极早期（0或1期）患者有效，但此时骨坏死往往难以与一过性骨髓水肿（bone marrow edema syndrome，BMES）相鉴别，骨坏死会进展为关节破坏，而骨髓水肿一般是良性、自限性的。多数患者就诊时即为晚期，多表现为大范围塌陷前病变或塌陷后病变，此时全髋关节置换是唯一能缓解疼痛、恢复功能的选择。下面将重点描述非手术治疗、保留关节手术以及关节置换术。

非手术治疗

无症状的小范围塌陷前病变可予以观察。Jergesen和Khan发现，影像学提示有骨坏死的患者，低于半数在5年内出现疼痛。其他作者报告的无症状患者行非手术治疗，进展率更高，疗效更差。因此，无症状患者的自然史尚不明确，手术干预时机仍有争议。出现症状后，疾病进展的可能大大提高，如不治疗，多数髋关节会出现股骨头塌陷。近期研究表明，只有3/13个髋关节出现骨坏死后自发缓解，该研究认为，只有对侧髋关节正常的早期、小范围无症状的骨坏死能自发缓解。

多项研究声称，保护性负重是非手术治疗方法之一，但近期20项研究的回顾结果提示，接受干预的大多数患者疗效并不满意。21项研究的汇总分析显示，平均随访34个月（1.6～10年）时，只有22%的患者治疗有效。允许负重的程度对最终结局似乎也无影响。

高压氧也是非药物治疗的手段之一，可与非手术治疗或保留关节手术联用。Camporesi等研究了20名单侧股骨头坏死（Ficat分期II期）的患者，患者在6周内随机接受30次连续高压氧或压缩空气治疗。高压氧组中7/9名患者疼痛显著改善、病损修复。随访7年，两组中无1例患者需要手术治疗，但随机分配到压缩空气组的患者最终均接受了高压氧治疗。尽管如此，既往动物模型的研究结果显示，高压氧对骨结构不利，因为软骨下存在大量破骨细胞骨吸收和受损血管内生。高压氧治疗骨坏死尚不成熟，疗效仍存在争议。

无症状的病变和有症状无影像学改变的骨坏死可行药物治疗。采用血管扩张药物、抗凝药和降脂药有一定疗效。双膦酸盐能调节破骨细胞的激活，在动物模型和早期临床试验中显示出一定疗效。Nishii等让14名患者口服阿伦磷酸钠（5mg）1年，与未干预的8名患者相比，干预组股骨头塌陷率更低。然而，近期的随机双盲对照研究显示，2年随访时，阿伦磷酸钠组（32个髋关节）与安慰剂组（33个髋关节）的临床结局无显著差异。在阿伦磷酸钠组中，4/32个髋关节（12.5%）接受了全髋关节置换，安慰机组为5/33（15.2%）。此外，末次随访时两组患者的Harris髋关节评分无显著差异，阿伦磷酸钠组为79.3±14.2分，安慰机组为83.8±12.8分。

可根据已知的骨坏死病理生理机制，为部分患者选择合适的药物。例如，有高胆固醇血症或高脂血症这类危险因素的患者，可采用洛伐他汀等降脂药；肾性高血压的患者，则最好采用维拉帕米等降压药；遗传性凝血功能异常的患者，可采用抗凝治疗，如合成代谢类固醇司坦唑醇可用于治疗脂蛋白A（一种促进血栓形成的因子）升高的骨坏死患者，而存在其他凝血功能异常的患者也可通过肝素或华法林等抗凝药进行治疗。启动上述治疗方案前，需明确塌陷前患者的危险因素。对已存在股骨头塌陷（生物力学受损）的患者，药物治疗是否有效存在争议。

基础和临床研究均表明，电刺激能加强成骨，有潜力成为骨坏死的治疗方案，但目前美国食品药品监督管理局（FDA）尚未批准。电刺激的技术很多，包括无创脉冲式电磁场刺激、坏死区直流电刺激和电容耦合无创直流电刺激。Aaron等比较了106例髋关节中脉冲式电磁场刺激和髓芯减压的疗效，发现68%电刺激的患者疗效好或极好，而髓芯减压患者仅为44%。Steinberg等评估了42名接受髓芯减压并将电刺激作为辅助治疗的患者，发现1年结局并无改善。近期Massari等对76例髋关节进行了2年随访，发现脉冲式电磁场刺激能使94% Ficat分期Ⅰ～Ⅱ期的患者避免手术。尽管结果喜人，但电刺激治疗的长期研究少，将其作为股骨头坏死的主要非手术治疗方案还需要更多的研究。

尽管高压氧、电刺激和药物（如双膦酸盐、血管扩张药物、抗凝药和降脂药）等大多数非手术治疗方法具有一定的疗效，目前尚无充分证据证明其疗效和安全性，故需谨慎选择。

保留关节手术

保留关节手术对疾病早期（塌陷前）疗效可靠，但疾病晚期（塌陷后）及大范围病变（Kerboul角>200°～250°）应避免。保留关节的术式很多，包括经皮钻孔减压术、髓芯减压术、截骨术以及带血管蒂和不带血管蒂的骨移植术。

髓芯减压术

在过去的几十年中，髓芯减压术是最常见的治疗早期骨坏死的方法，常用于塌陷前骨坏死患者，认为其能减少对坏死区的骨内压。操作时，一般会在透视引导下取出8～10mm股骨头髓芯组织，构建一个开放的圆柱形通道，使疾病早期的骨内高压得以释放（图37.2和图37.3）。

多项以二次手术为终点指标的研究显示，髓芯减压术的总体成功率为40%～80%。但是，该手术对各阶段病变和各种影像学改变（如部位、范围、塌陷程度）的疗效有待商榷。Marker等在系统回顾中发现，现代髓芯减压技术能改善结局，平均二次手术率为30%（范围39%～100%，n=1268例髋关节），与1992年前的研究相比显著降低（n=1337，平均41%，范围29%～85%，P<0.05）。他们发现影像学病变越重，临床失败率越高，FicatⅢ期的髋关节失败率高于早期疾病。此外，Lieberman等的系统回顾评估了439例髓芯减压的髋关节，发现小范围病变的失败率为14%～25%，而大范围病变为42%～84%。

经皮钻孔减压术

许多作者认为，经皮钻孔减压术比髓芯减压更简便安全。该手术使用3.2mm的斯氏针，从皮质侧面向股骨头前侧方的坏死区域反复穿刺。手术的目的是减少骨内高压，原理与髓芯减压相仿。

Song等研究了163例FicatⅠ～Ⅲ期的髋关节（136名患者），平均随访7.2年（范围5～11.2年），发现88%（52/59）小到中范围病变的髋关节在接受钻孔减压术后无须其他手术。其中79%的Ⅰ期（31/39例髋关节）和77%的Ⅱ期（62/81例）髋关节干预后Harris髋关节评分超过75分。其他作者也得出了相似结论，认为钻孔减压能改善临床预后，对超过70%早期患者（FicatⅠ和Ⅱ期），能预防疾病进展，最适于Ⅰ期和小范围病变（<50%）的患者。

Kang等进行了1项前瞻性随机研究，比较钻孔减压加阿伦磷酸钠（47名患者，67例关节）和单纯钻孔减压（46名患者，60例关节）在有症状FicatⅠ～Ⅲ期骨坏死中的疗效。随访至少4年，阿伦磷酸钠组的40名Ⅱ期患者（91%）和8名（62%）Ⅲ期患者无须全髋关节置换，而另一组Ⅱ期为31名（79%）、Ⅲ期为6名（46%）（P=0.12，P=0.047）。

不带血管的骨移植

不带血管的骨移植是指在髓芯减压（Phemister法）、灯泡状减压法（通过股骨颈开窗）和活页门法（通过关节软骨开窗）等减压操作后，将移植骨填入股骨头缺损区的方法（图37.4～图37.8）。可采用自体或异体移植骨和/或移植骨替代物填充。移植骨能起骨传导和骨诱导作用，有利于受损区域的愈合。常见骨移植的适应证为髓芯减压失败和FicatⅠ～Ⅱ期的股骨头坏死，若存在股骨头塌陷>2mm、髋臼受累和软骨缺失，无血管骨移植预后不良。

文献报道的髓芯减压后移植结局差异较大。多名作者称成功率为36%～90%，此类研究的随访期多为2～7年的短-中期随访。一项对灯泡状减压法的研究，纳入33名平均年龄为35岁（范围18～52岁）的患者（共39例髋关节），平均随访36个月（范围2～4.2年），FicatⅠ～Ⅱ期的股骨头坏死生存率为67%（26/39例髋关节），80%小-中范围病变无须进一步手术。

带血管蒂的骨移植

通常推荐FicatⅠ～Ⅲ期的患者行带血管蒂的骨

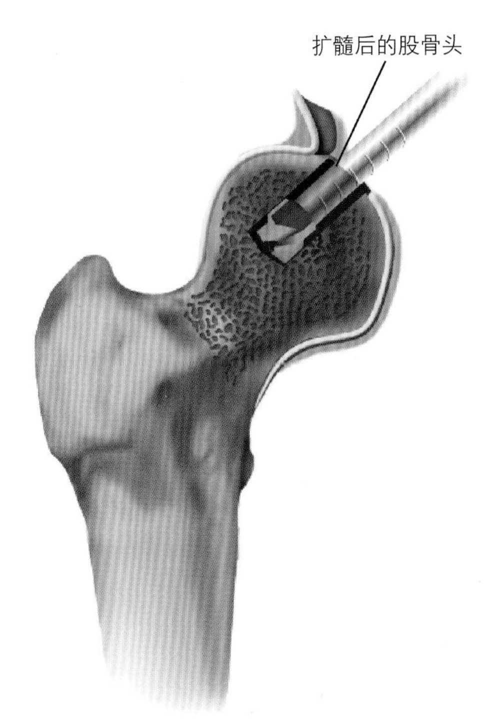

图37.5 通过活页门法去除坏死组织

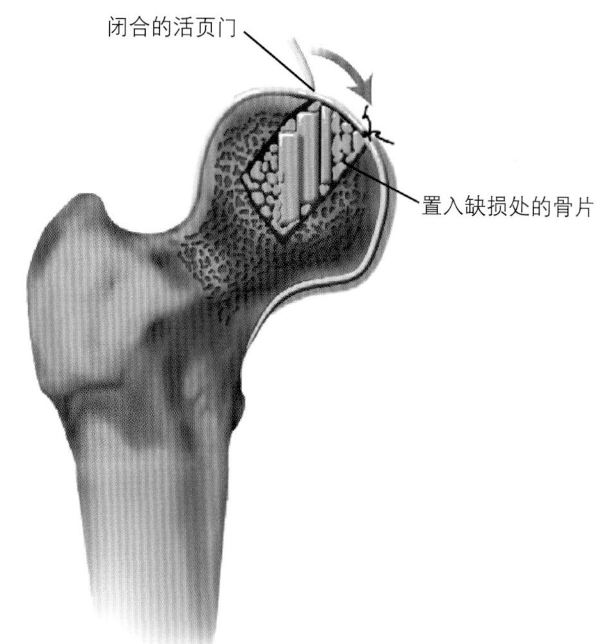

图37.6　骨移植填充缺损

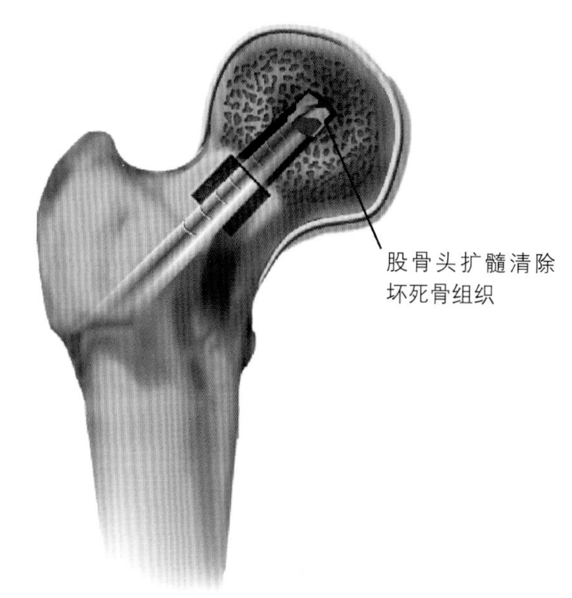

图37.8　灯泡状减压法中坏死骨组织的清除

移植（髂嵴或腓骨）。它能提供存活的结构支撑，预防软骨下塌陷。其成骨潜能和血供的改善有利于坏死区愈合（图37.9）。但是，大范围病变（超过50%的股骨头受累或塌陷>2mm）的预后较差。Urbaniak等报道了103例FicatⅢ期髋关节，行带血管蒂的腓骨移植，5年末次随访时，Ⅱ期病变生存率为91%，Ⅲ期为77%。其他作者也得出了类似结果，10～14年随访中Ⅰ～Ⅲ期的生存率>75%。

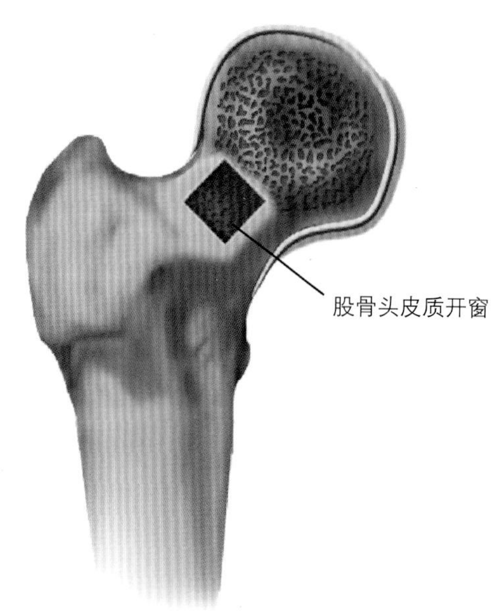

图37.7　灯泡状减压法

截骨术

股骨近端截骨术的目的是将坏死区域远离股骨头的负重部分，用未受损区域的股骨头替代，从而预防塌陷。文献提出了股骨粗隆间截骨术（冠状位）和经粗隆截骨术（旋转）及两者联用，成功率最高达94%。大多数作者发现联合坏死角大于190°或无受损比（定义为与髋臼负重部分构成关节的正常股骨头比例）超过34%时，截骨术能预防股骨头塌陷，避免关节间隙狭窄，到达最佳预后。

股骨粗隆间截骨术

冠状面股骨粗隆间内翻和外翻截骨术均可用于治疗FicatⅠ～Ⅲ期的股骨头坏死。近期出现了不少粗隆间内翻弧形截骨术的改良术式，避免传统内翻楔形截骨（1968年由Pauwels提出）的并发症，如大转子升高、下肢不等长和/或外展肌群功能下降等。弧形截骨理论上更稳定，因为骨的接触面积更大。大多数作者发现无受损比为33%～40%的患者，采用截骨术预后最佳，能防止股骨头塌陷和关节间隙狭窄，还能减小大转子缩短或升高，但对手术技术的要求可能更高。半楔形截骨能最大程度减少下肢不等长，与弧形截骨比，手术技术要求更低。因

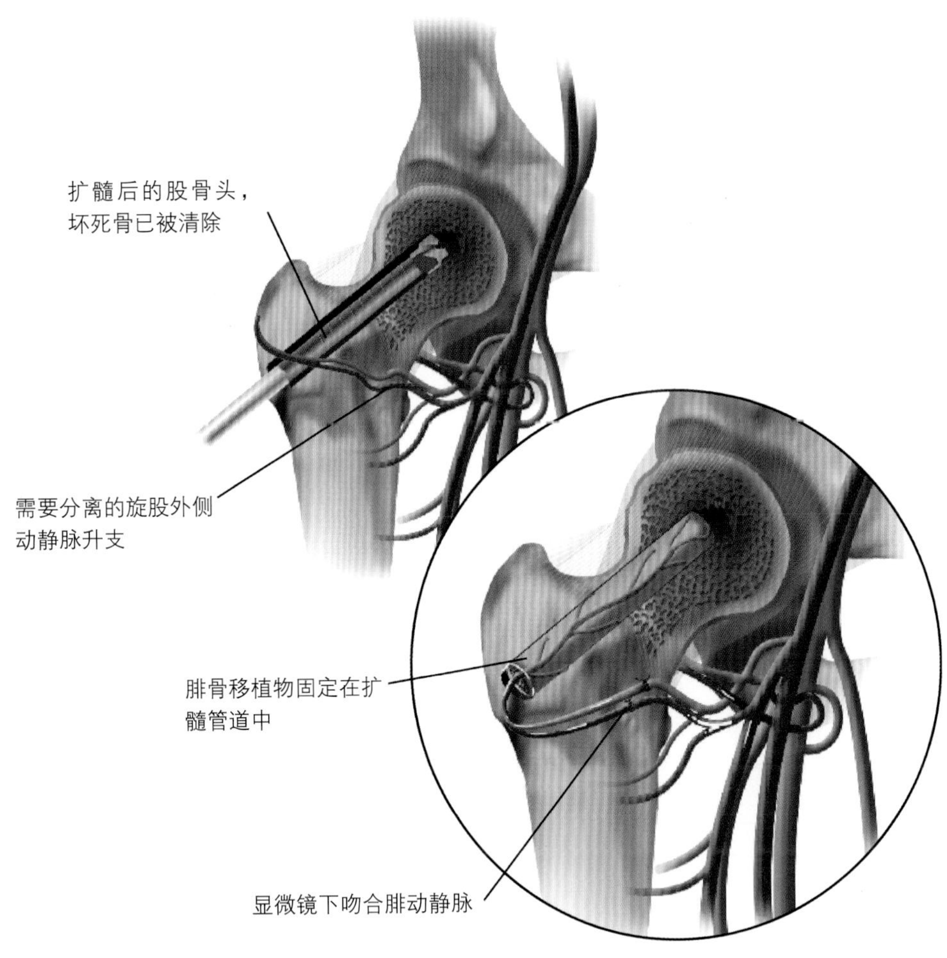

图37.9 带血管蒂的腓骨移植

此，内翻矫正<25° 时，可考虑旋转半楔形截骨，但若矫正更大角度时，需考虑弧形截骨术或旋转截骨术。

Zhao等的一项股骨头坏死患者研究，包括62名患者，73例髋关节，平均年龄33.3岁（范围15～68岁），发现粗隆间弧形截骨术的预后较好。平均随访12.4年（范围5～31年），91.8%（67/73）的髋关节无须接受全髋关节置换术。

旋转截骨术

经粗隆旋转截骨术于1978年由Sugioka提出。Ikemura等报道了22名股骨头坏死患者27例髋关节，接受经粗隆旋转截骨术，平均年龄为16岁，平均随访14.7年（范围2～31.7年），7.4%（2/27例髋关节）需要行全髋关节置换，作者认为旋前截骨术可能对20岁以下患者保留关节有价值。Zhao等研究了51例髋关节接受旋后截骨术的影像学结局，其中31例塌陷<3mm，18例塌陷>3mm，2例有骨关节炎改变。平均随访11.2年后，发现早期塌陷和术后无受损比超过37%对预防塌陷和关节间隙狭窄至关重要（$P<0.006$；$P<0.0001$）。Hasegawa等在一项研究中比较了带血管蒂骨移植（$n=31$）和股骨近端旋转截骨术（55例），发现两组患者5年和10年随访的生存率相当（85%和67% vs. 71%和61%，$P=0.16$）。与Ⅲ期患者相比，47例Ⅱ期患者在接受旋转截骨术后结局改善更显著。但是，Rijnen等在研究中发现，26例髋关节，经粗隆旋转截骨术治疗股骨头坏死，平均随访8.7年（范围6.6～11年），效果并不满意，17例髋关节需行全髋关节置换，7年生存率为56%。

尽管股骨近端截骨术能保留关节，但该操作失败后可能会给全髋关节置换带来困难。股骨正常前倾角的改变、大转子过度外伸，使得股骨柄植入困难。对股骨近端截骨术失败的患者，全髋关节置换前还需考虑原手术残留、前次手术切口位置等问题。大多数股骨近端截骨术的证据为单个外科医生的临床研究，为Ⅳ级证据，目前几乎没有随机对照研究。

关节置换

晚期股骨头坏死（FicatⅢ期和Ⅳ期）通常存在髋关节破坏，需行关节置换术重建下肢功能。用于治疗FicatⅢ期和Ⅳ期股骨头坏死的常见关节置换术包括：

1. 双动头半髋关节置换术
2. 髋关节表面置换术
3. 全髋关节置换术
4. 短柄人工髋关节置换术

双动头半髋关节置换术

双动头半髋关节置换术作为股骨头坏死的治疗方案，具有创伤小、脱位风险低、保留髋臼部位骨量便于日后翻修等优点。一般认为髋关节运动首先出现在内层头臼之间，而非金属髋臼杯和髋臼软骨之间，因为其的摩擦系数更低。不同作者担心，中期和远期出现髋臼周围骨溶解、假体移位、软骨溶解和腹股沟区疼痛，所以对晚期骨坏死行双动头髋关节置换术的热情不高。研究发现，双动头关节置换术用于FicatⅣ期患者时，髋臼周围骨溶解和假体移位发生率较Ⅱ期和Ⅲ期高。Tsumura等研究了30名FicatⅡ～Ⅳ期股骨头坏死的患者（36例髋关节），平均年龄为53岁（范围16～81岁），平均随访时间为7.7年（5～15年），发现与Ⅱ～Ⅲ期患者相比，Ⅳ期患者的假体向上（0.5mm vs. 3mm）和向内侧（0.1mm vs. 3.5mm）移位显著增加。完整的髋臼软骨具有保护作用，能延缓髋臼磨损和假体移位。同样，Lachiewicz等研究了行双动头半髋关节置换的晚期股骨头坏死患者，中位随访4.6年（范围2～11年），近50%（14/31）的患者预后不良，出现假体移位和髋臼软骨狭窄。

因此，现有证据不支持对股骨头坏死的患者，行双动头半髋关节置换术，因为存在髋臼磨损、假体移位和功能预后不良的问题。即使在老年患者中，如果没有更好的保留骨量方案或进入疾病晚期，也应行全髋关节置换术。

髋关节表面置换术

半髋关节表面置换术

半髋关节表面置换术通常被认为是为患者赢取时间的保守治疗方式，主要针对FicatⅡ～Ⅲ期和早期Ⅳ期（部分关节间隙保留）患者。但是，当患者髋关节软骨受累或术前长期有症状时，半髋关节表面置换的疗效难以预测。髋臼磨损和腹股沟区疼痛是最常见的翻修原因。Beaule等发现，在接受半髋关节表面置换的患者中，术前症状持续时间小于12个月的患者结局优于超过12个月的患者。术前症状持续时间越长，行表面置换术时髋关节软骨分级越差，进展为需行全髋关节置换术的时间越短。

Amstutz等研究了46名患者，54例FicatⅡ～Ⅳ期髋关节，平均年龄为34岁（范围18～52岁），接受半髋关节表面置换术。平均随访14年（范围4～28年），10年累积生存率为63.3%（95%置信区间45%～77%），15年累积生存率为36.4%（95%置信区间17.3%～55.9%）。在该研究中，22/23例关节在平均随访8.2年（范围0.7～23.2年）时，因髋臼磨损需行翻修术。Beaule等比较了半髋关节（28例）和全髋关节（56例）表面置换术的疗效，患者平均年龄为39.5岁（范围16～56岁），平均随访4.9年（范围2.3～8.3年），半髋关节组4例需行全髋关节置换，而全髋关节表面置换组有3例需行翻修术。Cuckler等研究了59名平均年龄38岁（19～56岁）行半髋关节表面置换的Ⅲ期患者，得到了相似的结果。平均随访4.5年，累积失败率为32%，表现为需行全髋关节置换或腹股沟区疼痛需药物控制。

半髋关节表面置换术的相关证据之间存在矛盾。髋关节软骨未受损对半髋关节表面置换术的预后至关重要。然而，大多数FicatⅢ～Ⅳ期的患者存在髋关节软骨退行性改变，所以半髋关节置换术延缓全髋关节置换术的价值有限。

全髋关节表面置换术

髋关节置换时，对于年轻活动量大的患者，常希望保留股骨近端骨量，以备今后需要翻修（图

37.10）。提议者认为，全髋关节表面置换术是晚期股骨头坏死（FicatⅢ～Ⅳ期）患者的可行方案，在缓解疼痛、恢复功能、改善生活质量和活动水平上与全髋关节置换术相似。此外，全髋关节表面置换术还能让患者保留正常步态、减少脱位风险、保留近端骨量、维持近端股骨的生理应力、减少翻修难度等。年轻男性（<55岁）、股骨头大小超过50mm的患者预后更好，而女性、老年（>55岁）和髋臼杯前倾角>55° 预后较差，边缘载荷和血液金属离子水平升高与金属对金属界面的磨损大有关。

对于全髋关节表面置换术，准确的手术技术、合理的患者选择（严格的入组和排除标准）对提高假体寿命、减少并发症至关重要。一些作者提出，必须彻底清除坏死、发黄、易碎的骨组织，只保留正常骨组织，避免将植入物安装在结构支持差的死骨上，因为死骨会再血管化，造成大量骨吸收，使植入物失去结构支持、股骨头塌陷。但是，其他人建议尽少扩髓清除纤维和破碎组织，避免过度扩髓造成股骨头骨量丢失，无法植入表面置换假体。上述建议的理论基础是，即使在术后10年，具有一定机械强度的死骨，仍能为表面置换假体提供足够的支持。通常在股骨头扩髓后，使用3mm钻头在骨和假体界面钻孔（10～12孔），增加骨水泥固定的面积。骨水泥厚度、深度一致，均为2～3mm，使得股骨假体固定牢固。需避免骨水泥过深，造成股骨头残余存活骨受热坏死。骨水泥硬化时推荐持续冲洗，减少聚合反应产热造成骨坏死。

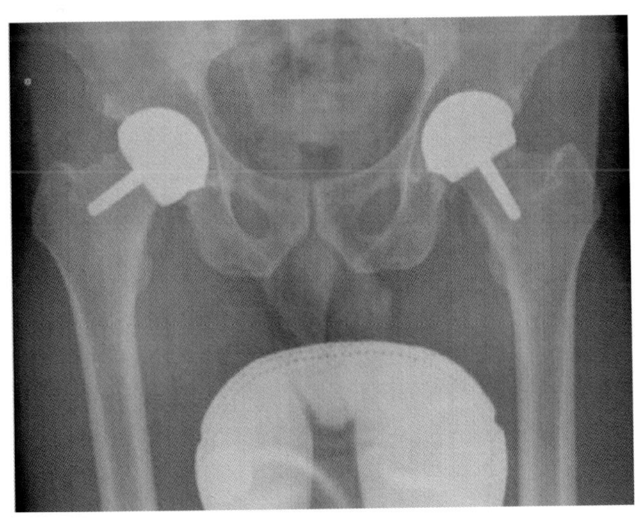

图37.10 Ⅳ期骨坏死的全表面置换术（巴尔的摩西奈医院授权重印）

多项针对晚期骨坏死患者的研究认为，髋关节表面置换术能获得很好的短–中期疗效。Revel等的同一手术医生的连续研究报告，包含73例接受全髋关节表面置换术的关节，平均随访6.1年（范围2～12年）。发现早期失败率很低，末次随访时假体生存率达93.2%。Mont等研究了17名（20例关节）25岁以下接受表面置换术的患者，随访7.5年时，累积假体生存率为100%。

有证据显示，不同病因的患者行全髋关节表面置换术能得到相似的临床、功能和影像学结果。Mont等在比较配对实验中发现，骨坏死（*n*=42例关节）和骨关节炎（*n*=42例关节）患者接受表面置换术后，功能改善相似，末次随访3.4年时，两组的Harris髋关节评分均超过91分。末次随访时，骨坏死的假体生存率为94.5%，而骨关节炎组为95.2%。同样，Amstutz等的表面置换比较分析也发现，骨坏死组（*n*=85例关节，8年生存率93.9%）和其他病因组（*n*=915例关节，8年生存率93.4%，*P*=0.6）患者在功能和累积假体生存率上无差异。但是，近期Gross等在回顾性配对比较研究中认为，骨坏死患者（*n*=122例关节）比骨关节炎患者（*n*=122例关节）的术后翻修率更高。平均随访6年，骨坏死组的失败率为7.3%（9/122），显著高于对照组（0/122，0%，*P*=0.0003）。

尽管全髋关节表面置换术具有保留骨量、改善短–中期预后的优势，人们对该手术仍存在疑虑，包括：假体表面下骨坏死进展导致股骨假体和股骨头松脱，股骨颈和髋臼假体撞击带来边缘载荷和髋臼磨损，股骨颈骨折，股骨颈狭窄，血液金属离子水平升高，髋臼力线异常造成磨损增加，金属过敏，金属对金属摩擦界面相关的局部组织不良反应（ALTRs，非典型淋巴细胞血管炎相关病变和炎性假瘤）。

Ullmark等在前瞻性正电子发射断层扫描的研究中发现，随访1年时，4/14（29%）例关节原正常股骨头进展为骨坏死，其中3例股骨头坏死逐渐累及全股骨头，其他髋关节几乎无进展。尽管平片未发现上述病变，且患者无相关临床症状，但上述发现带来了忧虑。

Le Duff等的一项表面置换术后患者的回顾性比较研究中，包含141名患者，均使用同一设计假体，探索了股骨颈假体撞击造成的边缘载荷和磨损。发现撞击造成的影像学改变与血清金属离子水平相关，撞击组（n=21）较对照组（n=120）金属离子水平升高（血清Co，P=0.05；血清Cr，P=0.08）。

Takamura等研究了金属表面置换假体磨损率与ALTRs的关系，包含39个术中回收的假体。ALTR组股骨头（中位12.5 vs. 1.7um/yr，P<0.001）和髋臼（中位23 vs. 1.48um/yr，P<0.05）磨损率更高，髋臼线性磨损率与髋臼外展角（P=0.05）和前倾角（P=0.03）正相关。该研究未检测血液中钴和铬的水平，还需进一步研究探索血清金属离子水平、磨损率、髋臼前倾角和外展角、ALTRs之间的关系。

由于存在上述忧虑，近年人们对髋关节金属对金属表面置换的热情逐渐消退，但ALTRs的实际发生率其实很低（1.8%）。目前有待进一步长期研究，明确此类人群金属对金属界面造成的软组织反应的发生率。

全髋关节置换术

全髋关节置换术是最成功的治疗方法之一，能长期缓解疼痛，重建关节功能，是FicatⅢ-Ⅳ期股骨头坏死患者的主要治疗方案（图37.11和图37.12）。但是，过去的几十年，对摩擦界面和固定方式对长期寿命的影响存在争议。早期研究显示，全髋关节置换术后，骨坏死患者预后较骨关节炎患者差。此外，亚组分析显示，继发于镰状细胞贫血、戈谢氏病和肾衰的骨坏死的患者，翻修率显著升高。

Radl等对41名骨坏死患者（55例关节）平均随访6.4年（范围2～12.8年），发现系统性疾病组（57.2%），其10年累积生存率显著低于特发性和创伤后组（100%）。这种不良预后，可能与前一代骨水泥和非骨水泥假体的磨损和骨溶解高相关。其他相关因素包括低龄、骨质差和存在致密硬化骨，它们可能会阻碍骨整合和骨水泥绞锁，造成疗效不佳。近期研究发现，磨损和骨溶解率下降的骨坏死患者，假体寿命延长。近期的系统性综述中，Johansson等报道了2593名骨坏死患者（3277例关节）初次全髋关节置换术后的翻修率，发现1990年后，平均随访6年时翻修率为3%（范围0～7%），而1990年前，平均随访9年时翻修率为17%（范围0～50%）。镰状细胞贫血（P<0.001）、肾衰和/或肾移植（P<0.002）和戈谢氏病（P<0.013）患者的翻修率显著升高，但该组患者仅占研究人群的18%。相反，心脏移植、系统性红斑狼疮和特发性骨坏死的患者翻修率较低。

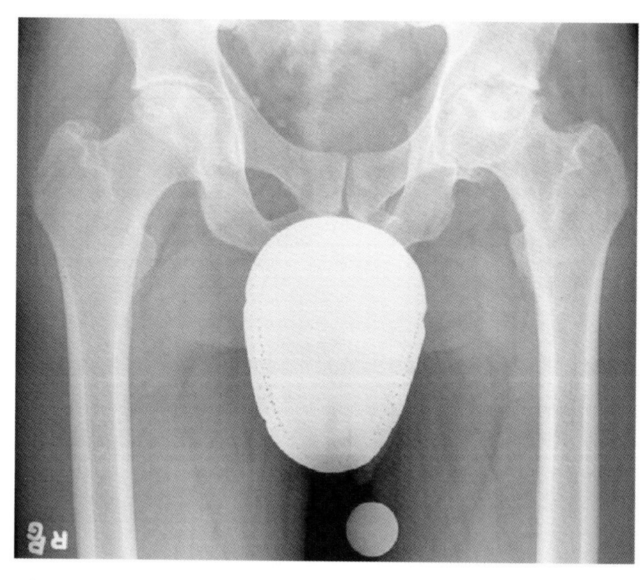

图37.11 左髋关节FicatⅣ期骨坏死（巴尔的摩西奈医院授权重印）

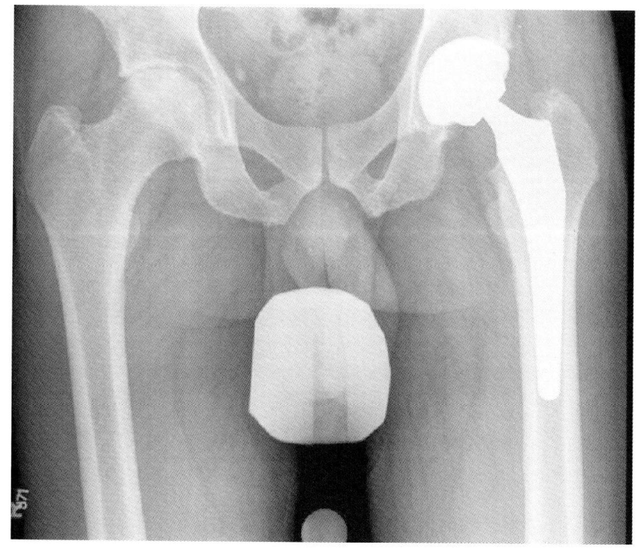

图37.12 晚期关节炎全髋关节置换术后（巴尔的摩西奈医院授权重印）

摩擦界面的选择

近年来摩擦学的进步，在传统的聚乙烯和金属对金属界面上，诞生了新一代的陶瓷和高交联聚乙烯材料。陶瓷对陶瓷界面有湿润性好、耐划伤和润滑好的特性，对年轻骨坏死患者行全髋关节置换术具有优势。与前几代陶瓷材料相比，1994年后的第三代陶瓷，通过热等静压生产，能减少颗粒大小和包涵体，改善爆破强度和磨损特性。同样，高交联聚乙烯是经伽马射线照射生成的超高分子量聚乙烯，能减少黏附磨损和磨料磨损。应用这些材料对骨坏死患者行全髋关节置换，获得早期成功，其原因在于产生的磨损颗粒少，磨损颗粒是髋关节置换术假体周围骨溶解的重要诱因。

Min等对140名因骨坏死行全髋关节置换的患者（162例关节）平均随访7.2年（5～10.6年），发现采用高交联聚乙烯界面后，以全因组件翻修为终点，10年假体生存率为100%。聚乙烯线性磨损率为0.037mm/yr（范围0～0.099mm/yr），低于骨溶解的阈值（0.1mm/yr）。Byun等研究了41名（56例关节）晚期骨坏死患者，平均年龄为25.6岁（范围16～29岁），采用第三代陶瓷对陶瓷界面。平均随访7.7年（范围6～8.5年），假体组件生存率为100%，影像学无松动、骨溶解或线性骨折的征象。

尽管多项研究的中期随访（5～10年），得到了满意的临床和影像学结果，但仍然缺乏新一代材料的长期（>10年）随访结局和生存率数据。

假体的选择

随着现代非骨水泥假体的诞生、高孔隙率生物材料的出现、骨水泥技术的改良和股骨柄设计的更新，骨坏死患者行全髋关节置换术的预后不断改善。最近Kim等研究了98名行杂交式固定和非骨水泥固定的患者（148例关节），平均年龄64.6岁，研究终点为翻修。平均随访17.3年（范围16～18年），非骨水泥和骨水泥股骨柄生存率均为98%。非骨水泥髋臼的总体生存率为85%，而杂交式固定组为83%。末次随访时，15%（22/148）需髋臼翻修，磨损和髋臼周围骨溶解是翻修的主要原因，其中杂交式固定组为8例（17%），非骨水泥组为14例（15%）。

Bedard等报道了80例（66名患者）骨坏死患者行非骨水泥全髋关节置换的长期结局。影像学平均随访12年（范围10～16年），假体累积生存率为93%（终点为任何原因所致的翻修），随访10年时股骨柄和髋臼杯生存率为100%（终点为无菌性松动）。但是末次随访时，骨盆骨溶解发生率为7.5%，股骨近端骨溶解为21%。作者认为髋臼衬垫磨损是长期随访的主要问题，传统聚乙烯材料的线性磨损率（0.22mm^3/yr）和体积磨损率（70.85mm^3/yr）显著升高于现代聚乙烯材料（0.06mm/yr和20.76mm^3/yr，$P<0.0001$）。

总体而言，在短期和中期随访时，新一代界面材料的全髋关节置换假体累积生存率高，但仍需多中心临床研究补充长期随访数据，明确上述界面的耐磨性。尽管新材料性能有改善，但医生仍需提醒患者保护髋关节假体，避免高冲击强度的负重活动，以免增加日后翻修的风险。

高危患者的全髋关节置换术

既往研究显示，镰状细胞贫血和肾移植继发骨坏死的患者，全髋关节置换术后翻修率较高。肾移植患者处于免疫抑制和骨量减少状态，增加感染风险；镰状细胞贫血患者的感染风险、药物并发症和手术并发症较高，导致预后不良。但是，近期的研究发现这类患者的预后有所改善。Issa等发现镰状细胞贫血相关骨坏死组（n=42例关节）与非镰状细胞贫血组（n=102例）的全髋关节置换术后预后相似。平均随访约7年，两组假体无菌生存率（95% vs. 97%；P=0.85）、Harris髋关节评分（87分和88分，P=0.75）和SF～36评分（P=0.84）无差异。Chang等的一项回顾性研究，报道了52名（74例关节）肾移植术后晚期髋关节骨坏死的患者，采用现代假体行非骨水泥全髋关节置换术，平均随访10.2年，股骨柄无菌生存率为100%，假体生存率为96.6%，Harris髋关节评分为89分（范围74～100分）。

尽管近期对于高危患者全髋关节置换术后预后的研究结果喜人，现代假体和负重面在此类患者中的有效性仍须进一步研究。

短柄全髋关节置换术

近年来，短股骨柄被引入全髋关节置换术中，旨在：（1）在关节负重时，提供更趋向生理性的应力分布，达到保留股骨近端骨量的目的；（2）减少大腿疼痛；（3）通过微创手段插入股骨柄。术后1～5年的短期随访显示，部分作者报告的股骨柄无菌生存率为96%～100%，但仍需中期和长期数据，明确此类新型假体在晚期骨坏死患者全髋关节置换术中的价值。

总之，骨坏死占美国全髋关节置换术病因的10%。早期治疗的目的是保留关节，而晚期退行性关节炎无法挽救关节的患者可采用全髋关节置换术。骨水泥技术的改良、现代非骨水泥和骨水泥股骨柄的设计、新型陶瓷和高交联聚乙烯界面使全髋关节置换术患者的预后得到了改善。新一代假体和界面是否能改善长期（>10年）生存率，仍须进一步研究。

Parth A. Vyas
Pingal Desai
Joseph M. Lane

38

第38章　代谢性骨病

骨代谢

骨组织是一种具有高度生物活性的特殊结缔组织，人体骨骼具有独特的力学及生物学功能，包括且不仅限于：提供支撑，保护重要脏器，提供韧带或肌肉组织附着点，保存钙、磷和钠等矿物质，提供造血、淋巴细胞生成反应部位等。为了有效地发挥这些功能，骨组织具有两种不同的结构：皮质骨或骨密质提供支撑力，同时能够对抗拉伸及剪切应力；松质骨或骨小梁具有更大的表面积，主要发挥代谢及生物功能。

骨组织的组成成分

骨组织主要由有机物构成的基质及无机盐构成的矿物质组成。有机物基质主要由1型胶原及非胶原蛋白组成，非胶原蛋白包括骨桥蛋白、骨钙素、纤粘蛋白、血小板反应蛋白、骨涎蛋白、生长因子和细胞因子。胶原蛋白提供抗拉张力。无机盐部分以羟基磷灰石结晶形式构成，其组成为$Ca_{10}(PO_4)_6(OH)_2$。羟基磷灰石占骨组织干重的65%～70%，主要发挥抗压性能。

骨代谢的细胞调节

骨祖细胞是一种间充质干细胞，几乎在所有骨组织表面均能发现。在RUNX2/CBFA1转录因子网刺激下，通过WNT/β-catenin信号通路，骨祖细胞分化为成骨细胞。

成骨细胞合成、运输并排列众多的骨基质蛋白，启动骨矿化过程。成骨细胞表面有多种受体，包括骨调节激素受体（甲状旁腺激素[PTH]，维生素D，瘦蛋白，雌激素），细胞因子受体，生长因子受体，细胞外基质蛋白受体。同时成骨细胞也表达多种细胞因子，包括RANKL，而RANKL又可以调控成骨细胞的分化及功能。当成骨细胞周围被新形成的有机物基质包围后，成骨细胞转化为骨细胞。否则，成骨细胞继续保留与骨表面，成为扁平的静止骨衬细胞。

骨细胞通过错综复杂的胞质突起（也称骨小管）相互联系，同时也与骨表面细胞联系，从而控制微环境中钙和磷的水平，也监测并将力学刺激转化为生物活性（力学转导）。

破骨细胞与骨吸收相关，由造血祖细胞分化而来，造血祖细胞也可以分化为单核细胞和巨噬细胞。调控人破骨细胞分化和成熟的细胞因子和生长因子包括RANKL、巨噬细胞集落刺激因子（M-CSF）、白介素1（IL-1）和肿瘤坏死因子（TNF）。成熟的多核破骨细胞（包含6～12个细胞核）是由循环单核细胞前体细胞融合形成的，其寿命有限（约2周）。破骨细胞通过整合素与骨组织表面结合，形成吸收凹陷，细胞膜在凹陷上反复折叠（皱褶缘）。破骨细胞通过质子泵形成周围组织酸性环境，从而吸收矿物质；通过释放组织蛋白酶K和蛋白水解酶，从而消化骨组织中的有机成分。

骨代谢的激素调节

所有上述的细胞活动均受到激素的严密调控。PTH、维生素D和降钙素是主要的参与调解骨矿化平衡的激素，除此之外，其他的激素例如甲状腺素、胰岛素、胰岛素样生长因子（IGF）、生长激素和前列腺素也参与调控该过程。

当细胞间液的血钙水平降低，甲状旁腺分泌PTH，从而促进肾小管钙重吸收，降低肾小管磷的重吸收。PTH还可以促进维生素D转化为1,25-羟化代谢物，从而促进肠道钙的重吸收。PTH可以直接刺激成骨细胞，还可以通过刺激成骨细胞从而间接刺激破骨细胞。PTH对骨的作用是双重的而且是复杂的，尽管持续高水平的PTH促进骨吸收，升高血钙水平，但间歇性高水平PTH可作为一种合成代谢剂，促进骨形成。

维生素D促进肠道和肾脏钙结合蛋白的合成，从而促进这两个部位钙的吸收。维生素D也能够促进肠道磷的吸收。维生素D促进骨骼矿化。维生素D的功能并不仅限于骨骼，近年来发现其参与免疫功能、肌肉功能和某些肿瘤的病理过程。

当血钙浓度急剧升高时，甲状腺的滤泡旁细胞分泌降钙素。降钙素能够作为抑制性配体直接作用于破骨细胞。对于降钙素整体的功能目前尚不清晰，在稳定的钙代谢过程中，尚未发现其功能。

最近，发现了下丘脑通过瘦素调节骨代谢，瘦素是一种由成骨细胞分泌的蛋白激素，能够减少骨形成。

骨质疏松

《国家卫生研究所共识声明2000》中定义骨强度包括骨质量和骨密度。良好的骨骼健康依赖于骨质量和骨量。骨的吸收和重建过程是密切联系的，这两个过程贯穿于整个生命过程，在生长、发育和微损伤修复过程中发挥重要作用。在20～30岁前，以骨形成为主，大约在30岁时达到骨重量的峰值。40岁后，以骨吸收为主，因而骨重量持续减少。女性在绝经期由于雌激素减少，不能发挥其抗分解代谢和促进合成代谢的作用，骨重量急剧减少。除了激素的影响外，其他因素比如维生素D和脂蛋白受体蛋白5/6（LRP5/6）受体多态性、营养、日常活动和年龄等均能够影响骨重量，从而影响骨密度。

骨密度是指每单位体积的骨重量，但是双能X线吸收计量法（DEXA）仅测量局限部位的骨密度。骨质量是评价骨健康的一个重要而且独立的指标。骨质量与骨的有机成分特别是骨胶原相关，骨质量也与骨的矿化成分及矿化状态、损伤积累以及微结构相关。骨矿化不良大多由于维生素D缺乏引起，临床最为常见。微损伤累积是由于损伤或损伤修复不良造成的，在长期抗骨质吸收治疗的患者中，这是最重要的问题，对于这些患者，其骨量和骨密度可能是正常的。

脆性骨折是指从小于等于站立高度跌倒造成的骨折，与骨强度相关。脆性骨折表明患者患有骨组织疾病。然而，骨科医生大多并不关注患者骨折的原因，而且，不管患者有没有与私人医生联系，只有不到25%的骨折患者会进行抗骨质疏松治疗。发生脆性骨折的患者极少数能发现潜在的骨组织疾病。一项随机对照研究中，当骨折患者由骨科医师团队治疗时，58%的患者进行了潜在骨疾病的治疗；当骨折患者由私人医师治疗时，不到30%的患者进行了潜在骨疾病的治疗。

骨质疏松骨折的死亡风险与乳腺癌相当。年轻女性乳腺癌死亡风险高于骨质疏松，但年老后，其骨质疏松死亡风险高于乳腺癌。根据我们的脆性骨折注册系统，髋关节骨折患者1年内死亡风险约为20%～25%。死亡通常发生于骨折愈合之后，通常一般情况差而死亡。此外，骨折患者还有高达70%的致残率，其中只有少部分能够恢复到骨折前的功能状态。

对于骨质疏松患者，特别是骨质疏松骨折患者的鉴别诊断应该在手术前开始，以避免被术后继发改变而影响。实验室检查应该包括血常规除外贫血、钙离子、完整的PTH、磷、白蛋白、骨特异性碱性磷酸酶检测骨形成、25-羟化维生素D检测维生素D水平、综合代谢检查（CMP）或者类似检查以检查肾脏及肝脏疾病。最后，如果患者之前正在进行抗骨质疏松治疗，再次检查尿液N端肽或者快速血浆C端肽，可以用于估测骨吸收速度。如果患者有相应的临床表现，可以行进一步的检查，例如甲状腺、多发性骨髓瘤筛查、激素水平等。70%的骨折患者维生素D水平低，特种外科医院45%的髋关节置换患者维生素D水平不足。因而，我们认为对于大部分患者，都需要补充维生素D和钙。

对于绝经后女性及有脆性骨折病史的患者，均应行骨密度检查。骨密度测量单位面积的骨密度，测量部位可以设置为髋关节或者脊柱。对于老年患者，脊柱可能因为侧凸而有植入物，或者脊柱关节炎。若患者患有髋关节炎，应当测量未受影响的髋关节骨骼。如果患者双髋均有关节炎，可以测量腕部骨骼。骨密度低于标准值1.0～2.5个标准差，称之为骨量减少；低于标准值2.5个标准差，称之为骨质疏松。骨DEXA并不与骨折风险完全相关。稳定状态的骨质疏松患者，65%男性患者及35%女性患者会继发损害骨骼健康的疾病；但是在有脆性骨折病史的患者中，95%男性患者及65%女性患者会继发损害骨骼健康的疾病。脆性骨折病史是再次发生骨折的高危因素。例如，发送椎体脆性骨折的患者，1年内再次发生椎体骨折的风险为19.2%，此外，其他椎体1年内发生骨折的风险比健康人提高5倍。另一项研究表明，髋关节骨折患者再次发生髋关节骨折的风险升高3倍，其他部位骨折的患者再次发生髋关节骨折的风险升高1.8倍。无论患者骨密度是否异常，只要发生髋关节或椎体脆性骨折，均可诊断患者骨质疏松。55%的发生髋关节骨折的患者，其骨密度为骨量减少，而不是骨质疏松，提示这些患者中，骨质量的损害可能比骨密度更大。

对于DEXA –3.00的患者，50岁患者10年内骨折风险为2.5%，80岁患者10年内骨折风险为18%。其他的脆性骨折风险因素包括性别、身高、体重（包括体重指数BMI）、家族骨折病史、糖皮质激素服用病史、自身免疫病病史、继发性骨质疏松、饮酒。世界卫生组织（WHO）研发了一个在线的FRAX工具，包含了前述危险因素，能够计算患者10年内发生骨质疏松骨折的风险。对于骨量减少的患者，其10年内髋关节骨折风险为3%，应当对其进行抗骨质疏松治疗。对于FRAX评估10年内骨质疏松骨折风险超过20%的患者，也应对其进行治疗。

表38.1 治疗骨量减少及骨质疏松的药物

抗骨吸收药物	促代谢药物
双膦酸盐	特立帕肽（PTH 1～34）
降钙素	PTH（1～84）a
雌激素	氟制剂a
雌激素激动剂/抑制剂	雷奈酸锶a
替勃龙a	

注：a：仅美国地区以外可用。

骨质疏松分为两大类。最常见为高转化型骨质疏松，绝经后雌激素分泌减少，从而导致破骨细胞骨吸收增加，但是成骨细胞活性正常，这就造成了机体不能维持骨形成和骨吸收的平衡。对于这种类型的骨质疏松，治疗方法为抗骨质吸收治疗。对于低转化型骨质疏松，破骨细胞活性并没有被增强，但成骨细胞活性受抑制，例如化疗、激素以及部分抗骨质疏松药物（例如二膦酸盐）。对于这类骨质疏松，治疗上主要是针对药物副作用，同时使用促代谢药物。所有的患者均需要补充足量的钙和维生素D。每天钙的需要量为1000mg，最好为柠檬酸钙。实际钙水平可以通过检测完整PTH水平监测。我们的经验是，全段PTH水平不超过30pg/mL表明钙充足，高PTH水平表明钙补充不足。正常患者每日需要2000国际单位维生素D（维生素D水平>32ng/mL），以及250～500mg的维生素C，维生素C可以为胶原蛋白交联提供共同作用因子。

骨质疏松的药物治疗包括抗骨质吸收药物（包括双膦酸盐）、地诺塞麦、选择性雌激素受体调节剂（SERMs）、降钙素或促代谢药物如PTH（1～34或1～84）和雷奈酸锶（FDA未批准）（表38.1）。

双膦酸盐通过形成不可降解的焦磷酸类似物，从而抑制骨吸收。如果破骨细胞吸收双膦酸盐，将会导致其细胞膜破坏和凋亡。FDA批准了4种双膦酸盐药物用于治疗骨质疏松。口服制剂为阿仑磷酸盐和利塞磷酸盐，静脉用药为唑来膦酸，伊班膦酸两种制剂均有。阿仑膦酸和利塞膦酸均可将椎体和髋部骨折风险降低约45%。利塞膦酸可分别将椎体和髋部骨折风险降低70%和41%。伊班膦酸对于预防椎体骨折的效果与上述两药相当，但对于髋部骨折的预防疗效尚未得到验证。唑来膦酸降低全部类型骨折的疗效为35%，降低椎体骨折疗效为70%。唑来膦酸每年给药1次，因此没有胃肠道不适和食管炎等副作用，并且能够确保依从性。双膦酸盐在长骨的沉积及其较长的生理半衰期，是其少量发生颌骨坏死和不典型骨折的原因。动物研究表明，双膦酸盐在骨折愈合过程中会使重塑减慢、愈合延迟，但是，骨痂存在时间的延长可以从生物力学上代偿愈合延迟，特别是在软骨内成骨修复过程中。延迟愈合在刚性固定及应力性骨折等以一期愈合为主的骨折中更为显著。

Colles骨折和胫骨骨折与阿仑膦酸的临床研究显示无不良事件。唑来膦酸治疗髋部骨折的研究显示骨量增加，继发性骨折减少，死亡率下降23%。但是，不应该在最初的6周内给药，否则双膦酸盐将在骨折部位沉积，不能发挥作用。

狄诺塞麦是针对RANKL的完全人单克隆抗体，可以阻止破骨细胞及破骨细胞前体细胞上的RANKL和其配体RANK的相互作用，从而可逆性地抑制破骨细胞介导的骨吸收。狄诺塞麦可以有效地降低椎体骨折风险68%，髋部骨折风险40%。有极少量非典型股骨骨折报道。该药也是肾脏替代治疗患者唯一可以安全使用的抗骨吸收药物。

SERMs是雌激素的部分激动剂，唯一常用药物是雷洛昔芬。雷洛昔芬一直以来都被证明可以分别增加腰椎和股骨颈骨密度2%和3%，同时可以降低骨转化水平30%～40%（与绝经前女性骨转化水平相当）。雷洛昔芬可以显著降低椎体骨折风险，但其对于髋部骨折的预防作用尚未得到证实。

鲑皮降钙素是FDA批准的，用于治疗绝经后至少5年的女性患者骨质疏松。降钙素通过直接降低破骨细胞吸收而发挥抗骨吸收作用，进而提高骨密度及骨强度。此外，降钙素的主要靶细胞为功能活跃的破骨细胞，与其他抗骨吸收药物不同的是，其不减少破骨细胞数量，其对破骨细胞的作用是可逆的，在发挥抗骨吸收作用的同时，不干扰骨形成。降钙素可以降低椎体骨折风险，但缺乏其对于髋部骨折的疗效的证据。降钙素通常被用于新鲜椎体骨折的患者，因为其不影响骨折愈合，同时又能够减轻疼痛。近年报道，长期使用降钙素会增加皮肤肿瘤风险2%～3%。

雌激素由于其不良反应，未被批准用于骨质疏松的治疗。

合成代谢药物与抗骨吸收药物不同，其主要是促进骨形成及继发的骨吸收。美国获得批准的是PTH 1～34，欧洲获得批准的是PTH 1～38。将合成代谢药与双膦酸盐相比，合成代谢药会迅速增加骨形成。3个月后，骨吸收速度缓慢增长，但远低于骨形成的速度。该差异被称为导致骨净形成的“代谢窗”。合成代谢药可以激活骨代谢，特别是在被双膦酸盐抑制之后。每天皮下注射PTH 1～34，每两年骨密度提高13%。椎体骨折和非椎体骨折分别下降65%和53%。特立帕肽还可以逆转长期使用双膦酸盐治疗的副作用，如颌骨坏死及股骨皮质下应激反应。动物试验显示，在人治疗剂量30～40倍剂量下，有潜在的骨肉瘤风险，但是目前没有发现治疗剂量下增加人骨肉瘤的证据。在特立帕肽治疗1～2年后，使用抗骨吸收药物序贯治疗是一个常见的做法，以防止新沉积的骨丢失。

在骨折愈合方面，双膦酸盐和PTH都会增加骨痂大小。双膦酸盐会导致延迟成熟，而PTH会促进成熟。在对照群体中，PTH可以更迅速治疗骨折并增强力学性能。在软骨内成骨修复过程中，双膦酸盐治疗时，可以通过形成较大的骨痂代偿延迟成熟，从而保持良好的力学性质。但是在刚性固定骨折时，可以观察到显著的愈合延迟。

综上所述，骨质疏松或者骨量减少患者伴急性骨折时，其药物治疗包括维生素D和一种抗骨质疏松药物。4～6周后，如果骨折愈合满意，可以使用抗骨吸收药物。骨折患者使用合成代谢药的适应证包括双膦酸盐治疗过程中骨折、延迟愈合、内固定不良、需要迅速愈合、低骨转化状态或者并发骨量减少或骨质疏松症。随机对照试验已经证实了两种PTH类似物促进骨折愈合的疗效。

对于骨质疏松但无急性骨折的患者，推荐使用双膦酸盐治疗5年，如果骨密度结果稳定，之后可以停药。若骨密度显示显著降低（>5%）或者骨标记物迅速升高，则需要再次应用限制剂量的药物继续治疗。双膦酸盐能够预防骨折，但不应该让患者终生服药。最后需要考虑的是，至少1/3的患者维生素D水平偏低，骨折患者中高达2/3的患者维生素D水平低，因而维生素D和钙剂的治疗非常重要，应该在其他的药物治疗开始前使用，因为维生素D和钙缺乏会引起其他药物治疗的不良反应。

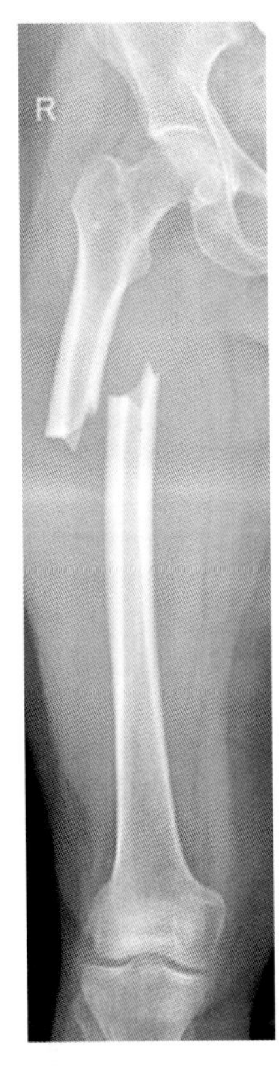

图38.1 股骨不典型骨折，见内侧皮质尖峰和皮质增厚

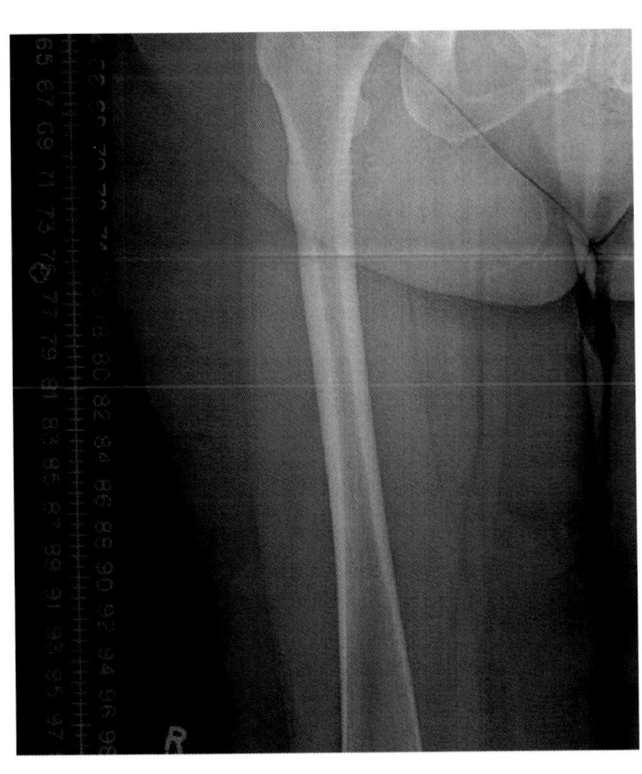

图38.2 双膦酸盐相关的应激反应和皮质增厚

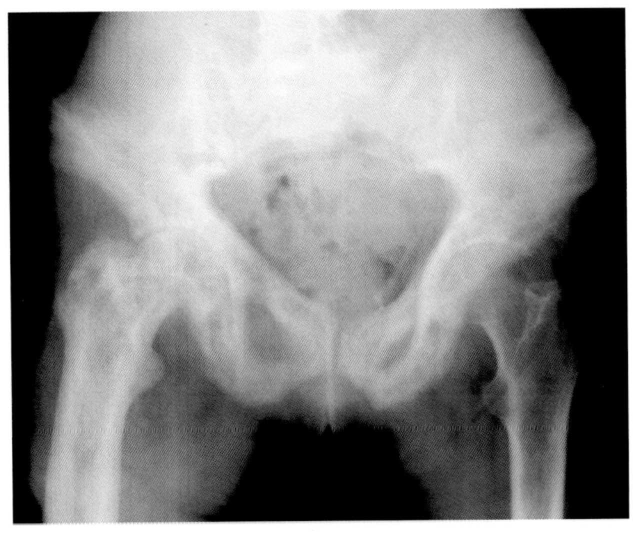

图38.3 骨盆和髋部Paget病，伴内翻畸形和关节炎表现

双膦酸盐相关的不典型骨折

长期使用双膦酸盐治疗的相关问题已经被发现，包括颌骨坏死和近年来发现的股骨不典型骨折。不典型骨折最初由Odvina报道，ASBMR工作组已经定义了这种不典型骨折的主要特征。Odvina发现骨转化降低和微骨折增加，导致冻脆骨，骨的韧性受损。老骨在胶原蛋白非酶糖基化时，具有吸收葡萄糖的性质。这一性质会显著降低胶原蛋白纤维强度，从而导致骨脆性增加。

Burr在狗的试验证实，5年双膦酸盐治疗后，其骨韧性降低高达30%。该模型基本表明，胶原蛋白存在微损伤增加、老化、韧性丢失和能量损失降低。

双膦酸盐治疗2年，股骨不典型骨折的预测发病率为2/10万；双膦酸盐治疗8年，股骨不典型骨折的预测发病率上升至78/10万。在一项病例对照研究中发现，双膦酸盐与股骨干及转子下骨折相关，相对于转子间和股骨颈骨折，其优势比为4.44。这些骨折的典型放射学表现为转子下区域外侧皮质增厚、横行骨折、少或无粉碎性骨折、外侧骨膜抬高和内侧皮质尖峰（图38.1）。9%的患者为双侧受累，76%的患者有前驱疼痛。髋部不典型骨折的治疗包括髓内钉。髓内钉治疗愈合失败比例高达20%，这类患者建议使用双钢板固定。对于不完全骨折，如果有严重疼痛及骨髓水肿，大部分骨科医生建议髓内钉固定（图38.2）。如果只有骨髓水肿，没有疼痛，那么可以选择使用合成代谢药物。如果3个月后骨髓水肿没有改善，推荐使用髓内钉。这类骨折愈合缓慢，而且并发症发生率较高。近年来，因为临床医生对此重视，双膦酸盐治疗得到了密切监测，并且治疗期间会中断用药一段时间。考虑到双膦酸盐能够极大地预防脆性骨折，而发生“不典型骨折”的风险较低，双膦酸盐至少在近期内仍是抗骨质疏松治疗的重要组成部分。

Paget病

骨Paget病，又称变形性骨炎，其主要特征是加速的异常骨重塑，导致局部区域过度生长，力学性质差（图38.3）。尽管任何部位的骨质均可受累，但以颅骨、脊柱、骨盆和下肢长骨受累最为常见。Paget病是继骨质疏松症后第二常见的代谢性骨病，通常受累人群为55岁以上患者。美国估测发病率为1%～2%，老年人群及男性人群发病率高。

当前的研究表明，环境因素和遗传因素共同影响Paget病发展。环境因素包括前文所述的病毒感染，但仍须进一步研究。目前怀疑基因突变造成成骨细胞和破骨细胞过度激活，据报道Paget病患者骨形成速度为正常的6～7倍。尽管骨形成速度增加，但形成的层状结构异常，力学强度弱。

大部分Paget病患者无症状，通常是偶然发现血清碱性磷酸酶升高或者因其他原因行放射性检查而诊断。通常不需要骨活检作诊断。怀疑Paget病的患者需要行骨闪烁扫描检查，判断并评估疾病的程度。

最常见症状为骨痛，静息疼痛加重，活动后缓解。疼痛可能来源于病灶本身，或者由于骨生长而造成的关节炎或神经压迫。Paget病可造成受累骨弓形变、同心性关节炎和应力性骨折。最常见症状是下背部疼痛，原因为椎管狭窄。颅骨Paget病可导致听力下降。可能发生恶变，但其发生率较低（<1%）。对于无症状Paget病，通常不需要药物治疗，但需要每年随访，警惕疾病进展及相关损伤。通常，对于无症状的Paget病患者，若碱性磷酸酶超过正常值上限2～4倍，需要开始治疗。

Paget病的金标准治疗方案为新一代的含氮双膦酸盐，包括唑来膦酸和利塞膦酸。双膦酸盐通过抑制破骨细胞骨吸收，降低骨转化。尽管放射学上骨损伤部位病变较少转变为正常，但骨转化降低后可以在层状结构中形成正常的新骨。近年的研究表明，尽管强化双膦酸盐治疗可以迅速将碱性磷酸酶水平降至正常，但与基于症状的非严格双膦酸盐治疗相比，前者并没有临床优势。降钙素通常只用于双膦酸盐不耐受的患者。止疼药通常作为双膦酸盐的辅助用药使用，还包括物理治疗、支具和助行器。

Paget病的手术治疗包括长骨畸形的截骨矫形、骨折固定、关节置换、椎管减压以及骨肿瘤切除。

Erik N. Zeegen
Philip Z. Wirganowicz
Francis P. Cyran
Jeffrey J. Eckardt

39

第39章　髋部肿瘤和肿瘤样病变

髋部是骨原发肿瘤及肿瘤样病变的好发部位，髋关节周围的病变可能导致腹股沟区疼痛，臀部疼痛及膝部牵涉痛，促使患者就医。然而，一些病变的临床表现不明显，只有在偶然情况下或遭受病理性骨折后才会被发现。对于骨科医生，熟悉掌握髋部良性肿瘤，恶性肿瘤及肿瘤样病变的临床特征，鉴别诊断及治疗至关重要。

骨肿瘤的诊断流程包括了系统性的病史询问，体格检查及影像学检查，在某些情况下需要对病变进行活检。对病变的活检应该由准备对患者进行手术的主刀医生进行。Makin等的研究表明如果由非骨科手术医师进行骨肉瘤组织的活检，可能导致严重的并发症，甚至对病人的肿瘤病情及功能恢复产生不好的影响。在诊断流程的早期确定肿瘤的良恶性非常重要，因为这决定了接下来采用的治疗方式。总的来说，大部分良性肿瘤可以通过刮除和植骨进行治疗，恶性肿瘤可以通过大范围的切除来治疗。恶性骨肿瘤的治疗目标首先在于大范围的切除病灶以防止局部复发这一致命的后果，其次在于保留患肢的功能。

在20世纪六七十年代，截肢是治疗恶性骨肿瘤的手术治疗原则。然而，在最近的30年中，我们在骨和软组织肉瘤的治疗上取得了长足的进展。通过在化疗，放疗，影像学技术，重建材料及手术技术上的进步，保肢手术已成为治疗骨肉瘤的主要方式，和截肢手术一样安全有效的治疗方法。

患者在得知自己患有髋部肿瘤时常常会为自己的生命安全及是否需要截肢而担心。对于医生来说，我们需要掌握髋部好发的常见的良性及恶性肿瘤，进行及时正确的诊断，制定并准确实施有效的治疗方案。

诊断

对于髋部肿瘤进行准确的诊断常常需要详细了解患者的病史，完善体格检查，影像学检查并在某些情况下对病变进行活检。

病史

骨肿瘤最常见的主诉为疼痛及被注意到的肿块，常常伴有局部外伤史，患者或许会误以为局部肿块为创伤导致。然而更多的情况是外伤导致患者注意到了早已存在的肿块。有时，我们会在体格检查及影像学检查中意外发现病变。了解患者疼痛的具体情况很重要：静息痛及夜间痛伴无力更常见于恶性病变，而与活动相关的疼痛更常见于非恶性病变。通过阿司匹林，非甾体类抗炎药可缓解的夜间痛是骨样骨瘤的典型表现。疼痛的特点可以提示骨的完整性：对于有髋部X线透亮线的患者，当其出现负重时腹股沟区疼痛时应警惕即将发生病例性骨折的可能性。

如果患者有肿块，我们需要确定发现肿块的时间，肿块大小是否增大，如果有增大，是在什么时间段内增大的。我们还需要确定肿块的质地，是否伴有疼痛。一个快速增长，质硬，伴有疼痛的大体积肿块常常提示高侵袭性甚至恶性的病变。而增长速度慢，体积小且不伴疼痛的肿块往往预示着良性病变。在一天之内体积产生变化的肿瘤可能提示血管瘤。

系统性症状对我们的诊断也有帮助：虚弱，食欲不佳，体重下降提示病变可能为恶性。尽管发热寒战往往为感染的临床表现，患有Ewing肉瘤的患者常常表现出发热并伴有白细胞和血沉的升高。

病人的既往史也应被纳入诊断评估：任何恶性肿瘤及具有恶变潜力的良性肿瘤患病史都应引起我们的警惕。例如，一位有肺癌病史的患者表现出腹股沟区负重时疼痛的临床表现时我们应考虑肺癌髋部转移的可能性。如果怀疑患者可能有恶性肿瘤转移的情况，我们应该了解原发肿瘤的组织学起源，例如肾细胞癌和低分化甲状腺癌血供丰富，在术前应对患者实行制动处理。曾因软组织肉瘤接受过放疗治疗，但现在出现疼痛的患者也应引起我们警惕。如果在前次手术中为了扩大切除范围进行了过多的骨膜剥离，且患者在数年后出现疼痛，这可能意味着即将发生病理性骨折。如果患者在10～20年前接受过放疗，而现在出现了新发的疼痛和肿块，我们需要排除放疗导致的肉瘤的可能性。对于有多发内生软骨瘤及遗传性多发骨软骨瘤病史的患者，若其出现新发的静息痛或夜间痛，我们需要考虑软骨肉瘤的可能性。同样的，有神经纤维瘤病史的患者若出现了增大的伴疼痛的软组织肿块时，我们应排除恶性周围神经鞘瘤的可能性。

体格检查

体格检查虽然不一定会有阳性发现，但是在诊治过程中仍然是非常重要的。一个详细的不局限于髋关节的体格检查可以帮助我们发现一些容易被忽视的细节。检查者应该检查患者的生命体征，是否有发热等特殊情况，记录血压，心率及呼吸频率，同时记录病人体重基础值以便日后进行比较。检查者还应检查患者的皮肤，是否有咖啡斑以及任何斑块及皮肤异常。有的斑块边缘粗糙不规则，有“缅因州海岸”样外观，此为McCune-Albright 综合征的表现。而有的斑块边缘光滑，外观似“加州海岸”，此为神经纤维瘤的表现。一个完整的体格检查包括了对眼，耳，鼻，喉，颈，肺，心及腹部的检查。转移性疾病可能在任意器官组织表现出症状，所以全面的体格检查至关重要。直肠指检也需要进行，同时也应检查可以触摸到的直肠，坐骨直肠窝及前列腺。

我们还需要进行完善的骨骼肌肉系统检查，恶性原发骨肿瘤和转移性癌可能扩散到骨骼，所以我们需要检查中轴骨及四肢骨骼，并记录任何肿块，压痛及活动受限。同样需要检查的还有神经系统，以确认是否有任何局部的中枢及周围神经病变。上运动神经元占位表现也不应被忽视，它可能提示有中枢神经系统肿瘤的存在。

髋部检查应该被留在最后：检查者应该观察患者的步态，注意患者是否有外展肌肌力不足或麻痹。检查者应该在患者站立位的情况下检查下肢是否等长，骨盆是否水平。患者平卧时，检查者应该检查髋部是否有肿块，腹股沟区是否有淋巴结肿大。同时需要检查的还有髋部皮肤，是否有手术瘢痕，有无接受过放射治疗的痕迹或有无溃疡。接下来检查者应检查患者髋部的活动度，注意髋部的屈伸，内旋，外展，内收及注意是否有屈曲畸形。在髋部运动时出现的疼痛可能提示病变位于关节腔内。由于位于髋关节深部的肿瘤可以随着骨盆和大腿的伸展而唯一，检查者应该出诊髂棘及臀部，注意是否有任何区域存在压痛或饱满感。接下来，我们还需要检查邻近的膝关节及骶髂关节。

影像学

目前各种影像学检查可以被用于诊断和评估髋部肿瘤，它们包括X线平片，CT，MRI，核素骨扫描，超声，血管造影甚至PET。X线平片一直以来都是最简单有效的辅助检查，它可以有效地显示出骨质存在的异常，有时也可以显示出软组织异常，特别是软组织出现钙化时。

对X线平片的仔细评估可以帮助我们找到关于病变的很多信息，临床医生可以由此得出相对准确的鉴别诊断。每种肿瘤在X线平片上都有其特有的表现：例如肿瘤位于骨内时可以给我们提供一定的线索。一些肿瘤好发在骨骺，干骺端及骨干的特定部位，如软骨母细胞瘤好发于骨骺，骨肉瘤好发于干骺端，Ewing肉瘤好发于骨干。有些肿瘤的发生基于骨皮质，如骨样骨瘤，有些肿瘤的发生于表面，如骨软骨瘤，有些肿瘤位于髓腔中心，如内生软骨瘤，偶有骨巨细胞瘤位于髓腔内。Enneking等详细从四个角度介绍了怎么从影像学资料诊断和评估各种骨肿瘤：

1. 病灶的部位在哪？（是在骨骺，干骺端，骨干，骨表面，是位于骨皮质内还是位于髓腔内？）
2. 病灶对于骨产生了什么影响？（大范围溶骨性破坏，皮质完整性受损，相关软组织肿块等现象通常预示肿瘤为恶性。而局限于骨质内的小范围病变常常是良性的）
3. 宿主骨对病灶的反应是什么？（对于快速生长，高侵袭性的恶性肿瘤，骨的反应能力往往跟不上肿瘤的发展速度，所以病灶往往具有穿透性，会有虫蛀性边界的出现。相对的，对于生长速度较慢的良性肿瘤，骨可以对肿瘤的生长做出反应并在病灶周围形成硬化带）
4. 病灶的骨膜反应是什么？（骨膜反应可以被用来衡量病灶的侵袭性。一些肿瘤突破骨皮质时可能会对骨膜完整性产生影响。对于生长速度较慢的病变，骨膜完整性得以保持并且能够及时根据肿瘤的生长在肿瘤上方发生骨膜反应。这样一来就形成了Codman三角，此在骨肉瘤中最为常见。发生于骨干区的洋葱样外观经常见于Ewing肉瘤。在肿瘤快速生长并快速突破骨膜的情况下，我们可以看到日食样外观）

一些其他的特征也可以在X线平片中被发现，例如软骨肿瘤矿化后形成环状或弓状的边界清楚的高密度影。而对于成骨性肿瘤，其矿化后形成的高密度影缺乏特定形状且成云雾状。骨囊肿，骨内脂肪瘤及骨巨细胞瘤一般病灶内的矿化不明显。而骨纤维结构不良具有特征性的毛玻璃样表现。

如果通过X线平片不能明确诊断，我们可以进行MRI及CT检查。MRI扫描可以帮助我们确认肿瘤的骨性范围，确认是否有相关的软组织问题，并且确定病灶的内在特点。例如：如果MRI发现液-液平面则强烈预示着病灶包含动脉瘤成分的骨囊肿。高T1信号预示着脂肪组织的病变，高T2信号预示着病灶含有液体成分且常常与软骨损伤有关。MRI检查还可以帮助我们评估肿瘤与关键神经血管的关系，帮助我们进行术前计划。

CT的优点在于能够整体评估骨性结构，皮质的完整性，评估是否有发生病理性骨折的可能。在软骨病变中，CT扫面还可以评估骨内膜是否呈扇形增厚，以此判断疾病是否可能为软骨肉瘤。CT检查还可以帮助我们确定矿化软组织病变与相邻骨质的关系。例如：CT扫描很适合于评估骨软骨瘤，骨膜外骨肉瘤和骨化性肌炎。在CT扫描下，可以在骨软骨瘤病灶处发现外生骨疣。骨膜外骨肉瘤有时会呈现粘贴样外观，这常常发生于膝后方。对于骨化性肌炎，它的病灶区域内软组织与骨质的边界很清晰，并且在透亮区被硬化带包围。CT扫描对于诊断是否有胸部，腹部和骨盆转移瘤也很重要。骨肉瘤转移最常发生于肺部。而脂肪肉瘤有时会转移至腹膜后区域。

其他的影像学检查包括超声，血管造影，核素扫描。超声经常被用来快速确定肿块是实性还是囊性，有时被用来指引穿刺活检。血管造影可以被用来确认较大肿瘤与主要血管结构的关系，这对术前计划十分重要。对于血管丰富的病灶，例如肾细胞癌骨转移，血管造影可以评估病灶血供情况并通过栓塞降低切除肿瘤时的出血量。最后，核素扫描（如锝$^{-99}$标记的全身骨扫描）可以被用来检查整个骨骼系统是否存在其他潜在的病灶。PET也可以被用来检查人体是否有其他的潜在软组织病灶。有一些医疗结构现在利用PET来评估软组织肉瘤，PET可以对肿瘤进行分期并且监控治疗的进展情况。然而PET扫描并不能准确地分辨出肿瘤的良恶性，但是一些研究表明它可以展现肿瘤对治疗的反应情况。PET还被用于追踪骨肉瘤对治疗的反应情况。PET合并MRI检查可以在治疗后分辨肿瘤残留情况及治疗后肿瘤的变化，甚至可以寻找潜在的复发。

活检

在怀疑恶性肿瘤时我们可以通过活检来帮助诊断，一些具有侵袭性的良性肿瘤，利用影像学检查无法确定性质的病灶都可以通过活检来帮助我们诊断。有一些病变具有典型的影像学表现，如骨软骨瘤，在这些情况下也许并不需要活检，除非患者疼痛明显且诊断存在疑问。活检可以通过闭合或开放活检两种方式进行，闭合活检包括了细针抽吸活检，套管针穿刺活检。开放活检包括了切除活检和切取式活检。

在考虑采用何种活检方式之前，我们首先需要了解肿瘤的生理机制。肉瘤一般呈离心性生长，最外侧的一层往往是最低分化的部分，而肿瘤中心成分往往分化程度较外侧高且容易出现坏死。在肿瘤组织和正常组织的边界处有时会存在反应区，反应区内可能存在一些散在的肿瘤卫星细胞，神经血管组织及炎症组织，在肿瘤及反应区外可能会被界限分明或不分明的非肿瘤组织包绕。根据肿瘤的这些生物学特点，针对肿瘤切除的分类被区分。病灶切除术穿过整个病灶内部，留下散在的或显微镜下可见的肿瘤组织。而边缘切除则切除整个肿瘤，但是切除穿过肿瘤反应区并且很可能残留显微镜下可见的肿瘤组织及一些卫星病灶。广泛切除则切除整个肿瘤组织，其周围的反应区及一定量的正常组织，通过这种切除方式残留显微镜下可见的病灶的可能性较小。根治性切除术切除则会切除包含肿瘤组织的整个肌群。髋关节离断及半骨盆切除就是根治性切除的一个例子。

活检有多种技术，其中最微创的是细针活检，这项技术可以在直视下或CT引导下被用于活检体积大的，表面的软组织病变及累及骨的软组织病变。如果骨的病变周围有完整的皮质，则不适合进行针吸活检。针吸活检的好处在于可以在局麻下进行且不需要进行手术切开，这样一来就避免开放式活检的一系列并发症，如肿瘤扩散，伤口愈合不良，出血等一系列问题。细针抽吸活检的准确性被认为在70%～80%不等，尽管有上述优势，其能够获得的标本量有限，导致其准确性逊于开放活检。进行细针抽吸活检后可能出现组织学诊断无法明确甚至诊断错误等情况。术者在行细针抽吸活检前需要对可能的诊断有大致的判断，如果细针抽吸活检的诊断不明确或与术者的判断不符合，则需要进行开放活检。对于可能患有骨骼肌肉系统肿瘤的患者，活检必须联合相关病理学家，肿瘤学家及影像学家，对进针的路径进行仔细规划以便于日后手术时可以实现完整切除。

对于复发率低，低恶性度的良性肿瘤我们可以采用切除活检的方式，切除活检可适用于脂肪瘤，骨软骨瘤（需一同切除周围软骨鞘及软骨帽），单房性骨囊肿及非骨化性纤维瘤。如果肿瘤的本质不明应该采用切取活检的方式，并且在此过程中应遵循以下原则：1. 活检通路在活检后应视为已被肿瘤细胞污染，所以在完全切除肿瘤时应一起切除活检通路及其表面皮肤切口。考虑到这一点，活检时切口及通路的选择至关重要。切口应尽量小，且顺着可扩大暴露的方向纵向切开，应尽量避免横向切口，若采用横向切口则使日后切除活检切口及通路的范围增大，增加保肢手术的难度。2. 活检的通路应选择到达病灶距离最短的，但应尽量避免累及多个间室。此外，应避免穿过正常的神经血管间隔以防止污染。应累及尽量少的单个肌肉已达到病灶所在位置。细致止血在活检过程中十分重要，止血可以降低血肿形成的风险，并以此降低了肿瘤扩散的风险。利用凝血酶浸泡的吸收性明胶海绵可以降低术后出血量。可以进行引流但引流管应从切口末端通向体外。若要进行缝合固定，则缝合应靠近引流管，且进针点和出针点距离应尽量缩短。但对肿瘤组织进行取样时，我们应对周围组织重点采集，因为其最能代表肿瘤组织的成分。3. 获得的标本应快速送冰冻以确保取得了足够的组织已进行诊断，并送组织培养（需氧、厌氧、真菌和分枝杆菌）。

如果病灶在骨内且皮质完整，我们需要在皮质开窗取样，开的窗应为长方形，同时避免产生尖锐的角度以防止局部压力增高导致病理性骨折。在活检之后下肢应避免完全负重。利用大刮匙去除骨腔内的肿瘤组织，此外还可以利用术中透视确定刮除范围并确认刮除位置是否正确。

分期

对肿瘤的分期基于其组织学特征，局部侵犯范围及是否有其他组织或器官的转移病灶进行。尽管肿瘤分期最主要的根据是其原发灶的特征，但分期的目的在于预测肿瘤的发展和转移。而分期并不能完全预测肿瘤在原发灶的复发，肿瘤复发的危险因素包括手术切除范围不足，初次化疗后在高分化肿瘤中肿瘤坏死成分在90%以下，以及在接受诊疗时病人已经出现了原发灶的肿瘤复发。对于骨肿瘤现有很多种分期系统，但目前使用最广泛的是Enneking系统。这个系统对肿瘤提供了标准化的分期系统以利于医生之间能够进行有效沟通。这个分期系统也提供了预后相关的信息以指导治疗。最后，一个标准的分期系统使得我们在临床研究中可以统一且有效地评价化疗、放疗和手术治疗等各种肿瘤治疗方法的效果。

肿瘤的组织学分级代表了肿瘤的侵袭性及其发生转移的风险。组织学分级是由病理学家根据肿瘤的组织学特点（核异型性，多型性，核分裂能力）及肿瘤组织的分化程度进行判断的。分期的标准从1级～3级，1级肿瘤组织发生转移的风险小于15%，而2～3期肿瘤发生转移的风险超过15%。

肿瘤局部侵袭的范围可以通过判断肿瘤是否侵袭超过其发生层次来确定。对于骨肉瘤，肿瘤若局限在骨内则被分为局限性（A型），若肿瘤超过骨皮质并蔓延至软组织则被分为侵犯型（B型），若肿瘤体积较大，则其发生转移的风险也相应升高。

低恶度病变常常指代Ⅰ期病变，高恶度病变则指的是Ⅱ期病变，每期病变都可以分出A，B两个亚型，这取决于肿瘤组织所达到的解剖学层次。所有发生转移的肿瘤均为Ⅲ期，不论肿瘤组织进展到了哪一解剖层次。近端股骨发生的骨肉瘤伴有大量肿瘤组织侵袭至骨外的情况下被分为ⅡB型。

良性肿瘤拥有类似的分型系统，良性肿瘤的分型应用阿拉伯数字而非罗马数字。所有良性肿瘤均被认为属于0期，低度恶性肿瘤被认为属于1期，它们生长缓慢，不具有侵袭蔓延出其发生层次的倾向，如成人软骨瘤和骨软骨瘤。一些1期肿瘤可能会自行消失，如非骨化性纤维瘤或单纯骨囊肿。2期肿瘤具有活动性，扩散甚至溶解骨质，但其扩散不会超过骨质，如动脉瘤样骨囊肿及骨母细胞瘤。3期肿瘤具备侵袭性，他们倾向于蔓延超过骨质并且有很高的局部复发倾向，如骨巨细胞瘤侵蚀骨皮质并蔓延至软组织。

治疗

不是所有的骨肿瘤都需要手术治疗，若病变呈现出典型良性表现，没有症状且不会有病理性骨折的风险，则可采用定期复查的保守治疗策略，如远端胫骨的非骨化性纤维瘤。如果选择观察治疗，应定期对患者进行影像学检查以及时发现肿瘤增大，侵袭骨皮质等恶变征象。大多数良性肿瘤可采用病灶刮除植骨或骨水泥填充的治疗方法。恶性肿瘤通常需要我们进行广泛切除，需要进行保肢手术甚至截肢手术。

对于良性肿瘤的手术治疗

大多数Ⅰ期和Ⅱ期的良性肿瘤都可以通过病灶刮除植骨或骨水泥填充的方法进行治疗。对于骨软骨瘤可以进行边缘切除，但同时需保证软骨帽和周围软骨鞘一并被切除，Ⅲ期病灶也可以用病灶刮除进行治疗，但是局部辅助治疗不可或缺，如苯酚烧灼，液氮冷冻疗法等，且其应用范围应超过刮除范围，苯酚常常被用于刮除后空腔的边界上且向外延伸数毫米，而应用液氮时需要向外延伸1cm。冷冻疗法可能损伤周围的神经血管结构和关节软骨，甚至可能导致病理性骨折。无论我们使用哪种局部辅助疗法，我们都应该用骨水泥填补空腔，这样做可以提供即时的稳定支撑。并且在化合物聚合的过程中产生的热量也会造成刮除病灶以外的区域产生坏死。局部复发常在X线平片上以骨水泥旁或植骨旁透亮线的形式表现出来。因为近端股骨承受的压力较高，再进行病灶刮除及植骨后应进行钢板、螺钉或髓内固定增加股骨稳定性。在存在大量骨缺损或局部肿瘤复发的情况下，我们应该实施整块切除，并用假体或骨关节移植进行关节重建

对于恶性肿瘤的手术治疗

在20世纪70年代，治疗恶性肿瘤的方法只有截肢。骨肉瘤的5年无瘤生存率仅有15%～20%，对于Ewing肉瘤则仅有5%～10%。现在，随着新型辅助化学疗法，放疗，先进的影像学评估系统及先进的手术切除重建技巧的问世，大多数患者都可以通过保肢手术进行治疗，在保持患肢功能的同时也能达到60%～70%的5年生存率，多项研究已经表明保肢手术在保证患者生存率方面与截肢手术没有差异。

在髋关节，切除近端股骨后可以利用金属假

体，骨关节移植或APC（Alloprosthetic Composite）进行重建。每项技术都有其相应的优势和不足。

骨关节移植（Osteoarticular Allografts）在20世纪70年代经常被使用，他们独有的优势在于可以达到生物型重建，不会影响到关节的其他部分且有利于骨量的恢复。这项技术的不足包括：负重延迟（有时患者需1年甚至更长的时间，骨愈合后才能负重），骨折，不愈合，感染（包括理论上移植带来的疾病传播），关节不稳定及关节炎样退变。在一项针对此项技术进行的调查中，研究者发现有19%的患者出现了骨折，17%的患者骨质不愈合，11%的患者发生了感染以及有6%的患者出现了关节不稳定。大多数这些并发症都在植入手术后3年内发生，在这期间，同种异体骨关节处在骨折的高危期，因为此时许多患者仍在进行化疗及放疗，甚至有些患者在3年内去世。所以在应用此项技术时我们应该谨慎地选择患者，避免以上并发症的发生。如果患者度过了早期危险期，接下来也可能出现关节炎样退变并且最终需要关节表面置换术，Mankin报道有16%的患者最终需要表面置换。

人工关节结合同种异体骨移植被称为APC，它的优势在于应用此项技术后金属及聚乙烯的稳定性良好，很少出现关节炎样改变且很少发生骨折。APC的同种异体骨关节移植可以帮助恢复骨量，保留肌腱在软组织的附着点，这是单独应用内支架很难做到的。尽管这项技术可以实现良好的功能恢复，但实施这项技术的难度较高。

而假体的应用也在过去的25年来得到了长足的发展，现在的技术包括了垫块，延长柄，用于重建膝关节的旋转铰链假体，用于假体和宿主骨连接的多孔金属，用于软组织附着（如外旋肌群、外展肌和伸膝装置）的孔等。现有的假体的优势在于易于获得，填补骨缺损时更具灵活性及术后可以即刻负重。这项技术也被研究证实可以达到良好的功能恢复和长期稳定性。然而，这项技术的缺陷也不容忽视，它包括了假体松动，疲劳性骨折，脱位，垫块移位及感染。

最初的假体是针对每个病人的情况而单独设计定制的。研究发现患者在手术前进行化疗可以显著提高生存率，所以，在假体定制期间可先行术前辅助化疗，目前在针对某些梭形细胞肉瘤如骨肉瘤及软骨肉瘤等恶性肿瘤进行治疗时我们会采用新型辅助化疗。此外，化疗也用于治疗小的卫星灶，如Ewing肉瘤，非霍奇金淋巴瘤及横纹肌肉瘤等肿瘤时的重要组成部分。化疗的目的在于缩小肿瘤组织的体积及打击潜在的微小转移灶。放疗也可以帮助我们减小肿瘤的体积以利于保肢手术的进行。

在过去的30年间，我们已在辅助疗法上取得了重大的进步，这些进步让更多的患者可以长期无瘤生存并同时保住了患者的肢体及其功能。然而，对于骨科医生最重要的仍是局部完全切除病灶以挽救患者的生命。所以，在我们考虑手术方式，术后患肢功能恢复时，应把切除肿瘤，延长病人生存时间作为首要考量标准。在一些情况下，为了避免局部复发，在需要大范围切除时我们仍需使用截肢手术而非保肢手术。

尽管保肢手术已成为常态，但仍有一些情况属于保肢手术的禁忌证（包括绝对禁忌证和相对禁忌证）：如果有重要的神经（如坐骨神经）受到肿瘤侵犯且我们需要进行对包括神经在内的组织广泛切除时，保留没有运动感觉功能的下肢是没有意义的。而对于一些没有那么重要的神经（如腓肠神经），在对其进行切除之后也许可以通过代偿或者肌腱转移来代偿。大血管受累需要切除时我们可以利用人工血管或血管移植。病理性骨折可以作为保肢手术的一个禁忌证，当骨折导致的血肿扩散到肿瘤细胞处时进行广范围切除会有难度，病理性骨折曾被认为是保肢手术的绝对禁忌证。然而最近的研究表明：若肿瘤对化疗敏感，我们可以大范围切除骨折造成的血肿并行保肢手术，这较之截肢手术并不会增加局部复发及死亡的风险。软组织覆盖不足也可以被视为保肢手术的禁忌证，如果肿瘤切除后造成大量的软组织缺损，需要利用肌肉及皮瓣移植来覆盖缺损。然而，若术前患者接受过放疗，移植的皮瓣可能无法愈合。切开活检不当也可被视为保肢手术的禁忌证，因为活检通路在手术时必须被一并切除，若活检时选择的通路不恰当（如横向通路或穿过多个平面），则对保肢和重建手术造成极大的困难。

治疗良性病变的手术技巧

在某些情况下（如滑膜骨软骨瘤），患者应取平卧位，并采用Smith–Petersen入路。然而在大多数情况下，在手术治疗髋部肿瘤时我们会让患者取侧卧位，在这个姿势下组织平面更易鉴别。切口应定位于股脊边缘并向近端延伸，向前靠近髂前上棘。利用位干外展肌群及缝匠肌之间的无血管平面达到髋关节囊前部，打开关节囊，暴露股骨颈前部利用骨钻开骨皮质窗，皮质窗的大小需要满足术者进行充分的刮除以清除病灶。皮质窗应呈卵圆形且边缘不尖锐以避免局部压力增加。必须对病灶进行充分刮除，刮除范围应包括部分外观无异常的骨质。局部辅助疗法如苯酚或液氮也应酌情使用以扩大组织坏死范围至刮除范围之外。刮除后病灶应根据患者年龄及肿瘤类型予以同种异体植骨或骨水泥填充，且应在固定之后开始。因为髋关节受力较大，当病变累及股骨颈及转子间区域时应常规应用内固定予以预防骨折。分离髂径束，提起股外侧肌，在股脊处行“L’d”。当从后方隔膜提起股肌时，应该寻找并结扎穿支动脉，若穿支动脉被不慎切断则会因肌肉收缩进入深部组织导致很难找到和止血。如果利用骨水泥进行填充，应该在术中利用透视检查确保没有骨水泥进入关节内。

恶性病变手术技巧

同良性病变一样，大多数髋部恶性病变手术治疗方法也需病人采取侧卧位。不像传统的全髋关节置换术，近端股骨切除术所需的手术入路会根据病变的位置，大小及肿瘤的侵袭的范围而改变。且肿瘤组织很可能侵犯并打乱正常组织结构，或迫使一些关键的解剖结构移位。如股骨近端肿瘤侵犯大片后方软组织时，可能会挤压坐骨神经并迫使其向前外侧移位，这使得我们在进行表面切开时更容易损伤坐骨神经。所以我们需要针对每个患者进行详细的术前计划，髋部肿瘤保肢手术的成功关键在于掌握肿瘤的位置及其侵犯范围，对周围解剖结构有清晰的认识，巧妙地设计手术入路并提前计划如何进行软组织重建。

髋关节附近有一些关键的解剖结构需要我们在进行保肢手术的过程中密切留意。大转子及外展肌群是我们切开过程中的“中心”，大部分手术入路位于其前方或后方，我们在手术过程中应尽量保留大转子及外展肌群，为钢丝环扎固定植入假体提供附着点。髋臼唇也应被保留，因为其可为双极假体提供稳定性。包括坐骨神经、股动脉、股静脉、股神经在内的关节神经血管组织也应被良好保存，我们必须找到并定位坐骨神经，使其远离肿瘤切除范围并在切除肿瘤的过程中予以保护。我们可以在大腿前方，缝匠肌深内侧找到股动脉与股静脉，同时应该保护浅层血管，若有需要可以在股深静脉近端靠近其汇合形成股总静脉处对股深静脉进行结扎。若需要对血管进行切除，则可在切除后有血管外科医生对动脉进行重建。

经典的手术入路切口为大转子远端靠外侧的长切口，然后向前上从大转子延伸到髂前上棘，在切口前方和后方制作皮瓣以帮助暴露。在手术过程中应使用电刀以降低出血量并减少肿瘤扩散风险。在大转子近端，外展肌前方进一步暴露切口。在缝匠肌及阔筋膜张肌之间进行浅表的切开，如果需要移动浅表血管，可在缝匠肌深内侧进行切开。深层组织的切开在股直肌及臀中肌之间进行，从小转子处松懈髂腰肌，在大转子处根据肿瘤的大小视情况松懈外展肌群，使外展肌群与股外侧肌位于一个软组织鞘内，若不松懈外展肌群，则需要在靠近转子间嵴远端处行转子间截骨。大转子远端的切开从后方开始，松懈附着于股骨后面的短外旋肌群，股方肌和臀大肌，开放臀后区域，然后我们可以找到并保护坐骨神经。在完成了前方和后方切开后，清理关节囊周围组织并切开关节囊，脱位股骨头。若要做双极半髋置换术则应保留髋臼唇。

完成上述步骤后，我们基本可以确定股骨的截骨平面。根据术前影像学检查，根据肿瘤和固定解剖标志之间的距离确定截骨平面。如根据术前MRI检查确定范围为从大转子或小转子起，至肿瘤最下方远端3～4cm。在进行截骨前应确定患者股骨头至截骨平面的距离以确定该用何种假体。髓内容物和远端截骨碎片应被充分刮除并送冰冻病例确认没有肿瘤侵犯，然后才可利用扩髓器进行髓腔准备以放入延长柄，柄应较扩髓器小2mm以便为骨水泥预留空间。用游标卡纸测量患者股骨头直径已确定双极壳的外直径，然后进行髋臼侧测试确定合适的双极壳外径。在模块组装完成后试行髋关节复位，此时髋关节应具有良好的活动度，前后方稳定性可。患者双下肢应等长，注意坐骨神经是否受到牵拉。以上试模完成后放置组装假体并用第三代骨水泥技术行骨水泥固定。

伤口关闭后应用负压引流以防止血肿和血清肿的形成，利用缝线固定引流管放置意外脱落，当引流量下降至每日30ml以下后可考虑拔出。患者应保持卧床10～14天后可下地活动，患者开始活动后应穿戴相应支具保护外展肌群。最后在髋关节的周围会形成一个假性关节囊，附着于周围的多孔涂层，外展肌瘢痕一直延伸到假性关节囊，有助于髋关节的外展。上述过程实现之后，大多数患者可以达到良好的外展功能并正常行走，但仍需终生警惕髋关节脱位风险。

针对延伸至髋关节内的股骨近端病变或骨盆病变，我们可以实施半骨盆切除术，这项技术也同时切除股骨头和股骨颈，在该手术中需保留股神经，股血管及坐骨神经以保证术后下肢功能恢复。这项手术会留下巨大的骨缺损，我们可以通过假体或同种异体骨移植物复合体进行重建。根据我们的经验，没有实施重建的患者术后恢复也很顺利，股骨会向近端移位并最终形成纤维性假关节，导致下肢严重不等长。然而采取鞋垫等措施弥补后病人可以行走，尽管大多数病人仍需要拐杖及其他工具的辅助，甚至有部分人不需要支具辅助。

良性肿瘤

骨样骨瘤

骨样骨瘤是一种良性成骨性病变，病变通常为小体积，圆形病变，在病变中央有成骨样密度改变，这种改变被称为瘤巢，其周围被透亮带包围，而透亮带外围被硬化带包围。这种改变使得病变在

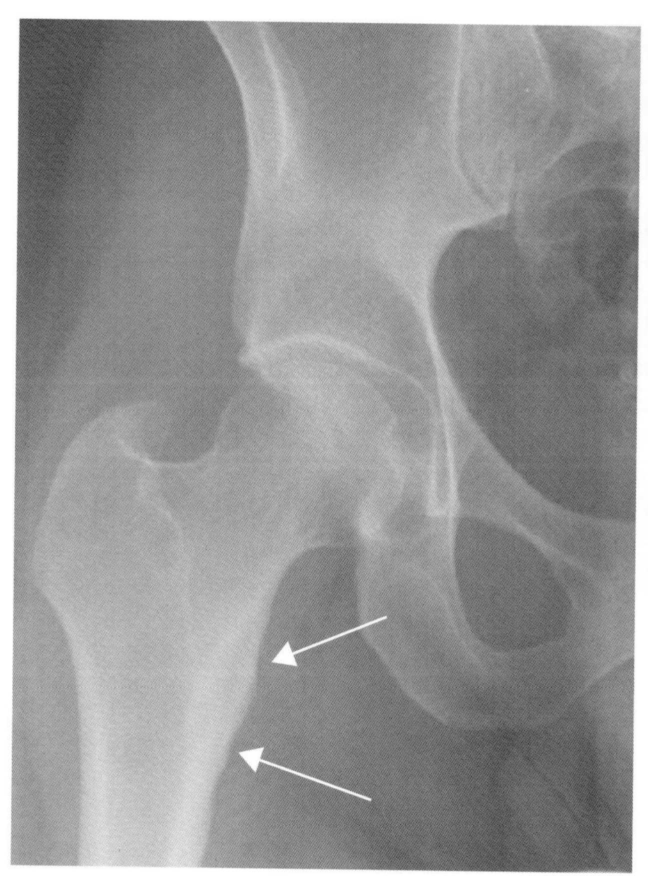

图39.1　右侧股骨近端骨样骨瘤影像学表现（箭头所指部位），病变特点为骨皮质增厚，边缘硬化，中央有瘤巢呈“牛眼样”外观

平片上呈“牛眼样”外观。尽管在组织学上其与骨母细胞瘤极其相似，但骨样骨瘤的定义大小小于1.5cm，可以通过这一点与骨母细胞瘤相鉴别。骨样骨瘤典型临床表现为夜间疼痛，可以通过服用非甾体类抗炎药缓解。它的好发年龄为10～25岁，骨样骨瘤病变通常基于骨皮质，好发于股骨近端内侧股骨距区域。尽管该病变不易在平片上被发现，但我们可以观察到该病变引起的皮质增厚反应（图39.1）。核素扫描和CT扫描被经常用于诊断骨样骨瘤和进行手术计划。在CT扫描下，该病变表现为中央透亮的瘤巢，伴周围骨硬化带。

骨样骨瘤的初步治疗主要依靠非甾体类抗炎药，有学者认为骨样骨瘤可以产生前列腺素并导致夜间痛，在选择非甾体类抗炎药时应选择半衰期长的药物（如8～12h）以减轻夜间痛并有助于患者睡眠。然而常常有患者出现自行服用非甾体类抗炎药1～2年而症状得不到缓解。有些情况下病变可以自行消失。然而，大多数患者不能忍受夜间疼痛且长

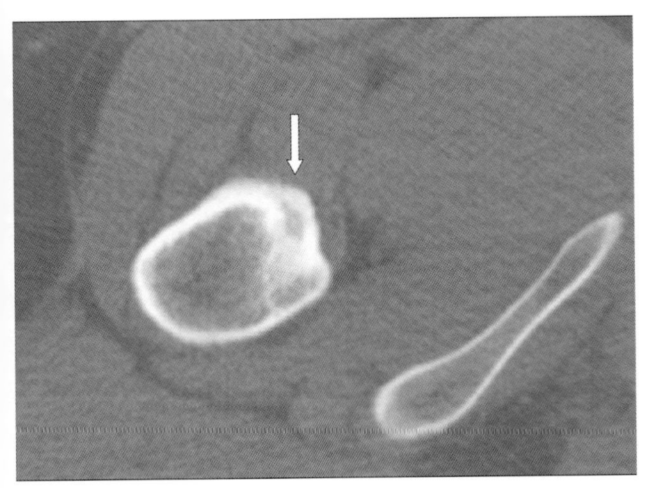

图39.2 此图为图39.1所示病变CT扫描成像，病变起源于皮质，通过CT可以清楚识别病灶周围的硬化带及中央的瘤巢（箭头所指部位）

期服用非甾体类抗炎药，对于这类患者我们推荐使用手术治疗。在切除体积较小的病变时，术者需要在术前和术中通过大小转子等解剖结构掌握肿瘤的具体位置，这些解剖结构与肿瘤的距离可以通过术前CT扫描确定，并在术中利用CT影像帮助定位。通常来说，肿瘤表面覆盖的皮质会增厚，这对于定位肿瘤会起到一定帮助。定位病变后利用高速骨锯暴露病变，利用大角度刮匙刮除病变。病变外观一般呈红色，肿瘤质地取决于病变分化程度。如果病变位于股骨近端高压力区，肿瘤切除后应用内固定预防性固定支撑（推荐使用动力髋螺钉），如果病变位于股骨距内侧，手术入路应选择在髋关节前方。患者取侧卧位，切口起始于股脊远端，与股骨平行并向近端延伸至大转子，后向前延伸至髂前上棘。切开髂径束及阔筋膜，顺筋膜方向切开阔筋膜张肌并牵开，暴露臀中肌，向前方牵开阔筋膜张肌，向后方牵开臀中肌，顺着臀中肌与阔筋膜张肌之间向深部延伸达到髋关节囊前方，切开关节囊，暴露前侧和内侧皮质。通过皮质开窗切除肿瘤，在股骨外侧骨膜下，从前向后提起并牵开股外侧肌以便于直接固定髋动力螺钉。在过去的数年内，CT引导的经皮穿刺射频消融被多个机构证明为治疗骨样骨瘤的有效疗法。Rosenthal等首次利用CT引导定位病变，利用射频探针经皮穿刺进入病变并加热至90℃，高热状态持续6分钟。这种技术可以在全麻或椎管内麻醉下进行。他们最近报道了263例患者接受了这种治疗，其中91%初次接受该疗法的患者在2年随访时获得了成功。对于复发性病变，这项疗法的成功率显著性降低，只有60%。当将该疗法与手术治疗相比较时，两者在成功率及复发率上并无差别。这项疗法现在已成为治疗骨样骨瘤的常用疗法，它的应用也扩展到了其他良性骨肿瘤，肿瘤样病变及一些通过手术难以切除的恶性肿瘤。

骨母细胞瘤

骨母细胞瘤是一种成骨性良性肿瘤。骨母细胞瘤与骨样骨瘤类似，但其体积更大，通常瘤体直径达到2～6cm。不同于骨样骨瘤，骨母细胞瘤导致的夜间疼痛不会因服用抗炎药物而缓解，其导致的疼痛常常为深部痛伴瘙痒感，若病变位于髋关节周围则常常导致跛行。如果病变破坏了近端股骨的皮质完整性，则可能出现与活动相关的疼痛。有时这些病变可能会使周围骨质变薄并导致病理性骨折。

从影像学表现上来看，病变通常混合着溶骨性及成骨性表现，表现为中心骨化区及周围透亮区，在透亮区外围有硬化带包绕。在骨样骨瘤中外围硬化带的表现没有骨母细胞瘤明显，病变常常侵及骨质并可能导致骨质矿化。骨母细胞瘤在15%的情况下可能继发动脉瘤样骨囊肿，当发生这种情况时肿瘤的侵犯范围会更大。CT扫描可以用于确定病变的范围，确定是否有骨皮质受累。MRI检查可以帮助我们了解周围组织是否有水肿，当水肿出现时可能难以鉴别肿瘤的良性与恶性。这些病变最长好发于干骺端，在某些情况下可延伸至骨骺，很少发生于骨干的骨母细胞瘤。骨母细胞瘤有时也会发生于脊柱，通常好发于后方脊柱组成部分。

髋部骨母细胞瘤的治疗需要开窗利用高速骨锯大范围刮除病灶及周围正常骨质。因此，局部辅助疗法如液氮，苯酚的应用可以扩大组织坏死范围至刮除范围之外。由此产生的骨缺损可以通过植骨填充，近端股骨的病变因承受的压力较大需要在刮除病灶植骨后预防性应用内固定以确保稳定性。刮除术后的局部复发率约为10%～20%，如果出现肿瘤局部复发，需考虑诊断是否为硬化性骨肉瘤，有时我们很难从影像学和组织学上鉴别侵袭性高的骨母细

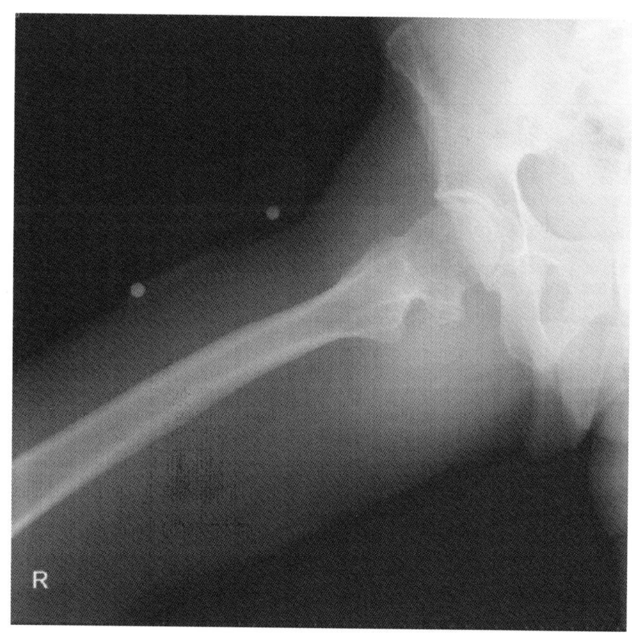

图39.3 右侧髋部侧位片，可见起源于股骨颈后侧的骨软骨瘤，病灶引起病人活动受限及疼痛等临床表现

胞瘤与低度的骨肉瘤。

骨软骨瘤

骨软骨瘤是最常见的良性骨肿瘤，大约占到所有骨良性肿瘤的1/3及所有骨肿瘤的1/10。病变特点为在骨侧面突出的软骨帽。骨软骨瘤起源与软骨的异常增生，软骨瘤覆盖骨质下的髓内容物与病变形成的骨性隆起相接触。软骨帽由透明软骨构成，是骨软骨瘤的生长中心，肿瘤生长形式为软骨骨化，所以肿瘤生长会持续到骨骼发育结束，在骨骼发育结束后肿瘤倾向于消失或停止生长，软骨帽的厚度随着患者的年龄而变化，未达到骨骼成熟的患者软骨帽厚且生长活跃，在达到骨骼成熟的患者身上软骨帽很薄且有时已经骨化，检查软骨帽的最佳影像学方式是通过MRI扫描。

骨软骨瘤最常见的发病年龄为10~20岁，因为很多患骨软骨瘤的患者没有临床症状，准确的发病率和好发年龄变得难以预测。患者最常见的临床症状为靠近大关节处的疼痛的骨性隆起，疼痛通常是由骨性隆起表面的滑膜或肌腱的炎症导致，如果骨性隆起足够突出，压痛会很明显。骨软骨瘤好发于青少年，该病的另一个主诉表现为由隆起带来的不美观。骨软骨瘤还可能导致关节畸形（特别是肘，腕和踝关节），活动度受限及神经血管结构受压迫等表现。在髋关节，骨软骨瘤可能导致髋关节无法完全伸直及坐骨神经痛类似表现。

骨软骨瘤好发于骨的干骺端并朝远离邻近关节的方向生长，病变可能带蒂或不带蒂，可能为单发或多发，遗传性多发性骨软骨瘤是一种常染色体显性遗传疾病伴有不同程度的外显率，对于单发性骨软骨瘤，其恶性变的概率约为1%，对于多发性骨软骨瘤的患者，其恶性变的概率从10%~30%不等，当恶性变发生时，病变通常为继发的低分化软骨肉瘤，但有时也会出现高度分化的软骨肉瘤。当患者出现症状改变时（如此前无痛的病灶开始出现疼痛），在到达骨骼成熟后瘤体大小发生改变及软骨帽增大且厚度超过2cm时应警惕肿瘤的恶变。大多数软骨肉瘤患者不需要手术治疗，如果病变为偶然发现，没有疼痛，软骨帽小于2cm，可以定期观察。如果有临床症状且有恶变的倾向，我们需要对其进行手术切除。对于股骨近端病变的切除，肿瘤被切除及骨皮质完整性被破坏后应预防性进行相关固定以防止病理性骨折的发生（图39.4）。有时，一个无症状的无蒂的骨软骨瘤可以导致骨折并产生疼痛症状，在这种情况下，我们应该切除病变并用骨钻恢复骨皮质表面的平整。

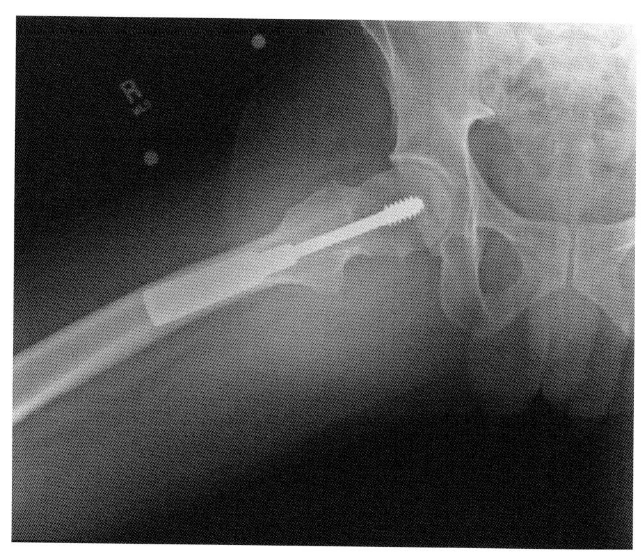

图39.4 此图为图39.3中患者行骨软骨瘤切除，动力螺钉行预防性内固定

内生软骨瘤

内生软骨瘤为髓内软骨性病变，通常在对以髋痛为主诉的病人进行体检或X线检查中被意外发现，其好发地点为手部，少于10%的内生软骨瘤发生在髋部，内生软骨瘤可以为单发性病变，也可以为多发性病变，其多发性病变常见于Ollier氏病（多发内生软骨瘤病），Maffucci氏病（多发性内生软骨瘤伴动脉瘤）。对于单发性内生软骨瘤，其发生恶性变的概率小于1%。然而，在Ollier氏病，其恶变概率可达到25%，在Maffucci氏病，其恶变概率可达到50%。

X线平片及CT扫描为两种诊断评估内生软骨瘤的常见影像学检查，其在X线上的典型表现为髓内病变，充满软骨基质的透亮带，表现为“爆米花样钙化”（图39.5）。内生软骨瘤通常不会导致骨皮质变薄（更常见于软骨肉瘤），骨膜内溶解及骨质扩张。在小管状骨（如指骨），可能会出现骨质扩张及骨皮质变薄，可能导致病变处病理性骨折。MRI可以帮助我们确定肿瘤侵袭的范围，且内生软骨瘤因含有液体成分在T1序列上呈低信号影，在T2序列上呈高信号影。几乎所有的内生软骨瘤在骨扫描检查中都呈现出摄取增高的表现。

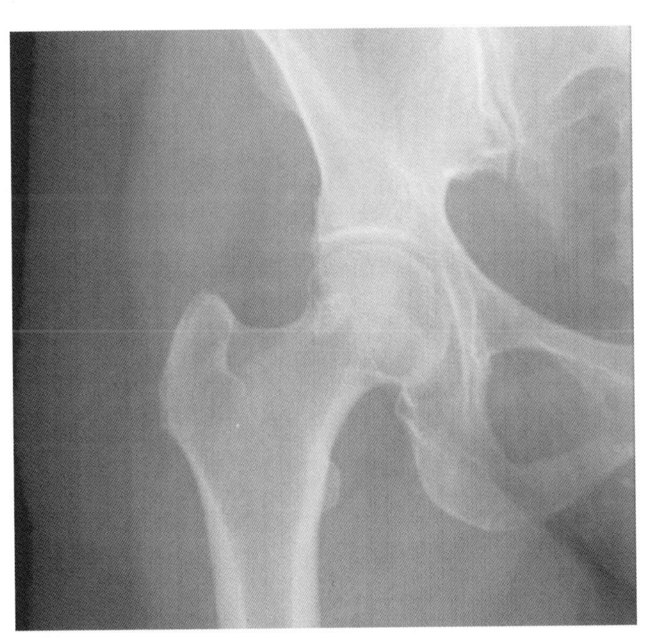

图39.5 髋部影像学显示位于股骨颈的内生软骨瘤，可见颗粒状肿瘤钙化影，无骨膜内溶解，皮质增厚等表现，支持其为良性病变的诊断

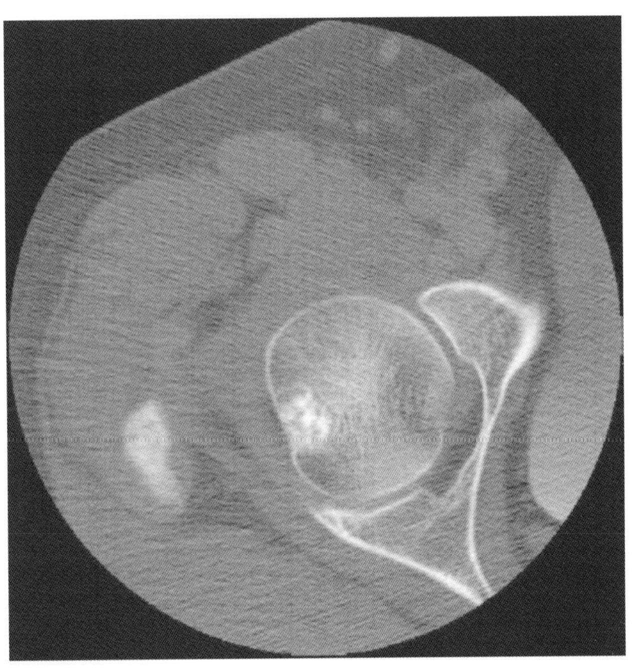

图39.6 此图为图39.5中病变的CT扫描影像，显示了颗粒状钙化影及清晰的边缘，无皮质增厚、局部扩张等恶性肿瘤特征性改变

典型内生性软骨瘤不会导致疼痛，如果病变部位出现疼痛且排除了骨折可能性后我们应高度警惕其恶性变的可能。软骨性病变若有骨性扩张或骨膜内溶骨性改变时也应怀疑恶性肿瘤的可能性。CT扫描可以被用来评估肿瘤与周围骨性结构的关系，寻找恶性变的迹象，如骨皮质变薄，骨膜内溶骨性改变，还可用于评估骨皮质的完整性及发生病理性骨折的风险（图39.6）。

如果病变为典型内生软骨瘤，我们不需要对其进行活检或者手术，只需要定期复查确保病变没有发生变化。在初次进行诊治时，应对病变进行CT扫描作为以后复查时的对照。在复查期间，可以再次行CT扫描以进行比较。如果需要对病变进行切开活检，对于病理学家来说很难在冰冻切片上鉴别高度内生软骨瘤及低度软骨肉瘤。并且每个肿瘤具有其异质性，在取标本时可能会出现失误，这些因素都可能导致一个假阴性的活检结果。然而，术者在术前应对肿瘤的良恶性有一个大致的推断以便于计划并进行手术。例如，若在手术前怀疑病变为恶性，术者应采用积极刮除，利用高速骨钻扩大刮除边缘，并在病灶局部使用苯酚或过氧化氢等辅助疗法，或对病灶采用广泛切除。

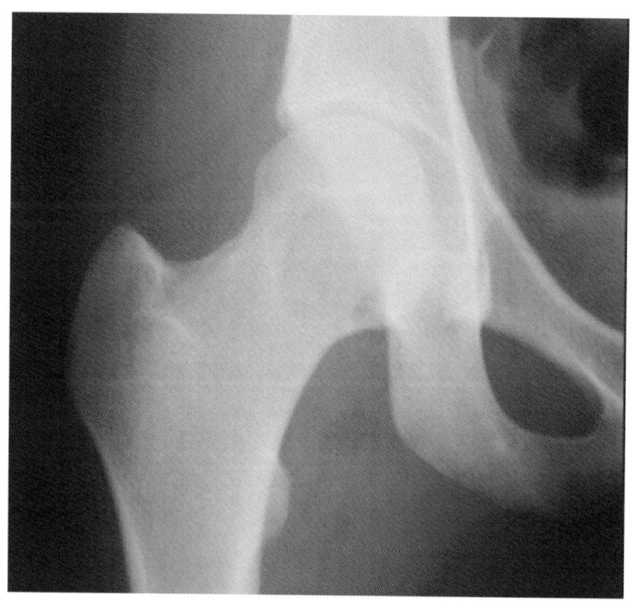

图39.7 影像学表现为股骨颈与股骨头的溶骨性病变，病变边缘不清，最初印象可能认为其为良性骨囊肿，但最终病理诊断为骨巨细胞瘤

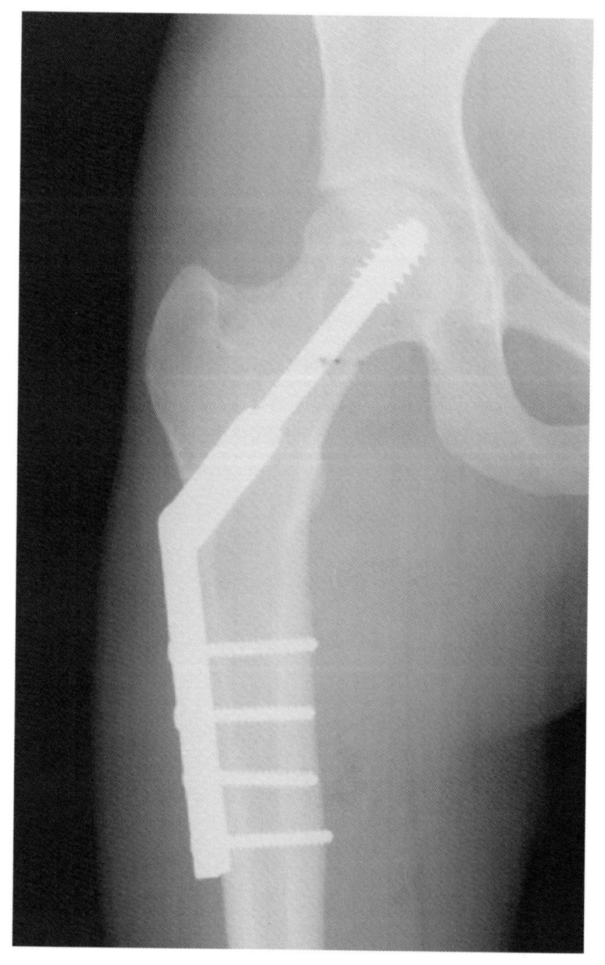

图39.8 此图为图39.7中患者治疗后影像，患者在病灶刮除1年后出现局部复发，患者最初进行了预防性内固定，同种异体植骨

骨巨细胞瘤

骨巨细胞瘤被认为最具侵袭性的良性骨肿瘤，尽管它的病因不明确，学者们根据在病变处观察到的巨细胞样破骨细胞将该肿瘤命名为骨巨细胞瘤，然而构成该肿瘤的基础细胞为梭形细胞。曾有文献因其组织学表现将这种肿瘤称为破骨细胞瘤，然而许多其他病变无论是良性还是恶性，都具有破骨细胞样巨细胞成分，可能导致诊断上的不明确。80%的骨巨细胞瘤发生在20岁以上的人群中，其好发年龄为20～30岁。多数骨巨细胞瘤为偏心性骨骺端病变并与软骨下软骨相邻。在影像学上其表现为溶骨性肿瘤，与周围骨质的边界不清。

大约10%的骨巨细胞瘤发生在髋部，常见的临床表现包括疼痛及活动度受限，有时可以触摸到肿块，尽管肿瘤扩张性生长，依然被骨膜所包绕是其特点。

对于骨巨细胞瘤的治疗主要包括了积极刮除及辅助疗法，辅助疗法可以考虑苯酚烧灼或冷冻治疗。在刮除后需要填补缺损，在股骨近端行预防性内固定（图39.8及图39.9）。位于髋臼及骨盆周围的病变也可采用类似的治疗方法，但有时可能会需要进行切除及放疗。在使用辅助疗法前，骨巨细胞瘤局部复发的概率约为50%。苯酚为苯甲醇，是可以导致化学性烧灼的表面活性因子，它可以消灭刮除术后残留于间隙中的肿瘤细胞。Marcove等利用液氮治疗骨巨细胞瘤，他们小心地将液氮倒入刮除肿瘤后形成的空腔，将坏死的范围扩大至空腔2cm之外。这有效地导致了肿瘤的坏死，然而，周围骨质的坏死可能导致病理性骨折或植骨的延迟愈合，而利用液氮喷雾可把坏死区域缩小至数毫米。由于苯酚和液氮所造成的坏死区域有限，我们仍要强调对病灶进行完全的刮除。刮除范围必须延伸至外表正常的骨质，然后应用辅助疗法。积极刮除联合应用辅助疗法已经将原发性骨巨细胞瘤的局部复发率降至5%以下，剩下的骨缺损通常需要由植骨或骨水泥填充。植骨的优势在于其为生物学重建，然而，患肢需要等到植骨完全融合后才能完全负重。相反，利

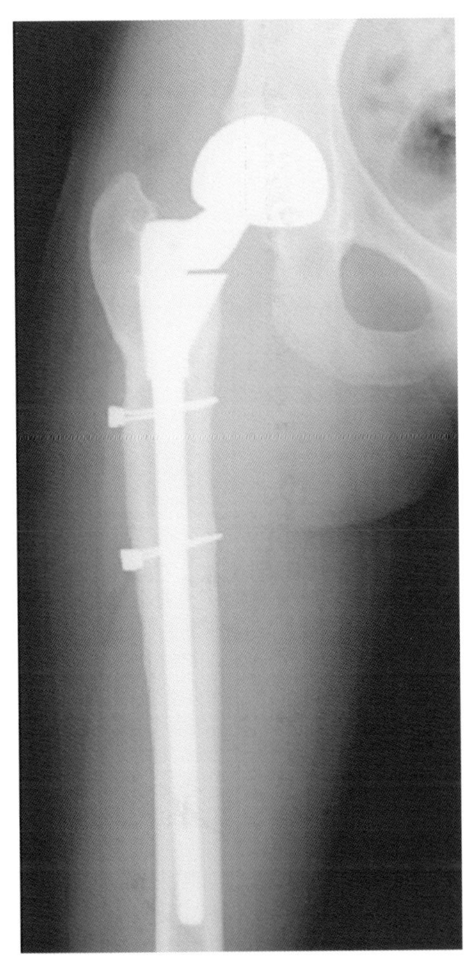

图39.9 此图与图39.7与图39.8中为同一患者，该患者局部骨巨细胞瘤复发后进行了肿瘤切除，组配式非骨水泥半髋关节置换术

用骨水泥后患肢可以早期负重，并且由水泥聚合产生的热效应可以杀死肿瘤细胞。骨水泥的缺点包括其长期持续性及减少了对冲击力的吸收量（若被放置在软骨下）。放疗被应用于治疗骨巨细胞瘤，但其现在主要用于治疗无法被切除的肿瘤。

CT扫描应在进行治疗后短期内进行，肿瘤复发的中位时间为16～18个月，尽管有的肿瘤在数十年后才会复发。局部复发可能与恶变有关，特别是当进行过放疗后。骨巨细胞瘤可远处转移，主要转移器官为肺部，或在手术中种植转移到软组织。在初次手术时应注意防止肿瘤细胞污染软组织。应常规定期胸片或肺部CT检查以确定是否有远期转移。

软骨母细胞瘤

软骨母细胞瘤是一种罕见肿瘤，其影像学表现及组织学表现与骨巨细胞瘤类似，软骨母细胞瘤中的基质细胞与骨巨细胞瘤中的细胞类似，这种细胞可产生软骨基质，是该肿瘤的特点。软骨母细胞瘤好发于10～20岁，好发于骺端，有可能发生于二级骨化中心，如髋部的大转子（图39.10）。该肿瘤为溶骨性病变，可扩展至关节下表面。病变与周围骨质之间可能有由反应性硬化带构成的清晰边界。我们有时还可以见到薄的被分隔的骨小梁形成。若病变部位出现疼痛，通常是由于即将发生或已经发生病理性骨折所导致，当软骨母细胞瘤发生在髋部时，可能有膝关节的牵涉痛。对于发生于髋关节周围的病变，软骨母细胞瘤好发于三联软骨。几乎25%软骨母细胞瘤发生在髋部，其中50%发生在三联软骨区域。

软骨母细胞瘤的治疗方式主要包括彻底的刮除，植骨及内部固定。若病变破坏了大部分的关节

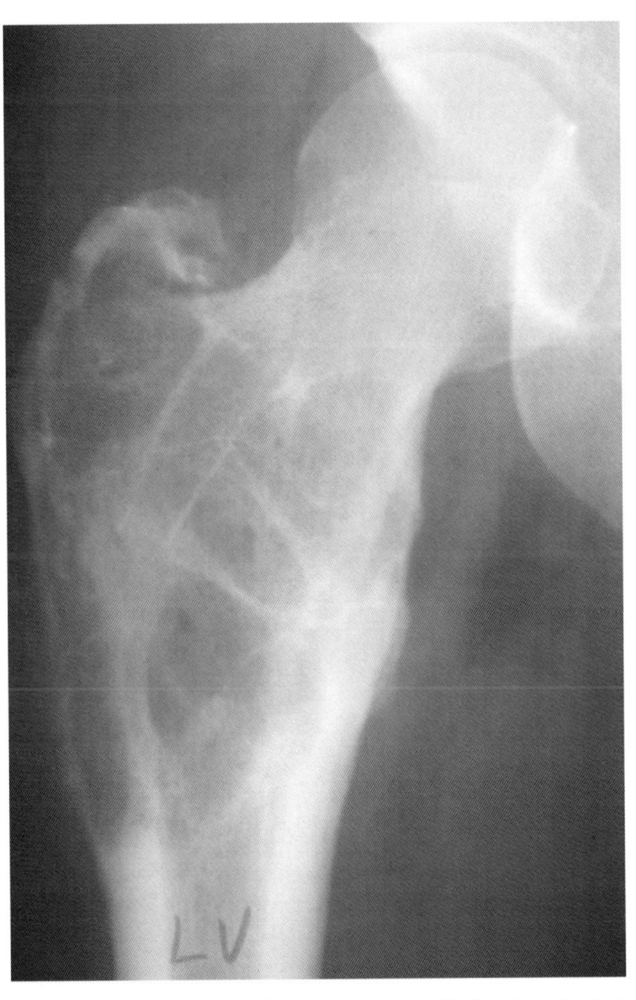

图39.10 右侧髋部前后位X线平片显示了累及大转子及转子周围区域的软骨母细胞瘤，其表现为溶骨性病变，有少数硬化边缘，病变通常位于骺端，也可能位于次级骨化中心

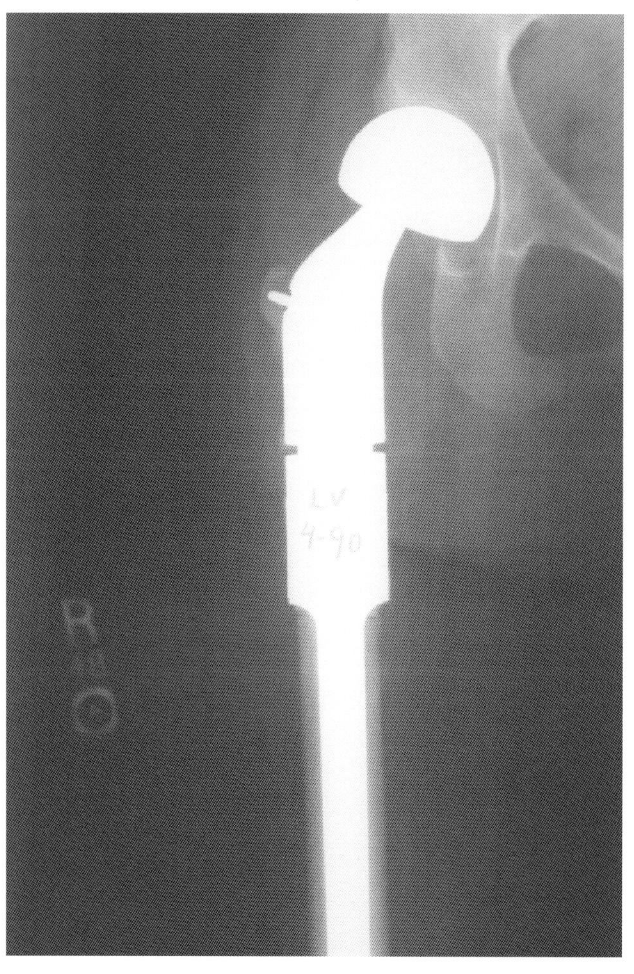

图39.11 此图为图39.10中患者行病灶切除及假体重建后影响

面，则可能需要进行关节重建（图39.11）。软骨母细胞瘤侵袭性低于骨巨细胞瘤，并且若给予合适的治疗，其复发率很低。在治疗软骨母细胞瘤的过程中出现过肿瘤软组织种植转移的情况，所以在进行手术切除时需注意防止肿瘤扩散。我们需要进行长期规律的随访已确定是否有肿瘤局部或远处的复发。

嗜酸性肉芽肿

嗜酸性肉芽肿的特征为病变内含有大量的朗格汉斯细胞组织增生，而非嗜酸性粒细胞。其又被称为组织细胞增生症X（朗格汉斯细胞组织细胞增生症），包含3个严重程度各不相同的临床综合征。嗜酸性肉芽肿可能为单灶或多灶性病变，且是这些病变中恶性度最低的。Hand–Schüller–Christian病及Letterer–Siwe病则更严重，Letterer–Siwe病患者通常在低龄时由于组织细胞急性增生扩散而死亡。疼痛通常为患者的主要表现，有时可伴有可触诊到的肿块。大多数病变在影像学检查上呈溶骨性改变，边界清晰而不伴硬化带。病变好发于骨干，同时也常见于髂骨，发生于髂骨的病变有可能导致髋部髋臼侧的局部塌陷，导致双下肢不等长及退行性变。有时嗜酸性肉芽肿因其嗜酸性细胞簇可能被误诊为慢性骨髓炎或骨脓肿。这些病变常好发于20岁以内的人群，尽管常常没有针对其的治疗措施，其发病率随着年龄升高而降低。

嗜酸性肉芽肿的治疗视病情的严重程度及其必要性而定。这些病变可能会自愈，在某些情况下，在注射乙酸甲泼尼龙后病情也可能被治愈。如果肿瘤发生部位可能导致病理性骨折，则需要进行刮除植骨内固定治疗。低剂量放射治疗可能会有治愈的效果，然而，为了预防放疗相关肉瘤的出现，一般在注射治疗及手术治疗难以达到病变的情况下我们才会考虑放射治疗。若髋臼出现塌陷破坏了髋关节的正常结构，则有可能需要行全髋关节置换术。

滑膜骨软骨瘤病

滑膜骨软骨瘤病是一种罕见疾病，其特征为滑膜解体组织的软骨化生。当带蒂的化生灶脱离后在关节内形成多发的软骨游离小体。膝关节为其最常见的发生部位，其他大关节如髋关节也有可能受累。患者主要表现为关节肿胀伴疼痛，可能出现关节绞索，有时患者可以感受到在关节中有游离体。滑膜骨软骨瘤病最常见于40～60岁的中年人。影像学检查通常表现为关节腔内的多个浑浊伴钙化灶影，同时可能出现关节积液及软组织肿块。

滑膜骨软骨瘤病的治疗为通过全滑膜切除术切除受累滑膜。若受累滑膜有限，则可通过关节镜实施该手术，然而，在大多数情况下我们仍需要进行开放式滑膜切除术。若发现关节有退行性变，则可考虑实施全髋关节置换术。在少数情况下，滑膜骨软骨瘤病可能导致髋关节半脱位或继发软骨肉瘤。

色素沉着绒毛结节性滑膜炎

色素沉着绒毛结节性滑膜炎（PVNS）是一种

罕见病且病因不明。其特征为关节滑膜肥大增厚，在组织中有大量的血铁黄素沉着，导致色素沉着。病变通常只侵犯单个关节，髋部为第二好发部位，仅次于膝。该病的常见临床表现为跛行，可能伴有疼痛，关节活动度通常不受影响，然而在大范围活动时可能出现疼痛。对于怀疑患有色素沉着绒毛结节性滑膜炎的患者应行常规检查以排除创伤，感染及炎症性关节炎等可能导致上述临床症状的疾病。患有该病的患者关节炎典型表现为铁血黄素染色呈棕色外观，关节液中细胞计数，葡萄糖含量，蛋白质及免疫球蛋白含量均在正常范围内。影像学检查可发现病变关节关节间隙缩窄，但没有退行性关节炎那么严重，该病变的特征性影像学表现为在关节两侧有囊性变及软骨下骨硬化。与骨关节炎相比，其囊性变及硬化程度与关节间隙狭窄的程度不成比例。该病好发于30～40岁的青年人。色素沉着绒毛结节性滑膜炎有两种类型，结节型及弥漫型。弥漫型可见于90%的患者，一般发现时扩散已累及到整个关节滑膜。而结节性仅累及滑膜的一部分。

组织学上该病变表现为滑膜细胞增生，呈绒毛样外观，细胞被铁血黄色染色。常常可以见到组织细胞及巨细胞，有丝分裂向正常，很少见到炎性细胞。

治疗可采用滑膜的完全切除，但其实施起来存在一定难度且容易复发，此外，由于病变表现为关节退行性改变，全髋关节置换术也被经常用于治疗该疾病。若为结节型色素沉着绒毛结节性滑膜炎，可以仅切除受累组织，切除后通常可以起到治愈的效果。一些学者建议利用放射性同位素采用关节内短距离放射治疗，针对此种疗法我们的相关经验有限且一般来说我们不建议对于髋部病变采用这种治疗方式。

恶性肿瘤

骨肉瘤

骨肉瘤是最常见的发生于骨的肉瘤，仅次于多发性骨髓瘤为第二常见的恶性骨肿瘤。骨肉瘤病理基础为产生骨样组织的梭形细胞肿瘤。尽管有的骨肿瘤以软骨组织或纤维瘤样组织为主要成分，但病变中的骨样组织存在仍将其归为骨肉瘤。骨肉瘤具有组织学上的多样性，肿瘤可以分化为软骨，纤维瘤及骨样组织。骨肉瘤常常表现为持续时间不定的疼痛及可触摸到的肿块。在影像学检查上，骨肉瘤

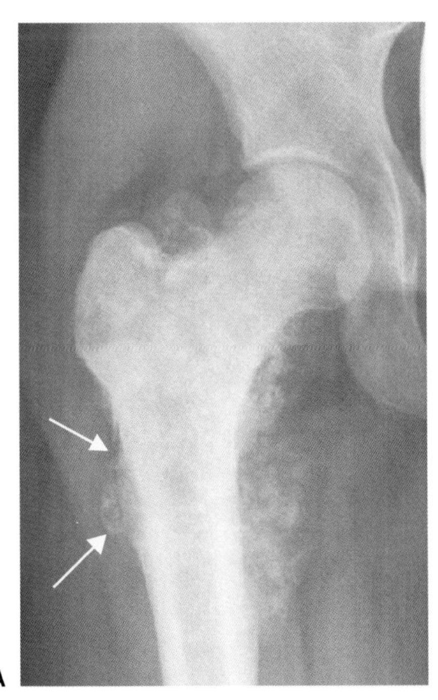

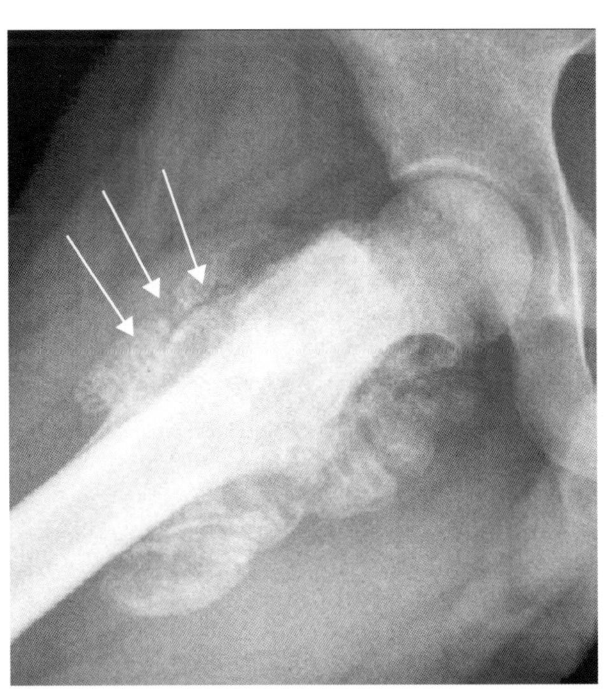

图39.12 右侧髋关节正侧位X线片：A，B. 患者右侧股骨近端骨肉瘤，病变部位密度及透亮程度不等，可见Codman三角（箭头所指部位）和后内侧软组织肿块

表现为具有穿透性的溶骨性干骺端病变，也可能出现成骨性活动（图39.12～图39.14）。这些病变穿透上方皮质并侵入软组织，在此过程中骨膜被抬高，形成典型的Codman三角征。若肿瘤迅速生长，在软组织中可能见到垂直于骨干的骨针。临床上诊断的大多数骨肉瘤为ⅡB期，据估计约有10%～20%诊断为高度骨肉瘤的患者可以在影像学检查上找到远处转移灶。在现有的化疗药物问世前，骨肉瘤患者接受截肢治疗后的5年生存率仅有15%～20%。目前，骨肉瘤的长期生存率已达到50%，若患者没有远处转移病灶，则其长期生存率可达到75%。骨肉瘤最常见的好发部位为膝，其次为近端股骨与骨盆。

通常我们认为骨肉瘤起源于髓腔中央的病变，然而有些骨肉瘤可能起源于骨表面，例如骨膜骨肉瘤或骨旁骨肉瘤，这种类型的骨肉瘤一般侵袭性较低。另一方面，毛细血管扩张性骨肉瘤则预后较普通骨肉瘤更差。这些类型的骨肉瘤通常诊断起来更困难，影像学表现各异且在大体及镜下的组织学表现类似于动脉瘤样骨囊肿。

骨肉瘤可以为骨的原发性恶性肿瘤，也可能由骨的其他病变发生恶变形成，其中常见的情况为Paget病及曾接受过放疗的部位。由治疗（放疗）导致的骨肉瘤发病率在某些研究的报道中可达到20%，且在接受放疗后患者会终身处在骨肉瘤高发病率风险中。从接受放疗到继发骨肉瘤的间隔时间平均为15年。由于放疗被广泛用于治疗良性及恶性肿瘤，其长期致病性需要被谨慎对待。我们推荐将放疗用于对放疗敏感的病变，如Ewing肉瘤，或用于手术无法切除的病变。对于Paget病患者，如果出现疼痛及肿胀表现则应高度怀疑肿瘤发生恶变。Paget病发生恶性变的概率为1%。继发性骨肉瘤较原发性骨肉瘤倾向于更具有侵袭性且预后更差。

在通过活检确定诊断后，即可开始新辅助化法。完善X线，四肢和肺的CT扫描及MRI等术前检查。CT及MRI扫描被用于判断肿瘤在髓内的扩张程度，在软组织中的扩张程度及是否有被遗漏的与原发灶不连续的病变（图39.13）。这些影像学检查被用于评估患者是否适合进行保肢手术，且应在治疗的过程中进行复查已确定肿瘤对化疗等治疗的反应

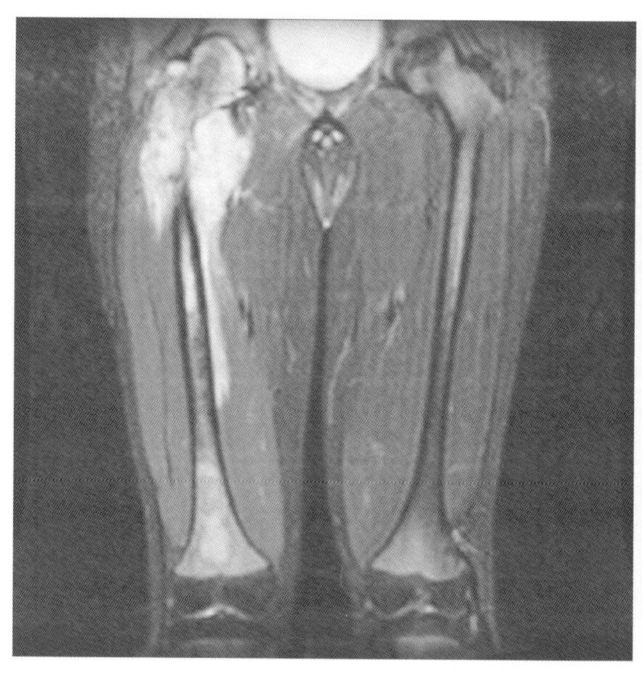

图39.13 此图为图39.12中患者MRI影像，可见近端股骨周围巨大软组织肿块与远端股骨处病变，患者需要进行包括全股骨的扩大切除

性。在术前应及时进行MRI检查以评估肿瘤的扩张程度，便于我们进行手术计划，包括手术入路和范围，达到对肿瘤组织的彻底切除。在切除肿瘤后，我们可以通过各种方式重建大的骨缺损，可以采用的技术包括组配式假体，异体骨关节移植，异体骨-假体复合物等。目前没有研究证实某种技术能有更好的临床表现。然而，目前的趋势为尽量避免使用异体骨移植，Zeegen等报道其可能导致更高的并发症发生率，麻省总医院报道了在保肢手术中，内支架重建的使用率上升了4倍而异体骨移植的使用率下降了50%。许多研究表明金属内支架假体可以达到长期稳定的固定效果。根据现有的模块化设计，多项研究证实其可以达到稳定的长期疗效及较低的并发症发生率。Henshaw及Malawer等报道了采用这项技术假体可达到88%的10年生存率，无论什么部位的假体。而在股骨，假体的年生存率达到100%，在近端肱骨达到98%，在远端股骨为90%。在近端胫骨为78%。在其他的研究中，假体在肩关节附近较远端股骨和近端胫骨有更高的生存率。

软骨肉瘤

软骨肉瘤的病理学特征为软骨样细胞增殖，这

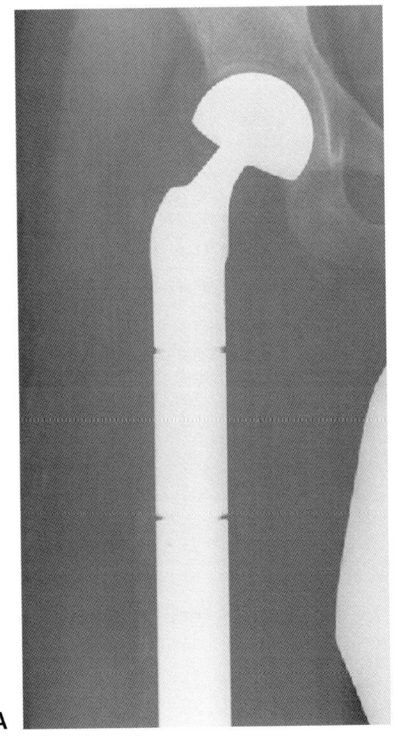

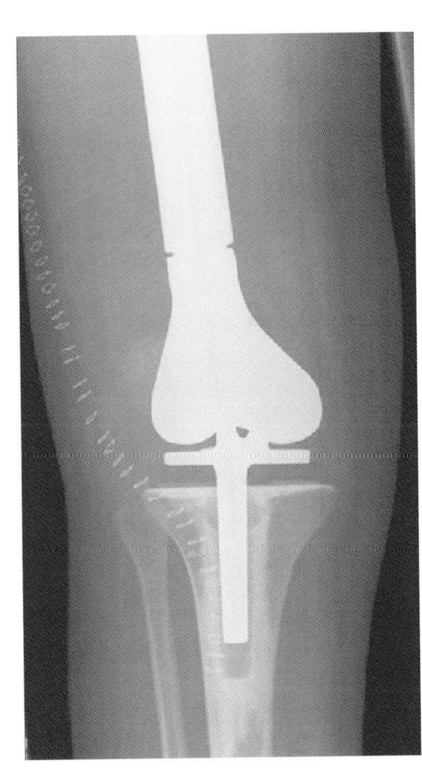

图39.14 此图为图39.12～图39.13中患者术后全股骨假体X线影像

些细胞也有可能产生其他基质成分，病变区域可以表现为黏液性变或钙化，甚至可能出现纤维肉瘤细胞。与骨肉瘤相反，纤维肉瘤侵袭性较低且临床进展较缓慢，发生转移较少且转移通常发生在疾病进展至一定程度后，然而纤维肉瘤的局部复发倾向高。软骨肉瘤可以是原发病变，然而大部分为继发性软骨肉瘤。内生软骨瘤，特别是多发性内生软骨瘤，为最常见的可能继发软骨肉瘤的癌前病变。骨软骨瘤也可继发软骨肉瘤，但较前者更为少见。软骨肉瘤主要原发于成人及老年人，好发于近端股骨，髂骨和髋臼周围区域。患者通常表现为疼痛，当之前无痛的病变出现疼痛时应警惕病变发生恶变。

影像学上，骨肉瘤常常表现为髓腔破坏及斑驳样钙化灶（图39.15～图39.17）。骨膜内溶解有时可见于软骨肉瘤，若病变指表现为骨膜内溶解，则提示其恶性程度较低。当骨软骨瘤的软骨帽厚度超过

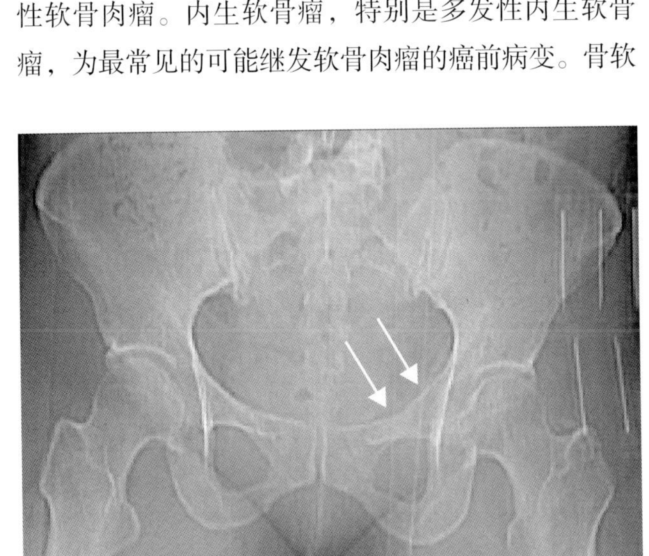

图39.15 骨盆X线片可见隐匿的颗粒状钙化，软组织肿块位于耻骨上支，箭头表示软组织肿块侵袭范围

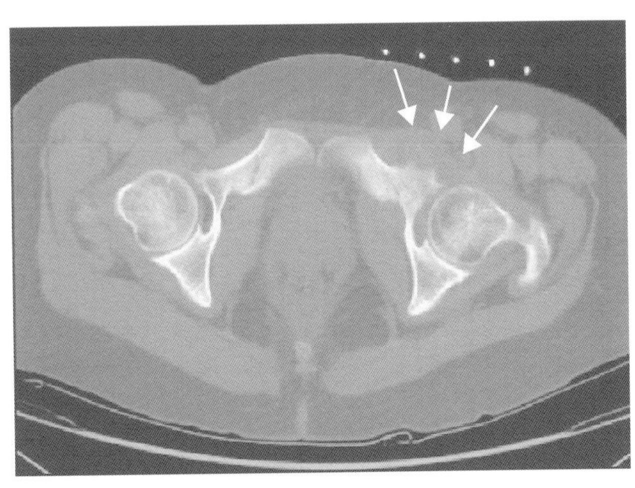

图39.16 此图为图39.15中患者CT影像，切开活检证实病变为高级别骨肉瘤，箭头表示软组织侵袭范围

2cm或在骨发育成熟后软骨帽厚度发生改变时应考虑其恶性变的可能。内生软骨瘤发生恶性变时通常会出现病灶增长，钙化模式改变，骨膜反应及骨膜内溶解等表现。

针对高度恶性软骨肉瘤的治疗主要包括了手术切除。与其他的高度恶性病变不同，软骨肉瘤通常对化疗及放疗等辅助疗法不敏感。肿瘤细胞的局部扩散或病灶内切除有可能造成肿瘤的局部复发，因此，在切除时应注意不要切开肿瘤。在某些情况下诊断尚不明确而术者正在实施病灶内切除（如刮除病灶疑为内生软骨瘤时），应对伤口进行打包处理以减少肿瘤细胞的扩散以备最后病理结果提示为恶性肿瘤。

针对低恶度的软骨肉瘤，其治疗方法尚存在争议，一些学者提倡病灶内切除辅以局部辅助疗法，以保住关节。Marco等对58例长骨髓内低恶度软骨肉瘤的患者进行了病灶内切除，通过随访证实了该种方法肿瘤复发率低。然而也有许多骨科医生提出了不同的意见：他们认为即使是低恶度软骨肉瘤也有不容忽视的转移风险并应用广泛切除进行治疗。Lee等回顾性分析了麻省总医院治疗的227例软骨肉瘤患者，其中86例为低恶度软骨肉瘤，其中3例出现了肿瘤肺转移，在这3例病人中最终有2例死亡。这篇文章的作者认为不实行广泛切除术增加了术后肿瘤局部复发的风险并最终可能导致肿瘤转移并死亡。

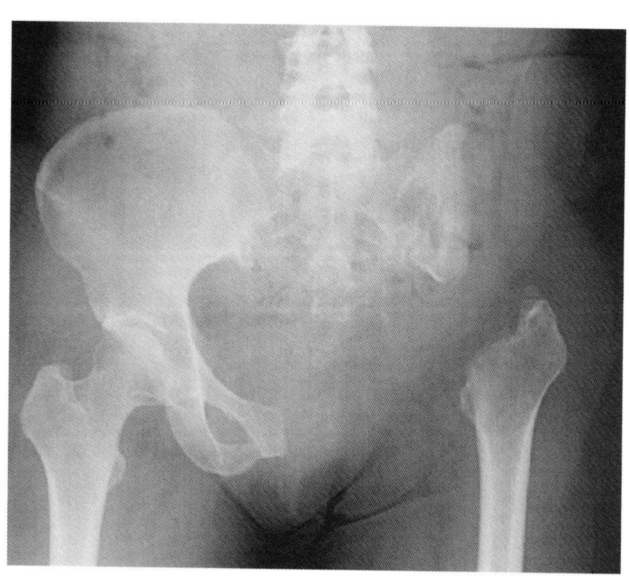

图39.17 此图为图39.15 ~ 图39.16中患者半骨盆切除术后骨盆X线片，在一段时间免负重后，近端股骨与周围软组织形成假关节，患者现在可以在拐杖及鞋垫辅助下行走

Ewing肉瘤

尽管Ewing肉瘤的病因尚不明确，有学者怀疑其初始细胞种类为神经外胚层来源或为未分化间充质细胞。其典型组织学表现为小体积圆形，间质少的肿瘤细胞，细胞通常表现出一致性，分裂象、多形性及退行性变少见。近端股骨和髂骨使该病的好发部位，好发年龄为10 ~ 20岁。疼痛为Ewing肉瘤最常见的临床表现，有时可触诊到肿块，Ewing肉瘤有时也可导致系统性症状，如发热，寒战，血白细胞计数上升，血沉升高及贫血。影像学检查表现为穿透性溶骨性病变，边缘不清且可能伴有皮质扩张（图39.18）。当肿瘤突破皮质后可能导致显著的骨膜反应，呈层状排列，表现为“洋葱皮”样外观。由于

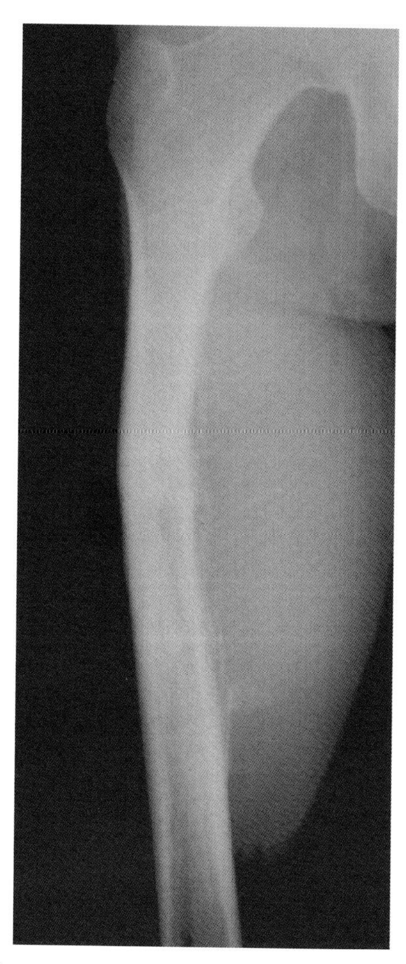

图39.18 前后位X线片可见近端股骨Ewing肉瘤，可见其位于骨干，有骨膜反应，洋葱皮样外观及病理性骨折

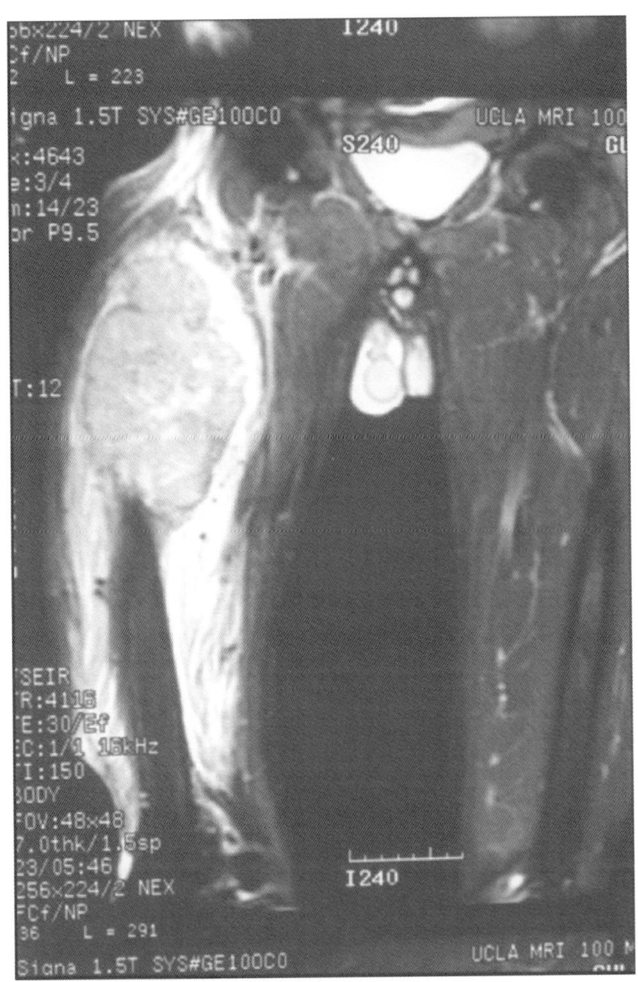

图39.19 此图为图39.18中患者MRI影像，可见巨大软组织肿块及骨膜反应

Ewing肉瘤的系统症状，影响学表现，病理学特征，医生容易将其误诊为骨髓炎。在Ewing肉瘤中我们常常可以见到巨大的软组织肿块（图39.19）。

Ewing肉瘤曾经为最为致命的骨肿瘤之一，然而随着新型化学治疗药物与放射疗法的联合应用，Ewing肉瘤的长期生存率已有了明显改善。Ewing肉瘤对化疗及放疗极其敏感，且在治疗后常常出现侵犯指软组织的肿瘤组织消散且骨组织外观恢复正常。所以，在进行治疗前应进行MRI检查已确定肿瘤在骨髓内的扩张程度及其是否侵犯了神经血管组织。髓内侵犯程度决定了切除手术的范围，若肿瘤侵犯至神经血管组织则有可能需要进行截肢手术。对于Ewing肉瘤的手术治疗存在争议，因该肿瘤对化疗及放疗极其敏感，但大部分研究认为在进行化疗与放疗后应实施广范围切除。对于许多发生在近端股骨和髋部的Ewing肉瘤，大范围切除与重建的联合应用可以成功的保住患者的肢体。对于发生在骨盆内的肿瘤，可能需要进行半骨盆切除术。

恶性纤维组织细胞瘤

恶性纤维组织细胞瘤由恶性纤维细胞或组织细胞构成，由于肿瘤具有纤维成分，这种肿瘤某些特征可能与纤维肉瘤极其相似。肿瘤细胞呈花瓣状排列，而不像纤维肉瘤中呈青鱼骨样细胞束。组织细胞的存在也可以将两种病变区分开来。这些细胞的胞浆呈泡沫状外观，细胞核可能缩进或折叠，且核仁增大。许多恶性肿瘤都具有纤维成分或组织细胞成分，但若肿瘤中含有骨性成分或软骨成分，我们则可以排除恶性纤维组织细胞瘤的诊断。该肿瘤常被认为是软组织恶性变形成，当肿瘤发生在骨时，其组织学表现与软组织肿瘤相似。

恶性纤维组织细胞瘤可以发生于任何年龄段，好发于20岁左右的青年人。近端股骨和骨盆为该病的好发部位，症状常常表现为疼痛和肿胀，症状持续时间常常为数月。影像学检查提示这些病变的往往边缘模糊，病变可能穿透皮质并向软组织侵犯伴骨膜反应。该肿瘤的影像学表现往往提示其为恶性肿瘤，尽管恶性纤维组织细胞瘤没有其特有的影像学特征。该肿瘤的治疗包括了新型辅助化疗，广泛切除及重建，一般对放疗不敏感。恶性纤维组织细胞瘤的整体预后并不乐观，其长期生存率约为50%。

骨髓瘤

骨髓瘤是最常见的骨原发恶性肿瘤。然而，骨科医生却不经常处理这些肿瘤，骨髓瘤由浆细胞构成，当肿瘤组织只发生在一个部位时，我们将其称之为浆细胞瘤，当肿瘤组织发生在骨的多个部位时，我们将其称为多发性骨髓瘤。这些肿瘤好发于50岁以上的人群，40岁以下患有骨髓瘤的患者少见。其症状常常表现为持续数月且逐渐加重的疼痛。虚弱，精神不佳及体重减少也很常见，其早期表现可能为病理性骨折。有时其他症状也会出现，包括神经系统受累，多发性神经病变，肾脏受累，

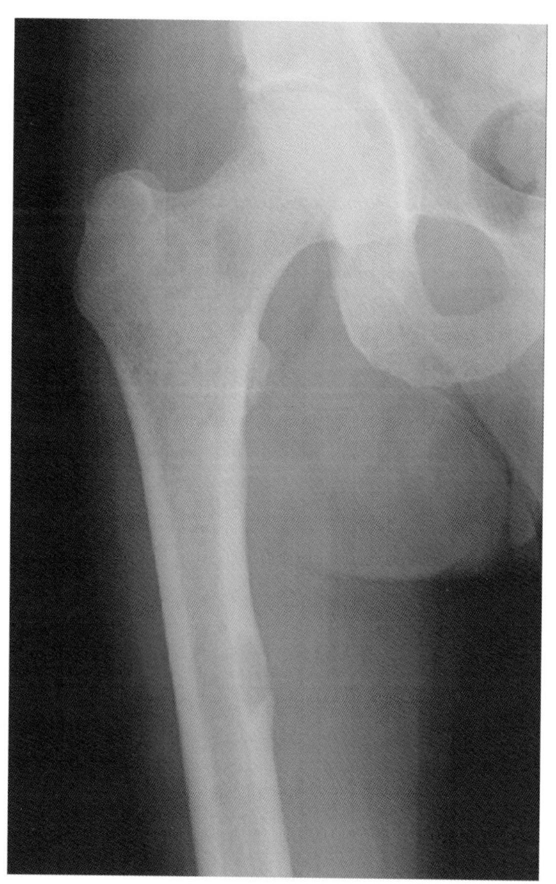

图39.20 近端股骨X线表现为凸出内侧骨皮质的溶骨性病变，诊断为多发性骨髓瘤

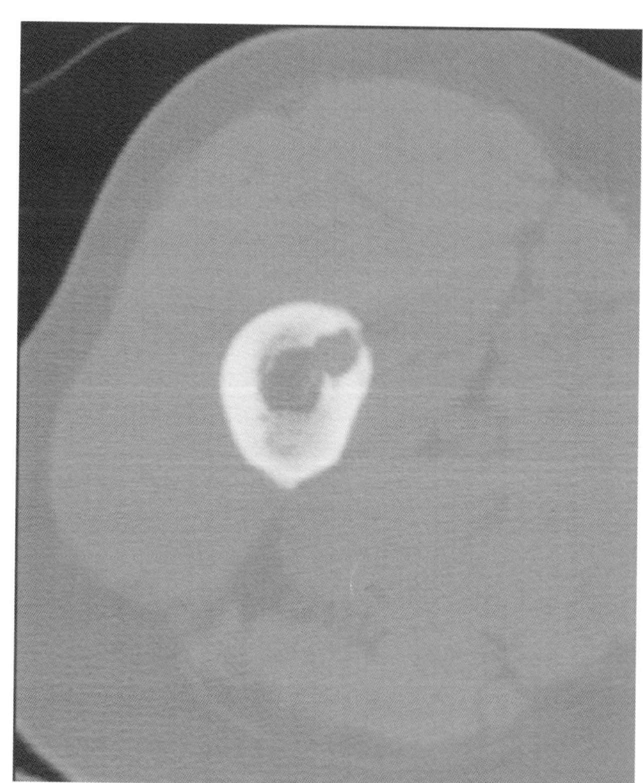

图39.21 此图为图39.20中患者的CT影像，可见骨皮质被破坏，前内侧骨皮质中断。患者负重时近端股骨疼痛，可能即将发生病理性骨折

出血倾向增加和发热。我们时常可以触摸到软组织肿块，相关检验结果可能提示贫血，血沉显著升高及高钙血症。约50%的患者可在尿液中找到本周氏蛋白，血浆及尿液免疫电泳可以为诊断提供关键信息。继脊柱和肋骨之后，骨盆是第3好发骨髓瘤的区域，股骨近端是第5好发部位。骨髓瘤的影像学表现常常为骨的溶骨性病变，伴周围少量的硬化灶，病变边界清晰（图39.20，图39.21及图39.25）骨皮质可呈现扩张。该病变的组织学表现为细胞压积，有少量基质。细胞表现类似浆细胞，有大量的嗜碱性细胞质颗粒及偏心的细胞核。细胞在镜下呈煎蛋状。

骨髓瘤患者的预后总体不佳，多数患者在被诊断患有多发性骨髓瘤之后2年之内死亡。浆细胞瘤更容易导致播散性病变。放射治疗可以用于单个病灶，或者用于治疗可能出现不承重肢体病理性骨折的患者。对于多发性病变应采用化疗。在出现承重骨病理性骨折、即将出现病理性骨折（图39.22）和病变累及神经组织时则可采用手术治疗，然而手术治疗并不能提高患者的远期生存率。

骨的肿瘤样病变

动脉瘤样骨囊肿

动脉瘤样骨囊肿可能与反应性的非肿瘤病变有关，通常不将其视为原发性骨肿瘤。对于该病的具体病因尚不明确，有学者提出骨的血管异常导致了该疾病的发生。此外，病变倾向于在不完整的切除后退化。动脉瘤样骨囊肿可能为原发性病变，也可能与其他病变同时存在（如骨巨细胞瘤，骨纤维异常增殖症等）。该病的影像学表现为溶骨性病变，扩张至骨皮质，骨皮质呈蛋壳样外观（图39.23），病理性骨折常见。通过MRI及CT扫描，我们可以见到液-液平面（图39.24）。因为病变内充满血液，当患者长期处于静息状态时，血液成分开始沉淀，使病变特征变得明确。动脉瘤样骨囊肿影像学表现可能与其他占位性病变相似，例如骨巨细胞瘤，将近

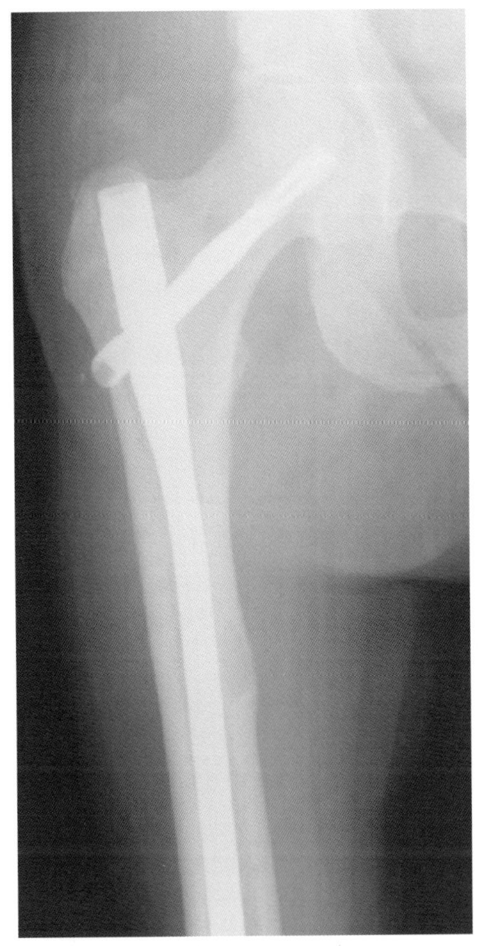

图39.22 此图为图39.20～图39.21患者术后影像，该患者接受了预防性髓内钉固定，并在术后3周内接受近端股骨放疗

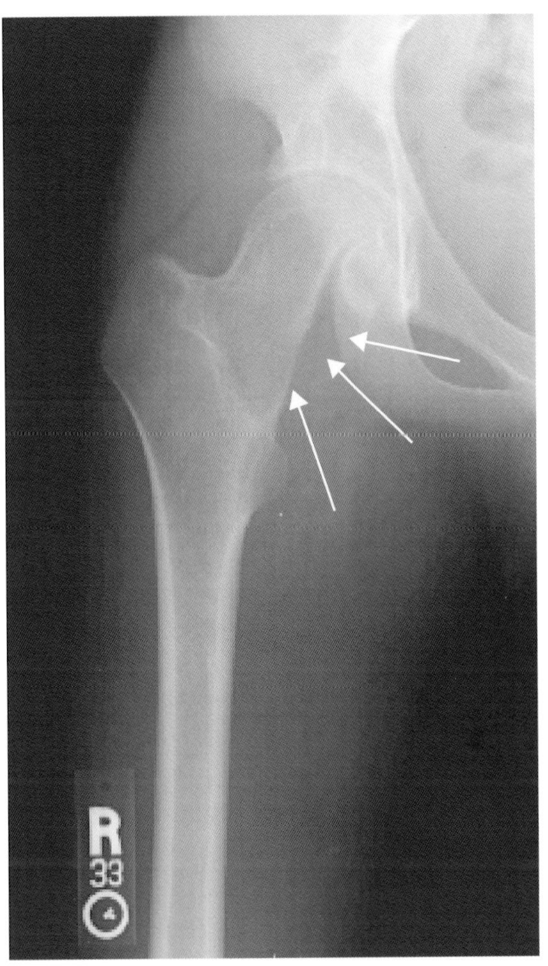

图39.23 X线平片显示股骨颈和股骨头透亮病灶，皮质变薄但完整（箭头所指部位），该患者诊断为动脉瘤样骨囊肿

80%的骨巨细胞瘤患者年龄小于20岁，而80%的动脉瘤样骨囊肿患者年龄大于20岁。若诊断考虑为动脉瘤样骨囊肿，我们应该警惕为骨巨细胞瘤伴动脉瘤样骨囊肿成分。其治疗措施包括病灶刮除，植骨及视病情行内固定。一些学者提倡使用辅助疗法治疗该疾病，如冷冻治疗或骨水泥治疗。若采取适当的治疗方案，动脉瘤样骨囊肿的复发率很低。

纤维异样增殖症

纤维异样增殖症是由骨的异常发育引起，而对于其具体的病因尚不明确。其特征性的组织学表现为骨内异常出现的纤维组织。该病通常发生于儿童时期，但常常到患者达到20岁之后才会出现临床症状。纤维异样增殖症最常好发于上端股骨，大约占到总体的1/3。大多数患者症状不明显，通常由影像学检查偶然发现。其常见临床表现主要为患肢疼痛或病理性骨折，也可能出现骨或关节的畸形，双下肢不等长，关节活动度受限。在少数情况下患者

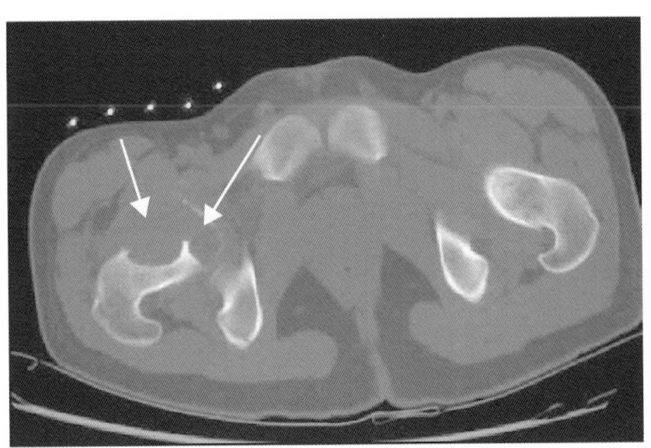

图39.24 此图为39.23中患者CT，表现为股骨颈与股骨头的病变，骨皮质变薄，可见液-液平面（箭头所指部位）

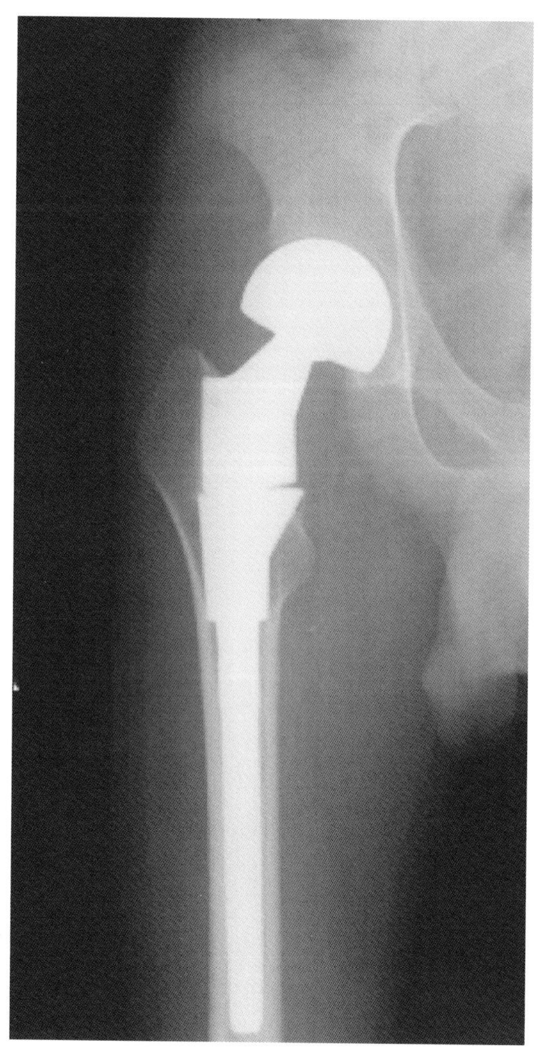

图39.26　X线显示左侧近端股骨透亮型病灶，伴有轻度骨性扩张，呈毛玻璃样外观

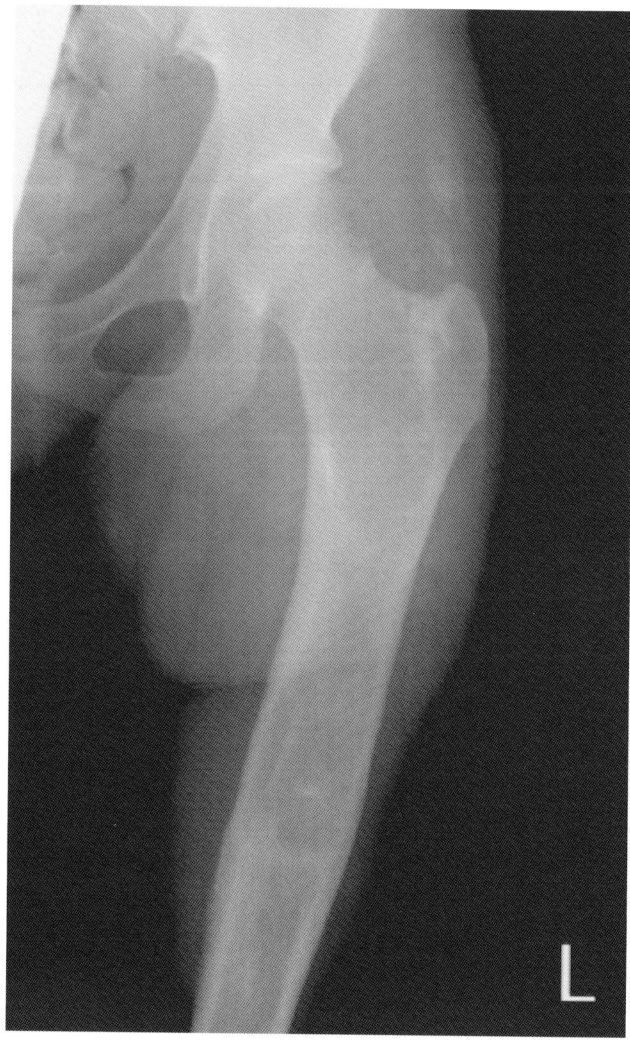

图39.27　为图39.26中患者术后X线影像，该患者接受了切开活检，病灶刮除，同种异体骨移植和第三代髓内钉预防性内固定

表现为Albright综合征，表现为多发性骨纤维发育不良、非隆起性皮肤褐色素沉着和性早熟。

纤维异样增殖症影像学表现为骨皮质扩张，有轻度硬化带且边界清晰。病变的中央部分特征为毛玻璃样钙化（图39.26）。若患病时间较长，则有可能由于不断发生的病理性骨折导致畸形。在近端股骨表现为“牧羊人手杖”畸形。组织学表现为成纤维细胞增生和大量胶原基质，可能出现骨岛和反应型骨形成，骨小梁随机排列，呈中国汉字笔画形状，周围无成骨细胞，这一特点将其与罕见的骨纤维结构不良区分开来。

纤维异样增殖症通常采用保守治疗，若有较高病理性骨折风险则可行手术治疗固定。在这种情况下，我们通常采用病灶刮除及植骨，可根据需要行预防性内固定（图39.27）。若患者出现退行性关节炎症状，可行全髋关节置换术。放疗治疗该病的疗效尚不明确，且放疗后出现继发性骨肉瘤的风险增加，所以我们并不推荐对纤维异样增殖症进行放射治疗。

骨Paget病

骨Paget病的病因尚不明确，可能为病毒感染。骨Paget病的主要受累人群为中老年人。全身骨骼都可受累，其中近端股骨、髋关节和骨盆为疾病好发

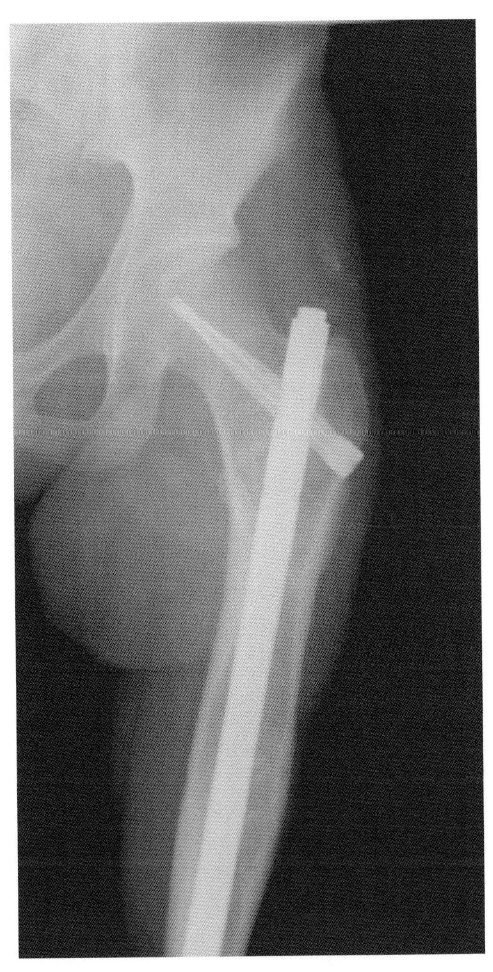

图39.27 此图为图39.26中患者术后X线影像，该患者接受了切开活检，病灶刮除，同种异体骨移植和第三代髓内钉预防性内固定

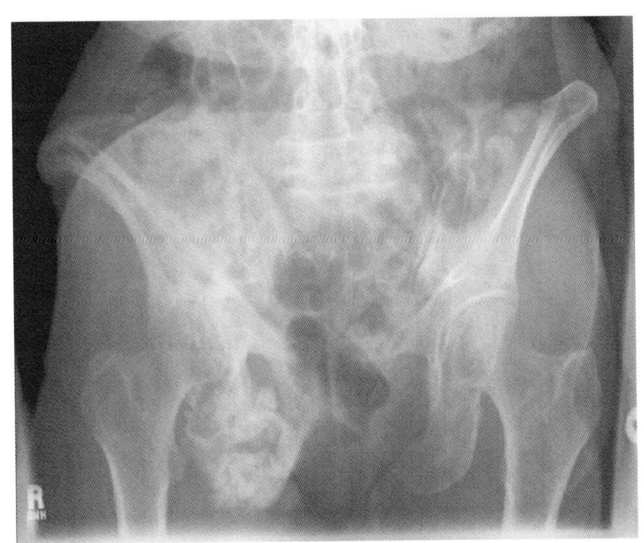

图39.28 X线显示患者右侧骨盆Paget病广泛受累，病人最近出现新发的疼痛，影像显示坐骨及耻骨下肢肿块，后续诊断为继发性骨肉瘤

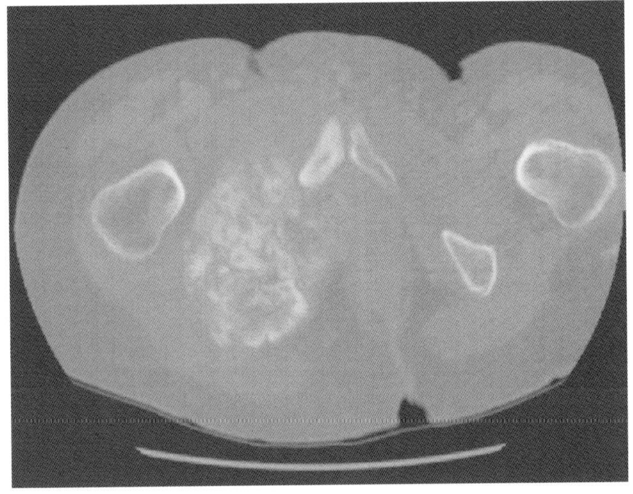

图39.29 此图为图39.28中Paget病患者CT影像，可见巨大肿块，后续诊断证实为继发性骨肉瘤

部位。骨Paget病主要表现为活动型和潜伏型两种，对于活动型骨Paget病，骨的代谢活动增强，成骨活动及破骨活动活跃。在疾病早期主要表现为骨质吸收。对于潜伏型骨Paget病，骨质硬化且代谢活动不活跃，随着病情进展可能会出现畸形，故又称为畸形性骨炎。骨Paget病组织学主要表现为骨小梁增粗，伴有不成熟的板层骨。纤维血管基质增生，可能伴有破骨活动活跃。骨Paget病通常需要治疗，以免由畸形引起继发性退行性关节炎，被迫采取关节置换手术。在某些罕见的病例中，Paget病可能进展为骨肉瘤（图39.28和图39.29），该进展过程常难以根据影像学表现诊断，且骨扫描很难确定病变的恶性程度，这是因为骨Paget病在疾病的不同阶段活动程度不同。当病变区域疼痛发生改变或影像学表现发生改变（如骨皮质连续性破坏或发生病理性骨折）时我们应考虑到其发生恶变的可能。

40

Joseph Schwab
Francis Hornicek

第40章　髋部转移性肿瘤

介绍

在2013年，估计有近600000的美国人死于癌症。在尸检报告中则指出在死于癌症的患者中有超过90%以上的人已经有了骨转移。在美国，导致死亡的癌症中的前三位分别是肺癌、乳腺癌、以及前列腺癌，这些都与骨转移有着密切的关系。癌症的发病率随着人口老龄化而增加。大量的骨转移癌患者使骨科医生对于熟悉其管理变得十分必要。尤其是对于髋关节周围，病理性的骨折将会是灾难性的。本章节的目的是对转移性骨肿瘤（尤其是髋关节）管理的趋势提供一个概述。此外，本章还会为读者就转移性疾病的病理生理学方面进行介绍。

流行病学

关于何种癌症更容易转移到骨到目前已经比过去有了更加清楚的认识。不少研究都与之相关。在一项关于167例患者的尸检研究中发现，在乳腺癌的死亡患者中，骨转移的概率为73%。同样的研究也发现肾细胞癌患者中，1/4有骨转移。而肺癌为1/3。目前普遍接受的肺癌、乳腺癌、前列腺癌、甲状腺癌以及肾细胞癌都会转移到骨。虽然多发性骨髓瘤也涉及骨，但是这是一种更多的关于骨髓的疾病，而不是实质脏器。

对于癌症的类型，性别是一个十分重要的决定性因素，比如说女性乳腺癌的发病率大大高于男性，而前列腺癌只发生在男性患者中。在女性的一生中，有1/3的概率会发生癌症，而男性则为1/2。女性的一生中，有1/8的概率发生乳腺癌，1/16的概率发生肺癌。而男性一生中，有着1/6前列腺癌患病率以及1/13肺癌患病率。在2013年，所有死于癌症的女性患者中，肺癌与乳腺癌所导致的死亡占109000例，可以占到40%，而死于癌症的男性患者中，肺癌与前列腺癌为117000例。这三种癌症都会转移到骨组织。

我们预期癌症的发病率将会随着人口老龄化的进展而增加，而骨转移将会变得更加普遍，髋关节也会受此影响。一项研究表明2/3的骨转移病例都涉及髋关节的骨组织。另一项研究表明，乳腺癌病例中，超过一半累及股骨，2/3累及骨盆。就目前证据而言，髋部的转移性疾病将会随着时间的推移变成一个更加普遍的问题。对所有骨科医生而言，骨转移性疾病的管理，以及对髋部病理学基本概念的熟悉将会变得至关重要。

病理生理学

关于癌症转移到骨的倾向性已经被关注了超过100年之久。在19世纪，主要的争论是癌症如何转移，当时最为流行的理论是癌症的转移通过栓塞现象。但是Paget不同意这个观点，在1889年，他写的一篇论文被发表，讨论了关于癌症转移到骨组织的倾向性。他借鉴了先前学者的研究，包括Langenbach以及在他之前讨论过这种现象的Fuchs。然而，Paget却讨论了关于转移性疾病“种子”与“土壤”的概念，他指出“当一个植物被种下后，它的种子也许会有不同的发展方向，但是它仅仅会在合适的土壤中生长或者存活”。

Paget指出，肿瘤细胞中的某些特性允许他们向某一特定的组织去转移，而不是其他组织。例如，乳腺癌可以在骨组织中存活或者生长，而胰腺癌则很少。但是目前仍然不清楚为何其能够适应骨组织的微环境，而另一种肿瘤则不能。然而，肿瘤具有显著的异质性是非常重要的一个特点。也就是说，即便是在非常小的同一个肿瘤中，也会有显著的异质性。这对于理解肿瘤细胞是如何从一个极小的部分进展成巨大的肿瘤并转移到其他组织是一个非常重要的概念。这种情况被认为是在一个正常的组织中发生突变。这些突变通常会被细胞内的某些固有特性所修正。但是当其没有被修正的时候，也就具有了变成癌细胞的潜在条件。然而，我们的身体会识别这种现象，并且使这些细胞凋亡。如果这些细胞能够打破这些障碍，并且开始分化成其他细胞，我们的免疫系统将会识别这些癌细胞为异物并且清除他们。

另一个障碍就是这些细胞必须克服低氧。当一团块肿瘤细胞生长的时候，中心位置的细胞往往不能得到充分的氧供给。这种缺氧环境促使不同的基因表达，包括MMP-9，MMP-1，VEGF。一些细胞可能会死亡，并且肿瘤可能会坏死。然而，一些细胞可以适应这种低氧环境，并且形成另一个肿瘤细胞的群体来抵抗这种低氧环境。

允许肿瘤细胞克服障碍的一个关键因素就是其具有异质性。如果肿瘤细胞在基因表达方面都相同，那么他就不会克服这些障碍。比如，如果所有的细胞对于缺氧都十分敏感，那么他们都会在缺氧环境中死亡。如果他们都可以被免疫系统识别，从而也可以全部被其清除。事实上，大多数潜在肿瘤团块都可能发生上述这些情况，即被清除。但是如果异质的肿瘤细胞具有选择压力的能力，它就可以选择性的抵抗机体的这些特性。相同的现象也会发生在化疗的过程中，当进行化疗时，如果肿瘤缩小，那么就认为治疗是成功的，然而，肿瘤往往会对化疗变得耐受，并且重新长大。事实上，已经被化疗筛选出的细胞将会对该药物产生抵抗性，然后它就会生长，而必须给予另一种化疗药物。这就是为什么会同时应用多种化疗药物的原因，即目标是瞄准肿瘤组织内的许多区域并且希望清除所有的肿瘤细胞。

肿瘤细胞变成转移性的肿瘤细胞则需要经历一定的过程。首先它必须要在它形成的部位生长以及存活。例如乳腺癌前期病变的形式。通过选择压力，团块开始形成，其中的大多数细胞则不能离开它们所形成的环境。然而，由于细胞的异质性以及不间断的突变，一些细胞获得了生长以及打破基底膜并且扩散到局部淋巴组织或者血管的能力。一旦肿瘤细胞扩散到淋巴细胞或者血管，它们就有了渗透内皮内层的能力，并且可以在血管腔内存活。当血管内的流动非常混乱时，这就不是一个简单的问题了。此外，免疫系统在这些系统内也变得相当活跃。所以，仅仅进入淋巴系统或者血管系统并不能保证肿瘤细胞变成转移性肿瘤。事实上，当在动物血管系统内注射肿瘤细胞后，只有不到0.01%的细胞可以存活。然而，重复的压力选择可以使某些细胞存活在这种环境下。然后，这些细胞可以重新附着在血管内腔或者淋巴管，然后通过内皮细胞扩散到新的环境，比如骨组织。肿瘤细胞必须能被某一环境共同选择而生存。在骨组织，它必须刺激破骨细胞去分解骨组织。当破骨细胞分解骨组织的生长因子被释放。如果肿瘤细胞有这些生长因子的受体，他们就会被选择去生长，从而对抗那些没有受体的细胞。这就是为何肿瘤细胞必须适应或者被选择去在不同环境下生长的例子。

正常骨组织与肿瘤细胞的相互作用的关键为通过骨保护素（OPG）/受体活化的NF-κB（RANK）与它的配体（RANKL）进行调节。正常的OPG与RANKL是通过成骨细胞与破骨细胞平衡骨的分解（破骨细胞表达RANK）来生成。倾向于转移到骨的肿瘤细胞能够破坏这种系统，使它更加适宜于肿瘤细胞的生长。前列腺癌与乳腺癌都可以表达出OPG/RANK系统的关键因素。RANK/RANKL已经表明进展期前列腺癌与疾病分期之间的关系。除此之外，在乳腺癌的潜伏、进展、转移中，RANK/RANKL也是一个重要的调节通路。在存在有骨转移的乳腺癌中，RANK/RANKL的表达往往预示着更差的预后，但是在那些脏器转移中则与其不同。

临床表现

骨科医生遇见最多的症状就是骨转移性癌痛，疼痛是最常见的临床症状，也是最可怕的症状，尤其是对于那些面对严重疼痛的患者，甚至会考虑自杀。持续的疼痛往往会发生在那些没有经过积极治疗的患者中。

造成疼痛的原因并不是十分明了，我们需要非常详细的病史询问以及体格检查。比如，半骨盆的疼痛在躺下与站立的严重程度是相当的，这不同于那些在俯卧位可以缓解或者是仅仅在站立位发生的疼痛，后述情况的症状是连续的“机械性”的疼痛，可能与结构上的某些问题相关。而前述情况的症状则是连续的“生物性”的疼痛，可能存在或者不存在结构上的问题。而“生物性”疼痛的起源则被认为是与前列腺素的释放有关，以及破骨细胞活化因子激活疼痛感受器产生疼痛。

我们必须牢记的是，在那些脊柱转移的患者中，半骨盆或者是股骨近端的疼痛可能源于上腰椎。病人有着在T12、L1、L2分布区域的麻木伴随疼痛，应该进行上腰椎的检查。此外，如果髋部的影像学表现是正常的，那么就应该考虑疼痛来源于脊柱的可能性。

腹股沟处的疼痛可能来源于耻骨支或者髂骨的损害，特别是那些偏瘦的患者格外明显。轻轻按压骨组织可以区分疼痛的来源。髋关节的轻微旋转可以区分髋关节囊内疼痛与以及邻近骨的病理性疼痛。刺激性疼痛例如髋关节屈曲或者内旋可以帮助那些非脊柱的疼痛局部化，但是对于区别源于耻骨支或者近端股骨的疼痛则并不可靠。

在一个患者最初的评估中，是否可以行走是一个很重要的因素。行走的能力不仅是对于独立性以及生活质量的关键因素，也是是否可以进行某些临床试验的前提条件。如果患者不能行走，那么他就可能不具备系统治疗的指征。去鉴别患者不能行走的原因是仅仅源于髋部病理性的改变还是其他系统的原因造成的虚弱也是骨科医生工作的一部分。

高钙血症在转移性癌症的患者中非常普遍，可以造成嗜睡或者精神错乱。事实上，某些高钙血症患者甚至可以继发心律失常或者昏迷。病人不能行走的原因也可以是继发于高钙血症。当这些症状出现时应该考虑进行积极地治疗。基础治疗就是静脉予以生理盐水进行水合作用。钙潴留的原因可能是噻嗪类利尿剂的使用，在这种情况下，这种药物应该停用，并且使用可以造成钙排出的髓袢利尿剂。二膦酸盐的灌注可以通过抑制破骨细胞作用而停止循环中钙的释放。这些治疗应该在上述情况发生时尽早开始，而骨科医生也应该是这些患者的首诊大夫，并且需要挽救他们的生命。

X线平片应该是对于骨转移癌患者的首要检查方法。然而，在转移性病灶在平片上可见之前，已有30%～50%的骨组织被肿瘤组织侵犯了。除了前后位、侧位的X线片，Judet views对于检查骨盆的前后柱也能提供巨大的帮助。对于那些股骨近端损害的患者，股骨的全长的X线平片应该被获得，否则其股骨远端的病损可能会被遗漏。在近端放置一个短柄假体对于那些远端股骨损害的病人是不合适的，这会带来骨折以及复杂的翻修等问题。

如果患者还没有确诊为肿瘤，但是在平片上已经出现了一个可疑的病变，那么就应该进行骨扫描。骨扫描可以提供平片上出现的病损的信息。例如，平片上出现的一个高密度的病损但并不摄取高密度的二膦酸盐则不太可能是肿瘤。而同样的假设则不能用于溶骨性的病变，因为众所周知以溶骨性改变为主的骨髓瘤在骨扫描中对显像剂的摄取无明显增加现象。骨扫描依靠成骨细胞摄取显像剂，而骨髓瘤中的成骨细胞则并不是十分活跃。这可能是因为骨髓瘤细胞可以直接刺激破骨细胞的活化而不需要去干涉成骨细胞。骨扫描也可以检测出病变的其他信息，以至于对肿瘤的分期有一定帮助。

更进一步的影像学检查包括CT、MRI。CT可以提供关于骨性结构的相关信息，它可以揭示出在平片上看不到骨皮质的破坏，CT也会提供一个更加准确的骨皮质变薄以及骨小梁损害的图像。而CT最有帮助的就是可以予以髋臼前后柱周围剩余骨量的有关信息。MRI对于那些平片上正常但是严重怀疑骨转移的病例很有帮助，此外，它还对检测隐匿性骨折很有帮助。

如果肿瘤的原发部位仍不明确，那么活检就是十分重要的。活检不仅可以指导系统性的治疗，并且对于需要手术病人的术前准备也是必需的。尤其是对于血管性的肿瘤，如肾细胞癌、肝细胞癌、甲状腺癌，术前的栓塞将会使出血的风险大大降低。

生物力学与骨折风险

骨转移性肿瘤主要以溶骨性病变、成骨性病变及混合性病变所存在。Hipp等通过2名死于骨转移瘤病人的胸腰椎评估了不同类型的骨转移瘤对于骨结构完整性与骨表面骨密度的影响。通过获得定量CT图像来评估总体的密度，然后把病变分为溶骨性或成骨性。然后把标本进行机械性能的测试，绘制出应力曲线。他们发现成骨性病变的骨密度要比正常的以及溶骨性病变有所增高。而弹性系数在成骨性以及成骨性病变中较正常骨减少。他们推论出成骨性的转移病变使正常组织骨小梁密度与骨的力学之间的关系相分离，而成骨性的病变则不同。成骨性病变破坏骨组织中的有机成分、矿物质成分以及结构成分，而成骨性的转移病变则对于骨组织的结构有着最大的影响。成骨性病变影响着强度性能以及硬度性能，而成骨性的病变则对于疲劳性能以及硬度性能影响更大。

一个对于骨科医生最为普遍的问题就是是否一个病人出现病理性骨折风险的时候才需要处理骨转移瘤。然而，预测何种患者将会出现骨折是非常困难的。骨质破坏的程度可被用来评估骨折的风险。溶骨性转移病变的大小以及位置已经被证实与病理性骨折的风险相关，当骨皮质的一部分被溶菌性转移病变所侵蚀，那么缺损处骨皮质的压力将会转移到相邻剩余的骨皮质，这通常被称为“应力集中”。如果骨皮质缺损处的长度为骨直径的20%，那么其抗弯强度降低大约40%。当骨皮质缺损处的直径大于骨的直径，就是所谓的开放性缺损，那么抗扭强度将降低90%。当股骨运动时通常会受到旋转应力。

骨皮质达到2.5cm的溶菌性病变与转移的高风险相关。破坏性的病变超过股骨直径的50%也会增加相关的骨折风险。其他的情况包括疼痛的病变占到大于骨直径的30%且传统的放疗失败，这也会增加转移风险。转子下的疼痛病变与骨折的风险增高相关。这些指南很有帮助但也不完全是绝对的。一项大型的研究评价了203例患者（516处病变），发现病变的大小以及疼痛的程度与骨折的风险并不相关。此外，一项研究指出即便是经验丰富的肌肉骨骼肿瘤专家也不一定可以通过平片或者CT来预测骨折的风险。

当关注于转移性病变的位置以及大小时，一个问题往往被忽略，那就是宿主骨的质量。目前非常明确的就是当一个非常严重的骨质疏松患者出现一个2.5cm大小的转移性病变时，其所受的影响与正常骨量的病人相比是不同的。其中的一个方法就是通过定量的CT去评估患者的骨量，就像是评估病变一样，这种方法已经被用来预测儿科骨肿瘤的骨折风险，并且有望于用在骨转移瘤的患者当中。

Mirels标准仍旧被用在临床当中，它是一个4～12分的评分系统，分数越高，骨折的风险就越大。它涉及4个问题：部位（上肢、下肢、转子下的），病变的性质或者种类（溶菌性的、混合性的、再结晶性的），是否存在疼痛，病变的大小（相对于骨的直径）。使用平均分数把患者按照是否会发展成骨折进行分组：10分或者以上代表骨折可能性很大，而7分以下则概率较低。然而，有大约1/3评分低于10分的患者发展成骨折，所以并没有一个绝对的界限去预测所有患者的骨折风险。而其只能用于指导作用。正如医学上大多数事情一样，每一个患者都需要详尽的病史以及体格检查去评估。而病人的期望也是需要被考虑的，就像患者的存活率一样。

生存率的预测

手术的决定建立在多种因素之上，其中一点就是患者是否会生存足够长的时间而受益于准备进行的手术。然而，正如预测骨折一样，预测生存率并非那么容易。许多因素诸如活动状态评分（ECOG score）、基础疾病、骨转移的数量、其他内脏器官转移、血色素水平等等，都与不佳的生存率密切相关。然而，这些单一的因素使用多元化的回归分析对于临床上治疗的医生将不会是一个很好的预测指标，其预测的生存率只有在18%的患者中是准确的。目前有一些学者采用贝叶斯（Bayesian）统计来预测生存率，作者使用这种方法，发现对那些生存率少于3个月以及生存率大于12个月的患者可以具有较高的准确性。但是这种统计学方法的一个问题就是其必须要使用较为先进的计算指令，而简单的评分系统是不可能实现的，这就使临床上的应用受到限制。

改良的鲍尔评分（Bauer score）是一个简单的评分系统，可以粗略的指导如何预测生存率。它最为重要的优势就是操作简单，应用方便。这种方法使用4个参数，每个参数有0或者1的可能性分数。如果没有内脏的转移或者原发病灶不是肺癌，评分都是1。如果原发肿瘤是乳腺癌、肾细胞癌、淋巴瘤或者是骨髓瘤，评分为1。如果患者是一个孤立性的转移瘤，那么评分也是1。这个改良的评分系统并不包含病理性骨折这一参数，此外，在预测骨骼肌肉转移瘤生存率方面，这种改良的评分系统已被证实比其他的评分系统的准确性要高。原始的评分系统考虑了病理性骨折，而改良的评分系统则没有。

非手术治疗

放疗

绝大多数有症状的髋关节骨转移瘤病人都会予以传统的放射治疗。剂量通常为3000～4000cGy。据研究表明，80%～90%的患者的症状可以部分缓解，而50%～85%的患者症状可以完全缓解。前列腺癌以及乳腺癌的效果要好于肺癌与肾细胞癌。如果没有发生骨折的风险，应将放疗列为常规标准治疗方案。

在对病理性骨折进行手术干预之后，辅助予以放疗有助于预防再次发生。病理性骨折的鼠模型表明，对于长骨干的病理性骨折，放疗会阻碍其愈合，除非已达到坚固的固定。对于接受放射治疗的病理性骨折，坚强的内固定与外固定相比有着更高的愈合率。骨的一期愈合相对于二期愈合对放射有着较低的敏感性相对于二期愈合。一个对于此类现象潜在的解释就是二期愈合骨的生长必须经过一个软骨的形成阶段，而众所周知的是软骨的形成通常会被放射所干扰。

系统治疗

在癌症的管理中，靶向治疗可作为一个非常重要的角色。由于其靶向性，它可以在提高潜在生存率的同时具有较少的副作用。系统性治疗以组织学亚型以及突变分析为基础，进一步把肿瘤的治疗细分成各种治疗类别，而关于此话题将会在这一章节的后部分所讨论。

对于骨转移瘤的系统性治疗，最具有发展意义的就是二膦酸盐。已有研究表明，通过系统性的治疗，可以缓解疼痛、提高生活质量、降低骨折风险以及生存率。二膦酸盐直接抑制破骨细胞的功能，也被认为是其发挥作用的最主要的方式，然而，对于肿瘤细胞也具有一定的影响，这也就是为何病人服用二膦酸盐类药物相较于安慰剂会活的时间更长。其并不十分常见的副作用就是颌骨的骨质疏松，而股骨转子下骨折也是某些服用此类药物患者十分危险的后果。单克隆抗体直接作用于RANKL，也展示了对于骨转移瘤的应用前景。多数在前列腺癌骨转移病人的试验中发现，其可以预防骨骼系统的不良事件以及提高生存率。而旨在作用于OPG/RANK/RANKL通路新型药物目前仍在研究中。

手术治疗

经皮射频消融与骨水泥充填

具有疼痛症状的髋臼周围骨转移瘤通常会接受放射治疗，然而，如果放射治疗不能控制肿瘤并且疼痛复发，那么就需要进一步的治疗。对于开放性手术而言，骨转移瘤的介入治疗对于患者来说是一个可以接受的方法。对于寡转移性的骨肿瘤患者，经皮冷冻消融术已经被证明可以达到在24周内改善疼痛的目的。其他的研究也再次报道了在寡转移性的骨肿瘤中，经过冷冻消融术可以使肿瘤缓解。

射频消融技术对于治疗中轴骨，包括骨盆的转移病变也是一种众所周知有效的方法。髋臼周围骨水泥的填充已经被证明是安全的。而其与射频消融技术相结合对于某些病人来说也是可供选择之一。

在考虑骨水泥填充之前，评估髋臼的负重区域是非常重要的。而关节内骨水泥的溢出也是必须要评估的风险之一。消融髋臼周围肿瘤以及骨水泥填

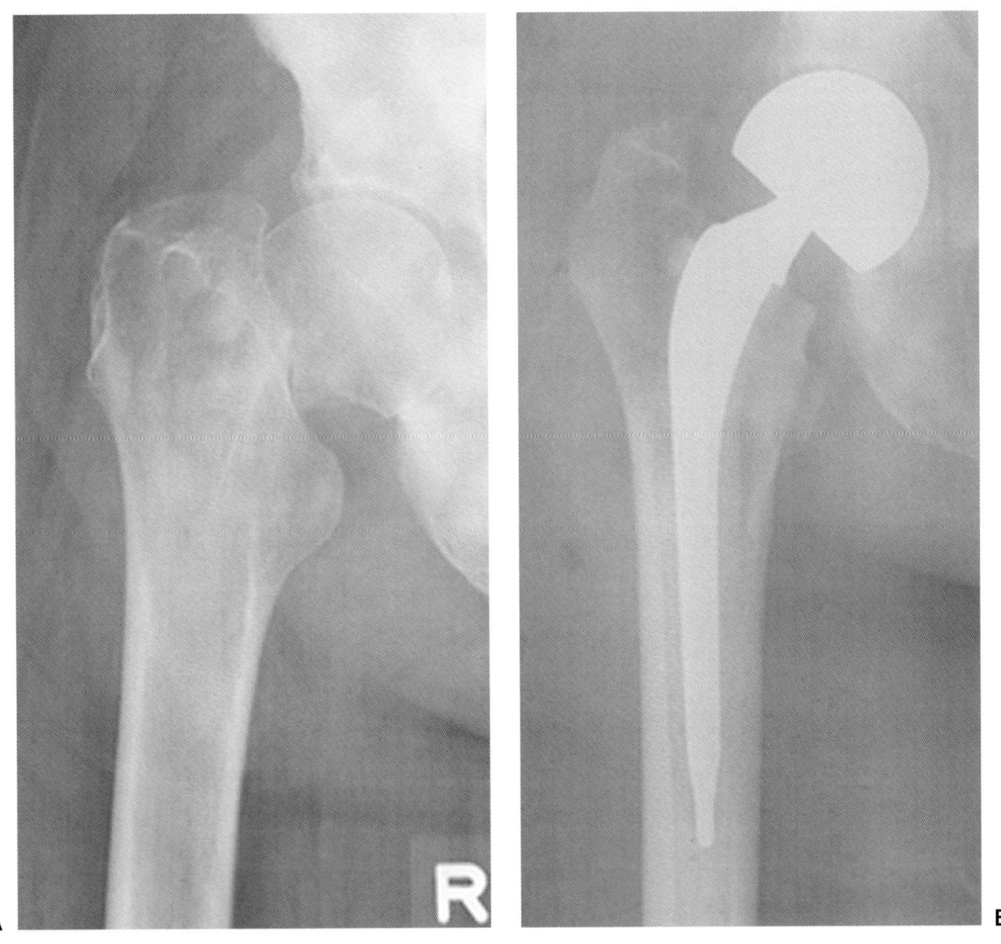

图40.1 前列腺癌骨转移患者的病理性股骨颈骨折，在评估了股骨全长的影像学后，表明在股骨远端至小转子间没有转移性的病变，从而选择标准长度的股骨假体

充的决定都应该有骨科医生的指导与帮助。

股骨头、股骨颈骨折

继发于骨转移的股骨头以及股骨颈骨折的最佳治疗方法是半髋置换或者全髋置换，取决于髋臼的情况。股骨柄假体的长度应该以股骨的全长片为基础进行选择（图40.1）。如果病变存在于股骨干远端，那么就要考虑长柄的假体。股骨柄应该尽可能地通过最远端的病变部位。如果股骨没有额外的病变，则可考虑短柄的假体。由于短柄的假体较长柄假体拥有着较低的围术期并发症发生率，所以必须权衡股骨远端肿瘤进展的风险。在治疗髋关节转移瘤时，非骨水泥型假体的应用受到推广。如果有足够的正常骨量，并且保持完整，那么这种假体就是比较安全的，也被证明是有效的。而骨水泥型假体则有着远期的随访记录，并且普遍的被考虑为标准的治疗措施，但是骨水泥（甲基丙烯酸甲酯）的应用却有着已被证实的系统性并发症的风险。

转子间骨折

治疗转子间骨折可以选用切开内固定、髓内钉以及假体重建（图40.2）。当决定进行重建的方法时，剩余骨的质量以及患者的预期存活率都应被考虑。当考虑使用骨水泥进行重建骨量丢失的区域时，内侧的股骨距应该被其重建或者加强。在骨量丢失的情况下，使用非关节置换方法的缺点是固定有可能会因为肿瘤的发展而失败。为此，在骨量丢失的情况下，我们更加倾向于假体的重建。如果选择一个长柄假体，那么就要考虑在扩髓以及使用骨水泥时采取措施减少肺部并发症的发生率。而对于骨量丢失没有太大问题的患者，非关节置换方法是一个比较好的选择，患者可以因此保留原有的髋关

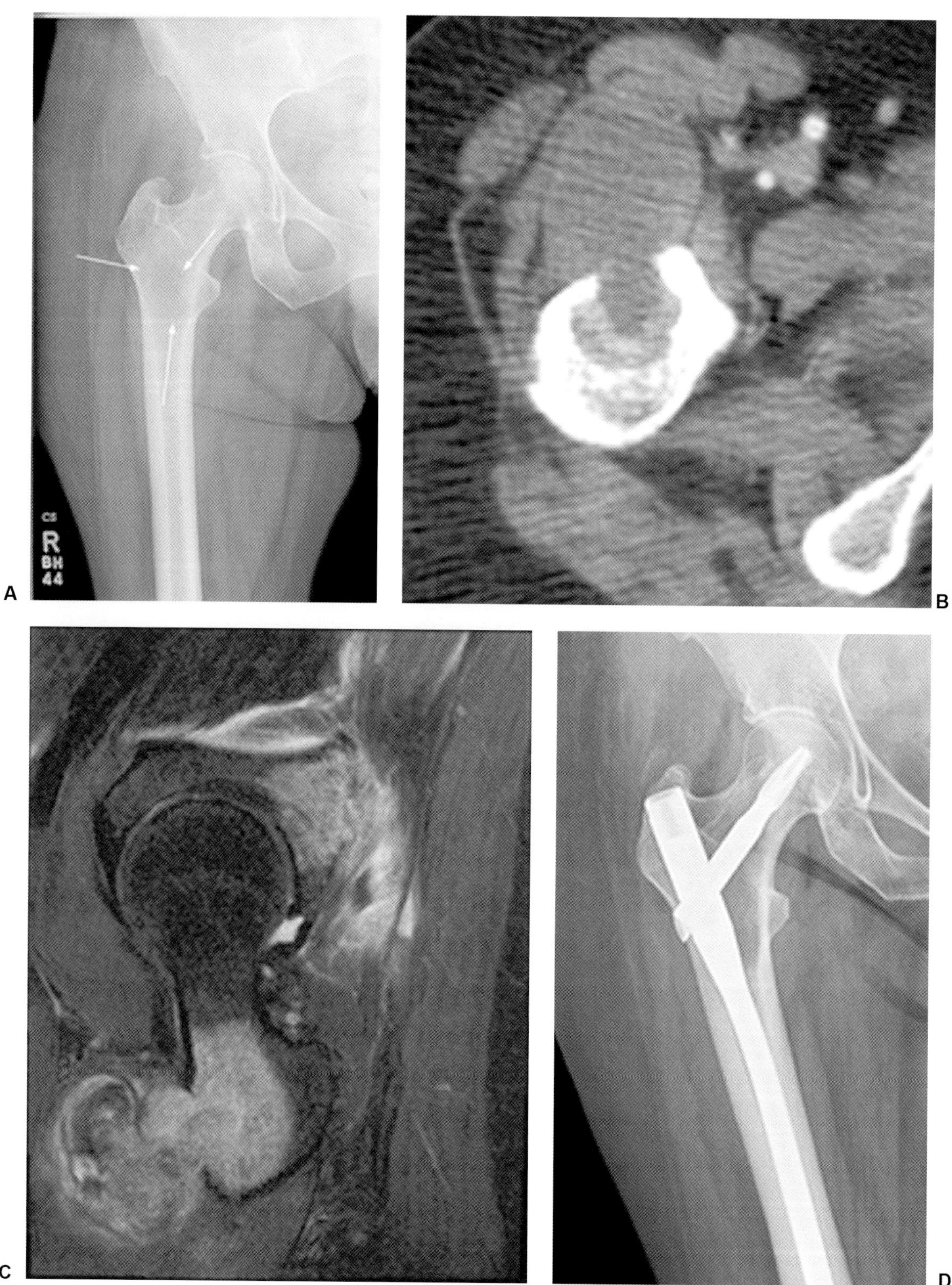

图40.2 乳腺癌骨转移女患者的前后位的平片显示出粗隆间存在一个轻微的溶菌性的病变。而CT图像则显示了在前方皮质处有一软组织肿块造成的缺损。轴位的MRI影像学显示出了软组织肿块的范围。由于内侧股骨距的完整性，可以直接地刮除肿瘤，并且选用髓内钉进行重建

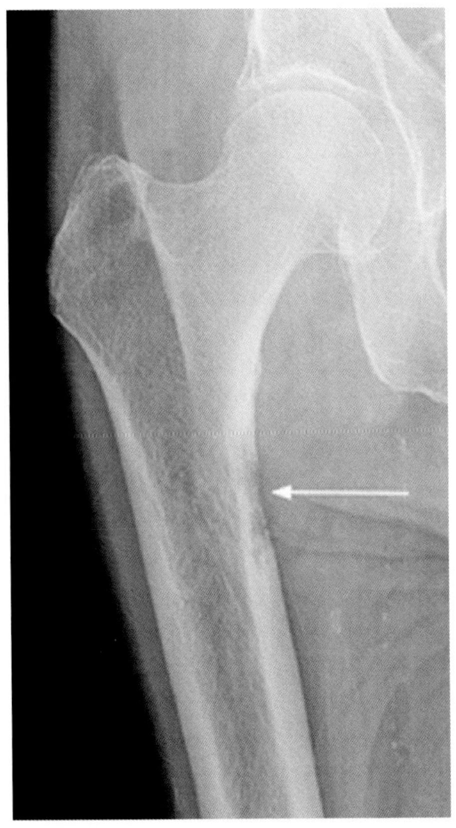

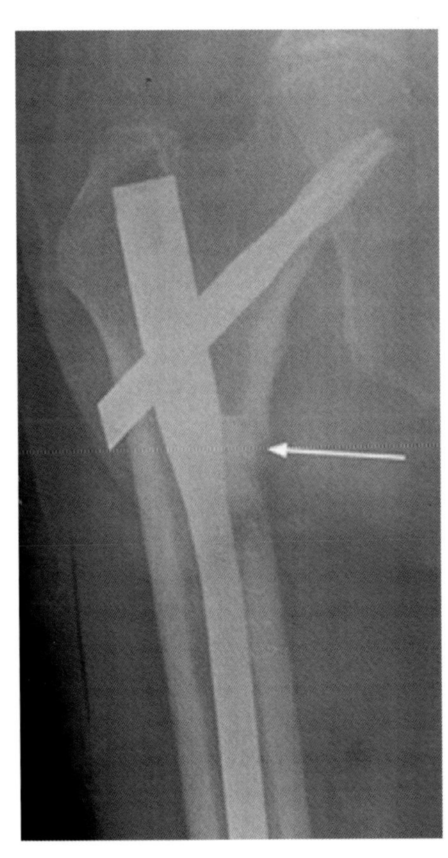

图40.3 正/侧位X线平片显示内侧、粗隆下皮质有溶解性病变。在放置髓内钉之前，通过刮除病变并用骨水泥加固内侧

节。选择不同的治疗方法需要考虑患者是否能够在术后完全负重，有些患者可能并没有太多的存活时间，所以在术后尽早地恢复正常生活就显得尤为重要。此外，某些患者可能因为别处的疾病而使部分负重变得困难。对于股骨头以及股骨颈处的转移，对于重建所使用假体的长度在一定程度上也取决于远端股骨是否存在病变。

转子下骨折

病理性的股骨转子下骨折也是具有挑战性的问题之一。髓内钉是一种有效地治疗措施，尤其是对于那些预期寿命短的患者。在显著骨量丢失的情况下，切开刮除以及骨水泥对指定区域的加固也是恢复稳定性较为有帮助的方法（图40.3）。假体的重建也是值得推荐的处理措施，而对于转子下骨折，近端股骨的置换是我们最推荐的选择，因为这种方法可以移除近端股骨大部分的肿瘤而避免了肿瘤进展的一系列相关问题。值得注意的是，横行的转子下可能与长期应用二膦酸盐有关。一些转移性肿瘤的病人长期应用二膦酸盐，因此有着骨折的风险。比较明确的是，放射治疗不能用于这种情况，这种骨折更加推荐使用髓内钉去处理，而不是假体的重建。

髋臼骨折

髋臼的骨转移，与大多数转移病灶相同，可以被传统的放射治疗，辅助保护性的负重，某些情况则不必保护性负重。如前面提到的，射频消融或者是骨水泥的充填是除了开放手术之外值得选择的处理措施。然而，髋臼处显著的骨缺损，或者是小的病变但是合并股骨侧的病变还是以开放手术为最佳。对于处理骨缺损公认的原则就是把髋关节的受力转移到正常的或者在结构上健全的骨质中。我们可以通过多种方法去实现这一目的，比如使用骨水泥或者带翼的髋臼加强环去填补缺损，而更大的臼杯或者金属楔块则是把压力负荷转移到健全骨质上的另一种方法。金属钉或者螺丝固定于正常的骨质，并连接骨水泥也可以达到相同的目的。目的就是通过代替病变的骨组织把髋臼恢复至正常。

Harrington根据病变累及外侧、上方或者内侧皮质将髋臼缺损分型。Ⅰ型缺损累及骨小梁的结构并非十分严重，无皮质的损害，这种类型可以通过骨水泥全髋关节置换术来处理，在需要的情况下，在一小块骨皮质处进行开窗来刮除病变组织并且置入骨水泥充填缺损。Ⅱ型缺损则可能出现髋臼内陷。面对这类缺损时可以采用与髋臼内陷类似的重建策略。然而，必须牢记的是，肿瘤的存在使得在有些情况下必须移除部分肿瘤来达到有效地重建。此外，骨水泥也是在重建过程中值得考虑的。带翼的臼杯或髋臼加强环可被用来转移压力负荷至正常骨质上。Ⅲ型缺损涉及内外侧以及上方的骨缺损，为了转移压力负荷Harrington 描述了可将钉子从缺损处打入髂骨，这样一来在缺损处形成突出的结构，有利于接下来进行骨水泥固定。而Healey对这一技术进行了修正，也就是直接经皮朝向缺损处植入金属钉。

Javad Mortazavi
Javad Parvizi

41

第41章 髋关节炎与炎症性疾病

根据疾病控制与预防中心近期的调查结果，关节功能紊乱以及关节炎影响着大约33%（6990万）的美国人。尽管大多数情况为自限性疾病，并且仅需要极小的评估、干预，但是对于某些患者，他们存在某些特殊的或持续的症状，这往往预示着较为严重情况的存在，从而需要综合的评估去建立诊断或者是确定病理过程的自然进展以及程度。关节炎传统地被分为炎症性与非炎症性，取决于潜在的病理进程。炎症性的关节炎可以是感染性的（化脓性关节炎），晶体诱导的（痛风、假性痛风），免疫相关的（类风湿关节炎，RA）或者是反应性的（莱特尔综合征）。炎症性的病变大多可以通过以下几个方面进行识别：炎症的4个主要特征（红、肿、热、痛），系统性的症状（疲劳、发热、皮疹、体重下降），以及实验室检查（血沉增快、c-反应蛋白升高、血小板增多、慢性病性贫血、低蛋白血症）。尽管近些年来对于骨关节炎非炎症的性质有所争论，但是其仍旧被认为是典型的非炎症性关节炎。非炎症性的病变通常以不伴有滑膜肿胀以及皮温升高的疼痛为特点，并缺乏炎症的特点以及系统性的特征，可表现为白天的凝胶征象而不是僵硬，以及其缺乏炎症的血清学标志物。

区分炎症以及非炎症性的关节炎有时会十分困难。此外，并不是所有的炎症性关节病都存在相同或者相似的临床症状以及实验室检查结果。关节炎进展中的临床表现可以是轻微的，但是也可以是极为严重的，比如化脓性关节炎。另一个复杂的情况就是晶体沉积性的关节病，可能会表现出与化脓性关节炎十分相似的症状，但是这两种情况的治疗措施则有极大的不同。因此，骨科医生需要对此有所警惕，对于起病较急的关节病应考虑到化脓性关节炎。评估关节炎患者的目标就是要得出一个准确的诊断，然后给予及时的治疗，此外，还应该避免过度的诊断性检查以及不必要的治疗措施。在其他方面，详尽的病史以及综合的体格检查对于评估关节炎患者都是必不可少的，而实验室检查也发挥着重要的作用。骨科医生必须熟悉不同类型的关节炎，确切的诊断对于制定合适的治疗策略有着巨大的意义。

髋关节骨关节炎

骨关节炎以及退变性的关节疾病是关节炎最常见的形式之一，也是导致残疾的主要原因，尤其是对于老年患者。除了对生活质量造成的影响外，骨关节炎也给患者和社会在经济方面带来很大负担。有研究表明，康复中心、风湿病学病房、骨科病房以及物理治疗中心中有大约10%的患者都是退变性的膝、髋关节炎。如果这些患者生活质量较差，并且骨关节炎进行性加重，那么他的直接或者间接的花费更加巨大。一项疾病控制预防中心的研究表明，在1997到2005年间，美国成年人因关节炎增加了672亿元人民币花费，在1997年，花销是1683亿元人民币，而到了2005年，花销为2358亿元人民币。

髋骨关节炎是一种相当常见的疾病，有研究表明，65～74岁的老年人中，男性发病率为16%，女性发病率为6%。根据国民健康与营养检查调查（NHANES-1）中的数据，对于55岁以上的老年人，男性发病率为3.2%，女性发病率3%，而根据鹿特丹的研究表明，55岁以上的老年人中，女性关节炎发病率为15.1%，男性发病率为14.1%。而目前多项研究表示，髋骨关节炎的影像学改变与临床症状不一致，并不是所有具有影像学改变的患者都具有相应的症状。此外，髋骨关节炎的发病随着年龄而增长，有可能是因为软骨细胞对生长因子反应性下降以及修复软骨的能力下降，导致了关节软骨变薄。对于85岁以上年龄段的老年人来说，有临床症状的髋骨关节炎所带来的负担，对于大约1/4的患者来说都是巨大的，而这不受种族、性别、BMI的影响。

原发性髋骨关节炎在除去遗传易感因素后，患者通常没有既往的创伤史或者畸形。继发性的髋骨关节炎可因特定部位的创伤引起（如髋部骨折），也可由髋部的畸形引起（Perthes病、发育性髋关节发育不良、股骨头骨骺滑脱症、佩吉特病）。

发病机制

骨关节炎从本质上来讲就是指关节的破坏，以至于关节内的所有结构包括滑膜、韧带、软骨下骨以及关节软骨都经历了病理性的改变。关节的每个结构在日常生活中都发挥着重要且特殊的作用。关节软骨具有一定的抗压强度以及其光滑的关节面，滑液可以在关节活动的过程中提供一个光滑的、摩擦力小的表面，关节囊以及韧带可以保护关节不受过度使用的影响，关节周围的肌肉通过合适的收缩来减少通过关节的应力集中，感觉神经纤维可以为肌肉以及肌腱提供反馈信息，软骨下骨拥有着一定的力学刚度与减震作用，所有的这些结构都相互影响，并以一个复杂的方式来提供最为合适的关节功能。任何结构的损害以及结构中的平衡被打破都会导致关节炎的进展。

如果关节的保护结构与关节所受到的负荷间出现不平衡，骨关节炎就会进展，而对于保护关节最为主要的结构包括关节囊和韧带，滑液，肌肉和肌腱，感觉附属器以及骨骼。肌肉和肌腱在关节内起到桥梁的作用，是保护结构中的关键，他们在关节活动中适时的收缩可以提供最适宜的力量，加速以及减速，从而减小关节面的应力集中。韧带及附着的皮肤与肌腱包含有机械性感受器感觉传入神经从而可以提供肌肉或者肌腱的反馈信息。软骨下的骨质可作为减震器。滑液可以减少软骨间的摩擦，因此可以充当一个主要的保护器来避免由摩擦引起的软骨磨损。无论是以上何种组织出现缺陷，关节就会变得极易受到损伤，在这种情况下，即使是日常的活动也会导致骨关节炎的发生。在另一方面，即便是所有的结构都保持健全，急性的创伤以及长期的过度使用也会导致骨关节炎的发生。

早期骨关节炎的病变经常出现在透明软骨之中。软骨基质包含有两种由软骨细胞生成的重要大分子结构：Ⅱ型胶原与聚集蛋白聚糖（后者是一种带有高度带负电荷的葡糖氨基聚葡糖的高分子的蛋白多糖）。高度负电荷的聚集蛋白聚糖创造出强有力静电排斥作用，这也是软骨具有抗压刚度性质的来源。基质的合成以及分解保持动态平衡，这种平衡由细胞激素、生长因子（由软骨细胞生成）去调控，除此之外，机械应力与一些炎症介质（包括白细胞介素6、白细胞介素8、前列腺素E2、一氧化氮、骨形态发生蛋白2[BMP 2]）也对此有调节作用。目前已经明确的是骨关节炎最初也是一种炎症的过程并且经过炎症介质逐渐发展，从而导致关节软骨率先的死亡，随后其他的组织也逐渐发生病变。这些炎症介质的生成导致关节软骨新陈代谢活动的增强以及其他某些组织活性的降低。在骨关节炎的进展过程中，关节软骨经历了Ⅱ型胶原与聚集蛋白聚糖逐渐消耗的过程，而本来紧紧交织在一起的Ⅱ型胶原开始分开。因此，软骨将会失去抗压刚度，并且极易受到损伤。

骨关节炎被认为是非炎症性关节炎的一种，一部分的原因是因为骨关节炎患者滑液白细胞的计数通常小于2000/μL。而骨关节炎的临床表现包括肿胀、积液、僵硬，毫无疑问低级别的滑膜炎对此发病机制可以做一定的解释。滑膜组织学的改变包括滑膜的肥大以及增生，这就导致了关节滑膜衬里细胞的增多，这种改变通常伴随着通过分散聚集淋巴细胞浸润衬里下层组织。与类风湿关节炎不同，骨关节炎的滑膜炎症通常局限在邻近的区域来影响骨与软骨。

在炎症开始的时候就建立了一个恶性的循环，从此，炎症介质诸如蛋白酶、细胞因子等从滑膜进行释放，从而加速邻近软骨的破坏。反过来，由于机械性以及酶的破坏，软骨开始分解产物，从而驱使滑膜细胞释放胶原酶以及水解酶，就导致了滑膜组织内血管的增生。这一系列的因素就促使了IL-1β以及TNF-α的诱导，从而进一步加强了炎症的进程。这种“细胞因子风暴”更有可能出现在早期骨关节炎的过程当中。

这些炎症介质对于软骨以及滑膜的影响很好理解，然而，难以解释的是这些介质对于软骨下骨的影响。一氧化氮是一种可以影响骨细胞功能的介质，一些研究表明其可能与发生在软骨下骨的某些病理进程相关。目前已经明确的是一氧化氮合成酶的同种内皮细胞型（内皮型一氧化氮合酶[ecNOS]）可表达于骨质上，它有可能调节了成骨细胞的活性与骨的形成，并且调节机械性负荷对于骨骼的影响，这种酶也可以与前列腺素结合去促进骨的形成以及抑制骨的吸收。相反的，IL-1与TNF诱导骨细胞中诱生型一氧化氮合酶的表达（iNOS）。一氧化氮起源于不同于ecNOS通路的另一种途径，并参与骨降解的途径。局部合成代谢生长因子的生成，如胰岛素生长因子-1（IGF-1），转化生长因子（TGF-β）等，都在骨关节炎患者股骨头的骨赘中高度表达，也参与了骨赘的形成与软骨下的重塑。活性氧（ROS）的产生，以我们中心的调查为基础，已被发现在骨关节炎的发生与发展中充当一个十分重要的角色。ROS的副产物可在骨关节炎早期的病程中被检测到并被作为生物标志物用于早期的诊断。未来对于骨关节炎治疗及诊断的研究方向很有可能以这些新发现的生物标志物为基础，这些生物标志可以提供关于酶通路活性的信息以及为改善病情骨关节炎药物（DMOADs）的发展提供帮助。

危险因素

许多因素与OA（Osteoarthritis，骨关节炎）的发病相关，这些因素都可以造成关节保护机制的破坏，进一步功能紊乱，以及过度的关节压力造成这些组织超负荷。而这些危险因素可以以其影响的具体位置来分为两类（系统与局部）。

系统性危险因素

年龄 年龄可能是对于OA最为重要的危险因素，然而，值得注意的是随着年龄的增长并不一定会发生OA，它不单是一个关节磨损的问题，而关节内年龄相关性的改变可以与疾病造成的关节改变相鉴别。老化的软骨细胞由于其生长因子活性的下降，导致产生以及修复细胞外基质的能力受损。年龄的增长，通过一些机制增加了关节的易损性。伴随着年龄增长，软骨变薄，因此，基底细胞层对于受到的剪切应力敏感性增加，其损害的风险大大提升。与此同时，其他的关节保护器功能出现紊乱：肌肉力量下降，韧带的伸展性变得难以吸收压力，以及感觉的输入在老年人中变得缓慢。

性别 许多研究都表明女性更容易发展为OA，以及更容易出现较多关节的受累。但是在50岁以下，OA更加多见于男性，超过50岁，女性则最为多见，而且对于年龄的增加，这种趋势更加明显。对此，更年期雌激素的丢失可能是一个原因，但是对老年女性关节易受OA侵犯的准确原因还有待而知。尽管如此，髋部的OA在所有年龄段中，明显更多见于男性。

遗传 关于遗传学方面的因素对于OA的发病并不明确。许多研究表明遗传方面对于OA有一定的影响，尤其是对于髋部以及手部。在一项研究中指出，50%的髋、手部OA都受到遗传因素的影响。此外，近期的研究表明，遗传的突变使病人发展为OA的概率大大增加。比较明确的是，FRZB基因变异的女性有着发生髋部OA的高风险，它可以编码Frizzle蛋白，而这种蛋白的角色就是对抗细胞外Wnt配体。由于Wnt信号传导通路在基质合成以及关节进展中扮演关键角色，所以Frizzle蛋白的突变与OA发病率增加密切相关。另外，骨骼发育异常的患者通常具有解剖学方面的畸形，这种因素对于早期OA的发生也是比较明确的。而这些发育不良通常也具有一定的遗传基础。近期，以我们机构的研究为基础，发现染色体17q21染色体4MB的区域与发育性髋关节发育不良有着密切的关系。最后，也有研究指出，全世界范围内拥有欧洲血统的人，髋部原发性OA的发病率为3%～6%。而对于家属、兄弟姐妹、孪生子的相关研究也证实了原发性OA的50%的可能性是由欧洲遗传变异所造成。

种族 许多研究以种族或者民族为基础，根据髋关节置换率，表明髋部的OA在亚洲人群中显著低于白种人。髋部OA在中国人以及美籍华人中发生率低，但是膝OA的差异并不显著，或者在中国人中比在高加索人中更常见一些。另外，非洲人（不是非裔美国人）与高加索人相比，髋部OA发生率低。

荷尔蒙因素 已经表明雌激素在骨的内稳态中扮演关键的角色，然而，在关节组织的内稳态中它所扮演的角色并不能够很好地理解。对于雌激素替代治疗预防OA仍旧是有争议的。有些研究表明，在雌激素的补充下可以降低软骨的厚度，另一些研究指出，接受雌激素替代治疗的女性中，OA的风险大大降低。

营养因子 如维生素等，在关节的健康中扮演着关键的角色。维生素C可作为一种抗氧化剂来对抗活性氧（ROS），也可以作为软骨内Ⅱ型胶原蛋白合成的辅因子。弗雷明汉心脏研究（Framingham Heart Study）表明低的维生素C摄入量与OA的进展相关，但并不影响OA的发病率。类似的研究也表明维生素D对于骨转换是必要的，可能在髋部的OA中发挥一定的作用。

骨密度 骨质作为减震器对于负荷的影响并不十分明确，但已有研究表明骨密度高的患者OA的发病率也较高。而对于骨质疏松与OA的联系仍是有争议的。但是一些研究指出骨质疏松的女性OA的患病率低于预期值，其他的研究则表明两者的关系与上述相反或者是没有联系。

局部危险因素

解剖 解剖异常的膝关节造成关节受力不均，应力集中的增加使OA的风险增大。在髋关节中，发育性髋关节发育不良、Perthes病、股骨头骺滑脱症是最常见的由于解剖异常导致的早期病变的原因，并且会在随后的生活中发展为OA。解剖异常的严重程度决定了OA发病的时期，成年（严重的畸形）或者是老年（轻微的畸形）。近期有研究表明，轻微的髋关节发育异常将导致股骨髋臼撞击综合征以及继发性的OA。关节内的骨折带来的解剖变化同样可增加早期OA的易感性。继发于不同原因的缺血性坏死，尤其是如果导致软骨下骨的塌陷，也可以导致关节的不完整而发展为OA。此外，由于关节面的不协调致关节接触应力的增加也可以导致早期OA的发生。

肥胖 OA发病风险的增加与肥胖相关。同样，肥胖病人OA的严重程度也通常较重，也更有可能导致OA的进展。肥胖已经被表明是膝OA发展的重要危险因素，对于髋部OA，则不是如此显著。有趣的是，肥胖对于女性的危险性要远高于男性：在女性中，体重与OA的风险呈线性关系，并且减重可以降低症状性OA的发生率。

职业 多年执行重复性工作的工人由于重复过度地使用关节，OA的发病风险就大大增加。例如，髋部OA的发病率在农民中较高，这是因为重复的弯腰并且搬运重物以及在粗糙的地面的行走。另外，某些运动也可以增加OA的风险。尽管有研究指出，专业的跑步增加髋部及膝OA的风险，但是仍有其他的研究表明对于健康人群长距离的跑步并不增加髋部及膝OA的风险。

临床表现

OA的起始期几乎是没有任何症状的，这也就可以解释为什么许多病人在影像学以及病理上具有OA的表现，而没有显著的临床表现。有趣的是，即使是在OA的晚期阶段，临床表现与骨、软骨改变（通过关节镜或者影像学观察）的关系也并非是相关的。

OA产生的疼痛通常在活动后加重，休息后缓解。在疾病的初期，疼痛是不经常发生的，经常由1～2天过度地活动受累关节所引起（如髋部OA患者在长跑后可能会出现一段时间的疼痛症状）。随OA的病情进展，有时候在休息时也会产生疼痛，有时候甚至在夜间产生剧烈疼痛症状从而使患者难以入睡。OA的疼痛症状通常被描述为深部的酸痛，并且定位不是十分明确，其疼痛还可以放射或者累及周围组织。继发于髋部病理学的疼痛经典的会出现在腹股沟、臀部（前侧比后侧及外侧更加多见）、半边臀部。在极少数情况会放射到膝、足部。在OA的诊断过程中，进行详细的体格检查，从而通过某一特定运动引起的疼痛加重，对于明确疼痛的部位是十分有帮助的。腹股沟的疼痛通常由髋关节病变引起。还有一些患者虽然是髋部的OA，但会抱怨膝关节的疼痛症状要更重些：对于这些患者，明确髋部OA的关键就是通过体格检查发现髋关节的内外旋可以使疼痛症状加重。了解疼痛是如何影响着患者日常生活中的功能以及患者如何处理疼痛症状都是十分重要的。

伴随着OA引起的疼痛，一系列额外的症状可能会出现。一些患者抱怨在休息后会出现短暂的僵硬。OA也会伴随着关节的不稳定以及关节无力（通常说的打软腿）。患者也经常会出现关节活动度的丢失、畸形、肿胀、摩擦感。除此之外，有些患者也会出现发热、体重下降、贫血、ESR加快，但这些并不常见于OA。在病史询问的过程中，医生也应该关注患者有无感到痛苦（如焦虑、过度回避疼痛、失眠）或者抑郁（如早醒、体重下降、易怒、记忆力显著增加、精神不易集中）等心理问题

体格检查的内容应包括BMI的评估、关节活动度、压痛位置、肌力、韧带稳定性、力线等。较为严重的患者可能会出现畸形以及受累关节的半脱位。OA被认为是一种进展性的疾病，后期总是需要进行关节置换，然而，的确有一部分患者的病情会趋于稳定，无任何症状以及指征变坏的情况。在特定的亚组中，疾病的预后可以是好的也可以是差的，而危险因素与保护性因素都因此被鉴别。预后因素包括各种各样的生物力学、精神心理学、临床因素，而不同的治疗措施也具有一定的影响。

诊断

OA在X线平片上经典的表现就是骨赘形成、关节间隙变窄、软骨下硬化，在更为严重的情况下，会出现骨囊肿。平片对于OA早期的病理特点并非十分敏感，但是对于有OA症状的患者，即便X线影像学为阴性表现，也不能否认疾病存在。在临床中，OA的诊断需要以病史及体格检查为基础，影像学检查所扮演的角色只是确认临床上的可疑病变与排除其他疾病，而不是去得到一个独立的诊断。但是对于髋部的慢性疼痛，影像学检查所扮演的角色则不同，在这种情况下，诊断往往不能明确，而需要影像学去确认。此外，在横向研究与纵向研究中都表明，OA患者中，影像学的改变与其功能没有关系或者只有微弱的联系。对于那些关节疼痛而OA的诊断又不是十分明确的患者，MRI可以诊断出其他原因所致的髋部疼痛（如剥脱性骨软骨炎或者缺血性坏死）。

OA的患者没有进行血液方面检查的指征，除非怀疑是炎症性的关节炎。非炎症性关节炎患者的滑液分析通常表明无炎症反应的证据（白细胞<1000/μL以及良好的黏稠度）。白细胞>1000/μL的情况通常预示着炎症性关节炎的存在。

治疗

髋部OA治疗的目标是减轻疼痛症状，改善临床功能。OA病人的治疗应该是综合性的，并以美国风湿病学会（American College of Rheumatology, ACR）所推荐的步骤为标准。对于OA的病人，国际指南提倡应用非药物治疗为第一阶梯治疗方案。非药物治疗中在目前科学证据水平较高的有，教育、锻炼、辅助工具（手杖、鞋垫）、减重、营养指导与补给品。

考虑到OA的慢性自然病程，对于疾病有效地治疗需要患者去理解OA的自然历史，以及治疗的形式将会改变OA的进程。患者教育的目的是予以病人对疾病进展过程的充分理解，以及给患者提供疾病知识与个人的健康生活模式，让患者可以更好地管理自身的关节炎疾病。对于OA患者，各种各样的自我管理模式已经被证实，比如美国通过基金资助的关节炎自我管理项目（Arthritis Self-Management Program）。

OA经常伴随有肌肉力量的薄弱，而肌肉力量提升有助于帮助减少软骨的负荷。对于髋部OA患者，治疗性的锻炼已经被许多治疗指南所推荐。关节周围的肌力训练非常重要，并且起到保护关节软骨不受应力损害的作用，这对于髋部OA的进展也至关重要。此外，肌力的提高在OA患者中与其功能水平及心理状况都呈正相关。

减重、活动状况的改变、予以关节周期性的休

息、使用辅助行走工具减轻对远端关节的影响等等，这些或许都对髋OA的治疗非常重要。肥胖对于下肢关节损害是一个重要因素，对于由髋、膝OA造成的残疾也同样如此。使用具有减震功能的鞋子也可能会减少下肢关节的症状，因为它减少了垂直压力的冲击，增加了震动的吸收，还会提高平衡性。辅助工具如手杖可以减少髋关节的负荷，在使用合适的情况下，可以减少大学20%～30%。对于那些症状轻微以及非连续性发作的患者，使其安心加上非药物治疗通常是足够的，而对于伤残性疼痛，往往需要药物治疗。

目前，对于OA，并没有改善OA疾病进展的药物，所有可供使用药物的目标都是缓解症状。对于疼痛缓解的一线药物就是简单的止痛药，如对乙酰氨基酚。非甾体类抗炎药（NSAIDs）也广泛适用于OA引起的疼痛症状。对于那些炎症较重的病人（如侵蚀性骨关节炎），以及那些对简单的镇痛药物不敏感的患者，NSAIDs更加有效。选择性的NSAIDs（如COX-2抑制剂）已经被证实要好于安慰剂并且与非选择性NSAIDs疗效相当，对于那些髋、膝OA的患者。尽管选择性的NSAIDs有着更低的胃肠道毒性及副作用，以及对于血小板聚集影响较小，但是它们并不是完全没有风险。在轻中度肾功能不全的患者中，必须要谨慎应用，此外，关于COX-2抑制剂的心血管风险也是需要考虑的问题，所以，在使用这种药物前，必须要告知患者相关使用风险。

保健食品如口服的氨基葡萄糖、骨软骨素等可以减轻OA患者的疼痛症状，但是还需要远期的研究去证实其对于OA的疗效。

尽管系统性的应用类固醇药物治疗OA是不合适的，但是关节腔内的激素注射减轻滑膜的炎症可能对于缓解OA的疼痛有一定的作用。总之，仍然缺乏RCT研究来关注关节内注射类固醇药物对于治疗髋部OA的有效性及安全性。然而，目前的数据表明，关节内的注射可以在短期内改善髋部OA患者的疼痛，尤其对于那些非药物治疗或应用镇痛药如NSAIDs类药物仍难以控制的顽固性疼痛。髋关节腔注射有一定的技术操作难度，需要在超声或者荧光检查的指示下进行。目前有不少病例报道了髋关节注射后出现的感染并发症，但是这些情况是极其少见的，并且可以通过适当的无菌操作来避免。同样，目前的文献也不支持全髋关节置换术前关节腔内注射激素会增加感染的发生率，没有合适的RCT研究来关注这一严重的并发症，并且目前的数据也是有争议的。对于注射透明质酸来说，有证据表明其对于行走时的疼痛症状并没有显著的改善（通过视觉模拟评分评估），但是仍有一些非对照性的短期随访研究证实其具有疗效。另外，对于髋关节OA的治疗，在美国，这种治疗措施没有得到批准。

关节置换对于髋部OA来说是最为有效的措施，其对于那些进展期关节炎且易造成功能的受损，以及对于非手术治疗无效的患者，是一个合适的选择。目前每年关于全髋关节置换术失败的患者，其概率不超过1%。关节置换手术的效果在许多大型医疗中心都是较好的，并且由每年做50例以上关节置换病人的医师来完成。髋关节置换手术的时间也相当重要，有研究表明，随着疾病的进展，越晚接受手术所获得的收益越少。

目前，对于OA患者软骨的退变并没有有效地治疗措施。软骨细胞移植与软骨成形术（磨削关节成形术）可能对于特定部位的软骨损害有一定帮助，但还没有在OA中证实其有效性。

炎症性关节炎

炎症性关节炎包括多种造成关节炎症的多种情况。其诊断可通过了解患者的病史、症状的发展、关节受累的程度与诱发因素建立。系统性红斑狼疮（SLE）与反应性关节炎在年轻人中更为常见，而类风湿关节炎（RA）则在中年人中多见，痛风与脊柱关节病（如强直性脊柱炎）更多见于男性，而SLE女性多见。疾病发作时的情况通常对诊断有很大帮助。痛风与化脓性关节炎起病较急，而RA则是慢性过程，起病时症状不是特别明显。此外，患者的症状的进展可能是间断的（常见于结晶诱导的或者莱姆病）、也可能是迁移的（风湿热、淋球菌性关节炎、病毒性关节炎），或者是附加的（银屑病性关节炎与RA）。关节炎可以划分为急性或者慢性，根据症状是否超过6周。反应性、感染、晶体诱导的疾病通常是急性的，而自身免疫性疾病如RA趋向于慢性病程。而关节受累的严重程度与个数对于诊断炎症性的关节炎也十分重要。晶体诱导的与化脓性关节炎经常是单关节的，脊柱关节病受累的关节个数通常不多，而RA经常累及多个关节。对称性的关节受累见于RA，但是脊柱关节病通常为非对称性的。另外，RA通常累及上肢，而反应性关节炎与痛风见于下肢。对于中轴骨的受累（除外颈椎），是脊柱关节病的特征而少见于RA。

炎症性关节炎系统性的症状应被注意，如发热（SLE与化脓性关节炎）、皮疹（SLE与银屑病性关节炎）、指甲异常（反应性关节炎与银屑病性关节炎）。若累及其他脏器系统，包括眼部（见于贝赛特氏症与脊柱关节病）、胃肠道（炎症性肠病[IBD]）、泌尿生殖的（反应性关节炎与淋球菌血症）、神经系统（莱姆病），这些在诊断炎症性关节炎时都十分有帮助。

炎症性关节炎的易感因素包括特定的合并症与使用特定的药物。较为常见的合并症为糖尿病（化脓性关节炎）、肾功能不全（痛风）、银屑病（银屑病性关节炎）。同样，使用糖皮质激素的患者容易引起化脓性关节炎，而使用利尿剂与化疗的患者可能会引起痛风。

类风湿关节炎

RA是一种原因不明的慢性多系统疾病。其特征就是持续性的滑膜炎，通常累及外周关节，并且呈现对称性分布。RA患者中，这种滑膜的炎症导致软骨的损害、骨质的侵蚀以及关节完整性的改变。尽管这种疾病有着潜在的破坏性，但是其疾病进展过程在不同患者中是相当不同的。一些患者中，此疾病累及的关节可能只有2～3个，而且没有显著的关节损害。但是其他大多数患者，则累及多关节，并且疾病进展迅速，造成显著的功能破坏。在全世界范围内，RA影响着大约1%～1.5%的人口。在成年人中其发病率较高，发病高峰期为40～60岁。女性的患病率为男性的3倍。RA的特征性病变是造成手部及足部关节对称性受累，以及类风湿因子的阳性（IgM直接作用于IgG的Fc部分）。其他的症状包括体重下降、发热、精神萎靡等。而类风湿因子的存在并不一定能诊断为RA，这是因为其阳性预测值较低，但是类风湿因子的存在对于RA的预后是有一定意义的，当病人类风湿因子低度较高时，其疾病的严重程度及进展往往较为剧烈，且存在一定的关节外表现。

RA最初的发作通常表现为晨僵，且持续时间大于1小时，此外，还有关节的疼痛与肿胀，以及不能完成日常的工作活动。最常累及掌指关节、近端指间关节、腕关节、肘关节、膝关节、足部跖趾关节、近趾节间关节、颈椎关节，而通常不累及远端指间关节以及腰骶椎关节。继发于RA的颈椎半脱位（C1–C2）可导致颈椎的不稳定与脊髓受压。颈椎不稳定的病人在全麻插管过程中可能会有脊髓损伤的风险，所以这些患者在插管的过程中要更加注意。RA患者中髋关节的受累可能会早期出现，并且迅速进展。Roberts等回顾性地分析了一组病情处于持续活动期的病人，5年的随访中发现在症状发作后的6个月内，26%的患者出现髋关节的受累。超声的检查对于检测髋关节的受累很有帮助，尤其是对于那些轻度或者是没有症状的患者，可以更好地提供合理的早期治疗方案。

对于RA的诊断，要有几个必要条件，首先，症状必须超过6个月，此外，还要满足由美国风湿病学会定义的7个条件中的4个（表41.1）。近期，ACR的一个关节工作组与欧洲抗风湿病协会（European League Against Rheumatism [EULAR]）通过关注RA的早期临床特点是否伴有持续或者侵蚀性的病变重新对其进行定义，而不是通过后期的症状来定义（表41.2）。

RA关节外的表现包括类风湿皮下结节以及眼部、心脏、神经系统的受累。类风湿皮下结节是具有特征性的病变，可以在大约30%的RA患者中所见到，多见于前臂伸肌表面。这些结节有时候可能需要与痛风性的结石相区分，而结节的穿刺是鉴别这两种情况最好的方法。痛风石含有尿酸盐（MSU）的结晶，但是类风湿结节则含有胆固醇结晶。

关于体液免疫与细胞免疫在RA的发病及进展中

表41.1	ACR 1987标准[a]
标准	定义
1. 晨僵	关节及关节周围的晨僵症状，在完全缓解前至少持续1h
2. 3个或以上关节炎症	至少3处关节同时出现软组织肿胀或者积液（并非单独的骨质增生）。14个可能累及的区域包括双侧PIP、MCP、腕关节、肘关节、膝关节、踝关节以及MTP关节
3. 手部关节炎	至少在腕关节、MCP、PIP关节中的一个区域出现肿胀（如上述）
4. 对称性关节炎	同时累及身体两侧相同的关节区域（如2所述，两侧的PIP、MCP、MTP）
5. 类风湿结节	皮下的类风湿结节常见于骨隆突或者伸肌表面之上，也可见于关节内区域
6. 血清类风湿因子	无论是任何检验方法得到的血清类风湿因子阳性都需要注意，因为阳性的结果仅出现在<5%的正常人中
7. 影像学改变	在前后位手或者腕关节的X线中，类风湿关节炎的典型表现是受累关节周围出现明确的骨质破坏以及侵蚀（骨关节炎的变化与之不符）

注：[a]为了对疾病进行分类，当患者满足以下7条中的4条时可以被诊断为RA，其中1～4条描述的现象必须要持续6周以上。如果一个病人有2个症状，则不能排除，但是对于RA确切的诊断还不能定论。

所扮演的角色一直有着较大的争议：两者的出现同样重要。很有可能是急性病程进展初期的机制与慢性期机制不同。T细胞，尤其是活化的TH1型，在滑膜组织中占据指导地位。这些T细胞，很可能是被那些已存在巨噬细胞中未知的抗原所激活，B细胞或者滑膜细胞分泌细胞因子使滑膜进一步增殖。目前，大多数相信RA尽管是由一种外源性抗原所引起，但是一旦疾病的进程开始建立，就存在了永久的自身抗原。巨噬细胞源性的细胞因子（尤其是IL-1、TNF-α）在这种不间断的炎症进程中起到核心作用。而直接对抗这些细胞因子的生物制剂显示出对于RA治疗的疗效则更好地说明了这一点。

RA的治疗目的是抑制炎症反应以及保留关节结构与功能。早期，积极地使用改善病情的抗风湿药物（DMARDs）与生物反应调节剂（BRMs），无论是单独应用亦或是两者联合使用都可以达到治疗的目的。DMARDs包括氨甲蝶呤、柳氮磺胺吡啶、来氟米特、羟氯喹、米诺环素。BRMs包括依那西普、阿达木单抗、英夫利昔单抗，以及近期的利妥昔单抗与阿贝西普（注意：在使用这些药物前需要对潜伏的结核筛选，因为这些药物有结核感染活化的风险）。对于那些髋关节损害严重的患者，全髋关节置换术是一个可行的方案，其目的是缓解疼痛与恢复日常生活活动。

幼年特发性关节炎

幼年特发性关节炎（Juvenile Idiopathic Arthritis，JIA）这一术语已经替换了先前的命名，包括在美国的幼年类风湿性关节炎（Juvenile Rheumatoid Arthritis，JRA）与国际上的幼年慢性关节炎（Juvenile Chronic Arthritis，JCA）。JIA并不是一种单独的疾病，根据国际联盟类风湿协会（International League of Associations for Rheumatology，ILAR），JIA包括关节炎所有的形式但没有明显的病因，持续超过6个月并且首发年龄在16岁之前。对JIA进行再次命名的主要目的是在某种程度上界定区分幼年发病的关节炎，从而允许对发病机制进行更好地评估以及新的治疗方式。此外，当你理解成人RA的临床特征后，就会发现大多数的JIA并不会在表面上表现为“类风湿”的形式。根据ILAR标准，JIA包括以下几种类别：系统性关节炎、多发性关节炎、少关节炎（持续或者扩展的）、起止点炎相关的关节炎以及银屑病性关节炎（表41.3）。JIA的诊断是一个排除的过程，医生需要排除其他导致慢性关节炎的原因如类风湿、感染、以及其他潜在原因导致的滑膜炎。

与成人RA相比，在严重、破坏性的JIA中，髋关节是最常受累的关节。在JIA的儿童中，发展为髋关节受累的约占30%～50%。但是大多数儿童在疾病发

表41.2 2010年ACR与EULAR对类风湿关节炎的分类标准

目标人群（谁需要被测试？）：患者	
（1）至少一个关节明确有临床诊断的滑膜炎（肿胀）[a]	
（2）滑膜炎不能被其他的疾病所解释[b]	
RA分类标准（参考算法：A ~ D分类分数相加；6 ~ 10分可诊断RA）[c]	
A. 受累关节[d]	
1处大关节	0
2 ~ 10处大关节	1
1 ~ 3处小关节（有或没有累及大关节）	2
4 ~ 10处小关节（有或没有累及大关节）	3
>10处关节（至少1处）[f]	5
B. 血清学（至少需要一项结果[g]）	
RF与ACPA均为阴性	0
RF与ACPA为弱阳性	2
RF与ACPA为强阳性	3
C. 急性期反应标志物（至少需要一项结果）[h]	
正常的CRP与ESR	0
不正常的CRP或者ESR	1
D. 症状持续时间[i]	
<6周	0
>6周	1

a此标准的目标是对新发症状的病人进行诊断。此外，对于满足先前2010年标准，拥有RA典型侵蚀性病变表现的患者也需要归类为RA。长期疾病的患者，包括那些处于非活动期的（治疗或不治疗），以回顾可利用的数据为基础，满足先前的2010年标准应被归类为RA。
b各种各样的患者有着不同的临床表现，诊断也有所差别，但是可能包括诸如系统性红斑狼疮、银屑病性关节炎、痛风等症状。如果相关的鉴别诊断还不能完全确定，则应咨询风湿病学专家。
c尽管一个6 ~ 10分的病人并不一定能归类为RA，但是他们的情况需要再去进行评估，并且随着时间的累积，也许会逐渐满足标准。
d关节的受累即是体格检查中发现关节的肿胀以及压痛，并且可以进一步通过影像学的证据去确诊为滑膜炎。远端指间关节、第一腕掌关节、第一跖趾关节排除在评估范围之外。“大关节”为肩关节、肘关节、髋关节、膝关节、踝关节。
e“小关节”为掌指关节、近端指间关节、第2 ~ 5跖趾关节、拇指指间关节、腕关节。
f在这个分类标准中，至少一个受累的关节必须是小关节；其他的关节可能包括任何大关节与附加小关节的结合，其他的关节没有在此处特别的指出（如颞下颌关节、肩锁关节、胸锁关节等）。
g对于实验室检查，国际单位值阴性的结果小于或者等于正常值的高限（ULN）代表阴性；弱阳性为国际单位值高于ULN，但是小于其3倍；强阳性是国际单位值为ULN 3倍或以上。有些实验检查仅把RF分为阳性或者阴性，此时，阳性值只能代表RF为弱阳性。ACPA为抗瓜氨酸蛋白抗体。
h正常或者异常，取决于当地实验室的标准。CRP，c-反应蛋白；ESR，红细胞沉降率。
i症状持续时间为，无论任何治疗状态，临床上评估的受累关节出现的滑膜炎症状或者患者自我感觉症状的持续时间（如疼痛、肿胀、压痛）。

作初期并没有髋关节受累的表现，然而在1 ~ 6年后就会逐渐发展为髋关节病变。虽然一侧髋关节受累更为常见，但是也可以是双侧同时受累。髋关节的发病通常使儿童的生活质量显著下降，进而伴随有临床表现的抑郁症。目前已有证据表明系统性JIA的儿童中，差的关节功能与髋关节受累以及多发性关节炎在发病6个月之后开始出现的概率较大。

JIA中髋关节病变的预后患者间差异较大。Harris与Baum随访了35名儿童3 ~ 22年。其中14例（40%）患者经历了进展性的致残过程以及严重的影像学改变，由此需要进一步的手术干预。但是13例（37%）仅有轻微的影像学改变与轻微的活动受限，其中有6例患者在临床缓解期阶段。6例（17%）有显著髋关节的临床与髋关节影像学发现，但是却没有任何功能上的致残或者是活动性JRA的任何迹象。2例（6%）患者间歇性的髋关节发病而造成阶段性的残疾。Ravelli与Martini表明发病起始关节炎的严重程度、对称性病变、过早的髋关节或者腕关节受累、类风湿因子阳性、长期活动性疾病都预示着更差的临床预后。

治疗RA的最终目标是预防以及控制关节损害。这在JIA中尤其重要，因为JIA的进展速度可以是迅

表41.3 幼年特发性关节炎亚型的分类

全身型：
关节炎同时伴有目前或之前发热至少2周以上，其中至少3天以上每天发热，伴随以下1项或更多症状：
1. 短暂的、非固定的红斑样皮疹；
2. 全身淋巴结肿大；
3. 肝脾大，浆膜炎。
除外1～4项
少关节型：
持续少关节型
整个疾病过程中关节受累个数≤4个
除外1～5项
扩展性少关节型
病程6个月后关节受累数≥5个
除外1～5项
多发性关节炎型：
类风湿因子阴性
发病最初的6个月，5个以上关节受累
类风湿因子阴性
除外1～5项
类风湿因子阳性
发病最初6个月，5个以上关节受累
发病最初6个月中伴最少间隔3个月以上且2次以上的类风湿因子阳性
除外1,2,3,5项
银屑病性关节炎：
关节炎合并银屑病或者关节炎合并以下至少2项：
1. 指（趾）炎；
2. 指甲凹陷或指甲脱离；
3. 家族中一级亲属有银屑病。
除外1～5项
与起止点炎相关的关节炎：
关节炎合并起止点炎
或
关节炎或起止点炎，伴有下列至少2项：
1. 有骶髂关节压痛和（或）炎症性腰骶部疼痛；
2. HLA-B27阳性；
3. 6岁以上发病的男性患儿；
4. 急性前葡萄膜炎；
5. 家族史中一级家属有强直性脊柱炎，与起止点炎症相关的关节炎，炎症肠病性的骶髂关节炎，反应性关节炎（Reiter综合征），急性前葡萄膜炎。
除外1,4,5项
未分类的关节炎：
不符合上述任何1项
符合上述2项或以上类别
JIA除外标准：
1. 银屑病或一级亲属患银屑病；
2. 男童6岁以上发病的关节炎，HLA-B27阳性；
3. 一级亲属拥有强直性脊柱炎、起止点相关的关节炎、骶髂关节炎伴有炎症性肠病、反应性关节炎（Reiter综合征）、急性前葡萄膜炎中任意一项；
4. 类风湿因子IgM间隔3个月以上2次阳性；
5. 患者有全身型JIA表现。

速的。JIA是以阶段性的缓解与发作为特征的慢性疾病。治疗的目的是通过使用最低剂量的细胞毒性药物来诱导缓解，从而寄希望于达到永久的缓解。ACR对于JIA的治疗推荐以五组治疗措施为基础，在每组治疗措施中，治疗方法的选择以疾病活动的严重程度为指导，而某些特征的存在与否会预示着较差的临床预后。对于JIA患者，药物治疗的进步在一定程度上降低了手术干预的必要性。其他的非手术治疗方法包括物理及职业治疗。手术干预措施由独立的软组织松解以及滑膜切除术组成。Carl等近期表明JIA患者髋关节开放性的滑膜切除术是一种安全的手术方式，并且可以提高髋关节的功能达5年之久。对于那些终末期的髋关节病变，髋关节置换术是唯一可以选择的治疗方法。

血清阴性脊柱关节病

脊柱关节病（SpA）为一组具有共同特征的风湿性疾病，不同于其他炎性的关节炎，如RA。SpA包含范围较广，强直性脊柱炎为原型，其他还包括反应性关节炎、银屑病性关节炎、炎症性肠病关节炎与未分化脊柱关节。这些特征与主要组织相容性复合体（MHC）的HLA基因相关，阴性的风湿因子、外周关节炎的不对称病变、少关节型、下肢病变为主、以及可能的骶髂关节炎、脊椎炎、起止点炎、

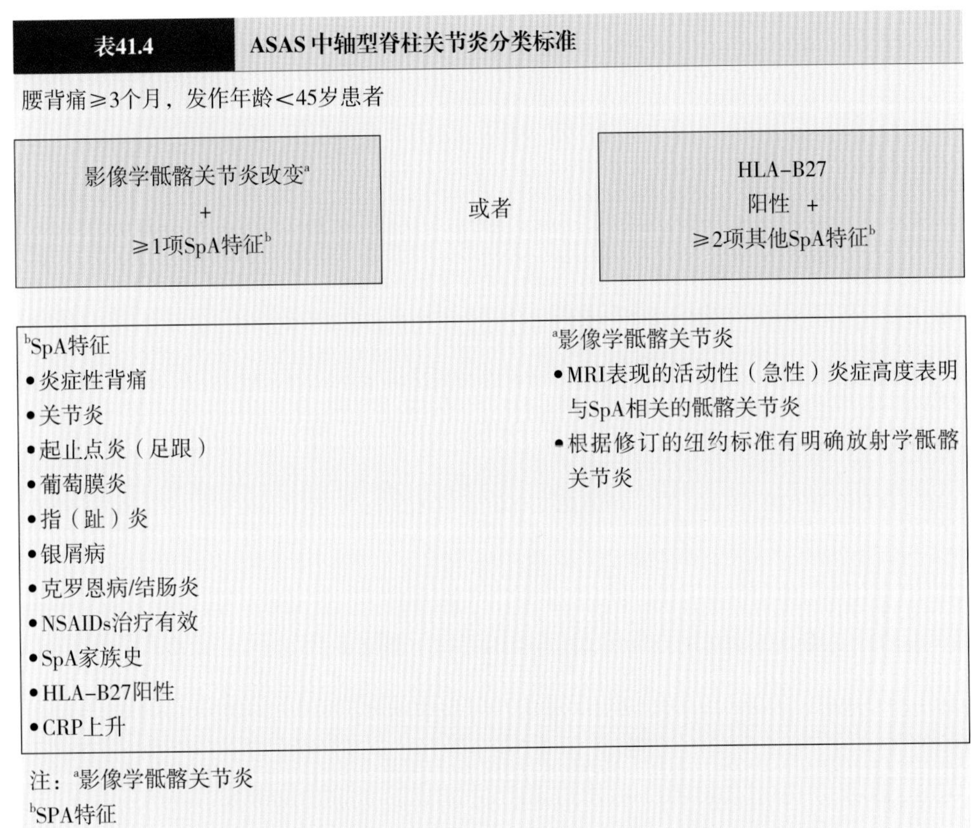

表41.4	ASAS中轴型脊柱关节炎分类标准	
腰背痛≥3个月，发作年龄<45岁患者		
影像学骶髂关节炎改变[a] + ≥1项SpA特征[b]	或者	HLA-B27 阳性 + ≥2项其他SpA特征[b]
[b]SpA特征 •炎症性背痛 •关节炎 •起止点炎（足跟） •葡萄膜炎 •指（趾）炎 •银屑病 •克罗恩病/结肠炎 •NSAIDs治疗有效 •SpA家族史 •HLA-B27阳性 •CRP上升		[a]影像学骶髂关节炎 •MRI表现的活动性（急性）炎症高度表明与SpA相关的骶髂关节炎 •根据修订的纽约标准有明确放射学骶髂关节炎

注：[a]影像学骶髂关节炎
[b]SPA特征

指（趾）炎、炎性眼病。

男性与女性都可患病，而男性患病比例更大。SpA经常发病于少年晚期与20岁初期，但是也可能在儿童期（青少年的）与相对年老的时期。目前，SpA的发病率高达之前所认为的2倍左右。据估计，强直性脊柱炎在欧洲的发病率为0.3%~0.5%，SpA为1%~2%，高于RA。来自NHANES的数据表示美国SpA的发病率高达1.4%。

SpA的发病机制与基因易感性和环境因素相关（106）。遗传因素中尤其是HLA-B27与SpA的发病机制密切相关。其他目前所研究的基因如HLA-DRB1，MHC-Ⅰ类链相关分子A（MICA），TNF-α，热休克蛋白-70，抗原加工相关转运子（TAP）-1，低分子量多肽（LMP）-2都很有可能与HLA-B27一同作用使易感性增加以及影响疾病的严重程度。环境因素如感染可起到重要作用。反应性关节炎可伴随沙眼衣原体感染以及不同肠道微生物导致的痢疾所发病。涉及反应性关节炎的微生物有着共同的生物学特性，它们可以入侵黏膜表面、在细胞内复制，并且在外膜还包含有脂多糖。另外，在过去关于肠道炎症与SpA的关系也被关注。患有SpA的病人超过50%都有着肠道炎症显微镜下的证据，并且6%~13%最终发展为IBD，尤其是克罗恩病。这些发现进一步巩固了由SpA导致的持续刺激可能对于破坏肠道血液屏障从而允许肠道细菌渗透这一原理。

在治疗选择受到限制的时候，早期的诊断以及治疗在过去并没有得到重视。但随着TNF-α抑制剂的发展，这种情况得到了改变，其对于治疗AS（强直性脊柱炎）以及防治SpA中外周关节炎的进展都具有一定的疗效。但是在最近几十年中，我们遇到的主要挑战是缺乏相应的诊断及分类标准与可行的临床实验设计，而不能实现早期诊断及时治疗。国际脊柱关节炎协会（ASAS）对于中轴以及外周SpA分类标准的发展对于这种情况起到了一定的改善作用。ASAS标准对于中轴SpA的诊断包括影像学与临床症状两方面：若病人在45岁之前有慢性腰背部疼痛发作并且在影像学上有着骶髂关节炎改变（X线片或者MRI），再加上至少一项SpA的其他特征，或者是缺乏影像学骶髂关节炎改变但是有着至少两项SpA的其他特征就可以诊断为中轴SpA（表41.4）。ASAS标准对于外周SpA包括外周关节炎（通常为下肢，并且呈不对称性）和/或者起止点炎和/或者指（趾）炎，加上附加的特征。这些附加的特征包括以下一项或者多项：银屑病、IBD、近期的感染、HLA-B27、葡萄膜炎以及影像学上的骶髂关节炎。或者，可能包括以下两项或者多项：关节炎、起止点炎和指（趾）炎、先前的IBP以及SpA家族史（图41.1）。

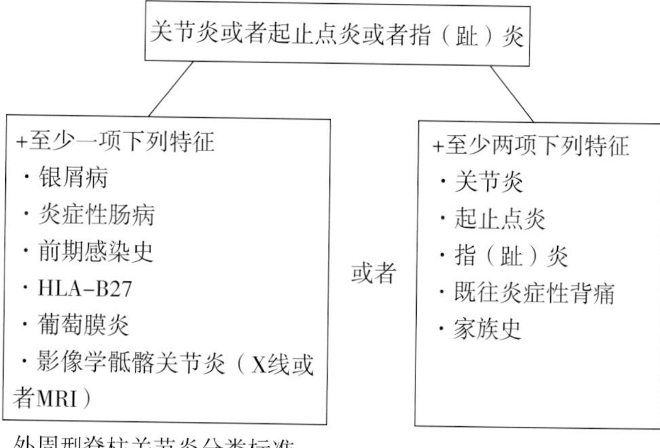

图41.1　ASAS对于外周SpA的标准

AS是最常见也是最典型的脊柱关节病。通常表现为在青春期或者成年早期炎性的背部疼痛与僵硬。45岁之后AS的发病则比较少见。诊断主要基于临床，然而，基于临床表现的诊断可能十分不具有特异性，由于这个原因，正确的诊断经常会滞后5～6年，尤其是对于临床表现不完全具备的患者。前葡萄膜炎、SpA家族史阳性、脊柱活动受限、胸廓扩张、起止点炎的存在更有助于支持诊断。具有影像学表现的骶髂关节受累仍然被认为的AS的特征。钆增强的MRI可用于鉴别骶髂关节炎与起止点炎。目前无明确的实验室检查去诊断AS，但是在确诊的白种人中，有90%～95%的患者HLA-B27呈阳性。然而，HLA-B27可以在8%～10%的白种人群以及2%的黑种人群中出现。此外，仅有1%～2%的HLA-B27阳性患者发展为AS。ESR与CRP水平在50%～70%的患者中升高，但是其升高与疾病的活动无相关性。

AS的治疗包括药物及非药物方式。根据ASAS/EULAR的推荐，药物的治疗以NSAIDs与其他止痛药物为一线药物。局部但不是非系统性的糖皮质激素可以考虑。对于中轴性疾病的治疗，无证据表明DMARDs有作用，包括柳氮磺吡啶以及氨甲蝶呤等，但是对于外周关节炎的患者，可以考虑柳氮磺吡啶。对于疾病呈持续活动状态的患者，应进行抗-TNF治疗，尽管ASAS推荐传统的治疗方法，但是除了TNF抑制剂还没有证据表明其他的生物制剂可以达到疗效。非药物治疗包括患者教育、门诊患者的物理治疗、家庭康复训练（如脊柱伸展锻炼）以及正确的姿势。对于终末期关节病变的患者，外科手术的干预如关节置换会有一定的帮助。全髋关节置换术在AS患者中是最常见的手术方式。但是异位骨化是一个潜在的问题。

反应性关节炎是一种由泌尿生殖道或者胃肠道感染引起的无菌性关节炎。关节炎通常在感染后1～4周开始发病，表现为下肢少关节型的急性症状。尤其是脚后跟的起止点炎，炎性背痛，指（趾）炎较为常见。全身症状包括低热、体重下降可在急性期出现。关节外表现如结膜炎、尿道炎、口腔溃疡、掌侧及脚底的皮肤损害（脓溢性皮肤角化病）等，这些对于反应性关节炎的诊断十分有必要。诊断依赖于临床表现与近期感染的证据，然而，目前用于证明微生物感染的方法并不是没有缺陷（血清抗体检测以及PCR检测）。反应性关节炎也被认为是一种自限性的疾病，通常为3～12个月，对症治疗可以用NSAIDs作为一线药物，柳氮磺吡啶可作为二线药物。

据报道，银屑病患者中20%有银屑病性关节炎。男性发病率相当。在80%～85%的病例中，皮肤受累先于关节受累出现。而关节炎的严重程度与皮肤的病变程度通常没有明确关系。疾病的形式包括少关节型关节炎、多关节型关节炎累及DIP关节或者银屑病性脊柱炎。其他表现如皮肤损害、指甲损害包括凹陷及甲脱离、慢性葡萄膜炎对于银屑病性关节炎的诊断十分有帮助。对于银屑病伴有关节受累的患者，初期的治疗可选用NSAIDs类药物，其他药物如氨甲蝶呤、柳氮磺吡啶、环孢素、TNF-α阻滞剂可作为二线药物。

IBD患者中20%的患者可发生炎性肠病关节炎，尤其是在克罗恩病的患者中。其主要表现为累及下肢外周关节的炎症，而1/5患者表现为难以与AS区分的脊柱炎。外周关节炎的活动程度与肠道疾病有一定关系，而中轴骨的病变则与IBD活动性无明显关系。骨外的常见表现为葡萄膜炎、慢性皮肤损害如结节性红斑与坏疽性脓皮病。其治疗不同于其他SpA，如NSAIDs需谨慎使用，因其可能加重肠道病变。柳氮磺吡啶对于关节炎以及IBD都是一种可供选择的药物。咪唑硫嘌呤以及氨甲蝶呤作为二线药物也有一定的治疗效果。

结晶相关的关节炎

微结晶如单钠尿酸盐（MSU）、焦磷酸钙二水合物（CPPD）、钙磷灰石（磷灰石）、草酸钙（CaOx）在关节的沉积可导致急性的或者慢性的关节炎。临床表现十分相似，所以滑液分析对于诊断这种类型的关节炎就十分有必要。结晶相关关节炎其他的滑液特征并不具有特异性。仅靠偏光显微镜就可以鉴别出除了磷灰石的大多类型的晶体。

痛风最初期的临床表现最常见的就是急性关节炎症状，特征性表现为第一跖趾关节受累，但是跗关节、踝关节、膝关节也是常见容易受到侵犯的关节。创伤、手术、过度酒精摄入与严重的生理疾病也会参与急性痛风性关节炎的发病过程。在一定的急性侵犯之后，一部分痛风患者可表现为慢性非对称性的滑膜炎症状而与RA相混淆。一些患者仅表现为慢性的痛风性关节炎。80%～95%的痛风患者为男性，而患有痛风关节炎的女性大多数为绝经后女性或者年老女性。诊断通常可通过在受累关节穿刺找到强烈双折射的针状单钠尿酸盐晶体确立。单钠尿酸盐晶体可于痛风非急性发作期在第一跖趾关节与膝关节所检测出，所以关节穿刺术可在两次发病之间作为常用的诊断工具。血清尿酸水平对于诊断所起到的作用有限，其在急性发作时可以呈现正常或者较低水平。对于痛风急性发作时的主要治疗药物为抗炎药如秋水仙素或者NSAIDs。对于再次急性发作的预防，可以考虑降低尿酸的方案给予药物。关节组织内CPPD晶体的沉积发生在10%～15%在65岁～75岁年龄段的人群中，而在>85岁人群中，发生率为30%～50%，作为一种在老年人中更常见的疾病，80%的患者年龄>60岁。焦磷酸钙（CPP）相关的关节炎是第三种常见的炎症性关节炎。CPPD可以单独出现或者其出现伴有OA引起的结构性改变。CPPD可以表现为无症状的CPPD而没有明显的临床表现，也可以伴随组织学或者影像学诊断的OA，急性的CPP晶体性关节炎与急性痛风非常相似，所以最初被认为是假性痛风，而慢性的CPP晶体性炎症性关节炎作为慢性炎症性关节炎，与RA相似。椎间盘以及韧带的累及可导致椎管狭窄，与AS相似。膝关节是最常累及的关节，然而，髋关节的受累在CPP关节病中并不罕见。明确的诊断需要通过滑液中典型的晶体来获得。软骨钙质沉着病累及软骨及半月板可在X线平片中看到，他们可预示CPPD的发生。这些晶体有着微弱的双折射而且形状为长菱形。急性发作期的治疗包括NSAIDs或者关节内注射糖皮质激素。对于反复发作的患者，预防性使用低剂量秋水仙素有一定作用。对于大关节关节病进展性患者，关节置换是一个可供考虑的选择。

感染性关节炎

感染性关节炎可表现为急性单关节型、慢性单关节型或者多关节型关节炎。急性细菌感染典型的表现为单关节型的或者是少关节型的。亚急性或者慢性的单关节型关节炎提示分歧杆菌或者真菌感染，发作性炎症可在梅毒或者莱姆病中出现。急性多关节型炎症可作为心内膜炎、风湿热、播散性的奈瑟球菌属感染、急性乙型肝炎病程中的免疫反应而出现。急性细菌感染可迅速破坏关节软骨，所以及时评估所有发炎的关节有无感染可能显得十分重要。滑液的穿刺与分析对于评估可能存在感染的关节十分重要。明确感染的诊断则需要建立在滑液涂片染色鉴别病原菌的基础上，进一步在滑液培养中分离出病原菌，或者通过PCR技术检测微生物。

金黄色葡萄球菌与奈瑟氏淋球菌为成人中感染

性关节炎最为常见的致病菌。尽管血行感染可以在健康的人群中出现，但是大多数人中都有化脓性关节炎的潜在宿主诱因。如RA患者、类固醇激素治疗者、糖尿病、血液透析、恶性肿瘤等都使金葡菌以及革兰阴性杆菌感染的风险增加。RA患者中使用TNF抑制剂增加了他们感染分枝杆菌以及发生化脓性感染的风险。

对于非淋球菌性关节炎的治疗为立即予以抗生素以及关节的引流。而对于淋球菌关节炎，抗生素治疗通常是足够的。

在莱姆病中，有3种关节受累的形式：累及膝或者其他大关节的单关节炎或者少关节炎间歇发作约占50%，起伏的关节痛约占20%，慢性炎症性关节炎所致的疼痛及关节损害约占10%。莱姆性关节炎对于抗生素治疗的反应较好。

David Fabi

42

第42章　原发性髋关节化脓性关节炎

引言

当髋关节化脓性关节炎在人群中达到一定的发病率和死亡率的时候将成为一种严重的情况。幸运的是，化脓性关节炎在成人中发病率很低，然而，在高龄和免疫缺陷患者中，其发病率会升高。诊断需要高度重视，需要积极尽早地治疗，以防止髋关节快速地退变。本章将讨论原发性化脓性关节炎基本的发病机制、临床表现、治疗和预后。

流行病学

大部分化脓性关节炎往往是累及大关节的单关节病变。膝关节病变占化脓性关节炎约50%。本章讨论的髋关节是第二种常见累及的关节，约占13%。其他累及的关节包括肘关节、踝关节和肩关节等。而在静脉药物使用者中亦可见骶髂关节和胸锁关节累及者。

成人髋关节化脓性关节炎的发病率很低。在成人人群中，免疫缺陷者和高龄患者的发病率有一定的升高。此外，多种的危险因素在本章的后续章节中会进一步讨论。

从年龄角度分析，儿童更易患化脓性关节炎的原因是其特殊的血供方式决定的，邻近干骺端的骨髓炎更容易引起其血源性感染。随着骨骼发育的成熟，动脉血运的改变使髋关节对化脓性关节炎有更强的抵抗力。除了儿童外，更常见的是老年人的化脓性关节炎。

在儿童中，因败血症引起的血源性感染是最常见的原因。原发感染灶一般为肺炎、感染性心内膜炎、憩室、尿路感染和皮肤感染等。

发病机制

化脓性关节炎是细菌在关节滑膜内的生长引起的，而整个过程包括细菌入侵关节和在滑膜定植。滑膜是关节周围具有高度通透性和血管化的结缔组织。滑膜并不具有限制通透的能力，因此，细菌可以通过特殊的蛋白质受体进入关节液。关节液正是依靠这种通透性获取足够的营养，并排出代谢废物。也正是因为这种高通透性，可以让细菌在关节内定植后可以快速繁殖。

细菌定植于滑膜后引起急性炎症反应。随着细菌进一步繁殖，其释放的酶和毒素会引起软骨的退行性改变。此外，正常的滑液流动发生改变，反过来，由于软骨代谢废物的排出受阻，进一步加剧了关节的退变。髋关节内的这种恶性循环进一步使关节内压力增高，减少血供，并进一步加快软骨的毁损。关节囊进一步受累，被蛋白水解酶破坏后，可能引起软组织囊肿。

因真菌和分枝杆菌等非致病菌等通过其他机制引起病变。滑膜在经历了肉芽肿样的反应后，肿胀渗出，产生纤维素样的“糊状物质”。不像其他细菌感染，在这种情况下蛋白质降解并不发生，而是肉芽组织慢慢从关节骨和软骨的周围向中央生长，引起关节软骨的破坏。而骨则经过干酪样坏死，从而形成窦道和软组织脓肿。

常见病原菌

任何微生物病原体都有可能引起化脓性关节炎，有些高毒力的病原菌比其他病原菌更常见。一般来说，引起化脓性关节炎最常见的致病菌是淋球菌。在性生活活跃的青年和成年人群中，淋球菌是最常见的病原菌，但幸运的是其在化脓性关节炎的致病性和破坏力较其他细菌弱，能够快速地表现出来，并对抗生素治疗有效。女性的发病率是男性的2～3倍。淋球菌性化脓性关节炎最常见的累及部位是膝关节，髋关节相对少见。

在淋球菌外，特别是老年患者，葡萄球菌和链球菌是引起化脓性关节炎最常见的原因。在髋关节方面，金黄色葡萄球菌的报道发生率约40%～75%，是髋关节化脓性关节炎中最常见的原因，其次是链球菌属。

革兰阴性的杆菌引起的化脓性关节炎呈上升趋势，有报道其总的发病率约为12%。这些革兰阴性杆菌主要包括大肠埃希菌、沙门氏菌、假单胞菌、克雷伯菌、变形杆菌和肠杆菌属等。这些革兰阴性杆菌引起的化脓性关节炎往往引起较差的预后。其他引起化脓性关节炎的细菌包括李斯特菌、流感嗜血杆菌、弯曲杆菌、布兰汉氏球菌等。随着培养技术的提高和免疫抑制剂使用人群的增加，包括脆弱杆菌和产黑色素类杆菌等厌氧菌的发病也呈上升趋势。这些总共约占髋关节化脓性感染的不到5%。

在免疫功能不全的个体中，继发于肺结核的结核杆菌感染的发病率呈上升趋势。髋关节化脓性感染同样包括金格杆菌、伯纳特氏立克次体、诺卡氏菌和支原体。

其他病原菌方面，继发于梅毒和莱姆病的梅毒螺旋体和伯氏疏螺旋体的化脓性关节炎也有报道。合并有三期梅毒的神经病理性关节病常常引起关节的融合。

真菌引起的化脓性关节炎最常见的是念珠菌，此外，隐球菌和球孢子菌也有报道。

但是，病毒也能引起一种症状类似化脓性关节炎的滑膜炎症，但是这种滑膜炎往往是自限性的，不需要治疗。

危险因素

有包括全身和局部的多种危险因素可能使患者增加化脓性关节炎的发生率。局部病变、全身疾病亦或是两者都有的情况下，削弱了髋关节抵抗感染的能力。

类风湿关节炎患者在进行人工关节置换术时，其感染风险将会升高。超过80岁且合并糖尿病也被认为是危险因素。其他危险因素包括：近期的手术史、皮肤感染、HIV和静脉内药物的使用。本质上说，免疫功能不全的患者都会增加化脓性关节炎的发生率，包括已经提到的HIV和糖尿病，此外还有酗酒、恶性肿瘤、终末期肾病、肝硬化、系统性红斑狼疮和营养不良等。这些免疫功能不全患者血源性化脓性关节炎的来源包括肺、皮肤和泌尿道。

此外，有镰状细胞贫血等血红蛋白病的患者更易感染化脓性关节炎，因为微栓子的形成有利于细菌定植于关节滑膜。直接向关节腔内注射类固醇激素等操作也会使细菌的直接入侵引起感染。此外，体内远处感染灶的存在也可以引起化脓性关节炎。

有报道认为儿童和成人的化脓性关节炎的发病和静脉穿刺相关。特别是在老年患者中，髋关节化脓性关节炎发病率呈上升趋势，主要是由于如心脏介入等操作反复地进行静脉穿刺等。这些患者往往会增加发病率，且预后不良，20%～40%的患者会减少关节活动度，增加死亡率。

既往的髋关节手术史也会增加髋关节感染风险，这些手术包括髋臼、股骨颈、股骨头和转子间骨折的切开复位内固定。此外，皮肤压疮、腹膜后和腹腔内脓肿、胃肠道损伤等邻近部位的病变同样会成为感染的来源。

临床表现

髋关节化脓性关节炎的典型临床表现包括急性发生的肿胀、疼痛和活动受限。疼痛往往表现为腹股沟和大腿内侧，也有一部分患者会表现出膝关节的牵涉痛。这种疼痛一般在感染的3天内发生，且表现为包括静息和活动时的持续痛。

可以表现为红疹、发热寒战、精神萎靡和体重下降，但也有些不典型的患者无上述症状。化脓性关节炎一般局限于一个关节，也有多关节受累的报道。如肌炎等很多非感染性病变也可以表现为类似症状。每个患者都有着自己独特的临床表现，因此，对于有前述危险因素的患者，临床医生要警惕化脓性关节炎的诊断。例如，一个有创伤病史的年轻患者诉髋关节活动受限、肿胀和疼痛，或者是近期有关节内激素注射史的高龄的糖尿病患者，都应该高度怀疑化脓性关节炎。

一般来说，这些患者都会合并有肺部、泌尿系和皮肤等部位感染的症状和体征。对于上述的危险因素彻底的病史询问对于化脓性关节炎的诊断是必要的。

查体

对于有髋关节化脓性关节炎患者，查体时任何活动都会有明显的疼痛。患者往往会处于轻度外展、外旋和约45° 屈曲的体位，因为这个体位的关节腔压力最小。患者往往是不能活动的，即使能够活动，也是严重的减痛步态。髋关节的皮温升高和红肿往往不明显。

查体应该不仅局限于髋关节局部，应该进行全身查体，评估皮肤、心、肺等原发灶。

对于髋关节的慢性感染，症状和体征往往不会非常明显或者严重。髋关节往往会有挛缩，且表现为减痛步态，但也不都表现为受累关节的负重受限。

诊断

诊断依靠前述提到的病史和体征，必要时可予影像学检查，但是实验室检查是非常重要的。对于有高危因素的患者应该高度怀疑化脓性关节炎的可能性。

对于典型的病史和体征，诊断相对容易，然而约50%的患者缺乏典型的表现，因此诊断缺乏依据。

实验室检查应包括血细胞的分类计数，红细胞沉降率（ESR），c-反应蛋白（CRP），血培养和关节液的穿刺，包括白细胞计数、革兰染色、培养和葡萄糖测定。分类计数中的白细胞可能没有明显升高，但在全身感染中的患者中会有明显上升。在髋关节化脓性关节炎的患者中，ESR和CRP往往会升高，虽然这些指标对感染的敏感性很高，但特异性很低。

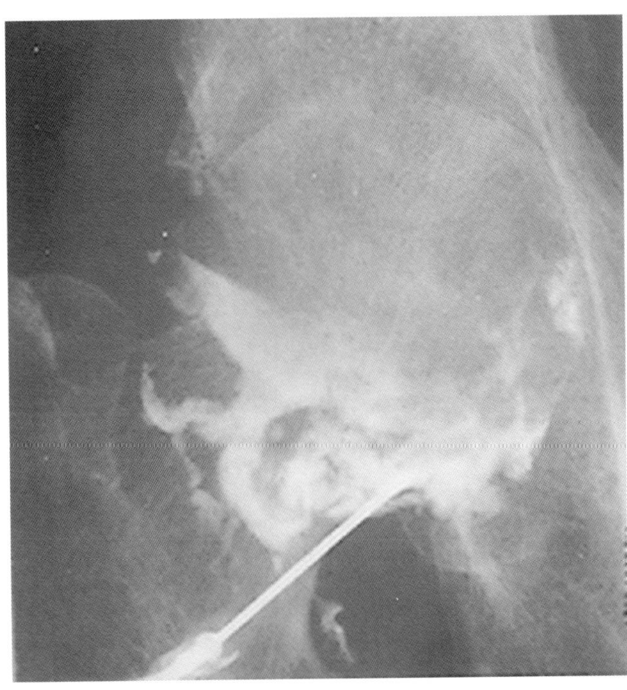

图42.1 髋关节穿刺时使用关节造影帮助确定穿刺针位于适当的位置

滑液的穿刺是最重要的，且应该在提示有髋关节化脓性关节炎的患者中进行。这是诊断髋关节化脓性关节炎最重要的检查。

活检应该在无菌的操作下用≥18号的腰穿针进行。很多情况下推荐在透视的引导下进行穿刺。穿刺的入路可以是外侧、前方和内侧。可以用造影来帮助确定穿刺针的位置（图42.1）。穿刺后的穿刺液应该送检革兰染色、细胞计数、培养（需氧、厌氧、抗酸培养和真菌培养）、葡萄糖、蛋白和乳酸。

关节液白细胞计数＞50000μL和多核细胞（PMNs）＞50%提示感染。无菌性骨关节炎的滑液分析中，白细胞计数往往少于2000μL。总的来说，髋关节感染的关节液呈脓性的、有恶臭且黏度下降。

关节液葡萄糖和蛋白水平相对缺乏敏感性和特异性。尽管如此，其在区别感染性和非感染性关节炎中有其意义。化脓性关节炎往往伴随着关节炎葡萄糖水平低于血清葡萄糖水平，而蛋白水平则高于血清水平。一般的蛋白水平在2.5 ~ 8mg/dL。

在化脓性关节炎的情况下，革兰染色往往是阳

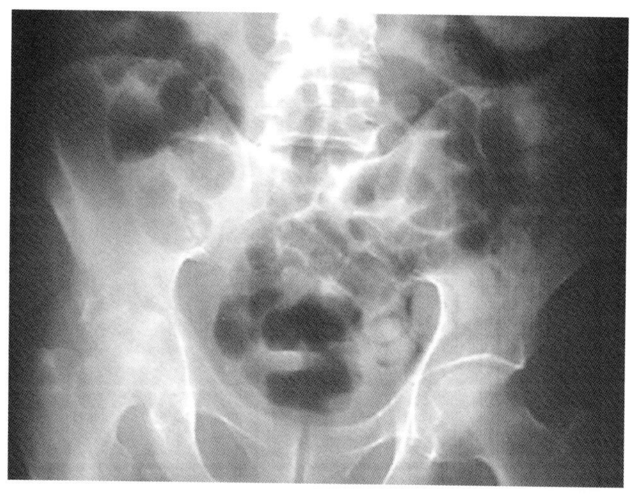

图42.2 诊断为髋关节化脓性关节炎患者，髋关节快速退变患者的平片

性的，而在一些非致病性微生物情况下，革兰染色可能呈阴性。这种情况下，对于高度怀疑化脓性关节炎的患者，应该密切追踪微生物培养的结果。

影像学检查

X线平片对于髋关节化脓性关节炎可无阳性发现，特别是对于早期病变。事实上，髋关节在平片上的正常形态可以维持2周。然而，关节间隙增宽模糊和骨量减少可能是起初的1～2周因充血引起的。如果在平片上髋关节退变快速进展，那么化脓性关节炎及与其相关的鉴别诊断应该被考虑（图42.2）。因此，诊断仍然依靠病史、体征和关节穿刺，平片只能帮助评估骨质受累的情况。

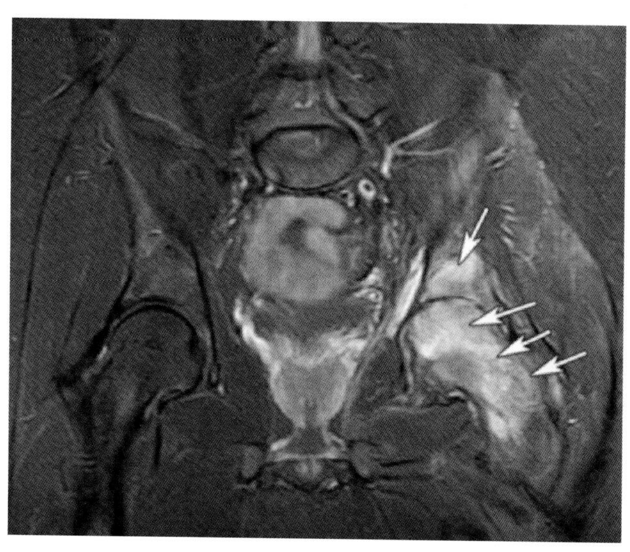

图42.3 髋关节化脓性关节炎患者的MRI提示股骨近端和髋臼侧的受累情况

任何额外的检查都有可能延误治疗，只有在诊断存在疑问或是慢性炎症的情况下可以考虑。MRI可以提示髋关节的渗出，描述骨质受累的情况（例：出现骨髓炎）（图42.3）。同时，还是应该谨记急性化脓性关节炎应及早处理，MRI可能会延误治疗。

髋关节化脓性关节炎的患者，核素显像的诊断有一定的诊断价值。其敏感性很高，但缺乏特异性。三相骨扫描也有相对较高的假阳性率（60%）。

在急性髋关节化脓性关节炎中，CT相对快速且费用较低，有一定的价值。其可感染进展早期呈现关节周围软组织肿胀情况及骨受累情况。基于以上优点，CT有时也用于髋关节穿刺的定位。

超声在髋关节化脓性关节炎中也有一定价值，因其可鉴别小的积液灶。超声可以较好地探测到渗出物的一些特性，因此体现了有用的价值。例如，无回声的渗出基本上可以排除感染；相应的，渗出物呈浓稠的高回声或者囊壁增厚，则提示髋关节化脓性关节炎。

治疗

化脓性关节炎需要紧急治疗来预防髋关节被快速破坏，包括局部治疗和全身应用抗生素。通过穿刺或者手术治疗，利用灌洗或者清创，积极地引流关节液是至关重要的。此外，紧急排出关节液对于降低髋关节腔内压力是必要的，因为髋关节腔内压力过高可能影响股骨头的血运，导致股骨头坏死。

采取穿刺引流或者是手术清创，取决于受累范围和患者的全身情况。手术治疗可以彻底清创，特别是在股骨侧或髋臼侧有骨质累及的情况下，因此会更有效。而紧急引流关节液降低髋关节压力则是必需的，因为升高的关节腔压力会影响股骨头的血供，进而导致股骨头坏死。现在，随着质量理念的提高和抗生素的配合使用，其致死率较既往报道的13%降低很多（13%）。

反复的穿刺可以考虑，但不是一个好的选择。这是相当烦琐的方法，可以适用于全身情况差，不能耐受麻醉和手术的患者。

用关节镜进行清创是一个治疗髋关节化脓性关节炎的好方法。使用关节镜清创配合术后引流的方法被认为是和开放清创一样有效。此外，关节镜治疗术后康复快，并发症少。

Nusem等报道了一个利用关节镜治疗髋关节化脓性关节炎6例的队列研究。在术后6～42个月的随访中，没有并发症的发生，患者的平均Harris评分是97.5分。因此，认为关节镜治疗髋关节化脓性关节炎是一种可靠的技术，并发症率低且康复快。

在Kim等的一个10例的报道中，对于髋关节镜治疗化脓性关节炎得到了类似的结论。在平均4年11个月的随访中，所有患者都获得了很好的结果，没有并发症的发生。

而现实情况是大部分骨科医生未经过髋关节镜的训练，未掌握这项技术，因此，髋关节化脓性关节炎患者可能无法获得关节镜治疗。

关节镜治疗髋关节化脓性关节炎也许很快会成为金标准，但开放清创术目前仍是一种治疗的选择。和关节镜相比，开放手术视野更好，必要的时候可切除股骨头。在手术入路方面，有后外侧入路、前外侧入路和前方入路等。具体的选择可根据医生的经验、皮肤完整性、既往的手术切口和有可能进行后续手术考虑。术后康复计划包括术后引流和关节活动度锻炼等。而开放手术的缺点主要是股骨头坏死的风险、术后脱位和康复时间相对较长。

在急性化脓性关节炎发生在既往有着髋骨关节炎的患者的情况下，因为需要考虑将来可能行全髋关节置换术，治疗也更复杂。关节融合对于年轻和活动量大的患者而言是一个选择。而关节固定术十分困难，且往往难以获得一个较好的结果。

在一些情况下，切除股骨头对于帮助完全根除感染的微生物是非常有必要的，即所谓的Girdlestone关节成形术。这个手术可用于高龄、免疫功能不全

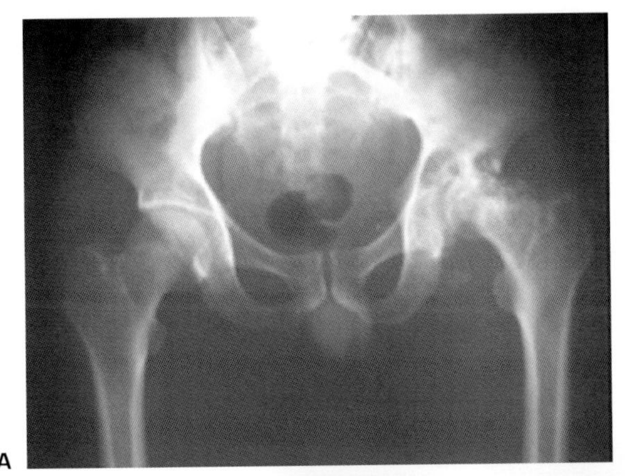
A

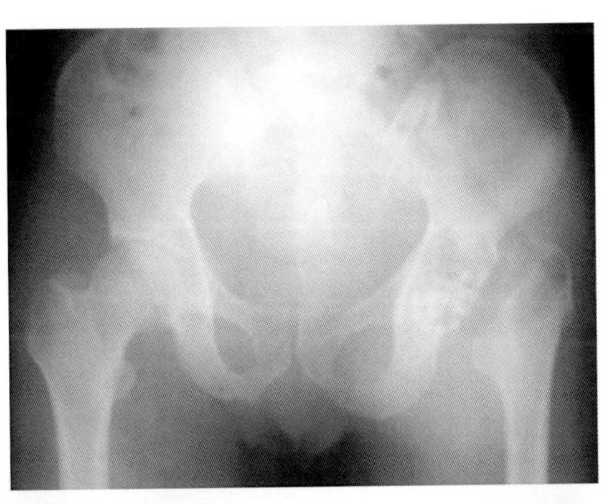
B

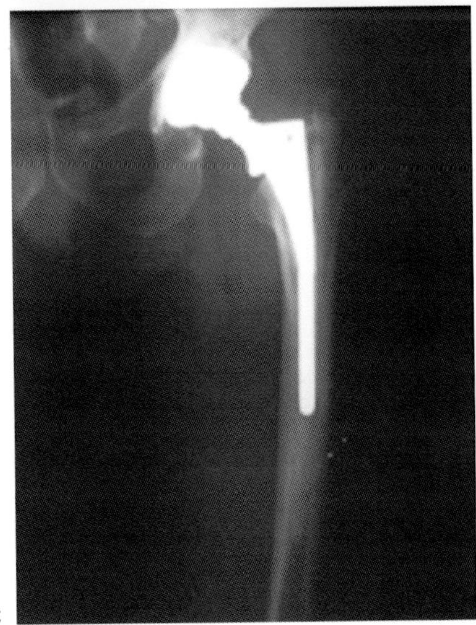
C

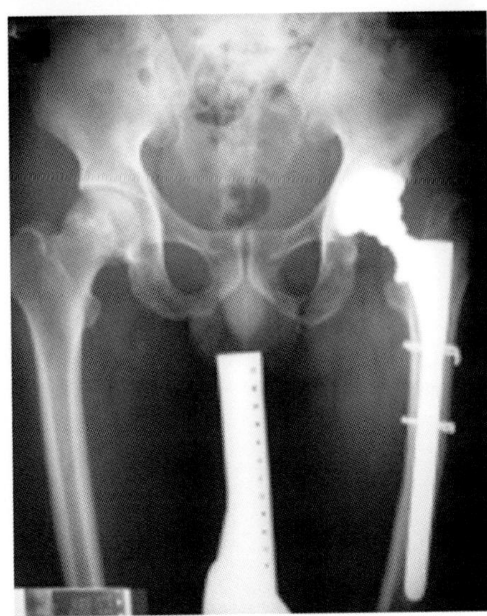
D

图42.4 A. 髋关节化脓性关节炎术前平片提示关节间隙消失，关节毁损；B. 一期股骨头切除，应用抗生素的股骨头间隔器植入后的髋关节影像；C. 二期行人工髋关节置换术后股骨假体周围骨折；D. 二期翻修术后平片，患者无再次感染

等患者；也可作为二期关节置换的一期准备。人工关节在活动量小的患者中有很好的长期临床结果，并能有效缓解疼痛。人工关节重建可选择一期植入含抗生素的间隔器，待患者全身情况好转，感染完全控制后，再行人工全髋关节置换术。含抗生素的间隔器本身可以缓解疼痛，并具有较好的功能。在Fleck等的一个14例病例的综述中，有4例患者因为提高了功能、减轻了疼痛而没有进行进一步的人工关节置换手术。

对于二期关节置换，其功能明显优于股骨头切除成形术。患者越来越多的接受人工关节置换来获得一个更好的功能，同时也摆脱了感染等问题。二期人工髋关节置换可以放或者不放抗生素间隔器（图42.4）。

在前面提到Fleck等的研究中10例一期行抗生素骨水泥间隔器，二期行人工全髋关节置换的患者，在术后平均28个月（7～65个月）的随访结果提示在功能和疼痛评分方面均有显著提高。

Chen等报道了28例二期人工全髋关节置换治疗化脓性关节炎的患者，79%患者在平均77个月的随访中得到了良好到优秀的结果。然而，有14%的患者感染复发，总的并发症比例达到了36%。尽管如此，二期全髋关节置换术依然被认为是一个治疗髋关节化脓性关节炎一个合适的选择。

不管采用什么手术方式，及时和规范的使用抗生素是成功治疗化脓性关节炎必要的。在进行穿刺后就应该立刻经验性使用抗生素。经验性抗生素可根据最初的革兰染色结果以及临床表现。例如革兰染色提示阳性，可使用二代头孢如头孢唑林；例如耐青霉素酶的可用萘夫西林。对于耐药的金黄色葡萄球菌，应选用万古霉素。对于革兰染色提示是链球菌的感染，可用青霉素抗感染。对于革兰染色阴性的细菌，应使用广谱的头孢菌素，如头孢曲松。在抗生素使用策略方面，征求感染科医生是非常有必要的。

对于抗生素使用时间方面一直存在争议，这个问题应该征求感染科医生意见。静脉抗生素一般至少需要使用4周，而对于金黄色葡萄球菌、厌氧菌和革兰阴性杆菌，应该延长应用时间。这些情况下，应该额外增加2周的抗生素使用。对于合并骨髓炎的情况，应该使用6周抗生素，而对于分枝杆菌感染的，需要6～24个月的治疗。

在症状消失，CRP降到正常后，可改成口服抗生素。对于评估抗生素治疗疗效或需要行二期人工关节置换者，需要进行反复的关节穿刺。

讨论

化脓性关节炎是一种严重的疾病，因为它可能紧接着引起快速的关节软骨退变，治疗不及时可能引起一定的致残率和致死率。诊断需要高度警惕其可能性，并依赖于髋关节穿刺。及时的治疗可以帮助患者保留一个功能良好的髋关节。治疗方案可根据患者的情况而定，但必须充分引流关节内的感染性积液，合理地使用抗生素。开放清创是治疗的金标准，而随着技术的发展，髋关节镜可能会将其取代。目前，化脓性髋关节炎患者相较于过去更有可能获得一个功能良好的关节，并且致残率以及康复时间明显减少。

Jeffrey A. Geller

43

第43章 髋关节周围的软组织问题

髋关节疼痛是患者就诊常见的原因，而其原因可从小问题大到需要进行髋关节重建。髋关节退行性变在其他章节已讨论，在本章我们主要讨论因软组织问题引起的髋关节疼痛，虽然很多原因还是和退行性改变有关系。总体而言，大部分软组织问题是自限性的，可以通过保守治疗进行。而有些问题则显著影响功能，需要手术来恢复功能。本章主要讨论影响髋关节的一些软组织问题。

解剖

了解髋关节和骨盆的软组织解剖是更好地了解软组织问题的基础。髋关节骨性结构上是一个球窝结构，周围是一些肌群和韧带结构来维持正常的功能和偏心距。每个肌群相互配合形成一个复杂的结构，来维持髋关节的步行的循环、帮助人体站立起来，包括屈伸活动、内外旋和内收外展。任何肌肉都有可能引起髋关节的软组织问题，其中外侧结构，包括外展肌群和髂胫束是最容易引起问题的。这些肌肉引起下肢的外展，同时保持骨盆的平衡以保持上半身的平衡，不至于偏离中线过远（图43.1）。

前方的肌群包括浅层的肌群，特别是缝匠肌和阔筋膜张肌；深层的肌群包括股直肌和臀中肌/臀小肌的前缘复合体。这里也包括了髂腰肌的远端部分。神经和血管结构穿过这个区域叫作股三角，内含：股神经、股动脉和股静脉。而在外侧有股外侧皮神经在阔筋膜张肌的内侧，穿行于筋膜平面（图43.2）。

内侧主要是内收肌群，本章不做重点介绍。后方的浅层是臀大肌，深层是外旋肌群。在这个区域从梨状肌间隙穿出来的血管神经束主要是坐骨神经。这些结构从骨盆内穿出筋膜到骨盆外，虽然这些结构是可移动的，但是在一些特殊的情况下，如在近端的某处被卡压或是有粘连，这些结构就有损伤的风险（图43.3）。

外侧的浅层是阔筋膜张肌，深层主要是臀中肌/臀小肌。这些肌群功能不良将使髋关节功能严重影响，因为这是直接作用于髋关节力臂另一端的反作用力（图43.4A）。

对于髋关节外侧的骨性结构的彻底熟悉对于这个区域的软组织问题和骨性问题的诊断非常有帮助（图43.4B）。髋关节的外侧是大转子，包含4个骨性面：前面、外侧面、后面和上面。臀小肌肌腱主要附着于前面，而肌腱更宽更粗大的臀中肌肌腱主要附着于外侧面和上面，有少量附着于后面。在臀中肌和臀小肌之间有一些滑囊，它们覆盖于大转子的各个面。

病理学

病变情况分为关节内原因和关节外原因。关节内原因主要是关节退行性疾病，包括骨关节炎、类风湿性关节炎和各种可能引起关节软骨退变的关节炎的情况。其他关节内的原因包括：盂唇撕裂、软骨钙化和股骨头的软骨缺陷。这些关节内畸形将会在其他章节中讨论，本章主要讨论关节外软组织问题及其相应的治疗策略。

神经源性因素

神经压迫可发生在全身上下，髋关节周围也会发生。这种情况一般发生在神经栓系在一些活动范

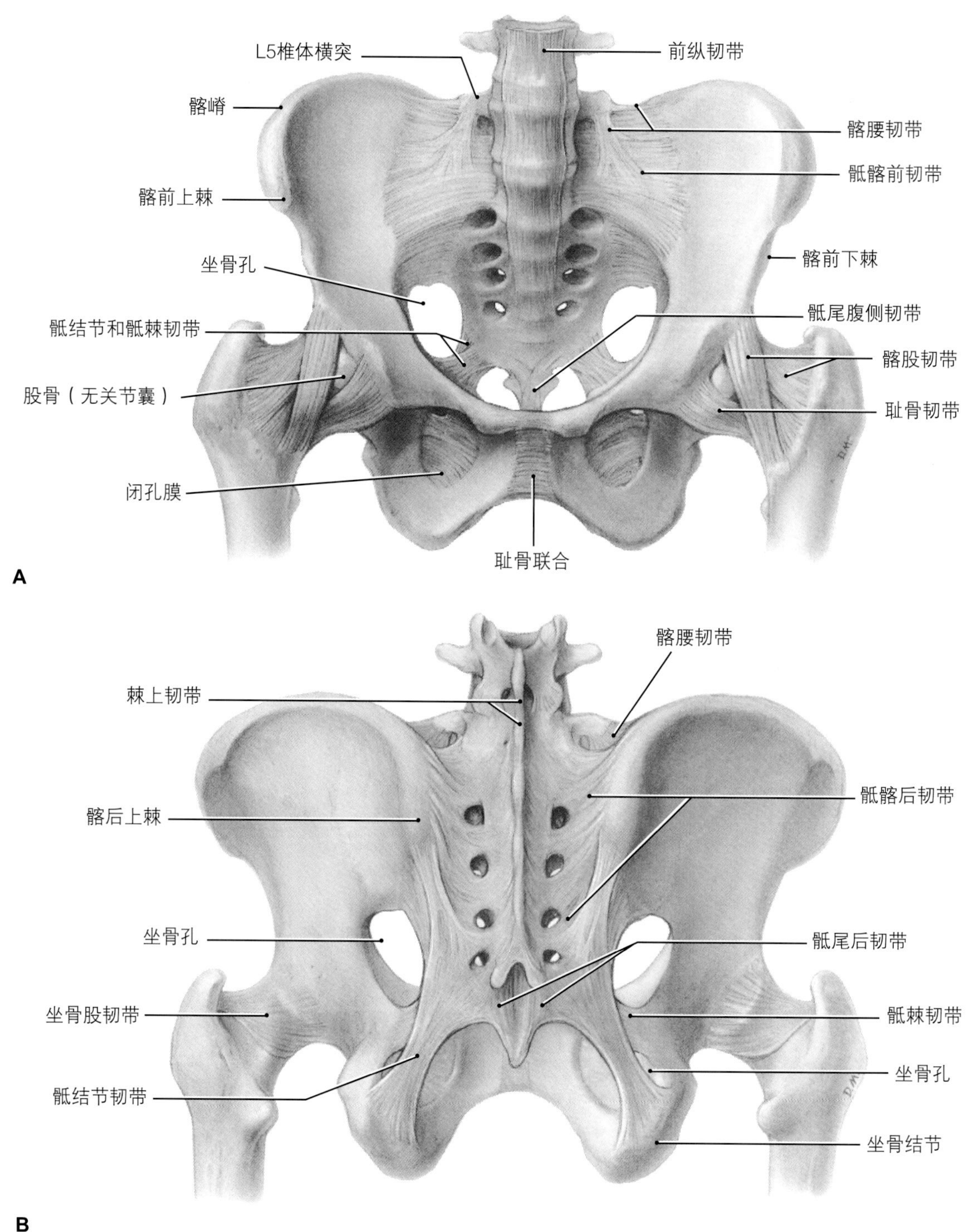

图43.1　髋关节（包括骨盆）的骨性解剖示意图

围较小的软组织周围，比如筋膜、韧带或肌腱。髋关节周围最常见的两种疾病是梨状肌综合征和感觉异常性股痛。

梨状肌综合征是坐骨神经受梨状肌肌腱卡压引起的一种少见疾病。其仍然充满争议，因为仍有很多人认为其是脊柱病变引起的。病人的临床表现和腰椎的神经根症状相似，包括坐骨神经支配区域的感觉麻木和肌力下降。这种症状可以是持续的或者间断的，往往因为髋关节屈曲内旋使梨状肌紧张的情况下引起。这种和腰椎间盘突出差异很大，因此可用于鉴别诊断，特别是腰椎MRI阴性的情况下。梨状肌综合征的诊断是一种当存在放射痛而其他检查

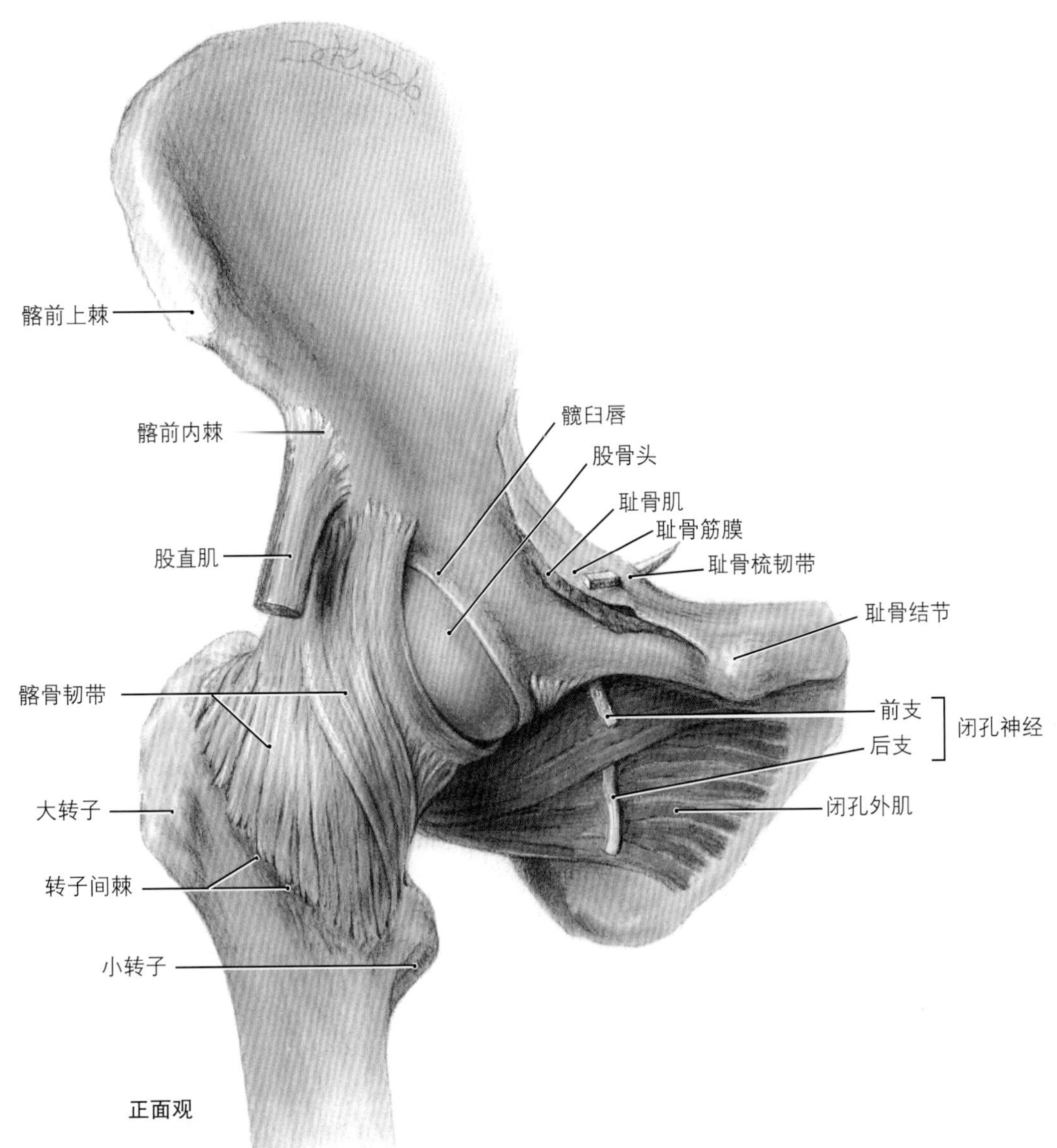

图43.2 髋关节前面，可见关节囊和韧带，并可见部分肌肉和其肌腱的附着点

阴性时的排除性诊断。而进一步检查应通过肌电图或神经传导方面的检查。一旦明确诊断，应该手术治疗，松解梨状肌，解除压迫。据报道，术后早期恢复到术前状态的比例约为70%。

感觉异常性股痛是因为股外侧皮神经受压卡引起的。最早由Bellis于1977年报道，并进一步有Edelson在解剖学上研究。这种疼痛可能是突发的或术后发生，可以发生在全髋关节置换术（THR）、腰椎手术或其他非骨科手术后，也可发生在严重肥胖病人中。其往往是自限性疾病，一般在松解皮带压力、局部封闭和超声引导下的注射下，亦或在极少数情况下手术松解的情况下，可得到缓解。其他神经受压的情况，主要是闭孔神经和臀上神经，主要是引起相应部位的疼痛和感觉障碍。臀上神经受压会引起外展肌无力而导致Trendelenburg征。这两个都很罕见，因此神经卡压很难诊断，需要医生

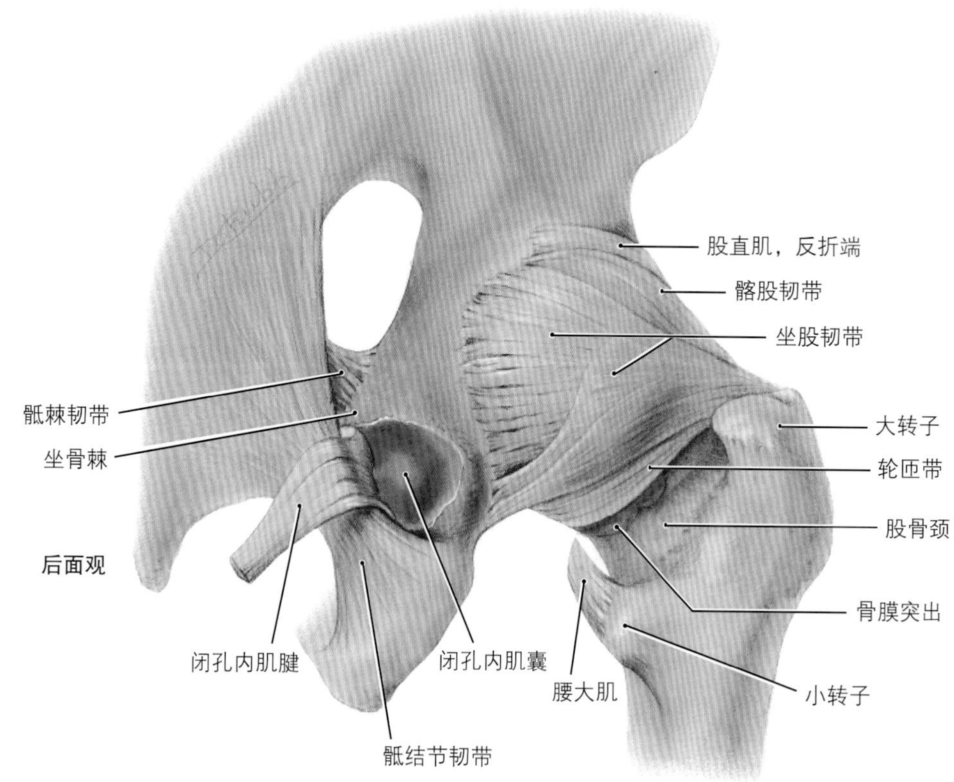

图43.3　髋关节后面和骨盆，并可见部分肌肉和其肌腱的附着点

和患者对症状的长期观察总结。

转子滑囊炎

大转子外侧的疼痛可能是因为各种原因引起的，而最常见的是转子滑囊炎。转子滑囊炎是覆盖在大转子外侧滑囊无菌性炎症引起的。一般来说，起病隐匿，病史数周，并且无前驱创伤史。患者往往会诉夜间换侧卧位，从椅子上坐起时，或上下楼梯的疼痛；部分学者认为防痛步态会产生疲劳而加重疼痛。消炎镇痛药可临时地缓解疼痛。转子滑囊炎可在任何年龄发病，而四五十岁最常见。

转子滑囊炎的体格检查表现有很大差异，虽然所有患者一般都会有大转子远端触诊的痛觉过敏。有时候，疼痛会向近端放射，引起臀中肌肌腱或更远端的髂胫束的疼痛痉挛。这个可以通过Ober试验进行评估（图43.5）。而如果髂胫束挛缩不被纠正，可引起滑囊炎的疼痛和症状。

一般来说，转子滑囊炎是一个临床诊断，不需要影像学证据证明。但是当症状反复发作或对于一般治疗无作用的时候，需要进一步影像学检查除外其他原因引起的疼痛，例如：外展肌无力或臀部拉伤。一般来说，患者都会常规进行影像学检查，而结果往往是阴性的或者是滑囊区域的钙化（图43.6）。如果症状持续，骨扫描过去也作为一种手段，现在超声和MRI都用于鉴别其他的原因，例如臀肌病变或早期的股骨头坏死（图43.7和图43.8）。

治疗主要是保守治疗。如果没有禁忌，一般用非甾体类消炎镇痛药，合用或不合用局部的理疗、冷敷、髂胫束的拉伸来缓解滑囊的压力，拉伸周围的肌肉。对于长期站立后的症状、对于药物治疗或理疗效果不佳的，可考虑局部激素封闭治疗。一般来说，在1～2针的治疗后，症状应该缓解。一般来说，局部注射都是局麻药加类固醇激素，一方面可

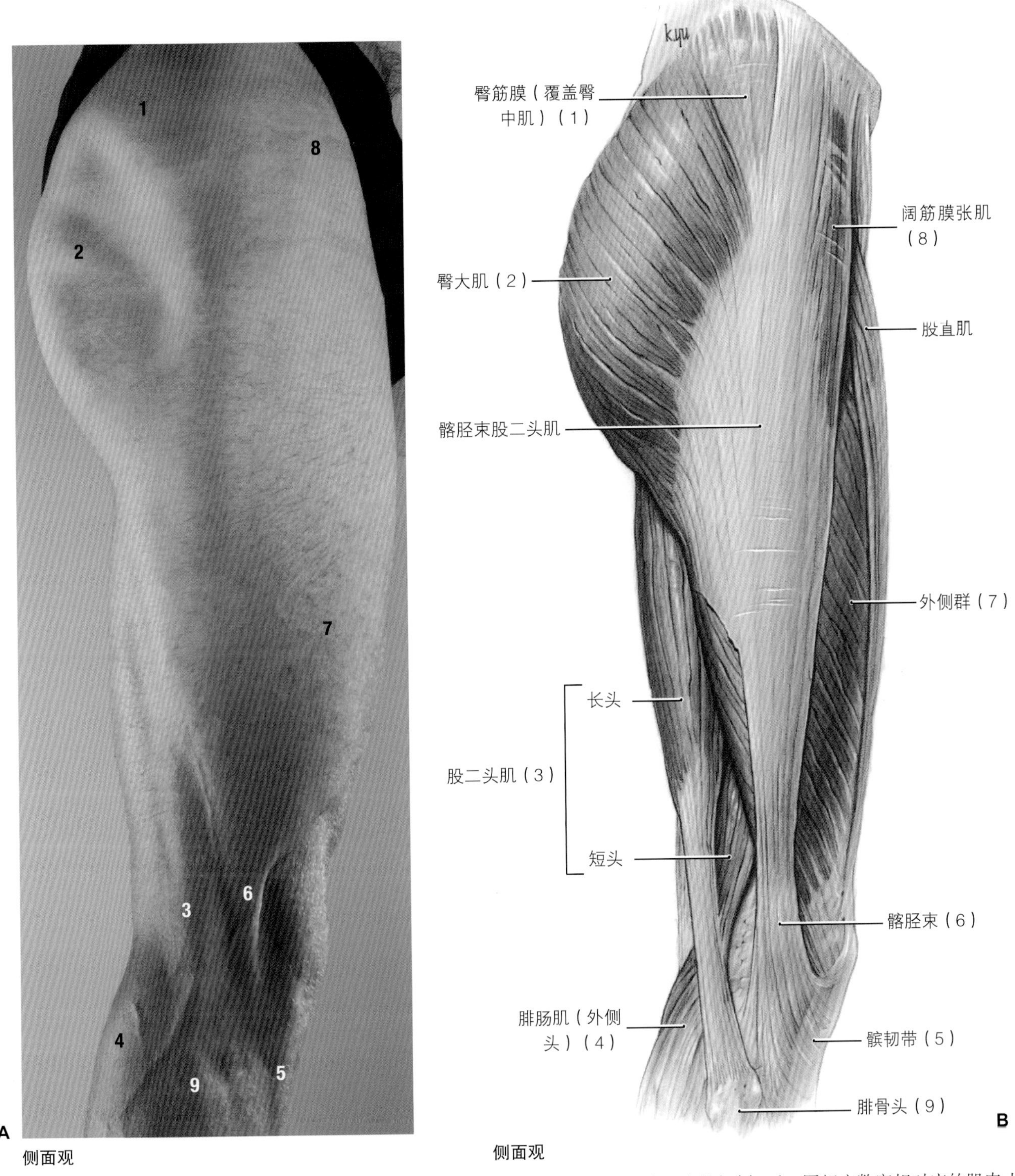

图43.4 A. 大腿外侧皮肤表面用数字标注的肌肉起止点；B. 大腿外侧内部各个肌肉止点的解剖，和A图相应数字相对应的肌肉止点的标注

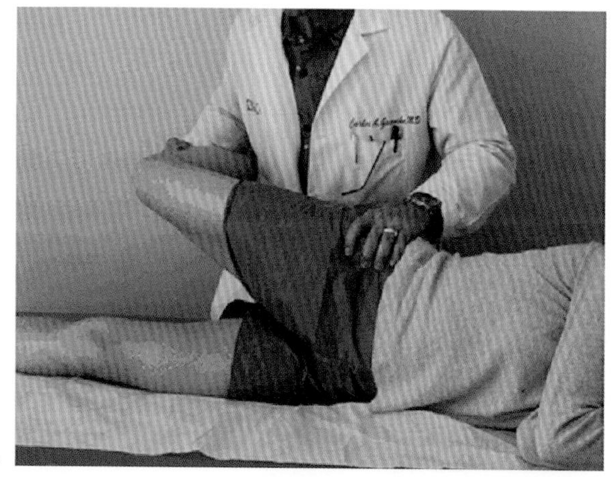
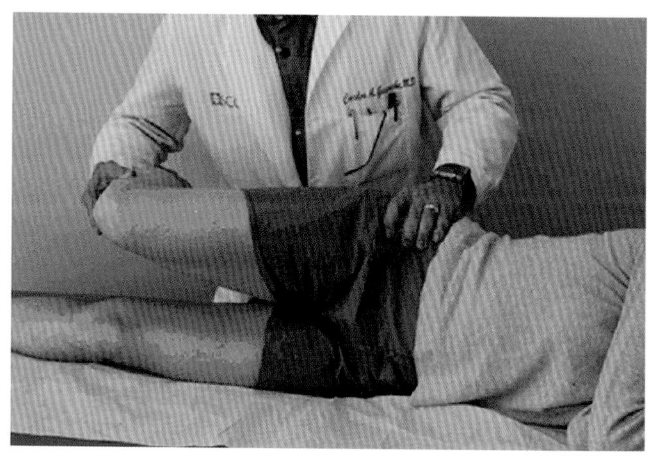
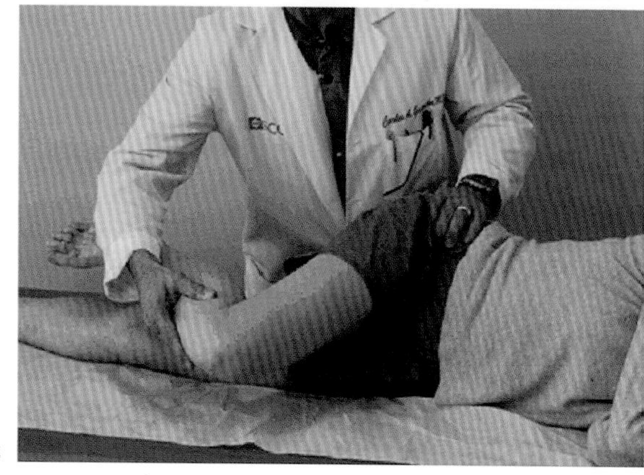

图43.5　Ober试验在髋关节过伸状态下（A），中立位（B）和屈曲位（C）。在髋关节过伸和中立位检查时，膝关节应屈曲，而髋关节屈曲位时，膝关节应伸直。在屈曲位检查时，肩部应保持在桌子上

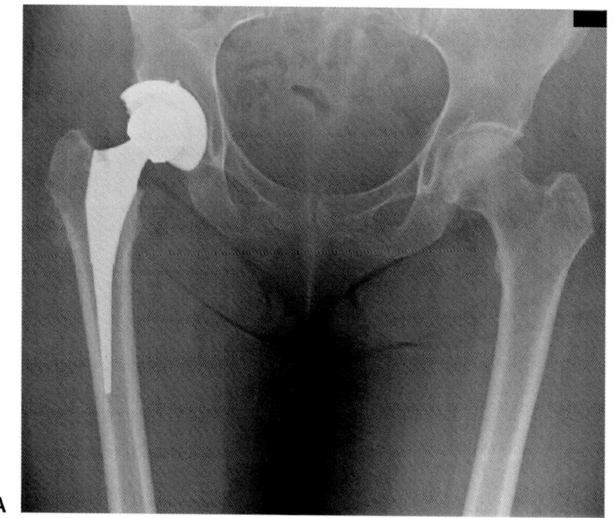
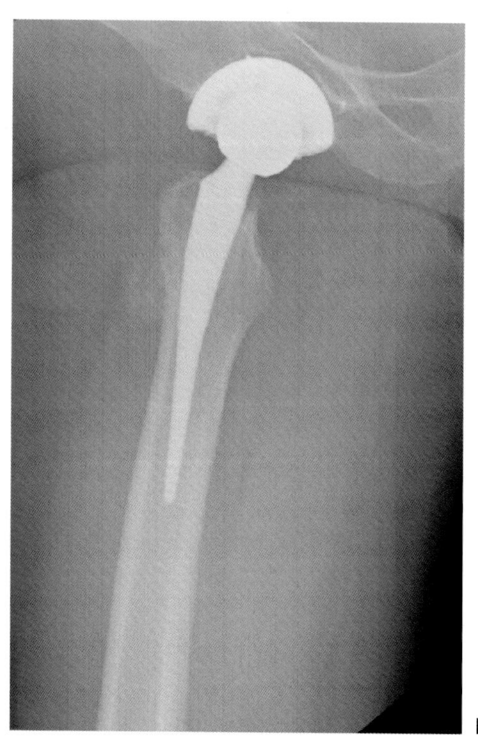

图43.6　人工全髋关节术后正位（A）和侧位（B）平片显示大转子远端和外侧肌腱钙化

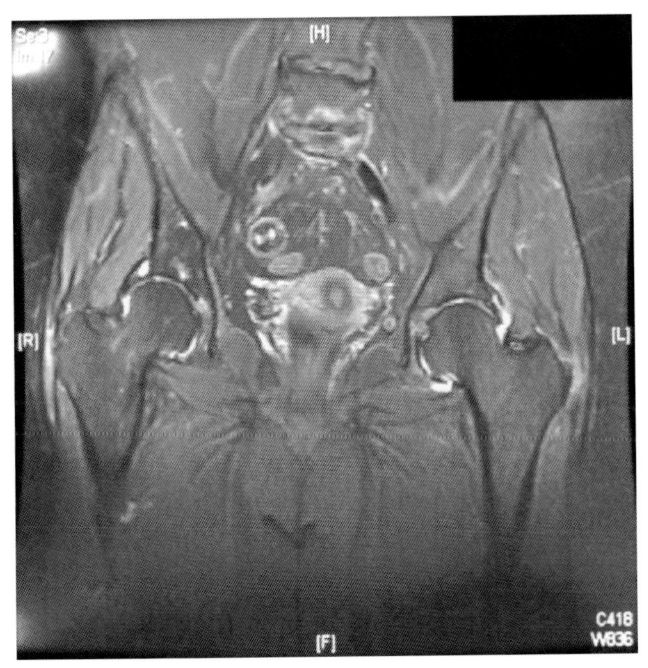

图43.7　骨盆冠状位MRI提示双侧大转子外侧高信号

以达到治疗作用，另外一方面其反馈也有助于诊断疼痛的原因。如果疼痛缓解不佳，则应考虑是其他原因引起的髋关节疼痛，最常见的是外展联合肌腱卡入引起的。这种疾病很少利用手术进行治疗，特别是开放的或关节镜下的滑囊切除术。如果滑囊炎症状是因为软组织撞击引起的，也可以单独或者联合运用髂胫束“Z”字成形术。

外展肌肌腱炎

另外一个髋关节外侧疼痛常见的原因是臀中肌复合体嵌入大转子引起的肌腱炎。症状可轻可重，可迁延不愈。其发病率缺乏流行病学资料，一般认为女性发病率高于男性，可能和随着年龄增长的肌腱附着点退化相关。典型的临床表现为隐匿起病的髋关节外侧持续疼痛。很多患者会随着一天工作，疼痛有所加重，有些重的表现为肌肉疲劳、疼痛、活动受限，有些甚至表现为跛行。很多患者自诉影响睡眠，甚至在睡觉翻身过程中出现突发的疼痛。短期内通过NSAID药物和休息，很多患者症状能够得到缓解。很多情况下，患者所诉的症状和转子滑囊炎的患者的症状非常相似，因此很多人会被误诊为转子滑囊炎。而类固醇激素的注射短期内可能会对症状有轻度的缓解，但是反复注射可能会带来肌腱断裂和退化的风险。

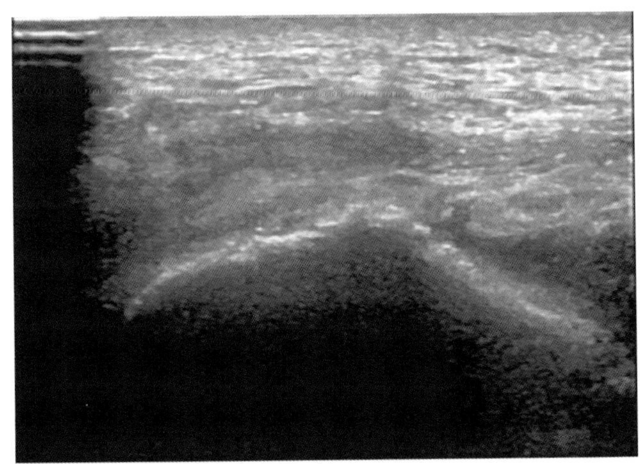

图43.8　大转子外侧滑囊超声提示低回声

如果症状持续或临床诊断需要，一些临床影像学检查可用于诊断臀中肌肌腱炎。除非相应区域有钙化表现，大部分患者的骨盆或髋关节影像学表现是阴性或合并有相应区域的退行性改变。更进一步的，可选择超声或MRI。超声具有很好的敏感性，但是和操作者的水平密切相关，而MRI则是对于外展肌的病变具有更高的敏感性。有研究提示，髋关节外侧疼痛的患者91%有肌腱的部分或全层撕裂。典型的表现是肌腱嵌入或肌腱撕脱的周围的连续性软组织水肿表现（图43.9）。肌腱炎或肌腱部分撕脱最为常见，而完全的创伤性撕脱极少见。

治疗方面主要是缓解疼痛和提高功能。起初一般采用保守治疗，包括NSAIDs类药物，休息，活动方式的改变和理疗。这些治疗主要是为了缓解肌肉肌腱的炎症、增加肌力。当髋关节外侧疼痛的病因学诊断明确是肌腱的问题，大部分患者已经进行过至少一次的激素注射。很多时候，在第一次注射后症状可以暂时缓解，但是往往又会复发。这种情况下，进行明确疼痛的病因调查就有了强烈的指征。另外一种选择，富血小板注射在治疗韧带损伤方面已经被媒体广泛报道，但是仍需要更多的循证医学证据。其观点是患者自身的血浆中高浓度的生长因子对于慢性炎症的自身修复有明显的促进作用，特别是注射到嵌入的外展肌部位。在臀中肌肌腱炎的病例中，一项多中心的回顾性研究提示其只有较少

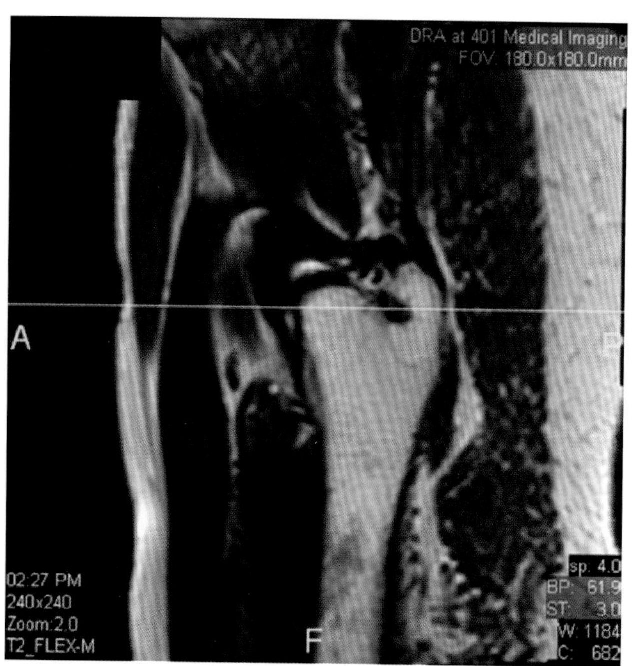

图43.9 MRI中臀中肌肌腱高信号，提示可能存在部分撕脱的可能性

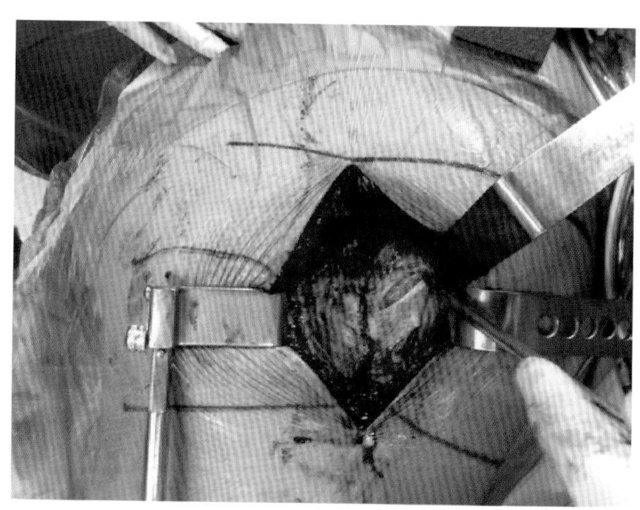

图43.10 臀中肌肌腱的纵向撕裂的术中所见

的作用。而总的16例病例中，作者报道有81%的患者有适度到完全的缓解作用。

如果肌腱完全撕脱，保守治疗可以尝试，但是长期很难有效。对于这些患者，手术治疗对于长期结果可能可以得到更可靠的结果。对于部分或者完全撕脱患者，文献报道的手术方式各种各样，同样也有关节镜成功修复的报道。

开放手术是直接将肌腱修复于大转子外侧。大部分报道是平行于阔筋膜的外侧切口，并且切除大转子滑囊后，外展肌联合肌腱的止点就可以显露。如果只有少于1/3的肌腱残留，则应该行同种异体跟腱的完全的肌腱重建（见后文）。如有1/3到1/2的肌腱仍然附着，而剩余部分破坏，则应考虑直接修补。肌腱的撕脱有各种类型，如纵向撕裂、表面撕脱和混合型撕脱等（图43.10）。对于纵向撕脱，需要对大转子外侧用咬骨钳或磨砖对骨性附着点进行准备，以增加肌腱到骨的愈合。用大号的锚钉（一般是5.5mm锚钉）进行缝合，一般需要2个锚钉在垂直于肌肉张力的方向的大转子外侧进行缝合，或是垂直于股骨方向在大转子顶端以下4~5cm的位置进行修复（图43.11）。一般选择双层的编织进行缝合（图43.12）。如果是肌腱止点处的部分撕脱，则应该修补回肌腱原有的大转子前外侧止点处。一般是在撕脱的肌腱上分离出一个小窗口，以利于大转子外侧的暴露和骨准备。当骨准备完成后，肌腱就可以修补回其原有的位置。如果有腱性的挛缩，也可进行相应的进一步处理。术后患者应Philpon型髋关节外展制动，在术后六周足尖部分负重。应限制患

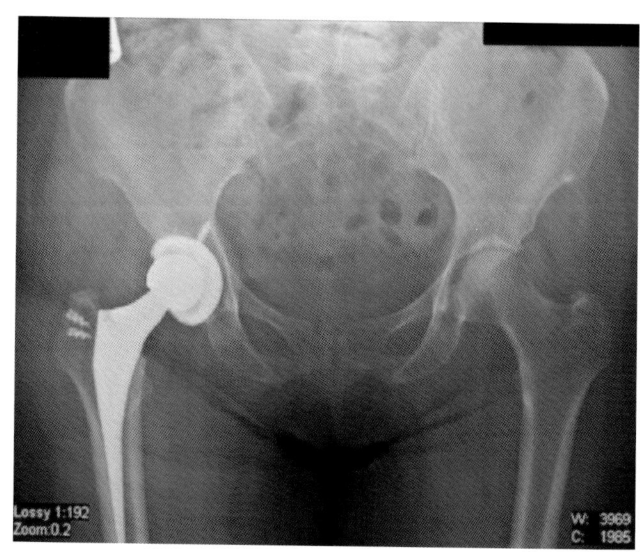

图43.11 正位片中髋关节外侧大转子上锚钉位置良好

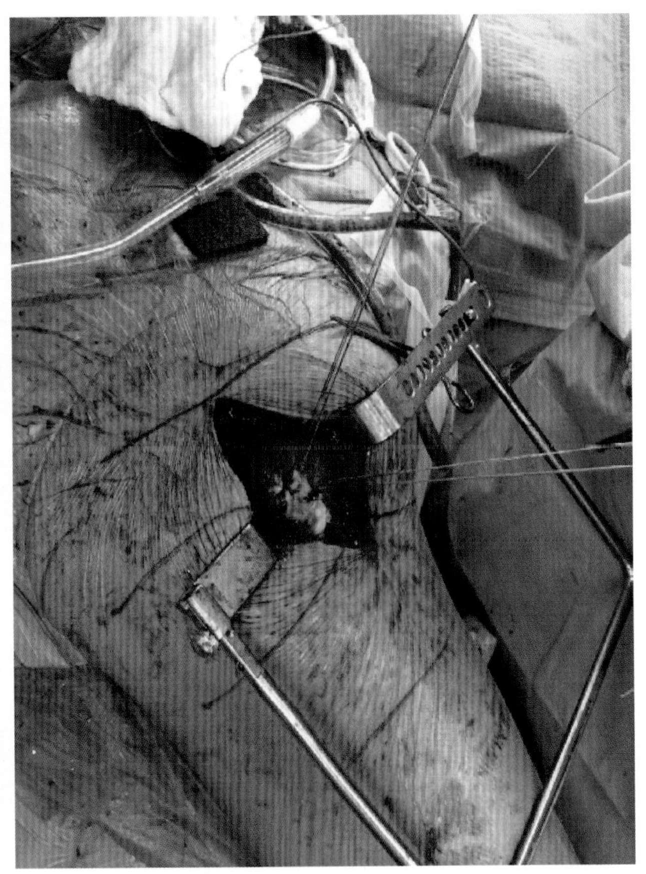

图43.12 此图为图43.17臀中肌肌腱撕脱修补的锚钉准备术中照片

者避免较大的髋关节外展活动，术后六周以后可逐渐增加。髋关节镜的技术也在相应的原则指导下进行。

外展肌重建

外展肌重建和外展肌肌腱部分损伤相似，外展肌的部分或完全撕脱也受到越来越多的认识。这些损伤可以是因为退行性变化，而大部分情况是因不同类型的创伤引起。过去几十年的一个难题就是髋关节重建后出现的外展肌功能不全或者撕裂。一般认为，这种情况是在排除了创伤的因素后，与髋关节重建采取直接外侧入路或前外侧入路相关。这种入路的并发症率报道为10%左右，包括：大转子骨折，锚钉放置处的骨溶解、锚钉的移位等。这种现象在后外侧入路或仰卧位的Smith-Petersen入路中相对少见，因为前外侧入路会牺牲一部分臀中肌肌腱，直接外侧入路可能会影响修复或影响外侧重要的支持结构而更容易引起医源性损伤。

髋关节重建术（全髋关节置换术或表面置换术）后的外展肌肌力不足的表现和原发性外展肌肌力不足表现类似，主要是疼痛、无力，有时会伴有Trendelenburg征。这些症状可以考虑保守治疗，包括休息、冷敷、NSAIDs类药物、理疗或者有时用激素注射。然而，根据肌力不足的程度，可能需要考虑进行修复。髋关节重建术后外展肌肌力不足最严重的情况就是关节不稳，伴随着半脱位或全脱位。外展肌的张力与肌力同髋关节的稳定关系也各有不同（取决于颈干角等），可以在髋臼侧假体上使用加强环使股骨头坐落在髋臼假体中。没有这种稳定结构，即使假体位置安放良好，髋关节毫无疑问会有脱位风险。

不管是髋关节重建术后早期还是后期，当存在大转子骨折的时候，也会发生类似的情况。特别是髋关节重建术后，大转子移位可以认为大转子骨折（图43.13）。其临床表现和外展肌肌腱部分或者完全断裂相似，一般来说，患者会感觉不同程度的疼痛，有时会有不稳，或是伴有Trendelenburg征。关节重建术后发生大转子骨折的发病率尚未有报道明确，虽然很低，确是一种灾难性的结果。从经验上

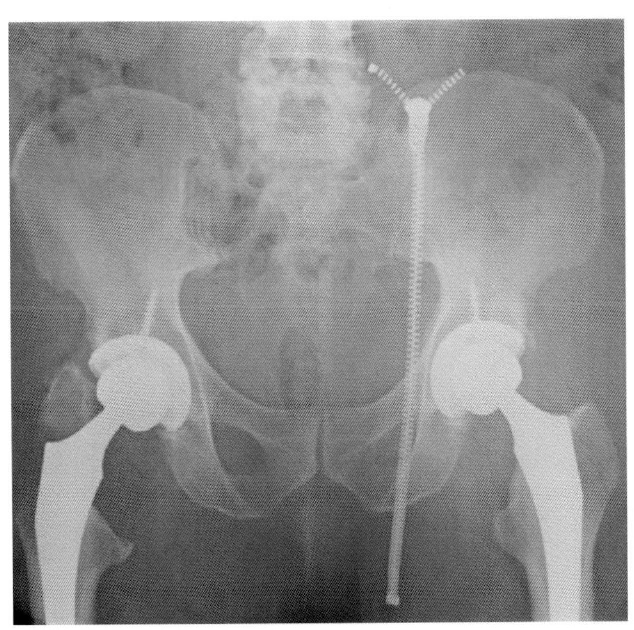

图43.13 双侧全髋关节置换术后骨盆正位片提示右侧大转子骨折，大转子移位

来说，治疗取决于大转子骨块的大小，骨块越大，越倾向于切开复位内固定术。小的骨折块可用钢丝和钢板，这些都有很高的再发疼痛、跛行、不稳和骨折移位的失败率。此外，用钢丝进行内固定可能引起严重的软组织反应和滑囊炎。很多作者都报道过外展肌重建的经验，不管是原位缝合重建还是切开复位内固定，都缺乏良好经验结论。

现在越来越多的报道同种异体移植物重建外展肌装置缺陷的报道，取得了一定的效果。

采用同种异体跟腱行外展肌重建

当外展肌受损或转子并发症导致疼痛或难以接受的步态异常，其重建应该更仔细计划。在大转子骨折不愈合或者移位，其骨折可开放复位至其解剖位置，甚至进一步下移至外展肌有适当张力的情况（图43.14）。内固定方式和术中骨折的内固定方式类似（详见前述章节）。当外展肌受损，其初始修复往往是失败的（图43.15）。也可使用原先的切

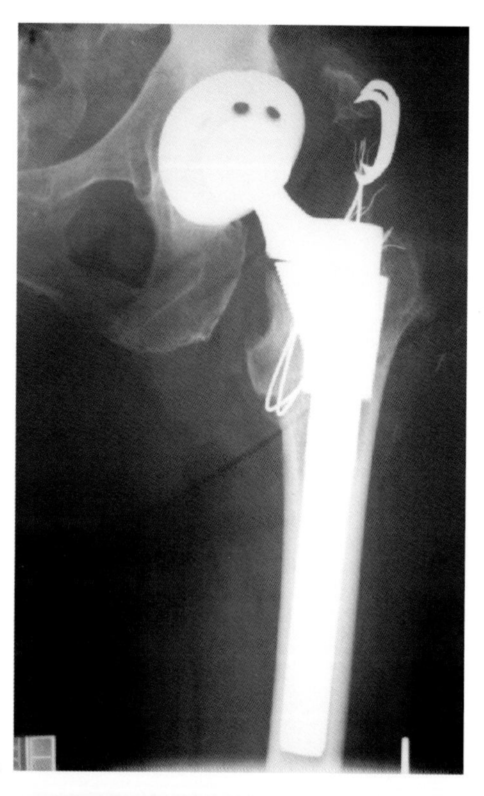

A

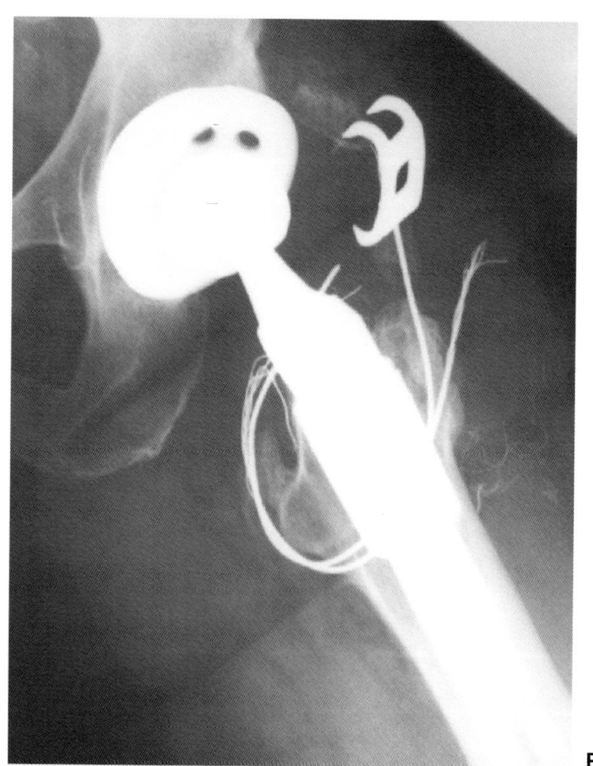

B

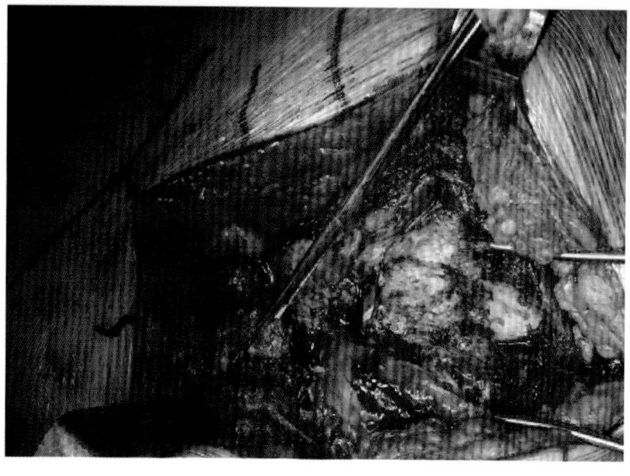

C

图43.14 A和B. 正侧位平片提示大转子骨折后骨折块移位；C. 术中照片提示大转子骨折后带肌肉的骨块向近端移位。（Kocher钳所示为外展装置）

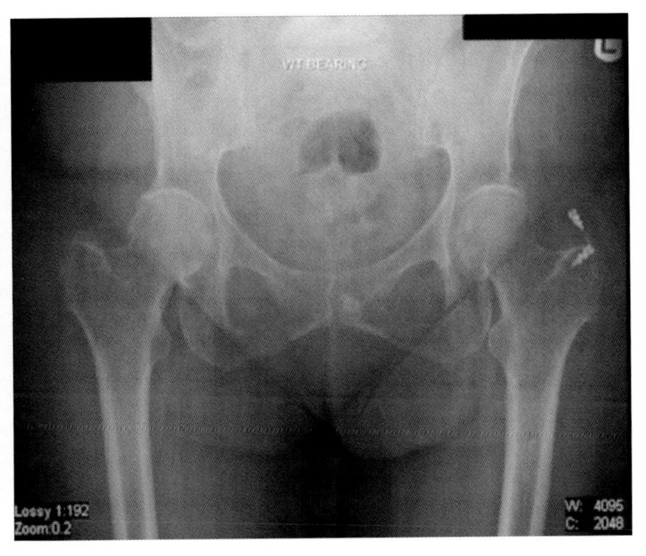

图43.15 外展装置修复后失败，锚钉拔出

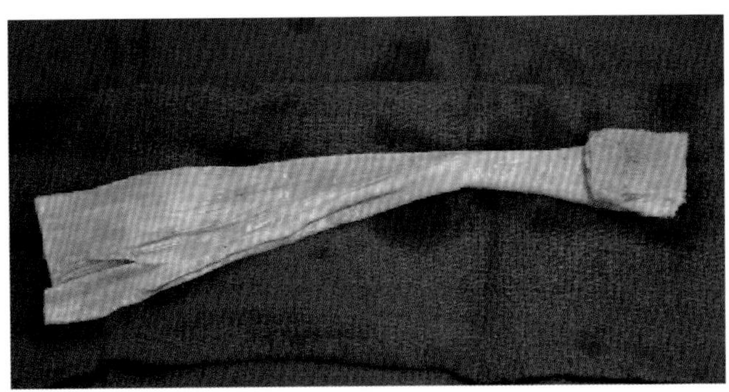

图43.16 同种异体跟腱用于重建外展装置

口，皮下、深筋膜和皮肤切口一致。分离臀大肌，显露和分离深部的粘连。深部组织往往粘连在臀大肌，导致层次不清。检查股骨近端和外展肌情况。如果没有感染表现（取决于术中情况、术中冰冻或滑液白细胞计数），剩余外展肌可以用于支持同种异体移植，则可行重建。

接下去，带有跟骨骨块的新鲜冰冻异体跟腱准备好（图43.16）。将所带的跟骨塑形成1.5cm宽，2cm长，0.5～1cm宽的骨块，可以嵌入大转子。为准备植骨块骨床，选择大约大转子远端5～10mm的股脊下方的区域。在这个区域，准备一个大小和植骨块匹配的骨槽。用往复锯和骨刀小心地制作一个斜行的骨槽，以避免移植骨向近端移位。然后在大转子外侧（原先韧带附着区域）用磨钻去除疤痕组织和慢性增生的纤维组织，直到有骨床流出新鲜血液，以利于移植物长合。

接下去是缝合外展装置，并判断其无明显损伤。在臀中肌和臀小肌之间，无张力地缝合外展装置和移植物。移植物的腱性部分穿过臀中肌撕裂端至少3cm，移植物则自体编织（图43.17A）。

髋关节最大范围的外展，小心地保持这个手术体位以完成剩余的修复。骨块则置入斜行的骨槽中

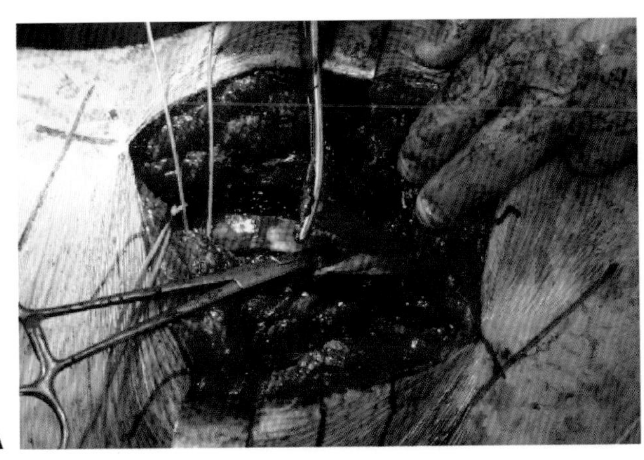

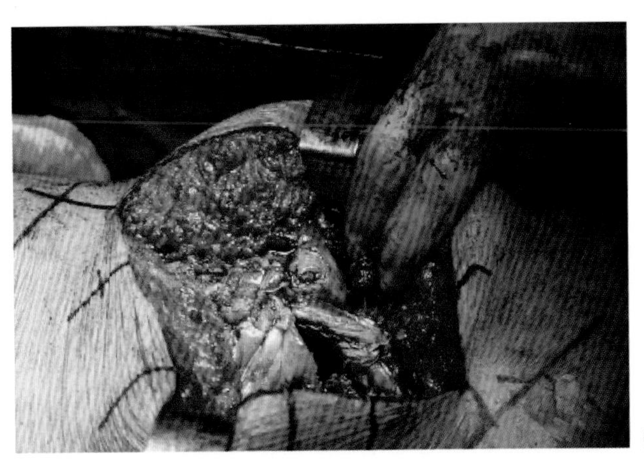

图43.17 A和B. 外展装置重建的术中照片（方向：左边头侧，右边腿侧）。A. 同种异体跟腱编织至相应位置；B. 肌腱缝至其相应位置

并适当加压。接下去，用16号钢丝在骨块周围和近端股骨周围，用适当的压力将骨块固定于骨槽中。接下去，移植物的腱性部分用5号缝线固定于臀小肌的前方，前方和臀中肌用同样的方式固定。然后移植的肌腱自体编织缝合，再固定于臀小肌和臀中肌（图43.17B）。一旦修复完成，轻柔地活动髋关节，测试骨块固定和腱性修补的牢固程度。

髋关节用外展支具，术后6周保持10° 外展和30° 屈曲，在此期间严格的部分负重。如果术后6周随访影像学提示位置良好，则可逐渐过渡至用拐。

弹响综合征

髋关节软组织的另外一种情况，是文献描述不多，发病率也不高的弹响综合征。这种情况可以发生在各种肌腱上，包括髂腰肌、髂胫束或股直肌。其一般发生机制包括筋膜带本身就紧或是股骨在旋转或屈伸过程中肌腱在骨性标志上的弹拨。其发病率较低，但也有报道其人群发病率约5%～10%。其往往伴随着疼痛或令人烦恼的声音。病人往往主诉为隐匿起病，在没有治疗的情况下会逐渐减弱。诊断往往是通过体格检查，但需要超声进一步证实。大部分情况下，该病为自限性疾病，如果症状持续，主要的治疗方式是保守治疗，包括理疗和NSAID类药物治疗。有时候，紧张的筋膜带和其下方的滑囊炎有关，比如髂腰肌滑囊炎和转子滑囊炎，可以考虑用激素注射来局部治疗。大部分在影像学引导下可以成功，最有效的是超声引导。

更复杂的情况是全髋关节置换术后髋臼的撞击引起的髂腰肌滑囊炎或肌腱炎。有时候THR术后髋关节前方的疼痛可能是因为臼杯前方软组织撞击引起的。这往往是因为髋臼位置不佳引起的，比如髋臼后倾偏大导致前缘翘起撞击髂腰肌肌腱。类似的，髋臼假体偏大同样可引起前述症状，例如疼痛步态、上下楼困难、从椅子上坐起困难或坐车疼痛。各种检查方式可用于帮助确认这种情况，例如X线斜穿相（Lowenstein Lateral）可用于评估髋臼假体

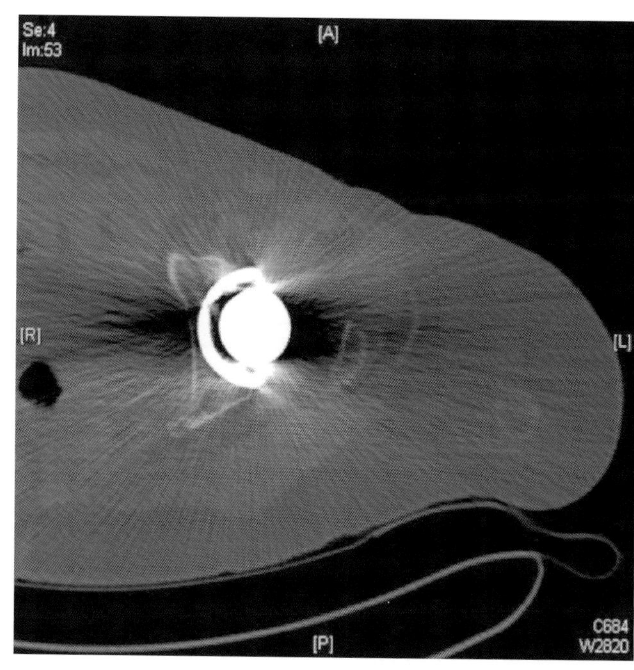

图43.18 去伪影的轴位CT平扫可以明确得到髋关节置换术后髋臼假体的前倾角，同时也可以证明其与前方软组织的关系

的大小和角度。CT可以更好地评估角度的准确性，同时，现在更先进的去伪影技术可以更好地判断到底是什么结构引起的撞击（图43.18和图43.19）。

经典的髋关节前方的髂腰肌撞击可尝试保守治疗，包括药物治疗和介入下的注射治疗据报道可以有78%的有效率。如果这些疗法失败了，进一步的治疗包括将髋臼侧假体翻修至正常位置、去除臼杯前方撞击部分或者手术松解紧张的韧带。手术治疗的有效率接近92%（图43.19）。

总体而言，髋关节周围疼痛的病因中软组织问题是重要一块。熟悉其相关的解剖，诊断也将相对直观和容易。在评估髋关节置换或表面后的失败或疼痛时，应考虑这些问题，进一步的影像学检查，特别是MRI是对确诊最有用的。大部分情况下，保守治疗可以取得足够的效果。外展肌复合体的问题逐渐增多并超过转子滑囊炎，因此关节外科医生对这种情况要足够警惕。而这个部位反复注射激素应严格警惕，因为可能会产生更严重的后果。

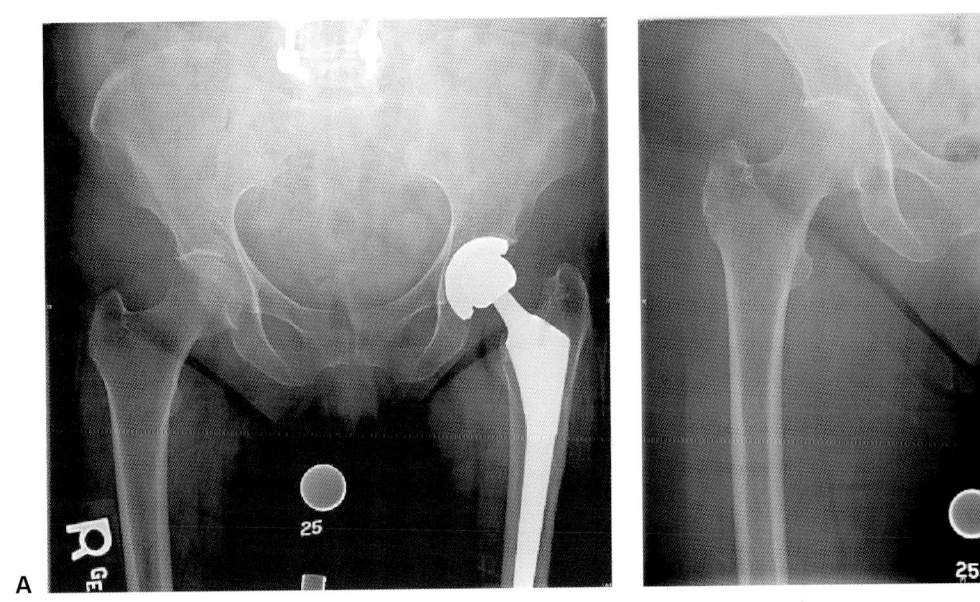

图43.19 因为髋臼假体后倾过大引起髂腰肌撞击的同一个病人。A. 术前；B. 术后

第4篇

全髋关节置换术

Thomas D. Brown

44

第44章　假体设计与评价的工程学方法

机械测量和机械分析为当今的髋关节重建提供了主要的信息。医生经常需要依赖先进机械工程技术收集的资料以做出临床决策。遗憾的是，骨科培训中通常很少或没有与机械工程原理相关的知识。对于使用机械工程仪表操作技术而获得的实验室复杂模型数据，有时外科医生很难认识到数据的局限性。本章的目的是对主要类别的机械测量技术基础进行概述，以及对当前用于髋关节重建的设计和/或评估的技术进行分析。

在实验室的物理测试中，许多实验准备包括在整个构造水平上应用有代表性的功能载荷，以及使用传感器来测量特定部位的形变，应变，载荷和应力的大小。实际上，负载应用系统的发展是考虑临床应用与成本/复杂性后的折衷之举，且更倾向于成本/复杂性方面。尺寸限制，测量复杂性和信号转换的干扰也在影响着机械传感器的选择。此外，我们使用不同种类的材料来模拟人体的骨或关节，使用的材料有尸体，几种类型的人造骨替代物，以及由其他材料制作的人体模型。数学分析已经在髋关节植入物的研究中得到了广泛应用，其原因可能是髋关节涉及的力学基本物理原理可以很好地用数学术语进行描述。数学方法的主要优点是，一旦模型构建并（有希望）被验证，其中的单个变量可以很容易地隔离或改变，从而使得对个体进行系统和经济研究成为可能。数字计算方法 – 尤其是有限元模型 – 已被证实是特别有用的一种方法，然而，数学模型相较输入的数据（几何形状，材料特性，负载条件）更加抽象。此外虽然体格检查和临床数据会使诊断结果更可靠，但是了解机械测量技术的基本理论框架仍然是很有必要的。

有时，可以直接地从患者身上获得测量数据，例如临床影像检查或尸检。临床数据的真实程度通常不是问题，但是，检查目标的性质通常影响机械测量的准确性。其与受控实验室条件相比，会发生更大程度的变异。然而大多数全髋关节置换术（THA）生物力学的实验和计算模拟最终目标是提供机体行为的相关信息。因此，目前对患者髋关节周围环境了解的精确程度影响着生物力学评估的临床可靠性。

机械传感器

无论是终端用户直接应用还是作为换能器制造中的功能元件，可能最广泛使用的传感器是粘贴式电阻应变计。这些元件最初于20世纪30年代设计，属于消耗性部件。它们由带图案的膜组成，这种膜是通过光蚀刻工艺使铜或铜镍合金沉积在薄层塑料背衬上而形成。测量仪器功能部分的规格（规格宽度和规格长度）（图44.1）范围为2 ~ 6mm。将测量仪器的下侧直接贴到（通常是使用氰基丙烯酸酯）待测应变处的基底上。因此，当负载施加期间，随着基表面发生形变，测量仪器的铜箔图案也随之发生形变。测量仪器的功能部分由几十个细长的S形部件组成。当计量器由于基底变形而纵向拉伸时（图44.1中的x方向），每根股线稍微变长并变薄，从而使总电阻轻微增加。

当连接到简单的不平衡电阻检测（惠斯登电桥）电路时，形变可以转换为模拟电压，随后模拟电压被放大并用于记录或显示。对制造的测量仪器进行校准，其相对电阻变化与相对长度变化的比率（称为规格因子）由供应商在提供。惠斯登电桥的参数设置和规格因子是已知量，根据已知量用户能

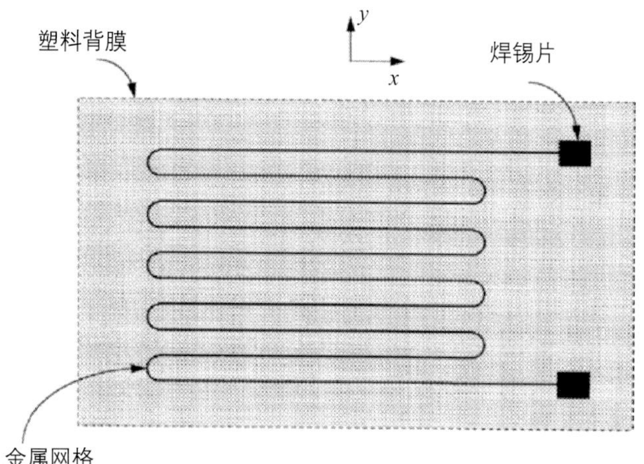

图44.1 粘贴式电阻应变计的示意图。多重环状金属网格（通常是铜镍合金）沉积在了塑料背膜上。当测量仪器附接到其应变待测量的基底时，随着基底发生形变，金属网格也发生相应的形变。如果测量仪器沿其纵向方向（这里用x表示）拉伸，则其电阻增加。该电阻增加值为AR（在焊片之间测量），可以使用惠斯登电桥电路（Wheatstone Bridge Circuit）灵敏地测量AR值

得到待量物体表面应变的绝对值，而不需要进行原位校准。由于单元件应变计旨在测量它们在S翼方向（图44.1中的x方向）上的应变，因此在没有额外的物理校准帮助下，用户必须小心地对准测量仪器以读取应变值的绝对水平。使用"rosette"测量仪器需要解决多方向应变的测量，"rosette"测量仪器由特定方向的多个独立测量仪器元件组成（其相邻方向的夹角通常为120° 或0° ～45° ～90° ）。

应变测量精度取决于如下因素：如安装在基板上的测厚仪精细度，对热敏感性伪影的适当补偿，桥接器和放大器电子器件的质量以及是否充分屏蔽连接器电缆噪声等因素。在常规生物力学实验室使用中，来自金属膜测量仪器的应变读数的绝对误差通常为1～10个读数（即，1/百万分到10/百万分）。当用作诸如引伸计或压力传感器等高质量仪器中的传感元件时，对应变测量的常规要求比上述标准更加精确。如果对灵敏度的要求特别高，则可以用半导体膜代替金属膜。除了用于对应变的直接测量外，粘贴式电阻应变计还用于大多数商用测力传感器，它是伸缩仪以及许多其他类型的传感器（例如流体压力传感器）中的基本传感元件。在熟悉的实验室设备例如材料测试系统（MTS）或Instron机器中使用的称重传感器中的功能元件是精密加工的金属构件（例如梁），将应变计贴在这些物体表面上。通过适当的内部电路连接计量器，可以隔离这些精密内部构件中的轴向扭曲与横向扭转应变。并且，根据安装衬底的尺寸和弹性模量，应变可以转换为内部构件上的力。通过这种方式，称重传感器可以转换一个或多个特定的力或力矩分量，同时外部负载或力矩分量的干扰非常小。根据设计，称重传感器可以测量单个通道（即，1个力或1个力矩分量）甚至6个通道（3个力分量和3个力矩分量）的任何位点。典型的精度为力或力矩总读数的0.1%。

大多数的伸缩仪基于相似的原理，它们通过监测内部弹簧状基底的弯曲应变而进行测量。伸缩仪通过两个外臂来测量点与点之间的距离，外臂通过类似外伸支架的装置连接到应变测量的基板上。通常，伸展的臂轻轻地附接（通常通过橡胶带绑缚）到能够测量点位移的构件上。在流体压力换能器的内部，应变计与薄的横板相连，由于跨壁压差，横板会发生弯曲变形。

另一种常用的机械传感器是可变线性差动变压器（LVDT）。这种器件利用了变压器线圈内金属芯滑动时产生的电磁感应现象，激发金属芯产生滑动的是交流电。LVDT的测量是非常精确的，其测量误差为1/10μm的量级。它们可以转换的运动频率范围较广，从静止状态到几万赫兹。然而，LVDT需要专门的激发/调节电路，与上述的伸缩仪相比，其价格更昂贵。LVDT及与其相似的可变旋转差动变压器（RVDT）通常内置于设备之中，它们能测量到待测物品在测试机器中的位移（线性位移和旋转位移）。

电磁场效应还用于测量各种非接触装置中的位移。在生物力学应用中经常遇到的一种类型是涡流传感器。这种传感器的工作原理如下：源线圈的射频激发作用引起了导电靶（通常是一片薄金属箔）表面感应涡旋电流的产生。这些涡旋电流反过来改变了源线圈的阻抗，通过适当的解调电路可以对源线圈与导电靶之间的电感应进行校准。根据装置的设计参数，涡流传感器可以在几微米范围内检测到单轴运动，其感应的运动范围小至几毫米，大到约1～2cm。

上述电磁跟踪系统（例如the Flock of Birds）被广

泛用于监测较大范围的移动和旋转，例如关节的活动或肢体节段的大范围运动。在这些跟踪系统中，竖直向的激励线圈安装在了可移动模块内，它能引起基底模块内线圈的电磁变化。这些仪器可以转换多个移动模块的多轴运动（3个为位移分量，3个为旋转分量）。缺点是它们的精度（通常以1/10毫米计）远小于涡流传感器。而且由于可动线圈模块的尺寸（只有几立方厘米）和重量（只有几克），它在某些情况下会受到外界显著的干扰作用，此外可动线圈模块必须连接到仪器的电路中以激发电流。此外，使用电磁场效应的非接触传感器的精度可能受到附近的金属物体和环境电场或磁场的影响。

其他物理模块装置也可用于特殊的位移测量。不同类型的超声装置将待测物体的位置与发射波和反射波之间时间差相关联。超声传感器特别适用于检测位于待测物体内，从外部无法测量的某一点或某一平面。然而，由于反射信号的作用，它们的精度在某种程度上受到影响，从而不能精确地定位到单个位点。此外，在一些设计方案中，可用频率范围受到了脉冲传播时间的限制。使用三角定位原理的激光位移测量传感器只能到达待测目标的表面，它们基于如下的原理进行操作：根据目标到传感器的距离，从目标反射的光束将落在偏心传感器表面上的不同位置。如果目标表面相对于传感器的取向保持不变，检测将会有极高的空间和时间分辨率。通过使用安装在肢体或躯干部分上的被动反光或自行发光（例如，发光二极管或红外二极管）阵列，光学标记三角测量可以广泛地用于步态分析中的分段运动跟踪。

与位移测量不同，界面间接触应力（例如，例如关节表面或压合接头处的压力）的测量尤为困难，市场上还没有相关的精密测量仪器。在接触面

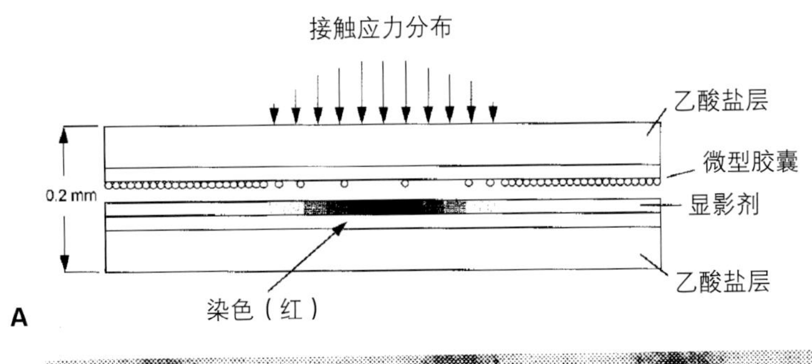

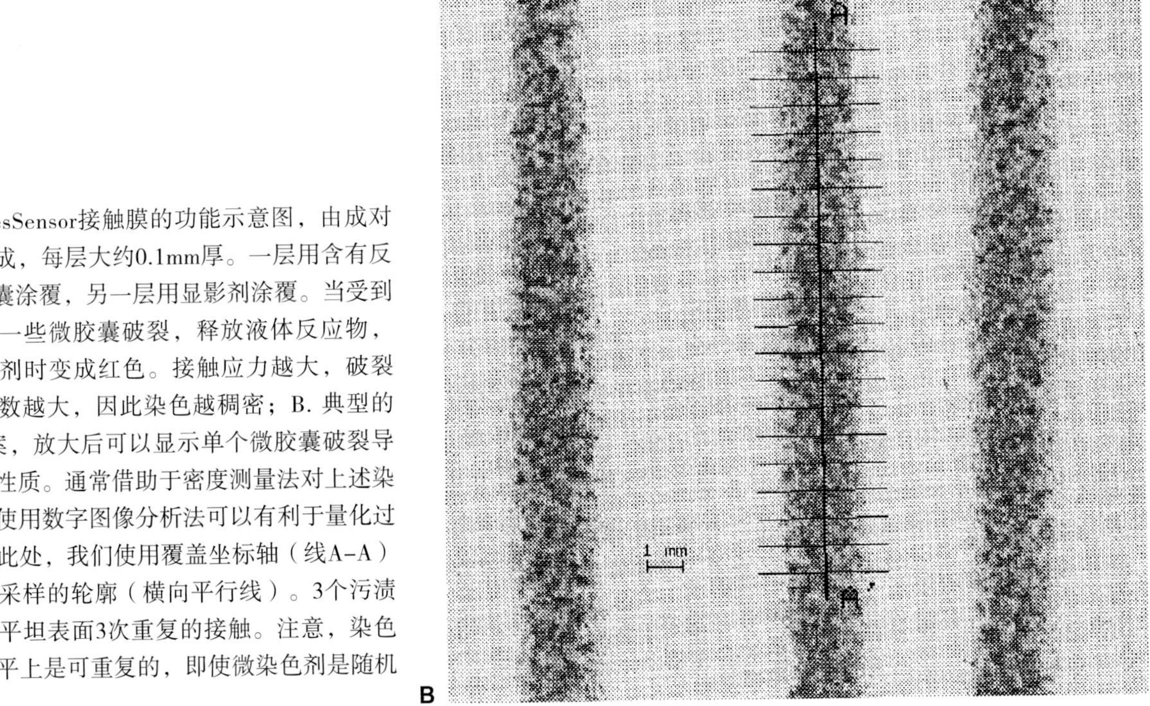

图44.2 A. PresSensor接触膜的功能示意图，由成对的乙酸盐层组成，每层大约0.1mm厚。一层用含有反应物的微型胶囊涂覆，另一层用显影剂涂覆。当受到接触应力时，一些微胶囊破裂，释放液体反应物，当其接触显影剂时变成红色。接触应力越大，破裂的微胶囊的分数越大，因此染色越稠密；B. 典型的PresSensor图案，放大后可以显示单个微胶囊破裂导致的染色离散性质。通常借助于密度测量法对上述染色进行量化，使用数字图像分析法可以有利于量化过程的进行。在此处，我们使用覆盖坐标轴（线A–A）来定义一系列采样的轮廓（横向平行线）。3个污渍均来自圆筒与平坦表面3次重复的接触。注意，染色模式在全局水平上是可重复的，即使微染色剂是随机分布的

之间插入的任何物理传感器都必然会干扰局部接触面的应力分配，因此其数据往往受到应力分配的干扰。目前已经设计了特殊的技术以避免上述情况中发生的测量障碍，例如在股骨人工股骨头假体内壁的回缩换能器或嵌在尸体标本股骨头关节面的软骨微型称重传感器。然而，最常见的是，研究者使用了跨越整个接触表面的薄层压敏片。虽然该方法在原理上仍然扰乱了关节面原有的接触模式，但至少避免了上述留置传感器周围的局部应力再分布。

目前使用的两种主要薄片测量方法是压敏薄膜和复合导体阵列。在各种压敏膜中，由富士公司销售的醋酸盐产品（商品名为PresSensor）几乎与骨科中的接触应力测量同义。当受到压力时，原本的白色乙酸盐底物被染为红色，其染色程度与压力的强度相关（非线性相关）。压力转导为机械-化学的方式获得，其过程是沉积在膜表面（图44.2）的微胶囊破裂，释放出反应物并与底物作用。通常可以使用数字图像分析法对其进行定量。该膜仅限于进行静态测量，且其精确度较小（误差一般为15%），并且它在双曲线表面上容易受到弯曲引起的折皱干扰。然而，该膜因为如下优点而得到了广泛应用，其优点有：价格便宜，便于使用，厚度相对较薄（-0.2mm），并且可以提供全表面映射，其空间分辨率可适于大多数目的。诸如由Tekscan（图44.3A）销售的复合导体阵列可以对相邻填充片上以行或列排布的平行导体的电阻或电容进行采样。通过电子开关，可以以足够快的频率（每秒数千次）对单个导体行/列交叉点处的局部压力进行采样，可以进行接近实时的全场瞬态压力分布的计算及显示，其帧速率可达100Hz。虽然最初引入的低分辨率应用，如脚底压力及导体阵列的微型化，实现了大约0.7mm^{2}的采样大小，得以应用于要求更加苛刻的测量，如关节处的接触应力测量。但是其主要缺点是技术昂贵，在要求严格的负载条件下导体阵列易受损坏，并且由于填充片的机械电动特性的非线性和非时间依赖性，在对其进行校准的过程中可能出现困难。这种类型的传感器还需要针对特定的解剖部位预先塑形。最近，已经开发了适于人类髋关节的传感器版本（图44.3B，C）。上述传感器模态的显著性能

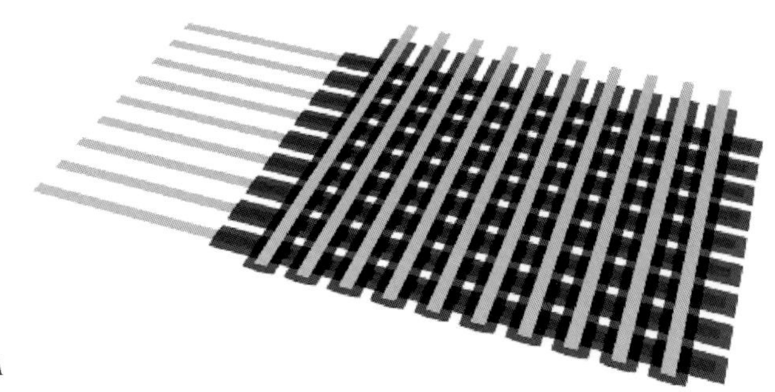

A

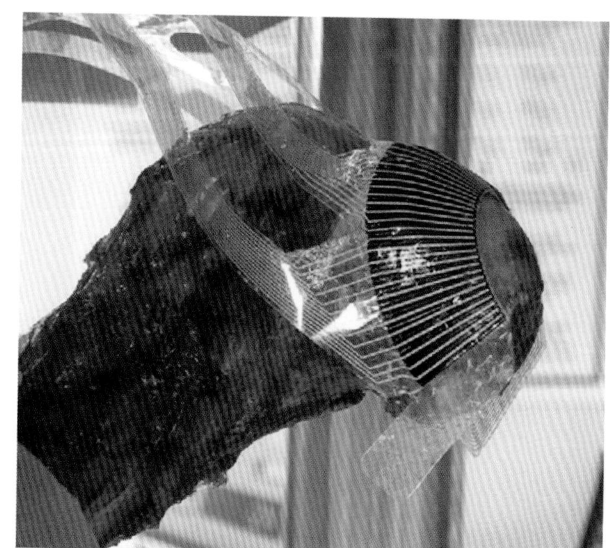

B

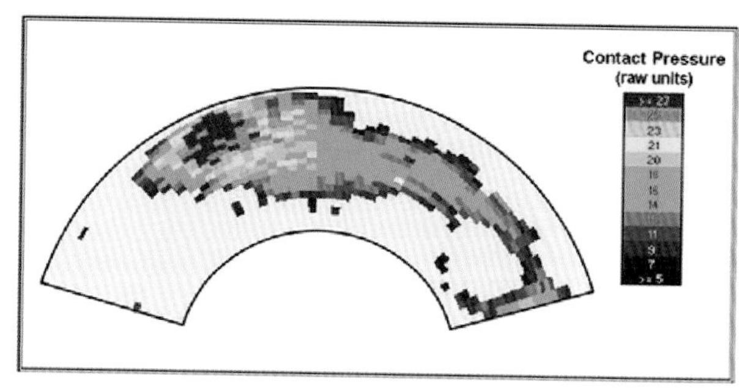

C

图44.3　A. 用于测量瞬时接触应力的复合导体阵列的示意图。压阻填充材料分离了相互垂直的两个平行导体阵列。为了测量称为“感应点”处的压力，测量电路采样了相应导体阵列的行和列之间的电阻。电子开关使数百个行－列组合上的快速扫描成为可能，因此两个维度方向上的接触应力的分布可以方便地计算并显示；B. 为人体髋关节开发的复合导体传感器，图示为位于股骨头尸体样本上的复合导体传感器；C. 使用图44.3B所示的传感器获得的人体髋关节尸体标本的瞬时接触应力

特性总结在表44.1中。

材料试验机

常见的材料试验机（有时称为负载帧）有商业销售的MTS，Instron，AMTI，Bose，还包括对THA构造或材料进行机械测量的大多数生物力学设施核心部件。通常使用两种基本类型的机器：螺杆驱动和

表44.1 常见的THA生物力学传感器的特点

传感器类型	参数测量	精确度（典型值）	优点	缺点
应变计	应变	1～10με	多功能，便宜	安装精度，偏移
测压元件		总刻度的0.1%	金标准	昂贵
轴向	力			
扭转	扭矩			
变形测量计	长度变化			
接触式传感器		约0.1μm	便宜	
激光传感器		约0.1μm	非接触性	
视频传感器		约1μm	非接触性	校准复杂
线性可调差接变压器	线性位移	总刻度的0.25% 以下	体积小，坚固，高频，无干扰	
旋转可变差动变压器	角位移	约0.2° ～0.4°	体积小，坚固，高频，无干扰	范围约（±30°）
涡流传感器（Proximeter）	与金属表面的距离	分辨率约为0.005%	非接触，费用适中	目标不得旋转
电磁跟踪器	多轴运动	1/10mm，1/10度	非接触性，可测量大范围的运动	尺寸，重量，金属干扰
超声传感器	到反射面的距离	约0.01mm	非接触性，穿透性强	需要声耦合
激光测微仪	到目标表面的距离	约总刻度的0.01%	非接触性	表面纹理及倾斜度的干扰
富士传感器	接触应力	约±10%的误差	高空间分辨率，可微调	静态，受折皱的干扰
Tekscan传感器	接触应力	约 ±10%的误差	动态	传感器较脆，空间分辨率适中，只有特定形状

液压伺服。螺旋驱动机器使用精密齿轮传动来控制两个大而硬的动力螺丝的旋转运动，这反过来又驱动了与它们啮合的巨大横向十字头的单向运动。机器操作者可以通过控制电路从输入的波形菜单（例如，斜坡，方波）进行编程，其所编程的通常是对十字头运动的加强控制。十字头对样本施加的位移输入会改变样本中的载荷，由测力传感器检测样本中的载荷变化，通常用户可将测力传感器安装在十字头上或用于固定机器的基座上。螺杆驱动机器的优点是其成本（相对）较低，而且实际上十字头可进行大范围的移动，从原理上其移动范围可跨越动力螺杆的全长。其缺点是十字头的最大移动速度非常缓慢（大约每秒几厘米），因此难以精确地保持/输入特定的负载历史，并且需要特定的附加夹具才能保持扭转负载。

液压伺服机在内部的复杂性和测试能力方面更加完善。其包括一个或多个液压动力制动器，机器的活塞运动由电子控制的伺服阀调节（图44.4A）。当前制造的大多数机器中，其伺服阀由数字信号控制，某些较旧的仪器可能使用模拟控制电路。在行程（即位移）或负载控制下操作者可以对机器进行编程输入，闭环反馈控制电路能确保致动器的行程或负载与编程命令相接近。这些仪器具有高的移动速度，对于需要快速负载变化的疲劳研究其具有很大的优势。使用线性和旋转致动器，其可以提供双轴测试能力。通常还可以使用相同的控制电路，附加（非内置）液压制动器可应用于某些特殊情况。用于研究尸体样本THA冲击/半脱位现象而植入四联制动器系统如图44.4B所示。通常使用计算机的多窗口图形用户界面对现代液压伺服系统进行控制，它们为输入控制提供了极大的灵活性。负载和冲程数据的一站式收集和记录已更加普遍，许多仪器提供了为方便用户使用提供了计算机接口，可以从辅助传感器（例如应变计，伸缩仪或LVDT）获取多通道信号。该类设备的一个主要缺点是成本较高（通常超过$ 100000），而这些仪器对于现代骨科生物力学实验室是不可或缺的。近期出现的气压制动或电磁致动的小容量负载设备其成本及性能较为适中。

进行THA植入物测试或THA结构测试时，通常需要将样品旋转在与测试框架相连的固定装置内，

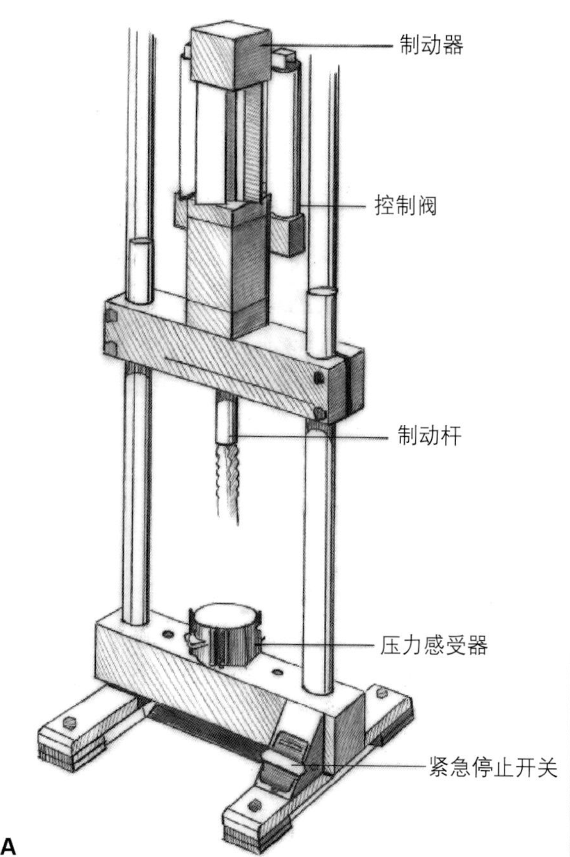

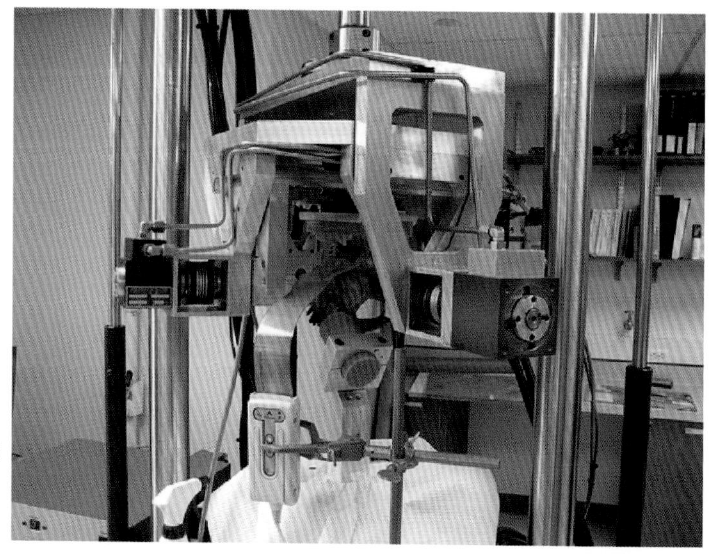

图44.4　A. 典型材料试验系统加载框架示意图。该仪器的制动杆能够施加垂直方向的力和围绕轴线方向的扭矩力。其输入的动力由伺服阀控制的高压流体提供，由计算机控制，用户可对其进行编程。待测样本放在制动器杆和力传感器之间；B. 使用附加（非内置）制动器的伺服液压测试设备。此外使用了尸体的半个髋关节进行THA冲击/脱位的研究，除了试验机内置制动器提供的轴向载荷和内/外旋转载荷外，还有辅助旋转制动器的输入弯曲/伸屈载荷以及外展 /内收载荷

然后施加适当的负载，同时在样品的一个或多个位点处将待测物体的机械信号转化（例如，界面的形变，界面的相对运动）（图44.5）。生物力学文献中已经有数百个相关的实验报道，篇幅所限，本章不对其进行详细的回顾。当分析这些实验的数据时，读者应考虑如下方面：试验采用的加载方案，试验样品的几何性质，材料与人体髋关节相比的仿真程度，以及其所采用的机械传感器是否适当。其他需要考虑的重要性的参数还包括：待测物体运动的幅度，方向，波形和速率，力的施加是单次加载抑或循环加载，以及力的加载是以作用点的形式加载，抑或以作用面的形式加载。此外，由于样品连接到负载框架的夹具，这干扰了样品相邻区域的应力/应变分布（St.Wantant原理），因此在夹具附近获得的局部信号在临床上可能没有意义。

至于材料反应实际情况的真实程度，骨模型的选择是主要关注的方面。人类尸体骨是大多数实验室研究应用的材料。尽管大多数研究者认为小梁骨载荷转运的研究中，防腐材料可能会对骨小梁的性质造成干扰，但是对于防腐材料是否明确地改变了皮质骨的强度和刚度，文献尚未给出定论。如果实验进行时间较长，新鲜或冷冻的尸体骨可能会在室内条件下发生降解。此外，目前用于实验室检测的许多尸体标本一般来自老人，可能会有全身性疾病的存在，此外，有的老年人接受医学锻炼方案，而有的老年人活动较少，这导致其骨质存在不同适度的丢失。因此目前有许多类型的人工骨替代物得到了应用，其形状多为简化形状（例如，圆形管状），这种简化形状有利于人工骨替代物的制造和后续的数据分析。玻璃纤维骨替代品（例如以商品名Sawbones出售的）已通过了解剖学的认可，其目前在实验中的使用量逐步增加。它被认为能合理地模拟人类尸体材料的机械性质，它还能将样品间变异最小化。某些致密的泡沫聚合物的机械性能与骨小

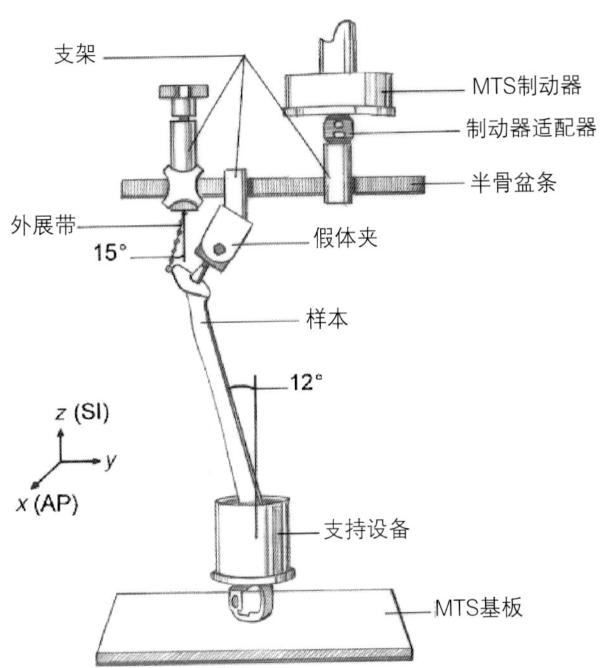

图44.5 实验室生物力学试样测试的典型示意图。在这种情况下，THA的股骨部分安装在了尸体股骨上;半髋的模拟装置对样品施加作用力，该装置连接到了MTS制动器，它能提供关节的接触力和外展张力。使用PMMA将股骨远端封装在支撑固定装置上，支撑固定装置与基板连接，基板的下方连接有传感器

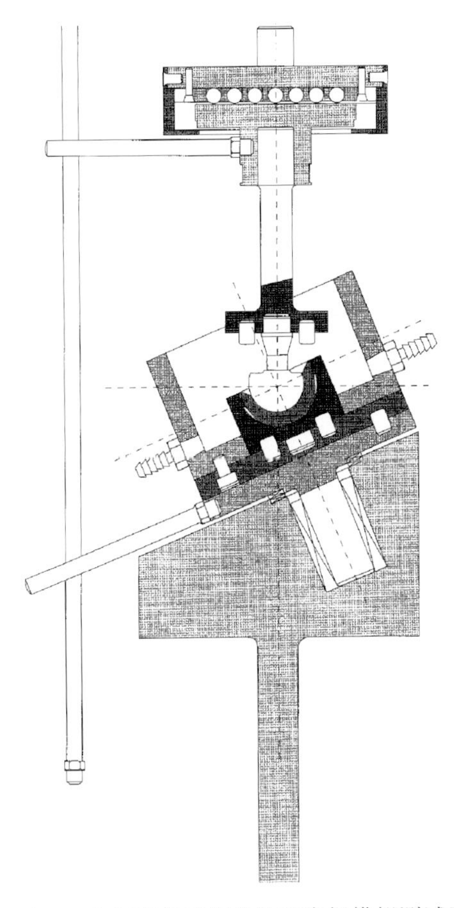

图44.6 对THA臼杯假体进行的物理磨损模拟测试示意图。髋臼杯安装在了与水平面（23°）倾斜的一个承重设施上。齿轮传动系统使该平台围绕垂直轴线以大约每秒1转的速度旋转。固定髋臼杯外杯的外伸支架部分地限制了髋臼杯的旋转，这种摇摆运动通常被称为双轴摇摆。同时装置的垂直负载能模拟水平步行时的力量模式（最大=2kN）

梁的性能已经较为接近，使用这种材料的测试标准已经引进到了实验中。

许多供应商（例如AMTI，ProSim，Shore＆Western等）开发了用于研究聚丙烯内衬的聚乙烯磨损过程的专用测试系统。这些系统补充了既往有些简化的摩擦材料筛选方法，如端-面磨损试验。与既往的髋关节运动测试和力学测试方案相比，这些测试系统提供了不同程度真实性的数据。输入的运动模式包括单轴旋转（模拟单纯的屈-伸运动），双轴摇摆（图44.6）和可编程的多轴旋转运动。其所使用的力学输入方案通过对人体步态的分析和估计，模仿了人步行过程中的力学变化。髋关节模拟器测试在技术上的要求非常苛刻，目前尚有争议，例如如何最好地模拟人体内的情况等（例如，如何做到测试部件的适当润滑）。即使测试条件看来大致相同，样品之间仍然可能存在较大的变异性。大多数髋部模拟方案中的磨损率往往低于临床的实际磨损率，其可能的原因是：未能精确的模拟人体活动时力的加载模式，或试验模型中缺乏润滑性的物质。

计算机建模

力学领域中的大多数现象涉及的物理原理可以用数学模型来解释。因此，数学分析一直是机械工程实践的重要组成部分。然而，在生物力学领域，精确数学分析方法的应用曾因如下情况而受到了限制：如肌肉骨骼组织材料的复杂行为，这些组织的高度不规则的几何形状，以及体内载荷分布的不确定性或人体的变异性等因素。因此对于大多数生物力学问题，解决问题的现实方案只能依赖于数字计算机的近似技术。这些技术中最重要的是有限元分析（FEA），该方法最早在20世纪50年代从结构力学界被引入，并于20世纪70年代应用于肌肉骨骼的力学。

有限元分析的数学基础是高级工程专业大学一年级的课程，本书将不对此进行探讨。生物力学应

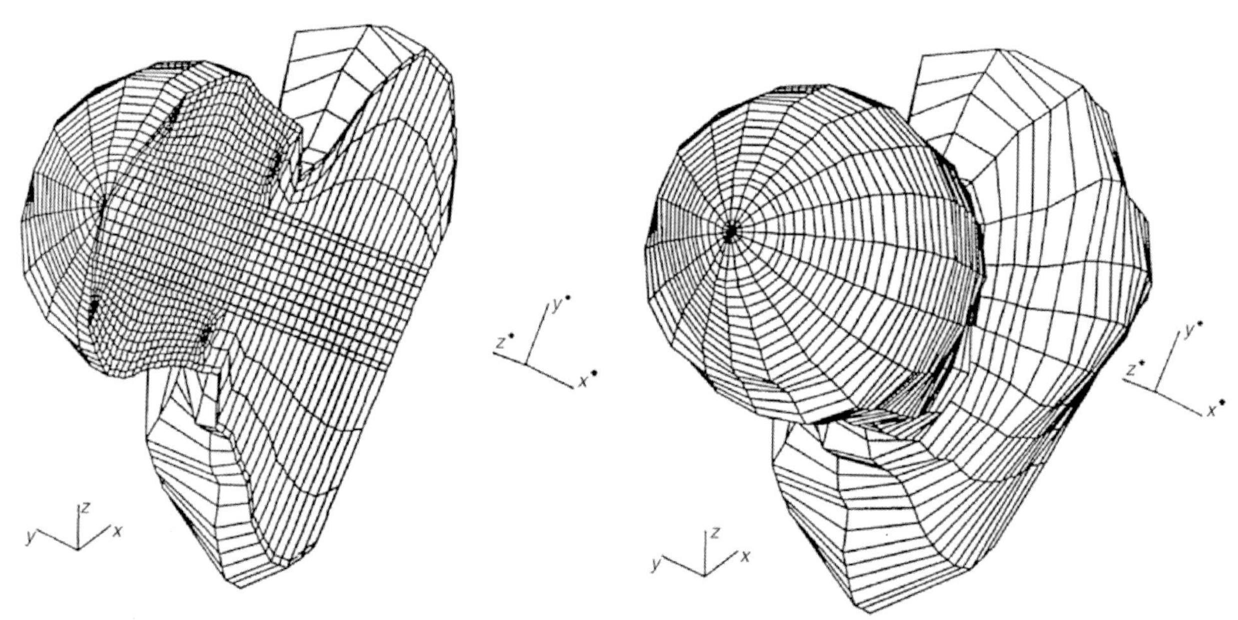

图44.7　有限元网格分析股骨近端。这种特殊的网格能用于研究插入腓骨支撑移植物后股骨头的应力分配。左侧的图片为网格的冠状截面细节图，右侧的图片为其外表面

用相关的简要概述可从其他途径获得。有限元分析的基本思想是，在较小的一段范围（这称之为元）上，物理变量（如位移，应变，应力和温度）的实际分布可以通过简化的数学表达式来近似体现，数学表达式通常为多项式的形式。如果相邻的元可以用近似表达式表达，则整个系统的行为可以通过数学表达准确地建模，如果整个系统被离散化为大量的非常小的元，这种方法的准确度会更高。获得的应力分布涉及了大量的联合代数方程组的解，离散网格中每个节点可能的运动方向都是一个方程（自由度）。在数字计算模拟的早期，因为计算机处理器速度和存储器限制，待处理问题的自由度大小限制到几百个，这种有限元分析模拟必然是粗糙的，因此不具有实用价值。待解决问题的自由度一般很小，这样可以通过手工分区模拟离散网格，因此其分析结果一般是二维的。经过多年的发展，计算机的计算速度和存储的改进使得对元的计算能提高，元的数量在稳定增加。易于使用的有限元分析程序已经广泛地应用于商业，有限元的网格生成已经高度自动化，数十或数十万个元的三维应力分析已经很常见了（图44.7和图44.8）。使用定制的计算机程序解决某些研究问题，已经能成功地解决涉及百万度自由度范围的骨科研究问题。当今骨科文献中的有限元研究数以百计，本章将不对其进行论述。

当对THA中的有限元分析结果进行分析时，有几个因素值得注意。首先，其几何分析是否符合现实？现代三维模型的数据一般来自计算机断层（CT）扫描和物理切片，其他成像模式－特别是磁共振成像（MRI）－正在越来越多地用于特定问题的研究。在过去，二维有限元网格的数据通常来自平片。然而，简单的二维平面模型的应用逐渐减少，其在主要同行评议期刊中出现的频率很少。如果

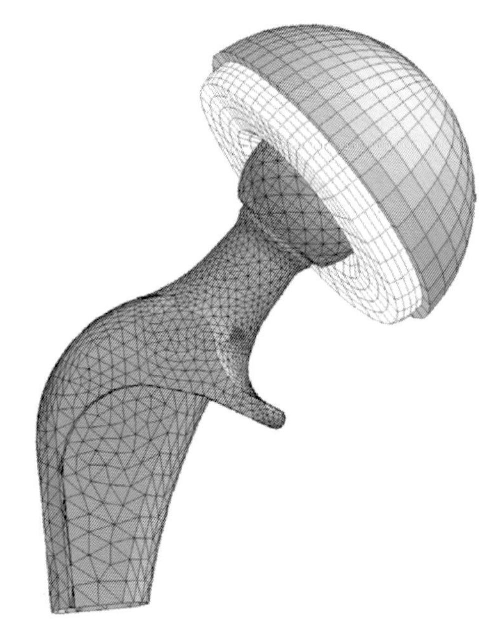

图44.8　股骨和髋臼假体的有限元网格分析。在关节半脱位及脱位情况下，这个模型可用于对聚乙烯内衬及股骨假体柄进行研究。包裹髋臼内衬的金属外杯为浅灰色

需要对特定THA假体进行分析，那么最好从制造商的数据库中获得硬件的几何学数据。越来越普遍的一种做法是，将三维的图像直接转换为有限元网格（即1：1对应图像像素和六面体有限元之间，有时需要使用表面平滑操作以减少图像边缘的梯状伪影对局部有限元网格的干扰。

第二，材料的性质是否足够接近于实际？对于金属植入物而言，这很少是问题：金属植入物是线性弹性材料，其相关的系数（杨氏模量和泊松比）可以被很好地记录。因为一些应用涉及超过线性弹性范围的应力水平，金属植入物对于其他骨科生物材料而言，例如软聚合物－超高分子量聚乙烯（UHMWPE），其材料处理不太直接。商业性的有限元分析算法通常能使用数学立法解决如下的问题：如较大的变形，应变依赖性弹性材料的特性，塑性流动，孔隙弹性行为，蠕变和应力松弛等。然而，许多骨科生物材料的最恰当的输入系数仍未可知，需要进行进一步研究。

生物组织材料存在着广泛的复杂性。骨材料通常表示为线性弹性，具有均匀的材料系数，某些部位的材料系数分布与解剖学分布相关（例如，以CT Hounsfield值为基础的弹性模量回归）。特别是骨干皮质骨和高度定向的骨小梁区域，其弹性模量具有方向依赖性。关节软骨的研究复杂性更高，因为软骨组织的流体－固体相互作用，其作用具有强烈的时间–速率依赖性。然而，临床上经常遇到的是软骨的线性弹性研究，当载荷作用时间非常快时（即，没有流动开始），其体积变化非常缓慢（即，所有流体流动已停止），软骨材料的时间–速率依赖性将消失。最近已经引入了更复杂的有限元处理方法，其中可以使用专门定制的混合物理论模型的有限元公式来分析流体－固体的相互作用，或者通过常规的孔隙弹性理论对软骨的行为进行模拟。

第三，装载的条件是否符合现实？ 通过仪器观察及节段步态分析的研究，水平步行过程中髋关节接触力已得到了某种程度的共识。虽然最近认识到扭转导致了THA治疗的失败，研究者对患者爬楼梯或从椅子上起立过程中髋关节载荷的变化产生了极大的兴趣，日常活动中关于髋关节载荷变化的研究数据相对很少。在专门涉及肌肉载荷的实验室模型中，仍然需要依靠间接估计，因为相关的技术障碍和伦理要求，尚未做到对人体的直接记录。通常，在载荷加载期间的复杂肌肉和关节应用变化被忽略，这样更有利于分析关节负载达到峰值时，关节应力的即时分布。其载荷加载的方式随不同的研究而不同：研究聚甲基丙烯酸甲酯（PMMA）断裂的过程即可使用上述方法，而如果研究适应性骨重建，则需要更加复杂的应力加载方案。

第四，材料之间的连接是否接近于人体的情况？

最简单的有限元研究中，所有的接口应确保完全的刚性结合，而不用考虑构造负载的分布。这种接口结合方式可以自由地传送应力的所有分量（压缩，张力和剪切），而不用考虑施加的应力大小。这与实际应用中的许多情况下非常相似，例如对于固定良好的骨水泥型THA。然而，对于人体组织长入的THA植入物，需要更复杂的处理，因为人体组织的长入仅仅发生在植入物的一小部分。没有组织长入的区域传递的是压应力而不是张应力，而且它们仅具有有限的传递剪切力的能力（即，通过摩擦）。

在计算上，处理上述问题最简单的方法是所谓的间隙元分析（在大多数商业的有限元分析包中可找到该工具），其假定在接触面某点的局部间隙只存在关闭或打开这两种状态。如果间隙闭合，则该处可以传递压应力和（有限的）剪切应力，不能传递张应力；如果间隙打开，则该处不能传递任何应力。间隙元模型中的数学计算过程比接合界面问题的计算更为烦琐，其联立的方程必须经过多次迭代求解，直到计算出其承受外部施载荷应力分布，明确间隙元的“开口”和“关闭”组合。然而对于局部可能滑动的接触面（例如，关节表面，压配合接口），间隙元假定的节点与节点“开口与关闭”行为将不能适用于上述情况。此时需要更复杂的分析方法，它们被称为接触元。这种分析方法可以在大多数的现代商业有限元程序中找到，接触元的复杂程度随其所涉及的数学原理而显著变化。例如一些功能非常强大的接触元能够对负载吸收过程中多组节点的彼此滑动，而其他更简单的接触元版本则只能对给定的小范围区域内节点进行分析。与间隙元一样，接触元也需要计算大量的迭代解。此外，接触元问题是出了名的难以计算，这对分析人员的技术技能提出了很高的要求。然而，三维接触元分析在实际应用中出现的频率正在增加。

动物建模

当活体生物对所研究因子的反应是需要考虑的重要因素时，动物模型在此刻能发挥关键的作用。常见的研究问题如材料的生物相容性问题，已经通过使用啮齿动物模型中得到了解决。但是对于整体水平的髋关节植入物研究，通常需要使用较大的动物，最常见的是犬或绵羊。到目前为止，THA植入动物研究大多与犬模型相关。其优点如下：可用性强，活动水平较好，易于训练，寿命适宜，髋关节大小合适，先进的兽医水平和基础设施，以及大规模的信息库，例如，功能解剖和习惯性负荷信息库。绵羊臀部的解剖尺寸更接近人类的解剖尺寸，但是绵羊相对于狗，其实验操作难度更大，维护设施不易获得，因而其在许多研究中心的使用中受到了限制，此外对绵羊的生活习性及关节载荷模式的了解很少。犬和绵羊模型除了与人的形态存在差异外，还有一个主要限制即靠四肢行走，它们在行走过程中通过其他肢体的代偿可以完全或部分地避免施加负荷所带来的痛苦。这使得在四足行走的动物身上难以进行髋关节重建术后的载荷研究。然而，尽管四足行走动物有上述限制，研究髋关节重建的问题时却几乎不使用双足（即灵长类动物）动物模型，这主要是出于伦理及费用方面的考虑。在某些情况下，特殊动物模型如鸸鹋已被应用于股骨头坏死的研究，它是更经济的双足性模型的替代方案。

临床衍生材料

常规的患者影像资料，特别是平片，CT，双能X射线吸收测定（DEXA）和MRI，是用于量化工程分析的信息源。

然而，用于生物力学测量的影像需要专门的拍摄技术，这通常超出了常规影像拍片的要求，而且手工测量难以完成上述要求。使用患者X线片构建机械模型时需要收集大量（通常几十或甚至几百个）的精确坐标，例如，方位，骨性标志物和骨的表面轮廓。该过程可以使用数字化设备来完成，广泛使用的主要有以下两类。第一类是手写板，这需要操作者一手移动手写笔，一手持光标，或其他类似的工具，对影像胶片的点坐标进行编码。最常用的是通过导电垫对其位置定位，或者根据多个麦克风发出的声波及超声脉冲来定位。其测量的精度为十分之几毫米，但是实际上，考虑到人工操作时手的不稳定性等误差时，这种测量方法的精度通常接近1mm。第二种数字化方法是以数字形式对整个胶片进行编码，然后进行图像分析。对于平片或其他类型的胶片，首先需要使用平板扫描器或类似的装置以完成成像步骤。这种方法获得的图像空间分辨率一般为每平方厘米数万像素，对每个像素给予相应的整数灰度值。最常见的灰度分辨率为8位（范围从0～255），但越来越多的高端仪器现在能提供12位的（0～4095）分辨率。如果需要像素的绝对密度，则需要纳入分级校准（graded calibration phantom）。如果图像已经有电子数据格式（例如，CT，数字射线照片或MRI），那么可以省去扫描步骤，但是空间分辨率受原图像的限制，通常为每平方厘米几百到几千个像素。一旦图像被数字化，图像可以在计算机屏幕上呈现，操作者可以对图像进行感兴趣的测

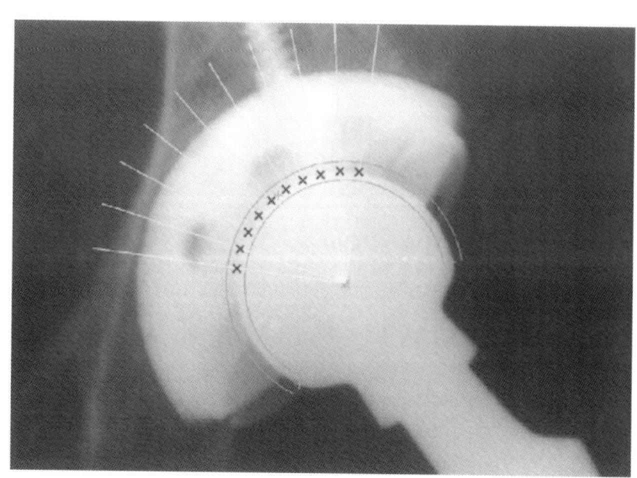

图44.9　临床影像的数字成像分析图示　在这张图片上，髋关节平片已经被数字化，使用计算机在髋关节平片上绘制的测量线。通过对股骨头及髋臼内衬边缘进行自动的灰度检测，可以测量髋臼的磨损程度

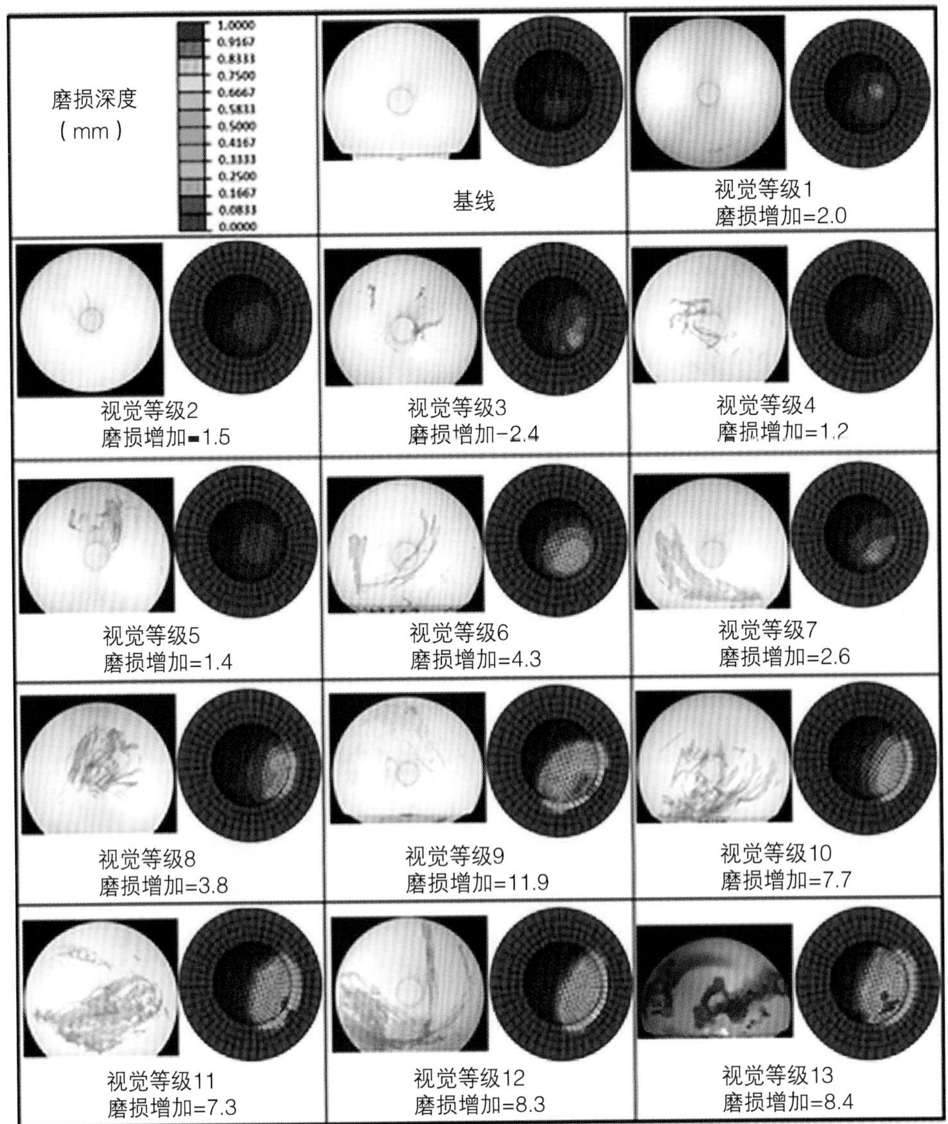

图44.10 计算机模拟的髋关节脱位（以及闭合复位术）后导致的全髋关节的磨损。此处使用光学轮廓测量法的高分辨率成像能够显示出股骨头表面上的划痕/刮擦。将划痕/刮擦的数据输入有限元公式，计算在100万次水平行走步态后，聚乙烯磨损的空间分布

量。测量过程可以通过移动鼠标画线或者通过自动检测图像特征的计算机软件完成，也可以将两种方法相结合（图44.9）。其可应用于测量髋关节骨性结构的移动方向及移动距离，还可应用于聚乙烯磨损的测量，检测并定量放射性信号，以及测量骨密度的变化。

另一个重要的临床信息源是尸检。观察的重点是植入物各组件的情况，其次是髋关节的组织学特征。实验室检查的项目一般有：测量（如髋臼内衬里中轮廓，明显的磨损），植入物与组织接触面的特性（例如，多孔锚定植入物中组织的长入），对植入物固定失败（例如，PMMA断裂表面）或机体组织的不良反应的识别（例如，肉芽肿，骨质溶解），对降解产物的检测（腐蚀，磨损碎屑），及监测骨密度的改变等。尸检除了为植入物的评估直接提供测量数据外，其标本信息还可作为生物力学分析的材料，如实验室的磨损试验或计算的磨损模拟试验，如图44.10所示。因为尸检的材料有两类（失效的植入物与成功的功能性尸检标本），两类标本的参数差别很大，当对获得的参数进行分析时必须牢记标本重建后的最终临床状态。

致谢

财政援助包括美国国立卫生研究院的AR46601，AR47653和AR49919项目及DePuy，Incorporated的赠款。

45

Michael D. Ries

第45章 失败与创新的交替

创新是一种聪明的问题解决方案。而成功的创新取决于许多因素，其中包括对用户潜在需求的识别。在服务行业，创新是一个循环的过程，从对过程的改进开始，提高现有服务之间的衔接效率，提高服务过程的质量，然后通过新类型的服务实现产品的创新。供应方的创新会导致服务价格的下降。然而，这种理论主要以经济模型为基础，或许不适用于全髋关节置换术的创新，因为全髋关节置换的植入物不是由消费者支付并购买，而是由医院购买由保险公司支付。

骨科的创新也可能表现为事件序列的稍微变化，而且在引入新技术后的一段时间内，其成效通常尚未可知。全髋关节置换术创新的着力点包括增加髋关节置换术的时效，改善关节功能并减少术后并发症。全髋关节置换术创新的动机包括需要增加髋关节置换的耐久性，改善功能和减少并发症。创新的其他目标包括降低医疗保健的成本和提高医疗保健服务效率。

创新在全髋关节置换术中的作用随着时间而递增，通过社区接受创新技术所需的时间来对创新进行评估。尽管创新可能基于健全的科学原则并为临床问题提供了合理的解决方案，然而许多创新在应用中并不成功。不成功的创新在应用中将被抛弃，成功的创新将继续在临床实践中应用。

CHARNLEY 髋关节技术

Charnley髋关节技术是髋关节置换术中最重要的一项创新，这项技术从根本上改变了髋关节骨性关节炎末期患者的治疗。先前的髋关节置换术没有解决髋关节植入物难以持久固定的难题。Charnley建议引进聚甲基丙烯酸甲酯骨水泥以及低摩擦的承重面（金属–超高分子量聚乙烯）以减少骨－植入物界面处的应力，他在50多年前就为该问题提供了可靠的解决方案。然而，如果该技术创新是近期提出的，那么它可能需要进行严格的体外试验，动物实验和随机临床试验，这样才能获得通过美国相关部门的监管并被批准使用。然而，Charnley髋关节技术提出的时候，相关的监管标准并不严格。Charnley髋关节的股骨组件最初是不锈钢材料，由于不锈钢杆的疲劳断裂而导致了固定失效。断裂处通常发生在不锈钢杆近端1/3处，断裂从杆的前外侧部分开始。这说明在关节处的压力传导到不锈钢杆处，使其承受了循环的拉伸应力从而出现断裂。这是材料性质引起的失效，因此有更高耐疲劳强度的钴铬或钛“超级合金”代替了不锈钢。虽然现代的钴铬或钛杆偶尔会发生断裂，但是这通常与植入物的设计方案或外科操作技术有关，而与植入物的金属性质无关。

骨水泥病

虽然骨水泥型全髋关节置换术已经非常成功，但晚期的固定失败仍然有发生，这是由于骨水泥降解而引起，因此这种情况被称为“骨水泥病”。

对使用第一代骨水泥技术的早期全髋关节置换术患者进行的为其10年的随访表明，患者体内股骨假体发生松动的占30%，髋臼假体发生松动的占11%。松动的原因是水泥与假体交界处的性质改变，导致了骨水泥的外壳破裂或与骨水泥相互交叉的骨小梁发生坏死或发生微骨折，从而导致了骨水泥－骨界面的固定失效。

股骨假体的高松动率促进了骨水泥技术的发

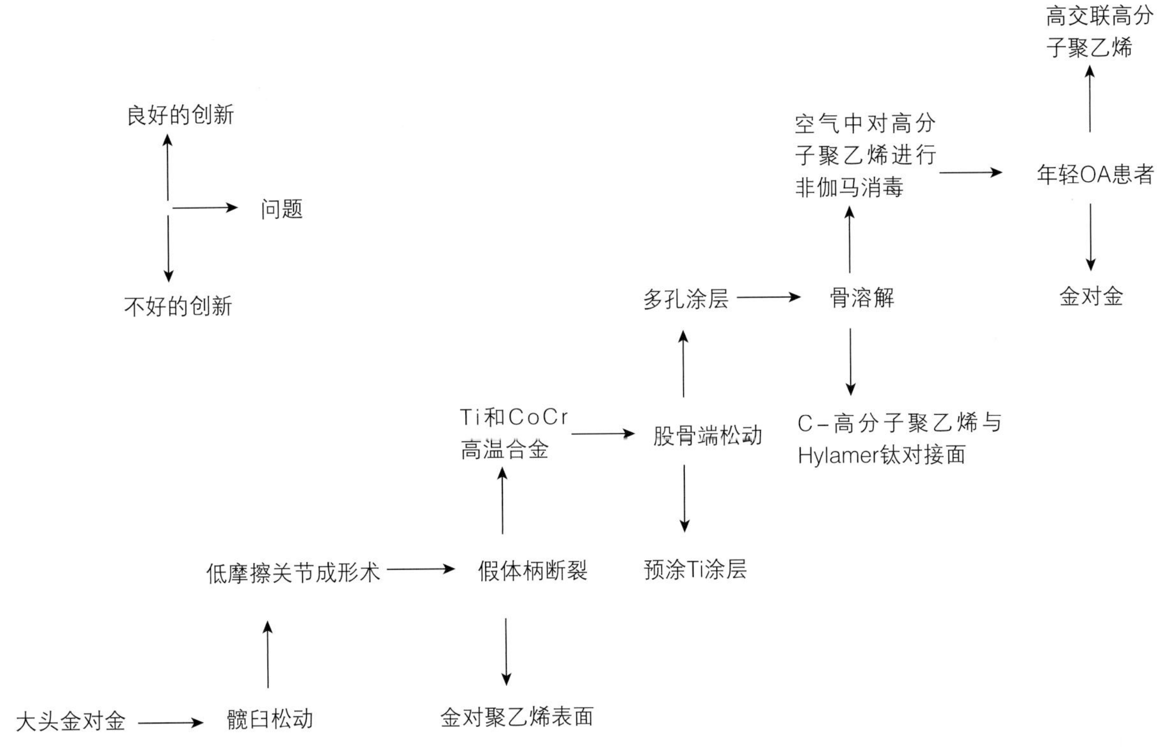

图45.1 全髋关节置换术的创新演变图

展。与前代使用手指将骨水泥灌入股骨髓腔中不同，开发的第二代骨水泥技术包括了髓管塞，灌渠和水泥枪。对骨水泥进行加压后，骨水泥的松动率因此而降低。此外还开发了用于改善骨水泥黏结机械性能并降低骨水泥孔隙率的技术。骨水泥的真空混合目前仍在使用，其被证明是降低骨水泥孔隙率的有效技术，而其他方法例如骨水泥，低黏度骨水泥的离心在体外实验中被证明具有较好的效果，但是目前还没有在体内试验中得到证实。

尸检研究显示，骨水泥自金属植入物表面脱离与骨水泥断裂相伴发生。目前已经对股骨假体进行了抛光处理，降低了骨水泥的黏附。已经开发了具有粗糙表面以及预涂覆有聚甲基丙烯酸甲酯骨水泥的假体柄,这种柄可以实现与骨水泥更持久的黏合。然而，由于粗糙的假体表面与骨水泥的磨损，使得假体柄发生早期松动以及骨质溶解，因此产生了骨水泥碎片。抛光柄的骨水泥剥离不一定会导致骨水泥的固定失败，这提示骨水泥的剥离引起的固定失效与植入物表面光洁度和植入物的设计有关。柄外形的设计与柄的表面光洁度均会引起固定结果的改变，用于胶结的股骨假体的理想的表面光洁度和植入物几何形状仍然是有争议的（图45.1）。

多孔涂层

松动的原因有多种，而20世纪70年代和80年代颗粒磨损碎片引起的骨溶解的作用被大大低估。骨水泥松动的原因在于骨水泥或相邻骨的物理性质改变，1980年开发并大量设计的多孔涂层柄，能有利于骨组织的长入，这可以避免骨水泥固定失效的问题。多孔涂层植入物在动物试验中被证明有效，对于全髋关节置换术的初次置换及再次翻修同样也有较好的效果。组织的长入取决于许多因素，包括假体的材料性质，表面的粗糙化，多孔表面的孔隙尺寸和连通性，以及骨与假体界面的植入稳定性，骨与假体之间的缝隙宽度以及骨床局部的生物学性能。这些因素的适当组合后的相互作用有利于骨整合，从而帮助假体提供对骨的长期持久的生物固定。

生物型全髋关节置换术的关节功能及固定的持久性受假体设计的影响。已经证实远端多孔涂层圆柱股骨假体与应力屏蔽和大腿疼痛相关。减少股骨柄远端的强度及改良多孔涂层范围可以保留了较好的骨整合特性的同时改善大腿疼痛。生物型组配式髋臼假体可以选择不同的内衬，但需要内衬锁定装置，内衬锁定装置可能出现微动及机械学失败。第一代组配式生物型髋臼假体实现了对骨组织的持久固定，但是其内衬锁定装置很容易出现理化性质的改变。外杯边缘处的薄层聚乙烯对内衬进行固定，甚而内衬并没有完全地被放置在臼杯圆顶处。这导致在内衬锁定机构处较高的应力集中，并且增加了内衬从金属壳处脱离的风险。随后开发出的具有良好支撑作用的超高分子量聚乙烯（UHM-WPE）是第二代的组配式假体，这种假体降低了内衬锁定装置理化性质改变的发生率，降低了内衬磨损的风险。然而，假体承重面的磨损及磨损碎片引起的骨溶解仍然在限制着生物型全髋关节置换装置的固定耐久性。

磨损和骨溶解

在20世纪70年代，Willert和Semlitsch观察到磨损产生的碎片和颗粒诱发了骨-骨水泥交界处的生物反应，导致了骨吸收和假体松动。为了减少THA中的磨损碎片，UHMWPE的多种替代物被设计开发，并经过了体外测试应用于临床。

开发的碳强化UHMWPE可以提高常规UHMWPE的耐磨性和抗蠕变性。向UHMWPE（C-Poly）中添加碳纤维确实改善了磨损试验的结果。然而，这也增加了材料的刚度和接触应力。碳纤维在体内从UHMWE脱离，增加了固定的失效率和磨损率。这种材料在临床使用7年后已被遗弃。

对UHMWPE进行热及静压等改造可以增加其结晶度（Hylamer材料）。对这种材料进行的体外试验表明这种处理提高了材料的高屈服强度并减少了蠕变性。然而其弹性模量也随之增加，这可能导致接触应力的增加。尽管前期的临床测试表明其在体外可能会减少植入物的磨损，临床应用中由于磨损的增加引起了假体的失效率增加，因此全髋关节置换术假体的设计逐渐放弃了该种材料的使用。

在组配式股骨假体应用之前，钛材料用于非组配式一体式股骨柄。然而，钛材料比钴铬材料软。虽然体外磨损试验表明钛合金表面有良好的抗磨损行为，体内试验发现钛材料的表面出现了刮伤和严重的磨损，因此钛材料最终被放弃，不再作为全髋关节置换术假体承重面的材料。

20世纪80年代碳增强的UHMWPE材料，Hylamer材料和钛材料的临床失败案例表明，材料的体外模型结果难以对其在体内的疗效进行预测。除非将该创新在临床上进行测试，才能了解其在髋关节置换术临床应用中的疗效。此外还需要对该技术进行长期的临床随访以确定新型假体和手术操作技术的远期疗效。尽管新技术最初的临床结果显示其可能很有应用前景，但新技术的远期效果通常在应用很多年后依然无法评估。

临床结果和体外测试之间的差异引起了测试方法的改进,为此我们开发了髋部模拟器以更准确地预测创新技术在患者体内的效果。这包括了载荷和步态的周期性参数，流体力学的润滑原理和磨损的体外试验计量。在临床研究中已经有了影像学量化方法可以对股骨头进入髋臼内衬的程度进行计量，影像学方法与模拟器的预测效果紧密相关。

髋关节模拟器和临床回顾性研究表明，空气消毒中所用的γ辐射会加重UHMWPE的磨损并影响其机械性能。20世纪90年代中期，通过γ辐射在空气中对髋臼杯灭菌后，引起的髋臼杯氧化降解是公认的临床上存在的问题。随后对灭菌方法进行了改进，在惰性气体环境，环氧乙烷或气体等离子体的环境中，使用γ辐射对其进行灭菌。在空气中使用γ辐射以外的其他灭菌方法的效果显示，氧化分解和植入物的磨损程度得到了改善。

替代轴承

全髋关节置换术年轻患者对日常活动的较高需求，促进了假体承重表面的发展，导致了金属-金属，陶瓷-陶瓷和高度交联的UHMWPE材料的开发及在临床上的使用。髋关节模拟器的研究表明，上述3种轴承的磨损率非常低，在欧洲使用的硬质承重表面取得了良好的临床结果。在20世纪90年代后期和21世纪初，这几种材料得到了美国食品和药物监督管理局的批准（FDA）。

然而，在临床中，金属-金属，陶瓷-陶瓷材料应用于人体后出现一些临床问题，而这些问题并没有在体外测试及FDA对设备进行的测试（IDE）中得到体现。局部软组织对金属碎屑的不良反应已经被报道过，金属-金属材料可能导致严重的软组织破坏。

由于机体组织对金属碎屑的反应属于生理现象，因此体外髋关节的模拟器研究并未发现类似问题。材料的碎裂会导致灾难性的后果，但陶瓷材料却很少会出现碎裂。然而，临床研究表明，使用陶瓷 - 陶瓷植入物的髋关节置换术后，会频繁地出现异响，尽管它很少会发生碎裂，但是其频繁发出异响限制了其在临床上的应用。金属-金属，陶瓷-陶瓷材料有可能导致髋关节假体的临床固定失效，在髋部模拟器复制人体正常负载条件并对材料的磨损进行的研究中，尚未发现会导致此种固定失效的情况。为了最大限度地减少假体设计创新对众多患者所带来的不良临床结果，应将新技术逐步地引入临床，这样可能有助于将意外风险降至最低。

制造方面的故障

制造技术的变化以及不可预料的失败促进了具有良好功能的假体的开发。外科医生在实践中使用特定假体时观察到了临床失败率的增加，这提示设备功能可能存在潜在问题，制造商或外科医生应对其所使用的制造方法或外科技术进行评估。这种模式有助于材料及技术的改进，使其更好地被骨科医生接纳。

陶瓷股骨头也有可能发生碎裂。自20世纪60年代末期以来，氧化铝股骨头已用于全髋关节置换术。氧化锆股骨头被开发作为氧化铝股骨头的替代品，这种材料与氧化铝相比，能提供更强的抗碎裂性能。氧化锆股骨头由氧化锆粉末制成，其在高温下烧结后由氧化锆粉末转变为氧化锆股骨头。氧化锆的强度与材料的结晶相有关。四方相的氧化锆比氧化铝的强度要强得多。然而，在某些热力学条件下，四方相可以转变为单斜相。氧化锆股骨头还含有钇元素，这种元素可以作为一种稳定剂，它能防止氧化锆从四方晶相到单斜晶相的转变。

氧化锆股骨头于1985年在欧洲开始使用，1989年在美国开始使用。然而，1998年，氧化锆股骨头的主要制造商（Saint-Gobain Advanced Ceramics Desmarquest，France）改变了其制造工艺，改进的工艺显著增加了头部的碎裂率。1998年之前的制造方法为，在分批炉中烧结氧化锆股骨头，先将氧化锆股骨头投入炉中，然后升高温度。从1998年开始，该制造方法被更改，由多个加热室组成带式或隧道式炉，氧化锆股骨头以恒定速率通过炉子。皮带或隧道制造方法导致股骨头的冷却速度变快，结果隧道炉中制造的氧化锆股骨头的单斜相显著高于预期。虽然制造商及时确定并召回了有风险的股骨头，但是氧化锆陶瓷在骨科医生中的受欢迎程度仍然很低。

自20世纪80年代初以来，多孔涂层或粗糙的表面的股骨头已经用于非骨水泥髋臼杯的生物固定。如果最初植入时没有达到足够的稳定性，含多孔涂层的非骨水泥髋臼杯可能会发生早期松动。然而髋臼杯早期松动的发生率相对较低。Blumenfeld和Barger报道了Sulzer髋臼杯33%的早期松动率。与其他无骨水泥型多孔涂层组配式髋臼假体，该假体在组织内的固定良好。其松动率增加的原因可能是多孔涂层制造过程的变化，制造过程的变化导致了假体表面上残留油性物质。油性物质可能抑制了骨向内生长到多孔涂层中，因此导致了固定的松动。制造商召回了受影响的假体。虽然Sulzer髋臼杯不再出售，其他种类的多孔涂层髋臼杯成功地提供了对骨的长期生物固定，医生对于生物型固定的热情程度没有受到Sulzer髋臼杯召回事件的影响。

其他潜在的创新障碍

医疗保健成本已经上升了几十年。然而为了技术进步在临床上应用的成功，必须提高配套的护理质量才能达成，护理质量的提高会提高医疗保健的成本并且具有成本效益。因此如果创新技术的价格太贵，这些新技术对于临床应用可能没有太大的实际意义。尽管一些技术创新可能是有效的，但是新技术在制造，开发和测试方面较高的成本，导致了较高的价格，从而限制了其在临床实践中的使用。

全髋关节置换术方面的许多创新是医生和生产厂家之间合作的结晶。外科医生参与开发并评估特定的假体可能会促进该假体在临床实践中的使用，这种合作关系背后可能存在潜在的相关利益，因此引起了监管部门的关注。1997年，美国司法部对美国外科医生顾问与五个主要假体制造商之间的关系进行了调查。假体制造商因此支付了大量的罚款，随后有了与假体制造商进行合作开发创新的顾问人数出现了下降。

FDA监管着在美国境内使用的医疗设备。在1976年5月28日之前，与假体类似的骨科医疗器械在应用于临床实践之前，需要先经过体外测试以获得510（k）许可。然而在1976年之前，与假体存在某些显著不同的新装置在应用于临床实践之前，可能需要通过相对更加严格的体内临床研究，然后才能获得在美国FDA的批准。FDA IDE相关的研究可能需要巨大的花费，需要通过比510（k）许可更严格标准，限制了创新技术的开发。在美国使用的大多数金属-金属，陶瓷-陶瓷髋关节假体，需要通过临床FDA IDE研究才能获得监管部门的批准，然而高度交联的UHMWPE材料只需通过体外试验即可。然而，尽管金属-金属，陶瓷-陶瓷髋关节假体通过了更为严格的FDA IDE体内测试，并且已经获得了FDA的批准，但当陶瓷-陶瓷（存在频繁发出异响的不足）和金属对金属（存在局部组织的不良反应）在临床上广泛使用后，其上述缺陷才被发现。

摘要

全髋关节置换术对有症状的髋关节患者是一种很有创新性的技术。然而，关节置换术效果的持久性依赖于如下因素：假体与骨性结构的稳定性，假体承重面的耐磨损性能，假体自身的材料性质，假体的设计，假体承重面磨损后的碎屑和颗粒多少，机体对碎屑及颗粒生物反应的严重程度。某些需要接受全髋关节置换术的年轻患者对于日常活动有更高的要求，这对假体部件的制造提出了更高的要求，在这种情况下，就更加需要重视上述因素。目前已经开发了多项创新技术旨在解决为全髋关节置换术中可能导致失败的各种因素提供解决方案。然而，并不是所有的创新在临床上都能获得成功。在体外测试及早期临床结果中表现良好的创新技术，在后续的临床使用中，仍然有可能遭遇无法预料的失败。引起较高固定失败率的创新技术在临床中逐渐被淘汰，而在长期的临床应用中获得了成功的创新则被保留下来。这种淘汰和保留的过程逐渐地改善了全髋关节置换术的疗效及假体固定的持久性。

Vikram Chatrath　　Heino Kienapfel
Murali Jasty　　Peter Griss
Paul E. Beaulé

46

第46章　利用骨长入进行固定

历史背景

Greenfield在1909年12月提出了利用骨长入进行固定的最初概念并成功申请了专利。Greenfield认为，若在人工牙根处装入一个金属笼形骨架，骨骼会在骨架内部，周围和连接处生长，因而其生长位置可被安全限制。然而，这个概念被广泛接受的持续时间并不太久。20世纪50年代，人们开始研究利用多孔聚乙烯海绵进行骨改建。Struthers论述了这种材料在自体移植中的作用。而其他研究则主要包括可吸收多孔聚氨酯和聚四氟乙烯。

最早拥有足够的机械强度并可承载成形手术载荷的多孔材料为生物陶瓷，其为Smith在1963年提出的一种多孔陶瓷塑料复合材料 。他当时认为这些多孔材料可与骨骼在生物学和生物力学方面均可较好匹配。然而，由于这些材料中的孔径太小（可允许骨长入以保持假体机械稳定的孔隙）（1 ~ 25μm），并不能发生骨长入。

假体表面多孔涂层材料在20世纪60年代晚期和70年代早期发展最快。Hulbert意识到了孔径和材料强度在骨长入中的重要性。他提出利用多孔陶瓷来帮助骨长入并为植入的假体提供机械固定。1968年，Hirschhorn和Reynolds最先报道了将多孔金属（钴铬合金）作为植入材料，并在生产过程中利用粉末冶金技术。1969年， Lueck等报道了关于一种多孔的商业纯钛纤维复合材料的制造和植入。他们认为利用在孔隙率足够大且允许完成骨长入的条件下，粉末冶金技术生产的多孔金属材料的强度较差。从那时起，人们一直在研究Rostoker和Galante提出的纤维-金属材料，这种材料当前仍旧在全髋假体和全膝关节假体的临床手术中被用作假体涂层。在欧洲，Ducheyne等开发了孔径为50 ~ 100μm的不锈钢多孔涂层，并在动态载荷条件下进行了大量的动物实验。

20世纪70年代，Welsh、 Pilliar和Cameron继续进行了关于多孔钴铬合金的研究，而Bobyn和其他学者也使其得到了进一步发展。他们通过烧结直径为44μm左右的金属微球制成假体样品。根据犬骨皮质模型的机械推出实验，他们发现无论孔径大小，这种材料都是有效的。这种研究是当前的多孔钴铬合金涂层的基础。

学者们也对多孔聚合物,如多孔聚乙烯和多孔聚砜进行了研究，然而由于磨损和机械强度不足，其并没有得到广泛使用。聚四氟乙烯-石墨纤维（原生质体）复合材料曾经在临床上进行研究，然而由于失败率较高，最终也未得以发展。

利用当前的冶金技术可将多种类型的多孔表面处理，如不同材料、孔径、孔隙形状和多孔涂层黏附于金属假体表面（图46.1）。当今大多数关节置换术都利用生物学固定法多孔表面金属假体。本章的余下各节将讨论假体在全关节置换术中作为承重部件在临床使用中的要求和结果。

骨长入的基本要求

目前，对于骨整合和骨长入的基本要求方面的理解已非常充分。骨改建主要指假体和骨骼之间的黏附，在这个过程中，假体通过多孔表面的骨长入（a）或在非多孔粗糙表面或者有微观纹理的假体表面的骨长入（b）而成为骨骼的一部分。骨长入是指假体多孔质表面结构的骨形成与内嵌骨针在多孔涂

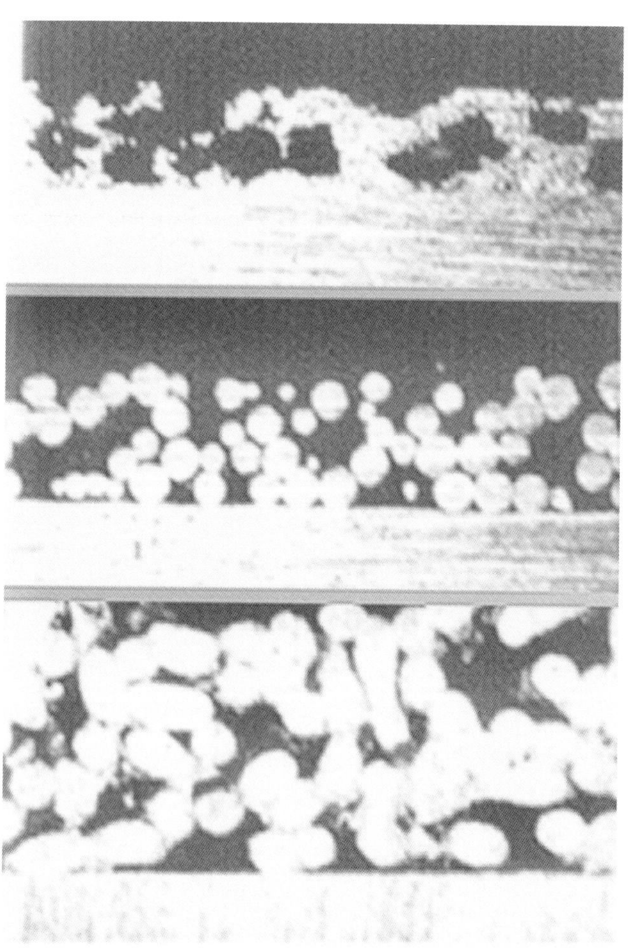

图46.1 普通多孔涂层的剖面图。上图：等离子喷涂涂层 中图：烧结球涂层 下图：纤维网状涂层

层内的互连。本章主要讨论了后者的情况，而动物实验证明纹理表面（如磨砂形成的粗糙表面）的假体对骨-假体黏合效果同样良好。因此，本文的骨长入指的是拥有多孔表面结构的骨互连，它是一种三维互连多孔涂层。

在进行骨磨锉和扩髓后植入多孔涂层假体的生理反应就类似于松质骨的愈合过程，生成的新组织会占据多孔材料的空隙位置。长骨髓腔钻孔和髋臼软骨下骨磨锉出的腔隙的修复与血肿和间叶组织形成有关，这些组织最终被编织骨替代。假体多孔涂层表面膜内成骨在术后一周内即可发现，而进一步形成的编制骨在术后3周才开始形成。作为髓腔重建的一部分，皮质骨在术后6周左右开始形成。稳定坚强固定后的骨折愈合，没有纤维软骨期的形成。然而，在多孔涂层假体表面，少数区域可发现骨痂和软骨，这表明在骨-多孔涂层界面可能会发生少量的微动。因此，利用骨长入进行生物固定的临床成功取决于假体-骨界面的稳定性。只有纤维组织固定的假体有时临床假体功能也很好，但是可靠程度和使用寿命不及骨长入固定。

植入材料的生物相容性

各种金属、陶瓷和聚合物植入材料多年来一直被应用于关节置换手术。这些植入材料的生物相容性不同。通过动物实验研究发现，材料表面附近的反应骨形成可分为间隙成骨，接触成骨和吸附成骨（图46.1）。然而透视电子显微镜研究结果表明，化学纯钛（Ti）（CP），Ti6Al4V，钴铬合金（CoCr）和不锈钢假体的假体-骨界面超微结构基本相似。

于是，多种多孔表面结构得以发展，如多孔金属（钛）， 钴- 铬-钼合金和不锈钢，多孔聚合物（聚四氟乙烯，聚乙烯、聚砜和聚丙烯，多孔碳和多孔陶瓷。然而，只有钛、钴- 铬-钼合金，聚四氟乙烯、聚砜和聚乙烯制成的多孔涂层在临床上得以应用。目前，最常见的多孔材料为多孔金属涂层，其具有优异的生物相容性和强度。这些涂层用烧结技术制成（包括CoCr 微球，CoCr 纤维-金属复合物，CP Ti 维-金属复合物，和CP Ti 微球）。烧结技术也包括扩散焊接技术，这种技术将金属钛纤维置于适宜的压力和温度条件下并加压成为固体钛，从而将纤维多孔涂层与金属基板进行焊接。近年来，由于表面孔隙率大于微球和金属纤维涂层孔隙率，利用钛材料制成的骨小梁金属（TM）一时广为流行（表46.1）。

表46.1 生物相容材料及活性骨生成

材料	生物相容性范围	活性骨生成
PMMA	生物学相容	间隙成骨
不锈钢	生物学相容	间隙成骨
氧化铝陶瓷	生物惰性	接触成骨
碳	生物惰性	接触成骨
钛合金	生物惰性	接触成骨
钴铬合金	生物惰性	接触成骨
磷酸钙陶瓷	生物活性	吸附成骨
活性表面玻璃	生物活性	吸附成骨

骨长入评估实验模型

专家们利用大量的动物模型来评估骨长入。若使用啮齿类动物，其缺点为它的骨成型率相对较高。在灵长目动物、狗、羊和猪标本内得出的骨成型率与人体的骨成型率较为接近。因此，大量的实验研究都利用了这些实验模型，并利用对骨长入的固定强度进行定量评估。最近一项研究中，专家们对骨长入实验中的灵长目动物和狗进行了比较，发现在两种动物模型的实验内的骨长入并无明显差异，表明当前利用犬类进行跨物种试验得出的数据是可以接受的。

大多数模型都被设计了承重模式和无承重模式。这两种模式下，假体利用压配技术进行固定，假体与宿主骨会紧密接触或因为过度扩锉出现空隙。利用压配固定时，对照组通常使用未经表面处理的压配假体。而对假体-骨之间的空隙进行研究时，阴性对照利用未经表面处理的压配假体，阳性对照使用表面处理后的压配假体。

还有一种更复杂确更接近临床的方法，就是采用翻修承重模型。在这种模型里，最初采用骨水泥固定的假体模拟假体松动。这种松动推测可能是由组织细胞反应和骨吸收引起的。一旦发生骨水泥假体松动，通过手术取出，并将松动的假体替换为非骨水泥多孔涂层的翻修假体。由于发生松动，该处假体的骨髓腔缺少正常髓腔结构，并且在翻修假体和宿主骨之间会出现空隙。在翻修模型研究中，阴性对照采用未经表面处理的假体。这种阴性对照可以用来检测材料本身的效果（即，决定其是否能够提高骨长入量或假体固定强度）。而阳性对照则能够显示能够达到的最大骨长入量和假体固定强度。

孔径、空隙形态和孔隙率

只有当孔径大小合适时，多孔涂层处才会发生骨长入。骨小梁和骨板厚度大概为几十微米，而如果要发生骨长入，孔径也要保持在这个范围内。当孔径大于100μm时，结构骨（骨小梁和皮质骨）会发生骨长入，这是需要出现的状态。而当孔径>500μm<1mm时，其表面结构就并非为三维互连多孔表面，而是一种粗糙表面，从理论上讲，这可能会引起表面剪切强度的下降。专家们将犬类模型的孔径范围设为50～800μm，并对其对固定强度的影响进行了研究。结果表明，当孔径<100μm，孔径越大，则固定强度越大。同时大量研究表明，当孔径范围位于150～400μm时，孔径的大小不会影响固定强度。在承重式犬类全髋关节置换模型中，当髋臼假体的孔径为450μm和200μm时，骨长入量会大于孔径为140μm的假体。以上研究表明，孔径的可选择范围为100~400μm。而目前大多数多孔涂层假体的孔径都保持在这个范围之内。

多孔涂层的孔隙率同样是影响多孔涂层假体固定性能的一个重要参数。当前可利用烧结技术将孔隙度保持在30%～50%左右。相对于等离子喷涂或烧结金属微球涂层来讲，丝网状和罗眼状的多孔涂层可允许的孔隙率更高，且并不会影响涂层的结构完整性。早期的一些等离子喷涂或烧结金属微球涂层可能存在涂层疏松的问题，但目前使用的大多涂层都拥有足够的强度和孔隙率，且在临床上获得了成功。

另一个影响多孔涂层界面力学性能的参数为互连孔隙的大小。它指的是多孔表面内的一个孔与另一孔相接时的孔隙大小。由于内生长骨的三维互连性，大多数互连孔的孔径尺寸都能够使骨-多孔涂层界面在牵拉应力下保持较好的强度。互连孔径尺寸一定程度上依赖于制造多孔表面的技术。一般来讲，纤维-金属、TM和丝网状多孔涂层的互连孔大于烧结多孔涂层的互连孔，而烧结多孔涂层的互连孔大于等离子喷涂和磨砂粗糙表面涂层的互连孔。其原因是多孔表面的丝网状几何结构比球状和喷涂表面更容易控制。例如，孔隙的几何形状和大小是由球状的直径和烧结球状涂层的间距决定的。若使球体尺寸增加或使其变得疏松来增加互连孔尺寸，则会造成球体间互连（焊接）的松动，从而引起使多孔涂层强度降低。然而，通过目前的烧结技术已经能够提供足够的多孔涂层强度和骨-多孔涂层界面的强度，从而使临床上多孔涂层假体与骨骼之间的固定足够稳定持久。一些新发明的多孔涂层，如TM多孔涂层，可以在保持高多孔涂层强度的条件下，

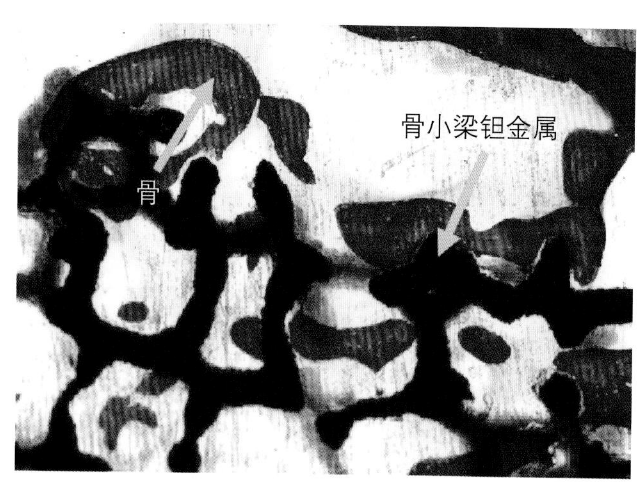

图46.2　骨小梁钽金属多孔涂层内的骨长入

增加孔隙率和互连孔尺寸（图46.2）。

假体稳定性和微动

生物型多孔涂层假体的长期稳定需要骨长入。这些假体最初通过机械方法进行牢固固定，从而为远期稳定需要的骨长入提供条件。而初始固定通过多种手术方法进行，如螺钉辅助固定，假体特殊设计辅助固定（如假体突出部分和锥度），或者将假体压配植入比其稍小的腔内。初始固定方法的选择取决于假体类型，植入位置和设计者的理念。大多数髋臼组件为半球形，并通过压配入比其稍小的骨腔内而固定，然后通过经臼杯向周围骨骼植入螺钉来进行辅助固定。大多数股骨假体为圆柱形或锥形，通过压装进入股骨髓腔，骨干部和干骺端髓腔扩锉时需略小于假体尺寸。

多孔表面的假体的骨长入依赖于假体与髓腔紧密的初始稳定。随着时间的推移，骨骼会在互连孔中生长，并使假体和骨头紧密相连。如果骨骼一直在孔内生长，理论上表明此假体能够保持永久稳定。然而，一旦发生非常轻微的位移，则会抑制、阻止或延迟孔内的骨长入。有证明表明，假体和宿主骨之间的较大相对位移会形成纤维性结缔组织，而不是骨长入。假体越稳定，则其与宿主骨之间发生相对位移的可能性越小。

实验研究表明，对多孔涂层假体而言，150μm的微动就会造成纤维性结缔组织。150μm的微动会在多孔钛丝表面形成非层板骨（图46.3）。然而，涂

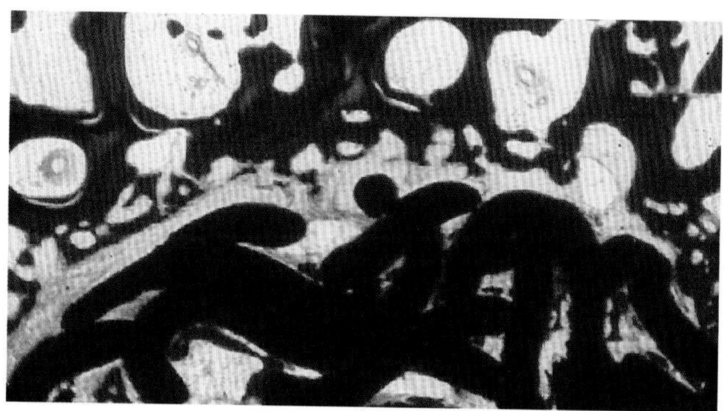

图46.3　体内位移为150μm时，多孔涂层界面形成的纤维组织

层内的非层板骨和假体附近的骨小梁却无法连接在一起。若发生40μm的位移，则会在界面处形成骨骼和纤维组织的混合物。而0～20μm的位移则对骨长入没有影响，且不会形成纤维组织或纤维软骨。

除了研究骨内假体塞置换的固定，专家们也测量了犬股骨假体的初始稳定性，并将其和发生骨长入后的体内股骨组件的稳定性进行了比较。研究表明，股骨假体植入后很快就会发生60μm的平均微动，但在这种情况下，骨长入情况良好。若骨长入的微动小于10μm，则股骨假体的稳定性会大大提升。

后来专家们利用伦琴射线立体摄影测量分析（RSA）研究了多孔表层THA假体和全膝关节假体（TKA），发现在多数情况下，其微动都会远高于骨长入的允许程度。而即使是在这种位移的情况下，仍旧会出现骨长入。

羟磷灰石（HA）涂层会对承重型犬骨折模型的纤维组织成型有一定的影响，其允许微动范围为150μm。在这项研究中，HA涂层和钛多孔涂层假体都只产生了纤维组织。然而，HA涂层假体的纤维锚定能力更强，并且会产生纤维软骨，高胶原蛋白浓度和定向排列的胶原纤维。

而且，若只通过微动来决定骨长入的初始稳定性，其结果未必准确。因为假体在体内受多种应力的影响，其位移方向也不是固定的。手术之后的数日或数周内，假体通过软骨内成骨、膜内骨合成、内生长骨成熟和骨改建逐步稳定，每一种方式都可以在给定负荷条件下减少微动。尽管存在这些现象，但由于周围骨质疏松和骨改建，初始压配作用

会逐渐削弱。因此，很难精确确定产生骨长入或纤维组织形成的微动临界值。然而，人们普遍认为，假体的初始稳定性的微动应控制在100μm之内以利于骨长入。

可以得出的结论是，骨长入取决于其最优的初期稳定性。从临床的角度看，这种初期稳定性取决于假体设计（截面几何形状，重复固定方式和假体-骨弹性模量匹配），植入技术（骨磨锉、扩髓、骨钻孔和截骨等），手术技术（植入技术的准确性）和患者因素（骨质量，骨缺损）。大多数现代假体和目前的手术技术都能够实现多孔表面骨长入连续可靠的固定。

界面距离

若多孔表面和宿主骨之间不存在直接和连续的界面，则会对承重状态和非承重状态的骨长入和固定强度产生负面影响。大量骨折模型拥有可控制的间隙和稳定的假体，也证明了这种界面对骨长入间隙和固定强度的抑制作用 。

在动物实验中，专家们采用犬全髋置换模型进行研究，发现一旦承重多孔臼杯假体中骨骼和多孔涂层的间隙在植入手术后达到0.5mm，就会对骨长入造成负面影响，并会形成纤维组织。虽然翻修手术中产生间隙的现象是不可避免的，但可以通过手术技术、工具和假体设计使手术精确度更高。

专家们将钛多孔涂层假体的间隙设为2mm并植入非承重骨折模型中，以分析HA涂层的影响。术后3周发现，通过压配方式植入的假体的骨长入量比间隙控制在2mm内的假体大6倍。其他研究也表明，2mm的界面间隙对骨长入影响较小。

而根据两项研究的结果，当间隙为3mm时，骨长入同样会减弱。相对于骨-假体紧密相连的压配假体植入模型，骨长入量减小了6倍。在非承重犬类研究中，专家们将间隙分别为2mm，1mm和0.5mm的压配试验模型进行了对比。结果证明，间隙的增加会使骨长入和固定强度降低。

这些临床研究说明了通过精确的技术、工具和假体设计实现假体-骨直接连接的重要性。

应力遮挡

若使用非骨水泥型多孔涂层股骨假体，并且假体尺寸较大且硬度较高时，应力遮挡造成的近端股骨皮质的骨流失是一个普遍的问题。这种现象的原因是，当原始骨如股骨由于负荷而发生形变时，因为直径大于14mm金属假体组件的硬度远远大于皮质骨，骨长入也对原始骨形成一定的负荷，可以阻止骨变形（弯曲），近端股骨的应力非常低，可能会造成骨萎缩。假体的多孔涂层覆盖越广，应力遮挡越明显。假体尺寸越大，应力遮挡也越明显。

犬类研究已经证明了这种应力遮挡的存在。固定于干骺端和骨干各处的多孔假体（骨干和干骺端的多孔涂层）在术后6周内就会形成皮质萎缩和骨痂。由于空心组件的硬度较低，相对于硬质股骨柄来讲，空心股骨组件在近端形成的皮质萎缩较少。若假体的多孔涂层只设计在近端处，其相对于全多孔涂层的组件造成的近端皮质萎缩也相对较少。

在动物实验中，专家们通过使用小金属芯的复合塑料股骨组件来降低股骨组件的硬度。混合塑料股骨柄芯由碳纤维制成，其四周为模制聚醚醚酮材料（PEEK），外部为纤维-金属多孔涂层，专家已经开展了使用此类骨柄的犬类实验。混合股骨柄的硬度约为金属骨柄的25%。尽管其模量较低，这种骨柄的多孔层仍旧很适合骨长入，此外，这种骨柄的骨长入数量和质量与金属骨柄并无明显区别，它的优点是可以使减少近端股骨的皮质萎缩。这种复合塑料骨柄已经在临床上使用，并在股管较大的患者身上取得了良好的效果。

许多外科医生认为假体的多孔涂层只设计在近端处比全多孔涂层设计更好。可以减少近端骨萎缩和股骨疼痛。它能够减少股骨疼痛的原因是它降低了股骨组件端部的应力集中程度。尽管相对于全多孔涂层设计，仅在近端设计多孔涂层也会使涂层的面积减少，但多数临床实践表明，这种设计产生的骨长入仍然能给患者的假体提供足够的稳定性。

增强骨长入

尽管当前的假体和手术技术可以实现完美的生

表46.2	区域因素对骨长入和固定强度的影响								
	非承重模型		承重模型						
作者（参考）	pf	间隙	pf	间隙	翻修	物种	时间间隔（周）	控制方式	评价
自体骨移植									
Rivero	O					狗	2, 4, 6	ut	
Lewis		+				狗	4, 8, 16	ut, pf	pf 4周后
Kienapfel		+				狗	4, 8	ut	
Shen		(+)				兔子	4, 8, 12	ut	pf 8周后
Kang				+		狗	6, 12	ut	
McDonald					+	狗	12	ut	
Turner					+	狗	24	ut	
Hofmann	+					人	6 ~ 49	ut	
新鲜冰冻异体骨移植									
Lewis		+				狗	4, 8, 16	ut, pf	pf 4周后
Soballe		+				狗	6	ut	
McDonald					+	狗	12	ut	
冻干异体骨移植									
Kienapfel		(–)				狗	4, 8	ut	
脱矿骨基质									
McLaughlin	+					狗	6	ut	
Rivero	–					狗	2, 4, 6	ut	
Shen		(+)				兔子	4, 8, 12	ut	pf 8周后
带纤维蛋白黏合结构的脱矿骨基质									
Shen		(–)				兔子	4, 8, 12	ut	
骨形成蛋白									
Kozinn		(–)				兔子	1 ~ 8	ut	
Herrmens				(–)		狗	3 ~ 8	ABG	
转化生长因子–β（伴有HA/TCP涂层）									
Sumner		+				狗	4	ut	
前列腺素F2a									
Trancik	+					兔子	2, 4, 8	ut	
纤维蛋白黏合系统									
Pflüger		+				狗	1	ut	间隙极小
Kienapfel		(–)				狗	4, 8	ut	
Roy					(–)	狗	12	ABG	No homog. 间隙

注：+，增强骨长入和/或固定强度；–，抑制骨长入和/或固定强度；(o)，无增强或抑制；(+)，可能性增强且无不良控制（未处理间隙）；(–)，可能性抑制且无不良控制；ABG，自体骨移植；HA，羟磷灰石；pf，压装；翻修，翻修模式；TCP，磷酸三钙；ut，未处理控制。此表格未包括磷酸钙陶瓷

物固定和持久的骨长入，对于精力充沛但骨骼质量较差的患者和接收翻修手术的患者来讲，在术后前期仍然需要通过生物手段来增强骨长入。外科医学尝试过许多方法来增强骨长入速度和增加骨长入量。并将不同载体应用于自体或异体骨移植，脱钙骨，电磁辐射，系统抗骨吸收剂，骨引导钙磷酸盐，骨诱导刺激蛋白以刺激实验中多孔表面假体的骨长入。以上研究和其他与区域因素相关的研究对骨长入的干扰因素进行了总结，如表46.2 ~ 表46.6所示。

但直到最近，自体骨移植开始成为增强骨长入的骨移植材料的黄金法则。虽然并未明确其原理机

表46.3 区域因素对骨长入和固定强度的影响：磷酸钙陶瓷

	非承重模型		承重模型						
作者（参考）	pf	间隙	pf	间隙	翻修	物种	时间间隔（周）	控制方式	评价
磷酸钙e颗粒									
Lewis	+					狗	4, 8, 16	ut, pf	TCP, pf
Kang				–		狗	12	ut	HA/TCP/ABG
Greis				–		狗	12, 24	ut	HA/TCP/BM/Co
Russotti				(–)		狗	12	ut	HA/TCP
Turner					+	狗	24	ut	HA/TCP
Spivak		+				狗	6, 12	ut	HA/血液
磷酸钙e涂层									
Ducheyne	+					狗	2, 4, 12	ut	HA slurry
Rivero	(+)					狗	1, 2, 4, 6	ut	HA plsp
Mayor	(–)					兔子	3	ut	TCP plsp
Soballe		+				狗	6	ut	HA plsp
Soballe		+				狗	4 ~ 16	ut	HA plsp
Jasty			+			狗	3	ut	HA/TCP plsp
Greis					(+)	狗	12	ut	HA/TCP plsp
Spivak	+					狗	6, 12	ut	HA sputtercoat
Tisdel	+					兔子	1, 2, 3, 4, 6,12, 24	ut	HA/TCP plsp
Cook	+					狗	2, 4, 6, 8, 12	ut	HA plsp
Orth	+					小型猪	4, 8, 12, 24	ut	HA plsp
Kienapfel		+				绵羊	3	ut	HA plsp
Moroni	+					狗	12	ut	HA plsp

注：+，增强骨长入和/或固定强度；–，抑制骨长入和/或固定强度；(o)，无增强或抑制；(+)，可能性增强且无不良控制（未处理间隙）；(–)，可能性抑制且无不良控制；BM，骨髓；HA，羟磷灰石；pf，压装；plsp，等离子喷涂；翻修，翻修模式；TCP，磷酸三钙；ut，未处理控制。

表46.4 区域因素对骨长入和固定强度的影响：电磁辐射因素

	非承重模型		承重模型						
作者（参考）	pf	间隙	pf	间隙	翻修	物种	时间间隔（周）	控制方式	评价
电刺激									
Rivero	(–)					狗	4	ut	icpemf
Schutzer			(–)			狗	6	ut	ccpemf
Park	+					狗	2 ~ 6	ut	des
Weinstein	+					狗	1 ~ 8	ut	des
Colella	+					狗	1, 2, 3	des	
Berry	+					狗	1 ~ 10	des	
照射治疗									
Sumner	(–)					狗	2, 4, 6	ut	500 rad
Sumner	–					狗	2, 4, 6	ut	1000 rad
Chin	–					狗	12	ut	5500 rad

注：+，增强骨长入和/或固定强度；–，抑制骨长入和/或固定强度；(o)，无增强或抑制；(+)，可能性增强且无不良控制（未处理间隙）；(–)，可能性抑制且无不良控制；电容耦合电场；des，直接电刺激；icpemf，电感耦合脉冲电磁场；pf，压装；ut，未处理控制。德意志研究联合会授权KI 354/1–1

表46.5　系统因素对骨长入和固定强度的影响

	非承重模型		承重模型						
作者（参考）	**pf**	**间隙**	**pf**	**间隙**	**翻修**	**物种**	**时间间隔（周）**	**控制方式**	**评价**
吲哚美辛									
Cook	(–)					狗	3, 6, 8, 12, 24	ut	
二钠[1-羟基乙叉]二膦酸盐									
Kitsugi	(–)					兔子	8	ut	0.1 ~ 1mg/d
Kitsugi	+					兔子	8	ut	2.5 ~ 5mg/d
因素XIII									
Kienapfel	+					绵羊	3	ut	FXIII conc
Kienapfel	(–)					绵羊	3	ut	rec FXIII
雌激素									
Shaw	(–)					猴	22	ut	oox
Shaw	(–)					狗	22	ut	oox
华法林									
Callahan	–					山羊	3, 6, 12	ut	
醋酸氢化可的松									
Guyton	(–)					山羊	3, 6, 12, 26, 52	ut	5mg/kg SQ
氨甲蝶呤									
Lisecki	–					山羊	3, 6, 12, 26, 52	ut	
香豆素									
Lisecki	(–)					山羊	3, 6, 12, 26, 52	ut	
铂类药物									
Young	–					狗	12	ut	postop med
Young	(–)					狗	12	ut	preop med

注：+，增强骨长入和/或固定强度；–，抑制骨长入和/或固定强度；(o)，无增强或抑制；(+)，可能性增强且无不良控制（未处理间隙）；(–)，可能性抑制且无不良控制；F XIII conc，人为因素XIII浓缩（Fibrogammin, Behringwerke Marburg, FRG）；HA，羟磷灰石；oox，卵巢切除术；pf，压装；rec F XIII，重组因子XIII（Behringwerke Marburg）；SQ，皮下注射；ut，未处理控制

制，但可确定自体骨结合了骨引导属性，骨诱导属性，并刺激炎症反应和释放细胞因子。

骨传导现象指将受体床内的芽生毛细血管的生长，血管周围组织，骨间质细胞传导至假体和移植物的三维结构内。多孔表面和无孔表面皆可用磷酸钙陶瓷涂层以增强骨传导效果。但对于无孔表面来讲，耐久性是最主要的问题，而磷酸钙涂层对金属多孔和金属纹理表面的骨长入增强性能有待分析。考虑到使用磷酸钙能够增强骨长入，将磷酸钙-金属多孔涂层和内生长骨多孔表面进行机械互连，其临床耐久性就会显著增加。然而，这种涂层的临床效果仍有待验证。

骨诱导过程有助于未分化血管周围间充质细胞的有丝分裂作用，从而增加骨间质细胞增殖能力以形成新生骨。最近一项研究表明，若结合局部骨传导因子（羟磷灰石-三钙-磷化涂层）和局部骨诱导因子（转化生长因子-1）来增强假体骨长入，其结果优于自体骨移植的效果。

多孔涂层的骨传导磷酸钙涂层（等离子喷涂可吸收羟磷灰石/磷酸三钙）可使犬类全髋模型的髋臼组件的骨长入量在术后3周增加20%。然而，当骨骼和多孔表面未良好接触时，这种涂层并不能增强骨长入。并且这种增强过程在术后6周就会终止。

近来的遗传工程技术中的骨诱导材料可显著增强骨愈合，因此其也被认为能够通过骨长入来提高假体的固定性能。这些在假体局部和骨腔内形成的介质可在初次手术和翻修手术中提供有利于骨长入的环境。然而，对这些材料和各种参数，如剂量，物理成分和适当的载体系统的最佳应用并未充分验证。

在犬全髋关节置换术中，若髋骨头半径为2cm且髋臼假体间隙为2mm，带磷酸钙载体（BSM）的BMP-2重组能够促进多孔涂层附近的多骨间隙的桥接。此外，尽管骨与假体紧密连接处的骨长入并未

表46.6 新型多孔材料的属性

产品	制造商	孔径	孔隙度（%）	弹性模量和抗压强度	摩擦系数	因素	结构	工艺细节
钽(2003)	Zimmer	400～500μm	80	3 GPa 50～70 MPA	0.98	钽	完全联合多孔重复的十二面体结构	玻璃碳涂层的钽层骨架防潮沉积和渗透过程
StikTite	Smith and Nephew	200μm	60	115 GPa ?	1.3	钛合金(Ti–6Al–4V)	非对称钛假体表面粉尘	钛传统烧结的147μm不规则粗糙颗粒
三钛合金	Stryker	540	70	115 GPa 60 MPa	1.01	CP	钛	重复晶格设计
Gription	DePuy	300	60	1.2 CP	钛	非规则形状工业纯钛碎片		
BioFoam	Micro Port	200	67	钛				
ReGenerex	Biomet	300	65	1.9 GPa 157 MPa		钛合金(Ti–6Al–4V)	支架结构有助于形成三维质	连着常规组件有助于促进骨长入表面或作为单独增强结构

明显增加，但是骨假体之间间隙部分的骨长入持续增长。这种观察也通过大量测量得以证实。

由此看来，合成骨诱导材料和骨形成蛋白能够增强骨长入。即使骨与多孔涂层之间有缺陷，骨形成蛋白拥有更好的骨长入增强效果。尽管这种方法目前的临床费用较高，但是在翻修手术中的远期临床效果应该是最好的。

多孔金属和涂层的临床应用

基于多骨长入原则的非骨水泥固定过去20年中在人工髋关节置换术中取得了良好的临床效果，在术后10年的随访中，其失败率皆小于5%。为了进一步减少松动率，专家们研制出了特别适用于髋臼侧和翻修手术中的新型界面材料。这种材料能够增加孔隙度和摩擦系数，从而形成“最初抗刮结合”和“更优骨长入”。同松质骨一样，“多孔金属”也能够降低假体硬度。多孔金属的优点包括：

a. 良好的生物相容性

b. 缺陷周围区域的类组织的机械性能

c. 孔径：支架的大孔率为(孔径＞100mm)，微孔率为（孔径＜20mm），这些孔应当是互连的

d. 合理的生产成本

可通过钛粉（StikTite）、钛粒子烧结泡沫（Tritanium）、钛合金多孔等离子喷涂、碳架内的蒸汽沉积钽和多孔钛泡沫（Biofoam）的形式合理控制成本。详见表46.1。

关于不同厂家生产的多孔金属产品的机械和生物性能的数据报道和比较中存在各种各样的问题。并且，通过这些数据推导的方法并没有统一的标准。一个关于摩擦系数的有趣的现象为：相对于钽来讲，Biofoam摩擦系数与骨发泡呈负相关，且骨发泡与松质骨呈负相关。即使可以利用同样的方法获得这些数据，也不存在进行“两种参数”比较的行业控制标准。由于大多数生产厂家报道的机械和生物性能在一定程度上取决于其内部的未发表数据，这种情况变得更加复杂。

多孔金属技术早期主要应用于髋臼翻修技术，而目前其已经可以应用于各种临床情况。利用这种技术在全髋关节置换术中制造髋臼假体、股骨柄、胫骨假体、髌骨假体、脊柱假体、肩臼假体和肱骨柄。在任何情况下，宿主骨的质量、数量和生物潜能都得益于多孔金属技术的应用。

初次THR术中的多孔金属的适应证为髋臼骨量不足时，包括：

创伤后骨缺陷（特别创伤内固定术后缺损）

化脓性髋关节炎造成的骨缺损

缺血性坏死造成的髋臼骨缺损

放射治疗后的生长减弱

转移性肿瘤治疗累计髋臼

THR翻修术中，多孔金属技术应用的适应证相对直观，即，若骨长入数量和/或质量不足，以致有可能降低传统多孔涂层假体的成功率。可以说，增强型多孔金属技术能够在所有情况下增加髋臼翻修手术的成功率。然而，如何进行髋臼重建（和对多孔金属的需求程度）很大程度上取决于骨缺陷。因此，骨缺陷的分类对临床治疗计划显得十分重要。本中心临床研究中，我们发现最有效的分类系统是Gross分类，Saleh等对其准确性进行过研究证实。此分类系统为髋臼翻修和重建手术中骨移植的应用和特定的假体植入提供了一个非常实用的指南。

临床效果

TM最早广泛用于髋部手术，并在2003年开始用于制作髋臼假体。因此，对多孔金属中的TM技术进行的研究和报道也是最广泛的。但是，TM假体的远期临床效果有待更多高质量研究证实。根据其他生产厂家的实验结果，这种报道并不确切。

许多报道表明，TM在以下临床实践中的中期疗效较好：

1. 初次THR术
2. 髋部放射治疗史
3. 髋臼骨缺损
4. 初次TKA 术
5. 应用TM柄的TKA翻修术

最近临床上也报道三钛合金的优良性能。其包括了三钛合金在THR初次和翻修术中的应用。RSA与带烧结焊道表面StikTite的比较研究也表现出了其优秀的生物生长性能。

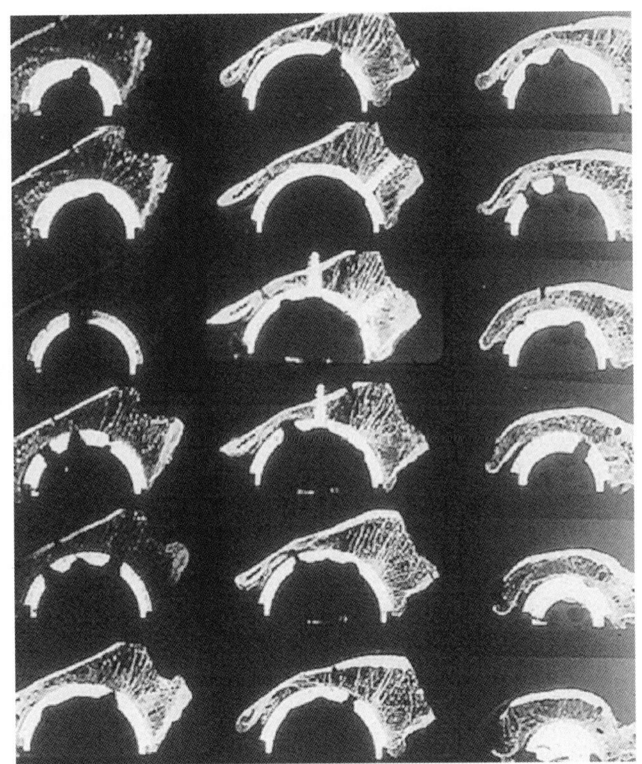

图46.4 对接受非骨水泥全髋骨置换术的患者尸检过程中，进行髋臼连续切片。表明了较高的骨长入率

临床和检索研究

翻修手术术中发现和尸检证明了人体内骨长入固定的概念。通过翻修术中发现进行的回顾性研究证实，不同假体的骨长入情况差异很大。由于近来明确了骨长入需要的条件，手术技术和假体设计获得了提高。最近的研究表明，骨长入率和数量得到了明显的改善（图46.4）。根据研究结果，多孔髋臼假体的骨长入率为35%，多孔股骨假体的骨长入率为65%。这些研究证明，虽然假体设计、患者选择、手术技术和翻修手术原因等变量设计使骨长入数量变化幅度较大，但是出现骨长入现象是一致的。影像学表现表明，若利用当前的设计和手术技术，骨长入率可达到90%。然而，这种结果并不适用于全膝关节置换术。关于全膝关节置换术中的多孔涂层胫骨假体的动物和人体回顾性研究表明，在固定区域内和周围都发现了骨长入，而在其他区域结果不一致。

目前已能够对接受非骨水泥多孔涂层全髋骨置换术的患者进行中期和长期的临床研究，在术后10年的随访中，成功率已超过90%。术后10年的随访表明，髋臼假体，近端多孔涂层和全多孔涂层股骨假体的生存率大于95%。全髋置换术中，如何增加多孔涂层内的骨长入率是一个主要的问题。

骨长入的滞后衰竭

尽管骨长入能够使多孔涂层假体保持长时间稳定固定，仍有可能发生晚期骨长入失败和假体松动。原因可能是骨小梁桥接的疲劳破碎，甚至造成发生骨长入的股骨柄出现松动。这种情况最常见于假体周围出现大量骨溶解时。这种假体周围骨溶解一般是由于关节处的聚乙烯的磨损颗粒造成的生物排异反应。关节处的磨损会产生数十亿的极小的磨损微粒（直径单位：微米和亚微米），它们通过特定路径进入关节液静压处下的骨-多孔涂层界面。这种磨损微粒引起的排异反应（包括巨噬细胞和巨细胞）会引起一连串的细胞和生物化学事件，包括相邻骨之间的吸收。当骨骼不足以支撑假体重量，会造成假体固定的晚期失败。早期的非骨水泥全髋置换术的失败多数是由于假体骨溶解和这种固定的滞后失败引起的。

在过去10年内，对聚乙烯磨损和微米及亚微米磨损粒子形成的机制的研究极大地提高了聚乙烯的耐磨损性能。热辐射制备的放射状交联并去除自由基的聚乙烯，在实验研究中证明耐磨性明显提高。早期临床结果报道磨损率较低，极大地减缓了骨溶解的速度。

结论

多孔表面结构假体组件的生物固定技术在过去20年中得到了大力的发展。多孔涂层和假体的设计需要使骨长入的固定可靠，从而支持骨骼固定。在非骨水泥假体的全关节置换术中，多孔涂层内的骨长入目前已普遍应用，且其中期成功率非常高。关节处的聚乙烯磨损颗粒导致的假体周围骨溶解是迄今为止限制假体寿命的主要因素。发展新的耐磨、交联聚乙烯和备用轴承材料可进一步提高这些手术的成功率。

47

Alexandre Pagé
Andrew D. MacDowell
Paul E. Beaulé
Donald W. Howie

第47章　利用甲基丙烯酸甲酯实施固定

聚甲基异丁烯酸，又称“骨水泥”，自19世纪60年代初期开始用于固定髋关节假体。John Charnley是髋关节置换术的创始者，他最早将骨水泥应用于低摩擦扭矩髋关节置换术。

此后，聚甲基异丁烯酸被公认为一种可靠性较高的固定方法。水泥不属于黏合剂，虽然有时利用它进行黏合，但也仅仅依靠联合作用使骨水泥接口处得以稳定；对于假体接口，其可通过提高植入物在水泥套处的吻合程度进行固定，如锥形股骨柄,亦可联合部件表面进行固定,如骨水泥型髋臼件。

在水泥固定法的演变过程中，改善黏合方法，改变水泥制备方式和提高对假体设计和表面光洁度的理解程度可使其技术程度得以提升。通过深入理解磨损、假体松动和无菌性松动的相互关系和对未固定髋关节成形术的松动情况的观察，发现一种“骨水泥疾病”的隐患；实际上，一些人逐渐认为设计良好的骨水泥型股骨柄可以缓解股假体松动的问题。本章主要内容为股骨柄设计的概念、固定、临床结果，并提出对骨水泥的优化利用。

骨水泥型股骨柄的设计

股骨柄的设计会通过影响假体-骨水泥接触面或影响假体柄至骨水泥至宿主骨的应力传导来影响临床效果。深入研究表明，股骨柄的形态和表面光洁度会显著影响远期效果。基于股骨柄的表面光洁度和骨柄对水泥套的影响，演变出两种关于固定的医学观念，一种基于股骨柄抛光表面，另一种基于股骨柄粗糙表面，柄可具有或不具有辅助固定功能。

下沉式表面抛光股骨柄

第一种方法利用高抛光表面与金属骨柄相配合，从而优化水泥套与股骨柄的连接，确保在假体水泥界面的微移动造成的磨损得到最小化。这种方法的问题在于，粗糙的表面更易对刚性金属股骨柄和自聚合丙烯酸类聚合物形成固定。

抛光骨柄主要包括3种类型，其中一些已经在过去几十年中成功开发。第一类为Charnley股骨柄（英国利兹DePuy跨国公司）最早的仿制成品，其最接近圆形柄，截面处，特别是中心处和柄领处为圆形棱边；第二类为无领双锥形骨柄，在矢状面和侧面从近端到远端均为锥形，且横截面接近为矩形；第三类为最新的无领三锥形骨柄，在侧面至中间部位比第二类多出一个锥形。Ling和Lee利用了抛光骨柄的优势，发明了骨水泥型无领双锥假体柄。他们最早提出利用双锥楔形假体柄来优化骨水泥传导应力的能力。后来，他们利用水泥套内的抛光柄沉降的可控制性实现并维持了柄和骨水泥的紧密结合，优化了骨水泥和宿主骨的承重性能（图47.1）。很显然，无领设计，抛光表面结合骨水泥的黏弹性有利于骨水泥的应力松弛，且能实现最优承重条件。

抛光CCDT 骨柄的许多特性都被其他的抛光骨水泥柄加以利用，这也进一步证明了其优良性。然而，还是存在一些细微的差距。后来的圆形骨柄的小型领能对沉降形成干扰，从而阻止骨柄和骨水泥的紧密结合，尤其是当骨水泥在非最优条件下时。另外，最新研究的三锥形骨柄拥有更小的矩形断面，对骨盆转动的阻力变小，是目前防止骨水泥松

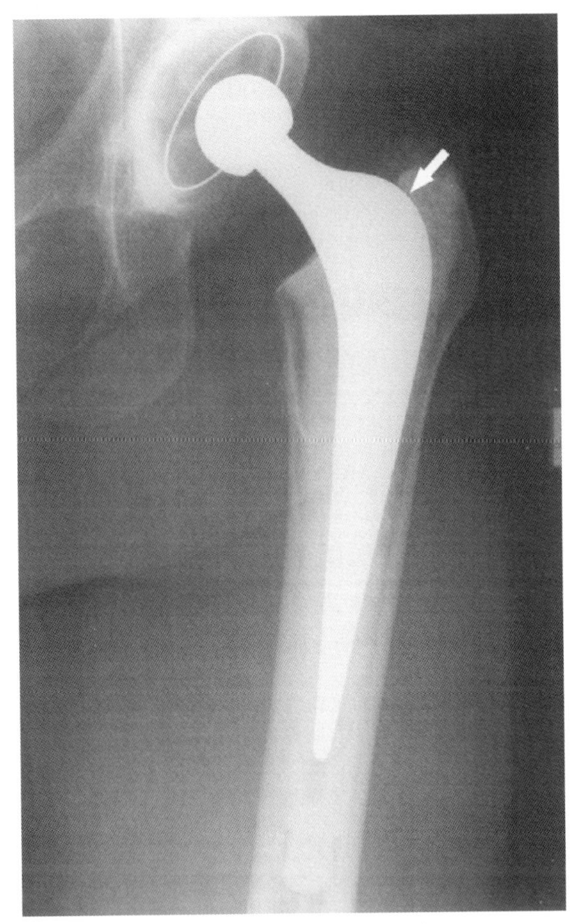

图47.1 初次CCDT髋关节置换术的髋关节正位影像术后1年，可控范围内的沉降（箭头处）

动的重要方法。

抛光CCDT 骨柄取得良好的临床效果的原因在于它在植入后的几年内，在水泥套内的沉降仅仅只有几毫米。简单来讲，股骨柄前后部位可承受力相对较大，保证将楔形柄轻轻放入水泥套内，从而达到骨柄和骨水泥的完美结合。应力状态下，轴向力通过骨水泥内的锥度在假体–骨水泥界面处转化为径向压缩力。应力降低时，环向拉伸应变存在于骨水泥内部，然而由于锥度内的应变力，仍旧可能发生应力松弛。Hughes等认为在施加应力期间，若未达到再次平衡，就会进一步产生沉降。另一方面，若能够将表面粗糙的骨水泥柄和骨水泥进行固定，就不会发生应力松弛，除非其交界面被破坏。

抛光骨柄的一大优势为能够将骨水泥和金属的磨损最小化，使假体–骨水泥界面只存在微动。因而，其产生的磨损微粒最少，骨水泥柄和骨水泥之间磨损而形成的间距也最小。这种优势，结合可控沉降后的最大接触量，可在即使水泥套存在缺陷的情况下，使磨损微粒包含的关节液和由于关节压力产生的股骨移位最小化。

Anthony等报道了由于水泥套的缺陷而产生局部内膜骨溶解的4种情况，而影像显示可通过Exeter柄将骨水泥固定良好（Stryker，Howmedica，Osteonics，英国伯克郡）。

他们认为水泥套的这种缺陷可通过关节液影响假体–骨水泥界面，继而产生局部骨溶解，最终产生frank式松弛。Fowler等指出如果利用抛光锥形骨水泥柄在水泥套内下沉，发生局部内膜骨溶解的可能性较小。

抛光CCDT骨柄在临床上应用十分成功。Williams等报道以无菌性松动导致翻修为终点，Exeter组配式骨水泥柄使用8～12年的生存率为100%。Yates等报道了CPT骨水泥柄使用5年之内未发现无菌性松动。瑞典国家髋关节登记系统2002年报道了Exeter骨柄10年的生存率为96%；丹麦国家髋关节登记系统2002年报道了CPT骨水泥（Zimmer公司，美国Warsaw IN）6年的生存率超过98%。

粗糙型骨水泥股骨柄

骨柄设计的另一目的为实现骨柄和骨水泥之间的刚性互联，且消除互界面处发生的位移。这种骨柄多采用表面处理，如喷砂型、珍珠面和多孔型表面或压痕。这种骨柄在改进之后增加了一层涂层，可进一步提高骨柄和骨水泥之间的贴合度。

假体–骨水泥–骨形成了一个组合梁，而所有研究的目的都是为了防止互界面处发生位移。为了达到这种目的，两者界面需要达到完美的贴合，且能够完全支撑起骨水泥。如果应力状态下其无法承受内部的应力，骨水泥套可能会破裂，假体和骨水泥之间会发生位移，进而导致界面处的分离。这种股骨柄和骨水泥之间的分离被称为剥离，很可能会进一步造成无菌性松动。Harrigan和Harris在对股骨柄和骨水泥贴合性的有限元研究中，预测到骨水泥非贴合时的应力水平会增加至贴合时的3倍。后来对粗糙型骨水泥柄的分析也证实柄与骨水泥贴合不佳会导致二者的分离与骨水泥内部的破裂。因此，骨水泥套的剥离被认为是一种失败，需将其与抛光锥形柄的下沉进行区分，后者的设计目的是为了优化固定性能。

尸检结果和后来发现的现象证实股骨柄及骨水泥套紧密贴合的重要性，二者紧密贴合能够减少由于力学原因和股骨关节液造成的骨溶解而导致的骨水泥破裂和失败。

粗糙柄还是光滑柄？设计和表面光洁度的改变如何影响固定性能

在无领双锥骨水泥系统的改进过程中，设计上的一些改变对假体的性能影响重大。无领双锥Exeter柄是由最早的抛光表面发展为亚光表面后，其临床结果却不及抛光表面，这种亚光表面也只使用了接近20年。

Howie等比较了20支非模型式抛光锥形Exeter柄与20支同样类型的亚光表面柄对无菌性松动的影响。9年后，4支亚光柄已造成无菌性松动，而所有的抛光柄都固定良好。Middleton和Howie表明在安装骨水泥套后，抛光柄和亚光柄也有不同的表现。植入带骨水泥套入抛光柄后2年下沉1mm，且在术后的12年内不会继续发生松动，而亚光柄与骨水泥界面的剥离却会导致早期的松动。

Charnley假体在设计上进行了长达40年的改进。研究表明这种假体拥有卓越的性能。Wroblewski等报道了就算是对于51岁以下的病人，Charnley假体10年的生存率可达93%，20年的生存率为74%，27年的生存率达到55%。其最早设计于20世纪60年代，为抛光平背式假体，它的临床效果非常好，20年的生存率达到85%。1976年出现了第二代骨柄，其拥有光滑表面和圆背式剖面。而后的所有设计都保留了这种磨光表面。有趣的是，Dall等报道了4～17年的临床影像学随访，发现第二代和之后Charnley假体发生松动率为11%，但对于最早的Charnley假体，松动发生率仅为3%。Schulte发现，使用第一代平背式Charnley假体后，影像上会在柄和骨水泥的上外侧发现一条透亮线，其指示情况为剥离。尽管如此，并没有发现其他无菌性松动，透亮线也没有发生改变，尽管采用的是第一代骨水泥假体技术，其20年的存活率总体可达到85%。同样地，Berry等在对接下来20年内连续进行的279例Charnley光滑柄观察中，发现早期影像显示的剥离并不会影响假体的远期生存率。然而，一旦透光线在骨柄上外侧边缘发现超过2mm的迁移，发生无菌性松动的可能性就会大大增加。Callaghan等观测了Charley柄至少35年的最新随访结果，发现Charnley全髋假体35年的生存率为78%。

这些结果正好迎合了Shen的看法，最早的光滑平背式假体的下沉是可控的，而其设计上的改变主要是对表面进行磨光和剖面形状的改变。

Crowninshield认为假体表面的粗糙度与骨水泥套脱离有一定关系。表面的粗糙程度可增加柄和骨水泥之间的联结程度。如果未出现剥离，界面的移动会增加磨损量，产生骨水泥碎屑。这将会加快骨溶解速度，造成松动等不良结果。

Collis和Mohler记录一位外科医生的27年的手术经验，发现相对于光滑柄，表面粗糙的假体柄更容易发生骨溶解和松动。后来，他们又比较了粗糙型和抛光型Iowa柄（Zimmer公司，美国Warsaw IN）的临床数据，这两种柄的几何形状相同，发现经过5年的一个短暂期之后，相对于抛光假体，粗糙喷砂型假体的失败率和失败的可能性较高。同样地，Sporer等也发现粗糙喷砂型Iowa柄相对于光滑喷沙柄产生无菌性松动的可能性更高。

应该利用抛光型还是粗糙型骨水泥柄的问题引起了外科医生之间的激烈争论。Harris认为，骨水泥假体表面光洁度可以被看作松动的一个独立因素。他认为无菌性松动有多种造成因素，并引用了一系列粗糙柄取得良好临床效果的研究报道。

股骨柄带聚甲基丙烯酸甲酯的涂层，被用来提高假体和骨水泥之间的贴合度，但这种交界面被认为更容易发生无菌性松动。有报道称这种技术的应用造成了更高的松动率，但也有其他团队报道了良好的临床效果。Clohisy和Harris花费了10年时间，进行了121例应用预涂层柄的髋关节置换术的一系列前瞻性研究，发现仅有1例股骨柄发生了无菌性松动。Dowd等发现如果骨水泥过薄或缺失，或柄未置于骨水泥居中位置，产生失败的可能性会更大。如果将预涂柄置于厚度适宜的骨水泥套的中部，其成功可能性会增加，但如果水泥套不符标准，则将会有失败的危险。

骨水泥柄冶金术

骨水泥柄冶金术在对骨水泥柄性能的影响方面与其设计和表面光洁度同等重要。目前大多数骨水泥柄由钴铬合金或不锈钢制成。在过去，钛合金也曾用于骨水泥柄，其支持者声称其低刚度可进一步降低股骨近端的应力遮挡。这对于非骨水泥假体或许有所帮助，但是对骨水泥柄并非有利。Willert等在术后的25个月内，进行了28次由于病人疼痛而移除了Muller（Protek AG，伯尔尼，瑞士）直钛合金骨水泥柄的手术。手术过程中，他们报道了发现的大量钛合金、骨水泥、聚乙烯微粒和缝隙腐蚀。发现的扇形骨溶解继发于磨损颗粒异物反应形成的肉芽肿。pH检测表明，疼痛可能由这种高酸环境下的缝隙腐蚀引起。Willert等认为钛合金不应继续用于骨水泥柄。其他专家也同样认为钛合金在这方面并不适用。Massoud等对76例钛Capital柄（3M Health Care有限公司，莱斯特，英国）进行了随访，在术后26个月内发现其松动率为16%，而怀疑发生松动的比例也有10%。由于此类相关的报道，英国医疗器械机构公布了关于此类产品使用的危险警告。近年来，Bowditch和Villar表明钛骨水泥柄的性能可能没有如之前报道的那么糟糕，他们在122例关节成形术中使用了Howse II/Ultima柄（DePuy，英国利兹），其7.5年的生存率达到97%。然而，他们也认为这只是短期的临床结果，还是需要进行长期的分析验证。

骨水泥柄的RSA研究

随着技术的进步，对假体置换术后的效果验证变得更为精确。伦琴射线立体摄影测量分析（RAS分析）是对假体移位情况的一种精确分析工具。Karrholm等利用RSA来研究Lubinus SP I全髋关节骨水泥置换术（Waldemar Link，德国汉堡）后的股骨头移位情况。在手术后4～7年内，55例患者情况良好，但有7例发生有症状的无菌松动。有趣的是，55例情况良好的患者中有49例显示其股骨头发生向内侧、后方、远端或组合性偏移。这表明即使与骨水泥连接的髋关节假体并未出现影响其稳定的临床症状，骨水泥柄也会产生一些细微的偏移。然而，在需要翻修的病例中，RSA分析显示在所有7例髋关节中产生了更多的位移，股骨头倾向于向内侧、后方、远端偏移，其总偏移量为4.6～24.4mm。对于骨水泥柄的中期生存率的最佳预测为测试其2年后发生的位移量，如果其下沉大于等于1.2mm，其翻修的可能性应超过50%。

Alfaro-Adrian等利用RSA 比较了光滑抛光双锥度Exeter柄、磨光组配式Charnley Elite假体和最新一代Charnley柄的位移情况。他们发现，Exeter柄植入一年后，其端部的平均位移为1mm，其位移发生的位置皆位于骨水泥-假体界面处。这是由于光滑抛光双锥柄的下沉是可控的，所以其临床效果可以与Yates等研究的CPT柄相媲美。而Charnley Elite柄植入一年后远端迁移的平均量为0.3mm，其发生迁移的位置为假体-骨水泥界面和骨水泥-骨界面。这两种设计的骨水泥柄在术后一年内都固定良好。在随后的研究中，此团队对这两种系统的不同的下沉模式进行了阐述；Exeter位移下沉主要为在远端的轻微倾斜和外翻，而Charnley Elite柄发生远端位移的速度较慢，但其存在向后较快地位移的倾向。同时他们指出这种结果不仅仅适用于他们研究的这两种骨水泥柄，很明显，应用不同的骨水泥柄，其相关的位移会有显著差异。无领双锥度柄，如Exeter柄和CPT柄，它的一个潜在优势为其矩形横断面可提供额外的扭转稳定性，并防止后倾位移。而贴合型骨水泥柄的另一个隐患为，髋关节应力会使整个假体后倾并向骨水泥-骨界面移位，从而造成失败。

一项10年的RSA位移研究表明，Exeter假体柄在植入后会发生持续位移。在植入术后2年内，假体股骨头平均下沉量（0.67mm）与术后2～10年的下沉量（0.66mm）差别不大。他们还继续研究了上文中提到的向后旋转移位。骨水泥柄在植入后2年内发生的平均后向位移为0.71mm，而这个数字在10年后增加为1.22mm。这种位移随着时间逐渐减缓，且被认为可以保持骨水泥套内的应力，并且有助于维持假体稳定。

当研究骨水泥假体柄的固定时，应对无领双锥

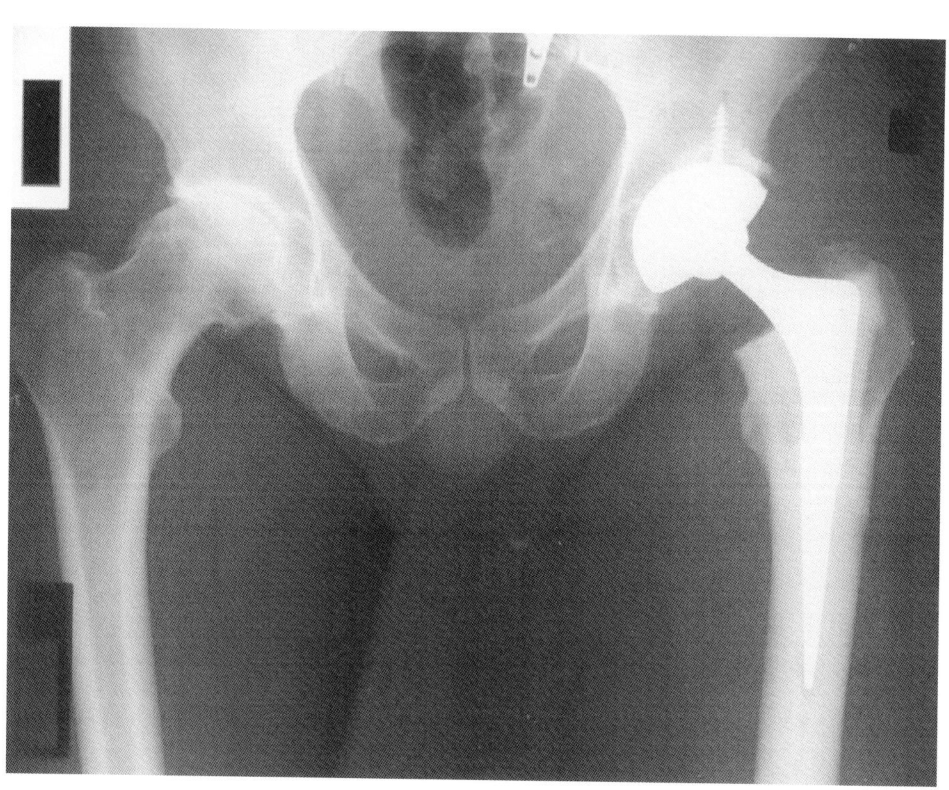

图47.2　初次CCDT柄植入后骨盆正位影像。本系统的模块性可允许针对其偏移的后肢长度进行的解剖矫正

度柄和贴合型柄进行区分。然而，对于所有设计来讲，早期的位移都是导致无菌性失败的一种征兆。当将新假体引入市场时，利用RSA等测量工具来检测假体的位移显得至关重要。

骨水泥套的重要性

在过去30年里，专家们越来越强调通过提升假体水泥套的性能来优化骨水泥的固定。他们通过骨水泥精制技术尝试制作均匀而平整的骨水泥套，使其表面不存在缺损或空洞。水泥套的缺陷可能会导致无菌性松动，这就好比应力升高会造成机械故障。而缺陷的存在可能会使关节液流入骨水泥–骨界面，并导致骨溶解。

Barrack介绍了一种评价假体骨水泥套性能的影像学评分系统。这个系统共有A~D级，其中A级表示均匀，其显示的整个假体均为“白色”，而D级显示的骨水泥–骨界面处的射线可透性为100%。Chambers等表明骨水泥套的不足预示着临床结果不佳，而相对于较好的骨水泥套，Barrack影像的C级和D级更容易发生无菌性松动。

然而，CCDT柄的表现却令人惊讶，许多外科医生在临床实践中对这种骨水泥柄的技术性能进行了检测，其测试结果都非常满意。显然，虽然骨水泥套很重要，但其对CCDT柄却并没有关键性影响，然而，对于粗糙柄来讲，骨水泥套仍旧是技术的关键所在。

外科医生们使CCDT柄，如Exeter柄和CPT柄，在准备骨水泥腔时，会故意留下几毫米的松质骨，以达到骨水泥–骨界面的交联，以在近端获得2～3mm厚，远端更厚的骨水泥套，从而减少失败的风险（图47.2）。这种技术得到了大多使用CCDT柄的医生的认可。之前，使用粗糙柄的医生也同样认为骨水泥套的厚度至少应达到2mm，而水泥套越薄或有缺失，临床使用效果越差。后来，Langlais等反驳了这种观点，他们将法国设计的直型柄称为“法国式矛盾”，其最大限度填满了骨髓管，以利于使用薄型甚至非完整型骨水泥套，且使其达到良好中长期效果。这篇文章的作者不同意传统的与骨水泥柄的成功和失败因素相关的报道。值得一提的是，文中报道的骨水泥柄都设计为光滑表面，以提高其生存率。而且，在这篇文章引用的两项研究中，病人失访率高达10%，这种情况得出的结论不让人信服。尽管如此，这是一项有趣的研究。然而，目前在非法语国家的主流观点仍然认为应该制作完整型骨水泥套，其包裹假体的厚度应为2mm。

骨水泥固定的优化

骨水泥技术

早期骨水泥技术主要依赖于手指顺行挤入髓腔。现代骨水泥技术引入了骨水泥塞来防止柄在股骨内的晃动，使用骨水泥枪逆行注入骨水泥，并对松质骨界面进行冲洗。而在近端对其密封处施加压力，也有利于骨水泥进入骨小梁。而后又改进为第三代骨水泥技术，其在准备过程中将骨水泥置于一种离心或真空环境。

现代骨水泥技术的进步使得假体生存率得以提升。2002年瑞典髋关节登记系统证实了这种进步。以无菌性松动为随访终点，在1979—1991年，通过骨水泥技术的改进，所有由于骨关节炎而进行的初次全髋关节置换术的假体10年的生存率为92%。这种结果是令人满意的，而在1992—2002年间的病人随访结果显示，现代骨水泥技术的应用使10年的假体生存率达到了95%。这些数据上的变化也能证明，即使使用早期的设计和骨水泥技术，骨水泥假体同样具有较高的可靠性。而观察在术后10～20年由于无菌性松动发生翻修的概率也很有意义。数据显示，若以无菌性松动翻修为随访终点，1992—2002年中观察到的初次非骨水泥关节置换术在术后10年的假体存活率为83%。

第三代骨水泥技术已被广泛接受，作为植入骨水泥假体的金标准。瑞典国家髋关节登记系统2002年报道了超过12000例初次骨水泥假体置换术情况，所有手术都使用了远端股骨塞和灌洗技术，超过85%的手术的近端股骨被密封加压。瑞典国家髋关节登记系统2012年继续进行了报道，表明当时最受欢迎的假体为全骨水泥假体，在所有假体植入术中占68%。1979—2012年，共进行了311449例骨水泥髋关节置换术，而同期的非骨水泥置换术的数量为23619例。本报告的作者认为这种多因素分析证明了股骨侧加压型骨水泥的优点，其可以有效降低发生无菌性松动的风险。

骨水泥制备

虽然骨水泥的加压被广泛接受，但是在制备过程中，进行真空混合还是手动混合却更具争议。从理论上讲，真空混合能够减少骨水泥中的孔洞量，不会产生气泡，有利于制备少孔洞的骨水泥套。然而，瑞典国家髋关节登记系统2000年报道在5年的术后随访中，使用真空混合制备的骨水泥完成的髋关节置换术后的风险高于手动混合的风险。Muller等认为这是由于骨水泥的聚合过程中产生的动态体积变化造成的。他们发现，手动混合的多孔骨水泥在固结前会经历一个短暂的体积膨胀过程，这一般发生于骨水泥-假体和骨水泥-骨形成联结的关键时刻，这反而有利于固定。相反地，真空混合的骨水泥在其聚合过程中其体积会逐步减小，这就会对固定形成干扰。而且，5年之后，真空混合的骨水泥产生的风险又变得小于手动混合的骨水泥而且这种相对风险会持续变小，这种结果也是比较合理的。

骨水泥柄和骨水泥的植入时机

骨水泥和假体的植入时机同样会影响固定质量。Stone等对水泥植入时的，其黏度如何影响骨-骨水泥界面的固定进行了研究。他们发现若植入较早，黏性较低，其推出试验中的强度不及植入较晚的骨水泥。而骨水泥应该在可控时间之内尽快注入，假体应该在骨水泥黏性较强时进行植入。Dayton等将在骨水泥固化过程中在股骨标本上的植入的骨水泥柄和后来植入的假体进行了比较。影像照片显示，骨水泥-骨界面在Gruen分区2和分区6的可透性明显较低，而当骨水泥柄在接下来的骨水泥固化过程中植入时，其他区域也呈现类似趋势。这种发现与本团队早期的工作相关，其中骨水泥柄在固化后期植入，这种高黏性水泥会导致内骨髓压力的显著增加和骨水泥的入侵，表明假体的延迟植入可以使骨水泥-骨界面的孔洞最少。

骨水泥预热

一些外科医生会在置入术之前对骨水泥柄进行预热。在聚合过程中，骨水泥的体积会变小。骨水

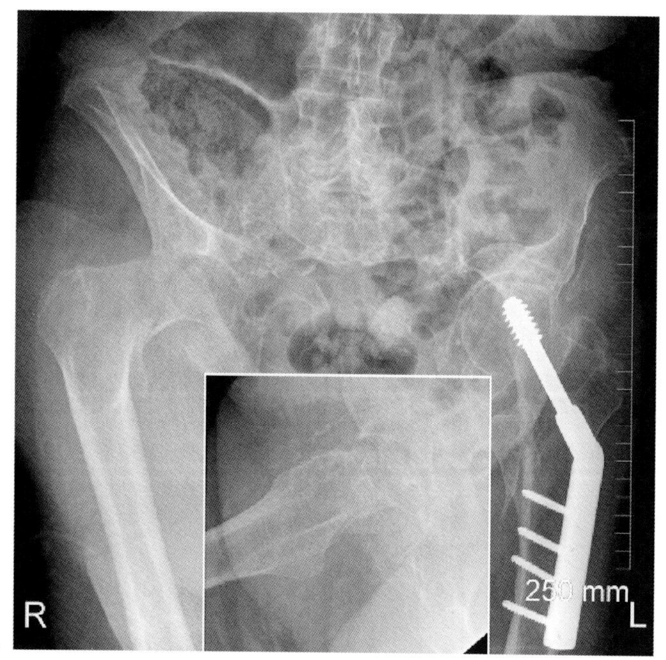

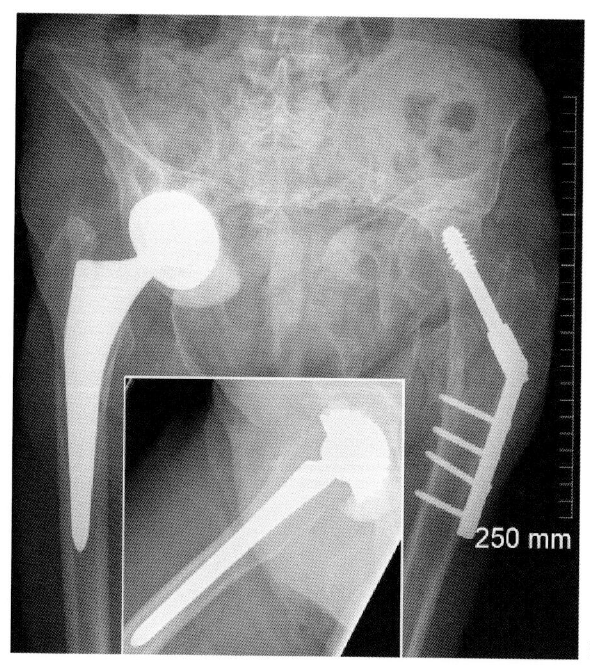

图47.3 A. 一位患移位型股骨颈骨折的76岁女患者的X线影像 插图为侧面影像；B. 植入骨水泥型双动内衬和非骨水泥HA-涂层柄的术后影像

泥固化由较热的骨水泥-骨界面开始，所以在骨水泥体积减小的过程中，可能会导致骨水泥收缩与假体分离，从而在骨水泥-假体界面产生空隙。从理论上讲，骨水泥柄的预热可能会引起逆向聚合的发生，从而防止骨水泥与柄之间的收缩分离。Bishop等观察了在植入标本股骨前，预热骨水泥柄产生的影响，发现相对于在室温状态下的植入，骨水泥-骨水泥柄在预热之后其孔隙率会大大降低。他们认为，骨水泥柄应至少预热至44℃方能对聚合过程产生积极影响。

骨水泥品牌

目前有多种丙烯酸骨水泥的商业品牌可用于髋关节置换术。尽管他们大多都为甲基丙烯酸甲酯的聚合物，其物理和化学方面的性能却有所不同，这将导致骨水泥生物力学性质的差异。

这种差异已经反应在了临床结果研究中。一些报道表明Boneloc骨水泥（Biomet公司，美国Warsaw IN）易引起无菌性松动，拥有非常高的失败率，而最终本产品只好停售。基于挪威髋关节登记数据，Espehaug等评估了17 323例Charnley柄在初次置换术后的存活率，报道相对于Palacos G（Schering-Plough，英国韦林），CMW骨水泥假体置换术的成功率明显增加（英国利兹DePuy跨国公司）。Havelin等先前就曾报道高黏度的骨水泥柄品牌如Palacos和Simplex（英国伦敦Howmedica跨国公司）的生存率相对于CMW3的低黏度骨水泥来讲会更高。

骨水泥内的抗生素

利用骨水泥进行全髋关节置换术的固定的一个潜在的优势为其可以利用抗生素来预防深部感染。近年来，一些研究中心开始尝试加大骨水泥的抗生素量来对感染性假体松动进行补救。然而，这种方式存在的问题是其可能会影响骨水泥的生化性能。本文不进行关于这种影响的探讨。

髋臼假体

骨水泥髋臼假体的临床效果

对于外科医生来讲，对髋臼假体进行固定仍旧是一项临床的难题。数据显示，一支好的骨水泥柄的生存期限一般可达到20年或更久，但要保证髋臼假体达到这种持久性却并没有那么容易。一些研究表明，若对骨水泥髋臼杯进行良好的固定，可以提升假体的中长期生存率。Williams等做了一项对植入臼杯进行的置换术后的8～12年的随访，发现成功率为94%。若以无菌性松动为终点，骨水泥髋臼杯的生存率达到了97%。

虽然术后10年的随访数据比较令人满意，但是在远期随访中，尤其是对于老年人，通过这种方式的固定却显得不那么安全。Mulroy等报道了利用骨水泥假体进行初次髋关节置换术后15年的随访情况，即使利用第二代骨水泥技术，10%的聚乙烯臼杯均进行了翻修，而根据Harris标准，42%的髋臼杯已经发生了影像学松动。在同一组患者中，骨水泥柄的调查结果却更加令人满意。

Bos等分析了25例解剖标本臼杯的骨水泥-骨界面，这些标本的骨水泥杯都固定良好，他们发现，除了部分骨水泥-骨界面点状的直接联接，这些标本的骨和骨水泥都被一种软组织膜分开了。这种软组织膜随着植入时间变厚，其包含了丰富的组织细胞浸润，这是由水泥和聚乙烯产生的磨损微粒造成的。

Ritter等发现，植入聚乙烯Charnley杯后，若术后即刻的影像在DeLee和Charnley1区发现可透性，就很可能会发生无菌性松动。因此，人们开始想尽办法研究制作髋臼杯处的骨水泥套，希望术后影像不会出现透光线。和骨水泥柄一样，对骨水泥髋臼杯的处理和植入过程也应特别小心。植入前，松质骨床应洁净、干燥，钻出主安装洞。骨水泥应进行加压处理，以使其能够更好地进入并交锁固定。

应注意的是，虽然非骨水泥髋臼假体的使用率越来越高，这种设计的再次手术率却比较高，其临床效果也比骨水泥假体差一些。由于内衬置换和骨溶解而进行的再次手术就好比对骨水泥杯进行翻修，其对于患者是不利的，并且，其可能导致一些常规并发症，而它的复杂程度也和翻修手术相关不大。因此，可以断定的是，非骨水泥髋臼假体技术目前并不完美，而只有通过新的关节假体界面和设计将其产生严重的磨损和骨溶解的解决后，它才可能得到临床上的肯定。

人工髋关节置换翻修术的骨水泥固定

单独的骨水泥固定或打压植骨已经开始用于人工髋关节置换翻修术的股骨和髋臼假体，其成为髋关节置换术中医疗设备的重要组成部分。同时，利用骨水泥技术，可能在翻修术中只需对骨水泥进行修复，如将骨水泥注入已有的假体杯，cage，或注入骨小梁金属杯中，从而进行髋臼假体的修复。并且，在一期或二期翻修中，骨水泥可能作为抗生素的载体注入。

骨水泥在髋臼翻修术中的作用

骨水泥翻修

在髋臼翻修术中，只有部分情况可以使用骨水泥进行固定。当存在大的骨缺损时，直接利用骨水泥进行的固定可能比较脆弱，且很快就会失效。

保留假体，注入骨水泥，重建cage，翻修内衬

在臼杯翻修中，可以保留金属假体，注入骨水泥，放置骨水泥聚乙烯内衬。例如，因反复脱位而翻修时，外科医生可能会遇到一个固定良好但角度错误的内衬。如果取出臼杯会产生造成骨缺损的风险，不如直接将骨水泥将聚乙烯内衬以合适角度固定于金属臼杯内。

若髋臼缺陷比较严重，应该使用结构增强块。这种情况下，普遍会使用各种同种异体骨辅助支撑的cage，最近开始采用骨小梁金属臼杯，辅助各种增强块，可以显著改善早期效果。而这两种情况下，骨水泥固定的聚乙烯内衬都应在结构重建好之后植入。

髋臼打压植骨

骨水泥臼杯也可能应用于更复杂的髋臼翻修术中，当出现节段性骨缺损时，可能需要利用打压结构植骨或者利用辅以同种异体骨的cage。这种情况下，骨水泥是目前最好的固定方式。Schreurs等报道了其丰富的髋臼重建手术经验，其对初次髋关节置换术和翻修术的超过10年的随访表明，若以无菌性松动为随访终点，利用骨水泥杯进行的打压植骨的生存率超过了90%。

新型技术：髋关节翻修术中双动杯的发明

双动杯在有关反复脱位的文献中已经有所介

绍。Wegrzyn等介绍了其在髋关节翻修术中利用双动假体的生物力学研究（图47.3）。结果表明，在生物力学方面，在金属臼杯中固定良好的骨水泥型双动髋臼假体可以用来代替臼杯移除手术，或者传统的限制性聚乙烯衬垫。这种双髋臼假体可以在THA翻修术中保持骨水泥固定的稳定性。其大多数的移动都发生在假体内部，使金属骨水泥表面的剪切力降低，故而，其疗效较好。它的另一个优点是不像在限制性内衬中一样加入金属环，这就可以减少拔出力。这种双动髋臼假体可以在THA翻修术中保持骨水泥固定的稳定性同时防止发生脱位。Shrader等在髋关节置换术利用限制性内衬来维护髋关节稳定，其结果很好地印证了这一观点。骨-骨水泥界面的应力问题使这个技术仅作为补救措施使用。在这项研究中发现，在某些假体投照位置出现的透亮线与假体磨损和早期松动有关。

骨水泥在股骨翻修术中的作用

长柄的骨水泥翻修

以往使用骨水泥进行的股骨翻修术结果好坏参半，但是第一代骨水泥技术和标准长度假体的应用是导致这种结果的重要因素。

近来，假体的设计变得更加精良和多样化，如长柄假体，以及令人鼓舞的现代骨水泥固定技术。骨水泥长柄的优点有：快速固定，其可适用于全重量支撑和早期康复，而它更加适用于无法适应部分负重的中老年患者。长骨水泥柄的另一潜在优势为，股骨柄和骨水泥的连接是可变化的，这非常有利于有股骨缺陷或畸形的患者，且不需要进行更多的骨切除，大转子延长截骨或其他截骨矫正术，因此，髋关节置换术的手术程序得到了很大的简化。与非骨水泥设计不同的是，若将整个骨柄都用骨水泥进行固定，大多数的近端骨缺损就可以忽略不计，而早期下沉的风险就能够被最小化。在发生关节脱位或感染的情况下，若使用有连续锥度或连续双锥的无领型长柄，将骨柄从骨水泥中进行移除就会变得相对容易。此外，这种骨水泥长柄相对于非骨水泥假体来讲价格相对便宜。

Hultmark等报道了若以无菌性松动为随访终点，在术后10年的随访中，使用骨水泥柄的生存率为92%。他们指出，当使用长骨柄时，其10年的生存率达到了98%。若以影像学松动作为标准，这两种骨柄的结果差距大大增加，长骨柄的存活率为93%，而标准长度骨水泥柄的存活率仅为65%。

近来，Howie等对190例髋关节置换翻修术中的标准长度的和长的无领双锥度骨水泥柄的临床情况进行了报道（图47.4）。他们对所有的患者都做了随访，发现在接受由于无菌性松动引起的翻修术后8年，长柄和标准骨水泥柄的生存率都为96%。值得注意的是，长骨水泥柄在术后16年时的随访仍旧保持了这个令人满意的数据。相对于其他临床结果来讲，这种结果非常理想，而且其引发并发症的概率也非常低。重要的是，长柄在固定性的表现也令人满意，它的下沉量不会大于5mm，说明长柄假体非常稳定。还有一个有趣的现象，这种无领双锥度标准长度股骨柄，尽管不推荐不联合打压植骨而单独使用，其生存率也比利用第三代技术骨水泥技术固定的其他设计股骨柄要高一些，这表明无领双锥抛光柄是目前骨水泥柄的最佳选择。

骨水泥套中注入骨水泥进行股骨柄翻修

通过“在骨水泥中注入骨水泥”进行的骨柄翻修相对较简单，若股骨假体必须翻修但骨水泥却比较完整，在移除假体后，可以使用这种技术。这种技术只能用于光滑-抛光型双锥假体，因为其可以进行假体的单独移除。比如，在因股骨柄位置不良引起的反复脱位的翻修中。抽出假体后，注入骨水泥，但假体的尺寸应较小，且应沿着正确的方向植入。术前对骨水泥套影像的评估对这项技术至关重要，而它的优点是能够简化手术程序并维持良好的固定。

2007年，来自澳大利亚南部的团队报道了23例由于股骨柄松动而接受“在骨水泥中注入骨水泥”翻修术的情况。结果表明此技术在术后12年无一失败。这种技术是发现股骨柄松动时的最佳方案，它可以在进行骨保留的前提下对股骨柄进行非损伤性置换，且不会引起任何感染。这里的所有股骨柄指的都是双锥骨水泥柄。

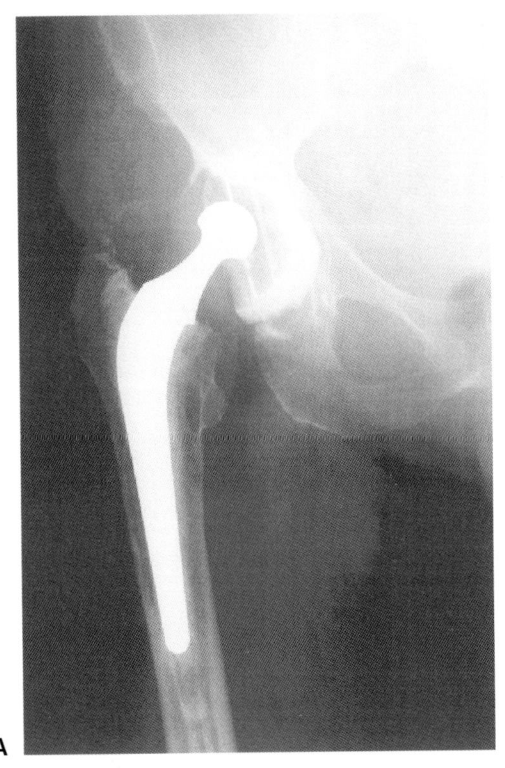

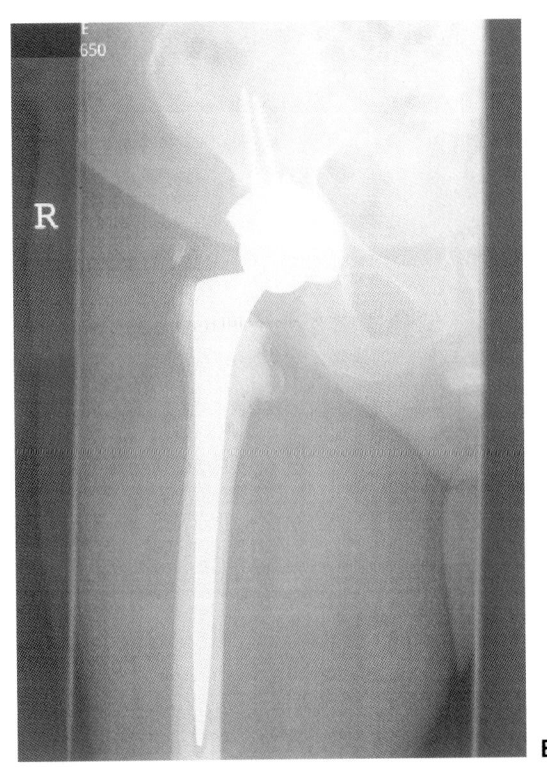

图47.4 A. 股骨骨溶解和髋臼松动的术前影像；B. 植入长CCDT柄的非骨水泥髋臼假体的术后影像

股骨打压植骨

对于年轻患者，若优先考虑骨量的恢复，或在发生大量骨缺损的情况下，骨水泥柄可以结合打压植骨以得到好的结果。股骨打压植骨相对复杂，且技术要求较高，早期的报道表明，其存在的问题是可能会导致早期下沉或假体骨折等并发症。然而，这种技术也有其独特的优势，它可以恢复骨量，并能够对活骨进行打压植骨和重建。大多数情况下股骨置换是使用标准长度股骨柄，长度不超过股骨髓腔峡部，可减小应力遮挡、股骨疼痛，且可以避免长柄在翻修时带来的问题。

打压植骨在翻修中可以常规使用，而临床结果表明，这种技术对于初次翻修的疗效较佳，而如果存在技术禁忌，如胫骨畸形、使用末端TKR柄，或患者是进行其第三次或第四次翻修术时，这种技术应该选择性使用。

基于假体柄主要设计特性的基本工程原理和聚甲基丙烯酸甲酯骨水泥的性质，可将抛光CCDT柄与打压植骨进行结合。近来，这种技术的远期临床表现非常理想。Halliday等报道了若以症状性无菌性松动为随访终点，在226例全髋关节置换术后10年，使用股骨打压植骨的生存率为99%。技术的进步使打压植骨技术也得以发展和简化，如出现了组配式填塞系统，进一步简化了这种技术，并为外科医生避免了一些前期的技术难题。

总结

骨水泥固定是初次关节置换术和人工髋关节翻修术中的一种可靠的固定技术。关于初次全髋关节置换术生存率的长期研究表明，若利用设计良好的骨水泥型股骨假体进行植入，临床效果非常理想。外科医生应了解，在光滑型抛光骨水泥假体柄的设计中，应利用可控沉降固定假体，而粗糙柄应保证假体与骨水泥的紧密连接。这两种设计的结果都比较令人满意，经过临床验证，RSA表明近端形状可抗向后旋转应力的抛光柄可能会成为一种最优设计。而对于髋臼置换，特别是对于老年患者，骨水泥的10年临床效果比较理想；然而，在术后的第二个10年，其临床和影像显示的松动率却有所提升。

在人工髋关节置换翻修术中，可将骨水泥固定聚乙烯内衬固定在稳定的金属臼杯、cage或新型翻修杯中。随着双动杯的发明，近年来的一个新兴观点认为髋关节翻修时利用双动杯的临床效果较好。骨水泥型无领抛光骨水泥长柄在远期的临床效果较为理想，可以在翻修术中进行大力推广。对于需要考虑骨量的年轻患者，骨水泥固定结合打压植骨效果良好。使用在骨水泥中注入骨水泥进行股骨翻修可作为老年患者股骨翻修的有效选择，甚至可因并发症少作为首选。

致谢

非常感谢Kerry Costi为本章准备工作提供的帮助，也非常感谢皇家阿德莱德医院的支持。

Ryan D. Ross
Margaret A. McNulty
Rick R. Sumner

48

第48章　髋关节植入物周围骨改建

引言

“骨改建”这一术语是指骨吸收和骨形成的联合过程，其中在特定解剖位置中，由破骨细胞去除的细胞外基质的数量通常在随后由成骨细胞沉积的基质数量来平衡。在整形外科中，该术语通常用于描述这一过程的结果（例如假体周围骨质量的损失），但是在这里我们将区分这一过程和结果，以帮助澄清已知的基础机制。骨改建是令人感兴趣的，因为无症状松动是全关节置换术（TJR）的主要并发症，发生在早期未能达到或后期未能维持植入物固定的情况。这些失败被认为是假体周围骨改建的直接或间接结果。

在全髋关节置换术（THA）的背景下，受骨改建影响的三种现象引起了人们的极大关注。骨整合，骨溶解和应力遮挡（图48.1）。骨整合是指将假体直接附着于宿主骨架，这对于假体的机械稳定是很重要的。对存在骨整合假体稳定性的长期维持取决于在界面处活性骨的维持。骨溶解是病理重建的一个例子，因为它是对假体脱落的磨损或其他颗粒物质发生反应而发生的。在骨溶解的情况下，骨吸收超过骨形成，并且有相当大的骨量丧失，使患者面临假体周围骨折或假体松动的风险增加，这种情况通常需要进行翻修手术。应力遮挡是指由于假体的存在而导致对周围骨骼的机械刺激的减少，被认为引起适应性改建，对骨骼机械环境变化的非病理反应。虽然骨吸收和形成的变化的相对贡献没有被明确定义，但应力遮挡会导致在一些位置上关于假体周围和其他部位的骨丢失。

目前美国无菌性松动的年度估计费用可能高达10亿美元，这影响到了数千名患者。目前的临床管理主要是基于外科手术。在美国，每年进行的TJR翻修手术的数量已经超过7万，到2030年，年发病率预计将增加到35万以上，无菌松动是翻修的主要指标之一。这些统计数据特别令人担忧，因为THA的失败率相对较高，从10%～25%不等。

随着THA患者的年龄下降，这些患者的预期寿命持续上升，了解如何以及为什么髋关节假体会失败是很重要的。在骨代谢疾病如骨质疏松症的背景下，已经广泛研究了骨改建过程，但是在关节置换的情况下更重视改建的细节。在本文中，我们将简要回顾骨整合，重点关注与骨溶解和应力遮挡相关的骨改建。我们希望对假体周围骨改建的更好理解以改善初始固定，防止将来的固定损失，从而减少翻修手术的需要。

什么原因导致假体周围骨改建?

骨整合和对手术的初次反应

骨整合定义为骨与假体表面的直接接触。这种骨–假体接触有助于假体稳定在宿主骨内，并且可以防止假体相对于宿主骨的微动，而微动被认为在最终造成关节置换的失败的过程中起重要作用。使用设计参数和生物处理，科学家已经能够增加稳定假体的骨形成。在临床中，最常用的增强骨整合的策略是使用固有的，机械稳定的，在假体和宿主骨之间有良好的初始接触的假体，并且进行有利于广泛的骨植入物向内生长的表面处理。

与假体相邻的骨改建几乎在手术后立即开始，并与损伤反应按时间顺序重叠。事实上，最初的损

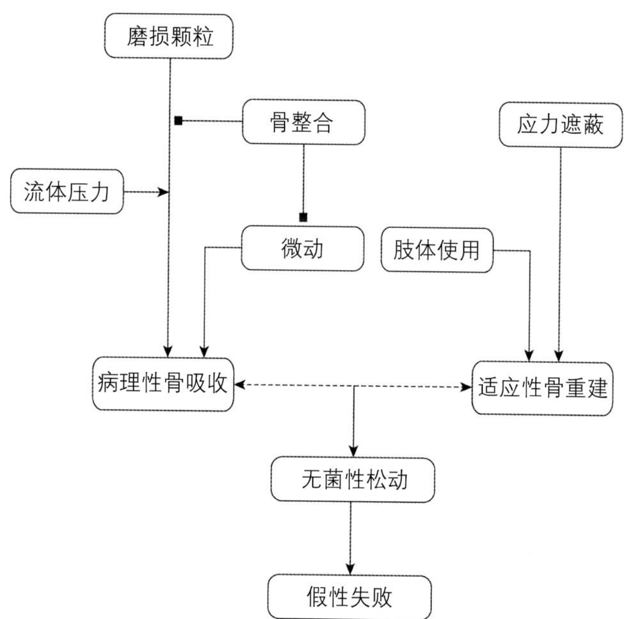

图48.1 骨质疏松与THA后病理和适应性骨重建之间的可能关系。在本文中，我们将重点介绍磨损颗粒诱导的骨溶解，这是造成骨吸收的重要因素；骨改建，一种以减轻骨质流失为目的的过程；和应力遮挡，是适应骨改建的主要原因

伤反应对于建立骨整合是至关重要的。因此，特别是在非骨水泥假体中，假体和宿主骨之间强力机械结合的能力取决于在交界面处的编织骨的形成，其随后被层状骨代替。虽然非骨水泥假体在植入时具有最高的一体化强度，但是假体固定强度在非骨水泥假体中充分发展需要几周的时间，这一过程取决于身体形成新骨骼以及形成新骨骼生长进入植入物表面的能力。

外科手术本身，除了在界面上产生骨修复刺激外，还影响周围的宿主骨。最近的一项研究表明，用于股管制备的技术影响皮质骨中孔隙率的发展，导致皮质骨质量的早期丢失。例如，犬模型中，在手术后6周，孔隙率扩大增加6倍。改建刺激可能与髓内血液供应中断有关，尽管发热也可能有关联。我们实验室最近的一项研究表明，在无负荷的大鼠髓内植入模型中，假体周围骨小梁和皮质内骨改建的升高是暂时的。因此，很明显，股管准备和假体植入触发了骨改建反应。这直接或间接影响了后期事件如骨溶解或应力遮挡，这些变化是否具有下游作用尚不清楚。这些改建瞬变可能会影响假体周围骨质量的纵向变化，并部分解释了早期骨量丢失，随后恢复，继发远期骨量丢失的现象（见病例）。

应力遮挡与适应性骨改建

应力遮挡是指假体周围骨骼的机械刺激减少，因为假体而不是宿主骨传到了应力（图48.2）。髋关节股骨柄在负重是发生弯曲，因此假体相对于骨骼的弯曲刚度是关键因素。弯曲刚度取决于材料（E）的弹性模量和结构的面积惯性里矩（I）。股骨柄由大于皮质骨弹性模量大约5倍（钛及其合金）或10倍（钴－铬）的弹性模量的材料制成。即使骨骼可能有较大的惯性力矩，假体的弯曲刚度（E×I）相对于骨骼而言足够大，造成假体传递大多数载荷。根据沃尔夫定律，骨骼适应其形状以最好地适应组织的机械应力。因此，由于应力遮挡，骨骼机械环境的变化已经与THA之后的骨量丢失和骨骼增长的模式相关联，很像宇航员失重引起的机械应力减少导致骨质流失。在THA的情况下，机械刺激减少最多的区域（例如股骨近端的股骨距）中，骨丢失尤其

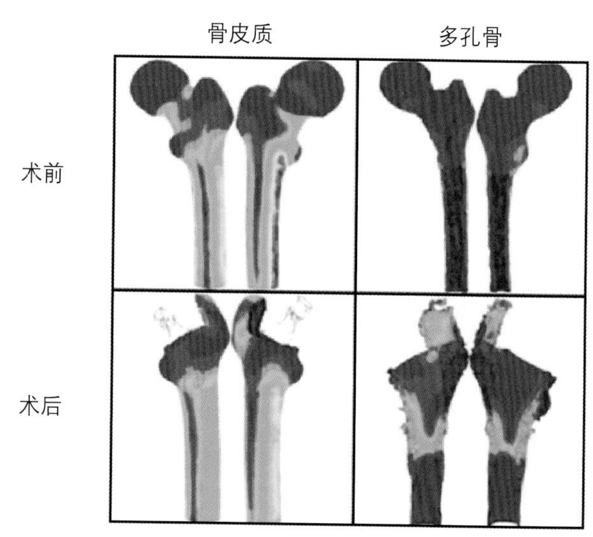

图48.2 应力遮挡由有限元件建模确定。图像显示von Mises应力（红色最大幅度，绿色中间，蓝色最低）。注意皮质骨内侧的von Mises应力的减小以及从术前到术后状态的松质骨中应力的增加。应力遮挡被定义为由假体的存在引起的骨机械环境的变化，并被认为引起适应性骨改建，通常涉及邻近假体近端的骨丢失

明显。与宿主骨相比，假体有关弯曲刚度的各种设计参数是应力遮挡的严重程度和随后发生骨丢失量的决定因素。虽然应力遮挡被认为主要影响非骨水泥假体设计，但骨水泥假体也可能受到影响。虽然此前更多关注骨量的丢失，但有证据表明，骨形状和骨质量也可能受到影响。除应力遮挡之外，其他因素也可能导致THA后假体周围骨组织中机械环境的变化，包括由步态变化引起的负荷改变，受试者的活动水平以及使用干扰肌肉而不是肌间隙的手术入路。

颗粒诱导骨质溶解

颗粒诱导的骨溶解被广泛接受为是无菌性松动的关键因素，尽管缺乏初始机械稳定性等因素也可能起这一作用。磨损碎片以及从假体释放的其他颗粒和离子可以通过Toll样受体2和4以及NALP3炎症小体引起免疫系统反应。内毒素（如脂多糖）可以增强颗粒诱导炎症反应的能力。适应性免疫的潜在作用尚不清楚。总体而言，炎症反应增加破骨细胞形成和骨吸收，并且还可诱导成骨细胞凋亡。除了这些炎症途径之外，颗粒可以直接下调成骨细胞产生的Ⅰ型胶原，对成骨细胞系细胞增殖和分化产生负面影响，并且可以在成骨细胞和骨细胞中诱导分解代谢表型。在颗粒诱导的骨质溶解期间发生的更详细的级联事件超出了本章的范围，但可以在一些综述以及本书第21章中找到。

骨溶解，应力遮挡和骨整合都与THA发生的骨改建过程的变化有关，可能不会起到独立的作用（图48.1）。以应力遮挡为例，它的理论是通过打开骨-假体界面，从而允许颗粒在髓腔内迁移以触发骨溶解和假体周围重建，以促进颗粒诱导的骨溶解。因此，由于形成了较强的骨-假体界面可以限制颗粒沿着假体表面的迁移，通过骨整合维持界面是很重要的，以防止假体固定手术失败。也许同样重要的是通过减少应力遮挡和伴随的骨丢失来维持假体周围的骨量。

假体周围骨改建的临床检测与评价

在本节中，我们总结临床上用于评估假体周围骨改建的主要方法。在几乎所有情况下，改建（例如，骨量的变化）而不是改建过程本身的结果被表征。有一些例外，例如，通过使用正电子发射断层扫描（PET）来局部测量骨形成活性并通过检查生物标志物（参见“临床检测和假体周围骨改建的评估”这一部分）来更直接地评估骨改建。

X线摄片

X线摄片是非创伤性评估骨骼最常用的方法，该技术通常用于监测THA后骨骼的变化。X线摄片简单易行，价格便宜，病人相对安全，因此在今天被常规使用。放射学评估主要是定性的，在可以推断出存在骨质疏松的情况下，大量的骨骼肯定发生丢失，因此对于假体植入手术失败的定义达成共识会变得困难。THA的放射学评估是一种二维技术，其中通过存在相对的射线透亮区域来识别失去骨骼的区域，极端情况下可以指示存在溶骨性病变，即，假体周围没有骨骼的区域（图48.3）。

双能X线吸收法

双能X射线吸收测定法（DEXA）用于非创伤性研究患者骨密度（BMD）。BMD实际上是骨矿物质含量（BMC）除以预期的兴趣区域。因此，这不是真实的密度测量，因为单位是g/cm^2。DEXA扫描是诊断骨质疏松症的金标准，低BMD评分显示与增加的骨折风险呈正相关。使用DEXA测量假体周围BMD已被验证为准确和可重现的技术。首先在骨-假体界面的放射学研究中定义了7个假体周围的“格伦区”，以提供解剖背景，这些区域已成为报告DEXA结果的标准（图48.4）。在THA之后，BMD不会均匀丢失，因此，格伦区可用于为股骨提供基于解剖学的坐标参考系统。与应力遮挡最常相关的格伦区是最近侧区，特别是区域7，或包含大转子的钙质区域和区域1。如下所述，已经显示这些区域是假体植入之后发生骨丢失的主要部位，并且模拟研究验证了这些区域的机械卸载或应力遮挡。在THA患者中，骨密度降低可能由应力遮挡和骨溶解引起，但几乎所有的DEXA研究列出了溶骨性病变的存在作为排除标准，因此DEXA几乎总是用于检查适应性改建。

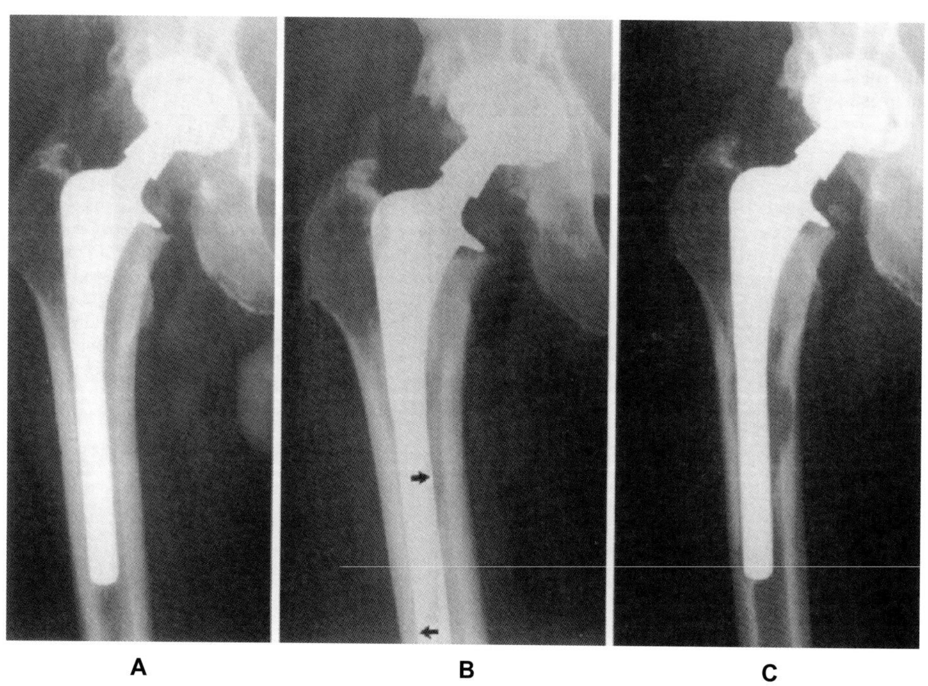

图48.3 骨质疏松症的发展。A. 一名60岁骨质疏松性骨关节炎男性患者骨质疏松症后的右髋。B. 髋关节4~5年后，箭头表示早期骨质溶解。C. 同髋关节2年后，非常明显的溶骨性病变，以及股骨柄移位内翻

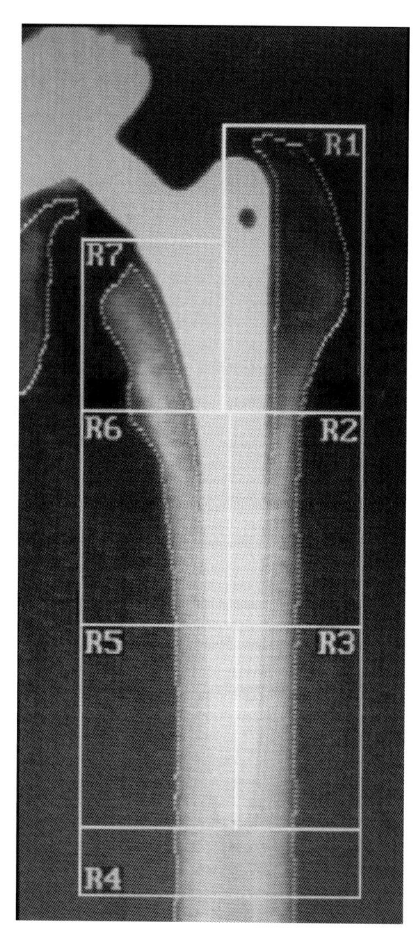

图48.4 格伦区位置

通过比较早期术后扫描和随后的扫描直接推断假体周围骨丢失的前瞻性DEXA研究表明，大部分骨丢失发生在前12个月内，随后5~6年保持平稳，有证据表明随后几年在格伦区域7（图48.4）发生持续的骨丢失。虽然早期的印象是可测量的骨质流失仅发生在头12个月内，并且在1年后稳定，但现在显而易见的是，长期假体周围骨丢失确实发生。例如，一项为期14年的纵向研究显示，格伦区域7中BMD在6~24个月内稳定，然后在接下来的150个月内线性下降。另一项长期研究显示，第一年骨质疏松进展迅速，6年内相对稳定，而后持续多达10年。在非骨水泥型THA之后的12~17年间，最近的一项研究显示，在男性格伦区域7中发生轻微骨丢失，在女性格伦区域1，4，6和7中发生骨丢失。在某些情况下，据报道BMD在早期衰退后增加。通过DEXA对髋臼部附近骨变化，以及大量骨丢失和小的或没有变化的研究相对较少。

DEXA测量存在局限性，因为该技术高度依赖于患者在扫描仪内的位置。髋关节角度的轻微变化可对BMD结果产生显著影响。此外，骨密度在群体内的个体之间可能是高度变异的，因此早期术后BMD作为基线，准确预测假体周围骨改建效应的这一做法已经成为标准做法。因为BMD是BMC与骨骼面积

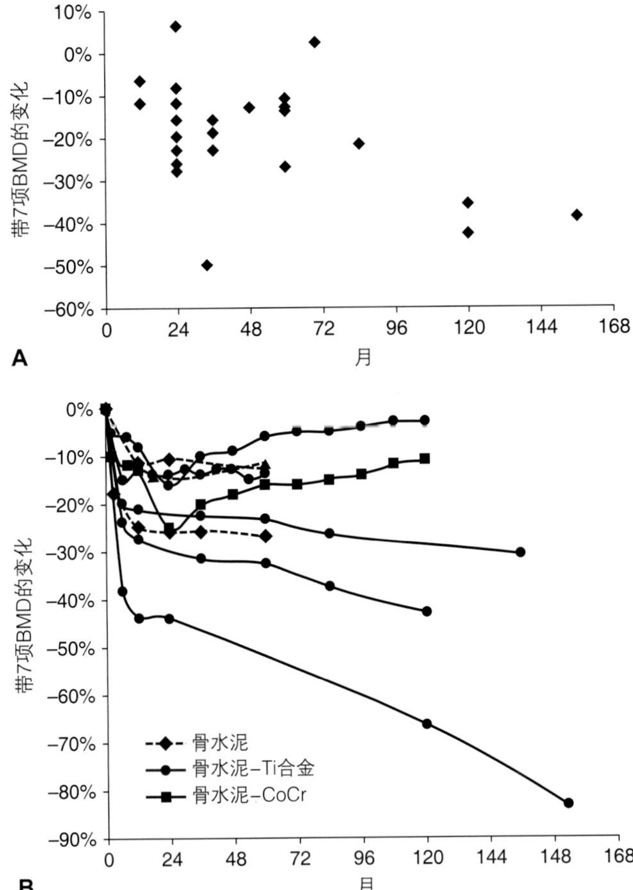

图48.5 根据DEXA确定的格伦区域7中 BMD的变化和随访时间的函数。A. 数据点代表前瞻性研究中末次随访骨水泥假体和非骨水泥假体。请注意，大多数骨丢失发生在早期，其次是停滞期，随后进一步减少；B. 这些研究中的7个数据被绘制成图，以便更好地了解变化的时间过程。三项研究涉及骨水泥假体，其余涉及非骨水泥钛合金或钴铬合金假体。两个最长的数据点是从与前瞻性研究相关的长期横断面数据推断出来的。这些研究表明，可能存在后期假体周围骨丢失或甚至在初始骨丢失后发生增益

的比例，在BMD发生变化的情况下，检查BMC和面积测量值是明智的，特别是因为格伦区域7的面积测量趋向于 “舍入”距离。不幸的是，这些数据很少被报告。最后，在身体其他地方进行DEXA测量（例如，脊柱，甚至远离植入物的股骨）有助于解释与假体相邻的骨骼的BMD数据及其与年龄相关的骨丢失的关系，但是同样，很少被列入文献（图48.5）。

计算机断层扫描

使用计算机断层扫描（CT）测量假体周围骨质量的经验有限。主要关注的问题之一是在图像中发生金属伪影。然而，有几个报告显示假体附近存在骨密度变化。

动态骨扫描

已经通过骨追踪放射性示踪剂（99mTc标记的二膦酸盐和18F-NaF）的成像检查骨转换和灌注，用于诊断各种骨骼病理，可能被证明是研究假体周围骨改建有价值的研究工具。最近，PET与CT的组合检查已经表明，改建活性可以通过18F-NaF成像进行解剖学定位。例如，使用该成像模式的研究表明，手术后1年，骨代谢恢复到与非骨水泥髋臼假体相邻的正常水平，而在手术后4个月，与股骨相邻的活性往往比在术后即刻和在术后1年要高。已经使用18F-NaF PET成像与DEXA联合来推断，即使在THA后存在骨形成增多时，骨吸收也导致假体周围骨量的持续损失。这些方法也用于区分无菌性和感染性松动。

生物标志物

骨改建过程由细胞介导，监测参与该过程的细胞的生物化学活性给评估假体周围骨的动态提供了机会。体液中生物化学标记物的浓度已经显示早在术后3～6个月就有变化，而骨丢失的放射学证据可能需要长达36个月才能显现。在失去相当大的骨量之前诊断过度改建活动的能力特别有吸引力，因为它可能有助于确定需要药物干预（见下文）或允许早期手术干预的患者。因此，使用生物化学标记提供了改进假体周围骨改建和随后假体松动的诊断评估的机会。评估生物标志物浓度的研究通常通过确定感兴趣的标志物对于假体松动这一诊断的效用，因此生物标志物浓度通常与骨溶解的放射学证据相关（表48.1）。

总体而言，骨形成的生物标志物如骨钙素（OC），骨特异性碱性磷酸酶（b-ALP）和胶原肽，PINP和PICP，对预测假体失效的作用有限（表48.1）。尽管这些标志物的浓度随着THA而发生变化，但是变化的方向，大小和意义是可变的。特别是包括NTX和TRAP 5b的破骨细胞介导的骨吸收的生物标志物，已经成功地证明了与临床假体松动的相

表48.1　假体松动的生物标志物

生物标志物	监测的活性	临床松动与稳定植入物
骨钙素（OC）	骨形成（成骨细胞活性）	松动组中增加（111） 两组内无变化（112）
骨特异性碱性磷酸酶（b-ALP）	骨形成（成骨细胞活性）	两组内无变化（111，112）
Ⅰ型胶原N端前肽（PINP）	骨形成（成骨细胞活性）	两组内无变化（112）
Ⅰ型胶原前肽（PICP）	骨形成（成骨细胞活性）	松动组中减少（113） 两组内无变化（111）
交联氨基末端肽（NTX）	骨吸收（成骨细胞活性）	松动组中增加（111～113） 两组内无变化（114）
Ⅰ型胶原C端肽（CTX-1）	骨吸收（成骨细胞活性）	两组内无变化（112，114）
吡啶啉（PD）	骨吸收（成骨细胞活性）	松动组中增加（111）
脱氧吡啶啉（DPD）	骨吸收（成骨细胞活性）	松动组中增加（111，114） 两组内无变化（112，115）
酒石酸酸性磷酸酶5b（TRAP 5b）	骨吸收（成骨细胞活性）	松动组中增加（110，116）
骨保护素（OPG）	骨吸收（破骨细胞分化抑制）	松动组中增加（117）
核因子κB受体活化因子配体（RANKL）	骨吸收（破骨细胞分化）	松动组中减少（117）

关性。

对生物标志物的纵向研究已经证明了THA后短期内细胞活性的变化。一般来说，吸收标志物在假体植入后很快就会达到峰值，而形成标志物似乎随着浓度的增加而逐渐降低。因此，重要的是选择采样时间以最好地监测感兴趣的生物标志物。生物标志物浓度也显示出与年龄，性别，疾病和绝经状态相关的高个体变异性。因此，在植入手术之前确定基线标志物浓度是很重要的。此外，术前生物标志物浓度本身可能具有确定患者发生假体松动的风险的预测价值。

对疾病机制的评估

临床测量假体周围骨改建是一个挑战。直接评估通常只能在骨骼和假体被去除并切片进行组织学评估的检索研究中进行。这些研究是回顾性的，如果用作评估的唯一方法对创新而言在时间上不允许。因此，在实验室环境中初步评估与骨改建相关的许多生物学机制以及限制改建过程的方法。例如，体外细胞研究在理解由磨损颗粒引发的生物级联反应方面至关重要。动物模型提供了测试治疗方案，评估新设计或材料，或确定负责改建反应的基因的作用。计算机模拟的使用，诸如有限元件（FE）分析技术，允许对THA之后预期的负重模式进行建模，并且可以用于优化假体设计。从这些研究获得的信息的举例概述如下。

检索研究

由翻修手术以及尸体解剖（临床上成功的联合重建术后）回收的假体，提供了评估假体对周围组织影响的机会。通过在组织学上鉴定颗粒物质，检索研究对于确定颗粒在骨溶解过程中的作用尤为重要。Harris等在没有感染的情况下首次报告松动假体周围的广泛骨吸收。作者指出，在积极改建的区域存在颗粒物。“水泥病”这一术语首先用于描述颗粒诱导的骨溶解，但是已经表明除了聚甲基丙烯酸甲酯（PMMA）可以引起重吸收之外，金属对金属和陶瓷对陶瓷以及聚乙烯（PE）关节面产生的磨损颗粒也可以。实际上，从失败的非骨水泥型THA获得的组织证明，在股骨周围植入腔中发现各种尺寸和组成的颗粒，尽管大多数脱落颗粒由PE组成。除了颗粒组成之外，颗粒的尺寸和颗粒产生的速率与骨丢失的程度相关。已经有研究涉及巨噬细胞，成纤维细胞和淋巴细胞作为细胞类型，间接地通过组织学评估在翻修手术期间检测到的假体周围组织的病理重建。

针对成功植入物的检索研究在获得足够数量的样品以获得有用信息方面提出了独特的挑战。一般来说，标本是在作者所在机构获得的，导致样本量不足。然而，机构联盟已经达成统一目标，获取样本以评估骨长入。Collier等进行的一项研究评估了来自美国和加拿大的八家机构的尸检样本，并且鉴定了由于假体几何形状，羟基磷灰石（HA）和多孔涂层假体以及骨水泥假体引起的骨改建的差异。

动物模型

骨改建是一个多因素过程，许多潜在的因素，如假体设计，手术技术，随访时间长短和人口差异（即年龄，性别和初始疾病状态）往往难以控制，导致使用动物模型研究骨改建非常的机械化。已经使用各种动物模型研究了适应性和病理性骨重建。无菌松动的动物模型也是开发创新假体设计的重要手段，对于理解THA后骨重建的许多因素至关重要。例如，多孔涂层假体首先在狗模型中进行测试，然后进入人类患者。许多最初的研究在狗模型中研究了多孔涂层类型，位置和假体硬度的影响。

羊被用于评估各种材料的磨损，颗粒诱导的无菌松动，应变相关无菌松动和细胞治疗方法，以增强髋关节假体周围的骨形成。已经使用山羊来评估增加假体周围的骨改建的方法以及各种假体材料和骨水泥型假体对骨重建的影响。已经使用更小，更经济的动物模型（如啮齿类动物）来评估假体周围的骨骼生长，然而，它们的关节尺寸较小，使得难以进行全面的THA手术，因此它们不常用于进行适应性改建研究。

令人惊讶的是，骨形成和骨吸收之间的平衡并未在动物模型中进行广泛评估。然而，最近使用小鼠颅骨骨溶解模型的研究发现，与对照组相比，超高分子量聚乙烯颗粒（UHMWPE）处理组中骨侵蚀面积（骨吸收的标志物）显著增加，颅骨骨厚度的显著降低。我们实验室最近的一项研究尝试使用PE颗粒诱导假体松动的大鼠模型中，以静态组织形态计量法来研究骨形成和骨吸收之间的这种关系。与未用颗粒处理的大鼠相比，用颗粒处理的大鼠的侵蚀表面显著增加。我们还观察到在骨-假体界面存在TRAP阳性细胞。最近的一项研究评估了在兔模型中放置羟基磷灰石涂层假体之后，单次注射高分子量PE颗粒进入假体管腔和膝关节后的骨吸收和形成。作者鉴定出与骨形成速率增加相关的骨量显著减少，这表明在颗粒植入物的存在下，骨形成和骨吸收都增加，但骨的总体净损失是由于骨吸收的增加更大而造成。

动物模型也被用于评估假体存在下的适应性改建和导致应力遮挡的各种条件。然而，如上所述，关于这些情况下的骨丢失是否是由于骨形成减少或再吸收增加，很少被报道。已经表明，刚度影响假体植入后的适应性改建，并且已经提出减少刚度作为限制适应性改建的临床方法。使用两个多孔涂覆的植入物，一种由钴铬（“刚性”）制成，另一种由钛合金制成，其具有植入股骨的中空柄（“柔性”），Bobyn等发现植入有柔性柄的股骨假体后，与植入硬柄后12～30个月相比，骨吸收减少。作者使用双四环素标记，观察到在两种植入物的多孔涂层内部即使在极度骨质减少的区域，均存在活性骨重建，但是骨量形成率和吸收未被量化。在植入2年和3年后处死的狗中进行DEXA，显示柔性骨柄导致BMC是刚性股骨柄的2倍。在比较6个月和2年后的钛合金（较硬的骨柄）或中心为钴-铬核心（较不硬的骨柄）的聚合物的完全多孔涂层的骨柄上，我们发现较硬的骨柄与近端皮质骨萎缩减少50%相关。Bobyn等在类似骨柄的研究中发现假体周围骨量没有差异。我们还发现，使用较小的刚度引起更多的近端骨内生和髓质骨密度增加，而较硬的骨柄倾向于具有相对较大的远端骨内生和较大的髓质骨密度。这些模式通常与预测骨柄刚度如何影响界面剪应力一致，并支持更灵活的骨柄促进从假体到宿主骨架的近端负载转移的这一概念。

我们发现，狗模型6个月时，非骨水泥型骨柄相邻的皮层骨萎缩的程度不受多孔涂层类型的影响，但是圆周涂层与仅限于前后的涂层相比，萎缩程度更大。在使用相同骨柄之前的2年研究中，我们发现皮质骨萎缩主要发生在邻近骨柄近端部分的骨膜表面和邻近中部和远端部分的皮质外表面，而皮质骨丢失非常少。两项研究中皮质骨丢失的程度相当，表明6个月时达到稳定状态。

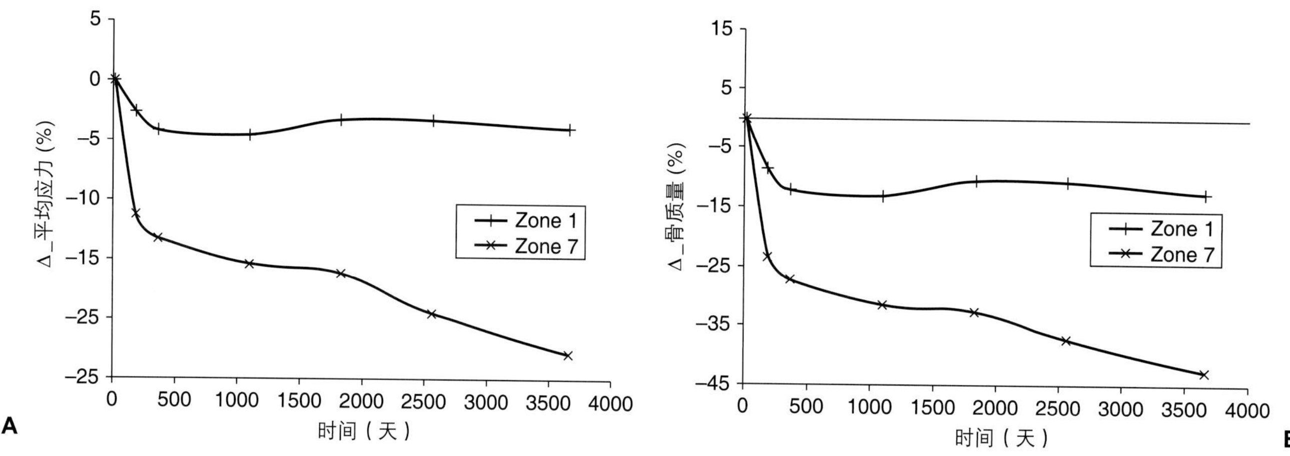

图48.6　在非骨水泥股骨假体的纵向研究中，平均von Mises应力和骨量变化的协调变化。请注意，格伦区域7的远期骨应力减少和骨质量减少

有限元建模

计算机模拟，特别是有限元建模，提供了一个机会来快速比较不同的输入条件，如假体的设计或患者的初始骨质量，同时将调查限制为单个输入变量。FE模型一直是了解应力遮挡的重要工具，允许评估各种假体设计的应力分布，以确定应力遮挡的潜在程度（图48.2），这已经被直接用于尸体研究和动物模型中。特别是假体设计已经使用建模模拟进行了广泛的研究。例如，将钴-铬合金的骨柄材料改变成钛合金，以被证明可以保持更多的生理应力分布。使用迭代FE模型，其中骨重建被整合到模型中，已经有几项研究验证了优化假体柄形状的方法。总之，各种模型的结果倾向于指向锥形柄是减少应力遮挡的方法。FE分析已经证明，尽管减少了应力遮挡，但在放置低弹性模量植入材料之后可能发生界面应力增加，故假体设计需要平衡各种考虑因素。FE分析也用于验证术前BMD作为THA后骨吸收的促成因素。

一般来说，基于应力遮挡的FE预测和测量的骨丢失之间存在良好的一致性。Weinans等发现，基于FE模型的定量骨改建计算机模拟与狗模型数据相似，van Rietbergen等发现基于FE的迭代改建算法有助于解释为什么无孔涂层压配柄和多孔涂层压配柄可能导致狗模型中发生类似的长期自适应反应，尽管对应力分布具有不同的初始影响。最近在对人类10年随访的研究中证明了将时间作为变量包含在这些类型的基于FE的重建模拟中的重要性，其中假体周围骨的机械环境的远期变化与通过DEXA测量的骨量变化重合（图48.6）。随着计算能力的提高，使得通过FE分析验证利用经验推导出的假体植入后改建关系成为可能，并且成为允许患者个体化假体设计的潜在方法。

预防或恢复骨丢失的潜在治疗方法

修改假体设计

研究重点是通过修改假体设计，减少由颗粒诱导的骨质溶解和应力遮挡引起的过度骨改建。尽管使用非骨水泥假体消除了对PMMA颗粒存在的担忧，但是使用PE作为关节表面仍然产生磨损颗粒，并且在其他位置（例如头颈部结）处产生的颗粒也可能具有不利影响。通过先进的交联技术对PE分子结构的修饰已经成为减少颗粒产生和限制骨溶解的一种方法。此外，已经开发了不使用PE的新型假体设计，例如金属-金属和陶瓷-陶瓷，但目前在美国尚未被广泛使用。

前瞻性随机试验

在这里，我们简要回顾了前瞻性随机试验，其中假体设计的各个方面已经被修改，并且由DEXA测量自适应反应。一个相关的研究比较了骨水泥柄与非骨水泥型钛合金柄，并且发现，在骨水泥柄植入2年后，格伦区域7的BMD损失少得多（分别为7%和32%）。与非骨水泥型钛合金柄联合使用的两种类型的支撑面的前瞻性随机研究显示，在植入5年时，格伦区域7的BMD损失没有差异（氧化铝组为15%，PE组为14%）。与缺乏羟基磷灰石涂层的对照组相比，使用羟基磷灰石与近端多孔涂层的钛合金柄在2年时，格伦区域7中BMD损失显著降低（8%对比21%）。另一项前瞻性随机研究发现，磷酸钙涂层在非骨水泥型钴铬骨柄上沉积的方法对格伦区域7（2年）的BMD损失没有影响（31%等离子体喷涂，30%电化学沉积）。对两种不同形状的近端涂层非骨水泥型钛合金柄的前瞻性随机研究发现，36个月时格伦区域7的 BMD损失差异很大（6%对16%）。近期对HA涂层非骨水泥钛合金定制和解剖柄的随机前瞻性研究发现，60个月时格伦区域7的BMD损失没有差异（均为28%）。接受骨水泥THA治疗的女性患者的随机前瞻性研究显示，与铬合金柄相比，钴铬柄在10年时有更多的骨丢失。

横截面和非随机前瞻性研究

已经使用横截面和非随机前瞻性研究来推断股骨柄刚度，长度，交界表面类型和表面处理对BMD有影响或对BMD无影响。在这里简要回顾这些研究，需要认识到结果有时被不受控制的因素所混淆。

股骨柄刚性。降低应力遮挡的方法主要是为了在假体和骨之间更均匀地分布负荷，从而降低假体和宿主骨之间的结构刚度失配。用于减少股骨中应力遮挡的方法包括减小植入材料的弹性模量，通过去除股骨柄材料或使股骨柄中空，从而减少股骨柄直径来减小柄的惯性力矩。已经显示减少股骨柄刚度可以减少动物模型和模拟研究中的骨丢失。临床上通常使用两种植入材料，钛合金或钴铬合金。在格伦区域，钛植入物周围的骨损失通常约为20%，而较硬的钴铬植入物周围的骨损失通常在34%～45%之间。等弹性股骨柄或低刚性柄组成使得股骨变形成为一个独立的系统，从而使负荷从股骨柄更有效的传递至股骨。最初的临床结果表明，尽管由于初始固定和早期沉降不良导致的机械松动是一些设计存在的潜在问题之一，但是与较高模量的股骨柄材料相比，这些柄可以取得长期成功，失败率较低，骨丢失减少。这种固定物的失败可能是由于骨骼和低刚度假体表面之间的界面应力急剧增加。显然，骨整合和应力遮挡方面存在着竞争性的设计目标，这意味着最佳设计将是对二者的妥协。

股骨柄长度。降低应力遮挡的一个策略是使用较短的股骨柄。2年随访显示，格伦区域7中骨密度没有损失，尽管BMD明显增加，可能是由于骨骼面积的丢失引起的。短柄或甚至无柄设计的研究，如表面置换，显示良好近端应力传递和近端骨质量的保留，并且在某些情况下，可以实现骨量的增加，尽管有一项研究的作者报告了短柄近端BMD的适度丢失，表明没有实现更好的近端应力传递。

摩擦界面。在非骨水泥THA后5年，该试验唯一的设计差异是氧化铝-氧化铝以及氧化铝-聚乙烯界面，作者指出，两种设计类型之间的BMD变化没有差异。因此，虽然人们可能预期会产生更多的PE关节磨损碎片，这并没有转化为更多的假体周围骨丢失。

骨整合。也可以通过调整假体设计来调节骨整合。多孔或羟基磷灰石涂层已经包括在几个假体设计中，以通过骨整合来促进假体固定。使用多孔涂层假体，特别是羟基磷灰石涂覆的假体，因为它们能够快速促进骨长入假体中以及长时间保持骨长入。然而，骨整合的一个潜在临床后果是增加应力遮挡或限制应力传递引起的包被区域的骨损失。全涂层假体比部分涂覆的假体倾向于诱导更多的应力遮挡。此外，与直径较大的股骨柄相比，植入较小直径多孔涂层股骨柄的患者在植入后2年显示出很少或没有骨丢失的迹象。尽管植入多孔涂层假体后适应性改建引起的骨丢失增加，但是这些假体在骨溶解有限的证据上保持了长期的临床成功。例如，羟基磷灰石涂层的非骨水泥假体已显示比Charnley骨水泥假体和未涂覆的假体保持更多的BMD。然而，两种类型之间的存活率并没有显著差异。

宿主因素与外科技术

最近的一项研究表明，早期低系统性骨密度的女性，在THA后格伦区域7中BMD下降。计算机控制的股骨近端扩锉的非骨水泥THA，在24个月时，格伦区域1和7中的BMD损失减少了近50%。作者将研究结果归因于改良的近端应力传递，基于扩锉组中更近端的“骨内点焊”的放射学检查结果。肌肉分离和拉伸的比较表明，这部分外科手术对随后假体周围BMD的变化没有很大的影响。最后，术前BMD值对于确定假体失效风险可能是重要的，因为初始BMD低的患者骨质疏松的风险增加。

生物治疗

由于THA后的骨量损失是植入物失效的主要原因，目前正在研究一些生物治疗，以帮助遏制骨丢失或增加超过基线的骨量以增加假体的寿命。通常，这些生物治疗分为两类，即旨在通过抑制骨吸收（抗分解药物）或通过刺激骨形成（合成代谢剂）增加骨量来预防骨丢失。由于骨吸收和形成耦合，所以两类药物都不会具有独特的吸收或形成效应。

抗分解剂。抗分解物质主要由二膦酸盐的一类化合物组成。双膦酸盐通常用于治疗骨相关病变，如Paget病，骨转移和骨质疏松症。二膦酸盐通过下调破骨细胞分化和活性起作用，因此限制了骨吸收，并且已被提出作为防止植入手术后骨量损失的方法。

THA后使用双膦酸盐的第一次临床研究在2001年发表。作者使用阿仑膦酸帕米膦酸盐，两种含氮双膦酸盐分子，显著限制了骨改建。在每项研究中，作者报告，在接受每日注射或单次剂量的双膦酸盐后，THA后BMD损失明显减少。BMD损失在整个股静脉隔膜中被抑制，特别是在格伦区域7中，这是已知的在THA之后高净骨损失的位置。自2001年以来，许多其他研究调查了各种双膦酸盐对保护骨密度的影响（表48.2）。

meta分析进一步证明了双膦酸盐治疗的短期和长期益处。早期治疗是首选，因为早期保留的BMD一般保持不变。临床上，除BMD损失之外，已经显示使用二膦酸盐治疗可抑制骨吸收，髋臼杯移位和翻修手术需要的生物标志物。仍然需要寻找合适的剂量和治疗方案，但新出现的证据表明，使用双膦酸盐给治疗提供了限制THA后的骨丢失的选择。但是，有理由对此疗法保持谨慎。最近发现，长期

表48.2 全髋关节置换后的二膦酸盐和骨密度

参考文献	二膦酸盐类药物	术后治疗时间	总随访时长	对照组格伦区域7中BMD丢失	治疗组格伦区域7中BMD丢失
Arabmotlagh 等	阿仑膦酸钠	4～6个月	12个月	减少26%	减少22.4和10.2%（for 4 or 6个月）
Tapaninen 等	阿仑膦酸钠	6个月	5年	减少23.1%（结合1区和7区）	减少13.6%（结合1区和7区）
Arabmotlagh 等	阿仑膦酸钠	5～10周（2）不同剂量	6年	减少31.5%	减少22.6%和21.6%
Venesmaa 等	阿仑膦酸钠	6个月	3～6个月	在6个月减少17.9%	在6个月减少4.4%
Yamaguchi 等	依替膦酸钠	2周	1年	减少30.2%	减少14%
Wilkinson 等	帕米膦酸二钠	一次使用	6个月	减少–0.11 g/cm^2	减少–0.07g/cm^2 [a]
Sköldenberg 等	利塞膦酸钠	6个月	24个月	在24个月减少–17%	在24个月减少–17%
Yamasaki 等	利塞膦酸钠	4个月	6个月	减少20.2%	减少11.9%
Trevisan 等	氯膦酸二钠	12个月	12个月	减少28.8%	减少22.3%
Fokter 等	依替膦酸钠	14天一周期	12个月	减少16.6%	减少5.8%[b]
Muratore 等	伊班膦酸钠	每月	12个月	减少13.71%	减少9.03%
Scott 等	唑来膦酸	两次使用（14天，12个月）	24个月	减少27.3%	减少9.6%

注：[a]数据以g/cm^{2}为单位，并没有针对区域7中的初始术后BMD值给出。
[b]虽然趋势跟其他研究报告的模式相同，但是这一研究在组间没有取得统计学意义。

使用阿仑膦酸钠与股骨脆性骨折有关，现在有一些长期使用阿仑膦酸盐的THA患者植入式脆性骨折的病例报告。阿仑膦酸盐或其他二膦酸盐在引起非典型骨折中的作用是有争议的，但是骨重建的强烈抑制可以导致骨骼中微损伤的积累，并且虽然维持骨量，但仍有可能发生骨量的损失。

上述研究主要涉及防止适应性骨改建反应，但是在动物模型中也研究了双膦酸盐作为预防磨损颗粒的病理改建反应的手段。狗，兔和大鼠模型中的实验已经证明双膦酸盐治疗能够预防大量的骨溶解，然而，假体周围的组织仍然发生炎症反应。机械性地，骨质疏松模型中的双膦酸盐治疗似乎减少了破骨细胞的数量，但是它们对成骨细胞介导的骨形成的影响是不一致的，一项研究显示骨质形成增加，另一项研究显示治疗后骨形成率降低。尽管存在这些差异，但在所有模型中，双膦酸盐的使用似乎具有预防颗粒诱导的骨丢失的潜力，甚至可能是现有骨溶解患者的合适治疗方法。

合成代谢剂。合成代谢剂通常通过激活成骨细胞活性来发挥作用。因此，合成代谢剂用于上调骨形成，使得新骨的形成超过吸收。甲状旁腺激素治疗（PTH）是目前唯一通过FDA批准的合成代谢剂来增加骨质疏松症的骨量。在PTH治疗后，动物研究显示假体固定和骨整合增加，因此已经提出PTH作为整形外科应用中的潜在治疗。

已经报道了几种其他的动物研究，以评估假体植入后各种合成代谢剂的使用。由于这些合成代谢剂用于增加宿主骨内的假体周围的骨整合并提供对假体的稳定性，所报告的主要终点包括假体周围骨体积和随后的假体固定强度或从宿主骨移除假体所需的力量。各种生物处理，如骨形态发生蛋白2（BMP-2），转化生长因子β（TGF-β），硬化蛋白抗体和Dickkopf相关蛋白1（DKK-1）抗体均已显示能够不同程度地增加假体周围骨体积和牵拉强度。我们最近在大鼠模型中证明，硬皮蛋白抗体可以通过抑制骨吸收和增强骨形成来预防颗粒诱导的骨质溶解和改善假体固定。合成代谢药物已经获得临床批准用于治疗诸如骨质疏松症的病理性疾病，这些药物很可能开始更多地用于治疗假体周围骨改建相关病变，不仅是在假体植入同时或作为增加骨形成的速率以挽救松动的假体。

结论

THA后骨量丢失过多是对远期髋关节置换成功率的威胁。有许多因素导致骨丢失，并且没有单一的方法来防止骨质量的所有改建诱导的变化。了解骨丢失的生理机制以及如何通过抑制吸收或增加形成来防止这种损失是很重要的。改善骨质疏松症的病理生理，特别是与骨吸收和骨形成相关，已经形成了在过去20年中临床实施抗分解治疗和合成代谢治疗的基础，防止了无数的骨折。迄今为止，THA中骨改建过程（即组织病理生理学水平）相对关注较少。通过与骨质疏松症类比，似乎更好地了解造成骨质量损失的机制将有助于研究假体周围骨改建和假体松动的病理生理学。该信息应有助于建立首选治疗方案，并可能有助于识别重要的诊断工具，如生物标志物。有关检测骨重建和治疗患者方法的未来改进可能有助于及时干预和预防或推迟翻修手术。

Craig J. Della Valle
Jared R.H. Foran
Aaron G. Rosenberg

第49章　全髋关节置换术的适应证和禁忌证

前言

全髋关节置换（Total Hip Arthroplasty，THA）是现代医学最成功的案例之一。数个世纪以来，那些因髋关节疾患致残的病人只能在痛苦中了却残年，其中大多数会因髋关节功能的螺旋式下降而遭受折磨。在经历了早期关节成形术和表面置换术的失败之后，现代THA手术给无论是医生还是患者都提供了一种治疗髋关节炎的可信赖的手段。原本许多患者的最终结局是需要扶拐或者坐轮椅，但THA的出现使得医生能够治愈这些疾患。随着疼痛缓解和功能改善，这些患者大多能够恢复生活自理，从而减少了家庭和社会的负担。总体来讲，很少有医学手段能够宣称给社会和病人本身带来如此大的益处。当然和其他大部分治疗手段一样，恰当的手术适应证对于成骨的手术结果是至关重要的。

THA25年随访结果显示，至患者死亡或末次随访，90%的患者仍能保留股骨和髋臼假体。随着手术技术的提高、手术器械的改进、假体设计理念的进步以及对于机械失败更好的理解，临床结果得到不断提高。基于THA的巨大成功，外科医生也在不断地扩大其适应证。目前美国每年实施约332000例THA，充分证明了其缓解疼痛和改善功能的能力。本章的目的是阐述THA的适应证和禁忌证，同时将尽量阐明对那些因素进行评估来确定最适用的人群。

适应证：术语定义

“试图制定金标准来指导全髋关节置换患者的选择是一项不可能完成的任务”

—John Charnley

“适应证”和“禁忌证”这两个术语实际上代表了一项复杂决策程序的终结点，而这项决策其实是有医生和患者共同参与制定的。对于一项特别的干预措施，任何医疗决定都应该考虑到潜在的风险和益处。对于那些诊断措施来讲，这些风险/益处的估算则要相对简单得多；而对于那些治疗措施来讲，尤其是外科治疗，这些风险/益处的考虑则会慎之又慎。

尽管有越来越多的研究致力于思考医疗决策制定的进程和基本原理，但是当某个特定治疗措施是有明确指征时，人们仍然难以对那些被认为最恰当的治疗方法达成共识。外科决策制定本身是一种令人向往的过程，且代表了这些进程的复杂的子集。一般来讲开始进行是否进行更积极地干预，更具体地说就是哪种类型的治疗措施（同最佳治疗时间一样）能让患者利益最大化。通过对多种外科技术的区域性业绩比例进行分析，我们发现其有很大的变化，许多外科手术的普遍认同那些“适应证”之间差别很大。显然患者和外科医生需要一起对手术的结果进行仔细评估，且对于某些复杂病例来说，更需要手术医生全方位的分析技能和有效沟通能力，同时教育病人特定治疗的利与弊，这样患者才能成为决策制定过程的积极参与者。

适应证的概念通常定义为通过这种干预方式能够让一个个体患者从中获得足够可能的益处，且手术干预本身某些特定的风险是合理存在的。禁忌证言外之意就是相反的，意味着手术风险和/或达到预期结果的手术失败的可能性高于干预本身预期的益处。通过仔细评估患者主诉、病理学和总体健康状况，决定是否进行手术就是适应证和禁忌证。仔细权衡多种利与弊结果的可能性（其中多数充其量基于不充足的数据）；最终关于手术风险和益处平衡的某些决定对于正在考虑的患者个人而言是恰当的。对于手术尤为慎重的一个因素就是某些择期手术围手术期成比例的风险事件，这些可能会导致严重的发病率和死亡率。

随着THA的应用熟练，在清楚认识到静脉血栓（Venous Thromboembolic，VTE）这个风险之前，肺栓塞的死亡率多达2%。如同最初的感染和术后严重并发症的发生率一样，尽管肺栓塞的发生率已经实质上下降，但是手术医生必须关注择期手术的利与弊，手术本身具有减轻疼痛和改善功能的长期潜在益处，同时其也能带来术后潜在的死亡和其他并发症的短期风险，需将二者进行对比。

关于评估权衡的简单例子就是VTE的药物预防，一方面药物预防能够降低VTE发生获得益处，而另一方面其可能会增加出血的并发症。在修复重建外科领域经常会遇见“苹果和橘子”的例子，它需要将手术短期、长期风险及潜在并发症和预计的短、长期的手术效果进行对比。因此绝大多数外科决策制定过程应该是启发式的思索过程，而非单纯算法问题求解计算。

不同决策制定模式的最终确定取决于其是否代表了经验丰富的临床医生实际制定临床决策的近似合理的方式。尽管目前还没有发现哪一种模式能够代表临床医生思索的多途径，但是这些模式中最为广泛被大家所接受和认为有用的决策制定方法就是一种期望效用的理论。在决策制定过程中它也被称为期望效用分析。这项技术需要手术医生将任何手术潜在的益处进行列出，不但要求对每项益处可能的发生概率进行分配，而且还要对达到预期效用或这种情况的益处的数值等级进行特定的分配。预期效用理论假设决策制定者做出了这一决定，通过特定结果发生率的可能对其预期结果价值（效用）的产品进行加和。对各种正面效用的结果进行相加，包括其他已知的益处（疼痛缓解情况、日常生活的自主活动情况、回归岗位等），而对各种负面的效用的结果进行相减（例如死亡、疼痛、神经损伤等风险），将这些可能性导致的预期效用图形与其他治疗方式的效用图形进行对比。一个合理的决策制定能够引导临床医生选择一种整体效用最佳化的治疗方式。

这实际上就是风险/效益比分析。这项方法中一个重要的假设就是能够利用一个普通的量表来表达工具（或结果）。实际上对于许多骨科领域这均不能完成。在商业决策中的工具主要是经济因素，且这些工具能够与美元这些普通术语相比较。然而在医疗决策中如疼痛、各种功能参数以及无所不在必须考虑的“生活质量”等可能更为复杂，很难直接转换为标准效能等级。然而这项技术的近似值可能还是十分有用的。

对于任何给定的程序，每个程序潜在的益处都能被指定一个效能因素。

这些益处可以逐项列出且逐一标定概率。任何人都能通过其概率对各项效用进行加和,对特定干预的预期益处用数字进行表示。我们算出风险等级的近似和乘以它们的个体的概率得出的数值，再从潜在益处结果的计算数值中减去这些数值。

因此对于给定的程序将潜在的益处列为1，2，3...X风险列为1, 2, 3...Y:

期望效用值=[收益效用1 × 效用概率]+[收益效用2 × 效用概率]+[收益效用X × 效用概率X]−[风险效用1 × 风险概率]+[风险效用2 × 风险概率]+[风险效用Y × 风险概率Y]

这个结果数值能够与替代程序的相近方法生成的图形相比较。当然此刻绝大多数风险和益处“效用”均为带有主观性的，且在特殊的、不寻常或者复杂的设置方面它们发生的概率缺少可靠数据。因此我们经常会使用主观效用分析这一术语。然而，即使在某些非正式场合下，这些分析不但有助于外科医生进行复杂决策过程的制定，而且在涉及某些复杂病情中的特殊治疗时，它能够帮助医患双方就所有的风险和益处进行交流分析。为了制定这些复杂的临床决策，外科医生不但必须对上述所提到的多种病人相关因素进行精确评估，还必须充分评定他/她自身关于这些特定操作的技巧、经验和资源。

如前所述，讨论中的许多实用工具并不能和精确描述或精确的概率相关联，并且临床医生也不太可能对个体患者用统计分析方法来做出特殊决策。尽管如此，这些模型对复杂决策过程制定了更深刻的理解，偶尔在某个特定患者可能会用到它来评估THA的适应证。

在某种程度上，在关注THA的优势的同时，这篇章节尝试回顾了骨科医生和患者会面对的许多问题。在这种决策类型中我们应考虑的因素的潜在数目是相当大的，这些因素组成了外科决策制定过程中具有挑战性的组成部分。本章节剩下的部分就是回顾哪些是决定应该THA手术与否的恰当的因素。

全髋关节置换中的基本假设

尽管THA是绝大多数晚期严重髋关节炎的手术选择，但是在少数病例中选择其他一些治疗（包括进一步非手术治疗）可能更为合适。决策的制定不单单依靠潜在病理学，还要依靠包括患者年龄和活动量需求等许多因素。当评估一个个体是否适合THA时，必须时刻牢记几个因素（或假设）。

第一个假设就是关节置换术是一个有时间限制的手术。整体来讲，一个关节的使用寿命和固定寿命、磨损或材料失败等并发症是密切关联的。尽管多项研究表明各种各样的假体固定技术和假体设计都能带来相对较长的假体生存率，甚至在那些相对年轻和活动量大的病人之中也是如此，但是一个正常寿命的年轻人仍难以克服假体寿命问题。因此年龄问题成为决定是否进行THA的关键因素。假设没有过多合并症的发生，且因髋关节病本身而需行关节置换手术的话，那么老年病人则是典型的关节置换术的最佳使用人群。因为假体和手术最有可能比患者本人“活得久”。年轻的患者可能在余生会经历多次翻修手术，且髋关节功能恶化的风险会进一步增加。

尽管我们很难用一个基于年龄的标准去进行描述，小孩和年轻人显然还是应该选择另外治疗方法，例如关节融合术或截骨术。关于关节融合术的长期随访结果显示了可预见的寿命和生活质量的整体改善。在一项53例患者随访最短时间长达20年的研究中，78%的病人对手术效果满意，且所有患者均能全部回归工作。然而，另一项长期随访研究显示，多达60%的髋关节融合患者术后出现腰痛、同侧膝关节痛和对侧髋关节痛。

然而如果像髋关节融合术这样的治疗能够明显缓解症状，大大推迟THA手术时间，同时对后期的THA手术没有过多影响或者说对远期THA的结果没有任何负面影响，那么这也是非常有意义的。此外，非关节置换术的手术风险和益处必须和THA的风险和益处相权衡。目前假定的是现代假体材料包括摩擦界面的改进可以降低年轻患者THA远期失败的风险。然而，虽然这些现代材料的中期研究结果是令人鼓舞的，但是尚缺乏远期随访结果。

另外一个假设就是非手术治疗方法不能完全缓解病人症状。这些保守方法包括器械助行、减轻体重、全身或局部用药、物理治疗以及控制运动量。与老年患者相比，我们更应该努力对年轻人进行保守治疗，但是保守治疗本身耗费大量时间，且缓解症状和改善功能方面不如THA有效。在一些病例中，即使患者未进行保守治疗，但是症状、体格检查和X线片的严重程度均已经能够有充足理由行THA手术。然而对于绝大多数患者，尤其是年轻的患者，聪明的做法就是向其证明非手术治疗对于缓解症状或改善功能毫无帮助，之后再向其推荐更多可能带来潜在风险和并发症的有创性治疗建议。然而外科医生应时刻谨记非手术治疗相关的风险，那就是定期服用非甾体类抗炎药物带来的消化道出血和潜在肝肾和心脏毒性。

患者活动量和症状严重度也是决定是否行关节置换术的其他重要因素。尽管疼痛往往是手术前的最主要的主诉，但是仍有许多患者是以活动受限为主要症状的。对于那些症状与运动量相关联的，且由于年龄、合并症或其他因素不适合行THA的患者，外科医生应选择非手术治疗。一个比较鲜明的例子就是年轻运动员因髋关节痛仅仅出现了体育活动受限的情况。我们不能期待THA本身能够承载运动竞技运动的激烈。如果一个人能够通过调整运动减轻症状或者消除症状，那么和手术相比较，限制运动量则是一个更为理想的方案，因为在任何情况下病人均不能再从事竞技类体育运动，所以患者本人获益很小且有可能带来长期潜在的手术合并症。

因此行为矫正疗法在髋关节疾病治疗过程中起到了重要作用。为了进一步了解患者的疼痛模式，临床医生必须判定患者是否真正地通过调整运动来适应磨损的髋关节。如果一个患者不愿意通过调整生活方式去适应患髋，那么他也不会通过调整运动去延长人工假体的使用寿命。如上所述，假使一个病人本身不愿意放弃那些引起不适的运动或者增加髋关节压力的活动的话，那么就说明可能其本身髋关节痛还不足以达到外科手术干预的程度。另一方面让一个患者通过调整生活方式完全苛刻地制动的话也是不合理的，因为这本身也会对全身健康状况和/或精神状态起到负面作用。因此在决定THA手术是否合适的因素中，其中限制功能活动量也是一个重要因素。在这一过程中了解患者对日常活动量的需求也是十分必要的。患者日常髋关节功能的效果判定主要依靠其完成工作能力、做家务的能力和保持个人卫生的能力。行走耐力的测定主要依靠一个人不需要休息行走时间的长短或者行走距离来判定。行走耐力也是疾病严重程度和功能受限程度评估方面的重要基准。总之，如果一个患者通过非手术治疗仍难以维持日常生活的话，那么他或她的髋关节功能已经到了需行THA手术的程度。

如果患者本身髋关节病在静息时仍然难以忍受疼痛时，那么本身可能也是THA的手术指征。静息痛可能会进展到入睡困难或者难以保证睡眠。这些睡眠障碍可以通过认知功能和情绪稳定来进行干预。许多骨科医生经常会用静息痛——尤其是影响睡眠的静息痛——来作为判定是否需要进行THA的重要因素。

实际临床中年轻患者的决策制定绝非易事，在行THA手术之前往往需要考虑多种因素。体重和期望活动量也是影响手术效果和THA寿命的相关因素。一名18岁的患有多关节炎性关节病的患者因持续内收肌挛缩，已经出现了妨碍个人卫生的保持和行走能力；而另一名是体重122kg、身高1.98米的30岁前职业足球运动员，本身患有单独的创伤后髋关节骨关节炎，与前者相比，其期望行THA的要求更为强烈。THA术后活动量增加——尤其是高强度的体育活动——与力学失败的升高风险密切相关。

全髋关节置换术的目标

THA的目标就是缓解疼痛和改善功能。如果临床医生脑海中首先能够闪现这些目标的话，那么判定谁能够从手术获益的这项工作通常就没有那么难办了。然而就像Charnly在上面引文中所宣称的那样，目前这个还没有金标准。这项临床决策制定过程就是判定这项手术是否适合患者，这项决策制定主要依靠自然病史、疾病的严重性、手术的预期效果和达到预期手术目标的并发症风险或者手术失败的风险。患者的期望值和依从性也是决定性变量，且每一个患者都应该个体化进行评估。

首先，我们时刻牢记的是疼痛才是THA的主要适应证。髋关节痛的特点就是腹股沟疼痛或者大腿前方疼痛。它通常会活动后加重而休息时缓解。这种疼痛几乎不会向下超过膝关节范围。有时，某个患者可能主诉是膝关节痛，而没有典型的腹股沟区疼痛或者大腿疼痛。对于这些病例，医生可能会因此忽视真正疼痛来源部位（髋关节炎的牵涉痛）而延误诊断。髋关节病引起的膝痛可以进行髋关节腔内局部注射麻药，一旦疼痛减轻则可以确诊。偶尔可以遇见单侧臀部疼痛，这必须与腰骶椎引起的神经根压迫或者疼痛相鉴别，同样也可以通过髋关节腔内注射麻醉药物进行鉴别或确诊。

患者的疼痛是否需行手术干预需要临床医生进行判定。每个患者都有不同的疼痛耐受力，某种疼痛对于某个患者来说可能是致残性的，但是对于另外一个患者来说可能是能够忍受的。这项概念的理解对于判定THA的适应证是十分重要的。对于患者疼痛模式的感觉的分辨不是临床医生的职责。然而临床医生的职责是判定这种感官疼痛是否能够充分代表局部病理学变化，进而为手术干预提出依据。临床医生必须个别对待每一例患者，并且对于患者整体进行评估。

我们有时会遇见髋关节功能严重受限的患者，但是其髋关节本身疼痛轻微或者没有疼痛。这就像强直髋所面临的境界一样，强直髋本身相对是无症状的，但是其本身会导致背部、对侧髋关节或者同侧膝关节问题。尽管我们期望通过手术转换强直髋来改善这些问题，但是病人本身患病的髋关节并无任何不适主诉。举例说明，一例强直髋行THA手术之后经常会需要辅助设备来助行，这一点往往还不如手术之前的情况，这也是很好的数据来说明了这一个争论。因此原本希望通过手术改善邻近关节症状的尝试可能会导致手术部位新发症状的出现。同样的情况就是因为日常活动受限导致的整体功能下降，以至于局部髋关节疼痛十分轻微；或者说疾病本身还在进展导致功能限制，但是本身不会出现剧痛或者轻微痛。那些轮椅束缚的患有严重炎性关节病的患者本身也是不活动的，因此疼痛也是次要的了，但是尽管如此，他们仍能从THA中获益。在这种情况下，任何外科手术均应深思熟虑，患者和外科医生必须清楚理解手术目标。

X线片对于决定THA手术的恰当性是极其有帮助的。然而，影像学上少量存在的中到重度的退行性病变并不是手术的适应证。

“X线片并不能影响外科医生是否手术的决定”

—John Charnley

上面的话强调了决策中跟随THA目标的重要性——其指的是降低疼痛和改善功能。X线片仅仅是方程式中的一个部分。我们曾经见到过X线片上关节炎极其严重，但是患者关节功能良好。同样地，患者可能X线上只是一个中度的改变，但是实际上已经出现明显的功能受限。因此手术的决定必须结合临床出发，而非单纯依靠影像学判定。那些因影像学片子明确进展恶化而迫切做出手术的决定也是不恰当的行为。然而对那些影像学病变轻微、关节活动度正常且非典型疼痛的患者我们必须谨慎对待。这种疼痛缓解的可能性是遥不可及的。与此对比的是那些虽然疼痛轻微的患者，但是X线片已经出现了髋臼侧骨缺损的严重病变。在这种情况下，手术是合理的，因为保守治疗会导致进一步骨缺损，进而大大影响了将来重建后的疗效。

对于那些严重髋关节痛和严重X线片改变的患者，这种矛盾是不存在的。与之相反，这些患者的这种矛盾也不存在，如伴有严重关节痛而影像学正常的患者。对于这种情况则需要进一步高级的髋部影像学检查（如核磁共振），同时我们可能需要更加关注其他部位来查找疼痛的原因。

那些自称疼痛严重但是影像学轻度改变的患者才是最难处理的。在这种情况下，医生应该反复与患者进行交流，继续进行保守治疗，这也有助于医生理解患者的疼痛模式。医生必须很好地理解这些就像是“穿着患者的鞋走路”一样，并且通过熟悉患者生活方式判定其提出的要求是否是现实的。这些要求可能会妨碍通常的缓解疼痛的非手术治疗。

对于这些有挑战性的患者，我们可以进行诊断性/治疗性的髋关节腔内注射。这也有助于外科医生进行决策制定。那些通过局部注射麻醉药能够获得完全疼痛缓解或者接近完全缓解的患者，一样也能通过THA手术获得相似的疼痛缓解效果。对于那些髋关节痛没有通过诊断性注射的患者则恰恰相反。然而，关节腔注射仅仅是一个工具，外科医生必须仔细将患者作为一个整体去评估，了解他们的预期目标并且排除患者其他可能的病因。

保守治疗无效是外科手术的一个主要适应证。通常非手术治疗有3种方法：利用手杖或者拐杖辅助设备、局部或者全身用药、改变活动量。我们可以通过单独一种或者联合方法来延长患者自然髋关节的寿命。即使在那些严重的髋关节病患者中，但因为其为首次发病，这也值得我们进行试验性的保守治疗。这也能够让患者和医生变得更加熟悉彼此。同时能够给予医生一个机会去了解患者生活方式、疼痛忍受力和对于手术的预期。在初次与患者打交道时就推荐关节置换术是十分少见的。尽管通过手杖助行能够明显卸载退变髋关节侧的压力，但是因为文化因素许多患者不愿意去用手杖，他们认为这无疑就是获得医院的入场券了，我们也应该认识这些因素的重要性。

非甾体类抗炎药物广泛应用于髋关节炎的治疗。内科医生会鼓励病人试验几种不同的药物，直到找到一种特定适合于患者本人的有效药物。一旦找到适合的药物，我们必须常规监测肝肾功能和造血系统，避免不良事件发生。在规律服用非甾体类抗炎药物同时可以辅助对乙酰氨基酚进行止痛。

就像前面所讲一样，非手术治疗一样有其自身风险，这些我们一样需要考虑在内。尤其在老年患者中，长期应用非甾体类抗炎药或对乙酰氨基酚会导致明显发病率。此外，我们缺乏对于髋关节炎的自然病程了解，外科手术的非必要的延误可能是不恰当的，因为有些病人会导致严重骨缺损或者髋关节挛缩，这会损害远期THA的效果。另外Lavernia等报道了其研究结果，他们发现推迟行THA直到症状十分严重的患者的临床效果会差于那些早期行手术治疗的患者。

病人选择

"当全髋关节置换成为一项真正技术时，就不再需要单独章节去讲如何选择病人了，因为那是全髋关节置换术能够治疗所有髋关节病"

—John Charnley

THA这项技术或许已经发展到年龄大于60岁的老年人群体中。这个年龄段的人的活动水平通常会减弱，并且这个年龄的期望值也是合理的。这个年龄段中这两者结合在一起会产生显著的效果。这个年龄人群的翻修率是可以接受的，并且对于绝大多数人来讲，这个初次手术可能会是他们今生最后一次手术了。

然而在40～60岁的这一组中，他们活动水平仍然较高且对于假体寿命期望值高于假体寿命本身。尽管对于绝大多数髋关节病，THA可能是这个年龄段最恰当的手术方式，但是手术时机必须仔细安排。许多患者通过一些年长的病患了解了手术成功的效果，这些年长者都超过60岁，是他们的朋友或者熟人，因此他们经常会要求获得相近的手术效果，但是他们并没有了解他们这个年龄段过早手术带来的翻修的高风险。因此这个年龄段客观的调查结果远比主观的抱怨更重要。

"外科医生应该对患者描述的过分夸大的疼痛充耳不闻......这个年龄组的体征远比主观感觉重要.....在这个群组中X线片也是十分重要的"

—John Charnley

对于年龄小于40岁的患者来说手术相关的风险显著地增加。在当今社会人类预期寿命已经能够延伸到70～80岁，而人工髋关节假体的预期寿命最多能够维持40年。这些患者在最好的情况下至少要经历一次翻修手术，患者本身必须理解这种现实。

因此对于这个年龄段的患者，THA的技术可能还没发展到为所有患者提供这项技术的地步。对于这些患者，行为纠正和其他非手术方法均应尽可能最大化。不幸的是，相比较其他非关节置换手术的方法，THA的成功已经成功渲染了许多患者的感知力。对于那些教育程度有限的体力劳动者，髋关节融合术可能是最适合的治疗手段，然而多数情况下这个选择患者并不能接受。如果通过合适的截骨术能够延长自然髋关节的寿命，那么就应该认真进行考虑这项选择。在这一背景下，因为患者预期寿命是主要的，那么决策制定可能就是最复杂的。对于年轻患者考虑THA的手术医生必须熟悉其他保髋治疗的适应证，因为THA并不是唯一的治疗选择。尽管在治疗髋关节炎时，并非所有外科医生都必须熟悉保髋的相关手术技术，但是外科医生必须能够优选出且对这些年轻患者来说恰当的选择，这些患者通过这些保髋手术减轻疼痛和改善功能，能够实质上从这些保髋手术中获益，进而推迟THA的手术时间。因此我们推荐读者在阅读本章节前除了关节置换术应该了解其他保髋手术。

医生应该向每位年轻患者坦诚交流，在他们以后的日子里可能会经历多次翻修手术的可能性，这是至关重要的。医生必须让这些患者充分理解THA手术后虽然能够缓解疼痛，但是为了能够延长假体使用寿命，可能会牺牲他们的活动水平。一个最终的切除关节成形术的可能性必须连同其他年龄相关并发症一起进行说明。

髋关节假关节的最终理念能够成为用于判定年轻病人进行关节置换术的至理名言。Charnly教授最初讨论的"假关节试验"进行了相关的描述：如果一个患有严重髋关节病的患者行切除关节成形术后不会比他/她目前情况更糟糕的话，那么假体相关治疗可能是有适应证的。

手术治疗的时机

外科手术时机在THA的决策制定中是一个决定性的组成部分。当此刻来临时一个患者已经尝试所有非手术治疗，并且满足手术相关的影像学及临床标准。当这一时刻来临，患者必须判定他们本身症状是否足够严重到需要关节置换术的地步。

我们必须强调的是这是患者本身的决定而非影像学的判定，除非出现了进展性骨缺损这样的严重病变。临床医生的工作就是对这些患者进行疾病教育，告知手术相关风险以及非手术治疗的疾病自然病程如何。千万不要做出决定去干扰他们。在患者获得全面深入的替代治疗之后仍不能解决问题，那么髋关节置换的决定才应该是让患者本人知情的一个选择决定。即使当其他替代治疗受限时，病人仍会频繁向临床医生咨询，试图获得他们帮助来进行选择。如果临床医生对于手术时机做出决定，一旦出现并发症，那么这个可能就是开始了诉讼的第一步。

为了帮助患者做出决定，一旦他们的条件满足合适标准，那么会有两个问题摆在我们面前。你的髋关节是否不能满足你日常生活中正常活动？或者换一种说法——是否你的髋关节让你每天都不能做一些对你来说重要的事情？如果这些问题答案是“肯定”的话且能满足客观标准，那么THA可能就会使他们最大获益。尽管THA对许多患者是一个值得信赖的手术方式，但是并发症仍然是不可避免的，患者必须有足够严重症状，以至于值得冒这些最坏情况的风险去经历这个手术。必须注意的是，对于那些因髋部疾病导致髋臼骨缺损的病，他们可能没有实质上的症状，但是这些患者必须严密监测髋臼骨缺损的情况，一旦骨缺损出现进展，那么推荐立即行手术治疗。

病人的期望值

外科医生偶尔会碰见那些对于手术预期效果不切实际的患者。这些期望值必须通过医生经验、患者心理结构的了解和外科医生的沟通技巧来调和。患者本人必须知道THA对于多种身体疾患并不是灵丹妙药。这个手术只能解决单个关节病变。虽然通过改善步态模式能够在某种程度上缓解背痛，但是对于其他骨骼肌肉疾患并不会产生明显的影响。此外，对于那些多关节问题的患者必须向其说明，由于病变最严重的关节限制了其活动，因此其他患有关节炎的关节本身承受压力减小，而当患病最严重的关节行关节置换术之后，其他受限关节问题也会凸显出来。

患者必须理解THA术后关节功能受限可能仍会存在。多年的关节挛缩畸形可能不会自行恢复成正常关节活动范围。为了预防不稳定发生，需要回避一些姿势体位。这些观念术前就必须和患者进行讨论。

最后，医生必须和患者说明其本身应该为人工关节负责，这是十分重要的。患者必须理解这个假体本身就是为了缓解疼痛和改善功能进行设计的，假体本身不能承受高负荷冲击运动或者重体力劳动。患者必须对他们活动负责，让他们意识到滥用髋关节的后果，会导致假体寿命的缩短和将来需要行翻修手术。此外患者必须了解持续术后影像学和临床的随访要求，这些是为了监测像聚乙烯磨损、骨溶解和松动等长时间的潜在并发症，而这些并发症在临床症状发生之前的阶段会相对容易处理。最后，外科医生在着手进行手术之前必须确认特定患者本身是愿意手术且能够遵从术后康复流程，来达到成功的效果。

患者评估

和大多数骨科手术一样，确定某个特定病人行THA是否有明确指征时，除了本身疼痛和行走受限病史外，还需要结合确定的体格检查和放射学证据。在进行手术之前必须通过这3方面评估进行全部确认晚期关节炎的存在。如果其中某一个评估不支持这个诊断的话，那么外科医生应该警惕误诊的可能性或者警惕即使行THA手术并不能有效解决患者的抱怨。

病史

THA主要的适应证就是使人虚弱的疼痛症状，因为这是通过手术能够改善髋关节炎的最可靠症状。记录疼痛的特征和量是十分重要的，因为疼痛可能会夜间痛或者休息时发生。医生应该警惕这后面两种结果，除外关节感染或者肿瘤的可能性。一旦这些诊断都被排除（如果认为合适的话需要通过影像学和实验室分析），那么夜间痛或静息痛往往都预兆着髋关节炎的晚期病变，这种情况保守治疗一般无效。炎性关节病往往伴有明显的静息和夜间的不适。疼痛常常会放射到大腿，但是一旦超过膝盖部位的话就要排除神经根性疼痛了。

同样评估病史时要包括患者之前的非手术和手术治疗。绝大多数考虑行THA手术的患者均应进行之前讨论的一个详细的试验非手术治疗。既往其他非手术治疗均应进行记录，这是十分重要的，因为一旦有THA的手术指征，不同其他手术方式可能会影响手术技术以及影响最终的效果。如果可能的话，回顾以前手术记录来确定术中发现以及给予的治疗，这也是非常重要的。

患者病史同样应包括患者大体健康状况的评估和任何内科问题的评估。术前合适的内科会诊是有必要的，因为能够确定内科并存病的存在，这些可以术前最优化治疗或者这些并存病可能会妨碍择期手术。了解与免疫功能不全（比如糖尿病、肾衰竭或者获得性免疫缺陷综合征）状况相关的病史也是非常重要的，这也是为了更仔细劝告患者围手术期或者晚期感染的风险。病史询问同样应该寻找那些与持续菌血症相关的其他内科情况，诸如女性反复尿管感染、男性尿路出口梗阻或者牙齿问题，这些问题均应在手术之前进行治疗。

体格检查

体格检查应从步态的评估开始。特伦佰氏步态或者痛性步态是最常见的步态。一个患者的步态常常能够说明下肢功能障碍的程度并且帮助外科医生判定特定患者的关节炎是否适合THA。其次要进行皮肤软组织的视诊。医生应该注意既往切口的位置和时间，因为皮肤病变的存在可能预示着关节炎的病因（如同银屑病性关节炎），或者可能会对继续进行手术的决定做出影响。在那些有活动伤口病变的患者，需要推迟手术等待皮肤软组织愈合，因为这能够预防令人难以接受的感染高风险。

神经血管的检查包括足背动脉的触诊和胫后动脉搏动。如果没有触及动脉搏动，那么应申请血管外科会诊除外腹髂动脉疾病引起的髋部疼痛。此外THA手术中严重钙化血管也存在损伤的风险。神经系统查体会帮助内科医生除外术前的神经系统缺陷，并且能够帮助鉴别引起患者疼痛的神经根病变。

髋关节本身查体包括关节活动范围的评估，最典型的改变就是关节活动度下降。髋关节最早期病变会出现典型的内旋活动受限，随着时间推移，明显的外旋活动和屈曲挛缩会加重导致行走受限。内收挛缩同样地需要记录，这对于个人卫生是十分重要的，可能会需要THA术中进行经皮松解治疗。

体格检查应该包括腰部仔细的评估，以确保病人经历的疼痛不是远处部位所引起的。对于那些疼痛病因不明确的患者，可以利用关节腔内利多卡因注射来证实是否髋关节本身引起的疼痛。

禁忌证

THA本身的绝对禁忌证很少。髋关节活动感染或者全身感染可能会导致髋关节细菌播散，这是THA最严格的禁忌证，因为作为金属假体的内置物无疑会导致深部感染和假体失败。那些有既往髋关节感染病史的患者行THA手术也会有潜在感染复发的风险。对于那些怀疑活动感染或者持续感染的患者，需要强制进行包括实验室检查（红细胞沉降率和c-反应蛋白）和关节穿刺液检查（细胞计数、分类和培养）在内的详细的术前检查。对于那些不能确定是否存在活动感染的患者，我们可以采用二期关节置换，先行切除所有骨表面，置入抗生素骨水泥间隔器并且延长静脉抗生素应用时间。然而，外科医生应该认识到骨髓炎的治疗效果比假体周围感染更为困难，一旦选择这种治疗方法，患者应该愿意去承受高失败率以及关节切除术的可能。对于持续髋关节感染和疼痛的患者，关节切除成形术也是最佳的外科治疗。

合并慢性肾功能衰竭病史的患者感染风险很高，一些外科医生认为这些人群是THA的禁忌证。对于现在或者最近有静脉药物应用史的患者，考虑到这些操作活动可能带来菌血症的高风险，不建议行THA手术。同样地，人类免疫缺陷病毒感染阳性的患者也是处于感染和失败的高风险中，并且推荐THA之前应进行特别考虑。

一个相对禁忌证就是患者合并严重内科并发病，这些并发病会威胁各种择期手术。一方面是外科手术后围手术期的死亡率，另一方面是任何外科手术预期的功能改善和缓解疼痛效果，必须仔细将两者进行衡量。对于这一类患者，如果围手术期的发病率和死亡率的风险极高的话，那么手术的风险可能会胜过THA所带来的益处。

肥胖可能是关节外科医生最常遇见的伴发疾病了。在许多研究中，肥胖是假体周围感染、脱位、深静脉血栓疾病和较差的临床评分的危险因素，尤其是BMI>40会带来并发症的风险，一旦超过50这个风险会更高。其他研究则通过对比肥胖者与非肥胖者行THA的并发症和功能效果，发现两者差别细微。虽然在肥胖患者中无菌性松动发生更为常见，但是机械力学失败的远期风险与肥胖是否相关还不清楚。尽管肥胖患者的并发症发生风险增加了，但是他们可以通过全髋关节置换术获得明显的益处，并且绝大多数作者不推荐单单由于BMI增高的原因阻止患者行THA手术。然而，尽管肥胖不是THA的绝对禁忌证，但是绝大多数医生还是建议对于病态肥胖患者应该在THA之前尝试减肥，来减少短期和长期的风险。在对肥胖患者评估过程中，要谨记这一点，肥胖和营养不良可以同时存在且可能会明显增加感染和伤口相关的并发症的风险。因此在这个人群中营养状况筛查是极为重要的。

关节外科医生也会经常遇到糖尿病患者，这也是THA后假体周围感染的显著危险因素。人们普遍认为的是糖尿病患者血糖控制较差会增加感染的风险，但是也有一些数据对此进行反驳。病态肥胖的糖尿病患者似乎看起来是处于感染极高风险中。此外尽管肥胖、糖尿病或者两者同时存在的情况并不是THA的绝对禁忌证，但是对于这类人群外科医生应该就深部感染的特定增加风险这一项与患者进行恰当的忠告。

病人合并有骨盆区大剂量放射病史的也被认为是手术失败的高风险人群。这也是手术的另外一个相对禁忌证。因为无论骨水泥还是非骨水泥重建均会带来高失败率。夏科氏关节病也是另外一个相对禁忌证，因为这些患者不但关节不稳而且假体松动风险很高。过量酒精摄入和痴呆患者也是术后不稳定的高危因素，在和这些患者及家属后沟通THA风险时，应建议THA后加强特殊护理。在上述介绍中，Charnley的假关节测试对于决定是否应行外科手术干预是十分重要的。

就像前面所讨论的那样，患者必须对所推荐的外科治疗有一个现实的预期值。外科医生一旦考虑给患者行THA，必须确保患者本身对潜在益处和手术后并发症有一个现实的了解。此外，为了保持假体长期寿命，必须确保患者愿意遵从术后活动限制和积极参加术后物理治疗计划。像主动静脉吸毒者这类生活方式难以自控患者，任何关节置换术都不是理想的选择。如果一个外科医生不能缺失这个患者是否满足这些标准的话，建议让患者寻求其他外科医生有无更多的建议或者提供另一个治疗选择。

总结

外科决策制定从简单到复杂可以是多种多样的。在做出行髋关节置换的决定中，外科医生的任务就是评估外科决策中所有患者相关的因素，去和患者沟通交流。当然这些交流是通过了解患者心理情况和智力水平基础上进行调和的。在少数情况下这种患者的信息传递可能是耗费时间和艰巨的任务。对于那些预后和特殊风险没有很好数据支持或者存在特殊解剖变异的患者，我们很难进行真实益处或手术风险的评估。然而，术前反复花费时间去和患者交流能让医生获得收获，不仅能够让患者充分理解手术目标和更好去配合自身康复，而且自身能够更好理解手术目标。按照我们的经验，这种趋势有助于让患者更快乐、让手术效果更满意；或许这是髋关节置换外科医生终极目标。

Gavin C. Pereira
Derek F. Amanatullah
Paul E. Di Cesare

50

第50章　术前计划

前言

全髋关节置换（Total Hip Arthroplasty，THA）可以解除疼痛，明显改善患者的生活质量，同时又有非常好的成本效益。但仍有少部分的患者对术后的髋关节并不满意，或者需要早期翻修。最佳的病人选择、解剖及生物力学的恢复、合适的假体选择以及精良的手术技术是预防并发症和失败的重要因素。

适当的术前计划需要在患者身上耗费宝贵的时间。需要通过充足的病史采集及查体来判断初次THA及翻修的适应证。另外，仔细分析影像学资料，包括通过手工或电子模板模拟测量能够帮助选择假体，同时可能会影响手术入路。模板测量是术前计划的重要部分，它能使术者清楚手术的策略。帮助术者判断可用骨量、固定方式（水泥或非水泥）、假体大小和位置、股骨颈截骨位置、髋关节旋转中心的恢复、股骨偏心距和下肢长度。

好的术前计划也包括一些与患者不相关的因素。了解不同假体的优缺点是非常关键的。术前评估手术人员和手术时间也很重要。术前计划中同样关键的是一些与术者相关的因素，包括：技术水平、锻炼情况、身体健康、面临的压力、最近或即将到来的旅行，以及对外界的承诺。

在多数简单的病例中使用术前计划可以有更稳定的术后结果，更少的术中变量，更有效地使用资源，更少的并发症，同时有利于控制经济成本以及术者的压力。对于罕见或困难病例的初次或者翻修手术，术前计划可以帮助预测术中出现的问题，是否需要不同的手术入路、特殊的器械或假体、移植骨或填充骨，同时可以提供备选计划。

在过去术前计划仅限于个别患者，但是随着外科医生从经验及教训中学习进步，在手术前一天对每一个患者的特殊要求充分了解的情况下对手术进行合理地安排也是非常重要的。除了假体因素、手术人员及手术室使用情况外，特殊患者的情况不仅会影响手术与否，同时也会影响手术顺序，一般的规则是先做最困难的病例。

病史及查体

病史及查体中的某些方面可能会影响术前计划及模板的使用。在术前计划时考虑到之前同侧或对侧THA手术时的情况是非常重要的。术者应该意识到其他并存的疾病可能会影响手术计划。例如患有炎性关节病、恶性肿瘤或器官移植的患者可能长期服用类固醇、缓解病情药物、免疫调节剂、细胞毒性药物或接受放射性治疗，这些治疗可能会抑制骨与生物型假体之间的骨长入，这种情况下可能会需要骨水泥假体。同样患有代谢性骨病的患者可能也需要骨水泥型髋关节置换。任何髋关节感染史都需要仔细排除现存感染。发育性髋关节发育不良（DDH），Legg－Calvé－Perthes病或股骨头骨骺滑脱（SCFE）等这些儿童时期患有髋关节问题的患者，其可能存在解剖变异、特殊的瘢痕或现已不用的一些植入物。

患者的查体情况也可能影响重建手术的术前计划。患者的姿势应该注意，持续存在的躯干弯曲提示固定的髋关节屈曲畸形或脊柱的前屈。异常的步态也应该注意，存在Trendelenburg步态或者外展倾斜提示外展肌无力，包括活动度减小引起的功能性无力，以及肌肉萎缩、发育不良、分离或切断引起的解剖性无力。从后面观察患者使术者容易评估骨盆倾斜的情况，骨盆倾斜提示固定的腰椎骨盆连接或者双下肢不等长。可以通过脚底垫块来评估明显的下肢不等长及骨盆倾斜改善的情况。固定的腰椎骨盆连接和股骨远端至小转子绝对长度的短缩是不能通过THA来矫正的。患者站立位时术者可以从侧面观察来评估腰椎的过度前凸，这在侧卧位手术中需要注意矫正。Thomas征可以区别髋关节固定屈曲畸形引起的可纠正的腰椎前凸，还是腰椎退行性变引起的固定的腰椎前凸。对于固定腰椎过度前凸的患者，建议增大髋臼杯的前倾角。最后，评估髋关节在3个面的活动度以及固定畸形的角度是非常必要的。

术侧肢体的查体情况可能会影响手术计划。必须检查术侧髋关节周围皮肤，因为疤痕的存在可能会影响手术入路的选择。最明智的选择是按照原疤痕的纵轴切开，要避免与原疤痕交叉或呈尖角，平行切口要避免距离太近，但是与膝关节相比，髋关节的瘢痕很少出问题。

对于存在多处骨科问题的患者来说决定治疗的顺序具有特别的挑战性。对于那些身体其他部位的病变应采取措施，假如未予处理，可能会引起不可逆的损害（例如类风湿患者的颈椎不稳）。术者在计划同一患者的不同部位手术顺序时要考虑其术后的恢复能力。建议先行治疗能手术矫正的上肢问题，因为下肢术后的康复需要上肢的参与。同样在进行膝关节或髋关节手术前，应尽可能地先恢复足部的负重轴线。在首先重建髋关节还是膝关节之间面临选择时，应考虑疼痛程度及退变严重程度。但是更合理的是THA先于全膝关节置换，因为疼痛的髋关节会影响膝关节置换术后的康复锻炼。对于同侧肢体膝关节存在严重外翻畸形的患者来说，作者认为在后入路手术中进行股骨准备时，由于膝内侧副韧带的松弛，屈膝状态下内旋下肢可能使股骨内旋不足，如果术者不注意这点的话容易使股骨假体前倾不足。另外，外翻膝患者在坐位屈髋时容易使下肢处于内旋位，这增加了术后髋关节脱位的风险。

放射学检查

高质量的放射学资料对于术前计划和模板测量来说是必需的。应包括髋关节正位（前后位）X线片及改良蛙式侧位片（例如Löwenstein），其范围应超过预计股骨假体远端或者水泥塞的位置。正位片应该比常规摄片位置（髂前上棘作为拍摄最高点）更低，从而能在图像中看到更多股骨干的情况。通常情况下通过一张骨盆正位片来评估由髋关节病变引起的下肢长度改变是足够的，但是如果怀疑双下肢不等长是由于髋关节以下的病变引起的，那么就需要一张下肢全长的X线片。

所有的X线片都存在一定的放大率，因为它需要把大小不同的物体放在不同距离的射线及底片之间。如果使用非数字摄片的话，可以将X线至骨盆的距离标准化来减小放大率的变化，但是患者体型的差异将会改变其与底片之间的距离，从而产生误差。标有刻度的X线片可以消除放大率的影响。有多种通过刻度来计算放大率的方法，但是Conn等描述的使用一枚硬币（或其他任何已知长度或直径的标志物）的方法既简单又准确。应避免拍摄缺少标志物的数字X线片，因为其放大率是很难判断的。

骨盆正位片拍摄时应使股骨内旋15°～20°（图50.1A，B），应避免股骨外旋。因为外旋股骨拍片会使股骨头-颈外翻角度看起来增大，同时低估了股骨的偏心距。同时内旋超过15°～20°也应避免。外旋股骨会使小转子更加突出，而内旋股骨使小转子显露更少。股骨外展或内收可以分别使其看起来更长或更短。屈曲挛缩通过改变一侧髋关节的放大率使X线片上表现出双下肢不等长。因为髋关节骨关节炎的患者常常因为疼痛或外旋畸形而不能提供所需要的15°～20°的内旋，这时候使患者俯卧位来使股骨成像可能会有用。另外，通过模板测量对侧相对正常的髋关节也会有用。

改良的蛙式侧位片对于评估股骨的前倾及股骨干的前弓是很有用的（图50.2）。如果拍摄改良蛙式位时膝抬起15°～20°，那么将会使图像与髋关节前后轴垂直。

骨盆正位片可用来判断由髋关节病变引起的双下肢不等长，甚至对于存在固定骨盆倾斜的患者也可以（图50.3A，B）。首先画一条连接两骨盆固定标志的水平线，这两点应双侧存在，同时与畸形无

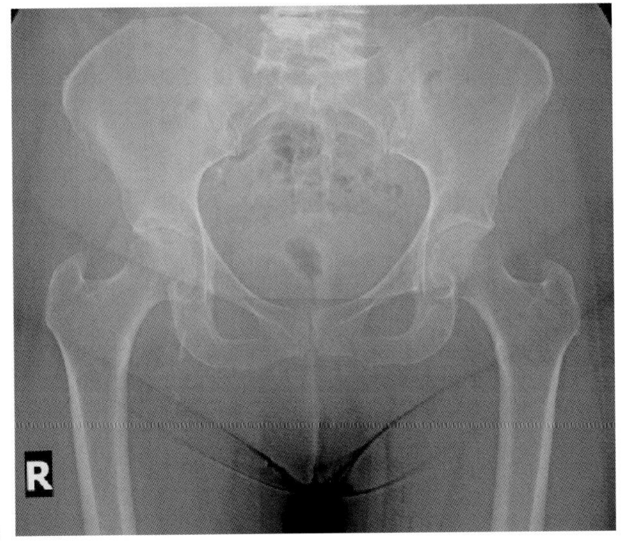

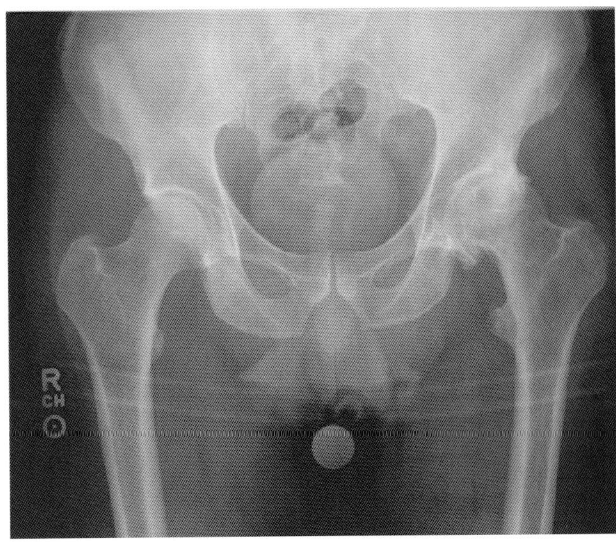

图50.1 A. 骨盆正位片提示双侧股骨明显内旋；B. 骨盆正位片提示左侧股骨无内旋

关。通常选用泪滴、闭孔下缘或坐骨结节的下缘作线，将此线延长超过股骨的位置。然后在两侧股骨上选择容易确定的点，分别测量其与之前提到的水平线的垂直距离，计算出双下肢长度的差异。股骨上的标志点通常选择小转子顶点或上转角，或者大转子尖。

比较放射学测量与大体测量的双下肢长度差异可以帮助临床医生判断真正的及外观上的双下肢不等长。真正的双下肢不等长需要在手术中通过髋臼杯的位置或股骨柄的深度来调整，但是外观上的不等长可能是由于髋关节固定屈曲畸形引起的，需要

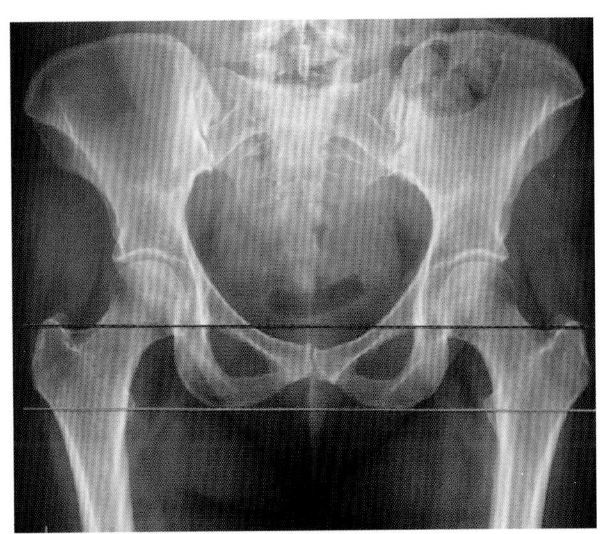

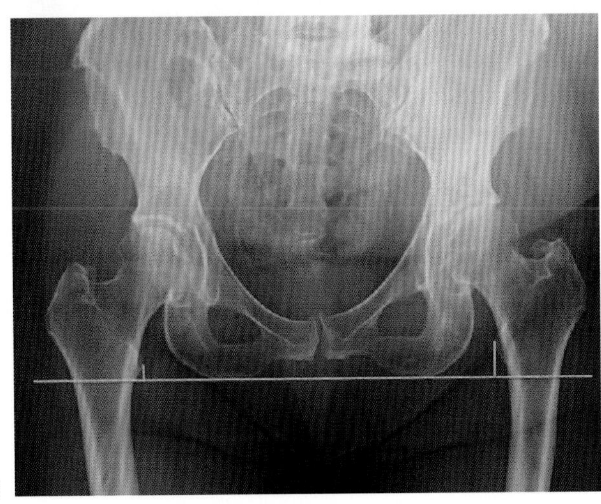

图50.3 A. 没有明显关节退变的骨盆正位片上一些常用的参考线。红色为泪滴连线，橙色为坐骨结节连线；B. 左髋关节退变引起的双下肢不等长

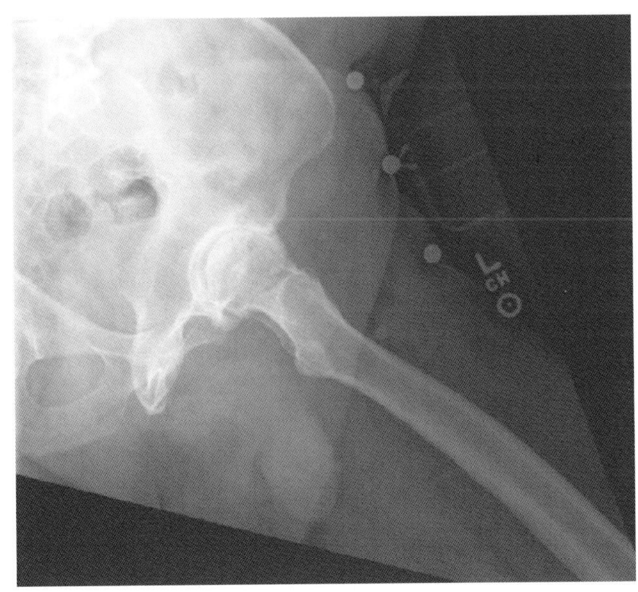

图50.2 股骨侧位（Löwenstein位）片

通过恢复髋关节的生物力学来自行矫正。需要注意避免肢体延长超过4cm或股骨长度的7%，因为其可能增加坐骨神经麻痹的风险，对于这些病例来说应行股骨短缩截骨或者只纠正不等长的2/3。在行髋关节置换时，可以考虑行下肢全长像来发现髋关节远端的下肢长度畸形。

髋臼的影像学评估

X线平片应用来仔细评估髋臼的情况、髋臼上缘的囊性变、内侧或边缘的骨赘以及髋臼的内陷。大的囊性变可能需要植骨。大的边缘骨赘可能会给术者带来视觉上髋臼窝很深的错觉，这一点需要注意避免。髋臼内壁骨赘的存在及厚度可以帮助术者了解向内磨锉多深才能到达髋臼窝底。如果股骨头向内超过髂坐线，那么该髋关节可以认为是髋臼内陷，这在类风湿性关节炎、强直性脊柱炎、Paget病及其他炎性或代谢性骨病中经常可以发现。术者要预料到髋臼内陷可能会在手术中存在髋关节脱位困难，做好股骨颈原位截骨的准备。另外，术者不应被术中所见的髋臼形态所欺骗，应准备植骨或选择其他方法来将髋关节中心外移。

对于髋臼顶的倾斜术者应警惕髋关节发育不良的可能性。髋关节发育不良具有髋臼顶的倾斜、股骨头的上外侧半脱位、髋臼窝的变浅、前壁发育的不足、增宽的泪滴和股骨颈前倾角增大等特点。这些畸形程度可以从轻微到严重。较轻的病例（即髋臼上缘的不足小于10%～20%）可以选择向内加深髋臼及压配式的臼杯，但是严重畸形或非常浅的髋臼窝可能需要植骨或金属加强块来对髋臼杯进行额外的支撑。

股骨的影像学评估

在股骨这侧，X线片可以帮助评估股骨头的形态、颈干角、股骨近端的形态及股骨髓腔的大小。所有的参数都会帮助术者来选择合适的股骨假体。髋关节表面置换需要一个完整的股骨头，骨坏死引起的大的囊性变及严重的塌陷，或者确实很短的股骨颈是不适合行表面置换的。

应注意患者本身的颈干角，并应尽可能恢复。股骨颈的外翻能够合并DDH（图50.4A），如果颈干角很大的话，术者得考虑不将假体柄完全打入，这需要一定的手术经验，同时股骨颈计划截骨的位置应该更高。对于髋内翻的病例（图50.4B），股骨颈截骨应该尽可能靠远端，以允许假体打入更深。对于髋内翻或髋外翻，术者同时可以选择不同颈干角的假体例如高偏心距、标准偏心距或髋内翻柄。

对于股骨近端形态的评估同样很重要（图50.5A，B，C）。A型股骨拥有较窄的髓腔和很厚的皮质。B型股骨拥有普通的髓腔和皮质。C型股骨髓腔很宽、皮质很薄（即烟囱型）。A和B型股骨应该选择生物型股骨柄，而C型股骨应考虑水泥柄或远端

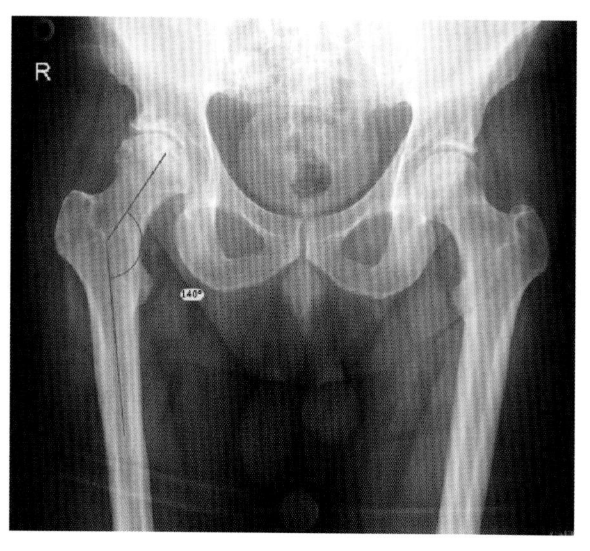

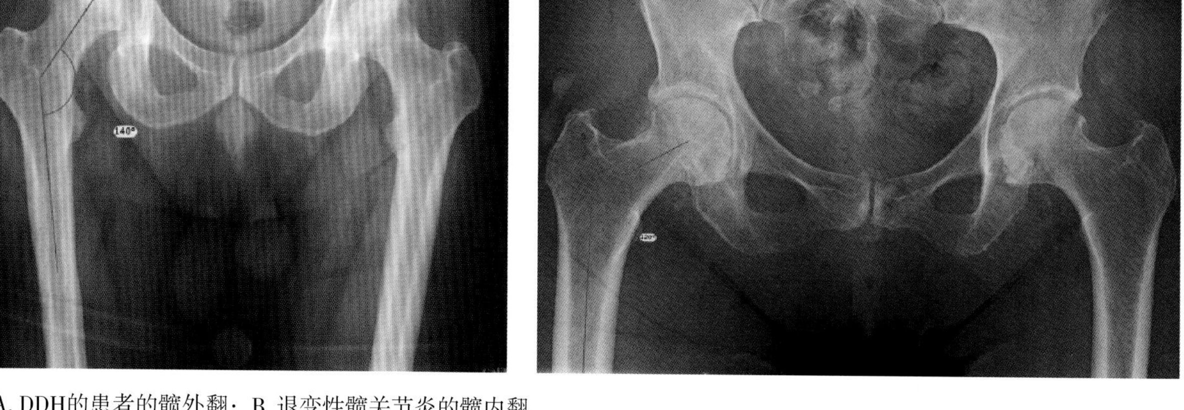

图50.4　A. DDH的患者的髋外翻；B. 退变性髋关节炎的髋内翻

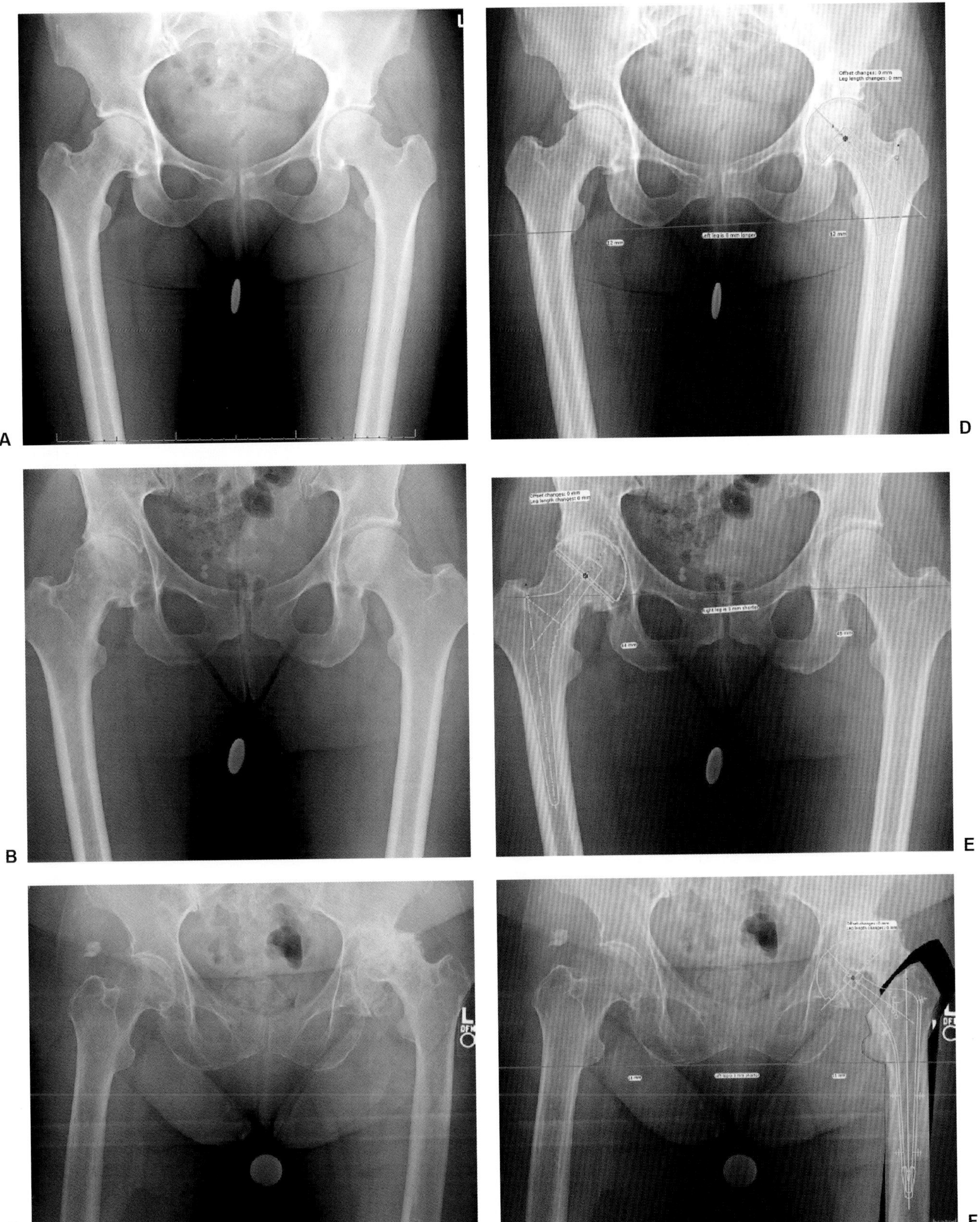

图50.5 A. Dorr A型的股骨；B. Dorr B型的股骨；C. Dorr C型的股骨；D. Dorr A型的股骨选择压配柄的模板；E. Dorr B型的股骨选择压配柄的模板；F. Dorr C型的股骨选择水泥柄的模板

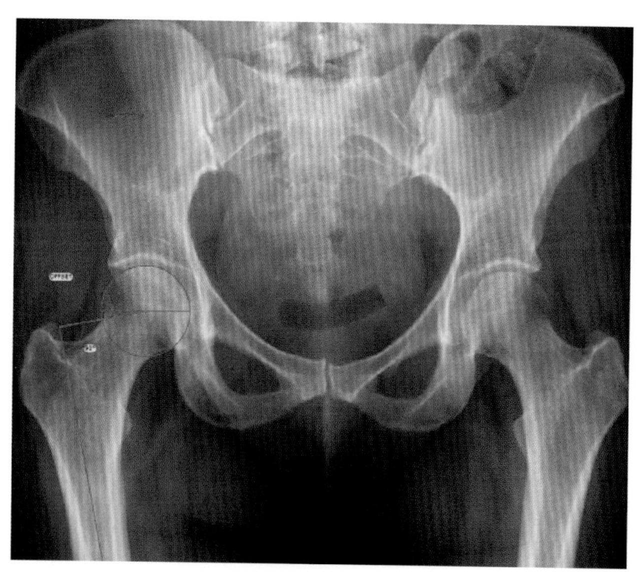

图50.6 没有明显退变的髋关节标记出股骨的偏心距

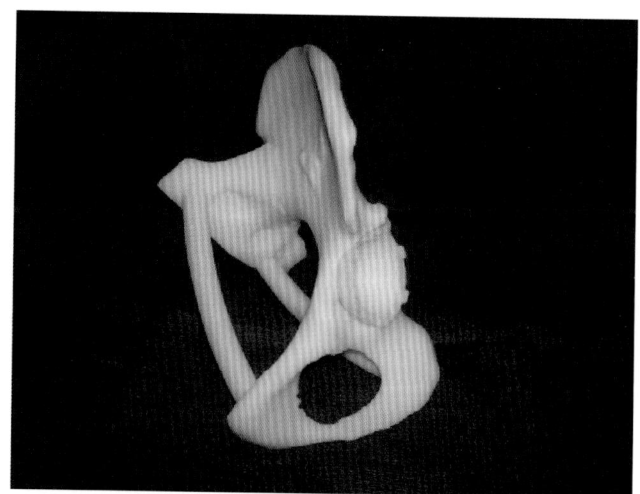

图50.7 3D打印的骨盆模型

固定的生物柄（图50.5D，E，F）。另外股骨的外弓也会影响股骨柄的选择，尤其是身材较矮的患者。

股骨的偏心距（图50.6）是髋关节中心至股骨解剖轴的垂直距离。重建髋关节的偏心距可以保持髋外展肌的张力。Shenton线可以粗略地认为是股骨偏心距的近似值。

任何存在的内固定物都应该仔细考虑，只要其不影响手术显露或者髋关节置换后的功能，内固定物也可保留。然而如果内固定物需要取出的话，那么就要相应地计划取出方法和需要的器械。如果这种植入物已经不再使用，那么就需要特殊的取出器械，例如可能需要准备金刚钻锯。检查之前的手术瘢痕对于计划内固定取出的手术入路是非常重要的。

有时也需要一些除了病史、查体及X线平片以外的影像学检查。对于一些特殊的病例，骨盆CT扫描对于更好地了解髋臼及股骨近端的变形是有用的，包括DDH、SCFE、Perthes病或创伤性关节炎。获得股骨远端的薄层CT（患者没有移动）可以提供股骨颈前倾角或股骨近端前弓的测量。通过股骨干中部或者髓腔峡部的CT可以对狭窄髓腔的内直径进行精确的测量，从而帮助决定假体的选择和大小。对于翻修的病例，CT对于评估髋臼的缺损、残余的骨量及近端重要的软组织结构（例如大血管和神经）是非常有用的。对于髋臼内壁大的缺损或严重的髋臼内陷，如果担心血管问题的话可以行CT血管造影。近些年来，可以用CT扫描数据来对骨盆进行快速三维重建（例如3D打印），这使术者可以在术前对臼杯的安放进行试验。对于非常小的骨盆或者大的、复杂的骨缺损来说，术者可以根据快速成型的三维数据来定制髋臼植入物（图50.7）。

对于因缺血性坏死行表面置换、初次THA术后或怀疑骨髓炎的病例可以考虑行核磁共振（MRI）检查。对于残留内固定物或者植入物失败的患者，去金属伪影序列（MARS）MRI对于评估其骨溶解、局部组织不良反应（ALTR）、金属碎屑不良反应（ARMD）或假瘤是有效的。

模板测量

作者强烈建议对于每一例THA都进行模板测量，无论是手工的或数字的。模板测量可以使术者更加关注每个病例的特殊性，可预测假体的选择、大小及安放的位置。术者在术中发现任何与模板计划的偏差时，都应警惕是否存在潜在的错误。模拟重建髋关节应该从髋臼开始。

髋臼–髋臼杯的大小及髋关节旋转中心的选择

在选择髋臼杯大小的时候，应牢记在磨锉之后良好的髋臼骨壁必须保持完整。这对于非水泥的臼杯来说是非常关键的。因为必须避免将髋臼的前后壁磨透，因此臼杯的大小非常关键。这可以通过测

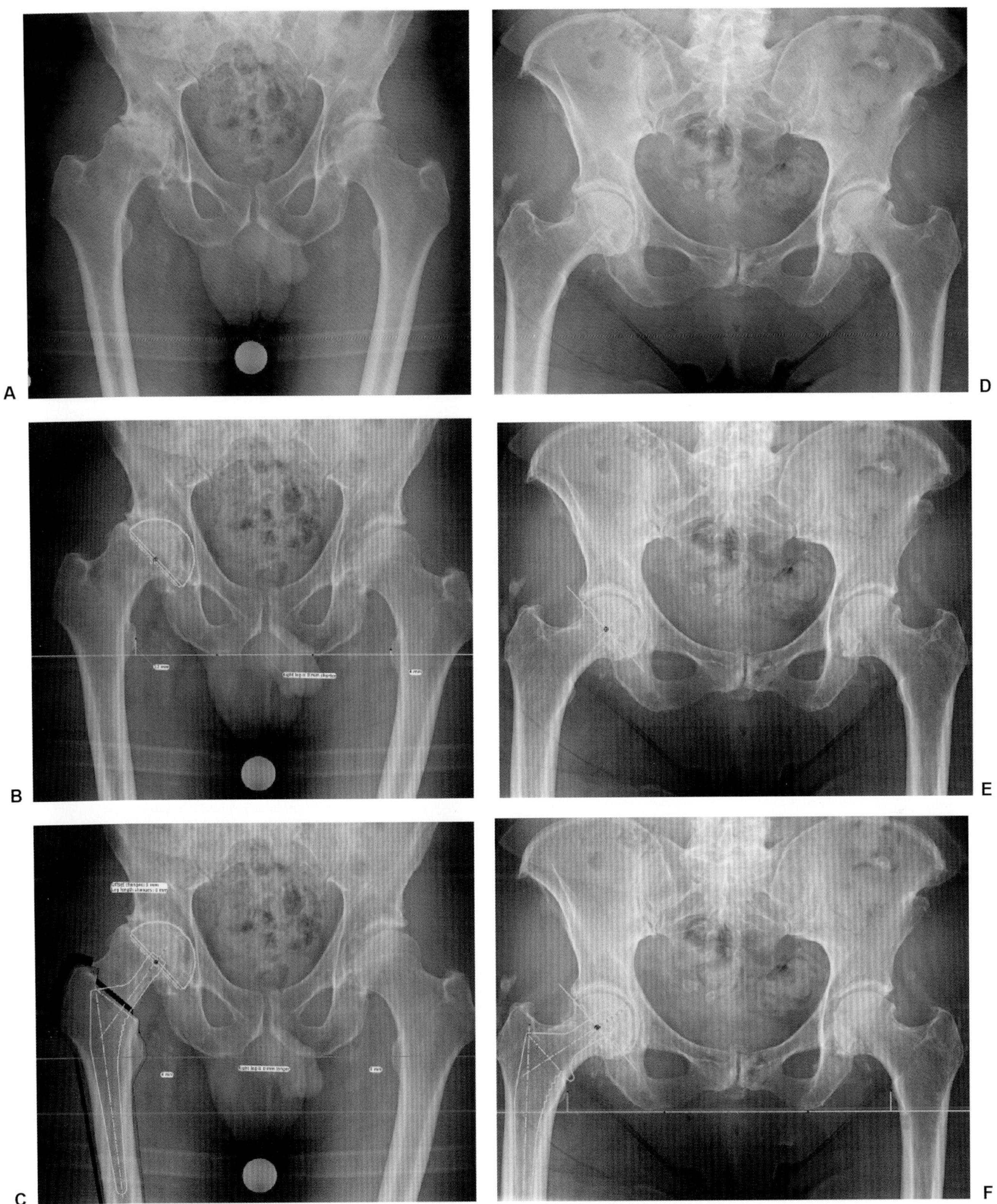

图50.8 A. 髋骨关节炎的骨盆正位片；B. 标记出髋臼杯的位置；C. 模拟插入股骨柄，复位股骨；D. 骨盆正位片示髋骨关节炎的髋内翻；E. 标记出髋内翻患者髋臼的位置；F. 髋内翻的股骨模板，模拟股骨复位。注意股骨截骨位置较低和选择“髋内翻”柄

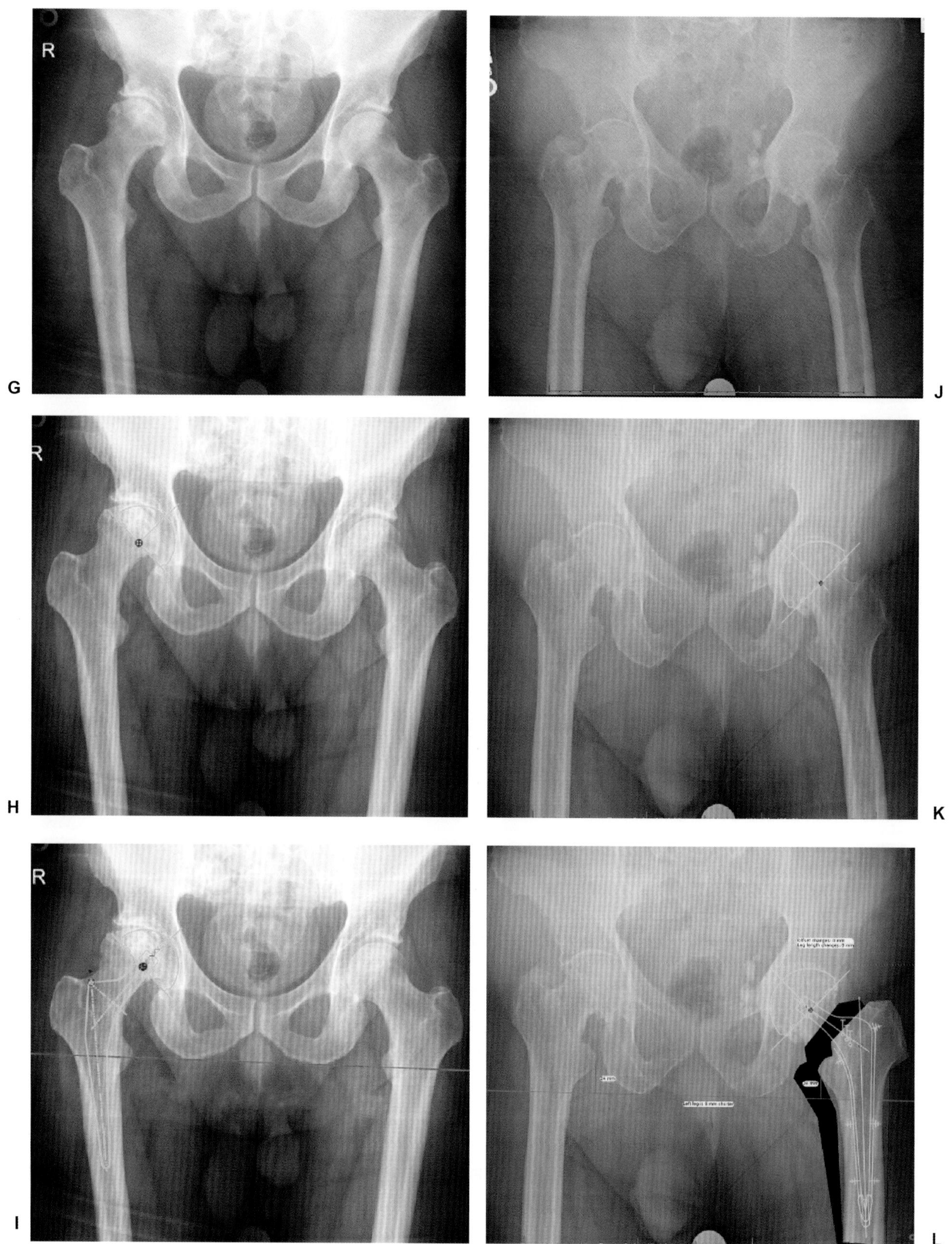

图50.8（续）　G. 髋外翻的骨盆正位片；H. 标记髋外翻患者的臼杯的位置；I. 髋外翻的股骨模板，模拟股骨复位；J. 骨盆前倾的正位片；K. 标记出骨盆前倾的臼杯的位置；L. 骨盆前倾患者的股骨模板，模拟股骨复位

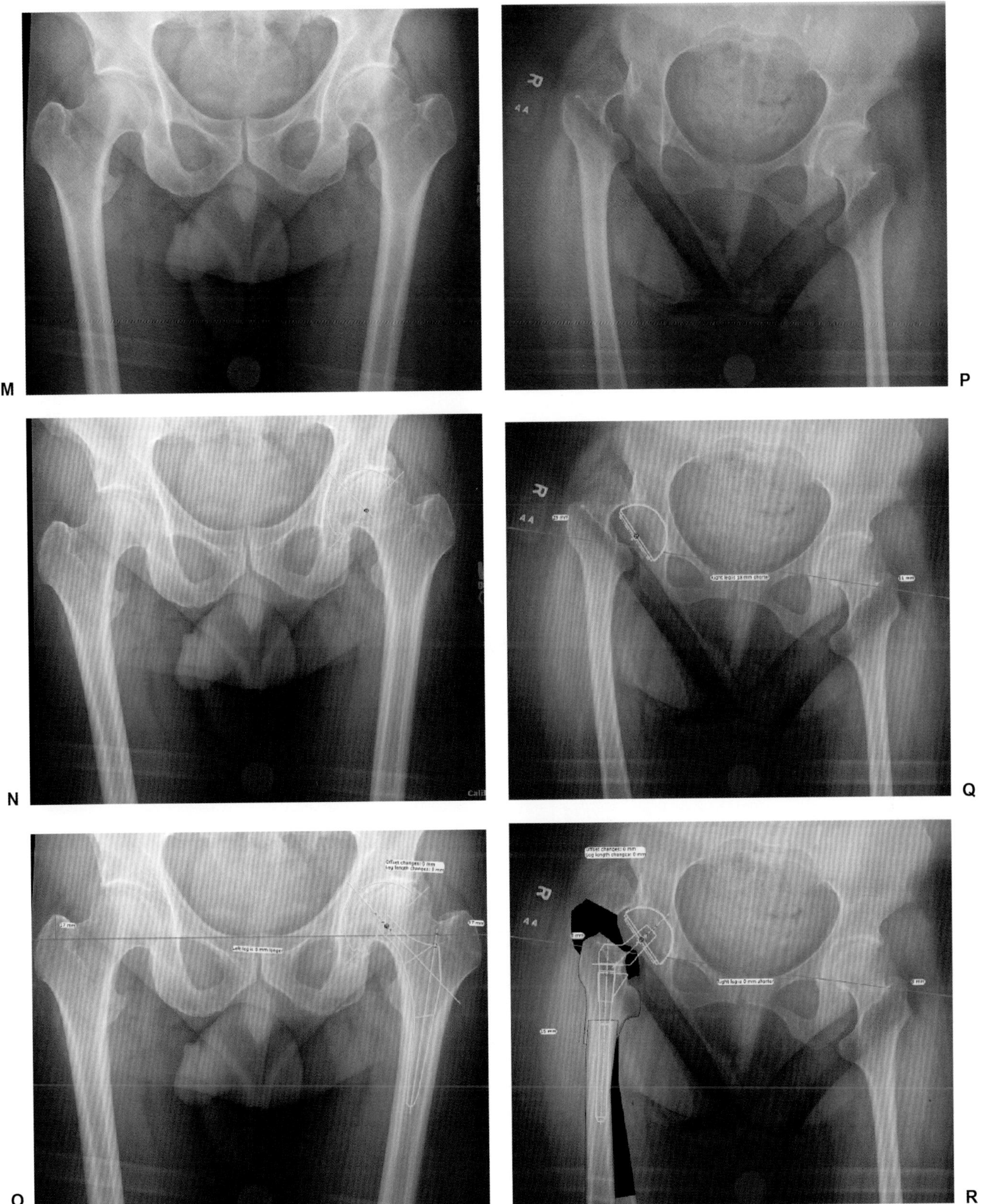

图50.8（续） M. Perthes病的骨盆正位片；N. 标记出Perthes病患者的臼杯的位置；O. Perthes病患者的股骨模板，模拟股骨复位；P. 伴有半脱位和股骨颈外翻的严重DDH；Q. 标记出该重度DDH患者的臼杯的位置；R. 该DDH患者的股骨模板，模拟股骨复位，并标记出股骨短缩截骨的位置

量股骨头上下径的大小以及对髋臼杯进行模板测量来避免。基于股骨头的大小和关节软骨的厚度，髋臼假体通常比股骨头骨性直径大4～6mm。假设股骨头是球形，这可保证臼杯的直径接近骨性髋臼的前后径。在选择臼杯大小时，臼杯模板应与骨盆水平线呈45°，内侧缘放置在泪滴的外缘，下缘放置在泪滴的远端（图50.8A，B）。当模板放置在恰当的位置时，需要标记出髋关节的旋转中心和髋臼假体的外缘。对于髋关节骨关节炎没有畸形的患者，模板的旋转中心将会近似于髋关节的旋转中心。髋骨关节炎由于内侧骨赘的形成，其典型改变是其旋转中心的外移。在手术时需要将旋转中心内移才能恢复髋关节原来的旋转中心。对于髋臼内陷的病例，应该将髋关节旋转中心外移。Kohler线（即髂坐线）是髋臼模板计划安放位置的内侧边界。当对发育不良的髋关节模板测量时，需要遵循同样的原则，即：最少的骨去除，外侧覆盖，45°外展角，内移至Kohler线。然而臼杯外侧未覆盖的面积需要注意，术者应该计划在术中通过结构性植骨或金属加强块来解决此问题。一旦臼杯的位置确定，标记出预计的旋转中心，这时候注意力就应该转向股骨侧。

股骨–大小及下肢长度和偏心距的重建

股骨模板首先包括假体大小、然后是评估颈干角和偏心距，最后评估下肢长度。需要牢记的是股骨在做模板测量的时候需要足够直观，如果在X线片上股骨畸形或旋转不足，那么可用对侧的股骨来进行模板测量。

假体模板通过在髋关节正位片上适配股骨髓腔来选择假体的大小。近端涂层的假体在干骺端的近端适配，而全涂层的假体柄则在股骨干的远端，对于水泥柄需要预留出2～3mm水泥的空间。股骨髓腔入口及股骨的骨量也需要评估。

下一步就是确定颈干角和偏心距。再次强调，如果患侧股骨畸形太重或旋转不足，可以通过对侧的髋关节来完成。通过反复比较多种颈干角的假体模板，选择一种能达到最佳解剖重建的假体。因为股骨偏心距是由股骨颈的长度和颈干角决定的，在确定了颈干角之后，就需要通过选择股骨颈的长度来测量。顺着假体柄模板中股骨颈的方向来标记之前得到的髋臼旋转中心，然后来决定股骨颈的长度。

在确定股骨柄大小、颈干角和股骨颈长度（即偏心距）之后，最后一步就是纠正下肢不等长。如果没有双下肢不等长，那么髋臼和股骨模板的旋转中心是相同的。如果存在下肢不等长，那么可以通过改变股骨柄打入的深度来矫正。用之前描述的方法来测量下肢不等长，下肢短缩或延长时，其在X线片上的标记点分别位于髋臼模拟旋转中心的上方或下方。多数情况下患肢是短缩的，因此股骨假体的旋转中心标记点通常在髋臼模拟旋转中心的上方。

股骨柄假体模板顺着股骨髓腔解剖轴逐渐插入，直到之前预计的股骨颈干角和股骨颈长度与股骨旋转中心重叠。应通过调整股骨柄的位置来纠正下肢不等长（图50.8B）。

在X线片上标记出股骨颈截骨水平，记录小转子到截骨线的距离，然后在术中对其精确重建，以利于下肢长度和偏心距的恢复。术中再现小转子与股骨旋转中心的距离是衡量下肢长度和偏心距的方法。其他类似的方法有大转子到假体柄肩部的距离或者其他的一些参考标志。

在处理股骨颈骨折或翻修时，如果股骨距由假体（缺损<30mm）或异体骨（缺损>30mm）替代，那么需要测量股骨柄和剩余股骨距之间的距离。另外，股骨柄的长度必须足够长，应该超过股骨干皮质缺损部位远端至少两倍股骨直径以上。

髋臼旋转中心和股骨头旋转中心的关系决定了股骨的偏心距。如果本来股骨头位于新的髋臼旋转中心的内侧（即髋关节旋转中心是外移的），那么偏心距将会增加，过度增加偏心距能够引起大转子滑囊炎，内收肌的紧张（挛缩）和旋转受限。如果原本股骨头的旋转中心位于新的髋臼旋转中心的外侧（即髋关节旋转中心内移），那么偏心距将会减小，除非通过股骨假体来调整，否则将会影响髋关节生物力学的重建，可能会潜在地引起外展肌张力不足、跛行、增加磨损和不稳定。髋内翻（颈干角小于125°）需要高偏心距的股骨颈或者在降低截骨水平的同时选择髋内翻股骨颈（图50.8D，E，

F）。对于发育性DDH患者的髋外翻（颈干角大于135°），应选择标准偏心距的股骨颈及较高的截骨位置（图50.8G，H，I），如果截骨位置低的话将不可恢复。对于Perthes病患者的髋breva需要标准偏心距的股骨颈和低位截骨（图50.8M，N，O）。对于髋关节高脱位的DDH患者的股骨短缩截骨，也要在术前详细计划截骨位置（图50.8P，Q，R）。在第71章中有对此技术的详细介绍。

数字模板

医院和放射科越来越多地使用数字X线片，因为通过图像记录传输系统（PACS）使其变得不仅价廉，而且可以更加快速便捷地获取、保存、检索和传输。另外对患者来说数字摄片可以暴露更少的射线，同时可以调节图像的对比度和亮度。术者也可以选择将X线图像在正色胶片上打印出来，但是需要一个标准的流程（即将X线管球放在距大转子固定的距离）来获得图像。通常的X线片有115%～120%的放大率。这对于多数厂家提供的假体模板来说是适用的。另外一种方法是在电脑上用数字图像来进行模拟，包括校准和数字模板模拟两步。

通常情况下数字图像并没有标记刻度，因此并不清楚其放大率，这就需要拍片时在髋关节的水平放置一个已知大小并且不透射线的标记物。建议在大腿外侧大粗隆水平或两腿之间髋关节水平放置圆形的物体，例如硬币或小球。通过测量标记物在X线片上的大小来测算放大率。标记物和髋关节平面的相对位置可能在校准放大率的时候会引起误差。在患者的前后分别放置标记物，同时考虑性别差异，这可能有助于减少校准误差。

数字模板是将X线导入特有的软件，校准其放大率，然后在数字X线片上使用工具进行模板测量。这些软件可以预先装在服务器或电脑上，也可以从云端下载。这种方法的准确性、观察者差异和观察间差异、预测值和可靠性经测量发现比得上传统方法。

非手术因素的计划

除了手术操作本身的计划以外，还有其他因素需要考虑。最主要是要评估患者的一般条件是否能够耐受手术，有时需要由内科医生来帮助评估。然而，有时候也需要其他专业的医生（例如心脏或血管外科）来帮助术者排除禁忌证。如果存在任何疑惑的话，那么强烈推荐由麻醉医师来评估。

应该提前通知手术室的工作人员关于手术的一些情况，包括手术方法、假体的选择、特殊的器械以及完成手术需要的手术床。

准备手术室的手术顺序是复杂的，最好由术者来决定，可以避免混乱和挫败感。患者的并存疾病，入院先后顺序，需要特殊麻醉师或特殊器械、可用的手术间以及与医务人员的特殊关系等因素都会影响手术顺序的选择。

总结

对于一个成功的THA，术前计划是非常重要的。它应包括详细的病史采集和查体，影像学的仔细评估以及精确的模板测量。对于初次或翻修THA，一个经典的术前计划应包括以下几个方面：

1. 患者的体位和手术入路
2. 髋臼假体的类型和大小
3. 髋臼固定的方法
4. 标记髋臼的旋转中心
5. 如果存在下肢不等长的话，标记股骨的旋转中心
6. 股骨假体的类型、大小、颈干角和股骨颈长度
7. 股骨的固定方式
8. 股骨颈截骨的高度（即小转子距截骨线的距离）
9. 小转子距股骨旋转中心的距离
10. 需要的特殊器械、移植物、假体以及人员。

与术前计划存在小的偏差是常见的。最终植入的假体大小可能比预计的假体型号大一号或小一号。而与术前计划存在大的偏差可能提示术中存在问题，需要重新评估，必要时可以术中透视辅助判断。

成功地执行术前计划有助于提高术者和手术团队的成就感、获得可靠的治疗效果、减少并发症的发生、提高手术效率以及患者的满意度。

51

Curtis W. Hartman
Kevin L. Garvin

第51章　预防全髋关节置换围手术期感染

前言

全髋关节置换（total hip arthroplasty, THA）术后感染是一种灾难性并发症，能够造成显著的病残率和死亡率。尽管Charnley的早期经验显示THA术后深部感染的发病率已明显下降，但近期研究显示出惊人的上升趋势，THA中的感染率由1999年的0.66%上升到了2009年的2.18%，超过2倍之多。假体周围深部感染带来的经济负担也是巨大的，到2014年，每年治疗此类并发症的花费预计将超过10亿美元。由于THA手术的巨大成功以及在未来几十年里THA手术量预期会增加，预防THA术后感染的相关技术会对医疗花费和政策产生显著影响。

预防THA术后感染的相关方法可以应用到整个护理过程中。本章的结构会按照时间顺序，首先讨论暑期的预防策略，紧接着讨论围手术期和术中预防措施，最后我们将论述使感染率降到最低的术后预防方法。

术前

危险因素

确定患者的危险因素，所谓的危险分层，是预防假体周围感染（Prosthetic Joint Infections，PJIs）此类并发症至关重要的第一步。详细地询问病史以及体格检查可以确定出大多数已知的危险因素。在医生清楚地确定危险因素后，再询问患者的相对危险因素，一些危险因素能够被纠正。大批作者已经努力尝试确定THA后感染的危险因素。一项近期研究评价了近41000个过去行THA手术的医保受益者。作者发现风湿疾病、肥胖、凝血障碍和术前贫血是可能引起PJI的显著危险因素。除了肥胖之外，其他人认为较高的美国麻醉医师协会评分、双侧同时手术、异体血输注、术后心房颤动、心肌梗死、尿路感染和住院时间延长是独立的危险因素。此外，男性、较高的Charlson指数、人免疫缺陷病毒感染（Human Immunodeficiency Virus，HIV）感染、糖尿病、营养不良、手术时间较长、较低的社会经济地位和鼻腔携带金黄色葡萄球菌能够增加THA术后感染的风险。尽管识别风险分层因素和询问患者很重要，但首要目标是确定可以被纠正的危险因素，并在手术前对这些危险因素进行处理。性别、社会经济地位和人免疫缺陷病毒感染不能被纠正。而其他大多数危险因素至少可以被部分纠正。

金黄色葡萄球菌定殖

据报道指出，25%～30%的人群前鼻腔中有金黄色葡萄球菌定殖。鼻腔定殖与宿主感染和外科术后患者手术部位感染（surgical site infection, SSI）相关。Calia等证明了作为金黄色葡萄球菌伤口感染原因的细菌携带状态的重要性。作者发现36% 或者说269个患者中的96个都是手术前金黄色葡萄球菌的携带者。细菌携带者中伤口感染的风险增加了2倍之多。96名携带者中的51个在鼻腔中定植细菌。基于这个前提，我们建立去定植方案来降低金黄色葡萄球菌引起的外科手术部位感染发生率。

早期方案包括单一把2%的莫匹罗星钙软膏（Bactroban Nasal, GlaxoSmithKline）局部应用到前鼻腔中。研究指出该方案能有效降低由金黄色葡萄球菌引起的外科手术部位感染数量，但是整体感染率并没有发生变化。在随后的几十年里，其他研究对去定殖方案做了改变。目前建议包括术前鼻部应用2%的莫匹罗星软膏，葡萄糖酸氯己定溶液洗剂以及针对鼻部培养出来的细菌预防性应用抗生素。基于鼻部携带的细菌类型，在术前以及术后24小时应用抗生素。例如，如果鼻部培养出耐甲氧西林耐药的金黄色葡萄球菌，除常规应用广谱抗生素之外，再预防性应用万古霉素。

Kim等进行了一项7338例骨科患者的单中心研究，此研究对患者进行术前筛查以及治疗。7019名患者或者说95.7%的患者成功接受了筛查。其中1588（22.6%）例患者是金黄色葡萄球菌携带者，309（4.4%）例是耐甲氧西林耐药的金黄色葡萄球菌（Methicillin-Resistant Staphylococcus Aureus, MRSA）的携带者。作者对携带细菌的患者术前使用2%的莫匹罗星软膏，1天2次，持续5天，以及2%葡萄糖酸氯己定溶液洗剂，1天2次，持续5天。预防性应用抗生素治疗后，再次对鼻部进行培养来确认细菌的消除。作者比较了治疗组和对照组在术后随访30天内的SSI发生率。作者指出感染率下降了59%（P=0.0093）。一项有趣的发现是使用上述方案后包括耐甲氧西林耐药和敏感的金黄色葡萄球菌的感染率都降低了。使该方案能够成功的因素包括术前若干天的细菌筛查能够使细菌携带者得到充分的治疗（5天）。此外，因术前对细菌进行了培养确认，患者可接受细菌敏感性抗生素来预防鼻部细菌引起的SSI（例如，万古霉素治疗MRSA携带者）。

据报道指出去定殖方案包括在短期内超过83%的患者鼻内应用莫匹罗星，每天2次，持续5天来治疗金黄色葡萄球菌感染，但问题是成本效益比是否得到了提高？Courville等对基于假定患有终末期髋关节或膝关节骨关节炎的65岁患者的队列进行了一项成本效益分析。模型描述了在最初手术1年内因深部SSI行翻修手术的风险。此研究对3种方法进行了模拟，包括对所有金黄色葡萄球菌定植的患者进行术前鼻部筛查，紧接着对阳性患者行莫匹罗星治疗，术前对所有患者行莫匹罗星治疗（所有方案）和最后的不进行筛查以及治疗的方案（无治疗策略）。根据之前文献报道和作者的单位数据建立的模型参数发现由金黄色葡萄球菌携带者引起的SSI的相对风险范围在0.6%～1.3%，而非携带者则是0.58%。此外，在作者单位中26%的患者是金黄色葡萄球菌携带者。作者为了得到最大的成本效益策略，根据平均的成本效益进行了一项敏感性分析，并且分别包含了髋、膝关节置换患者的数据。分析指出与对照组相比，术前鼻部应用莫匹罗星的去金黄色葡萄球菌定殖方案对所有全关节置换的患者以及进行筛查后治疗的患者都具有较高的成本效益性。

该项成本效益研究的局限性是排除了像莫匹罗星耐药的特殊病例。细菌能够形成相应的机制对莫匹罗星产生耐药这并不令人惊讶，就如之前研究阐述这是细菌的自然进程。细菌能够获得更多遗传物质或者突变，任何一项都会导致耐药。Desroches等的多中心研究收集并分析了从2011年10月到2012年2月期间来自37家医院367个MRSA和708个凝固酶阴性葡萄球菌分离株。莫匹罗星耐药菌占MRSA分离株的2.2%（1.4%是低级别耐药，0.8%是高级别耐药）。莫匹罗星耐药菌占凝固酶阴性葡萄球菌分离株的10.3%。同时也发现葡萄糖酸氯己定耐药菌。Fritz等研究了1089例伴有或没有金黄色葡萄球菌定植的皮肤或软组织感染患者。483例患者纳入了此项去定植方案。在研究开始，1089例患者中23例（2.1%）携带莫匹罗星耐药金黄色葡萄球菌以及1089例患者中10例（0.9%）携带葡萄糖酸氯己定耐药金黄色葡萄球菌。在所有莫匹罗星耐药患者和50%的葡萄糖酸氯己定耐药患者中，去定殖方案以失败告终。另一种可替代莫匹罗星对鼻腔细菌进行去定殖化的方案是在2009年被首次报道的光动力灭菌疗法。未来仍需研究来评估针对骨科手术患者的疗效。光动力抗感染治疗步骤包括使用0.1%光敏感亚甲蓝溶液浸渍前鼻腔30秒，然后进行光动力抗感染120秒。在首次照射时，该方案可以在整个240秒的光照进程中使用柔光直接照射到后鼻腔1次或2次，并且在第二次照射时，对后鼻腔进行光照。

肥胖

肥胖与THA术后感染的相关性很难去量化。肥胖很少独立于其他增加感染风险的合并症被诊断出来。证据似乎越来越多，然而即使控制了其他合并症，肥胖也是一项独立的危险因素。在芬兰一项超过7000例初次髋、膝置换的研究发现体重指数≥40的患者出现PJI风险的比值是13.6。即使控制了包括糖尿病在内的其他危险因素，校正的比值仍然达到了6.4。

血糖控制

择期手术可引起应激反应，能对正常的代谢功能产生显著影响。血糖控制和患者结局之间的联系在管理吸烟、急性冠脉综合征和创伤中已得到了阐述。大量研究已经专门分析了糖尿病和THA术后感染之间的关系。Iorio等回顾了1529例行THA术患者并发现患有糖尿病患者发展成感染的比值是没有糖尿病患者的11.4倍。更具体地说，Marchant等对国家住院患者样本库进行分析，来明确血糖控制是否对下肢置换术后的感染风险产生影响。与控制良好的糖尿病患者相比，糖尿病控制不佳患者有极大可能发展成伤口感染（校正的比值=2.28；P=0.002）。同时，控制良好的糖尿病患者较不患有糖尿病的患者相比并没有较高的感染风险。Mraovic等研究了围手术期血糖控制情况，并发现如果无糖尿病的患者术后清晨血糖>140mg/dl，他们的感染风险也会明显增加，同时他们强调了围手术期血糖控制的重要性。

营养

伤口延迟愈合和术后感染长期以来都与营养不良有关。众多学者认为像血清锌、血清转铁蛋白、血清铝还有总的淋巴计数等异常的生物化学和免疫学指标都与术后伤口延迟愈合相关。Zorrilla等发现血清锌水平和总的淋巴计数能够准确预测THA术后伤口延迟愈合的风险。血清锌<90μg/dl以及总淋巴计数<1000/mm^{3}会有64%的可能性出现伤口延迟愈合。指南推荐在择期THA术前要对营养不良的高危患者（高龄、体质虚弱和过度肥胖）进行筛查，在适当的时候进行补充营养。

围手术期

预防性应用抗生素

理论上，细菌会污染每个外科切口。最常见的微生物是组成皮肤正常菌群的需氧革兰阳性球菌。当细菌击垮了宿主的免疫系统时SSI就会出现。手术中预防性应用抗菌药物是使术中微生物污染能力降低到一定水平，使其不能击垮宿主免疫反应的一种辅助措施。大量研究已阐述了THA术中预防性应用抗生素的有效性。根据Mangram等的研究，外科医生必须遵循4个原则来使预防性应用抗生素的优势发挥到最大。①针对所有级别手术预防性使用抗生素，在这些手术中预防性应用抗生素已被证明能够降低SSI发生率，或者针对术后SSI能够引起灾难性并发症的手术使用。②预防性使用安全、便宜的抗生素，并且选用具有能够覆盖最有可能对手术造成污染的细菌抗菌谱的杀菌剂。③计算抗菌剂最初剂量的输注时间以便建立切开皮肤时血清和组织中药物的杀菌浓度。④在整个手术过程以及在手术室内皮肤切口缝合后的几小时里都要维持血清和组织中抗菌药物的治疗水平。

根据这些原则，美国骨科医师协会（American Academy of Orthopaedic Surgeons, AAOS）发布了一项在初次全关节置换术中恰当预防性应用静脉抗生素的指南（Table51.1）。

皮肤准备

患者的皮肤是导致伤口感染细菌的主要来源，因为毛发和毛囊是细菌定植的主要部位。在最初问诊时应仔细检查患者的皮肤，临近手术部位的皮肤有任何问题都应及时处理。手术部位皮肤应在手术前再次仔细检查以确保没有任何问题。医生应同时指导患者使用氯己定冲洗。众多学者报道了在手术前使用氯己定冲洗可以同时降低皮肤菌落计数以及术后伤口感染。在进入手术室前，应使用小剪刀对患者手术区域进行备皮。Cruse和Foord发现：与剃刀相比，使用小剪刀可使清洁手术区域的感染率从2.3%降低到1.7%。作者把剃刀会导致较高感染率归咎于剃刀引起的创伤会给皮肤上的细菌制造出额外的进入空间。应使用可以有效杀菌，能够进入表皮深部并且与伤口开放时有相同疗效的药物对皮肤进行准备。酒精是一种高效溶剂，但是药效持续时间较短，会使皮肤干燥。其他有效溶剂是把酒精与氯己定、六氯酚或者碘伏相结合来延长作用时间并减轻皮肤干燥。这些混合溶剂也有其他优势，医生可在较短的时间内应用无菌涂药器将这些溶剂涂抹到皮肤上。最后，皮肤应用一层碘伏贴膜进行覆盖。这些贴膜可以阻止外缘皮肤上的细菌进入到手术切口内，并在整个手术过程中提供了可与皮肤直接接触持续抗菌溶剂。这些贴膜也能有效封闭携带较多细菌的手术附近区域（腹股沟、会阴和直肠）。

通气式手术服

来自手术人员的细菌流动是手术室空气中细菌的主要来源。Illingworth等指出该系统作为一种液体屏障可以预防手术室人员之间的飞沫接触。Ritter等和Lidwell等阐述了通气式手术服的有效性，然而，层流系统似乎在减少循环中细菌数量方面至少具有相当的重要作用。近期更多的研究对通气式手术服的有效性提出了质疑。Bohn等和Shaw等都指出使用便携式通气式手术服并没有降低流动中的细菌数量。最后，Hooper等研究了新西兰注册中心的数据并发现使用通气式手术服与全髋、全膝关节置换术后的早期感染风险增加具有相关性。作者对常规使用该系统的有效性提出了质疑，并认为因此而给医疗系统增加费用是不值当的。

空气流动

在美国层流系统的使用最早报道于1964年，然后由Charnley在20世纪70年代进行了普及。Lidwell和Ritter等比较标准手术间和由过滤和层流系统提供的超净化空气手术间后发现了深部感染率有所下降。Salvati等发现在水平层流手术间进行全髋关节置换后的感染率由1.4%下降到0.9%时，膝关节置换后的感染率由1.4%上升到了3.9%。作者假定该结果是由手术团队的位置以及暴露在流动空气下的伤口所致。最近一项研究指出与持续90min的标准通气方式相比，垂直层流使感染率下降了36%，然而持续超过90分钟对层流没有任何益处。一些近期研究对层流系统的价值提出了质疑。Hooper等研究了新西兰关节注册系统，对51845例初次THA患者进行了分析。作者发现使用通气式手术服、层流系统以及通气式手术服与层流系统联合使用增加了早期深部感染的风险。一项纳入了超过了64000例髋关节置换手术的大型meta分析发现与标准通气系统相比，当使用层流系统时，发展成严重SSI的危险比是1.7。

手术室内人员走动以及手术室门开放也是影响空气流动和伤口感染的重要因素。Smith等之前进行的研究发现，任何一道手术室门的开放使感染的数量增加了将近70%，他们还发现基于每例手术时手术室门开放数量的界限值（P=0.06）。Andersson等发现手术室门开放和空气中细菌数量增加之间具有明确的关联。两位作者都认为手术室门的开放是没有必要的，并且可以完全避免。这些研究指出手术室人员宣教的目的是减少全髋关节置换术中流动人员的数量和手术室门开放的次数。

正常体温

在2009年，外科关怀改善项目（Surgical Care Improvement Project, SCIP）把维持所有行大手术患者的正常体温作为降低SSI风险的一种方法。Moretti等对30例行生物型THA患者使用非自然风进行主动供暖。作者发现商用非自然风供暖系统能够预防围手术期低体温，同时没有增加SSI的风险，但是该研究并没有发现感染率上的差异。Memarzadeh利用流体动力学计量法来评估有和没有非自然风供暖情况下的体表碎屑聚集情况，但没有发现明显差异，并指出热气流导致的术中空气流动紊乱并不是伤口感染的相关因素。

术后

预防性应用抗生素

文献报道指出THA术后在可接受的短期时间内持续预防性应用抗生素的效果并不明确。McDonald等跨多学科研究的系统综述并没有发现多剂量预防性应用抗菌药物比单一剂量预防性应用的优势。Tang等同样指出围手术期应用单次剂量的头孢唑啉与应用三次剂量的头孢呋辛在预防全髋、全膝置换术后SSI上的效果相同。持续预防性应用抗生素超过24h并没有能够降低SSI风险，事实上可能会导致抗生素耐药菌的出现。此外，如果引流管或尿管仍维持在适当位置，并没有研究支持持续预防性应用抗生素超过24h。

血液管理

贫血是THA术后的常见并发症。尽管医生努力去减少术中出血，一些患者仍然需要输注异体血。异体血输注已被证明是导致PJI的独立危险因素。最近的临床研究指出限制性输血策略能够在不增加发病率和死亡率的情况下减少异体血输注。随意根据血红蛋白和血小板压积水平进行的输血条件应用予以避免，应视生理需要而定。此外，在术前评估时应对具有贫血风险的患者进行筛查。

伤口管理

THA术后伤口持续渗出是深部感染的明确危险因素。Patel等发现在初次THA术后每天伤口渗出时间延长会使伤口感染风险增加42%。病态肥胖、使用低分子肝素以及引流量较多都是伤口持续渗出的危险因素。由于与深部感染有较高的相关性，外科术后伤口渗出的管理应额外谨慎。Jaberi等发现在局部对伤口处理和口服抗生素后大多数伤口（72%）会2～4天内停止渗出。在剩下需要行手术清创的患者中，在首次清创后76%患者的伤口渗出会停止。在此项队列研究中，营养不良和手术清创延迟（5～10天）是失败的显著危险因素。根据这些研究，应考虑尽早返回手术室对术后伤口渗出进行积极处理，尤其对于营养不良或合并其他导致伤口延迟愈合风险的患者。

总结

THA术后感染是灾难性并发症。使深部感染的风险减低到最小的时机贯穿在整个医疗行为过程中。预防此并发症需要部分骨科医生和医护人员的警觉。

Michael D. Hellman　Craig J. Della Valle
Roshan P. Shah　Harry E. Rubash

52

第52章　初次全髋关节置换髋臼假体概述

骨水泥固定型髋臼假体

前言

自John Charnley医生在1958年首次使用甲基丙烯酸甲酯骨水泥实施6例低摩擦人工全髋关节置换以来，骨水泥的应用在欧洲得到迅速发展。1971年，美国食品药品管理局正式批准甲基丙烯酸甲酯作为骨水泥用于关节置换中。从那以后，随着假体设计及手术技术的进步，使得骨水泥固定型髋臼假体的临床效果及假体寿命得到明显提高。

骨水泥固定型髋臼假体的临床生存率极佳，据Berry等报道，在2000例全髋关节置换的患者中，假体15年生存率达96.5%，25年生存率达89.9%。然而，由于假体松动通常无症状出现，故以上所报道的生存率可能被高估。多项影像学研究表明，骨水泥固定型髋臼假体的真实失败率大约是其所报道的翻修率的2倍（图52.1）。Callaghan等学者指出，骨水泥固定型髋臼假体因无菌性松动而需翻修的发生率以及放射性松动的发生率在术后10年呈指数增加（图52.1B），他们所报道的假体25年生存率仅64%，且生物学因素导致的假体松动多于机械性因素。Schmalzried等学者证实由于高密度聚乙烯碎屑颗粒沿着骨水泥–骨交界面迁移，继发巨噬细胞反应，从而使得邻近骨水泥处的骨小梁发生渐进性、三维骨吸收。

现今，骨水泥固定型髋臼假体在北美地区已不再常用，但是随着医疗费用及临床效果审查力度的不断增强，该类植入物可能将继续在某一特定患者群体中发挥作用。

设计思路

骨水泥厚度、髋臼假体凸缘及骨水泥占位器

恰当的骨水泥技术对于保证髋臼假体生存率至关重要，自Charnley时代起，髋关节外科专家即开始考虑该因素。虽然所有学者均认为骨水泥厚度是成功固定假体的关键，但有关理想的骨水泥厚度究竟是多少仍存在争议，其范围从2～4mm不等，甚至高达5～6mm。Heaton–Adegbile等学者指出，更厚的骨水泥覆盖层可使骨–水泥界面拉伸应变减少50%（$P<0.001$）；厚度为5～6mm的骨水泥覆盖层相较于2～3mm，前者可能更有利于保留髋臼主要负重区的结构完整性。骨水泥覆盖层厚度同时也与软骨下骨压力的减少有关。骨水泥过薄或严重缺乏可能引起骨水泥断裂，从而导致早期松动。此外，负重区聚乙烯衬垫磨损过快也被证实与骨水泥覆盖层太薄有关。

为利于骨水泥覆盖层渗透入宿主骨组织，使两者结合更紧密，Charnley设计了一种边缘带有一圈凸起的聚乙烯衬垫（图52.2）。其目的是为阻止聚甲基丙烯酸甲酯自衬垫周边溢出，从而增加水泥–骨交界处的压力。

仿真模型证明，带有边缘凸起的聚乙烯衬垫其骨水泥渗透率及渗透量明显优于不带有边缘凸起者。此外，Hodgkinson等学者还证实带有边缘凸起的骨水泥固定型髋臼杯其影像学松动征象显著少于无边缘凸起者，且前者在假体植入当时以及术后10年随访时，其骨水泥–骨交界处影像学表现更佳。在术后10年时，有边缘凸起衬垫组42.7%的病例无影像学松动迹象；而无边缘凸起衬垫组仅30.3%的病例无松

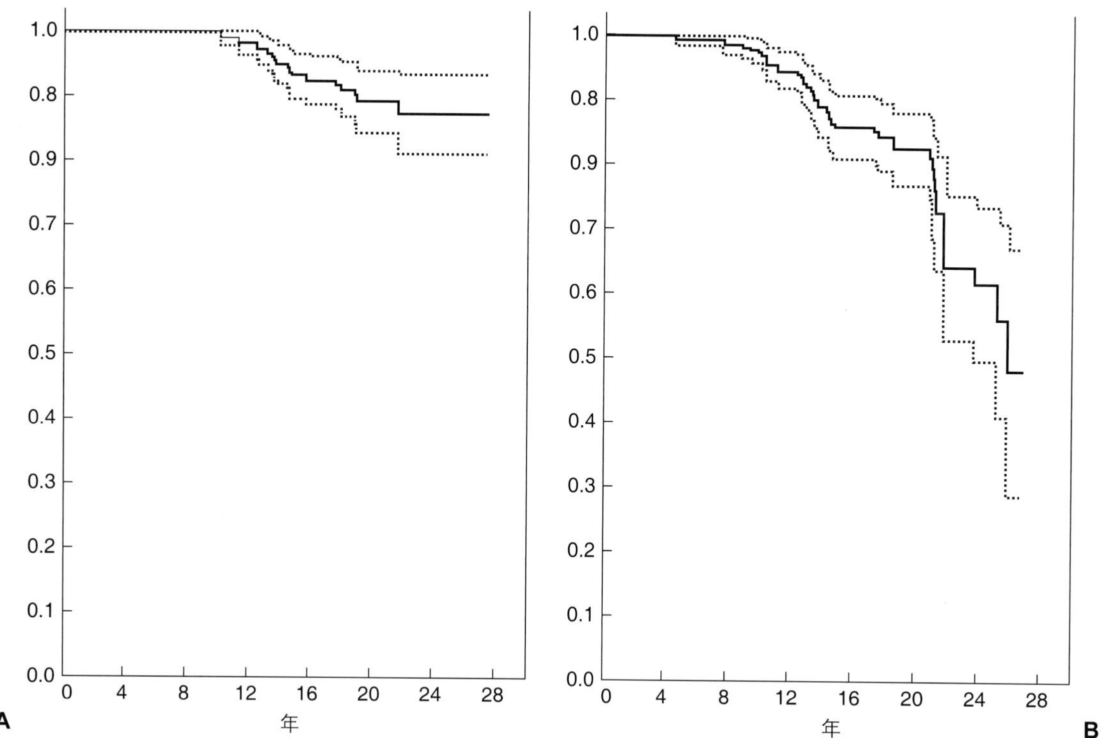

图52.1 A. 以假体无菌性松动而行翻修手术作为观察终点的Charnley型全聚乙烯髋臼假体生存曲线；B. 以明确的或可能的假体影像学松动作为观察终点的Charnley型全聚乙烯髋臼假体生存曲线

动迹象。因此，他们得出结论：髋臼假体杯口的凸缘设计可显著提高聚甲基丙烯酸甲酯骨水泥的初始渗透率，而该因素对于植入物的长期生存率至关重要。

为保证均一的骨水泥覆盖层厚度，Nelson等学者在1980年引入“聚甲基丙烯酸甲酯骨水泥占位器”的概念，其实质是在聚乙烯衬垫的背面均匀地分布着一定厚度的聚乙烯耙齿状突起（图52.2）。该占位器的出现，在保证聚乙烯衬杯周围足够骨水泥厚度的同时，也可使臼杯位置更加牢靠。但中长期临床研究结果显示其实际效果较预期差。Faris等学者也发现表面带有耙齿状突起的衬垫其早期失败率明显高于无表面突起者（$P<0.038$），他们认为在放置髋臼杯的过程中，其表面突起可能会阻碍对骨水泥的额外加压。

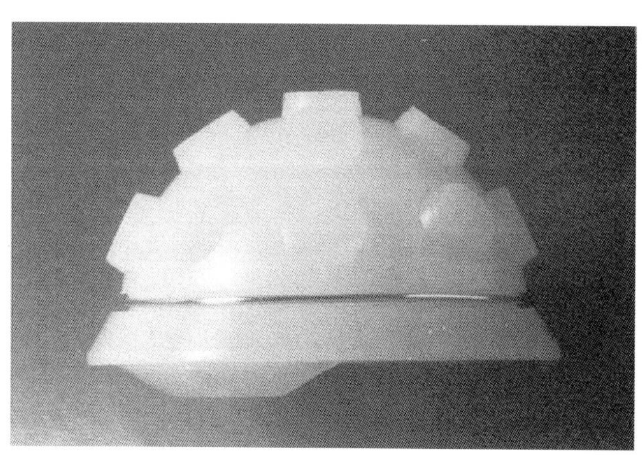

图52.2 骨水泥固定型聚乙烯衬垫，其外周分布着聚乙烯耙齿状突起、杯口带有高边

聚乙烯衬垫厚度

Charnley利用光弹性模型证明聚乙烯衬垫厚度可直接影响骨水泥-骨交界处的应力水平，通过比较厚、薄两种不同的聚乙烯衬垫模型，其结果显示，薄的聚乙烯衬垫模型传递至周围组织的应力较厚的模型增加50%，且应力主要集中于一处更小的弧形区域内。Charnley的以上工作成果得到了有限元分析的证实，有限元分析显示厚的聚乙烯垫片可减少软骨下骨及聚乙烯垫片本身所承受的应力。而降低衬垫所受应力可减少衬垫磨损速率，进而降低与之相关的骨溶解，增加假体最终生存率。Berry等学者报道，衬垫厚度低于5mm，可增加聚乙烯磨损及衬

垫断裂风险。Bartel等学者也认为衬垫厚度至少应达6mm，其理想厚度为8mm。

带有金属外壳的髋臼假体

1971年，Harris首次报道带有金属外壳的骨水泥固定型髋臼杯，该臼杯由一铬钴合金外壳及高密度聚乙烯内衬组配而成，以希望在不破坏骨水泥-骨交界面的情况下更换聚乙烯内衬，从而延长假体寿命。这是第一款组配式髋臼假体，其聚乙烯内衬可在严重磨损时进行更换。二维有限元分析显示，厚度为2mm的金属外壳可显著降低聚乙烯衬垫、骨水泥及软骨下骨所受应力。鉴于以上原因，在不久之后，组配式及非组配式金属外壳髋臼杯逐渐得到普及。

早期研究表明，带有金属外壳的髋臼假体短期临床效果良好，故其在20世纪80年代得到广泛应用。然而，中期临床效果并非同样令人满意。Harris和Penenberg报道了48例髋关节置换，其平均随访时间为11年，结果显示21%带有金属壳的骨水泥固定型髋臼杯需行翻修术，41%的髋臼杯出现影像学松动。同样，Mohan等学者回顾HowseⅡ代非组配式骨水泥固定型金属外壳髋臼杯术后10年的结果，发现假体生存率仅42%。其效果不佳的原因理论上是因为聚乙烯衬垫加速磨损所致。与原来二维模型所报道的结果不同，三维模型提示在金属外壳骨水泥固定型髋臼杯的聚乙烯衬垫及骨水泥处存在峰值应力。非组配式金属外壳设计并不能真正实现金属外壳与聚乙烯内衬之间的机械联合，两者之间还存在相对活动及背面磨损。此外，金属外壳的存在还可导致聚乙烯衬垫过薄，故而降低假体生存率。鉴于以上较差的临床结果，带有金属外壳的骨水泥固定型臼杯已被弃用，全聚乙烯型臼杯仍被视为骨水泥固定型髋臼假体的金标准。

非骨水泥固定型髋臼假体

前言

非骨水泥固定型髋臼假体最初仅被设计用来实现机械固定。第一代设计有几种不同的几何形状。Morscher主要介绍了五种类型：①圆柱形；②方形；③各种圆锥形；④椭圆螺纹旋入形；⑤半球形髋臼杯。螺纹旋入形髋臼杯于1974年被推出，是第一代设计中应用最为普及的一种（图52.3）。多项研究表明，以上植入物术后初期效果令人满意，但长期随访其表现出高达56%的移位率让人无法接受；平均随访3.5～10年，因无菌性松动而行翻修的发生率亦达4%～31%。

第二代非骨水泥固定型髋臼假体被设计用来同时实现机械固定及持久的生物固定。其增加的多孔涂层为骨长入提供了条件，故使螺纹旋入形髋臼杯表现出更为满意的效果。一项对假体外形完全相同、但分别带有或不带有多孔涂层的两种旋入式髋臼杯进行配对研究，结果显示多孔涂层设计在术后2～4年随访时其效果明显优于非多孔涂层髋臼杯，且两者影像学松动迹象分别为0～29%。尽管有以上优势，但其螺纹状外形仍然存在较多问题，例如难

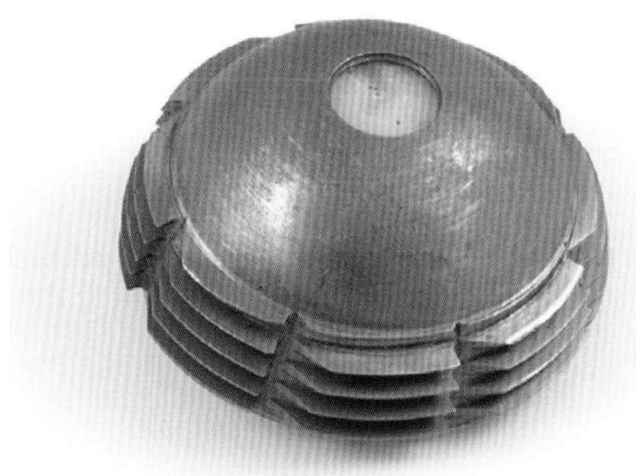

图52.3 螺旋式髋臼杯（Biomet T-Tap）

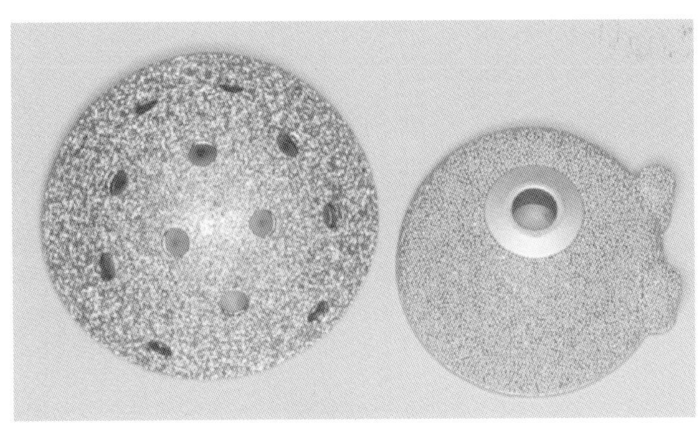

图52.4 Harris-Galante Ⅰ型髋臼假体（左）及多孔涂层解剖型髋臼假体（右）

以嵌入骨组织、聚乙烯垫片磨损率高等。此外，螺纹旋入式髋臼假体生物固定骨接触状况不佳，仅有9%的表面与骨盆骨组织相接触。以上问题使得人们寻求其他替代设计方案，为此，半球形髋臼杯获得大幅增长。

半球形设计被证明是非骨水泥固定型髋臼假体中最为成功的一种，目前几乎所有多孔涂层髋臼假体均为半球形或改良半球形，它们通常由纯钛、钛基合金或铬钴合金制成。而第一代多孔涂层半球形髋臼杯几乎与此同时出现，例如：解剖型髋臼假体（PCA; Howmedica, Rutherford, NJ）、Harris-Galante型多孔涂层髋臼假体（HG-1; Zimmer, Warsaw, IN）（图52.4）。不久，髓腔解剖交锁型假体（AML; DePuy, Warsaw, IN）亦相继产生。其中，PCA型髋臼假体由铬钴合金、表面双层铬钴烧结珠粒层及周边两个防旋转钉所构成。HG-1型多孔髋臼假体由钛金属外壳、外壳表面钛纤丝扩散结合层以及提供额外固定的螺丝孔所组成。AML型髋臼假体由铬钴合金、表面烧结珠粒及三个防旋转钉所构成。基于以上类型髋臼假体术后早期极佳的效果，多种类似的植入物被研制开发，它们仅在金属外壳几何形状、冶金方式及固定机制上存在轻微的差异。鉴于其超过20年仍保持满意的放射学及临床效果，目前，带有或不带有辅助螺钉固定装置的半球形多孔涂层非骨水泥固定型髋臼假体仍是北美各医学中心在初次全髋关节置换时的重要假体选择。

设计思路

多孔涂层金属植入物

为改善髋臼假体的长期固定效果，通过骨组织长入多孔涂层臼杯的生物固定理念被提出。骨组织长入要求植入材料具有生物相容性，且其表面具有最佳的孔径。植入材料需与活的骨组织紧密接触，为使骨长入，在骨与假体结合过程中还需保证充分的初始稳定性。早期以狗类作为实验对象的多项研究取得了可喜的结果：多孔涂层髋臼假体与周围骨组织形成了永久性的生物连接。为此，多孔涂层髋臼假体在1983~1984年应用于临床实践中。为保证孔径大小合适，该类假体在生产过程中涉及采用铬钴合金珠粒烧结、钛金属纤丝、钛网、钛金属颗粒等离子喷涂等方式与金属杯表面冶金结合。由于烧结珠粒或金属颗粒可能发生脱落，故多孔涂层附着于臼杯金属外壳基体表面一直是学者关注的领域。但现代制造工艺的进步消除了这一担忧。在对多孔植入物表面结构的研究中，Bobyn等学者发现孔径大小为100 ~ 400μm的假体能提供最佳固定强度。

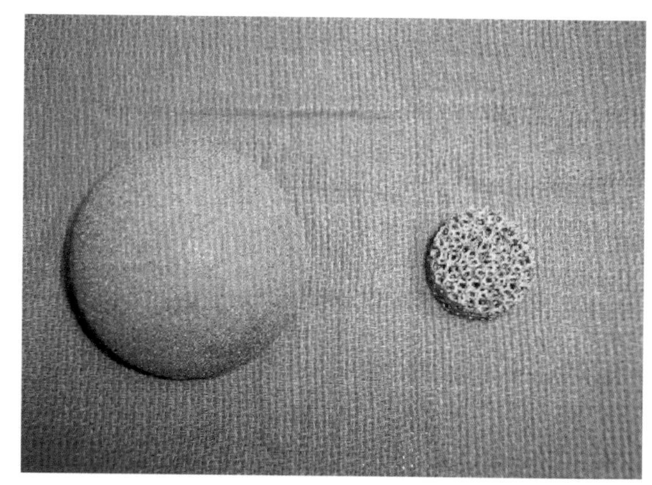

图52.5 多孔骨小梁钽金属髋臼假体（左）及金属骨小梁结构（右）

铬钴合金及钛金属均具有较好的生物相容性，能够支持骨长入。在定性方面，以上金属的骨长入情况无明显差异。但在定量方面，研究结果显示，相较于铬钴合金，钛金属可增加骨密度，骨组织可向更深层次渗透、平均骨长入程度更佳。同时，钛还具有与骨组织相近的较低的弹性模量，从而可降低植入物对宿主骨应力重建过程的影响。相较于铬钴合金，钛易于制造且更加廉价。此外，钛金属较铬钴合金弹性更佳，在假体植入过程中可降低髋臼骨折风险。

当前一代的多孔假体其周围包绕着具有生物力学特性的金属，与传统的钛或铬钴合金相比，前者与松质骨更为相似。以钽金属为例，其有着与松质骨相同数量级的弹性模量（3GPa）及高孔隙度（70% ~ 80%）（图52.5）；此外，与传统金属相比，其摩擦系数更高，故可提供更佳的初始压配固定效果。在一狗动物模型中，多孔钽金属的平均骨长入率达63% ~ 80%。

虽然以上新型金属材料较传统金属在理论上具有优势，但目前尚无临床研究通过直接比较由以上

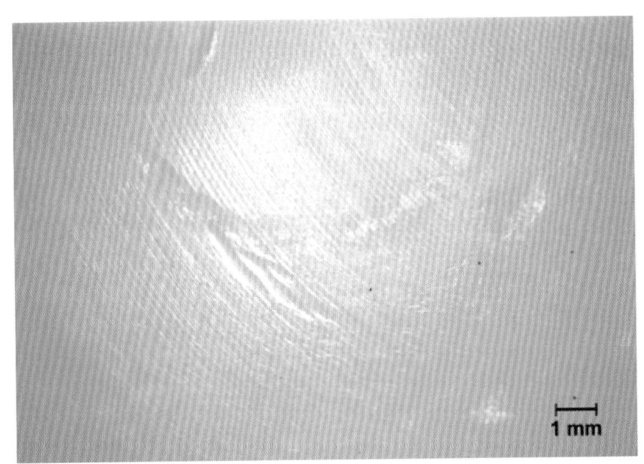

图52.6 Harris-Galante Ⅱ型聚乙烯衬垫的背面磨损情况

两种金属制成的髋臼假体证实两者具有差异。在至少2年的早中期随访研究中，用于非翻修手术的钽髋臼杯其术后翻修率在0～1.7%不等，且目前尚无研究在X线平片或CT扫描中发现放射透亮线或骨溶解增加的证据。总之，为明确初次置换时选用钽杯或传统金属髋臼杯的疗效与成本效益，还需对两者进行直接比较的长期临床研究。

组配式髋臼假体

组配式髋臼假体的优势在于由可拆卸的磨损界面构成，术中可根据稳定性测试结果灵活选择植入物类型，且在更换磨损界面时无须破坏生物型骨-假体界面。尽管有以上优点，但组配式假体也可能导致聚乙烯衬垫在关节面及其背面处的磨损加快，增加骨溶解及内衬分离发生率。

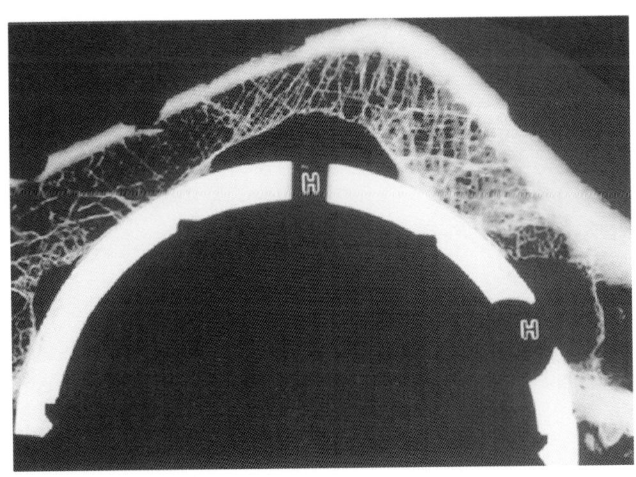

图52.7 在一例术后89个月的尸体解剖标本中，骨-植入物交界面及螺钉孔-骨交界处的显微照相。注意，螺钉孔-骨交界处的肉芽肿性薄膜中含有聚乙烯碎屑

据报道，组配式金属外壳非水泥固定型髋臼假体的内衬磨损率为0.10～0.25mm/年，而全聚乙烯骨水泥固定型髋臼假体的磨损率为0.07～0.15mm/年。这种差异被认为是多因素造成的，主要包括：第一代非骨水泥固定型髋臼杯的聚乙烯内衬厚度不够，锁定机制较差，衬垫粗糙的内表面及聚乙烯内衬与金属外壳不够匹配。此外，在空气环境中使用γ射线对聚乙烯内衬进行灭菌也可加速磨损。与骨水泥固定型髋臼杯相比，以上原因最终导致衬垫关节面及其背面磨损加速，继而增加骨溶解发生率。

由于薄的聚乙烯衬垫磨损率更高，故保持合适的聚乙烯厚度可减少碎屑产生及灾难性后果的发生。众所周知，一旦聚乙烯衬垫厚度低于6mm，股骨头与衬垫接触处的应力明显增加，这是因为较薄的聚乙烯使内衬刚性强度更接近其下方的金属外壳，从而导致较早发生疲劳损伤。

Bartel等学者应用有限元分析表明聚乙烯厚度低于6mm时，应力出现大幅增加。此外，Berry等学者临床证实，厚度≤5mm的髋臼内衬更易出现假体快速磨损与断裂。

衬垫背面磨损理论上是由于衬垫与髋臼金属外壳接触界面处存在细微的不匹配及较差的锁定机制而引起微动所致（图52.6）。此外，螺钉孔窗的存在也可能会破坏聚乙烯衬垫的应力分布情况，导致内衬非关节面部分产生较高的应力。

内衬与金属外壳交界处的微动及缺乏支撑处的聚乙烯可能产生活塞或抽吸样作用，其周期性循环荷载可导致螺钉孔窗处磨损加速。为此，可能在螺钉孔窗下方出现一类似“气孔”形状的骨溶解现象，据Nayak报道，该现象更常见于非骨水泥固定型髋臼杯的Ⅱ区（图52.7）。

为解决以上存在的问题，新的假体设计开发出锁定机制更可靠、聚乙烯衬垫更厚、臼杯内面更光滑以及衬垫与金属外壳匹配性更佳的髋臼杯。第三代多孔涂层髋臼假体似乎很好地解决了这些问题。Urban等研究了14例Trilogy髋臼杯（Zimmer）的尸检资料并与Harris-Galante髋臼假体的检索资料对比，

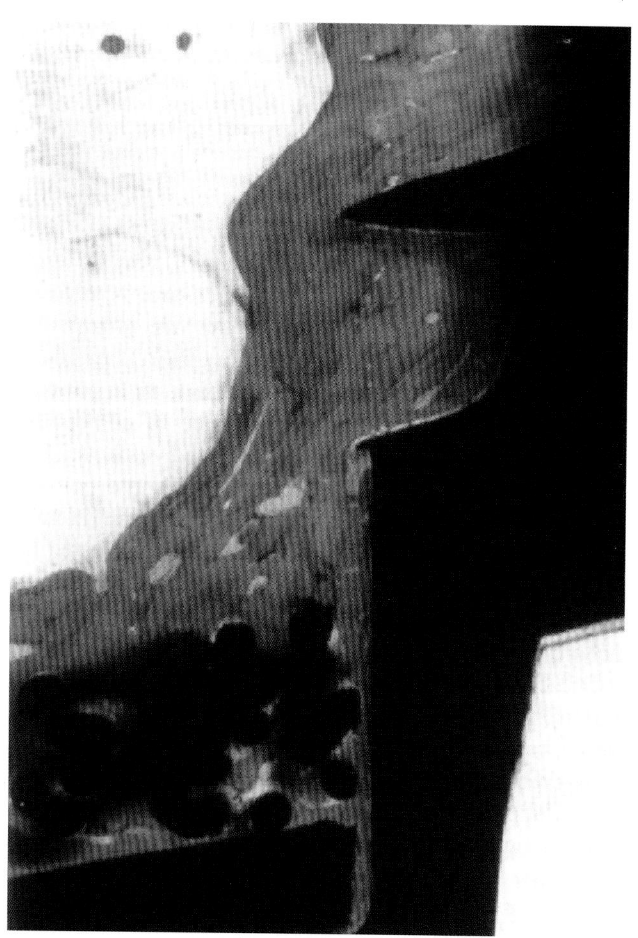

图52.8　一例多孔涂层髋臼假体置换术后89个月，尸检取出螺钉处的显微照相。注意：在邻近螺钉处，有足量的骨组织长入多孔涂层内

他们发现衬垫背面磨损显著减少，在假体–骨组织交界处完全未发现聚乙烯颗粒诱导的肉芽肿形成。Clohisy等学者对骨水泥固定型髋臼杯及组配式非骨水泥固定型臼杯进行了一项配对研究，结果发现两组臼杯的骨溶解区域无显著性差异（P=0.12），且磨损速率基本相同（两组平均磨损速率为0.08mm/年；骨水泥型臼杯磨损率为0～0.27mm/年；非骨水泥固定型臼杯为0～0.23mm/年）。Hartofilakidis等学者同样证实新的组配式假体改善了磨损速率，在一侧采用骨水泥固定型臼杯，而另一侧采用组配式非骨水泥固定型臼杯的双侧髋关节置换的患者中，两侧的衬垫磨损速率无统计学差异（P=0.41，骨水泥固定型臼杯的平均磨损率为0.112mm/年；组配式非骨水泥固定型臼杯的平均磨损速率为0.114mm/年）。

假体固定

多孔涂层髋臼假体的初始匹配及稳定性对提高其长期生物固定的可能非常重要。在假体微动达28μm时，可获得可靠的骨长入。若存在过度活动（≥150um），则在骨–植入物交界面将导致纤维组织形成。既往线对线的嵌入方式较为流行，即将髋臼扩大至假体相同大小，同时辅以加强固定。现今，将髋臼扩大至小于假体1～2mm大小的压配技术则更为普及。加强固定常应用于假体线对线的嵌入方式中，而对于压配式固定假体，加强固定并不被常规使用。

在早期的假体设计中，通常采用耙齿、钉齿、螺钉等三种主要方式进行加强固定。Engh等指出，多孔髋臼假体的骨长入表面积取决于固定方式。假体设计通常需在“保留多少骨组织用于初始加强固定”及“保留多少骨组织用于表面骨长入以获得长期生物固定”之间取得平衡。Cook等报道了各种固定方式的骨长入程度，结果表明，螺钉固定较耙齿、钉齿固定方式有着更大量的骨长入（图52.8）。生物力学分析进一步证明螺钉可使扭转应力转变为压应力，从而增加骨–植入物的接触面积。Stiehl等也指出螺钉较耙齿更少发生微动。由于以上原因，在初次置换采用压配方式固定多孔涂层髋臼杯时，螺钉已成为加强固定的主要选择。

国家关节置换登记中心数据资料

国家关节置换登记中心可提供很长一段时间内有关术后效果及假体生存率的有用信息。北欧国家最先使用关节置换登记中心，迄今为止，其有着最强大的数据资料。目前已公开发表多篇比较骨水泥固定型及非骨水泥固定型髋臼假体登记资料的相关报道。这些大型数据库包含数十万长期随访的患者。虽然每个国家都有其各自所倾向的髋臼假体，但各个登记中心均相当一致地得出了相同的结论。

瑞典髋关节置换登记中心始用于1979年，目前已登记310000多例初次全髋关节置换的数据资料，并对其术后效果进行了编目分类。该登记中

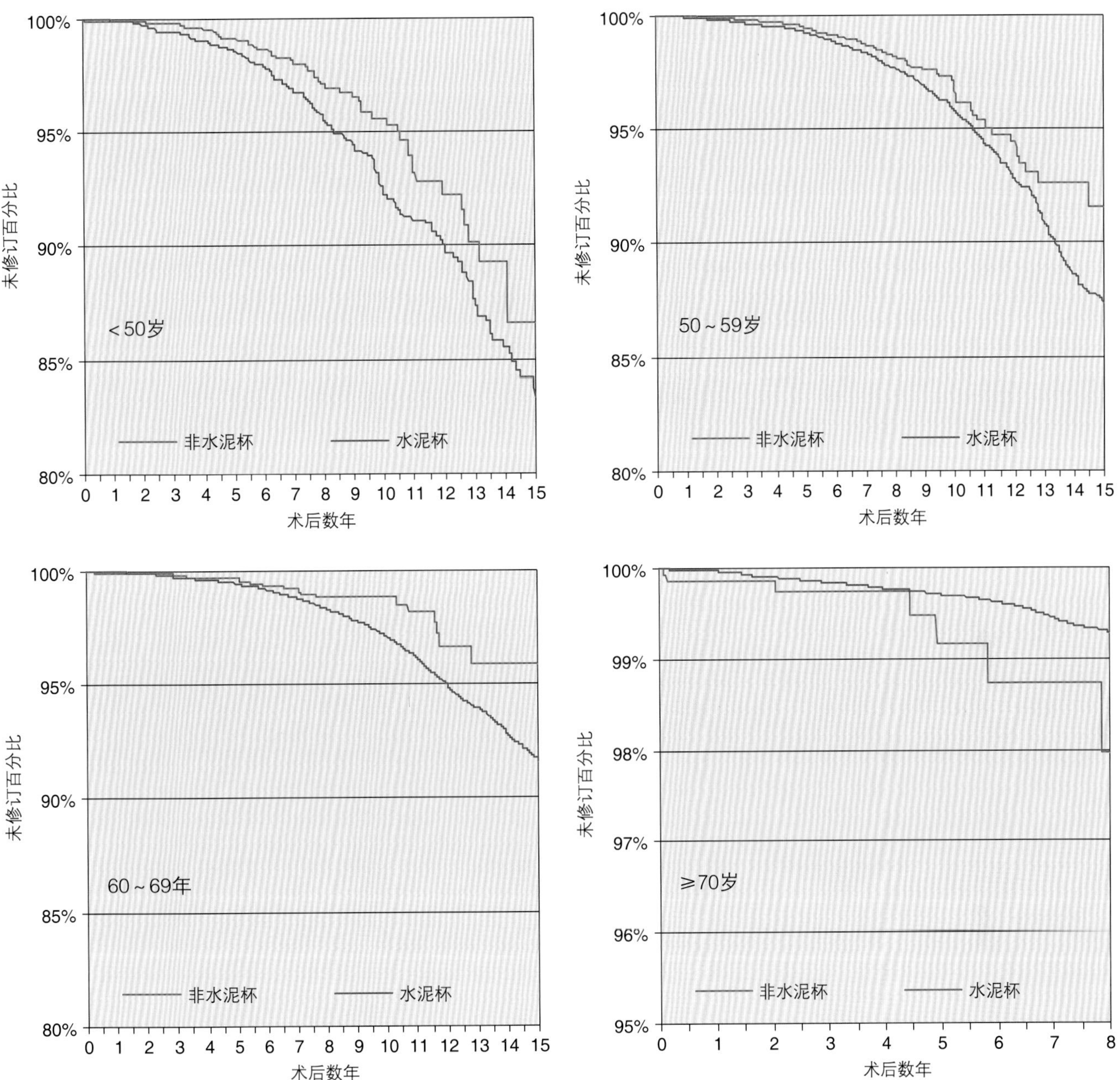

图52.9 按年龄分组，以无菌性松动而行翻修术作为观察终点，骨水泥固定型及非骨水泥固定型两组髋臼假体的生存曲线

心最初报道骨水泥固定型臼杯术后效果明显优于非骨水泥固定型，但随后的报道显示非骨水泥型臼杯的生存率优于骨水泥型。在1979—1989年期间置入的骨水泥固定型髋臼假体的21年生存率优于同期置入的第一代非骨水泥固定型髋臼假体的17年生存率（80.0%[79.2%~80.8%] vs.56.9%[52.4%~61.8%]）。为仅比较新一代植入物，他们对1992—2010年期间至少有100次以上应用经验的不同臼杯进行了研究分析，结果显示，若以假体翻修（无论何种原因）作为观察终点，骨水泥固定型臼杯仍表现出较新一代非骨水泥固定型髋臼杯更佳的16年生存率（92.1% ± 0.5 vs. 86.5% ± 2.6）。然而，在对年龄、性别及诊断进行校对后，骨水泥固定型臼杯由于无菌性松动进行翻修的风险高于新一代非骨水泥固定型臼杯（风险系数=1.3 [1.1–1.5]）。Hailer等学者也证实在第一代和新一代非骨水泥固定型臼杯之间存在差异。当仅比较1992—1997年期间最常使用的5种非骨水泥固定型臼杯和5种骨水泥固定型臼杯时，前者由于无菌性松动进行翻修的风险低于后者（风险系数=0.5 [0.3–0.8]，[P=0.001]）。此外，若对新一代假体按照年龄分组进行分析研究，骨水泥固定型臼杯因无菌性松

动进行翻修的风险在69岁前均高于非骨水泥固定型臼杯（风险系数：<50岁=1.43 [1.05-1.96]，50~59岁=1.35 [1.05-1.75]，60~69岁=1.52 [1.04-2.24]，≥70岁=0.43 [0.20-0.91]）（图52.9）。

芬兰关节置换登记中心数据收集始于1980年，目前已登记90000多例髋臼假体的资料并对其术后效果进行了编目分类。登记中心资料显示，若以假体翻修（无论何种原因）作为观察终点，在1980—1990年期间植入的第一代多孔涂层非骨水泥固定型臼杯的10年生存率明显差于骨水泥固定型臼杯（74%[68%~81%]vs.87%[84%~90%]）；但若以无菌性松动作为观察终点，则两组假体的生存率相似（92%[88%~95%]vs.88%[85%~91%]）。在1991—2001年期间植入的新一代多孔涂层非骨水泥固定型臼杯其10年生存率明显改善，以假体翻修（无论何种原因）作为观察终点的10年生存率为94%（92%~96%），以无菌性松动作为观察终点的10年生存率为98%（97%~99%）。对年龄及性别进行校对后，在年龄小于55岁的患者群体中，新一代非骨水泥固定型臼杯的翻修风险低于骨水泥固定型（风险系数=0.5 [0.3~0.7]，[P<0.001]）。在年龄大于55岁的患者群体中，新一代非骨水泥固定型臼杯的翻修风险同样较低（风险系数=0.54 [0.47~0.62]，[P<0.001]）。而仅在年龄大于75岁的群组中，新一代非骨水泥固定型与骨水泥固定型臼杯的翻修风险相似（风险系数=0.52 [0.26~1.06]，[P=0.07]）。

挪威关节置换登记中心于1987年开始登记全髋关节置换，目前包含110000多例全髋关节置换的资料及其术后效果。该登记中心资料显示，在1987—1997年期间植入假体，且年龄小于60岁的患者群体中，非骨水泥固定型及骨水泥固定型髋臼杯的8.5年生存率无明显差异（92%[88%~95%]比94%[92%~96%]，[P=0.06]）。新一代非骨水泥固定型髋臼假体因无菌性松动而行翻修的风险随着时间的推移，呈进行性下降。2003—2007年期间植入的非骨水泥固定型髋臼假体因无菌性松动而行翻修的风险较1987—1992年期间植入的第一代非骨水泥固定型臼杯大幅降低（风险系数=0.41[0.30~0.56]，[P<0.001]）。

以上关节置换登记中心资料均表明第一代非骨水泥固定型髋臼假体的生存率劣于骨水泥固定型假体；但相较于新一代非骨水泥固定型髋臼假体，骨水泥固定型髋臼杯的优势减少甚至被逆转。对于支持使用骨水泥固定型髋臼杯而非新一代非水泥固定型臼杯的研究结果，通常被认为未对患者基本统计学资料进行校对，或使用的研究终点不恰当。若未对患者年龄、性别及诊断进行校对，以上两组假体（即骨水泥固定型及非骨水泥固定型）则不具有可比性。此外，以假体全因翻修术作为观察终点可能会产生潜在的混杂因素，例如股骨侧翻修及感染等。若对患者基本资料进行校对、同时以无菌性松动作为观察终点，观察两组假体的结果可以发现，新一代非骨水泥固定型髋臼杯的生存率除高龄患者（>70岁）外，在其他年龄组段均优于骨水泥固定型髋臼假体。但有趣的是，尽管以上登记中心均表现出一致的趋势，但不同国家选择髋臼假体的倾向存在鲜明的差异。例如，瑞典目前骨水泥固定型髋臼杯的使用量达81%，而芬兰则87.9%选用非骨水泥固定型髋臼杯。

总结

尽管使用骨水泥对髋臼假体进行固定在最初属于创新之举，并使全髋关节置换成为治疗晚期髋关节炎的主要措施而得到广泛应用，但骨水泥固定型髋臼假体在北美地区的使用量已显著下降，主要有以下几个原因：①虽然术后前10年的假体生存率一直表现良好，失败率呈线性增长，但在术后第二个10年期间，影像学松动迹象普遍呈指数上升。②此外，不仅手术操作费时费力，而且即使采用固定股骨假体的第二、三代骨水泥固定技术仍不能使髋臼假体的耐久性得到提高。③最后，非骨水泥固定型髋臼假体在术中可根据其稳定性测试结果灵活选择植入物类型、且能更换组配式衬垫，亦是非骨水泥固定型臼杯的额外优势。

因此，虽然骨水泥固定型全聚乙烯髋臼假体还可能应用于某些特定情况，但对于北美地区大多数的外科医生来说，非骨水泥固定型髋臼假体已成为初次全髋关节置换术中应用最为频繁的假体选择。

Matthew C. Morrey
Bernard F. Morrey

53

第53章 骨水泥型髋臼假体

前言

在初次全髋关节置换手术中，除了老年患者，需要骨水泥固定的髋臼组件已经被美国以及全世界其他地方所摒弃。尽管从大型的登记中心和临床机构如梅奥诊所收集的数据上看，骨水泥型髋臼组件与组配式非水泥型髋臼相比，即使不能说是更好，起码有着一样的效果，但实际上后者基本占据了整个市场（图53.1）。从国家数据库和登记中心公布的数据上看，骨水泥型髋臼的表现确实要优于非骨水泥型。尽管股骨柄设计上的进步使非水泥型柄的寿命明显延长，但无论患者的年龄或者诊断类型，对于髋臼而言并非如此。有详细记录的是使用组配式髋臼组件会导致磨损诱导的骨溶解。高交联聚乙烯的引入极大地降低甚至是消除了这一顾虑，而骨水泥碎屑依旧与骨溶解的发生相关。也因此，现如今全世界各个临床机构更倾向于使用组配式髋臼，而骨水泥型聚乙烯髋臼被限制应用于有限的翻修情况或者年龄大于75岁的患者。在翻修手术中，当固定良好的可以予以保留的髋臼外壳无法锁定聚乙烯内衬时，使用骨水泥可以简单地替代磨损的聚乙烯内衬。另一种情况是当需要将其他厂家生产的聚乙烯内衬安放到固定良好的金属外壳中。

实验和设计考虑

骨水泥型髋臼的历史演变非常精彩和有趣，可以看到很多与目前使用的骨水泥型髋臼相关的发现。假体的设计会明显影响组件的使用效果和生存率（图53.2）。有一些观点，诸如加高臼杯的边缘有可能会增加假体松动和磨损的发生，但这一考虑目前还没有得到证实。

臼杯和骨水泥厚度

增加超高分子量聚乙烯（UHMWPE）的厚度会使微应力成比例的下降，尤其是在关节表面，这也支持了使用更厚的聚乙烯组件（图53.3）。然而，这

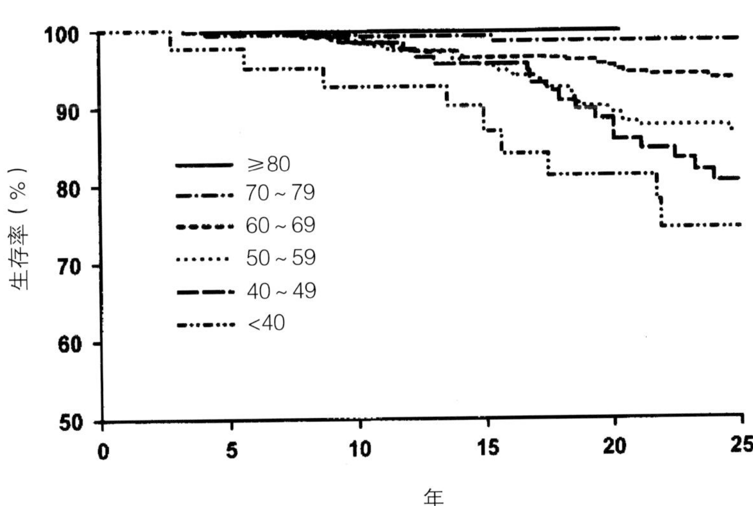

图53.1 梅奥诊所骨水泥型髋臼假体的无翻修Kaplan–Meier生存曲线表明其对于年龄大于60岁患者有着良好的效果

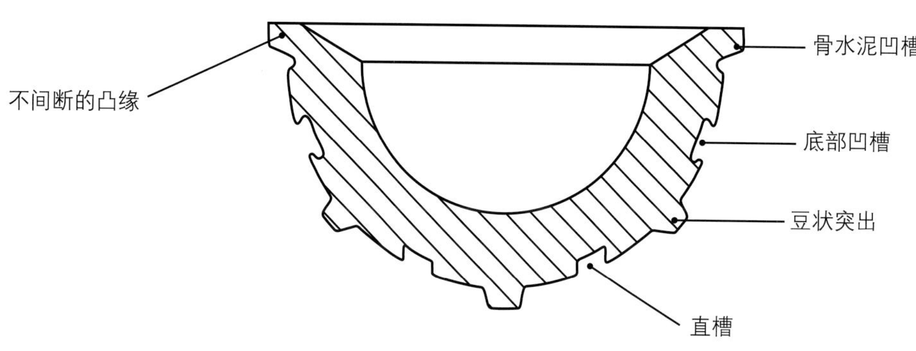

图53.2 理想的超高分子量聚乙烯髋臼组件表面设计特点

个问题随着近期高交联聚乙烯的快速发展，已显得没有那么重要。

然而，目前使用薄水泥壳固定薄内衬仍然是值得考虑的问题。研究表明较厚的骨水泥壳不仅可以降低交界面的应力，还可以使应力在聚乙烯臼杯上分布得更加均匀（图53.4）。然而，值得注意的是，这也导致了进退两难的地步。因为尽管在臼杯上并入聚乙烯突起的这种组件设计可以使骨水泥覆盖更加均匀，但却导致了更高的失败率。

头的大小

28mm头系统通过模拟所估算的表面接触应力要较22mm头小。当聚乙烯的厚度从0.1mm增加到0.5mm，表面应力相应非线性的下降。因此，在过去，如果为了稳定而选取像32mm直径这样较大的头，需要保证至少应选8mm厚度的聚乙烯臼杯。但这对于高交联材料来说并不是很必要，并且这也满足目前使用较大直径的头以增强稳定性的趋势—由于高交联聚乙烯的材料特点和优异的耐磨特性而避免了这些问题（见65章高交联聚乙烯）。

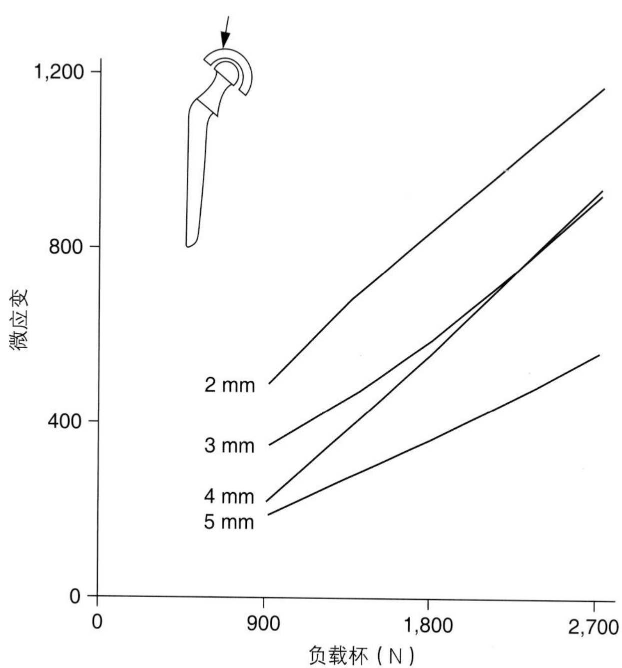

图53.3 2mm厚高密度聚乙烯组件较4mm和5mm厚组件中的PMMA应力增加

带金属外壳的髋臼内植物

在目前模块化金属/聚乙烯内植物发展之前，有通过引入金属外壳复合物来提高全聚乙烯内植物效果的尝试。研究表明这样可以在理论上减轻完全的聚乙烯臼杯由于“弯曲效应”而产生的中央负荷。与此同时，使用金属外壳内植物后，在理论上来说也可以使移除软骨下骨后，骨水泥增加的应力得到减轻。然而，正如经常发生的那样，在测试中放入这种由骨水泥固定的臼杯时，理论上应有的优势在实际效果中并不理想。一项研究报道使用金属外壳的骨水泥型假体，10年的生存率只有42%（图53.5）。因此，金属外壳的骨水泥型聚乙烯臼杯被迅速遗弃。

适应证

对年龄小于30岁的患者应用骨水泥型高交联聚乙烯臼杯，生存结果均不理想。因此，正如上面所述，如今大多数学者所认可的初次置换使用聚乙烯臼杯的指征是患者年龄大于70或75岁且使用高交联超高分子量聚乙烯臼杯（UHMWPE）。然而，值得注意的是，一项发表于2007年的meta分析表明，基

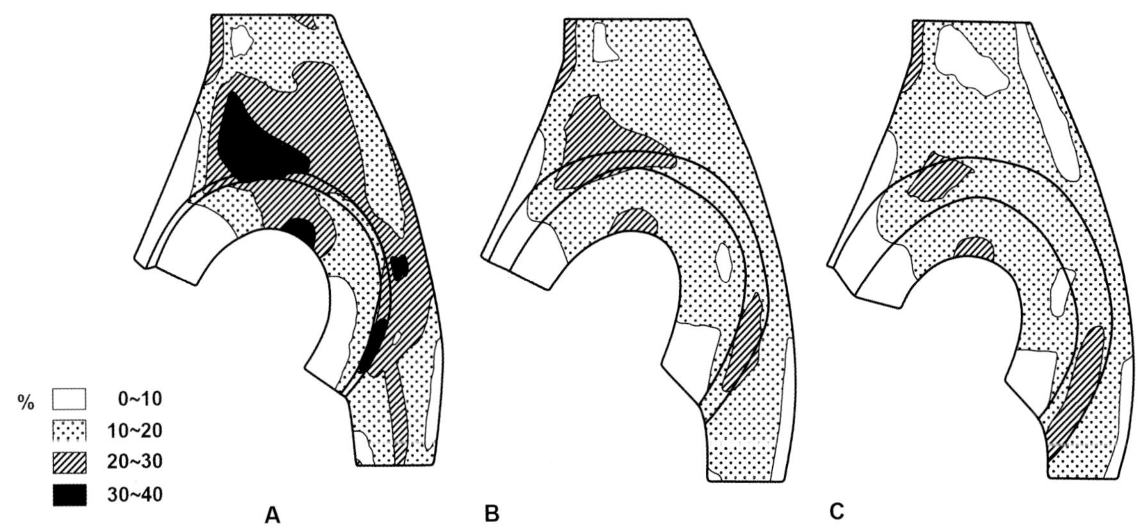

图53.4 不同厚度PMMA的Von Mises屈曲轮廓：A. 使用1mm PMMA的全髋关节置换术；负荷后的超高分子量聚乙烯髋臼组件出现弯曲效应；B. 使用3mm PMMA的全髋关节置换术；C. 使用5mm PMMA的全髋关节置换术。使用更厚的PMMA可以减少峰值应力

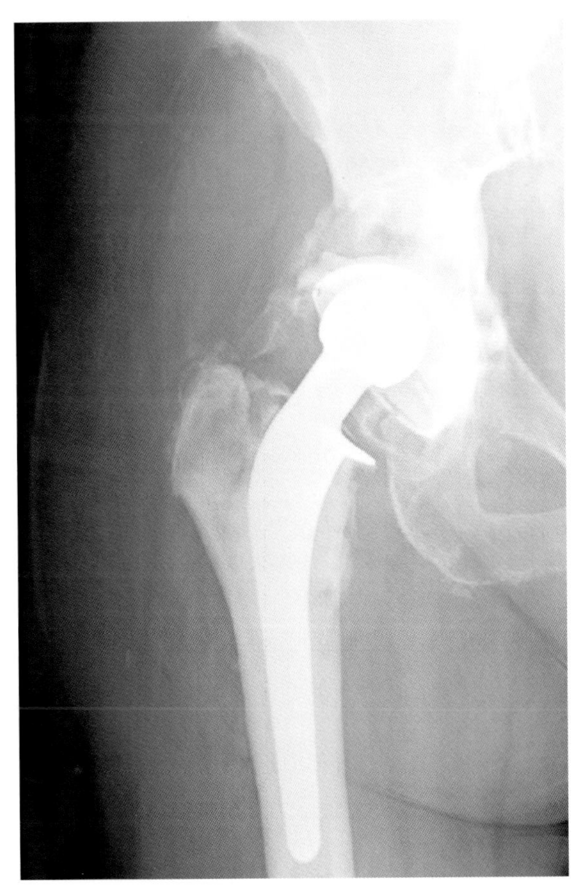

图53.5 骨水泥型金属外杯髋臼在植入15年后由于广泛磨损导致失败

于当时研究所设计的方案，对于所有诊断类型、涵盖几乎所有年龄段的患者，骨水泥型臼杯的生存率要优于组配型非水泥型臼杯。尽管如此，美国几乎所有的初次置换也都是使用非骨水泥型假体，包括老年患者。因此，骨水泥型聚乙烯臼杯的实际用途主要是各种类型的翻修手术，总结见图53.6。

骨水泥型臼杯初次置换中的应用

骨水泥用于固定时，手术技巧非常重要。

作者在初次置换时的手术技巧

骨床准备

连续磨锉髋臼到软骨下骨处终止。磨锉后的髋

适应证	内植物	
	全髋臼	内衬
初次		
年龄＞70岁	×	
翻修		
异体骨复合人工关节	×	
髋臼加强杯重建	×	×
松质骨打压植骨	×	×
固定良好的金属帽		×

图53.6 骨水泥型聚乙烯关节组件的使用：初次和翻修

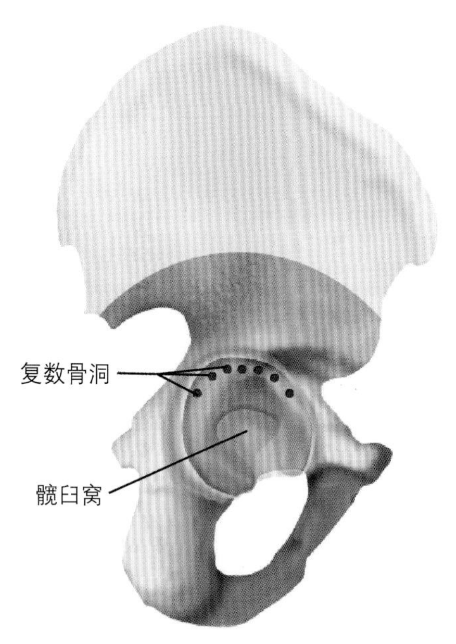

图53.7　在髋臼硬化顶的上面以卫星状钻出数个3～4mm的骨洞

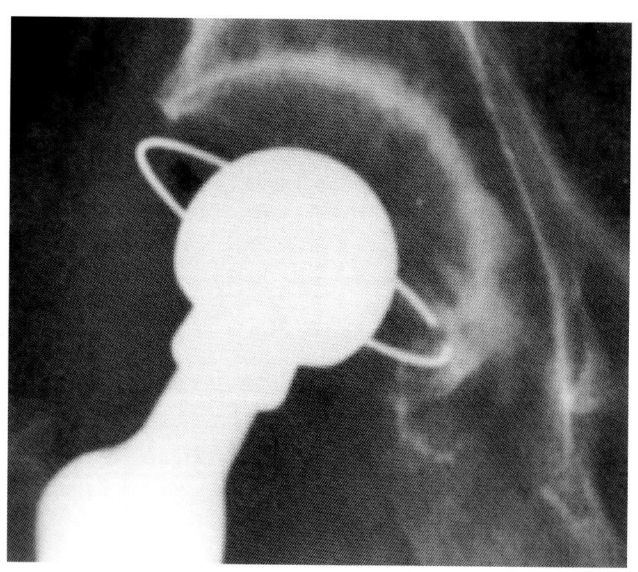

图53.8　使用所述技巧，可以在10年后获得所有3个区域良好的骨–水泥界面

臼要比准备植入的臼杯直径大2～4mm。我们在髋臼缘周边钻数个3mm直径，3mm深度的卫星骨洞，尤其是在剩余的硬化区域（图53.7）。一项研究表明3个较大的骨洞在理论上来说会更为理想。脉冲灌洗用来清洗骨间隙里面的血液和脂肪。

水泥制备

髋臼侧我们使用20g骨水泥，并与1g万古霉素进行混合。在骨水泥早期（湿化期）进行注入。

注入和安放

手指顶压用于优化注入过程，尤其是在上方负重载荷区周围。接着使用硅胶加压装置以进一步对骨水泥加压。仔细干燥骨界面。髋臼侧组件在直径上要较锉磨后的臼槽直径小2～4mm。注意：确保骨水泥壳至少均匀地覆盖2～3mm（10.28），有些臼杯在设计时会带有骨水泥球形突起来达到这一要求。如上所述，在锉磨髋臼时，我们会至少多2mm来保证在臼杯周围有2～3mm厚度的骨水泥，并将臼杯放置在前倾15°的位置。注意：如果期望股骨组件可以被进一步地旋转，如髋关节发育不良时，此时臼杯不需要过多的前倾。注意将组件向水平方向倾斜40°而不是通常的45°，这可以减少垂直臼杯现象的发生。这一技巧可以保证均匀的骨–骨水泥交界面（图53.8）。在骨水泥凝结过程中，保持骨床的干燥是获得影像学上高质量交界面的必要条件。因此，也有学者会在骨水泥固定臼杯的过程中降低血压、使用过氧化物溶液或者去甲肾上腺素。

结果

影像学结果与临床结果

自影像学特点被首次描述以后，每当评估骨水泥型髋臼组件的状态，临床医师需要面对的一个主要问题是影像学和临床结果的不一致。尽管有对于X射线表现的担忧，并且尽管这项技术实际上在我们的训练中心已被遗弃，但所有大于60岁的年龄组在使用了骨水泥型聚乙烯髋臼组件后均获得了令人惊喜的效果（图53.9）。在一项很出色的研究中，Garcia–Cimbrelo和Munuera对680名患者进行了平均大约13年的随访，大约2%的患者被归类为临床失败。那些在不到10年内出现透光带的患者与先天性髋关节发育不良、髋臼骨折和髋臼内陷的诊断明显相关。

以髋臼需要翻修来统计，瑞典平均14年的经验表明有5%的失败率。很多因素会影响结果。体重每增加1kg松动发生率上升1.3%，而年龄每增加1岁松动发生率可以降低约2%。此外，一家大型登记中心在分析了大约51000例关节置换手术后，得出

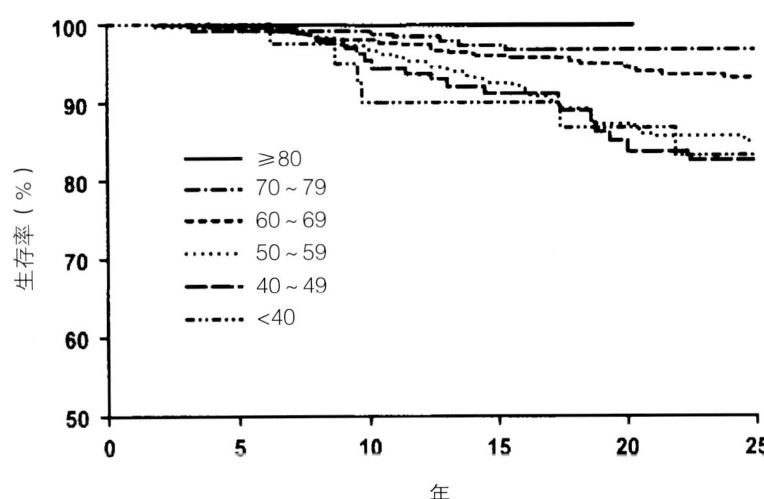

图53.9 与图53.1相比，股骨侧以年龄为函数的生存曲线。与骨水泥型髋臼相比，对于年龄大于70岁患者，骨水泥型股骨组件有着更佳的无翻修生存率，但对于年龄小于60岁患者则不然

使用骨水泥型髋臼会增高的松动发生率，但如果把磨损也纳入考虑，总并发症的发生率没有差别（图53.10）。事实上，由于在大多数研究中表现出更佳的生存率，骨水泥型髋臼被认为是植入物的参考。

技术对临床结果的影响

正如所想的那样，大多数关于骨水泥型髋臼的数据来自1970—2000年的时候。将技巧与生存率相关联是这个时期的特点。在一项有趣而又综合的分析中，Önsten等将201名类风湿性关节炎患者与200名骨关节炎患者进行了对比。类风湿性关节炎患者10年无翻修的生存率为95%，而骨关节炎患者为89%。将系列研究整合后发现1981年后接受手术患者无翻修生存率大约为95%，而1981年前大约为80%。Cornell和Ranawat报道了236例使用骨水泥型髋臼组件配合现代骨水泥技术进行的全髋关节置换，临床失败率为0.8%。他们发现在那些术后X线证实没有固定良好的髋关节假体中，无菌性松动的发生率为14.4%。他们总结认为，当操作完全正确时，骨水泥型髋臼组件对特定患者来说是非常好的固定方法。所有这些资料表明临床结果的改善与改进后的骨水泥技术有关（图53.11）。

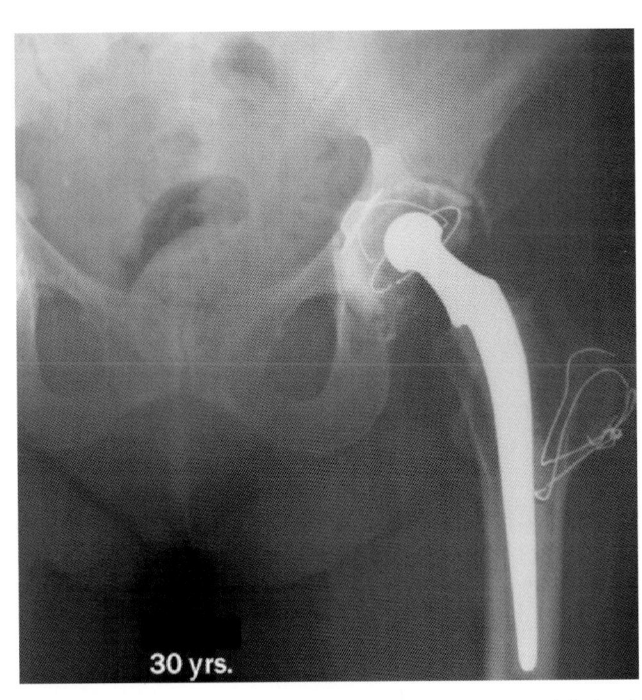

图53.10 即使30年后，单块型髋臼杯骨溶解的发生率仍相对较低

年龄

我们对骨水泥型髋臼的理解大多是基于我们梅奥中心对2000名接受初次Charnley关节成形术患者进行的长达25年随访研究。与髋臼生存率最相关的因素是患者再植入时的年龄和监测时间的长短。接受手术的年龄每小10岁，不是无菌性松动原因的25年无翻修生存率就越低。在年龄小于40岁患者组为68.2%，年龄大于80岁患者组则达到了100%（图53.1）。男性患者因为无菌性松动而进行内植物翻修的发生率是女性患者的两倍（25年生存率，女性95%比男性81%，$P<0.0001$）。之前的研究也表明对于年轻患者而言，骨水泥型髋臼的效果远不如骨水泥型股骨内植物。以上所述髋臼和股骨内植物在不同年龄段（每10岁为一年龄段）患者的生存信息（图

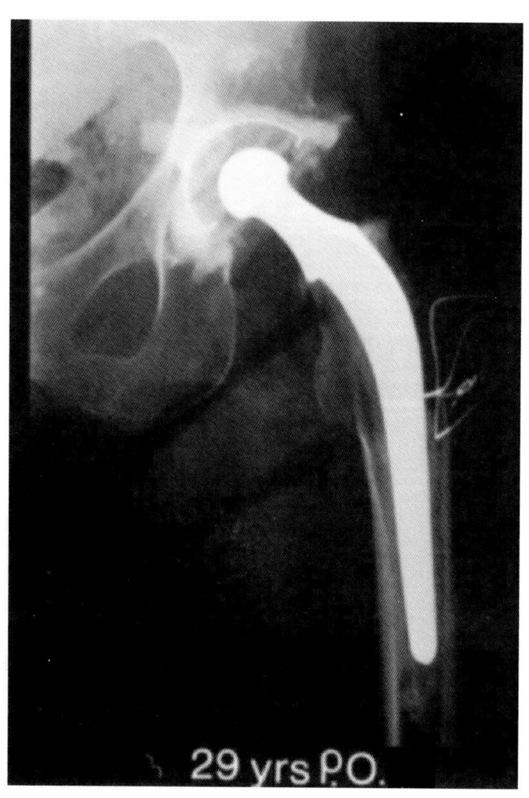

图53.11　69岁患者在全髋关节置换术后29年时骨水泥型髋臼的X线表现

53.9），是对之前研究结果的进一步证实和扩展。一些欧洲大型的登记中心和meta分析也陆续得到了类似的研究结果。因此，临床实践推荐骨水泥型髋臼仅适用于年龄大于70岁的患者。

翻修手术中骨水泥型髋臼的应用

在翻修手术中使用打压植骨、髋臼重建或异体骨复合人工关节时，常规会用到全聚乙烯臼杯（图53.12）。当需要用骨水泥与金属帽固定时，骨水泥型髋臼通常选用为金属帽设计的组配式聚乙烯内衬。翻修臼杯已经在其他章节介绍，我们接下来将只把重点放在骨水泥型关节组件的重建上。

松质骨打压植骨

适应证

这项技术是由荷兰的Slooff教授首次提出并报道于1984年。起初是用于髋臼，现在已成为股骨侧的一种翻修选择，尤其对于那些有骨缺损的患者。

手术技术

通过移除所有假膜来获得一个扩大但仍有包容能力的髋臼。将2～5mm小的自体或异体碎骨，牢牢地植入髋臼中。通过连续地反转和打压，小心地使植骨床变得致密，填塞牢固。髋臼窝要比臼杯直径大2mm。接下来同之前一样，将20g骨水泥与1g万古霉素进行混合，并在这种骨水泥固化过程中稍微晚一点植入，通过这种方式来保证良好的相互嵌合。余下的步骤如上所述。

结果

近期关于使用骨水泥型髋臼组件联合打压植骨来恢复骨量的研究表明，以因无菌性松动而行翻修作为终点事件，10年生存率达到88%，20年生存率达到85%。这些鼓舞人心的结果更加证实了骨水泥型髋臼组件联合打压植骨是解决翻修手术中骨量缺少的可行之策。

髋臼加强杯在髋臼重建中的应用

髋臼加强杯适用于由于宿主髋臼的骨性固有结构缺损而导致其不能稳定臼杯的情况。这通常发生在内壁缺损或者不能满足非水泥型假体骨长入时。尽管这种设计在这些年得到了一些改进，但这种方法的一个特点就是关节组件需要骨水泥型聚乙烯内衬髋臼（图53.13）。这被认为是一种补救措施，并且在中期随访时失败率可高达15%。也因为如此，如今髋臼加强杯已少有使用，之前使用髋臼加强杯的情况现在多由更大的、多功能骨小梁金属杯所替代。

手术技术

手术技巧中最关键的部分是保证髋臼加强杯的放置不会影响到聚乙烯内衬的最佳位置。解剖学会在一定程度上解释髋臼加强杯的安放位置，但若关节组件位置不佳，可能会导致碰撞和不稳定现象的出现。

异体骨复合人工关节

准备和植入阶段同初次置换相同。在同种异体移植骨填塞好后再植入臼杯（图53.14）。尽管临床实践中应用很少，但这代表着骨水泥型髋臼的一种重要应用。

聚乙烯内衬用骨水泥固定于金属杯

这应该是如今最常见的用法。

适应证

正如上面所述，当锁定机制不起效或杯与内衬来自不同的生产商，使用骨水泥将各个组配式假体组件固定到一起。

技术

需要了解一些技术要点。

金属臼杯的准备

保持金属杯内无假膜和碎屑残留非常重要。当金属杯没有螺钉钉孔或者有钉孔但外壳光滑，应使用高速髋臼锉将金属杯的内壁粗糙化处理，用于提高其与骨水泥的固定强度。

内衬的选择和准备

与之前所有的用法一致，内衬的直径要比外壳的内径小2～4mm。聚乙烯内衬的“背面”本来被设计成光滑面，以减少磨损。但当使用骨水泥固定时，其背面也应用高速髋臼锉使其粗糙化。这种处理方法的最优模式已被探索，并且发现十字交叉可最大限度地避免组件分离（图53.15）。

植入

此为关键步骤。同之前一样，每次用20g骨水泥与抗生素进行混合。同样是在骨水泥黏性较低的早期进行植入。聚乙烯组件的背面涂抹一层薄薄的骨水泥，然后将组件植入到金属帽中。

注意：有3处陷阱需要躲避。第一是在金属帽中

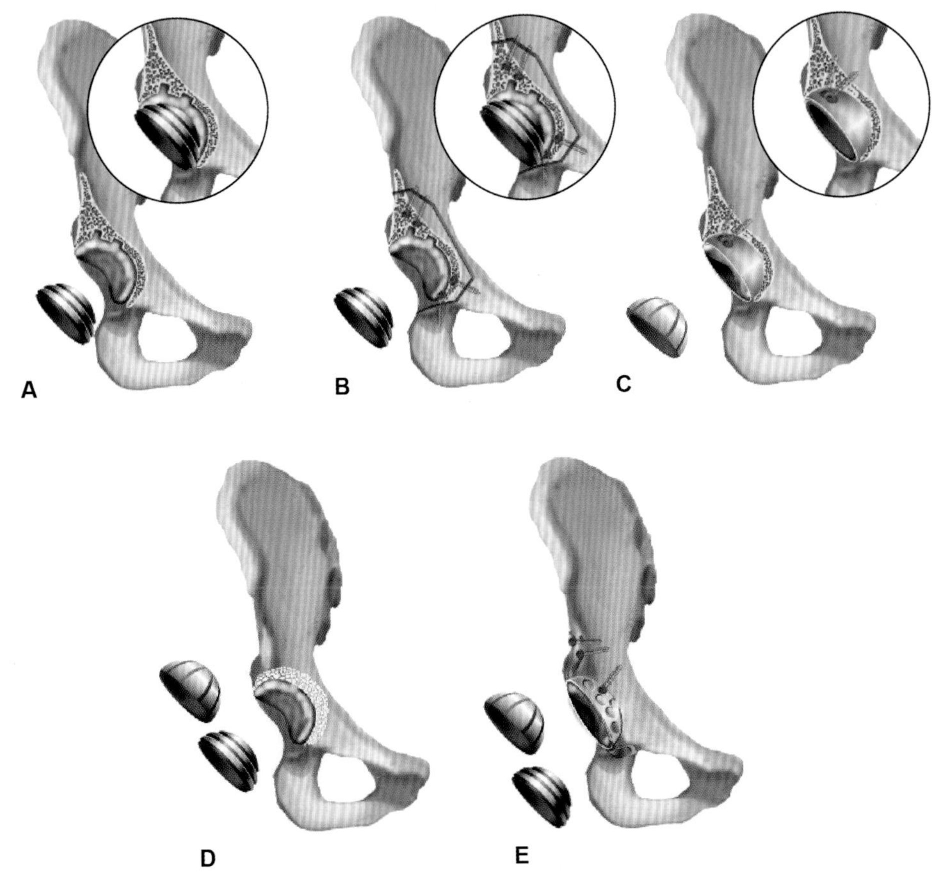

图53.12 全臼杯或组配式内衬的骨水泥型髋臼组件的使用范围。A. 使用骨水泥将全聚乙烯臼杯固定到宿主天然骨上。B. 使用骨水泥将全聚乙烯臼杯固定到结构性同种异体骨上；C. 使用骨水泥将聚乙烯内衬固定到固定良好的金属外杯；D. 使用骨水泥将全聚乙烯臼杯或内衬固定到打压植骨后的植骨床上；E. 使用骨水泥将完整臼杯固定到髋臼加强杯内

植入太多骨水泥，导致内衬安放困难。第二是在骨水泥聚合过程中植入内衬太晚，同样会增加正确安放组件的难度。第三是植入内衬过早，导致骨水泥从底部被挤开，而使组件穹顶处覆盖厚度不足。

一定要除去任何多余的骨水泥，以此来避免可怕的有可能毁坏关节的“第三体磨损”。

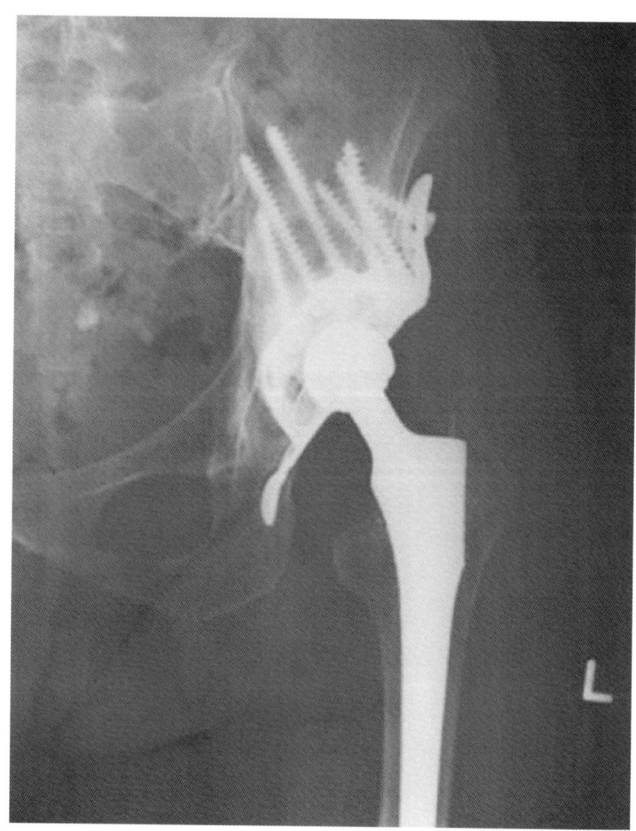

图53.13 尽管很大程度上已被骨小梁金属翻修臼杯所取代，但使用髋臼加强杯来重建髋臼时仍需要骨水泥型聚乙烯

结果

在Hofmann等做的生物力学研究中，使用骨水泥将聚乙烯内衬安放到固定良好的髋臼外壳与使用标准锁定机制的髋臼假体相比，在撬出试验中有着相似的临界负荷。当对抗扭转应力时，骨水泥型内衬所能经受的负荷明显更高。并且，最近的一项回顾性研究表明，将骨水泥型高交联聚乙烯髋臼内衬固定到固定良好的金属帽有着良好的中期随访结果。在平均6年的随访过程中，在骨-外壳的交界面上没有影像学改变的报道，也没有骨水泥-金属界面的失败发生。这一证据提示使用骨水泥将髋臼内衬固定到固定良好的外壳内（尤其在翻修手术）是较全部翻修来说更为合理的选择（图53.16）。

作者的偏好

尽管模块化非骨水泥型髋臼是目前的发展趋势，我们仍对所有年龄大于70岁的患者使用骨水泥型假体（图53.9和图53.11）。我们使用的内植物具有环状凸缘，但没有直槽。手术技术如前所述。

选择这项技术的临床体验是非常令人满意的。值得注意的是，一篇刚刚发表的meta分析总结，骨

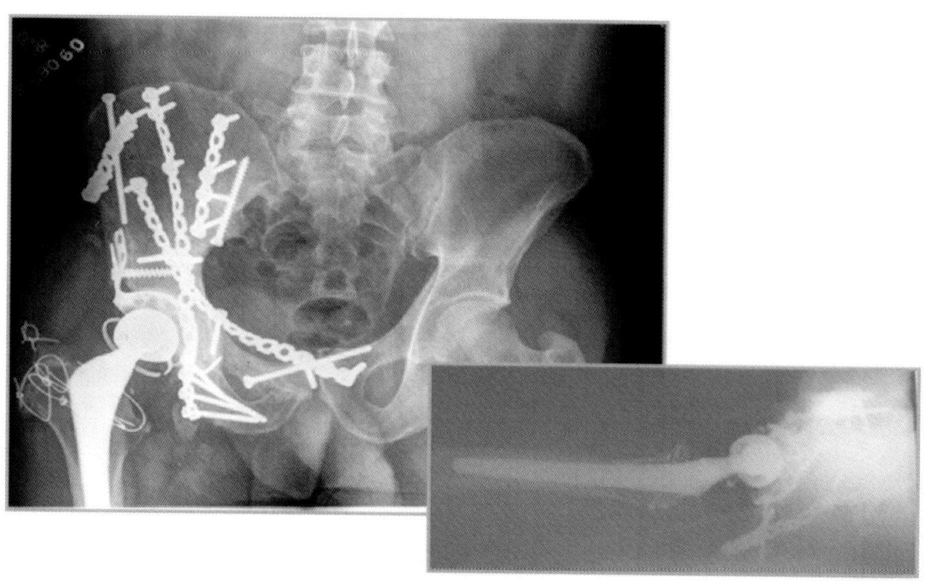

图53.14 使用骨水泥型髋臼与异体骨复合人工关节进行髋臼重建

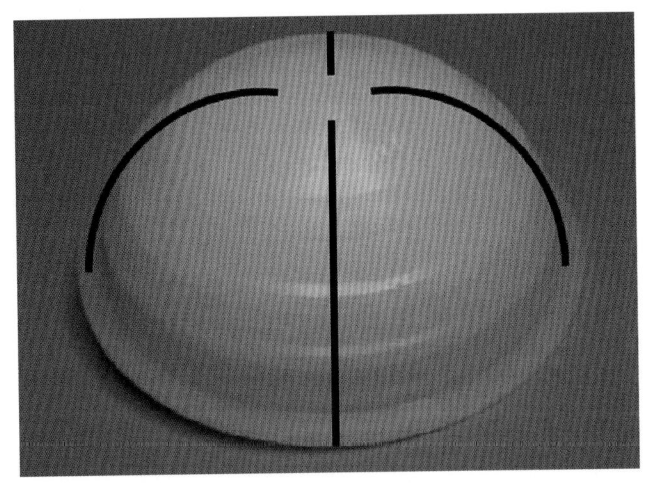

图53.15 简单地“十字交叉模式”被证实是使用骨水泥将聚乙烯内衬固定于金属杯的最优配置

水泥型假体的整体表现确实非常好，甚至超越了非骨水泥型假体！值得注意的是这些数据甚至包括了年轻的患者。但遗憾的是，尽管数据如此，骨水泥型假体仍然没有丝毫被美国骨科学会所认可。

作者认为，临床数据并不能解释骨水泥型髋臼组件被临床所抛弃的事实。究其原因可能是随着时间的推移，待交联型聚乙烯抗磨损的特性得到改善后，可以抵消组配式臼杯的缺点，并真正地解释它们流行的原因。但至少是在目前，这并没有得到体现。

总结

尽管没有临床数据支持，目前的趋势确实是支持非骨水泥型髋臼在70岁及以上患者的应用。透光线可以作为预测但并不等同于失败。骨溶解是组配式假体的一个并发症，但这在全聚乙烯的骨水泥型髋臼中并不常见。在梅奥诊所，当根据年龄进行校正后，骨水泥型髋臼的松动发生率并没有统计学意义（数据出自梅奥数据库）。从资深作者的个人从业经验来看，70岁以上的360名使用骨水泥型髋臼患者，假体脱位的发生率是1.6%。

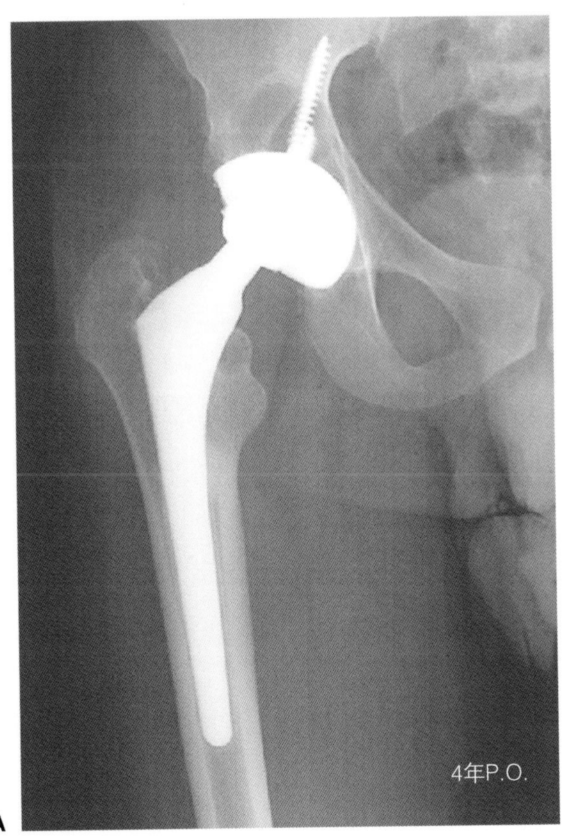

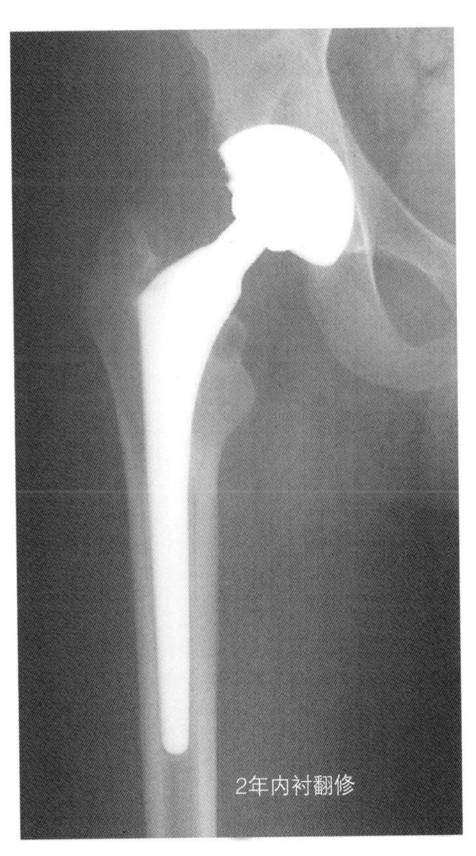

图53.16 用骨水泥固定对磨损的聚乙烯内衬（A）进行翻修（B）是目前美国骨水泥型髋臼最常见的用法

54

Julius K. Oni
Darren R. Plummer
Craig J. Della Valle

第54章　生物型髋臼假体

病例报告

77岁女性，右髋关节进行性疼痛5年。患者疼痛主要位于腹股沟区，有时放射到膝前方，负重活动后加重，休息时缓解。近3个月来，疼痛影响夜间睡眠，行走距离不超过3个街区。患者接受过多种抗炎药物如对乙酰氨基酚等治疗，疼痛可轻度缓解。

查体：右下肢呈痛性跛行步态。右髋屈曲15°畸形，屈伸活动度15°～90°；内旋0°（强行内旋时伴有腹股沟区疼痛），外旋15°；内收15°，外展35°。肢体远端神经血管正常。

X线片示右髋关节严重退变，关节间隙狭窄，软骨下骨硬化并伴有囊性变，关节周围明显骨赘形成（图54.1A～D）。患者拟行全髋关节置换术（THA）。

适应证

生物型髋臼杯固定适用于有症状的退行性髋关节病，如髋关节骨关节炎、炎性关节病、发育不良、股骨头缺血性坏死以及创伤等。

禁忌证

关节的急性感染和严重的骨缺损（不足以支撑臼杯）是生物型髋臼固定的禁忌。需要指出的是，骨盆放射性坏死的患者中采用生物固定失败率较高。Jacobs等研究了骨盆放射史对生物型髋臼固定的生存率影响。他们对这些患者的临床和影像学结果进行研究，发现9例有过骨盆放射史的患者中有4例（44%）术后出现髋臼松动，出现时间平均为THA术后25个月。如果出现骨盆放射性骨坏死，髋臼很难获得良好的生物学固定，这时我们需要其他方法来重建一个生物力学上足够强的髋臼。这种情况下，我们通常使用重建笼来加强髋臼。

手术技术

髋臼显露

关于入路，我们倾向于选择髋关节后方入路，采用这种入路时，保证股骨足够的活动度很重要，因为这样才能充分磨锉髋臼，置入足够前倾的髋臼假体。不管术者采用何种手术入路，充分的髋臼显露都是必要的。在髋臼前方放置钝性板钩，注意避免软组织的损伤。然后，切开下方关节囊，在髋臼下方放置钝性板钩。辨认髋臼横韧带，作为放置髋臼假体的重要参照，大多数情况下髋臼横韧带都比较容易辨认（图54.2和图54.3）。有时，我们需要切开髋臼横韧带以防止磨锉髋臼时上移。第三把板钩放在髋臼后方，同时充分切除髋臼盂唇以获得良好的暴露。清除髋臼窝的软组织以明确真正的内侧壁和髋臼底（图54.2）。通常，髋臼底会伴有内侧骨赘形成，此时，我们需要清除骨赘以帮助显露。

髋臼磨锉

通常选择比模板测量小4mm的锉进行首次髋臼磨锉。髋臼磨锉的方向一般和最终臼杯放置的外展和前倾角一致（图54.4）。臼杯的位置和手术入路相关，但一般是外展35°～45°，前倾15°～30°。我们需要磨锉到髋臼假体的理想位置，即达到髋臼底（图54.4和图54.5），磨锉需要接触到髋臼前壁、后壁、顶以及外侧缘。磨锉过程中触摸髋臼的后壁和

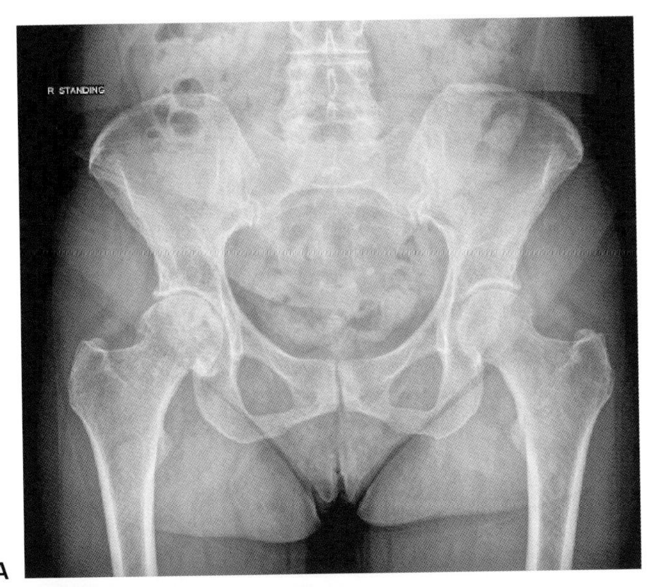

A

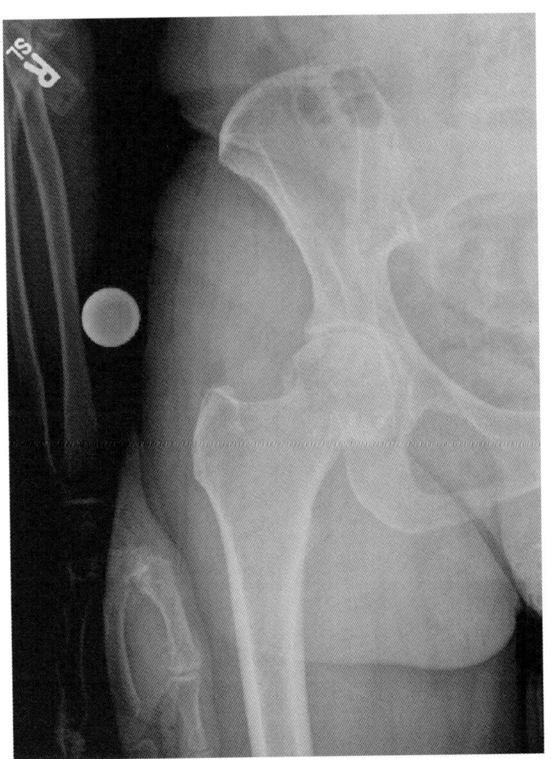

B

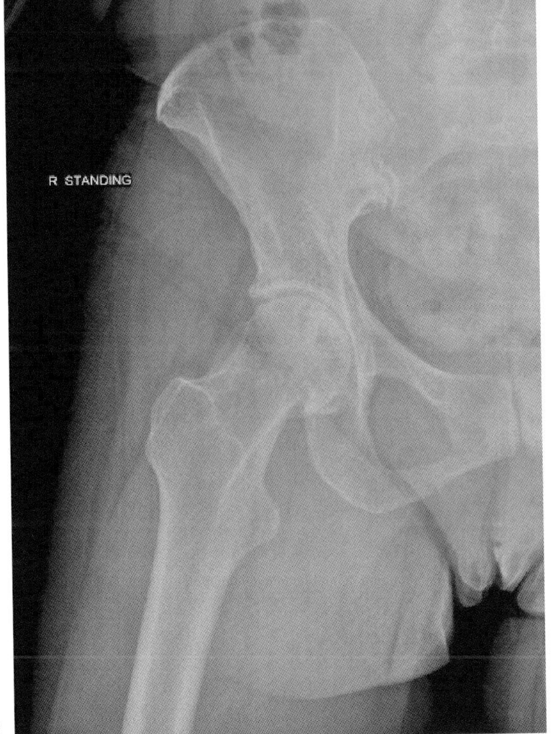

C

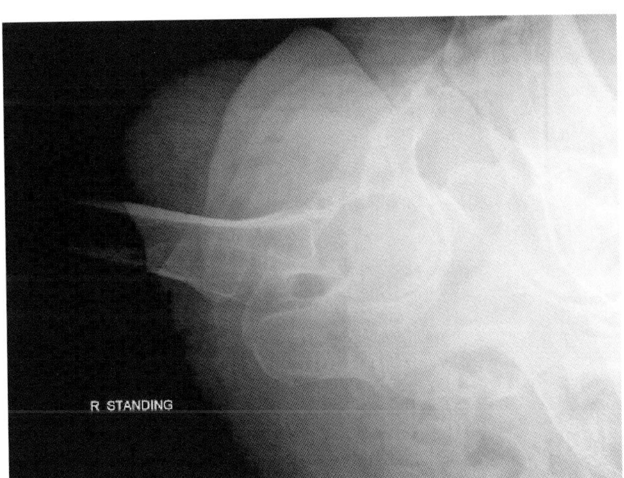

D

图54.1 A～D术前X线示严重的髋关节退变

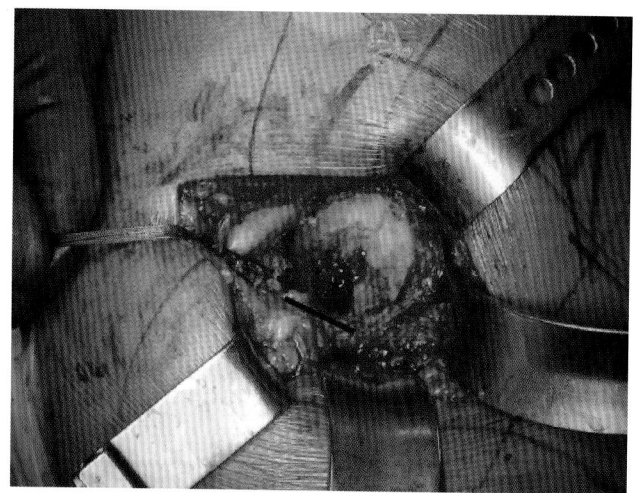
图54.2 股骨向前屈曲暴露髋臼。注意缝在左边的关节囊，图片的上部是患者的头端。直线条标示了能判断前倾的髋臼横韧带。星号标记的是髋臼窝，也是真正的髋臼底和需要磨锉的地方

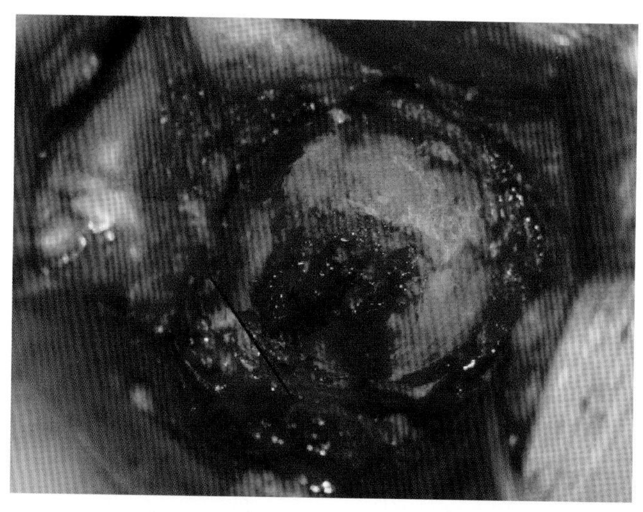
图54.4 初次磨锉后的髋臼特写。再次注意髋臼横韧带（直线条）和髋臼底（星号）。大部分患者还需要继续磨锉至髋臼底。图片右侧是患者前方

前壁，因为这将决定髋臼杯的最终大小。注意防止磨锉上移和随之而来的髋关节中心上移。髋臼磨锉的目标是获得良好的臼杯位置以重建正常的髋关节旋转中心。磨锉结束时，大部分髋臼骨床需要暴露松质骨，有良好的渗血，髋臼的前壁和后壁也需要保留一定厚度的骨质。

髋臼压配程度通常取决于术者经验，尽管许多经验来源于对生物型髋臼假体的长期随访数据，他们对压配的选择通常是“号对号”，并采用螺钉加强。但也有研究认为，臼杯与髋臼有一定程度的压配有利于初始假体固定，长期效果良好。值得注意的是，测量的臼杯假体大小通常和实际需要置入的假体大小并不匹配（通常测量的假体型号会偏小）。熟悉这种差异有助于避免术中因为打入不合适的臼杯假体而出现骨盆骨折。另一点需要注意的是髋臼本身的大小，一个有46mm髋臼的矮小的老年女性，甚至不能承受1mm的压配，但是有68mm大髋臼的男性则能承受更大程度的压配。但是，目前的研究表明，大于2mm的压配会增加骨盆骨折的风险。

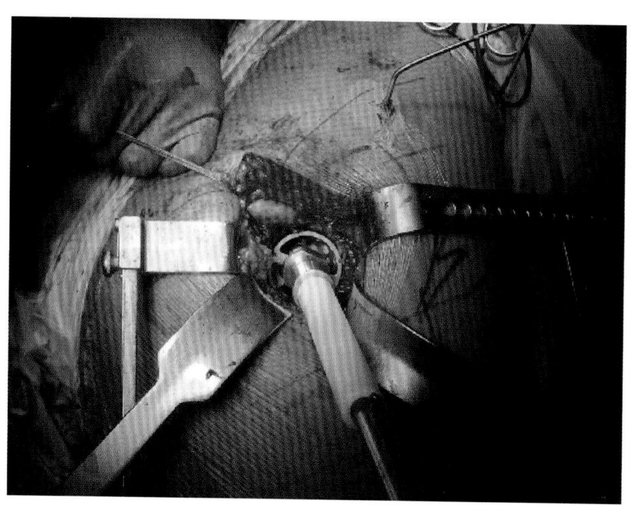
图54.3 从比测量号小4mm的锉开始磨髋臼。磨锉的方向应该和臼杯最终放置的前倾和外展方向相一致。图片的右侧是患者的前方

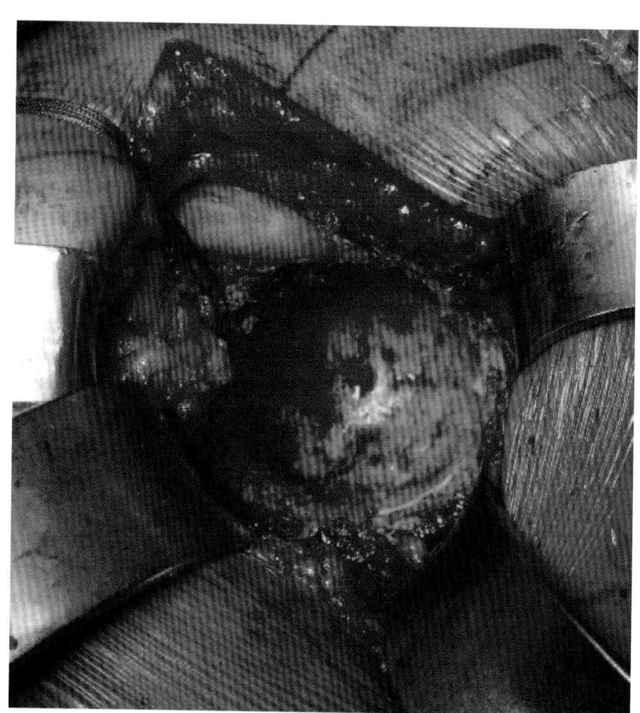
图54.5 已经磨锉到髋臼底。图片右侧是患者前方

术者还要注意的是置入的臼杯假体是否允许采用螺钉加强固定。一般我们会选择可以有3枚螺钉帮助固定的髋臼假体，压配的程度常规选择1mm。当然，这一般取决于安装假体试模的结果（如下所述）。如果安装假体试模后初始稳定不佳或者有骨缺损，那我们会选择允许多枚螺钉帮助固定的臼杯假体。

髋臼试模测试

髋臼准备好之后，应该置入髋臼试模以验证臼杯的大小和方向（图54.6）。一般情况下，假体的前倾可以通过髋臼横韧带和髋臼的前后壁来评估。大多数病人，合适的前倾应该是假体前方略低于髋臼前壁，假体后方略高于髋臼后壁。假体外展可通过髋臼上缘判断，而且假体通常需要略超出上缘。

髋臼假体的置入

假如试模测试满意，我们就将置入最终的臼杯假体并保证合适的方向（图54.7）。选择什么样的把持器取决于术者经验。偏心的把持器适合小切口或者体格较大的患者，而直的把持器则允许更强的打压力度（图54.8）。

持续打压直到臼杯假体完全固定。臼杯假体固定是否可靠可通过以下几点判断：持续打压但假体不再移动；假体与髋臼底接触后出现打压声音的变化；通过假体的钉孔直视下判断。然后，我们需要进一步确认臼杯的方向（图54.9）。

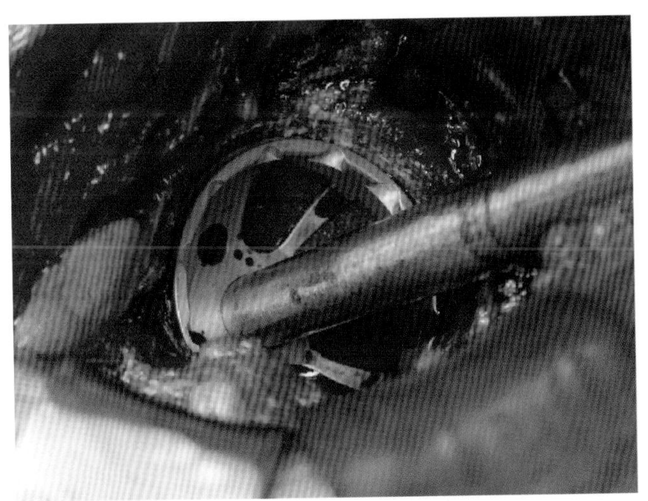

图54.6 置入试模评估压配情况以及确认假体方向。通常前倾是通过横韧带和髋臼前后壁来判断。合适的假体位置应该是假体略低于髋臼前壁，而略高于髋臼后壁。外展通常通过髋臼上缘判断，臼杯假体应该略超出髋臼上缘

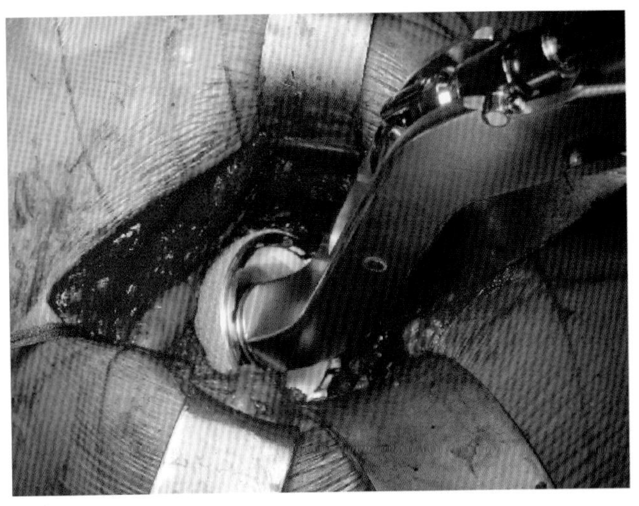

图54.7 用偏心把持器置入臼杯假体。注意露出的臼杯假体外方，它能协助判断假体的外展。右侧是患者前方

螺钉固定

根据术者的判断，有时需要在髋臼的后上象限拧入螺钉帮助固定（图54.10）。拧入螺钉后，我们要确保钉帽完全在钉孔内，否则就会损伤置入的髋臼内衬。尽管有很多术者常规拧入螺钉帮助初始固定，但目前的文献表明，对于压配很好的初次生物固定髋臼假体，拧入螺钉并没有显示出更好的临床效果。但是，报道良好的临床效果的都是那些采用螺钉固定的，因此，术者如果对术中臼杯假体的稳定性有所怀疑的时候，应该毫不犹豫地使用螺钉加强固定。

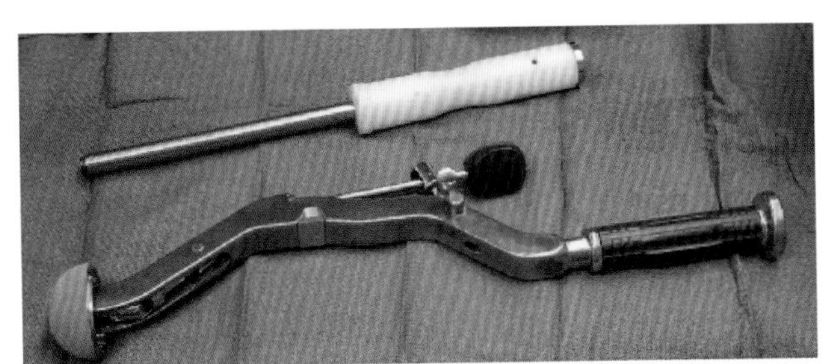

图54.8 根据术者的经验决定是用直柄（上）还是偏心的把持器（下）。在小切口或者肥胖的病人中，使用偏心把持器更容易获得合适的外展角

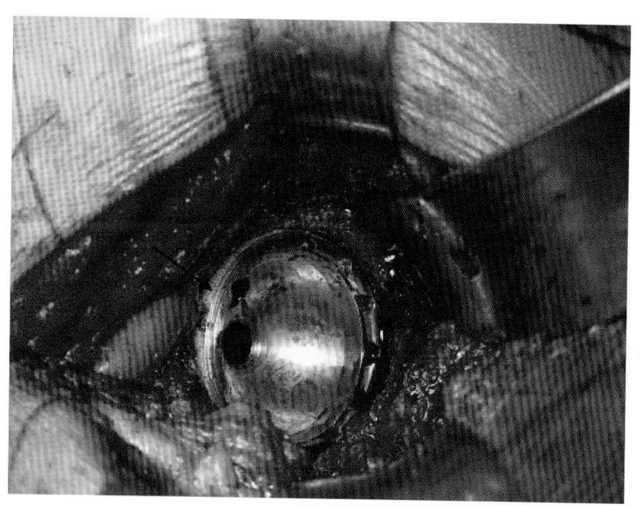

图54.9 置入的臼杯假体的前缘略低于前壁（星号）。箭头所示的是臼杯假体稍超出髋臼上缘，这提示假体的外展角合适

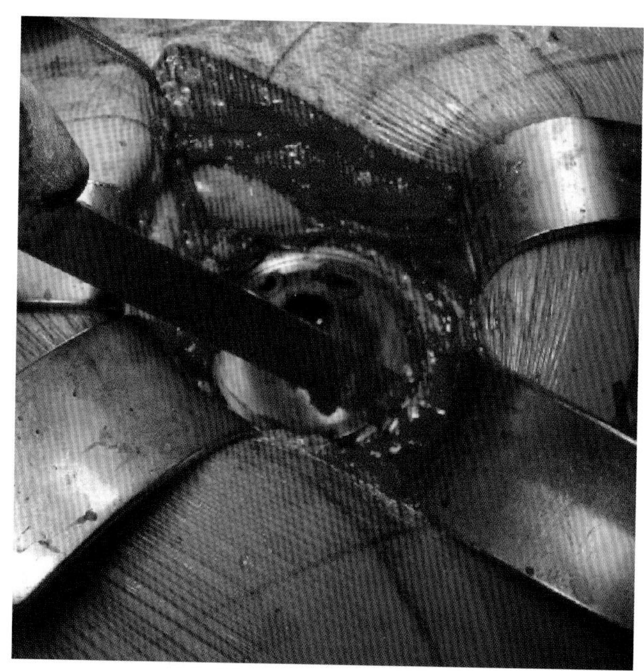

图54.11 清除髋臼前方和下方的骨赘防止产生前方撞击。撞击会导致后方不稳定以及关节活动受限

骨赘的清除

此时，术者需要清除假体周围的骨赘，骨赘多位于髋臼前方和下方（图54.11）。特别是在采用后方入路行THA时，这些骨赘在病人屈曲、内收、内旋时可能导致髋关节前方撞击和后方不稳定。

内衬的置入

清除骨赘后置入内衬试模（图54.12），待股骨侧准备好之后活动髋关节确保稳定性良好。大多数厂家会提供中立位、高边或朝向可调以及中心外移的内衬以帮助获得良好的软组织平衡和稳定。如果稳定性不佳，术者需要确认臼杯假体位置是否准确、肢体长度以及偏心距是否恢复正常。术中X线有助于判断有无臼杯或股骨假体的位置不良，而且如果术中发现位置不佳，尽可能重新放置假体以确保良好的稳定性。明确肢体长度和偏心距恢复以及稳定性良好之后，轻敲内衬使其与臼杯锁定良好（图54.13）。

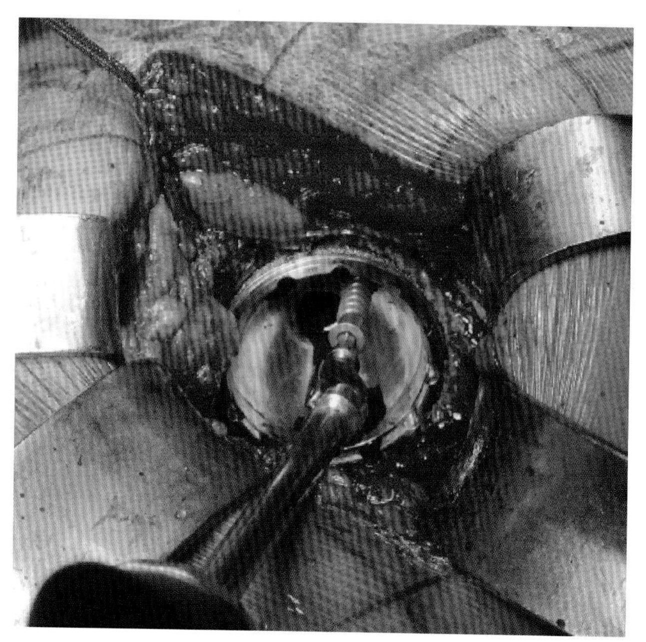

图54.10 在后上象限拧入螺钉以加强固定

生物型髋臼假体临床效果的简要回顾

有多孔表面的生物固定型髋臼假体的临床使用已经超过20年。而且，大部分这些假体都有着优良的临床和影像学结果，假体的15年生存率超过90%。众多的假体中，研究最多的是Harris-Galante多孔髋臼假体。最近，对这款假体随访20年以上的一项研究表明，假体的生存率可达到96%。PCA也是研究较多的一款假体，最近，Loughead等对这款假体进行了长期的随访观察，23年的假体生存率可达到88%。

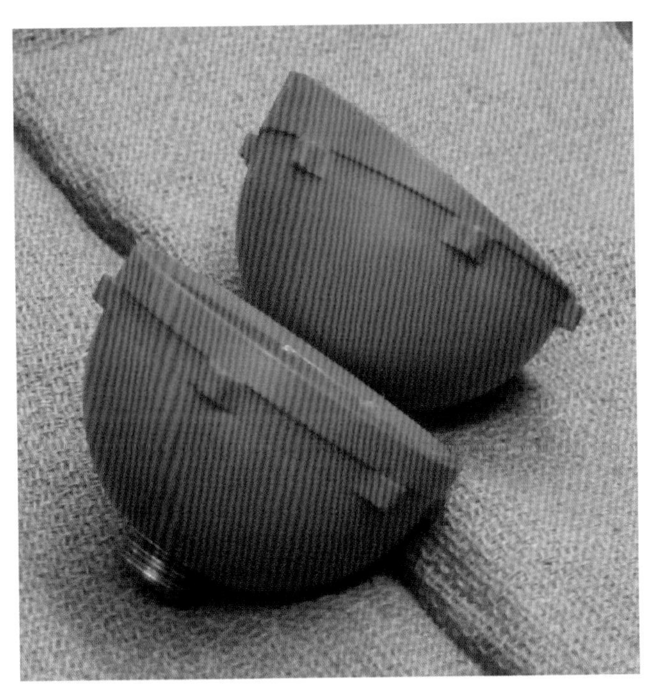

图54.12 普通内衬试模（前）和高边内衬试模（后）。术中判断哪一个会获得更好的稳定性

对生物型髋臼假体的长期临床随访结果见表54.1。然而值得注意的是，当前文献报道的这些假体的数据都是回顾性的，并非随机对照的，而且患者的情况、股骨假体的类型、股骨头假体的大小，聚乙烯的类型和置入技术都有很大的区别。大部分生物型髋臼假体失败的最常见原因是聚乙烯的磨损以及继发的骨溶解。然而，考虑到现在的聚乙烯性能的改进，未来随访的生物型髋臼假体应该会具有更好的生存率。

病例的结果

由于非手术治疗无效，这个患者适合行THA（图54.14）。患者按照预定时间进行了手术，手术过程顺利。

术后3个月，患者完全回归日常生活和步行，并且不需要扶拐或助行装置。术后没有并发症出现。

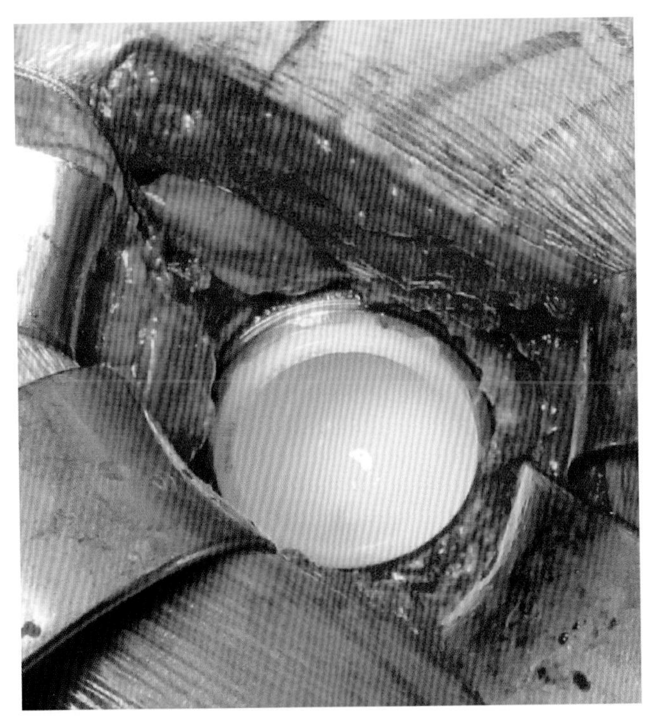

图54.13 最终置入的假体和内衬。可以看见臼杯的上缘提示臼杯的位置满意。图片右侧是患者前方

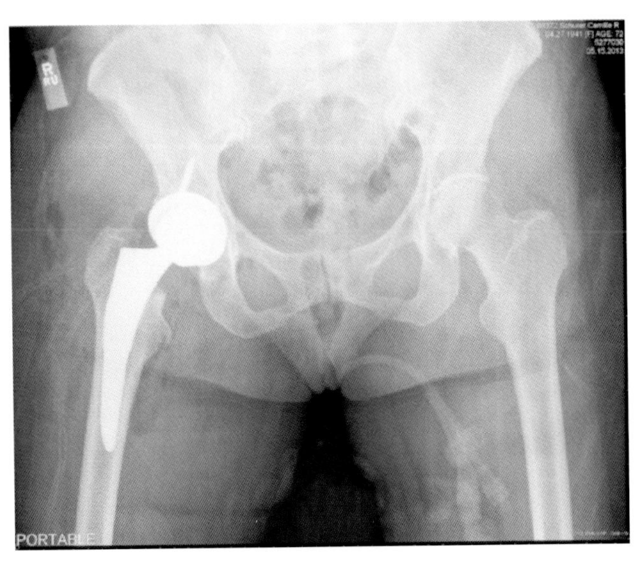

图54.14 术后X线片提示假体位置满意

表54.1 生物型髋臼假体10年以上随访研究的临床效果

作者	年份	例数（例）	随访时间（年）	生存率（%）	假体
Nourissat 等	2013	90	10	97.5	ABG 2
Loughead 等	2012	268	23	88	PCA
Hallan 等	2010	9113	20	81–92	多种假体
Demmelmeyer 等	2010	102	12	93.1	Wagner（Ti）
Anseth 等	2010	60	17.2	87.7	HGP（Ti）
Della Valle 等	2009	124	20	96	HGP（Ti）
Zenz 等	2009	82	11	97.5	Allofit（Ti）
Della Valle 等	2004	142	15	99	HGP（Ti）
Gaffey 等	2004	72	15	94	HGP（Ti）
Rasquinha 等	2003	204	13.5	97.5	HGP（Ti）
Bojescul 等	2003	64	15.6	83	PCA
Healy 等	2002	53	12.6	86.7	PCA
Kawamura 等	2001	187	14	92.7	PCA
Kim 等	1999	116	11.2	89	PCA
Smith 等	1998	72	12	96	ARC(CC)

ABG 2，解剖型Benoist Girard II；PCA，多孔涂层解剖型；HGP，多孔型Harris–Galante；ARC，髋臼重建假体

John J. Callaghan
Steve S. Liu
Andrew J. Pugely

55

第55章　初次全髋股骨主要组件的概述

我们今天所知道的全髋关节置换术起自20世纪60年代初的欧洲和在20世纪60年代后期的美国。尽管自那时以来，很多公司都开发出数百种设计，但成功的股骨组件可能会采用一些通用的方式进行分类。

骨水泥型股骨组件

具有长期耐久性记录的成功的股骨组件可以分为两种类型。在20世纪70年代末和80年代初在美国设计和推广的设计类型包括一个领，其目的是将应力载于近端股骨距。此外，柄的几何形状设计要避免锐角，特别是在内侧，以保护骨水泥套避免断裂。最初使用的金属是不锈钢，但由于裂纹，铬钴成为首选材料。这些组件最初是亚光光泽的（30微英寸Ra），之后采用喷砂。当研究人员发现用喷砂有较高的松动和骨溶解率时又改回到亚光光泽。长期评估的第一个成功设计是Howmedica的HD-2设计（图55.1）。在今天的美国，这种设计依然普遍使用。在欧洲，特别是英国，双锥度抛光杆（Exeter设计）的成功（图55.2）已经成为具有出色的长期临床结果的骨水泥柄的选择。该设计将所有压缩负载加载到对其友好的骨水泥上，并且由于抛光表面使骨溶解最小化。这些是今天在股水泥股骨置换中使用的两种基本股水泥柄设计和结构。

非骨水泥型股骨组件

尽管非骨水泥柄在先前由Lord等已经开始使用，但在20世纪80年代早期，非骨水泥柄才真正引起人们的注意。出现了3个基本设计理念。它们包括解剖设计，直柄设计和锥形设计。此外，还有组配型设计。最成功的设计是其具有带锥形柄的干骺端套管。更新的概念是双锥形颈部设计，没有得到广泛的使用。

解剖柄设计

解剖柄设计的原理是设计一个与股骨矢状面弓匹配的部件（图55.3和图55.4）。APR（Centerpulse, Austin, Texas）和PCA（Howmedica，Rutherford，New Jersey）都是最初设计。特别是具有周向近端涂层的PCA表现良好并且已被很好地研究了。虽然这些

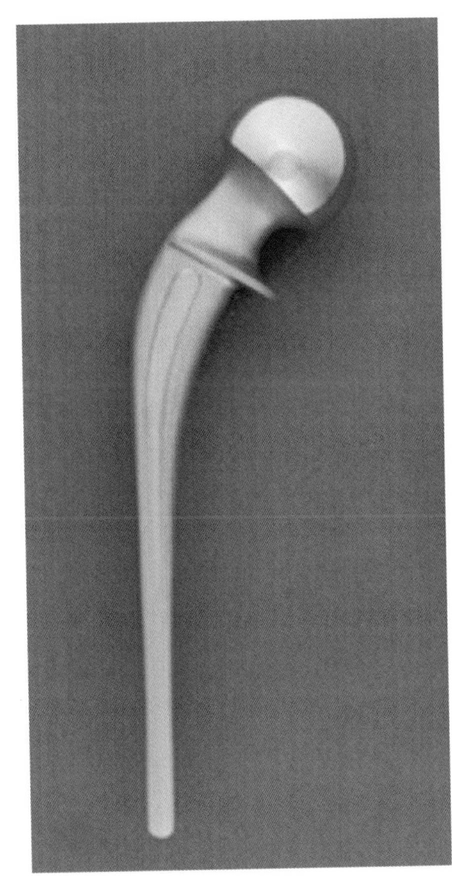

图55.1　HD-2带领型粗糙面铬钴合金股骨组件

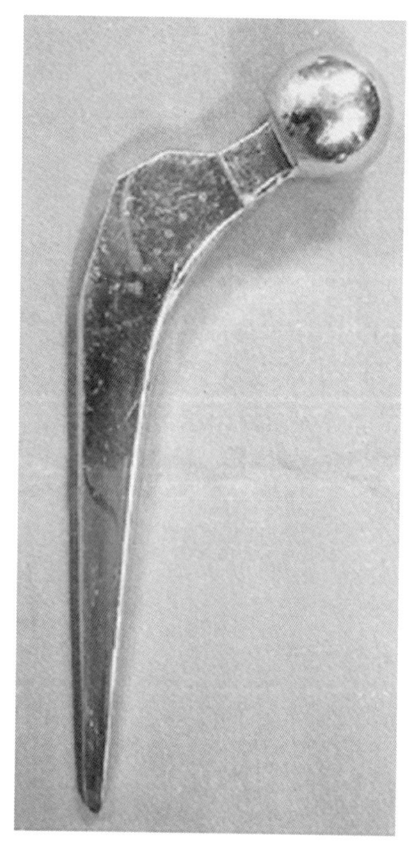

图55.2　光滑表面锥形Exeter铬钴合金股骨组件

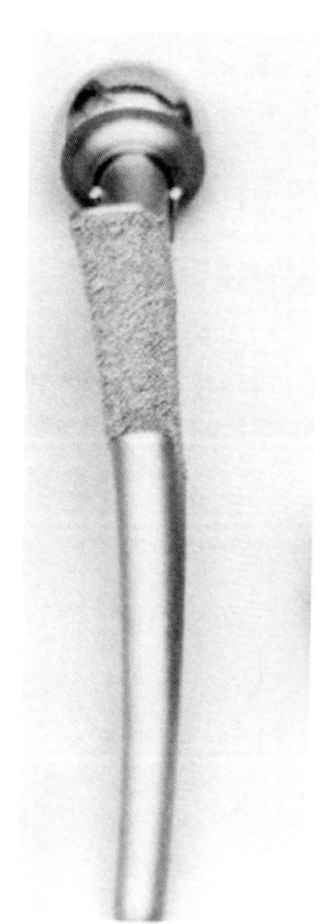

图55.3　股骨近端环装多孔涂层PCA解剖柄

设计提供了出色的微动稳定性，但是由于它们不能适应所有的股骨，它们在目前没有被使用。该设计已经加入一些短柄设计中去，将在本章结尾进行讨论。

直柄设计

直柄设计的原理是切削股骨以接受假体。可采用股骨铰刀，近端锉和准备近端三角形状来适应柄的近端干骺端。这种柄以前是并且目前仍然是近端涂层和远端涂层设计。他们已被证明是长期耐用的。AML完全涂层的柄（DePuy, Warsaw, Indiana）仍然是设计原型（图55.5A，B）。

锥形柄设计

今天最受欢迎的设计是锥形柄。它们可仅由锉刀（图55.6～图55.8）插入，或者是铰刀和锉刀技术（图55.9和图55.10）。有些仅在内外平面上变圆，在前后平面上平坦。这些称为ML锥形或刃装置

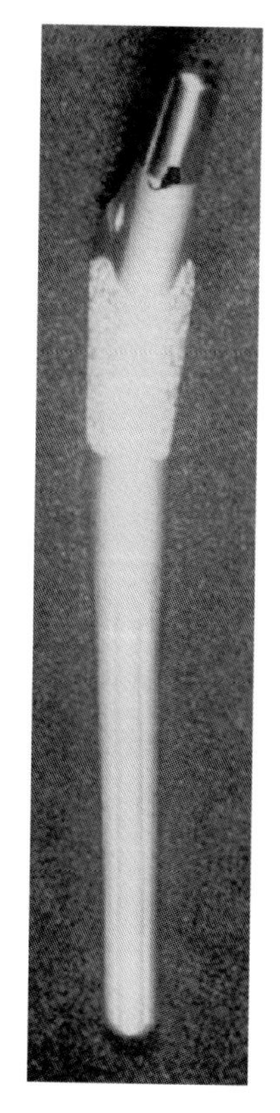

图55.4　股骨近端后弓和远端前弓的解剖柄

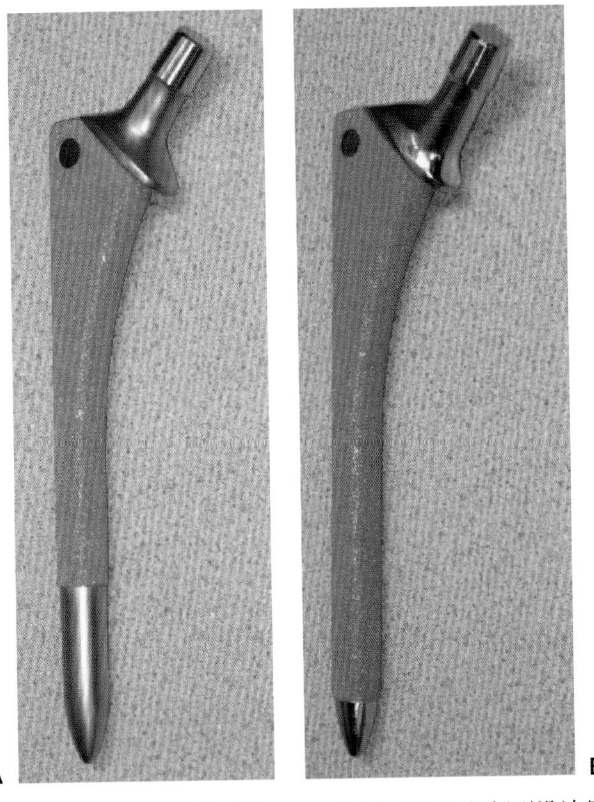

图55.5 最初的AML柄是5/8涂层的（A），（B）新型设计是全涂层除柄尖部

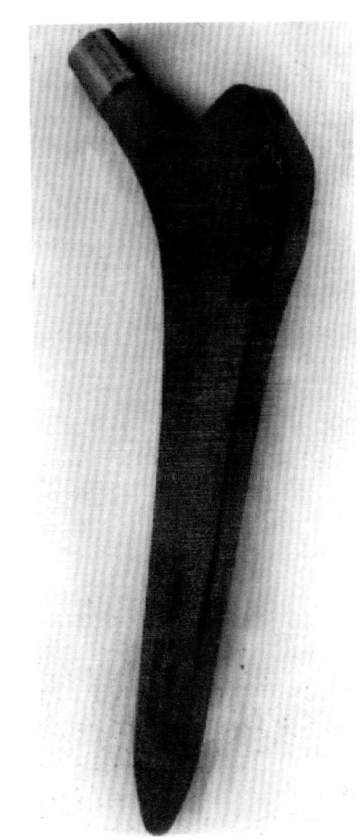

图55.7 细砂喷涂仅需锉的Zweymuller设计

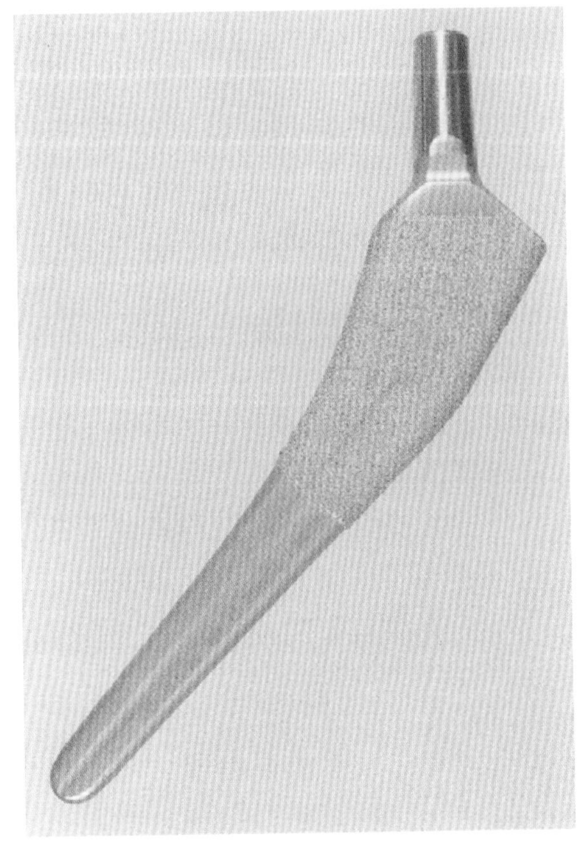

图55.6 Taperloc柄是内外侧、刀形设计

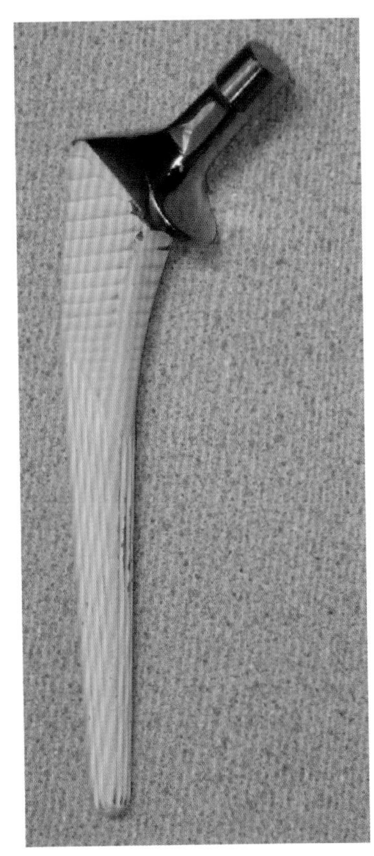

图55.8 烧结仅需锉的锥形Corail设计

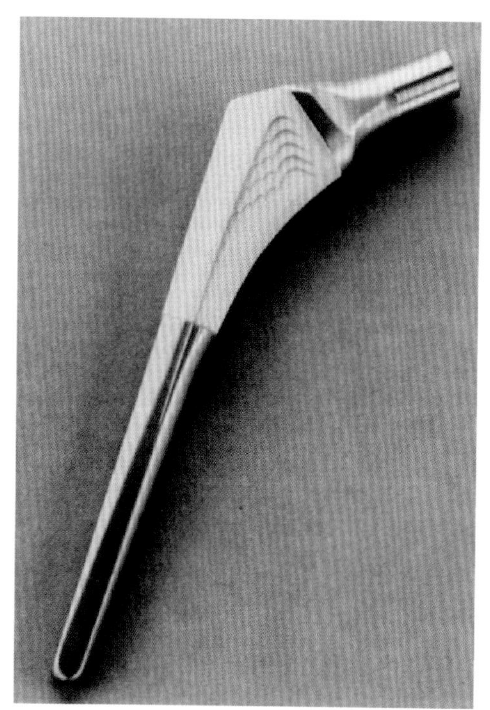

图55.9　双锥度需锉和铰的羟基膦灰石包裹Omnifit设计

（Taperloc和Trilock）。这些通常仅使用锉刀即可插入。有些具有双锥度近端填充，包括Zweymuller柄（Zimmer, Warsaw, Indiana），Omnifit颈（Stryker, New Jersey），Summit柄和Corail柄（DePuy, Warsaw,

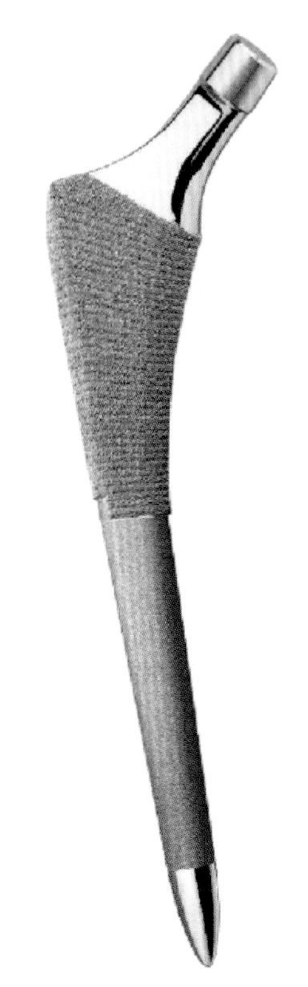

图55.10　双锥度需锉和铰的多孔包裹Summit设计

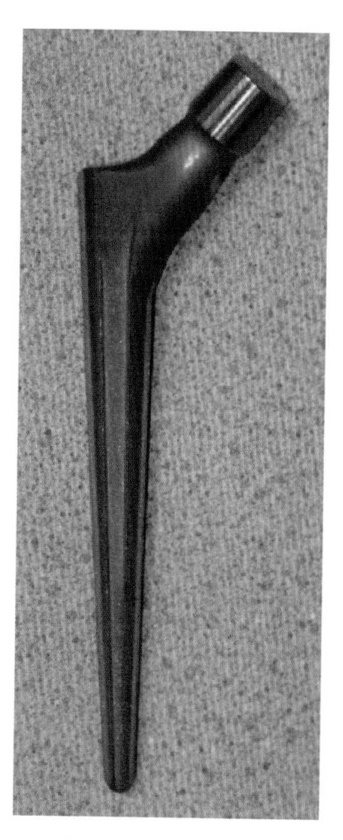

图55.11　小Wagner型锥形设计（Trilogy, Zimmer）

Indiana。一些是羟基膦灰石涂层（Omnifit和Corail），一些是多孔涂层（Summit），一些是仅喷砂（Zweymuller）。有些只需要锉刀包括Zweymuller和Corail，有些是锉刀和铰刀，包括Omnifit和Summit。一些是渐变锥度的，其中之一是Wagner型设计（Trilogy，Zimmer）。这些Wagner型装置（图55.11）在异常解剖中非常有用，包括慢性髋关节脱位和Legg-Perthes病。

组配柄和双组配颈设计

干骺端袖套状组配式柄设计非常全能，可以插入压配进任何解剖结构的股骨。在髋部发育异常的情况下，它们最常用于具有明显的股骨前倾的情况。SROM装置是原型设计（图55.12）。长期使用的担心是采用双颈锥度装置设计（图55.13）会产生组配连接处的磨损和腐蚀。

短柄设计

短柄设计被开发用于仅提供干骺端固定，并且能够通过小切口技术容易地插入，特别是通过前方

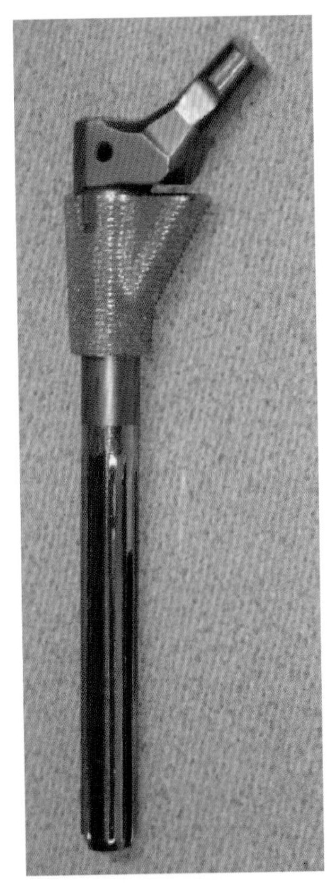

图55.12 干垢端袖套组配型SROM设计

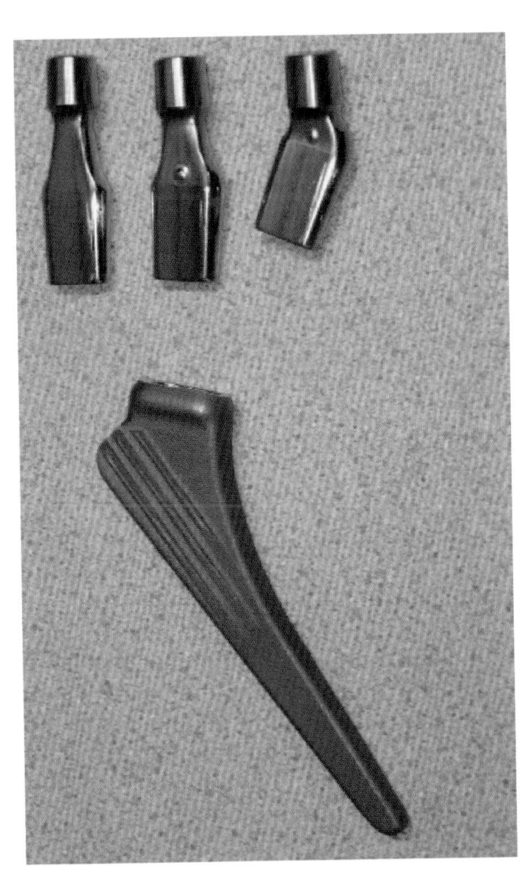

图55.13 双锥度颈设计

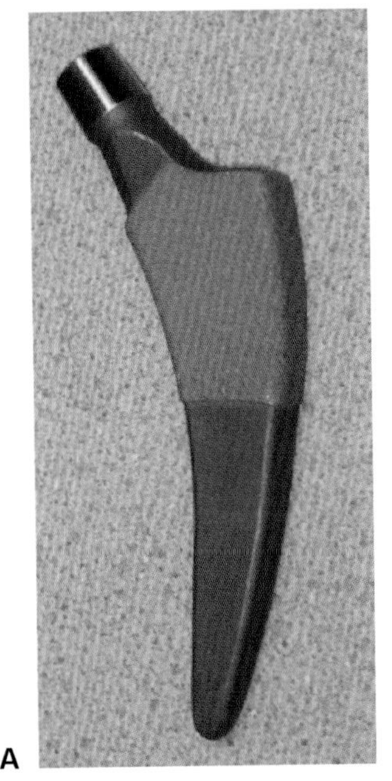

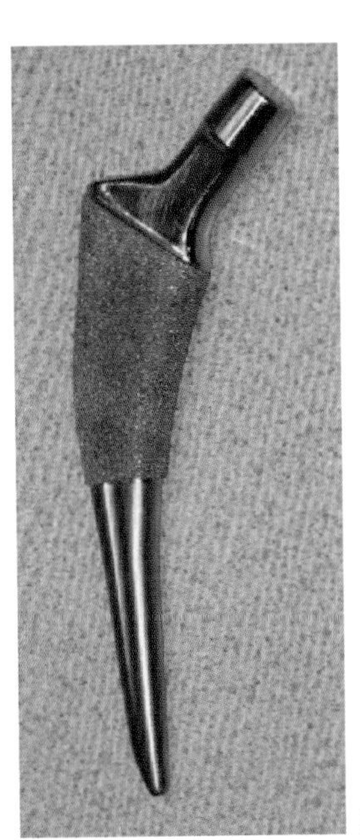

图55.14 A，B. 两种干垢端填充设计（A: Zimmer）（B: DePuy）

入路和前外侧入路进行的（图55.14A，B）。在经验丰富的术者手中，他们提供了出色的短期固定和临床结果。

总结

任何熟练的矫形髋关节外科医生可以使用这些装置和技术中的任何一种获得耐久的结果。一些设计比其他设计更加友好，但被正确使用时，它们都被证明能够提供出色的结果。设计和技术的细节将在接下来的几章中进行描述。

56

John Charity
Rafael J. Sierra
Graham A. Gie
A. John Timperley

第56章　骨水泥型股骨组件

丙烯酸类聚合物的性质

骨水泥不是黏合剂所以不具有胶粘剂的性质。因此对于非水泥型假体来说，骨水泥型植入物的初步固定完全依赖于机械绞锁作用。与非骨水泥型植入物不同的是，骨水泥型涉及两个界面，一个是骨水泥与骨之间，一个是骨水泥与假体之间的连接。荷载引起的可逆性周期性运动能发生于单侧或双侧界面。关节置换手术中用到的聚甲基丙烯酸甲酯（PMMA）有很好的抗压能力，但对张力的抵抗力较弱，而且其弹性模量也比较低。不锈钢和钴铬合金拥有100倍于PMMA的弹性模量值，皮质骨拥有10倍于PMMA的弹性模量。PMMA的弹性模量是2X103 MPa。有趣的是，这个数值和被骨水泥固定的松质骨的弹性模量是很相似的。为了利用它的力学特性，聚甲基丙烯酸甲酯骨水泥应当尽可能被载入压缩应力。该材料应该与松质骨一起在股骨骨内膜表面绞锁，并由压应力进行界面处的保护。

在主要负载传导区域，骨水泥和松质骨形成一种复杂的复合材料。这种结构起自内部100%的水泥，贯以骨与骨水泥的复合物，终于外部100%的骨质。松质骨支撑着骨水泥，使它能依靠一端的水泥和另一端的骨头传导压缩力，如果可以的话，骨水泥中的弯曲，剪切和拉伸应该予以避免。骨水泥必须在病人体内作用长久，临床应用骨水泥的经验已经长达40余年。一份有关在患者体内使用15～24年后治愈的样本中PMMA和骨水泥短期强度的比较已经发表。这份试验报告表明：在相当长的体内作用时间之后，骨水泥仍能保持可接受范围之内的机械特性，并且时间蠕变性能和应力松弛（详情如下）经过长期的体内环境作用依旧明显。结合髋关节置换术的长期临床结果，这些结果表明：骨水泥在体内的长期作用令人满意。目前聚甲基丙烯酸甲酯水泥（PMMA水泥）在人体还没有达到终末期（假使存在）的。可能是通过水泥应力松弛的现象（见下文），材料的显著断裂也许永远不会成为临床相关问题。

PMMA骨水泥的两个主要长期黏弹性质认为是蠕变和应力松弛。

蠕变是指一个样本中的张力在恒负载的作用下随时间而改变。金属通常在其绝对熔点（即，对于不锈钢来说是400℃）的0.4倍以上才会蠕变。然而，在人体温度下高分子聚合物的蠕变会很明显。此外当这些材料被用于全关节置换时这种特性应引起特别注意。聚合物的结构引起蠕变的发生——PMMA是一种线性非定型复合物，它的长链分子纠缠在一起形成一种基体材料。这些PMMA的长链由通过强力共价键联系在一起的甲基丙烯酸甲酯分子构成。该链条是它们自身通过较弱的次级键相互连接。这些次级键会被环境因素如温度影响。随着温度的升高，从室温到体温再到玻璃转化温度（约90℃），链间的次级键渐渐的变弱可允许这些链相互滑动。随时间推移，蠕变率会实质性的减少，直到后聚合硬化在4～6周有效完成。水泥的蠕变即使经过长期的时期也不会停止——被超过25年的长期Exeter全髋柄骨水泥壳缓慢地持续性下沉所证实。

应力松弛是指持续紧张状态下的张力会随时间变化。聚合物内允许应力松弛的机制原则上和允许蠕变的机制是一样的。随着应力松弛，材料变形（将长链分子和它们之间的界面处于应力状态），并且破坏被锁定在材料中。在变形状态下，当产生

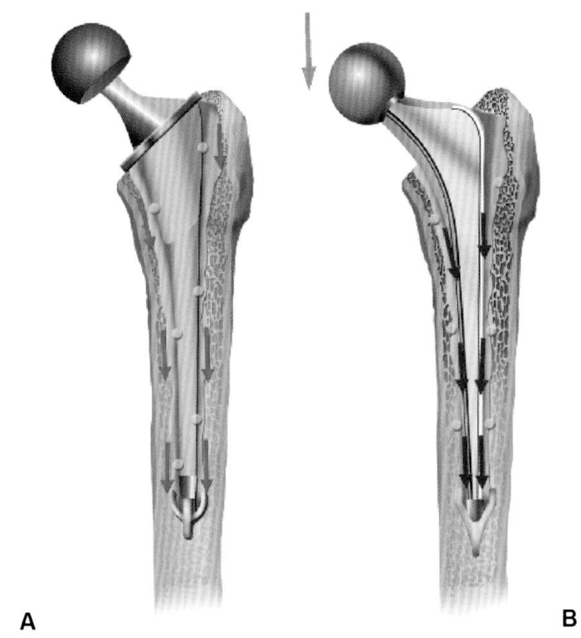

图56.1 “复合梁”柄（A）与柄结合到水泥（黄点）——剪切力直接传递到水泥-骨界面（蓝色箭头）。“锥形滑动”柄（B）剪切力传递到柄-水泥界面，其中沉降（红色箭头）保护水泥-骨界面（黄点）

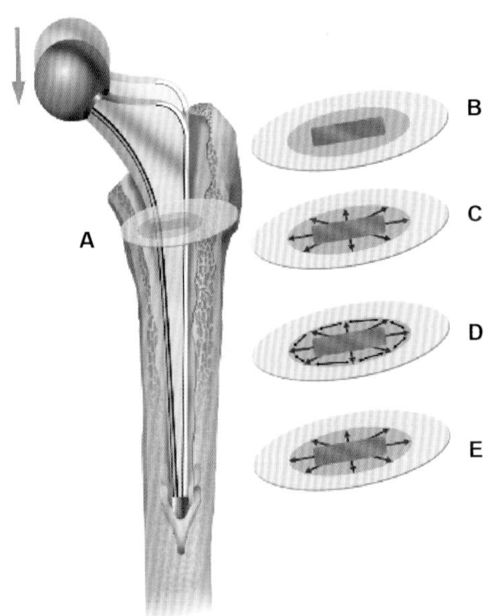

图56.2 A. 用于证明水泥中柄下沉的影响的图表。B～E均为A中红线水平上的横断面。横断面如下：B. 无负载；C. 载荷显示水泥中的径向压应力；D. 柄具有侧面，因此必须通过水泥容纳更大的横截面，在水泥地幔中产生环向拉伸应力。E. 在休息期间载荷减少，但柄不会退出，留下水泥中的残余箍应变，伴随着环向拉伸应力松弛和残余径向压应力。目前的装载方式是通过径向压缩来实现的

破坏时应变的次级键能够相互滑动，从而逐步地降低材料的应力。与蠕变一样，所有PMMA骨水泥都有应力松弛；应力松弛在张应力下最容易发生（其中次级键最容易被拉伸和滑动），但也可以在压缩和剪切的条件下发生。

骨水泥植入物固定和载荷传递原理

Shen认为无领抛光锥形柄和有领粗糙表面的柄，都有其合理性，当时他提出骨水泥型股骨柄可以分为两种基本类型，即“锥形滑动”柄（譬如抛光的平底Charnley柄和抛光的Exeter柄）在骨水泥中会常规发生下沉，而“复合柱型”柄依据其定义是不会常规地发生下沉。这两个柄的设计即 “压力扣紧”，即通过柄-骨水泥界面的平衡而保持稳定性，而两个界面之间不存在结合，而“外形扣紧”设计即通过柄的表面轮廓与骨水泥界面产生的黏结力保持稳定性。

在“锥形滑动”或“压力扣紧”柄的情况下，股骨组件远端的微活动仅在植入物-骨水泥界面处发生，并且是无领环抛光锥形植入物的正常情况的一部分。柄-骨水泥界面的移动保护了作为骨水泥和骨的界面，这种界面基本全以压应力方式为主进行加载。相反，使用“外形扣紧”柄，原理是试图将柄-骨水泥和骨水泥-骨界面坚强的锁定在一起，造成每个界面应力分布均匀。实际上，这是极其难以实现的，RSA研究已经表明了在比较这些类型的柄时每个界面的位移模式的深刻差异。

假设柄不是骨水泥上的终末承重，则骨水泥中“锥形滑动”柄的沉降有3个重要的影响因素：

1. 在柄-骨水泥界面处产生沉降的力不足以撼动水泥-骨界面，在这个意义上，在一个界面上的运动或许可以保护另一个界面。这种情况与“黏合”水泥或装有任何形式的领或凸缘（图56.1）的柄不同，其中由柄施加在水泥上的剪切力反而又传递到骨水泥- 骨界面。
2. 随着柄的沉降，其抛光表面对水泥壳的内表面没有明显的磨损，并在骨水泥壳内产生环向拉伸应力和应变和径向压应力和应变。在休息期间，例如在夜间，柄不会从水泥中退出，因此拉伸应变仍然存

在，并在水泥中产生环向拉伸应力松弛的情况。这不仅保护水泥免遭疲劳断裂（通常是拉伸应力的结果），而且还主要留下径向压应力并产生以压缩为主的负载状态（图56.2），不仅在柄－骨水泥界面处，而且还贯穿水泥–骨界面。

3. 有很好的实验证据表明，水泥中抛光锥体的下沉增加了柄的扭转稳定性。

"锥形滑动"柄实际应用时的注意事项

在McKee–Farrar髋部和Thompson股骨头置换术的后期X线片中已可定期观察到领下股骨颈部的骨吸收，并且提供了在1969年将原来的Exeter柄去掉领设计的主要理由。然而，一旦Exeter柄投入实际使用，无领设计的一些意想不到的优势变得显而易见。

1. 股骨颈截骨的水平和方向并不重要。
2. 没有柄必须插入的固定深度。这使得外科医生控制腿部长度，并允许通过使用适当的柄偏心距和股骨头来重新建立正在重建的髋关节解剖结构。这需要仔细的术前规划。
3. 外科医生可以保留进入柄–水泥界面近端的途径。这允许使用他的拇指或其他合适的仪器来阻塞从髓腔内侧的出口，在股骨皮层和柄的内侧面之间插入柄。这样可以保持贯穿柄插入的水泥－骨界面上的压力。
4. 一旦柄被最终定位，外科医生可以再次使用合适的仪器，在柄的上端周围的水泥上保持压力直到聚合。
5. 柄一旦需要去除，其几何形状和表面光洁度使其易于从水泥壳中提取而不损坏水泥壳。

无论使用哪种类型的骨水泥柄，骨水泥–骨界面需要机械绞锁以求植入物的稳定。良好的黏合技术能使存在于长骨柄骺端区域的坚强松质骨之间的机械绞锁建立起来，也被称为"微型绞锁"。

必须强制穿过面团状态的水泥然后压入已被彻底清洗（通过加压灌洗）的骨表面，然后干燥。接下来，将植入物插入骨水泥并适当定位，然后保持静止直到水泥聚合。丙烯酸水泥的独特性质使其能够与主体骨骼实现机械绞锁，其在面团状态下能够在任何表面形成难以置信的细微结构并以此承受压力。聚合然后锁定植入物到骨上。

每当水泥被用于植入物固定时，操作的外科医生绝对有义务在骨水泥和宿主骨之间建立一个足够强大且足够广泛以允许载荷运动的机械绞锁，同时限制振幅以及在植入物和骨之间发生的周期性与诱导性运动。这种稳定性之后是骨床的充分愈合和骨水泥与宿主骨之间的紧密接触，而没有介入的细胞层（即如Malcolm所描述的骨整合）。这种界面越广泛，对后续移位和可能松动的保护就越大。如果外科医生没有实现这种绞锁，骨水泥–骨界面将包含不同量的纤维组织和液体，增加后续移位和松动的风险。

使用股骨骨水泥固定技术的"黄金法则"是，一旦将水泥面团放置在股骨髓腔内，它应在柄插入之前，柄插入期间和柄插入后保持压力，直到聚合（见下文）。

在首次关节成形术中使用水泥柄的适应证

对于任何需要行髋关节置换术的患者，都可考虑使用水泥型股骨柄。"压力扣紧"或"锥形滑动"设计通常比"外形扣紧"植入物有更好的结果。对于股骨颈移位骨折的情况，全髋关节置换术（THR）中的骨水泥半髋关节成形术或骨水泥股骨部件亦是适应证。在以前的髋关节化毒性关节炎的情况下，使用骨水泥进行固定还有一个明显的优势，因为水泥可以装载适当的抗生素以降低感染复发的风险。

禁忌证

任何明确行髋关节置换术的患者使用水泥固定术均没有具体禁忌证。

骨水泥型全髋关节置换相关的发病率和死亡率

将水泥压入干燥、干净、完整的股骨髓腔对于水泥与骨界面之间的持久绞锁是至关重要。过去，有一些关切长期以来的水泥加压对股骨髓腔潜在的不利影响和潜在的脂肪、水泥栓塞及其对心肺系统的影响。这已经是外科医生和麻醉师多年感兴趣的话题并且已被广泛研究。所报告的各种原因下的死亡率在THR（0～0.45%）之后的90天内。其中两项独立报告死亡率为0.18%，低于正常人群预期死亡人数。2012年英国和威尔士国家联合登记处的第九份年度报告显示，术后前30或90天的死亡率仍然很低，表明与髋关节置换相关的死亡风险几乎没有增加。来自同一来源的前期报告显示，使用水泥时，与不使用水泥时的风险比相似。来自英国和威尔士的国家联合监管机构的以前报告显示，与无骨水泥THR相比，骨水泥的早期翻修率较低。如果考虑到这一点并且在翻修时具有明显更高的发病率和死亡率，则在初期手术中植入骨水泥组件死亡率的总体风险降低。

对股骨近端骨折进行髋关节置换术时风险增加，特别是半髋关节置换术，报告的风险高于10倍。

“骨水泥植入综合征”已被提出40多年了，其特征是水泥插入时血压突然下降。被压入循环的脂肪和血液通过心脏右侧达到肺循环，对心血管紧张度，凝血和心肌收缩力产生生物化学作用。老年患者或心脏储备特别有限的成年人和低血容量状态的患者或成年人较少能够通过血管收缩导致低血压代偿血压下降。

特种外科医院的Memtsoudis等发表了THA以来流行病学和死亡风险因素的最大系列数据。他们回顾了在美国10年期间执行的218.2万例全髋关节置换术。他们指出，院内死亡率的独立危险因素包括高龄，男性，少数民族背景，紧急入院以及心脏、肺和肾并发症。少于5%的死亡发生在入院当天，可能是手术当天，但不巧的是，没有提到术中死亡发生，或髋关节置换类型（骨水泥型与非骨水泥型）。

其他评估个体死亡率的研究回顾了THA术后的30天内的死亡率为0.1%～1.4%。在一项90天报告死亡率的研究中，初次THA后的发生率为0.2%，翻修THA后为0.06%。来自梅奥诊所的 Parvizi等在18年的时间内专门观察术中死亡，报告的猝死率为0.05%（22666THAs病例中有11人）。相比之下，Dearborn和Harris报道，一个外科医师做的2000多例初次髋关节置换术后，没有手术中的死亡。此外，Sierra等报道了与Exeter水泥柄相关的死亡率。在该研究中，股骨组件固定期间有一例术中死亡，整个30天死亡率为0.23%（9082例中为21例）。该研究中没有其他死亡可能与固化时发生的事件直接相关。最后，2009年，来自罗斯曼集团的Aynardi等报告THA后30天的死亡率为0.24%，90天后为0.5%。最常见的死因是心血管疾病。2名患者术中死亡；一个在首次THA之后，另一个在翻修后。与非骨水泥型关节置换术相比，骨水泥型的死亡率更高。Parvizi等的系列数据显示在接受THA治疗的患者中突然死亡的风险显著增加，而非骨水泥型THA中没有发生死亡。3名THA患者在股骨黏合时死亡，低估了固定过程中术中监测和警惕的重要性。

从预防的角度来看，现在普遍接受的是，虽然在加压时确实发生微栓塞，但在仪器和固定前，通过彻底灌洗和抽吸股骨管，栓塞量显著降低。在固定过程中，股骨髓腔应灌洗数次。重要的是也可以在黏合期用小的放置管引出股骨髓腔，以减少黏合界面血液和脂肪的量。这不仅可以防止脂肪进入血液，而且可以改善骨骼和水泥之间的机械绞锁。麻醉师在固化期也起到重要作用，即减少心肺紊乱。应在所有高风险患者中进行动脉通道的适当监测。过去已经使用经食管超声心动图记录水泥和脂肪碎片通过心肺系统，但是其临床作用（如果有的话）需要更好地证明。

重要的是，麻醉师在固化过程中仔细监测血压，以控制任何陡峭的下降，并通过充分的胶原或晶体的固化前液体复苏避免这种并发症。此外，如果确实发生低血压，麻醉药必须立即可以使用正性肌力药和血管收缩剂来抵消水泥和脂肪碎片的低血压作用。

总之，与骨水泥型THA相关的术中死亡率极低。高危患者应适当监测；那些患有严重心脏或肺部合并症或骨折人群的并发症和死亡风险较高。在这些患者中，避免过度加压和手指加压水泥可能是必要的。

术前计划

无论所涉病因如何，无领抛光双锥形柄（“锥形滑动”或“压力扣紧”柄）可用于所有年龄组的初次THR。这种设计在所有年龄段和所有手术适应证方面给出了一致的良好结果。这种类型的柄的使用比大多数非水泥设计具有显著的优点，因为柄尺寸，柄位移和腿长度都是独立可变的，它允许可靠的再造或适当地修改髋关节的生物力学。此外，柄实际上在柄–水泥界面处是组配的，因此如果需要，可以将柄从水泥套筒中挖出以期进入髋臼构件或使用水泥中水泥技术进行柄的重新定位 其中相同尺寸或较小的柄可以被接到旧水泥壳中而不损害水泥–骨界面。

要达到最佳的长期效果，水泥和骨骼之间的紧密接触是必不可少的，这只有通过良好的机械互锁才能实现。在施用水泥之前，通过充分的骨骼制备来确保初始固定，因此，在股骨近端留下强壮的髓腔，并且通过使用加压灌洗系统将其清洁很重要。在用丙烯酸骨水泥逆行填充堵塞管后，水泥的插入之前、期间和之后保持水泥的加压直到水泥完全固化。实现这一点的技术如下所述。

根据髋臼和股骨头的旋转中心，术前规划对于帮助外科医生确定股骨假体插入的大小，位移和深度至关重要。这可以使用适当的软件在传统影像或数字化图像上执行。重要的是确保使用正确的放大倍数进行模板化。当使用髋内旋拍摄X线片时，将显示真实位移。

用醋酸酯模板模拟常规X线片：

（1）在模板上使用同心环，标记股骨头的中心。

（2）然后辨别柄的理想偏心距。模板放置在X线片上，其中柄在股骨髓腔中间。选择再现患者解剖结构的偏心距（假体头部的上部或最靠近股骨头中心）。

（3）如果患者的偏心距在可用的假体偏心距范围之间，则选择具有最接近偏心距的一系列柄。然后可以使用具有短和长颈部的头部来调整最终偏心距。腿部长度由选择正确股骨头和植入物的插入深度确定，因此与柄和颈部长度的选择无关。

（4）通过依次使用模板与股骨头和假体对齐来确定柄尺寸。尽管通常选择可容纳2～3mm水泥壳的最大尺寸的柄，但是每种情况都必须单独考虑，避免在宽阔的股骨髓腔，特别是女性的患者中使用过大的柄。

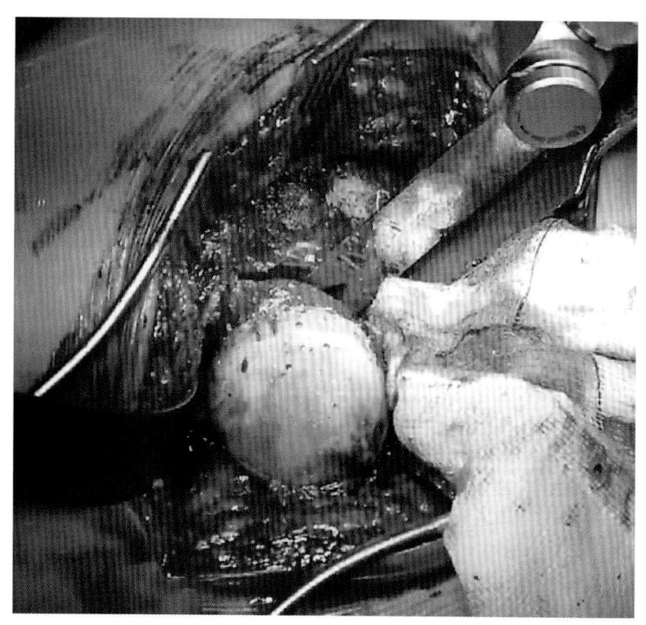

图56.3　股骨颈截骨术。截骨水平对于无领型股骨柄不重要（由Exeter髋关节中心，伊丽莎白公主骨科中心，皇家德文郡和Exeter NHS基金会惠赠。）

（5）将模板放置在X线照片后面，假体头部覆盖股骨头，并且柄在股骨髓腔中心。颈部，肩部和柄的轮廓画在X线片上。大转子尖端与假体肩部之间的距离标记并注明。在该水平上插入正确大小和偏心距的柄将再现患者的解剖结构以及恢复正确的腿部长度。

手术技术

股骨柄固定的寿命取决于在植入物和骨之间建立足够的初始机械绞锁。使用骨水泥柄，通过创建“闭合腔”，然后使用当代骨水泥技术来引入和加压水泥，实现满意的界面。通过从初始注射施加压力直到聚合完成，确保良好的骨水泥侵入骨骼，并防止血液在界面积聚。

手术方法

可以通过任何常规的髋关节外科手术来暴露和准备股骨固定。在下面描述的手术技术中使用后方入路。

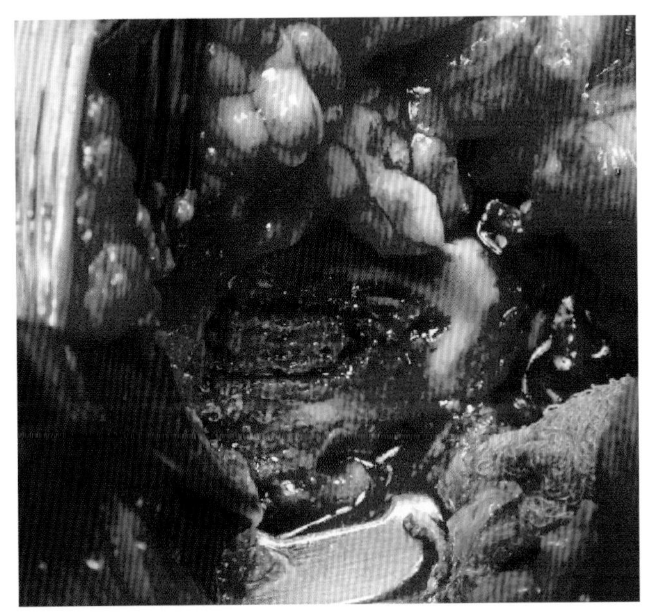

图56.4 用股骨近端开口器移除盒形骨质

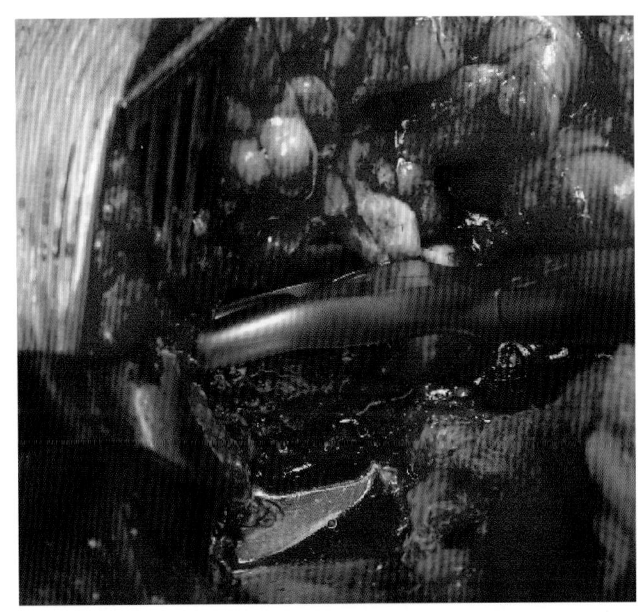

图56.6 锥形铰刀应该位于股骨髓腔中心向下并对准腘窝

股骨颈截骨术

抛光双锥形无领系统，颈部切割水平并不重要。截骨线通常从小转子上边缘和头部的下方中间到颈部基部的上表面（图56.3）的一侧进行。

股骨暴露

大腿内旋，髋关节屈曲，露出股骨颈表面切口的股骨近端。在常规病例中，前关节囊和髂腰肌肌腱都不需要松解。此外，经常可以保留梨状肌肌腱止点。将股骨牵开器放置在颈部的前内侧以将股骨柄送到伤口中。砝码可以附着在该牵开器上以释放助手的手。

然后，臀部牵开器绕过大转子，以拉开臀中肌和臀小肌的肌腱止点。暴露应足以允许沿着股骨髓腔的中线直接进入腘窝。

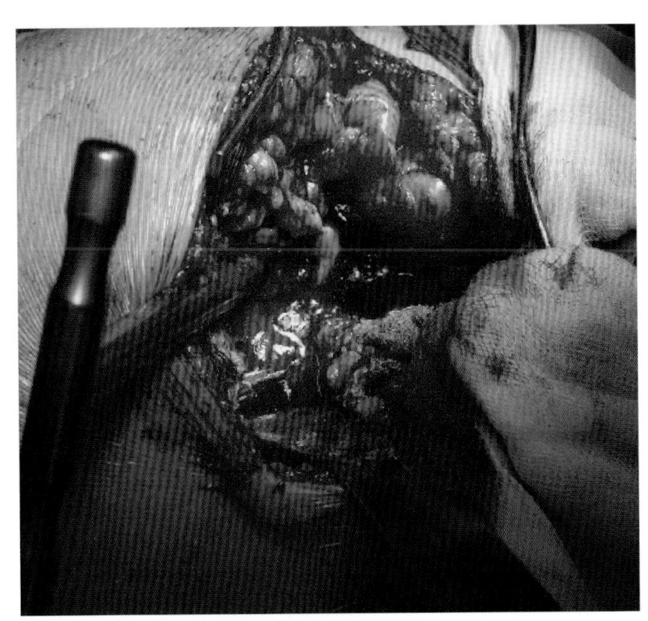

图56.5 通过移除皮质骨将盒凿向外扩展

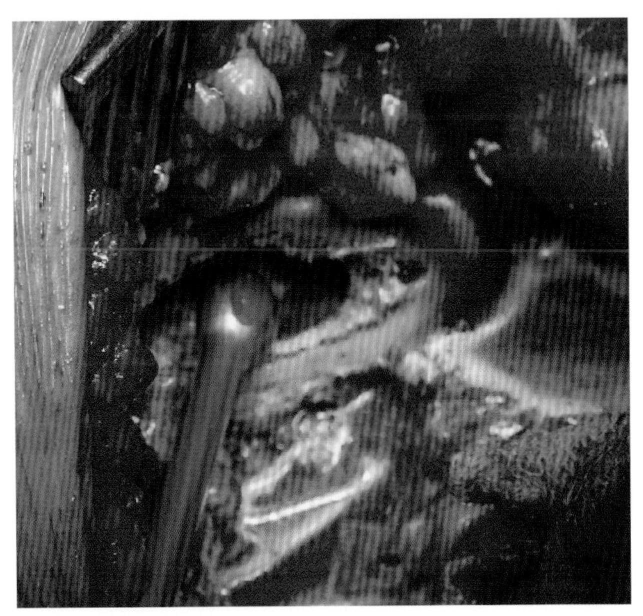

图56.7 远端股骨髓腔塞子测量器

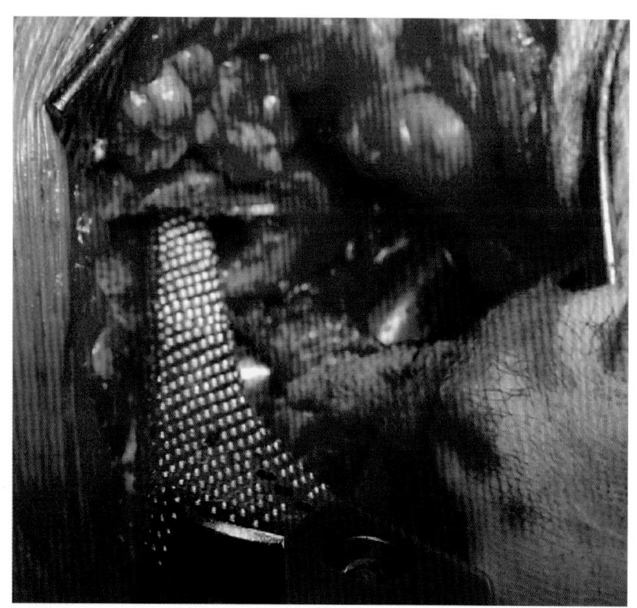

图56.8 第一个锉应该偏向后外部

股骨髓腔的制备

关键的一步是确保髓腔最近端的正确进入点。对于一个直的柄来说是从后腹部进入梨状窝，以允许在髓腔的中线轴线插入锥形铰刀和锉。股骨近端骨小梁上的一个狭槽是用一个盒凿制成的（图56.4）。外侧皮质脊通常需保留，这可以保证正确的入口点，并且使用组合的凿子和锉刀去除它（图56.5）。然后使用锥形铰刀扩大髓腔（图56.6）。髓腔被洗涤和抽吸，并且使用管腔筛分器来检查在紧邻柄尖水平管道的大小（图56.7）。该直径的远端PMMA插头可以打开准备插入。

使用由模板确定的偏心距的锉，然后按顺序使用，从使用的第一个锉刀，它被当作从转子后外侧向深处开口的凿子。后面的锉刀是在随后用于逐渐去除多余的骨。应注意将锉刀肩部和大转子的高度与X线片相对比，最后的锉刀处在从模型过程确定的预定深度。股骨颈作为标志指明了锉刀的准线和深度（图56.9）。保存股骨柄骺端中的较强的松质骨是很重要的。该处最强的松质骨在股骨骨内膜表面的3～4mm内。因此，不应使用会移除这些骨质的超大型锉刀。装上试模股骨头，复位髋关节。正确重建腿部长度是采用股骨髁的相对位置通过使用腿长度测量装置来比较预定标志物。

手术导航对于骨水泥型柄特别有用，因为可以精确地确定实现正确腿长度中的插入深度。如果发现腿部缩短，则可理所当然地让脚补偿。通过将锉刀进一步深入股骨并重复试验性减缩来补偿腿部延长。在此过程中可能需要具有相同偏心距的较小的

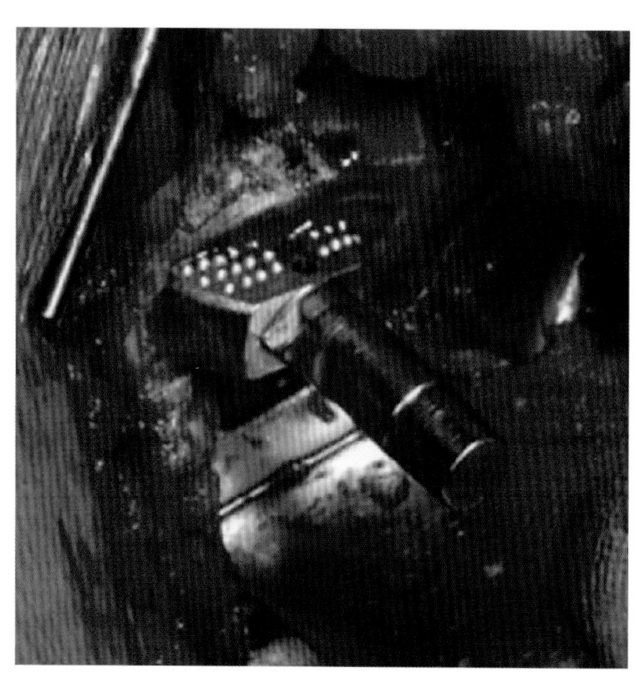

图56.9 锉位于前倾位。注意在前皮质标记腿长度

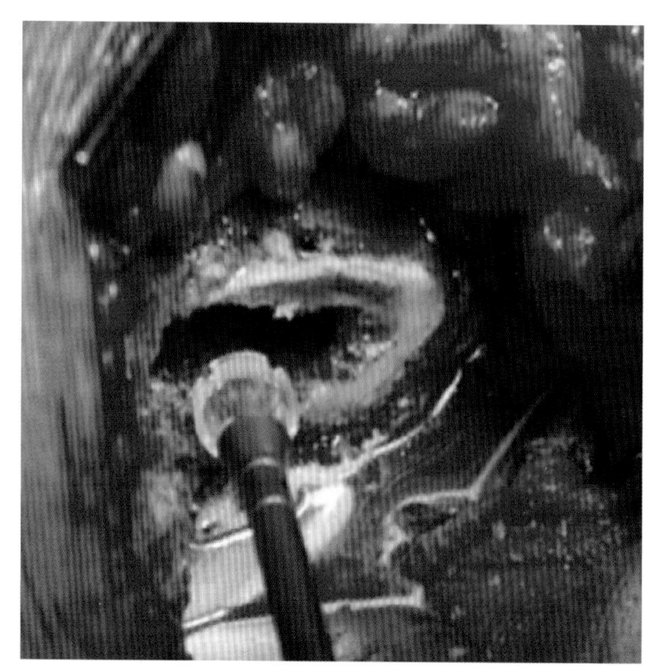

图56.10 在送入器上的PMMA塞子

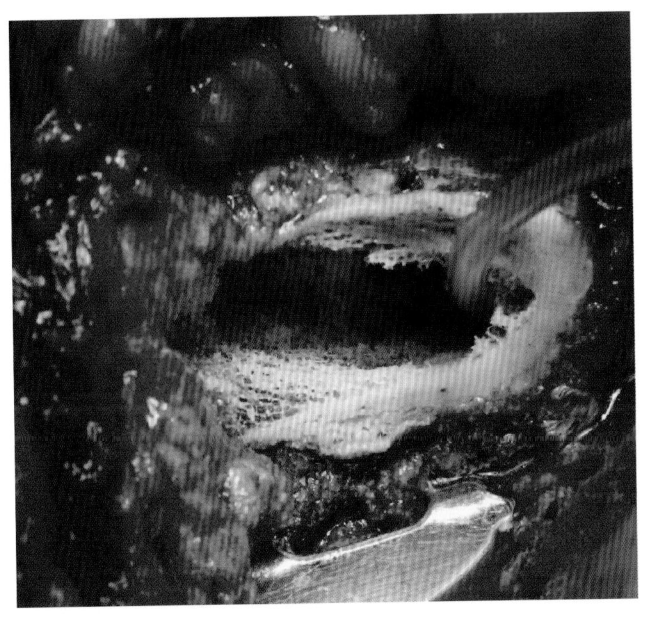

图56.11 插入冲洗管充分灌洗股骨松质骨

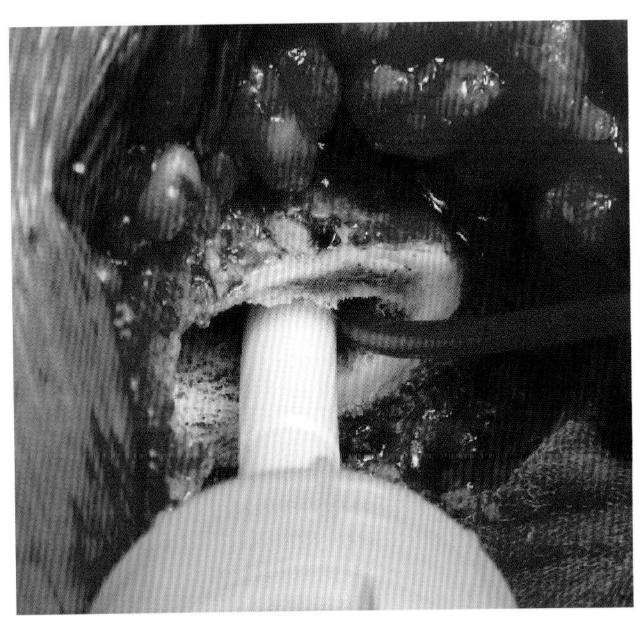

图56.13 采用长嘴骨水泥枪以逆行方式注射入骨水泥

锉刀。在所有位置检查臀部的运动范围和稳定性，软组织张力也被评估。如果发现柄对组织的冲击会影响稳定性，则必须通过去除骨赘和或增厚的关节囊来解决，特别是在前后区。偶尔可通过故意增加柄偏心距来增强稳定性。当已实现正确腿长度时，可进行髋关节脱位和试模头的移除。

为了节省时间，在进行股骨的最终准备的同时

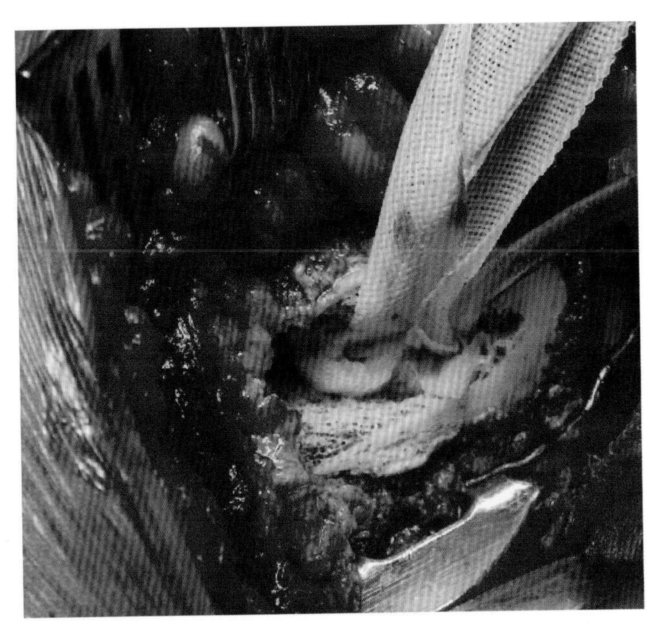

图56.12 髓腔用蘸生理盐水的纱布条填充

开始水泥混合。含有抗生素的骨水泥常用于许多结构。在低压真空系统中以约1Hz的频率进行混合，以防止单体的烟气进入手术室。真空混合和其他用于降低水泥孔隙度的措施在中期内没有发现任何优势，特别是当使用“压力扣紧”的柄设计时。通常在水泥枪中使用两个40g水泥混合物；在需要尺寸规格为12或更大的PMMA塞子的较大管道中，需要3种混合物来促进水泥的充分加压。

然后导入合适的髓内插管（图56.10），且它应该在柄中紧密贴合，柄的最终定位处大约位于点上1cm。插头导引器确保插头的精确定位。检查近端密封件到管道的开口近端的贴合，如果需要的话可使用骨头覆盖物进行适当的调整。髓腔管用强力洗涤系统清洗，用于清洁骨髓和脂肪的坚硬骨小梁的间隙，以允许水泥的侵入。将细粒性抽吸导管插入管腔（图56.11）。然后将管子装入浸在盐水溶液中的丝网纱布，在插入之前挤压（图56.12），以帮助止血并进一步清洗小梁骨中的血液和髓腔内容物。这也使骨表面稍微变暖。或者，可以使用在稀释的肾上腺素溶液中湿润的纱布。

骨水泥插入和加压

在搅拌开始后的1.5～2min之间将水泥倒入水

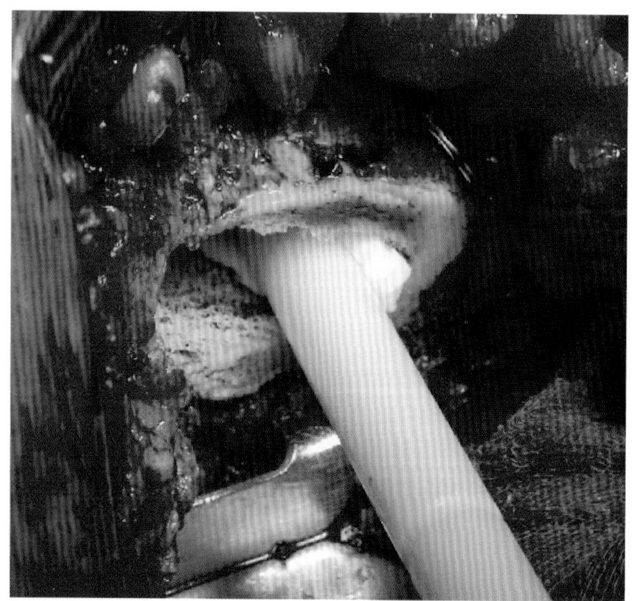

图56.14　骨水泥一旦阻塞要立刻移除导管

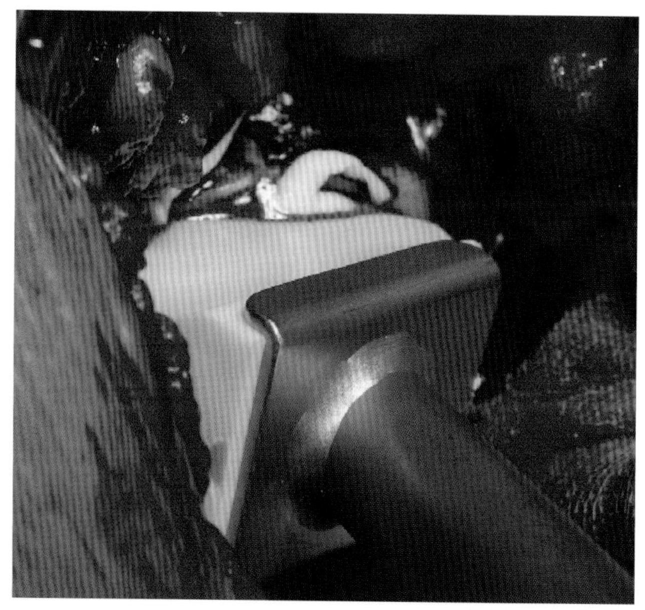

图56.16　使用近端密封塞对骨水泥进行加压。注意脂肪从股骨近端渗出

泥枪管中（手术室温度为21℃的纯水泥）。将纱布条从管腔中取出，在直视下行逆行水泥插入（图56.13）。一旦被水泥堵塞马上取出抽吸导管（图56.14）。一旦管腔填满（图56.15），就切割枪的喷嘴与近端股骨密封件，并将其牢固地推入管腔的开口端。通过密封件的水泥注射应首先波动性的通过触发器上重复的尖端挤压。在通过近端股骨皮层的过程应伴随着脂肪和骨髓的稳定挤压（图56.16）。

然后通过慢速连续注入水泥来保持压力的均匀直到其黏度被判断为适合于柄的插入。这通常不会少于混合开始后5min，这取决于手术室的温度，最好由外科医生对手术中保留水泥的感觉来判断。

柄的植入

将柄浸在60℃的盐水浴中。但在插入股骨髓腔之前要先将水泥处于置入加压状态并彻底干燥。其

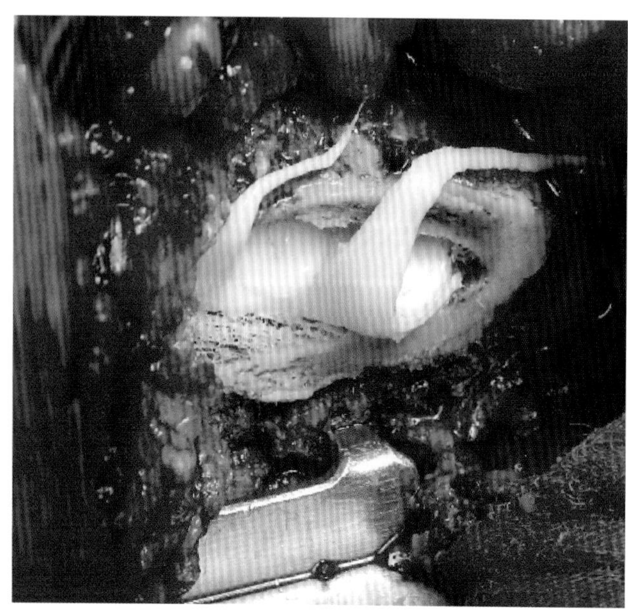

图56.15　髓腔用骨水泥填充

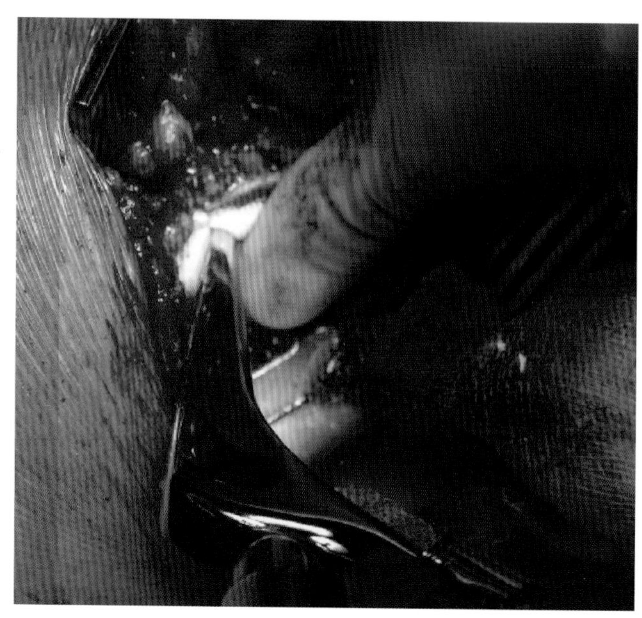

图56.17　柄插入，注意插入点在股骨颈截骨的后部

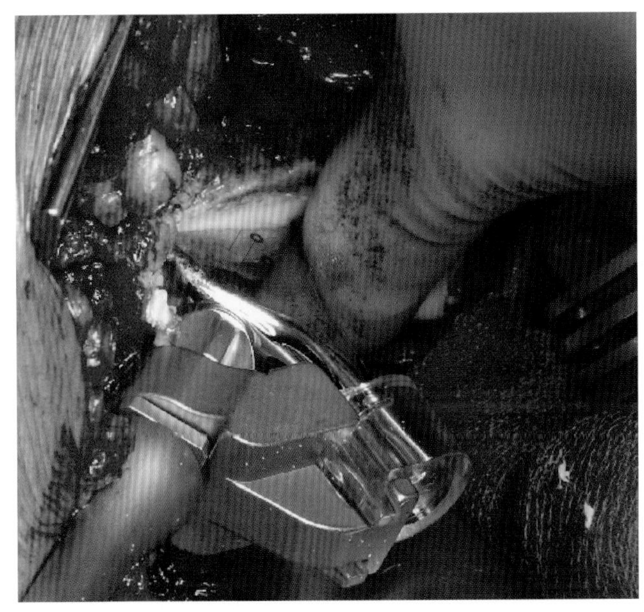

图56.18 柄位于合适的深度，注意股骨内侧髓腔开口被术者大拇指塞住

目的是加速聚合，并且顺便地减少干燥界面处的孔隙率。一旦外科医生认为水泥的黏度已经达到适当的状态，即可将该柄沿着管道的中线轴线插入（图56.17）。进入水泥的点应该在股骨颈的表面切口的后缘附近，尽可能位于较远的侧面。由于股骨颈和矢状面上股骨弓的正常前倾，这个后进入点可以减少Gruen8区下部和9区上部的缺损的可能（前皮层）。在股骨颈部的切面水平处，柄的前后集中可能导致水泥的不完全覆盖，除非颈部的水平极低。如果使用髋部的直接外侧入路，应特别注意进入点。在整个柄植入期间，外科医生应用拇指阻塞中间的管腔开口，以便使骨水泥骨界面压力最大化，特别是在股骨近端（图56.18）。在这个过程的中间部分，检查柄的旋转和对准。如果需要的话可以在柄植入完成之前的这个阶段将其纠正。

柄植入后

在柄达到其最终位置后，柄在水泥聚合期间是禁止移动的。导管器被去除，应用于柄和坚固的压力周围的股骨颈切割表面处的股骨近端密封应保持在近端水泥直到后者固化（图56.19）。这个密封减慢了管腔内的压力下降，防止血液凝结在水泥-骨界面，直到聚合完成。

一旦水泥已经聚合，就进行进一步的复位试验。如果需要的话可以通过使用可变颈长度来完成腿部长度和偏心距的最终调整。然后应用确定的股骨头（图56.20）。在大转子上钻孔修复关节囊和外旋肌（图56.21），放置伤口引流管。

术后管理

按常规骨水泥型髋关节置换术，只要患者能够在辅助下下床他就能够负担全身体重。血栓的预防

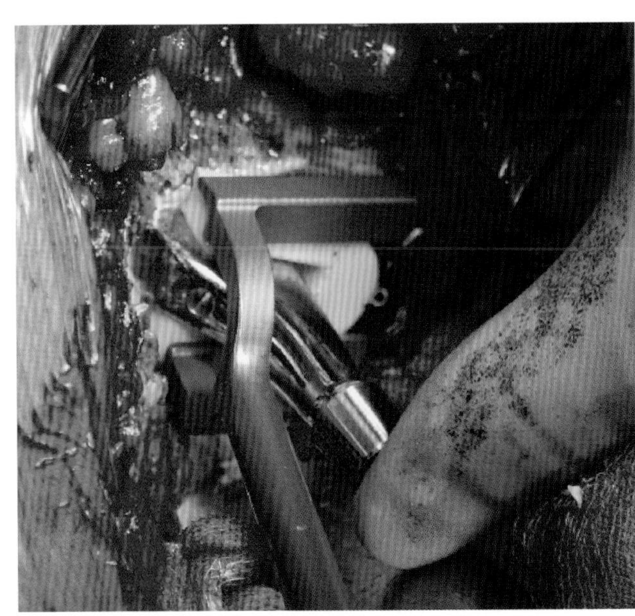

图56.19 使用马鞍状领对骨水泥在上端加压

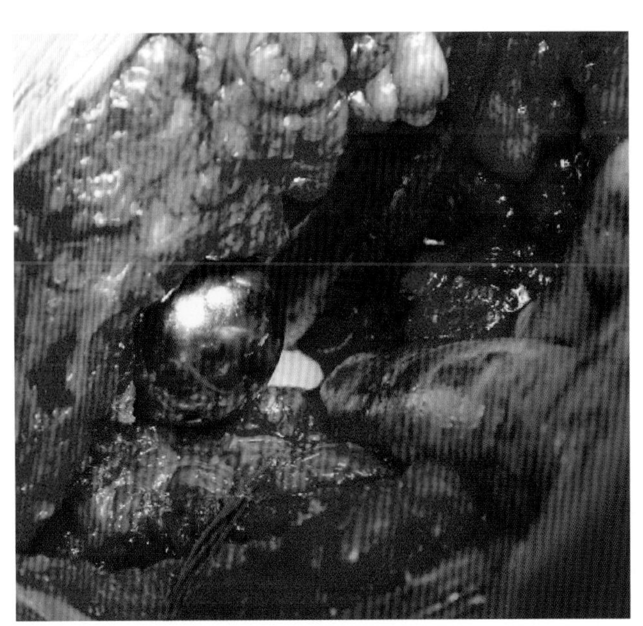

图56.20 插入选好的股骨头进行最终复位

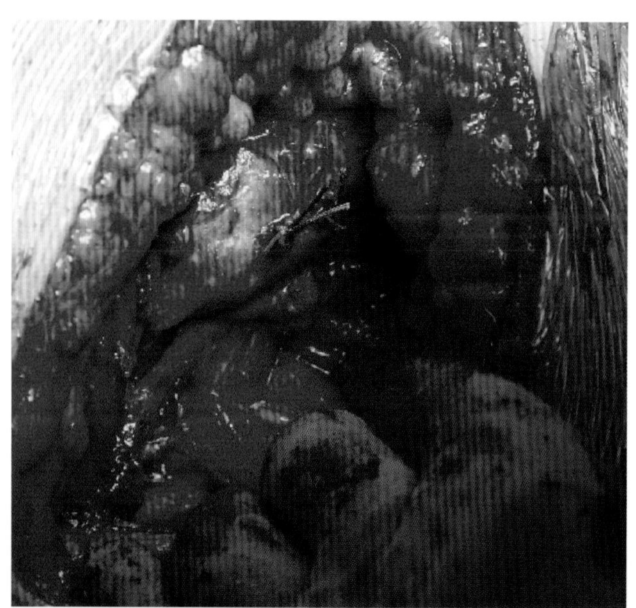

图56.21　通过钻孔修复外旋肌和关节囊

是根据外科医生的偏好来规定的。在出院之前检查X线片，包括手术侧髋部前后骨盆和侧面片。

并发症

常规的髋关节置换术是在股骨髓腔中放入装置，因此存在脂肪栓塞的风险。通过采取足够的预防措施可将风险最小化。在插入任何物质包括管腔测量器之前，应当将管腔进行洗涤并风干。

特定发生于骨水泥柄的术中并发症包括以下内容：

- 加压期间血压瞬间下降。现在很少将这种情况的发病率与历史数值进行对比。可能是由于黏合之前更好的清洁和更好的麻醉技术。在水泥置入之前麻醉师会被警示以使任何（血压的）波动都可以在此时更正。
- 水泥过早的和未完全定位的柄相结合。如果水泥在手术室的恒温下保存这种情况就不会发生。但是如果发生了这样并发症，柄会被引得越来越偏向远侧并保持在具有正确旋转和对准的最终位置，直到水泥聚合。如果有任何水泥覆盖住植入物的肩部，那就用高速磨钻清除然后轻轻地敲击柄使它从壳里出来。然后可以通过使用较短的柄向下插到正确的水平来完成水泥中修正。如果没有相同偏移的短柄，那么应该用磨钻来扩大和加深髓腔使标准长度的组件可以插入。没有必要以任何方式加强水泥-骨界面，因为水泥壳固定良好。
- 水泥渗入软组织。
- 如果近端股骨密封不紧密，那么这可能会潜在的发生于加压时期的外展肌腱插入植入物的周围。在手术步骤的最后，手指应始终能穿过肌肉以检查这一点。另一种情况是当插入一个骨水泥柄时，在去除失效的骨折固定装置之后：例如具有髋关节螺钉的近侧股骨板。直到髋关节脱位后才能将固定装置取下，从而降低脱位期间经薄弱部位的骨的术中股骨骨折的风险。水泥将通过侧向螺孔加压如果在该步骤期间这些孔不被遮挡的话。在骨水泥应用之前仅通过暂时重新插入拆下的螺丝来预防的。内侧皮质的螺孔很少泄露水泥，因为它们被纤维组织覆盖。
- 术中股骨骨折。
- 由于通常不需要侵蚀性的钻孔，而且是骨水泥柄插入不需要使用槌，因此术中股骨骨折的风险明显小于带有非骨水泥型的装置。

重点

- 专用模板应该是每个髋关节外科医生的实践的一部分。除了明确植入物正确的尺寸和偏心距，知道柄插入的正确深度将确保实现更准确的腿长度。
- 注意术前X线片上的颈干角。髋内翻患者的肢体延长风险较高，应向病人术前说明。在这种情况下，股骨颈部切口要低并且需要将柄植入的比平时更远，定位的准确取决于术前规划。在髋外翻的情况下，截骨要较高，且颈部比正常情况下要留的稍长一些。
- 当预定尺寸的锉太紧时，请检查入口点。它不够偏侧面和/或后方。
- 沿髓腔保留坚硬的松质骨很重要。最终锉削后，应保留至少4mm的松质骨用于水泥联锁。
- 如果管腔小到连能想到预定偏心距的最小号锉都不能应用的话，尝试使用较小的偏心距来开始这个过程。还可以考虑使用具有相同偏心距的更短的柄假体，如果可以使用这个而不是恢复到用强力铰刀来

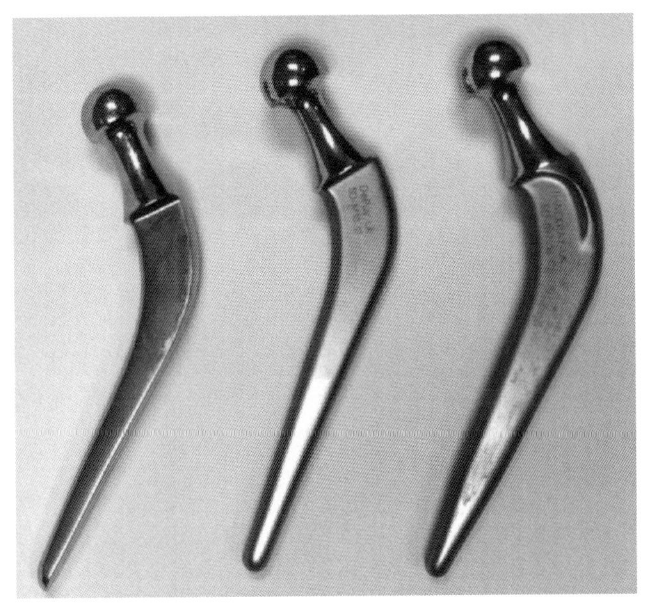

图56.22 Charnley最初背面平面设计（左）第二代背面圆形设计（中）和第三代带凸缘的眼镜蛇设计（右）柄

扩大髓腔，因为这将消除大多数骨内骨床。

- 应在柄插入之前、期间和之后保持骨水泥髓腔的加压，直到水泥已完全聚合。

临床结果

“复合梁”柄

“扁平”Charnley柄，在1962年首先植入，起到一个强制闭合移植体的作用，但经过了进化演变，作为对早期并发症的反应的变化的回应，使所有后来“Charnley”柄不能单纯作为锥形滑动装置。很少会遇到翻修，直到股骨柄骨折出现在20世纪60年代晚期。虽然整体发病率较低（<2%），仍有人认为柄的骨折是悬臂弯曲的结果，其中远端固定柄上的近端弯曲会导致柄偏转和疲劳性骨折。到了第二代圆边Charnley柄，材料从EN58J改为316L不锈钢，横截面轮廓变圆，有一个vaquasheened（玻璃珠喷）表面。随着1975年进一步地将柄几何形状修改为法兰“眼镜蛇”，生物力学特征为从最初扁平柄的锥形抛光（“压力扣紧”）改变为源于“外形扣紧”或“复合梁的生物力学设计。这三代柄如图56.22所示。原始Charnley柄的优秀的长期结果已受到来自好几个机构的报道。在北美，早期应用骨水泥柄的经验并不使人满意。有个专门的术语“水泥疾病“，用于描述与骨水泥柄松动有关的骨骼破坏。这可能是由于固定技术的组合以及柄的几何形状所致。当使用骨水泥柄时可尝试改进固定技术来解决所看到的问题。水泥黏合的提升换代包括股骨远端闭塞和使用具有近端密封和脉冲灌洗的水泥枪。这些变化导致使用这些技术的效果得到改善。一些调查人员怀疑弱的水泥-柄界面会导致失败，通过粗糙的柄表面试图加强这种机械联结和柄固定以增强柄对水泥的连接。或者用PMMA水泥预处理柄——这种原理 与“锥形滑动”原理截然相反。在复合珍珠柄中的研究中观察到机械破裂，大体松动和近端骨质溶解。虽然不是所有预涂的柄都导致失败，许多系列报告结果不佳，他们只有粗柄或者Iowa系列预涂柄。在Scandinavian国家髋关节登记处显示一些呈良好长期生存状态的柄几乎全是外形扣紧设计，比如德国的Lubinus解剖学形状（Link, Kiel, 德国）。然而，现在普遍接受的是更可预测的当使用锥形装置时，可以预期的结果。这些在不同的手术技术被应用时会带有更多的容错性。

“法国悖论”

局灶性骨溶解似乎是由于液体相互作用引起的压力，颗粒物，植入物不稳定性和界面结构引起的。因此，在柄周围拥有一个完整的水泥壳被认为是可取的，水泥地板的最佳厚度为2～3mm。然而，这种传统教学已经受到被法国设计的水泥柄的成功的挑战，如Charnley-Kerboull或Ceraver Osteal。股骨髓腔的制备是用数字化技术或使用枪，通过水泥置入前去除大多数松质骨完成的。之后，在高压下植入充填管道的柄完全占据髓腔的最终位置，这会导致壳变薄。矩形十字部分提供扭转的固有稳定性。柄的适应性被认为是通过在聚合的关键时刻消除微动作来固定水泥的表面聚合。此外，占满髓腔贴合了骨水泥的植入物产生更好地加压和更强的机械绞锁。已经观测到使用这些类型得到的非常好的长期结果。但重要的是注意到最好的结果是当柄具有抛

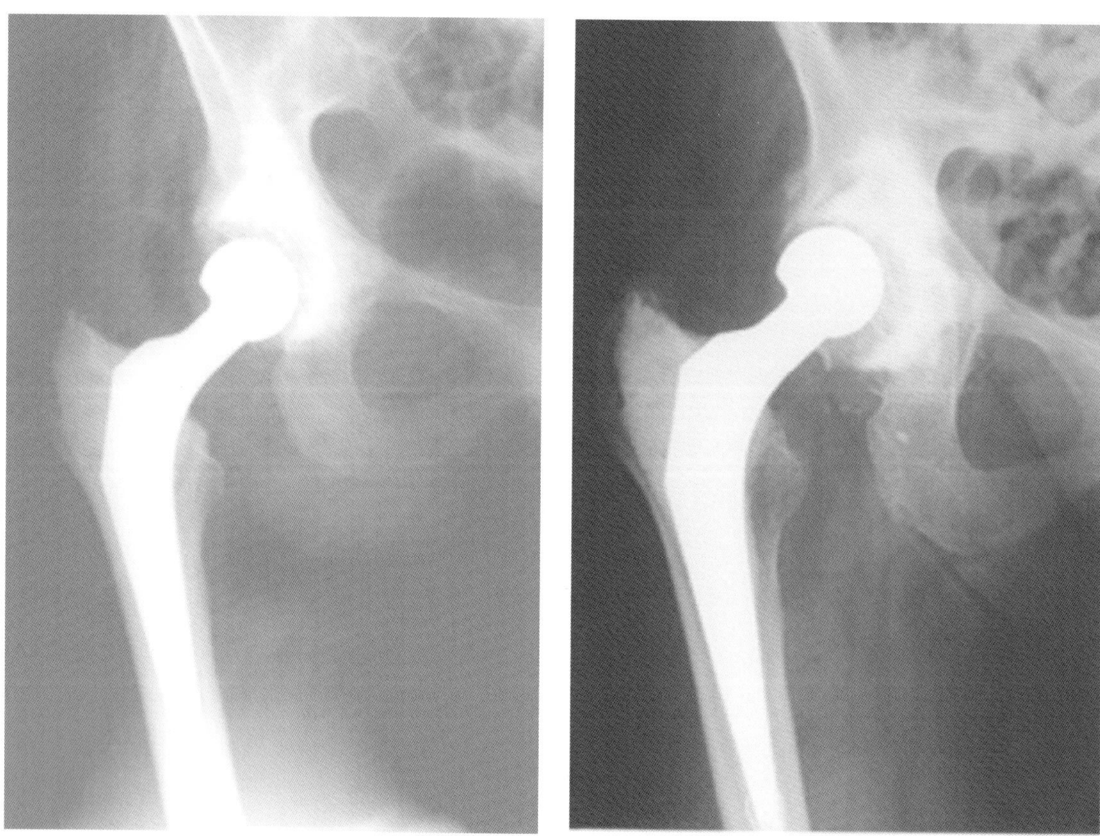

图56.23 一位30岁女性右侧THR术后（左）和33年随访前后位片。这位患者是名护士，在她置换术后13年一直干护理全职工作。她目前等待翻修她松动的臼。明显臼有磨损，但股骨柄却很好

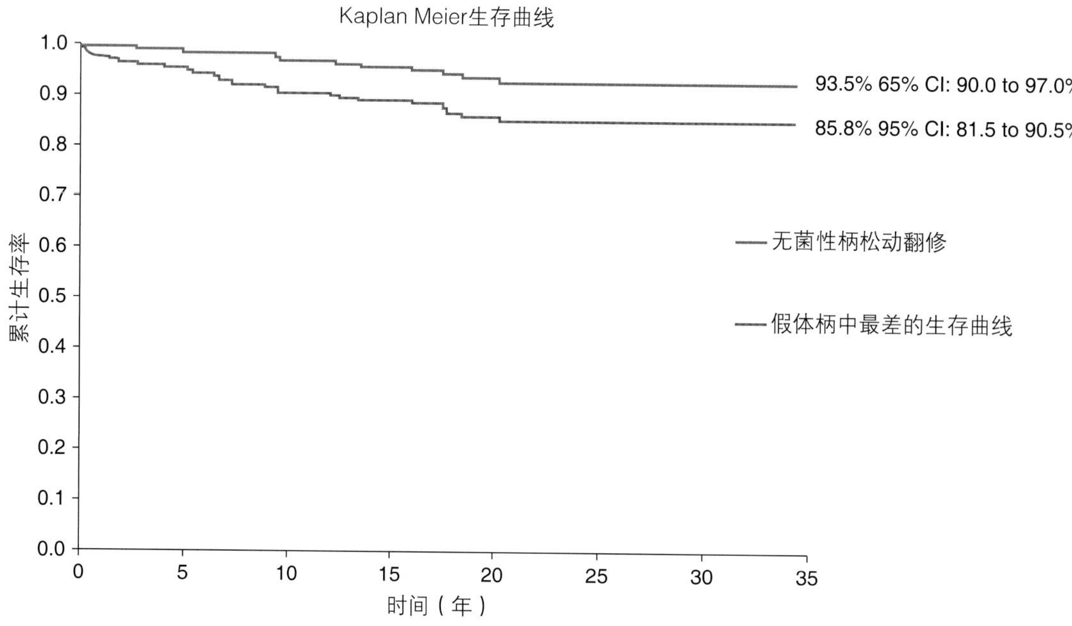

图56.24 最初设计柄的Kaplan－Meier生存曲线

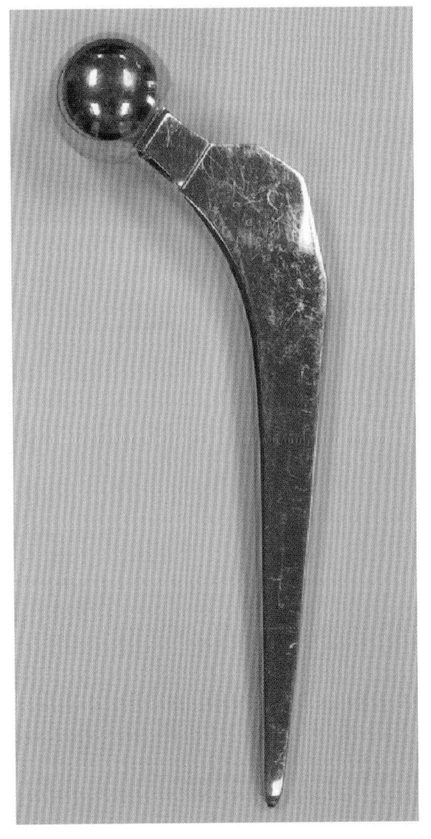

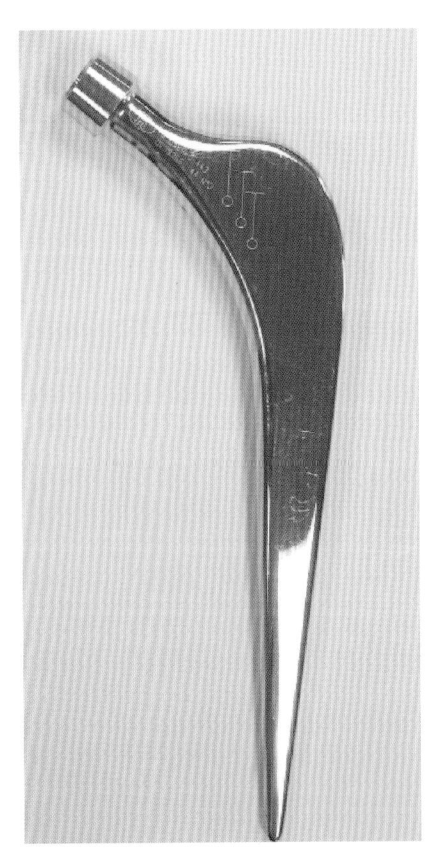

图56.25 最初Exeter双锥度柄（左）和通用柄（右）

光表面时，大概是因为这个表面终止了任何运动，不会导致水泥和骨的微动从而避免产生颗粒物。

“锥形滑动”柄

骨水泥“锥形滑动”柄的特征性表现是通过水泥蠕变过程在水泥壳中的柄会发生轻度沉降。这种情况发生在不破坏具有水泥-骨界面的水泥壳的情况下受到施加的装载方案的保护。随着沉积物的沉降，长期沉降量约为1～2mm并且没有明显的有害临床后果。沉降与放射学良性表现是相关的：保持股骨颈高度，很少或没有近端应力遮挡和非常低的局部股骨劈裂发生率，发表的长期临床疗效优良。

第一类柄被认为是在1970—1975年期间通过“锥形滑动”原则起作用的，这些结果使得作者提出那些抛光柄通过一种与同期其他常规柄不同的机制将载荷传递到水泥壳和骨骼中。这种良性行为持续存在于这个原始系列的幸存者到第33年的随访（图56.23）。手术时的平均寿命年龄为55岁，最后止于2003年，最后一个随访的是86岁。那时候，柄生存与无菌松动的终点为93.5%（95%CI; 90.0%～97.0%）。在“最坏的”所有病例失访的后续行为都是被认为是无菌性柄性松动的失败，其中生存率仅仅为86%（95%CI; 81.3%～90.3%）。

两个曲线如图56.24所示。

在这系列的433髋中，有14个转化为无菌性柄松动（3.23%）。20年来没有转化成无菌松动生存研究，自那时以来没有患者失去随访。这些结果是通过第一代固定技术和具有较大经验差异的外科医生实现的。根据无菌性柄松动的定义这种类型柄的表现引起了争议。Harris等描述的定义已经被普遍接受并将X线上任何可见的位移股骨组件都描述注明为“明确松动”。在水泥壳中，在某种程度上明显下降（水泥锥度接合），这个定义意味着每个Exeter抛光柄都是“绝对松散”，这种结论显然是站不住脚的，所以就抛光的“锥形滑动”柄而言，Harris定义不能应用。那么问题来了，在后续志愿者已经经历了超过35年的背景下，原始抛光柄（1970—1975）的行为是否能进行任何预测相当长一段时间内当前Exeter柄的可能的命运。中期第一期主要出版

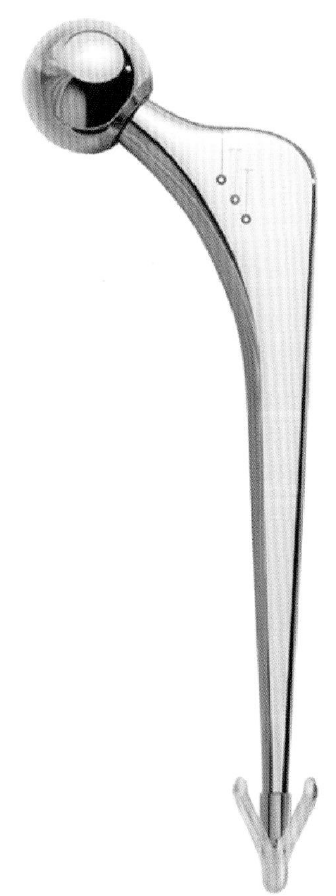

图56.26 Exeter V40柄，目前抛光设计

物作者Exeter柄的试验结果发现在8～12年后一直存在沉降现象，水泥中的柄类似于所见原始抛光柄，两组总体良性放射学表现相似。这些研究结果在随后的后续研究中得到证实。两个柄的表面光洁度是相同的，并且其总体几何形状的差异是最小的。具有无菌柄松动翻修终点的柄生存率依然是本系列的100%。作者总结：原来抛光和Exeter通用柄（图56.25）以相似的方式起作用。因此，所有抛光的埃克塞特的柄表现可以一起考虑。

一份后续研究，其中包括2～17年（平均7年）随访1032例，抛光锥形柄（Exeter抛光整体，通用和CPT）Exeter31名外科医生进行的13年生存率为99.6%，无菌柄松动的终点为止。柄下沉水泥的平均值为1mm，射线透射线很少。近期来自英国不同中心的3份报告，一个从教学中心和两个从区综合医院，至少10年随访报告了100%的柄存活率和该两个系列中无菌股骨组件的转归率以及位于第三的无菌性股骨组件脱位。

年轻患者的锥形滑动柄

一份来自荷兰奈梅亨的随访研究内容是2～13年（平均6.2年），78例40岁以下的患者（手术平均年龄为31岁）内104个主要的Exeter骨水泥柄。没有失访显示，7年时间为96%（95%CI；87%到99%），柄的生存终点都因无菌松动柄的翻修终点，生存率是100%。

相似地，在58连续抛光锥形研究中手术时50岁以下患者的股骨柄（36Exeter和22个CPT柄），最小随访10次。年平均随访时间为12.5年，终生存活率在终点最多为100%。尽管有2例是由于股骨内膜裂解而进行了翻修。

在国家层面，对髋关节植入物的生存分析是一项对长期髋关节置换术后评估的强力工具。并给出了成功率的实际记录

抛光Exeter通用柄在英国，澳大利亚，瑞典和挪威的髋关节注册机构所做出的表现结果与来自其他地方的研究成果都一致的令人欣喜。

目前抛光版的Exeter柄（图56.26）似乎在所有年龄组中都能很好地起作用，不管髋关节病理学以及外科医生长期医疗经验的巨大差异。有足够的固化时间，目前的埃克塞特柄可预计至少作用30年，而且可能会更长。全尺寸的柄大小和偏心距可为外科医生提供在控制腿部长度和调整时的很大的灵活性，还有髋关节生物力学。最后，轻松地将柄从固定良好的水泥壳移除能力是一种很实用的技术，它使水泥——水泥中重建成为一个合理的建议。

Bradley L. Penenberg
Antonia Woehnl
Mathew D. Schur

57

第57章　股骨颈部的非水泥组配型组件

病例介绍

一名71岁的女性患有右髋疼痛，跛行，活动受限。X线显示股骨头半脱位和几乎髋臼浅上部脱位（图57.1）。右髋关节标志性的间隙狭窄，骨硬化，囊肿和骨赘形成。偏心距缩小，股骨缩短。这名女性患有发育性髋关节发育不良（DDH）和并发在DDH上的老年性骨关节炎（OA）。

这个案例提出了一些重建考虑。当一个人规划手术程序时，去除明显的骨缺损后，了解DDH的解剖学特点是至关重要的。显然浅窝需要仔细而精确磨锉的和臼杯定位。还有一个不太明显，但非常重要的问题是股骨过度前倾。如果在手术时没有充分解决那么髋关节很可能是不稳定的。据报道一般DDH患者的股骨前倾会比非髋关节发育不良的患者平均高10°～14°。非先髋患者的股骨前倾通常在-15°（后倾）至+30°，而DDH患者报告的范围在0°～90°之间，平均为35°～65°。这个解剖因素必须与全髋关节置换术（THA）被普遍接受的联合前倾角范围是25°～60°这一事实相调节。在某种程度上，DDH中过度的股骨前倾可以通过减少髋臼前倾来代偿。而手术时将有可能对前倾的代偿进行限制。这个限制是由骨骼解剖学呈现的。随着髋臼的日渐退化，它有前缘突出超过髋臼前缘的风险。这可能导致髂腰肌腱炎性疼痛。相反，随着后壁成为大转子后缘的潜在接触点，可能会发生后部撞击。因此，如果可以放置髋臼部件，那么在直立的时候股骨前倾角可以放宽到40°～50°。但如果髋部还不稳定怎么办？外科医生必须做好减少髋臼前倾不会补偿过度的股骨前倾的准备。由于通过消除髓腔内股骨组件来减少前倾的作用非常有限，一个组配型的股骨颈部可以提供进一步调整股骨头中心的能力。

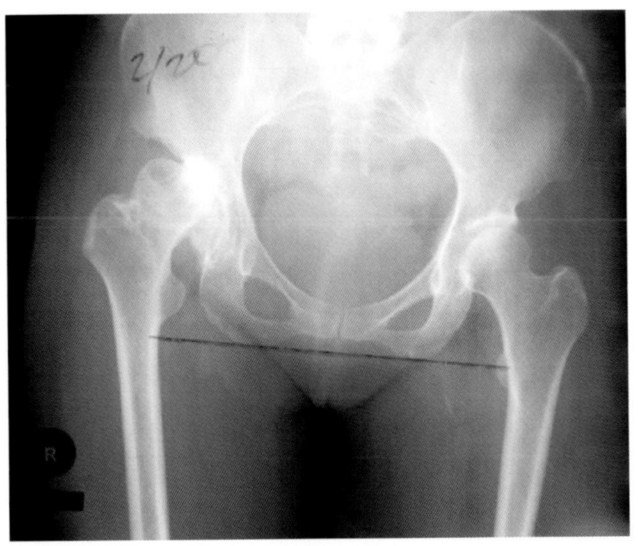

图57.1　一位71岁老年女性患者，DDH并发进展性骨关节炎。提示股骨头半脱位和从几乎右侧浅臼中完全脱位

介绍

组配型股骨颈部组件的最初目的

成功的THA可以被定义为髋部“平衡”已经恢复，疼痛已经缓解，且病人已经恢复正常功能，植入物位于接受的参数内。当我们放置假体时就考虑到了平衡的重建，通过将假体中心尽可能接近原先的部位，该部位可通过对肢体大体长度和偏心距进行测量。为了使患者体验令人满意的运动范围（ROM）而不受脱位的影响，必须满足附加条件。为了THA术后最大限度功能发挥和植入物的使用寿命，适当程度的联合前倾是另一个重要因素。目前必须满足髋臼和股骨组件的良好联合前倾以避免撞

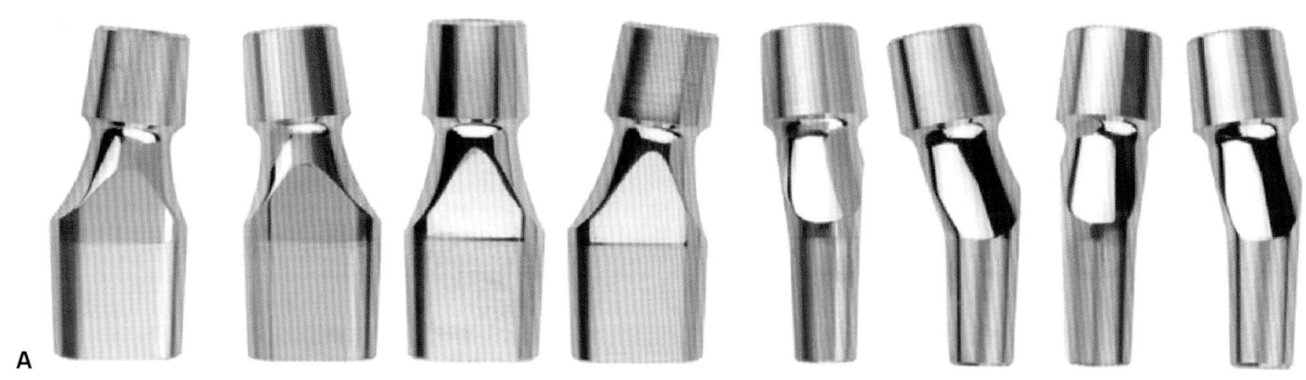

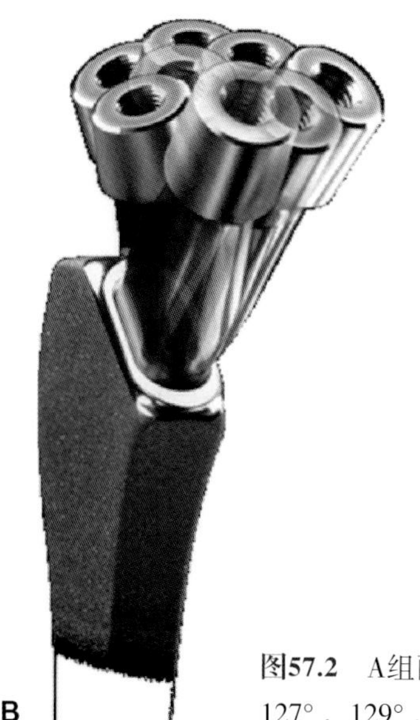

图57.2 A组配型颈系统提供的各种变化。这一特殊的植入物允许前倾角调整0°、4°、8°、15°，颈干角127°，129°，135°，141°和143°；B这张图展示了调整颈部后股骨头位置的变化

击，撞击不仅可以导致脱位，也可导致咔哒声或不自然的"脚趾"（过度联合前倾）同时行走以及边缘负载和早期植入物的磨损。推荐的可避免脱位，达到最佳ROM和增加植入物寿命的前倾角被描述为25°～60°之间。组合前倾已经显示在男性较低（25°～35°）及，女性中更高，（35°～45°），据报道37°的组合前倾有利于避免撞击。为了恢复最佳的髋关节中枢，实现最佳的髋关节功能和稳定性，每个患者需要不同的样版和偏心距的组合。在某些情况下，这些可以使用传统的固定颈部组件来实现这一挑战。开发组配型股骨颈组件在1985年解决了这个问题。它们可以通过提供独立调整某些参数的机会来促进THA期间恢复髋关节中心。由Cremascoli（意大利米兰的ANCA-Fit）介绍的组配型股骨颈在THA中获得了全球数百人关注的知名度。自1985年以来已经植入了1000只植入物。在那时，常规的固定颈部植入物并没有提供与现在近30年后外科医生相同的多样性。固定颈部选项受到135°，或者在某些情况下137°颈干角的限制，没有偏移选项。在过去20年有几个设计提供了一个前倾颈（例如，Howmedica，PCA和DePuy Prodigy），但允许限定的股骨版本，偏心距和植入物大小组合。大多数系统随着身体长大而增大偏差。另一方面，组配型组件提供了通过解决独立于柄几何形状的参数来扩大股骨植入方向的范围可能性。

根据制造商的不同，组配型颈部可提供多达60个不同的头部中心位置，矢状面，水平和冠状面（图57.2A，B）。这显然提供了比常规固定颈部组件更大的术中多功能性，常规提供约10个不同的杆尺寸的选择来配置股骨型号，偏心距和肢体长度。组配型颈部已被证明对具有极度前倾或后倾的患者有益。固定颈植入物可能不能产生相同款式的股骨作为患者的主要解剖结构。为了优化这些患者的联合前倾，前倾的髋臼杯需要增加或减少以补偿中位版本的固定颈股骨组件。影响压配型股骨部件的前倾角的几率有限，而组合式股骨颈部件给外科医生更大的灵活性来重建股骨头的中心并恢复天然髋部生物力学。研究显示存在天然的股骨前倾过度大于30° 的患者股骨前倾和偏心距有了有效的调整，并且显示通过使用组配型颈部即使股骨前倾高达60° 以上也能实现足够的ROM。

缺点和并发症

尽管有良好的中期临床结果以及有效恢复的髋关节生物力学，并发症发生率低和存活率在5～11年时达97.5%，定义为颈和股骨柄之间额外连接处的组配型颈部组件有潜在的两种模式的灾难性故障，这在被固定的颈部或整体股骨组件未见的。这些故障是导致断裂或腐蚀，脱落可引起局部组织反应不良（ALTR）的颗粒。一个受欢迎系统的召回会被认为是颈柄角微粒金属碎屑的微动和产生的结果。与大金属对金属界面一样，这似乎可以发生症状和破坏性的局部组织反应并导致早期翻修手术。分析失败的原因超出本章的范围，但显然这些材料的表现随着时间的推移是多因素的。选择系统时，公布的临床结果应在安全性方面提供令人满意的指导的特定系统。组配型颈部设计中固有的额外连接以独特的方式传递弯曲和轴向应力。在某些系统中这已经互相联系起来以在颈柄角降低机械阻力，引起脖子上的“口袋”中的微动和缝隙腐蚀。该过程可能导致金属离子增加释放，其随后可能引起ALTR、无菌松动和早期植入物失效。澳大利亚国家联合登记处报告，组配型颈部股骨组件的总体修订率为10.8%，固定颈部组件的10年随访翻修率为6.4%。有趣的是，这些翻修手术中最常见的是柄松动或脱位的结果，最不常见的是颈部折断。使用某些钛制组配型颈已经与更高程度的微动作相关联，这可能导致颈柄联合部的更高的表面缺损，随后导致这些植入物更高的失败率（图57.3和图57.4）。由于增加颈柄连接部位渐增的受压，组配型颈部折断更有可能出现在股骨颈后倾的患者中或者肥胖或非常高的有长股骨颈和/或高股骨偏心距的患者。组配型颈部折断的治疗通常涉及大转子延长截骨术（ETO）并且导致患者康复期延长或不能康复（图57.5A，B）。

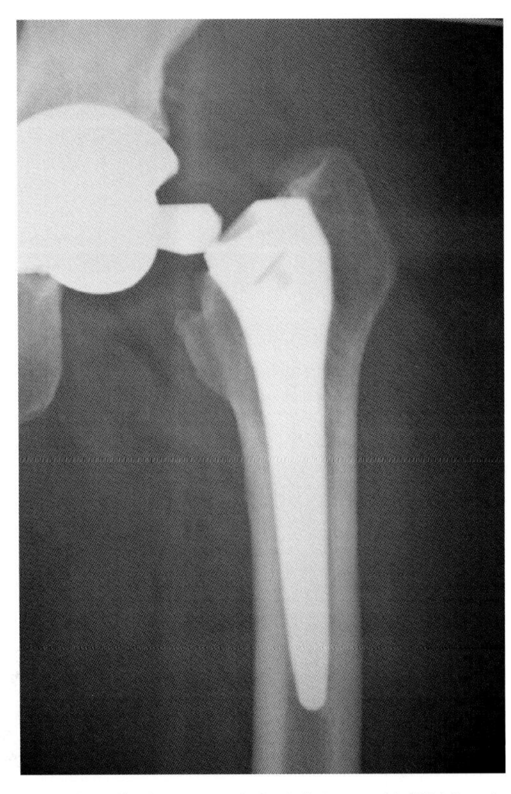

图57.3 左髋前后位片显示了最常见的组配型颈骨折。它通常发生于凹处基底部

召回组配型股骨颈组件

2012年7月，来自同一个制造商的两个组配型股骨颈部组件被召回（ABG2和Rejuvenate，Stryker），因为与ALTR早期失效有关。这个被认为是由颈部轴连接处的金属碎屑引起的，这导致ALTR和骨质溶解的发生率增加。即使过程中这些植入物失效是多因素的过程，看起来在组配型股骨颈部组件中的锥形接头具有额外的微动作在很大程度上导致局部和全

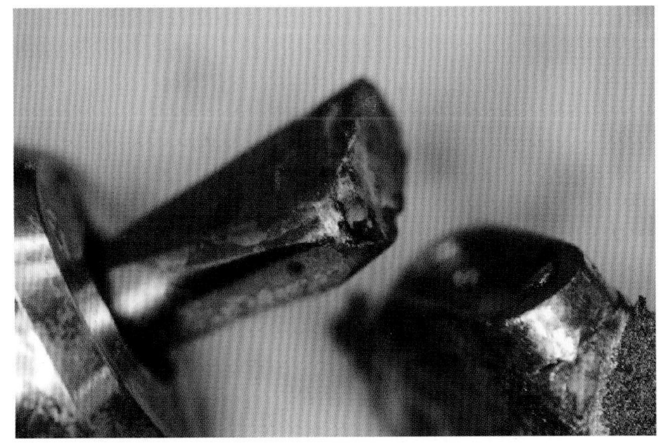

图57.4 这张照片是组配型颈折断时翻修的样本。展示了典型的折断模型

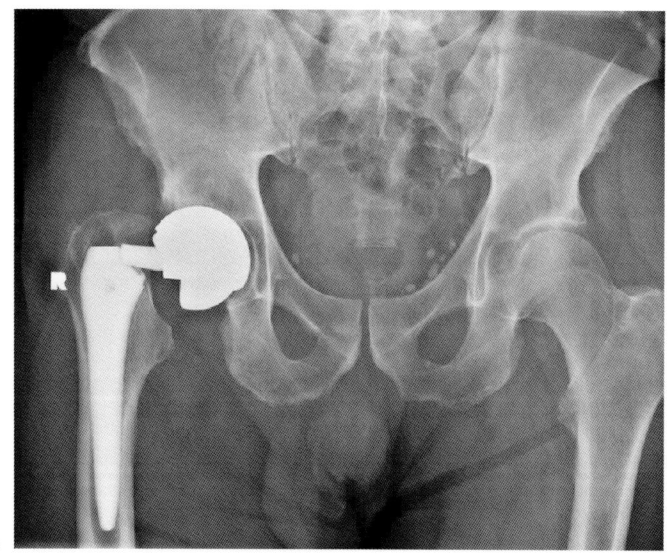

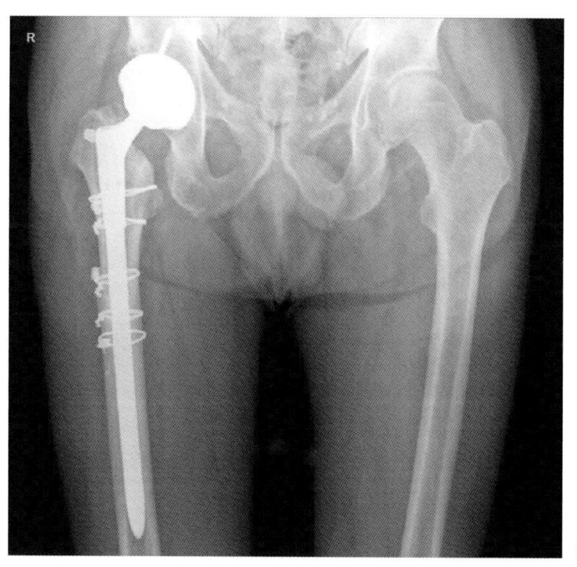

图57.5　组配型颈折断在一位62岁女性患者，在折断前功能基本正常（A）。延长的大转子截骨以拔出固定良好的柄，使用了长组配型翻修柄（B）

身金属离子释放的风险增加。来自2012年的检索研究发现，与颈部连接处相比，颈柄交界处的腐蚀率更高。这归因于组配型股骨颈组件颈柄连接处的偏心负载，这种偏心负载通常随着更高的股骨偏心距和较长的颈部而增高。

应用组配型股骨颈的适应证

组配型可以在“异常值”的存在下或股骨近端解剖异常时提供解决方案。这可以在发育或先天性基础上存在，如DDH或高角度外翻髋。同样，解剖异常可以在获得性疾病的基础上出现，如骨折畸形。组配型也可用于在高危临床情况下加快手术。例如经历了THA或半关节成形术而骨质量较差的一个老年患者，可以通过使用组配型颈部得到简单的翻修，而不是采用更费时的更固定妥协性的髋臼部件。另外，当骨骼严重骨质侵蚀时可以使用较长颈部的MicroPort Profemur Z组配型颈部股骨组件但使用骨水泥会有危及生命的潜在风险（图57.6A，B）。在任何情况下使用可调颈部可以提高稳定性和实现在进行髋关节置换术的患者中适当的平衡。

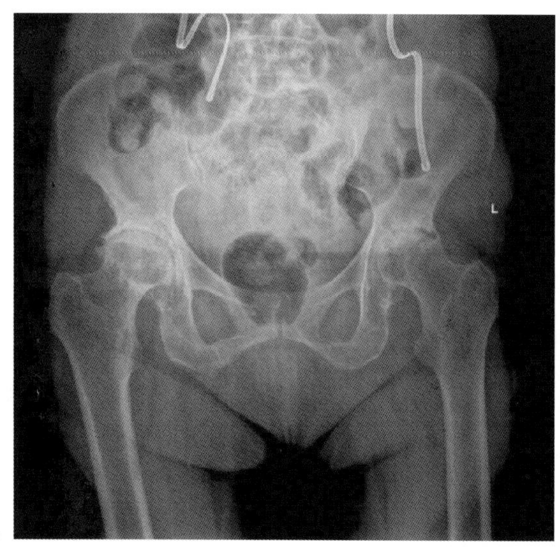

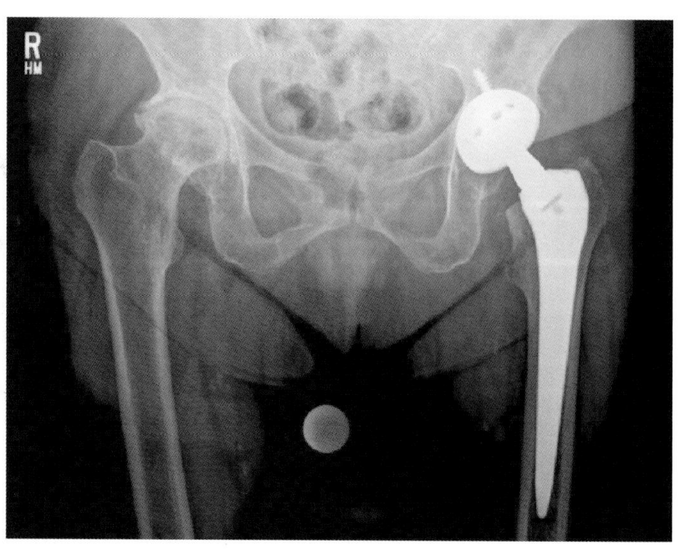

图57.6　这是个老年要求低的、骨质疏松严重、合并C型骨缺损的需要THA的患者。这个要求低的合并C型骨缺损中，使用长MicroPort Profemur Z柄是合适的

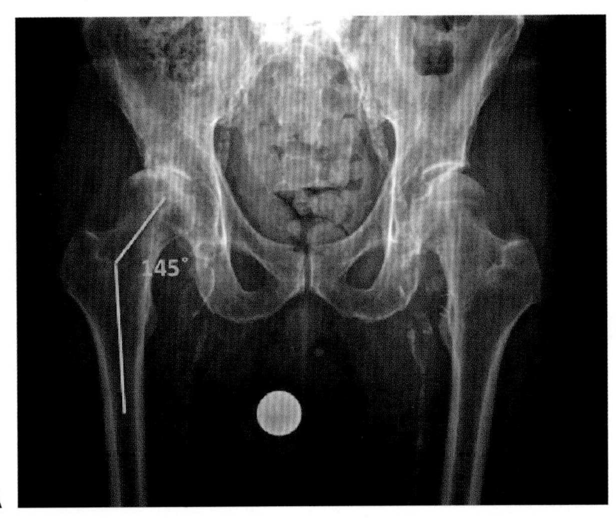

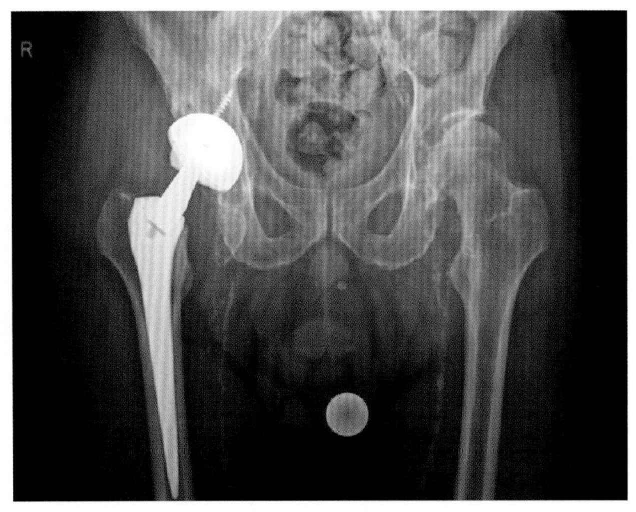

图57.7 这张照片显示了一位高颈干角、小偏心距的患者（髋外翻）术前和术后X线片。使用许多种假体都是有挑战性的。偏心距也会受到股骨旋转的影响。看来患者是股骨中立位的，片子显示了真正的偏心距

异常解剖学

老年人（按时间顺序或生理）或低需求异常解剖学患者：

- DDH
- 高颈干角（图57.7A，B）
- 原先的骨折畸形愈合（图57.8A，B）

除了在特定患者中使用水泥型股骨的可能性，至少有三种类型的组配型股骨组件可以解决上述情景下脱位风险增加的问题。一种选择是使用带有单独干骺端套的S-ROM型杆。这允许无限的旋转（或杆版）调整。除了一些有关较厚的颈部旧式几何形状，磨锉的移除，机械加工技术，或者用于股骨准备的技术来努力保留股骨这种植入物具有多年良好表现。然而，它不支持135°以上的颈干角。第二种选择是组配式股骨翻修型的柄与分开的柄和干骺端通过莫氏锥形连接处连接并用螺钉固定。这也提供无限制供选择。然而，为了保护股骨，有限长期临床数据量，持续对金属对金属接头磨损的关注和较高的断裂风险，以及这种翻修假体的高价格以及有限的补偿选项，这可能不是首次THA优选的植入物。第三种可能是组配型股骨颈部组件。这提供了多种选择用于调整股骨型号以及偏心距，并且独特的支持任何其他外翻股骨系统不提供的颈干角。

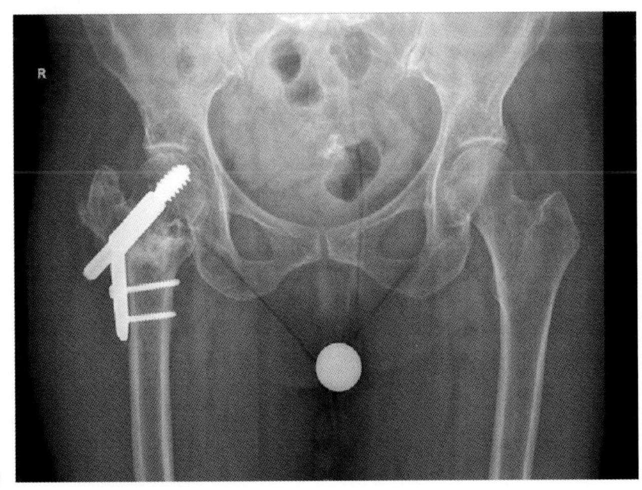

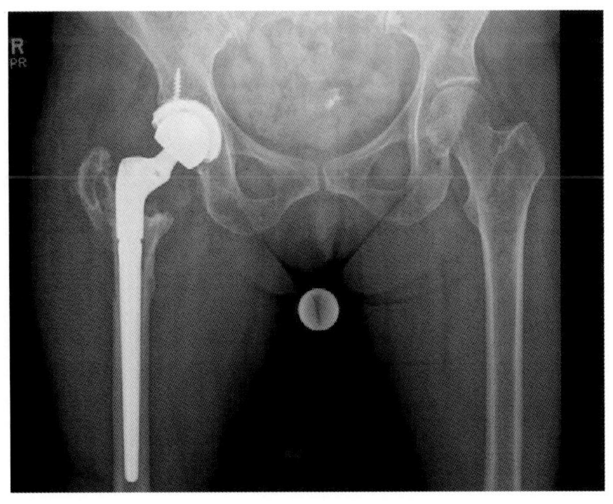

图57.8 在旋转畸形和干垢端骨支持不够的情况下，可考虑使用组配型股骨翻修柄（B）。组配股骨颈提供干垢端加强而不需要近端限制和调整无限制假体

因此，它被认为更好地恢复了THA期间患者的髋关节几何形状，可仅优先使用磨锉和骨保留技术。在老人和/或低需求患者的组配型股骨颈可能适合避免长时间的术中调整来改善植入物定位以有利于加快手术时间并优化肢体长度、股骨偏心距和联合部前倾。当然水泥型股骨组件也能提供重大的调整，而且对某些患者来说这可能是适当的选择。然而，组配型颈部股骨部件也允许无骨水泥的方法同时优化股骨中的植入位置，并且它允许放置一个可以更加前倾的颈部以此增加植入物的稳定性和减少脱位的风险。目前只有3个FDA批准的组配型股骨颈部系统上市。在撰写本文时，MicroPort（以前的Wright医疗）钴铬（CoCr），Zimmer（Ti）和Simith and nephew钴铬组配型颈部组件已普遍使用约4年。MicroPort短钛合金颈部，带有20年的历史，预计将在FDA审阅后重新上市。由于相对较短的随访，由于应用时腐蚀或股骨颈骨折的失败，潜在的延长和不完全的恢复，以及替代解决方案的实用性，组配型股骨颈部部件应保留在老年人或特定情况下低需求患者体内。

低需求，高位脱位风险的患者

老年人或低需求，高位脱位风险患者进行髋关节置换术，满足其中之一或全部以下标准：

- 有或没有伴扩大骨干直径的严重骨质减少，例如C型骨质。该MicroPort long Profemur Z假体特别适合这种情况（图57.6A，B）。
- 半服从或不服从的患者。
- 半关节成形术的候选者。
- 有丙烯酸骨水泥不良反应风险增加的患者（例如，在手术前几天髋部骨折患者躺卧，并且可能是流体消耗）。

禁忌

如下所述，丰富的临床资料表明某些组配型股骨颈部组件可以保持高度功能多年。但是，我们了解到有关金属碎片或颈部折断不良反应的翻修，这可能是一个复杂、令人生厌和高风险的活。大多数将需要扩展转子截骨术。一切顺利，恢复会是漫长而不完美的。许多这些组件由于各种原因而被翻修后，看来理所当然的得出结论，在给任何特定的患者使用组配型股骨颈部组件之前必须排除所有其他的选择。关于Cremascoli钛颈的长期数据显然令人鼓舞。然而，重要的是请注意，该系统的颈部在2009年改为钴铬。原来的系统没有因技术原因而召回，但钛作为这种组配型颈部系统的可销售材料失去了FDA的批准。总的来说，似乎可以安全地假设颈部折断更有可能发生高体重指数（BMI）和高偏心距构造的患者身上。因此，在具有自然高度股骨偏新距或者高BMI的患者中使用组配型股骨颈部部件是禁忌的。这是资深作者的意见。另一个相对禁忌证是病人少于65岁。资深作者现在考虑一个年龄不到55岁，在另一个健康的病人身上应用组配型颈部是绝对禁忌证。这是因为目前文献缺乏对目前可用的组配型颈部的结果组件长期临床效果。

手术技术

术前规划

重要的第一步包括仔细的X线摄像以及每个案例的分析和模板，以评估是否组配型颈部应该被考虑或不应作为必需的。目标是最佳程度地平衡髋部和最大化ROM，同时避免过度延长和逆向修改偏心具。为了实现这一点，需要评估自然偏心距和肢体长度，包括患者肢体长度差异的感知。

我们从一个完整的前后（AP）骨盆X线照片开始。重要的是要注意，放射学测量并不总是符合患者的功能状态。例如，寻找骨盆倾斜是很必要的，它可能导致明显的肢体长度不等，必须考虑到这一点，在患者手术之前进行理想的讨论。你也可以找到先前骨折的病史，在标准髋部影片中说看不到的。这可能导致缩短或延长肢体造成“矛盾的差异”。当评估术前放射照片时，外科医生必须考虑到可能出现假性颈干角。如果股骨外部旋转则为高。这经常发生在患有关节炎的髋关节炎患者。因此，最近定位和评估包括位置和两边小转子的能见度至关重要。如果正常的髋部或功能正常的关节成形术存在于对侧，这可以作为参考。

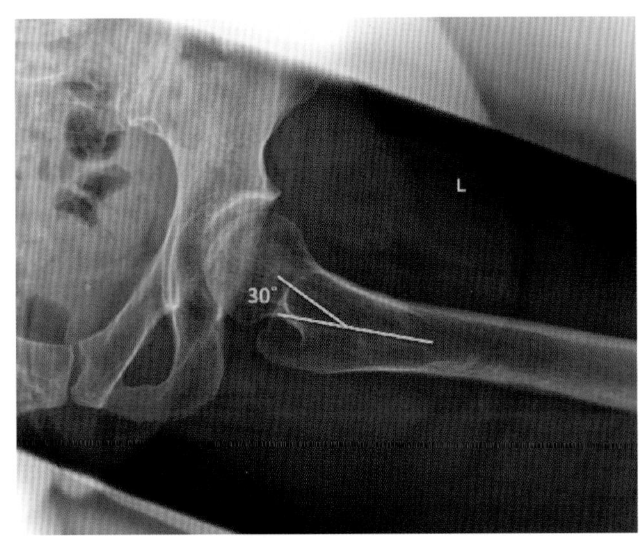

图57.9 这个病人的生理股骨前倾角为30°，这在DDH患者中很常见。这种情况下使用组配颈股骨假体有利于重建THA后最佳的联合前倾角

下一个重要的步骤是评估蛙式侧位术前X线片中本人股骨前倾的数据。这是由股骨轴和颈部之间的角度决定的。大多数成年人的平均股骨前倾为9°～18°。在文献中定义了一个过度前转或后退的股骨前倾超过30°或后转超过-15°（图57.9）。

大多数患者会出现简单的OA。90%的患者或更多的即将THA的患者会出现一个钟形曲线。这可能解释了为什么可能一段时间内THA可以成为常规，外科医生可能会产生虚假的安全感。因此，如果不注意每个案件，外科医生可能会发现自己对于异常值而言没有准备。毫无疑问地说关节成形术会更有挑战性。重要的是简单的OA通常不伴有股骨转子畸形。然而，为了观察高偏心距，往往伴随着低颈干角，这代表了一个避免组配型颈部的情况。另一方面，识别高颈干角或高外翻角度很重要，这可以伴随着相对较低的偏心距，伴或不伴过度的股骨前倾。后一种情况可以代表组配型股骨颈组件的适应性（图57.7A，B）。

开孔

几乎所有固定的股骨颈部组件都具有中度的前倾。例如在12°自然前倾和短偏心距的正常案例中，股骨组件最终将以相对的THA后倾告终。如果臼杯被放置在解剖位，可见的平面上髋臼使用具有中位髋关节版本的固定颈部组件可能在ROM测试屈曲期间不稳定。在这种情况下，AV8或AV15组配型颈部组件将补偿相对后倾股骨组件。股骨第一技术允许外科医生了解股骨前倾的数据（股骨内旋转），并使用髁上轴或胫骨轴作为替代，作为估计股骨形态的指南并随后引导臼杯定向（图57.10）。

在中位股骨前倾的情况下，很有可能添加臼杯前后到约35°来达到推荐联合前倾（图57.11A，B）。如果另一方面股骨前倾角为15°～20°，则髋臼杯可以定向在推荐10°～15°的前倾。考虑到现今的优先匹配和填充技术，几乎总是不可能在管内轴向旋转股骨部件添加任何有意义的前倾。然而，有可能无意中通过股骨干的矢状位置错位来增加实质的前倾。这将股骨头正好转向中央的前方，股骨轴在股骨的横向X线片上看到（图57.12）。如果存在这种类型的股骨对准和选择典型的解剖学髋臼前倾，则前倾不稳定可能发生。在THA期间术中成像的可用性为外科医生提供了立即识别植入物在手术中发生错位的机会，这可作为做出支持或弃用组配型股骨颈部部件的决定的宝贵工具。

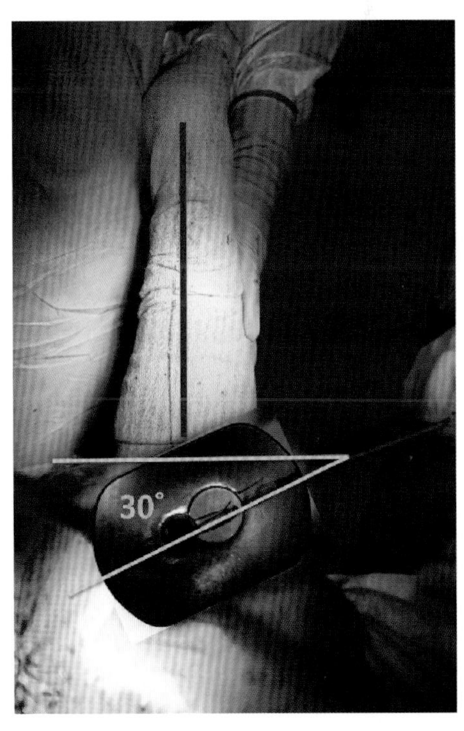

图57.10 显示了股骨锉手柄横轴、垂直于股骨通髁轴的胫骨长轴（红线）。这个病例股骨前倾为30°

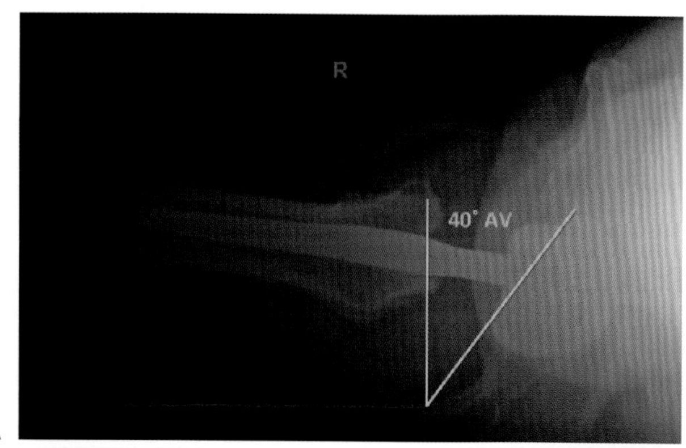

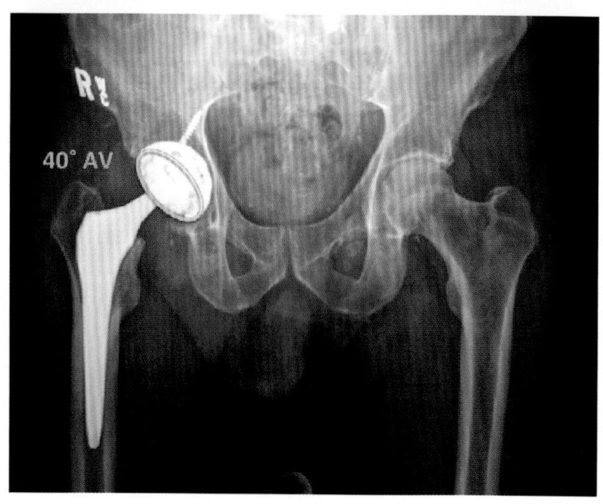

图57.11 A. 术后侧位片提示髁考虑使用组配颈股骨柄，但是可避免使用的。提示固定良好的股骨柄有0° 的前倾角。为了补偿较小的股骨前倾角，髋臼的前倾角建议增加了15° ~ 25° 。B. 术后前后位片提示髋臼前倾角为40°

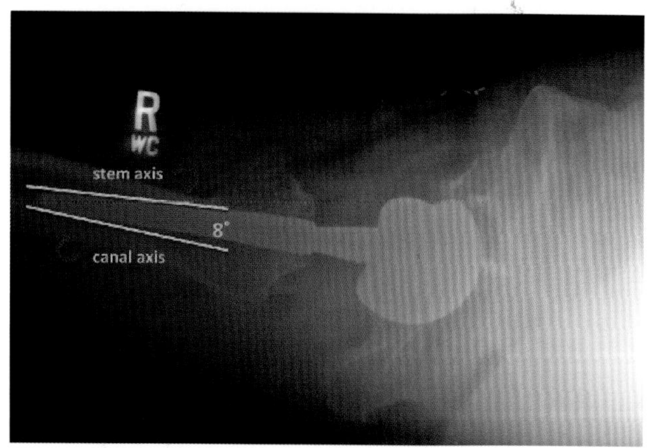

图57.12 柄与股骨髓腔轴测量角度为8° 。当股骨头相对于股骨通髁轴向前移位，容易忽视的前倾角面将增加功能前倾角的度数

试验性rom和试验性X线片

一旦试用植入物到位，就进行传统评估。随着髋关节移位，我们应立即观察组织张力。资深作者的首选方法是将肢体置于“中立肌张力”的位置，约30° 屈曲，30° 内收，中立或轻度内旋（图57.13A，B，C）。除了计划1cm以上延长，外科医生应该能够在某些阻力的情况下简单地将头部推入杯中。如果握腿的助手立即拉动肢体，那么就会错过判断“平衡”的重要机会。在髋关节复位后，数字成像是进行肢体长度评估所有相关参数的理想方法。数字提供髋臼杯的即时信息。如倾斜和前倾，肢体长度差异，股骨偏移和髓腔适合和填充（图57.14）。评估这些参数后，ROM测试至关重要，其中包括对后转子施加压力并进行观察是否有沉闷的金属声。在没有症状明显的前半脱位或脱位的情况下，外科医生应观察后路颈部接触，可察觉到冲击和可听见的咔嗒声。特别重要的是具有聚乙烯股骨头的双动杯可以移位并离开金属颈去影响金属髋臼边缘。

在ROM测试中，可能存在不同的场景：

（1）髋关节稳定，ROM，肢长和股骨偏移在可接受范围内–在这种情况下可以不用组配型的股骨颈部组件。

（2）髋关节稳定，肢体长度和股骨偏移是预期的范围，但是股骨柄是不足够的和内翻的这种情况下，需要植入较大的柄，重要的是要考虑在转换内翻位置时股骨偏心距会自动减少到中立位置。但是，在这种情况下也可以避免使用组配型颈部。

（3）髋关节后方不稳定，但肢长和股骨补偿是令人满意的–在这种情况下特别重要的是寻找前撞击或不足的前倾或股骨前倾。寻找前缘骨赘：骨突出超过前缘4 ~ 6mm的髋臼部件。在正确的髋部这于12点 ~ 6点可见。如果撞击结构已经被去除，肢体长度和偏移被优化，并且屈曲不稳定仍然存在，髋臼部件前倾应增加。组件的前倾应该比股骨头的更容易变化。如果在重复稳定性测试后髋部仍不稳定，则可能会提示组配型颈部不稳定。但这很可能是一个变化的组合我们通过改变髋臼杯来改善前倾来解决这个不稳定。髋臼前倾调整后重要的是确认没有后颈部碰撞。这可能很难直接看到，但有时可以在保持全面延伸并从中立引入到外旋30° ~ 60° 时感觉到或在四肢听到。

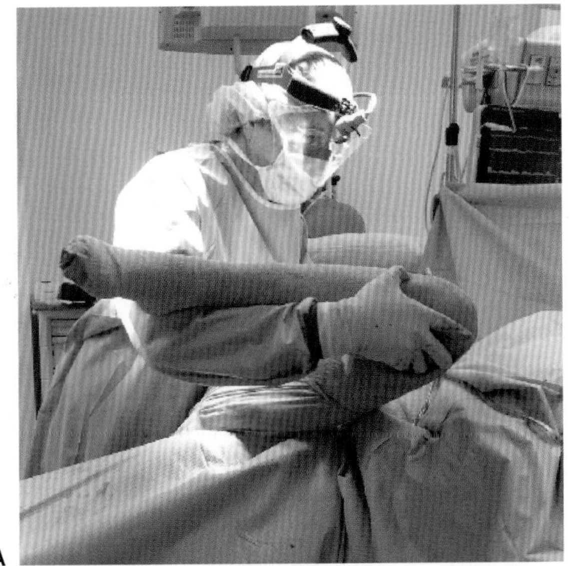

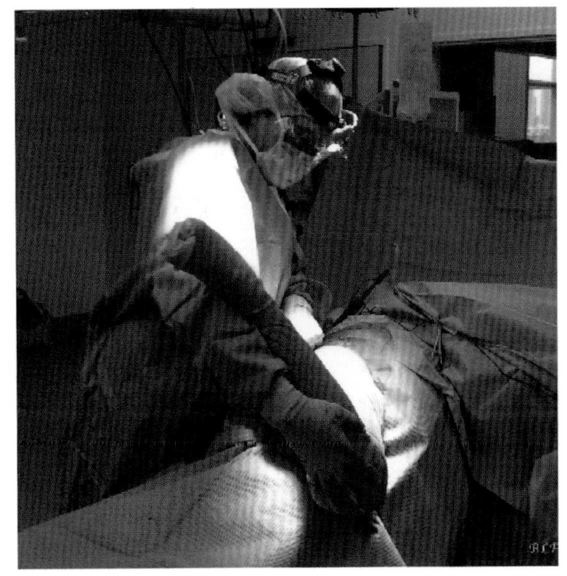

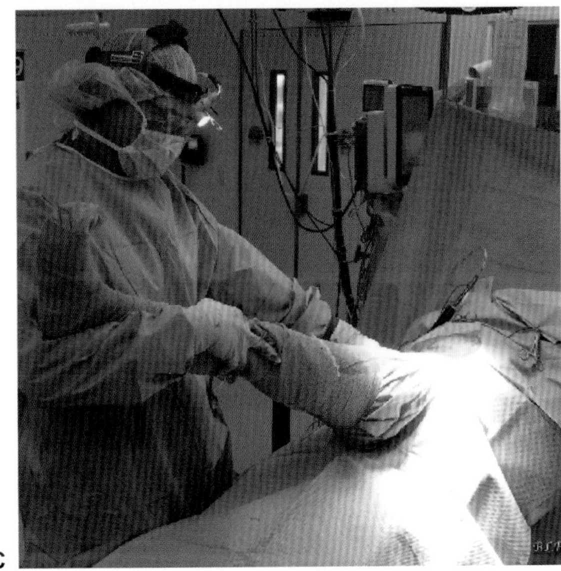

图57.13 髋关节在中立、深屈曲位下测试（A），半屈曲位（30°～60°），内收（20°～30°），内旋（70°～80°）（B），过伸和最大外旋（C）

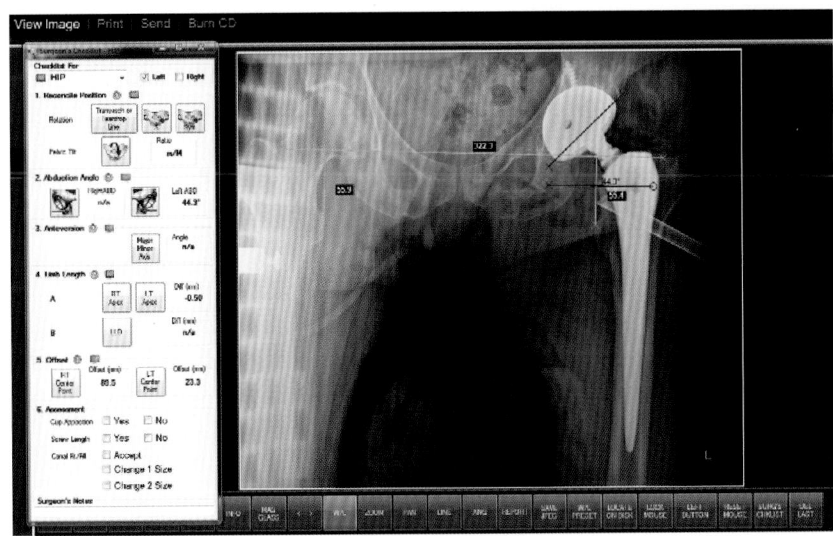

图57.14 这是个高质量的术中数字成像和相关的模拟软件

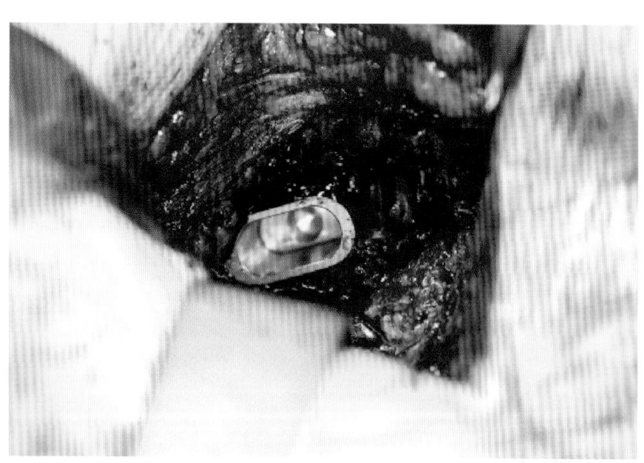

图57.15　组配型的股骨颈假体发现在一位因为金属过敏而翻修的75岁老年女性体内。在植入后4.5年后的原始状态提示组配型颈的差异性

（4）髋关节前方不稳定，但肢长和股骨偏心距令人满意–这种情况通常是过度联合前倾造成的。在这种情况下髋部会出现屈曲不稳定，重要的是评估是否股骨颈在后缘撞击髋臼部件。如果是这种情况，髋臼前倾应减少。

股骨颈部放置技术

为了最大限度地减少腐蚀的危险，必须清洁和干燥"口袋"（图57.15）。该界面处的流体或碎屑可能是完全接合锥形结的障碍物。在颈部和口袋之间的界面处的流体可能导致腐蚀和随后的假体骨折，或产生炎性金属碎屑。

临床结果

一般显示组配型股骨颈部部件临床效果非常好，8～11年随访的存活率为95%～98%。表57.1提供了一个关于组配型颈部股骨组件结果的现有文献概述。高级作者在11年内植入超过2768个组配型颈部股骨组件已经有类似的结果，失败率极低。9个因为早期柄松动（0.325%）被翻修。余下的临床随访，颈部折断，解体或金属病止于4/2759（0.15%）。在这个患者系列中没有肢体长度差异的重新操作。脱位率小于0.3%。目前正在进行测该患者系列中血清钴和铬的含量，结果未示出组配型颈部和聚乙烯或陶瓷轴承患者的金属离子水平升高。在这一相同的患者系列，110例髋部组配型颈部（85

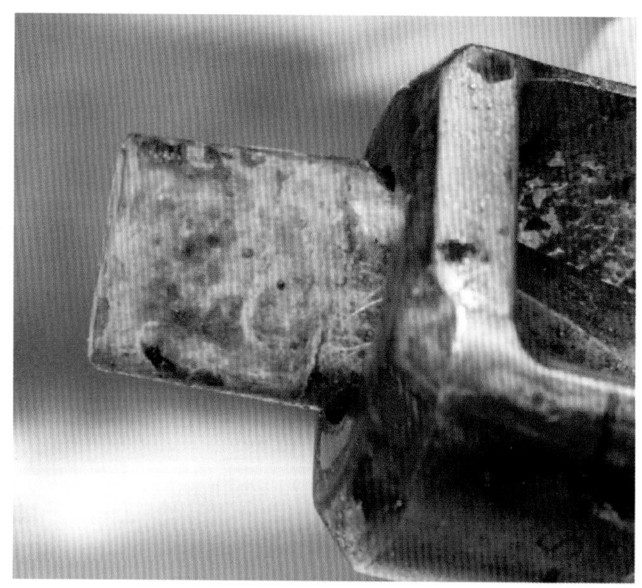

图57.16　在一位54岁活动积极的自行车运动员金对金翻修取出的组配颈在耳轴和柄交界处严重的腐蚀

Ti和25CoCr）翻修了金属对金属界面的故障。手术1年后，所有修订的患者的离子水平较低超过3μg/ L。已经对超过150名无症状患者的血清钴和铬进行了组配型股骨颈部部件和非金属金属界面的测试。所有这些患者的水平低于3μg/ L，这与最近回顾的公布数据不同。Stryker CoCr组配型颈部组件，其中颈– 柄连接处的腐蚀似乎已经导致升高的钴和铬水平导致局部组织反应，最终导致显著的症状和无法接受的翻修率。

高级作者的检索数据似乎支持这一事实：更高的临床需求情景更有可能通过腐蚀造成颈部破裂的较高风险和离子释放或腐蚀以及随后的疲劳断裂。图57.15显示了原始的组配型颈部挽救了在初次手术之后54个月的大头金属对金属翻修，在一个75岁的54.43kg社区行动者体内。植入后4.5年后的原始外观似乎支持这个设定中组配型颈部的可行性。该患者的髋臼部件由于金属对金属轴承表面的金属敏感性反应而被修改。在该过程中颈部已被更换为新的组配型颈部。症状解决和离子水平在翻修6个月内恢复正常。然而，在年轻和活跃的患者中，应避免使用组配型的股骨颈部组件。图57.16显示在当时补救了一名54岁的男性金属上金属翻修的颈部外观。他身高1.95m，体重99.79kg。他多年里沉迷于每周多次的山地自行车运动。翻修的来自该患者的组配型颈部

表57-1 模块化颈股组件在全髋关节置换术中的临床效果的文献综述

作者	年份	研究类型	假体	髋关节数	术后HHS评分	无菌性松动	脱位	感染	术中骨折	假体下沉	翻修	随访时间
Primary THA												
Duwelius	2014	回顾性研究	Zimmer M/L Taper Kinectiv	459	92	—	5	深部感染：4（0.7%） 浅层感染：2（0.3%）	8	—	7	2.4
Braun	2009	前瞻性研究	Metha	48	96	1	0	0	1	7	1	2.4
Omlor	2010	回顾性研究	Profemur E	155	94	6	2	2	2	—	11（全翻修） 2（颈部分翻修）	9
Duwelius	2010	回顾性研究	Zimmer M/L Taper Kinectiv	621	91	0	6	2	1	—	6	1.2
Blakey	2009	回顾性研究	ANCA-Fit	316	—	2	5	0	1	—	12	7.2
Cossetto	2012	回顾性研究	MBA Groupe Lepine	162	—	2	3	2	5	0	8	7.8
DDH患者												
Traina	2011	回顾性研究	ANCA-Fit	61	75	0	0	0	0	0	0	9.7
Traina	2009	回顾性研究	ANCA-Fit	44	76	0	0	0	0	0	1	9
Sakai	2010	回顾性研究	Profemur Z	67	99	6	0	0	0	0	0	14.5

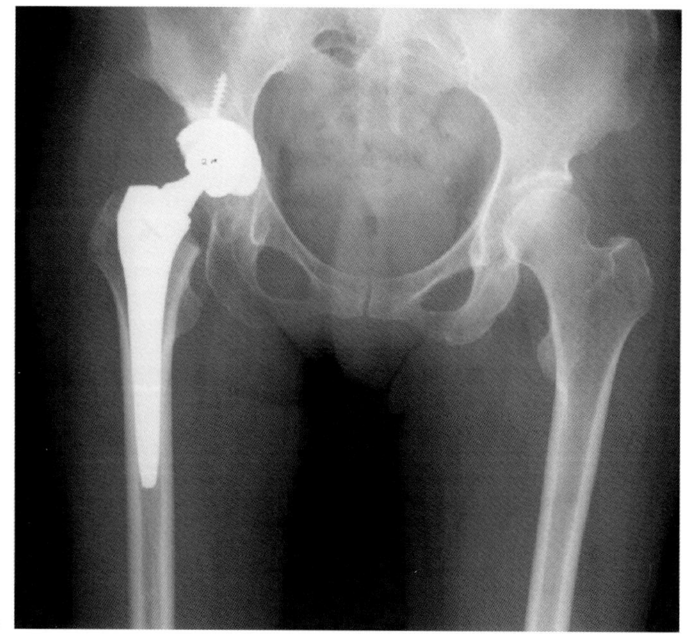

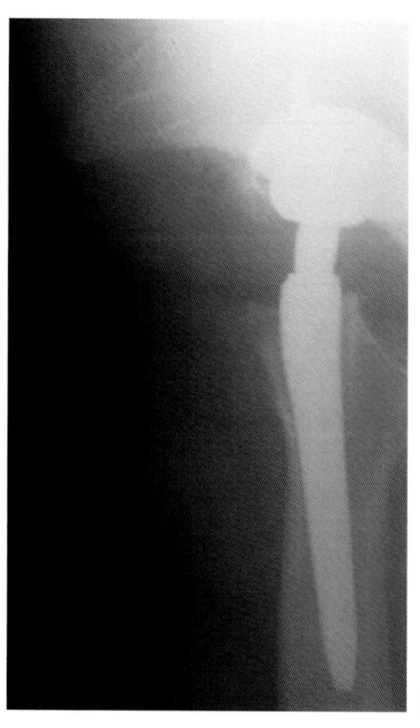

图57.17　前后位和侧位片显示图57.1同一DDH患者术后结果。股骨偏心距、股骨长度和股骨前倾在使用ARVV–Ⅱ组配型股骨颈假体后都达到了最佳，股骨柄实际上置于后倾以利于最佳临床结果

显示有严重的耳轴－连接处腐蚀和一个较少活跃的老年病人的组配型颈部似乎有很大的不同。因此，在决定是否使用组配型颈部股骨时，建议评估患者身体习惯和抗菌活性水平。这些患者相关的参数似乎对耳轴的表现有很大的影响。

结论

自1985年以来一直植入的是钛制模块式股骨颈部组件（Cremascoli，ANCA–Fit，米兰，意大利）。

现有文献有关随访结果数据长达14年，同时固定颈柄使用了30多年，而且带有令人满意的临床结果和长期的生存数据也已使用颈部折断作为终点。但是最重要的是事实，今天市场上的组配型颈仅从2009年起才开始使用。没有可与固定颈部相媲美的组配型的颈部组件的长期数据不可能得出它们在固定颈柄上的应用有益处这个临床结论。此外，带有固定颈平台系统中颈部长度和颈部轴的现代化杆的设计的可用性的角度变化呈现一系列的可变性，即在组配型颈部的构想期是不可用的。近来，以实用和用户友好的格式推出的术中数字放射成像技术增加了一种工具，这种工具已经造成了我们能力的规范式转变以在THA期间达到精度。数字化放射学使我们能够理解和解决髋部不平衡的实际来源（偏移或肢体长度，不稳定性），而不是依靠组配型颈部进行微调。在大多数情况下，通过重新定位髋臼来调整前倾或外展更合适，或者调整股骨组件以重置长度或偏心距。看起来在特定病人的组配型颈部股骨组件有合理的改变，例中这些病人患有极端异常解剖或需求非常低或有限的患者的替代方案预期寿命。但最令人担忧的是突发灾难性失败的不可预测的风险和与固定颈部组件相比，失败的组配型颈部组件的修复手术的大小。失败的组配型颈部组件通常需要大量的转子截骨术并导致一年以上的长期恢复。由于组配型颈部失败的后遗症及目前的可行性替代方案，看起来可能的时候在特殊条件下为老年人或低需求患者预留组配型颈部股骨并避免组配型颈部股骨组件是明智的。

病例结论

为这个DDH和过度的股骨前倾的患者选择了一个组配型的颈部，并放置在一个后倾的位置（图57.17A，B）。这个特别的4°后倾以抵消该患者的“异常”股骨解剖。目前的随访6年患者预后很好，且其金属离子水平依然存在并低于1.5μg/ L。

Michael Tanzer
Dylan Tanzer

58

第58章 非骨水泥组配型股骨假体

简介与原理

组配型非骨水泥股骨假体在目前主流全髋关节置换术中应用普遍。为了让全髋关节置换术中在Morse型股骨颈椎上安装氧化锆陶瓷头而首次引入组配型。该组配型假体使得手术医生在术中能调整下肢长度。组配型关节的成功以及被手术医生所接受，各式各样的非骨水泥股骨假体在初次THA中大量应用，这种创新观念得到进一步扩展。这些植入物中的组配型的部件能允许假体的股骨近端、远端有不同规格的大小以实现最佳固定。同时某些设计的假体允许手术过程中调整股骨颈的长度，股骨偏心距以及角度以恢复最佳的软组织张力及患者生物力学。因为试模复位后柄的型号可以调整以避免股骨颈与髋臼杯的撞击，组配型也能减少脱位的可能性。

骨长入是所有非骨水泥股骨假体长期成功的必要条件。为保证骨的稳定长入，植入物需要出示稳定性以及与出血的宿主骨皮质的接触。当植入物直接置于宿主皮质骨时才能达到最佳要求。常规的股骨柄设计上适合大部分股骨的几何形状及尺寸。但是股骨的干骺端及股骨干之间的髓腔内尺寸并无确切的数学关系。此外他们的关系随着性别和年龄而变化。通过对尸体股骨测量，Noble等发现股骨髓腔的形状远比同时期设计的股骨假体的变异性要大，这会导致皮质骨和股骨假体之间不能达到最优的接触。随后，一项放射学研究显示:男性和女性股骨的尺寸和形状确实存在系统性的差异。总的来说，男性的股骨骨内尺寸比女性大11%~24%。与男性股骨的形状及骨内宽度不随年龄变化不同，年轻及年老女性股骨的骨内形状及股骨干尺寸存在相当大的差异。随着年龄的增长及骨质疏松的发生，导致女性股骨内管狭部变得更宽，而股骨干骺端宽度则少有改变。最后股骨近端与远端的不匹配不能复制传统股骨假体的形状。由于传统的一体式股骨植入物假定股骨颈部的长度和干骺端的宽度呈等比例增加，当传统股骨柄植入有宽大髓腔的大龄女性时，会导致干骺端的撞击，导致严重的假体以为与下肢延长。非骨水泥组配型假体能允许外科医生在手术时能单独确定股骨近端及远端的尺寸，以优化干骺端及股骨干的压配与填充。这样就增大了通过股骨干长度获得满意皮质接触的可能性，进而达到最大的稳定性及骨长入要求的皮质接触。

组配型股骨假体的历史

首个股骨近端组配型袖套由俄国骨科医生Konstantin Mitrophanovich Sivash在1967年提出。这种假体是其在1956年原创设计的非骨水泥柄的改进。1971年美国外科公司（Norwalk, CT）将Sivash柄注册证引入美国和加拿大。1974年，该公司的两个工程师Douglas Noiles和Fred DeCarlo引入三维Morse领改进了该假体柄的设计，增加了远端的冠状槽来避免假体脱离股骨干的潜在风险，增加了8个螺旋槽以避免因假体在股骨内旋转导致手术失败。1975年，改进的股骨柄被重命名为SRN（Sivash Russin Noiles）全髋关节假体。1982年Douglas Noiles和Anthony Whittingham开创联合医疗产品（New Brunswick NJ），从美国外科集团买入该股骨柄的专利，并重命名为Sivash-RangeMotion（S-ROM）。该股骨柄在随后的3年内不断修正，创造了本质上与今天使用的一样的假体。这些改进包括组配型股骨头、抛光的远端柄、增加氧化炉喷涂、以及增加ZTT层。1995年联合医疗产品被骨科DePuy骨科收购，随后在1998年被Johnson & Johnson 收购。S-ROM 假体具有最长的临床应用历史，依然是其他股骨假体参考的金标准。因此，本章主要回顾S-ROM 假体的结构

假体设计

S-ROM假体（DePuy Orthopaedics Inc., Johnson & Johnson, Warsaw, IN）是由钛合金做成，通过假体近干骺端（袖套）连接Morse锥度，与髓内柄部分（图58.1）。其设计在于通过最大化髓内从近端至远端的匹配性，以减少微动，进而促进骨长入。Ohl的一项尸体生物力学研究发现，近端及远端均紧密固定的S-ROM假体在能提供66Nm的旋转稳定性，而骨水泥初次假体柄为71Nm，大多数的日常活动只需要22Nm的旋转稳定性。近端袖套长4cm，表面涂有单层有孔小珠，适合骨长入。袖套的管口设计成匹配股骨上段的干骺端（图58.1）。这种ZTT袖套逐步将环向应力转变为轴向压应力，同时偏心的形状能够提供旋转稳定性。对于股骨没有干骺端，如严重的髋关节发育不良的情况下，小的圆锥形近端arthropor袖套（SPA）也可以使用。这种假体柄远端的螺旋槽能增加1.25mm，该设计能提高旋转稳定性。柄远端被抛光以防止远端骨长上。手术技术要求骨研磨而非骨切削。首先用铰刀扩开远端髓腔，然后近端的干骺端用圆锥形磨钻打磨。按骨性解剖的方向用股骨钜铰刀为袖套口准备合适的空间。因为假体柄和袖套具有完全的旋转独立性，袖套在干骺端可以以任何角度压配。在体内该锥度承载压应力以减少微动，并提供高达3倍于患者体重的旋转稳定性。多样的柄直径和长度，近端高度与偏心距、袖套直径与股骨矩长度、股骨头的长度和直径，能提供10398个组合，形成一批现成的个性化假体。

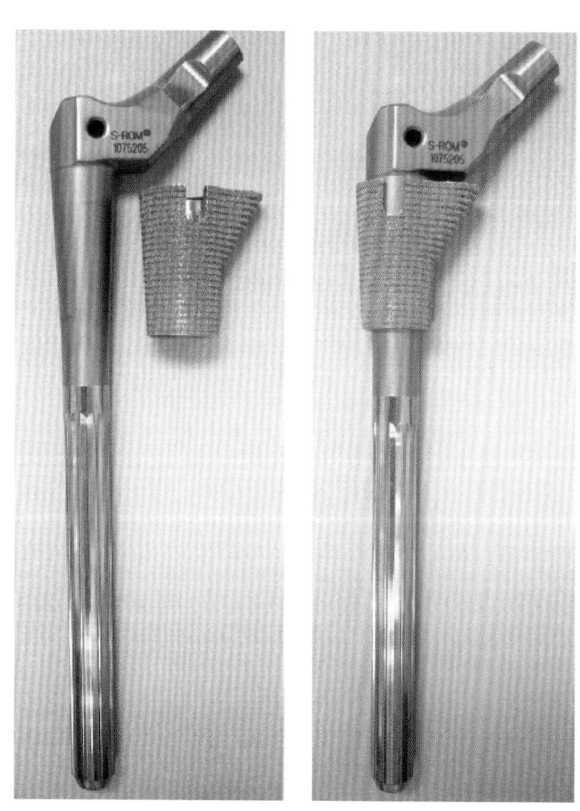

图58.1 A. S-ROM假体照片，近端多孔涂层干骺端袖套与假体柄分开；B. 组装好的组配型假体

Modularity Concerns组配型的问题

尽管它有潜在的优点，组配型股骨柄的吸引力因潜在的腐蚀，微磨损，冷轧，以及致命的组配连接部断裂而降温。S-ROM柄有最悠久的临床使用史，它的锥度比任何其他单一模块初次髋关节柄的研究更广泛。一般而言，植入的S-ROM柄的活体及取出物研究显示：股骨柄-袖套界面改变甚微，但组配型接口致命性断裂已见诸报道（图58.2）。Kop等报道了一项15例S-ROM柄的翻修，原因有：疼痛/松动，感染，脱位，金属离子清除反应，初次手术后平均随访61个月。12例的股骨柄-袖套界面显示无腐蚀，仅有3例出现轻微腐蚀。组配界面没有出现中度及重度腐蚀。大约67%的案例中出现一定程度的微动磨损。Bobyn等研究了17例取出的股骨柄-袖套界面，术后平均随访2～3年未发现腐蚀情况。存在微动磨损的表面，损坏仅累计不超过20%的范围，而且测起来仅有几平方毫米而已。其他一些体外研究也证实了这些取出物研究，只在组配型假体连接部出现不完全、小范围、局灶性微动损伤这与Fraitzl的研究相反，他们对9例初次THA使用S-ROM柄的翻修取出物进行分析，这些髋关节因假体松动而翻修的有3例，感染2例，假体周围骨折2例，机械失效1例，下肢不等长1例。2例出现严重腐蚀：出现褪色，金属表面分层，出现黑色碎屑发生。5例组配

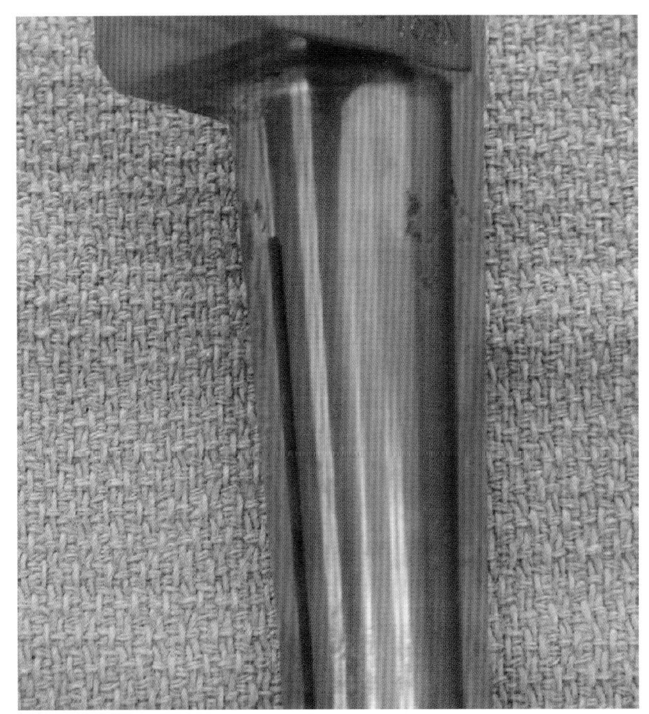

图58.2 植入8年后行髋臼翻修时，取出的S-ROM柄的锥度区域的图片。固定良好的干骺端袖套并未取出。这只是组配体连接部的最轻微的损害。

型连接部出现表面显示中度改变：抛光缘出现不连续褪色，或者大量黑色碎屑包绕，同时2例没有出现或者出现极少量肉眼可见的表面改变的证据。Huot Carlson等也报道了同样的发现，他们对71例未断裂的S-ROM假体翻修取出物进行了评估。总的来说，假体柄微动磨损及腐蚀分别占65%和88%，而袖套的微动磨损及腐蚀分别发现占42%和86%。大范围磨损和严重腐蚀与柄的直径、柄的偏心距、假体颈长、股骨头尺寸及患者人口学参数不相关。只有外科医生在患者出现症状之前决定的患者活动水平与股骨柄-袖套界面的腐蚀显著统计学相关。

很清楚一点是，从金属假体释放的金属降解产物对局部或全身具有短期及长期生物学及临床影响。金属碎屑主要是从组配连接部释放出来，而不是从多孔内表面被动析出。组配型的股骨假体附加的锥度倾向于承载过高应力水平，这在理论上会导致局部或全身的金属离子或金属碎屑浓聚。尽管股骨S-ROM假体有额外的连接部，文献报道了数以千计的用过这种假体的患者，仅有少量报道骨质溶解及金属清除反应和假体有关。Tanzer等报道一例局部骨溶解，邻近骨结合长入良好的袖套近端，他们

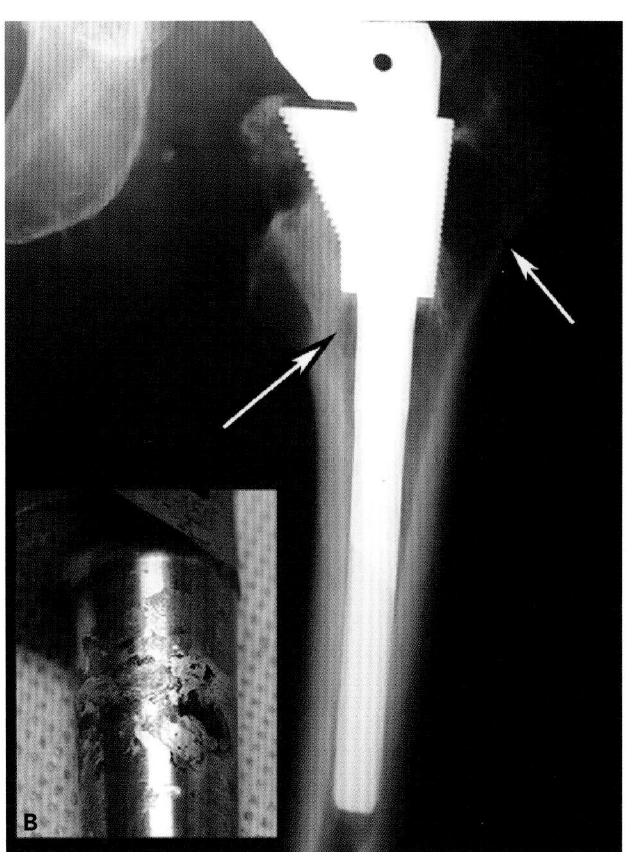

图58.3 A. 髋关节前后位片，出现多孔干骺端袖套的外侧与远端局灶骨溶解（如箭头所示）；B. 取出的股骨柄的照片，在柄-袖套锥度区域出现明显破坏

认为和组配型假体连接部有关。这位患者初次使用S-ROM柄，THA术后髋脱位7年，接受了切开复位及非同心复位翻修术。其术前影像学照片提示：存在股骨骨溶解无明显聚乙烯磨损（图58.3A）。术中聚乙烯衬垫无明显磨损或氧化，无法解释骨质溶解，股骨假体柄从融合良好的干骺端套筒里脱出来。假体柄在股骨柄锥形套筒部位有明显微动磨损，在骨及关节周边未见明显的钛合金碎屑（图58.3B）。在锥形头颈连接处没有明显的微动磨损。Kop等的回顾性研究显示：一例S-ROM假体因金属析出而翻修，但没有给出更多的细节。

为了了解组配型股骨假体产生的钛合金碎屑的风险，Bono等对19位采用S-ROM股骨假体置换的平均38个月（6-89-月-）因非假体柄因素而行翻修的患者的关节滑液进行评估。滑液采用电感耦合等离子体原子发射光谱法来探测其中钛元素的存在和数量。19个样本中有17个未探测到钛，另外2个病例中，钛碎屑的存在被解释为螺钉断裂的髋臼松动

所致，另外患者则因转子骨折有固定钢缆。作者总结：固定良好的S-ROM组配型股骨假体不会导致大量钛碎屑累积。

虽然只有很少几例骨质溶解及金属碎屑清除反应直接和组配型S-ROM假体结合部有关，人们对股骨柄-袖套连接处的金属碎屑微粒迁移至关节内导致潜在的骨溶解加速的担忧已增加。Le等报道了其使用S-ROM的患者术后15~20年的股骨骨溶解率为45%。18例出现骨溶解的有17例的影像学上出现聚乙烯衬垫同心性磨损。柄结合部和近端多孔袖套无骨溶解的病例，该处亦无金属碎屑清除反应的影像学证据。作者推测，长时间内高的骨溶解率是传统聚乙烯使用的结果，但聚乙烯材料的加速溶解是继发于移植于体内各个关节的金属碎屑微粒的可能性仍不能除外。另外一些临床研究显示更低的骨溶解率，也提示着组配结合部并不增加骨溶解的几率。Christie等的5年随访显示175髋出现5.7%的骨溶解率，同时Biant等发现55髋10年随访有18%的骨溶解率。这些概率与同时期使用传统聚乙烯一体柄无实质性差异。

S-ROM组配型假体脱位非常罕见，只有少数病例报告。Fabi等报道了一个病例，一例初次THA使用S－ROM假体的患者摔跤后脱位，随后出现复发脱位。该病例中，锥度与近端袖套脱离并出现后倾。作者认为，这种情况发生是因为柄的远端尺寸过小，因此锥度承受过大的旋转力矩以致分离。Kido等证实一个病例，在术后随访期间，S-ROM锥度与近端袖套脱离，锥度前倾由30°旋转到3°。患者仍无症状，随访CT扫描显示旋转对线无进一步改变。该病例中，股骨远端髓腔被过度铰扩1mm，从而避免了6mm的锥度与皮质骨咬合，使得髋部的旋转力量可以传导到该小组配型假体的短锥度区域。Patel等报告了一例发生在患者术后5个月的参与压腿训练时发生的S-ROM柄与锥度的失效。作者强调干燥条件下假体最配的重要性，并强调了单一假体组配以优化锥度结合部锁定的重要性。这两项研究都强调了在近端和远端同时获得紧密配合的重要性，以及锥度体提供旋转稳定性的重要性。Ohl等曾在一项尸体生物力学研究证实了股骨柄远端对整个植入物稳定性的贡献。当远端柄被过度铰扩时，S-ROM柄的旋转稳定性从66Nm下降至33Nm，仅依靠近端袖套提供旋转稳定性。Fanuele和Bernini报道了一例不同寻常的病例，在对术后5个月的创伤性髋关节脱位的患者行闭合复位时，S-ROM－柄与干骺端袖套分离。作者认为，这是由于突然的冲击创伤后尝试复位时的失败，而非假体的失效。

自问世以来，绝大多数组配型S-ROM假体都取得了临床成功。然而，这样的成功被组配型附加的因异常应力分布导致诸如腐蚀、磨损、微动、疲劳表面失效等灾难性后果而平衡失色。非骨水泥型组配型髋关节柄初次全髋灾难性失效是极其罕见的，相对于大量的假体植入，仅有少数案例报告。Patel等报告了一例54岁男性患者初次THA 2年后S-ROM假体断裂。股骨假体是18mm×13mm×160mm的S-ROM柄，36＋8L高偏心距颈和18 B大ZTT袖套。术后5年，患者跌倒后诉髋部剧烈疼痛。发现干骺端袖套的上缘附近出现股骨柄的断裂。最近的相同的病例是Mehran等报道的使用同样高偏心距的S-ROM柄。该病例中，患者使用18mm×13mm×160mm的S-ROM柄，36＋8L高偏心距颈和18F大ZTT袖套。术后大约8.5年，患者在由坐位站起时出现急性大腿外侧疼痛。如Patel之前的病例一样，S-ROM柄在干骺端袖套上缘出现灾难性失效。显微分析提示疲劳性断裂，继发于股骨柄与袖套界面的周期性加载与微动，最终导致了灾难性的假体失效。Huot Carlson等报告了最大宗的S-ROM柄断裂取出物分析：7个断裂柄取出物，平均在体时间为110.9个月（45.5~182.9个月），均出现柄-袖套界面严重腐蚀。然而，失效是由于疲劳裂纹扩展而引起的，由外侧向内侧进展。断裂柄的直径整体偏小，偏心距更大，在体时间均比非断裂取出柄要更长。本研究强调在高体重活跃患者使用、大偏心距小直径股骨柄，S-ROM柄断裂的可能性。

这些取出物研究的一个重要不足是，所有的假体都是由于失效而翻修取出的，并不能使用于所有功能良好的植入物。大量的S-ROM假体仍在服役，并且似乎表现良好。尽管对组配型风险的切实担忧，报道的少数组配型非骨水泥型柄股骨假体灾难性断裂能让人消除疑虑，该设计足以减少这种风险。

采用组配型的股骨假体（如S-ROM）一个推荐的优点是，在行翻修手术时，股骨柄可以取出并更换，不需破坏多孔袖套与周围骨之间的固定。然而，在两个S-ROM取出物研究提示，有22%和32%的病例股骨柄与近端袖套无法分开不在组配型组件之间建立的“冷焊接”可能有助于防止金属碎屑的产生，但也使得在手术时假体分离近乎不可能。在Fraitzl等的研究中，只有出现中度及严重腐蚀和微动磨损的组配型组件不能被分离。尽管这两项取出物研究报道的冷焊接的发生率很高，临床实践中组配型部件分离失败还未见有报道。中期到长期临床随访仅报道了少量翻修或再翻修情况，在这些病例中，股骨柄可以从袖套中取出，并无并发症发生。尽管如此，手术医生必须意识到，组配型假体可以如固定良好的一体型植入物那样功能良好，任何需要取出股骨柄时均需要去除整个股骨植入物。

组配型需要付出一些代价，因为所有组配型结合部都会发生微动磨损和缝隙腐蚀。在结合处过度损坏可能导致植入物断裂和金属碎屑产生。金属碎屑和可溶性金属离子可能在局部造成骨溶解，也可能产生全身反应。虽然手术医生关注股骨假体的组配潜在风险是审慎、明智的，但迄今为止，这些并发症相比于在植入的假体数量而言并不常见。一般而言，如果是干燥状态下一次组装完成，如何假体同时拥有近端与远端的紧密压配，如何术者能避免给高体重活跃患者使用高偏心距小尺寸股骨柄的话，锥度结合部就能更好地发挥作用。

Outcomes结果

自引入以来，已有大量的短期和长期的报告证实了S-ROM组配型假体在常规和复杂初级THA中的有效性。

初次THA早期结果（5~10年）

S-ROM组配型股骨假体的早期结果持续稳定表现为可重复的骨长入与良好的临床结果(图58.4)。这些结果支持新型非骨水泥组配型股骨柄的继续

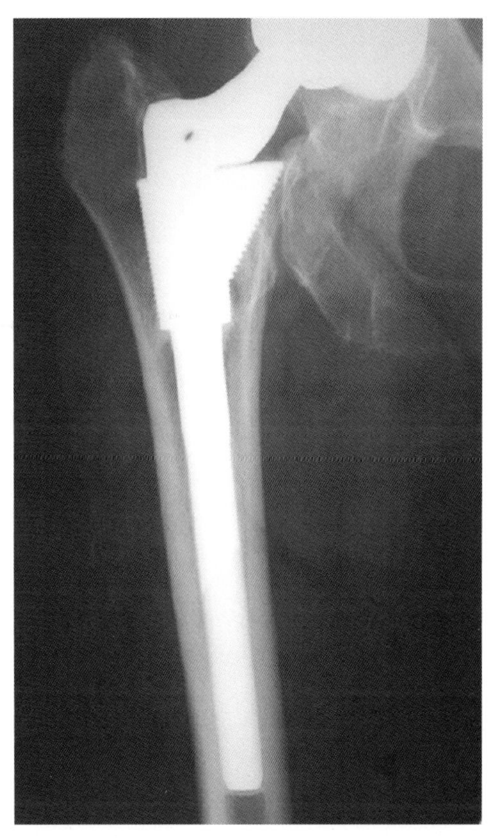

图58.4 初次THA使用S-ROM假体9年随访的髋关节前后位X线片。多孔袖套周围未出现透亮带，无点状焊接，提示袖套的内侧边界骨长入迹象

使用，不仅是在特殊或不常见病例中，而且也适用于常规初级THA。Christie等报告了一个多中心，回顾性研究：分析了159名患者的175个初次THA使用S-ROM假体的髋关节，平均随访5.3年（4~7.8年）。98%的病例存在骨长入，1%出现稳定的纤维界面，一例髋（0.6%）因松动而翻修。随访终末平均Harris髋评分为91分，91%的髋为良好至优秀。7%的病例发生骨溶解，但只出现在袖套上方。作者特别指出其担忧：组配型股骨柄-袖套连接部产生的金属碎屑，会导致骨溶解率潜在增加。他们指出该骨溶解率并不明显高于骨科文献报道的概率，从而消除了该担忧。在清一色老年人群中，Sporer等报告了135例使用S-ROM假体的平均随访5年的髋关节（2~8.5年）。患者年龄从70~90岁不等(平均77岁)。没有假体需要翻修，未见与组配型相关的并发症。7%的病例中出现了骨溶解。Tanzer等(20)报告了更长的系列研究：59个使用S-ROM假体的初次髋关

节，随访了6~12年（平均8.4年）。所有植入物均有骨长入，且无翻修（图58.4）。Harris髋评分提高到89分，最终良好与优秀结果占88%。股骨骨溶解发生率为42%。仅一例股骨骨溶解发生于多孔袖套近端。如之前的研究一样，近端、环形多孔袖套被认为有助于实现骨长入，从而起到密封的作用，防止聚乙烯衬垫中产生的聚乙烯磨损颗粒向远端释出。作者担心，该骨溶解率高于之前报道的环形、近端多孔涂层的一体式股骨植入物的骨溶解率。5例近端骨溶解的病例并无明显聚乙烯磨损的影像学证据。这一结果引起了人们的担忧：组配假体作为一个微动磨损的潜在部位，会产生金属碎屑微粒，而它自身即可导致骨溶解反应，或通过进入关节空间而加剧第三体聚乙烯的磨损。

初次THA长期结果（>10年）

文献继续证实了组配型S-ROM假体在第二个10年随访的有效性。随着时间的推移，这些结果并没有显著恶化，也没有增加与植入物相关的并发症。Cameron等报告了795例初次使用S-ROM平均随访11年的联合系列研究。总的来说，无菌性放松的发生率只有0.25%。2例（0.25%）的远端骨溶解发生于袖套，其中一例被翻修。作者所指出的主要问题是继发于聚乙烯磨损的髋臼的翻修率。由于只有2例发生股骨远端骨溶解，作者认为，在大多数病例中，长入良好的袖套起到密封作用，将股骨柄远端与有效关节空间分开。总体而言，作者的结论是股骨柄并未组配型而出现任何长期问题。Adamany等报告了34个初次THAs平均随访12年（10~14年）的结果。没有因无菌性放松而翻修的病例，一例髋因急性血源性感染而翻修。

在年轻活跃的患者中，S-ROM假体也被证明长期有效。在Kim等的一项研究中，对50岁以下的55名患者的64例S-ROM假体进行了平均15.8年的随访评估（15~16.8年）。所有患者均有股骨头骨坏死的诊断。患者的年龄范围从25~49岁不等，平均年龄40岁。在终末随访中，这些年轻患者重新恢复活动，平均的UCLA得分达7.4分。功能评分也有显著的改善，平均Harris髋评分为93分，WOMAC得分平均22

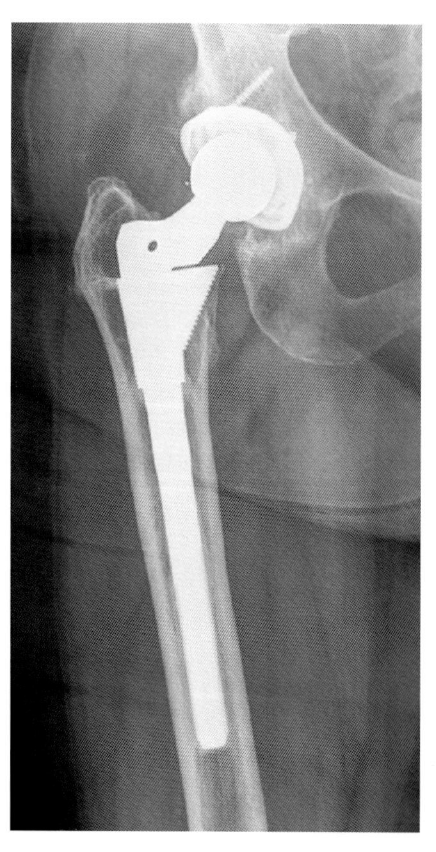

图58.5　初次THA使用S-ROM假体的20年随访前后位片。80岁女性患者，随着年龄出现进展性的骨质疏松与骨干髓腔的扩大。植入物仍有骨长入，为点状焊接，近端出现股骨应力遮挡

分。95.3%的髋有骨长入发生，而剩下的4.7%也存在稳定的纤维界面。以任何原因而翻修柄为准，16.8年的生存率为93.8%，以无菌性松动而行柄翻修为准，生存率为100%。在36%的病例中出现明显的聚乙烯磨损而导致近端骨骨溶解，但没有发生股骨远端骨溶解。没有与组配型连接部相关的并发症。基于这一具有挑战性的人群的鼓舞性的长期结果，作者得出结论，应用非骨水泥型组配型S-ROM股骨柄行THA对年轻活跃的股骨头骨坏死患者来说是一个很有希望的手术。

迄今为止，使用S-ROM假体对关节炎行初次THA最长随访为17年（范围，15~20.2年），由Le等团队评估。没有无菌性松动的病例，本研究的31例髋部均显示骨生长的证据(图58.5)。58%的髋在局部病灶特征出现因磨削而导致的炎症反应。在74%的髋有不同程度的应力遮挡， 8年的早期随访没有进展的情况（图58.6）。干骺端袖套远端无骨溶解发

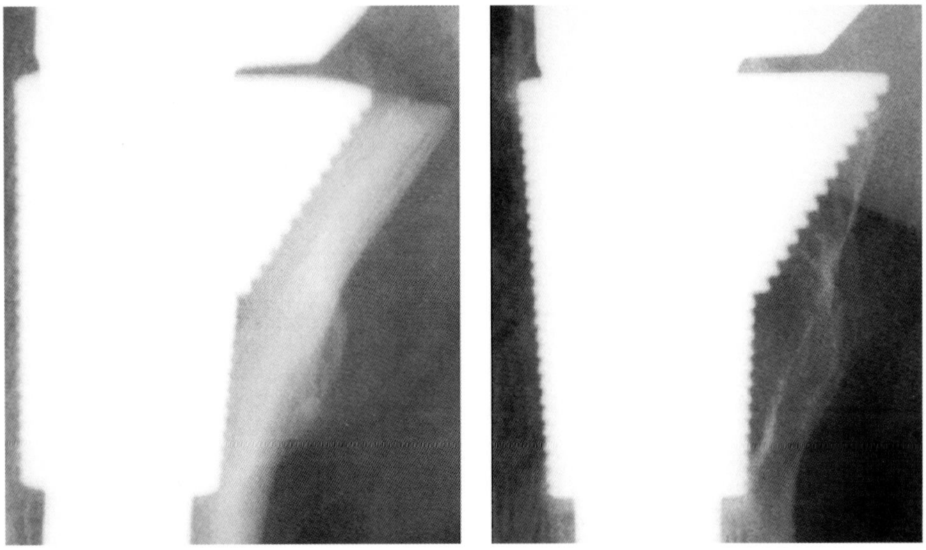

图58.6 股骨颈区域术后即刻前后位（A）与终末随访图片（B）。S-ROM的应力遮挡，以骨量减少与皮质骨变薄为特征。这些改变在更长的随访中未出现进展

生。髋臼内衬的偏心性聚乙烯磨损明显，18例髋平片中有17例出现聚乙烯衬垫异常磨损导致骨溶解的证据。没有局部金属碎屑导致的骨溶解的证据。然而，这项研究并不能确定，组配型的结合部是否导致这些患者的高髋臼内衬翻修的原因。作者的结论是，数据提示这种组配型股骨假体可以保证假体的长期生存。

上述所有研究的非骨水泥型组配型S-ROM股骨假体无菌性松动率很低，10～20年的随访长期生存率介于99.75%～100%之间。在大多数长期生存的使用S-ROM假体的病例中，近端内侧骨领出现应力屏蔽，即骨包裹与重塑。然而，应力屏蔽并不进展，并未被证实对这些长期生存的THA的结果有不利影响。即便经过仔细的观察和长时间的观察，长期的研究也没有显示出任何证据表明局部金属碎屑导致骨溶解的情况。总体而言，局部股骨近端区域在很多髋会出现骨溶解；这些髋一般表现为影像学上出现聚乙烯衬垫的异常磨损；袖套-柄组配结合部以远很少出现骨溶解。即便使用非组配型非骨水泥型植入物，第二个10年的随访中股骨近端骨溶解也并不少见。总的来说，这些长期研究证明了在初次病例中继续使用这种柄的合理性。

存在髋部解剖畸形的结果

目前，采用非骨水泥型组配型股骨假体在翻修中已得到了广泛认可，许多人仍质疑在初次THA使用组配型假体的必要性。对于存在解剖畸形的骨关节炎患者来说，THA的技术要求比较高。许多论文强调了非骨水泥型组配股骨假体在处理这些复杂病例中的优势。对于存在股骨畸形的病例，组配型假

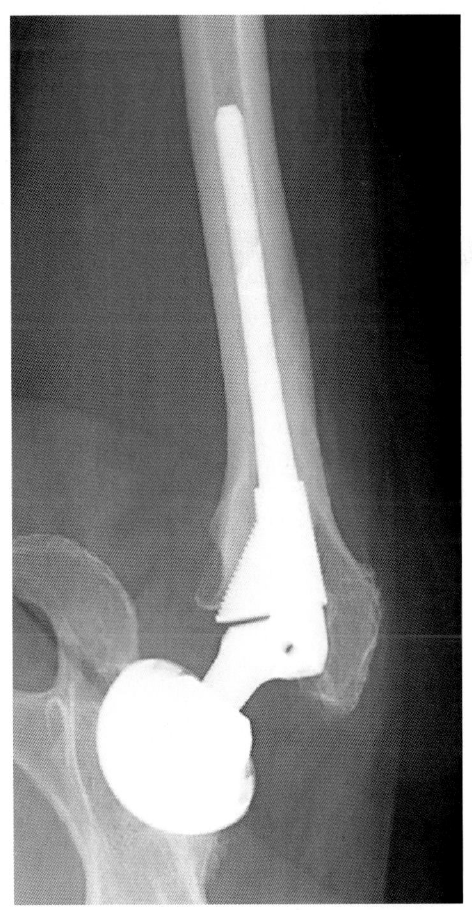

图58.7 S-ROM假体成功应用案例的前后位影像学图片，其成功匹配了较小的股骨干（8mm柄）与更大的干骺端区域（14B大袖套）

体独立匹配大小的骨干与干骺端的能力，小尺寸假体，不同的干骺端几何形状，以及改变股骨形态的能力，都被认为是其优于传统的一体式股骨假体的地方（图58.7）。

Biant等报告了其对解剖复杂的初次THA中使用S-ROM柄的病例行前瞻性评价的中期和长期结果。总共55例髋共平均随访10年（范围为5～16年）。半数的患者存在发育不良，其余的髋则有各种疾病导致的髋关节解剖学改变。16%的髋需要股骨缩短。在终末随访中，没有一例S-ROM股骨假体出现影像学松动或需要翻修手术。股骨假体周围或干骺端袖套远端均无骨溶解发生，而18%的病例出现袖套近端骨溶解。Drexler等回顾了其25名股骨近端发育畸形患者行连续性30例THA的经验，平均随访19年（范围为12～23年）。所有患者股骨髓腔均较小，需使用9mm 的S-ROM假体。患者年龄从17～69岁不等（平均42岁），平均身高152.5 cm（130～170.5cm），平均体重63kg（39～90kg）。诊断是：2例髋关节骨关节炎，19例髋关节发育不良，3例化脓性关节炎，2例Morquio综合征（黏多糖贮积症），1例多骺发育不良（Multiple Epiphyseal Dysplasia，MED），1例髋部结核，1例Leggg - Perthes病（儿童股骨头坏死），1例髋关节弯曲。总的来说，93%的植入体有骨长入，剩下的2例出现松动，需翻修。37%出现股骨近端骨溶解，无远端骨溶解发生。45%的髋出现近端应力遮挡。19年随访的低翻修率支持作者的结论，对于小髓腔的病例，非骨水泥型组配型股骨假体的作用是肯定的。在其他技术要求很高的案例中，诸如多骺发育不良（MED），结果也是令人鼓舞的；MED是一种骨骼发育不良导致的解剖学异常，传统THA并不能很好地处理之。在一项23例序贯性使用S-ROM的对13名MED患者行 THAs的研究中，Lim等发现，4.8年的平均随访中未出现股骨假体无菌性放松。所有23髋均出现骨长入的影像学证据。最后一次随访中平均Harris髋评分由41分提高到94分。这些研究均已证明：S-ROM股骨假体的组配型在处理解剖复杂的初次THA方面具有优势，并展现出优异的短期和长期结果。

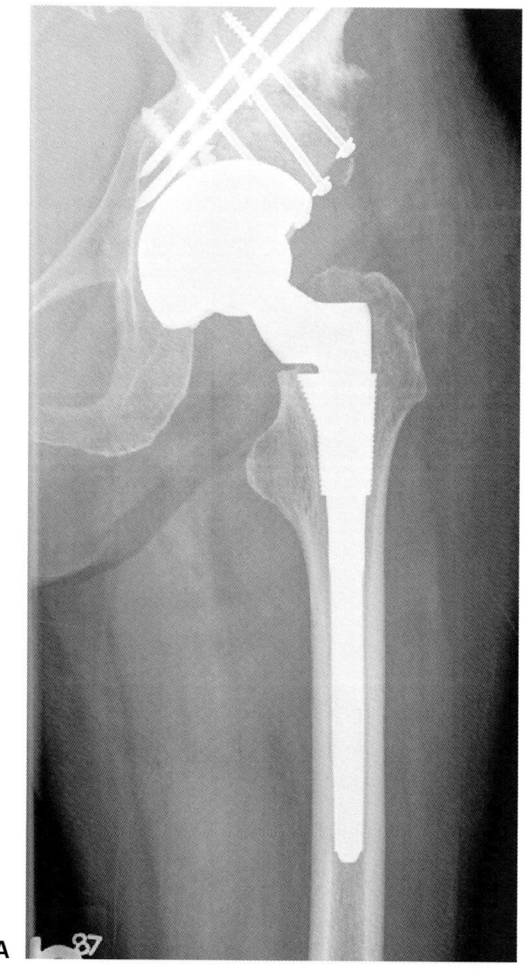

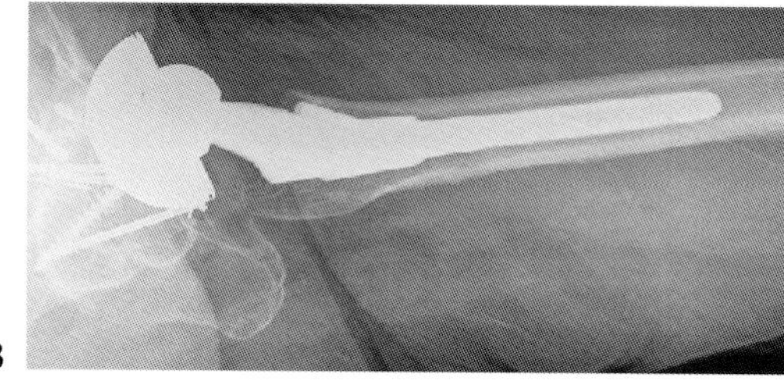

图58.8 复杂DDH初次THA使用S-ROM假体的影像学图片。A. 在髋关节前后位片，干骺端袖套似乎更窄，提示其在X线片平面上悬出；B. 髋关节侧位片，干骺端袖套与柄不在同一位置。柄相对于干骺端袖套后倾30°，干骺端袖套按解剖方向被插入于股骨近端

使用传统非组配型非骨水泥假体处理DDH股骨畸形技术难度很大。这些股骨通常很小，股骨髓腔直且狭窄，股骨前倾过大，干骺端喇叭开口减小。因其可独立匹配干骺端及骨干尺寸以及矫正股骨前倾，组配型非骨水泥假体是处理这些股骨畸形的具有吸引力的方案 （图58.8）。Biant等报告了他们28例应用S-ROM假体处理Crowe III或IV DDH平均10年的结果。术中，21%的髋需要股骨缩短平均

3.5cm。终末随访时所有的S-ROM植入物都未经翻修。6髋在Gruen1或7区有骨溶解，但都未在袖套周围或远端。作者的结论是，S-ROM治疗继发于重症DDH的骨关节炎患者的10年结果疗效优异。

亚洲人因DDH发生率相对较高，更有可能使用到S-ROM柄。从历史上看，因为亚洲患者体格较小，S-ROM与其未达到最佳匹配，该植入物还未在亚洲广泛使用。为了解决这一问题，2004年设计了一种新型的S-ROM柄，即S-ROM-A系列，来使用亚洲人体格。S-ROM-A柄的近端袖套部分与S-ROM植入物相同。然而，颈的长度和柄的远端的长度进行了修改并缩短以适应亚洲人的体格。颈的锥度的大小也从11 / 13改为9/10。Tamegai等研究了196名亚洲患者的220个髋部的临床结果，这些患者使用改良的S-ROM-A来治疗DDH。患者身高从129～177cm不等（平均154cm）。11mm和13mm柄是最常用的。袖套的前倾角度从0° ~85° 不等。与56%髋的袖套前倾相比，柄的前倾，18%的病例柄的前倾增加了，26%的病例无变化。26%的髋需要≤10° 的增加或减少，16%的髋的矫正角度>20° 。随访2～5年（平均3.3年）后，99.5%的髋归于骨长入，0.5%为纤维性稳定。本研究显示，在亚洲患者中使用S-ROM-A-股骨柄进行DDH的THA治疗的短期结果良好，组配型假体在矫正旋转畸形方面在这些患者是更常见，更有效。

保持适当的股骨和髋臼前倾对于是保证THA后髋部稳定和活动范围的必要条件。对于术前股骨前倾不正常的髋关节，组配型股骨假体如S-ROM，能矫正旋转畸形。虽然这在DDH的病例中被已公认是特别重要，但在常规初次THA中的重要性仍未被广泛接受。Kindsfater 等前瞻性地评估了1000个初次使用组配型S-ROM股骨植入物的THA病例，已确定术者改变了股骨假体前倾以THA植入物的术中稳定性，以及最大化实现无撞击的髋关节活动度的比例。在这项研究中，88%的基础诊断为骨关节炎，只有5%的髋关节有DDH。其他诊断包括2.7%的缺血性坏死、1.8%的创伤后骨性关节炎、1.1%的类风湿关节炎、0.7%的儿童股骨头坏死（Perthes病）、0.6%的急性骨折，0.2%的MED（多骺发育不良（multiple epiphyseal dysplasia），以及0.1%的股骨头骨骺滑脱。总的来说，在47.9%的病例中股骨假体前倾发生改变。相对于袖套的位置，股骨柄的旋转范围从后倾60° 到前倾80° 不等。髋部前倾改变的病例中，79.3%的髋相对于袖套位置呈前倾改变，而20.7%为后倾改变。在20.6%的髋关节柄有10° 的前倾概率，14.2%的改变大于10° 。在髋骨关节炎的患者中，47.5%的病例股骨柄前倾发生改变。前倾改变组之于不改变组的长期临床优势尚不确定。整个队列的统计分析显示，临床改变与前倾的变化之间无明显的关系。术者在初次THA术中可直接调整股骨柄的前倾的高比例，以及术前确定是否需要改变前倾的不容易，基于此作者得出这样的结论：常规使用可调前倾的柄比一体式股骨柄可能更有优势。

其他非骨水泥组配型股骨植入物

S-ROM假体，因其长期且成功的临床使用历史，依然是判定后续植入物的金标准。其他组配型非水泥型初次THA股骨假体并没有S-ROM成功，也没有经受住时间的考验。一个例子就是Richards组配型髋关节系统（RMHS；施乐辉，孟菲斯，田纳西州)，它是一种钛合金柄，是组配型的，在前方及后方区域有多孔涂层垫，目的是最大化其与近端股骨周围皮质骨的接触（图58.9）。这些组配型垫通过头—尾连接柄，使得股骨柄的近端前后宽度近端增加高达20mm。也有部分远端组配型袖套，扩大了远端柄的直径以达到最佳的配合并填充在每个独特的股骨。在体外实验发现，这种组配型连接处出现中度的微动磨损。Suehara等对该组配柄10年的临床和影像学随访不支持其持续使用。在研究的44个髋关节中，在91%的病例中在柄的近端或远端实现了压配。尽管RMHS的10年生存率中达94.5%，并且没有对柄进行翻修，但骨溶解的出现频率很高。股骨柄周围的骨溶解是继发于近端非同心圆的多孔涂层，它能使得金属碎屑沿着柄向远端移动，也可能是由组配型远端袖套的微动所引起的。由于这些原因，这种柄设计已不在临床使用。其他在初次THA中使用的组配型假体包括：Infinity组配型髋关节系统（Wright医疗，阿灵顿，TN），它通过多种粗隆

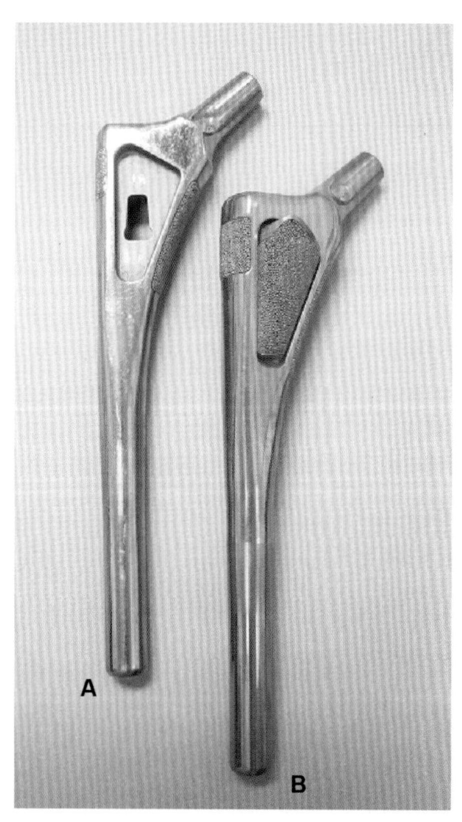

图58.9　A. Richards组配型髋关节系统的照片，股骨柄以楔形榫头与组配垫片连接；B. 组装的具有组配垫片的假体

部与远端柄实现组配；Impact组配型髋关节系统（邦美,Warsaw，IN）采用组配型的骨干骺端及骨干假体。一项关于Impact组配型髋关节系统的初步报告显示，术后12～24个月内，所有106个髋关节术后有骨长入。这些假体尚不成功，也不再用。

结论

目前，组配型非骨水泥股骨植入物在初次非骨水泥全髋关节置换术中占有主流地位。虽然组配型首先是在头颈连接部引入，但它的术中灵活性使得其在股骨假体上继续发展。非骨水泥S-ROM股骨假体，以其组配型股骨假体，已成功使用25年以上，也成为金标准。在术中，组配型的股骨假体能实现植入物的近端和远端部分的独立尺寸匹配来优化固定，矫正股骨前倾，重建偏心距，最小化股骨颈-臼杯撞击。尽管拥有诸多潜在的优势，但应谨慎注意其腐蚀，微动磨损，冷焊接，及组配连接部的灾难性断裂风险。这些问题已经被大量的短期和长期的报告所缓和，这些报告证明了S-ROM组配型假体在常规和复杂的初次THA中的有效性以及出色的长期生存能力，且少有与组配型连接部直接相关的问题报告。组配型非水泥股骨假体设计最大的优势在于它能够处理最困难的髋关节解剖变异。这种植入物设计是所有关节外科医生装备的一个重要的补充，它的有用性已经受住了时间的考验。

William D. Bugbee
C. Anderson Engh

59

第59章　具有广泛涂层的股骨假体

骨长入，骨融合，非骨水泥，多孔涂层股骨柄，已被证实是可靠而成功的固定方式。近端及广泛微孔涂层柄的临床经验已达二十多年，人们对其仍热情不减在于本章的目的是概述广泛多孔涂层、圆柱形，股骨假体的实用经验。本章分为6个部分包括：（a）历史发展，（b）柄的设计特征，（c）尸体标本实验室研究，（d）手术原则，（e）手术技术、以及（f）作者们的长期临床经验。

历史背景

第一款具有生物固定可能性的股骨植入物是Austin-Moore 在20世纪50年代早期发明的。这一股骨柄，具有大的窗孔，通过在这些窗孔填入骨植入物与骨骼实现宏观相互锁定。同时期，John Charnley开发并使用丙烯酸水泥来固定，其他诸如Judet、Lord等，对具有大孔或粗糙面的股骨柄进行试验。20世纪70年代是对表面涂层和组织长入进行广泛基础实验研究的时期。这些研究勾画出骨长入多孔表面的两个基本标准：首先，孔径介于50到500μm之间，骨长入微孔表面可以实现；其次，为了实现骨长入，植入物需要稳定，尽量减少界面活动。已证实多孔表面类型的重要性不及满足这两个标准的界面环境。工业方面，制造微孔表面植入物的生产技术得到了发展。

1977年，美国食品和药物管理局（FDA）批准的临床试验开始启动，全多孔涂层的股骨假体使用32mm的股骨头进行初次关节成形术。1982年，120个病例的结果提交给了FDA，1983年在美国FDA批准该植入物后，制造商进行了以下调整：植入物有更多的尺寸，从柄的远端1/8去除多孔涂层，并设计了具有多孔涂层的髋臼。1984年股骨植入物再次调整：在股骨颈引入Morse锥度实现股骨头的组配性，近端同样的多孔涂层长度不到柄的一半。在接下来的3年里，两侧均有多孔涂层的假体在应用。然而我们自1988年以来的经验只限于广泛多孔涂层植入物。整个演进过程中，术前及术后逐年收集的患者数据被存入计算机数据库，一项尸检取出物项目能研究如多孔植入物的类型、机械稳定性以及总体与植入物相关的骨适应。

广泛多孔涂层柄的最优设计特征

广泛多孔假体的定义是：一种多孔涂层覆盖超过其80%的表面，柄的长度允许多孔表面延伸至髓腔最狭窄处，即股骨峡部。大多数制造商提供的柄具备这些特征。解剖髓腔锁定（AML）柄（强生，华沙，IN）是在美国初次关节成形术中广泛应用的第一款柄。柄是钴铬合金铸造的。多孔表面是通过调整的松散烧结粉做的珍珠面实现的。珍珠球是钴铬合金的，尺寸从187～250m不等。应用于涂层的平均孔径为250μm，范围介于50～400μm。就植入物本身而言，孔隙度分布从植入体表面的87%到与邻近固相基底的23%，平均孔隙度为40%。多孔涂层与固相基底的界面抗剪切强度取决于孔隙度。40%孔隙度时，基底-涂层界面剪切力为21MPa。动物实验中骨长入发生后，骨-植入物的界面强度，与皮质骨结合可高达17MPa，与致密松质骨结合为5～6MPa。40%的孔隙度被认为是平衡多孔涂层-基底、以及多孔涂层-骨界面结合力的最佳选择。有限元分析表明，烧结过程可能会导致一些多孔涂层柄的疲劳强度降低，导致柄断裂。这已是使用核心直径小于

12mm的全多孔涂层柄时特殊关注的问题。

这类股骨假体的关键设计特征是：直的、圆柱形、非锥度的柄远端形态。因为柄不是锥形的，植入物不需做成楔形的。相反，固定有赖于所谓的植入物的粗糙表面与同样形状的骨管之间的“划痕匹配”。使用髓内钻将骨管扩至直径略小于柄的尺寸。采用直的圆柱形设计使得股骨内部准备很容易，柄的形状可实现与大部分的股骨内部表面相匹配。这种广泛涂层设计的柄的优点是，通过整个柄长通过骨长入实现生物固定的可能性。柄的远端涂层特别重要，因为柄的远端部分最常接触皮质骨。股干的皮质骨也有优异的骨生长特征，比松质骨的强度大得多。因此，全多孔涂层柄能与水泥固定柄效果相当，使用骨水泥柄时的手术医生以完整的水泥套来实现整个柄的最佳固定。也有人注意到，少数使用广泛的涂层柄的病例并无骨融合发生，纤维组织常长进多孔表面。独立而言，在大多数情况下，这足以使患者满意并获得稳定的影像学稳定性。广泛涂层能提供足够大的界面范围，使得纤维长入的界面结合足以防止柄下沉。同样近端多孔涂层柄骨长入失效的长期植入物稳定性也尚未观察到。

广泛涂层柄的实验室研究

植入物取出物能帮助我们理解骨骼对广泛多孔涂层柄的长期反应。检查功能良好的柄和周围的骨使我们有可能在体内洞察植入物-骨系统并取得有价值的特征。特别是，在机械稳定性、骨长入模式及骨重塑模式等方面获得了重要信息。

骨-多孔涂层界面的剪切力量已在动物研究中得到评估。研究表明，植入的结合最早可在3周出现，到8周达到最大。由骨长入产生的最大剪切力在人体可能会慢些。

基于柄多孔表面存在骨长入的比例，最大界面剪切力在皮质骨可达17 MPa，在致密的松质骨为 5 ~ 6 MPa。这些结合能防止植入物和骨之间的微动，但仅限于二者结合的区域。Engh等对尸检股骨假体取出分析显示：骨长入发生时，植入体多孔涂层部分与周围骨之间的位移常小于 20 μm，从不超过40 μm。然而，对于近端多孔涂层植入物，非涂层区与远端未结合的光滑柄之间的微动较大。此外，远端（尖端）微动与植入物无多孔涂层的表面的程度有关。80%涂层的柄尖端的最大微动为120 μm，相比而言，40%的近端涂层柄尖端的最大微动则达210 μm。这些数据与临床经验有关。术后早期大腿疼痛的发病率及严重程度方面，近端多孔涂层的AML柄要比广泛涂层柄更高，这提示涂层少的植入物的柄远端尖端微动增加是大腿疼痛的一个来源。

微动研究完成后，标本被包埋于塑料中，并切片行显微分析。应用背向散射电子显微镜来研究骨长入产生的植入物稳定性。在研究的8个标本中，多孔表面区域存在骨长入的平均比例为35%。在有骨长入的地方，67% ~ 73%的孔与孔间的空隙内有骨质。图59.1显示出典型的背向散射电子显微镜图片中骨长入的样子。

孔内的骨长入量不受骨长入解剖位置的影响。然而，与先前的研究一致，骨长入的可能性随着多孔涂层与皮质骨邻近距离的增加而增加，骨长入区域最大区域发生于柄与皮质最紧密压配的股骨干区域，而这一部位的骨长入量最多见于多孔涂层末端附近。在该水平与多孔涂层直接相邻的皮质骨拥有和周围皮质一致的哈佛氏系统。

这些标本的更近端区观察了不同的骨长入模式。长入不太容易预测，但最常见的是在植入物内

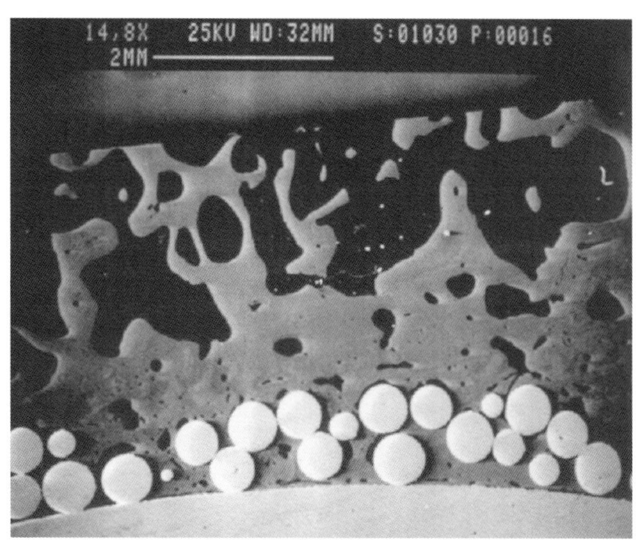

图59.1　背向散射电子显微镜图片，显示骨长入解剖型髓腔锁定植入物的多孔表面（AML）（15×）

侧和外侧圆角。这样的骨质自然形状上是松质骨，多通过粗大的骨小梁与外皮质连接。这种骨连接类型通常在临床影像学上是不可见的。这些皮质骨和松质骨长入广泛多孔涂层柄的模式如图59.2所示。同一尸检股骨取出物在包埋与切片前做的微动研究发现，虽然这种骨连接在数量上近端不如远端，但它足以稳定植入体的近端部分。

石蜡包埋的尸检标本被用来检查植入物周围非骨组织区域。在非骨化的髓腔内，微动研究已显示多孔植入物和骨之间存在小量活动，常观察到纤维组织长入多孔表面的情况。在其他没有纤维组织反应的区域，骨髓看起来是正常的。力学实验已证实植入物与骨之间的微动超过50μm的区域，其植入物周围的髓腔多由纤维组织填充。这些纤维组织各异：它可与植入物表面平行。在一些案例，这种纤维组织是部分骨化的。

另外，组织学研究揭示了两个其他发现。第一，长入模式似乎与植入物的在体时长无关；第二，股骨皮质的相对孔隙率不影响骨长入的量。然而，骨质疏松最显著的标本的骨长入倾向于以多孔松质骨长入为主，而非皮质骨长入。

应用同一名患者的连续临床影像图片及尸体解剖标本来研究骨骼重塑，即骨质尝试去适应植

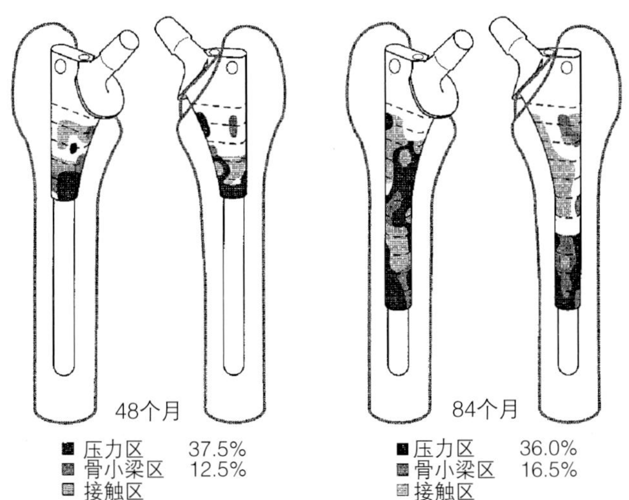

图59.2 近端和广泛多孔涂层AML柄的骨长入模式。尸检的病例沿股骨横断面横切图。黑影区域是致密骨长入区域，植入物多孔表面直接与股骨皮质结合。白色阴影区域代表植入物多孔表面直接与股骨内皮质结合，但多孔表面内的骨不可见。中间阴影代表长入骨通过骨小梁与外皮质连接

入物。应用了3种技术分析尸检解剖标本：对一系列影像进行主观评价，同计算机辅助视频密度测量，以及双能X线吸收法（DEXA）。对尸检标本的分析能提供最精确的定量信息。临床影像图片主观评价存在两个问题：该方法不是定量的，它受到放射摄影技术的变异的限制。这两个缺陷可以得到部分纠正，使用一种称为“组织-定向均衡”的技术将这些相同的辐射图转换为数码图像来校正射线的摄影技术。计算机程序可以用来量化系列影像图片的区域变化。这个方法被用来评估非无水泥全髋关节置换。AML 术后2年的假体，在近端假体周围骨密度降低，从11%～28%不等。柄尖端邻近密度区域出现骨密度增加。同样方法评估广泛涂层植入物的连续的临床影像学时，术后第二和第五年，假体周围骨吸收没有明显进展。这提示，某种平衡在关节成形术后的2年即形成。

到目前为止，确定假体周围骨重塑最灵敏的方法是使用DEXA。基于高辐射和低辐射能量的吸收不同，DEXA能直接测量骨矿物质含量。分析了11例在尸检时具有良好功能的单侧髋关节置换的患者。在这项研究中，也取出了对侧股骨，并在体外植入一个相匹配的假体。这作为骨矿物质对比的对照组：植入过的股骨可观察到平均股骨的骨矿物质含量（范围为5%～47%）减少达23%。女性的骨质流失比男性更多，重塑的股骨的平均骨丢失，男性为12%，女性则达31%。区域分析显示：骨矿物质量近端平均丢失42%，柄中部为23%，柄远端周围是6%。

在这11个病例中，骨质丢失的程度和植入柄的直径之间，骨丢失与假体生存时间之间均未见存在相关关系。最引人注目的发现，是对照组股骨的骨矿物质含量与重塑过的股骨的骨矿丢失程度之间的强的负相关性（$P<0.05$；$r^2=0.94$）。这种相关性表明，股骨的初始骨量是影响骨重塑程度的最重要的影响因素。由于骨头的原因，患者手术时股骨近端的骨矿物质含量低，似乎倾向于因骨重塑而出现骨丢失。虽然股骨骨矿物质含量和力学性能之间存在关系，植入时骨质的生物状态，这一耐人寻味的可能性对骨重塑的程度有重要影响。

骨重塑仍然是研究较广的领域，骨科群体开始

理解生物因素及力学因素的影响，二者的型号作用会引起非骨水泥植入物周围的重塑。刚性植入物的应力遮挡（Stress Bypass）的经典说法不能完全解释这些观察到的现象。人们越来越认识到，所有的植入物，无论是骨水泥还是非骨水泥型，都会在股骨最近端的区域，引发相似的骨重塑反应。广泛涂层柄是独特的原因是，骨重塑方面它们是被研究最深入的。

影像学和尸检标本的临床相关性证实了，预测多孔涂层柄骨长入的可能性，即根据临床影像学的外观改变而定。股骨之于广泛涂层植入物以一种可预测的方式而进行：即特征性的影像学模式在普通平片上均能观察到。有3种经典的反应：（a）出现骨长入；（b）未出现骨长入，但植入物通过纤维组织实现稳定；（c）骨长入未发生，柄变得不稳定。这些事件每一个在普通的X线片上都是可辨认的，并且对这些模式的认知对临床实践非常有用。 关于骨长入的典型模式详见图59.3。这些改变包括：骨内膜骨的密实化，常被称为“点焊”，常出现于多孔涂层植入物的末梢区域。在此区域近端，股皮质变得更薄，影像学上不致密。 近端皮质萎缩的程度变异性较大，优势改变很微妙。骨长入的其他征象是，多孔涂层邻近无透亮带。这些条带可出现在植入物的无骨长入的光滑部分，但在多孔涂层邻近不应有。平滑的周围发生骨长入是不被预期的，但是它们不应在毗邻的地方多孔涂层。骨长入迹象通常在术后1年的影像学片上很清楚，一旦形成，它们就是成功的关节成形术的可靠指标。

如图59.4所示，影响学上出现骨长入失效征象，但经纤维组织实现成功的稳定化。影像学结果包括：多孔表面周围硬化带，骨长入发生时内侧股骨颈的骨萎缩更少。伴随柄出现的重建征象，影像学上无迁移改变。这些提示植入物尚未实现骨融合，但仍保持稳定（如稳定的纤维固定）。

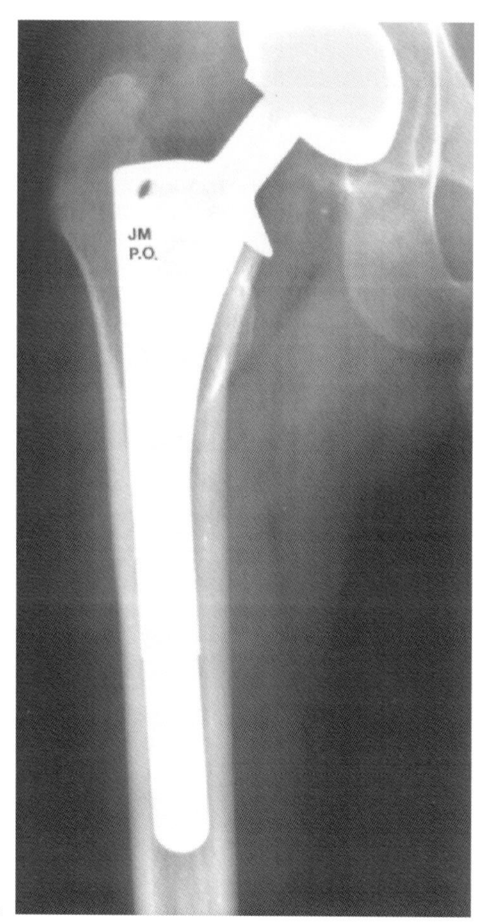

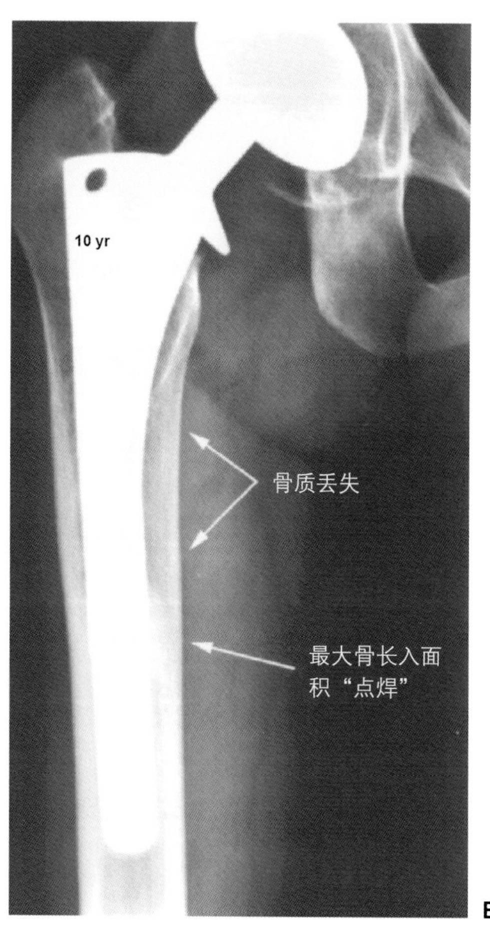

图59.3　A. 术后即刻股骨影像学表现，包括骨结合型AML假体；B. 术后10年影像学提示，植入物近端2/3皮质骨出现骨质丢失

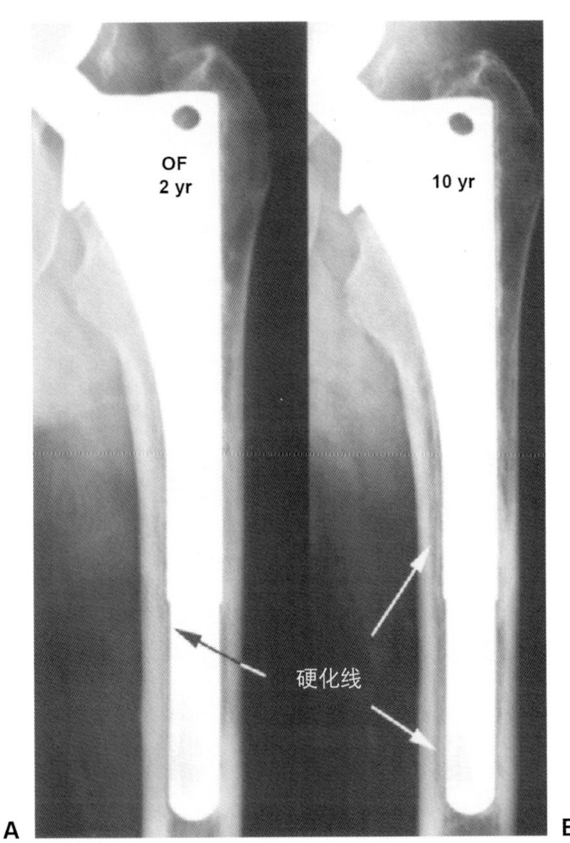

图59.4 术后2年（A）和10年（B）的股骨的影像学资料，AML植入物由纤维组织固定实现稳定。这两张影像学图片提示，8年间植入物在股骨内的位置没有任何变化。骨与植入物界面也未发生改变，表明植入物的稳定性

明显植入的不稳定性的迹象如图59.5所示。影像学的变化包括：假体迁移，通常是由下沉和内倾。不稳定的其他特征是：系列影像学图片中假体周围透亮区域进展性增宽。

手术原则

患者选择

非骨水泥植入物的发展及骨融合的概念起源于骨水泥性植入物松动所致的晚期失败的临床经验，尤其对年轻活跃个体而言。过去的30年间所有髋关节并非全部采用多孔涂层股骨柄，临床结果在年龄、性别、诊断及骨质量上无短期差异。与年轻患者相比，年龄大于65岁的患者或有骨质疏松者的临床结果并不更差，骨融合可靠性也不差。预测广泛涂层柄最重要的单一因素就是早期假体与股骨匹配的质量，特别是骨干。这一发现更多的是手术技术特征，而非任何患者参数。

使用广泛涂层柄的需求很简单：骨质能提供假体的初始力学支撑，具有相当充分的骨生成反应来完成骨长入（如典型骨折愈合）。只有少数患者是例外，无法满足该标准。

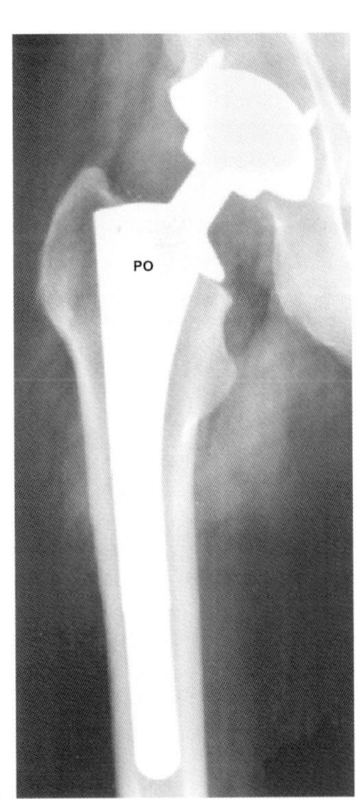

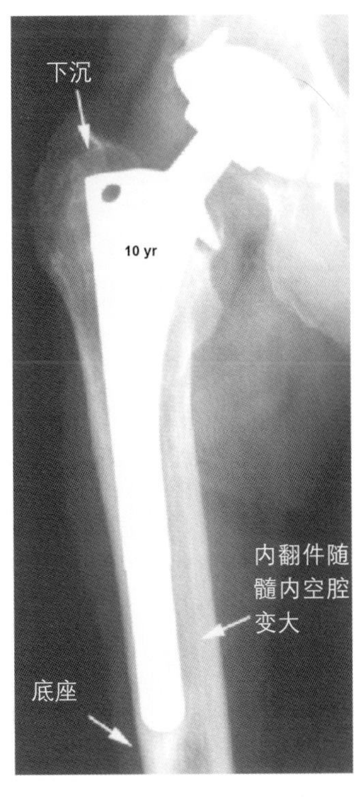

图59.5 术后即刻（A）及术后10 年（B）股骨的影像学图片，AML植入物固定不稳定。两张影像学图片中植入物在股骨内的位置不同。髓腔增宽，新骨似乎已经填满柄间断下方的骨髓腔

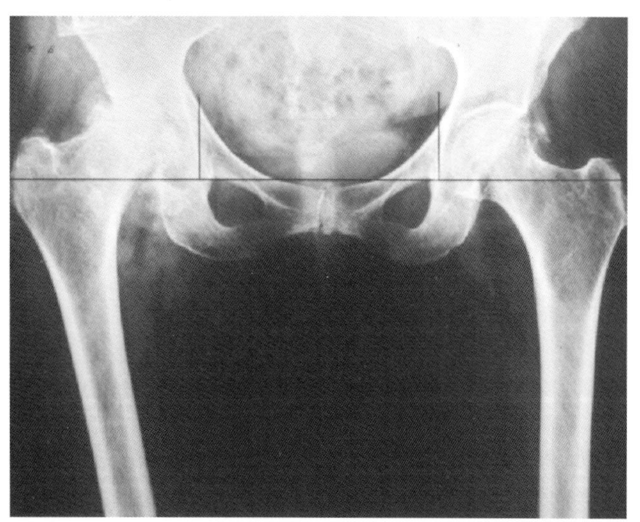

图59.6　用于术前计划的骨盆前后位（AP）片，双侧股骨均旋转

术前计划

使用高质量影像学图片进行仔细的术前计划对于成功的髋关节置换术至关重要。模板可以估计植入物的大小、在骨内的位置、股骨颈截骨位置以及髋生物力学重建(髋关节中心、腿长度、和偏心距)。在大多数常规情况下，术前的模板需要用两张影像学图片来完成：一张骨盆前后位（AP）、和一张包含近端一半的真正股骨侧位片。骨盆片需要用以下两种方式这样拍(图59.6)：首先是降低射线与盒式胶片高度，将髋臼包括进来，并至少包括8cm长的股骨。其他，内旋髋关节20°，获得前倾的股骨颈的真正AP位图。这个位置拍出的X线片能得到假体植入股骨的层面，以及测量真正的股骨颈干角的层面。如果是僵直的髋关节炎，髋关节无法内旋时，对侧（正常）髋关节可用来做手术计划，或者使用直接前后位（AP）片，整体旋转整个骨盆来获得需要的股骨旋转角度。

画模板

画模板过程有6个步骤。首先，计算出腿长度的差异。通过放置模块在脚底直到骨盆水平来完成；第二, 确定髋臼假体的大小和位置；第三，在股骨干的股骨中心线放置模板来确定柄的远端直径、圆柱状部分直径。正确的尺寸大小是填充满或略大于峡部，以使多孔涂层能接触的内皮质的内侧与外侧达

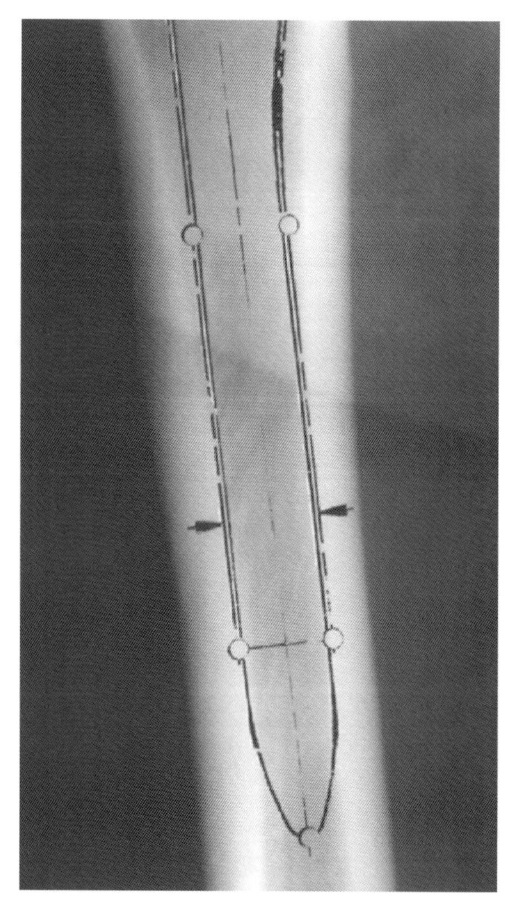

图59.7　使用AML股骨柄术前计划第3步

至少5cm（图59.7）。在峡部放置不同直径的模板，手术医生应能预测多大口径钻头能接触皮质内层，在哪个水平钻头会开始切割，超过哪个距离会切割。第四步包括确定股骨颈截骨水平及假体颈的长度（图59.8）。这两个变量一起会影响到植入体的座位水平、腿长度的恢复以及股骨偏心距。事先标记髋臼，并使用股骨模板对位股骨干，模板或增加或降低，直到其中一个潜在的股骨头中心直接与髋臼中心重合，或者直接位于髋臼中心之上，距离长度等于想要增加的肢体。然后标记股骨颈截骨水平并选择颈长度。目前选择的更小的切口，不能直接到达股骨颈截骨的传统小粗隆标志。然而，术前需要测量从大转子尖到股骨模板外侧的距离，并在术中使用试模，以至最终假体重建（图59.9）。AML系统包含两种近端几何形态：小的和标准的。小的近端形态只有一个股骨颈偏心距选择，标准近端形态则包括有一个标准和一个高偏心距选择。第五步是选择合适的近端植入物形状与偏心距，使其能充分填

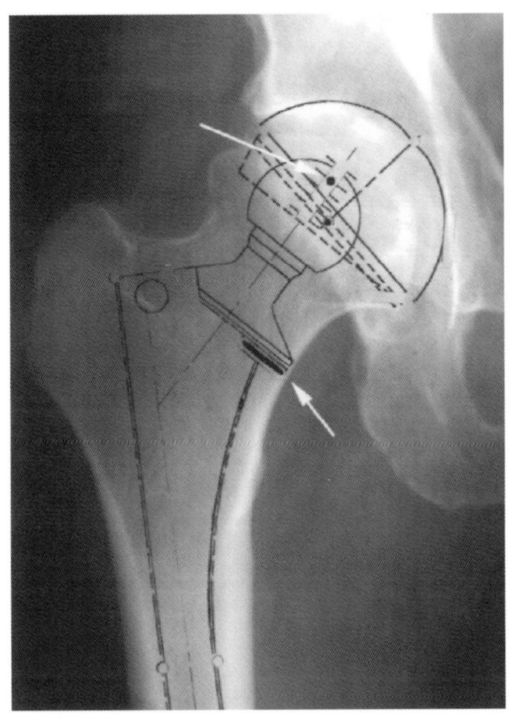

图59.8 使用AML股骨柄术前计划第3步

充股骨近端，并基于股骨颈截骨水平重现股骨偏心距。最后一步是对侧位片画模板。在需要的水平使用外侧模板，使得直柄前后边与内侧骨质表面形成三点接触。植入长度不应过长，以避免出现股骨前皮质穿孔的风险。除特殊患者外很少出问题，包括股骨扭曲变形的患者，以及翻修时需要使用更长的股骨柄者。

手术技术

成功植入广泛多孔涂层柄的手术技术独特而重要，包括暴露、髋臼准备和髋臼假体植入、髋臼试模定位、股骨准备、复位试验、股骨假体植入和闭合伤口。

暴露

广泛多孔涂层柄的植入用到了几乎所有髋关节手术入路。然而,固定于股骨干的直柄设计需要适度牵拉髋关节外展肌，在使用前方外展肌保留入路时柄的植入更加困难。我们将对后侧入路进行描述，它仍是目前使用最广泛的全髋关节成形术手术入路 。

患者侧卧位于手术台上，使用固定于手术台的骨盆钳将患者牢固固定在这个位置上。 所有的骨性凸起和腋窝都是垫着的。使用标准手术铺单技术，小心将腹股沟和会阴部隔离在手术区外。将低位腿（非手术侧）绑在手术床上，保持屈髋30° 、屈膝90° 。如果上位腿直接放在下位腿的上方，双膝均

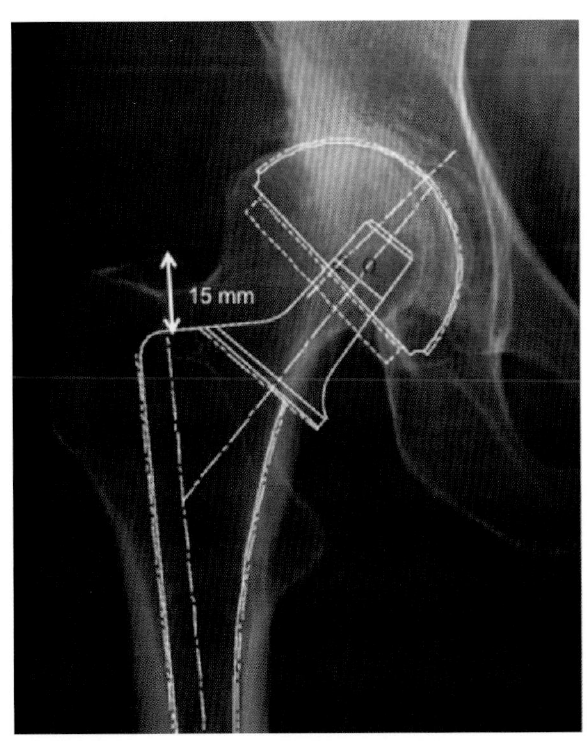

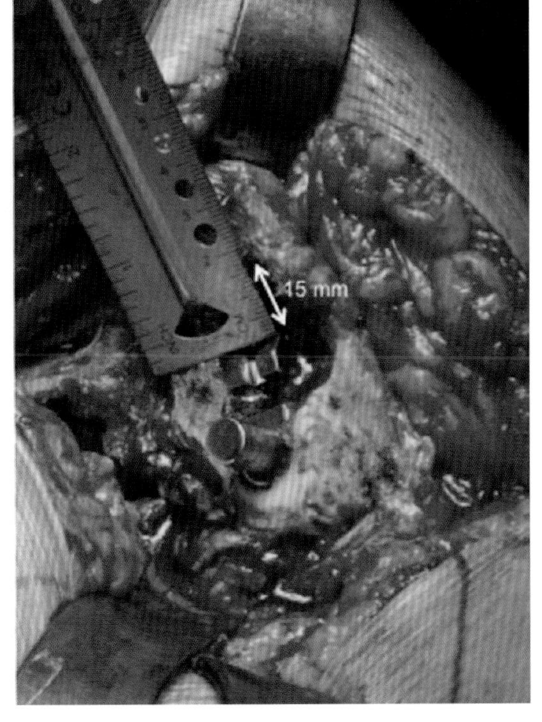

图59.9 术前测量从大转子尖到股骨模板外侧的距离，在术中重建

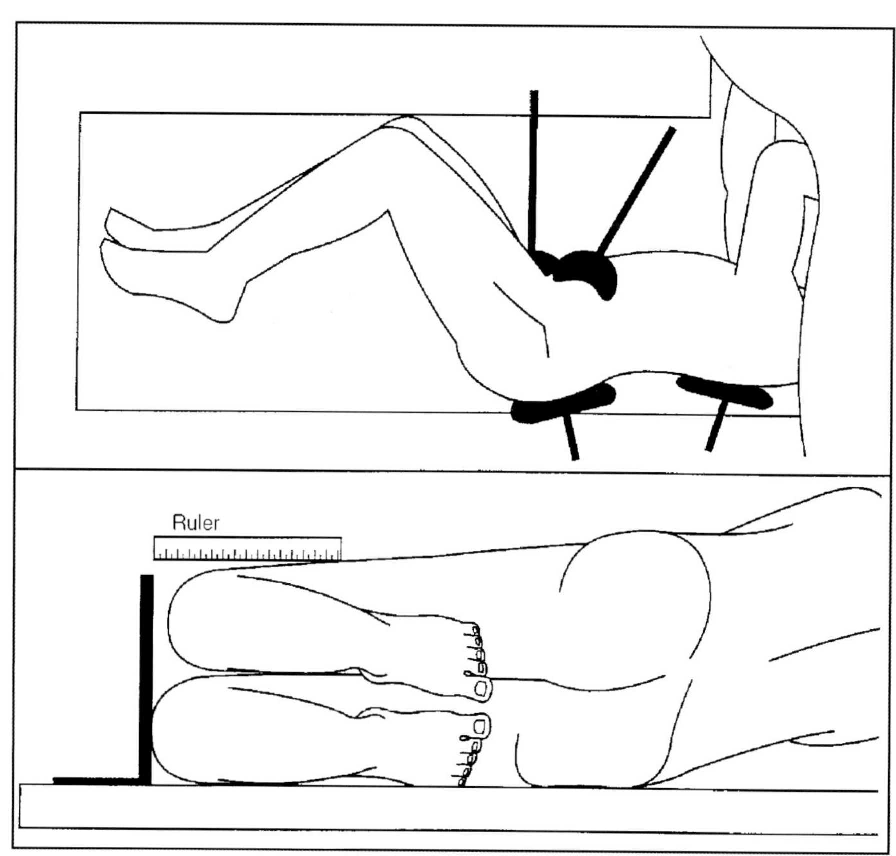

图59.10　采取后外侧切口手术时患者体位及长度测量

屈膝90°，可以比较腿的长度。患者侧卧于手术台时骨盆会倾斜。这会造成明显的下肢长度不一致，上面的腿看起来比其实际的要短。外科医生要用正确的角度和测量关节来测量(在膝部)股骨长度上的明显差异(图59.10)。

一旦完成浅层切开，在股骨颈基底部远端，循着在梨状肌与臀小肌的间隔切开关节。梨状肌、外旋肌群及关节囊和胶囊髋关节是作为一个独立的整体来牵开的。在脱位髋关节和切除股骨头前，将穿有5/32缝线的斯氏钉（Steinmann钉），穿过了臀中肌向回肠部。然后，针被弯折两次 90°，让暴露的尖端接触到大粗隆。用缝线标记这个点，在植入试模后用以监测植入物的偏心距和长度重要的是，每次使用这些技术时测量时都要将上位的腿放回原来的位置。

屈曲、内收、内旋股骨来脱位髋关节。在小粗隆下放置拉钩将股骨暴露在术野区域。临时切断股骨头。在髋臼暴露过程中从髋臼缘分离关节囊的上部与前部，这样就能将股骨拉到前方。术者也选择先准备股骨或是髋臼。应用股骨优先技术，术者可以在髋臼暴露前将试模置于模板水平，避免出现股骨颈初次截骨位置过高导致髋臼暴露困难的情形。此外，股骨锉也可以留在股骨内以减少股骨出血。

股骨准备

股骨准备的目的是创造与植入物相匹配的内骨面。这个过程需要用直的刚性钻头制备直的管道。正确的引导定位孔对合适的股骨假体放置至关重要。术者在梨状肌窝前方使用高速切削工具打孔。引导孔应比计划的髓腔尺寸至少大2mm。引导开口孔的位置在术前影像学图片上估计出来。扩大开口孔，使其比预期的植入物尺寸大些，能减少髓内管道的异常磨削。尽管插入髓腔的钻头逐渐扩大，但钻不能接触开口孔。如果接触到开口孔，就必须扩大开口孔，防止近端定位孔影响远端钻的方向。目的是钻头扩大远端髓腔时避免近端撞击。开口孔定位及钻孔技术详见图59.11。与远端髓腔配合松散的小钻头不能控制近端钻头的位置。然而，当使用更大的钻头时，紧密的远端配合将能控制钻头近端部分的位置（图59.12）。为了正确地完成钻孔，术者必须扩大开引导孔。图59.13展示了一个病例，不正确的开口孔导致股骨干的偏心磨锉。

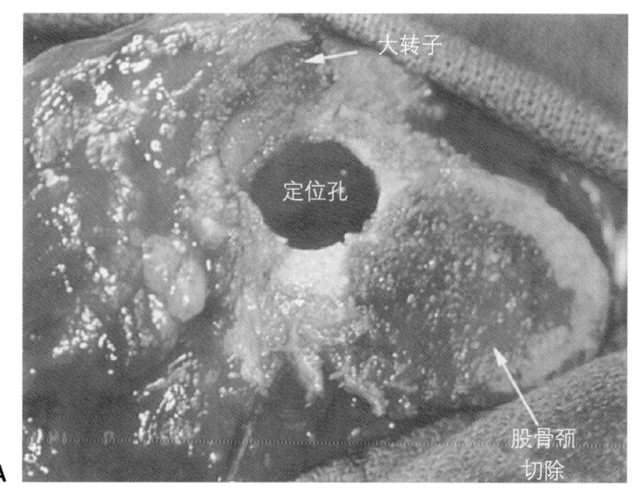

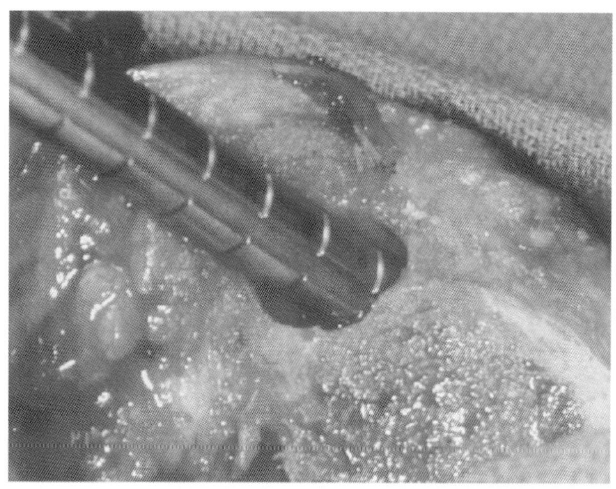

图59.11 A. 股骨颈开口位置尽量偏外；这需要去除大粗隆的骨质；B. 股骨铰刀不应接触到开口或引导孔边缘

钻孔的距离可以从钻头上的标记来确定，可以参考大粗隆或股骨颈切断处中部，根据所使用的假体系统而定。随着孔道准备完备，开始切削的钻的尺寸、钻的深度应与术前计划的钻孔尺寸紧密配合。缺乏这样的互动应被视作钻孔执行不正确的警告。在这种情况下，应行术中X线确认钻孔方向。开口错误时会发生这个问题，从而影响远端钻孔路径。在这种情形下，比估计略小的钻可能会内翻位卡在远端。如果同心圆、居中磨锉，钻头向远端推进应无须手动施加压力。随着钻的逐渐增大，钻就随着距离增加开始铰削骨了。手术医生喜欢圆柱形扩大髓内管道至少3cm，这个区域与股骨假体的圆柱形多孔涂层相对应。

当远端股骨准备好后，用钝头近端铰刀准备干骺端骨质。用钝头切割铰刀对股骨颈内进行塑形（图59.14）。小心不要过多去除干骺端骨质。虽然柄是远端固定的，近端的骨接触和骨长入对于长期固定和防止磨屑向远端迁移至关重要。干骺端锉有两种不同的尺寸。先用小锉，以使大粗隆尖刀锉的外侧距离与模板中的距离相匹配。如果还有骨领残留，就需要用大尺寸的锉。更大的干骺端尺寸有增加股骨偏心距的优势。在这一点上，骨领与髓腔锉齐平。

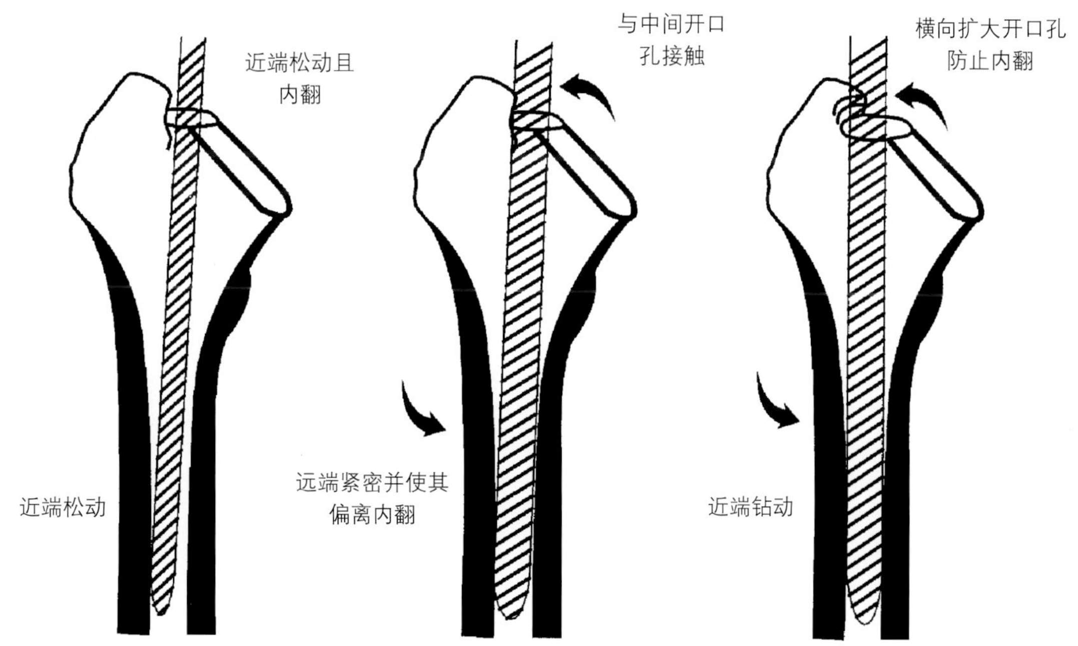

图59.12 这三幅插图图示就是为了适应更大的铰刀有时需要修改开口孔的原因

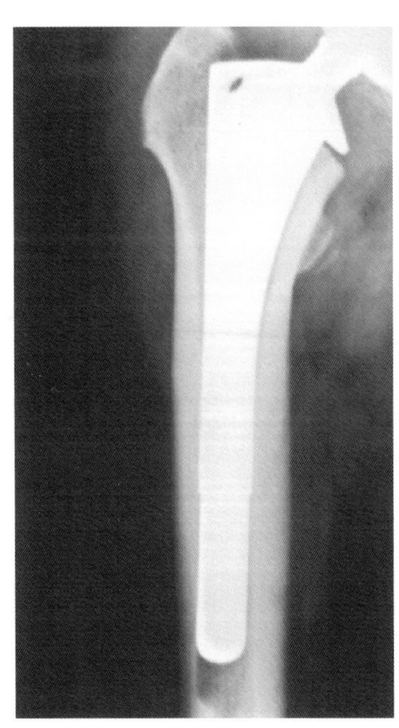

图59.13 患者的术后片，不正确的开口孔导致股骨柄的磨锉不佳和定位不良

髋臼准备和试模定位

一旦关节囊上方和前方从髋臼缘游离出来，可以在髋臼前缘耻骨上放置拉钩，从而将股骨移向前方。股骨前移会导致股骨后外侧部分臀大肌止点的部分剥离。在闭孔放置钝头拉钩，用板状拉钩牵开后关节囊以架空坐骨。然后切除盂唇和暴露髋臼横韧带就很容易了。放置该拉钩暴露的髋臼如图59.15所示。

髋臼的准备是用直径逐渐增加的球形锉准备的。每锉1mm逐号增加，磨锉应以大约45° 外展角和25° 前倾角定位。在此方向上，在无发育不良或髋臼前倾等髋臼畸形的情况下，髋臼锉的轴是垂直于髋臼缘的（图59.16）。直到软骨下骨部分去除并出现点状出血，需继续使用更大锉。 然而，应避免过度磨锉软骨下板、前柱和后柱。外科团队通常不会磨锉深达髋臼窝。磨锉深度应与模板画的髋臼位置相匹配，常不会更比髋臼试模边缘压配所需的位置更靠内侧。

一旦我们获得了半球形的髋臼床，就会置入髋臼试模来评估其覆盖度和最佳位置。图59.17显示了髋臼试模假体在准备的髋臼中的正确位置。初始置入需要利用诸如髋臼横韧带、髋臼外伤缘等内部标志。这样的内部标志性建筑。臼杯的内下缘与髋臼的上缘之间的关系应与术前计划记录的大致一样。髋臼试模应与髋臼窝紧密配合，假体与准备好的髋臼窝之间的表面接触可以穿过臼杯试模上的空洞观察到。

试模复位试验

对髋臼和股骨试模假体进行复位试验。通过股骨头切除前事先放置的斯氏钉和缝线来同时评估肢体长度和偏心距（图59.18）。腿的长度也可用膝盖测量来确认（图59.10）。股骨偏心距和肢体长度可以通过以下方式来调整：假体的颈长度，假体置入的水平（通过重切股骨颈，将植入物打向更远端），假肢体的配置（颈干角从135° 改为125° ），或者综合以上措施。

目标是在保证腿长度相等的同时，保持或增加股骨与骨盆之间的外侧距离。股骨和骨盆之间的外侧分离距离减少会导致髋外展肌张力和力量变差、关节反应力增加、最重要的是会增加术后髋关节脱位的可能性。

髋部的稳定性可以通过在体试模试验来评估。通过屈曲、内收和内旋髋关节评估后稳定性。大多数情况下。屈髋90° 、内收20° 、内旋50° ，髋关节应该稳定的。除了评估后稳定性外，手术医生还必须通过完全伸直、外旋髋关节来确认前稳定性。前关节囊切除后，这样的评估就极为重要。

当出现髋部不稳定的证据时，必须确定其原因。假体对位异常可能是不稳定的来源。一旦钻孔和磨锉已经完成，股骨假体的旋转基本上已固定。如果股骨上已有多余的前倾，髋臼试模的前倾需要调整。通常后方不稳定是由大粗隆的异常前部突起和盆骨之间的骨性撞击所致。切除大粗隆前方的骨性突起部分可以解决该问题。将股骨外置、增大股骨距离骨盆的外侧距离，也能减少撞击。使用更长的假体颈长组件，或外置的髋臼衬垫可以实现股骨外置。

髋臼假体植入

植入的髋臼假体直径比最后的磨锉大1mm。不

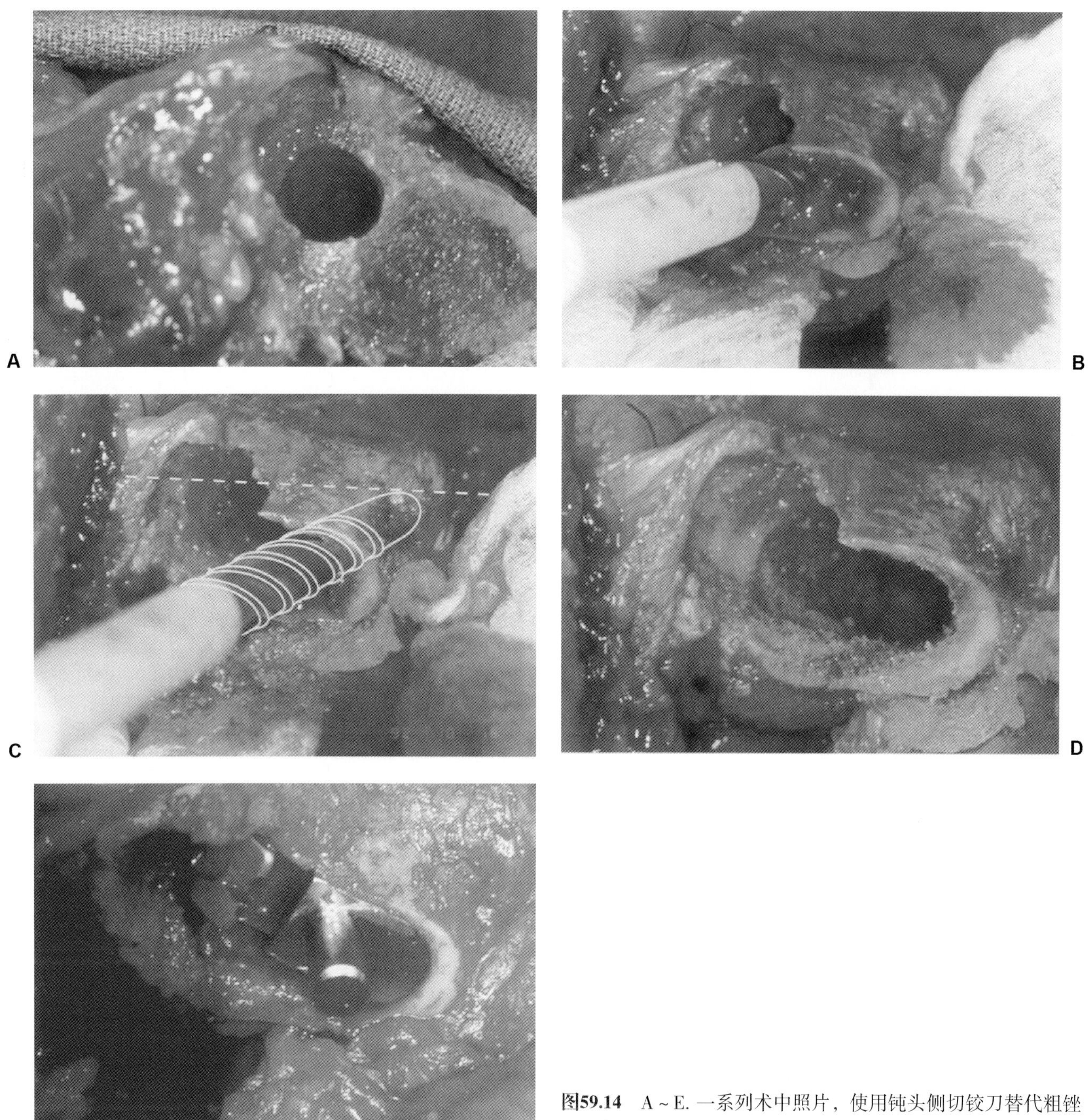

图59.14 A～E. 一系列术中照片，使用钝头侧切铰刀替代粗锉刀准备股骨颈。使用粗锉反锉至正对股骨颈的假体外侧水平

同的臼杯都可以使用，但是在大多数情况下，我们更喜欢一个钉子或螺丝孔的臼杯。臼杯中央顶部孔带螺纹，可以与打击器连接。当臼杯植入后，打击器移除后，中央孔用带螺纹的塞子填充。仔细准备髋臼，不使用螺钉即可获得极佳的植入物稳定性。如果手术医生认为需要辅助固定，可以使用带钉或螺钉的臼杯。

股骨假体植入

一旦手术团队患者腿的长度、股骨外置的量、头在臼杯内的稳定性均满意，就可以取出试模假体，并植入同等尺寸的永久性假体。此时，手术医生必须对过盈配合的股骨假体的理想大小做出决定。过盈配合或“刮入匹配”的量是把柄稳稳地打入髓腔直至其停止。柄应比其最终位置高大约5cm（图59.19）。有时，柄的高度会超过5cm，或柄未

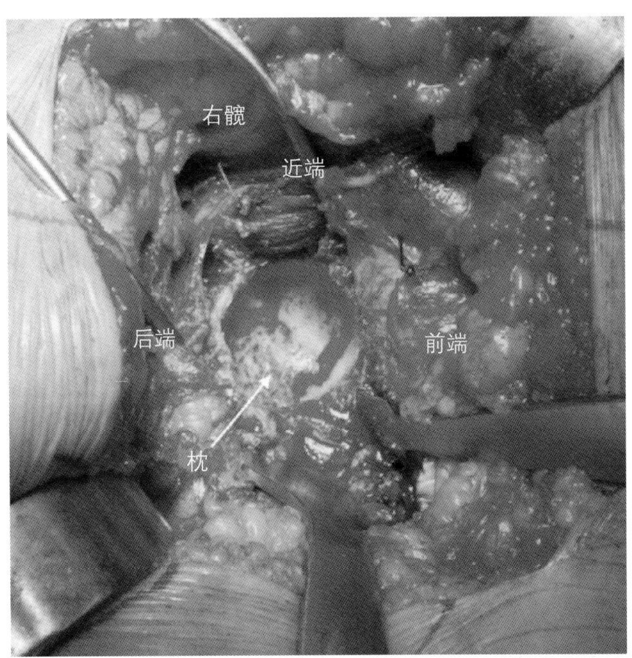

图59.15　髋臼的360° 可见

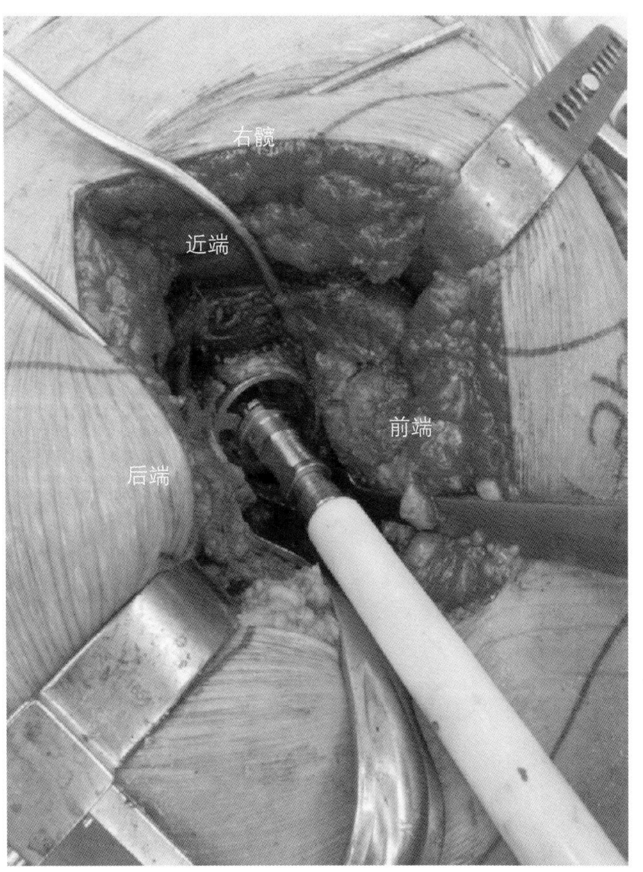

图59.16　髋臼锉基底与髋臼缘平行

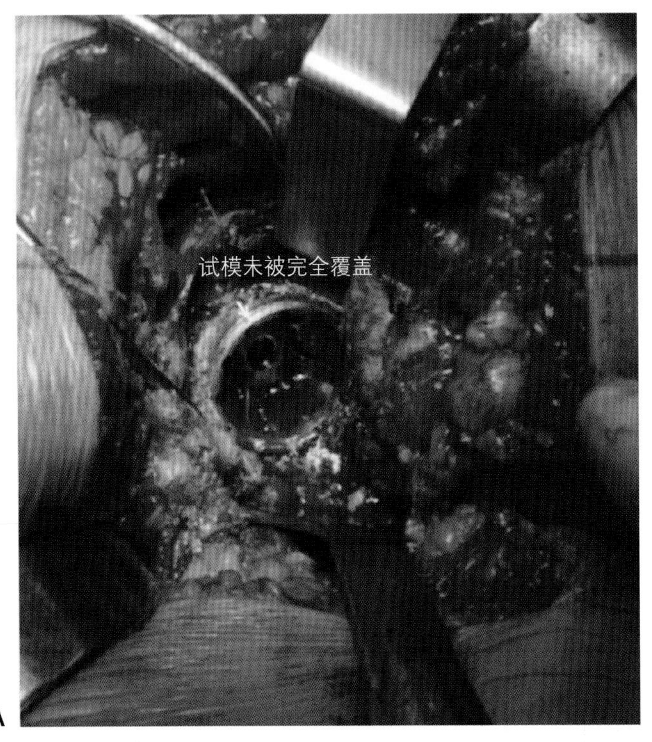

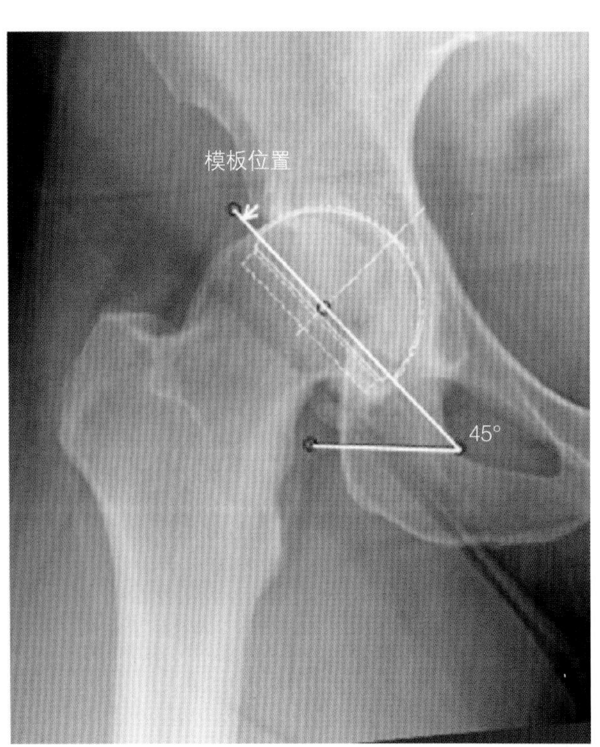

图59.17　术中重要标志，如髋臼外侧未覆盖量（A），应当与术前模板（B）相匹配

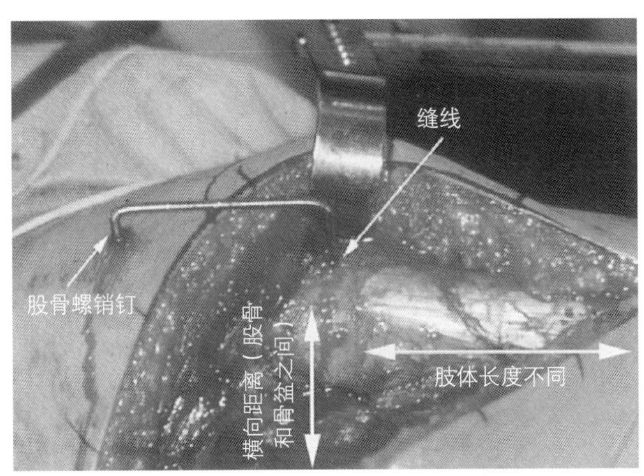

图59.18 股骨和骨盆之间的距离是通过复位髋关节，并确认骨盆的髂骨钉末端与大粗隆上事先预留的缝线两者间的关系来实现的

达到初始打压位置但似乎已紧。在这种情况下，移除柄，最初准备的管道比最终柄要小0.5mm，并将其扩至与最终柄相同的直径。考虑这个所谓的“线对线”压配，应该在对柄进行强力打击、并在卡住前进行。这个决定取决于最后一个铰刀的紧密度，严密的铰孔的长度和手术判断。当磨锉“线到线”压配时，可以选择完整长度的柄，并最终少磨锉1～2cm。

打击柄时，最初每一次撞击可能会推进5mm，但随着多孔涂层与股骨接触的增多，股骨推进的量逐渐降低。在打击柄最后的2cm时，每次锤击只能前进0.5mm。

术后护理

术后护理要围绕这个概念，即成功的骨长入需

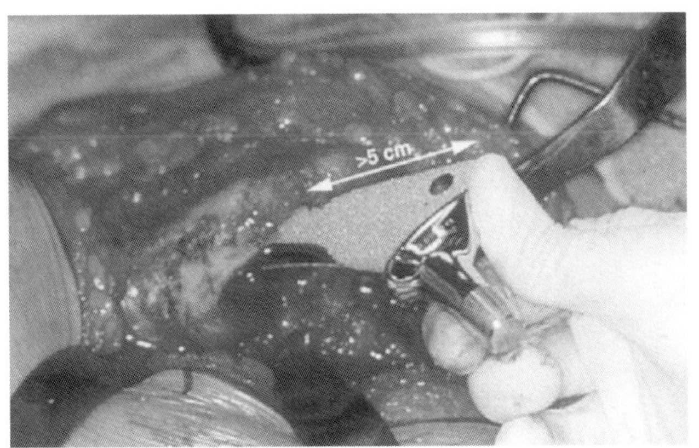

图59.19 使用约0.9kg重的锤子进行有力的压配来坐实植入体。打压植入物时不能超过图中所示的点

要骨-植入物界面的微动尽量小。磨锉的不足与大量涂层一起能创造极度紧密压配，这些病例可以允许早期负重，未观察到有不良后果。作者推荐4个支点的负重步态，安全起见使用助步器或安全拐杖至少2周。

广泛涂层股骨柄的临床结果

首例多孔涂层股骨假体在1983年被批准不使用骨水泥。这款假体，即AML股骨柄，被认为是一种广泛的涂层的装备。今天，有很多类似的多孔涂层植入物。从1982年，我们开始使用广泛多孔涂层的股骨假体。我们最老的病案是1982年10月至1984年12月期间连续性进行的未经特殊选择的223髋。在这些病例中有119例有平均22年随访。股骨柄的20年生存率为98%。此外，我们还研究使用了最初并不被认为是有效的非骨水泥技术的患者的疾病过程。在我们的类风湿性关节炎患者中，2/3的患者在手术时使用类固醇激素。平均11年的随访只有7%的失败。同样地，大于等于65岁的患者只有2%出现失效。尽管我们已经回顾了在50岁以下的患者和发育不良的患者，我们最年轻的患者是平均年龄31岁的48髋一组患者。平均随访10年，未出现股骨失效的情况。

其他作者与机构已经报告了广泛多孔涂层AML股骨假体的结果。Kronick等的报道中50岁以下的患者最多，有174髋。Chiu等也报告了年轻的患者27个AML股骨假体的结果，与34个PCA近端涂层解剖型股骨假体进行比较。Nercessian等的随访时间最长，平均为10年（范围为9～12年）。最后，Woolson和Adler对25名允许全负重的患者与24名部分负重患者（25髋）进行对比。至少2年的随访未发现松动的病例。

这些结果，包括所有的诊断，与许多中心的结果惊人的一致。虽然结果很好，人们对广泛多孔涂层股骨假体的担心是硬的广泛多孔涂层导致的应力遮挡所继发的近端骨丢失，这会在翻修时制造困难。虽然需要对股骨适应性重塑的长期结果进行随访，平均14年的随访时间，我们未看到任何可以导致近端应力遮挡的不良的临床结果。在我们的患者

中，继发于应力遮挡的广泛的近端骨质丢失，在影像学上表现为骨长入，25%的病例有长入情况。在剩余的70%～75%的病例，近端骨质丢失的程度较低，存在明确的骨长入。

另一种担忧是大腿疼痛，常认为是使用长的、硬的、常用的大直径柄所致。尽管很清楚，任何类型的松散固定的柄都会引起大腿疼痛，但也有使用广多孔涂层柄引起活动受限的大腿疼痛的报告。我们已经描述了一组至少随访5年的426例髋出现大腿疼痛的概率。11个患者（占2.9%）有活动限制的大腿疼痛。然而，11人中有10人较其手术前疼痛减轻，这10人中有9人对其髋关节手术仍然满意。

大直径的柄要比宿主骨更硬，可能会导致大腿痛，为解释这种担忧，我们对1545名使用大直径广泛多孔涂层柄的患者进行了评估，在15年生存率达98%的研究组，4% 的患者存在导致活动受限制的疼痛，且发现柄的直径没有关系。

结论

广泛多孔涂层柄最初是作为年轻活跃患者骨水泥柄的替代产品而开发的。超过10年病例随访的病例中，因柄松动而翻修的不足2%。近端会因应力遮挡而产生骨减少，这是不需要的反应，但到目前为止还未产生任何临床问题。

基于对这些柄基础物理及机械特性的科学研究、取出的良好固定的植入物研究、以及结果描述良好的前瞻性临床和影像学随访，广泛涂层柄可能是研究最多的股骨植入物。广泛涂层柄的目标是实现尽可能多的骨长入，当整个柄都是多孔涂层时，骨干部位就会出现最大量的骨长入。广泛多孔涂层达骨干的股骨植入物仍将流行，原因如下：手术技术很容易正确地执行，当执行正确后达到骨长入的几率会非常高，可能会超过98%。患者对多孔涂层植入物的满意程度也非常高。广泛涂层股骨假体和所有非骨水泥股骨假体的问题都是在于其柄周围及多孔表面，而在于承载表面。

R. Michael Meneghini
William Capello
James D'Antonio

60

第60章　羟磷灰石涂层股骨组件

介绍

30年来，钙羟基磷灰石(HA)，一种天然存在于牙釉质和脊椎动物骨中的磷酸钙，已被研究作为一种植入物，用于在髋关节、膝关节和其他关节内固定非骨水泥的假体。HA涂层髋关节假体的固定于1985年首次被Furlong and Osborn使用于英国，1986年被Geesink使用于荷兰。近30年后,翻修报告率从HA涂层髋关节假体非常低，而患者满意度根据活动和痛苦水平评价一直是优秀的。Jaffe 和Scott1986年发表的羟磷灰石涂层和其应用系统性回顾发现，羟磷灰石涂层股骨组件在大约10年随访, 根据临床和影像学的表现，证明与其他假体相同，且在大多数情况下优于其他假体。此外，他们还报告说，在外科手术的时候，有涂层的部件需要比骨长入设计初期固定不需要那么紧密。

通过等离子喷涂技术对植入物和标本进行早期的机械拔出和疲劳试验，发现植入物/涂层/骨复合材料的机械失效可能发生在骨界面，或在涂层内部，或在涂层与基体之间。失败的类型取决于许多因素，包括在涂布应用前送去等离子枪的HA粉的质量和植入物的粗糙度。一旦这些因素被控制，涂层的机械性能就会被发现依赖于涂层厚度，厚的涂层比薄的HA膜更容易失效。更厚的涂层可能被诱导从植入物基质中脱去，或者可能被迫在涂层物质中失败。在皮质假体模型和一个髓内植入模型，50μm厚度剪切强度表现出显著高于200μm厚涂层植入时的骨床。根据这些和类似的发现大部分，但不是全部植入物制造商生产的涂料对临床使用厚度均在50 ~ 75μm范围。

一些早期的临床前研究显示，在涂覆的植入物和骨之间有潜在的依附强度。在许多模型中，未涂覆的控制植入物往往与牺牲的纤维组织周围的接缝有关，而在植入物的表面上，在植入物的表面上，在6 ~ 10周的植入物内出现了骨增生。当稳定的植入物有与骨和涂层不接触的界面区时，骨桥就被证实为2mm。动物模型是由Søballe等建立和展示能力的HA涂层植入时诱导填缝旨在提供前确定涂层之间的空间和骨植入。更令人印象深刻的是同一组报告的微观研究。当弹簧HA涂层植入物被放置在狗的股骨髁,骨骼对涂层界面的微动500μm。这些研究结果支持了Jaffe和Scott的观点，即最初的压配可能不像其他设计一样，对HA涂层至关重要。

在体内的研究中，HA涂层的生物相容性很好，主要用于钛或钛合金基板。广泛报道了磷酸钙材料的通用性和一般的良性性质，并描述了一些不良反应。在大鼠中有一种对HA的炎症反应，与对照相比，在狗的周围环境中有轻微的炎症反应。一般来说，磷酸钙的一个吸引人的特征是它们整体缺乏毒性。一种富含钙和磷酸盐的环境的快速的脱出，已经被证明有助于早期骨的内向性生长，并增强在HA和骨之间建立联系的潜力。在某些情况下，HA涂层似乎可以促进骨骼生长，而不是占据骨骼生长空间。

涂料化学控制着涂料溶解在体内的速度。非晶质磷酸钙比磷酸四氢钙（TTCP）要快得多，这比磷酸三钙（TCP）要快得多。所有的溶解速度都比羟基磷灰石快。因此，“HA”涂层的溶解速率取决于最终产物TTCP、TCP和其他钙盐的分数。除了化学成分外，涂层的溶解度是由其结晶性决定的，结晶度越高，涂层越稳定。然而，涂层越稳定，其生物活性就越少。在一项研究中，利用环境扫描电子显微镜（ESEM）和透射电子显微镜（TEM）研究了在狗身上放置的低、高结晶度涂层环境。3小时后，在结晶度较低的涂层附近可以看到类似板状的磷灰石晶体，但在较高的结晶度涂层附近是不可见的。这些数据增加了HA涂层生物活性的潜在机制的支持:钙和磷酸离子的溶解导致了周围体液的过饱和，促进了在植入物表面的碳酸磷灰石结晶的再沉淀。随后，有人提出，在任何涂层上的生物活性都取决于表面的粗糙度，而不是由羟基磷灰石涂层所提供的化学物质。骨为犬股骨髓内植入物，涂上一层等离子喷涂的羟基磷灰石，与在羟基磷灰石上放置的一层钛表面的钛膜相比较。该薄膜保存了HA涂层的表面形貌，但阻止了磷酸钙盐的释放。作者认为，表面粗糙程度是骨位置的主要影响因素，尽管戴面具的植入物所占骨的比例小于80%，但以暴露的HA涂层来测量。对其结果的一个警告是，植入物被卸载了。牙科文献显示，即使是光滑的钛植入物，只要植入物仍未加载，也可以成为骨整合体，但在加载和相关的微动的情况下，它将无法整合。

临床上，羟基磷灰分的植入物已经使用了25年以上。临床效果持续增长的报告显示，髋关节在近端涂层设计和完全涂层设计的临床效果。所述涂层或其溶解产物的并发症很少。关于涂层碎片可能与第三体界面磨损有关的建议基本上被驳倒。事实上，缺乏或预防颗粒侵入固定界面是早期临床研究的关键发现之一。动物身上也有类似的发现。例如，植入的研究放在与关节空间通信的颗粒尺寸范围从0.2到11μm注入显示只有少数HA涂层植入物周围的聚乙烯颗粒,但是大量的粒子在裸露的植入物。在尸检中发现的近端HA涂层植入物的几个组织学检查显示，在HA涂层附近的组织中有新的骨形成的证据。在一些对尸检和检索标本进行的研究中发现，在活体解剖和检索标本中存在一些涂层去除的证据，并没有证据表明长期临床结果受到影响。事实上，鲍尔等指出涂层成为骨骼重塑的一部分（根据沃尔夫定律）由于植入物的存在，骨头的应力状态发生了变化。在髋臼侧，先前关于HA涂层没有为插座提供足够的固定的担忧已经被解决，主要是设计问题而不是涂层问题。后来的报道说，绞锁的髋臼设计可以与最好的多孔设计相媲美。

1992年，我们报告了在美国15个地点进行的多中心临床试验的初步结果（omnifit- ha, Osteonics, Allen - dale,NJ）。被证实为完美生存的柄。1998年我们3个髋臼的组件的性能分析植入这个患者组和报道螺纹HA涂层杯好的结果（Omnifit-HA螺纹，Osteonics同），多孔杯好的结果（艾伦代尔Dual-Geometry Osteonics, 新泽西）和光滑HA涂层杯糟糕的结果（Dual-Geometry HA / Dual-Radius-HA Osteonics）。本章将分析11～15年的原始柄和杯的性能，并回顾一项对第二代压配杯的短期研究。

羟磷灰石涂层股骨和髋臼组件的临床经验

在1988年1月至1990年11月间，在美国的15个地点，有38名患者接受了一个多中心的IDE研究，其中有436个羟磷灰石涂层的股骨柄。早期的临床资料已报告。在这项研究的最初5年的承诺结束时，有4个地点的5名外科医生在52名患者中做出66个髋部的贡献，他们选择离开这项研究。我们后来报告了274名患者（314个髋部）的数据，并有10年的最低跟踪记录（43位）。在2006年的报告中，报告了这个羟基磷灰石的股骨柄系列的进一步的临床随访，并在2009年报告了一项专门针对这个羟基磷灰石的股骨的晚期重塑特征的放射学研究。股骨成分（omnifit- ha,Stryker Orthopae- UNK, Mahwah,NJ）在这两种多中心研究中都使用了钛合金，磨砂喷涂，直柄但是锥形，有双楔的近端构型和正常步骤（图60.1）。柄表面粗糙度3.0～4.3μm HA之前。厚厚一层致密50μm HA应用压痕的近1/3的杆使用等离子喷涂技术收益后的表面粗糙度4.3～8.1μm应用程序。3种髋臼组件设计（多孔、光滑、有螺纹的HA）与此涂层的柄一起使用。由纯钛制成的压配型涂层髋臼组件，有一个外围加载设计，其中一个锥形部分被叠加到一个复合的半球几何上(图60.2A)。这些压配合杯有滚花表面加工的外围区域要压入200μm深度，为了改善压配合的安全植入时。在欧洲，有螺纹的ＨＡ涂层杯被广泛使用但在最初的多中心研究

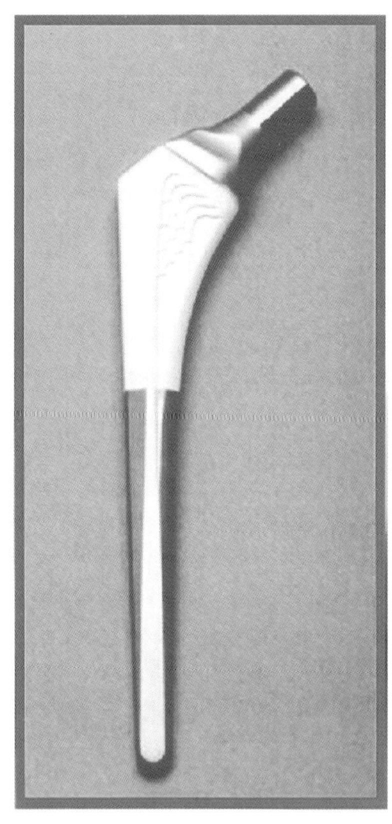

图60.1 Omnifit-HA股骨假体

中，对HA涂层的柄进行了研究。这个有丝扣的臼杯一般设计与力压适配杯相同，除了在外围有一个大的中央穹顶的孔洞和螺纹，可以将组件固定在准备好的髋臼（图60.2B）上。臼杯的选择是由外科医生的喜好决定的。

在第二组多中心的氧化铝-陶瓷界面承表面的多中心研究中，采用了一种与多孔材料（PSL,Stryker矫形外科，Mahwah,NJ）相结合的全 H A 柄，或应用干植入物衬底（secur - fit,Stryker矫形外科，Mahwah,NJ）（图60.2C）的一种带有粗糙钛涂层的涂层杯。这个圆锥形的臼杯有一个双半径设计，围绕着壳体的圆顶和与氧化铝界面承结合（ABC）的一个莫尔斯圆锥。PSL杯采用陶瓷/陶瓷或聚乙烯/金属界面承，而安全匹配外壳采用陶瓷/陶瓷界面承。在此基础上，对安全匹配杯的锁定结构进行了改进，以接受氧化铝陶瓷或聚甲基聚乙烯衬垫（Trident, Stryker矫形外科，Mahwah, NJ）（图60.2D）。股骨头尺寸由外壳尺寸和三叉戟杯决定。一个28mm的头部被用于臼杯尺寸46和48mm；一个32mm的头部使用的臼杯尺寸为50～56mm；在1996年10月至1998年10月间，有22位研究者在458名患者

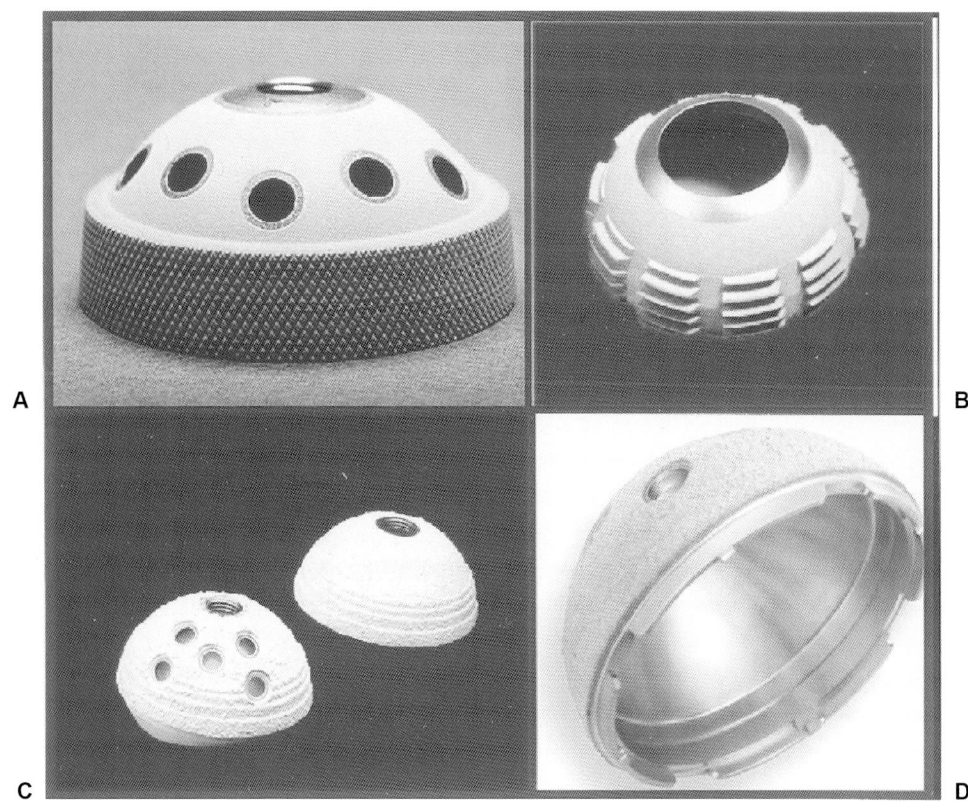

图60.2 A. Omnifit 压配型HA涂层臼杯配聚乙烯内衬；B. Omnifit 螺旋臼杯；C. securfitHA涂层PSL臼杯配陶瓷内衬；D. TridentHA涂层PSL臼杯配陶瓷或聚乙烯内衬

中植入514个髋关节。所有的患者都接受了Omnifit-HA柄，被随机选择。

在多中心研究中，术前、术后早期、6个月、1年及以后每年均收集临床和影像学资料。临床评估包括髋关节疼痛、跛行和功能障碍，以及Harris髋关节评分在每次临床访问时计算。影像学评估包括对柄稳定性，由Gruen区决定透亮带、股骨距骨吸收，沉降、骨膜皮质肥大、松质骨聚集和骨溶解。使用Engh等所描述的标准来决定柄的稳定性。如果没有X线透亮线和在羟基磷灰石的区域内的骨膜增生（松质骨聚集或点焊），一个柄被认为是稳定的。一根柄被认为是稳定的与纤维的内生性生长，如果有平行的透亮线涉及羟基磷灰石的区域，但没有沉降。一个柄被认为是不稳定的，如果它是圆形的，由非平行的透亮线或如果它已经下沉。对于臼杯，组件的稳定性是使用Engh等所描述的标准来确定的。基于DeLee和Charnley的3个区域被描绘出来，以便对每个患者进行明显的X线片对比。X线片改变记录，透亮带的变化，骨密度的变化，臼杯的移位和骨溶解。骨溶解损伤被定义为骨密度减少的封闭区域，与大小无关。任何异常的发现都证实（可能）在侧放射学上。髋臼部分的任何高级或内侧偏移都是用连续X线片来测量的。对于翻修率和生存率分析，在这两项研究中，我们测量了柄干的无菌性松动率和机械失败率，以及每一种类型。

表60.1	两个使用相同羟基磷灰石涂层的多中心研究的人口学特征	
	美国/欧洲 HA多中心研究	美国 陶瓷对陶瓷 多中心研究
髋数（患者数）	262 (226)	723 (689)
平均年龄（岁）	52 (18 ~ 72)	53 (21 ~ 75)
性别	50%男性 50%女性	64%男性 36%女性
诊断	66%骨关节炎 27%股骨头无菌性坏死	79%骨关节炎 14% 股骨头无菌性坏死

临床结果

两个临床研究的流行病学资料列在表60.1。混合研究中有将近1000例患者，THA平均年龄53岁。大部分患者是男性（男女比例60%：40%）绝大多数人诊断为骨关节炎（76%）。在临床上，绝大多数的多入组患者都没有或轻微的疼痛，行走时没有或轻微的跛行，在良好或良好的范围内有Harris的髋关节得分。

长期HA柄研究

在平均11 ~ 15年的随访（表60.2，左栏）中，有12个柄由于任何原因被翻修。三杯和柄经翻修后继发于深部感染，两种柄需要翻修由于股骨骨折。此外，翻修了6个稳定的柄。3根稳定的柄被翻修由

表60.2	使用相同HA涂层支架的两个多中心研究的股骨假体失败率	
	美国/欧洲 HA多中心研究	美国 陶瓷对陶瓷 多中心研究
平均随访时间（年）（范围）	12.8（11 ~ 15）	3.7（2 ~ 7）
Harris Hip 评分（平均，范围）	88（36 ~ 100）	97（30 ~ 100）
全因假体柄翻修率	12	7
股骨骨折	2	2
浓度败血症	3	2
疼痛（假体柄不稳定）	3	2
更换臼杯（假体柄稳定）	3	0
无菌性松动	1	1（后创伤）
影像学假体柄松动	0	1
股骨假体机械性原因失败	1 + 0 = 1/262（0.4%）	1 + 1 = 2/723（0.3%）

于疼痛，另外3种稳定的柄在对无菌性放松或过度聚乙烯磨损的时候进行了选择性的翻修。只有一种柄被翻修为无菌性松动。在9.5年时，无菌性松动与过度的聚乙烯磨损和渐进性近端股骨骨溶解有关。没有放射学松动的柄。因此，前部涂层柄干整体股骨机械失败率为0.4%（262例髋）。在这个多中心的研究中，146位患者中有166例髋部之后进一步降到最低15年临床结果保持无菌性松动和单柄翻修报告在上面的结果中,对于一个整体失效率为无菌性松动或机械失效的0.6%，15～18年。143个髋详细的长期影像学评价髋部从这个多中心研究小组提供详细骨重塑在HA涂层钛杆至少15年。根据15年影像学结果，重构是分为3个特征组：30%的髋部最小重构变化，37%的髋部皮质肥大在术后5年落在柄的远端方面，和33%的髋部皮质骨痂形成术后10年后最为明显。在植入时，皮质性狭窄的柄更有可能是女性，并有多个DOrr型B或C型，表现出一种更典型的重塑模式，在更坚硬、更广泛的多孔涂层柄中观察。然而，尽管在这项研究中骨适应和重塑的变化，但在15年的时间里，所有143个柄都很好地固定并临床运作良好。未来15年是否还会继续发挥作用还不得而知。在表60.3的左两列中，给出了压入式和有螺纹的HA涂层杯的入口特征和罩杯失效数据。在大约一半的髋部与压合和螺纹的HA涂层杯中，股骨颈的扇状分布可见，然而，与压配型的HA涂层杯相比，髋臼骨溶解的发生率要高得多。此外，目前还对压配型HA涂层杯的髋臼机械失效率进行了分析，在平均11～13年的跟踪调查中，有26.4%的人参加了有螺纹的HA杯。

短期多中心HA柄研究

在这两种陶瓷研究中，有7个有涂层的柄被翻修（表60.2，右列）。两杯和柄经翻修后继发于深部关节感染，2根柄需要翻修由于股骨骨折。一名患者因腿部疼痛而进行了1个月的干细胞移植治疗。一种稳定的柄，脓毒症被怀疑但未证实，被翻修为

表60.3 4种不同HA涂层髋臼假体失败率比较

	HA涂层压配（Omnifit）	HA涂层螺纹	HA涂层电弧沉积（Secur-Fit）	HA涂层电弧沉积（Trident）
内衬类型	CoCr/UHMWPE	CoCr/UHMWPE	氧化铝陶瓷/氧化铝陶瓷	氧化铝陶瓷/氧化铝陶瓷或CoCr/UHMWPE
髋（患者）	72（64）	143（123）	177（171）	209（194）
平均年龄（岁）	49.9	52.3	53	52
性别	58%男性	46%男性	66%男性	66%男性
	42%女性	54%女性	34%女性	34%女性
诊断	63%骨关节炎	72%骨关节炎	76%骨关节炎	81%骨关节炎
	15%股骨头无菌性坏死	9%股骨头无菌性坏死	18%股骨头无菌性坏死	11%股骨头无菌性坏死
平均随访（年）（范围）	11.6（1～15）	13.3（0.4～16.2）	4.0（3～5）	2.8（2～4）
股骨头大小	87.5% 26mm	95.8% 26mm	9.6% 28mm	4.3% 28mm
	12.5% 28mm	4.2% 32mm	90.4% 32mm	65.1% 32mm
				30.6% 36mm
髋臼骨溶解	23.1%	10.2%	0.8%[b]	0
髋臼溶骨性股骨颈骨折（任何部位）	55.1%	50%	0.8%	0
因任何原因进行髋臼杯修改	22	19	3	1
无菌性松动翻修杯	19	7	0	1
影像学松动	0	1	0	0
髋臼部件机械故障发生率	26.4%	5.6%	0.0%	0.5%

继发于疼痛。一根柄在术后4.5年经手术后的沉降和无菌性松动后，在第一年的下降。在陶瓷研究的控制组中，有一个是放射学松动的。在4年的手术放射图中，在1、7、8、14的Gruen区明显可见放射的线，并且有一个远端基座形成。然而，患者完全无症状，并不想在此时进行组件翻修。因此，在平均3.7年的随访中，以陶瓷界面承为基础的近端HA涂层柄的整体股骨机械失败率为0.3%（2723例髋）。在表60.3的右侧两列中给出了securfit和Trident ha涂层杯的入口特征和cup失效数据。在一个例子中，在一个箱子里有一个扇形的臼杯，而没有一个有三叉戟的臼杯。髋臼骨溶解在单个病例中被注意到，在螺钉周围的骨移植骨的吸收。3个保险杯已经被翻修，没有一个无菌松动。一个翻修无菌性三叉戟杯3年后松动。没有放射影像学的松动。因此，在平均4.0和2.8年的情况下，securfit和Trident杯的髋臼机械失败率分别为0和0.5%。

讨论

研究了羟基磷灰石涂层对骨的固定治疗，已经研究了20多年。早期在狗类模型中进行的研究表明，在有羟基磷灰石涂层的情况下，在皮质栓、髓内杆和髋骨植入物周围的骨头填补了缺口，在这些装置上增生。在后续的研究中，涂层植入物被紧紧固定在骨头上，而未涂覆的控制植入物则没有。由于使用了氢氧-涂层植入物，骨头被涂在表面特征上（标准化步骤），而在未涂覆的植入物上，这些特征仍然没有被骨头填补。在尸检的早期临床股骨提取中，这一骨生长的发现后来被证实为人工植入物。其他解剖切片显示广泛的存在股骨羟基磷灰石涂层钛杆。此外,临床试验显示与伦琴立体摄影测量分析（RSA）技术,减少微运动和沉降发生羟基磷灰石涂层植入巩固了植入物的设计。其他的研究发现，一种羟基磷灰石的涂层增加了在没有插入纤维组织膜的植入物的速度、强度和数量。在过去的24年里，我们使用了一种羟基磷灰石涂层的钛股骨柄，没有一层多孔的涂层，用于我们的无骨水泥的选择。我们的多中心研究开始于1987年，以评估手术的结果。这项研究的目的是跟踪一系列接受羟基磷灰分涂层全髋关节置换的患者的临床过程。研究结果的测量结果包括临床和放射学分析和种植体存活率的测量。2～5年最小随访的多中心研究结果已发表。这些报告显示了极低的失败率和最小的大腿疼痛的早期和中期临床结果。这些早期的报告分别评估了欧洲和美国的人口数量，尽管目前的研究结合了这个系列。自1987年荷兰开始这项研究以来，我们一直对患者进行前瞻性的研究。在最新的报告中，我们测量了0.4%的股骨机械失败率。此外，当我们的研究中50岁以下的患者的数据与整个研究队列分离时，发现50岁以下的患者的股骨机械失败率为0.7%。这一结果与在年轻活跃患者的随访中，髋关节置换术的失败率比较一致。另外，临床表现为成功，即在最近的随访中，Harris髋关节评分继续表现出持续良好的良好效果。我们所使用的羟基磷灰石股柄的成功现在研究已经证实了其他羟基磷灰石涂层柄设计。然而，髋臼的整体成功率与羟基磷灰分的股骨柄并不相符。虽然目前正在进行的研究中，多孔的压配杯和HA螺旋杯的机械失效率分别为2.3%和5.6%，但其力学失效率为26.4%。通过对这些成分的分析，我们得出结论：羟基磷灰岩涂层的压配杯的固定界面是失败的，因为固定界面无法承受植骨与杯之间的拉伸强度，在患者活动时，在植入物的界面下发生。相比之下，羟基磷灰石涂层的螺纹杯和多孔涂层杯仍然与骨间相互交错，以抵抗拉伸应力，并有相似的、可接受的机械失效率为2.3%～5.6%，平均持续13.5年。植入物的长期稳定性取决于装置设计所提供的固有稳定性。早期的羟基磷灰石压配杯的成功，由于固定在髋臼的应用载荷的平滑固定而变成了期中失败。第二代羟基磷灰石外壳的设计是为了解决在之前描述的研究中，在羟基磷灰石压配杯中显示的种植体松动问题。壳体设计包括在等离子喷涂的羟基磷灰石涂层下的钛金属钛涂层。利用arc沉积的羟基磷灰石壳的螺柱的中间结果是令人鼓舞的。特别注意的是，前瞻性随机fda控制的氧化铝-氧化铝研究的结果与金属-聚乙烯(40)的比较。最初的美国（IDE）开始于1996年，结果评估了514例手术。在本研究小组中，植入了337个钛多孔涂层的髋臼组件（172个氧化铝-铝-氧化铝界面承和165个金属-聚乙烯界面承的控制），并植入了177个沉积的羟基磷灰石涂层组件（全部采用铝-氧化铝界面承）。与髋臼杯固定性相关的影像学比较包括髋臼种植体稳定性(机械失败率)和髋臼区3的透亮区的存在，但作为固定的指标。有限元分析研究表明，下髋臼部位（DeLee and Charnley Zone 3）似乎特别容易受到局部拉伸分散应力的影响。在髋臼部分的3区经常会发现进行性的透亮线，其中一些甚至需要对髋臼部分的松动进行翻修。假定在该区域内的髋臼和骨之间有足够的机械间锁，可以防止这种机制的失效。在平均4年的时间内，机械式的不合格率(对髋臼部分进行了翻修，或演示了植入物稳定的放射学证据)，为arc沉积的羟基磷灰石外壳的厚度为0。多孔涂层壳体的机械失效率为1.2%（338个全金属——聚乙烯- trol组）。在髋臼3区的放射性在202%（262次评估的53次）中，在同一时间间隔内的133个arc沉积的羟基磷灰岩涂层的臼杯上，至少有3年的时间。结果表明，在术后3～6年（平均4年）的情况下，带着粗糙的电弧沉积表面的羟基磷灰岩涂层的髋臼壳的表现非常好。一些调查人员报告说，在10年的随访中，他们

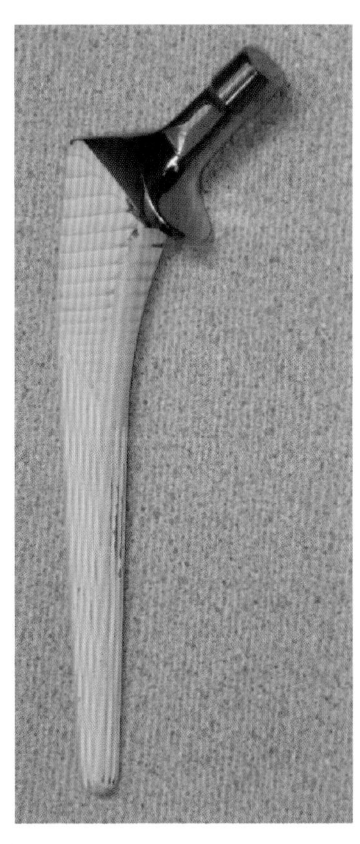

图60.3 Corail柄

长期存活下来的羟基磷灰分涂层植入物。在Epinette等的384例患者中，连续使用418个螺纹的羟基磷灰石髋臼杯，在至少10年的随访中，报告了一个累积的生存率和机械失效，作为99.43%的终点。在282名患者中植入了294个ABG羟基磷灰分植入的植入物，Nourissat等报告称，在至少10年的随访中，柄的累积存活率为97.62%，臼杯的存活率为95.92%。托尼诺已报告关于151例连续性全髋前瞻性报道。10年随访的累积生存率为髋臼部分为98.78%，股骨柄为100%。Toni等报告对髋臼杯的生存率为92.5%，而股骨柄为147个髋部的96%，随访时间至少为10年。长期成功的结果已经被报告与其他的HA涂层的内生性生长设计。Vidalain已经报告了20年的Corail（委托，华沙，IN）的HA涂层柄，由锻造的四边形横截面钛合金制成，覆盖整个种植体，类似于严格适配柄，包含水平和垂直的宏观纹理凹槽以增强稳定性。从1986年到1990年，Vidalain植入了347例患者，并报告了20年的完整的长期临床功能和放射学结果。只有4个股骨组件在本系列中被翻修后的无菌性松动——荷兰国际集团（ing）和整个股骨组件生存在20年为96.8%。临床多中心研究的结果评估使用羟基磷灰石涂层钛柄，羟基磷灰石有利于增加骨长入速度、强度和骨附着量。环向羟基磷灰石涂层防止聚乙烯磨损碎片的移位到股骨颈切除术水平。它的着床导致了股骨的逐步重塑，使其发生在3种特征模式下的植入物，并使患者恢复到先前的活动水平，并降低了与活动相关的大腿疼痛的风险。并以一种只需使用的技术（图60.3）进行了准备。

结论

股骨近端有HA柄，在年轻活跃的患者人群中，以及在各种各样的外科医生和假体设计中，变现非常好。目前的研究结果与所有发表的全髋关节置换术的结果相比，目前的随访时间为18年。中期结果与电弧-沉积的羟基磷灰石壳是令人鼓舞的，而且似乎已经解决了导致光滑压配羟基磷灰石臼杯失效的问题。

61

Kamal Bali
Richard McCalden
Douglas D. R. Naudie

第61章　干骺端固定型股骨柄

前言

全髋关节置换术（THA）已成为治疗终末期髋关节骨关节炎的最成功的骨科手术之一。植入物的寿命对于评估THA的远期疗效有至关重要的作用，这取决于手术技术、假体设计、植入物材料、固定方式等多个因素的作用。随着起初Charnley引入了低摩擦关节置换术的理念，骨水泥成为股骨柄固定的标准。然而，在20世纪80年代早期，针对年轻患者是否使用骨水泥固定产生了较大的争议。于是在最近几十年，为了减少骨水泥的使用，大量的工作围绕股骨假体的生物固定应运而生。

非骨水泥型植入物的目标在于通过骨长入（孔隙表面）或骨长上（粗糙表面）达到生物固定，两个关键因素是即刻的机械固定和假体表面与宿主骨的紧密接触。从该意义上讲，非骨水泥固定假体设计最重要的一点是实现与股骨髓腔股骨的完美匹配。同时，精准制备的股骨内膜腔隙也应该尽可能地容纳植入物。因此，非骨水泥股骨柄固定的两个核心要素在于手术技术和假体设计。

总体而言，非骨水泥柄可被划分为如下3个类型：①圆柱状；②锥形；③解剖型。对于柱状柄而言，假体的横截面由近端的锥形向远端的圆形过渡以实现骨干的固定。锥形柄的横截面在全长的形态为二维（2D）或三维（3D）。2D的锥形柄呈现冠状面全长的锥形，但在侧面呈现矩形。3D的锥形柄拥有冠状面和矢状面的双锥形，它们因此也被称为扁锥柄和双锥度柄。解剖型柄在远端呈现为锥形或柱形，但在近端截面呈现干骺端的喇叭形，也可以理解为是具有前倾的股骨颈、并在冠状面和矢状面上非对称的3D锥形柄。

为初次THA设计的各类非骨水泥柄的不仅在外形上，同时在冶金学（钛合金vs钴铬合金）、涂层类型（骨长上vs骨长入）、涂层范围（近端vs全长）、表面特性（羟基磷灰石涂层、煅烧颗粒vs纤维网丝、等离子喷涂、沙砾打磨）上有显著的差异。因此，股骨柄的几何形态在很大程度上决定了在股骨髓腔的固定范围，而固定的部位反过来决定了使用效果。

Khanuja等提出了一个基于外观的各种非骨水泥柄的综合分类标准（图61.1～图61.8）。这一分类系统被总结在表61.1，在Berry四分类系统的基础上定义了6种主要类型。类型1～5在本质上属于直柄，它们的固定部位和骨接触范围由近端向远端过渡，类型6为解剖型设计并具有侧面特异性。这一分类系统并没有包括最新引入市场的干骺端固定型短柄。这些短柄亦可被划分为两大类：标准股骨颈截骨型和股骨颈保留型。

本章节的目标在于形象的展示各类假体的设计理念、植入技巧，以及干骺端固定柄的临床结果。主要内容将围绕目前THA术中最常使用的两种股骨柄，即扁锥柄和双锥度柄展开。此外，提供有关干骺端固定短柄的简要讨论。

发展史

有关成功的生物学固定可追溯至20世纪50年代，由Austin-Moore设计的一种开股骨植入物，通过与骨在窗口的大孔交联实现固定。20世纪70年代见证了大尺径孔隙表面柄和小尺径孔隙表面柄的深入研究。随着非骨水泥固定理念的演化，两个因素被

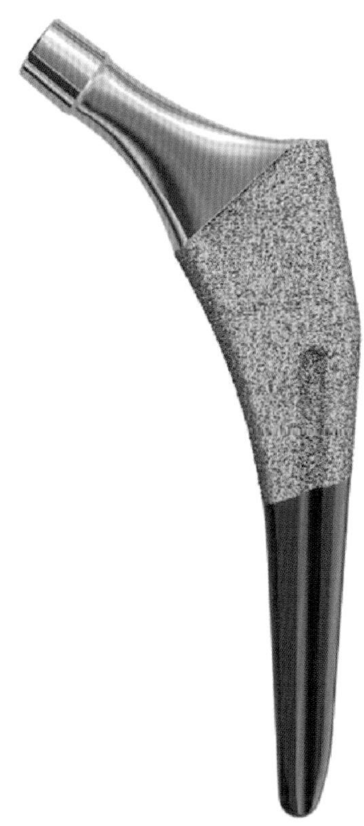

图61.1 1型非骨水泥柄：Accolade

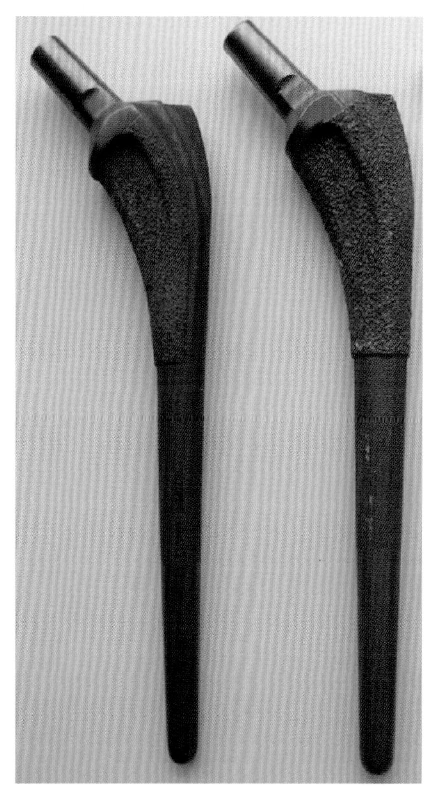

图61.3 3a型非骨水泥柄：Mallory-Head

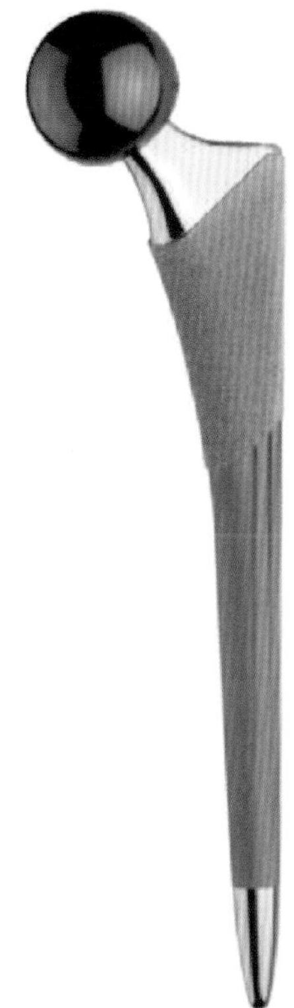

图61.2 2型非骨水泥柄：Synergy

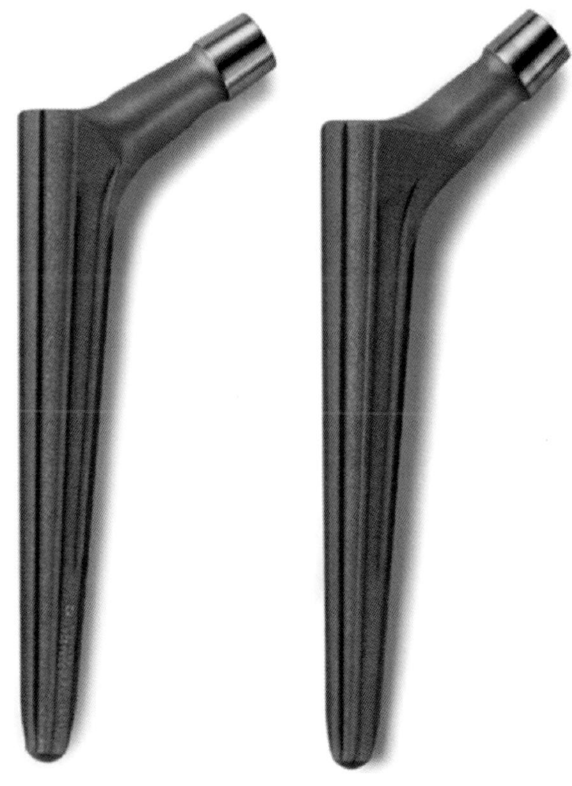

图61.4 3b型非骨水泥柄：Wagner cone

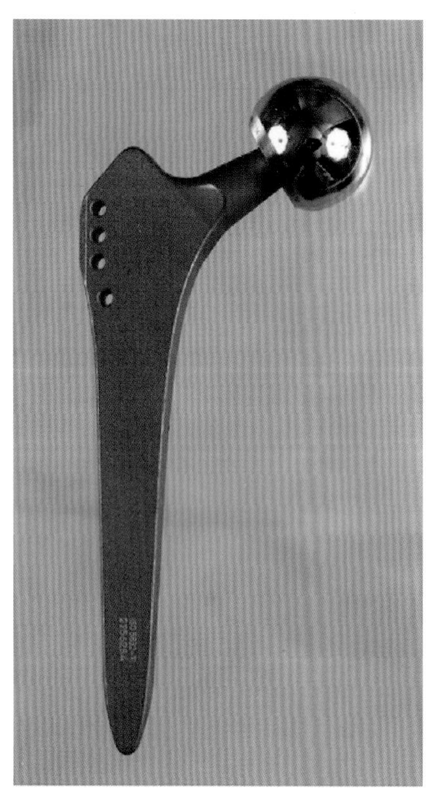

图61.5　3c型非骨水泥柄：Alloclassic Stem

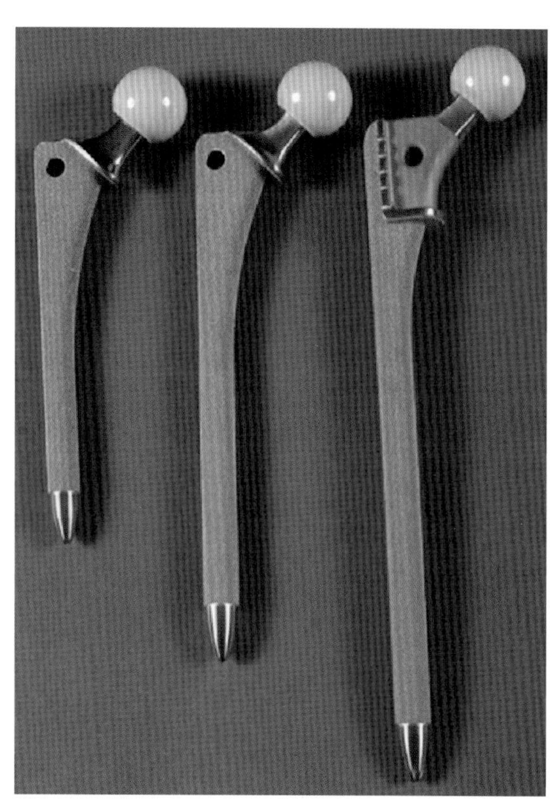

图61.7　5型非骨水泥柄：AML

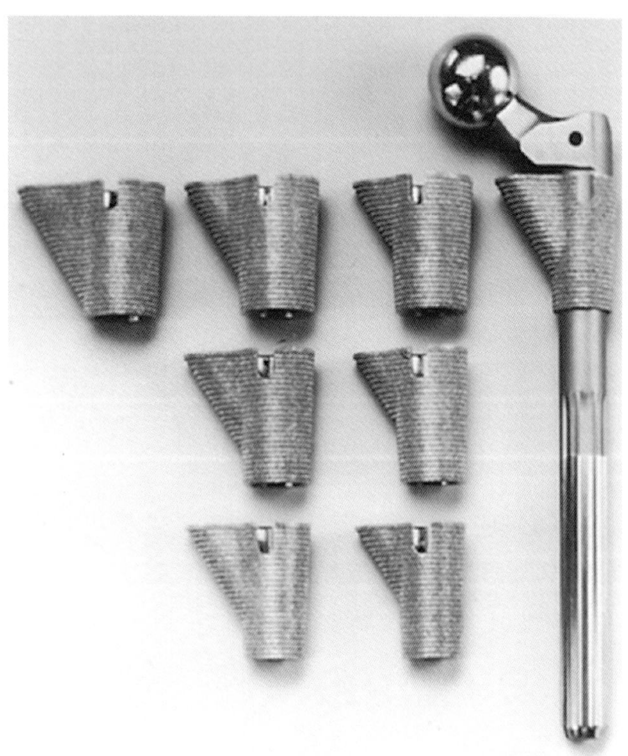

图61.6　5型非骨水泥柄：S-ROM

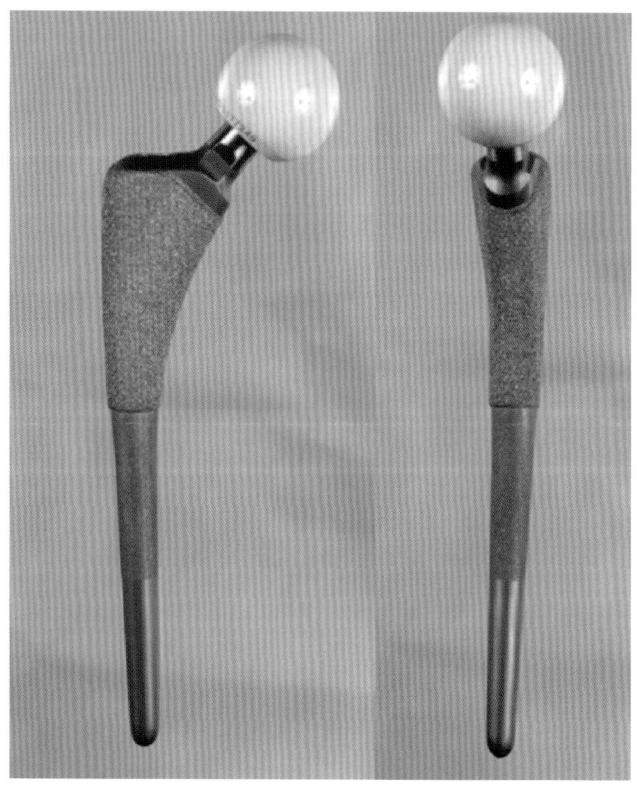

图61.8　6型非骨水泥柄：Balance Anatomic Stem

表61.1 非骨水泥型股骨柄的分类系统

分型	外观	植入技术	固定部位	举例
1	单锥度柄	扩修	干骺端	Tri–Lock, ML taper, Taperloc, Anthology, Accolade, CLS
2	双锥度柄	近端扩修，远端铰刮	干骺端	Synergy, Summit
3a	锥度，圆形	近端扩修，远端铰刮	干骺端–骨干交界	Mallory–head
3b	锥度，圆锥状，齿条设计	圆锥样铰刮	干骺端–骨干交界+近端骨干	Wagner Cone
3c	锥度，矩形	矩形扩修	干骺端–骨干交界+近端骨干	Zweymuller alloclassic
4	柱状，全涂层	近端扩修，远端铰刮	骨干	AML, Prodigy, Versys
5	组配型	远端独立铰刮，近端匹配修整	干骺端+骨干	S–ROM, Emperion
6	解剖型	近端扩修，远端铰刮	干骺端	Balance anatomical stem, PCA, Profile

认为是实现生物固定的先决条件：在手术即刻的机械固定，和植入物与宿主骨的紧密接触。

美国食品与药品监督管理局（FDA）于1983年批准了第一种非骨水泥柄，髓腔解剖锁定柄（AML，强生，印第安纳），是一个全长孔隙涂层的柱状柄，可达到远端与股骨干髓腔的固定（类型4）。受这种柄的鼓舞，关节置换市场充斥了大量的不同的非骨水泥柄，其中包括近端骨长入的解剖型。

AML是有钴铬合金制造的柱状柄，其表面经煅烧颗粒处理形成全长孔隙涂层界。这类全长孔隙涂层柱状柄与其他非骨水泥柄相比，被研究得更加全面，柄拥有更久的追踪记录。已有众多的作者报道了这类股骨柄优秀的远期临床结果。尽管拥有良好的生存率，这类柄与股骨近端应力遮挡和大腿痛的发生率密切相关，两者均归因于宿主骨较低的弹性模量与更硬的钴铬金属柄的差异性搭配。股骨近端骨溶解的发生率可达37%，而术后大腿痛的发生率可达8%。虽然第二代4型柄（如prodigy柄，强生，印第安纳）已经有了改良，降低了硬度，大腿痛和应力遮挡仍然是这类柄设计的主要问题。

第一代解剖柄的设计几乎与全长孔隙涂层柄同时开始，但开展得并不理想。大多数这类柄具有较高的大腿痛和松动的发生率。笔者所在研究所针对311例孔隙表面解剖柄的为期12年的随访，发现这类柄通常会有非常高的大腿痛的发生率（37%）。尽管已有大量的改良工作完成，其结果更多地取决于假体的设计，结果的满意度并不一致。股骨内膜腔隙的制备也并不能与假体形态完全符合。上个十年中，我们目睹了该解剖柄使用的急剧下降，特别是在锥形柄优良的临床结果被报道后。

非骨水泥固定锥形柄被设计成在股骨近端实现应力的分级传递，以减少非锥形柄引起的近端应力遮挡。其末端直径的缩小，以及钛合金的使用可有效降低植入物的刚度，利于降低活动相关大腿痛的发生。截至目前，这类股骨柄在假体使用寿命上展现了光明的前景，并已成为绝大部分关节外科医生首选的股骨柄。

干骺端固定股骨柄的设计原理

非骨水泥固定锥形柄的固定需要经过两个阶段：第一阶段是初始机械稳定期，此时通过压配和三点自锁定（股骨柄与股骨距皮质的后方接触、股骨柄与干骺端–骨干连接部的前方接触、以及远端的后方接触）完成。第二阶段的固定始于干骺端周围的骨整合，依赖于在孔隙结构内的三维立体的骨长入或粗糙表面的环形的骨长上。

早期的机械性稳定需要确保假体在应力下发生

的微动最小化，有研究显示股骨柄微动超过40μm将对骨张入产生不利影响。当锥形柄被植入柱状的股骨髓腔后，会对周围骨产生紧箍压力，引起股骨柄的压配固定。从黏弹性的角度讲，宿主骨将变得松弛，意味着对股骨柄的压配逐渐减小，此时维持假体稳定的主要因素转变为三点自锁定，以及股骨柄孔隙/粗糙部分的摩擦力。初始机械稳定在假体植入后的前3个月内至关重要，同时，在此期间骨整合通常形成于干骺端孔隙表面，进而提供持久长效的生物固定。

股骨柄的锥形设计可为假体提供初始的轴向稳定性，轴向稳定最初产生于骨干以上区域。也就是说，近端涂层假体的初始旋转稳定性受限发生于干骺端区域。一些较早出现的锥形柄，特别是依赖骨长上的钛合金柄如Zweymuller和CLS（Zimmer，印第安纳）在截面上呈矩形，因此可提供在骨干区域的四点旋转稳定。Wagner cone股骨柄（Zimmer，印第安纳）也是骨干固定型，由纵向的沟槽提供初始的旋转稳定。然而，大部分近端涂层柄具有抛光的骨干部分，对旋转稳定性作用轻微。多数这类柄的如Synergy（施乐辉，印第安纳）设计由楔形的近端几何形态以对抗旋转，也有一些其他设计如抗旋的外侧脊，如Taperlock（邦美，印第安纳）。

凭借在干骺端的卓越的骨整合，近端孔隙表面股骨柄优化了应力分布，减少了全长孔隙表面柄和高硬度设计给股骨近端带来的应力遮挡。同时，大多数干骺端固定柄由钛铝钒合金（Ti-6Al-4V）制造。这种合金的刚度仅有钴铬合金的一半，故可有效缓解大腿痛的发生。此外，钛合金利于制备生物活性的羟基磷灰石涂层，可通过骨传导效应促进骨整合。但迄今并无研究显示羟基磷灰石涂层对THA的远期疗效是否有确定的影响。总之，固定界面需要环形和连续的特征，部分环形涂层的股骨柄被证实有更高的失败率。而全环形涂层则可发挥密封套的作用阻挡磨损颗粒向远端迁移，进而将骨溶解发生率降至最低。

Dorr等提出了一种定义股骨近端骨量的影像学分类方法（图61.9）。Dorr A型股骨表现为内外侧厚实的皮质骨，使后方皮质骨呈现为香槟酒型的外观。Dorr B型股骨在内侧和后方皮质有骨量丢失，使股骨髓腔有部分增宽。股骨形态该类似漏斗但并不影响假体的固定。Dorr C型股骨呈现烟囱型的外观，预示

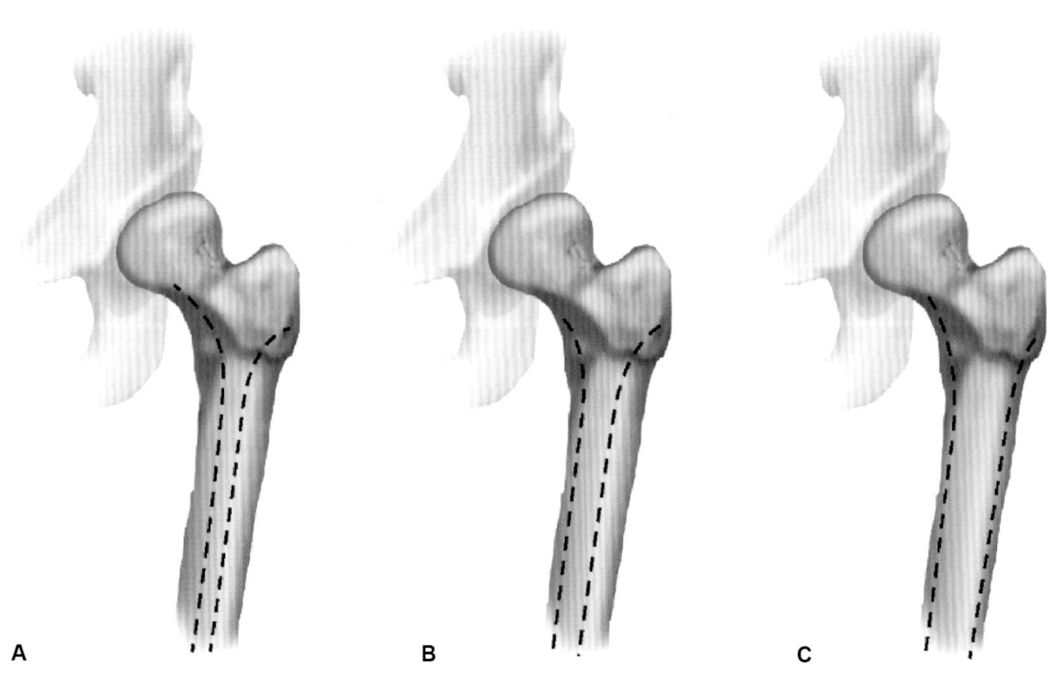

图61.9　股骨近端形态的Dorr分型系统。A型：香槟型；B型：中间型；C型：烟囱型

着内侧和后方骨皮质的大量丢失造成明显加宽的髓腔。这种骨形态多见于绝经后女性。Dorr A和B型股骨可与锥形柄完美搭配，而C型股骨不利于此种股骨柄的固定。然后，也有个别采用锥形柄在C型股骨内长期生存的报道。

双锥度非骨水泥柄

双锥度或三维锥状非骨水泥股骨柄，又称为“近端涂层椎骨柄”，一般指由近端向远端在前后位和内外侧位双平面均具有锥度的直柄。跟扁锥柄不同之处在于，这类柄在矢状面和冠状面上均与股骨干骺端有贴附。与所有非骨水泥股骨柄的设计类似，这类双锥度柄的目标在于获得轴向和旋转稳定进而达到最终的骨性整合。由于在冠状面和矢状面上均呈楔形，这类柄还可以通过三点固定实现稳定。依赖特殊设计，他们也可以通过近端的鱼鳍或肋状设计，以及远端的沟槽或凹槽设计增强固定强度。在植入操作上，这类柄通常需要直型铰刀和扩修锉分别处理股骨远端和近端。由于扩髓不可避免地要打开股骨髓腔，因此这类柄引起骨干劈裂的风险很小，是Dorr A型股骨的理想选择。

假体实例

现有大量的双锥度柄可供选择，绝大部分都具有优秀的中期和远期临床效果。这类柄的第一个设计当数于20世纪80年代中晚期推出的Mallory-Head柄（邦美，印第安纳），是由钛合金制造的近端多孔涂层（等离子喷涂）长柄。紧随其后的包括Omni-Fit（Howmedica，新泽西），Secure-Fit（Howmedica，新泽西），以及Synergy（施乐辉，田纳西）。值得一提的是，Synergy是首个有双偏心距设计的股骨柄。而近期，Summit柄（强生，印第安纳）才被推出。

手术技术

THA的术前计划非常重要。理想的前后位和侧位X线片是评估肢体长度、股骨形态、截骨高度、假体型号和偏心距的先决条件。理解大转子和股骨髓腔的解剖关系对于识别术后大转子的悬挂非常重要，也可减少对内侧髓腔的错误磨锉导致股骨柄内翻安置或型号偏小。股骨颈的截骨也可通过术前模板测量得以调整。通常来讲，低平面截骨适合于髋内翻畸形，而高平面截骨适合于颈干角偏大的患者。股骨偏心距也是术前计划的重要内容。

这类双锥度柄的植入通常非常简单，但仍然依赖合理的手术技术。只要股骨侧的显露足够，可以通过各种手术入路实现植入。

当股骨颈截骨完成后，第一步需要利用盒状的开口器清理位于股骨颈和大转子交界部位的骨桥，之后采用钝性的髓腔探子判断股骨髓腔的位置和走向。骨干皮质和干骺端远侧骨可通过一个直型的铰刀进行处理并确定骨干髓腔的宽度，笔者偏好使用手动而非电动铰刀以获得骨皮质反馈来的精确的手感。之后就可以按照远端的尺寸对干骺端进行磨锉。需要提醒的是近端扩修锉的位置务必偏外（平行于股骨外侧皮质），这样可以防止假体内翻位放置或假体型号测量过小。一旦试模安装到位且获得了轴向和旋转稳定，就可尝试复位。可使用领锉对股骨距进行进一步修整，使之与试模平行。采用各种偏心距的试模，可以获得不同的髋关节稳定度、下肢长度和偏心距恢复的结果。

笔者采用一种特制的定位杆进行下肢长度和偏心距的测量。这种器械由2枚分别固定于髂翼和大转子的短钉，以及之间的可调节式连接臂组成。定位杆在完成显露，未脱位前就固定在相应的骨骼上，在完成复位后进行测试。在植入最终的假体前，术后透视也可用以确定假体的大小和位置，以及股骨开槽的位置。但是这在笔者所在医院并不作为常规，因为我们在磨锉过程中良好的手感可以获得理想的假体位置和型号。

在植入最终假体的过程中，首先需要徒手将股骨柄按照既定的方向插入股骨髓腔直至假体近端剩余5～10mm（股骨颈和近端涂层交界部位），然后采用骨锤敲打使之完全进入，敲击的力量取决于患者的骨量和股骨柄进入的程度。通常，双锥度柄植入所需的力量要远小于全涂层柱状柄。因为柄已经开始进行固定并进入了既定的位置，此时术者应该减小击打的力量以防止股骨近端劈裂。股骨柄进入

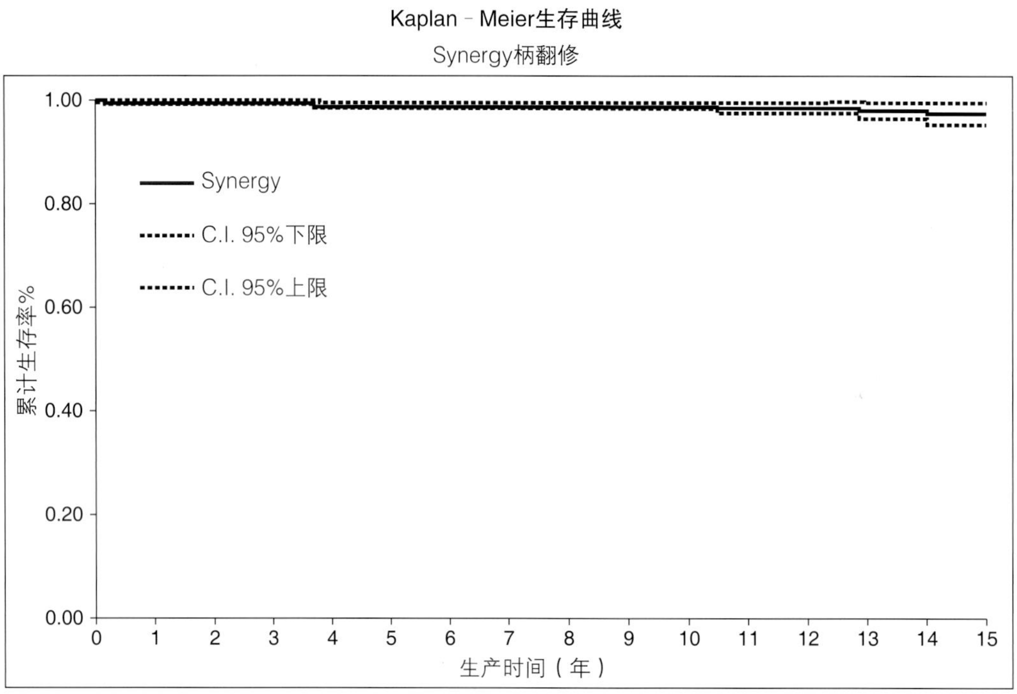

图61.10. Synergy柄的Kaplan–Meier生存曲线

最后位置可以通过探查不能继续前进，或敲打的音调变化。股骨柄较既定磨锉位置高出1～2mm并不正常，除非双下肢长度相等的情况下可以保留这种情况。否则应该移除股骨柄，再次用近端锉和远端铰刀处理股骨髓腔，再植入股骨柄至既定平面。一旦术者积累了足够多的双锥度柄的植入经验，他便可非常精确地重建下肢长度和偏心距。

临床结果

总体上讲，双锥度孔隙涂层柄的临床效果令人非常鼓舞，已有大量的长期报道成功率超过97%。Lombardi等报道2000例双锥度钛合金近端等离子喷涂股骨柄的20年生存率为95.5%。Bourne等回顾了307例同款近端孔隙涂层锥状柄，其10年生存率为99%，此外这款柄可用以年轻活动量大的患者和Dorr C型股骨的患者。也有众多作者统计了羟基磷灰石涂层双锥度柄的远期生存率可达99%。在同一种设计理念下，许多作者针对年轻患者（年龄小于50岁）报道了优异的远期随访结果。笔者所在单位的研究显示Synergy在75个月后的生存率为99.5%。

引入更新设计和双偏心距的新型股骨柄可帮助外科医生提高偏心距的重建效果。在一项研究中，我们对比了Mallory–Head（135° 颈干角）和新型双偏心距Synergy柄（131° 颈干角）恢复偏心距的结果，以术侧与健侧偏心距差值不高于4mm为标准，发现Synergy重建偏心距的成功率达90.8%，而Mallory–Head仅为40.8%。

在笔者所在单位，我们针对上述两种双锥度柄积累了大量的经验和远期数据。从1980—1990年间，我们使用了254例近端等离子喷涂的双锥度柄，Mallory–Head柄，平均随访时间16.9 ±2.6年，Kaplan–Merier分析显示15年假体生存率为97%。自1995年起我们尝试使用Synergy柄直至今天。2157例Synergy平均随访时间9.8 ± 3.7年，基于Kaplan–Merier的分析显示15年生存率为97.6%（图61.10）。

扁平锥状非骨水泥柄

扁锥柄或二维锥度非骨水泥柄，又称为单锥度柄，是依赖仅在冠状面上存在锥度、仅能通过内外侧与干骺端进行固定的股骨柄。这类柄在前后方向上是扁平的，所以可以达到内外侧方向上的楔形固定和全长度上的三点固定。其无领设计也可以允许股骨柄充分坐入骨髓腔并依靠扁平的外形实现初始的旋转稳定。

这类柄的近端涂层通常占全长的1/3～5/8。随着柄型号的增大，内外径随之增加用以适应更大的股骨髓腔但其前后径并无明显变化。多数此类假体的横截面呈现矩形，也有部分设计呈梯形（外侧较内侧宽）。然而在直锥柄和解剖柄上绝不会有梯形的横截面，而是在锥度的远端具有尖部设计以防止与骨皮质的撞击。

这类柄的植入方法大同小异，几乎都是采用“单扩髓技术”，无须股骨远端的打磨。这种操作在理论上可以保留骨髓腔远端的血供，同时减少直型铰刀对软组织和臀中肌的损伤。尽管如此，这类假体并不是Dorr A型股骨的第一选择，因其远端有可能与股骨干髓腔形成嵌顿，进而阻滞假体近端与干骺端骨组织的完全接触，从而影响骨整合。

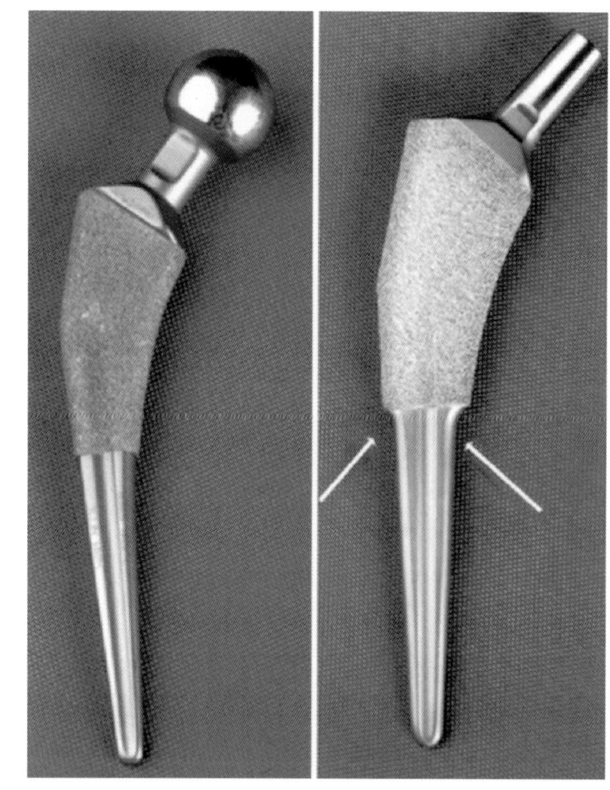

图61.11 第一代和第二代Taperloc设计

假体实例

Tapaerloc（邦美，印第安纳）和Tri-lock（强生，印第安纳）都是在二维扁平锥度柄的设计理念下推出的早期产品，也是拥有最长随访记录的两款扁锥柄。第一代的Taperlock为含28mm股骨头的一体化设计（图61.11），由钛合金锻造而成。近端40%的部分由等离子喷涂而成的厚约636～889mm的涂层。现有的第二代设计为头-柄的组配型设计，并缩短了远端长度以适应峡部细小的患者（图61.11）。

随着这类股骨柄的流行，越来越多的厂家改良了设计并推出新产品，如ML Taper（Zimmer，印第安纳）、Accolade（Howmedica，新泽西）、Anthology（施乐辉，田纳西）等。这些柄在近端均环形覆盖了多孔涂层。另一些最新的设计由钴铬合金制造（如Tri-lock），而非钛合金。

还有一种不同的扁锥柄在欧洲和亚洲非常流行，即1984年推出的CLS Spotorno（Zimmer，印第安纳），这是一款拥有三维锥度的特殊的扁平楔形柄（图61.12），假体由金刚砂打磨的钛合金制成，利于骨长上。假体近端有纵行的沟槽以增加近端的接触面积，假体远端被人为地设计得很细小以防止与

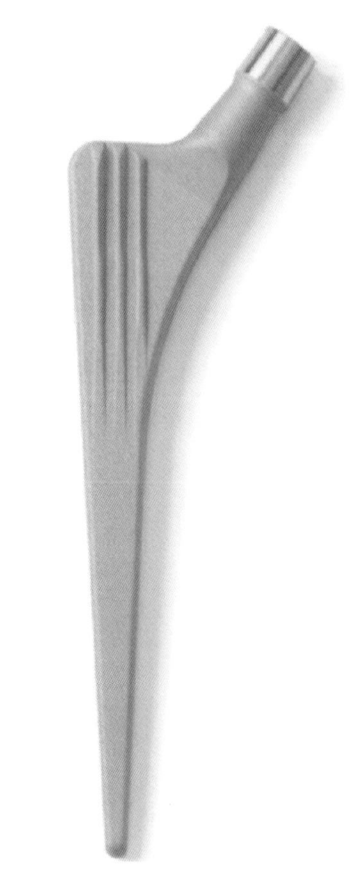

图61.12 CLS Spotorno柄

骨干上段发生压配。该假体的植入技术与其他扁锥柄类似，即单扩髓技术。

手术技术

与双锥度柄相似，术前计划对于单锥柄的准确植入至关重要。术前模板测量有利于确定合适的假体型号和植入物的匹配程度。同时鉴别股骨的异常形态和相关变异也非常重要，如Dorr A型股骨是这类假体的相对禁忌证。

任何手术入路均可用以单锥柄的植入。与双锥度柄相比，短的扁锥柄更利于微创髋关节手术的使用，特别是直接前路手术中股骨的外旋显露通常非常困难。一旦按照术前计划完成了股骨颈的截骨，确定正确的植入点对于骨髓腔的准备非常关键，这个点一般位于梨状肌的附着点，相当于大转子内侧和股骨颈外侧的交界点。可使用盒状的开口器移除这个部位的骨组织，然后用尖锥或锉开放股骨髓腔。务必确保股骨的开口足够的大以利于股骨锉的逐级增大防止柄的内翻。

一旦股骨髓腔得以确定，首先需要用至少小于模板测量尺寸2号的股骨髓腔锉进行扩髓，务必使每一次骨锤敲打后髓腔锉都向内深入。通常来讲髓腔锉进入深度低于截骨平面5mm后就可以选择大一号的髓腔锉，直至近端骨质得以充分保留、髓腔锉与干骺端充分接触并达到轴向和旋转的稳定。此时即可使用领锉对股骨颈进行再次截骨，选择不同尺寸的股骨颈试模以达到理想的肢体长度和偏心距。同时，偏心距测量工具对于确定股骨颈的长度和偏心距是很有意义的。

这种单纯扩髓技术存在的一个问题就是股骨柄远端与骨干撞击从而导致近端的压配不足，从而导致假体近端无法充分贴入干骺端而影响骨整合，最终引起假体型号偏小和骨整合失败。这种现象多见于在股骨近端相对宽大而骨干髓腔相对较窄的Dorr A型患者。在这种情况下，术者需要尽早认识到这一情况并对采用铰刀对近端骨干髓腔进行扩髓。或者，术者可采用双锥度柄或远端固定的全涂层柱状柄。

所有锥形柄的植入技术都大同小异，即采用手法插入的方式使其逐渐贴近股骨距直至不能移动。对于单锥柄而言，这个深度一般都在最终位置以上1～2cm。然后利用骨锤进行持续轻柔的击打。与双锥度柄相同，击打的力度有赖于患者的骨质量和股骨柄的进入情况，但远小于全涂层柄击打所用的力度。很少会发生由于髓腔锉进入不足或进入过度，需要对股骨距进行再次扩髓的情况。如果假体进入平面远低于试模所示，则需要认真的核对假体型号是否正确，和排除有无股骨近端劈裂的可能。

临床结果

很多作者均报道过单锥柄的10年随访生存率高达99%～100%。其中Taperloc（邦美，印第安纳）拥有最长时间的随访记录，其近期和远期效果都非常理想，以上结果被汇总在表61.2。Mclaughlin等更是报道了术后22～26年的随访结果，以无菌性松动为随访终点，发现63例髋平均随访时间24.5年的假体生存率为99%。

Trilock（强生，印第安纳）是另一款有良好临床结果的单锥柄。Telokan报道了该柄术后10年到15年的随访结果，49例髋均为100%生存。Sakalkale等的报道显示71例髋使用Trilock术后11.5年假体生存率为95%。Prutill报道术后15年Trilock翻修率为15%，其中主要原因并不是机械性松动，而是第一代Trilock组配设计缺陷导致的锥度磨损。

随着单锥柄使用的不断成功，手术适应证在不断扩大。在一组39例髋的类风湿性关节炎病例中，Keisu等报道术后8年无影像学可见的松动，大腿痛发生率仅为2%。在另一项50例类风湿性关节炎的病例中，Purtill等报道术后15年假体生存率100%，大腿痛发生率2%。此外，单锥柄在Dorr C型股骨中也可以成功使用，Keisu等报道了92例80岁以上高龄患者术后5年假体生存率100%。Bezwada等对256例高龄股骨颈骨折患者进行股骨头置换，发现术后3.5年仅有2例出现假体松动。有关年轻患者中单锥柄成功使用的报道正在不断出现。

另外值得一提的是CLS Spotorno柄的远期随访结果（表61.3），这是一款具有三维锥度的扁锥柄，尽管某些研究显示其生存率可达100%，近端应力遮挡

表61.2 扁平锥度柄Taperloc的中期和长期生存结果

研究人员	年份（年）	髋关节数（例）	随访时间（年）	生存率（%）
Hozack等	1994	94	3.8	100
Hearn等	1995	30	3	97.3
Hozack等	1996	105	6.1	99
Rothman等	1996	104	2.2	100
McLaughlin and Lee	1997	114	10	95.7
Sakalkale等	1999	71	10.2	90.1
McLaughlin and Lee	2000	100	10.2	98
Keisu等	2001	92	5	100
Keisu等	2001	39	8	100
Purtill等	2001	180	11	99.5
Mallory等	2002	312	8.7	99.7
Abboud等	2004	53	3.2	100
Bezwada等	2004	168	3.5	95.2
Parvizi等	2004	86	9.7	100
Parvizi等	2004	129	11	99.3
McLaughlin and Lee	2006	209	14.6	94.8
McLaughlin and Lee	2008	145	20	87
McLaughlin and Lee	2010	123	14	99.2
McLaughlin and Lee	2010	63	24.5	99
McLaughlin and Lee	2011	94	16	96.8
Pennington等	2013	2951	5.0	98.5

和大腿痛的发生仍然多见，所以该柄在近年的使用逐渐减少，被二代设计的单锥柄所取代。

干骺端短柄

随着微创外科技术的不断流行，尤其是直接前方入路THA，干骺端骨保留设计的短柄引起了很大的兴趣。尽管这些柄的长度低于现有的常规设计（扁锥柄），很少是与股骨颈直接压配的设计（图61.13），而是与干骺端的接触进而实现轴向和旋转稳定。这类非骨水泥短柄的优势如下：①骨保留，特别是对于年轻患者；②小切口肌间隙植入；③一旦失败易于翻修；④避免了应力遮挡和大腿痛；⑤适用于Dorr A型股骨和创伤、肿瘤、先天因素、既往手术引起的干骺端-骨干连接部畸形，避免使用标准长度的股骨柄。尽管目前为止尚无长期随访数据，部分作者已报道了短柄具有与常规柄相似的生存率和并发症发生率。另外也有部分研究采用放射立体几何的方法证实短柄的沉降非常微小，骨整合和非骨水泥固定理想。

并发症及其处理

假体周围骨折

锥形柄在扩髓和植入过程中导致骨折的风险非

表61.3 CLS Spotorno柄的长期生存结果

研究人员	年份（年）	髋关节数（例）	随访时间（年）	生存率（%）
Schramm等	2000	89	10.3	100
Grappiolo等	2002	300	13.5	98
Aldinger等	2003	262	12	95
Aldinger等	2009	257	17	94

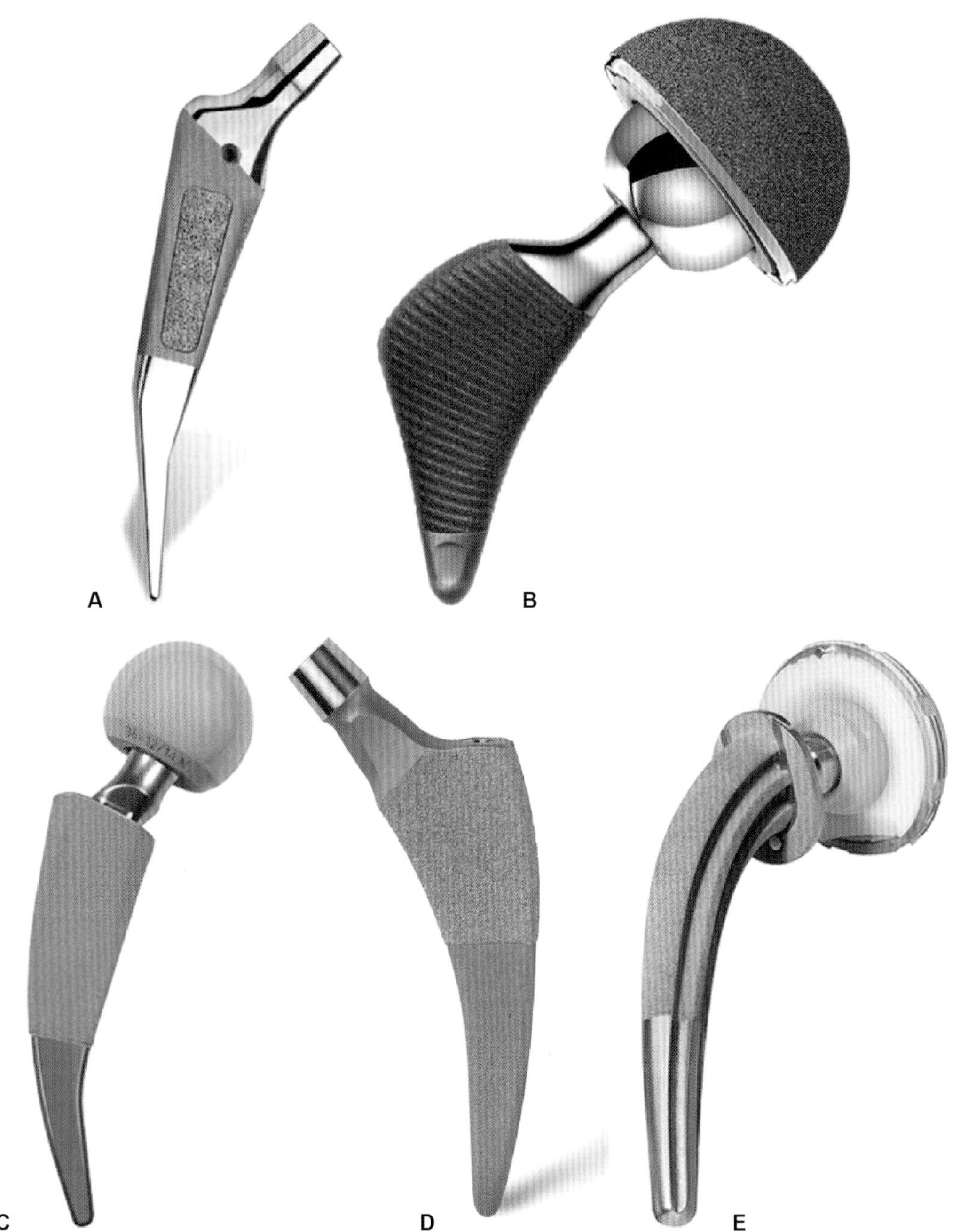

图61.13　干骺端短柄设计。A. Conservative hip柄（Zimmer）；B. Proxi柄（Depuy）；C. Metha柄（Aesculap）；D. Fitmore柄（Zimmer）；E. Collum股骨保留柄（Link）

常低，但骨质量差和过于粗暴的手术操作是这一并发症的高危因素。Mayo诊所报道了非骨水泥固定锥形柄术中骨折的发生率为5.4%（骨水泥柄为0.3%）。我们的研究显示442例Mallory-Head柄术中骨折发生率为5%。该类骨折一般为发生于干骺端或干骺端-骨干连接部的纵向劈裂。Dorr A型使用扁锥柄后发生骨折的概率要偏高。在处理上，需要取出股骨假体，对近端进行环形捆扎后再次植入假体（图61.14）。术后处理上前6周内改全负重为足趾负重，通常对远期效果无明显影响。但是，如果骨折范围过大，需要使用远端固定假体。

术中骨折行钢丝捆扎复位术后15年。

Berry等发现了一种特殊类型的Vancouver B2型骨折与近端多孔涂层的锥形柄相关，临床表现较

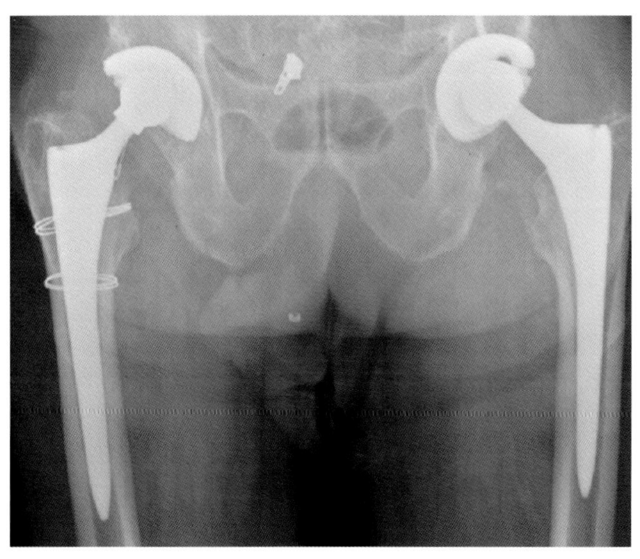

图61.14 前后位骨盆片显示Synergy柄良好的固定效果（右髋）

早，原因可能是术中未能发现的骨折或骨整合之前的突发应力改变。骨折发生于后内侧并累及小转子的。假体下沉后可使后旋增大。处理上建议使用小或中等长度的非骨水泥全涂层柱状柄，或沟槽设计的锥形组配柄，辅以骨折部位的内固定。Cooper和Rodriguez报道了2220例THA使用锥形柄发生了5例类似骨折。骨折发生时间为术后9周，多数患者为高髓腔闪烁指数和低髓腔/股骨距比值。经验教训：术前计划，特别是了解假体和髓腔的匹配程度非常重要，避免远近端出现错配的情况。

应力遮挡

所有的全髋关节假体都可发生应力遮挡，通常发生于假体植入后骨的应力分配改变。与骨水泥型假体不同，非骨水泥型假体发生应力遮挡进展缓慢，植入数年后即可停止。应力遮挡的程度与假体设计有关，高发于大直径、钴铬合金和全涂层多孔远端固定柄。干骺端固定锥形柄可使应力呈梯度地向股骨近端传递，远低于第一代设计的钴铬合金全涂层假体。笔者所在单位的研究也显示Prodigy柄的应力遮挡发生率要高于Synergy双锥度柄。

患者的骨质量也影响着应力遮挡的发生。大量研究显示骨质疏松患者使用全涂层多孔长柄发生应力遮挡较高。然而，笔者所在单位采用DEXA的研究结果却与之相反，我们发现骨质量较好的患者发生骨量丢失的情况较高。总之，使用最新一代锥形柄导致严重应力遮挡的概率很低。即使有，使用Mallory-Head柄的50%的患者均发生在较轻的阶段（Gruen分区1区和7区）。而轻微的应力遮挡并不表现为临床症状，也不影响假体的远期生存。

大腿痛

与应力遮挡类似，大腿痛可发生于绝大部分类型的股骨假体，包括骨水泥型和非骨水泥型。骨骼与假体（特别是钴铬合金）弹性模量的差异可导致应力集中和骨膜激惹，多见于股骨假体远端区域。现有发现现实全涂层多孔长柄的大腿痛发生率要高于近端涂层锥形柄。Dorr C型股骨发生大腿痛的概率最低。年龄、性别、假体的冠状面对位也与大腿痛密切相关。有趣的是，大腿痛的发生和程度会随着时间逐渐缓解，约有50%的患者在术后一段时间后表现为轻微症状。

一些作者报道了使用Mallory-Head柄后约有3%的患者会出现影响日常活动的大腿痛，这与使用骨水泥柄的情况类似。扁锥柄的大腿痛发生率也在3%左右。对于大部分锥形柄所导致的大腿痛，极少需要手术进行翻修。

假体下沉

干骺端固定型锥形柄的设计特征之一就在于允许假体出现有限的初始下沉（<5mm）以利于进一步的机械稳定。然而，大于5mm的下沉往往提示松动，是值得担忧的。笔者所在单位的Mulliken等报道了416例Mallory-Head锥形柄有5例出现初始下沉大于5mm，但所有患者均得以有效处置，无一例出现翻修。相反的，Min等发现7%的CLS柄在术后出现假体下沉大于5mm。大于1cm的下沉通常会引起明显的肢体短缩和髋周软组织的不平衡。

总结

在过去的二十余年，非骨水泥型股骨柄的使用在学术界引起了较大的争论。随着系列成功使用和低并发症发生率的报道的出现，干骺端固定型锥形柄在初次THA中使用成为了近十年来的标准选择。这些双锥度柄，或扁锥柄成为了当前外科医生手中的利器。随着非骨水泥技术的不断进步，干骺端短柄成为了我们新的目标。然而，有关此类假体的长期数据有赖于进一步证实，因为我们现有的双锥度柄和扁锥柄已经给我们带来了优良的临床结果。

Zachary Post
Richard H. Rothman

62

第62章　扁平楔形锥度股骨柄

从多个角度来讲，全髋关节置换术被认为是骨科领域最为成功的技术之一，与其他同类手术相比更具优越感。这一成功的标准在很大程度上取决于通过置换髋关节消除了疼痛、恢复了功能，并提高了患者的活动水平。从起初John Charnley的成功到现在外科医生的成就，全髋关节置换术的疗效有理由值得任何一个外科医生羡慕。

为了保证髋臼杯和股骨柄的稳定，早期的髋关节置换一律用骨水泥固定。由Charnley爵士提出并完善的这一技术，成为当时缓解疼痛改善关节功能的金标准。然而，当全世界都在为这一伟大成功欢呼雀跃的几年之后，问题开始凸显，人们发现在髋臼和股骨侧都出现了无菌性的松动，和聚乙烯颗粒导致的骨溶解，两者均被怀疑跟骨水泥的使用有关。Bill Harris更是同时抛出了“骨水泥病”的概念描述这一现象。

尽管骨水泥可以在某种程度上导致骨破坏并可能引发手术失败，THA的开展仍然在不断增加。精细的手术操作仍然可以，或者注定会带来良好的结果。有80%的Charnley低摩擦系数的骨水泥髋关节仍然可以达到术后25年远期生存。但是，这一骨水泥的混合和使用技术并不是每一位外科医生都能熟练使用的。起初，骨水泥技术需要术者在空碗里徒手混合骨水泥，然后将其伴随股骨柄共同填入股骨髓腔中。后来，有一些创新性的技术可以大大提高骨水泥混合技术的可操作性。骨水泥的差异和不定型成为制约THA中股骨柄植入效果和可重复性的一个瓶颈。

仔细观察Charnley的患者便可发现他们当中很多属于高龄和低活动量人群。随着手术的成功和流行，手术面临着髋关节疾病的多样化，其中包括年轻和高活动强度患者。这个特殊群体要求在大量的体育活动20年之后，人工关节仍然健康生存。部分研究显示在这个人群中骨水泥型THA的术后结果可能不容乐观。这一有关“骨水泥病”的担忧，和对年轻患者长期持续固定的需求，共同推进了对压配型生物固定柄的诞生。楔形锥度股骨柄于是在20世纪80年代早期应运而生，于1983年在笔者所在单位开始广泛使用，并持续至今。期间间断伴有对制造材料和外观设计的改进。然而，有关楔形锥度柄的理念一直都在坚持。资深作者（Richard H. Rothman）共植入过逾16 000例此类假体。在笔者所在诊所几乎所有的THA患者均可采用这种假体完成手术。

典型病例

C.T.是一名42岁的男性患者，双侧腹股沟区反复疼痛数月、左侧疼痛进行性加重。他的职业是一名田径教练，每天需要高强度的体育活动，而疼痛开始逐渐影响他的日常工作。几个月来一直口服非甾体类抗炎药，起初尚有效，但在最近两三个月开始失效。无其他基础疾病和相关药物服用史。体格检查发现髋关节活动痛，尤其是内旋位。在初诊时X线片提示髋关节间隙狭窄、软骨下骨硬化和骨赘形成（图62.1）。当时被诊断为髋关节退行性关节病，同时处方了几种抗炎药用以改善症状。3个月后由于疼痛加重他再次就诊。

完善CT扫描后发现双侧髋关节均为进行性病变，保守治疗无逆转。为了消除症状、恢复日常生活，患者要求髋关节置换术。对他而言，动态骨长入这种固定方式是理想选择。

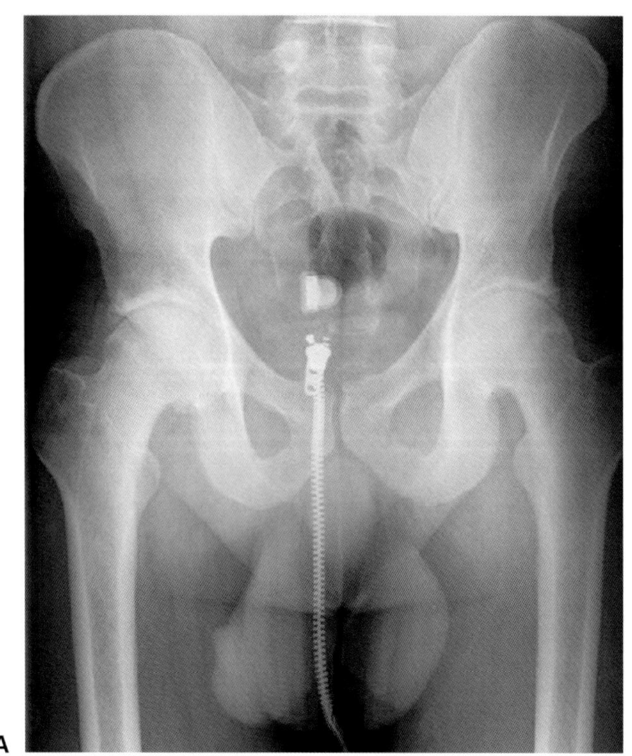

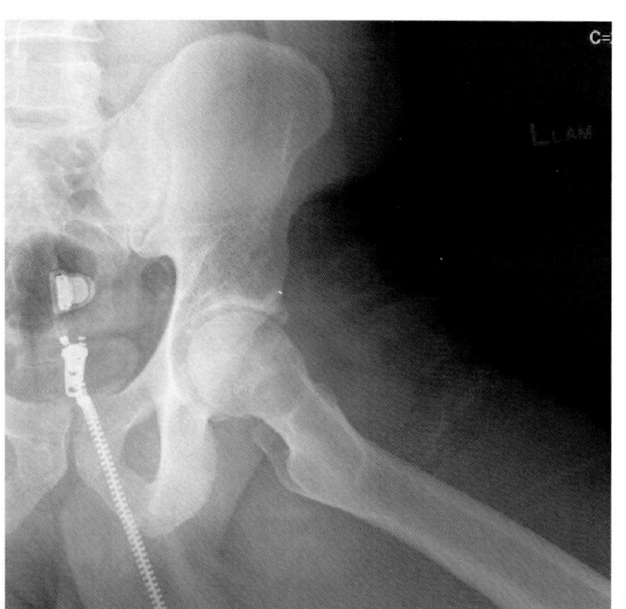

图62.1　A. 1例42岁退行性髋关节炎男性患者的前后位骨盆X线片；B. 1例42岁退行性髋关节炎男性患者的髋关节蛙式侧位X线片

假体设计和特征

压配型股骨柄的术后结果和长期生存表现为如下特征：稳定的固定、应力遮挡最小化、无大腿痛。在压配柄的三种基本类型里（楔形锥度柄、解剖柄、柱形柄），锥形柄具有几个优势。其一是稳定固定的获得。锥形柄的锥度设计一般表现在从内侧到外侧的方向上，而在前后方向上呈直线形或轻微的锥形。在设计上也包括假体近端的环形的孔状等离子喷涂（图62.2）。环形等离子喷涂的实质在于封闭了关节腔到股骨髓腔之间的缝隙，最大限度地减少了股骨距远端的骨溶解。一旦完成初始植入，在压力的作用下楔形设计会使柄的稳定更加坚强。比如患者的体重作用在股骨柄上，孔隙界面会和股骨皮质变得更加紧密，利于骨长入。

楔形锥度柄也可以通过三点固定的方式实现初始稳定（图62.3）。在锥度集中区域的孔隙涂层部分可以使柄和股骨内外侧皮质间实现紧密的固定，而非前后方向的皮质。初始的接触最常发生于内侧股骨距区域（点1）和外侧皮质（点2）。在柄的植入

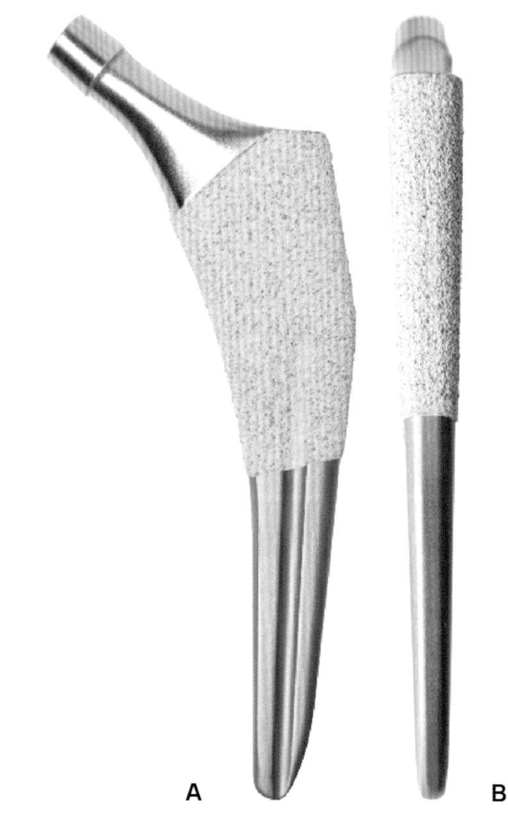

图62.2　A. 正面观锥度楔形柄近端为多孔涂层，远端为锥形设计；B. 侧面观锥度楔形柄近端为多孔涂层

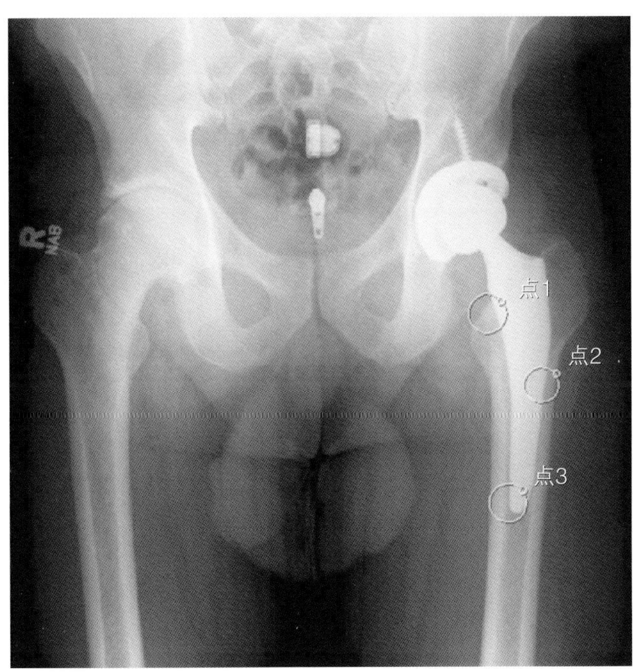

图62.3 锥度楔形柄植入后的X线片表现提示3点固定机制

过程中需要通过击打使柄近端和骨实现紧密结合，而较细的远端部分则完成了第三点的固定（点3），通常固定在后外侧皮质。最终柄的楔入需要骨长入得以保证，通常发生在术后6～10周。而初始稳定也允许术后即刻负重，而不引起显著的假体下沉。

应力遮挡的发生是由于假体过多传递负荷，而使宿主骨受到的力学刺激减少，最终效应是遮挡区域的骨质量下降、骨折风险增加。这种现象在骨水泥型和压配型股骨柄里均有报道。一些压配柄的变种，如钴铬合金解剖型，也可导致应力遮挡相关的严重的骨丢失。笔者临床工作中所采用的锥形柄均是钛合金材质，与钴铬合金相比，跟天然骨更为接近的弹性模量，更利于发生形变。减低的刚度则利于近端应力向骨组织传递，削弱应力遮挡。此外，锥形柄的骨长入界面被局限在近端1/3，因此时负荷向股骨距传递而非股骨干。相反的，全涂层压配柄由股骨柄全长传递所有应力（含股骨干），因此会增加股骨近端的应力遮挡。而旨在降低应力遮挡的一个最终设计便是股骨柄远端的锥度化。这一特征可降低并与股骨干区域的接触面积，由此防止股骨干陷入遮挡区（图62.2A）。总而言之，楔形锥度柄的设计可降低应力遮挡导致的骨丢失。

据报道非骨水泥型THA术后大腿痛的发生率可高达40%，而剧烈疼痛的发生率为4%。有多种因素共同作用导致大腿痛，但假体的设计和材质是广为所致的共性原因。导致应力遮挡增加的假体设计特征也与大腿痛的发生相关。总体上讲，假体越坚硬、尺寸越大、股骨干的固定范围越广，大腿痛的发生率也越高。在这一点上，锥形柄便具有很大优势。钛合金材质，以及前后方向上的窄缩设计可最大限度地降低植入物的刚度。冠状面上假体远端的沟槽进一步降低了刚度。最终，假体近端（干骺端）的孔隙骨长入界面使得应力传递通过一种解剖的方式完成。这些特征的综合结果便是大腿痛发生率的降低。研究发现锥形柄导致大腿痛的发生率一般在0～3%。

适应证与禁忌证

对笔者所在医院而言，楔形锥形柄的使用是非常宽泛的，对于计划进行择期THA的患者我们都会考虑锥形柄手术技术和假体的使用。唯一的例外是发育性髋关节发育不良（DDH）和股骨颈有严重前倾的患者。30年来的临床经验显示锥形柄几乎可以通用于所有患者。也有应用指南提示在如下患者中应用锥形柄要格外谨慎：Dorr C型髓腔、类风湿性关节炎、股骨颈骨折、高龄和卧床过久。但也有很多报道在上述情况下应用锥形柄是安全的。对于骨质薄弱的患者应对这种压配柄的最主要的担忧是骨折的可能。然后，从笔者的经验出发，我们认为如果采用仔细的手术操作，这种骨折风险并不会高于年轻的健康患者。在特殊情形下需要使用骨水泥柄。对于肿瘤患者，需要在股骨柄所在区域进行放射治疗的，由于会破坏骨长入，因此骨水泥型锥形柄应当首先考虑。尽管如此，在美国骨水泥柄的使用已经几近消失，因此绝大部分医生的骨水泥技术都已非常有限，这就造成了骨水泥股骨柄的治疗结果和远期疗效不能得以保证。

也有些情况下需要使用压配柄，但锥形柄并不是完美选择。例如，股骨近端骨折髓内钉固定术后患者进行THA，需要将原有金属内置物取出代之以股骨柄，但由于周围骨强度的下降，需要采用全涂层解剖型或柱形柄提供额外的支撑。

手术技术

术前计划

或许对于任何一种外科手术来说，特别是THA，切皮前的术前准备和计划是更加重要的一环。为了达到成功的手术效果，需要进行严格的X线分析和假体的比对，这些评估应当包括如下环节但并不局限于此：下肢长度的评估，股骨偏心距，股骨颈截骨平面、假体的模板测量和位置的计划，以及任何的潜在手术风险。

术前计划的首要内容便是仔细的病史采集。对锥形柄的植入可能构成影响的具体因素包括：皮质醇的使用、骨量减少或骨质疏松、股骨近端既往手术史。总之，任何可能影响手术区域解剖、削弱股骨近端骨量，或导致患者处于骨折高危风险的因素都应该在第一时间发现、记录和处理。

了解病史之后，系统的物理检查对于术前准备是必须的。应当格外注意肢体长度的差异，因为这与假体的植入直接相关。绝大部分单侧退行性髋关节炎的患者的患侧下肢是短缩的。短缩长度的记录有助于术中恢复肢体长度。但术中短缩肢体并不是绝对不可能，因为健侧下肢有可能变短，因此短缩肢体的意义在于避免术侧下肢过长。对这些异常的认识有利于避免术中造成医源性的肢体短缩和术后关节不稳。

下一个关键步骤便是获得一个理想的术前平片。胶片应当是在负重和双侧股骨旋转中立位的前提下拍摄的。前后位骨盆平片应当使尾骨尖对准垂直中线、接近耻骨联合、双侧闭孔对称等圆（图62.4）。侧位片应当显示股骨髓腔的形态和股骨颈的前倾（图62.5）。

前后位骨盆正位片对于模板测量是最为重要的。在笔者所在单位我们采用数字化平片和测量系统。关于如何准确进行模板测量及校正方法不在本章讨论内容内。但从放射技师到测量者过程中的高度一致可以带来准确的模板测量结果。我们倾向于首先进行髋臼杯的测量，然后通过双侧泪滴下缘做

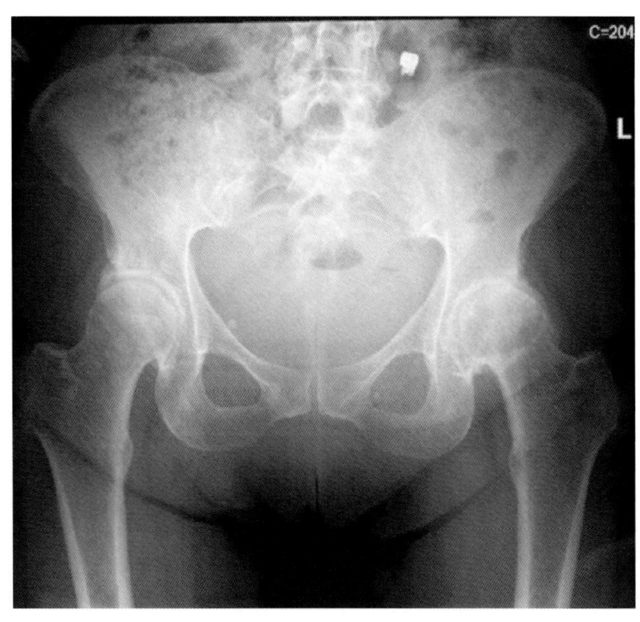

图62.4　一份高质量的骨盆前后位X线片应当是尾骨尖正对耻骨联合中线并毗邻耻骨联合上缘，闭孔接近圆形并左右对称

一水平连线（代表骨盆水平线）。从股骨小粗隆中心至此线的相对距离被定义为肢体长度（图62.6）。其次标记处截骨的预期平面，通常大转子内侧梨状窝处的鞍区和股骨距小转子以上1cm处的连线（图62.7）。之后进行股骨侧的模板测量，仔细将模板放置在股骨髓腔的中点并确保对线无误。选择最为贴服的、可获得三点固定的尺寸作为股骨柄的型号。

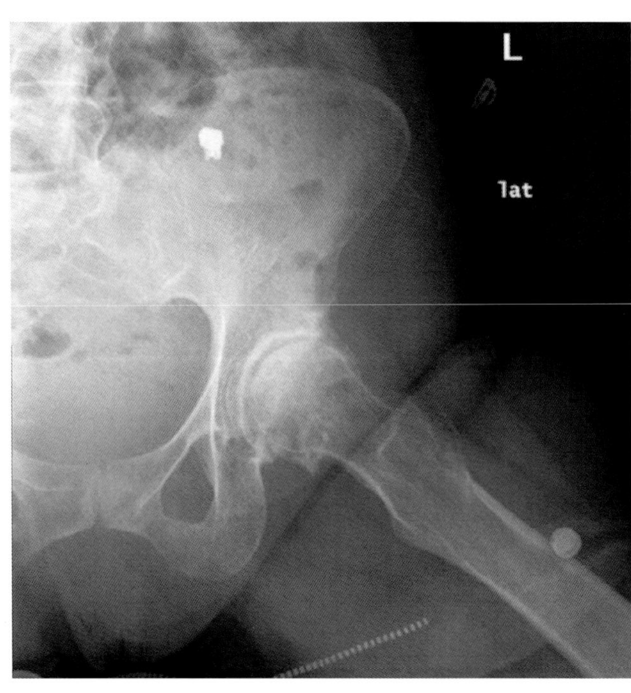

图62.5　一份高质量的蛙式侧位片应当显示股骨髓腔的解剖形态和大小，柄利于评估股骨颈的前倾

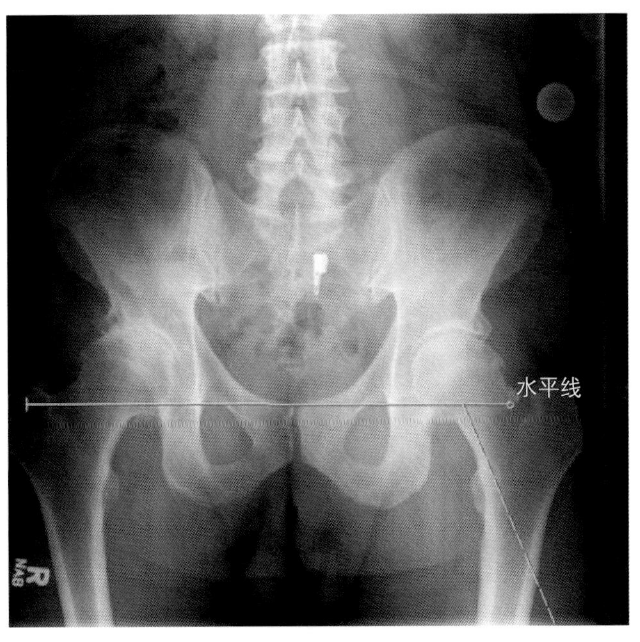

图62.6 双侧泪滴下缘的水平连线可同时判断股骨的水平轴

一旦股骨柄的型号确定，就可以估计股骨旋转中心和髋臼杯旋转中心的相对垂直关系（图62.8），此时可以对股骨颈的截骨平面进行调整以利于股骨颈长度的恢复和股骨柄内外侧匹配。截骨平面向近侧或远侧调整的目的是为了适合股骨柄的匹配，或为了调整股骨头的旋转中心。对于股骨颈短小的患者需要降低截骨平面，但需要注意这会减小假体型号。对于股骨颈长的患者则需高位截骨，增大假体

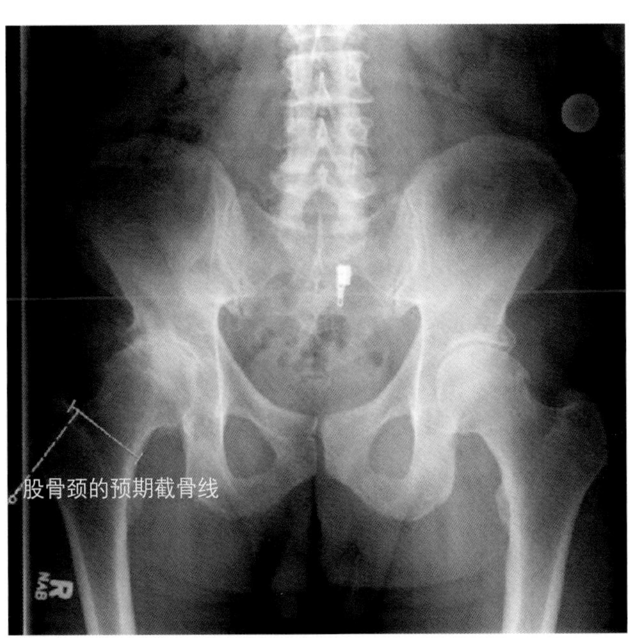

图62.7 股骨颈的预期截骨线是大转子内侧面梨状窝鞍区到股骨距区小转子上缘约1cm处的连接线

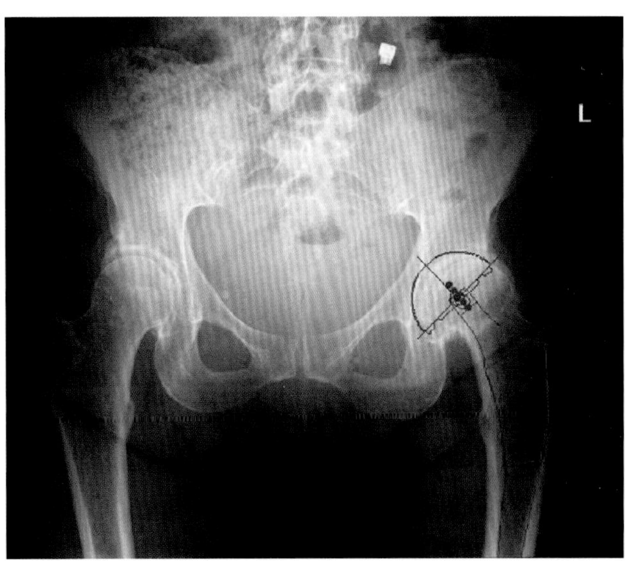

图62.8 模板测量应当清楚显示股骨和髋臼假体的预期放置部位

型号。

现代的关节假体制造商通常会生产两种锥形柄：标准型和高偏距型。一旦股骨柄的垂直水平确定，最能重建患者偏心距的股骨柄便是最终选择。如果测量模板与股骨髓腔形态充分匹配，那么肢体长度的调整也就结束了。在大多数情况下，肢体短缩可以通过调整髋关节旋转中心而实现。通过测试不同长度的股骨颈、调整股骨柄的沉入深度，以及配合术中的测试，可以很好地重建髋关节偏心距、旋转中心和肢体长度。

外科技术

非骨水泥柄的研发初衷是为了更简单、更好重复、更高效地完成THA。笔者所用的手术技术受教于资深作者（Richard H. Rothman），自1983年以来并没有发生太大的改变。手术步骤的延续性和过程的成熟性是这一手术技术的保障。

手术过程：暴露是首要环节，在笔者所在单位采用直接外侧入路（Harding入路），但事实上锥形柄可适用于任何手术入路。患者仰卧于手术台上，腰部垫高。患者安置脚架以利于膝关节屈曲固定在某一角度。体位完成后进行下肢长度的测试。之后进行消毒和铺单，手术切口经过大转子中点。暴露完成后，内收外旋髋关节使之脱位，股骨头和近端

便可显露在手术野内。一把钝的Hohmann拉钩置于股骨颈外侧和外旋肌之间，另一把Hohmann拉钩置于股骨颈内侧，确定股骨颈截骨平面，从梨状窝的鞍区一直延伸至股骨距的计划点。移除股骨头和股骨颈后，可通过对比和小转子的距离进行再次修整。然后便可以进入下一步，髋臼的制备和假体植入。

一旦髋臼杯放置完成，将下肢摆放在4字体位。在股骨颈内下方放置一把Mueller拉钩，另一把位于大转子的外侧，再次将股骨进行内收和外旋，此时便可以将股骨颈移动到手术野内便于术者直视下观察股骨颈截骨面（图62.9）股骨髓腔可以通过向截骨面松质骨内插入一把直型的刮匙进行判断。如果术者对髓腔的方位有了把握，便可以用动力装置沿着刮匙指示的方向进行扩髓直至到达足够的深度。在退出的过程中需要注意将铰刀偏向股骨干外侧操作，以利于移除可能导致股骨柄内翻位植入的外侧骨质（图62.10）。移除铰刀后，任何残留于股骨颈外侧的骨质需要用咬骨钳或方形骨刀进行清理，以防止股骨柄被置于内翻位（图62.11）。

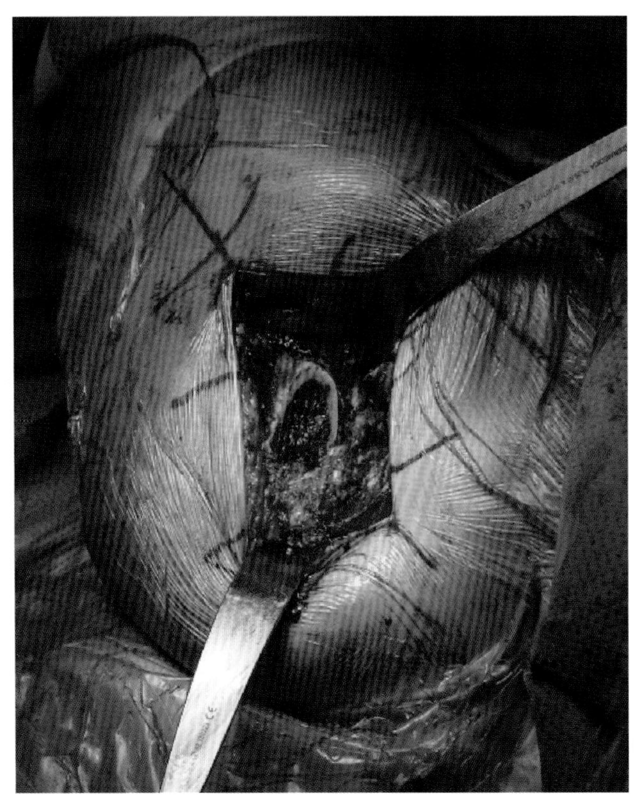

图62.9　手术助手将髋关节内收内旋后即可把股骨颈近端显露在手术区，术者恰好俯瞰股骨颈截骨面进行操作

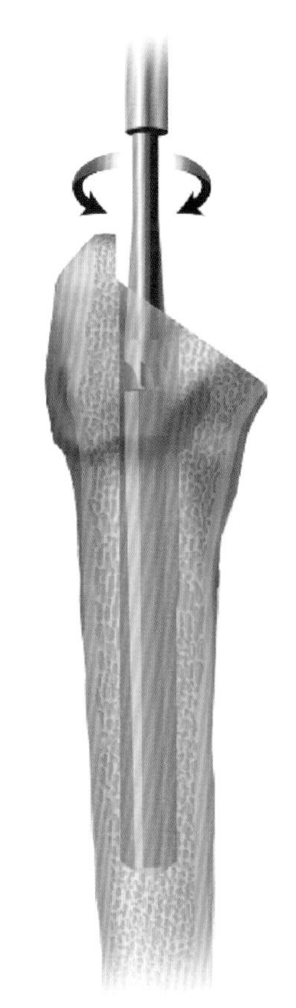

图62.10　将直型的小号电动铰刀插入股骨髓腔，朝向股骨外侧皮质进行打磨以便去除外侧过多的皮质骨，防止股骨柄内翻位放置

下面一步便可以对近端进行扩修，用电刀在股骨颈内侧的最高点进行标记（图62.12）。这个记号的作用在于扩髓和植入假体过程中正确的旋转方位。首先使用最小号的扩修锉，徒手将其沿外侧推入直至进入髓腔。手法操作利于移除外侧骨质防止内翻植入假体。在进行打压扩髓的过程中，笔者的习惯是三下锤击，一次倒退，倒退的一次锤击使骨质塑性防止骨折。一旦扩修锉的上表面下沉至和股骨距截骨面平行的程度，选择大一号的扩髓子重复操作（图62.13），直至明显遇到阻力。如果遇到持续的渐增的阻力，我们会检查股骨颈的完整性，预示着扩髓完毕。一个紧密、大小合适的扩髓子带来的反馈应当是视觉、触觉和声觉多方面的。

第一个反馈是视觉上的压配，尺寸合适的扩髓子于股骨髓腔匹配后在打压过程中并不会在继续深入，向前的锤击和向后的退击并不能使之向内进入。第二个反馈是打柄器上的感觉，在扩髓子没有

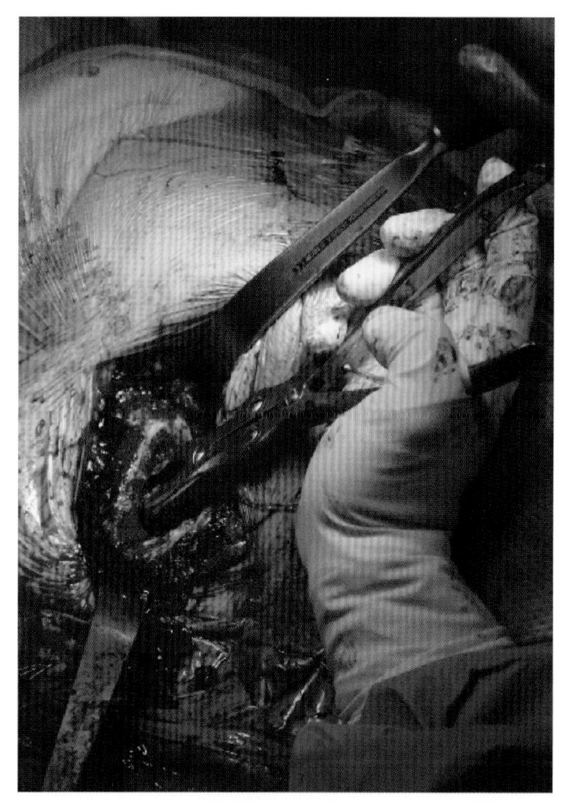

图62.11 用咬骨钳将梨状窝外侧的皮质骨充分去除以防止内翻位放置股骨柄

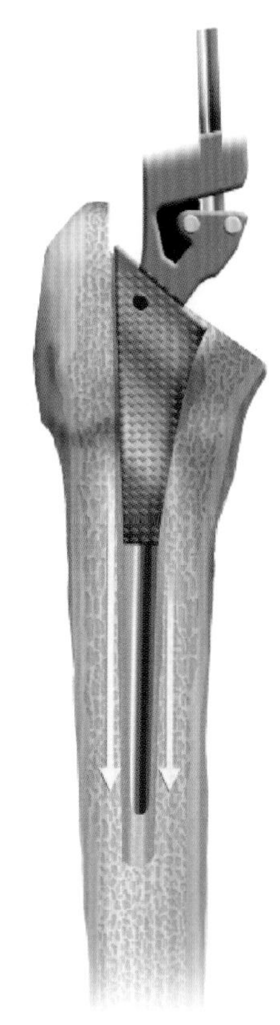

图62.13 骨髓锉的头端打入股骨距截骨平面水平或以下，拔出后置入下一个大型号的骨髓锉

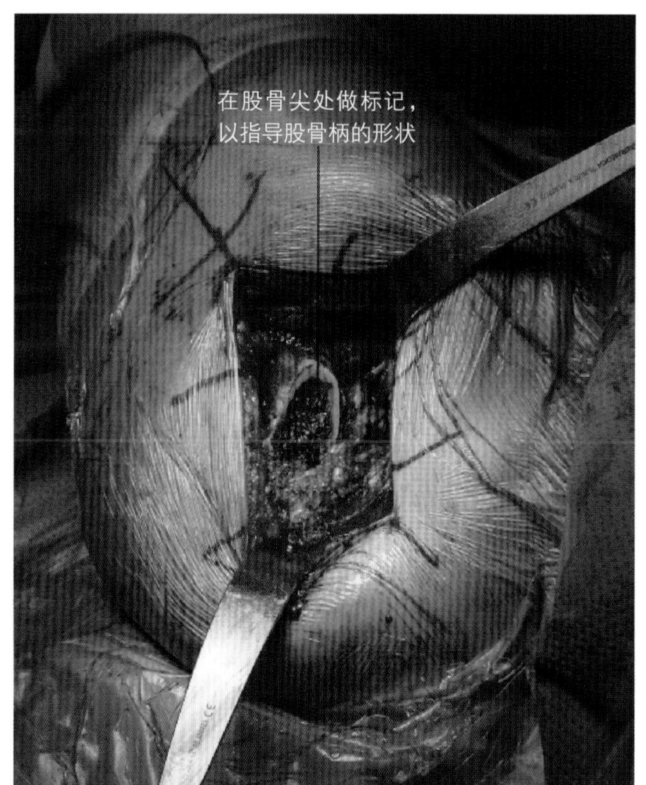

图62.12 使用电刀在股骨截骨平面内侧最高点处做一小标记，便于后续扩髓确定股骨假体柄中心

达到最大型号之前通常会是一种柔软的反馈，而当选择了合适的扩髓子后这种感觉是实性的，而且前后锤子之后也不会给术者带来第一时间的弹性反馈。第三个征象便是声觉。型号偏小的扩髓子在被骨锤敲击时会发出沉闷的声音，而当扩髓子到达髓腔终点位置时声音会改变为高音。这种声音往往音调更高，是一种“呯”的声音（ping）而非“砰”（peng）。在扩修的过程中充分注意这三个征象非常有利于避免假体型号偏小导致下沉、降低过度扩髓引起骨折等并发症。

当扩修锉达到髓腔终点位置并根据模板测量的结果安装了股骨颈试模、股骨头试模后，就可以进行髋关节复位柄测试双下肢长度，方法是将双侧踝关节并拢，术者将拇指对准内踝的下缘，右拇指对准左踝，左拇指对准右踝。当并拢后术者即可进行直接判断，是否术侧下肢偏长、偏短或等长。如果术者发现下肢长度差异，既可通过改变颈长来进行调节，再次复位测试。

当双下肢长度经测试满意后，便可屈髋90° 进行稳定性测试，确保在内旋、外旋、屈曲、伸直多个方位下没有失稳。然后利用骨钩协助髋关节进行脱位，一名助手进行下肢牵引，将骨头环绕股骨颈周围进行外旋即可实现轻松拖尾，不损伤周围组织。当扩修锉被撤出后，首先徒手将其柄插入髓腔，再进行锤击直至试模位置。再次安装试模头，确保下肢长度无误后更换真头。

术后建议患者尽早恢复负重，起初可以使用助行器，患者即可很快完成出院。若无特殊不适便可尽早更换助行器为手杖。

临床结果

笔者单位使用一款锥度楔形柄有超过30年的历史。自1983年我们最初尝试后便开始广泛使用。当前每家假体制造商都会有一款基本的锥形柄产品，而且锥形设计自引入市场后并未发生太大的改变。但是跟原始设计相比，当代设计可提供更多的偏心距的选择和利于骨长入的等离子环形涂层技术。简单的操作技术和良好的临床结果为它赢得了广泛的认可。有关临床结果的细节信息可以通过大量的临床记录得以证实。其中一项来自笔者所在单位的研究观察了2004年129例髋关节使用Taperloc的结果，平均随访周期11年（6 ~ 15年）。仅有1例因股骨近端骨溶解而接受了翻修手术，其他患者均无X线片可见的松动或下沉。此外也发现大腿痛发生率仅为3.6%。另有本单位发表的论著报道了200例Accolade（第三代锥形柄）的临床结果，假体均由资深作者（Richard H. Rothman）植入，平均随访7.4年（5 ~ 9年）。通过翻修手术定义失败率，发现结果仅为2.6%。由于股骨柄的无菌性松动而进行翻修的比率为0.6%。另有几项由大规模关节置换中心发表的长期临床结果。其中之一发表于2009年、纳入1866例患者的研究随访了2 ~ 20年。选用Kaplan–Merier方法进行统计发现术后20年假体的生存率为99.3%。也有研究专注于年轻患者使用钛合金锥形柄的结果，发现10年甚至更久后假体生存率依然令人满意且无明显大腿痛。其他研究也证实了锥形柄使用的有效性和安全性，即使对于Dorr C型髓腔。在笔者本人近6年的40例患者中并未发现任何的下沉、骨折、松动或其他原因导致的失败。表62.1列举了多项锥度楔形柄的中期至长期生存结果。这些研究提示我们使用锥形柄可获得假体的长期生存。

表62.1　锥度楔形假体柄中长期寿命研究结果

研究人员	髋关节数量	假体柄	随访时间（年）	无菌性松动	大腿痛	评论
Purtill等	67例Trilock 170 Taperloc	Taperloc和Trilock	15	0	2% Trilock 4% Taperloc	Trilock 96%骨长入，Taperloc 100%骨长入
Hozack和Booth	81	Trilock	2 - 6	0	5%	假体周围没有出现透亮带
Casper等	214	Accolade	5 - 9	0.6%	—	—
McLaughlin和Lee	123	Taperloc	12 - 16	0	—	—
McLaughlin和Lee	145	Taperloc	20	93%	—	假体柄寿命20年
McLaughlin和Lee	94	Taperloc	16	2例有纤维组织增生	—	—
Parvizi等	129	Taperloc	11	0	3.6%	—
Hozack等	105	Taperloc	6.1	0	4%	—
Keisu等	62	Taperloc	>5	0	2%	—
Marshall等	200	Integral	11.6	1%	2.3%	—

并发症防范

使用任何压配型股骨柄最常见的并发症便是术中骨折。即使采用更加轻柔的手术技术，也要注意将这个并发症减低到最低值。Berry等报道压配柄的骨折发生率为5.4%。而又研究显示其为3%（骨水泥柄为1%），绝大多数研究均证实压配柄的骨折发生率偏高。笔者的经验是术中良好的显露有利于降低这种风险。具体来讲，充足的显露有助于术者判断股骨的自然倾斜。在扩髓和假体植入过程中均必须保证与股骨的前倾一致。笔者也认为术中骨折的发生和将假体强行植入髓腔方位不匹配有关。即使骨折发生，补救措施也很容易。首先将假体拔出，在骨折部位的最远端用钢丝或钢缆进行捆扎，也可以在骨折近端补捆第二道钢丝，然后向骨折稳定的股骨再次植入股骨柄。通常这种处理后患者仍然可以如期下地负重。如果对骨折的稳定不太确信，最好是在支具保护下进行负重。

最新一代的锥形柄设计旨在降低大腿痛和应力遮挡的发生率，但即使是最早的设计，该类发生也并不常见。比如Accolade（Stryker，新泽西），一款用料为TMZF（一种弹性更高的钛合金）的第三代锥形柄，更大限度地降低了大腿痛和应力遮挡。所以当代锥形柄的设计可以更好地提高临床结果，特别是降低这两类并发症的发生率。

个案报道

C.T.（患者名）经历了一次寻常的左侧THA，使用了锥形柄、陶瓷对高交联聚乙烯摩擦界面。术后第1天出院，使用助行器辅助行走。术后第三天更换为手杖。术后半年他又接受了右侧的THA，术后恢复依然很快，术后康复无特殊情况。最近一次复查是左髋术后1年、右髋术后半年（图62.14）。无任何疼痛症状，可从事任何体育活动包括体育馆健身甚至健身教练。鉴于诸多研究显示了锥形柄的优良长期临床结果，包括陶瓷股骨头和高交联聚乙烯内衬，这名患者有望实现长期的无痛性功能活动，而且很可能是剩余的生命时间里。

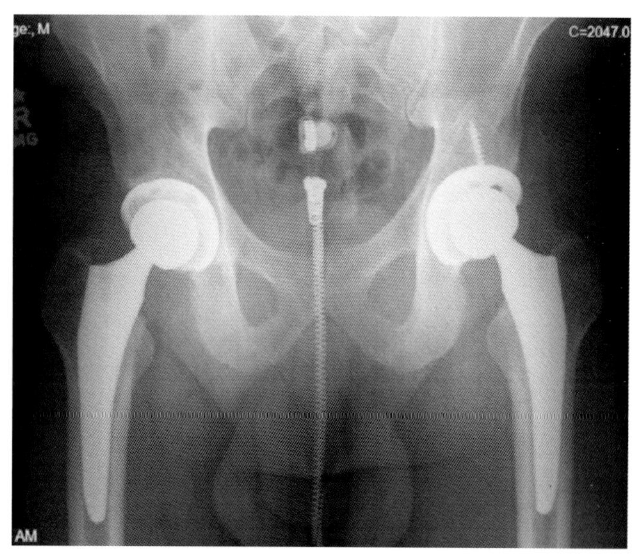

图62.14 双侧分期THA术后6个月、1年随访的影像结果

结 论

锥度楔形柄在THA的股骨假体的发展史上可以被认为是一种标准选择。其优势在于几乎可以解决任何来源于股骨侧的潜在并发症。随访时间20年以上的临床研究比比皆是。但新型设计和材料学的进展有可能进一步解决锥形柄的不足之处。对于越来越多的THA患者，锥形柄可以是解决疼痛、实现长期优良结果的最佳选择。

63

S. David Stulberg
Ronak M. Patel

第63章　全髋关节置换术的短柄设计：干骺端固定股骨假体

前言

非骨水泥固定型全髋关节置换术被用以终末期退行性关节炎已获得了临床和功能上的巨大成功。非骨水泥假体依赖于和骨干或干骺端的紧密接触，最终通过骨长入或骨长上的生物学固定实现远期的稳定和可靠的临床结果。为适应股骨近端不同的形态学特点，非骨水泥型股骨假体在外观、冶金学、表面处理上有很大的差异。

成功的THA依赖于初始和远期的轴向和旋转稳定。假体的骨干部分有利于初始稳定，这部分可以是柱状，也可是锥状。广泛涂层多孔柱状假体（如AML）可实现长久的固定，但具有应力遮挡和大腿痛的缺陷。而非孔隙涂层设计的柱状柄仅能通过与骨干的接触获得部分的初始轴向和旋转稳定，更需要干骺端的骨质接触增强初始旋转稳定。此外，这类假体需要通过干骺端的骨长入或骨长上实现远期固定。它们的远期临床结果是满意的，相对其他广泛涂层假体而言大腿痛的发生率和应力遮挡也是相对可以接受的。

非骨水泥型锥形柄在起初通过三点接触的机制获得初始轴向固定，最后通过锥形柄和柱形股骨见的扩张收容效应实现稳定。旋转稳定通过假体近端的界面技术、几何外形、总体充填等获得。而假体和干骺端骨质之间的骨长入或骨长上有助于二次固定。已有诸多研究证实了锥形柄的远期临床结果和影像学可信度、持久度。这类柄相对柱状柄具有更低的大腿痛的发生率。

锥形柄或非涂层柱状柄可提供初始轴向稳定，但旋转稳定不尽相同，后者更依赖于干骺端骨质和假体的接触。

尽管非骨水泥型假体设计获得较大成功，其他因素如患者的体型、年龄、活动度、骨质量等对非骨水泥柄具有很大影响。这些前提包括：①远期固定的需要；②近端骨量保留；③高效、可靠、安全的股骨翻修可能；④对各年龄段高强度活动和各类骨量患者低大腿痛的需求；⑤安全、可靠、可重复的假体植入技术，如直接前方入路。

非骨水泥型短柄便是为了迎合以上需求而发展起来，同时保留了常规长度非骨水泥股骨柄的成功经验（图63.1）。本章节的目的在于：①介绍短柄的设计理念和类型；②各类不同短柄的假体–骨接触机制和效果；③汇总短柄假体的临床结果；④总结短柄植入的手术技术。

干骺端固定股骨短柄假体的设计理念和类型

干骺端固定股骨短柄假体的设计者认为干骺端固定即可获得可靠的初始稳定，而骨干部分的提供的旋转和轴向稳定是可以忽略的。依据不同假体和干骺端骨质之间的接触，干骺端的骨长入或骨长上可以保证假体的远期固定。尽管近年来已涌现出不少假体，大致可划分为两类：标准股骨颈截骨型（图63.2A）和股骨颈保留型（图63.2B）。标准股骨颈截骨型短柄更可分为解剖型和楔形填充型。这类假体在外观上倾向于被短缩的常规生物假体。股骨颈保留型假体具有与独特的设计特征以适应股骨颈前倾。

股骨颈保留或股骨颈高位截骨型假体设计旨在通过股骨颈和干骺端实现优化的股骨近端应力传导。股骨颈的高位水平截骨通常会造成一个卵圆形

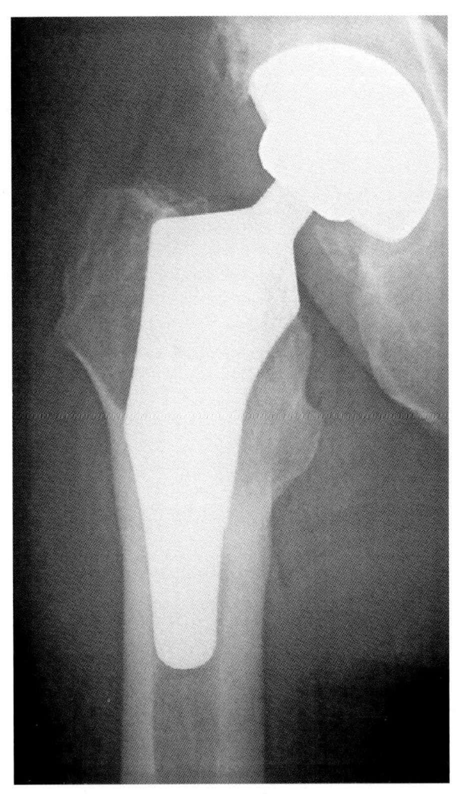
图63.1 Dorr A型股骨髓腔的年轻患者

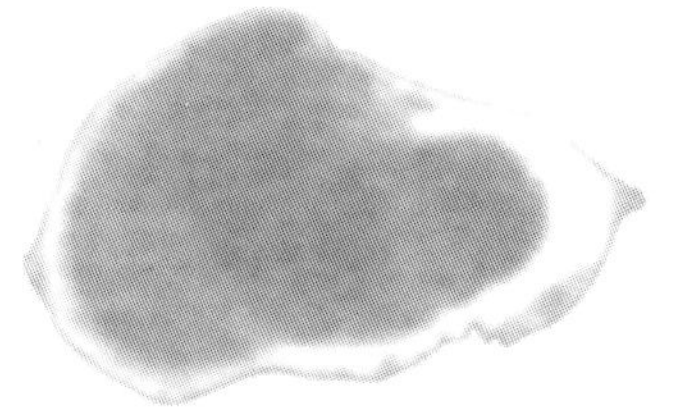
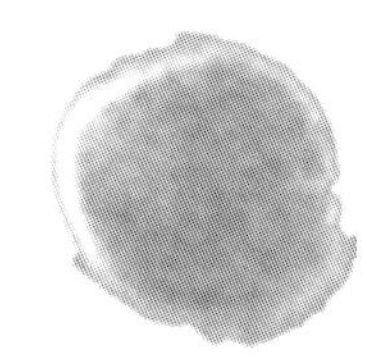
图63.3 股骨颈标准截骨和股骨颈保留型假体的断面示意图

的髓腔开口，而不同于标准截骨造成的广泛的开口（图63.3）。研究显示高位股骨颈截骨可抵抗更大的扭转应力。其实在全髋关节置换早期就有这一理念的出现。这一理念的支持者认为可以带来更大的骨量和软组织保护。并且，软组织保护可增强假体的固定，减少手术的病损率，提高外展肌功能，保留更多的骨量储备以利于下次手术。

Santori等报道了股骨颈高位截骨型短柄假体的中期临床结果。他们全面随访了60岁以下所有THA患者的8年结局，结果令人满意。虽然还有其他此类假体的设计者报道了可靠的临床结果，目前尚未实现广泛使用。

这一理念并没有受到广泛的认可，其原因在于，①与标准股骨颈截骨假体相比，此类假体的手术技术不尽相同，可能会更加困难。而保留过长的股骨颈有可能会妨碍髋臼的显露；②由于股骨颈的天然前倾特点，很难获得相对于骨干髓腔的准确、

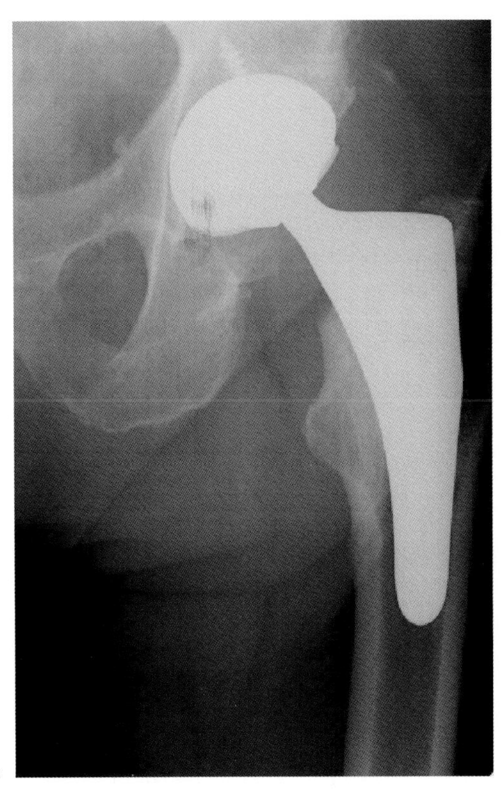
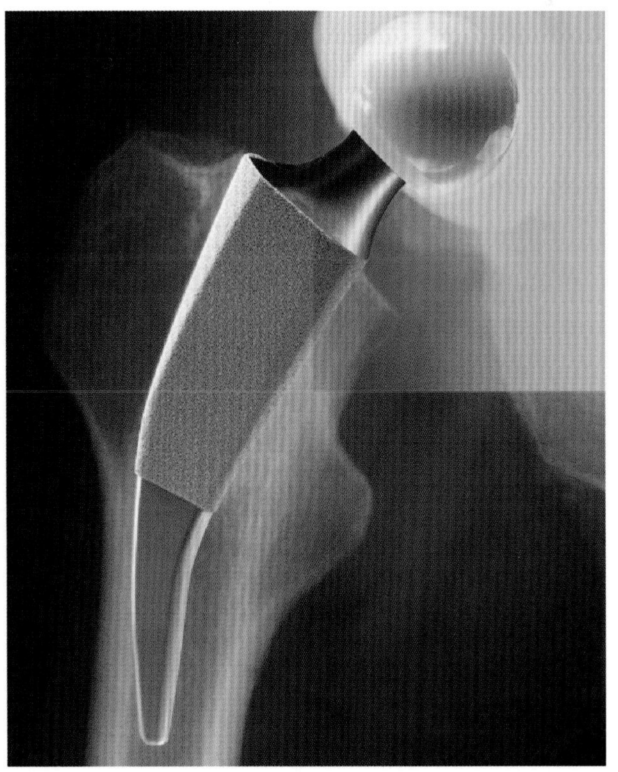
图63.2 A. 标准股骨颈截骨型假体；B. 股骨颈保留型假体（Metha）

可重复的假体对线；③由于股骨近端接骨面有限的表面区域，很难获得理想的双下肢等长和避免肢体的延长；④高位股骨颈截骨会限制假体与干骺端的接触和匹配程度。有观点提出高位截骨和短柄的使用会增加股骨近端骨折的风险；⑤股骨颈高位截骨型假体的植入会增加骨-骨间撞击，进而导致关节活动度降低。而早期的开展被认为会带来手术技术上的显著变化。因此，近期关于短柄设计的兴趣主要集中在柱状柄或锥形柄的短缩设计上。

股骨颈高位截骨型假体的设计团队受到早期理念的鼓舞，进一步改良了某些设计缺陷（图63.4）。例如，Fitmore柄（Zimmer，印第安纳），为了适应更多的内侧股骨距接触，具有设计曲线上的更大的可变性（图63.5）。这类假体的研发因受到直接前方入路THA的影响而不断升级，目的在于把软组织和骨的损伤降至最低，实现近端骨保留和骨重建。

股骨颈标准截骨型短柄假体类似于常规长度非骨水泥股骨柄的短缩版本（图63.6A，B）。这类柄拥有较短的锥形柄和柱状骨干固定柄的长度，和不同的干骺端外形。干骺端形态可划分为二维和三维两种锥度，可达成干骺端的两点楔形固定，以及通过解剖外形实现干骺端的填充和匹配。理论上，标准长度非骨水泥柄的外弓构型可通过近端、外侧、内侧和前方骨皮质减少向远端的应力传递。这一概念也被扩展到短柄设计上。

这类短柄设计的支持者声称近端和干骺端的固定足以维持初始和远期的稳定。各种不同的设计被证实可以实现术后8年可靠的固定和理想的临床和影像结果。最近一项有限元分析在复合骨模型上验证了非骨水泥柄的长度对于初始稳定的作用，如果将假体长度从146cm降至105cm，未见显著的稳定性的丢失。此外，长度的短缩也并不会引起假体的微动和骨整合效率。Arno等在尸体标本上测试了三种不同长度非骨水泥柄的股骨张力，随着长度的增加，伴随着股骨远端张力的增加和近端张力的降低。最终推测：无柄设计的假体可更理想地适应天然股骨的张力需求，超短柄（1/3长度，Revelation Lateral Flare，DJO，奥斯汀，得克萨斯），更贴近于无柄设计。由于缺乏早期生物力学数据，该类假体仅适用于60～70岁Dorr A或B型股骨形态的患者。起初，在术后早期阶段，医生会限制患者进行负重。而早期影像学和临床结果并没有发现明显的假体下沉或不

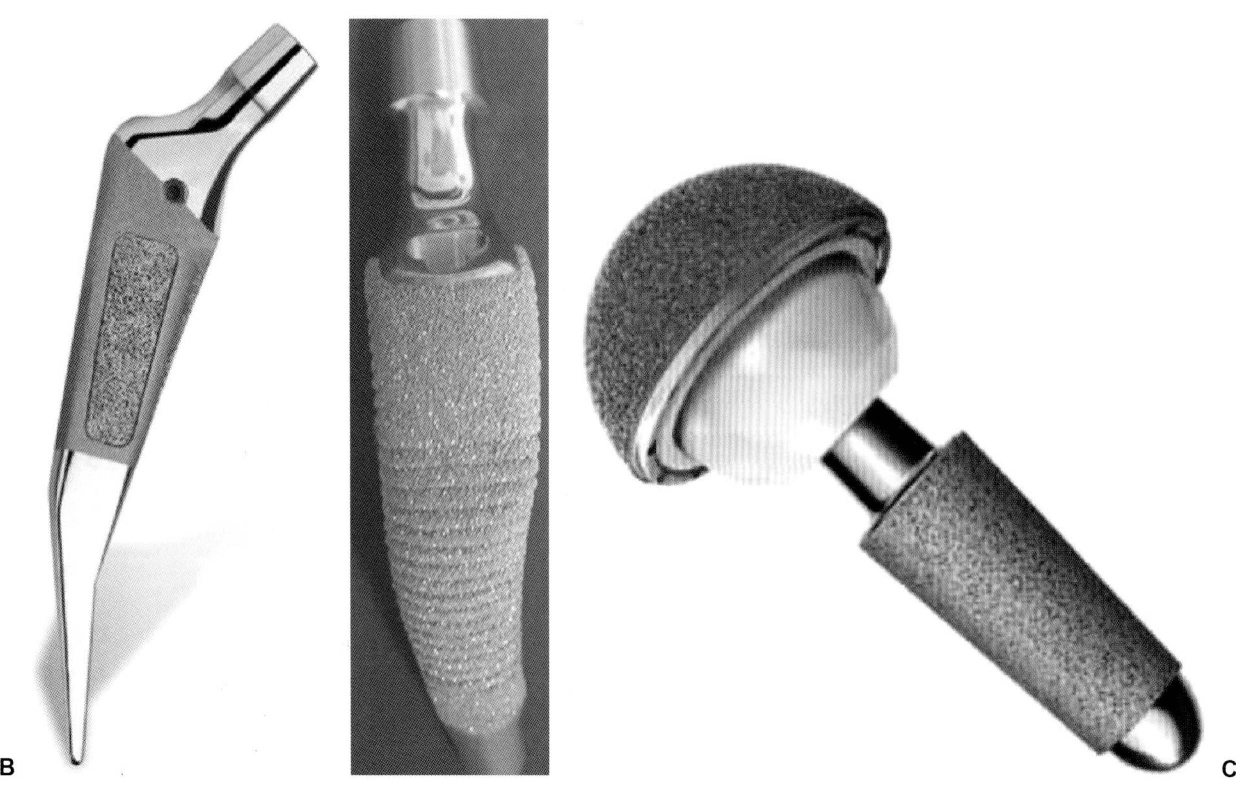

图63.4　A. Mayo假体的冠状面示意图；B. Proxima柄的矢状面示意图；C. Silent柄的冠状面示意图

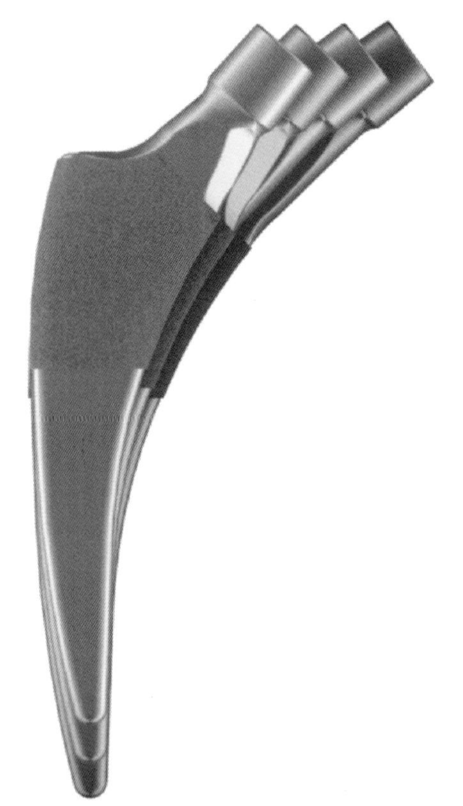

图63.5 Fitmore短柄假体（Zimmer）

稳定，因此可允许患者在术后进行标准的负重和功能训练。术后2年和中期随访显示假体稳定性堪比非骨水泥型常规假体。因此，适应证扩大至70岁以上患者和Dorr C型股骨。然而，远期随访数据（>10年）的匮乏导致这类假体的广泛使用受到限制。

中期随访结果揭示了可接受范围内的疼痛、功能和稳定程度。利用Ein Bild X线分析法研究干骺端固定短柄假体的2年位移情况，结果显示与普通长度假体类似的沉降率和稳定性。尽管长期结果是关节置换的金标准，位移试验也可以预测假体的长期生存率。

短柄假体的另一个优势在于优化股骨近端的骨重塑。尽管X线体视照相术（rocntgcn stereophotogrammetric）和双能X线（EDXA）被认为是精准测量假体周围骨质量的金标准，很多作者仍然依赖于X线分析。与常规假体相比，短柄假体带来的骨吸收更少。Chen等利用DEXA发现Mayo Conservative柄（Zimmer，印第安纳）的平均骨丢失在3.3%。而文献报道通过尸检回收的常规假体的平均假体的骨丢失在20%，柄呈现由近端（42.1%）向远端降低的趋势。不管评价方法如何，外科医生和假体设计师都聚焦于假体的设计。两点楔形接触设计试图通过假体在干骺端-骨干连接部的充填实现接触，尽管这些假体可能是二维或者三维的锥度，但楔形填充主要发生在内侧到外侧的皮质骨之间（图63.7），而前方与后方皮质的接触是随着设计而可变

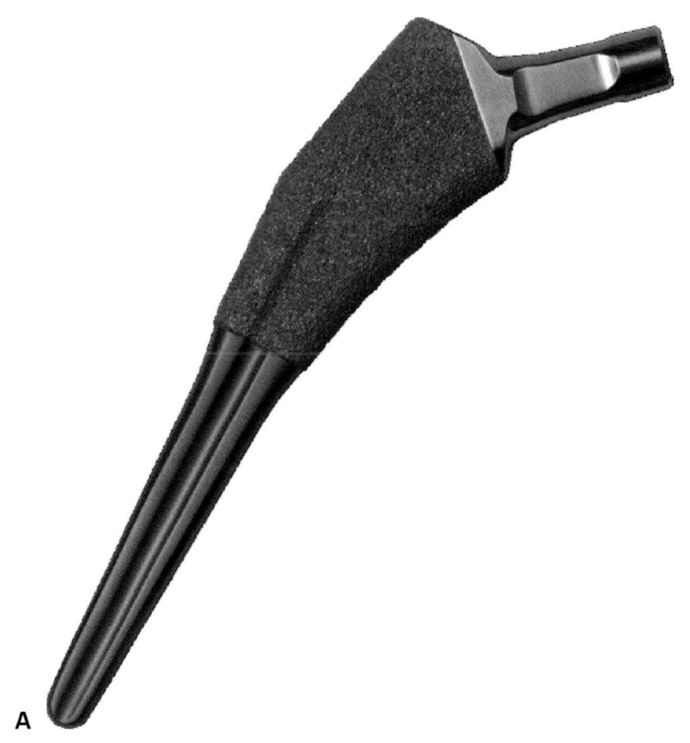

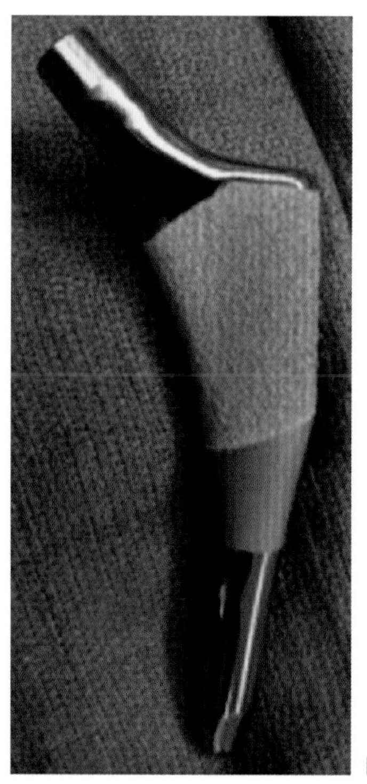

图63.6 Taperloc假体

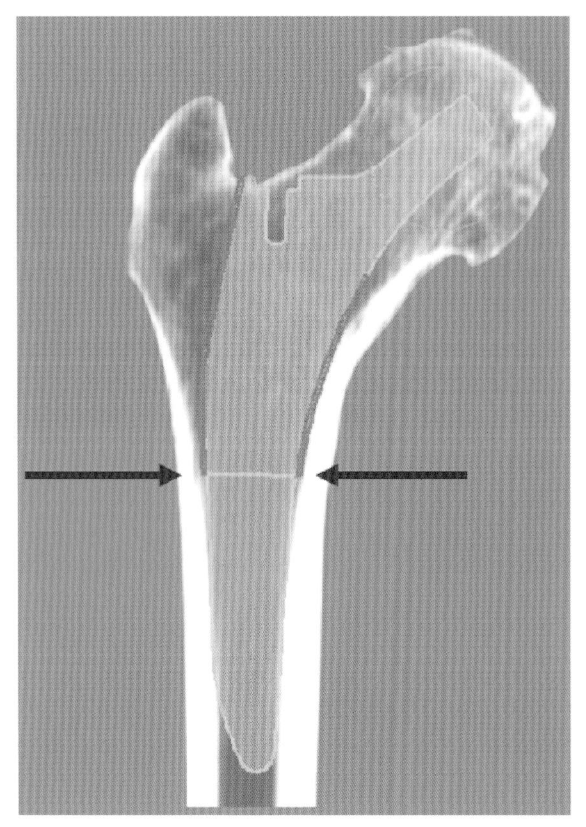

图63.7　两点楔形设计的Trilock柄具有干骺端内外侧皮质固定的特征

的。类似的，解剖型柄也试图通过干骺端冠状面或矢状面或双平面的充填和匹配实现固定。这些设计的不同可造成不同的假体-骨接触，最终影响着稳定性和近端应力传递。

假体-骨接触点及其对接触的影响

常规设计假体在干骺端与骨内膜的非持续接触特点得到了很好的研究。尽管短柄假体被设计成近端固定柄优化应力传递，但目前仍未得知哪个因素导致了这一结果。笔者所在中心通过CT工作站对此进行了研究，特别针对如下目标①4种不同干骺端固定短柄的接触和充填-匹配特点；②各个假体实现稳定的决定性设计因素；③优化的骨-假体接触对股骨偏心距和前倾的影响。

某中心30例股骨标本被用以机器人辅助的THA（Curexo，Fremont，加州）。利用ORTHODOC软件（Curexo，Fremont，加州）对患者术前的CT数据进行模板测量。在3个平面上都可以实现0.1mm精度的调整。4种不同的已上市假体在30例股骨上分别进行比对（图63.8），依次如下：①Tri-lock（Depuy，印第安纳），一种内外侧皮质匹配的扁平单锥度柄（图63.9A），近端孔隙结构辅以羟基磷灰石涂层，130°颈干角，并可有多种规格的双重偏心距；②ABG Ⅱ（Stryker，新泽西），分左右侧设计的解剖柄，近端环形匹配和充填，近端羟基磷灰石涂层和短的远端锥形柱状柄（图63.9B）。与Tri-lock相似，为130°颈干角的非组配型设计；③Citation（Stryker，新泽西），分左右侧设计的解剖柄，近端充填-匹配设计，近端1/3的HA涂层，短的远端锥形柱状柄（图63.9D）。与ABG Ⅱ的区别点在于干骺端的外弧设计，以及较长的股骨干柄；④ARC（Omnilife，马萨诸塞），一种股骨颈固定型假体，圆锥形外弧、折线型柄体，近端钛等离子喷涂和HA涂层（图63.9C）。组配型颈部可提供0°、8°和12°的内外翻，以及0°或12°的前倾/后倾调节。共具有4个型号的股骨头尺寸和长度选择。而Tri-lock和ABG II只有减头、标准、加头3种选择。

根据制造商提供的假体优化植入原理对4种柄分别进行模板测量，在保证股骨内膜皮质完整的情况下优先选择大号假体，允许1mm的皮质损失。

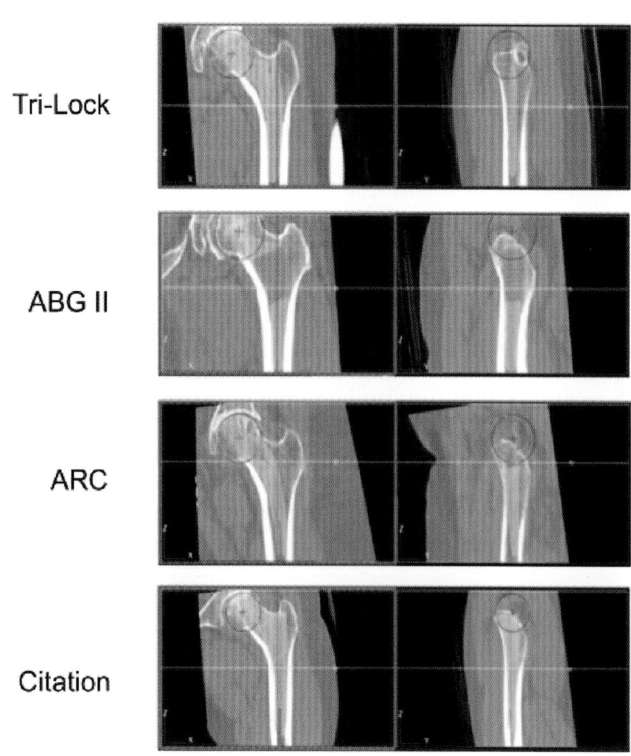

图63.8　4种不同短柄假体的设计理念。Tri-Lock：干骺端-骨干交界部的内外侧匹配和三点固定。ABG II：肩部平梨状窝水平干骺端填充固定。ARC：头颈交接部的股骨颈内固定

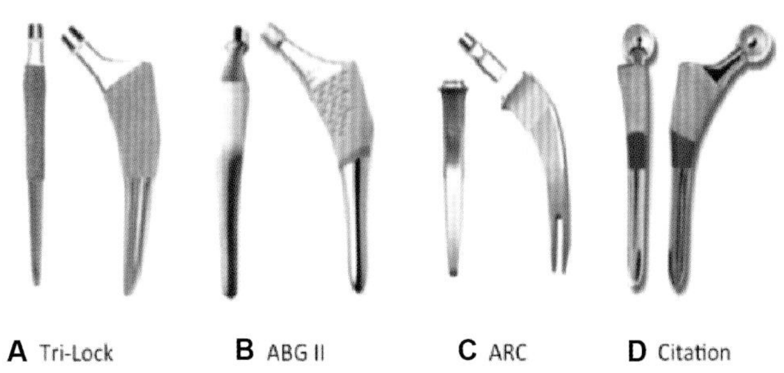

图63.9 用于骨接触分析的短柄的矢状面和冠状面外形

为了对假体断面进行更好重复性的测量，由假体近端向远端选择5个解剖学平面（含冠状面、矢状面、轴面）进行分析（图63.10）。在每个平面上，横断面被划分为4个象限。相应的，每个断面上假体与骨的接触被定义为两者间距<0.5mm。通过两种密度阈值进行测量：①线性灰度（骨皮质）；②彩色（松质骨）。此外，每个象限里的骨接触程度被划分为0～5，即0为无接触；1为20%接触；2为40%接触，3为60%接触，4为80%接触；5为完全接触。

Trilock柄主要通过股骨的内侧面实现全长范围的接触，另外也可以在小转子以下通过前外侧和后外侧进行接触（图63.11）。ABG 在小转子及以上范围通过后内侧实现主要接触（>50%），其次是前内侧的接触。Citation柄通过内侧接触直至小转子前方。ARC柄则在截骨平面以下的后内侧和后外侧实现80%的紧密接触，该接触在中位点1（MP1）平面以下急剧减少，而在小转子以远在前内侧和前外侧的接触均有增加。

除外接触频率，接触质量可以通过线性灰度密度，即骨内膜皮质来反应（图63.12）。绝大部分假体的平均接触程度均为0，但是，Trilock、ABG Ⅱ和ARC在股骨距基底部（BCS）和截骨平面（OL）处的接触则分别达到了1和2。解剖柄（ABG Ⅱ和Citation）是唯一的可以在横断面内特定1/4象限内实现完全接触的假体，ABG Ⅱ在上述5个平面内均可达到这个结果。值得注意的是ARC柄在截骨平面的3级或4级接触仅仅发生在11%的情形下。Citation解剖柄则在BCS和OL平面表现为完全接触，在5个平面的接触均为最高值。

通过接触频率和接触量结合的办法即可判断假体特异性接触类型（图63.13）。Trilock柄在中位点2平面（MP2）和OL平面处内外侧的接触面积最大。ABG Ⅱ在近端平面OL和MP1内侧的接触最大，并向远端递减。Citation的接触特点表现为在近端平面OL，MP1和LT的内侧和前外侧接触向远端平面MP2和BCS前方皮质接触的逐渐过渡。ARC则表现为在近端OL平面内侧和外侧的主要接触，而远端的主要接触点为前方象限。在分析致密松质骨和假体接触时发现Trilock和ARC具有和皮质骨接触的相似的特点，然而，ABG Ⅱ在MP2和BCS平面的4个象限中都有更高的接触频率。

两款非解剖型设计假体，Trilock和ARC，具有一致的与干的骺端内膜松质骨局部接触的特点。

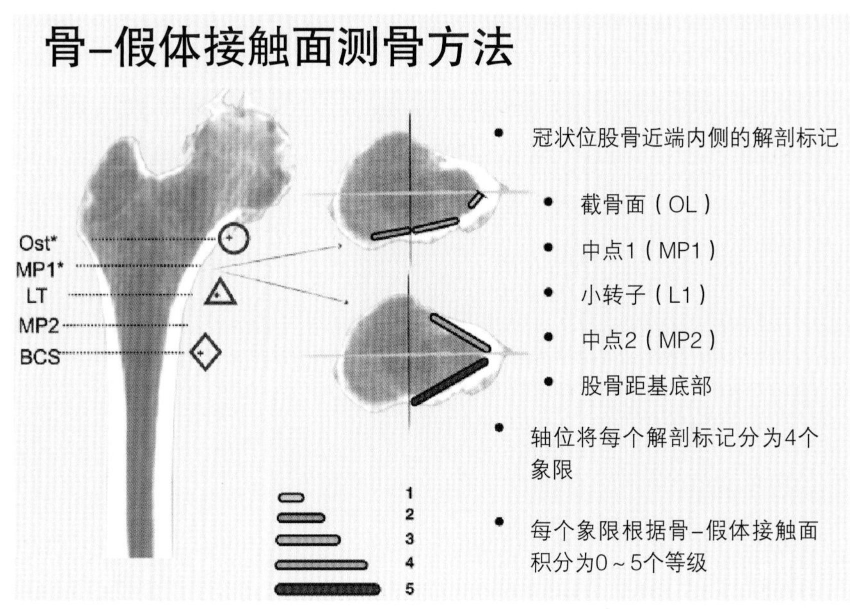

图63.10 4种短柄假体骨之入骨接触的检测方法。假体近端5个断面被划分为4个象限，每个象限内骨–假体的接触被定义为距离<0.5mm。利用两种不同的密度阈值进行检测：①线性灰度骨皮质内膜；②彩色（松质骨）。此外，每个象限根据骨假体的接触程度，由0～5进行分级：0=无接触，1=20%接触，2=40%接触，3=60%接触，4=80%接触，5=100%接触。

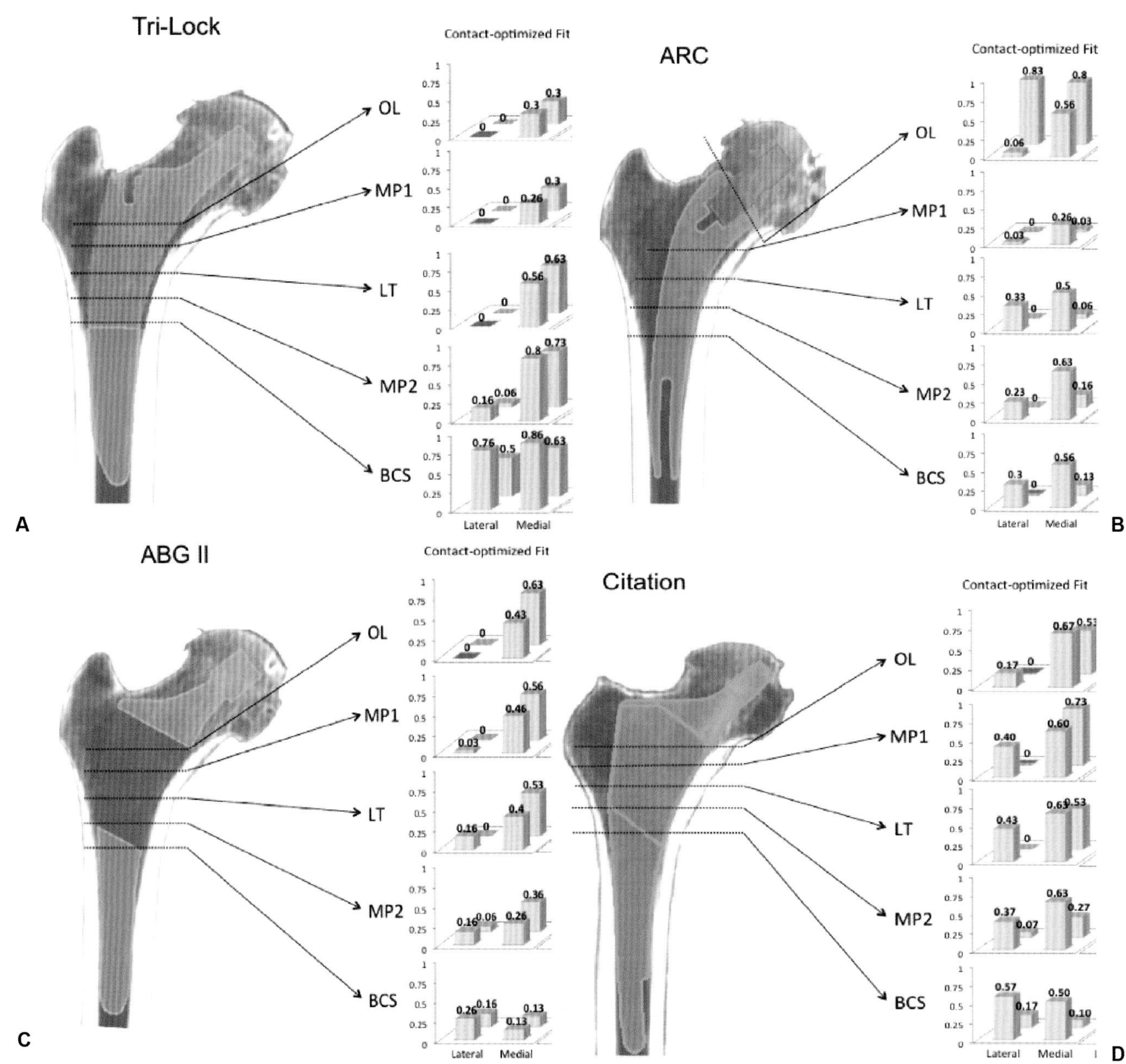

图63.11　A. 各象限内Trilock柄的假体–骨接触频度；B.各象限内ARC柄的假体–骨接触频度；C. 各象限内ABG Ⅱ柄的假体–骨接触频度；D. 各象限内Citation柄的假体–骨接触频度

Trilock的锥形设计和ARC的矩形“T背”特点使其具有相对局限的接触区域。而解剖型设计假体，ABG II和Citation则具备更广泛的骨接触，和在矢状面和冠状面上的充填，得益于其外弧设计和后弓的特点。在宽阔的干骺端的接触不足可能会影响长期的骨重塑。像ABG II这类通过干骺端内外侧均匀的接触的这类假体表现出更强的初始稳定。大量的研究显示，在内外侧和前后方的充填和匹配对防止假体的微动具有重要意义。

这些非定制假体都得到了成功的、可靠的固定结果。然而，假体与骨接触的部位和程度更加引起了局部骨量对植入假体使用结果的考虑。接触局限的假体不利于在骨质疏松型股骨中的使用。而现有常规假体的短缩设计，及其接触特征可能是与之相关的问题。常规假体的成功使用并不仅仅与干骺端的支撑相关。

尽管假体的设计影响着接触特征和稳定性，假体的位置也是决定术后关节功能的直接要素之一。股骨假体近端的几何特征和股骨颈的髓外朝向要求非骨水泥柄在设计时要考虑骨接触和偏心距的问

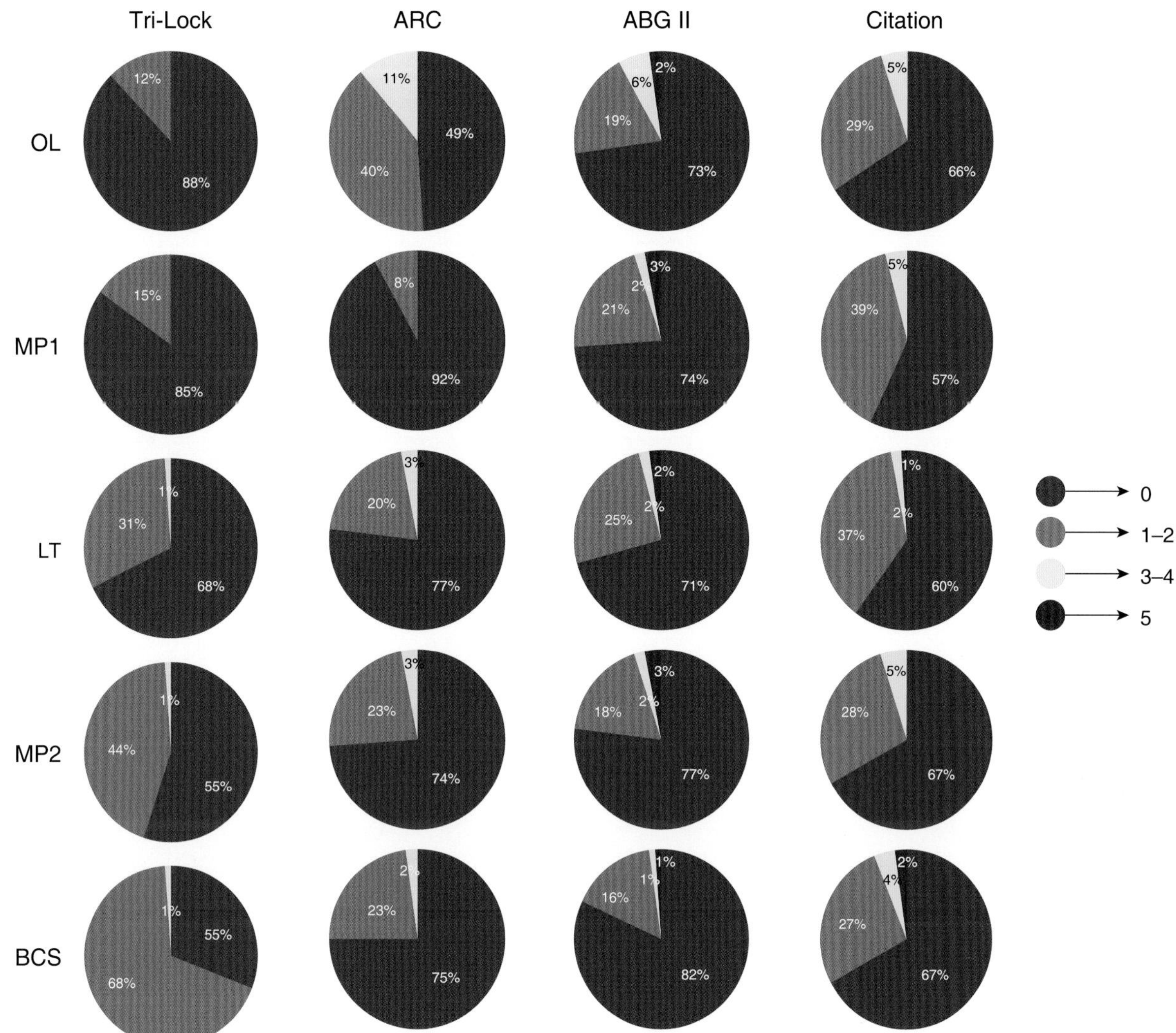

图63.12 假体-骨皮质内膜的接触量

题。股骨的前倾和偏心距必须得以仔细的评估以免发生肢体长度的差异、降低脱位率、达到足够的软组织平衡，并且避免股骨髋臼撞击。因此，我们在其后的研究中分析了优化的假体-骨接触对股骨偏心距和前倾的影响。

对30例患者的CT影像进行4种假体的模板测量，产生了120种骨接触优化的对照组和120种前倾/偏距优化组。对照组中Trilock模板测量后前倾角较术前前倾角增加8.8° 。类似的，ABG Ⅱ和Citation分别引起19° 和10.2° 前倾增加。而配以标准股骨颈的ARC则是最能重建术前前倾角的假体（3.6° ）。即使有股骨头和颈的不同选择，对照组内偏心距的恢复情况差异悬殊。现有假体重建垂直和水平偏心距的结果详见表63.1。大部分假体可将水平和垂直偏心距的重建误差控制在股骨头中心5mm内。

在前倾/偏距优化组，重建术前前倾角和优化偏心距<3mm可造成所有4种假体-骨接触频率的巨大改变（图63.12），此外，在5个不同解剖平面上的接触质量也会有显著改变。

在对照组内，Trilock的楔形填充设计可实现有限的三点固定，尤其是在干骺端-骨干结合区域。手术重建术前前倾角和偏心距可导致干骺端远侧骨接触的显著降低，一旦三点内有一点固定薄弱，会引起固定不稳定。此外，位于近端后内侧1/4区域的假体-骨之间的过度接触常常会引起点焊（spot wielding）和周围的应力遮挡。与标准偏心距相比，高偏心距的Trilock柄，可增加6～8mm的外侧偏心距，可更加准确地恢复术前偏心距，73.3%的对照组

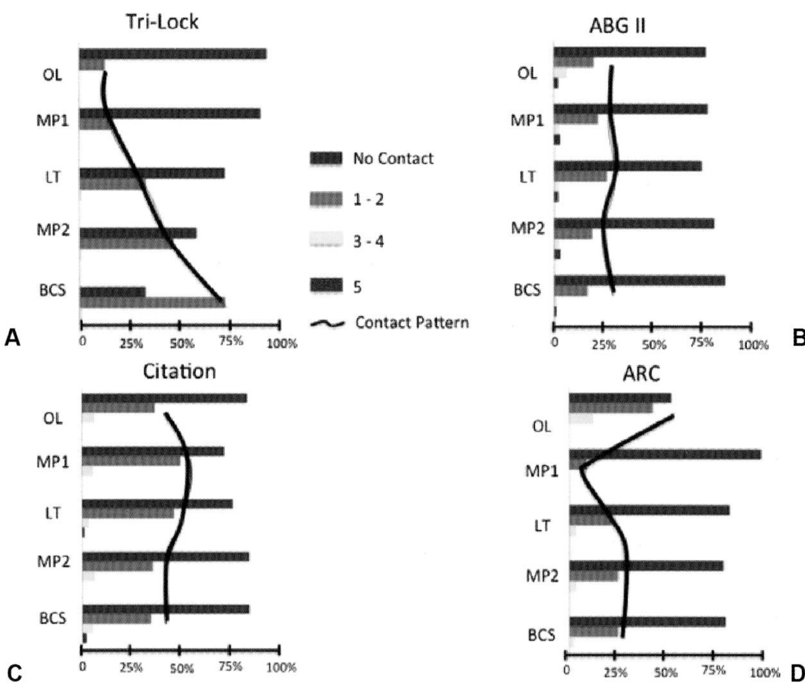

图63.13　整体检测假体–骨皮质内膜的接触量和接触频度

表63.1　不同设计的非骨水泥短柄假体的临床结果汇总分析

研究人员	假体类型	假体柄固定方法	髋关节置换数（例）	术后平均HHS	平均年龄（岁）	平均随访时间（年）	假体无菌性松动引起的假体翻修数
Patel等	解剖型短柄	非骨水泥固定，有HA涂层	65	88	75	3	0 (0)
Morrey	短柄，高外翻颈	非骨水泥固定	20	98	n/a	2	1 (5%)
Pipino和Molfetta	带领解剖型保留股骨颈假体	非骨水泥固定	44	37%优秀 45%良好	62.5	13 ~ 17	0 (0)
Santori和Santori	高位股骨颈截骨，超短股骨短柄	非骨水泥固定，有HA涂层	129	95	51	8	0 (0)
Morrey等	双锥形短柄假体，模块化股骨颈假体	非骨水泥固定	159	90.4	51	6	3 (1.8%)
Morales de Cano等	锥形短柄，横截面椭圆–八边形	非骨水泥固定	81	Merle d'Aubigne评分：16	65	1.3	0 (0)
Molli等	平面、锥形短柄假体	非骨水泥固定，近端等离子喷涂	269	83	63	2.3	0 (0)
Gherat和Pavan	楔形股骨颈保留型短柄	非骨水泥固定，有HA涂层	50	91	70	1.7	0 (0)
Lazovict和Zigan	组配式股骨颈保留型短柄	非骨水泥固定，等离子钙–磷涂层	55	92	48	0.5	0 (0)
Rohrl等	组配式股骨颈保留型短柄	非骨水泥固定	26	93	54	2	0 (0)
Patel等	解剖型短柄	非骨水泥固定，有HA涂层	69	96	56	5.5	0 (0)

内可在水平和垂直方向上重建3mm的偏心距。

配备标准颈的ARC柄，可最小限度地改变前倾角（平均3.6°）。对照组内垂直和水平偏心距的恢复情况与优化组类似（在两个平面上<3mm）。柄的位置的微小改变仅引起很小的接触特征的改变，特别是在柄实现固定的OL平面上。所有平面上总体接触的改变<8%，而在优化后前外侧1/4象限上的仅有少量的接触。尽管如此，我们前期的研究显示ARC在干骺端具有广泛的皮质骨接触。该柄的设计理念在于最大化的适应股骨颈-干连接部的形态。

我们的初步研究也证实具有解剖设计的ABG II和Citation柄可达到干骺端最广泛的骨接触，但它们可导致的偏心距和前倾角误差是最明显的。这种紧密的解剖型填充匹配设计常常引起假体植入时相对外突，即便使用了标准头或减头，仍然无法解剖重建股骨头的旋转中心。而如果优化了偏心距和前倾角则可引起各个平面上骨接触特征的改变，尽管这种改变与对照组相差无几。特别是ABG Ⅱ假体，干骺端的接触位于后内侧1/4象限，而远端的接触位于前外侧1/4。每个水平面上非环形的局部接触可造成初始稳定的不足和假体松动、下沉、骨折的风险。将来，为了达到前倾角和偏心距的准确恢复，解剖型假体可能优化垂直和水平偏心距的设计。而当前伴随于组配型股骨颈的各种并发症，如骨折、松动、软组织张力异常等必须被纳入假体设计理念。

根据这一结果，参照其他相关研究，我们认为偏心距和前倾角的恢复应当是首要目标，而这可能会妨碍干骺端的环形骨接触。

股骨短柄假体的临床和影像结果

各种设计的非骨水泥型股骨假体在THA患者中被证实具有稳定的初始和长期固定结果。而初次THA面临的挑战，包括近端/干骺端和远端/骨干的匹配不良、微创手术（尤其DAA）显露的需求、高翻修可能患者的骨保留等，则推动了短柄设计的发展。非骨水泥型股骨短柄的短期随访显示可有效缓解疼痛、恢复功能，稳定性堪比常规非骨水泥柄（表63.2）。

笔者所在中心近期发表了一款短柄的随访7年的临床和CT影像结果。这种柄以钛合金为基材，在近端1/3为等离子喷涂表面和HA涂层（Biomet，印第安纳），平均长度90mm（70～105 mm）

表63.2 不同设计的非骨水泥短柄假体间的比较

研究人员	假体类型	假体柄固定方法	髋关节置换数（例）	术后平均HHS	平均年龄（岁）	平均随访时间（年）	假体无菌性松动引起的假体翻修数
Stulberg和Dolan	常规解剖型短柄	非骨水泥固定，近端有HA涂层	65	93	56	2	0 (0)
Morrey	短柄，高外翻颈	非骨水泥固定	20	98	n/a	2	1 (5%)
Pipino等	带领保留股骨颈	非骨水泥固定	44	37%优秀，45%良好	62.5	13～17	0 (0)
Santori和Santori	高位股骨颈截骨，超短股骨短柄	非骨水泥固定，有HA涂层	129	95	51	8	0 (0)
Morrey等	双锥形短柄假体，组配式股骨颈假体	非骨水泥固定	159	90.4	51	6	3 (1.8)
Meding等	传统假体	非骨水泥固定，有HA涂层	105	92	56	10	0 (0)
Berend等	传统假体	非骨水泥固定	49	84	79	5	0 (0)
Kelly等	传统假体	非骨水泥固定，有HA涂层	15	94.5（中位数）	54	11.5	0 (0)
Patel等	解剖型短柄	非骨水泥固定，有HA涂层	69	96	56	5.5	0 (0)

（图63.14）。平均HSS评分术前55（20~90），术后96（55~100）。WOMAC评分术前平均51（13~80），术后3（0~35）。随访未发现假体下沉或翻修病例。骨重建表现为2、3、5、6区的股内膜硬化和皮质骨增厚。

个体化假体激励了非定制干骺端固定型假体的类似设计。笔者所在单位使用一种非骨水泥干骺端固定型短柄（91~105 mm，通过干骺端前方、股骨距、股骨颈后方、大转子处干骺端外弧四点固定，Citation，Stryker，新泽西）对139例患者148髋进行了前瞻性随访（图63.2A和图63.6B）。平均随访67个月后，平均HHS评分和WOMAC评分分别为94（55~100）和3.3（0~27）。选择该样本中60例（65髋）70岁以上患者作为亚组分析固定的稳定程度和临床结果，随访2年发现平均HSS评分为88（70~100），WOMAC评分6（0~43）。

另一家机构开展了短柄（TaperLoc Microplasty，Biomet，印第安纳）和常规柄（Mallory-Head，Biomet，印第安纳）的大样本队列研究。纳入389例标准长度柄和269例短柄进行了29个月的临床随访，结果显示两组具有相似的临床和功能评分。且短柄组的并发症发生率显著降低（0.4%比3.1%）。

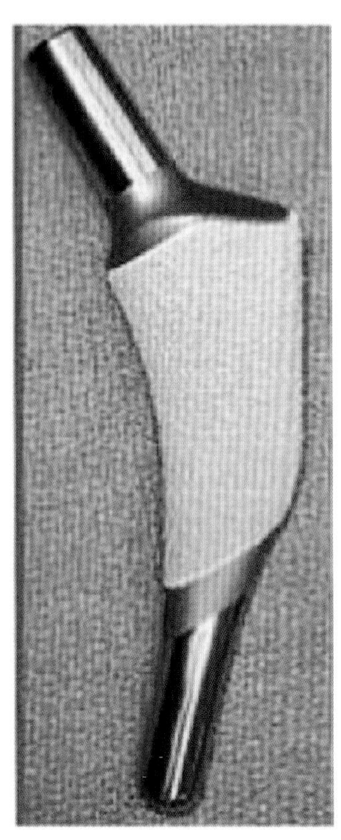

图63.14　基于CT数据的个体化定制短柄股骨假体，钛合金柄体，近端1/3~1/2羟基磷灰石涂层柄钛浆等离子喷涂

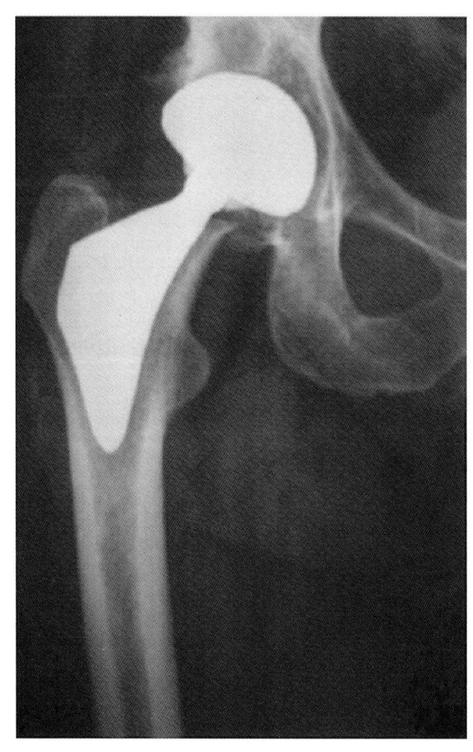

图63.15　个体化定制短柄股骨假体

Santori等也报道了129例个体化定制非骨水泥型、股骨颈高位截骨短柄假体的8年生存结果令人满意（图63.15），假体使用指针为年龄小于60岁且骨量储备好的患者。

目前第一代设计的短柄假体（如Proxima，Mayo）具有较长时间的随访结果，而最新设计的短柄却缺乏远期临床和影像数据。两代不同假体间的一个重要区别就在于表面涂层。第一代设计常采用经典的沙砾打磨技术，但部位和范围有差异。新一代假体则采用了促进骨长入的多孔涂层和具有骨传导效能的HA。这一差异可用以解释新一代假体下沉率相对较低的现象。然而，第一代短柄假体的长期随访和新一代短柄假体的中期随访结果均提示短柄假体具有和普通骨水泥假体相当的临床和功能方面的成功率。此外，软组织和骨保留的优势促成了短柄假体的使用。对于金属对金属界面的日益增多的关注也刺激了一种可靠、安全、组织保留型的短柄股骨植入物作为表面置换的替代物。这些遗留的问题包括：

（1）哪一种短柄设计的植入物可以真正地优化项股骨近端的应力传递柄最小化应力遮挡？

（2）对于短柄假体是否存在绝对禁忌证？例如合并骨质疏松的超体重患者、高偏心距患者——短柄能否提供足够的杠杆力？外侧皮质高应力反应或穿通骨折？

（3）除外形，其他参数也应当研究。哪种金属最适合促进股骨近端的应力传递？哪种涂层假面最利于形成坚强固定？涂层最适宜的部位和范围？

（4）最新一代短柄假体在中到晚期随访时通过DEXA会有何种骨重塑的特征？

手术技术

对于THA来讲，术前计划异常重要。包括如下环节：①干骺端的位置；②假体的对线；③假体尺寸。假体的位置根据制造商不同的设计理念不尽相同。重要之处在于熟悉所使用的工具和股骨侧的解剖标志。

作者所采用的手术入路是一种后外侧微创入路。本节中主要描述这种入路和使用干骺端固定、股骨颈标准截骨型短柄假体的应用。

体位

患者体位选择侧卧位，使用特制的髋部支撑进行骨盆的固定。手术使用标准的手术间和手术床。

入路

手术利用4～6cm长的位于大转子后1/3切口（图63.16），沿切口走向切开阔筋膜，钝性分离臀大肌，使用一把Charnley拉钩进行充分的显著。辨认臀中肌和臀小肌间隙，用拉钩向上掀起臀中肌（图63.17）。在近端显露梨状肌肌腱，分离、松解，并用一支缝线标记该肌腱在梨状窝的止点（图63.18）。其次进行关节囊后方、远侧的切除术。短外旋肌群在切除关节囊的同时被松解和标记。臀小肌被轻柔地牵拉在髋臼上缘，并用牵拉臀中肌的拉钩进行保护。此时即可达到充足的显露，切除上方关节囊后即可通过屈曲内收和内旋髋关节实现髋关节脱位。

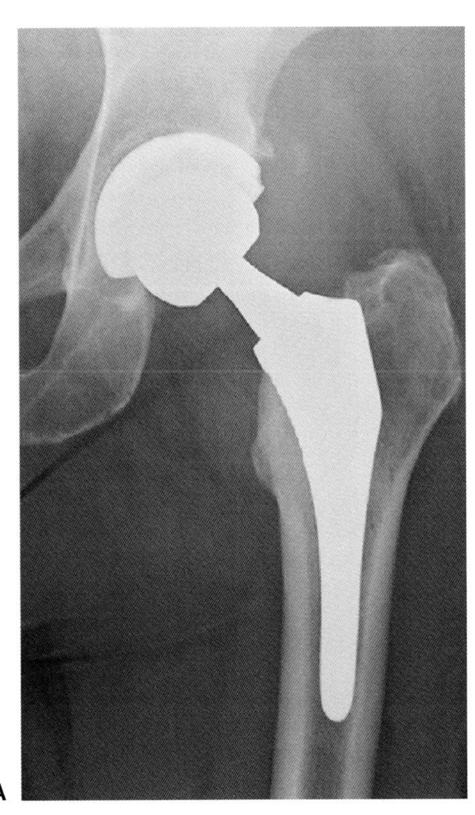
A

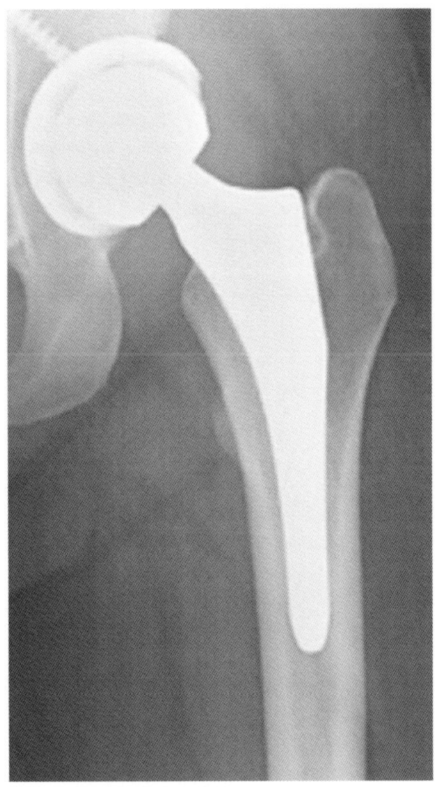
B

图63.16 1例股骨假体松动患者的翻修前和短柄假体翻修后X线片

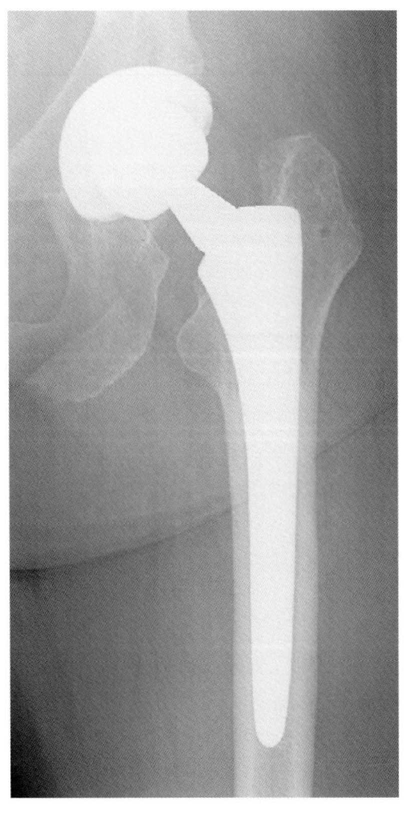
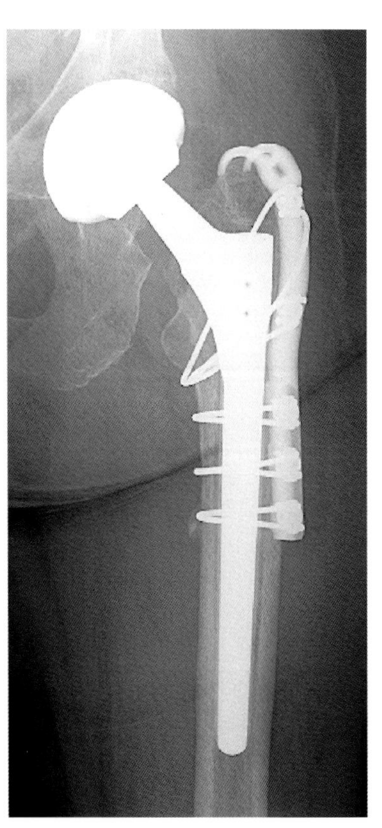

图63.17 一例股骨假体松动患者的翻修前和普通长度假体翻修后X线片

A B

股骨侧准备

股骨颈截骨的方向和部位可以通过向股骨干瞄准股骨锉，将股骨锉的肩部对准梨状窝，经股骨锉领部进行画线进行标记（图63.19）。利用摆锯对股骨颈截骨，务必保持紧贴大转子外缘垂直位进行截骨，以防误伤大转子（图63.20）。取出股骨头并进行测量。

为了方便显露髋臼，部分关节囊成形术可按照常规方法实施，然后植入髋臼侧假体柄进行保护，因为下一步将是股骨侧的操作。

首先显露股骨近端，将盒形骨刀置于外侧靠近梨状窝附近，平行于股骨颈前倾角的方向、并指向股骨髓腔进行开口。利用一把窄的锥形铰刀手法插入股骨髓腔，并确保与股骨髓腔方向一致。然后逐级增大髓腔锉的型号直至与干骺端达到最大的环形接触。髓腔锉应当通过轻柔的敲击进入股骨近端。注意避免将其置于内翻位，否则将会去除大转子基底部的大量骨质。总之，在这一步，髓腔锉的外侧肩部应当平梨状窝而颈部应当平齐截骨面。此时可用领锉对进行截骨面进行修整（图63.21）。

植入股骨柄

清理完股骨近端柄检查周围无骨折后，便可轻柔地将股骨柄植入（图63.22），直至稳定的最终位置，并且与股骨近端保持最大的环形接触。可以用试模进行复位，选择合适长度的股骨头并安装到清洁的股骨柄上进行复位。

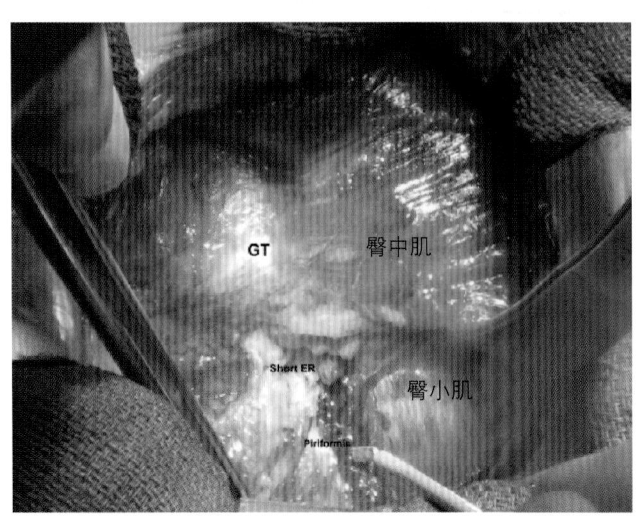

图63.18 梨状肌和臀中肌的术中显露

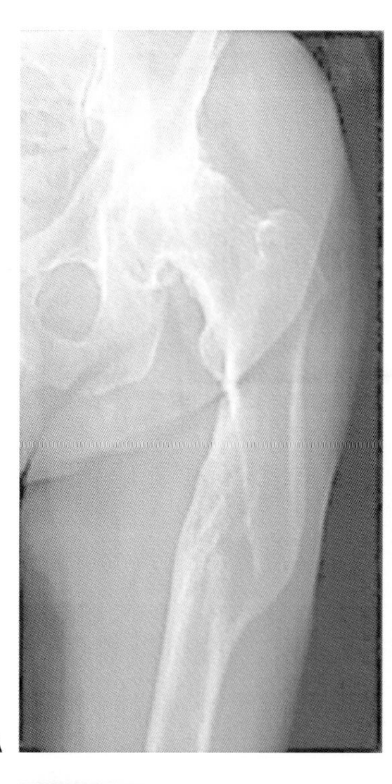

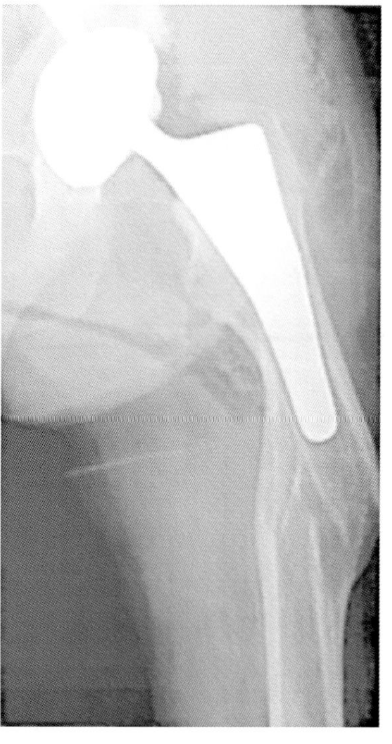

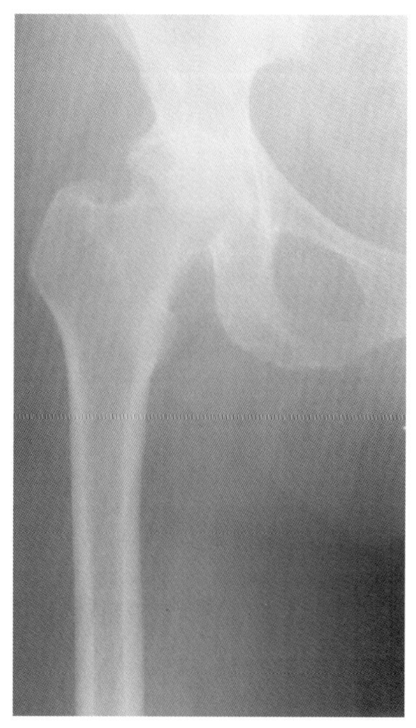

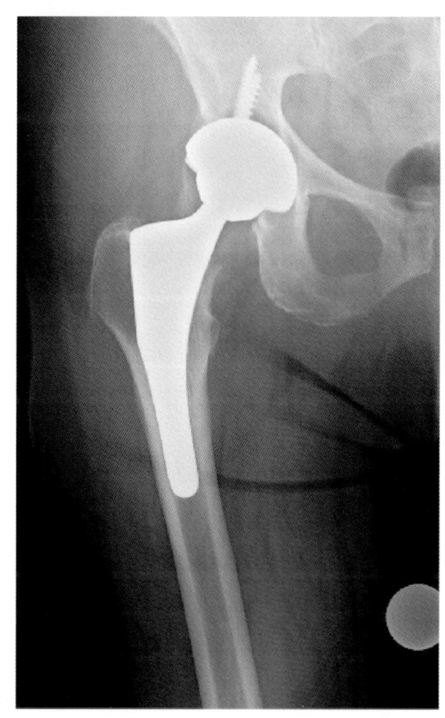

图63.19 利用干骺端固定的短柄假体处理两种不同类型的股骨远近端错配病例。A. 股骨近端骨折；B.年轻强健患者的近端宽大、远端狭窄髓腔；C. 同一患者用短柄假体进行THA术后X线片

关闭切口

当髋关节稳定性、活动屈伸度和软组织张力测试完毕后即可缝合。后方关节囊和短外旋肌群应当缝合至大转子后缘。阔筋膜应当覆盖臀大肌，皮下组织和皮肤即可进行缝合并用辅料覆盖。

翻修手术

笔者对干骺端固定型股骨短柄假体保持有浓厚的兴趣。尽管目前还没有定制假体（Biomet）和非定制假体（Citation）翻修的系列报道，最近有报道采用股骨颈组配型短柄假体（ABC Ⅱ，Stryker，新泽

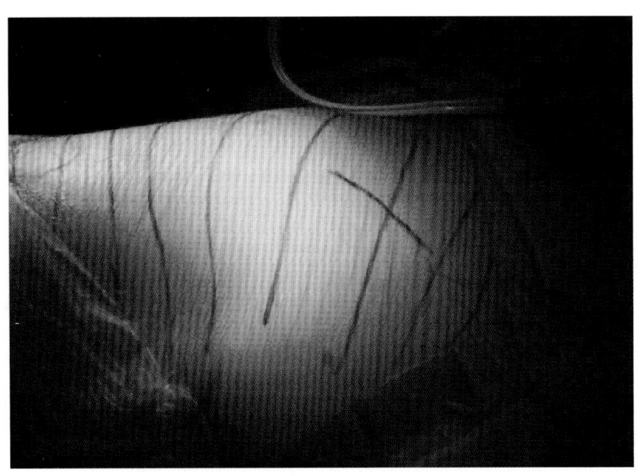

图63.20 后外侧小切口微创THA

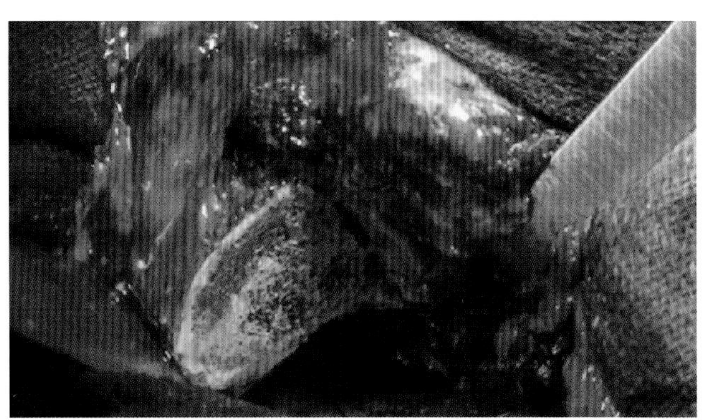

图63.22 股骨颈截骨后柄清理外侧贴近大转子的骨质

西）在少部分患者中可导致不良软组织反应，原因在于头颈结合部位的轴性磨损。相似的不良反应也可见于普通长度组配型假体（Rejuvenate，Stryker，新泽西）。对于这类患者的早期处理需要进行合理的流程样的评估（图63.23）。最后，翻修手术需要将原有股骨假体取出后植入非组配型假体。

用短柄假体对非预期和非良性并发症进行翻修可以反映出相比普通长度假体的潜在优势。应力遮挡导致的近端骨吸收不仅可以导致磨碎颗粒的骨溶解，而且将增加翻修手术的复杂程度。

短柄翻修

沿用原有后外侧手术切口向远近端进行适当延伸，充分显露后脱位髋关节，清理肉芽组织，取出股骨头和股骨颈并无困难。钴铬合金的ABG柄对线和固定良好。用微型磨钻沿着股骨柄肩部四周进行打磨制造缝隙以利于骨刀的进入，对假体环形一周进行处理后，可连接假体取出工具移除假体，并最大限度地保留骨量。其后植入非组配型的ABG柄。一般用比初次假体大一号的股骨锉处理近端，安装试模柄复位，测试关节活动度，最后在环形骨质中坚强植入真正假体。

普通长度假体翻修

沿用原有后外侧手术切口向远近端进行适当延伸，充分显露后脱位髋关节，清理肉芽组织，取出股骨头和股骨颈并无困难。钛合金的Rejuvenate柄看似对线和固定良好。起初，用2.3mm的磨钻打开骨假体界面，用一把薄锯片进行清理以便放入可屈曲骨刀，反复用骨刀处理位于股骨柄骨长入处的阻力区域。如果反复多次清理仍无法取出假体建议放弃，

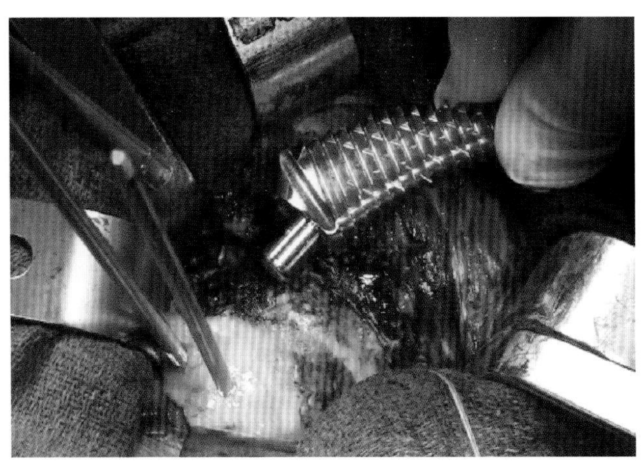

图63.21 利用股骨假体截骨导板进行股骨颈截骨设计

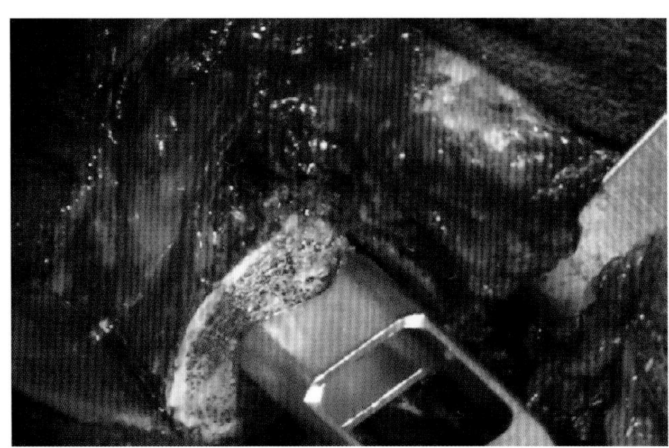

图63.23 利用盒形开口器靠外侧沿自然前倾进行开口便于直接进入股骨髓腔

以防发生骨折。此时可以采用延伸的大转子截骨术（ETO）。当股骨柄被移除后，仔细检查近端的骨储备，可见X线片所提示的皮质菲薄。此时应采用股骨干固定型假体Wagner SL（Zimmer，印第安纳）。选择合适的铰刀进行扩髓并用试模假体达到理想的固定。安装试模柄复位，测试关节活动度，植入真正假体，将大转子复位到骨干上。在外侧安放标准的五孔大转子爪钢板（Accord，施乐辉，田纳西）并用2股钢缆环扎固定于小转子，也可采用多股钢缆捆扎实现钢板的坚强固定（图63.25）。

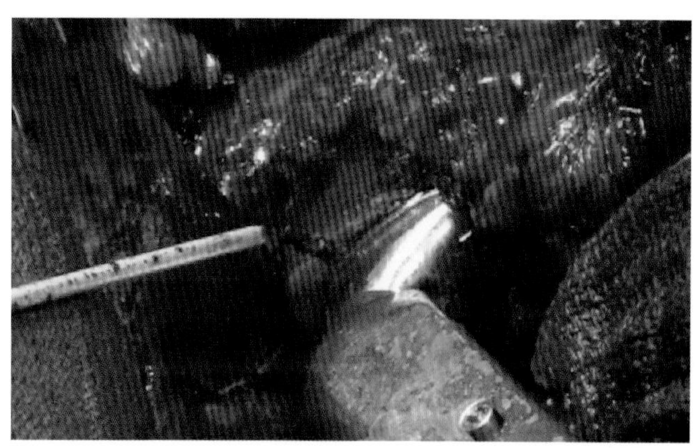

图63.24 植入合适的股骨假体试模后评估环形匹配程度

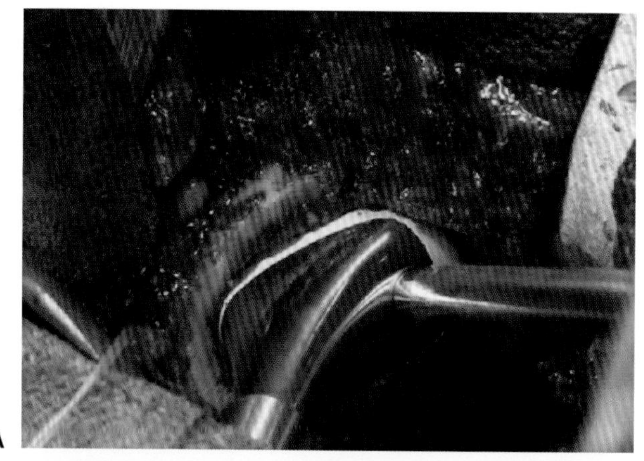

A

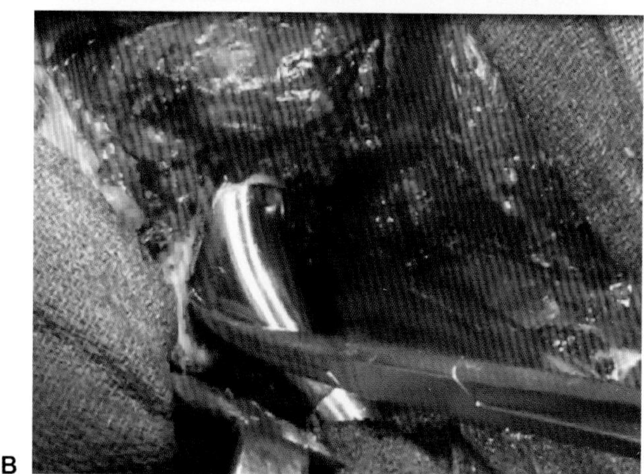

B

图63.25 A. 植入股骨假体；B. 假体的最终位置

64

Timothy McTighe
Declan Brazil　　Louis Keppler
John M. Keggi　　Edward J. McPherson

第64章　THA的短柄设计：颈稳定型股骨假体

前　言

全髋关节置换术（THA）是最为成功的骨科手术之一，对各年龄段的人群都可带来满意的疼痛缓解、功能恢复和患者满意度。尽管症状性髋关节骨关节炎通常影响老年患者，与往常相比，这个年龄段的患者的活动需求越来越高。许多年过七旬甚至八旬的老人仍保持了一种旺盛的生活方式、并且有望存活更久。另外，THA已成为了30～60岁年轻关节病患者的一种治疗选择，并非像以往认识中那样“过于年轻不建议进行关节置换”。这类患者非常熟悉网络并对治疗失败后的选择非常清楚，早期的手术介入对于改善他们的生活质量非常必要。

在过去的10年中，骨科界见证了对组织保留型关节置换的持续关注。也在此时，第二代髋关节在表面系统和微创手术引起了市场的兴趣。经过十余年的更新，这些技术都经过了不小的挑战。随着髋关节在表面系统的衰退，患者和医生都在寻找一种更利于组织保留的THA。其中之一便是短柄设计（图64.1A，B）。

大部分关于短柄的报道见于医学教育会议的口头发言和壁报展示。在此领域美国领先至少10年。在美国市场上最初的尝试是将普通长度的股骨柄的骨干部分截短。短期和中期的随访显示它们可以达到稳定、持久的固定和优秀的临床结果。今天，已有大量的短柄假体涌现市场，伴以非常微妙的设计理念、固定特征、手术技术和临床结果。以至于目前大部分生产厂商都可提供“短柄”，因而短柄的设计出现过剩的情况。需要明确的是，在同样的骨界面区域里，并不是所有的短柄假体都可达到足够的初始稳定。此外，手术技术差异悬殊和术后影像学评估需要仔细的审查。最后，短柄的初学者往往会忽略短干骺端固定型假体和股骨颈保留型假体的手术技术差异。例如，许多股骨颈保留型短柄偏向于磨锉股骨距内缘的骨质，而不是压迫性扩髓。通过反复的“进出”技术使得骨质得以塑形至最终的假体。如果用髓腔锉将内侧的松质骨压缩为致密骨，这有可能增加环形张力并导致远端的骨折。

本章节的目的在于回顾股骨短柄假体的过去、今天和可能的将来走向。并对不同的假体提出一种

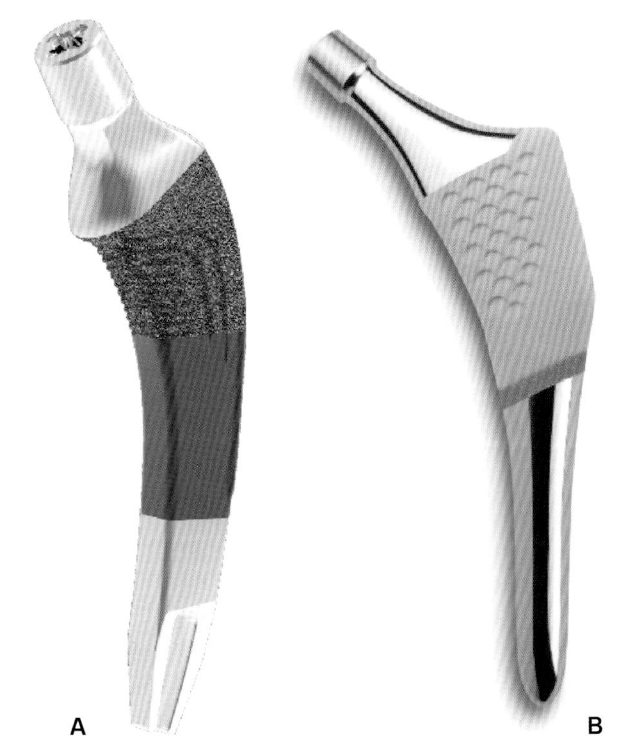

图64.1　A．TS1颈保留型假体（NSW）；B．ABG Ⅱ假体（Stryker）

假体分类系统。

历史回顾

现代的THA骨保留假体设计理念起源于欧洲，随着角钢板（thrust palte）在1978年引入，外科医生尝试通过植入组织保留装置。角钢板与Philip Wiles 1938年假体非常相似，以侧方钢板固定为特征（图64.2）。Fink等报道了这种角钢板的中期随访结果并不满意，其中包括很高的松动、感染、钢板表面疼痛和应力遮挡发生率。

另一个保留理念来源于将短的弯曲柄植入股骨近端。大部分人认为来自意大利的Francesco Pipino教授是该领域的先驱和首创者。他的理念是保留大部分的股骨颈、植入一种短小弯曲的颈保留柄。Pipino和Calderale最初与1979年研发了股骨颈保留的Biodynamic髋假体（Howmedica，Stryker）。这款假体由钴铬合金制造，具有135° 颈干角、4种型号、非骨水泥型大孔设计表面，单内侧曲线等特征（图64.3）。

1982年，来自美国明尼苏达州罗切斯特Mayo诊所的Morrey设计了一款长约60mm、双锥度、组配头、钛合金的股骨近端短柄，并命名为Mayo柄。被认为是一款超短、多锥度、近端截面呈现梯形的直柄（图64.4），这个基本特征自1982年以来就基本没有改变过。早期 设计特征包括近端纤维状金属垫，是当时各家工厂最为偏爱的一种制造工艺。其他模仿这一固定方式（非环形粗糙表面）的假体则被发现与假体周围骨溶解密切相关。然而，这一假体最终因采用金刚砂打磨抛光取代孔隙表面而被FDA通过，临床效果可与许多骨水泥型或非骨水泥型假体媲美。Mayo假体的设计催化了另外两款相似假体的诞生，Nanos柄（施乐辉）和Metha柄（蛇牌）。有关它们的详细信息会在本章节后半部分以JISRF分类系统的形式进行叙述。本章节并不会囊括目前所有的短柄，但会达到完成一份比较完整的综述。

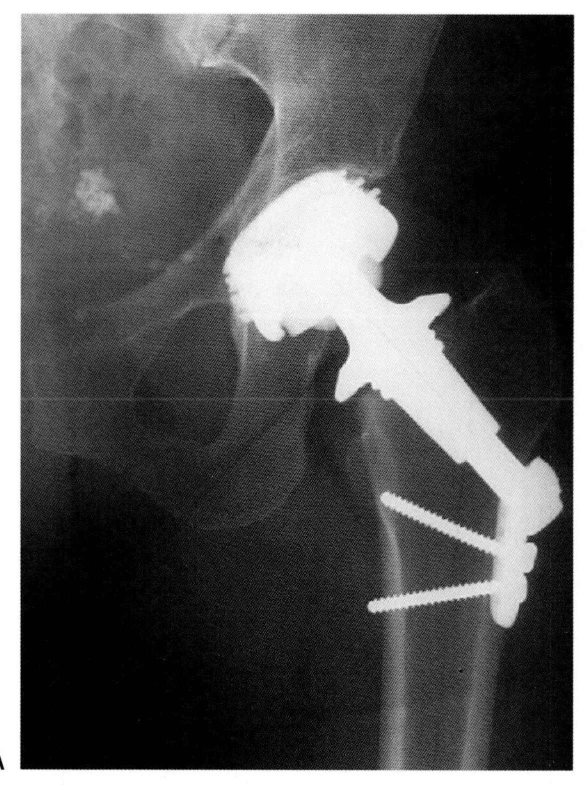

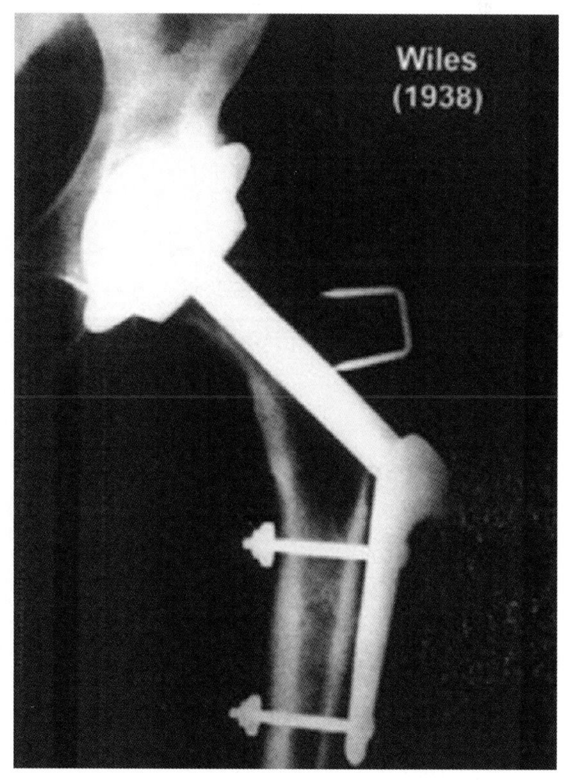

图64.2 A. 角钢板，1978年；B. Wiles1938年，髋钢板

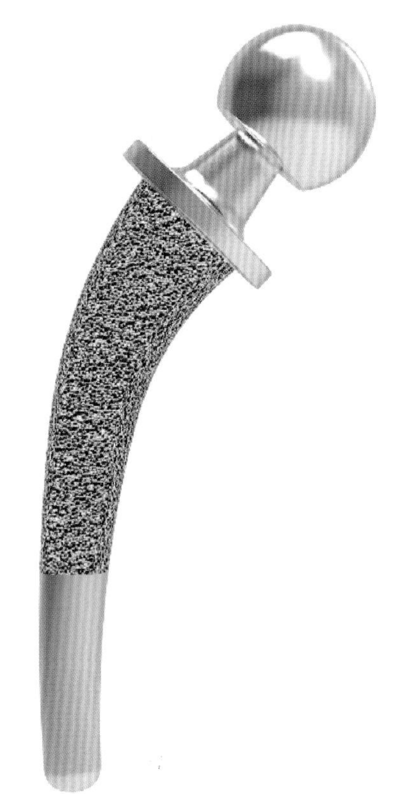

图64.3　Biodynamic髋

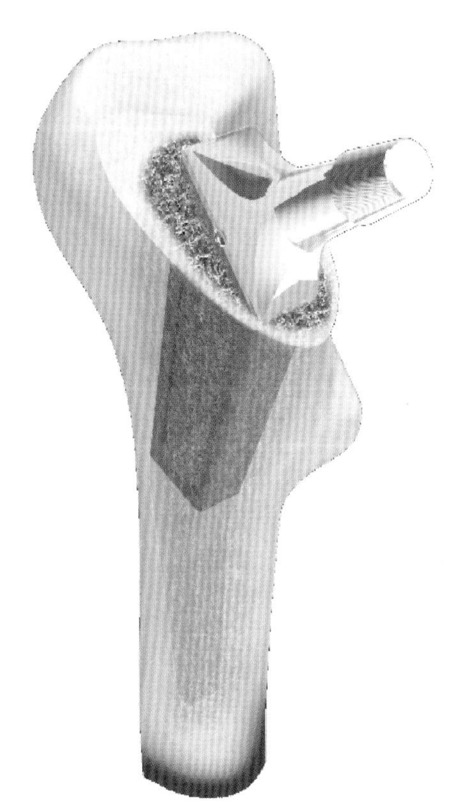

图64.4　Mayo髋保留假体

短柄假体的潜在优势

短柄假体可拥有多方面的优势。首先，如果采用短柄，股骨颈的大部分即可得以保留。在术中较少的截骨操作可以缓解软组织和骨性损伤；其次，股骨颈的保留可为阻止金属颗粒进入提供天然屏障，术中出血更少，术后康复更快。并可减少股骨近端应力遮挡（负荷再分布和股骨近端骨量减少），降低柄远端性大腿痛的发生。最终促进患者的快速和无痛康复；第三，由于柄的尺寸较少，因此更易植入，更利于微创手术的使用。第四，短柄的设计理念——保留股骨近端天然骨，在理论上可更利于翻修手术。最后，短柄设计并不需要太多的假体型号。这与手术器械的简单化、手术物件的简捷化密切相关，故可节约医保开支。

短柄技术：非骨水泥型坚强固定原则

骨组织对应力的生物响应程度在很大程度上影响着非骨水泥型THA的结局。在权衡股骨假体材料、几何学、尺寸时一定要考虑到骨重建的Wolff法则。许多临床和影像学研究均证实了这一适应性重建过程的敏感性。有研究显示骨在机械应力的刺激下发生骨小梁微骨折和重塑可加速骨重建。如果骨小梁末端不能接触、或无应力刺激（失用性萎缩）后骨小梁可通过疲劳模式或过度负荷发生吸收。

然而，如果骨折的骨小梁可自行重排或骨折部位仍可维持稳定传递负荷，那么骨小梁可在新的方向上实现快速重建，而不通过吸收和同位的机制。外科手术造成的界面可导致周围松质骨的严重过度负荷，而松质骨并不是支撑假体的有力结构。松质骨是生物学上的工程结构，他的强度依赖于外部完整结构的保证。因此，位于松质骨内的骨-假体界面不成比例地降低了结构强度。此外，如果仅靠松质骨与植入物接触，这很可能带来假面的应力增加和疲劳骨折。

通过合理的假体设计和手术技术，我们便可以通过基础的生物力学原则实现骨-假体生物界面机械特征的显著增强。在大多数情况下，松质骨是被建议移除或打压的。植入物表面的结构化（如孔隙结构）可以最小化假面的剪切力。此外，结构化亦可将环形张力转化为压应力。对以骨整合为目标的非骨水泥股骨柄来说，初始的稳定是必需的。另外，应该有一定的涂层表面以保证长期的骨性固定（例如商业化纯钛的多孔等离子喷涂、羟基磷灰石涂层、表面金刚砂打磨等）。短柄的设计应当抗下沉、抗成角、抗旋转。由于表面积的缩小，单位面积受到的应力增加，这就需要致密的松质骨或皮质骨界面进行稳定。

"非骨水泥固定"的定义可以理解为压配，或围绕骨结构表面的生物学交联。环形多孔涂层和羟基磷灰石被证实：①为防止磨损颗粒向远端迁移提供屏障；②增强骨稳定和长期固定效率。短柄技术的生物学固定要求手术医生遵循基本的生理学规则：宿主骨向假体界面上或界面内的骨整合（图64.5）。这些原则可帮助手术医生在使用短柄假体时理解特定手术技术和假体设计因素。植入物的微动应当是最小化的。只有术后微动<50μm才能顺利实现骨向植入物孔隙的长入。植入物应当被设计为在植入后4~6周内维持稳定方可保证骨张入。植入物和宿主骨之间的腔隙应当足够小，如果两者间距离大于50μm则难以完成骨长入。为了保证缝隙最小化，适应短柄假体的骨床的精确准备是必需的。这就要求精细的磨锉和扩髓，并利用专用工具消除外部缝隙的形成。最后和最重要的一点，不论假体设计如何，随着假体长度的增加，旋转稳定性增强。骨干部分的短缩设计造成了股骨假体抗旋能力的下降。因此，任何短柄假体均应该适应旋转负荷增加这一环境。这可以通过手术技术或设计特点来增强初始插入的稳定性。此外，股骨偏心距的增加也可引起骨-假体界面扭转应力的上升。每个1mm的股骨侧偏心距的增加可引起移位90kg，1.83米男性的骨-假体界面上8%的扭力的增长。而1mm股骨头-颈处的长度可导致6%的扭力增长（图64.6）。

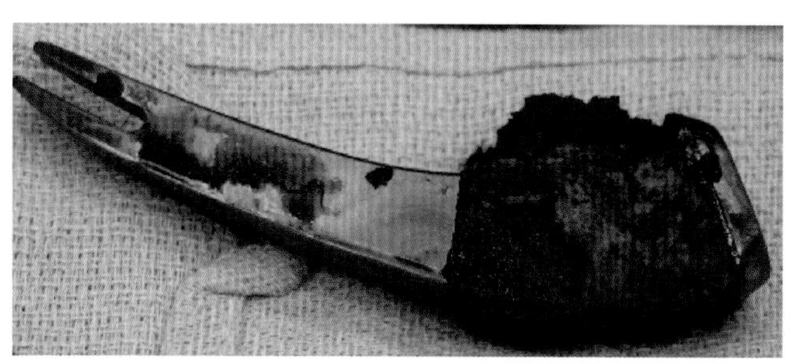

图64.5 术中去除的ARC短柄，近端骨长入明确。注意柄远端抛光面也有骨长上

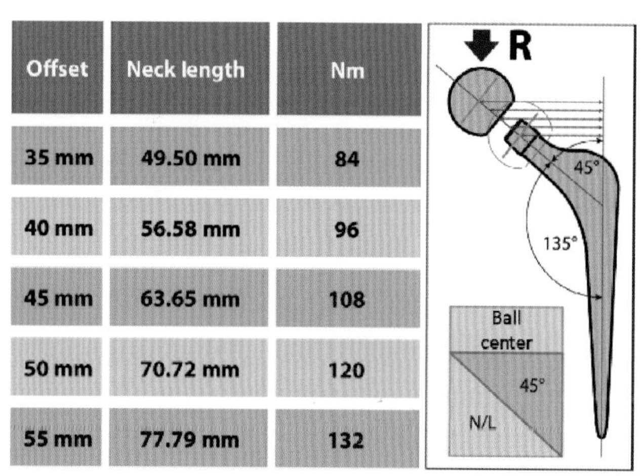

Offset	Neck length	Nm
35 mm	49.50 mm	84
40 mm	56.58 mm	96
45 mm	63.65 mm	108
50 mm	70.72 mm	120
55 mm	77.79 mm	132

图64.6 股骨偏心和垂直高度上承受的扭转应力

假体设计的分类系统

由于不同的设计考量，短柄设计理念的交汇可能导致理解上的混淆。Learmonth在2009年尝试将现有的组织保留型假体分为如下3类。

（1）股骨颈植入型。这是所有短柄假体里组织保留程度最高的。以Silent柄为代表，楔形柱状假体被打压植入到股骨颈以实现初始稳定。远期稳定依赖于骨张入。使用时注意确保足够的骨量和股骨近端为正常的解剖形态。

（2）外侧皮质骨固定型。在冠状面上实现组织保留，通过外侧皮质骨抵抗负重时的旋转应力。假体被设计成股骨颈内侧支撑，以角钢板植入物为代表。

（3）粗隆部外弧形。通过外弧将假体固定于大转子以确保扭转和轴向稳定。以Mayo柄为代表。

我们认为这一分类系统在描述上过于宽泛，所以并不能解决假体亚分类的问题。

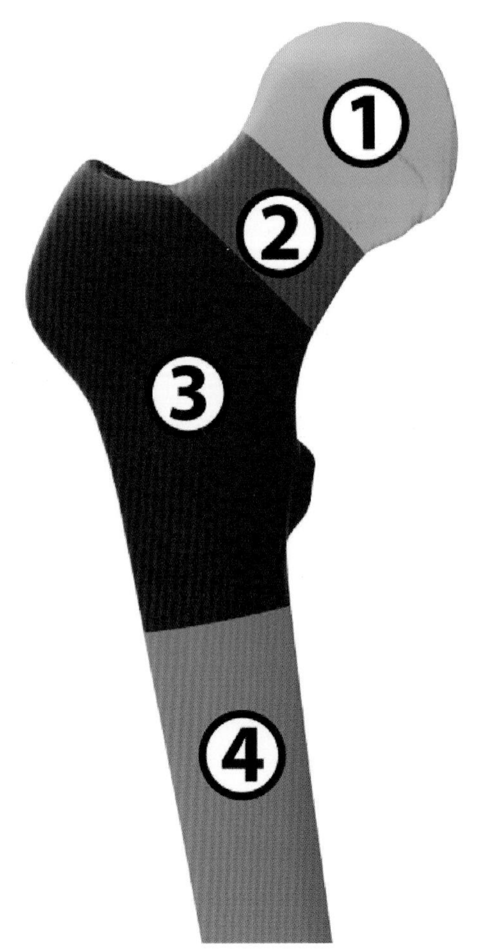

图64.7 假体分类系统采用的JISRF分区

JISRF柄分类系统

JISRF组织建立和倡导一个根据初始稳定接触区制定的短柄的识别、区分和分类系统。这个分类系统将有助于分辨每个假体的设计原则，以及为研究者报道各种假体的临床结果提供指导。分类系统的正式结构如下所述（图64.7）：

（1）头稳定型

a. 髋关节表面置换；

b. 半头假体

（2）颈稳定型

a. 短折线型柄

b. 短外侧固定型柄

c. 颈塞或单纯颈型

（3）干骺端稳定型

a. 锥形柄

b. 体积充填/匹配柄

（4）常规干骺端/骨干稳定型

以下将根据股骨柄在JISRF分类系统中的顺序所进行的部分讨论。

头稳定型（JISRF分类1a和1b）

头稳定型重建划分为髋关节表面置换或半头切除（如Birmingham 半头置换假体BMHR）。

髋关节表面置换（JISRF分类1a）。该过程中股骨头被最大程度保留，并被重塑形后安装低磨损金属半球，大部分假体均以一个用以引导对线的小直径的柄为特征。髋关节表面置换并不被分类为短柄，所以在这一章节中不进行讨论（图64.8）

半头置换（JISRF分类1b）。这种假体的设计在于作为一些因股骨头结构或骨量不足而不能进行表面置换的患者进行替代。半头置换并不被分类为短柄，所以在这一章节中不进行讨论（图64.9）

颈稳定型（JISRF分类2a和2b）

Michael Freeman早在1986年就在JBJS上发文提出了髋关节置换术中“保留股骨颈”的经典论断。从20世纪80年代起，Freeman就已经设计出一系列骨水

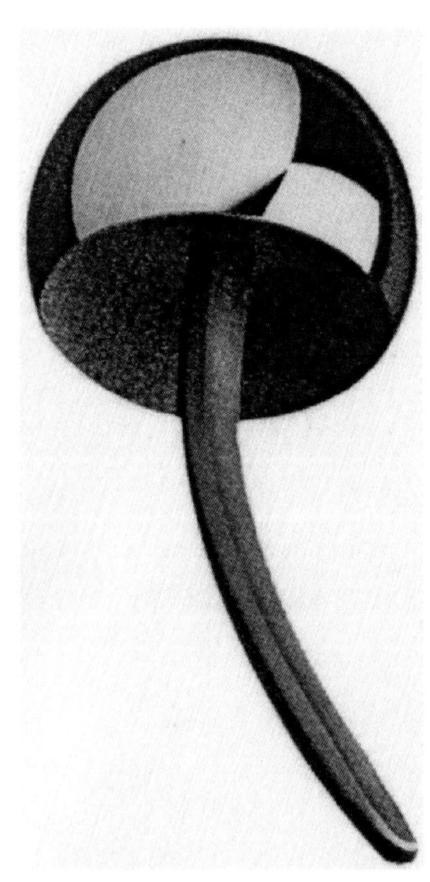

图64.8 Townley’表面髋关节假体

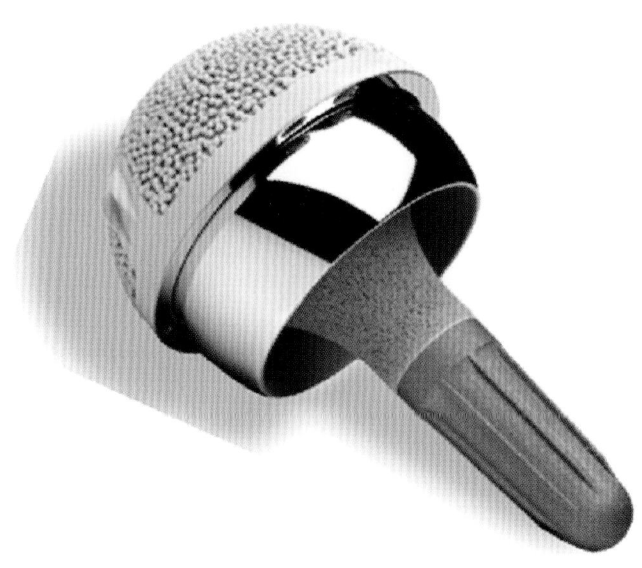

图64.9 McMinn's半头置换系统

泥或非骨水泥固定的颈保留型股骨柄，但是，这些柄都以直柄和普通长度为特征（图64.10）。

为了顺应之前假体的设计历史和生物力学原则，一款股骨颈保留型短柄的设计应当整合了如下关键特征。第一，假体一定要适应股骨颈内侧的曲线，并完整保留股骨颈外侧以达到充分的抗旋稳定。骨质矿化密度（BMD）的保留取决于近端内侧的应力传递。成功的植入物设计需要对内侧股骨距处的压缩应力进行有效的分散，体外有限元分析（FEA）和诸多短柄设计的临床结果均验证了这一点。为了降低远端的应力传递，设计特征上也应当考虑到避免在远端形成生物“点状焊接”（spot weld）。此外，短柄也可被目的性或非目的性地植入在内翻或外翻范围，或深入骨干近端达到固定。这种皮质骨的接触通常会引起预期以外的远端固定。

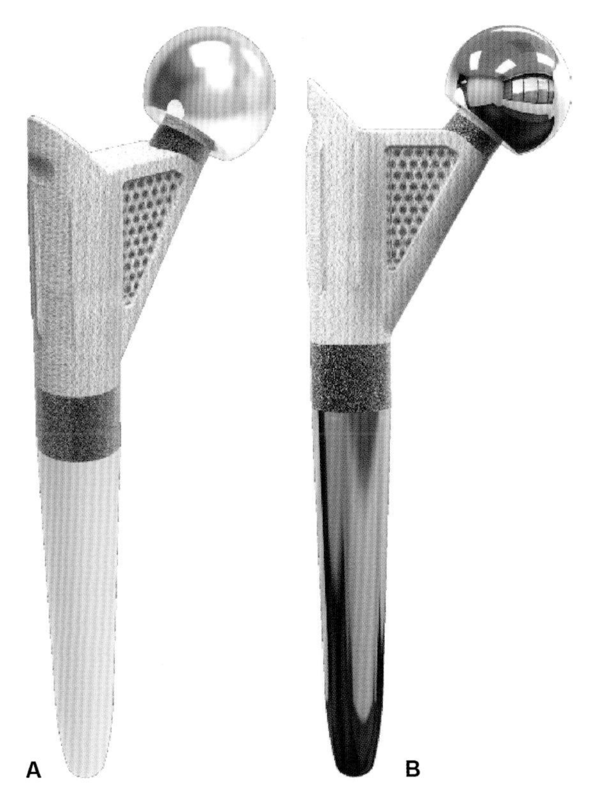

图64.10 A. Freeman骨水泥型常规长度股骨柄；B. Freeman非骨水泥型常规长度股骨柄

Brazil和McTighe等的研究发现，与普通一体化锥度柄相比，采用特殊的股骨颈保留柄可以降低35%的张应力（图64.11）。股骨颈的保留也可有效降低假体-骨界面上的轴向和扭转应力。而有些特殊设计，如近端的弓形设计更可增强骨重建。

短折线型股骨颈保留柄（JISRF分类2a）

近年来，沿用了Pipino的动力柄设计特点，一系列旨在保留股骨颈的新的假体设计得以出现。其特征在于通过短的折线型设计在股骨颈区域即可实现稳定，而内侧股骨距区域得以保存。此外，柄的折线也可以避免对外侧大转子区域的干扰。由于不需要对远端进行磨锉，所以短柄可以减少失血（图64.12）。经典的短柄长度通常在90～135mm之间，而这类柄的长度可能稍长（110～150mm）所以，这类短折线柄通常会插入股骨髓腔内1～2cm。

柱状股骨颈保留柄（CFP，Link，德国）。CFP是一款具有解剖型设计、分左右侧折线的短柄，根据横断面尺寸大小的不同，长度介于95～135mm之间（图64.13）。颈干角为117°和126°，根据股骨头直径的不同具有多种头颈长度可选，26mm股骨头可有3种头颈长度选择（3.5mm增量），而28mm和32mm股骨头则有4种头颈长度选择（3.5mm递增）。假体具备了股骨颈的前倾特征。柄表面为微孔设计，以及最新开发利用电化学法制备的HA涂层。植入技术主要以股骨髓腔的扩髓为特征。

由于实性柄具有两个内侧的折线设计，所以如果植入太紧或选择了错误的折线，股骨远端可能会出现裂缝骨折（图64.14）。如果远端楔入角度错

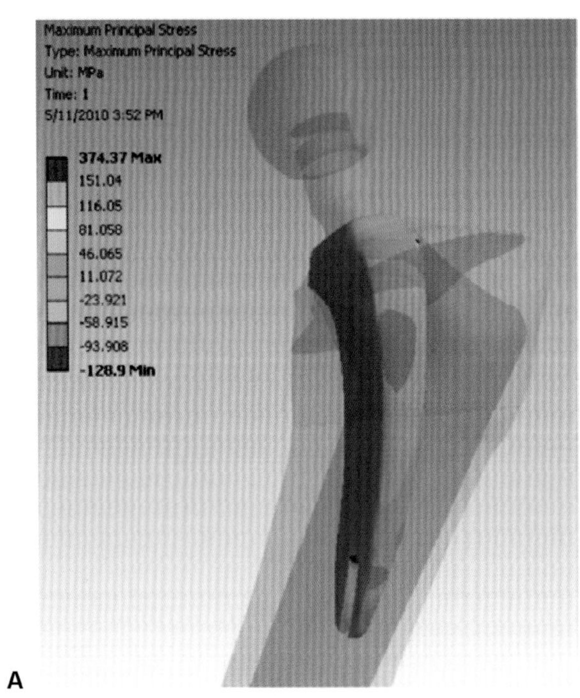

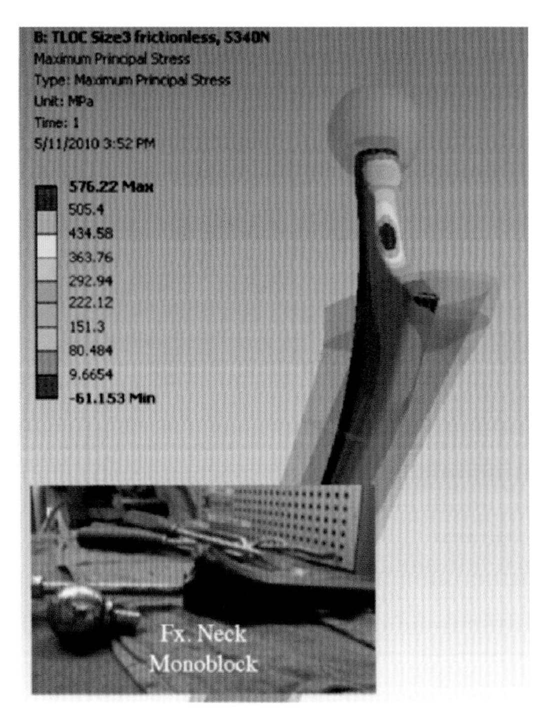

图64.11 FEA模型分析显示股骨颈保留性假体可降低股骨35%的应力。A. 与常规一体化锥形柄比较；B. 在股骨颈应力最高处发生骨折

误，通常会出现内侧股骨距的吸收（图64.15）。Pipino在2010年的link-CFP培训课程上主张植入小一号股骨柄以增加领-距区域的骨性接触和分散股骨距处的压应力。

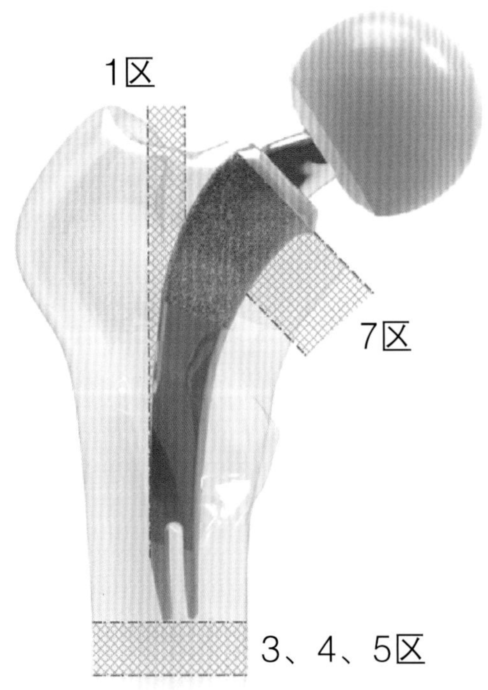

图64.12 颈保留型假体的股骨保留理念：Gruen分区1、3、4、5、7区

Pipino和Keller于2006年报道了两款短折线型股骨颈保留型短柄（Biodynamic和CFP）的25年手术经验。两者均具有相似的基本设计特征，但是制造材料不同。Biodynamic（已停用）由钴铬合金制造，而CFP由钛合金制成。Pipino共报道了943例植入假体，其中含498例Biodynamic和445例CFP。在研究中分别有47例和52例患者失去随访。临床结果：HSS评分91%优秀，6%良，2%中，1%差。约99%的假体均实现了骨整合，1%松动。通过影像学观察发现10%的内侧股骨颈区实现了骨重塑。

Kendoff在2013年报道了CFP假体的11年临床结果。共149例患者平均随访11.2年，117例患者获随访。平均HHS评分由53例增加至93.11例患者（9.4%）进行了翻修，5例（4.3%）出现了植入物

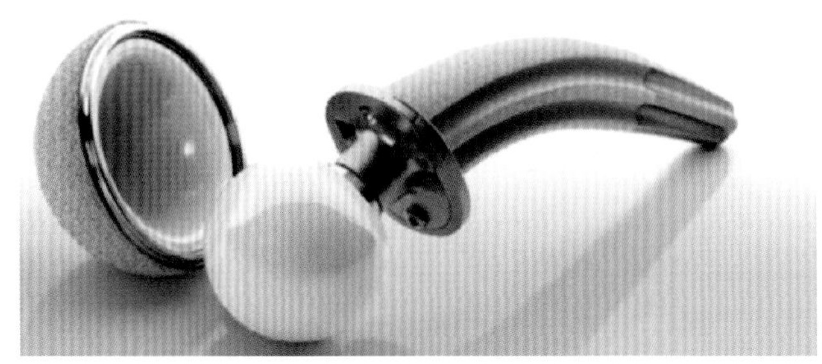

图64.13 CFP短柄假体

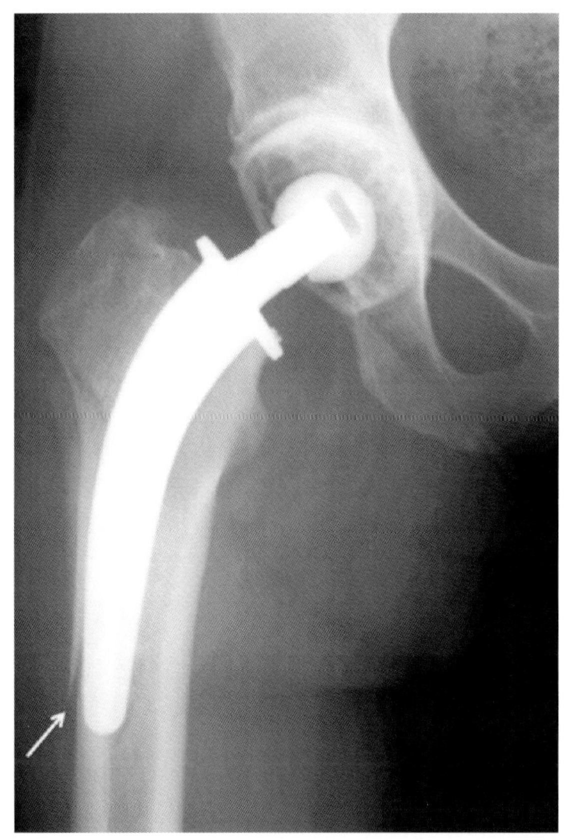

图64.14 CRP短柄植入术中出现远端外侧皮质骨折

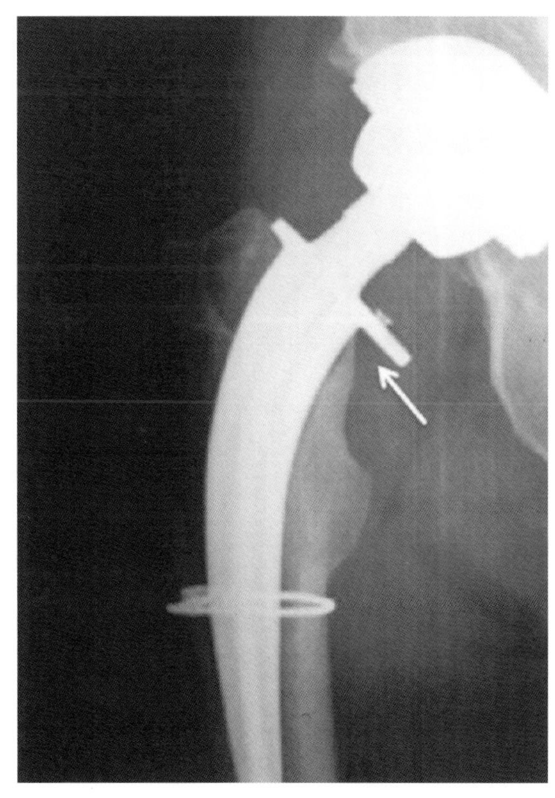

图64.15 CFP柄植入后近端应力遮挡、内侧股骨距钝化

相关并发症。4例（3.4%）出现无菌性松动和翻修手术。

Briem等于2011年报道了115例CFP的中期随访结果。患者平均年龄59.3岁，平均随访周期6年。96%患者HSS评分为优，1例因无菌性松动进行翻修。骨重建以内侧股骨距处的圆钝化和股骨柄远端周围皮质增厚为主。

甚少研究采用了X线立体摄影分析（RSA）和双能X线（DEXA）对短柄进行研究。Lazarinis等回顾了27例患者术后1年的RSA和DXA结果，与术后即刻的BMD基线相比，利用DXA发现Gruen7区、6区和2区的BMD下降分别为31%、19%和13%。这些区域的骨质丢失在术后2年仍未恢复，而Gruen 1、3、5区的中度骨质丢失得以部分恢复。RSA结果显示微量的假体位移，术后2年平均下沉0.13mm，轴向旋转0.01°，这与Rohrl在2006年报道的下沉结果是相似的，但后者报道假体的后旋更为显著。总之，研究者对CFP的短期临床结果和植入稳定性均很满意，仅对近端的骨质丢失表示一定担忧。

越来越多的学者关注于由于应力遮挡导致的近端骨质丢失，假体骨假面接触减少可对假体的生存结局产生不良影响，对扭运和轴向应力的承受能力下降。其他关于CFP的研究如Gillies（2007年）和Kress（2008年，45）发现了与Lazarinis类似的结果如BMD降低，特别是Gruen 6区和7区受累明显。Pipino（2006年），Gill（2007年）和Nowak（2011年）等的文章声称CFP引起的近端骨丢失并不会导致机械性松动，也不会对临床结果造成显著影响（16，46，47）。

因此，CFP在欧洲已经成为非常普遍的一种选择，也是股骨颈保留型假体设计的金标准（图64.16）。

肌肉保留入路股骨柄（Global Orthopaedics, NSW, 奥地利）。旨在优化股骨近端的应力传递，（特别是股骨距处的压力）、骨和软组织保留（图64.17）。肌肉保留入路（Muscle-Sparing Approach, MSA）柄是一款短折线型股骨颈保留柄，具有组配式股骨颈、梯形、锥度的横截面、外侧T形背设计利于抗扭转、近端锥形外弧设计利于压应力穿刺、远端矢状面音叉设计减弱刚度等特征。假体上1/3为

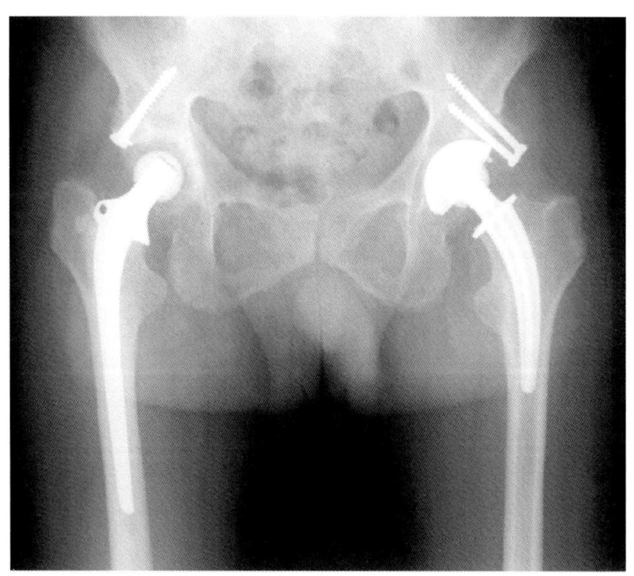

图64.16 双侧THA术后，左侧为长柄骨水泥型固定，右侧为CFP短折线型颈能够保留假体生物固定

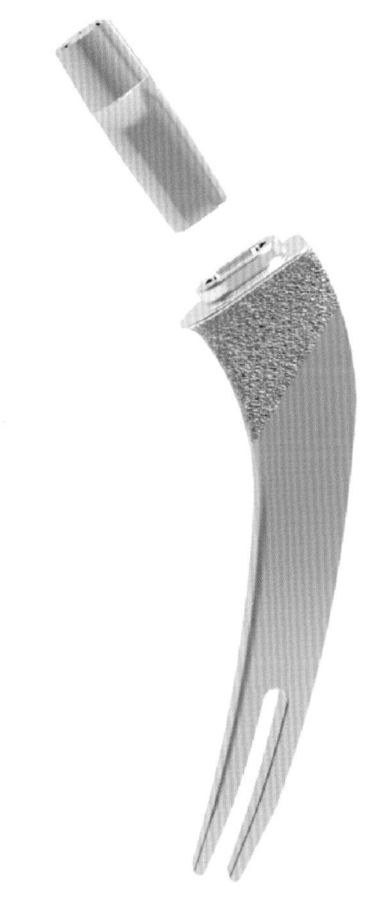

图64.17 MSA短柄

多孔涂层，为等离子喷涂的钴铬钛合金辅以HA界面。外围环形涂层和HA被认为可为假体下沉导致的磨损碎屑提供屏障，并未为骨长入和长效固定提供保障。远端2/3为抛光界面防止骨性附着。MSA柄根据横截面面积的不同，被设计为5个不同型号，假体长度介于80～150m。手术技术主要以股骨磨锉为特征。

MSA柄的临床回顾结果较为有限。5名患者于2007年12月在澳大利亚因骨关节炎接受THA，医患沟通文件显示患者对植入物比较满意，澳大利亚国立关节登记系统显示2012年MSA柄的翻修率为1.8%（4/144）。

Van der Rijt对59例患者（45男性，14女性，平均年龄52岁）进行3～32个月不同时间的随访，1例患者因不相关因素死亡。结果显示无翻修病例，术中骨折最终均得以愈合，1例柄下沉柄并伴有中度疼痛。53例髋可见股骨颈处新骨生成，未见股骨距吸收（图64.18）。

以上结果在2012年欧洲髋关节学术会议上进行了口头报道，并在2012年国际关节置换年会上壁板展示。作者认为MSA柄可达到稳定的固定和近端骨长入。由于保留了股骨颈，生理应力得以维持。随访X线片也提示了新骨形成和遵循Wolff法则的骨重塑

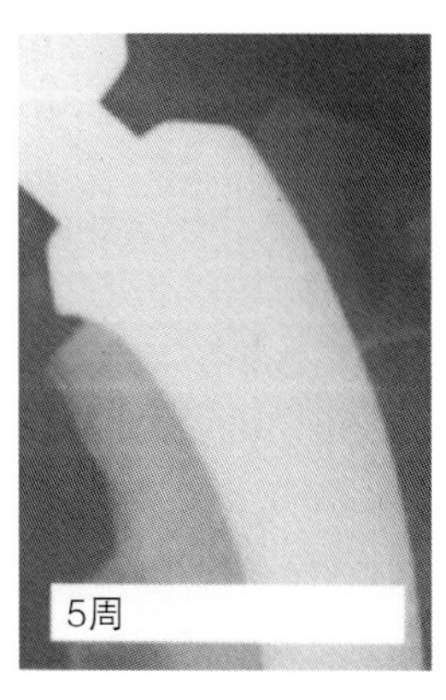

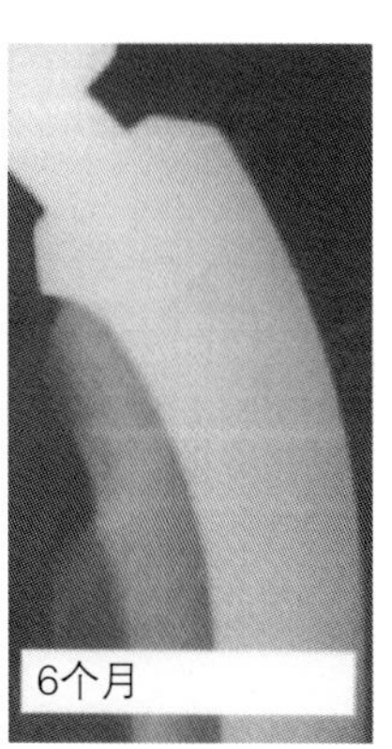

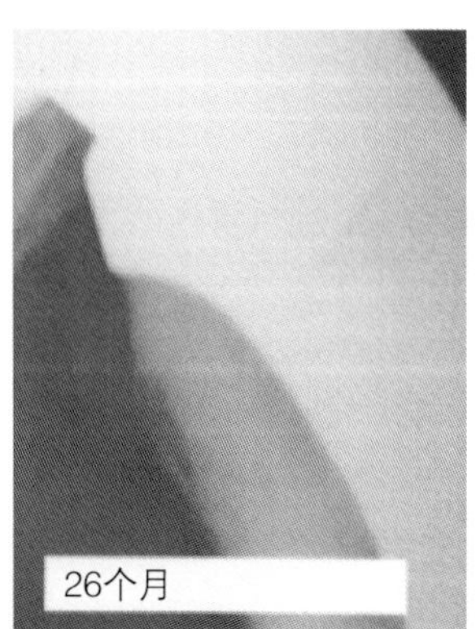

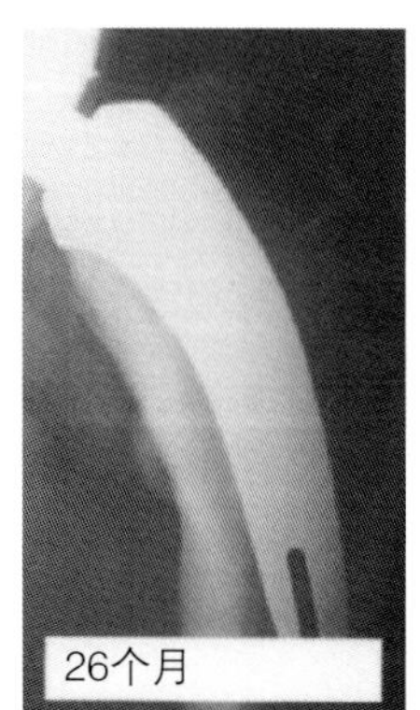

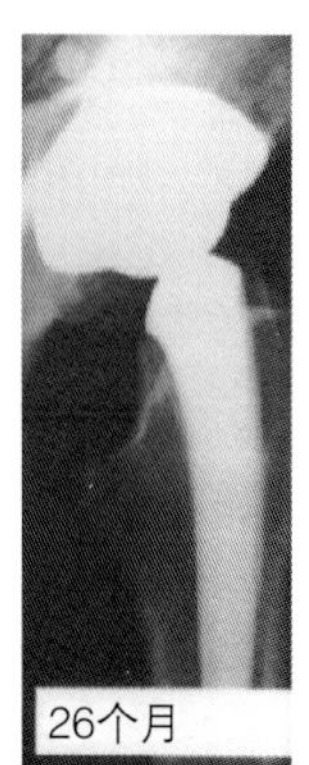

A, B　C~E

图64.18 MSA柄术后不同时间段随访结果

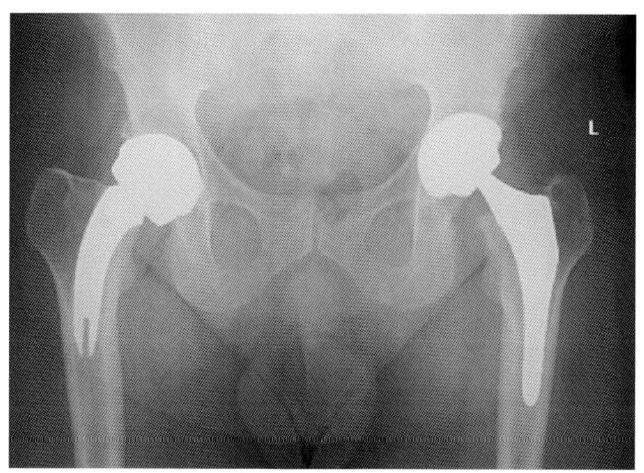

图64.19 右侧为MSA假体、金属对金属界面术后3年；因髋关节疼痛和金属离子升高，左侧使用ABG假体进行翻修。注意内侧股骨距区局部的骨溶解

结果。这种生理性的骨反应预示着长期的骨长入和假体在股骨颈内的稳定生存。

有一例关于MSA柄翻修的个案报道：一位患者在2009年7月接受了金属对金属界面的（MSA柄）髋关节置换术，与2012年手术翻修为S-rom柄和Pinnacle髋臼杯。医生决定翻修的原因基于如下几点：右侧臀部疼痛、日常活动引发不适（如坐位）、股四头肌萎缩、跛行步态、MRI可见滑囊炎，以及查血发现钴铬含量升高（115nmol/L, 46nmol/L）。如图64.20所示，X线检查未见明显骨吸收，与其他金属对金属界面的经典表现相反（图64.19）。由于这位患者接受了金属界面假体，以组配型的钴铬股骨颈和钛合金柄，所以金属病的确定来源并不能完全确定。由于这个原因，笔者和其他作者并不推荐对于组配股骨颈假体选择金属对金属界面。

Apex ARC组织保留柄（OMNIlife, 马萨诸塞州）。与MSA柄类似，Apex ARC组织保留柄是一款短折线型股骨颈保留型股骨柄，柄长80～120mm（图64.20），通过与股骨颈的抗弯曲抗扭转实现稳定。该柄的一大特征是钴铬金属组配式股骨颈。柄体是含有锥度的梯形设计，外侧为T背设计增强扭转稳定性，近端锥形外弧、远端音叉设计降低刚度。与MSA柄类似，ARC近端1/3位等离子喷涂的磷酸钙-钛合金、辅以羟基磷灰石涂层。ARC有六种不同型号可供选择，手术技术上以股骨铰刮（Rasping）为特征。

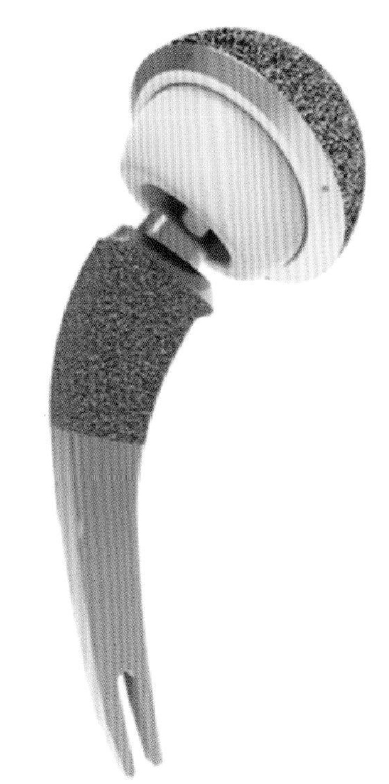

图64.20 Apex ARC短柄

截止到2010年5月，在美国共有2500例Apex ARC的植入经验。某独立治疗小组（TSI，www.jisrf.org）推出了针对该假体的新型手术入路，并发表了超过20篇的学术文章、会议报道、壁报和个案报道。迄今临床结果非常令人鼓舞，并与MSA柄和Pipino的CFP旗鼓相当。短期随访的放射分析发现ARC柄在维持Gruens分区7区和6区的骨密度上优于CRP柄，在股骨颈内侧弧骨迁移上类似于MSA柄（图64.21）。

笔者也发现了该柄的分叉设计在减少远端狭窄型股骨（如Dorr A型）环形张力和大腿痛方面的优势（图64.22）。如果远端髓腔过于狭窄，则应该使用可弯曲的铰刀进行扩髓。

在2012年的澳大利亚骨科协会年度会议上，McTighe等报道了2010年3月至2012年9月的1790例ARC假体的生存情况。共有7例假体被取出：3例脱位、2例无菌性松动、1例外伤性下沉、1例假体过小。2例患者出现感染，1例因尺寸匹配错误导致的头-颈溶解。研究者对取出的假体进行分析，未发现有侵蚀磨损（fretting-corrosion）情况、金属离子增高、软组织炎性假瘤等异常发生。3例患者声称有髋痛，1例由于假体下沉（型号过小）、2例由于可疑腰椎疾病。其他并发症包括2例患者头-杯型号搭

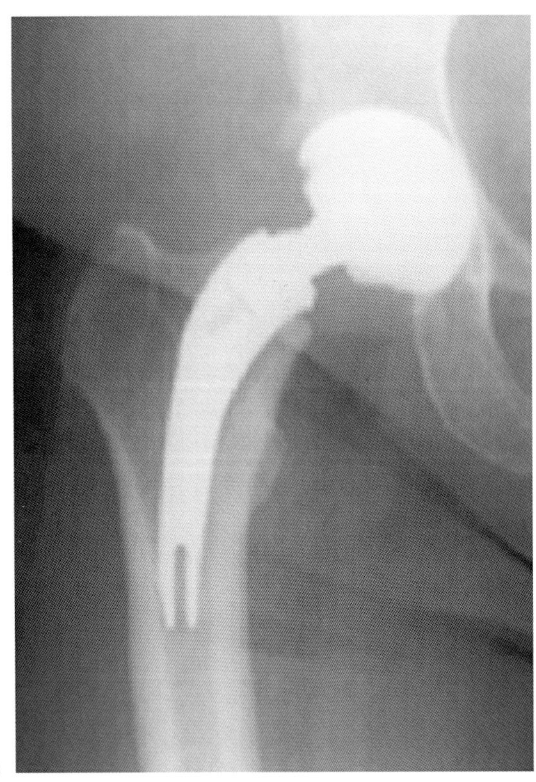

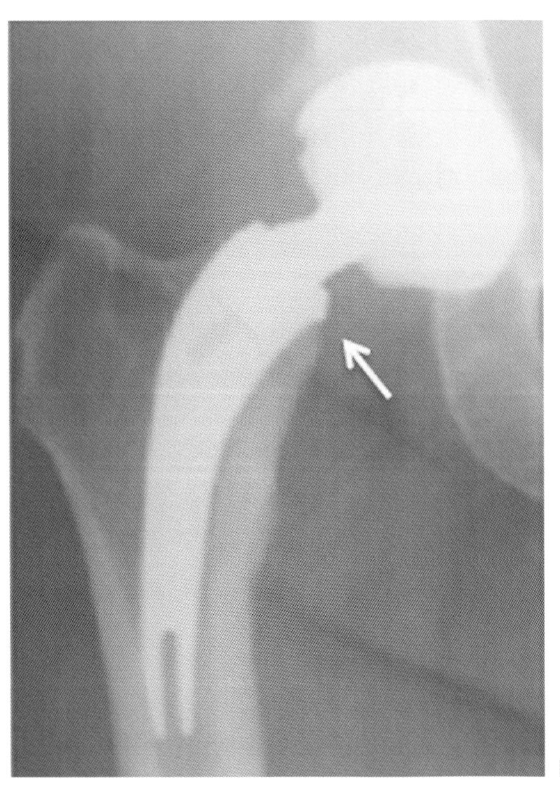

图64.21 A. ARC柄植入后术中射偏课件内侧股骨距处缝隙；B. 术后1年课件内侧缝隙完全被重塑骨填充

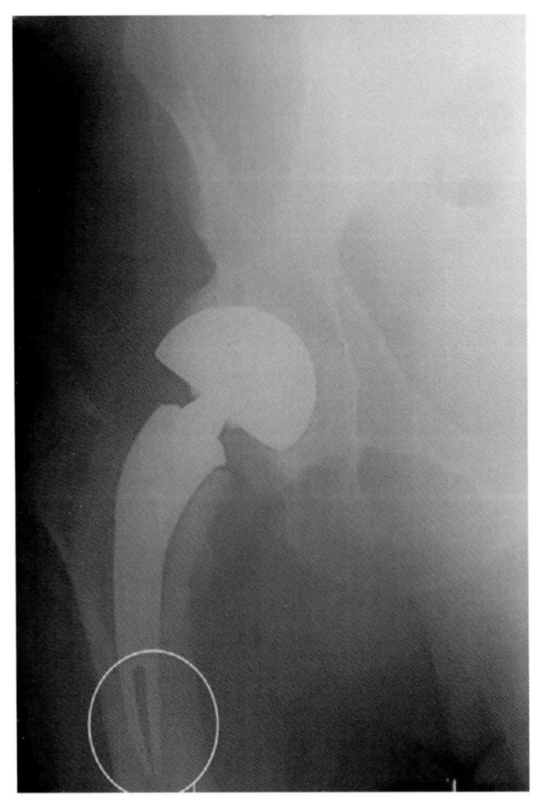

图64.22 术后X线片可见ARC远端沟槽部分合拢（Dorr A型股骨）。另外显示了双动股骨头的使用

配错误（均进行翻修更换股骨头为正确尺寸）、3例更换股骨颈部件（2例髋臼杯翻修、1例脱位）。与其他钛合金组配式假体不同，ARC在更换股骨颈部件时非常简单，利于手术入路和节约时间。在前入路手术中共有3例骨折，均在术中得以发现和及时处理。另有5例术中骨折临时更换假体为常规股骨柄。此类情况均发生于早期，即0号假体可用之前。由于小号假体的出现，再无术中骨折情况发生和报道。共有9例股骨距骨折发生，其中3例用钢丝进行环扎，余6例未特殊处理，最终均获愈合。6例出现术后假体下沉超过5mm，但最终均自行稳定并未接受特殊处理。共10例出现双下肢肢体长度差异大于7mm，未特殊处理。Khanduja等对比了ARC与102例Freeman普通股骨颈保留柄的临床结果，术后下肢不等长结果分别为0.11cm和 –0.71cm。肢体长度差异在1cm 内的比例为93.1%。双下肢绝对等长的比率为23.5%。

股骨颈保留型假体会面临更多的机械性撞击的风险，尤其是股骨颈区残留骨赘时，所以在大多数情况下我们推荐32mm以上的股骨头，再小的股骨头将增加撞击的可能。仅限安装28mm或以下直径股骨头的髋臼杯最好通过双动头系统进行处理。否则，对于这些矮小患者建议更改股骨柄的类型。

组配式股骨颈部件的使用引起了较大的关注。通过钴铬合金制造的ARC柄可通过不同的型号选择重建更好的髋关节生物力学，包括常规（中性）、8° 内外翻、12° 内外翻、12° 前倾/后倾等设计。常规柄可适用于1/3左右的临床工作中，而2/3的情况下可能会使用带内外翻或前后倾角的特殊柄（1/4使用前后倾角度柄）。在前路手术中需要将12° 假体置于后倾位，而后路手术中需要将12° 假体置于前倾位。ARC共有6例中型号的假体，前四号假体适合87%的临床使用。

目前使用这种特殊设计的股骨颈组配柄的大部分结果都是良好的。但并不是所有的组配型假体设计都具有相同的特征，所以在使用前务必要知晓每种设计的手术技术和局限性。

假体制造商于2012年报道了两例炎性假瘤的发生情况，均为大直径的金对金摩擦界面（T McTighe，个人通讯，2013年6月）。由于其中之一被报道是肌肉保留入路的大直径金对金界面，所以金属病的来源不能完全确定。两例患者均被翻修为非骨水泥型常规柄。

在2012年的关节置换技术国际会议上Marquez-Lara等报道了3种短柄假体的偏心距和前倾重建结果，结果和结论如下：①Trilock恢复偏心距可信度最高（与术前偏心距差异<5mm），但恢复前倾可信度较差（与术前前倾角差异<10° ）；②ABG Ⅱ重建偏心距理想，但恢复自然前倾角最差（平均19.01° ）；③ARC在恢复偏心距和前倾角上均十分理想（与术前偏心距差异<5mm，与术前前倾角差异<3.6° ）。

组织保留型一体化柄2013（Sigma，NSW,澳大利亚）。组织保留型一体化柄（TSI）有很多与MSA和ARC很多相似的设计，但根本区别在于是一体化柄（图64.23）。由于股骨颈组配柄受到的争论，一部分的国际市场倾向于不使用组配式假体。这款柄就是从MSA和ARC的原始设计理念出发做出了细微的改变以适应更宽的股骨形态。此外，头-颈部12/14锥度利于和组配式股骨头更多的界面接触。TSI是以短折线股骨颈保留为特征的一体化柄，增强的12/14

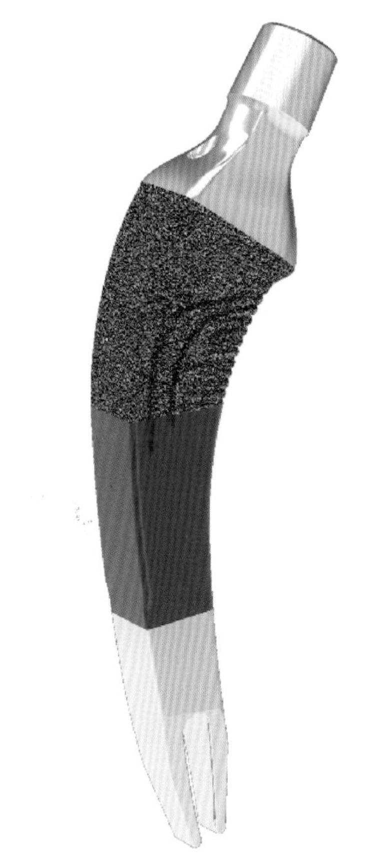

图64.23 TSI一体化短柄

头颈锥度、钛合金柄体、6° 颈部前倾设计，锥度梯形设计横断面实现植入稳定，外侧T背设计抗扭转，近端增强型弧形设计利于应力传递，远端音叉设计降低假体刚度。近端1/3位钙磷钛等离子喷涂，辅以较厚的羟基磷灰石涂层。拥有6个型号，以股骨铰刮（rasping）为手术特征。

组织保留型股骨颈组配柄2013（Sigma，NSW,澳大利亚）。TSI股骨颈组配柄与TSI一体柄具有相似的设计特征，但可通过可组配的股骨颈实现髋关节生物力学的精细调节（图64.24）。钴铬合金股骨颈的远端为钛的氮化层以防止电解溶液腐蚀。

目前TSI一体柄和组配柄均进入了临床试验阶段。

Corin 迷你髋（Corin, Cirencester, 英国）。总体而言，Corin 迷你髋的设计与CRP, MSA, TSI等短折线型假体大同小异。它的研发依赖于大量的对股骨解剖形态的CT扫描和分析（图64.25），最终确定了优化的几何外形、颈长和假体尺寸。FEA也被精确测定进而确定了应力负荷、固定和骨密度改变。设计特征是短折线、股骨颈保留、一体化钛合金柄体，

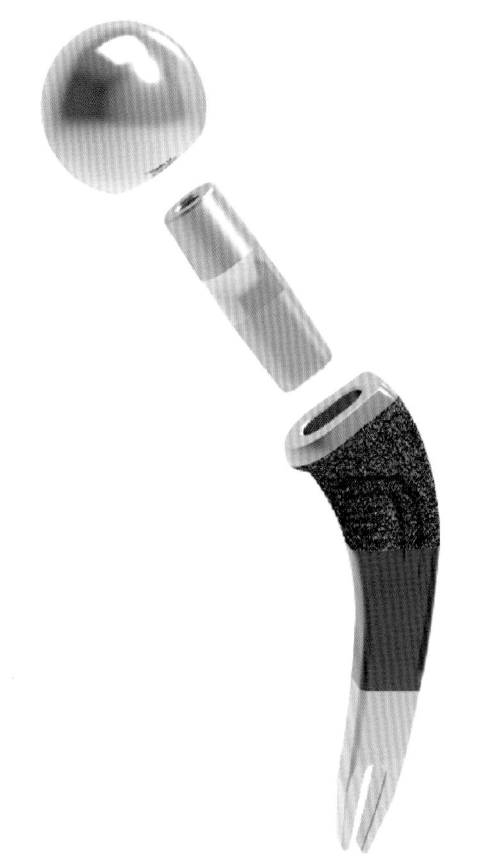

图64.24 TSI组配式短柄

远端外侧骨接触。共有10个型号，柄长因横截面积差异，为79.5～117.5不等。近端2/3位钙磷钛等离子喷涂。植入技术为股骨扩修技术（broaching）。

2010年6月，Ahmad等报道了小样本病例（16名患者17例髋）的临床结果。其中含14女2男，年龄35～63岁，平均年龄50岁。临床诊断：11例髋关节炎，4例DDH，1例无菌性坏死。所有手术均采用前外侧入路完成。早期结果包括疼痛缓解、下肢长度

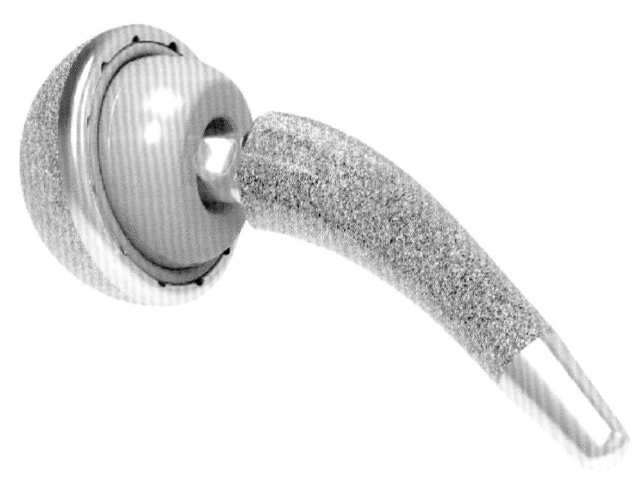

图64.25 Corin迷你髋

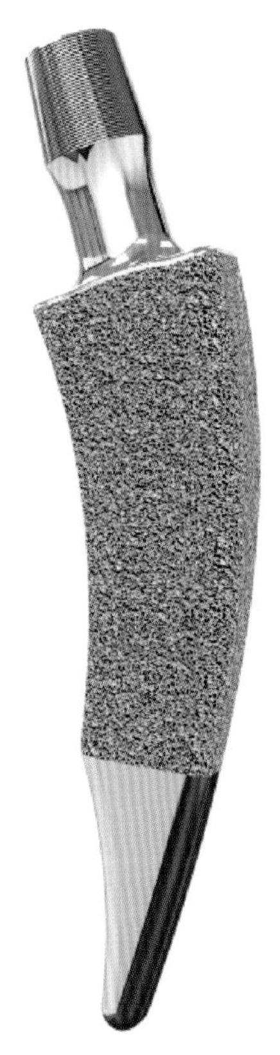

图64.26 Nanos短柄

恢复、关节功能提高等。影像学分析发现髋关节生物力学的恢复。由于Corin 迷你髋为一体化设计，所以需要通过特殊的外科技术对股骨近端内翻/外翻的形态进行纠正。

Nanos柄（施乐辉AG，瑞典）。Nanos柄保留了股骨颈绝大部分的骨量，但稳定仍然依赖于干骺端（图64.26）。在设计上和股骨矩保留了相当宽的接触以利于应力传递，在远端与外侧皮质接触使应力分散在内翻方向。Nanos柄的研发建立在许多短柄临床使用的基础上，属于第三代股骨颈稳定型短柄假体。设计特征包括：短折线、一体化钛合金柄体，12/14头颈锥度，内侧单折线、远端尖部抛光。近端2/3为钙磷钛等离子喷涂，辅以较厚的羟基磷灰石涂层。共有10种不同假体。尽管这是一款股骨颈保留型假体，但大部分初始稳定来源于干骺端的接触。股骨制备根据开口技术（broaching）。

Ettinger等报道了72例Nanos短柄假体的5年随访结果。最终结论为："Nanos柄表现出优秀的中期随访结果。临床和影像结果支持短柄假体的干骺端稳定原则。远期是否可以延续这一令人满意的结果值

得期待”。在2013年，Ettubger继续报道了172名患者使用202例Nanos柄的临床结果，完善了术前、术后和随访中的股骨近端前后位和侧位X线片后发现1例因下沉进行翻修。可测量的下沉发生率为1.9%（4例），关节周围骨化发生于14例患者。

Zeh等在2013年报道了25例因骨关节炎而使用Nanos柄的患者的骨重建情况，患者平均年龄59.9岁。术后97天和368天分别进行DEXA扫描。骨盆平片用以数字化分析透亮线、内外翻倾斜度、假体迁移、和柄位置的改变。结果发现在Gruen 6区骨量增加12%，1区、2区和7区骨量降低（15%、5%、12%）。术后假体的迁移和柄的倾斜度并无直接关系。然而，12例患者中发现假体远端抛光尖部区域出现透亮线。由于随访时间有限，并不能推论出这些透亮线和临床结果之间有何联系。

短外弧固定柄（JISRF分类2b）

笔者曾见识过不少外弧固定的常规非骨水泥柄如Revelation柄（JIRSF分类4型），但Proxima是我们所见过的唯一一款保留股骨颈的粗隆外弧固定短柄假体。我们将在以下部分详细介绍。

Proxima柄（强生，英国）。Proxima被设计成术后即刻稳定（IPS）和Santori定制假体（图64.27）。与常规长度的充填、压配假体类似，但远端为小尺寸抛光设计。该柄被用以对线，但为了避免远端应力卸载与骨干区域无任何接触。远端固定柄或通过三点固定机制的假体通常会引起柄远端的应力卸载和近端的应力遮挡。因此，通过干骺端分散应力的IPS柄引起了学界内对于假体是否必须远端部分这一问题的争论。

Santori的工作集中于近端个体化的干骺端固定假体，特征为外弧设计，使得外侧股骨内膜界面固定在股骨颈中点轴线和股骨外侧皮质交点处或之上区域。在131例连续初次THA数据中，发现假体型号过大可导致股骨距劈裂风险增加（5.3%）。所有病例（7例）均用钢丝进行环扎捆绑最终获得愈合。这则报道提示如果股骨颈假体与标准股骨颈截骨的普通假体相比，使用干骺端填充假体时直径偏小这一潜在问题。此外，该研究也提示外弧设计可以作为稳

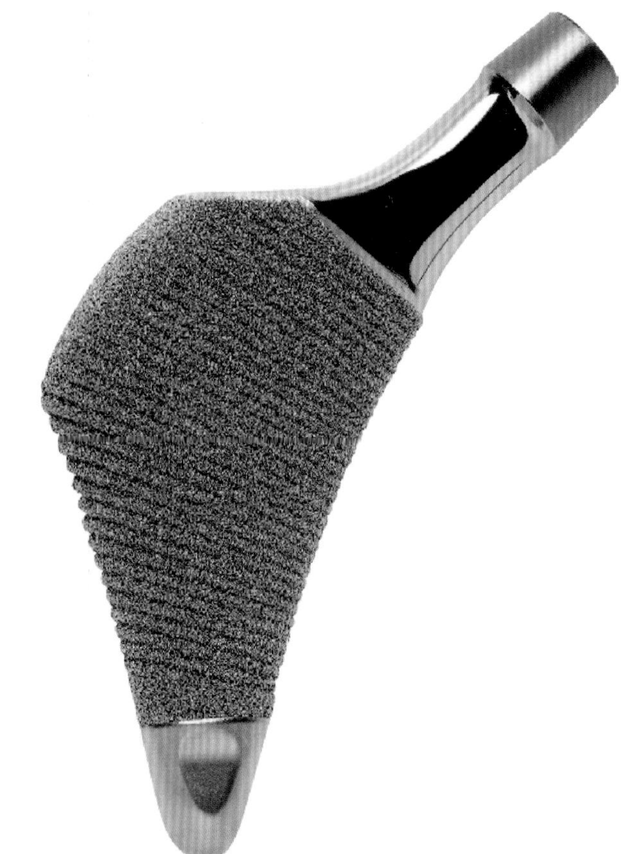

图64.27 Proxima短柄

定股骨的额外结构发挥作用。Santori也致谢了Fetto关于定义外弧结构和功能方面的工作。他也确实留意到了Gruen 1区和7区的骨吸收，以及2区和6区的假体界面和骨内膜之间的点焊（spot weld）样桥接。

以上设计理念（IPS和Santori定制）为强生研发Proxima柄奠定了基础。并体现为三方面的创新特点：超短设计、意义明确的外弧、和股骨颈保留。Proxima的特征在于粗隆部外弧设计，前后平面和内外平面的解剖特点、在保留股骨颈的同时实现了干骺端的填充和匹配，无柄设计，降低了大腿痛的发生率。

Kim等于2012年报道了一组平均年龄53.9岁样本（126例，144髋）的为期4.5年的随访结果。股骨近端髓腔形态为Dorr A型（96%）和B型（4%）。假体位移超过1mm发生率为零。髋关节前后位和侧位X线未见假体界面周围透亮线形成。无翻修、脱位情况发生。Gruen 7区皮质骨有轻微钝化现象，以及1区有骨密度的轻度增加。

这组病例也清楚地表明在使用股骨颈保留柄，辅

以36mm股骨头后，未见明显的脱位率的增加趋势。

颈塞式或单纯股骨颈型假体（JISRF 2c型）

一些对股骨颈保留型假体的改良设计如直接插入股骨颈区域的假体，也在近期被引入市场。这类假体被称为颈塞式（neck plugs）或单纯股骨颈型（neck only）假体，目前仅处于国际临床试验阶段。他们似乎是短折线型股骨颈保留柄和McMinn半头装置的杂交设计。一些有志于髋关节表面置换和机器人手术的外科医生可能对此有浓厚兴趣，尽管随访时间短、髋关节表面置换日益减少，但对此的热情持续增高。尽管如此，部分此类设计可能会出现假体早期无菌性松动的可能。

颈塞式假体在市场上的模型是强生于2009年推出的Silent系统、邦美推出的Primoris颈置换系统、ARGE推出的Spiron、Orthodynamics的CUT柄、Concept集团的TSI髋等。所有的这些假体均只有共同的主题：固定于股骨颈、12/14的头颈锥度。由于大部分这些假体仍然处于研发阶段，有详细参数资料和早期临床结果的假体仅有3种：Spiron髋、CUT柄和Silent髋。

Spiron髋（ARGE医学科技，汉诺威，德国）。Spiron髋是一款圆锥形的，无须骨水泥辅助的、可自攻如头下股骨颈内的螺钉（图64.28）。

由金刚砂打磨的钛钒合金制造辅以钙磷涂层。涂层和螺纹设计增加了植入物表面早期股整合的几率。

Spiron髋临床结果非常有限，仅有Birkenhauer等和Lugeder等的两篇报道。Birkenhauer的团队报道了2003年2月至2003年3月间在34名患者体内植入38例Spiron髋的结果，患者平均年龄60.1岁（43～73岁不等）。1例患者因急性感染需要翻修手术。术后3个月摄片发现股骨颈和粗隆区内骨小梁结构增强。早期随访未见任何假体内翻的证据。在第二组病例中，Lugeder报道了2009—2012年间26名患者中28例Spiron髋的生存情况，其中1例发生无菌性松动进行翻修。

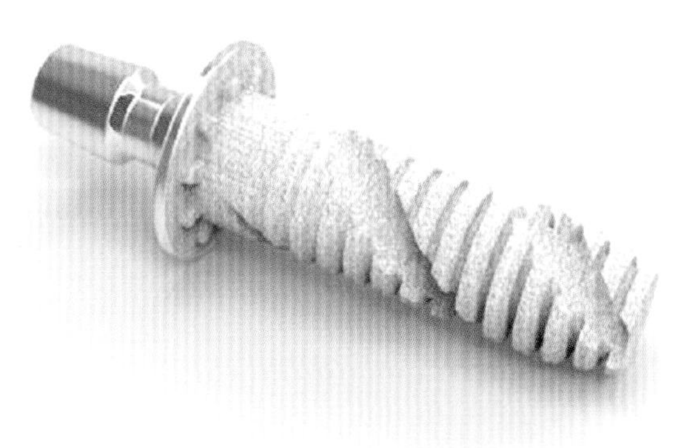

图64.28　Spiron髋

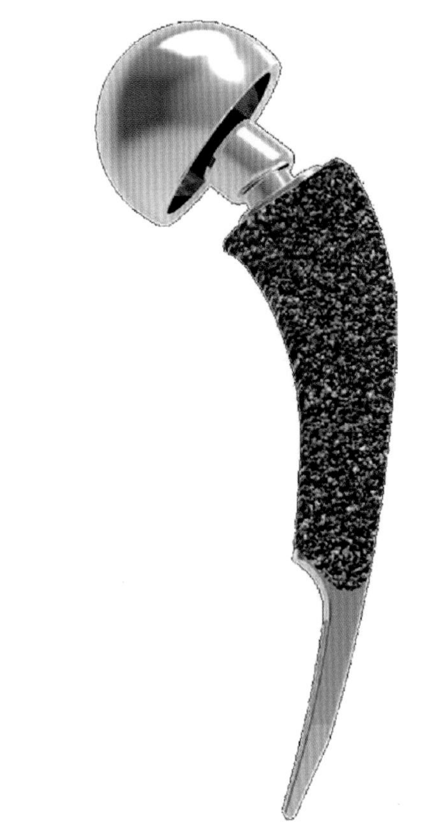

图64.29　Cut假体

CUT柄（Orthodynamics, 吕贝克，德国）。CUT柄是颈塞式和远端延伸型假体的杂交设计（图64.29）。颈部可组配式设计用以在手术时选择不同的偏心距和倾斜角度。假体为钴铬钼合金制造并呈多孔结构。柄远端为抵抗股骨外侧皮质的折线设计。

关于该假体的临床结果呈现较大的差异。Steens等报道了6.6年随访结果，术后5年假体生存率98%，但作者认为假体在植入时存在内翻或外翻对线不良的问题。偏小号假体易放置于外翻位，导致偏心距不足需要翻修可能。其他研究者报道了相对较低的生存率。Ender等发现术后5年生存率89%，Ishaque等的结果为术后8年生存率49.6%。

Silent髋（强生国际，利兹，英国）。Silent髋的

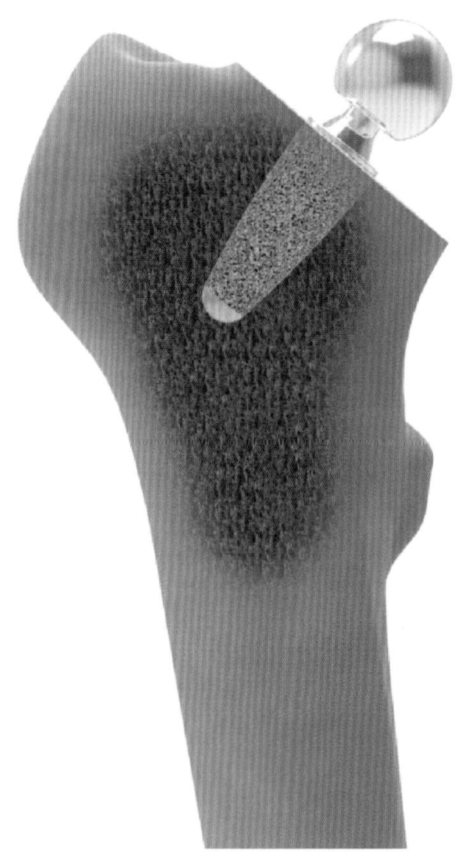

图64.30 Silent髋

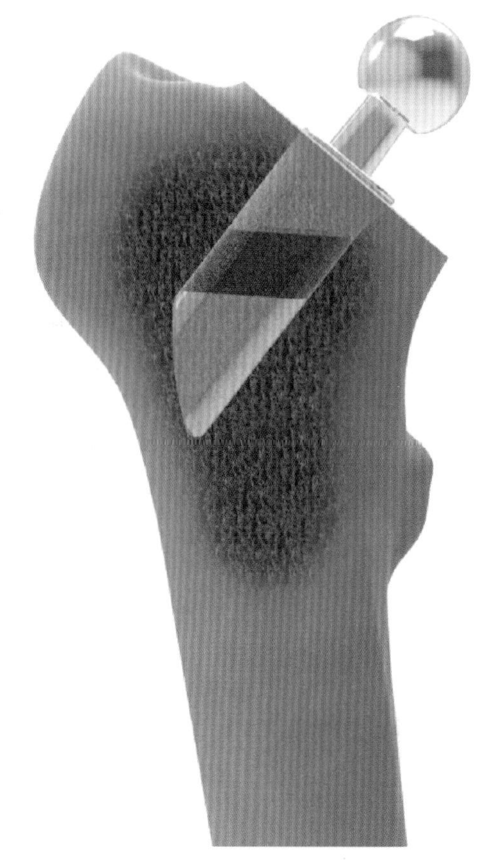

图64.31 TSI颈置换系统

保留设计表现为股骨颈高位截骨，最大化大粗隆、干骺端和骨干区域的骨保留（图64.30）。

Silent髋的一大优势在于利于微创手术入路的完美外形、软组织完整保留和术后快速康复训练。由此带来的骨量储备更利于后续手术。理想的患者为65岁以下男性和60岁以下女性。

Silent髋为12/14锥度。根据假体肩部以下3mm处的横截面积不同而有2mm增量的5中型号可供选择，假体长度也因此而不同。在设计上也有锥度特征，羟基磷灰石涂层利于远期的双重固定。

澳大利亚医生Waller医生报道了由14名患者和15例髋构成的小样本数据，使用金对金界面的ASR杯进行为期2年的临床随访。所有患者经HSS、Oxford髋评分和UCLA活动量表测量均有优良表现。影像分析未见假体移位或骨性增生。在2013年7月与Waller的通话中，Waller确认了并非所有患者均随访良好，部分股骨头和髋臼杯翻修为陶瓷或金属对聚乙烯假体。但没有任何股骨植入物的翻修。由于股骨距被假体充分封闭，磨损碎屑很难穿透造成不良结果。反而是术后摄片发现股骨距区域的骨密度增加。在这组病例中尽管摩擦界面选择失误造成了以下不良影响，但股骨植入物本身的显现仍然优异。

TSI颈塞假体（Concept，俄亥俄）。该假体包括植入物本身含近侧首端和远侧尾端，近侧首端为结构化的肩部，利于股骨颈内紧密压配（图64.31）。远侧尾端为树干样设计，特征为楔形末端和由肩部延伸而来的锥度和外侧柱设计。楔形、内外侧柱为假体的多平面稳定提供保障。

该假体仍处于研发阶段。

Primoris颈置换系统（邦美，印第安纳）。该系统由棒料来源的钛合金(Ti6A14V)制造而成。特征为12/14的头颈锥度利于多种界面的股骨头选择（图64.32）。颈部有领设计可跨越在截骨平面防止假体下沉。截面形态为梯形，有效抗旋转和优化填充-匹配。共有5种颈部型号，长度由40～52mm不等。此外，表面为孔隙直径为5μm的多孔涂层利于生物固定。

临床评估始于2010年。迄今无临床结果发表。

对颈塞式假体的研究趋于谨慎，目前对其进行明确的推荐或结局的预测为期尚早。但其组织保留

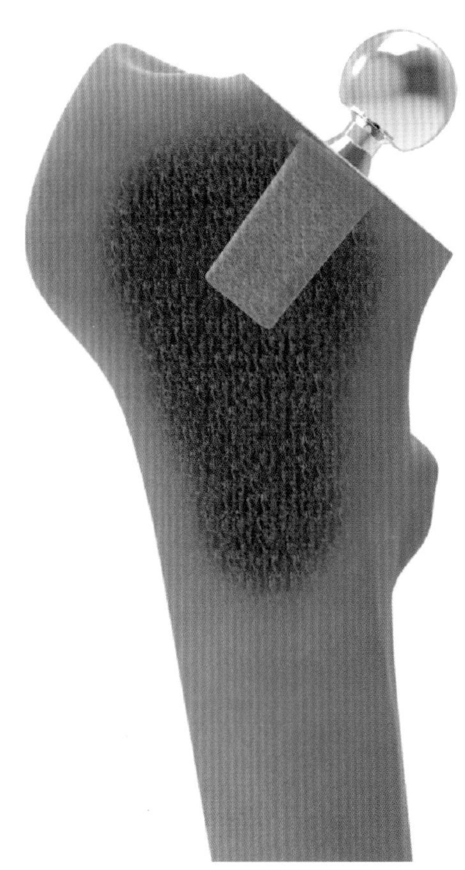

图64.32　Primoris颈置换系统

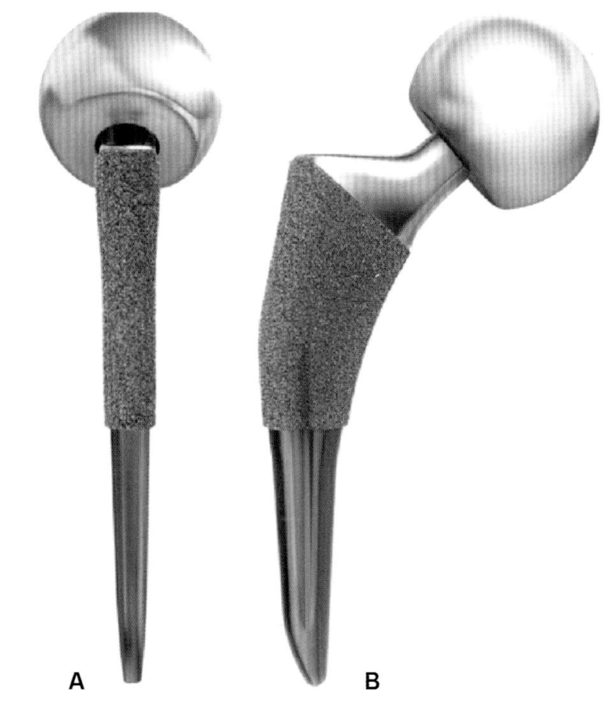

图64.33　A、B 为Trilock前后位及侧位图

的本质注定了更长期的研发和临床评估势在必行。

短干骺端稳定型柄（JISRF分类3a和3b型）

短干骺端稳定型柄占据了美国市场绝大部分的短柄假体，和主导欧洲市场的颈稳定型假体不同。美国市场上的第一代短柄假体是对常规锥形柄的进行了截短处理。部分原因可能为设计的初衷和手术技术上的局限。这类假体的截骨平面与常规假体相同，不需要额外的学习曲线来适应新的外科技术。此外在假体近端也不需要做任何改动。一些来自欧洲的报道建议高平面股骨颈截骨以防止假体下沉和增强抗旋稳定型。

锥形柄（JISRF分类3a）。

短干骺端稳定型假体的代表之一为冠状面锥形柄。本质上讲，这类柄是普通长度股骨柄的改良版本。植入物可在冠状面上提供紧密的楔形压配，但在矢状面上较为扁平。这种扁平设计可允许术者在术中对前倾稍做调整。冠状面的固定可提供充足的内外侧皮质间的稳定型。通常需要截出股骨颈的外侧皮质骨。大多数的楔入产生于干骺端-骨干交界部位。内外侧的皮质骨接触是必须的，而前后方面的填充并不是解剖型的。因此，前后接触的只能是松质骨。

Tri-lock骨保留柄（强生，印第安纳）。Tri-lock柄实现骨保留的途径在于较少外侧肩部骨量丢失、增加前后骨质厚度和短柄设计（图64.33）。梯度的双偏距设计保证了充足的外展肌的张力。共有12个型号可供选择。其他特征包括短锥柄、远端子弹头设计、股骨颈高平面截骨（50°），和12/14头颈锥度。一体化的钛合金柄体有50%的表面为多孔涂层。Tri-lock早于1981年即被推出，10年假体生存率高达98%。股骨髓腔准备为扩修技术。

Taperloc Microplsty柄（邦美，印第安纳）。Taperloc Microplsty柄的研制建立在已有广泛充足临床证据的Taperloc柄之上，并且整合了利于微创手术的新的设计特点，用以取代髋关节表面置换（图64.34）。Taperloc Microplsty柄的特点在于骨保留设计、长度短缩35mm、扁平锥形柄充分抗旋转、强化的近端应力卸载、多种偏距选择而不增加下肢长度、无领设计充分坐入和优化的抗旋转稳定型。

Emerson等报道了93例患者的临床结果。术后1年短期随访结果令人满意，平均HHS评分为93分，

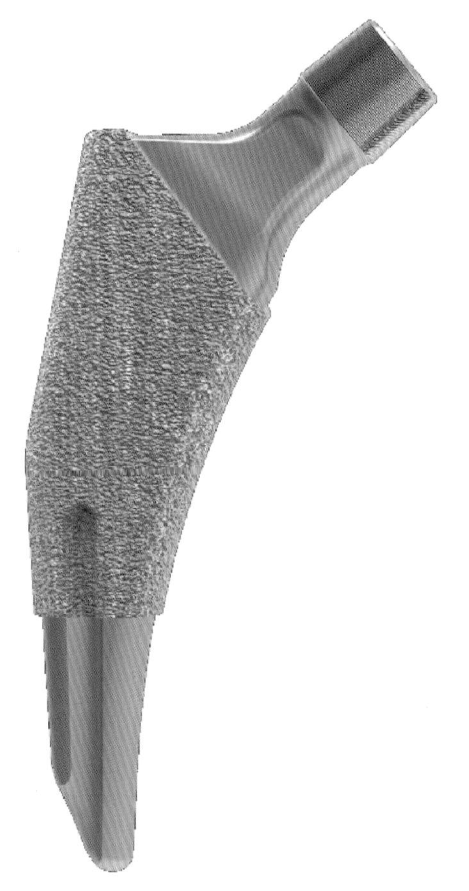
图64.34 Taperloc短柄

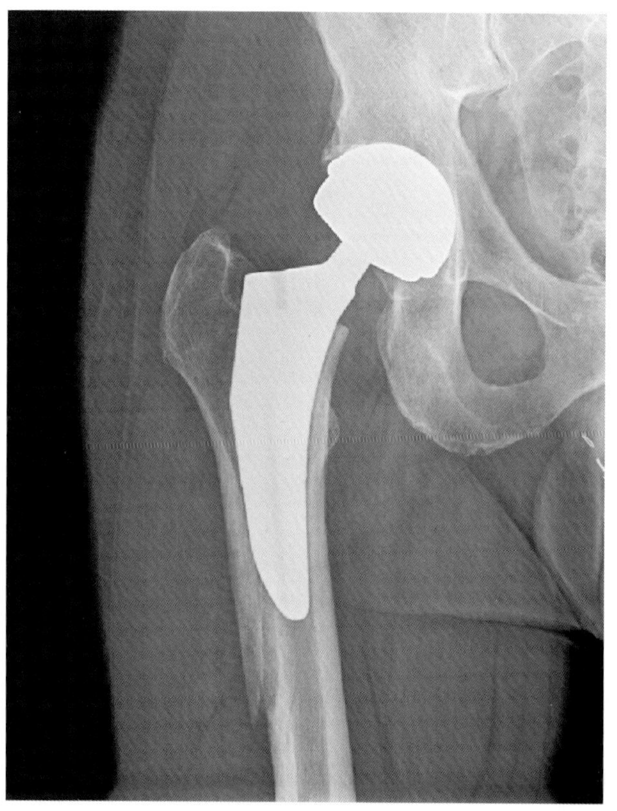
图64.35 Taperloc微创短柄植入术中出现远端外侧劈裂

88%患者为良-优表现。两例进行翻修，1例为术后假体收尾骨折导致的无菌性松动，另一例为术后同侧的蜂窝织炎。除了长度短缩35mm，Taperloc Microplsty柄的其他特征均与Taperloc标准柄相同。

笔者的共同作者在使用Taperloc Microplsty柄时，因过度填充于狭窄的髓腔导致远端裂缝骨折（图64.35）。除外延缓体育活动外并未造成任何显著影响，最终如期愈合。

Mayo组织保留柄（Zimmer，印第安纳）。在美国现有的短柄使用记录中，由Morrey于1982年设计，1985年引入临床的骨组织保留股骨柄Mayo是随访时间最长的（图64.36）。Morrey所从事工作的先驱是欧洲的Pipino医生，由他于1979年研发出的Biodynamic柄在1983—1996年投放市场。

Mayo柄被Morrey定义为在前后平面和外侧平面上均呈楔形外观。在捷迈的技术操作手册上描述了该假体的术前模板测量为将柄体对准干骺端区域，所以这并不是一款颈稳定型假体。

Mayo柄长81～107mm不等、拥有7个型号。头颈

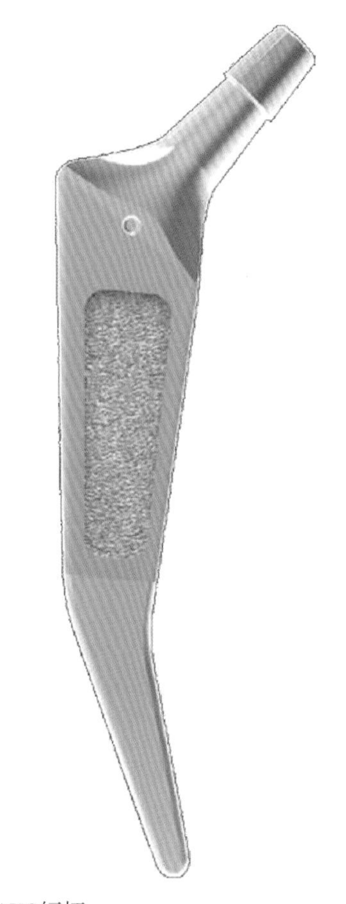
图64.36 MAYO短柄

锥度为12/14、拥有5个不同型号、增量为3.5mm的头颈长度。外科技术以股骨髓腔的扩髓为特征。

钛合金柄体表面起初由金属网垫打磨喷砂处理以促进骨整合，现在则改为羟基磷灰石涂层。于其他的近端应力装置不同，Mayo的柄凸向外侧接触外侧皮质。尽管这种结构的初衷为正确对线，但它也可以为适应外侧皮质和近端应力遮挡发挥作用。Chen等在2009年报道了近端显著的应力遮挡和在远端外侧假体-皮质骨接触部位的骨张入。

Grupp等发文对比了3款组织保留短柄的临床结果，其中包括Mayo柄。在他的序列中包括160例柄随访时间1～7年（平均4.7年），假体生存率为97.5%。4例假体接受翻修：1例术后骨折伴假体不稳定，1例无菌性松动，2例分别于术后4年和5年发生倾斜。术中并发症包括3例股骨近端裂缝骨折，1例远端股骨干劈裂，均以钢丝进行环扎处理。

近端骨重塑情况与其他报道一致，均有近端应力遮挡现象。

Falez等使用了大量的Mayo、CFP和Nanos短柄获得了良好的结果。Mayo柄的近端应力遮挡是一个问题，但貌似并不带来任何临床不适。

Metha短柄（Aesculap）。尽管Metha柄通过干骺端的锚定实现固定，但较常规柄它仍然需要保留较多的股骨颈（图64.37）。该柄是Mayo柄风格的延续。其设计利于植入股骨颈的基底部，减少了粗隆部区域的进入和软组织的损伤。在前后方向上轻度折弯，12/14的头颈锥度，在外侧缘呈现圆锥形。近端界面完整地覆盖了拥有独家专利的等离子孔涂层。拥有钛合金制造的一体化柄（两种偏距可供选择：130° 和135° ），以及钴铬合金制造股骨颈的组配式柄，可有6种不同的假体尺寸，柄长10.25～12.25cm不等（股骨头中心至远端）。股骨侧准备为扩修技术。

由于第一代Metha短柄的颈部由钛合金制造而来，因此在初期出现了一些组配颈失败的病例，后来钛合金颈被替代为钴铬合金。Grupp等报道了一组5000例钛合金组配柄的随访资料（2004年8月至2006年11月），在2008年底的随访终点（术后平均随访时间2年），1.4%（68例）的植入的钛合金股骨颈部件出现了失败。但是钴铬合金制造的股骨颈部件仍然在国际市场上使用，约占30%的Metha柄的使用率。

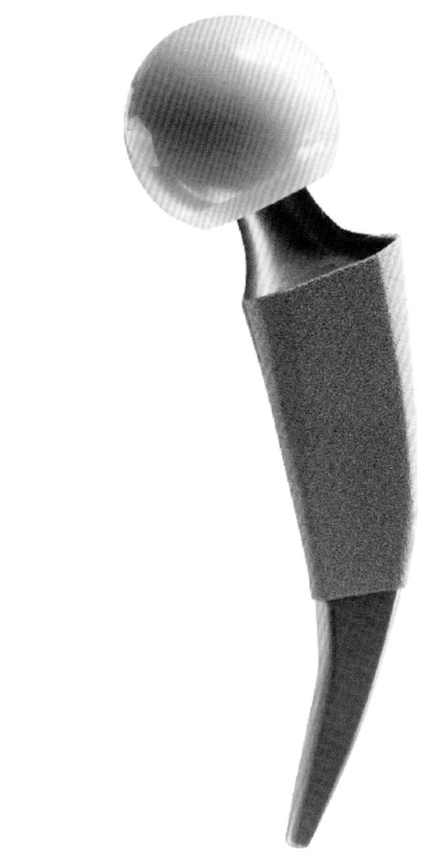

图64.37 Metha短柄

Wittenberg等于2013年报道了250例THA使用钛合金组配式Metha短柄的5年随访结果，32例患者失访或死亡，12例患者接受了双侧同期手术。所有手术均采用了非骨水泥假体，但摩擦界面有所不同：109例陶瓷对陶瓷界面，137例陶瓷对聚乙烯界面，4例金属对聚乙烯界面。股骨头直径：40%使用28mm，59%使用32mm，1%使用36mm。所有手术由14名医生完成，手术均采用肌肉保留型前外侧入路。

总体翻修率为7.2%（18例），其中9例为钛合金组配颈的断裂，另9例为组配式翻修，3例（1.2%）术后感染，3例（1.2%）无菌性松动，1例（0.4%）陶瓷内衬碎裂，2例（0.8%）术后3个月内翻式下沉。另有9例因为组配颈断裂导致骨性桥接而翻修。总体而言，组配颈的断裂通常发生于术后3.1年（1.9～4.4年）。除外组配颈的断裂问题，Metha柄的5年生存率为92%。

在此系列中无任何脱位发生。但D' Angelo等报道的发生率为3.2%。但超过预期的7.2%的翻修率支持了Metha短柄的一个优势：可以轻松转变为标准长度非骨水泥型初次柄。作者也同意可以通过微创、肌肉保留的方式完成手术。

Lerth等观察了25例患者植入Metha柄的骨重建情况，发现大转子区的BMD显著下降，由术后即刻的0.78g/cm^{2}变化为术后2年的0.72cm^2。在远端外侧区域（R4～R5）出现大理石样改变。在小转子区域，BMD在术后2年增加12.9%。在股骨距区域，植入2年后BMD超出基线6.1%。

2012年澳大利亚人工关节登记系统显示有105例植入Metha柄，术后1年累积翻修率为12.7%（12例）其中9例源于股骨柄，10例出现松动/骨溶解。

ABG Ⅱ解剖柄（Stryker）。ABG Ⅱ柄的设计源于ABG非骨水泥柄在3个方向上的解剖外观（图64.38）。其特征是解剖型一体化短柄（材料为Ti-12Mo-6Zr-2Fe，TMZF），8个型号可供选择。近端1/2的柄体由HA涂层。股骨髓腔准备依赖扩修技术。

Dawson-Bowling等报道了ABG II解剖柄的4～10年（平均73.9个月）的临床结果，特别关注了陶瓷

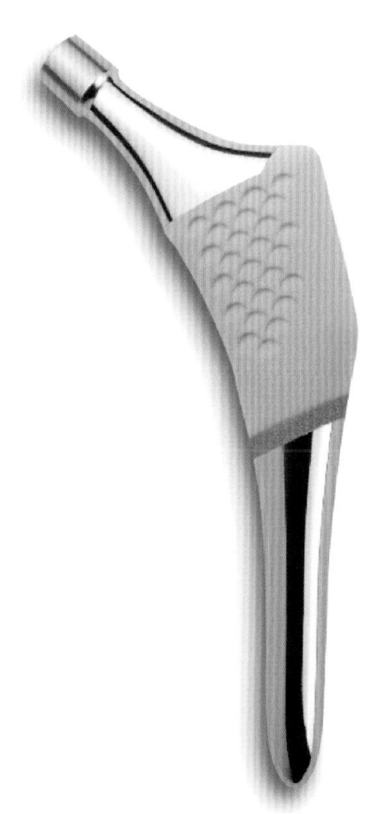

图64.38 ABG Ⅱ短柄

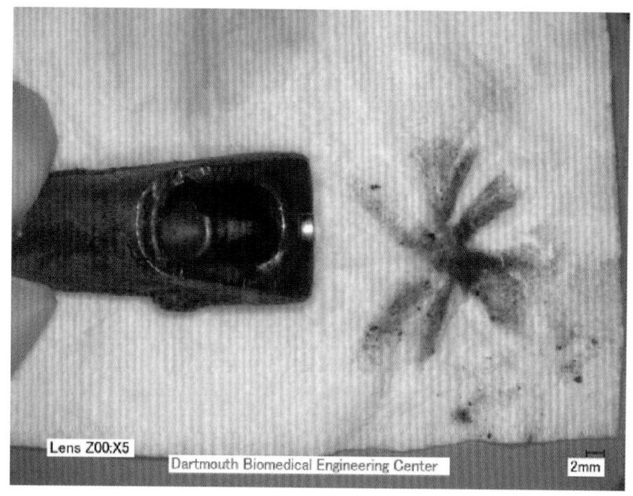

图64.39 离体的Stryker组配式锥形股骨颈假体显示摩擦腐蚀

对陶瓷相对于金属对聚乙烯的随访结果。研究纳入者为植入ABG Ⅱ解剖柄的212例患者，结果显示5例陶对陶患者翻修，而金对聚乙烯为4例。陶对陶组的平均随访评分：SF36 67.9、VAS 1.5、MD 16.5、OHS 28.2。金对聚乙烯组SF36 61.1、VAS 2.4、MD 16.3、OHS 21.8。两组间并无显著的统计学差异，满意度相似（84）。

ABG Ⅱ解剖型组配柄（Stryker）。ABG Ⅱ解剖型组配柄具有和ABG Ⅱ一体化柄类似的解剖外形（图64.37）。所有ABG Ⅱ非骨水泥柄的型号，包括最小号（1号），都可以和组配颈相匹配。

既往有关于组配式颈-柄结合部磨损的报道，造成了组配式非骨水泥柄翻修率较高的结果（图64.39）。

2012年澳大利亚人工关节登记系统年度报告上显示ABG Ⅱ解剖型组配柄 翻修率为10%。2012年7月20日，澳大利亚政府健康卫计委要求Stryker召回ABG Ⅱ组配柄和颈部件。

Bulky或填充/匹配（FIT-AND-FILL）柄（JISRF分型3b）

这类柄通常具有解剖型的设计（分左右侧）和自带一定程度的前倾（6°～12°），通过匹配和填充方式与干骺端接触，部分额外增加了外弧设计以增强稳定型。

Balance微创柄（Biomet）。在Balance髋关节系

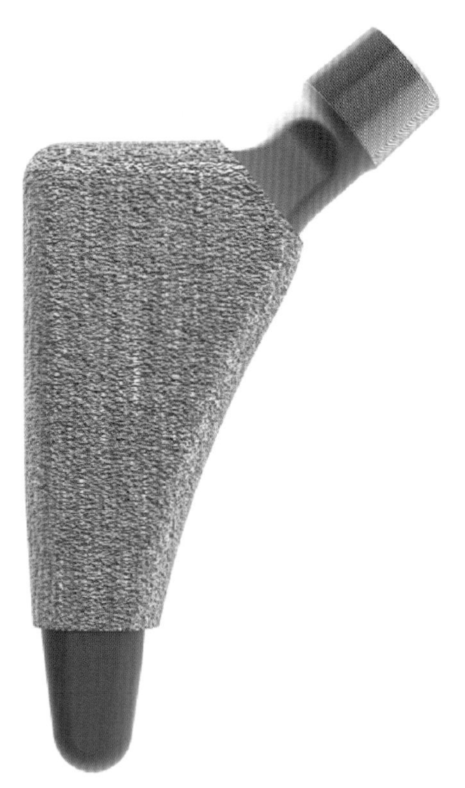

图64.40 Banlance型微创短柄

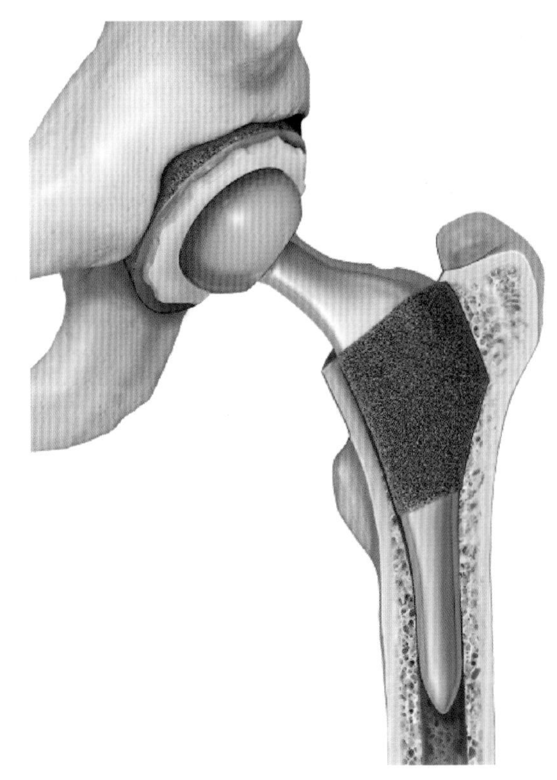

图64.41 Revelation 微创短柄

统的基础上，Balance微创柄于2007年被引入，是Biomet唯一的具有前倾（6°）和双平面锥度的压配柄（图64.40）。Balance微创柄结合了解剖型匹配填充、骨和软组织保留、一体化钛合金柄体等特点，采用磨锉技术去除干骺端松质骨，继而用逐级的打压技术制备髓腔。共有13个型号可供选择，有左右侧之分，柄长80mm。2/3的柄体被钙磷-钛等离子喷涂覆盖，股骨侧制备为开口技术。

目前尚无临床结果相关报道。

Revelation microMAX髋关节系统（DJO，奥斯汀，得克萨斯）。microMAX柄的设计有别于普通长度的非骨水泥型Revelation外弧柄（图64.41），其近端内侧涂层边界到远端的长度仅有80mm。这一短缩设计具有如下的优点：①增强了组织保留型手术入路如前路的可操作性；②减少了骨丢失量，最大化骨保留。microMAX柄全套包括32种不同的型号以达到个体化植入。在标准和短颈设计上均有左右侧假体。标准颈假体备有12° 的前倾角。而短颈假体的颈部长度短缩了3mm。

Revelation外弧全髋关节系统，由Joseph Fetto设计，旨在强化外侧股骨的应力分布以降低干骺端的过度负荷，而后者被认为是大腿痛的原因之一。

MicroMAX微创柄是短柄设计的另一个趋势，它在2012年AAOS年会上才被发布，所以目前也没有临床结果发表。

外科入路

任何外科入路均可用以短柄的植入操作，然而必须铭记的是股骨颈周围所有的骨刺都必须完全清除。否则，机械性的撞击可能导致关节脱位。目前使用直接前方入路（DAA）的兴趣空前高涨，故本章节进行详细解读。

直接前方入路（Direct Anterior Approach, DAA）

DAA的临床使用引起了医生和患者的共同关注，其主要原因可能是该入路下股骨柄植入便利和术后脱位等并发症的发生率降低。所以，笔者将此节作为短柄外科技术的重点进行推荐。

DAA通过阔筋膜张肌和缝匠肌之间的间隙完成操作用以髋关节手术，在早期即有报道，Hueter（德国，1883年）被认为是有文献报道的这项技术的先驱。1917年Judets和O’Brien于1917年和1950年，分别在法国和美国提倡使用Smith–Peterson入路进行关节置换。Rachbauer等报道了DAA的完整历史。在THA的现代阶段，DAA的早期使用者包括美国的Keggi，英国的Braddock和澳大利亚的Schoenfeld。在美国DAA用以THA的占比为20%。

DAA尤其适用于短柄的THA，可实现充足的显露、精准的髋臼处理和臼杯植入。股骨侧的显露通常需要适度的关节囊和肌肉的松解，但常规长度股骨柄的植入一般很困难。为了使折线型短柄准确地植入髓腔，需要将股骨近端向前向外突出显露，拥有清楚的软组织边界和在切口中对股骨进行直接操作的优势。

在世界范围内，特别是美国，DAA基本上都是在标准外科手术床上完成。尽管并不需要，但很多制造商均提供了特殊的前路辅助工具，在处理特殊病例上会有帮助。牵引床或过伸桌也是可行的，但它们对成功的DAA手术并不是必须条件。

DAA的操作细节可能因所用假体的类型不同而有变化，同时外科医生也应当根据假体的特点对手术技术进行改良。对于干骺端固定的短柄（JISRF 3a和3b型）采用标准的股骨颈截骨。前方关节囊被完成切除，股骨颈切骨可一次截骨，或股骨头下、原位的二次截骨完成。取出股骨头，开始进行髋臼侧的处理。对于标准手术，股骨侧后方关节囊的松解应当是有限的。这种松解程度仅仅是为了将股骨足够安全地抬高以利于髓腔操作。

对于颈保留型假体（JIRSF 2a和2b）而言需要有更多额外的考量，如保留的股骨颈将增加股骨头取出的难度，特别是与关节囊致密粘连的病例，而且股骨颈将妨碍髋臼的显露和打磨。为了克服这一情况，笔者建议做如下的改良。当前方关节囊被切除后，将下肢内收外旋、髋关节过伸使之脱位，可采用髋滑板或牵开器协助股骨头脱出。脱位的优势在于离断了股骨头圆韧带和股骨头下关节囊的粘连部位。

后方关节囊的部分切开将有利于股骨颈后方下沉、并远离髋臼磨锉的方位。屈髋90°后将股骨头推向髋臼的后外上方，内收、轴向加压即可使内侧后方关节囊紧张易于触及，在髋臼内侧壁插入一把

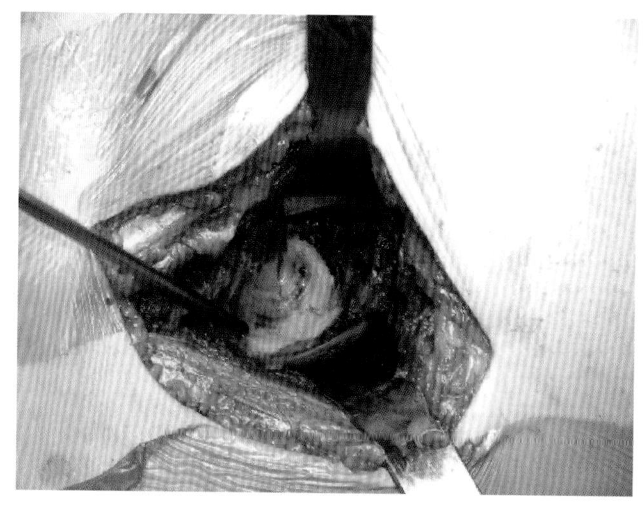

图64.42 DAA手术对髋臼进行显露

Cobra拉钩，在直视下用电灼法将关节囊从股骨中取出。通常会遇到出血点需要及时处理。然后再次复位股骨头并置于中立位，根据模板测量进行高位股骨颈截骨。股骨头即可轻松去除并利于放置髋臼拉钩（图64.42）。

在极少的情况下，后方关节囊的松解仍难以使股骨颈远离髋臼打磨方向。这时髋关节的屈曲和外展将利于为磨锉腾出空间。当磨锉头放入髋臼后，将下肢复位至中立位方便调整髋臼锉杆的方向。最新的带前方偏心矩的磨锉有利于克服困难，但并不是术中必需的。

一旦在处理髋臼之前完成了后方关节囊的适度松解，为了植入折线型股骨颈保留短柄而在股骨侧所需做的准备将非常轻松。在某些情形下，后方关节囊仍然紧张需要松解。在更少的情形下，闭孔内肌和上下孖肌在股骨侧的联合腱可能会被松解。一般而言，切口内仅需两个拉钩：①一把大的折线型大粗隆Homann拉钩置于大转子尖部臀中肌和臀小肌附着点之间；②一把尖的cobra拉头或双头的Muller拉钩置于股骨近端内侧利于向外侧推出股骨。

股骨侧的操作应当根据所选择的股骨柄而定。股骨颈的截骨平面根据制造商的说明确定在股骨头颈交界处以远5～10mm处（图64.43）。短锥柄通常需要一把髓腔锉准备股骨，而颈保留柄只需要铰刀。两种工具均有不同的手感和不同的功能用途。髓腔扩修锉（broach）是带有单向齿状结构的粗锉，可将松质骨压缩在髓腔内。在击打股骨柄的过程中

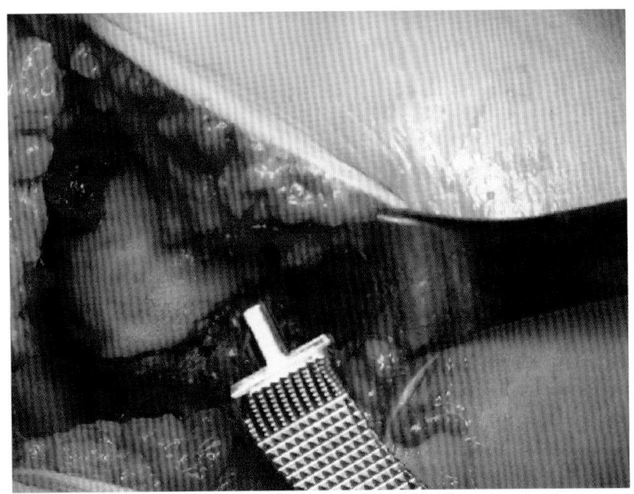

图64.43　使用铰刮技术对股骨头下5～10mm的松质骨进行切除

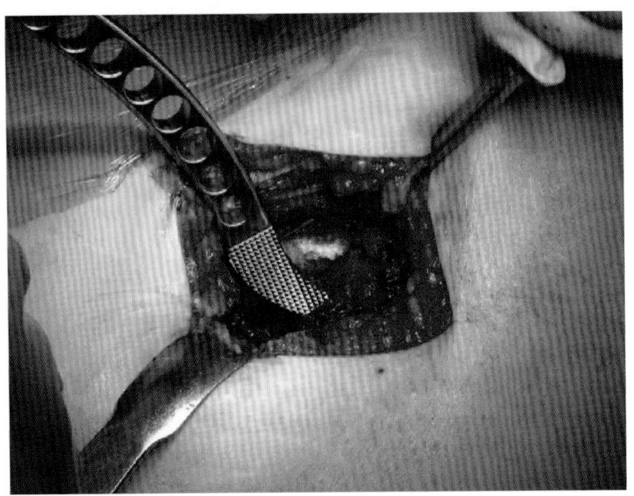

图64.44　利用铰刮技术对股骨颈近端进行塑形利于短折线颈保留假体植入

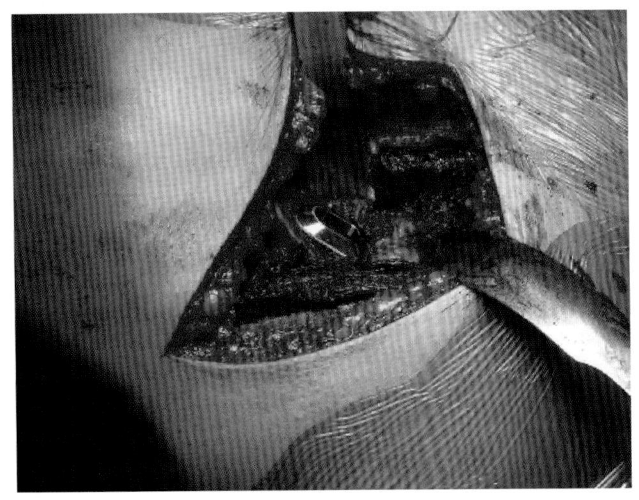

图64.45　将股骨颈组配式的最终假体植入股骨

容易造成环状张力增加而导致股骨远端劈裂。而铰刀（Rasp）是将股骨近端骨组织去除、根据假体外形填充塑形。通常会在两个方向上移除少量的骨组织，操作依赖于进退技术（Back and Forth Motion）（图64.44）。

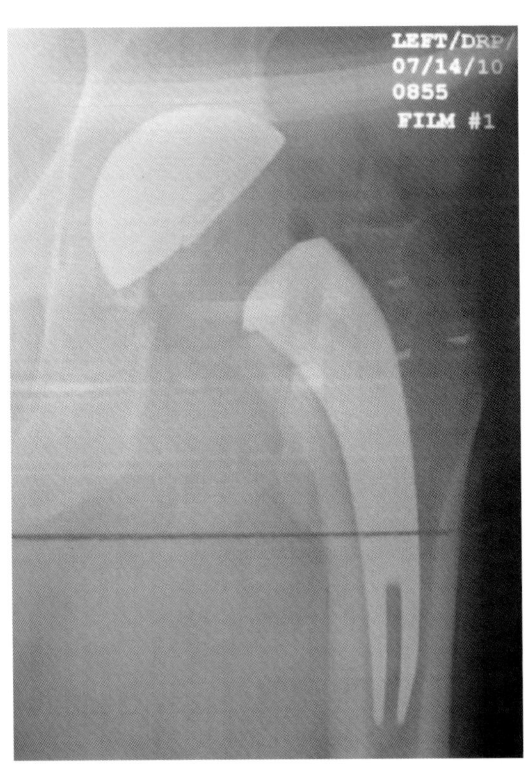

图64.46　术中X线对股骨柄和颈部试模进行验证

植入试模或者真柄均可用以软组织张力的判定，DAA的张力较其他入路会较低（图64.45）。当肢体长度和偏心距重建理想的前提下，1cm的“脱壳”现象是正常的。此外，将髋关节处于极度外旋/后伸/内收的体位下进行稳定型测试、排除任何的“支点”和撞击现象是至关重要的。股骨颈周围的骨赘和髋臼周围骨赘应当仔细清理。当进行一项新术式时术中透视是一个明智的选择（图64.46）。

短柄的陷阱和过失

初次THA采用短柄技术是有警示的。短柄较常规柄通常初始压配欠佳，因此，外科医生通常会采用“过紧”的初始压配对此进行补偿，而此种操作过度则可能导致股骨近端骨折。笔者曾见证了无数在使用各型短柄的过程中的此类现象。相反的，如果外科医生为了降低近端骨折风险而接受了不足的压配技术，短柄则可能因为无法抵抗旋转应力而产生机械性的松动。这些都可导致无法达到最佳压配技术。对于一些医生而言，要培养对某一款短柄的最佳压配可能需要经历很长的学习曲线。所以在考

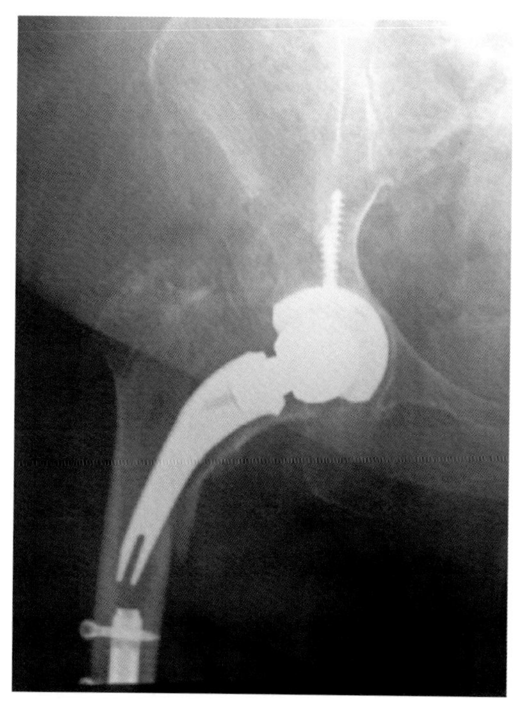

图64.47 股骨颈保留型假体植入Dorr C型股骨出现近端骨折

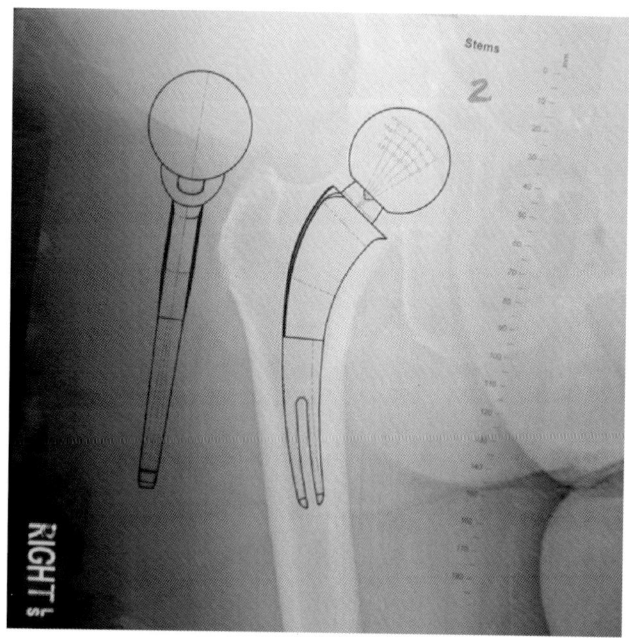

图64.48 股骨假体模板测量显示需要假体内旋20° 利于准确植入

虑使用短柄植入物时，务必经过一些有专题培训的尸骨课程训练。

短柄设计的可靠性依赖于股骨颈的坚强固定，所以股骨颈薄弱或骨质疏松的情况下短柄极易出现失败。髋关节旋转扭力和悬挂应力也可是股骨颈骨质过度负载，进而导致骨性疲劳（图64.47）。最终，用以维持假体稳定的环状应力丢失，股骨柄松弛、下沉。为解决这一问题，笔者认为所有的短柄假体均应在术后4～6周避免完全负重，50%的体重传递是有益的。这将允许股骨颈和假体有足够的时间进行愈合和生物固定。随着超短住院时间和快速康复方案的实施，这个理念应当持续灌输给康复医生和患者。

组配式股骨颈的考虑

目前，许多假体的制造商均考虑到疲劳失效和腐蚀磨损而避免组配式股骨颈的设计。短柄假体本身就减少了基础材料的使用重量，而额外的组配颈设计将进一步加重干骺端的疲劳失效。此外，为了降低短柄的扭转负荷，颈部偏距应当限制使用。而无偏心距也可导致许多问题。第一，降低的偏心距可导致活动范围边缘的股骨-髋臼撞击。撞击应力常导致股骨柄过度旋转，最终影响假体骨整合；第二，股骨-髋臼撞击常导致机械性问题。如大转子顶至骨盆导致疼痛。撞击可导致髋关节半脱位影响负重；第三，关节末端的抬高可出现脱位。所以，术前模板测量确定股骨颈的长度和偏心距对于短柄假体的选择是事关重要的（图64.48）。

腐蚀可以表现为多种形式，比如磨损腐蚀（Fretting Corrsion）、机械辅助的裂缝腐蚀（Mechanically Assisted Crevice Corrosion, MACC）、电解腐蚀（Galvanic Corrsion）。随着临床上对组配假体的认识和stryker组配柄的召回，磨损腐蚀呈现降低的趋势。高应力负荷是导致磨损腐蚀的重

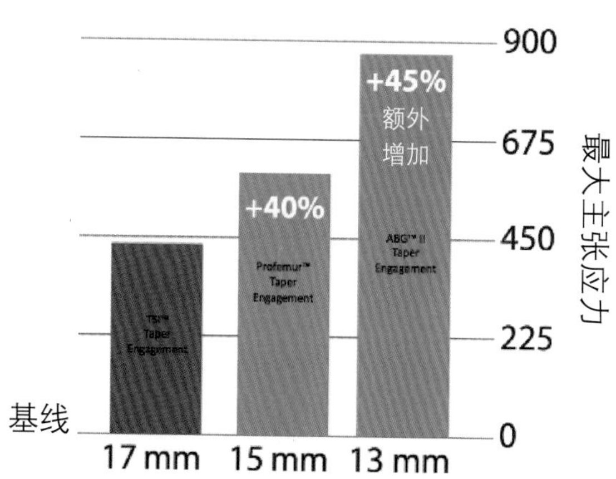

图64.49 对比Stryker、Wright Medical和TSI systems公司的不同模块化股骨颈的锥度支撑长度和股骨距有限元力学分析结果

要因素。在组配界面上的应力增加可以在一定程度上扩大磨损腐蚀的范围。在一项回顾研究中，一款被最近召回的组配柄便有与磨损腐蚀直接相关的设计特征。图64.49中显示了Stryker、Wright Medical、TSI 3种系统中组配颈的长度和偏距所能对抗的应力。减小锥度、增加偏距可显著增加组配界面上的应力柄导致更高的腐蚀磨损。

颈-柄组配不稳定耐久性依赖于疲劳抵抗和减少腐蚀的共同作用。通过保留股骨颈骨质来降低应力是非常重要的。同前所述，Brazil和McTighe发现短折线型柄较常规非骨水泥锥形一体柄的张应力可减低35%。这对于降低疲劳和微动的意义是非常显著的。而制造商采用钴铬合金（一种比钛还要耐磨的合金）生产组配式股骨颈的优势也在于降低疲劳失效。

合理的锥度设计也可以进一步降低颈部应力。并非所有的锥度在设计上和使用中都是表现相同的。矩形的几何设计较圆锥设计可更加高效地抵抗扭转应力、提高抗弯强度。锥形固定接触也可以显著降低应力。根据设计不同颈部应力差异可到达85%（图64.50）。高锥度接触面积和较短的偏心距可降低髋关节在扭转和弯曲时的悬挂应力。

澳大利亚人工关节登记系统报告提示7种组配式股骨颈假体中，在5年内累积出现50例的翻修，此数据显著高于一体化股骨柄的翻修率。其原因在于

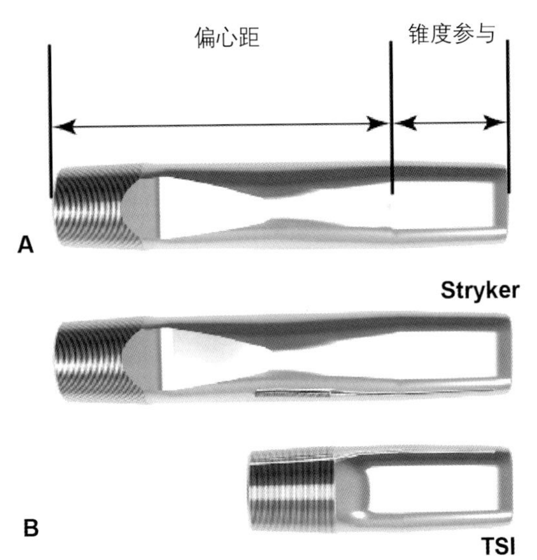

图64.50 A. 组配式股骨颈的偏心距和锥度参与假体固定的部分；B. ABG Ⅱ 和TSI假体的长度差异

更高的松动发生率（组配式3.6%，一体式2.0%，术后10年），脱位率（组配式1.8%，一体式1.1%），感染（组配式1.4%，一体式0.8%）。这些数据本身可能会蕴含更多的信息。可能会有人猜想组配式短柄代表了更新的假体设计、应当具有独特的学习曲线。如果一个加长的组配颈结合在一款短柄上，扭转应力的增加极有可能引发无菌性松动。脱位率的增加也会增加学习曲线的难度。毫无疑问，对于某种器械，功能越多，误用的概率也越高。随着假体额外部件的增加，感染的机会也会升高。

结论

多年来，短柄假体一直是外科医生和设计者共同的兴趣。许多类型的短柄（JISRF 2型和3型）已被投入市场使用多年，实现最小化组织切除、维持干骺端-股骨干稳定性的目标（JISRF 4型）。部分短柄更是骨组织保留型的，可以保留股骨颈内侧、股骨颈外侧、或两者。短柄的广义分类通常包括多个亚分类。我们推荐JISRF分类的目的在于更好地评价各类假体的临床表现。颈-柄组配式利于解剖重建，在短柄假体中扮演了重要的角色。避免结合部位的并发症是重要的设计参数，特别是两种不同金属界面时。短柄假体可通过多种标准髋关节入路植入，包括前路、外侧、后方等。

短柄假体可使THA手术技术更加便捷。特别是，在实施DAA过程中，颈部保留型折线设计可利于各种类型患者植入。折线型假体可通过前方植入而不依赖于大粗隆。减少对粗隆部的撬动可有效降低股骨近端骨折发生率。此外，对于假体型号较大的患者，并不需要延长近端切口。在采用后路髋关节手术时，术者会发现真正的颈部保留型假体才能为软组织闭合提供完美支撑。特别是，当关节囊袖套并没有被广泛切除时。这些可为后方关节囊的严密闭合提供条件。更进一步，由于股骨颈大部被保留，短外旋复合体可完美保留。这为软组织层的保护提供了额外的支持。

在现代THA手术中，对软组织和骨组织的保护技术的强调，和对股骨近端固定、头-颈生物力学和颈-柄组配理念的延伸，使得短柄假体具有特殊的意

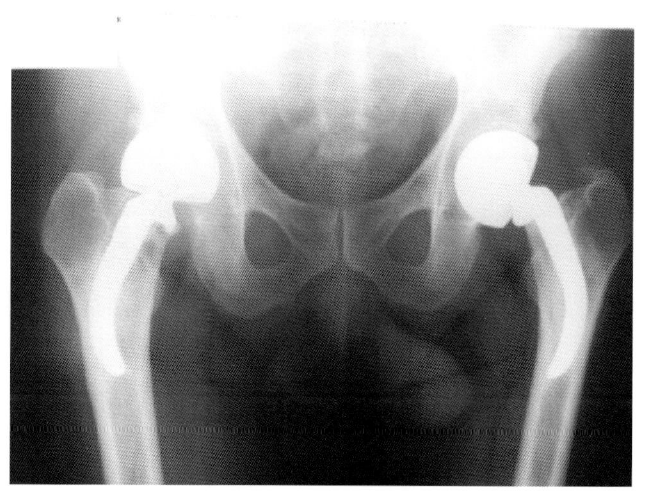

图64.51 股骨颈保留型短折线柄（巴西）术后20年生存状态

义。

与普通长度股骨柄相比，干骺端固定型短柄具有更小的接触面积，故对扭转和轴向应力的抵抗能力稍有不足。颈保留型短柄假体对轴向和旋转稳定型提供了额外的支持、降低了假体-骨界面上的应力分布，因此尤其适合于年轻的活动量较大的患者。骨质量和患者体力活动度在选择短柄假体之前应当首先考虑。不论新一代，还是旧款假体，都有适应证可循（图64.51）。

许多短柄有不同的设计特征，可导致骨重塑的改变。假体周围的骨适应改变可能需要不等的时间框进而完成。只有细致的随访才能印证这些结果。

知晓假体的设计特征和使用技术才能针对某位患者实现匹配和植入。对不同的短柄假体的使用应当建立在充分了解这些假体在设计特征、骨质量、外科技术上的依赖程度的基础上。总之，笔者持谨慎乐观的态度、和选择性使用的倡议。

图64.52右侧为短折线型股骨颈保留型短柄（JISRF2a），左侧为骨骺端稳定型锥度短柄（JISRF3a）。双侧假体均稳定且功能良好，无并发症。

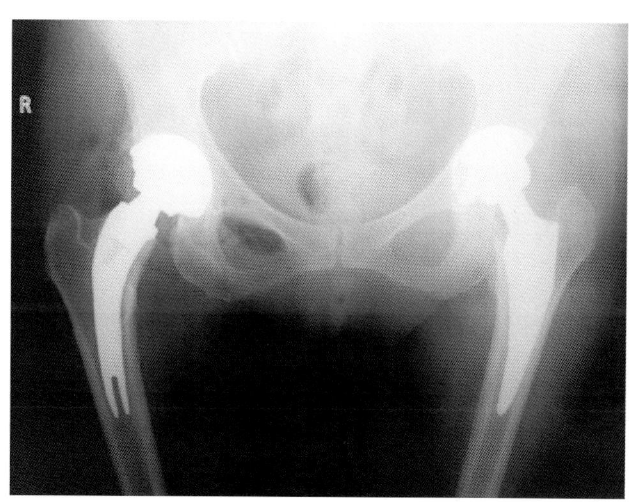

图64.52 双侧股骨短柄置换

65

Shin-Yoon Kim

第65章　全髋关节置换术的韩国经验

股骨头骨性坏死（ONFH）是由于骨细胞的坏死，引起继发性结构改变，进而导致进行性的股骨头塌陷和髋关节退行性骨关节炎。有多种因素参与了继发性骨坏死的进程，比如皮质醇激素、酒精滥用、创伤（股骨颈骨折）、痛风、糖尿病、镰状细胞样贫血。尽管目前其确切的病理生理机制仍不明确，仍有一些共性的因素可以导致股骨头血供的中断，进而引起缺血性损伤和骨性塌陷。缺血可由于如下原因造成：血供中断（骨折脱位）、栓塞（血管内凝血）、血管外压迫（骨髓脂肪填充）。现有的证据表明血管内凝血和微循环血栓可能是非创伤性骨坏死的最终共性通路。在这一章节中，我们重点介绍来源于Kyungpook国立大学附属医院和韩国髋关节学会对ONFH采用的新方法和新经验。

流行病学

ONFH最常发病于年龄介于20～50岁间的年轻和活动量大的患者。Larvenia等报道在美国每年的ONFH新发病例介于10000～20000例。Fukushima等报道了2004年日本的特发性ONFH新发病例为11400例，发病高峰处于40岁左右。在年龄低于40岁的年轻患者中，最常见的原因为全身使用皮质醇激素51%，而系统性红斑狼疮是最多见的潜在疾病，其中65%的患者接受了髋关节置换术。在韩国，ONFH的新发病例为14103例/年，意味着在5年的统计周期内（2002—2006），每100 000人中有28.91人发生ONFH。男性患者占据了其中的主要部分。滥用酒精（32.4%）是最主要的致病因素，双侧同时发病患者占37%。髋关节置换术是最主要的治疗方式（63.9%）。

自然病史

症状性ONFH需要多种的药物或手术治疗方式以缓解疼痛、预防股骨头塌陷、或防止病程进展。而部分ONFN患者常常无明显的临床症状，所以处理这类患者常常是有争议的。因此，评估隐匿病程向症状性ONFH或股骨头坏死进展的必然性，以及ONFH进展的影像学和人口学因素是非常重要的，由此才能选择合适的药物或手术介入疾病的处理。

Min等前瞻性观察了81例无症状性或非创伤性ONFH患者在5年内的病情变化，发现坏死区域的大小程度和C2型坏死的位置预示着股骨头塌陷。Nam等发现21例微小的股骨头病变（<30%股骨头面积）患者中，有1例在最低5年的随访中出现疼痛症状，该数字在24例中等坏死面积（30%～50%）患者中为11，而在60例巨大坏死面积（>50%）患者中为50。Johannson等进行了大量文献检索（16项研究，664例髋）无症状ONFN的结局主要依赖于坏死面积，坏死不稳、影像学分期。

微小、内侧的坏死病变发生股骨头塌陷的概率小于10%，镰状细胞贫血患者病变进展的频率最高，而症状性红斑狼疮患者拥有最好的良好结局。作者推荐对于无症状的中等以上坏死面积、外侧坏死病变的患者给予积极的保髋治疗，因为这类患者发生髋痛症状和股骨头坏死的概率最高。

股骨头保留手术

多处打孔技术

与常规使用8～10mm的空心钻进行髓芯减压技

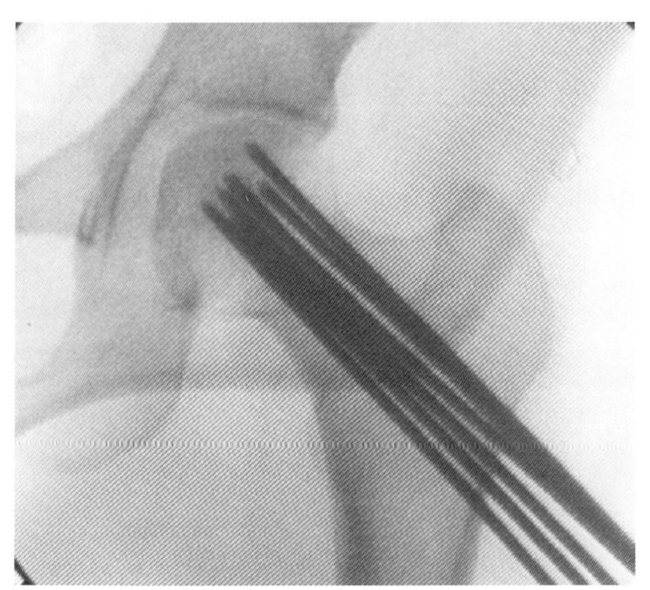

图65.1 术中X线片显示多枚斯氏针被钻入股骨头病变区域

术不同，韩国医生尝试采用9/64的斯氏针或3mm钻头进行多处打孔，我们之前也报道过该技术对于未塌陷的内侧和微小坏死面积患者具有优良的临床结果。Mont也报道了该技术对于Ⅰ期、Ⅱ期髋关节有80%和57%的成功率（2年随访），无手术并发症。Song等也报道了多处打孔与髓芯减压有类似的结果，5年随访中，163例髋关节（136名患者）Ⅰ期和Ⅱ期髋关节的成功率分别为79%和77%。所有的微小病变患者（15/15，面积<25%）和84%的中等面积坏死患者（25%~50%）得以成功治疗。我们之前也报道经皮多发打孔技术对于处理塌陷前的ONFN患者的成功率要优于髓芯减压。然而，两者的对比并非前瞻性和随机对照的临床研究。这一技术通常操作简单，并发症和病死率低。

血管蒂腓骨移植（VFG）

我们之前也通过前瞻性个案研究报道过与无血管的腓骨移植相比，血管化的腓骨移植在3年的随访周期中，对于巨大坏死面积的ONFN具有更好的临床效果和更高效的能力防止股骨头塌陷和压缩。Yoo等报道了110例患者（124例髋）最低10年的临床随访结果，发现37例Ⅱ期髋关节（59例）和39例Ⅲ期髋关节（65例）在影像学上有改善或为改变的结果。13例（10.5%）髋关节因治疗无效转而全髋关节置换术。坏死面积、坏死部位和患者年龄与移植物的生存有密切关系。在美国，Edward等回顾了61例（65例髋）VFG患者的治疗结果，随访10年后49例（75%）腓骨存活，在最终随访中，39例髋出现腓骨存活，平均存活时间15年（10.5~26.1年）。26例髋关节（40%）在术后平均8年接受了THA。人口学因素、坏死面积、附加处理、术前关节功能不佳与移植物的存活无直接联系。接受VFG和转变为THA治疗的患者在疼痛和关节功能上结果相似，而移植物存活的患者参加高强度体育活动的可能性更高。对于50岁以下的髋痛、塌陷前ONFN患者，作者仍然推荐VFG。

经大转子旋转截骨

经大转子旋转截骨由日本学者Sugioka首创，将股骨头的健康软骨和软骨下骨转移至负重区，以代替股骨头的坏死部分。在韩国，Ha等报道了105例患者（113例髋）接受经前路大转子旋转截骨，平均随访51.3个月的临床结果。27例（24%）出现股骨头塌陷，14例髋（12%）转变为THA。患者年龄（>40岁）、体重指数（24kg/m^2）、坏死范围（复合坏死角度>230°）是发生股骨头塌陷的高危因素。Yoon等介绍了一种改良的大转子旋转截骨方法处理巨大的ONFN，即在截骨后，在头颈交界区开窗，植入大转子前方的臀中肌附着点的肌腱-骨连接体。

干细胞移植

近期，有多项研究显示间充质干细胞移植（MSCs）可以显著提高ONFN患者的Harris评分和放射学结果。该临床结果与移植的MSCs的数量和浓度有密切联系。

Kim和Kwon等改良了多处打孔技术并将骨髓间充质干细胞移植入113例患者（159例髋）的股骨头坏死区域，纤维蛋白凝胶填充以防止MSCs泄露。5年期随访后发现52例（32.7%）的患者达到放射学和临床治愈目标，患者未接受其他手术治疗。36例（总56例，64.3%）Ficat Ⅱa期病变和26例（总4例，56.5%）Ficat Ⅱb期病变随访5年后临床治愈。然而，一旦股骨头塌陷（Ⅲ期），成功率仅有42.1%（24/57）。多发打孔和MSCs并不能改变这类ONFN

的走向。来源于髂棘的祖细胞的数量、移植细胞的浓度，将对患者的治疗结果产生巨大影响。

全髋关节置换术

在韩国有近半数的ONFN患者接受了THA，特别是在年轻、活动量大的患者人群中。磨损导致的骨溶解和非感染性松动，是影响THA长期随访效果的重要因素。患者的年龄和活动量是影响磨损和松动的重要因素。传统上认为，ONFN患者出现THA术后失败的发生率要远高于其他疾病，特别是髋臼侧进行了骨水泥固定后。然而，一项系统的文献回顾显示，ONFN即使合并了其他高危因素，仍然与术后临床结果不良无直接联系。骨坏死范围可波及股骨近端和髋臼，进而影响假体的固定，但是，Yoo等认为ONFN患者的成骨能力并没有显著缺陷。长期随访发现生物型THA和杂交式THA在临床和放射学结果上并无显著差异。

摩擦界面

有多种摩擦界面可供选择：最新的高交联内衬/金属对金属、陶瓷对陶瓷，后者对于年轻的活动量高的患者尤其适用，可显著降低界面磨损导致的骨溶解。

陶瓷界面包括Alumina界面和Delta界面两种。

陶瓷对陶瓷界面是目前韩国最常采用的摩擦界面。我们在前期报道了Alumina陶瓷界面的优良的中期治疗结果，在平均39岁的年轻患者中无松动、无骨溶解、无骨折并发症。然而，20%（12/71）的患者合并有异响。1例Alumina股骨头破裂和1例Alumina内衬碎裂（无外伤）。Kim等也报道了利用Alumina陶瓷的非骨水泥型THA具有优异的10年远期随访结果，平均年龄38岁的患者中无松动、骨溶解、陶瓷碎裂等并发症。采用了X线片和CT等方法评估骨溶解。3%（2/93）的患者有咔嗒声或吱吱声。总而言之，由于下蹲和盘腿而坐等日常活动，韩国人较西方人需要较大的髋关节活动度，因此，陶瓷碎裂的发生率要高于全球平均水平。Koo等报道了359例THA患者使用了Alumina界面，5例（1.4%）出现陶瓷头的破碎。

近年来，在韩国 Alumina陶瓷被Delta陶瓷取代，并得以广泛开展。

金属对金属关节

我们既往报道了针对59例ONFN患者采用二代金属Metasul界面的THA的中期随访结果，无非感染性松动，仅1例发生骨盆的骨溶解。然而，在10年后的随访中发现骨溶解发生率大幅度增加。11年随访结果显示10例（14.7%）髋臼骨溶解和4例（5%）股骨骨溶解。特别是3例同时合并髋臼和股骨的骨溶解（图65.2），松动的髋臼部件和下沉的股骨柄被同时翻修。1例患者由于感染接受了分期翻修手术。2例患者由于假体周围骨折接受了切开复位内固定术。翻修成功率为88.9%（95%可信区间，85.7%～96.3%）。

Hwang等报道了70例患者（78髋）采用非骨水泥固定的Metasul金属对金属THA的11年远期随访结果，因任何原因导致的翻修术，成功率为98.7%（95%可信区间，98%～100%），因骨溶解导致的翻修术，成功率为97.5%（95%可信区间，95%～99%）。仅有2例患者（2例髋）发生了早期的进行性骨溶解。近年来，很少数的医生会推荐金属对金属的关节置换，所以金属界面的THA在韩国已经被放弃了。

高交联聚乙烯

我们在前期，发表了包括109例ONFH患者使用金属对第一代高交联聚乙烯HXLPE（Longevity，Zimmer，美国）的为期7年的中期随访结果，磨损率和骨溶解发生率显著降低。无任何部件发生松动。10.6%（12例）发生髋臼侧骨溶解，聚乙烯内衬的平均线性磨损为0.031+0.012mm/年。臼杯的位置与内衬的磨损有直接联系。在下蹲和盘腿而坐的韩国人群中无HXLPE内衬的机械性失效。Kim等报道了73例年轻患者采用Alunmina对HXLPE界面的为期8.5年的随访结果，聚乙烯内衬的磨损为0.05+0.012mm/年，无松动或骨溶解发生。

手术入路

大多数韩国医生采用的手术入路为后方入路，

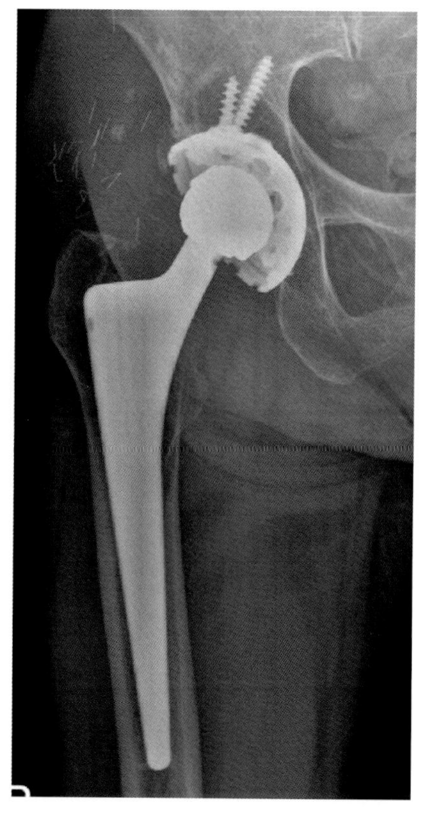
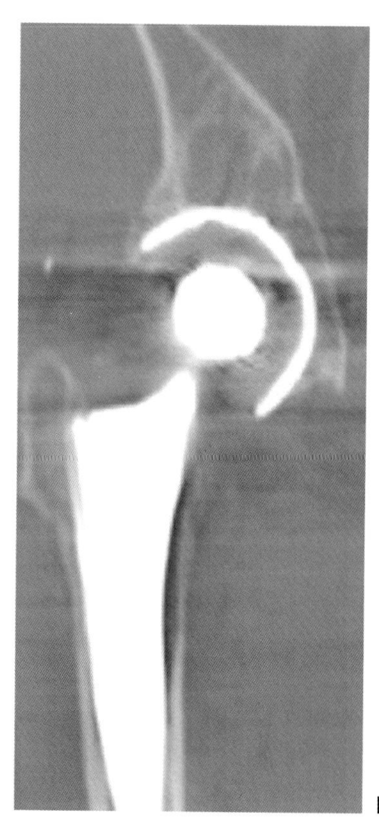

图65.2 右侧髋关节前后位X线片（A）和矢状面CT平扫（B）显示一例金属对金属界面THA术后，固定良好的髋臼杯周围大量的骨溶解

修复短外旋肌群和关节囊。近年来两种改良入路得以引入。Kim等介绍了一种改良的后侧入路以增强关节稳定性，该技术包括保留梨状肌、上孖肌和闭孔内肌，而下孖肌和闭孔外肌在骨附着处被切断，部分后方关节囊被切除以获得充分显露，220例THA术后1年脱位率为零。Yoon等报道了侧卧位下的双切口技术，通过前方切口实现臀中肌和阔筋膜张肌间隙切开，后方通过臀中肌和梨状肌间隙切开，作者称该技术可降低股外侧皮神经损伤，软组织损伤更小，可促进患者的早期康复。

新款假体的研发

BENCOX髋关节系统

BENCOX髋关节系统（Corentec，汉城，韩国）由韩国医生设计。髋臼部件为半球形设计，外直径较同型号髋臼锉直径增加1.7mm，增加了外周和顶部接触面积。2枚髋臼螺钉孔设计基于髋关节的解剖特点设定，可达到有效固定强度并使螺钉在术中植入时更加方便（图65.3）。股骨侧部件为经典的双锥度楔形柄，以适应股骨近端髓腔的解剖形态。BENCOX股骨柄由基于ASTM F136/ISO 5832-3标准的钛合金（Ti6AL4V ELI）制造，并采用沙砾打磨界面（4～6μm），经历20多年的改进后完成。为确保最大化的骨张入，股骨柄表面通过微弧氧化技术（MAO）赋予了5.5μm的空隙直径。近端的形态特征为无领的双锥度设计。矩形横断面和内外侧锥度设计可实现假体的内侧锁定和旋转稳定。由近及远，由外向内的鱼鳍状设计可增强与松质骨的压配。远端锥形设计确保了假体处于股骨髓腔的中心，解剖型的内外侧设计有利于应力分布，亦可降低大腿痛的发生率。假体颈干角与其他假体相同为135°，但颈部的特殊之处和核心理念在于几何形设计以增加关节活动度，这一增强型设计获得梯形设计专利，提供更大的活动角度并减少撞击和脱位可能。

股骨柄的界面处理为微弧氧化技术（MAO）（图65.4）。在牙科领域，MAO被用以骨整合，该技术提供微孔陷窝、厚氧化层，并辅以钙磷涂层，可有效刺激成骨细胞的反应，例如actin、vinculin等细胞骨架重组，和整合素形成以利于成骨细胞黏附。钛合金表面的平均粗糙度为0.3～0.5μm。由于螺钉固定和小尺寸，表面的光滑度足以实现牙科植入物的早期固定和远期稳定。然而，由于圆柱外

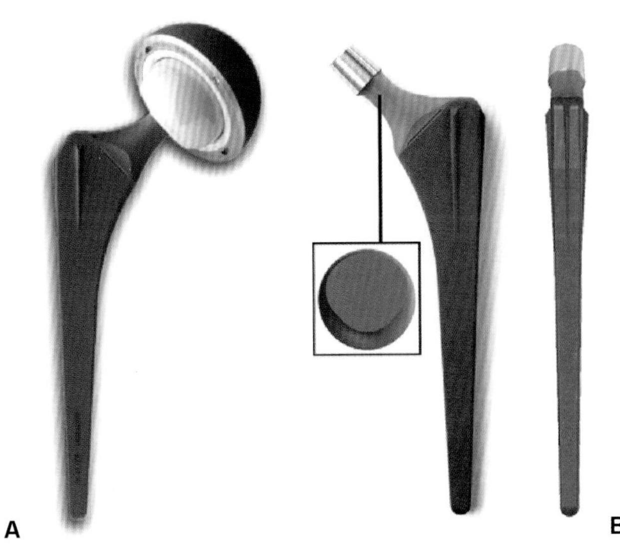

图65.3 Bencox髋关节系统（Corentec，韩国）。自带两孔的半球形髋臼杯设计，大于1.7mm髋臼锉实现压配。A. 股骨柄为双锥度、矩形截面设计，近端辅以鱼鳍样结构；B. 颈干角为135°，梯形颈部外观。髋臼和股骨部件均由钛合金制备，辅以沙砾打磨的粗糙表面（4~6μm）和微弧氧化

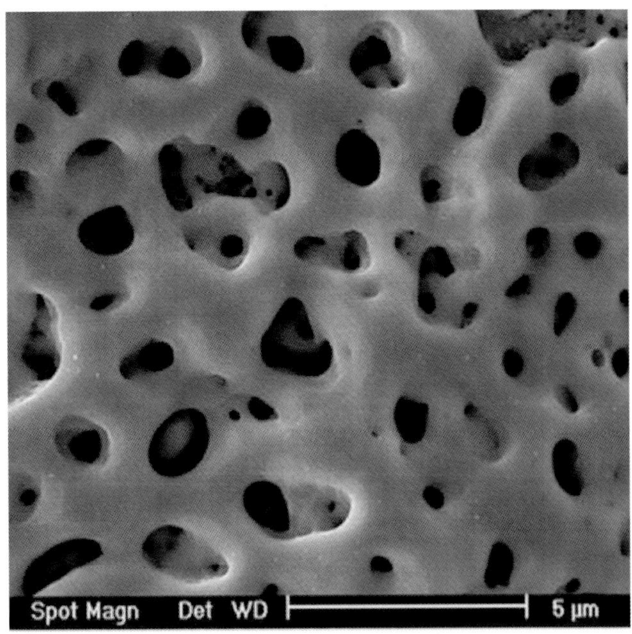

图65.4 钛合金微弧氧化处理后的扫描电镜结果。微弧氧化技术（MAO）应用于股骨假体侧，旨在增强表面的粗糙度和骨整合。借助此技术可以形成纳米级的孔隙、较厚的氧化层，促进钙磷在钛合金表面的整合

形和较大的尺寸，非骨水泥型股骨柄需要粗糙面实现早期固定和远期机械性稳定。MAO处理下的钛合金表面的平均粗糙度不足以用非骨水泥固定的股骨柄。因此，BENCOX股骨柄采用沙砾打磨技术改良了钛合金表面，然后采用MAO的优势增强了表面的粗糙度，提高了生物相容性。这一结果已被Lim等的初步研究中发现。

Kim等将55例（60例髋）采用BENCOX髋关节系统的患者纳入研究，平均42.2个月的随访已发现了优良的早期临床和放射学结果（结果未发表）。平均Harris评分由术前48.4分增加至术后的95.6分。在随访终点，1例患者（1例髋）残留中度跛行，但并不需要行走辅助，无吱吱声等异响发生，无翻修病例。

干骺端短柄设计

Kim YH是一款新型干骺端适配型、孔隙涂层非骨水泥股骨柄的设计者之一（Proxima，强生，英国）。主要的设计理念是保留骨量和提供生理负重。该短柄可与股骨近端紧密结合以提供最大初始稳定，尤其是抗扭转，减少应力遮挡导致的骨吸收。假体由钛合金制造，全表面经钛珠煅烧得到250μm的孔隙直径，此外除远端外辅以30μm厚的羟基磷灰石涂层。设计特征在于较长的近端内侧部分，显著的外侧展开，和股骨颈保留。Kim报道无论在年轻还是老年患者中均可有效地降低股骨距处由于应力遮挡导致。

遗传学研究

背景

正如前文所述，ONFH被认为是多种原因造成，某些病例同时存在遗传易感性和危险因素暴露。非创伤性ONFH最明确或最可能的危险因素包括有糖皮质激素、酒精、脂质代谢异常、镰状细胞贫血、凝血性疾病和特发性疾病等。

糖皮质激素或酒精相关性ONFH的发病情况可能反映了人群差异和易感性。有些患者使用了糖皮质激素或过量摄入酒精可发生ONFH，而另外一些人则不会，这说明不同个体对危险因素有着不同的敏感性。事实上，只有5%的ONFH患者有着大剂量使用糖皮质激素或酒精滥用病史，这说明ONFH很可能存

在基因易感性。特别地，双胞胎人群或家族聚集发生ONFH的病例也提示着可能存在着遗传因素。所以，许多学者正在研究个体发生ONFH的基因特性。早期研究主要集中在凝血系统和凝血障碍，更近的研究已经发现与ONFH风险相关的其他易感因素。近几年，我们研究主要集中在某些新的遴选基因，与低氧血症、血管形成、脂肪形成、骨形成等相关。根据相关文献总结和我们的研究结果，在此篇文章中我们总结了与ONFH三大病因（特发性、激素诱导性和酒精诱导性）相关的基因研究。

股骨头骨性坏死的基因研究

至今为止，关于ONFH致病机制的研究中血供假说是最具有说服力的。如果出现血栓形成，组织内紧接着发生一系列血流阻塞的变化，包括静脉压力增高、动脉血流受阻、骨组织缺氧和骨坏死。骨组织死亡在ONFH过程中具有重要的意义。

Leiden Ⅴ因子(G1691A, Arg506Gln)生成凝血因子Ⅴ，它不易被活化的蛋白C降解，这将导致高凝状态。突变杂合子个体在一生中形成静脉血栓的风险增加7～8倍，而纯合子个体的风险则增加100倍。尽管这种血管内凝血倾向增加被认为是ONFH的致病因素，但是这种基因易感性和血栓形成倾向之间的关系在不同人群中可能存在着差异。有7项研究报告称Leiden Ⅴ因子突变导致原发性ONFH的风险增加，而其他研究并没有发现这之间的联系。此外，目前尚未发现韩国人群中Leiden Ⅴ因子和凝血素G20210A基因突变的直接联系。在ONFH人群中人们也研究过凝血酶原激活物抑制剂-1（PAI-1）。PAI-1是调节凝血系统和纤溶系统的关键因子。血浆中纤溶活性降低主要与PAI-1水平增高有关，这与ONFH有关。PAI-1基因具有多态性，特别是在rs1799889（-675，4G/5G）启动子区域。4G等位基因纯合子（4G/4G）被认为显著增高血浆中PAI-1水平。一些关于PAI-1基因和ONFH风险之间联系的研究报道认为，PAI-1的单核苷酸多态性（SNPs），特别是4G等位基因，可能是ONFH的危险因子。

5,10-亚甲基四氢叶酸还原酶（MTHFR）是一种代谢酶，通过甲基化将同型半胱氨酸转变为蛋氨酸。MTHFR活性水平降低导致血浆中同型半胱氨酸浓度增高，形成一种高同型半胱氨酸血症。高同型半胱氨酸血症被认为是血栓形成事件和骨坏死的独立危险因素。一些病例对照研究探讨了同型半胱氨酸血症中C677T基因多态性与ONFH之间的关系。但是，有关该基因多态性在ONFH致病机制中的作用的报道存在着不一致性。Glueck等报道在36例患者中MTHFR C677T基因突变与骨坏死发生率存在显著相关性。Zalavras等在66例患者中证实了类似的结果。相反地，我们的研究结果显示在韩国人群中MTHFR C677T 基因多态性和骨坏死发生的相关性并不明确。近年来，一项关于8个研究样本的meta分析结果显示MTHFR C677T 基因多态性和非亚洲人群中ONFH之间存在联系，但是在亚洲人群中则不然。这些研究结果的不一致性可能与人群的地域和种族不同有关，或者是与研究样本小时出现Ⅱ型错误的可能。一个良好设计的较大样本量的研究，包括不同种族人群，今后可能需要进一步阐明MTHFR C677T基因多态性和ONFH易感性之间的联系。

凝血酶原基因突变，在核酸20210位置上G替换为A，这将导致血浆中凝血酶原水平增高，被认为与血栓形成风险增高有关。在6个关于基因突变在骨坏死中作用的研究报道中有5个研究认为G20210A和原发性骨坏死之间存在负相关性。Bjorkman等报道这种突变在32%的患者中和13%的对照人群中都存在，并且这与膝关节的骨坏死相关，比值比为3.1。但是，正如上文中所提及，韩国人中没有发现G20210A基因突变。所以，这表明 Leiden因子Ⅴ和凝血酶原G20210A基因突变并不是韩国人ONFH的遗传危险因素。一些研究表明内皮型一氧化氮合酶（eNOS）基因多态性和ONFH之间存在联系。内含子4上VNTR基因的多态性，等位基因4a，和eNOST-786C的基因多态性与特发性ONFH有关。

大剂量糖皮质激素使用（2～3个月的2g泼尼松）是10%～30%的ONFH患者中最常见的危险因素。然而，只有8%～10%的激素治疗患者最终发展为骨坏死。由于并非所有激素治疗患者最终发展为ONFH，那么这就可能存在其他危险因素或糖皮质激素敏感性的个体差异。但是，至今没有任何一个特定的危险因素被确认。关于激素诱导型骨坏死患者亚群中的基因研究首先关注于凝血、纤溶因子、同型半胱氨酸代谢的基因。一些学者报道PAI和激素诱导性骨坏死中的MTHFR或 Leiden因子Ⅴ基因多态性存在正相关，但是这些研究的样本量相对较小。这些研究的结果并不能在其他研究中得到证明。肾脏移植患者使用糖皮质激素增加ONFH的发生风险。Ferrari等报道PAI 4G/4G基因型与ONFH存在着正相关性。但是，其他研究并不能证明这一点。在一项关于激素诱导的骨坏死研究中，Asano等提出假说认为与激素代谢相关的基因可能影响了ONFH患者对激素的敏感性。有研究对多药耐药基因1（ABCB1，MDR1）的两个功能区多态性进行了探讨，外显子26的C3435T和外显子21的G2677T/A，编码药物转运蛋白，多糖蛋白P（P-gp）。研究发现3435TT基因型对发生骨坏死具有保护作用。同样的结果也在2677T/A基因突变的纯合子中被发现，这两个基因突变型在偶联失衡中得到发现。Yang等研究了中国人系统性红斑狼疮患者中ONFH与ABCB1基因多态性的关系。由于3435TT基因型患者的P-gp泵活性增高，这种活性增高可能防止了激素在细胞内的聚集，从而在结果上减少了激素对骨组织等的毒性。Asano等也研究了细胞色素P450在包括激素在内的脂溶性药物代谢中的作用。特别地，CYP3A4、CYP2D6、CYP2C19亚型和CYP3A4 启动子区域被研究。但是，这些基因的多态性并没有发现与骨坏死发生危险有关。

近年来，Hirata等研究了在ONFH患者和肾移植对照患者之间前脂蛋白B（ApoB）和前脂蛋白A1（ApoA1）基因多态性频率的差异，编码重要的脂质转运体和脂质parameters。结果显示ApoB基因的7623TT或CT变异频率在ONFH患者中是增高的，与对照患者相比较。就脂质parameter而言，ApoB/ApoA1比值在一部分患者中更高。Miyanishi等也报道了在一项关于日本人中ONFH和血浆中ApoB/ApoA1比值关系的研究。

ONFH是慢性酗酒的特殊并发症。乙醇经过酶作用代谢为乙酸，肝脏乙醇脱氢酶（ADH）和乙醛脱氢酶（ALDH）。乙醛是一种高度不稳定的化合物，能迅速形成游离基结构并且具有毒性。慢性酗酒者的肾脏和肝脏长期暴露这些有毒物质可导致严重的损伤。肝脏中ADH，ALDH和细胞色素P4502E1在ADH2，ADH3，ALDH2位点和P4502E1的5’-flanking区域存在基因多态性。在一项酒精诱导的ONFH研究中学者对酒精代谢相关的酶的基因多态性进行了研究。研究认为酒精代谢相关酶的基因多态性改变了酒精代谢速率使得患者容易发生ONFH。Chao等报道了ADH2 2/2人群具有更快的酒精代谢率。研究显示在ONFH患者中ADH2*1等位基因明显低于肝硬化患者。

此外，许多遗传学研究显示镰刀细胞贫血、Legg-Calve-Perthes 病和其他可能危险因素和骨坏死有关。

前期有研究者通过连锁分析发现ONFH与染色体遗传有关。ONFH相关的常染色体基因区域定位在染色体12q13，定位在胶原蛋白Ⅱ型（COL2A1）和维生素D受体（VDR）。此外，该学者还报道了COL2A1基因突变与ONFH遗传因素相关。COL2A1突变，一种主要的软骨结构蛋白，在3个家族性特发性ONFH中均有发现，是常染色体显性遗传。

韩国人中ONFH的基因研究

迄今为止，绝大多数的ONFH基因研究集中在凝血系统、激素和酒精代谢途径相关的基因方面。与预期不同的是，上述研究结果与人群基因多态性之间的缺乏一致性。特别地，Leiden因子Ⅴ和凝血素G20210A突变基因，可能与高加索或其他人群中ONFH有联系，但并没有在韩国人群研究中所发现。但是，在一项与ONFH相关的PAI-1 SNPs的研究中发现了与早期关于高加索人群的研究结果之间存在着一致性。

关于骨坏死病因研究的最近综述，一个重要的理论就是缺血在其中起着重要作用。缺血可以由血管阻断或血管外压迫造成，如髓腔内脂肪增多。所以，我们和其他学者一同研究了新的候选基因，参与缺氧、血管形成、脂肪形成、骨形成等过程。

在韩国人群研究中，许多基因与ONFH之间存在着相关性（表65.2）。一些基因包括低氧诱导因子1（HIF1），血管内皮生长因子VEGF，膜联蛋白6和

表65.1 非韩国人群中ONFH的遗传学研究结果

基因	研究人群		基因多态性	结果	参考文献
	病例数（例）	对照组			
特发性					
Factor V	59	234	A1691G	阴性	Glueck等
	72	300	G1691A	阳性	Zalavras等
	63	282	G1691A	阳性	Bjorkman等
	38	282	G1691A	阳性	Bjorkman等
PAI-1	59	234	4G/5G	阳性	Glueck等
	36	235	4G/5G	阳性	Glueck等
Prothrombin	59	234	G20210A	阴性	Glueck等
	36	235	G20210A	阴性	Glueck等
	72	300	G20210A	阴性	Zalavras等
	63	282	G20210A	阴性	Bjorkman等
	38	282	G20210A	阳性	Bjorkman等
MTHFR	59	234	C677T	阴性	Glueck等
	36	235	C677T	阳性	Glueck等
	66	300	C677T	阳性	Zalavras等
GPIIIa	36	235	PLA1/A2(Leu33Pro)	阴性	Glueck等
PON1	104	113	M55L	阴性	Hadjigeorgiou等
	81	100	Q192R	阳性	
eNOS	95	72	T-786C	阳性	Glueck等
激素性					
PAⅠ-1	26	202	4G/5G	阳性	Ferrari等
	31	106ref.*	4G/5G	阴性	Asano等
MTHFR	31	106ref.	C677T	阴性	Asano等
	11	39ref.	C677T	阴性	Celik等
Factor V	11	39ref.	A1691G	阴性	Celik等
Prothrombin	11	39ref.	G20210A	阴性	Celik等
ABCB1	30	106ref.	C3435T	全部阳性	Asano等
			G2677T/A		
	21	10ref.	C3435T	阳性	Yang
			G2677T/A		
CytochromeP450	26	54ref.	CYP3 A*4, *5, *6 CYP3A4 promoter CYP2D6	全阴	Asano等
			CYP2C19		
ApoB	34	124 ref.	C7623T	阳性	Hirata等
			G12619A	阴性	
ApoA			G75A	阴性	
			C83T	阴性	
酒精性					
ADH2	51	159例肝硬化患者，280例非嗜酒者	Arg4His	阳性	Chao等
ADH3			Gly78ter	阴性	
ALDH2			Glu504Lys	阳性	
Cytochrome			RsaⅠ	阴性	
P4502E1			PstⅠ	阴性	
家族性					
COL2A1	3个家族，65个散发病例		G3665A(Gly1170Ser)	阳性	Liu等
			G3665A		
			G2306A(Gly717Ser)		

Ref.表示肾移植患者或者SLE患者

过氧化氢酶与ONFH明显有关。低氧血症可以诱导细胞凋亡和坏死，与血管性疾病有关。HIF1是一个主要的转录调控子，经缺氧诱导的，在一系列细胞调控过程中起着重要的作用，包括糖酵解、凋亡、红细胞生成和血管形成。我们首先研究了384例ONFH和237例正常对照中HIF1α基因多态性和ONFH之间的关系。我们研究结果提示HIF1α基因变异可能在ONFH中起重要作用，是其危险因素。VEGF，一种主要的血管形成诱导因子，在骨形成过程中起着重要作用，例如正常生长板形成，包括血管长入和软骨塑形，它在骨修复过程中也起着重要作用。在缺氧过程中，HIF与低氧反应因子结合，诱导VEGF表

表65.2	韩国人群中ONFH的遗传学研究结果				
基因	研究人群		SNPs个数	结果	参考文献
	病例数（例）	对照组			
Annexin 基因家族（A5,A6, A11）	443（特发性181例，酒精性206例，激素性56例）	273	52	Annexin A6阳性	Kim等
Catalase			8	6个SNPs密切相关	Kim等
IL23R			7	3个SNPs密切相关	Kim等
SREBP-2			4	阳性	Kim等
MTHFR			C677T 和其他14 个SNPs	阴性	Kim等
SREBF1	423	348	2	阳性	Lee等
HMGCR	349	300	5	阴性	Kim等
HIF1 α	384	237	4	与特发性ONFH正相关	Hong
VEGF	317	497	-2578A/C -1154A/G - 634 C/G +405C/G	阳性	Kim等
VEGF	160（特发性86例，激素类74例）	160	2578C>A - 634G>C +936C>T	阳性	Liu等
VEGF	220	220	- 634 C/G	阳性	Kim等
PPAR γ	448	336	3	阳性 (+82466C>T)	Kim等
eNOS	103	103	ecNOS 4a/b	阳性	Koo等
TFPI	474	349	4	单体型阳性	Dai等
MTHFR	71（酒精性51例，特发性18例，激素性1例，减压性1例）	200	C677T	阳性	Chang等
Factor V	317		G1691A	无突变	
Prothrombin			G20210A	无突变	
PAI-1	206例（特发性98例，激素性72例，酒精性36例）	4G/5G - 844G/A(rs2227631) +107009(rs111)	阳性 阴性	无突变	Kim等

达，进而刺激血管形成。VEGF基因被认为具有基因多态性，特别是在启动子区域（-2578,-1154等），5'-UTR（-637,-7)和3'-UTR(+936）。一些研究表明5'-UTR区域基因多态性可以导致VEGF表达上的差异，它们能够在病因上影响一些病理状态，如糖尿病视网膜病变、前列腺癌和乳腺癌。我们研究表明在VEGF启动子区域的-634G>C基因多态性明显与韩国人ONFH的易感性增高有关。Lee等同时发现在启动子区域-1154A/G与激素诱导性ONFH有关。此外，Liu等报道VEGF-634G/C基因多态性与中国人ONFH存在联系。氧应激（oxidative stress）是一种血管损伤和凋亡的诱导因子，被认为在骨坏死过程中起重要作用。酒精促进活性氧簇产生，导致氧应激状态。在兔子激素诱导骨坏死模型中，给予激素能够促进氧应激发生并且后来在骨组织中造成氧化损伤。

CAT的一些基因多态性与某些疾病有关，如骨质疏松、高血压、糖尿病、早老性痴呆和白癜风。所以，我们也研究了CAT基因多态性与ONFH之间的关系。研究结果显示8个基因多态性中有6个与ONFH相关。这些研究结果表明氧应激可能在ONFH发生中起着重要的作用。

一氧化氮由eNOS合成，具有血管舒张作用、降低血管张力、抑制血小板聚集和调节平滑肌增生的作用。许多研究探讨了eNOS基因多态性和血管性疾病之间的关系，如冠状动脉疾病或心肌梗死、高血压、中风和肾脏疾病。一些研究结果显示eNOS基因多态性与ONFH之间存在着联系。eNOS基因中内含子4中VNTR基因多态性等位基因4a和T-786C基因多态性与特发性ONFH有关。此外，我们还发现eNOS基因中Asp258Asp（rs1549758）和Glu298Asp（rs1799983）多态性与系统性红斑狼疮患者ONFH的风险存在着联系。尽管对韩国人的研究中许多基因很可能与ONFH有关，但今后还需要在大规模的对照研究中重复验证这种关联性。

将来ONFH的基因组学研究

据我们所知，ONFH被认为是一种多种因素造成的疾病，在某些患者中存在基因易感性和外源性危险因素暴露。对于常见的复杂性疾病来说，基因易感性可能涉及众多基因，其中某一个则起很小的作用。这说明对于明确整个基因组中众多SNPs的重要性。基因组协会研究（GWAS）提供了一种重要的方法来评估基因变异与疾病风险之间的关系。此外，下一代测序（NGS）技术的发展使得在整个基因组或外显子中筛选或genotype罕见基因突变成为可能。这种方法并不受基因选择的限制，它能够覆盖整个编码区和非编码区的基因变异，不像GWAS，它能够检测疾病中罕见的和常见的基因变异。

其次，在疾病基因层面的研究，研究设计和样本大小是需要考虑的。基因与疾病关系是确实的，如果基因变异的影响很弱的话，研究结果是不可重复的。如果研究的样本量很小，研究有可能不能发现这种很弱的效应。正如表65.1中总结的，研究发现与ONFH存在联系的基因很多，但是绝大多数研究的样本量很小。一些对相同基因的研究得出的结果则是矛盾的。考虑到在这些研究中基因多态性对ONFH的影响较小并且研究样本量很小，这种（研究之间）偏差可能变得比较明显，因为单个研究可能没有效能检测出这种很小但真实存在的联系。研究人群的分层，当研究对象和对照组无意中从两个或多个人群分组或亚组中抽取，也可能与不真实的结果有关。事实上，对于ONFH的发病率和流行性研究，有许多ONFH病因分组（特发性、激素性、酒精性等)表现出人群的差异性。所以，对于一个设计良好的研究来说，在收集数据时，重要的是要确定所需要的样本量和采样设计。

此外，对于独立研究结果的可重复性被认为是数据具有可信性的前提。系统综述和meta分析是分析基因–疾病关系的一种重要的方法。